Patologia Oral & Maxilofacial

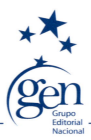

O GEN | Grupo Editorial Nacional – maior plataforma editorial brasileira no segmento científico, técnico e profissional – publica conteúdos nas áreas de ciências da saúde, exatas, humanas, jurídicas e sociais aplicadas, além de prover serviços direcionados à educação continuada e à preparação para concursos.

As editoras que integram o GEN, das mais respeitadas no mercado editorial, construíram catálogos inigualáveis, com obras decisivas para a formação acadêmica e o aperfeiçoamento de várias gerações de profissionais e estudantes, tendo se tornado sinônimo de qualidade e seriedade.

A missão do GEN e dos núcleos de conteúdo que o compõem é prover a melhor informação científica e distribuí-la de maneira flexível e conveniente, a preços justos, gerando benefícios e servindo a autores, docentes, livreiros, funcionários, colaboradores e acionistas.

Nosso comportamento ético incondicional e nossa responsabilidade social e ambiental são reforçados pela natureza educacional de nossa atividade e dão sustentabilidade ao crescimento contínuo e à rentabilidade do grupo.

Patologia Oral & Maxilofacial

Brad W. Neville, DDS

Director of Oral and Maxillofacial Pathology
HCA South Atlantic Division
Trident Medical Center
Charleston, South Carolina

Distinguished University Professor Emeritus
James B. Edwards College of Dental Medicine
Medical University of South Carolina
Charleston, South Carolina

Douglas D. Damm, DDS

Emeritus Professor
Division of Oral & Maxillofacial Pathology
University of Kentucky College of Dentistry
Lexington, Kentucky

Oral & Maxillofacial Pathologist
Pathology & Cytology Laboratories
Lexington, Kentucky

Carl M. Allen, DDS, MSD

Emeritus Professor
Division of Oral and Maxillofacial Pathology and Radiology
College of Dentistry
The Ohio State University
Columbus, Ohio

Angela C. Chi, DMD

Professor
Woody L. Hunt School of Dental Medicine
Texas Tech University Health Sciences Center El Paso
El Paso, Texas

Tradução e Revisão Técnica

Renata Tucci

Professora Adjunta de Patologia Geral e Patologia Oral no curso de Odontologia do Instituto de Saúde de Nova Friburgo – Universidade Federal Fluminense (UFF)

5ª edição

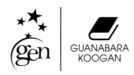

- Os autores deste livro e a editora empenharam seus melhores esforços para assegurar que as informações e os procedimentos apresentados no texto estejam em acordo com os padrões aceitos à época da publicação. Entretanto, tendo em conta a evolução das ciências, as atualizações legislativas, as mudanças regulamentares governamentais e o constante fluxo de novas informações sobre os temas que constam do livro, recomendamos enfaticamente que os leitores consultem sempre outras fontes fidedignas, de modo a se certificarem de que as informações contidas no texto estão corretas e de que não houve alterações nas recomendações ou na legislação regulamentadora.
- Data do fechamento do livro: 08/11/2024.
- Os autores e a editora se empenharam para citar adequadamente e dar o devido crédito a todos os detentores de direitos autorais de qualquer material utilizado neste livro, dispondo-se a possíveis acertos posteriores caso, inadvertida e involuntariamente, a identificação de algum deles tenha sido omitida.
- **Atendimento ao cliente: (11) 5080-0751 | faleconosco@grupogen.com.br**
- Traduzido de:
ORAL AND MAXILLOFACIAL PATHOLOGY, FIFTH EDITION
Copyright © 2024 by Elsevier, Inc. All rights reserved, including those for text and data mining, AI training, and similar technologies.
Publisher's note: Elsevier takes a neutral position with respect to territorial disputes or jurisdictional claims in its published content, including in maps and institutional affiliations.
Previous editions copyrighted 2016, 2009, and 2002.

  This edition of *Oral and Maxillofacial Pathology, 5th edition,* by Brad W. Neville, Douglas D. Damm, Carl M. Allen, Angela C. Chi is published by arrangement with Elsevier Inc.
ISBN: 978-0-323-78981-3
Esta edição *de Oral and Maxillofacial Pathology, 5ª edição,* de Brad W. Neville, Douglas D. Damm, Carl M. Allen, Angela C. Chi é publicada por acordo com a Elsevier Inc.
- Direitos exclusivos para a língua portuguesa
Copyright © 2025 by
GEN | Grupo Editorial Nacional S.A.
Publicado pelo selo Editora Guanabara Koogan Ltda.
Travessa do Ouvidor, 11
Rio de Janeiro – RJ – 20040-040
www.grupogen.com.br
- Reservados todos os direitos. É proibida a duplicação ou reprodução deste volume, no todo ou em parte, em quaisquer formas ou por quaisquer meios (eletrônico, mecânico, gravação, fotocópia, distribuição pela Internet ou outros), sem permissão, por escrito, do GEN | Grupo Editorial Nacional Participações S/A.
- Capa: Bruno Sales
- Imagens da capa: iStock (©Helin Loik-Tomson, ©Matrishva Vyas, ©Tunatura, ©watanyou, ©Zay Nyi Nyi)
- Editoração eletrônica: Eramos Serviços Editoriais

> **Nota**
> Este livro foi produzido pelo GEN | Grupo Editorial Nacional, sob sua exclusiva responsabilidade. Profissionais da área da Saúde devem fundamentar-se em sua própria experiência e em seu conhecimento para avaliar quaisquer informações, métodos, substâncias ou experimentos descritos nesta publicação antes de empregá-los. O rápido avanço nas Ciências da Saúde requer que diagnósticos e posologias de fármacos, em especial, sejam confirmados em outras fontes confiáveis. Para todos os efeitos legais, a Elsevier, os autores, os editores ou colaboradores relacionados a esta obra não podem ser responsabilizados por qualquer dano ou prejuízo causado a pessoas físicas ou jurídicas em decorrência de produtos, recomendações, instruções ou aplicações de métodos, procedimentos ou ideias contidos neste livro.

- Ficha catalográfica

CIP-BRASIL. CATALOGAÇÃO NA PUBLICAÇÃO
SINDICATO NACIONAL DOS EDITORES DE LIVROS, RJ

P338
5. ed.

Patologia oral e maxilofacial / Brad Neville ... [et al.] ; tradução e revisão técnica Renata Tucci. - 5. ed. - Rio de Janeiro : Guanabara Koogan, 2025.
   28 cm.

   Tradução de: Oral and maxillofacial pathology
   Apêndice
   Inclui índice
   ISBN 978-65-6111-011-2

   1. Boca - Doenças. 2. Dentes - Doenças. 3. Maxilares - Doenças. I. Neville, Brad W. II. Tucci, Renata.

24-93547
CDD: 617.522
CDU: 616.31

Meri Gleice Rodrigues de Souza - Bibliotecária - CRB-7/6439

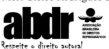

Este livro é dedicado a três de nossos mentores:

Charles A. Waldron
William G. Shafer
Robert J. Gorlin

Em agradecimento por tudo o que nos ensinaram e em reconhecimento às suas contribuições para o campo da patologia oral e maxilofacial.

Colaboradores

Edward E. Herschaft, BA, DDS, MA

Professor
Woody L. Hunt School of Dental Medicine
Texas Tech University Health Sciences Center El Paso
El Paso, Texas

Professor Emeritus
James B. Edwards College of Dental Medicine
Medical University of South Carolina
Charleston, South Carolina

N. Lyn Wilson Westmark, DMD, MPH

Division of Oral Medicine and Hospital Dentistry
Division of Plastic, Maxillofacial, and Oral Surgery
Consulting Associate in the Department of Surgery
Duke University Hospital
Durham, North Carolina

Prefácio

A primeira edição deste livro foi publicada há 29 anos, em 1995. Naquela época, nunca sonharíamos que ainda estaríamos envolvidos na atualização de seu texto quase três décadas depois. Com isso em mente, alcançar nossa quinta edição representa um marco, e somos extremamente gratos por ter a oportunidade de seguir produzindo esta obra.

O formato básico do livro permanece o mesmo. No entanto, ao longo dos anos, o conteúdo de muitos tópicos mudou drasticamente devido à incrível explosão de novas pesquisas e da tecnologia. Um dos desafios de qualquer nova edição é decidir quais informações devem ser incluídas e quais devem ser suprimidas. Essa tarefa se torna mais difícil quando se leva em conta a diversidade de nosso público-alvo. Por exemplo, esta nova edição inclui atualizações sobre mutações genéticas específicas e translocações que estão associadas a várias doenças hereditárias e neoplasias. Embora os detalhes dessas mudanças moleculares específicas possam parecer de menor importância para estudantes que estão cursando pela primeira vez a disciplina de Patologia Oral, elas têm maior relevância para outros de nossos leitores.

Além das informações, novas seções nesta quinta edição incluem malformação raiz-molar-incisivo, gengivite por corpo estranho, doenças peri-implantares, covid-19, estomatite liquenoide e granulomatosa, tumor condromixoide ectomesenquimal, xantoma central dos maxilares e tumor odontogênico primordial. Um total de 152 novas imagens foi adicionado, e somos imensamente gratos aos nossos muitos colegas que generosamente compartilharam suas excelentes radiografias e fotografias clínicas conosco. Tentamos ser o mais minuciosos possível ao creditar os responsáveis por essas imagens. No entanto, se o nome de alguém foi omitido inadvertidamente, por favor, aceite nossas desculpas.

Nossos sinceros agradecimentos novamente vão para o Dr. Edward E. Herschaft, que atualizou seu excelente capítulo sobre odontologia forense. Também damos as boas-vindas à Dra. N. Lyn Wilson Westmark, que revisou o capítulo sobre dor facial e doenças neuromusculares. Além disso, devemos reconhecer as excelentes ajuda e orientação fornecidas pela equipe da Elsevier para tornar este livro um sucesso. Agradecimentos especiais vão para Lauren Boyle, Joslyn Dumas e Meredith Madeira por toda a assistência no processo editorial.

Como sempre, nossa maior gratidão vai para nossas famílias, que mais uma vez nos proporcionaram amor e apoio incondicionais durante as inúmeras horas dedicadas ao trabalho nesta última edição. (Embora esta nova edição possa ter sido um marco para nós, estamos preocupados que possa ter sido um fardo para eles!) Nunca teríamos conseguido sem vocês.

Sumário

1 Defeitos do Desenvolvimento da Região Oral e Maxilofacial, *1*

Fendas orofaciais, *1*
Fossetas da comissura labial, *4*
Fossetas labiais paramedianas (fístulas congênitas do lábio inferior; fossetas labiais congênitas), *4*
Lábio duplo, *5*
Grânulos de Fordyce, *6*
Leucoedema, *7*
Microglossia (hipoglossia), *8*
Macroglossia, *8*
Anquiloglossia (língua presa), *10*
Tireoide lingual, *10*
Língua fissurada (língua escrotal), *11*
Língua pilosa (língua pilosa negra, língua saburrosa), *12*
Varicosidades (varizes), *13*
Artéria de calibre persistente, *14*
Fístulas laterais do palato mole, *15*
Hiperplasia do processo coronoide, *15*
Hiperplasia condilar, *16*
Hipoplasia condilar, *17*
Côndilo bífido, *18*
Exostoses, *18*
Tórus palatino, *20*
Tórus mandibular, *21*
Síndrome de Eagle (síndrome estiloide, síndrome estilocarotídea, estilalgia), *22*
Defeito de Stafne (cisto ósseo de Stafne; depressão mandibular lingual da glândula salivar; cisto ósseo latente; cisto ósseo estático; defeito ósseo estático; defeito da cortical lingual mandibular), *23*

Cistos do desenvolvimento, *25*
Cistos palatinos do recém-nascido (pérolas de Epstein; nódulos de Bohn), *25*
Cisto nasolabial (cisto nasoalveolar, cisto de Klestadt), *26*
"Cisto globulomaxilar", *26*
Cisto do ducto nasopalatino (cisto do canal incisivo), *27*
Cisto palatino (palatal) mediano, *29*
"Cisto mandibular mediano", *30*
Cistos foliculares da pele, *30*
Cisto dermoide (cisto disontogênico), *32*
Cisto do ducto tireoglosso (cisto do trato tireoglosso), *33*
Cisto da fenda branquial (cisto linfoepitelial cervical), *34*
Cisto linfoepitelial oral, *35*

Outras raras anomalias do desenvolvimento, *36*
Hemi-hiperplasia (hemi-hipertrofia), *36*
Atrofia hemifacial progressiva (hemiatrofia facial progressiva; síndrome de Romberg; síndrome de Parry-Romberg), *38*
Displasia odontomaxilar segmentar (displasia hemimaxilofacial), *38*
Síndrome de Crouzon (disostose craniofacial), *40*
Síndrome de Apert (acrocefalossindactilia), *40*
Disostose mandibulofacial (síndrome de Treacher-Collins; síndrome de Franceschetti-Zwahlen-Klein), *42*

2 Anomalias Dentárias, *50*

Considerações gerais, *50*

Alterações dentárias por fatores ambientais, *50*
Efeitos ambientais no desenvolvimento das estruturas dentárias, *50*
Perda de estrutura dentária pós-desenvolvimento, *57*
Pigmentação dentária por fatores ambientais, *65*
Distúrbios localizados da erupção, *69*

Alterações dentárias de desenvolvimento, *73*
Alterações de desenvolvimento do número de dentes, *73*
Alterações de desenvolvimento do tamanho de dentes, *79*
Alteração de desenvolvimento da forma dos dentes, *80*
Alterações de desenvolvimento na estrutura dos dentes, *95*

3 Doença Pulpar e Periapical, *114*

Pulpite, *114*
Dentina secundária e terciária, *116*
Calcificações pulpares, *118*
Granuloma periapical (periodontite apical crônica), *120*
Cisto periapical (cisto radicular; cisto periodontal apical), *122*
Abscesso periapical, *126*
Celulite, *129*
Osteomielite, *131*
Osteomielite esclerosante difusa, *134*
Osteomielite crônica não bacteriana, *134*
Osteíte condensante (osteomielite esclerosante focal), *137*
Osteomielite com periostite proliferativa (periostite ossificante), *138*
Osteíte alveolar (alvéolo seco; alveolite fibrinolítica), *139*

Patologia Oral e Maxilofacial

4 Doenças Periodontais, 143

Gengivite, 143
Hiperplasia gengival espongiótica
(gengivite espongiótica), 146
Gengivite necrosante (gengivite ulcerativa necrosante, infecção de Vincent, boca de trincheira), 147
Gengivite plasmocitária (gengivoestomatite atípica; gengivoestomatite alérgica), 148
Gengivite por corpo estranho, 149
Gengivite descamativa, 151
Hiperplasia gengival medicamentosa, 151
Fibromatose gengival (gengiva fibromatosa; elefantíase gengival), 154
Periodontite, 156
Doenças peri-implantares, 161
Síndrome de Papillon-Lefèvre, 162

5 Infecções Bacterianas, 167

Impetigo, 167
Erisipela, 168
Faringite e tonsilite estreptocócica, 169
Escarlatina (febre escarlate), 170
Cáseo amigdaliano e tonsilolitíase, 171
Difteria, 172
Sífilis (Lues), 173
Gonorreia, 178
Tuberculose, 180
Hanseníase (doença de Hansen), 183
Noma (*cancrum oris*; gangrena orofacial; estomatite gangrenosa; estomatite necrosante), 185
Actinomicose, 187
Doença por arranhadura de gato, 189
Rinossinusite (sinusite), 191

6 Doenças Causadas por Fungos e Protozoários, 196

Candidíase, 196
Histoplasmose, 206
Blastomicose, 208
Paracoccidioidomicose (blastomicose sul-americana), 210
Coccidioidomicose (febre do San Joaquin Valley; febre do vale; cocci), 211
Criptococose, 212
Mucormicose (zigomicose; ficomicose), 213
Aspergilose, 215
Toxoplasmose, 217
Leishmaniose, 218

7 Infecções Virais, 223

Herpes-vírus humano, 223
Vírus do herpes simples, 223
Varicela (catapora), 229
Herpes-zóster, 231
Mononucleose infecciosa (mono; febre glandular; "doença do beijo"), 234
Citomegalovírus, 236

Enteroviroses, 237
Sarampo, 239
Rubéola, 241
Caxumba (parotidite epidêmica), 242
Vírus da imunodeficiência humana e síndrome da imunodeficiência adquirida, 244
Covid-19, 257

8 Lesões Físicas e Químicas, 265

Linha alba, 265
Morsicatio buccarum (mastigação crônica da bochecha), 265
Ulcerações traumáticas, 266
Queimaduras elétricas e térmicas, 269
Lesões químicas da mucosa oral, 271
Complicações orais não infecciosas da terapia antineoplásica, 273
Osteonecrose dos maxilares relacionada a medicamentos (osteonecrose relacionada a bisfosfonatos; osteonecrose relacionada a antirreabsorção), 278
Complicações orofaciais pelo abuso de drogas, 284
Necrose anestésica, 286
Queilite esfoliativa, 287
Hemorragia submucosa, 289
Trauma oral por práticas sexuais, 290
Tatuagem por amálgama e outras pigmentações exógenas localizadas, 290
Piercings orais e outras modificações do corpo, 293
Lesões orais por substâncias de preenchimento estético, 295
Intoxicação metálica sistêmica, 296
Melanose do fumante, 299
Pigmentações da mucosa oral relacionadas a medicamentos, 300
Metaplasia reacional condromatosa e óssea (lesão de Cutright), 302
Ulceração oral com sequestro ósseo (sequestro espontâneo; sequestro traumático), 302
Pseudocisto antral, 303
Cistos verdadeiros do seio maxilar (mucoceles de seio; cisto cirúrgico ciliado; cisto traumático ciliado; cisto maxilar pós-operatório; cisto de retenção), 304
Enfisema cervicofacial, 306
Mioesferulose, 307

9 Doenças Alérgicas e Imunológicas, 313

Papilite lingual transitória, 313
Estomatite aftosa recorrente (ulcerações aftosas recorrentes), 314
Doença de Behçet (síndrome de Behçet; síndrome de Adamantiades; doença da Rota da Seda), 318
Sarcoidose, 320
Granulomatose orofacial, 322
Granulomatose com poliangiite (granulomatose de Wegener), 325
Estomatite granulomatosa e liquenoide, 328
Reações alérgicas da mucosa à administração sistêmica de medicamentos, 329

Estomatite alérgica de contato (estomatite *venenata*), 333

Dermatite perioral (dermatite periorofacial), 334

Estomatite de contato por aromatizante artificial de canela, 335

Estomatite liquenoide de contato a materiais odontológicos restauradores, 337

Angioedema (edema angioneurótico; doença de Quincke), 339

10 Patologia Epitelial, 344

Lesões epiteliais benignas associadas ao papilomavírus humano, 344

Molusco contagioso, 354

Xantoma verruciforme, 355

Queratose seborreica, 356

Hiperplasia sebácea, 358

Efélides (sardas), 359

Lentigo actínico (lentigo solar; mancha senil; lentigo senil), 359

Lentigo simples, 360

Melasma (máscara da gravidez; cloasma), 361

Mácula melanótica oral (melanose focal), 361

Melanoacantoma oral, 363

Nevo melanocítico, 363

Nevo melanocítico adquirido, 364

Nevo melanocítico congênito, 369

Desordens orais potencialmente malignas, 370

Leucoplasia (leucoqueratose; eritroleucoplasia), 371

Eritroplasia, 379

Uso do tabaco sem fumaça e queratose do tabaco sem fumaça (bolsa de rapé; lesão do usuário de rapé; queratose da bolsa de tabaco; queratose do tabaco de cuspir), 380

Fibrose submucosa oral, 383

Queilite actínica, 384

Queratose actínica (queratose solar), 385

Estomatite nicotínica, 387

Queratoacantoma, 388

Carcinoma espinocelular (carcinoma de células escamosas, carcinoma epidermoide), 390

Carcinoma verrucoso (tumor de Ackerman), 410

Carcinoma de células fusiformes (carcinoma sarcomatoide; carcinoma polipoide; carcinossarcoma; pseudossarcoma), 412

Carcinoma adenoescamoso, 413

Carcinoma basaloide escamoso, 413

Carcinoma do seio maxilar, 414

Carcinoma indiferenciado nasossinusal, 415

Carcinoma nasofaríngeo, 416

Carcinoma basocelular, 418

Carcinoma de células de Merkel (tumor de células de Merckel; carcinoma neuroendócrino da pele; carcinoma de pequenas células da pele; carcinoma trabecular de pele; tumor de Toker), 421

Melanoma (melanoma maligno; melanocarcinoma), 422

11 Patologia das Glândulas Salivares, 448

Aplasia/hipoplasia da glândula salivar, 448

Mucocele (fenômeno de extravasamento de muco), 448

Rânula, 450

Cistos do ducto salivar (cisto de retenção mucoso; cisto ductal mucoso; sialocisto), 451

Sialolitíase (cálculo salivar; pedras salivares), 453

Sialoadenite, 455

Queilite glandular, 456

Sialorreia (ptialismo), 457

Xerostomia, 458

Doença relacionada à IgG4, 459

Síndrome de Sjögren, 460

Sialoadenose (sialose), 464

Hiperplasia adenomatoide das glândulas salivares menores, 464

Sialometaplasia necrosante, 465

Neoplasias de glândulas salivares, 466

Considerações gerais, 466

Adenoma pleomórfico (tumor misto benigno), 470

Oncocitoma (adenoma oxifílico), 474

Oncocitose (hiperplasia oncocítica nodular), 475

Tumor de Warthin (cistoadenoma papilar linfomatoso), 475

Adenoma monomórfico, 477

Adenoma canalicular, 477

Adenoma de células basais, 478

Papilomas ductais (sialoadenoma papilífero; papiloma intraductal; papiloma ductal invertido), 479

Carcinoma mucoepidermoide, 480

Carcinoma mucoepidermoide intraósseo (carcinoma mucoepidermoide central), 483

Adenocarcinoma de células acinares, 484

Carcinoma secretor (carcinoma análogo ao carcinoma secretor mamário), 485

Tumores mistos malignos (carcinoma ex-adenoma pleomórfico; carcinoma ex-tumor misto; carcinossarcoma; tumor misto metastatizante), 486

Carcinoma adenoide cístico, 488

Adenocarcinoma polimorfo (adenocarcinoma polimorfo de baixo grau), 490

Adenocarcinoma salivar não especificado, 492

12 Neoplasias de Tecidos Moles, 501

Fibroma (fibroma de irritação; fibroma traumático; hiperplasia fibrosa focal; nódulo fibroso), 501

Fibroma de células gigantes, 503

Hiperplasia fibrosa inflamatória (epúlide fissurada; tumor por trauma de dentadura; epúlide por dentadura), 504

Hiperplasia papilar inflamatória (papilomatose por dentadura), 506

Fibro-histiocitoma, 507

Tumor fibroso solitário, 508

Fibromatose (fibromatose tipo desmoide), 509

Miofibroma (miofibromatose), 510

Mucinose oral focal, 511

Granuloma piogênico (hemangioma capilar lobular), *512*
Lesão periférica de células gigantes, *514*
Fibroma ossificante periférico (epúlide fibroide ossificante; fibroma periférico com calcificação), *515*
Lipoma, *517*
Neuroma traumático (neuroma de amputação), *518*
Neuroma encapsulado em paliçada (neuroma circunscrito solitário), *519*
Neurilemoma (schwannoma), *520*
Neurofibroma, *521*
Neurofibromatose tipo 1 (doença de von Recklinghausen da pele), *523*
Neoplasia endócrina múltipla tipo 2B, *526*
Tumor neuroectodérmico melanocítico da infância, *528*
Paraganglioma (tumor do corpo carotídeo; quemodectoma; tumor do glomo jugular; tumor do glomo timpânico), *529*
Tumor de células granulares, *531*
Epúlide congênita (epúlide congênita do recém-nascido; lesão de células granulares congênita), *532*
Hemangioma e malformações vasculares, *533*
Síndrome de Sturge-Weber (angiomatose encefalotrigeminal; angiomatose de Sturge-Weber), *537*
Angiofibroma nasofaríngeo, *538*
Malformações linfáticas (linfangioma; higroma cístico), *539*
Leiomioma, *541*
Rabdomioma, *543*
Tumor condromixoide ectomesenquimal, *544*
Coristomas ósseos e cartilaginosos, *545*
Fibrossarcoma, *545*
Sarcoma pleomórfico indiferenciado (fibro-histiocitoma maligno), *546*
Lipossarcoma, *547*
Tumor maligno da bainha do nervo periférico (schwannoma maligno; neurofibrossarcoma; sarcoma neurogênico), *547*
Neuroblastoma olfatório (estesioneuroblastoma), *548*
Angiossarcoma, *549*
Sarcoma de Kaposi, *549*
Leiomiossarcoma, *551*
Rabdomiossarcoma, *552*
Sarcoma sinovial, *553*
Sarcoma alveolar de partes moles, *554*
Metástases para os tecidos moles orais, *555*

13 Doenças Hematológicas, *564*

Hiperplasia linfoide, *564*
Hemofilia, *565*
Deficiência de plasminogênio (conjuntivite lenhosa; hipoplasminogenemia), *567*
Anemia, *568*
Anemia falciforme, *569*
Talassemia, *570*
Anemia aplásica, *572*
Neutropenia, *573*
Agranulocitose, *574*
Neutropenia cíclica (hematopoese cíclica), *575*

Trombocitopenia, *576*
Policitemia vera (policitemia primária; policitemia rubra vera; eritrocitose primária adquirida), *577*
Leucemia, *578*
Histiocitose das células de Langerhans (histiocitose X; doença das células de Langerhans; histiocitose idiopática; granuloma eosinofílico; granuloma das células de Langerhans), *581*
Linfoma de Hodgkin (doença de Hodgkin), *583*
Linfoma não Hodgkin, *586*
Micose fungoide (linfoma de célula T cutâneo), *589*
Linfoma de Burkitt, *591*
Linfoma de células NK/T extranodal tipo nasal (linfoma de células T angiocêntrico; granuloma letal da linha média; reticulose polimórfica; lesão angiocêntrica imunoproliferativa), *592*
Mieloma múltiplo, *594*
Plasmocitoma, *595*

14 Patologia Óssea, *603*

Osteogênese imperfeita ("doença do osso quebradiço"), *603*
Osteopetrose (doença de Albers-Schönberg; doença do osso de mármore), *605*
Disostose cleidocraniana (displasia cleidocraniana; síndrome de Scheuthauer-Marie-Sainton; doença de Marie-Sainton), *608*
Defeito osteoporótico focal da medula, *610*
Osteoesclerose idiopática, *610*
Osteólise maciça (doença de Gorham; síndrome de Gorham-Stout; doença do osso desaparecido; doença do osso fantasma), *612*
Doença de Paget do osso (osteíte deformante), *613*
Lesão central de células gigantes (granuloma de células gigantes; tumor de células gigantes), *615*
Tumor de células gigantes ("verdadeiro tumor de células gigantes"), *618*
Querubismo, *618*
Cisto ósseo simples (cisto ósseo traumático; cisto ósseo hemorrágico; cisto ósseo solitário; cavidade óssea idiopática), *621*
Cisto ósseo aneurismático, *623*
Xantoma central dos maxilares (xantoma primário do osso; xantoma intraósseo primário; xantoma fibroso do osso; fibroxantoma do osso), *624*

Lesões fibro-ósseas dos ossos gnáticos, *625*
Displasia fibrosa, *626*
Displasia cemento-óssea (displasia óssea), *630*
Cementoma gigante familiar (displasia óssea expansiva familiar), *635*
Fibroma cemento-ossificante (fibroma ossificante convencional; fibroma ossificante; fibroma cementificante), *636*
Fibroma ossificante juvenil (fibroma ossificante ativo juvenil; fibroma ossificante agressivo juvenil; fibroma ossificante agressivo), *638*

Osteoma, *639*
Síndrome de Gardner, *641*
Osteoblastoma (osteoma osteoide gigante) e
  osteoma osteoide, *642*
Cementoblastoma (cementoma verdadeiro), *644*
Condroma, *645*
Fibroma condromixoide, *646*
Condromatose sinovial (condrometaplasia sinovial;
  osteocondromatose sinovial), *646*
Fibroma desmoplásico, *648*
Osteossarcoma (sarcoma osteogênico), *649*
Condrossarcoma, *653*
Sarcoma de Ewing, *655*
Neoplasias metastáticas dos ossos gnáticos, *657*

15 Cistos e Tumores Odontogênicos, *669*

Cistos odontogênicos, *669*
Cisto dentígero (cisto folicular), *669*
Cisto de erupção (hematoma de erupção), *672*
Cisto primordial, *673*
Queratocisto (tumor odontogênico queratocístico), *673*
Cisto odontogênico ortoqueratinizado, *676*
Síndrome do carcinoma basocelular nevoide
  (síndrome de Gorlin), *678*
Cisto gengival (alveolar) do recém-nascido, *681*
Cisto gengival do adulto, *682*
Cisto periodontal lateral (cisto odontogênico
  botrioide), *683*
Cisto odontogênico calcificante (cisto de Gorlin; tumor
  dentinogênico de células fantasma; carcinoma
  odontogênico de células fantasma), *684*
Cisto odontogênico glandular
  (cisto sialo-odontogênico), *687*
Cisto da bifurcação vestibular (cisto colateral
  inflamatório), *688*
Carcinoma que se origina de cistos odontogênicos, *689*

Tumores odontogênicos, *690*
Tumores do epitélio odontogênico, *691*
Ameloblastoma, *691*
Ameloblastoma maligno e carcinoma ameloblástico, *699*
Carcinoma odontogênico de células claras
  (tumor odontogênico de células claras), *700*
Tumor odontogênico adenomatoide, *702*
Tumor odontogênico epitelial calcificante
  (tumor de Pindborg), *704*
Tumor odontogênico escamoso, *706*

Tumores odontogênicos mistos, *707*
Fibroma ameloblástico, *707*
Fibro-odontoma ameloblástico, *709*
Fibrossarcoma ameloblástico (sarcoma ameloblástico), *710*
Odontoameloblastoma, *711*
Odontoma, *712*
Tumor odontogênico primordial, *714*

Tumores do ectomesênquima odontogênico, *714*
Fibroma odontogênico central, *714*
Fibroma odontogênico periférico, *716*

Tumor odontogênico de células granulares
  (fibroma odontogênico de células granulares), *717*
Mixoma odontogênico, *718*
Cementoblastoma ("cementoma verdadeiro"), *720*

16 Doenças Dermatológicas, *730*

Displasia ectodérmica, *730*
Nevo branco esponjoso (doença de Cannon), *731*
Disqueratose intraepitelial benigna hereditária
  (síndrome de Witkop-Von Sallmann), *732*
Paquioníquia congênita (tipo Jadassohn-Lewandowsky;
  tipo Jackson-Lawler), *733*
Disqueratose congênita (síndrome de Cole-Engman;
  síndrome de Zinsser-Cole-Engman), *735*
Xeroderma pigmentoso, *736*
Displasia mucoepitelial hereditária, *737*
Incontinência pigmentar (síndrome de Bloch-Sulzberger), *738*
Doença de Darier (queratose folicular; disqueratose
  folicular; doença de Darier-White), *739*
Disqueratoma verrucoso (doença de Darier isolada;
  disqueratose folicular isolada; disqueratose
  acantolítica focal; disqueratoma folicular), *740*
Síndrome de Peutz-Jeghers, *741*
Telangiectasia hemorrágica hereditária
  (síndrome de Osler-Weber-Rendu), *742*
Síndromes de Ehlers-Danlos, *743*
Esclerose tuberosa (epiloia; síndrome de
  Bourneville-Pringle), *745*
Síndrome dos hamartomas múltiplos (síndrome de
  Cowden; síndrome do tumor hamartoma [*PTEN*]), *748*
Epidermólise bolhosa, *749*
Pênfigo, *752*
Pênfigo paraneoplásico (pênfigo induzido por
  neoplasias; síndrome paraneoplásica autoimune de
  múltiplos órgãos), *757*
Penfigoide das membranas mucosas (penfigoide cicatricial;
  penfigoide benigno das membranas mucosas), *758*
Penfigoide bolhoso, *762*
Eritema multiforme, *763*
Síndrome de Stevens-Johnson e necrólise
  epidérmica tóxica, *765*
Eritema migratório (língua geográfica; glossite migratória
  benigna; exantema migratório da língua; eritema areata
  migratório; estomatite areata migratória), *767*
Artrite reativa (síndrome de Reiter), *769*
Líquen plano, *769*
Estomatite ulcerativa crônica, *775*
Doença do enxerto contra o hospedeiro, *776*
Psoríase, *779*
Lúpus eritematoso, *780*
Esclerose sistêmica (esclerose sistêmica progressiva;
  escleroderma; esclerose sistêmica cutânea difusa; doença
  de Hide-Bound), *784*
Síndrome CREST (acroesclerose; escleroderma limitado;
  esclerose sistêmica cutânea limitada), *787*
Acantose *nigricans,* *788*

17 Manifestações Orais de Doenças Sistêmicas, 801

Mucopolissacaridoses, 801

Reticuloendotelioses lipídicas, 803

Proteinose lipoide (hialinose cutânea e mucosa; síndrome de Urbach-Wiethe), 804

Icterícia, 805

Amiloidose, 806

Xantelasma (xantelasma palpebral), 808

Deficiência vitamínica, 809

Anemia ferropriva, 811

Síndrome de Plummer-Vinson (síndrome de Paterson-Kelly; disfagia sideropênica), 812

Anemia perniciosa, 813

Nanismo hipofisário, 814

Gigantismo, 815

Acromegalia, 815

Hipotireoidismo (cretinismo; mixedema), 817

Hipertireoidismo (tireotoxicose; doença de graves), 818

Hipoparatireoidismo, 820

Pseudo-hipoparatireoidismo (osteodistrofia hereditária de albright; acrodisostose), 821

Hiperparatireoidismo, 821

Hipercortisolismo (síndrome de Cushing), 823

Doença de Addison (hipoadrenocorticismo), 824

Diabetes melito, 825

Hipofosfatasia, 828

Raquitismo resistente à vitamina D (hipofosfatemia hereditária; raquitismo hipofosfatêmico familiar), 830

Doença de Crohn (ileíte regional; enterite regional), 831

Pioestomatite vegetante, 832

Estomatite urêmica, 833

18 Dor Facial e Doenças Neuromusculares, 841

Paralisia de Bell (paralisia do sétimo nervo idiopático; paralisia facial idiopática), 841

Síndrome de Frey (síndrome auriculotemporal; sudorese gustativa e ruborização), 842

Dor de cabeça e no pescoço, 843

Nevralgia do trigêmeo (tique doloroso; tique), 843

Nevralgia glossofaríngea (nevralgia vagoglossofaríngea), 846

Arterite de células gigantes (arterite temporal; arterite granulomatosa), 847

Transtorno da ardência bucal (síndrome da ardência bucal; disestesia oral; neuropatia sensorial oral; estomatopirose; estomatodinia; glossopirose; glossodinia; síndrome da ardência na língua), 847

Disgeusia e hipogeusia (paladar fantasma; paladar distorcido), 849

Osteoartrite (artrite degenerativa; doença articular degenerativa), 850

Artrite reumatoide, 852

Disfunções temporomandibulares, 854

19 Odontologia Forense, 860

Administração dos registros, 860

Identificação, 862

Evidência do padrão de mordida, 878

Abuso humano, 886

Dentistas como testemunhas periciais, 889

Resumo, 890

Apêndice: Diagnóstico Diferencial de Doenças Orais e Maxilofaciais, 893

Índice Alfabético, 917

1
Defeitos do Desenvolvimento da Região Oral e Maxilofacial

◆ FENDAS OROFACIAIS

A formação da face e da cavidade oral é de natureza complexa e envolve o desenvolvimento de múltiplos processos teciduais que devem se unir e fusionar de modo extremamente ordenado. Distúrbios no crescimento desses processos teciduais ou nas suas fusões podem resultar na formação de **fendas orofaciais**.

O desenvolvimento da porção central da face tem início por volta do final da quarta semana de desenvolvimento humano, com o aparecimento dos placoides nasais (olfatórios) de cada lado da parte inferior do processo frontonasal. A proliferação de ectomesênquima em ambos os lados de cada placoide resulta na formação dos processos nasal mediano e nasal lateral. Entre cada par dos processos existe uma depressão ou fossa nasal, que corresponde à narina primitiva.

Durante a sexta e sétima semanas de desenvolvimento, o lábio superior se forma por meio da união dos processos nasais medianos e com os processos maxilares do primeiro arco branquial. Logo, a parte média do lábio superior é derivada dos processos nasais medianos, e as partes laterais são derivadas dos processos maxilares. Os processos nasais laterais não estão envolvidos na formação do lábio superior, mas dão origem à asa do nariz.

O **palato primário** também é formado pela união dos processos nasais medianos para compor o segmento intermaxilar. Este segmento dá origem à pré-maxila, um osso em forma de triângulo que incluirá os quatro incisivos e o palato duro anterior ao forame incisivo. O **palato secundário**, que constitui mais de 90% do palato duro e palato mole, é formado pelos processos maxilares do primeiro arco branquial.

Durante a sexta semana, projeções bilaterais emergem das porções medianas dos processos maxilares para formar as cristas palatinas. Inicialmente, essas cristas estão orientadas em uma posição vertical de cada lado da língua que está em desenvolvimento. Conforme a mandíbula cresce, a língua assume uma posição mais inferior, permitindo que as cristas palatinas sofram rotação para uma posição horizontal e cresçam uma em direção à outra. Por volta da oitava à nona semana, já ocorreu crescimento suficiente para permitir que as porções anteriores de tais cristas iniciem a fusão entre si. As cristas palatinas também se fusionam com o palato primário e com o septo nasal. A fusão das cristas palatinas inicia-se na porção anterior do palato e progride posteriormente, estando completa por volta da décima segunda semana de vida.

A fusão defeituosa do processo nasal mediano com o processo maxilar resulta na **fenda labial** (FL). Do mesmo modo, a falha na fusão das cristas palatinas resulta na **fenda palatina** (FP). Frequentemente, a FL e a FP ocorrem juntas. Aproximadamente 45% dos casos são representados por FL + FP, sendo 30% casos isolados de FP e 25% casos isolados de FL. Acredita-se que tanto a FL isolada como a FL associada à FP sejam condições relacionadas etiologicamente, podendo ser consideradas um grupo: FL com ou sem FP (FL ± FP). A FP isolada parece representar uma entidade separada da FL ± FP.

A causa da FL ± FP e da FP isolada ainda não está totalmente estabelecida. É importante se diferenciarem fendas isoladas daquelas associadas a síndromes específicas. Apesar de muitas fendas serem anomalias isoladas, já foram identificadas mais de 400 síndromes do desenvolvimento que podem estar associadas a FL ± FP ou FP isolada. Estudos sugerem que mais de 30% dos pacientes com FL ± FP e 50% dos que apresentam FP isolada têm anomalias associadas. Alguns desses casos são síndromes monogênicas que podem ser autossômicas dominantes, autossômicas recessivas ou de padrão hereditário ligado ao cromossomo X. Outras síndromes resultam de anomalias cromossômicas ou são idiopáticas. Anomalias frequentemente associadas apenas às fendas palatinas incluem defeitos cardíacos congênitos, hidrocefalia e defeitos do trato urinário.

A causa das fendas não sindrômicas não segue um padrão simples mendeliano de herança, mas parece ser heterogênea. Logo, a propensão ao desenvolvimento de fendas pode estar relacionada a um número maior ou menor de genes e fatores ambientais que podem estar combinados para ultrapassar um limiar de desenvolvimento. Vários possíveis genes e *loci* relacionados à fenda labial foram identificados em diferentes regiões cromossômicas. O consumo materno de álcool foi associado ao aumento no risco de desenvolvimento tanto para fendas sindrômicas como para as não sindrômicas. O hábito de tabagismo materno, no mínimo, dobra a chance de desenvolvimento de fendas em comparação com mães não tabagistas. Um aumento na frequência também tem sido relacionado ao uso de anticonvulsivantes, especialmente a fenitoína, que aumenta cerca de 10 vezes a chance de formação de fendas. Embora as evidências ainda sejam contraditórias, vários estudos sugeriram que a suplementação com ácido fólico pode prevenir, de alguma forma, o desenvolvimento de fendas orofaciais.

A FL ± FP e a FP isolada representam a maioria das fendas orofaciais. Entretanto, outras fendas raras também podem ocorrer.

A **fenda facial lateral** é causada pela falta de fusão dos processos maxilar e mandibular e representa 0,3% de todas as fendas faciais. Tal fenda pode ser unilateral ou bilateral, estendendo-se da comissura labial até a orelha, resultando em macrostomia. A fenda facial lateral pode ocorrer como um defeito isolado, mas geralmente está associada a outros distúrbios, tais como:
- Disostose mandibulofacial (ver adiante)
- Espectro óculo-aurículo-vertebral (microssomia hemifacial)
- Disostose acrofacial de Nager
- Sequência de ruptura amniótica.

A **fenda facial oblíqua** estende-se do lábio superior ao olho. Está quase sempre associada à FP, e muitas vezes, as formas graves são incompatíveis com a vida. A fenda facial oblíqua pode envolver a narina, assim como na FL, ou pode passar lateralmente pelo nariz e se estender para o olho. Essa fenda é rara, representando apenas 1 em cada 1.300 casos de fendas faciais. As fendas podem resultar da falha na fusão do processo nasal lateral com o processo maxilar; outras podem ser causadas por bandas amnióticas.

A **fenda mediana do lábio superior** é uma anomalia extremamente rara que resulta da falha na fusão dos processos nasais medianos. Ela pode estar associada a várias síndromes, incluindo a síndrome orodigitofacial e a síndrome de Ellis-van Creveld. As fendas medianas do lábio superior mais aparentes, na verdade, representam uma agenesia do palato primário associada à holoprosencefalia.

Características clínicas e radiográficas

A formação de fendas é um dos defeitos congênitos mais frequentes em humanos. Uma considerável variação racial em relação à prevalência é observada. Nos indivíduos brancos, a FL ± FP ocorre em 1 a cada 700 a 1.000 nascimentos. A frequência da FL ± FP nas populações asiáticas é aproximadamente 1,5 vez maior do que nos indivíduos brancos. Em contraste, a frequência da FL ± FP em indivíduos negros é muito inferior, ocorrendo 0,4 caso a cada 1.000 nascimentos. Entre os norte-americanos, a frequência parece ser mais elevada, com cerca de 3,6 casos a cada 1.000 nascimentos. Os casos de FP isolada são menos comuns que os de FL ± FP, com frequência de 0,4 caso por 1.000 nascimentos em indivíduos brancos e negros.

A FL ± FP é mais comum em homens. Quanto mais grave o defeito, maior a predileção por homens; a relação homem-mulher para a FL isolada é de 1,5:1, e a relação da FL + FP é de 2:1. Em contrapartida, os casos de FP isolada são mais comuns em mulheres. Da mesma forma, quanto mais grave a fenda, maior a predileção por mulheres. Fendas que envolvem o palato mole e palato duro são duas vezes mais frequentes em mulheres, porém a relação é quase igual para as fendas que acometem apenas o palato mole.

Aproximadamente 80% dos casos de FL são unilaterais, sendo 20% bilaterais (Figura 1.1). Cerca de 70% das fendas labiais unilaterais ocorrem no lado esquerdo. Além disso, cerca de 70% das FL unilaterais estão associadas à FP, enquanto a frequência da concomitância com a FP aumenta para 85% nos pacientes com FL bilateral. As FL podem ser classificadas em

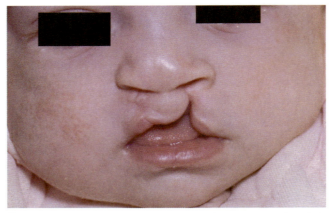

Figura 1.1 Fenda labial (FL). Recém-nascido com fenda bilateral do lábio superior. (Cortesia do Dr. William Bruce.)

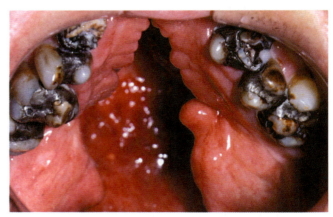

Figura 1.2 Fenda palatina (FP). Defeito palatino resultando na comunicação com a cavidade nasal.

três categorias: microforma, incompleta e completa. Uma FL de microforma mostra uma pequena fenda ou sulco na junção entre o lábio e o vermelhão do lábio, mas todos os tecidos labiais ainda estão presentes. Uma FL incompleta é mais grave, exibindo deiscência do músculo orbicular do lábio com um grau variável de envolvimento da pele sobrejacente. Uma fina faixa de tecido mole (banda de Simonart) permanece intacta na parte superior da fenda no nível do nariz. Uma FL completa se estende ao longo do comprimento do lábio e pelo nariz, resultando na inserção anormal do músculo orbicular do lábio na narina e na columela. As fendas completas que envolvem o alvéolo geralmente ocorrem entre o incisivo lateral e o canino. Não é incomum os dentes, especialmente o incisivo lateral, estarem ausentes na área da fenda. Porém, dentes supranumerários podem ser observados. O defeito ósseo pode ser observado em radiografias.

A FP mostra considerável variação em relação à gravidade (Figura 1.2). As fendas do palato primário ocorrem anteriormente ao forame incisivo e se estendem até a crista alveolar. As fendas do palato secundário ocorrem posteriormente ao forame incisivo e podem envolver o palato duro e mole ou apenas o palato mole. As fendas palatinas completas (FPC) envolvem tanto o palato primário quanto o secundário. A menor expressão da FP é a **úvula fendida** ou **úvula bífida** (Figura 1.3). A prevalência da úvula bífida é muito maior que a da FP, com frequência de 1 em cada 80 indivíduos brancos.

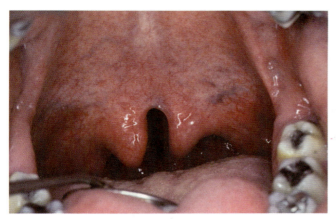

Figura 1.3 Úvula bífida.

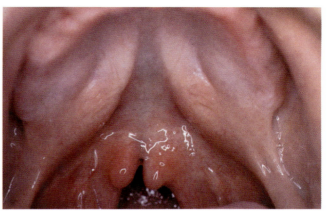

Figura 1.4 Fenda palatina submucosa. Presença de uma fenda na linha média do osso palatino, porém a mucosa de revestimento está intacta. Uma úvula bífida também está presente.

A frequência em asiáticos e norte-americanos é elevada: 1 em cada 10 indivíduos. A úvula bífida é menos comum em indivíduos negros, ocorrendo 1 caso a cada 250 pessoas.

Em alguns casos, uma **fenda palatina submucosa** pode se desenvolver. A superfície mucosa se apresenta intacta, porém existe um defeito na musculatura subjacente do palato mole (Figura 1.4). Com frequência ocorre uma chanfradura no osso ao longo da região posterior marginal do palato duro. Essa fenda incompleta ocasionalmente se manifesta como uma área de coloração azulada, porém é mais bem identificada através da inspeção realizada com um instrumento rômbico. Em geral ela também pode estar associada à úvula bífida.

A **sequência de Pierre Robin** (Figura 1.5) é uma condição bem reconhecida caracterizada por FP, micrognatia mandibular e glossoptose (obstrução das vias respiratórias causada pelo deslocamento posterior e inferior da língua). Essa condição pode ocorrer como um fenômeno isolado, ou pode estar associada a uma ampla variedade de síndromes ou outras anomalias. A síndrome de Stickler e a síndrome velocardiofacial (síndrome de deleção 22q11.2) são as duas doenças genéticas mais associadas. A prevalência da sequência de Pierre Robin é estimada em 1 a cada 8.000 a 14.000 nascimentos. Pesquisadores têm relatado que a restrição do crescimento mandibular no útero resulta na falha da descida da língua, impedindo assim a fusão das cristas palatinas. A mandíbula retraída resulta em:

- Deslocamento posterior da língua
- Falta de suporte para a musculatura da língua
- Obstrução das vias respiratórias.

A dificuldade respiratória, especialmente quando a criança está em posição supina, é bastante observada ao nascimento e pode causar asfixia. A fenda palatina geralmente tem a forma de U e apresenta-se mais larga do que a FP isolada.

O paciente portador de uma fenda é afetado por vários problemas, alguns muito óbvios e outros nem tanto. O problema mais evidente é a aparência clínica, que pode levar a dificuldades psicossociais. As dificuldades na fala e na alimentação são inerentes à condição, especialmente nos casos de FP. A maloclusão é causada pelo colapso do arco maxilar, possivelmente com ausência de dentes, dentes supranumerários ou ambos.

Tratamento e prognóstico

O tratamento do paciente com uma fenda orofacial é desafiador. O tratamento ideal deveria envolver uma abordagem

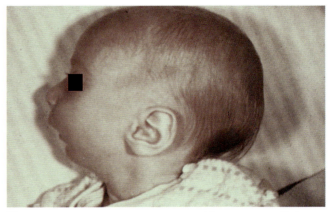

Figura 1.5 Sequência de Pierre Robin. Micrognatia mandibular em um recém-nascido com fenda palatina (FP). (Cortesia do Dr. Robert Gorlin.)

multidisciplinar, incluindo (porém não limitado a isso) pediatra, cirurgião bucomaxilofacial, otorrinolaringologista, cirurgião plástico, odontopediatra, ortodontista, protesista, fonoaudiólogo e geneticista.

Durante o período neonatal, a fita labial e a moldagem nasoalveolar podem ser utilizadas na tentativa de reduzir a gravidade da deformidade da fenda labial. A cirurgia reparadora geralmente envolve múltiplos procedimentos primários e secundários durante a infância. Os tipos específicos de procedimentos cirúrgicos e a época em que são realizados variam de acordo com a gravidade do defeito e com a filosofia seguida pela equipe de tratamento. Uma discussão detalhada desses procedimentos foge ao objetivo deste texto. No entanto, o fechamento primário do lábio geralmente é realizado nos primeiros meses de vida, seguido pela reparação do palato entre 7 e 15 meses. Procedimentos secundários de tecido mole, enxertos ósseos e ortognáticos/ortodônticos são frequentemente utilizados para melhorar a função e a aparência estética. A distração osteogênica da maxila pode ser útil em pacientes cuja cicatriz do palato limita a quantidade de avanço possível no momento da osteotomia.

Dificuldades de respiração nas crianças portadoras da sequência de Pierre-Robin são mais bem tratadas com medidas conservadoras, tais como o posicionamento lateral e prono. Entretanto, em crianças com obstrução aérea significativa, a manutenção de via respiratória nasofaríngea deve ser garantida. Em casos mais graves, a distração osteogênica mandibular pode ser um tratamento preferível em vez da traqueostomia. A morte devido à sequência de Pierre Robin isolada é incomum (1,2%), mas a taxa de mortalidade em bebês que também têm síndromes relacionadas pode aumentar para até 26% devido a anomalias do sistema nervoso central, anomalias cardíacas ou dificuldades respiratórias.

O aconselhamento genético é importante para o paciente e sua família. Nos casos não sindrômicos de fenda orofacial, o risco de desenvolvimento de fenda em um descendente ou irmão de uma pessoa afetada é de 3 a 5%, no caso de nenhum outro parente de primeiro grau também ser afetado. O risco aumenta para 10 a 20% se outros parentes de primeiro grau são afetados. O risco pode ser maior para aqueles com fendas que estão associadas a síndromes, de acordo com um possível padrão hereditário.

◆ FOSSETAS DA COMISSURA LABIAL

As **fossetas da comissura labial** são pequenas invaginações da mucosa que ocorrem no limite do vermelhão dos lábios, nos ângulos da boca. Tal localização sugere que elas ocorram devido à falha na fusão normal do processo embrionário maxilar e do processo mandibular.

Aparentemente, as fossetas da comissura labial são mais frequentes em adultos, tendo sido relatadas em 12 a 20% da população. Em crianças, a sua prevalência é menor, variando de 0,2 a 0,7% dos pacientes examinados.

Embora as fossetas da comissura labial sejam geralmente consideradas alterações congênitas, tais percentuais sugerem que essas invaginações muitas vezes desenvolvem-se tardiamente na vida. As fossetas da comissura labial são observadas com maior frequência em homens. Em alguns casos, a história familiar sugere uma transmissão autossômica dominante.

Características clínicas

As fossetas da comissura labial são geralmente identificadas durante o exame clínico de rotina, e na maioria das vezes, os pacientes relatam nunca ter notado a sua presença. Tais fossetas podem ser unilaterais ou bilaterais. Apresentam-se como fístulas cegas que podem se estender de 1 a 4 mm de profundidade (Figura 1.6). Em alguns casos, uma pequena quantidade de líquido pode ser eliminada da fosseta quando ela é pressionada, sendo, provavelmente, saliva proveniente de glândulas salivares menores que drenam do fundo da invaginação.

Diferentemente das **fossetas labiais paramedianas** (descritas na seção seguinte), as fossetas da comissura labial não estão associadas à fenda palatina ou às fendas faciais. Entretanto, parece existir uma prevalência bem maior de fossetas pré-auriculares (seios auriculares) nesses pacientes.

Características histopatológicas

Embora raramente seja realizada biopsia nos pacientes com fossetas da comissura labial, o exame microscópico revela uma invaginação estreita revestida por epitélio pavimentoso estratificado. Ductos de glândulas salivares menores podem drenar para essa invaginação.

Tratamento e prognóstico

Por serem quase sempre assintomáticas e inócuas, em geral não há necessidade de tratamento para as fossetas da comissura labial. Em casos muito raros, as secreções salivares podem ser excessivas ou pode ocorrer infecção secundária, sendo necessária a remoção cirúrgica da fosseta.

◆ FOSSETAS LABIAIS PARAMEDIANAS (FÍSTULAS CONGÊNITAS DO LÁBIO INFERIOR; FOSSETAS LABIAIS CONGÊNITAS)

As **fossetas labiais paramedianas** são invaginações congênitas raras do lábio inferior. Acredita-se que elas se originem de sulcos laterais persistentes no arco mandibular embrionário. Esses sulcos normalmente desaparecem por volta da sexta semana de vida embrionária.

Características clínicas

As fossetas labiais paramedianas se apresentam tipicamente como fístulas bilaterais e simétricas em relação à linha média do vermelhão de lábio inferior (Figura 1.7). A apresentação clínica pode

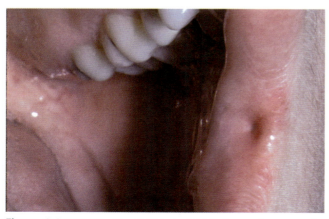

Figura 1.6 Fosseta da comissura labial. Depressão na comissura labial.

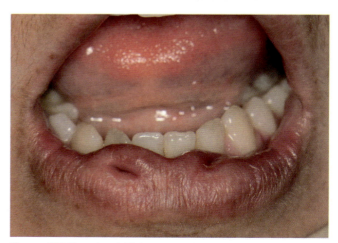

Figura 1.7 Fossetas labiais paramedianas. Fossetas bilaterais no lábio inferior de um paciente com síndrome de van der Woude. (Cortesia do Dr. Nadarajah Vigneswaran.)

variar de depressões sutis a fossas proeminentes. Essas fístulas cegas podem se estender inferiormente a uma profundidade de 1,5 cm e drenar saliva. Ocasionalmente, uma fosseta única pode estar presente central ou lateralmente à linha média.

O maior significado das fossetas labiais paramedianas é que, em geral, elas são herdadas como um traço autossômico dominante em combinação com a fenda labial (FL) e/ou a fenda palatina (FP) — **síndrome de van der Woude** (Figura 1.8). A síndrome de van der Woude é a forma mais comum de fendas sindrômicas e representa 2% de todos os casos de FL e FP. A hipodontia também pode ocorrer em associação. Estudos genéticos demonstraram que a síndrome de van der Woude é causada por mutações no gene que codifica o fator regulador de interferon 6 (*IRF6*), o qual foi mapeado na banda cromossômica 1q32-q41. Algumas pessoas portadoras do traço podem não apresentar as fendas ou ter uma fenda palatina submucosa; entretanto, podem passar todas as características da síndrome a seus herdeiros.

As fossetas labiais paramedianas podem ser também componentes da **síndrome do pterígio poplíteo** ou da **síndrome de Kabuki**. O encurtamento da membrana intercrural (**pterígios poplíteos**), FL e/ou FP, anormalidades genitais e bandas congênitas conectando maxila e mandíbula (**singnafia**) caracterizam a síndrome do pterígio poplíteo, que também é causada por mutação do gene *IRF6* e está intimamente relacionada à síndrome de van der Woude. A síndrome de Kabuki é uma condição separada que recebeu seu nome porque os pacientes afetados exibem eversão das pálpebras laterais inferiores, o que faz lembrar a maquiagem utilizada pelos atores do tradicional teatro japonês de Kabuki. Outros achados comuns incluem: deficiência intelectual, orelhas grandes, FL e/ou FP, hipodontia, frouxidão das articulações e várias anormalidades esqueléticas.

Características histopatológicas

O exame microscópico das fossetas labiais paramedianas revela um trajeto fistuloso revestido por epitélio pavimentoso estratificado. As glândulas salivares menores podem se comunicar com as fístulas. Frequentemente, se observa um infiltrado inflamatório crônico no tecido conjuntivo circundante.

Tratamento e prognóstico

Se necessário, as fossetas labiais podem ser excisadas por razões estéticas. Os problemas mais significantes estão relacionados às anormalidades congênitas associadas, como a fenda labial e/ou fenda palatina, e o potencial de transmissão do traço genético para as gerações subsequentes.

◆ LÁBIO DUPLO

O **lábio duplo** consiste em uma anomalia oral rara, caracterizada pelo crescimento exuberante de tecido na mucosa labial. Na maioria das vezes, é de natureza congênita, mas pode ser adquirida mais tardiamente na vida. Acredita-se que os casos congênitos desenvolvam-se durante o segundo ou terceiro mês da gestação como resultado da persistência do sulco entre a parte vilosa e a parte glabra do lábio. O lábio duplo adquirido pode ser um componente da **síndrome de Ascher**, ou pode ser causado por traumatismo ou hábitos orais, como sugar o lábio.

Características clínicas

Em um paciente com lábio duplo, o lábio superior é afetado com frequência bem maior que o inferior e, em alguns casos, ambos podem estar envolvidos. Com os lábios em repouso, a condição geralmente não é percebida, porém quando o paciente sorri ou quando os lábios são tensionados, o excesso de tecido se torna visível (Figura 1.9).

A síndrome de Ascher é caracterizada pela seguinte tríade:
- Lábio duplo
- Blefarocalásia
- Aumento atóxico da tireoide.

Em um paciente com blefarocalásia, o edema recorrente da pálpebra superior leva à flacidez da pálpebra no canto externo do olho (Figura 1.10). Essa queda pode ser grave o suficiente para interferir na visão. Tanto o lábio duplo, como a blefarocalásia, ocorrem de maneira abrupta e simultaneamente, porém em alguns casos eles desenvolvem-se de forma mais gradual.

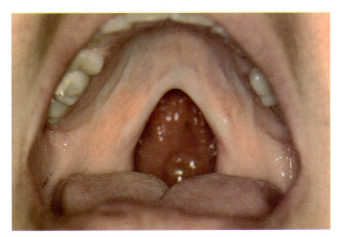

Figura 1.8 Síndrome de van der Woude. O mesmo paciente citado na Figura 1.7 com fenda no palato mole. (Cortesia do Dr. Nadarajah Vigneswaran.)

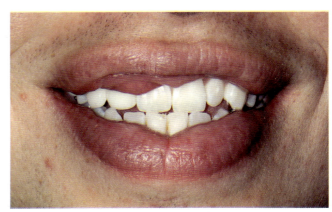

Figura 1.9 Lábio duplo. Quando o paciente sorri, uma dobra exuberante de tecido cobre parcialmente os dentes anteriores superiores do lado direito. (Cortesia do Dr. Logan Barnes.)

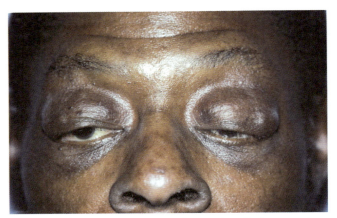

Figura 1.10 Síndrome de Ascher. Edema das pálpebras superiores (blefarocalásia).

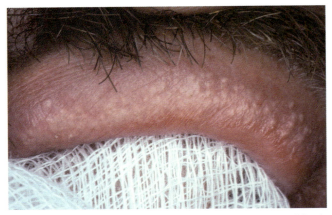

Figura 1.11 Grânulos de Fordyce. Pápulas amarelas no vermelhão do lábio superior.

O aumento atóxico da tireoide ocorre em cerca de 50% dos pacientes com síndrome de Ascher e pode ser discreto. A causa da síndrome de Ascher é incerta; a herança autossômica dominante foi sugerida em alguns casos.

Características histopatológicas

Ao exame microscópico, o lábio duplo exibe essencialmente estruturas normais. Muitas vezes, inúmeras glândulas salivares menores são observadas. Em geral, a blefarocalásia da síndrome de Ascher revela hiperplasia das glândulas lacrimais e prolapso do tecido adiposo palpebral.

Tratamento e prognóstico

Nos casos discretos de lábio duplo, pode não haver necessidade de tratamento. Nos casos mais graves, a excisão cirúrgica simples do tecido em excesso pode ser realizada com finalidade estética.

◆ GRÂNULOS DE FORDYCE

Os **grânulos de Fordyce** são glândulas sebáceas que ocorrem na mucosa oral. Lesões semelhantes já foram relatadas também na mucosa genital. As glândulas sebáceas são tipicamente consideradas estruturas dérmicas anexas, e por isso, quando encontradas na cavidade oral, são muitas vezes consideradas "ectópicas". Entretanto, como os grânulos de Fordyce são relatados em mais de 80% da população, sua presença deve ser considerada uma variação anatômica normal.

Características clínicas

Os grânulos de Fordyce se apresentam como múltiplas pápulas amareladas ou branco-amareladas, mais encontradas na mucosa jugal e na porção lateral do vermelhão do lábio superior (Figuras 1.11 e 1.12). Ocasionalmente, tais glândulas aparecem também na região retromolar e no pilar tonsilar anterior. Os grânulos de Fordyce são mais comuns em adultos do que nas crianças, provavelmente devido a fatores hormonais; a puberdade parece estimular o seu desenvolvimento. As lesões são tipicamente assintomáticas, embora os pacientes sejam capazes de sentir uma leve rugosidade na mucosa. Podem ocorrer variações clínicas

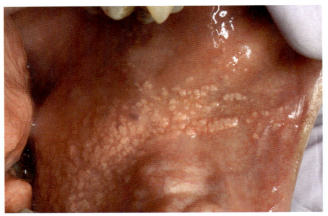

Figura 1.12 Grânulos de Fordyce. Lesões na mucosa jugal.

consideráveis; em alguns casos, os pacientes podem ter uma quantidade pequena de lesões, enquanto outros podem ter literalmente centenas desses "grânulos".

Características histopatológicas

Exceto pela ausência de folículos pilosos, os grânulos de Fordyce são semelhantes às glândulas sebáceas normais encontradas na pele. Lóbulos acinares podem ser observados logo abaixo da superfície epitelial, muitas vezes comunicando-se com a superfície através de um ducto central (Figura 1.13). As células sebáceas nesses lóbulos possuem forma poligonal, contendo núcleo centralmente localizado e abundante citoplasma espumoso.

Tratamento e prognóstico

Como os grânulos de Fordyce consistem em uma variação anatômica normal e são assintomáticos, nenhum tratamento é indicado. Em geral, o aspecto clínico é característico, e a biopsia não é necessária para o diagnóstico.

Em alguns casos, os grânulos de Fordyce podem tornar-se hiperplasiados ou podem formar pseudocistos preenchidos por queratina. Os tumores que se desenvolvem dessas glândulas são muito raros.

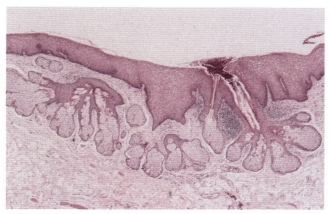

Figura 1.13 Grânulos de Fordyce. Múltiplas glândulas sebáceas abaixo da superfície epitelial.

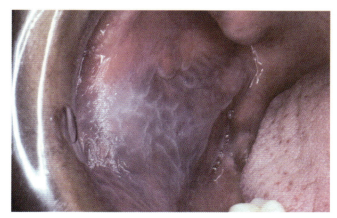

Figura 1.14 Leucoedema. Aspecto de estrias brancas na mucosa jugal.

◆ LEUCOEDEMA

O **leucoedema** é uma condição comum da mucosa oral de etiologia desconhecida. Ocorre com mais frequência em indivíduos negros do que em brancos, sustentando a probabilidade de predisposição genética para o seu desenvolvimento. O leucoedema tem sido relatado em 70 a 90% dos adultos negros e em 50% das crianças negras. A prevalência em indivíduos brancos é consideravelmente inferior, embora algumas publicações tenham mostrado prevalência que varia de menos de 10% a mais de 90%. Tal variação pode refletir diferenças nos grupos populacionais, condições de exame e rigor do critério utilizado para a obtenção do diagnóstico. Independente disso, o leucoedema se apresenta de forma muito mais sutil em brancos e, muitas vezes, é de difícil percepção. A diferença da predileção pela raça pode ser explicada pela presença de uma pigmentação na mucosa em indivíduos negros que torna mais visível a alteração edematosa.

Como o leucoedema é muito comum, parece ser razoável argumentar que representa mais uma *variação da normalidade* do que uma doença. Esse argumento pode ser sustentado pelo achado semelhante de mucosa edemaciada na vagina e na laringe. Embora pareça ser uma alteração do desenvolvimento, alguns estudos mostraram que o leucoedema é mais comum e mais acentuado em tabagistas e que se torna menos pronunciado quando o paciente abandona o hábito.

Características clínicas

O leucoedema caracteriza-se pela aparência difusa, opalescente e branco-acinzentada leitosa da mucosa (Figura 1.14). A superfície se apresenta frequentemente pregueada, resultando em estrias esbranquiçadas ou rugosidades. As lesões não são destacáveis. Em geral, o leucoedema acomete bilateralmente a mucosa jugal e pode se estender até a mucosa labial. Em raras ocasiões, pode haver envolvimento do assoalho bucal e dos tecidos palato-faringianos. O leucoedema pode ser bem diagnosticado clinicamente, porque o aspecto esbranquiçado diminui muito ou até mesmo desaparece quando a mucosa é evertida e distendida (Figura 1.15).

Características histopatológicas

Os espécimes de biopsia do leucoedema exibem um aumento da espessura epitelial, com edema intracelular proeminente na

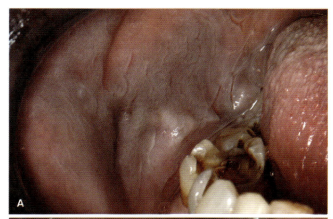

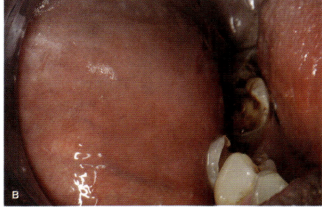

Figura 1.15 Leucoedema. A. Aspecto esbranquiçado difuso da mucosa jugal. **B.** Desaparecimento do aspecto esbranquiçado quando a mucosa é esticada.

camada espinhosa (Figura 1.16). Essas células vacuoladas aparecem aumentadas e apresentam núcleo picnótico. A superfície epitelial em geral é paraqueratinizada, e as cristas epiteliais são amplas e alongadas.

Tratamento e prognóstico

O leucoedema é uma condição benigna, e nenhum tratamento é necessário. O aspecto clínico característico de lesão branco-acinzentada opalescente na mucosa jugal, que desaparece

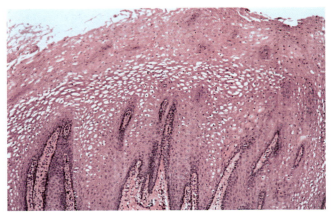

Figura 1.16 Leucoedema. Paraqueratose e edema intracelular da camada espinhosa.

após o estiramento, auxilia a distingui-lo de outras lesões brancas comuns, como a leucoplasia, a candidíase e o líquen plano. A mucosa afetada sempre deve ser distendida durante o exame clínico para excluir lesões subjacentes que podem estar encobertas pela alteração edematosa.

◆ MICROGLOSSIA (HIPOGLOSSIA)

Características clínicas

A **microglossia** é uma alteração do desenvolvimento incomum, de etiologia desconhecida, caracterizada por uma língua anormalmente pequena. Em casos raros, praticamente a língua inteira pode estar ausente **(aglossia)**. Sabe-se que a microglossia isolada pode ocorrer, e um grau pequeno de microglossia pode ser difícil de ser diagnosticado, podendo não ser notado. No entanto, a maioria dos casos relatados tem sido associada a um grupo de condições sobrepostas conhecidas como **síndromes de hipogênese oromandibular e de membros**. Tais síndromes são caracteristicamente associadas a anomalias dos membros, como **hipodactilia** (*i.e.*, ausência de dedos) e **hipomelia** (*i.e.*, hipoplasia de parte ou de todo o membro). Outros pacientes têm anormalidades simultâneas, como fenda palatina, bandas intraorais e transposição das vísceras. A microglossia está bastante associada à hipoplasia da mandíbula, e os incisivos inferiores podem estar ausentes (Figura 1.17).

Tratamento e prognóstico

O tratamento do paciente com microglossia varia de acordo com a natureza e gravidade da condição. Procedimentos cirúrgicos e ortodônticos podem melhorar a função oral. É de surpreender o fato de que muitas vezes o desenvolvimento da fala é bom, porém varia de acordo com o tamanho da língua.

◆ MACROGLOSSIA

A **macroglossia** é uma condição incomum caracterizada pelo aumento da língua. Esse aumento pode ser causado por diversas condições, incluindo malformações congênitas e doenças adquiridas. As causas mais frequentes são as malformações

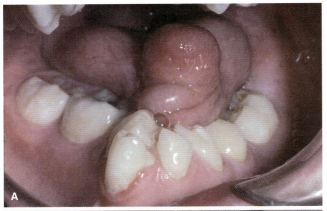

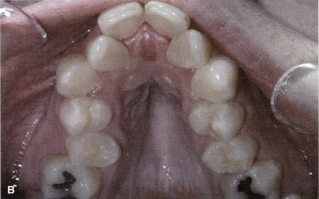

Figura 1.17 Microglossia. A. Língua anormalmente pequena associada ao estreitamento da arcada inferior. **B.** O mesmo paciente exibindo estreitamento da arcada superior.

vasculares e a hipertrofia muscular. O Boxe 1.1 relaciona as causas mais comuns e importantes da macroglossia. Muitas dessas doenças são discutidas com mais detalhes nos capítulos subsequentes.

Boxe 1.1 Causas de macroglossia.

Hereditárias e congênitas
- Malformações vasculares
- Linfangioma
- Hemangioma
- Hemi-hiperplasia
- Cretinismo
- Síndrome de Beckwith-Wiedemann
- Síndrome de Down
- Distrofia muscular de Duchenne
- Mucopolissacaridoses
- Neurofibromatose tipo 1
- Neoplasia endócrina múltipla, tipo 2B

Adquiridas
- Pacientes edêntulos
- Amiloidose
- Mixedema
- Acromegalia
- Angioedema
- Miastenia grave
- Esclerose lateral amiotrófica
- Carcinoma e outros tumores

Características clínicas

A macroglossia ocorre com mais frequência em crianças, e sua apresentação pode variar de leve a grave (Figura 1.18). Em bebês, a macroglossia pode se manifestar inicialmente pela respiração ruidosa, incontinência salivar (baba) e dificuldade na alimentação. O aumento da língua pode causar dislalia. A pressão da língua contra a mandíbula e os dentes pode produzir endentações na margem lateral da língua (Figura 1.19), mordida aberta e prognatismo mandibular. Se a língua se projetar constantemente para fora da boca, ela pode apresentar ulcerações, infecções secundárias, ou até sofrer necrose. A macroglossia significativa pode contribuir para a apneia obstrutiva do sono ou, raramente, resultar em evidente obstrução das vias respiratórias.

A macroglossia é um achado característico da **síndrome de Beckwith-Wiedemann**, uma condição rara que inclui vários outros possíveis defeitos, tais como:

- Onfalocele (protrusão de parte do intestino através de um defeito na parede abdominal na altura do umbigo)
- Visceromegalia
- Gigantismo
- Hipoglicemia neonatal.

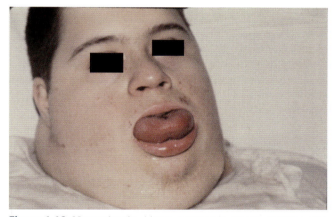

Figura 1.18 Macroglossia. Língua aumentada em um paciente com síndrome de Down. (Cortesia do Dr. Sanford Fenton.)

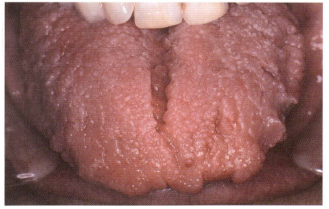

Figura 1.19 Macroglossia. O aumento da língua resultou na borda crenada que corresponde às endentações.

Os pacientes portadores da síndrome de Beckwith-Wiedemann apresentam risco aumentado para o desenvolvimento de vários tumores viscerais na infância, incluindo o tumor de Wilms, carcinoma adrenal, hepatoblastoma, rabdomiossarcoma e neuroblastoma. As características faciais podem incluir nevo vascular da fronte e das pálpebras, endentações lineares dos lóbulos das orelhas e hipoplasia de maxila (resultando em prognatismo mandibular relativo). A maioria dos casos de síndrome de Beckwith-Wiedemann é esporádica, mas 10 a 15% dos casos mostram herança autossômica dominante, com transmissão preferencialmente materna. A base genética é complexa, envolvendo uma variedade de alterações dentro de dois domínios de genes reguladores do crescimento no cromossomo 11p15.

Nos pacientes com **hipotireoidismo** (ver Capítulo 17), com síndrome de Beckwith-Wiedemann, ou com distúrbios neuromusculares, a língua geralmente exibe um aumento difuso, liso e generalizado. Nos pacientes acometidos por outras formas de macroglossia, a língua geralmente apresenta múltiplos nódulos. Exemplos desse tipo nodular incluem: **amiloidose** (ver Capítulo 17) e condições neoplásicas, como a **neurofibromatose** (ver Capítulo 12) e a **neoplasia endócrina múltipla, tipo 2B** (ver Capítulo 12).

Nos pacientes com **linfangiomas** (ver Capítulo 12), a superfície lingual é caracteristicamente de aspecto granular e exibe múltiplas elevações semelhantes a vesículas que consistem em vasos linfáticos superficiais dilatados. O aumento da língua nos pacientes com **síndrome de Down** em geral exibe uma superfície fissurada e papilar.

Nos pacientes com **hiperplasia hemifacial** (ver adiante, neste capítulo), o aumento da língua é unilateral. Alguns pacientes com neurofibromatose também podem apresentar aumento unilateral da língua.

Nos pacientes edêntulos, a língua apresenta-se muitas vezes elevada e tende a se espalhar lateralmente devido à perda dos dentes, podendo trazer dificuldades no uso de próteses.

Características histopatológicas

O aspecto microscópico da macroglossia varia de acordo com a causa específica. Em alguns casos, como na síndrome de Down ou nos pacientes edêntulos, o aumento da língua pode não exibir alterações histológicas. Quando a macroglossia é devido a um tumor, uma proliferação neoplásica de um tecido em particular pode ser observada (p. ex., vasos linfáticos, vasos sanguíneos, tecido nervoso). O aumento muscular ocorre nos casos de hemi-hiperplasia e na síndrome de Beckwith-Wiedemann. Nos distúrbios neuromusculares, como miastenia grave ou esclerose lateral amiotrófica, o aumento da língua pode resultar de atrofia muscular com proeminente substituição adiposa. Nos pacientes com amiloidose, um material proteináceo anormal deposita-se na língua.

Tratamento e prognóstico

O tratamento e prognóstico da macroglossia dependem da causa e da gravidade da condição. Nos casos leves, o tratamento cirúrgico pode não ser necessário, embora a fonoaudiologia possa ser útil quando a fala é afetada. Nos pacientes sintomáticos, pode haver necessidade de redução da língua através da glossectomia.

◆ ANQUILOGLOSSIA (LÍNGUA PRESA)

A **anquiloglossia** é uma alteração do desenvolvimento da língua, caracterizada pelo freio lingual curto, resultando na limitação dos movimentos da língua. É observada em 0,1 a 16% dos recém-nascidos, sendo mais comum no gênero masculino. Nos adultos, não é incomum observar casos leves de anquiloglossia, mas a anquiloglossia grave é relativamente rara, sendo estimada em 2 a 3 casos a cada 10.000 indivíduos. A maior parte dos casos de anquiloglossia parece ser esporádica, embora evidências sugiram que, em alguns casos, pode haver influência genética.

Características clínicas

A anquiloglossia pode apresentar manifestações clínicas variadas, desde casos leves e com pouco significado clínico, até casos raros de anquiloglossia completa, em que a língua é totalmente fusionada ao assoalho bucal (Figura 1.20). O termo *anquiloglossia anterior* é utilizado quando a fixação do freio se estende em direção à ponta da língua. Às vezes, pode-se observar uma leve fenda na ponta da língua. A *anquiloglossia posterior* é mais sutil de detectar, relacionada a feixes curtos de colágeno na linha média posterior do assoalho da boca, o que resulta em limitação do movimento da língua.

Com o aumento da popularidade da amamentação nas últimas décadas, os clínicos têm relacionado o freio lingual com problemas de alimentação, como dor no mamilo ou dificuldade do bebê em se fixar ao seio materno. Alguns pesquisadores especulam que a anquiloglossia possa contribuir para o desenvolvimento da mordida aberta anterior porque a incapacidade da língua de se elevar até o palato impede o estabelecimento padrão de deglutição normal do adulto. Entretanto, outros autores questionam essa teoria. É possível também que uma inserção mucogengival alta do freio lingual possa desencadear problemas periodontais, embora uma relação evidente entre esses fatores não tenha sido estabelecida.

Foi sugerido que a anquiloglossia pode resultar em problemas de fonação. Entretanto, em geral, o freio encurtado resulta apenas em dificuldades menores, porque a maioria das pessoas pode compensar as limitações dos movimentos da língua. Até o momento, existem raros casos de pacientes que experimentaram uma melhora notável na fala imediatamente após a correção cirúrgica da anquiloglossia.

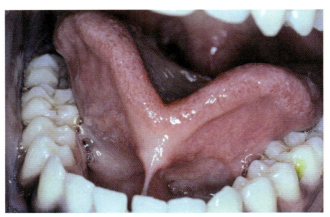

Figura 1.20 Anquiloglossia. Inserção anormal do freio lingual, limitando o movimento da língua.

Tratamento e prognóstico

Como a maioria dos casos de anquiloglossia causa pouco ou nenhum problema clínico, não há necessidade de tratamento. Para recém-nascidos com problemas específicos de amamentação, uma frenotomia (um "corte" ou apenas a liberação do freio) pode ser realizada, o que já demonstrou minimizar a dor no mamilo e facilitar a amamentação. Em crianças ou adultos com dificuldades funcionais ou periodontais, a frenectomia (liberação do freio com reparo plástico) pode permitir maior facilidade aos movimentos da língua. Frequentemente, em crianças jovens, se recomenda que a cirurgia seja adiada até os 4 ou 5 anos. Como a língua é sempre curta ao nascimento, é difícil avaliar o seu grau de limitação causado pela anquiloglossia. Conforme a criança cresce, a língua torna-se mais alongada e fina na ponta, muitas vezes diminuindo a extensão da anquiloglossia. Provavelmente, a condição é corrigida espontaneamente em muitos casos, por isso, é menos comum em adultos.

◆ TIREOIDE LINGUAL

Durante a terceira e quarta semanas de vida intrauterina, a tireoide começa a se desenvolver mediante proliferação epitelial no assoalho do cordão faringiano. Por volta da sétima semana de vida embrionária, o botão tireoidiano migra inferiormente para o pescoço e, por fim, posiciona-se anteriormente à traqueia e à laringe. Posteriormente, o local de onde o botão migrou se invagina e se torna o forame cego, localizado na junção dos dois terços anteriores e terço posterior da língua, na linha média. Quando a glândula primitiva não migra normalmente, um tecido tireoidiano ectópico pode ser encontrado entre o forame cego e a epiglote. De todas as tireoides ectópicas, 90% são encontradas nessa região.

Características clínicas

Com base nos estudos de autópsia, pequenos remanescentes assintomáticos de tecido tireoidiano podem ser encontrados na porção posterior do dorso lingual em cerca de 10% da população, tanto nos homens, quanto nas mulheres. No entanto, as **tireoides linguais** clinicamente evidentes ou sintomáticas são raras, com uma prevalência de 1 por 100.000 a 300.000 pessoas. Tais lesões são 4 a 7 vezes mais frequentes em mulheres, provavelmente por causa das influências hormonais. Os sintomas em geral surgem durante a puberdade, adolescência, gestação ou menopausa. Em 70% dos casos, essa glândula ectópica é o único tecido tireoidiano do paciente.

As tireoides linguais podem variar de lesão nodular pequena e assintomática a grandes massas, que podem bloquear as vias respiratórias (Figura 1.21). Os sintomas clínicos mais comuns são a disfagia, a disfonia e a dispneia. Muitas vezes, a massa é vascularizada, porém a aparência clínica é variável, e não existem aspectos confiáveis para diferenciá-la de outras massas que também podem se desenvolver nessa área. O hipotireoidismo pode se desenvolver em até 72% dos pacientes. Muitos autores afirmam que o aumento da tireoide lingual é um fenômeno secundário, compensando a hipofunção tireoidiana. Curiosamente, de 25 a 75% dos pacientes com hipotireoidismo infantil apresentam algum tecido tireoidiano ectópico.

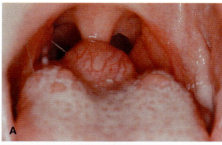
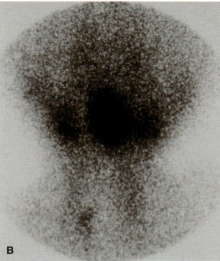

Figura 1.21 Tireoide lingual. A. Nódulo na linha média na porção posterior do dorso da língua em uma menina com 4 anos. **B.** Cintilografia da mesma paciente. A cintilografia mostra a localização *(zona escura central)* do isótopo do iodo na massa lingual e captação mínima no pescoço.

O diagnóstico é mais bem estabelecido por cintilografia tireoidiana usando isótopos de iodo ou tecnécio-99m (^{99m}Tc). Tomografia computadorizada (TC), ressonância magnética (RM) e ultrassonografia podem ser úteis para delinear o tamanho e a extensão da lesão. A biopsia geralmente é evitada devido ao risco de hemorragia e porque a massa pode ser o único tecido tireoidiano funcional do paciente. Em alguns casos, a biopsia incisional pode ser necessária para confirmar o diagnóstico ou excluir alterações neoplásicas malignas.

Tratamento e prognóstico

Nenhum tratamento é necessário para a tireoide lingual assintomática, a não ser um acompanhamento periódico. Nos pacientes sintomáticos, a terapia supressiva com suplemento de hormônio tireoidiano pode, com frequência, reduzir o tamanho da lesão. Alguns autores aconselham a realização desse tratamento também em pacientes assintomáticos, para prevenir um possível aumento futuro do tamanho. Quando a terapia hormonal não elimina os sintomas, são indicadas remoção cirúrgica ou ablação com iodo radioativo-131. Se a massa for excisada cirurgicamente, pode-se tentar o autotransplante para outra parte do corpo, a fim de manter o tecido tireoidiano funcional e prevenir o hipotireoidismo.

Casos raros de carcinomas originados em tireoides linguais têm sido relatados; a transformação maligna ocorre em cerca de 1% dos casos identificados. Apesar de as tireoides linguais serem mais comuns em mulheres, tal predileção é menos acentuada em relação aos carcinomas da tireoide lingual. Devido ao número mais acentuado de carcinomas em homens, alguns autores recomendam a excisão cirúrgica profilática das tireoides linguais em homens com mais de 30 anos.

◆ LÍNGUA FISSURADA (LÍNGUA ESCROTAL)

A **língua fissurada** é uma condição relativamente comum caracterizada pela presença de várias fissuras ou sulcos na superfície dorsal da língua. A sua causa é incerta, mas a hereditariedade parece ter um papel significante. Evidências indicam que esta condição pode ter tanto caráter poligênico, como autossômico dominante com penetrância incompleta. Uma variedade de outros fatores também pode contribuir para o seu desenvolvimento, incluindo o envelhecimento, o tabagismo e um histórico de psoríase.

Características clínicas

Os pacientes com língua fissurada exibem múltiplos sulcos ou fissuras, na superfície da língua, variando de 2 a 6 mm de profundidade (Figura 1.22). Variações consideráveis podem ser observadas no aspecto clínico da língua fissurada. Nos casos mais graves, numerosas fissuras cobrem completamente a superfície dorsal e dividem as papilas linguais em múltiplas "ilhas". Alguns pacientes apresentam fissuras mais localizadas na porção dorsolateral da língua. Outros exibem uma fissura central ampla, com fissuras menores ramificando-se perpendicularmente. Em geral, tal condição é assintomática, embora alguns pacientes se queixem de uma discreta ardência ou mesmo dor.

A prevalência da língua fissurada varia de 2 a 5% na população em alguns estudos; no entanto, outros relatos sugerem taxas de prevalência tão altas quanto 20 a 73%, provavelmente relacionadas à rigorosidade dos critérios de diagnóstico. Tal condição pode ser encontrada em crianças e adultos, porém a prevalência e a gravidade parecem aumentar com a idade, afetando 30% dos adultos mais velhos. Em algumas pesquisas, se observou uma predileção pelo sexo masculino.

Uma forte associação entre a língua fissurada e a **língua geográfica** (ver Capítulo 16) tem sido encontrada, com vários

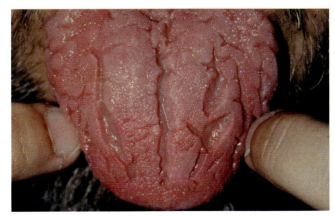

Figura 1.22 Língua fissurada. Fissuras extensas envolvendo toda a superfície dorsal da língua. (Cortesia de Chris Neville.)

pacientes apresentando ambas as condições. A base hereditária também tem sido sugerida para a língua geográfica, e o(s) mesmo(s) gene(s) pode(m) estar relacionado(s) com as duas condições. Inclusive, foi sugerido que a língua geográfica pode *causar* a língua fissurada. A língua fissurada pode ser um componente da **síndrome de Melkersson-Rosenthal** (ver Capítulo 9).

Características histopatológicas

O exame microscópico da língua fissurada revela hiperplasia das projeções epiteliais e perda dos "pelos" de queratina na superfície das papilas filiformes. As papilas variam de tamanho, e muitas vezes estão separadas por fendas profundas. Leucócitos polimorfonucleares podem ser observados migrando para o epitélio, formando muitas vezes microabscessos nas camadas epiteliais superiores. Um infiltrado inflamatório misto está presente na lâmina própria. Este padrão geral de inflamação é semelhante ao observado no eritema *migrans* e na psoríase.

Tratamento e prognóstico

A língua fissurada é uma condição benigna, e nenhum tratamento específico é indicado. O paciente deve ser orientado a escovar a língua, uma vez que restos alimentares retidos podem atuar como fonte de irritação.

◆ LÍNGUA PILOSA (LÍNGUA PILOSA NEGRA, LÍNGUA SABURROSA)

A **língua pilosa** caracteriza-se por acúmulo acentuado de queratina nas papilas filiformes do dorso lingual, resultando em uma aparência semelhante a pelos. Aparentemente, essa condição ocorre por um aumento na produção de queratina ou por um decréscimo na descamação da queratina normal. Dependendo da população estudada, a prevalência da língua pilosa em adultos varia de 0,5 a 11,3%. Embora a sua causa seja incerta, muitos pacientes afetados são fumantes. Outros fatores possivelmente associados são: debilitação geral, higiene oral deficiente, substâncias que induzam a hipossalivação e um histórico de radioterapia na região de cabeça e pescoço. Vários relatos relacionaram o desenvolvimento transitório de língua pilosa com o uso do antibiótico linezolida.

Características clínicas

A língua pilosa é mais comum na linha média anterior às papilas circunvaladas, espalhando-se para as bordas lateral e anterior (Figura 1.23). As papilas alongadas em geral são acastanhadas, amareladas ou enegrecidas, como resultado da colonização e crescimento de bactérias cromogênicas, pigmentos do tabaco e alimentos. Algumas vezes, a maior parte do dorso lingual pode estar envolvida, resultando em uma aparência espessada (Figura 1.24). As múltiplas papilas filiformes individualmente aumentadas podem ser elevadas utilizando-se uma gaze ou um instrumental dental. A condição é tipicamente assintomática, embora, em certos casos, alguns pacientes se queixem de sensação de náusea ou de um gosto desagradável na boca. Como

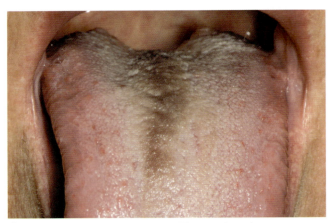

Figura 1.23 Língua pilosa. Papilas filiformes alongadas e amarronzadas na linha média do dorso da língua.

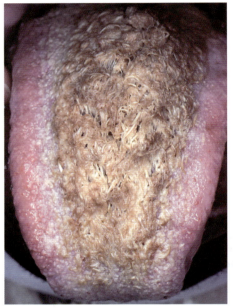

Figura 1.24 Língua pilosa. Papilas filiformes acastanhadas muito alongadas, resultando na aparência semelhante a pelos.

o diagnóstico geralmente pode ser obtido por meio do aspecto clínico, a biopsia é desnecessária na maioria dos casos.

Em alguns pacientes, células epiteliais descamadas e numerosas bactérias acumulam-se no dorso lingual, porém sem as projeções filiformes semelhantes a pelos (Figura 1.25). Esses casos, que são mais denominados **língua saburrosa**, também podem ser uma fonte de halitose. A língua saburrosa muitas vezes é confundida com candidíase, sendo tratada, de forma desnecessária, com antifúngicos.

Pigmentação negra transitória do dorso da língua, sem a elevação das papilas filiformes, pode, às vezes ocorrer em pacientes que utilizam salicilato de bismuto para o alívio da má digestão. O bismuto nesse preparo pode interagir com vestígios de enxofre na saliva e formar sulfeto de bismuto, que se acumula na superfície lingual (Figura 1.26). No entanto, essa pigmentação rapidamente se resolve após a suspensão do medicamento.

CAPÍTULO 1   Defeitos do Desenvolvimento da Região Oral e Maxilofacial   13

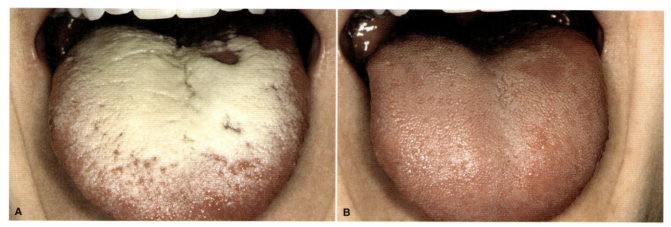

Figura 1.25 Língua saburrosa. A. Este paciente teve um surto grave de úlceras aftosas, o que tornou a higiene bucal rotineira difícil. A parte dorsal da língua ficou branca e acentuadamente espessada devido ao acúmulo de queratina e bactérias na superfície. **B.** Após a resolução das úlceras bucais e a melhoria da higiene, a língua retornou à sua aparência normal.

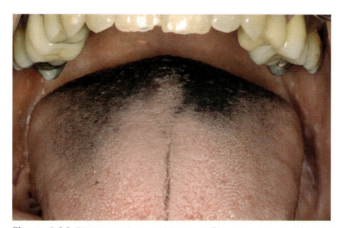

Figura 1.26 Pigmentação por bismuto. Pigmentação transitória da porção posterior do dorso da língua após a utilização de salicilato de bismuto para azia.

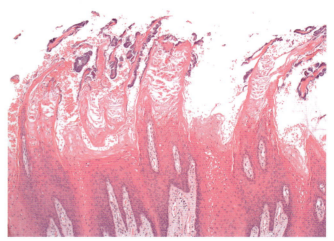

Figura 1.27 Língua pilosa. Alongamento e hiperqueratose acentuada das papilas filiformes, com acúmulo de bactérias na superfície.

Características histopatológicas

No exame histopatológico, a língua pilosa caracteriza-se por alongamento pronunciado e hiperparaqueratose das papilas filiformes (Figura 1.27). Em geral, observa-se o crescimento de várias bactérias na superfície epitelial.

Tratamento e prognóstico

A língua pilosa ou saburrosa é uma condição benigna que não traz sequelas relevantes. Muitas vezes, a preocupação principal é o comprometimento estético da língua, possivelmente associado à halitose. Quaisquer fatores predisponentes, como tabaco, antibióticos ou antissépticos bucais, devem ser eliminados, e uma excelente higiene oral deve ser efetuada. A descamação das papilas hiperqueratóticas pode ser realizada por meio da raspagem periódica ou limpeza com escova de dentes ou raspador de língua. Agentes queratolíticos, como a podofilina, também têm sido utilizados, porém por medidas de segurança a sua utilização não deve ser recomendada.

Devido à similaridade entre os nomes, todo cuidado deve ser tomado para não se confundir a língua pilosa com a **leucoplasia pilosa** (ver Capítulo 7), que ocorre classicamente na borda da língua. A leucoplasia pilosa é causada pelo vírus Epstein-Barr e geralmente está associada à infecção pelo HIV ou outras condições imunossupressoras.

◆ VARICOSIDADES (VARIZES)

As **varicosidades**, ou **varizes**, consistem em veias anormalmente dilatadas e tortuosas. A idade parece ser um fator etiológico importante, uma vez que as varizes são raras em crianças, mas comuns em adultos. Isso sugere que o seu desenvolvimento pode ser uma degeneração relacionada à idade, manifestada pelo enfraquecimento das paredes dos vasos sanguíneos e pela perda de tonicidade nos tecidos conjuntivos de suporte. Um estudo observou que pacientes com varizes nas pernas eram mais propensos a ter varizes na língua. Outros fatores relacionados incluem um histórico de tabagismo, doenças cardiovasculares, hipertensão e cirrose.

Características clínicas

O tipo mais comum de varicosidade oral é a **variz sublingual**, que ocorre em dois terços das pessoas com mais de 60 anos. As varicosidades sublinguais se apresentam classicamente como vesículas papulares ou elevadas múltiplas, azul-purpúreas, na borda e no ventre da língua (Figura 1.28). Na maioria das vezes, as lesões são assintomáticas, exceto em circunstâncias raras quando ocorre trombose secundária.

Com menos frequência, varizes solitárias ocorrem em outras regiões da boca, em especial nos lábios e na mucosa jugal. Essas varicosidades solitárias em geral só são notadas após sofrerem trombose (Figura 1.29). Clinicamente, uma variz trombosada se apresenta como um nódulo azul-purpúreo, firme, indolor, que pode ser semelhante a um fragmento de projétil de chumbo abaixo da superfície mucosa.

Características histopatológicas

O exame microscópico de uma variz revela uma veia dilatada, cuja parede exibe uma fina camada de musculatura lisa e tecido elástico pouco desenvolvido. Se tiver ocorrido trombose secundária, o lúmen do vaso pode conter camadas concêntricas de plaquetas e hemácias (linhas de Zahn). O coágulo pode sofrer organização com tecido de granulação e subsequente recanalização. Trombos mais antigos podem apresentar calcificação distrófica, resultando na formação de **flebólitos** (*phlebo* = veia; *litho* = pedra).

Tratamento e prognóstico

As varicosidades sublinguais são tipicamente assintomáticas, e não há indicação de tratamento. Nas varicosidades solitárias dos lábios e da mucosa jugal pode haver necessidade de remoção cirúrgica para confirmação do diagnóstico ou por razões estéticas.

◆ ARTÉRIA DE CALIBRE PERSISTENTE

Uma **artéria de calibre persistente** é uma alteração vascular comum, na qual um ramo arterial principal estende-se para a superfície da mucosa sem redução no seu diâmetro. Assim como as varizes orais, as artérias de calibre persistente são observadas com maior frequência nos idosos. Isso sugere que o seu desenvolvimento pode ser um fenômeno degenerativo relacionado à idade, no qual ocorre perda do tônus do tecido conjuntivo circunjacente de suporte.

Características clínicas

A artéria de calibre persistente ocorre quase que exclusivamente na mucosa labial, especialmente no lábio superior. Alguns pacientes podem ter lesões bilaterais ou lesões em ambos os lábios. A média de idade dos pacientes é de 58 anos, e a distribuição por sexo é praticamente a mesma. A lesão apresenta-se como uma elevação linear, papular ou arqueada, de coloração pálida, normal ou azulada (Figura 1.30). Em geral, quando se estica o lábio, a artéria torna-se imperceptível. O achado característico é a pulsação — não só verticalmente como também na direção lateral. Entretanto, quando se utilizam luvas, em geral não é possível sentir a pulsação em uma artéria de calibre persistente mediante palpação digital.

Na maioria das vezes, a lesão é assintomática, sendo identificada acidentalmente durante o exame clínico de rotina; em casos raros, um paciente pode notar um nódulo pulsátil no lábio. Alguns poucos casos têm sido associados à ulceração da

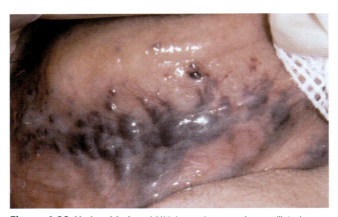

Figura 1.28 Varicosidades. Múltiplas veias purpúreas dilatadas na superfície lateral e ventral da língua.

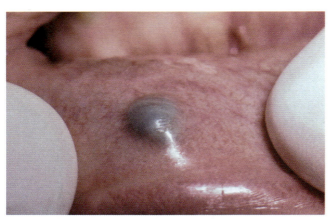

Figura 1.29 Varicosidade. Variz trombosada firme no lábio inferior.

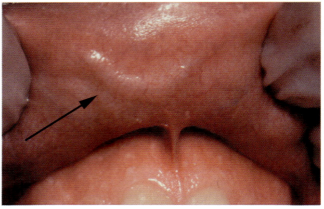

Figura 1.30 Artéria de calibre persistente. Lesão linear arqueada na mucosa labial superior (*seta*). (Cortesia do Dr. John Lovas.)

mucosa de revestimento. Além disso, foram relatados alguns casos escassos de artéria de calibre persistente ao lado de um carcinoma espinocelular do lábio, embora isso provavelmente seja uma coincidência.

Características histopatológicas

O exame microscópico revela uma artéria com parede espessa localizada logo abaixo da superfície mucosa (Figura 1.31).

Tratamento e prognóstico

Se a verdadeira natureza da artéria de calibre persistente puder ser reconhecida clinicamente, nenhum tratamento é necessário. Muitas vezes uma biopsia é realizada quando a lesão é confundida com mucocele ou outra lesão vascular, como variz ou hemangioma. É comum ocorrer sangramento abundante se a lesão for removida cirurgicamente.

◆ FÍSTULAS LATERAIS DO PALATO MOLE

As **fístulas laterais do palato mole** são alterações raras de patogênese incerta. Muitos casos parecem ser congênitos, possivelmente relacionados com um defeito do desenvolvimento da segunda bolsa faringiana. Algumas fístulas podem ser resultantes de infecção ou cirurgia na região tonsilar.

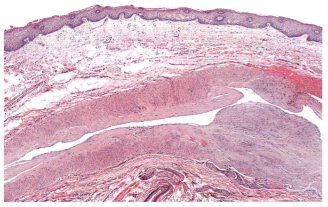

Figura 1.31 Artéria de calibre persistente. Artéria com parede espessa localizada abaixo da superfície mucosa.

Características clínicas

As fístulas laterais do palato mole são geralmente bilaterais, mas podem ocorrer em apenas um lado. São mais comuns no pilar tonsilar anterior (Figura 1.32), mas também podem envolver o pilar posterior. As perfurações em geral são assintomáticas, variando de poucos milímetros até mais de 1 cm. Poucos casos têm sido associados a outras anomalias, como ausência ou hipoplasia das tonsilas palatinas, perda de audição e fístulas pré-auriculares.

Tratamento e prognóstico

As lesões são inócuas, e não há necessidade de tratamento.

◆ HIPERPLASIA DO PROCESSO CORONOIDE

A hiperplasia do processo coronoide da mandíbula é uma alteração de desenvolvimento rara que pode resultar na limitação dos movimentos mandibulares. A causa da **hiperplasia do processo coronoide** é desconhecida, mas essa condição é 3 a 5 vezes mais comum em homens. Como a maioria dos casos é observada em homens na puberdade, uma influência hormonal tem sido sugerida. A hereditariedade também possui um papel significante, uma vez que alguns casos têm sido identificados em irmãos.

A hiperplasia do processo coronoide pode ser unilateral ou bilateral, embora casos bilaterais sejam quase cinco vezes mais comuns do que os unilaterais. O aumento unilateral do processo coronoide também pode ser resultante de um tumor verdadeiro, como um osteoma ou osteocondroma, e tais casos devem ser distinguidos daqueles de uma hiperplasia coronoide simples. Entretanto, é provável que alguns casos relatados como tumores do processo coronoide sejam processos coronoides hiperplasiados e não tumores verdadeiros.

Características clínicas e radiográficas

Em uma pessoa com hiperplasia do processo coronoide unilateral, o processo coronoide aumentado comprime a superfície medial do arco zigomático, restringindo a abertura mandibular. Além disso,

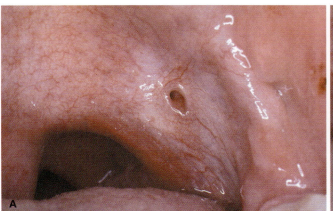
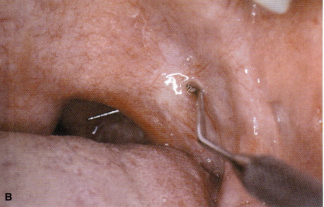

Figura 1.32 Fístula lateral palatina. A. "Cavidade" assintomática no pilar tonsilar anterior. **B.** Sonda periodontal sendo utilizada para demonstrar a comunicação da lesão com a fossa tonsilar.

a mandíbula pode desviar para o lado afetado. Em geral, não há dor ou anormalidades na oclusão. As radiografias podem revelar um crescimento nodular e irregular da ponta do processo coronoide.

Na hiperplasia do processo coronoide bilateral, a limitação de abertura bucal pode piorar progressivamente durante anos, desde a infância, até atingir a gravidade máxima no final da adolescência (Figura 1.33). O aspecto radiográfico caracteriza-se por aumento regular de ambos os processos (Figura 1.34). Como o processo coronoide muitas vezes se apresenta superposto ao zigoma em radiografias convencionais, tomografias computadorizadas geralmente são mais eficazes na demonstração da hiperplasia.

Tratamento e prognóstico

O tratamento da hiperplasia do processo coronoide consiste na remoção cirúrgica do(s) processo(s) alongado(s) para permitir a movimentação livre da mandíbula. A coronoidectomia ou a coronoidotomia são geralmente realizadas através de acesso intraoral. Embora possa ocorrer melhora inicial na abertura de boca, os resultados a longo prazo podem ser desapontadores, uma vez que o procedimento cirúrgico pode causar fibrose, e devido à tendência do novo crescimento do processo coronoide. A fisioterapia pós-operatória é importante no restabelecimento da função normal.

◆ HIPERPLASIA CONDILAR

A **hiperplasia condilar** é uma malformação incomum causada pelo crescimento excessivo de um ou ambos os côndilos mandibulares. A causa dessa hiperplasia é desconhecida, mas fatores genéticos, neoplasias, distúrbios endócrinos e traumas têm sido sugeridos como possíveis etiologias. A Tabela 1.1 resume dois principais sistemas de classificação.

Pode ser difícil distinguir a hiperplasia condilar da **hiperplasia hemifacial** (posteriormente neste capítulo); entretanto, na hiperplasia hemifacial tecidos moles e dentes associados também podem estar aumentados.

Características clínicas e radiográficas

A hiperplasia condilar pode se manifestar de várias formas distintas, incluindo assimetria facial, prognatismo, mordida cruzada e mordida aberta (Figura 1.35). Algumas vezes, ocorre um crescimento compensatório da maxila e inclinação do plano oclusal. É comum a condição ser identificada em adolescentes e adultos jovens. Vários estudos demonstraram uma predileção significante pelo sexo feminino, com proporção mulheres-homens de aproximadamente 3:1.

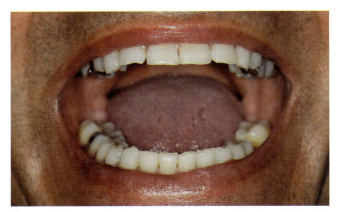

Figura 1.33 **Hiperplasia do processo coronoide.** Capacidade limitada de abrir a boca em um jovem com hiperplasia bilateral dos processos coronoides.

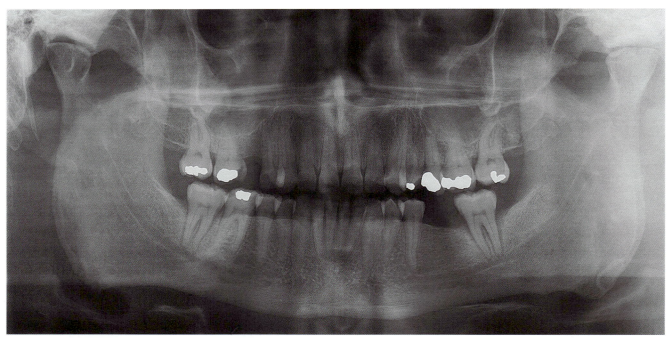

Figura 1.34 **Hiperplasia do processo coronoide.** Radiografia panorâmica do paciente mostrado na Figura 1.33, que mostra alongamento bilateral dos processos coronoides.

CAPÍTULO 1 Defeitos do Desenvolvimento da Região Oral e Maxilofacial

Tabela 1.1 Classificação da hiperplasia condilar.

Autores	Categoria	Características clínicas
Obwegeser e Makek		
	Hiperplasia hemimandibular	Crescimento principalmente vertical
	Alongamento hemimandibular	Crescimento excessivo principalmente horizontal com deslocamento lateral da mandíbula
	Híbrido	Características combinadas de ambos os tipos acima
Wolford et al.		
	Tipo 1 Tipo 1A Tipo 1B	Mecanismo de crescimento condilar "normal" acelerado e prolongado Bilateral Unilateral
	Tipo 2 Tipo 2A Tipo 2B	Crescimento condilar unilateral causado por um osteocondroma Alongamento e aumento predominantemente verticais do côndilo Crescimento tumoral exofítico horizontal a partir do côndilo
	Tipo 3	Outros tumores benignos que causam aumento do côndilo
	Tipo 4	Tumores malignos que causam aumento do côndilo

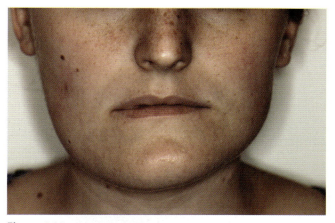

Figura 1.35 Hiperplasia condilar. O aumento do côndilo esquerdo do paciente deslocou a mandíbula para a direita e resultou em assimetria facial.

Os aspectos radiográficos são bastante variados. Alguns pacientes apresentam um alongamento da cabeça do côndilo e outros exibem alongamento do colo do côndilo (Figura 1.36). Muitos casos também apresentam hiperplasia de todo o ramo, sugerindo que a condição algumas vezes afeta mais do que o côndilo. Outros exemplos mostram massa semelhante a um tumor (p. ex., osteocondroma) afetando a cabeça condilar. A TC com emissão de fóton único (SPECT) e a cintilografia usando ^{99m}Tc-MDP (metilenodifosfato) têm sido indicadas como métodos úteis na avaliação do grau de atividade óssea na hiperplasia condilar.

Características histopatológicas

Alguns casos mostrarão uma aparência semelhante à de um côndilo que cresce normalmente. Outros exemplos exibirão um crescimento ósseo nodular com uma camada cartilaginosa espessada consistente com um osteocondroma.

Tratamento e prognóstico

A hiperplasia condilar é uma condição autolimitante, e o seu tratamento é baseado no grau de dificuldade funcional e comprometimento estético. Alguns pacientes podem ser tratados pela condilectomia, enquanto outros necessitam de osteotomia mandibular unilateral ou bilateral. Em pacientes com crescimento maxilar compensatório, uma osteotomia maxilar também pode ser necessária. Do mesmo modo, também é importante o tratamento ortodôntico concomitante.

◆ HIPOPLASIA CONDILAR

A **hipoplasia condilar,** ou o crescimento deficiente do côndilo mandibular, pode ser congênita ou adquirida. Muitas vezes, a **hipoplasia condilar congênita** está associada a síndromes da cabeça e do pescoço, incluindo a **disostose mandibulofacial** (ver adiante neste capítulo), a **síndrome oculoauriculovertebral (síndrome de Goldenhar)** e a **microssomia hemifacial.** Nos casos mais graves, pode ser observada agenesia de todo o côndilo ou ramo (**aplasia condilar**).

A **hipoplasia condilar adquirida** ocorre por distúrbios do centro de crescimento do côndilo em desenvolvimento. A causa mais comum é o trauma na região condilar durante a primeira e a segunda década de vida. Outras causas incluem infecções, radioterapia e artrite reumatoide ou degenerativa.

Características clínicas e radiográficas

A hipoplasia condilar pode ser unilateral ou bilateral, resultando em uma mandíbula pequena, com maloclusão do tipo classe II. A hipoplasia unilateral resulta em distorção e depressão da face no lado afetado. A linha média da mandíbula é desviada para o lado afetado quando o paciente abre a boca, acentuando a deformidade. Nos casos relacionados a trauma pode ocorrer anquilose da articulação temporomandibular (ATM).

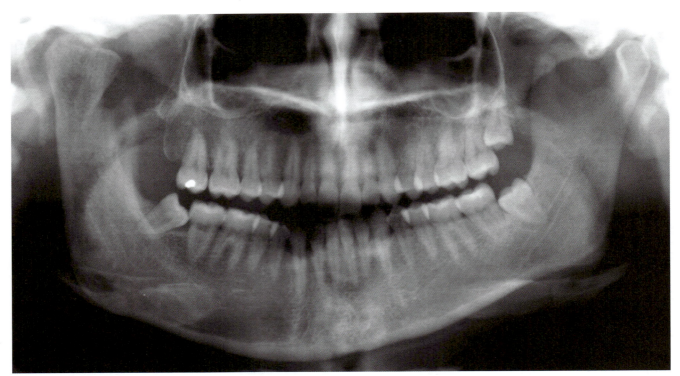

Figura 1.36 Hiperplasia condilar. Radiografia panorâmica do paciente visto na Figura 1.35 exibindo aumento proeminente do côndilo mandibular direito.

A deformidade é facilmente observada em radiografias panorâmicas, e a gravidade pode variar (Figura 1.37). Nos casos graves, o côndilo ou o ramo ascendente podem estar completamente ausentes. Os casos mais leves exibem um processo condilar pequeno, chanfradura sigmoide rasa e cabeça do côndilo malformada. Pode haver chanfradura antegonial proeminente. A TC pode ser útil na avaliação dos côndilos.

Tratamento e prognóstico

O tratamento do paciente com hipoplasia condilar varia de acordo com a causa e gravidade do defeito, porém, muitas vezes, a cirurgia é necessária. Quando o côndilo está ausente, um enxerto costocondral (da costela) pode ser colocado para ajudar a estabelecer um centro de crescimento ativo. Além disso, as osteotomias, algumas vezes, promovem uma aparência estética aceitável. Em alguns casos, a distração osteogênica pode ser usada para estimular a neoformação óssea.

♦ CÔNDILO BÍFIDO

O **côndilo bífido** consiste em uma alteração de desenvolvimento incomum caracterizada por um côndilo mandibular com duas cabeças. A prevalência varia de 0,31 a 1,82% nos relatos publicados. A maioria dos côndilos bífidos apresenta uma cabeça medial e uma lateral divididas por um sulco central. Alguns côndilos podem ter a cabeça dividida em anterior e posterior.

A causa do côndilo bífido é desconhecida. Os côndilos bífidos anteroposteriores podem ter origem traumática, como uma fratura durante a infância. Os côndilos divididos médio-lateralmente podem resultar de trauma, inserção muscular anormal, agentes teratogênicos ou persistência de um septo fibroso dentro da cartilagem condilar.

Características clínicas e radiográficas

Em geral, o côndilo bífido é unilateral, mas eventualmente ambos os lados podem ser afetados. A malformação na maioria das vezes é assintomática e pode ser identificada em radiografias de rotina, embora alguns pacientes tenham um "clique" ou "estalo" da ATM durante a abertura de boca. Outros pacientes podem apresentar dor, hipomobilidade ou anquilose. Radiografias panorâmicas ou TC exibem o aspecto bilobular da cabeça do côndilo (Figura 1.38). Há também relatos muito raros de côndilos com três e quatro cabeças.

Tratamento e prognóstico

Por ser em geral assintomático, o côndilo bífido, na maioria das vezes, não requer tratamento. Quando o paciente tem queixas na ATM, o tratamento temporomandibular pode ser necessário.

♦ EXOSTOSES

Exostoses são protuberâncias ósseas localizadas que surgem da cortical óssea. Estes crescimentos benignos frequentemente afetam a maxila e a mandíbula. As exostoses orais mais conhecidas são o **tórus palatino** e o **tórus mandibular,** que serão descritas posteriormente neste capítulo. Outros tipos de exostoses também podem acometer os maxilares e são descritas aqui.

CAPÍTULO 1　Defeitos do Desenvolvimento da Região Oral e Maxilofacial　19

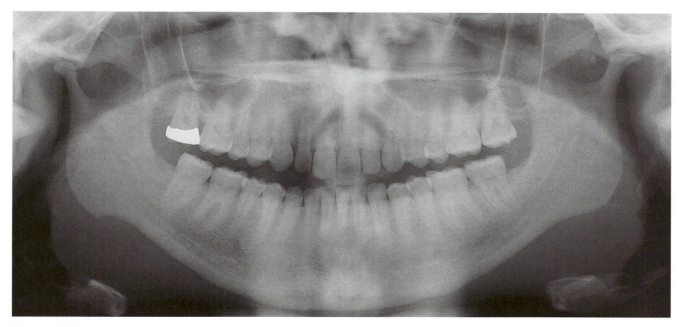

Figura 1.37 Hipoplasia condilar. Radiografia panorâmica mostrando hipoplasia bilateral dos côndilos mandibulares. (Cortesia da Dra. Rachel Sanyk.)

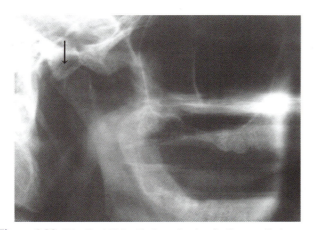

Figura 1.38 Côndilo bífido. Radiografia do côndilo mandibular mostrando cabeça dupla (*seta*).

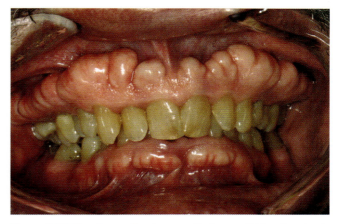

Figura 1.39 Exostoses. Exostoses vestibulares múltiplas do rebordo alveolar da mandíbula e maxila.

Características clínicas e radiográficas

As exostoses são identificadas com mais frequência em adultos. As **exostoses vestibulares** ocorrem como aumentos de volume ósseos bilaterais ao longo da face vestibular dos rebordos alveolares da maxila e/ou mandíbula (Figura 1.39). Geralmente, as exostoses vestibulares são assintomáticas, a menos que a fina mucosa de recobrimento se torne ulcerada por trauma. Um estudo mostrou que as exostoses vestibulares foram encontradas em quase 1 a cada 1.000 adultos (0,09%); entretanto, um estudo mais recente encontrou uma prevalência muito maior, de quase 19%. Essa variação pode ser devido a populações estudadas distintas ou devido ao critério clínico utilizado para o diagnóstico.

As **exostoses palatinas (tubérculos palatinos)** são protuberâncias ósseas semelhantes que se desenvolvem na face palatina das tuberosidades maxilares. Essas lesões são geralmente bilaterais, mas podem acometer apenas um lado (Figura 1.40). São mais comuns nos homens, e sua prevalência varia de 8 a 69%. Muitos pacientes com exostoses palatinas ou vestibulares apresentam também tórus mandibular ou palatino (Figura 1.41).

Com menor frequência, pode haver **exostoses solitárias**, possivelmente, em resposta à irritação local. Essas lesões podem se desenvolver no osso alveolar por baixo de enxertos gengivais livres ou enxertos cutâneos. É provável que a colocação do enxerto aja como um estímulo para o periósteo formar novo osso.

Outra variante rara e interessante é a **exostose subpôntica reacional (proliferação óssea subpôntica, hiperplasia óssea subpôntica)**, a qual pode se desenvolver a partir da crista óssea alveolar, por baixo do pôntico de uma prótese fixa na região posterior (Figura 1.42).

Se houver quantidade excessiva de osso, as exostoses podem mostrar uma relativa radiopacidade nas radiografias dentárias (Figura 1.40 B). Em casos raros, uma exostose pode se tornar tão grande que é difícil diferenciá-la de um tumor, como o osteoma (ver Capítulo 14).

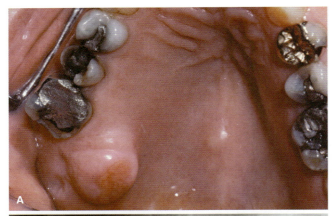

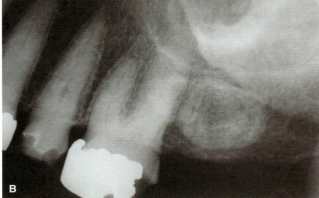

Figura 1.40 Exostoses. A. Exostose palatina secundariamente ulcerada. **B.** Radiografia mostrando uma radiopacidade oval distal ao molar.

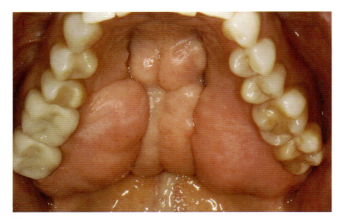

Figura 1.41 Exostose palatina e tórus palatino. Exostoses palatinas bilaterais maciças em um paciente com um grande tórus palatino.

Características histopatológicas

O exame histopatológico revela massa densa de osso cortical lamelar com uma pequena quantidade de medula óssea fibroadiposa. Em alguns casos, uma zona mais interna de osso trabecular também está presente.

Tratamento e prognóstico

Na maioria das exostoses, o aspecto clínico é suficiente para o diagnóstico, tornando a biopsia desnecessária. Quando existem dúvidas no diagnóstico, a biopsia deve ser realizada para excluir

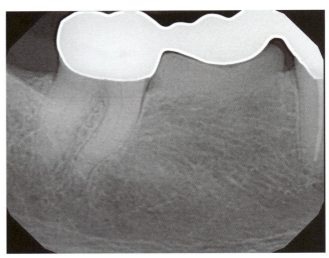

Figura 1.42 Exostose subpôntica reativa. Crescimento nodular de osso denso abaixo do pôntico de uma prótese mandibular posterior. (Cortesia do Dr. Ed Murphy.)

outras lesões ósseas. Quando as exostoses estão expostas a traumatismo constante ou quando existe ulceração e dor, há indicação de remoção. Além disso, a remoção cirúrgica também pode ser necessária para acomodar uma prótese dentária ou permitir a adaptação apropriada de um retalho durante uma cirurgia periodontal. Pode ser necessária a remoção cirúrgica da exostose subpôntica reacional quando ela interferir na higienização oral ou quando estiver associada à doença periodontal adjacente. Exostoses que se formam de forma reacional ao dente podem recorrer caso o estresse causado pelo dente seja mantido.

◆ TÓRUS PALATINO

O **tórus palatino** é uma exostose comum que ocorre na linha média do palato duro. A sua patogênese foi por muito tempo questionada, se de origem genética ou influência de fatores ambientais, como o estresse mastigatório. Alguns autores sugeriram que o tórus palatino é herdado como um traço autossômico dominante. No entanto, outros acreditam que o seu desenvolvimento seja multifatorial, incluindo tanto influências genéticas, como ambientais. Nesse modelo, os pacientes são afetados por uma variedade de fatores ambientais e hereditários. Se uma quantidade suficiente desses fatores estiver presente, então um "limiar" é ultrapassado e o tórus palatino se manifesta.

Características clínicas e radiográficas

O tórus palatino se apresenta como massa dura de osso que surge na linha média do palato duro (Figuras 1.43 e 1.44). Às vezes, os tórus palatinos são classificados de acordo com a sua aparência morfológica:

- O **tórus plano** tem uma base ampla e uma superfície lisa, ligeiramente convexa. Ele se estende de forma simétrica para os dois lados da rafe palatina
- O **tórus alongado** apresenta-se como uma crista na linha média ao longo da rafe palatina. Algumas vezes há um sulco central
- O **tórus nodular** apresenta-se como protuberâncias múltiplas, cada uma com sua base. Essas protuberâncias podem coalescer, formando sulcos entre si

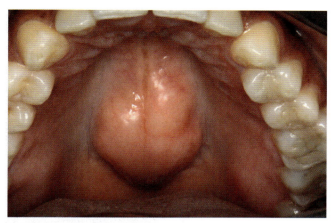

Figura 1.43 Tórus palatino. Nódulo ósseo na linha média do palato duro.

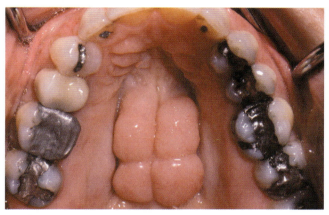

Figura 1.44 Tórus palatino. Grande massa palatina lobulada.

- O **tórus lobular** também é massa lobulada, porém origina-se de uma base única. O tórus lobular pode ser séssil ou pediculado.

A maioria dos tórus palatinos é pequena, medindo menos de 2 cm de diâmetro; entretanto, eles podem aumentar lentamente de tamanho ao longo da vida, às vezes ocupando toda a extensão da abóbada palatina. A maioria dos tórus é assintomática, mas em alguns casos, a mucosa de recobrimento fina pode se apresentar ulcerada devido a um trauma.

Em geral, o tórus palatino não aparece em radiografias dentárias de rotina. Eventualmente, ele pode ser observado como uma radiopacidade em radiografias periapicais quando o filme é colocado por detrás do tórus durante a tomada radiográfica.

A prevalência de tórus palatino varia muito em estudos populacionais, oscilando de 4 a 60%. Essa variação pode ser devido ao critério utilizado para o diagnóstico e também se a pesquisa foi realizada em pacientes vivos ou crânios de cadáveres. Parecem existir diferenças significativas na distribuição racial, com prevalência maior entre os asiáticos e esquimós. Nos EUA, a maioria dos estudos mostrou prevalência de 20 a 35%, embora provavelmente tenha sido incluído um número significativo de lesões relativamente pequenas. Quase todos os estudos mundiais revelam uma relação mulher-homem de 2:1. Os picos de prevalência ocorrem durante o início da vida adulta, diminuindo ao longo dos últimos anos. Tal achado reforça a teoria de que os tórus são lesões dinâmicas, em parte relacionadas a fatores ambientais; no decorrer da vida, alguns podem sofrer reabsorção remodeladora em resposta ao decréscimo do estresse funcional.

Características histopatológicas

O exame microscópico do tórus mostra massa de osso cortical lamelar denso. Às vezes, uma zona mais interna de osso trabecular é observada.

Tratamento e prognóstico

A maioria dos tórus palatinos pode ser diagnosticada clinicamente com base no seu aspecto clínico característico; logo, a biopsia é necessária em casos raros. Em pacientes edêntulos, a remoção cirúrgica pode ser necessária para acomodar a prótese. A cirurgia também pode ser indicada para o tórus palatino que apresente ulceração recorrente ou que interfira na função oral. É importante ressaltar que o tórus palatino apresenta tendência ao desenvolvimento de osteonecrose induzida por medicamentos (ver Capítulo 8).

◆ TÓRUS MANDIBULAR

O **tórus mandibular** é uma exostose comum que se desenvolve ao longo da superfície lingual da mandíbula. Assim como no tórus palatino, a causa do tórus mandibular é provavelmente multifatorial, incluindo influências ambientais e genéticas.

Características clínicas e radiográficas

O tórus mandibular apresenta-se como uma protuberância óssea ao longo da superfície lingual da mandíbula acima da linha milo-hióidea, na região de pré-molares (Figura 1.45). O envolvimento bilateral ocorre em mais de 90% dos casos. A maioria dos casos de tórus mandibular se apresenta como nódulos únicos, ainda que múltiplos lóbulos paralelos aos dentes não sejam incomuns. Geralmente, os pacientes não sabem que apresentam tórus mandibular, a menos que a mucosa de recobrimento se torne secundariamente ulcerada por trauma. Em raros casos, os tórus bilaterais podem se tornar tão grandes que quase se encontram na linha média (Figura 1.46). Um tórus mandibular grande pode aparecer em radiografias periapicais como uma radiopacidade superposta às raízes dentárias (Figura 1.47), especialmente em radiografias da região anterior. Os tórus mandibulares são facilmente visualizados nas radiografias oclusais (Figura 1.48).

A maioria dos estudos indica que o tórus mandibular não é tão comum como o tórus palatino, com prevalência variando de 3 a 58%. Assim como o tórus palatino, o tórus mandibular parece ser mais comum nos asiáticos e esquimós. A prevalência nos EUA varia de 7 a 10%, com pequena diferença entre brancos e negros. Uma pequena predileção pelo gênero masculino foi observada.

O pico de prevalência do tórus mandibular ocorre no início da vida adulta, diminuindo ligeiramente nos últimos anos. Além disso, a sua prevalência tem sido correlacionada tanto com o bruxismo, como com o número de dentes presentes. Tais achados reforçam a teoria de que o tórus mandibular é de origem multifatorial e responde ao estresse funcional.

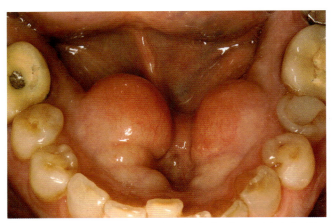

Figura 1.45 Tórus mandibular. Protuberâncias ósseas lobuladas bilaterais no rebordo alveolar lingual da mandíbula.

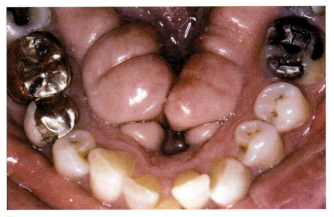

Figura 1.46 Tórus mandibular. Tórus acentuados "se beijando" na linha média.

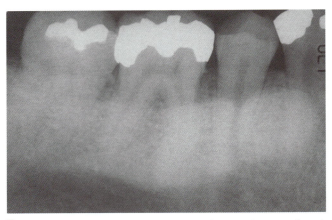

Figura 1.47 Tórus mandibular. O tórus está causando uma radiopacidade superposta às raízes dos dentes inferiores.

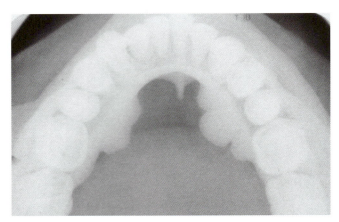

Figura 1.48 Tórus mandibular. Radiografia oclusal mostrando tórus mandibular bilateral.

Características histopatológicas

O aspecto histopatológico do tórus mandibular é semelhante ao das outras exostoses, consistindo principalmente em uma densa massa lamelar de osso cortical (Figura 1.49). Algumas vezes observa-se uma zona mais interna de osso trabecular associada à medula gordurosa.

Tratamento e prognóstico

A maioria dos tórus mandibulares é bem diagnosticada clinicamente, e não há necessidade de tratamento. Entretanto, a remoção cirúrgica pode ser necessária para acomodar uma prótese total ou parcial. Em alguns casos, o tórus mandibular pode recorrer se os dentes permanecerem no local.

◆ SÍNDROME DE EAGLE (SÍNDROME ESTILOIDE, SÍNDROME ESTILOCAROTÍDEA, ESTILALGIA)

O processo estiloide é uma projeção óssea fina que se origina da superfície inferior do osso temporal, medial e anteriormente ao forame estilomastóideo. Ele está conectado ao corno inferior do osso hioide pelo ligamento estilo-hióideo. A artéria carótida externa e a carótida interna se localizam de cada lado do processo.

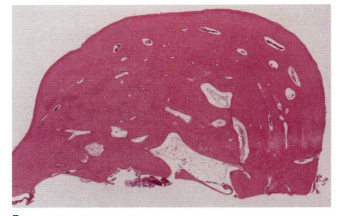

Figura 1.49 Tórus mandibular. Massa nodular de osso cortical denso. Medula gordurosa é visível na base do espécime.

O alongamento do processo estiloide ou a calcificação do complexo ligamentar estilo-hióideo não é incomum, sendo relatado em 18 a 84% da população com aumento da incidência ocorrendo conforme o aumento da idade. Essa calcificação geralmente é bilateral, porém pode afetar apenas um lado. A maioria dos casos é assintomática; no entanto, estima-se que de 4 a 10% dos pacientes com alongamento do processo estiloide experimentem sintomas da **síndrome de Eagle**, causada por colisão ou compressão dos vasos sanguíneos ou nervos adjacentes.

Características clínicas e radiográficas

A síndrome de Eagle afeta adultos com mais frequência, sendo mais comum em mulheres. O paciente apresenta dor facial vaga, principalmente quando deglute, vira a cabeça ou abre a boca. Outros sintomas que podem estar presentes são disfagia, disfonia, otalgia, cefaleia, tontura, síncope e ataques isquêmicos transitórios.

O alongamento do processo estiloide ou a calcificação do complexo ligamentar estilo-hióideo podem ser observados na radiografia panorâmica ou na radiografia lateral da mandíbula (Figura 1.50). A calcificação do complexo ligamentar estilo-hióideo pode ser palpada na região de fossa tonsilar, promovendo muitas vezes a dor.

A síndrome de Eagle ocorre classicamente após tonsilectomia. O desenvolvimento de tecido cicatricial na área da mineralização do complexo ligamentar estilo-hióideo resulta em dor cervicofaringiana na região dos nervos cranianos V, VII, IX e X, em especial durante a deglutição. Alguns autores reservam o termo *síndrome de Eagle* apenas para os casos em que a ossificação da cadeia estilo-hióidea tenha ocorrido como consequência da tonsilectomia ou por outro trauma no pescoço.

Uma segunda forma dessa condição que não está relacionada à tonsilectomia é chamada algumas vezes de **síndrome estilocarotídea**. Acredita-se que o complexo alongado e mineralizado cause impacto nas artérias carótidas internas ou externas e nas fibras nervosas simpáticas associadas. O paciente pode se queixar de dor no pescoço quando vira a cabeça, e essa dor pode se irradiar para outras regiões da cabeça ou pescoço. Menos comumente, a compressão da artéria carótida interna pode levar a ataques isquêmicos transitórios, acidente vascular cerebral e até mesmo dissecção da artéria carótida interna.

A síndrome de Eagle traumática também tem sido relatada, na qual os sintomas desenvolvem-se após fratura do ligamento estilo-hióideo mineralizado.

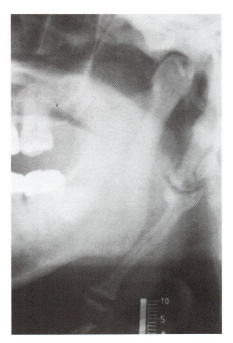

Figura 1.50 Síndrome de Eagle. A mineralização do ligamento estilo-hióideo é visível posteriormente ao ramo.

Tratamento e prognóstico

O tratamento da síndrome de Eagle depende da gravidade dos sintomas. Nos casos suaves, geralmente nenhum tratamento é necessário (exceto tranquilizar o paciente). Algumas vezes, injeções locais de corticosteroides geram alívio. Nos casos mais graves, é necessária excisão cirúrgica parcial do processo estiloide alongado ou do ligamento estilo-hióideo mineralizado. Isso pode ser realizado por meio de uma abordagem intraoral ou transcervical. O prognóstico geralmente é bom. Exemplos raros de síndrome estilocarotídea que resultam em dissecção da artéria carótida interna podem exigir angioplastia com balão e colocação de *stent*.

◆ DEFEITO DE STAFNE (CISTO ÓSSEO DE STAFNE; DEPRESSÃO MANDIBULAR LINGUAL DA GLÂNDULA SALIVAR; CISTO ÓSSEO LATENTE; CISTO ÓSSEO ESTÁTICO; DEFEITO ÓSSEO ESTÁTICO; DEFEITO DA CORTICAL LINGUAL MANDIBULAR)

Em 1942, Stafne descreveu uma série de lesões radiolucentes assintomáticas, localizadas próximo ao ângulo da mandíbula. Relatos subsequentes de lesões semelhantes mostraram que essa condição representa uma concavidade focal do osso cortical na superfície lingual da mandíbula. Na maioria dos casos, a biopsia revela tecido de glândula salivar histologicamente normal, sugerindo que as lesões representam defeitos do desenvolvimento que contêm uma porção da glândula submandibular. Entretanto, há relatos de alguns poucos casos de defeitos desprovidos de conteúdo ou contendo músculo, tecido conjuntivo fibroso, vasos sanguíneos, gordura ou tecido linfoide.

Defeitos semelhantes da cortical lingual também já foram observados mais anteriormente na mandíbula, na região dos incisivos, caninos e pré-molares. Esses defeitos raros têm sido relacionados à glândula sublingual ou tecido de glândula salivar heterotópico. Além disso, alguns relatos apontaram a glândula parótida como a causa de um defeito cortical aparente no ramo da mandíbula. Portanto, todas as glândulas salivares maiores parecem ser capazes de causar essas concavidades corticais.

Em raros exemplos, foi relatado um defeito radiolucente cercado totalmente por osso intacto. Esses casos talvez possam ser explicados pelo aprisionamento de tecido embrionário de glândula salivar nos ossos maxilares.

Características clínicas e radiográficas

O **defeito de Stafne** clássico apresenta-se como uma lesão radiolucente assintomática, abaixo do canal mandibular, na região posterior da mandíbula, entre os molares e o ângulo da mandíbula (Figura 1.51). Em geral, a lesão é bem circunscrita e apresenta uma borda esclerótica. Algumas vezes, o defeito pode interromper a continuidade da borda inferior da mandíbula, com uma depressão clinicamente palpável nessa área. A maioria dos defeitos de Stafne é unilateral, embora também haja casos bilaterais. Os defeitos linguais anteriores associados à glândula sublingual se apresentam como uma lesão radiolucente bem definida que pode aparecer

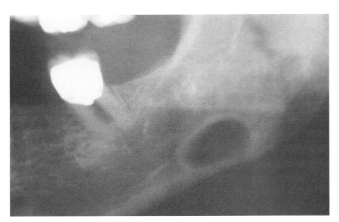

Figura 1.51 Defeito de Stafne. Lesão radiolucente na região posterior da mandíbula, abaixo do canal mandibular.

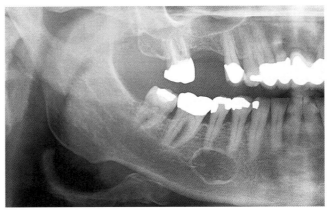

Figura 1.52 Defeito de Stafne. Área radiolucente bem circunscrita no corpo direito da mandíbula associada à glândula sublingual. (Cortesia da Dra. Sally Welch.)

superposta aos ápices dos dentes anteriores ou pré-molares (Figura 1.52). Um defeito na parótida aparece como uma radiolucência circunscrita no ramo mandibular (Figura 1.53).

Os defeitos de Stafne não são incomuns, sendo encontrados em 0,08 a 0,48% das radiografias panorâmicas. Uma acentuada predileção pelo sexo masculino é observada, com 80 a 90% de todos os casos acometendo homens.

Embora se acredite que o defeito de Stafne seja uma alteração do desenvolvimento, não parece estar presente desde o nascimento. A maioria dos casos tem sido relatada em pacientes de meia-idade e idosos, sendo as crianças raramente afetadas, o que sugere que a lesão geralmente "se desenvolva" em uma idade mais avançada. Na maior parte dos casos, os defeitos de Stafne permanecem estáveis no tamanho, o que justifica o nome **cisto ósseo estático**. Contudo, em alguns poucos casos, a lesão aumenta de tamanho com o passar do tempo (Figura 1.54). Isto também indica que tais lesões não são congênitas.

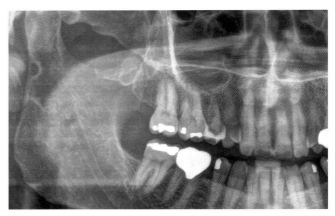

Figura 1.53 Defeito de Stafne. Pequena radiolucência circunscrita ao longo da borda posterior do ramo mandibular na região da glândula parótida. (Cortesia da Dra. Madison Bright.)

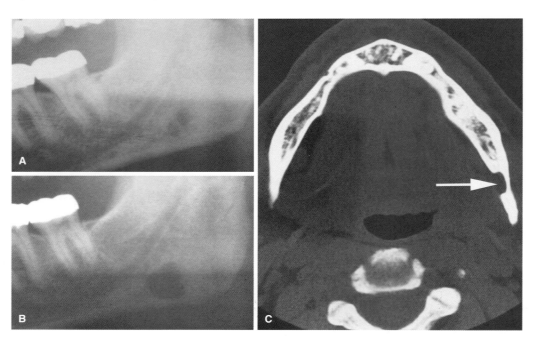

Figura 1.54 Defeito de Stafne. A. Lesão radiolucente mal definida próximo ao ângulo da mandíbula. **B.** Aparência do mesmo defeito vários anos depois, mostrando aumento da lesão. **C.** Imagem da tomografia computadorizada (TC) da mesma lesão mostrando o defeito na cortical lingual esquerda *(seta)*. (Cortesia do Dr. Carroll Gallagher.)

Em geral, o diagnóstico é alcançado com base na clínica, por meio da localização radiográfica típica e ausência de sintomas. Quando existem dúvidas no diagnóstico clínico, este pode ser confirmado por TC, TC de feixe cônico, RM ou sialografia. A TC e a RM mostram uma concavidade bem definida na superfície lingual da mandíbula. A sialografia pode demonstrar a presença de tecido de glândula salivar na área do defeito.

Características histopatológicas

Devido ao aspecto radiográfico característico, em geral a biopsia não é necessária para o diagnóstico dos defeitos de Stafne na região posterior da mandíbula. Quando a biopsia é realizada, geralmente se observa tecido de glândula submandibular normal. Entretanto, alguns defeitos não apresentam tecidos e outros contêm músculo, vasos sanguíneos, gordura, tecido conjuntivo ou tecido linfoide. Nos casos relatados de ausência de conteúdo, existe a possibilidade de que a glândula simplesmente tenha se deslocado no momento da biopsia.

Tratamento e prognóstico

Não há necessidade de tratamento para os defeitos de Stafne e o prognóstico é excelente. Caso existam dúvidas sobre o diagnóstico nas radiografias convencionais, imagens de TC podem confirmar a presença de um defeito na cortical lingual, bem definido, permitindo um diagnóstico de imagem presuntivo. Como o defeito lingual anterior da glândula salivar pode ser difícil de reconhecer, a biopsia pode ser necessária para exclusão de outras lesões.

CISTOS DO DESENVOLVIMENTO

Por definição, um **cisto** é uma cavidade patológica (muitas vezes preenchida por líquido ou material semissólido) que é revestida por epitélio. Há uma variedade de cistos do desenvolvimento de cabeça e pescoço. Alguns foram historicamente considerados cistos "fissurais", porque se acreditava que eles se originassem do epitélio aprisionado ao longo das linhas de fusão dos processos embrionários. Porém, o conceito de uma origem fissural para muitos desses cistos tem sido questionado nos últimos anos. Em vários casos, a patogênese exata dessas lesões é ainda incerta. Independentemente da sua origem, os cistos se desenvolvem na região oral e maxilofacial, tendem a aumentar aos poucos de tamanho, possivelmente em resposta a um discreto aumento da pressão hidrostática luminal.

◆ CISTOS PALATINOS DO RECÉM-NASCIDO (PÉROLAS DE EPSTEIN; NÓDULOS DE BOHN)

Pequenos cistos do desenvolvimento são comuns no palato de crianças recém-nascidas. Pesquisadores especulam que estes cistos de "inclusão" podem originar-se de duas maneiras. Na primeira, quando as cristas palatinas se encontram e se fusionam na linha média, durante a vida embrionária para formar o palato secundário, pequenas ilhas epiteliais podem ficar aprisionadas por baixo da superfície tecidual ao longo da rafe palatina e formar cistos. Na segunda, esses cistos poderiam surgir a partir de remanescentes epiteliais oriundos do desenvolvimento de glândulas salivares menores do palato.

Como descritas originalmente, as **pérolas de Epstein** ocorrem ao longo da rafe palatina mediana e provavelmente surgem a partir de epitélio aprisionado ao longo da linha de fusão. Os **nódulos de Bohn** supostamente surgem ao longo da região vestibular e lingual da crista alveolar, muitas vezes próximo à junção entre os palatos, e acredita-se que sejam derivados de glândulas salivares menores. Entretanto, os dois termos têm sido confundidos na literatura e também, muitas vezes, têm sido utilizados para descrever os cistos gengivais do recém-nascido (ver Capítulo 15), lesões com aparência semelhante que se originam da lâmina dentária. Portanto, deve-se preferir o termo **cistos palatinos do recém-nascido** a fim de ajudar a distingui-los dos cistos gengivais do recém-nascido. Além disso, como esses cistos são mais comuns próximo à linha média da junção entre o palato duro e o palato mole, na maioria dos casos é difícil afirmar clinicamente se eles se originam do epitélio aprisionado pela fusão dos processos palatinos ou de restos epiteliais de glândulas salivares menores.

Características clínicas

Os cistos palatinos do recém-nascido são muito comuns e têm sido relatados em 55 a 85% dos neonatos. Os cistos são pequenos, variando de 1 a 3 mm, apresentando-se na forma de pápulas brancas ou branco-amareladas que aparecem preferencialmente ao longo da linha média, na junção do palato duro com o mole (Figura 1.55). Em alguns casos, podem ocorrer em uma localização mais anterior ao longo da rafe ou posteriormente, lateral à linha média. Muitas vezes, tal lesão é observada em um grupo de dois a seis cistos, embora também possam ocorrer isoladamente.

Características histopatológicas

O exame microscópico revela cistos preenchidos por queratina, revestidos por epitélio pavimentoso estratificado. Algumas vezes, os cistos exibem uma comunicação com a superfície mucosa.

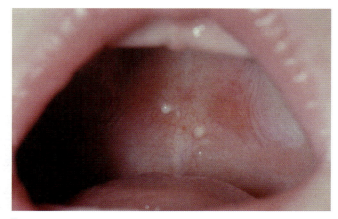

Figura 1.55 Pérolas de Epstein. Pequenos cistos preenchidos por queratina na junção entre o palato duro e o palato mole. (Cortesia de Tristan Neville.)

Tratamento e prognóstico

Os cistos palatinos do recém-nascido são lesões inócuas, e nenhum tratamento é necessário. Eles sofrem regressão espontânea e raramente são observados em crianças com várias semanas de vida. É provável que o epitélio se degenere ou o cisto se rompa para a superfície mucosa, eliminando seu conteúdo de queratina.

♦ CISTO NASOLABIAL (CISTO NASOALVEOLAR, CISTO DE KLESTADT)

O **cisto nasolabial** é um cisto do desenvolvimento raro que ocorre no lábio superior, lateralmente à linha média. A sua patogênese é desconhecida, embora existam duas teorias principais. Uma teoria considera o cisto nasolabial um cisto "fissural" originado de remanescentes epiteliais aprisionados ao longo da linha de fusão do processo maxilar, processo nasal mediano e processo nasal lateral. Uma segunda teoria sugere que estes cistos se desenvolvam pela deposição ectópica do epitélio do ducto nasolacrimal, devido a semelhantes localização e aspecto histológico.

Características clínicas e radiográficas

O cisto nasolabial em geral se apresenta como um aumento de volume do lábio superior, lateralmente à linha média, resultando na elevação da asa do nariz. Muitas vezes, o aumento eleva a mucosa do vestíbulo nasal e causa apagamento do fundo de vestíbulo (Figura 1.56). Em alguns casos, essa expansão pode resultar em obstrução nasal ou interferir na utilização de uma prótese. A dor é rara, exceto quando a lesão está secundariamente infectada. O cisto pode se romper de forma espontânea e drenar para a cavidade oral ou nasal.

Os cistos nasolabiais são observados com maior frequência em adultos, com pico de prevalência na quarta e quinta décadas de vida. Existe uma predileção significante pelo gênero feminino, com relação mulheres-homens de 3,6:1. Cerca de 10% dos casos relatados são bilaterais.

Como o cisto nasolabial origina-se nos tecidos moles, na maioria dos casos, nenhuma alteração radiográfica óssea é observada. Em alguns casos, pode ocorrer reabsorção do osso subjacente pela pressão exercida pelo cisto.

Características histopatológicas

O cisto nasolabial é caracteristicamente revestido por epitélio colunar pseudoestratificado, exibindo muitas vezes células caliciformes e ciliadas (Figura 1.57). Áreas de epitélio cúbico e metaplasia escamosa não são raras. Alterações apócrinas também já foram relatadas. A parede do cisto é composta de tecido conjuntivo fibroso com tecido muscular esquelético adjacente. A inflamação pode ser observada quando a lesão está secundariamente infectada.

Tratamento e prognóstico

O tratamento de eleição consiste na remoção cirúrgica total por acesso intraoral. Como a lesão geralmente está próxima ao assoalho nasal, muitas vezes é necessário retirar uma parte da mucosa nasal para garantir a remoção completa da lesão. No entanto, desenvolveu-se uma abordagem alternativa via cavidade nasal que permite a marsupialização endoscópica da lesão, convertendo o cisto em uma cavidade contendo ar com a sua abertura para o assoalho nasal. A recidiva é rara.

♦ "CISTO GLOBULOMAXILAR"

Como descrito originalmente, o **"cisto globulomaxilar"** foi considerado um cisto fissural que se originava de epitélio aprisionado durante a fusão da porção globular do processo nasal mediano com o processo maxilar. Entretanto, esse conceito tem sido questionado, porque a porção globular do processo nasal mediano está primariamente unida ao processo maxilar, e não ocorre fusão. Por conseguinte, não ocorre aprisionamento epitelial durante o desenvolvimento embrionário dessa região.

Praticamente todos os cistos que ocorrem na região globulomaxilar (entre o incisivo lateral e o canino) podem ser explicados como de origem odontogênica. Muitos são revestidos por epitélio pavimentoso estratificado, apresentando componente inflamatório, e são considerados **cistos radiculares** (ver Capítulo 3). Alguns exibem características histopatológicas específicas de um **queratocisto odontogênico** (ver Capítulo 15) ou de um **cisto periodontal lateral** (ver Capítulo 15). Em raras ocasiões, os cistos da região globulomaxilar podem ser revestidos por epitélio

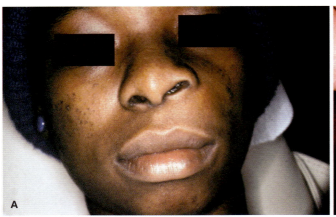
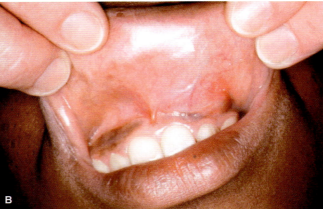

Figura 1.56 Cisto nasolabial. **A.** Aumento no lado esquerdo do lábio superior com elevação da asa do nariz. **B.** Tumefação intraoral apagando o fundo de vestíbulo. (Cortesia do Dr. Jim Weir.)

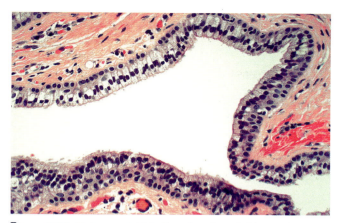

Figura 1.57 Cisto nasolabial. Revestimento epitelial pseudoestratificado colunar.

colunar, pseudoestratificado, ciliado. Tais casos sustentam a crença na teoria de origem fissural. Entretanto, esse epitélio pode ser explicado pela grande proximidade com o revestimento do seio maxilar. Além disso, epitélio respiratório também já foi relatado nos cistos radiculares, cistos dentígeros e cistos odontogênicos glandulares encontrados em outras localizações.

Como um cisto fissural nessa região provavelmente não existe, o termo *cisto globulomaxilar* não deve mais ser utilizado. Quando uma lesão radiolucente for encontrada entre o incisivo lateral e canino superior, o clínico deve considerar primeiro uma origem odontogênica da lesão.

♦ CISTO DO DUCTO NASOPALATINO (CISTO DO CANAL INCISIVO)

O **cisto do ducto nasopalatino** é o cisto não odontogênico mais comum da cavidade oral, ocorrendo em cerca de 1% da população. Acredita-se que ele se origine de remanescentes do **ducto nasopalatino**, uma estrutura embrionária que liga as cavidades nasal e oral na região do canal incisivo.

Na sétima semana de vida intrauterina, o palato em desenvolvimento consiste no **palato primário**, o qual é formado pela fusão dos processos nasais medianos. Atrás do palato primário, o crescimento descendente do septo nasal produz duas comunicações entre a cavidade nasal e oral, as cóanas nasais primitivas. A formação do **palato secundário** começa por volta da oitava semana de vida intrauterina, com o crescimento descendente das partes médias dos processos maxilares (processos palatinos) localizando-se de cada lado da língua.

Conforme a mandíbula se desenvolve e a língua desce, os processos palatinos crescem horizontalmente, fusionando-se com o septo nasal na linha média e com o palato primário ao longo da sua superfície anterior. Dois trajetos persistem na linha média entre o palato primário e o secundário (os **canais incisivos**). Os **ductos nasopalatinos** são estruturas epiteliais que também se formam por essa fusão e se encontram dentro dos canais incisivos. Normalmente, tais ductos regridem nos humanos, mas podem deixar remanescentes epiteliais nos canais incisivos.

Os canais incisivos começam no assoalho da cavidade nasal em cada lado do septo nasal, dirigindo-se para baixo e para frente, saindo no osso palatino através de um forame comum na região da papila incisiva. Além dos ductos nasopalatinos, esses canais contêm o nervo nasopalatino e os ramos anastomosados da artéria palatina descendente e artéria esfenopalatina. Em alguns casos, dois pequenos forames, levando os nervos nasopalatinos — os **canais de Scarpa** — são encontrados dentro do forame incisivo.

Em alguns mamíferos, remanescentes dos ductos nasopalatinos permanecem visíveis e promovem a comunicação entre a cavidade nasal e a oral. Em raras ocasiões, ductos nasopalatinos visíveis ou parcialmente visíveis podem ser encontrados em humanos. Nos mamíferos, os ductos nasopalatinos podem se comunicar com o **órgão de Jacobson** (órgão vomeronasal), atuando como um órgão olfativo acessório. Entretanto, em humanos, o órgão de Jacobson geralmente regride na vida intrauterina e se torna um órgão vestigial.

Pesquisadores têm sugerido que o cisto do ducto nasopalatino possa surgir do epitélio do órgão de Jacobson, porém isso parece pouco provável. Trauma, infecção do ducto e retenção de muco das glândulas salivares menores adjacentes também já foram mencionados como possíveis fatores etiológicos. Embora a patogênese dessa lesão ainda permaneça desconhecida, é provável que ela represente uma degeneração cística espontânea de remanescentes do ducto nasopalatino.

Características clínicas e radiográficas

O cisto do ducto nasopalatino pode se desenvolver praticamente em qualquer idade, porém é mais comum entre a quarta e a sexta década de vida. Apesar de ser um cisto do "desenvolvimento", o cisto do ducto nasopalatino é raramente observado durante a primeira década de vida. A maioria dos estudos mostrou uma predileção pelo sexo masculino.

Os sintomas mais comuns incluem aumento de volume da região anterior do palato, drenagem e dor (Figura 1.58 A). Às vezes, os pacientes relatam uma história longa desses sintomas, provavelmente devido à sua natureza intermitente. Contudo, muitas lesões são assintomáticas, sendo identificadas em radiografias de rotina. Em raros casos, um cisto grande pode produzir uma expansão "completamente" flutuante, envolvendo a região anterior do palato e a mucosa alveolar.

As radiografias geralmente exibem uma lesão radiolucente bem circunscrita próxima ou na linha média da região anterior de maxila, entre os ápices dos incisivos centrais (Figuras 1.58 B e 1.59). A reabsorção radicular é raramente notada. A lesão em geral é redonda ou oval, com uma borda esclerótica. Alguns cistos podem ter um formato de pera invertida, possivelmente devido à resistência das raízes dos dentes adjacentes. Outros casos podem exibir o formato clássico de coração, como resultado da sobreposição da espinha nasal ou pela chanfradura causada pelo septo nasal.

O diâmetro radiográfico do cisto do ducto nasopalatino pode variar de lesões pequenas, menores que 6 mm, a lesões grandes destrutivas com mais de 6 cm. Entretanto, a maioria dos cistos varia de 1,0 a 2,5 cm, com diâmetro médio de 1,5 a 1,7 cm. Pode ser difícil distinguir um cisto do ducto nasopalatino pequeno de um forame incisivo grande. Geralmente, considera-se 6 mm o limite máximo para o tamanho de um forame incisivo normal. Logo, uma imagem radiolucente com 6 mm ou menos nessa área é considerada um forame normal, exceto quando outros sinais e sintomas estão presentes.

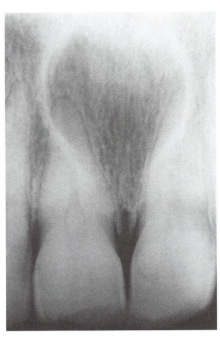

Figura 1.59 Cisto do ducto nasopalatino. Lesão radiolucente bem circunscrita entre os ápices dos incisivos centrais superiores.

Em raras ocasiões, um cisto do ducto nasopalatino pode se desenvolver nos tecidos moles da papila incisiva sem qualquer envolvimento ósseo. Essas lesões em geral são denominadas **cistos da papila incisiva**. Esses cistos exibem uma coloração azulada devido ao conteúdo líquido no lúmen do cisto (Figura 1.60).

Características histopatológicas

O epitélio de revestimento dos cistos do ducto nasopalatino é bastante variável (Figuras 1.61 e 1.62). Pode ser constituído de:
- Epitélio pavimentoso estratificado
- Epitélio colunar pseudoestratificado
- Epitélio colunar simples
- Epitélio cúbico simples.

Muitas vezes, mais de um tipo de epitélio é encontrado no mesmo cisto. O epitélio pavimentoso estratificado é o mais comum, estando presente em 75% de todos os cistos. O epitélio colunar pseudoestratificado tem sido observado com frequência que varia desde um terço até três quartos de todos os casos. O epitélio cúbico simples e o epitélio colunar são mais raramente observados.

Células caliciformes e cílios podem ser encontrados em associação com o epitélio colunar. O tipo de epitélio pode estar relacionado com a posição vertical do cisto dentro do canal incisivo. Cistos que se desenvolvem mais superiormente no canal, próximo à cavidade nasal, tendem a apresentar epitélio respiratório, enquanto aqueles localizados próximo à cavidade oral em geral exibem epitélio pavimentoso.

Os componentes da parede do cisto podem auxiliar no diagnóstico. Em virtude de o cisto do ducto nasopalatino se originar do canal incisivo, nervos de tamanho moderado, arteríolas e veias são frequentemente encontrados na parede do cisto (Figura 1.63). Pequenas glândulas mucosas têm sido observadas em um terço dos casos. Em alguns casos, podem ser encontradas pequenas

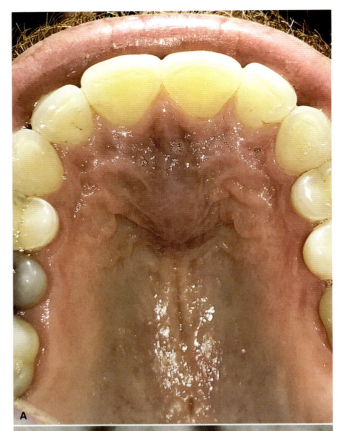

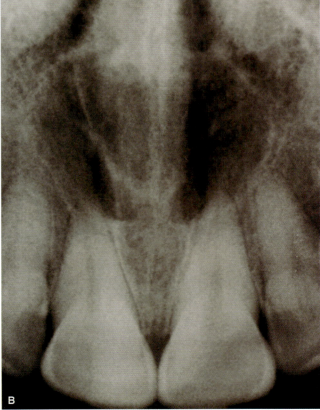

Figura 1.58 Cisto do ducto nasopalatino. A. Aumento de volume flutuante no palato duro anterior. **B.** Radiografia periapical mostrando uma radiolucência bem delimitada apicalmente às raízes dos incisivos centrais superiores. (Cortesia do Dr. Matt Koepke.)

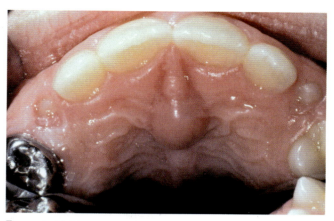

Figura 1.60 **Cisto da papila incisiva.** Aumento de volume da papila incisiva.

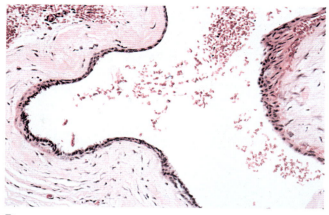

Figura 1.62 **Cisto do ducto nasopalatino.** Revestimento epitelial cuboidal achatado.

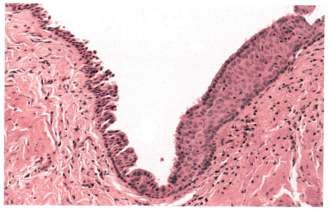

Figura 1.61 **Cisto do ducto nasopalatino.** Revestimento cístico mostrando a transição entre o epitélio colunar pseudoestratificado para epitélio pavimentoso estratificado.

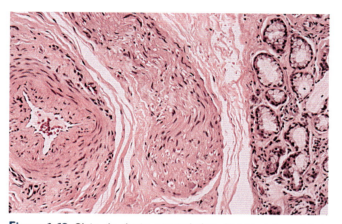

Figura 1.63 **Cisto do ducto nasopalatino.** Parede cística exibindo vasos sanguíneos, feixes nervosos e glândulas salivares menores.

ilhas de cartilagem hialina. Uma resposta inflamatória é notada com frequência na parede cística e pode variar de leve a intensa. Tal inflamação em geral é de natureza crônica e composta por linfócitos, plasmócitos e histiócitos. Algumas vezes, células inflamatórias agudas (neutrófilos) podem ser observadas.

Tratamento e prognóstico

Os cistos do ducto nasopalatino são tratados por enucleação cirúrgica. A biopsia é recomendada porque não é possível diagnosticar a lesão pela radiografia, e existem outras lesões benignas e malignas semelhantes ao cisto do ducto nasopalatino. O melhor acesso cirúrgico é realizado com um retalho palatino rebatido após uma incisão ao longo da margem gengival lingual dos dentes anteriores superiores. A recidiva é rara. Foi relatada transformação maligna em alguns casos escassos, mas esta é uma complicação extremamente rara.

◆ CISTO PALATINO (PALATAL) MEDIANO

O cisto palatino mediano é um cisto fissural raro, que teoricamente se desenvolve do epitélio retido ao longo da linha de fusão embrionária das cristas palatinas laterais da maxila. Pode ser difícil diferenciá-lo de um cisto do ducto nasopalatino.

Na verdade, a maioria dos "cistos palatinos medianos" pode representar cistos do ducto nasopalatino localizados posteriormente. Em decorrência de os ductos nasopalatinos terem um trajeto superior e posterior, conforme se estendem do canal incisivo para a cavidade nasal, um cisto do ducto nasopalatino que se origine de remanescentes posteriores desse ducto próximo à cavidade nasal pode ser confundido com um cisto palatino mediano. Por outro lado, se um cisto palatino mediano verdadeiro se desenvolver na porção anterior do palato duro, ele será facilmente confundido com um cisto do ducto nasopalatino.

Características clínicas e radiográficas

O cisto palatino mediano se apresenta como uma tumefação firme ou flutuante na linha média do palato duro, posterior à papila incisiva (Figura 1.64). A lesão é observada mais frequentemente em adultos jovens. Muitas vezes, a lesão é assintomática, porém alguns pacientes relatam dor ou expansão. O tamanho médio desse cisto é de 2 × 2 cm, porém algumas vezes ele pode se tornar maior. As radiografias oclusais revelam uma lesão radiolucente na linha média do palato duro (Figura 1.65). Ocasionalmente, alguns relatos têm mostrado a divergência dos incisivos centrais, apesar de ser difícil, nesses casos, excluir o cisto do ducto nasopalatino.

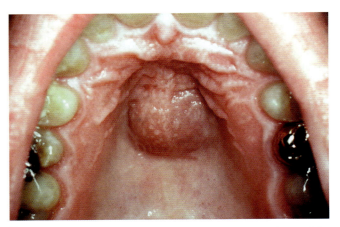

Figura 1.64 Cisto palatino mediano. Massa compressiva na linha média do palato duro posterior à papila incisiva. (Cortesia do Dr. Craig Fowler.)

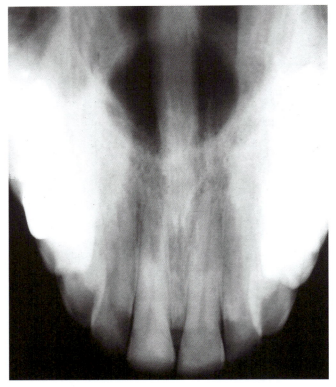

Figura 1.65 Cisto palatino mediano. Radiografia oclusal do mesmo paciente da Figura 1.64. Área radiolucente bem delimitada na linha média do palato, separada do canal incisivo, pode ser observada. (Cortesia do Dr. Craig Fowler.)

Para diferenciar o cisto palatino mediano de outras lesões císticas da maxila, Gingell *et al.* sugeriram os seguintes critérios diagnósticos:
- Aparência grosseira e simétrica ao longo da linha média do palato duro
- Localização posterior à papila incisiva
- Formato circular ou ovoide na radiografia
- Ausência de associação íntima com um dente não vital
- Ausência de comunicação com o canal incisivo
- Ausência de evidências microscópicas de feixes neurovasculares, cartilagem hialina ou glândulas salivares menores na parede cística.

Deve-se ressaltar que um cisto palatino mediano verdadeiro deve apresentar clinicamente um aumento de volume no palato. Uma área radiolucente na linha média sem evidência clínica de expansão é provavelmente um cisto do ducto nasopalatino.

Características histopatológicas

O exame microscópico mostra um cisto que em geral é revestido por epitélio pavimentoso estratificado. Em alguns casos, podem ser observadas áreas de epitélio colunar pseudoestratificado ciliado. Inflamação crônica pode estar presente na parede do cisto.

Tratamento e prognóstico

O cisto palatino mediano é tratado pela remoção cirúrgica. A recidiva não é esperada.

◆ "CISTO MANDIBULAR MEDIANO"

O "**cisto mandibular mediano**" é uma lesão controversa de existência questionável. Em teoria, representa um cisto fissural na linha média anterior da mandíbula, que se desenvolve na vida intrauterina a partir de epitélio aprisionado durante a fusão das metades da mandíbula. Entretanto, na realidade, a mandíbula se desenvolve como uma proliferação mesenquimal bilobulada única com um istmo central na linha média. Conforme a mandíbula cresce, o istmo é eliminado. Portanto, como não acontece fusão de processos limitados por epitélio, não é possível ocorrer retenção epitelial.

Como a metaplasia pode ocorrer eventualmente em cistos odontogênicos, parece que a maioria (se não todos) dos cistos da linha média da mandíbula é de origem odontogênica. Vários casos suspeitos de cisto mandibular mediano seriam classificados atualmente como exemplos do *cisto odontogênico glandular* (ver Capítulo 15), que tem propensão de ocorrer na região da linha média da mandíbula. Outros poderiam ser classificados como *cistos radiculares, queratocistos odontogênicos* ou *cistos periodontais laterais*. Como provavelmente não há um cisto fissural nessa região, o termo *cisto mandibular mediano* não deve mais ser utilizado.

◆ CISTOS FOLICULARES DA PELE

Os **cistos foliculares da pele** são lesões comuns que têm queratina no seu interior e surgem de uma ou mais porções do folículo piloso. O tipo mais frequente é derivado do infundíbulo folicular, sendo denominado **cisto epidermoide** ou **cisto infundibular**. Tais cistos geralmente desenvolvem-se após uma inflamação localizada do folículo piloso e é provável que representem uma proliferação não neoplásica do epitélio infundibular resultante do processo de cicatrização. O termo **cisto sebáceo** algumas vezes é usado erroneamente como sinônimo tanto do cisto epidermoide como de outros cistos do couro cabeludo, conhecidos como **cisto triquilemal, cisto pilar** ou **cisto do istmo catagênico**. No entanto, por serem o cisto epidermoide e o cisto pilar derivados do folículo piloso e não da glândula sebácea, o termo *cisto sebáceo* deve ser evitado.

Em alguns casos, podem surgir cistos cutâneos preenchidos por queratina após a implantação traumática de epitélio, embora tais lesões sejam difíceis de diferenciar de um cisto infundibular.

É raro que tais **cistos epidérmicos de inclusão (cistos de implantações epidérmicas)** também possam se desenvolver na boca. Esses pequenos cistos de inclusão devem ser diferenciados dos cistos epidermoides que ocorrem na linha média do assoalho bucal e representam a manifestação mínima do espectro teratoma-cisto dermoide-cisto epidermoide (ver adiante).

Características clínicas

Os cistos epidermoides (infundibulares) representam aproximadamente 80% dos cistos foliculares cutâneos e são mais comuns em áreas propensas ao desenvolvimento de acne na cabeça, pescoço e costas. Eles são raros antes da puberdade, exceto quando estão associados à **síndrome de Gardner** (ver Capítulo 14). Os adultos jovens tendem a apresentar cistos na face, enquanto os mais velhos têm maior propensão ao desenvolvimento de tais cistos nas costas. Os homens são afetados com mais frequência.

Os cistos epidermoides se apresentam como lesões nodulares subcutâneas, flutuantes, que podem estar associadas ou não à inflamação (Figura 1.66). Às vezes, o cisto pode apresentar um pequeno orifício ou ponto de comunicação com a superfície da pele. Se uma lesão não inflamada se localiza em uma área de pele delgada, como o lóbulo da orelha, ela pode ser branca ou amarela.

Os cistos pilares (traquilemais) (pilares) representam aproximadamente 10 a 15% dos cistos cutâneos, ocorrendo em especial no couro cabeludo (Figura 1.67). Eles são duas vezes mais comuns em mulheres. Alguns exemplos são herdados como um traço autossômico dominante, e pacientes afetados podem desenvolver múltiplos cistos. Em geral, a lesão é móvel e se destaca facilmente.

Miliáceas (do latim *milium* [sing.], "semelhante ao milho") são cistos preenchidos por queratina que lembram miniaturas de cistos epidermoides (Figura 1.68). Uma variedade dessas lesões já foi descrita, incluindo *milium* congênito primário e *milium* secundário a doenças bolhosas, trauma ou alguns medicamentos. Acredita-se que o *milium* primário surja a partir do colar sebáceo dos pelos, enquanto o *milium* secundário possa se desenvolver de ductos écrinos, folículos pilosos ou da epiderme de revestimento.

Características histopatológicas

O exame microscópico do cisto epidermoide revela uma cavidade revestida por epitélio pavimentoso estratificado lembrando a epiderme (Figura 1.69). Observa-se uma camada granulosa bem desenvolvida, e o lúmen é preenchido por ortoqueratina degenerada. Não é incomum que o revestimento epitelial esteja rompido. Quando isso ocorre, pode estar presente na parede do cisto uma reação inflamatória granulomatosa proeminente, incluindo células gigantes multinucleadas, uma vez que a queratina exposta é reconhecida como um corpo estranho.

O cisto pilar também é revestido por epitélio pavimentoso estratificado, mas a camada granulosa está muito diminuída ou ausente (Figura 1.70). Os queratinócitos permanecem grandes nas camadas superiores do epitélio com uma transição abrupta para a queratina densa e compacta que preenche o lúmen do cisto.

Tratamento e prognóstico

O cisto epidermoide e o cisto pilar geralmente são tratados pela excisão cirúrgica conservadora, e a recidiva é incomum. Já foi relatada transformação maligna, porém é extremamente rara.

Um *milium* individual pode ser removido com uma lâmina de bisturi, além da aplicação de pressão com uma cureta ou extrator de comedão. Lesões múltiplas podem ser tratadas por eletrocautério ou aplicação de retinoides tópicos.

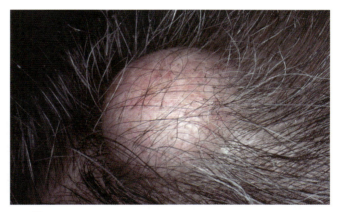

Figura 1.67 Cisto pilar. Massa nodular no couro cabeludo.

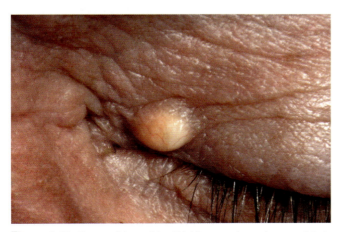

Figura 1.66 Cisto epidermoide. Nódulo amarelo na face medial da pálpebra.

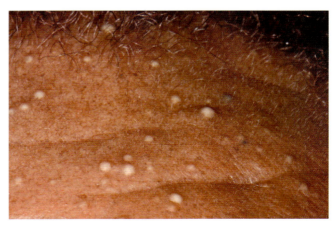

Figura 1.68 Miliáceas. Vários cistos minúsculos preenchidos por queratina na testa.

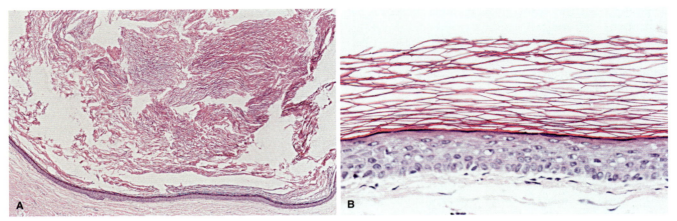

Figura 1.69 Cisto epidermoide. A. A visão em menor aumento mostra uma cavidade cística preenchida por queratina. **B.** A visão em maior aumento mostra revestimento de epitélio pavimentoso estratificado com produção de ortoqueratina.

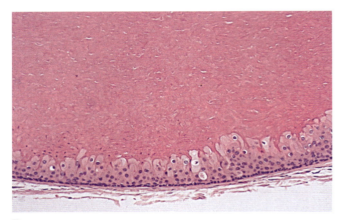

Figura 1.70 Cisto pilar. Aumento médio mostrando uma transição abrupta entre o revestimento de epitélio pavimentoso estratificado e queratina compacta, sem a presença da camada granulosa de transição.

◆ CISTO DERMOIDE (CISTO DISONTOGÊNICO)

O **cisto dermoide** consiste em uma malformação cística do desenvolvimento incomum. Tal cisto é revestido por epitélio semelhante à epiderme, e na parede, contém estruturas anexas da derme. Geralmente é considerado uma forma cística benigna do **teratoma**.

Por definição, um teratoma verdadeiro é um tumor do desenvolvimento composto por tecidos derivados de um ou mais folhetos germinativos: (1) ectoderma, (2) mesoderma e (3) endoderma. Acredita-se que tais tumores se originem de células germinativas ou blastômeros totipotentes retidos, que podem produzir derivados das três camadas germinativas.

As malformações teratomatosas apresentam um espectro de complexidade. Na sua forma mais complexa, tais lesões produzem vários tipos de tecido, dispostos de maneira desorganizada. Esses teratomas "complexos" são mais frequentes nos ovários ou testículos, e podem ser benignos ou malignos. Ocasionalmente, teratomas ovarianos (ou "dermoides") produzem dentes bem formados, ou até, maxilares parcialmente formados. Os teratomas complexos da cavidade oral são raros e em geral de natureza congênita. Quando ocorrem, estendem-se através de uma fenda palatina até a glândula hipófise através da bolsa de Rathke. Teratomas cervicais também têm sido relatados.

O termo **cisto teratoide** tem sido utilizado para descrever uma forma cística de teratoma que contém uma variedade de derivados dos folhetos germinativos:

1. Anexos cutâneos, incluindo folículos pilosos, glândulas sebáceas e glândulas sudoríparas.
2. Elementos do tecido conjuntivo, tais como músculo, vasos sanguíneos e osso.
3. Estruturas endodérmicas, como o revestimento gastrintestinal.

Em casos raros, os cistos orais podem ser revestidos completamente pelo epitélio gastrintestinal. Tais **cistos gastrintestinais orais heterotópicos (enterocistomas, cistos de duplicação entérica)** são frequentemente considerados coristomas ou tecido histologicamente normal encontrado em uma localização ectópica anormal. Entretanto, é provável que tais lesões possam ser incluídas no grupo de lesões teratomatosas, em especial porque são eventualmente encontradas em associação com os cistos dermoides.

Os cistos dermoides são mais simples na estrutura que os teratomas complexos ou cistos teratoides. Embora não contenham tecido dos três folhetos germinativos, eles provavelmente representam uma *forma frustra* de um teratoma. Na cavidade oral podem ser observados cistos semelhantes revestidos por epitélio idêntico à epiderme, porém anexos cutâneos não são observados na parede do cisto. Tais lesões têm sido chamadas de **cistos epidermoides** e representam a menor expressão do espectro do teratoma. Esses cistos epidermoides intraorais não devem ser confundidos com a forma mais comum, **cisto epidermoide da pele** (ver seção anterior neste capítulo), uma lesão não teratomatosa que se origina do folículo piloso. Uma vez que o espectro formado pelo cisto teratoide, cisto dermoide e cisto epidermoide representa um defeito de desenvolvimento embrionário, essas lesões, algumas vezes, são chamadas coletivamente de **cistos disontogênicos**.

Características clínicas e radiográficas

Os cistos dermoides ocorrem com mais frequência na linha média do assoalho da boca (Figura 1.71), ainda que às vezes estejam deslocados lateralmente no assoalho bucal ou em outras localizações. Quando o cisto se desenvolve abaixo do músculo

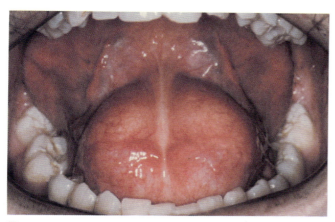

Figura 1.71 Cisto dermoide. Tumefação flutuante na linha média do assoalho bucal. (De Budnick SD: *Handbook of pediatric oral pathology*. Chigaco, 1981, Year Book Medical.)

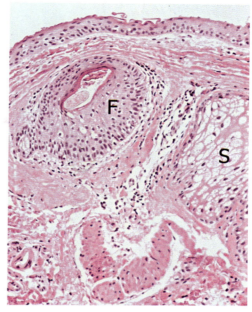

Figura 1.72 Cisto dermoide. Limitante epitelial pavimentoso *(topo)*, com folículo piloso *(F)* e glândulas sebáceas *(S)* na parede cística.

gênio-hióideo, uma tumefação sublingual pode deslocar a língua superiormente e causar dificuldades na deglutição, na fonação ou até na respiração. Os cistos que surgem acima do músculo gênio-hioideo produzem, muitas vezes, uma tumefação submentoniana, com aparência de "queixo duplo".

Os cistos dermoides da cavidade oral podem variar de alguns poucos milímetros até 12 cm de diâmetro. São mais frequentes em crianças e adultos jovens; 15% dos casos relatados são de origem congênita. Geralmente, a lesão cresce aos poucos sem provocar dor, se apresentando como massa borrachenta ou pastosa, que em geral retém a marca dos dedos após pressão digital. Pode haver infecção secundária, e a lesão pode drenar para o interior da cavidade oral ou para a pele. A fim de delinear a extensão da lesão, RM, TC ou radiografias com utilização de contraste podem ser úteis.

Características histopatológicas

Os cistos dermoides são revestidos por epitélio pavimentoso estratificado ortoqueratinizado, com uma camada granulosa proeminente. É comum encontrar abundante queratina no interior do lúmen do cisto. Em raras ocasiões, pode-se ver áreas de epitélio respiratório. A parede cística é composta por tecido conjuntivo fibroso que contém um ou mais anexos cutâneos, tais como glândulas sebáceas, folículos pilosos ou glândulas sudoríparas (Figura 1.72).

Tratamento e prognóstico

Os cistos dermoides são tratados por remoção cirúrgica. Muitos exemplos podem ser removidos por meio de uma incisão intraoral, o que evita a formação de uma cicatriz na pele. No entanto, algumas lesões localizadas abaixo do músculo gênio-hióideo podem exigir uma abordagem extraoral. A recidiva é incomum. São raros os relatos de transformação maligna em carcinoma espinocelular.

◆ CISTO DO DUCTO TIREOGLOSSO (CISTO DO TRATO TIREOGLOSSO)

O desenvolvimento da glândula tireoide começa no final da terceira semana de vida embrionária, como uma proliferação das células endodérmicas do assoalho ventral da faringe, entre o tubérculo ímpar e a cúpula da língua em desenvolvimento — um ponto que posteriormente se torna o forame cego. Esse primórdio da tireoide migra para o pescoço como um divertículo bilobulado anterior ao osso hioide em desenvolvimento, atingindo sua posição final abaixo da cartilagem tireoide, por volta da sétima semana de vida intrauterina. Ao longo desse trajeto descendente, forma-se um ducto ou trato epitelial, mantendo uma união com a base da língua. Esse ducto tireoglosso torna-se intimamente associado ao osso hioide. Conforme o osso hioide sofre maturação e gira para a sua posição final, o ducto tireoglosso passa na frente e por baixo do hioide, girando para cima e para trás dele antes de se curvar inferiormente de novo abaixo do pescoço. Muitas vezes, o segmento caudal desse ducto persiste, formando o lobo piramidal da glândula tireoide.

Normalmente, o epitélio do ducto tireoglosso sofre atrofia e o ducto é obliterado, embora estudos realizados em necropsia tenham mostrado que cerca de 7% da população apresente *remanescentes do ducto tireoglosso*. Esses remanescentes epiteliais geralmente são assintomáticos, embora alguns possam dar origem a cistos ao longo desse trato, conhecidos como **cistos do ducto tireoglosso**. A causa da degeneração cística é incerta. A inflamação é o estímulo sugerido com mais frequência, principalmente do tecido linfoide adjacente, que pode reagir à drenagem de infecções da cabeça e pescoço. A retenção de secreções dentro do ducto é outro possível fator. Além disso, existem vários relatos de ocorrência familial desses cistos.

Características clínicas

Classicamente, os cistos do ducto tireoglosso se desenvolvem na linha média e podem ocorrer em qualquer local, desde o forame cego na língua até a chanfradura supraesternal. Cerca de 75% dos casos se desenvolvem abaixo do osso hioide. Os cistos supra-hioides podem apresentar localização submentoniana. Os cistos que se desenvolvem na área da cartilagem tireoide estão,

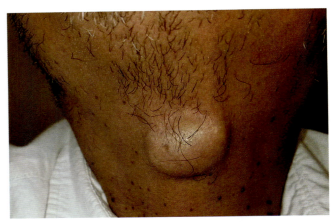

Figura 1.73 Cisto do ducto tireoglosso. Tumefação (seta) na linha média da região anterior do pescoço. (Cortesia do Dr. Steven B. Whitaker.)

muitas vezes, desviados lateralmente da linha média devido à margem anterior pronunciada da cartilagem tireoide. Os cistos intralinguais são raros.

Cistos do ducto tireoglosso podem se desenvolver em qualquer idade, mas são mais comumente diagnosticados em crianças e adultos jovens a de meia-idade; cerca de 40% dos casos ocorrem antes dos 20 anos. Não há predileção por sexo. Geralmente, o cisto apresenta-se como uma tumefação móvel, flutuante e indolor, a menos que se complique por uma infecção secundária (Figura 1.73). As lesões que se desenvolvem na base da língua podem causar obstrução laríngea. A maioria dos cistos do ducto tireoglosso é menor do que 3 cm de diâmetro, porém alguns cistos ocasionais podem alcançar 10 cm. Se o cisto mantém uma união com o osso hioide ou com a língua, ele pode se mover verticalmente durante a deglutição ou protrusão da língua. Em cerca de um terço dos casos, observa-se a presença de fístulas caminhando em direção à pele ou à mucosa oral, geralmente por rompimento de um cisto infectado ou como uma sequela da cirurgia.

Características histopatológicas

Os cistos do ducto tireoglosso geralmente são revestidos por epitélio respiratório ou pavimentoso estratificado (Figura 1.74). Algumas vezes, vários tipos de epitélio estão presentes. Tecido tireoidiano pode ocorrer na parede do cisto, porém este não é um achado constante.

Tratamento e prognóstico

Os cistos do ducto tireoglosso são mais bem tratados pela técnica de Sistrunk. Nessa cirurgia, o cisto é removido junto com o segmento medial do osso hioide e uma ampla porção do tecido muscular ao longo de todo o trato tireoglosso. A taxa de recidiva associada a esse procedimento é menor que 10%. Um índice de recidiva muito mais alto pode ser esperado com uma cirurgia menos agressiva.

O carcinoma que se origina do cisto do ducto tireoglosso é uma complicação rara que ocorre em aproximadamente 1 a 3% dos casos. Na maioria deles, são adenocarcinomas papilares da tireoide. Felizmente, as metástases do carcinoma do ducto tireoglosso são raras, e o prognóstico para os pacientes com esses tumores é bom.

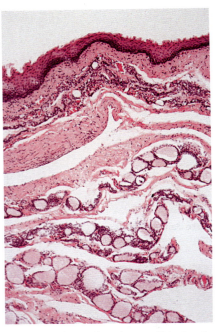

Figura 1.74 Cisto do ducto tireoglosso. Cisto (topo) revestido por epitélio pavimentoso estratificado. Folículos de tireoide podem ser observados na parede cística (abaixo).

◆ CISTO DA FENDA BRANQUIAL (CISTO LINFOEPITELIAL CERVICAL)

O **cisto da fenda branquial** é um cisto do desenvolvimento derivado dos remanescentes dos arcos branquiais. Durante a quarta à sétima semana de vida intrauterina, arcos branquiais pareados se desenvolvem na região de cabeça e pescoço, cobertos por ectoderma na superfície externa e endoderma na superfície interna. As superfícies externas de cada arco são separadas por fendas, e as superfícies internas por bolsas. Nos peixes e anfíbios, os arcos branquiais são destinados a se tornarem parte do aparelho respiratório; em humanos, as fendas e as bolsas são extintas durante a embriogênese pelo crescimento do mesênquima. Entretanto, o fechamento incompleto das fendas e bolsas faríngeas pode originar anomalias da fenda branquial, como cistos, canais e fístulas. Acredita-se que 95% desses cistos se originem do segundo arco branquial, com os 5% remanescentes originando-se do primeiro, terceiro e quarto arcos branquiais.

Características clínicas

Os cistos da fenda branquial ocorrem com mais frequência na região lateral superior do pescoço, ao longo da borda anterior do músculo esternocleidomastóideo (Figuras 1.75 e 1.76). Tal lesão é mais comum em crianças e adultos jovens entre 10 e 40 anos. Clinicamente, o cisto se apresenta como massa mole, flutuante, variando de 1 a 10 cm de diâmetro. Algumas vezes, pode ocorrer dor ou sensibilidade devido à infecção secundária. Ocasionalmente, a lesão pode se tornar evidente após um trauma ou infecção das vias respiratórias superiores. Algumas lesões se manifestam como canais ou fístulas que podem drenar muco para a pele. Em casos raros, podem se desenvolver cistos bilaterais.

CAPÍTULO 1 Defeitos do Desenvolvimento da Região Oral e Maxilofacial 35

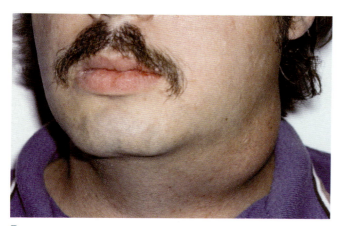

Figura 1.75 Cisto da fenda branquial. Tumefação flutuante na região lateral do pescoço.

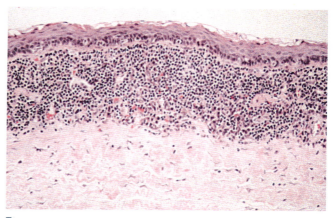

Figura 1.77 Cisto da fenda branquial. Aumento médio demonstrando um cisto revestido por epitélio pavimentoso estratificado. Note o tecido linfoide na parede cística.

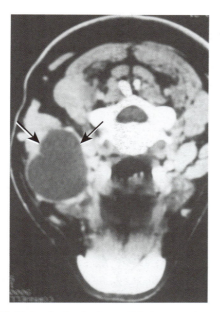

Figura 1.76 Cisto da fenda branquial. Imagem do mesmo cisto observado na Figura 1.75, mostrando uma lesão bem circunscrita, na região lateral do pescoço *(setas)*.

Anomalias do primeiro arco branquial compreendem cerca de 1% das malformações de fendas branquiais e geralmente são encontradas próximas à glândula parótida. As anomalias da terceira e quarta fendas são raras e podem se desenvolver na parte inferior do pescoço ou no mediastino.

Características histopatológicas

Mais de 90% dos cistos da fenda branquial são revestidos por epitélio pavimentoso estratificado que pode estar queratinizado (Figura 1.77), embora alguns cistos exibam epitélio respiratório. Em geral, a parede do cisto contém tecido linfoide, demonstrando muitas vezes formação de centros germinativos. Entretanto, em certas ocasiões, têm sido relatados cistos sem tecido linfoide.

Tratamento e prognóstico

O cisto da fenda branquial é tratado por remoção cirúrgica. A lesão quase nunca recidiva.

Raros exemplos de transformação maligna têm sido relatados nesses cistos. Ainda que a ocorrência de malignidade seja teoricamente possível, a maioria desses casos representa metástases císticas de carcinomas não identificados previamente na região de cabeça e pescoço, em especial aqueles tumores relacionados ao papilomavírus humano (HPV) da base da língua, tonsila lingual ou tonsila palatina. Durante a avaliação de pacientes com massas císticas no pescoço, a punção aspirativa com agulha fina é frequentemente recomendada para exclusão de malignidade antes da cirurgia.

◆ CISTO LINFOEPITELIAL ORAL

O **cisto linfoepitelial oral** é uma lesão rara da cavidade oral, que se desenvolve dentro do tecido linfoide oral. É microscopicamente semelhante ao cisto da fenda branquial (cisto linfoepitelial cervical), porém de tamanho muito menor.

O tecido linfoide é normalmente encontrado na cavidade oral e faringe, consistindo principalmente no **anel de Waldeyer**, o qual inclui as tonsilas linguais e palatinas e as adenoides faríngianas. Além disso, tonsilas orais acessórias e agregados linfoides podem ocorrer no assoalho de boca, superfície ventral de língua e palato mole.

O tecido linfoide oral tem uma estreita relação com o epitélio de revestimento da mucosa. Esse epitélio apresenta invaginações para o tecido tonsilar, resultando em bolsas cegas ou criptas tonsilares que podem estar preenchidas com restos de queratina. As criptas tonsilares podem se tornar obstruídas ou estreitadas na superfície, produzindo um cisto preenchido por queratina dentro do tecido linfoide, logo abaixo da superfície mucosa. Também é possível que os cistos linfoepiteliais orais possam se desenvolver de epitélio da mucosa de superfície ou do epitélio de glândula salivar que ficou retido no tecido linfoide durante a embriogênese. Tem sido sugerido ainda que esses cistos possam surgir de ductos excretores da glândula sublingual ou de glândulas salivares menores, e que o tecido linfoide associado representa uma resposta imunológica secundária.

Características clínicas

O cisto linfoepitelial oral se apresenta como massa submucosa pequena, em geral menor que 1 cm de diâmetro; em raros casos, a lesão será maior que 1,5 cm (Figuras 1.78 e 1.79). O cisto pode

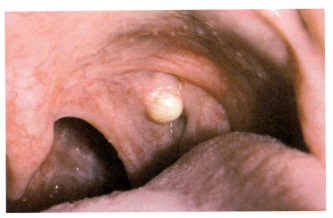

Figura 1.78 Cisto linfoepitelial oral. Pequeno nódulo branco-amarelado na fossa tonsilar.

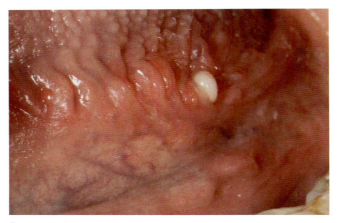

Figura 1.79 Cisto linfoepitelial oral. Pequeno nódulo branco-amarelado na borda posterior da língua.

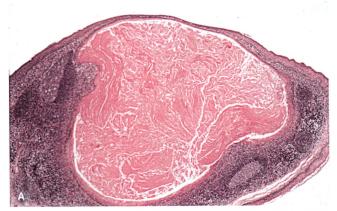

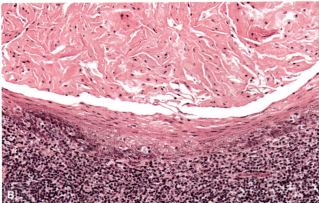

Figura 1.80 Cisto linfoepitelial oral. **A.** No menor aumento observa-se um cisto preenchido por queratina abaixo da superfície mucosa. Tecido linfoide está presente na parede do cisto. **B.** No maior aumento, observa-se tecido linfoide adjacente ao revestimento cístico.

ser firme ou mole à palpação, e a mucosa de recobrimento é macia e não ulcerada. Característicamente, a lesão é branca ou amarela e muitas vezes contém em seu lúmen queratina com aspecto caseoso ou cremoso. O cisto em geral é assintomático, embora, ocasionalmente, alguns pacientes se queixem de tumefação ou drenagem. A dor é rara, porém pode ocorrer secundariamente a um traumatismo.

Os cistos linfoepiteliais orais podem se desenvolver em qualquer idade, porém são mais frequentes em adultos jovens. As localizações mais comuns são o assoalho bucal, a superfície ventral e a borda posterior da língua, tonsila palatina e palato mole. Todas essas localizações representam áreas de tecido linfoide oral normal ou acessório.

Características histopatológicas

O exame microscópico do cisto linfoepitelial oral demonstra uma cavidade cística revestida por epitélio pavimentoso estratificado sem projeções para o conjuntivo (Figura 1.80). Esse epitélio é classicamente paraqueratinizado com células epiteliais descamadas preenchendo o lúmen do cisto. Em raras ocasiões, o revestimento epitelial pode, também, conter células mucosas. Ocasionalmente, os cistos podem comunicar-se com a mucosa de revestimento.

O achado mais notável é a presença de tecido linfoide na parede cística. Na maioria dos casos, esse tecido linfoide circunda o cisto, porém, algumas vezes, ocorre em apenas uma parte da parede do cisto. Em geral, mas nem sempre, pode haver centros germinativos.

Tratamento e prognóstico

O cisto linfoepitelial oral é tratado por excisão cirúrgica, e a recidiva geralmente não ocorre. Pelo fato de a lesão ser tipicamente assintomática e inócua, a biopsia nem sempre é necessária, desde que a lesão seja característica o bastante para o diagnóstico ser feito com base na clínica.

OUTRAS RARAS ANOMALIAS DO DESENVOLVIMENTO

♦ HEMI-HIPERPLASIA (HEMI-HIPERTROFIA)

A **hemi-hiperplasia** é uma alteração do desenvolvimento rara, caracterizada por crescimento acentuado e assimétrico de uma ou mais partes do corpo. Embora essa condição seja mais conhecida como **hemi-hipertrofia**, ela representa, na verdade, muito mais uma hiperplasia dos tecidos do que uma hipertrofia. A hemi-hiperplasia pode ocorrer de forma isolada, porém também pode estar associada a uma variedade de síndromes da malformação (Boxe 1.2).

Quase todos os casos de hemi-hiperplasia isolada são esporádicos. Tem sido sugerido um número variável de possíveis fatores etiológicos, porém a causa permanece incerta. As diversas teorias incluem anormalidades linfáticas ou sanguíneas, distúrbios no sistema nervoso central, disfunções endócrinas e mecanismos aberrantes de divisão. Alguns casos estão relacionados a defeitos genéticos na região cromossômica 11p15, o mesmo local associado à síndrome de Beckwith-Wiedemann.

Características clínicas e radiográficas

Em uma pessoa com hemi-hiperplasia, um lado inteiro do corpo (**hemi-hiperplasia complexa**) pode ser afetado, ou o aumento pode ser limitado a um único membro (**hemi-hiperplasia simples**). Quando o aumento é confinado a um lado da face, o termo **hiperplasia-hemifacial** pode ser utilizado. Ocasionalmente, a condição pode ser cruzada, envolvendo diferentes áreas de ambos os lados do corpo. A hemi-hiperplasia mostra uma predileção por mulheres em relação a homens, com taxa de 2:1, respectivamente. Essa condição ocorre na maioria das vezes no lado direito do corpo.

Muitas vezes, a assimetria pode ser notada ao nascimento, ainda que, em alguns casos, a condição só se torne evidente na infância (Figura 1.81). O aumento se torna mais acentuado com a idade, especialmente na puberdade. Esse crescimento desproporcional continua até que cesse o crescimento do paciente, resultando em assimetria definitiva.

As alterações podem envolver todos os tecidos no lado afetado, incluindo o osso subjacente. A pele encontra-se muitas vezes espessada e pode apresentar hiperpigmentação, hipertricose, telangiectasias ou nevo vascular (ver Capítulo 12). Cerca de 20% dos pacientes afetados apresentam deficiência intelectual. Uma das características mais significativas é um aumento na prevalência de tumores abdominais, especialmente o tumor de Wilms, o carcinoma cortical adrenal e o hepatoblastoma. Esses tumores têm sido relatados em 5,9% dos pacientes com hemi-hiperplasia e não necessariamente eles ocorrem no mesmo lado aumentado do corpo.

A **macroglossia** unilateral, exibindo papilas linguais proeminentes, é comum. Pode haver aumento de outros tecidos moles e ósseos da boca. O canal mandibular pode estar aumentado de tamanho nas radiografias. No lado afetado, as coroas dentárias podem estar aumentadas, em especial nos dentes permanentes caninos, pré-molares e primeiros molares. O desenvolvimento prematuro desses dentes aliado à erupção precoce é muito frequente. As raízes dentárias também podem ser maiores, ainda que alguns estudos tenham relatado a reabsorção radicular. A maloclusão com mordida aberta não é rara.

Boxe 1.2	Síndromes de malformação associadas à hemi-hiperplasia.

- Síndrome de Beckwith-Wiedemann
- Neurofibromatose
- Síndrome de Klippel-Trénaunay-Weber
- Síndrome de Proteus
- Síndrome de Russell-Silver
- Síndrome de Sotos
- Síndrome de McCune-Albright
- Síndrome do nevo epidérmico
- Mixoploidia diploide/triploide
- Síndrome de Langer-Giedion
- Síndrome de exostoses múltiplas
- Síndrome de Maffucci
- Síndrome de Ollier
- Displasia odontomaxilar segmentar

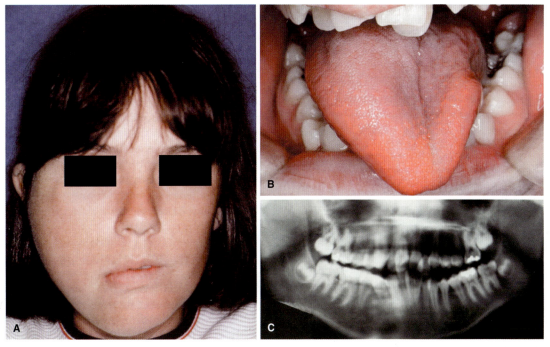

Figura 1.81 Hemi-hiperplasia. A. Aumento do lado direito da face. **B.** O mesmo paciente com aumento da metade direita da língua. **C.** Radiografia panorâmica do mesmo paciente exibindo aumento da mandíbula e dos dentes do lado direito. (Cortesia do Dr. George Blozis.)

Características histopatológicas

O exame microscópico mostra um aumento da espessura epitelial, com hiperplasia do tecido conjuntivo subjacente.

Tratamento e prognóstico

Um estudo completo deve ser realizado para eliminar outras possíveis causas do crescimento unilateral, como a síndrome de Beckwith-Wiedemann, síndrome de Proteus e a neurofibromatose tipo 1 (ver Capítulo 12), as quais podem exibir hemi-hiperplasia. Durante a infância, ultrassonografias periódicas devem ser realizadas para afastar a possibilidade de desenvolvimento de tumores abdominais. Quando o crescimento do paciente tiver cessado, a cirurgia estética pode ser realizada, incluindo a remoção de tecido mole, plástica da face e cirurgia ortognática. Muitas vezes, o tratamento ortodôntico também é necessário.

◆ ATROFIA HEMIFACIAL PROGRESSIVA (HEMIATROFIA FACIAL PROGRESSIVA; SÍNDROME DE ROMBERG; SÍNDROME DE PARRY-ROMBERG)

A **atrofia hemifacial progressiva** é uma condição degenerativa rara e pouco compreendida, caracterizada pelas alterações atróficas que afetam um lado da face. A causa dessas alterações permanece obscura. As teorias etiológicas incluem um distúrbio autoimune, neurovasculite envolvendo ramos do nervo trigêmeo, ou hiperatividade e desregulação do sistema nervoso simpático. Uma história de trauma tem sido documentada em alguns casos, embora um grande número de relatos recentes tenha considerado como causa a infecção por espécies de *Borrelia* (doença de Lyme). Em geral, a condição é esporádica, porém alguns poucos casos familiares têm sido relatados, sugerindo uma possível influência hereditária. A atrofia hemifacial progressiva exibe vários achados semelhantes a uma forma localizada de **esclerodermia** (ver Capítulo 16), indicando uma estreita relação entre essas duas desordens.

Características clínicas e radiográficas

A síndrome geralmente manifesta-se durante as duas primeiras décadas de vida. A condição começa como uma atrofia da pele e das estruturas subcutâneas em uma área localizada da face (Figura 1.82). Essa atrofia progride em um ritmo variável e afeta o dermátomo de um ou mais ramos do nervo trigêmeo. Também pode ocorrer a hipoplasia do osso subjacente. A hipoplasia óssea é mais comum quando a condição surge durante a primeira década. Em algumas ocasiões, pode ocorrer atrofia hemifacial progressiva bilateral, ou a condição pode afetar apenas um lado do corpo. As mulheres são acometidas com maior frequência.

A pele sobrejacente exibe, muitas vezes, uma pigmentação escura. Alguns pacientes apresentam uma linha de demarcação, entre a pele normal e a pele afetada, próximo à linha média da fronte, conhecida como *esclerodermia linear "en coup de sabre"* ("golpe de sabre"). O envolvimento ocular é comum, sendo a manifestação mais frequente a enoftalmia devido à perda de tecido adiposo periorbitário. Pode ocorrer alopecia local. Ocasionalmente, podem estar presentes: neuralgia do trigêmeo, parestesia facial, enxaqueca

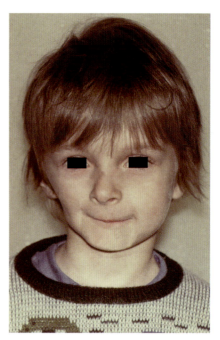

Figura 1.82 **Atrofia hemifacial progressiva.** Menina com atrofia facial do lado direito da face.

ou epilepsia. Imagens por RM podem revelar uma variedade de anomalias no sistema nervoso central.

A boca e o nariz são desviados para o lado afetado. A atrofia do lábio superior pode expor os dentes superiores. Também pode ocorrer atrofia unilateral da língua. Muitas vezes, a mordida aberta posterior unilateral se desenvolve como resultado da hipoplasia mandibular e erupção retardada dos dentes. Os dentes no lado afetado podem exibir deficiência no desenvolvimento radicular ou reabsorção radicular.

Características histopatológicas

O exame microscópico da pele afetada revela atrofia da epiderme e um infiltrado perivascular variável de linfócitos e monócitos. Nos casos com características clínicas de esclerodermia linear, a fibrose dérmica pode ser observada. Alterações degenerativas no endotélio vascular podem ser identificadas por meio da microscopia eletrônica.

Tratamento e prognóstico

Em geral, a atrofia progride lentamente por 2 a 20 anos e se estabiliza. A doença ativa pode ser controlada com medicamentos, como metotrexato e corticosteroides sistêmicos. A cirurgia plástica pode ser utilizada para correção estética da deformidade, e o tratamento ortodôntico pode ser útil no tratamento de qualquer maloclusão associada.

◆ DISPLASIA ODONTOMAXILAR SEGMENTAR (DISPLASIA HEMIMAXILOFACIAL)

A **displasia odontomaxilar segmentar** é um distúrbio do desenvolvimento recentemente reconhecido, que afeta os maxilares e (algumas vezes) os tecidos faciais de recobrimento.

A causa é desconhecida. Com frequência, essa condição é confundida clinicamente com a displasia fibrosa craniofacial ou com a hiperplasia hemifacial, porém ela é uma entidade distinta e separada.

Características clínicas e radiográficas

A displasia odontomaxilar segmentar é geralmente descoberta durante a infância e se caracteriza por aumento unilateral e indolor da maxila, com hiperplasia fibrosa dos tecidos gengivais de recobrimento (Figura 1.83). Uma leve assimetria facial pode ser evidenciada, muitas vezes descrita como uma proeminência no lábio superior. Em geral, um ou ambos os pré-molares superiores em desenvolvimento estão ausentes ou foram impactados, e os dentes decíduos na área afetada podem ser hipoplásicos ou apresentar defeitos do esmalte. O exame radiográfico revela trabéculas ósseas espessadas, que, muitas vezes, são orientadas verticalmente, resultando em uma aparência granular relativamente radiopaca.

O seio maxilar pode ser menor no lado afetado. Muitos casos têm sido associados a hipertricose ou eritema áspero da pele sobrejacente.

Características histopatológicas

Os tecidos moles gengivais podem apresentar fibrose inespecífica. O osso maxilar afetado consiste em trabéculas ósseas irregulares com aspecto entrelaçado. Tal osso exibe diversas linhas de reversão e de repouso, porém sem significado de atividade osteoblástica e osteoclástica. Os dentes decíduos na área envolvida podem exibir túbulos dentinários irregulares, uma camada odontoblástica focalmente deficiente e reabsorção externa.

Tratamento e prognóstico

Uma vez diagnosticada, a condição parece permanecer estável, e a intervenção cirúrgica pode não ser necessária. Embora a lesão possa exibir aumento gradual de tamanho, este é proporcional

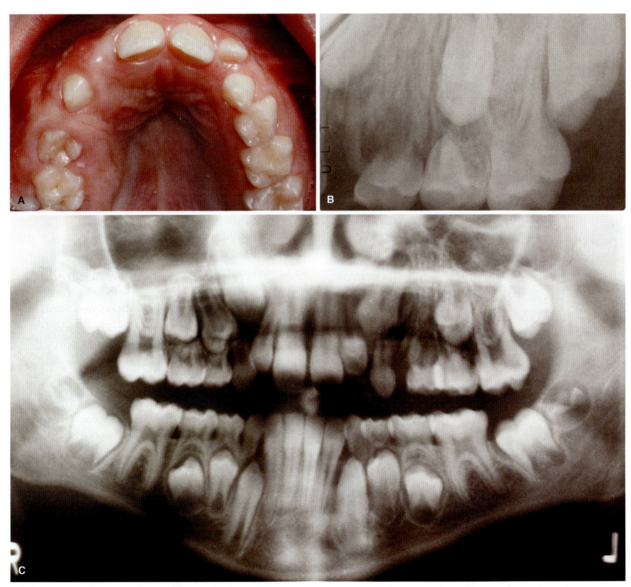

Figura 1.83 **Displasia odontomaxilar segmentar. A.** Aumento unilateral da maxila e dos tecidos gengivais sobrejacentes. **B.** Radiografia periapical mostrando um padrão trabecular grosseiro e ausência do primeiro pré-molar. **C.** Radiografia panorâmica mostrando um padrão ósseo irregular da maxila esquerda com expansão para o seio maxilar.

ao crescimento geral do paciente. Quando há necessidade, o recontorno cirúrgico pode ser realizado com finalidade estética, a fim de facilitar o acesso para realização da higiene oral ou facilitar a erupção dentária. Ambas a terapia ortodôntica bem-sucedida e a colocação de implantes dentários foram relatadas.

◆ SÍNDROME DE CROUZON (DISOSTOSE CRANIOFACIAL)

A **síndrome de Crouzon** é uma condição de um grupo raro de síndromes, caracterizadas pela craniossinostose, ou fechamento prematuro de suturas cranianas. Acredita-se que ela seja causada por uma variedade de mutações do gene receptor 2 do fator de crescimento fibroblástico (*FGFR2*) no cromossomo 10q26. Essa condição ocorre em aproximadamente 1 a cada 62.500 nascimentos, sendo de herança autossômica dominante. Contudo, um número significativo de casos representa novas mutações, muitas vezes, aparentemente relacionadas à idade avançada do pai.

Características clínicas e radiográficas

A síndrome de Crouzon apresenta expressão muito variável. O fechamento prematuro das suturas leva às malformações cranianas, como **braquicefalia** (cabeça curta), **escafocefalia** (cabeça em forma de navio) ou **trigonocefalia** (cabeça de forma triangular). Os pacientes afetados mais gravemente podem exibir um crânio em forma de "trevo" (deformidade *kleeblattschädel*). As órbitas são rasas, resultando na proptose ocular característica (Figura 1.84). Podem ocorrer deficiência visual ou cegueira total, bem como deficiência auditiva. Alguns pacientes relatam cefaleia, atribuída ao aumento da pressão intracraniana. Deficiência intelectual acentuada é observada em raros casos. Caracteristicamente, as radiografias de crânio mostram um aumento das marcas digitais (aspecto de "metal martelado").

A maxila é subdesenvolvida, resultando em hipoplasia da região média da face e obstrução das vias respiratórias. Muitas vezes, os dentes superiores são apinhados e, frequentemente, há maloclusão. A fenda labial e a fenda palatina são raras, porém o aumento palatino lateral pode causar uma pseudofenda na linha média de maxila.

Tratamento e prognóstico

Os defeitos clínicos da síndrome de Crouzon podem ser tratados cirurgicamente, porém podem ser necessários múltiplos procedimentos. A craniectomia precoce costuma ser necessária para aliviar o aumento da pressão intracraniana. O avanço fronto-orbital pode ser realizado para corrigir os defeitos oculares, e o avanço do terço médio da face para corrigir a hipoplasia de maxila. A distração osteogênica pode ser um recurso útil para esses procedimentos cirúrgicos.

◆ SÍNDROME DE APERT (ACROCEFALOSSINDACTILIA)

Assim como a síndrome de Crouzon, a **síndrome de Apert** é uma condição rara caracterizada pela craniossinostose. Ocorre em cerca de 1 a cada 65.000 nascimentos e é causada por um dos dois pontos de mutação no gene receptor 2 do fator de crescimento fibroblástico (*FGFR2*), localizado no cromossomo 10q26. Embora esta condição seja herdada de forma autossômica dominante, a maioria dos casos representa novas mutações esporádicas, as quais se acreditam que ocorram exclusivamente por origem paterna e, muitas vezes, associada à idade avançada do pai.

Características clínicas e radiográficas

Caracteristicamente, a craniossinostose produz **acrobraquicefalia** (crânio em forma de torre); casos graves podem apresentar a deformidade *kleeblattschädel* (crânio em forma de trevo).

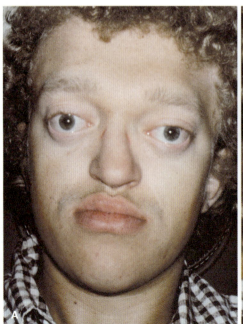 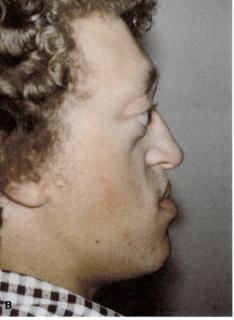

Figura 1.84 Síndrome de Crouzon. Proptose ocular e hipoplasia do terço médio da face. (Cortesia do Dr. Robert Gorlin.)

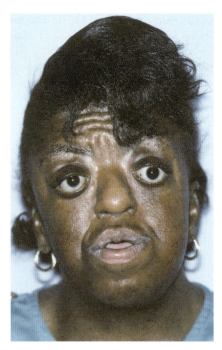

Figura 1.85 Síndrome de Apert. Hipoplasia do terço médio da face e proptose ocular.

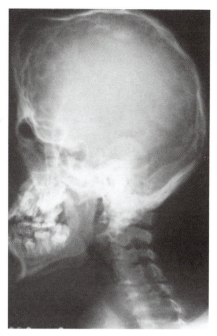

Figura 1.86 Síndrome de Apert. Radiografia exibindo "crânio em forma de torre", hipoplasia do terço médio da face e marcas digitais. Impressões digitais semelhantes estão presentes nos pacientes com síndrome de Crouzon. (Cortesia do Dr. Robert Gorlin.)

O osso occipital é achatado, e a fronte apresenta uma aparência alta. A proptose ocular é um achado característico, associado a hipertelorismo e inclinação para baixo das fissuras palpebrais laterais (Figura 1.85). A perda da visão pode resultar de:

- Exposição crônica dos olhos desprotegidos
- Aumento na pressão intracraniana
- Compressão dos nervos ópticos.

As radiografias de crânio demonstram impressões digitais semelhantes à síndrome de Crouzon (Figura 1.86). A fusão de duas ou mais vértebras cervicais ocorre em 68% dos indivíduos afetados.

O terço médio de face se apresenta acentuadamente retraído e hipoplásico, resultando em prognatismo mandibular relativo. A redução no tamanho da nasofaringe e o estreitamento da cóana posterior podem levar à dificuldade respiratória na criança. Para compensar essa dificuldade, a maioria dos recém-nascidos torna-se respirador bucal, contribuindo para a aparência de "boca aberta". Pode ocorrer apneia durante o sono. Infecções de orelha média são comuns, bem como a perda da audição.

Caracteristicamente, os defeitos nos membros auxiliam a diferenciar a síndrome de Apert de outras síndromes com craniossinostose. A sindactilia do segundo, terceiro e quarto dedos das mãos e dos pés é sempre observada (Figura 1.87). Também pode haver sinoníquia associada. O primeiro e o quinto dedo podem estar separados ou unidos aos dedos do meio. Nas radiografias é possível observar a sinostose das falanges adjacentes. A altura média dos pacientes afetados é menor do que a população em geral.

É comum a deficiência intelectual em um grande número de pacientes com síndrome de Apert. Uma erupção semelhante à acne desenvolve-se na maioria dos pacientes e envolve os antebraços.

As manifestações orais específicas incluem um aspecto trapezoidal dos lábios quando eles estão em repouso, como consequência da hipoplasia da maxila e da respiração bucal. Cerca de 30% dos pacientes apresentam fenda do palato mole ou úvula bífida. A hipoplasia da maxila produz uma forma em V

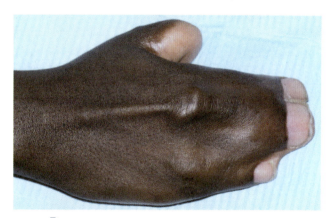

Figura 1.87 Síndrome de Apert. Sindactilia na mão.

do arco superior e apinhamento dentário. Tipicamente, ocorre maloclusão tipo classe III, a qual pode estar associada a mordida aberta anterior e mordida cruzada posterior. Aumentos de volume são observados ao longo da parte lateral do palato duro, devido ao acúmulo de glicosaminoglicanos, especialmente ácido hialurônico (Figura 1.88). Essas tumefações costumam aumentar com a idade, produzindo uma pseudofenda do palato duro. O espessamento da gengiva pode estar associado à erupção retardada dos dentes. Um estudo mostrou que 35% dos pacientes com síndrome de Apert apresentavam ausência de um ou dois dentes permanentes, principalmente os incisivos laterais superiores e os segundos pré-molares inferiores.

Tratamento e prognóstico

Os defeitos estéticos e funcionais da síndrome de Apert podem ser tratados por uma abordagem interdisciplinar, utilizando-se múltiplos procedimentos cirúrgicos. Embora essa condição

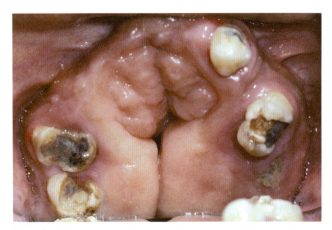

Figura 1.88 Síndrome de Apert. Formato anormal da maxila, com tumefação da região posterior lateral do palato duro, resultando na formação de pseudofenda.

tenha sido associada historicamente à deficiência intelectual, intervenção cirúrgica precoce que permita o crescimento do crânio pode contribuir para melhor desenvolvimento intelectual e social. Muitas vezes, a craniectomia é realizada durante o primeiro ano de vida, para tratar a craniossinostose. O avanço fronto facial e do terço médio de face pode ser realizado para corrigir a proptose e a hipoplasia do terço médio. O tratamento ortodôntico costuma ser necessário para trazer os dentes inclusos ao seu local e melhorar a oclusão. A cirurgia também pode ser utilizada para separar os dedos fusionados. Devido às limitações na mobilidade das mãos, a manutenção adequada da higiene oral pode ser difícil. Portanto, deve-se incentivar a assistência dos pais na higiene oral, bem como a utilização de escovas de dentes elétricas, porta-fio dental e enxaguantes bucais com flúor.

♦ DISOSTOSE MANDIBULOFACIAL (SÍNDROME DE TREACHER-COLLINS; SÍNDROME DE FRANCESCHETTI-ZWAHLEN-KLEIN)

A **disostose mandibulofacial** é uma síndrome rara, que se caracteriza principalmente por defeitos nas estruturas derivadas do primeiro e segundo arcos branquiais. É normalmente uma condição hereditária, autossômica dominante e ocorre em aproximadamente 1 a cada 50.000 nascimentos. No entanto, foram identificadas formas autossômicas recessivas ainda mais raras. A condição tem expressividade variável, e a gravidade dos seus achados clínicos tende a ser maior nas gerações subsequentes de uma mesma família. Aproximadamente 60% dos casos representam novas mutações, e estas muitas vezes estão associadas à idade avançada do pai. Mutações no gene *TCOF1* respondem por mais de 90% das formas autossômicas dominantes de displasia mandibulofacial, mas exemplos ocasionais estão associados a mutações de *POLR1D*. Casos raros autossômicos recessivos podem estar relacionados a variantes patogênicas de *POLR1C* ou *POLR1D*.

Características clínicas e radiográficas

Os pacientes com disostose mandibulofacial exibem uma aparência facial característica (Figura 1.89), embora os achados eventualmente sejam tão sutis que passem despercebidos. Os ossos zigomáticos são hipoplásicos, resultando em uma face estreita com depressão das bochechas e inclinação oblíqua das fissuras palpebrais. Em 75% dos pacientes, um **coloboma**, ou uma depressão, ocorre na parte externa da pálpebra inferior. Aproximadamente metade dos pacientes não tem cílios próximo ao coloboma. Muitas vezes, o cabelo mostra uma extensão em forma de língua na direção geniana.

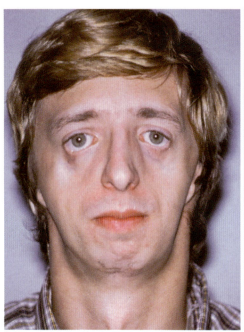
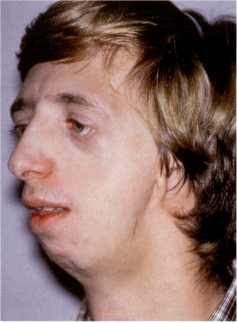

Figura 1.89 Disostose mandibulofacial. O paciente apresenta mandíbula hipoplásica, fissuras palpebrais com inclinação oblíqua e deformidade da orelha. (Cortesia do Dr. Tom Brock.)

As orelhas podem demonstrar uma variedade de anomalias. Os pavilhões em geral mostram-se deformados ou deslocados, e orelhas rudimentares acessórias podem ser observadas. Defeitos ósseos ou ausência do conduto auditivo externo podem causar perda de audição.

A mandíbula é hipoplásica, resultando em um queixo retraído. Muitas vezes, as radiografias demonstram hipoplasia dos côndilos e dos processos coronoides, com acentuada chanfradura antegonial. A boca é voltada para baixo, e cerca de 15% dos pacientes têm fenda facial lateral (ver anteriormente neste capítulo) que causa macrostomia. A fenda palatina é observada em aproximadamente um terço dos casos. As glândulas parótidas podem estar hipoplásicas ou totalmente ausentes (ver Capítulo 11).

Alguns recém-nascidos podem apresentar dificuldades respiratórias e na alimentação, devido à hipoplasia de nasofaringe, orofaringe ou hipofaringe. A atresia das cóanas é um achado comum, e a laringe e a traqueia costumam estar estreitadas. A combinação da mandíbula hipoplásica, que resulta em posição inadequada da língua, pode levar o recém-nascido à morte devido a complicações respiratórias.

Tratamento e prognóstico

Os pacientes com formas leves de disostose mandibulofacial não precisam de tratamento. Nos casos mais graves, a aparência clínica pode ser melhorada pela cirurgia plástica. Devido à extensão da reconstrução facial, em geral são indicados múltiplos procedimentos cirúrgicos. Podem ser necessárias cirurgias individualizadas para os olhos, zigomas, maxilares, orelhas e nariz. É necessário o tratamento ortodôntico associado à cirurgia ortognática.

◆ BIBLIOGRAFIA

Fendas orofaciais

Côté A, Fanous A, Almajed A, et al.: Pierre Robin sequence: review of diagnostic and treatment challenges, *Int J Pediatr Otorhinolaryngol* 79:451–464, 2015.

Dixon MJ, Marazita ML, Beaty TH, et al: Cleft lip and palate: synthesizing genetic and environmental influences, *Nat Rev Genet* 12:167–178, 2011.

Eppley BL, van Aalst JA, Robey A, et al: The spectrum of orofacial clefting, *Plast Reconstr Surg* 115:101e–114e, 2005.

Evans CA: Orthodontic treatment for patients with clefts, *Clin Plast Surg* 31:271–290, 2004.

Gosain AK, Conley SF, Marks S, et al: Submucous cleft palate: diagnostic methods and outcomes of surgical treatment, *Plast Reconstr Surg* 97:1497–1509, 1996.

Harada K, Sato M, Omura K: Long-term maxillomandibular skeletal and dental changes in children with cleft lip and palate after maxillary distraction, *Oral Surg Oral Med Oral Pathol Oral Radiol Endod* 102:292–299, 2006.

Hennekam RCM, Krantz ID, Allanson JE: Chapter 21. Orofacial clefting syndromes: general aspects. In *Gorlin's syndromes of the head and neck*, ed 5, New York, 2010, Oxford University Press, pp 943–972.

Hsieh ST, Woo AS: Pierre Robin sequence, *Clin Plast Surg* 46:249–259, 2019.

Krapels IP, Vermeij-Keers C, Müller M, et al: Nutrition and genes in the development of orofacial clefting, *Nutr Rev* 64:280–288, 2006.

Logjes RJH, Haasnoot M, Lemmers PMA, et al.: Mortality in Robin sequence: identification of risk factors, *Eur J Pediatr* 177:781–789, 2018.

Murray JC: Gene/environment causes of cleft lip and/or palate, *Clin Genet* 61:248–256, 2002.

Rintala A, Leisti J, Liesmaa M, et al: Oblique facial clefts, *Scand J Plast Reconstr Surg* 14:291–297, 1980.

Roy A-A, Rtshiladze MA, Stevens K, et al.: Orthognathic surgery for patients with cleft lip and palate, *Clin Plast Surg* 46:157–171, 2019.

Scott AR, Tibesar RJ, Sidman JD: Pierre Robin sequence: evaluation, management, indications for surgery, and pitfalls, *Otolaryngol Clin North Am* 45:695–710, 2012.

Shaye D, Liu CC, Tollefson TT: Cleft lip and palate. An evidence-based review, *Facial Plast Surg Clin N Am* 23:357–372, 2015.

Stoll C, Alembik Y, Dott B, et al: Associated malformations in cases with oral clefts, *Cleft Palate Craniofac J* 37:41–47, 2000.

Wehby G, Murray JC: Folic acid and orofacial clefts: a review of the evidence, *Oral Dis* 16:11–19, 2010.

Weinberg SM, Neiswanger K, Martin RA, et al: The Pittsburgh oral-facial cleft study: expanding the cleft phenotype. Background and justification, *Cleft Palate Craniofac J* 43:7–20, 2006.

Worley ML, Patel KG, Kilpatrick LA: Cleft lip and palate, Clin Perinatol 45:661–678, 2018.

Fossetas da comissura labial

Baker BR: Pits of the lip commissures in Caucasoid males, *Oral Surg Oral Med Oral Pathol* 21:56–60, 1966.

Everett FG, Wescott WB: Commissural lip pits, *Oral Surg Oral Med Oral Pathol* 14:202–209, 1961.

Gorsky M, Buchner A, Cohen C: Commissural lip pits in Israeli Jews of different ethnic origin, *Community Dent Oral Epidemiol* 13: 195–196, 1985.

Fossetas labiais paramedianas

Hennekam RCM, Krantz ID, Allanson JE: Popliteal pterygium syndrome (facio-genito-popliteal syndrome). In *Gorlin's syndromes of the head and neck*, ed 5, New York, 2010, Oxford University Press, pp 862–865.

Kondo S, Schutte BC, Richardson RJ, et al: Mutations in IRF6 cause Van der Woude and popliteal pterygium syndromes, *Nat Genet* 32:285–289, 2002.

Matsumoto N, Niikawa N: Kabuki make-up syndrome: a review, *Am J Med Genet C Semin Med Genet* 117:57–65, 2003.

Onofre MA, Brosco HB, Brosco JU, et al: Congenital fistulae of the lower lip in van der Woude syndrome: a histomorphological study, *Cleft Palate Craniofac J* 36:79–85, 1999.

Richardson S, Khandeparker RV: Management of lip pits in van der Woude syndrome: a clinical classification with difficulty index, *J Oral Maxillofac Surg* 74:1849e1–1849e10, 2016.

Rizos M, Spyropoulos MN: Van der Woude syndrome: a review. Cardinal signs, epidemiology, associated features, differential diagnosis, expressivity, genetic counseling and treatment, *Eur J Orthod* 26:17–24, 2004.

Shotelersuk V, Punyashthiti R, Srivuthana S, et al: Kabuki syndrome: report of six Thai children and further phenotypic and genetic delineation, *Am J Med Genet* 110:384–390, 2002.

Lábio duplo

Barnett ML, Bosshardt LL, Morgan AF: Double lip and double lip with blepharochalasis (Ascher's syndrome), *Oral Surg Oral Med Oral Pathol* 34:727–733, 1972.

Eski M, Nisanci M, Atkas A, et al: Congenital double lip: review of 5 cases, *Br J Oral Maxillofac Surg* 45:68–70, 2007.

Gomez-Duaso AJ, Seoane J, Vazquez-Garcia J, et al: Ascher syndrome: report of two cases, *J Oral Maxillofac Surg* 55:88–90, 1997.

Kalra N, Tyagi R, Khatri A, et al.: Double lip – an atypical facial anomaly: two case reports, *Int J Clin Pediatr Dent* 11:451–455, 2018.

Grânulos de Fordyce

Azevedo RS, Almeida OP, Netto JNS, et al: Comparative clinico-pathological study of sebaceous hyperplasia and sebaceous adenoma, *Oral Surg Oral Med Oral Pathol Oral Radiol Endod* 107:100–104, 2009.

Daley TD: Pathology of intraoral sebaceous glands, *J Oral Pathol Med* 22:241–245, 1993.

Fordyce JA: A peculiar affection of the mucous membrane of the lips and oral cavity, *J Cutan Genito-Urin Dis* 14:413–419, 1896.

Halperin V, Kolas S, Jefferis KR, et al: The occurrence of Fordyce spots, benign migratory glossitis, median rhomboid glossitis, and fissured tongue in 2,478 dental patients, *Oral Surg Oral Med Oral Pathol* 6:1072–1077, 1953.

Sewerin I: The sebaceous glands in the vermilion border of the lips and in the oral mucosa of man, *Acta Odontol Scand* 33(Suppl 68):13–226, 1975.

Leucoedema

Archard HO, Carlson KP, Stanley HR: Leukoedema of the human oral mucosa, *Oral Surg Oral Med Oral Pathol* 25:717–728, 1968.

Axéll T, Henricsson V: Leukoedema—an epidemiologic study with special reference to the influence of tobacco habits, *Community Dent Oral Epidemiol* 9:142–146, 1981.

Martin JL: Leukoedema: an epidemiological study in white and African Americans, *J Tenn Dent Assoc* 77:18–21, 1997.

Martin JL, Crump EP: Leukoedema of the buccal mucosa in Negro children and youth, *Oral Surg Oral Med Oral Pathol* 34:49–58, 1972.

van Wyk CW, Ambrosio SC: Leukoedema: ultrastructural and histochemical observations, *J Oral Pathol* 12:319–329, 1983.

Microglossia

Dunham ME, Austin TL: Congenital aglossia and situs inversus, *Int J Pediatr Otorhinolaryngol* 19:163–168, 1990.

Hennekam RCM, Krantz ID, Allanson JE: Oromandibular-limb hypogenesis syndromes. In *Gorlin's syndromes of the head and neck*, ed 5, New York, 2010, Oxford University Press, pp 913–917.

Thorp MA, de Waal PJ, Prescott CAJ: Extreme microglossia, *Int J Pediatr Otorhinolaryngol* 67:473–477, 2003.

Voigt S, Park A, Scott A, et al.: Microglossia in a newborn. A case report and review of the literature, *Arch Otolaryngol Head Neck Surg* 138:759–761, 2012.

Yasuda Y, Kitai N, Fujii Y, et al: Report of a patient with hypoglossia-hypodactylia syndrome and a review of the literature, *Cleft Palate Craniofac J* 40:196–202, 2003.

Macroglossia

Cielo CM, Duffy KA, Vyas A, et al.: Obstructive sleep apnoea and the role of tongue reduction surgery in children with Beckwith-Wiedemann syndrome, *Paediatr Respir Rev* 25:58–63, 2018.

Cohen MM Jr: Beckwith-Wiedemann syndrome: historical, clinico-pathological, and etiopathogenetic perspectives, *Pediatr Dev Pathol* 8:287–304, 2005.

McKee HR, Escott E, Damm D, et al: Macroglossia in amyotrophic lateral sclerosis, *JAMA Neurol* 70:1432–1435, 2013.

Melville JC, Menegotto KD, Woernley TC, et al.: Unusual case of a massive macroglossia secondary to myxedema: a case report and literature review, *J Oral Maxillofac Surg* 76:119–127, 2018.

Morgan WE, Friedman EM, Duncan NO, et al: Surgical management of macroglossia in children, *Arch Otolaryngol Head Neck Surg* 122:326–329, 1996.

Perkins JA: Overview of macroglossia and its treatment, *Curr Opin Otolaryngol Head Neck Surg* 17:460–465, 2009.

Vogel JE, Mulliken JB, Kaban LB: Macroglossia: a review of the condition and a new classification, *Plast Reconstr Surg* 78:715–723, 1986.

Wang J, Goodger NM, Pogrel MA: The role of tongue reduction, *Oral Surg Oral Med Oral Pathol Oral Radiol Endod* 95:269–273, 2003.

Weksberg R, Shuman C, Smith AC: Beckwith-Wiedemann syndrome, *Am J Med Genet C Semin Med Genet* 137:12–23, 2005.

Anquiloglossia

Buryk M, Bloom D, Shope T: Efficacy of neonatal release of ankyloglossia: a randomized trial, *Pediatrics* 128:280–288, 2011.

Dollberg S, Botzer E, Grunis E, et al: Immediate nipple pain relief after frenotomy in breast-fed infants with ankyloglossia: a randomized, prospective study, *J Pediatr Surg* 41:1598–1600, 2006.

Suter VGA, Bornstein MM: Ankyloglossia: Facts and myths in diagnosis and treatment, *J Periodontol* 80:1204–1219, 2009.

Walsh J, Benoit MM: Ankyloglossia and other oral ties, *Otolaryngol Clin North Am* 52:795–811, 2019.

Walsh J, Tunkel D: Diagnosis and treatment of ankyloglossia in newborns and infants: a review, *JAMA Otolaryngol Head Neck Surg* 143:1032–1039, 2017.

Tireoide lingual

Baughman RA: Lingual thyroid and lingual thyroglossal tract remnants: a clinical and histopathologic study with review of the literature, *Oral Surg Oral Med Oral Pathol* 34:781–799, 1972.

Carranza Leon BG, Turcu A, Bahn R, et al.: Lingual thyroid: 35-year experience at a tertiary care referral center, *Endocr Pract* 22:343–349, 2016.

Gu T, Jiang B, Wang N, et al.: New insight into ectopic thyroid glands between the neck and maxillofacial region from a 42-case study, *BMC Endocr Disord* 15:70, 2015.

Majumdar I, Mastrandrea LD: Lingual thyroid as a cause of primary hypothyroidism: congenital hypothyroidism in the neonatal period and beyond, *Clin Pediatr* 49:885–888, 2010.

Montgomery ML: Lingual thyroid: a comprehensive review, *West J Surg Obstet Gynecol* 43:661–669, 44:54–62, 122–128, 189–195, 237–247, 303–309, 373–379, 442–446, 1936.

Prasad KC, Bhat V: Surgical management of lingual thyroid: a report of four cases, *J Oral Maxillofac Surg* 58:223–227, 2000.

Stokes W, Interval E, Patel R: Lingual thyroid carcinoma: a case report and review of surgical approaches in the literature, *Ann Otol Rhinol Laryngol* 127:475–480, 2018.

Língua fissurada

Al Qahtani NA, Deepthi A, Alhussain NM, et al.: Association of geographic tongue and fissured tongue with ABO blood type group among adult psoriasis patients: a novel study from a tertiary care hospital in Saudi Arabia, *Oral Surg Oral Med Oral Pathol Oral Radiol* 127:490–497, 2019.

Bouquot JE, Gundlach KKH: Odd tongues: the prevalence of common tongue lesions in 23,616 white Americans over 35 years of age, *Quintessence Int* 17:719–730, 1986.

Eidelman E, Chosack A, Cohen T: Scrotal tongue and geographic tongue: polygenic and associated traits, *Oral Surg Oral Med Oral Pathol* 42:591–596, 1976.

Halperin V, Kolas S, Jefferis KR: The occurrence of Fordyce spots, benign migratory glossitis, median rhomboid glossitis, and fissured tongue in 2,478 dental patients, *Oral Surg Oral Med Oral Pathol* 6:1072–1077, 1953.

Picciani BL, Souza TT, Santos Vde C, et al.: Geographic tongue and fissured tongue in 348 patients with psoriasis: correlation with disease severity, *Scientific World Journal* 2015:564326, 2015. https://doi.org/10.1155/2015/564326.

Língua pilosa

Braggio C, Bocchialini G, Ventura L, et al.: Linezolid-induced black hairy tongue, *Acta Biomed* 89:408–410, 2018.

Danser MM, Gómez SM, Van der Weijden GA: Tongue coating and tongue brushing: a literature review, *Int J Dent Hygiene* 1:151–158, 2003.

Manabe M, Lim HW, Winzer M, et al: Architectural organization of filiform papillae in normal and black hairy tongue epithelium, *Arch Dermatol* 135:177–181, 1999.

Sarti GM, Haddy RI, Schaffer D, et al: Black hairy tongue, *Am Fam Physician* 41:1751–1755, 1990.

Schlager E, St. Claire C, Ashack K, et al.: Black hairy tongue: predisposing factors, diagnosis, and treatment, *Am J Clin Dermatol* 18:563–569, 2017.

Standish SM, Moorman WC: Treatment of hairy tongue with podophyllin resin, *J Am Dent Assoc* 68:535–540, 1964.

Thompson DF, Kessler TL: Drug-induced black hairy tongue, *Pharmacotherapy* 30:585–593, 2010.

Varicosidades

Akkaya ÖD, Özkan G: Evaluation of the factors associated with sublingual varices: a descriptive clinical study, *Folia Morphol* 78:325–330, 2019.

Duarte NT, de Oliveira GA, da Rocha TJ, et al.: Prevalence of sublingual varices in patients with cirrhosis and the correlation with nitrogen compounds, *Oral Surg Oral Med Oral Pathol Oral Radiol* 129:39–44, 2020.

Hedström L, Albrektsson M, Bergh H: Is there a connection between sublingual varices and hypertension? *BMC Oral Health* 15:78, 2015.

Hedström L, Bergh H: Sublingual varices in relation to smoking and cardiovascular diseases, *Br J Oral Maxillofac Surg* 48:136–138, 2010.

Lazos JP, Piemonte ED, Panico RL: Oral varix: a review, *Gerodontology* 32:82–89, 2015.

Weathers DR, Fine RM: Thrombosed varix of oral cavity, *Arch Dermatol* 104:427–430, 1971.

Artéria de calibre persistente

Awni S, Conn B: Caliber-persistent labial artery: a rarely recognized cause of lower lip swelling – report of 5 cases and review of the literature, *J Oral Maxillofac Surg* 74:1391–1395, 2016.

Lovas JG, Goodday RH: Clinical diagnosis of caliber-persistent labial artery of the lower lip, *Oral Surg Oral Med Oral Pathol* 76:480–483, 1993.

Lovas JGL, Rodu B, Hammond HL, et al: Caliber-persistent labial artery: a common vascular anomaly, *Oral Surg Oral Med Oral Pathol Oral Radiol Endod* 86:308–312, 1998.

Miko T, Adler P, Endes P: Simulated cancer of the lower lip attributed to a "caliber persistent" artery, *J Oral Pathol* 9:137–144, 1980.

Rosdy NM, Firth NA, Rich AM: Calibre-persistent labial artery: often misdiagnosed as a mucocele, *Int J Oral Maxillofac Surg* 39:1230–1233, 2010.

Fístulas laterais do palato mole

Hennekam RCM, Krantz ID, Allanson JE: Fistulae of lateral soft palate and associated anomalies. In *Gorlin's syndromes of the head and neck*, ed 5, New York, 2010, Oxford University Press, p 1305.

Miller AS, Brookreson KR, Brody BA: Lateral soft-palate fistula: report of a case, *Arch Otolaryngol* 91:200, 1970.

Hiperplasia coronoide

Farronato M, Lucchina AG, Mortellaro C, et al.: Bilateral hyperplasia of the coronoid process in pediatric patients: what is the gold standard for treatment? *J Craniofac Surg* 30:1058–1063, 2019.

Izumi M, Isobe M, Toyama M, et al: Computed tomographic features of bilateral coronoid process hyperplasia with special emphasis on patients without interference between the process and the zygomatic bone, *Oral Surg Oral Med Oral Pathol Oral Radiol Endod* 99:93–100, 2005.

McLoughlin PM, Hopper C, Bowley NB: Hyperplasia of the mandibular coronoid process: an analysis of 31 cases and a review of the literature, *J Oral Maxillofac Surg* 53:250–255, 1995.

Mulder CH, Kalaykova SI, Gortzak RA: Coronoid process hyperplasia: a systematic review of the literature from 1995, *Int J Oral Maxillofac Surg* 41:1483–1489, 2012.

Hiperplasia condilar

Eslami B, Behnia H, Javadi H, et al: Histopathologic comparison of normal and hyperplastic condyles, *Oral Surg Oral Med Oral Pathol Oral Radiol Endod* 96:711–717, 2003.

Jones RHB, Tier GA: Correction of facial asymmetry as a result of unilateral condylar hyperplasia, *J Oral Maxillofac Surg* 70:1413–1425, 2012.

Nitzan DW, Katsnelson A, Bermanis I, et al: The clinical characteristics of condylar hyperplasia: experience with 61 patients, *J Oral Maxillofac Surg* 66:312–318, 2008.

Nolte JW, Schreurs R, Karssemakers LHE, et al.: Demographic features in unilateral condylar hyperplasia: an overview of 309 asymmetric cases and presentation of an algorithm, *J Craniomaxillofac Surg* 46:1484–1492, 2018.

Obwegeser HL, Makek MS: Hemimandibular hyperplasia-hemimandibular elongation, *J Maxillofac Surg* 14:183–208, 1986.

Rodrigues DB, Castro V: Condylar hyperplasia of the temporomandibular joint: types, treatment, and surgical implications, *Oral Maxillofac Surg Clin N Am* 27:155–167, 2015.

Sun R, Sun L, Sun Z, et al.: A three-dimensional study of hemimandibular hyperplasia, hemimandibular elongation, solitary condylar hyperplasia, simple mandibular asymmetry and condylar osteoma or osteochondroma, *J Craniomaxillofac Surg* 47:1665–1674, 2019.

Wolford LM, Movahed R, Perez DE: A classification system for conditions causing condylar hyperplasia, *J Oral Maxillofac Surg* 72:567–595, 2014.

Hipoplasia condilar

Arun T, Kayhan F, Kiziltan M: Treatment of condylar hypoplasia with distraction osteogenesis: a case report, *Angle Orthod* 72:371–376, 2002.

Berger SS, Stewart RE: Mandibular hypoplasia secondary to perinatal trauma: report of case, *J Oral Surg* 35:578–582, 1977.

Halle TR, Todd NW, Soares BP: Mandibular condylar hypoplasia in children with isolated unilateral congenital aural atresia, *Laryngoscope* 128:1191–1195, 2018.

Jerrell RG, Fuselier B, Mahan P: Acquired condylar hypoplasia: report of case, *ASDC J Dent Child* 58:147–153, 1991.

Svensson B, Larsson Å, Adell R: The mandibular condyle in juvenile chronic arthritis patients with mandibular hypoplasia: a clinical and histological study, *Int J Oral Maxillofac Surg* 30:306–312, 2001.

Côndilo bífido

Borrás-Ferreres J, Sánchez-Torres A, Gay-Escoda C: Bifid mandibular condyles: a systematic review, *Med Oral Patol Oral Cir Bucal* 23: e672–e680, 2018.

Güven O: A study on etiopathogenesis and clinical features of multiheaded (bifid and trifid) mandibular condyles and review of the literature, *J Craniomaxillofac Surg* 46:773–778, 2018.

Şahman H, Etöz OA, Şekerci AE, et al: Tetrafid mandibular condyle: a unique case report and review of the literature, *Dentomaxillofac Radiol* 40:524–530, 2011.

Sala-Pérez S, Vázquez-Delgado E, Rodríguez-Baeza A, et al: Bifid mandibular condyle: a disorder in its own right?, *J Am Dent Assoc* 141:1076–1085, 2010.

Stefanou EP, Fanourakis IG, Vlastos K, et al: Bilateral bifid mandibular condyles: report of four cases, *Dentomaxillofac Radiol* 27:186–188, 1998.

Exostoses

Bouquot JE, Gundlach KKH: Oral exophytic lesions in 23,616 white Americans over 35 years of age, *Oral Surg Oral Med Oral Pathol* 62:284–291, 1986.

Frazier KB, Baker PS, Abdelsayed R, et al: A case report of subpontic osseous hyperplasia in the maxillary arch, *Oral Surg Oral Med Oral Pathol Oral Radiol Endod* 89:73–76, 2000.

Hegtvedt AK, Terry BC, Burkes EJ, et al: Skin graft vestibuloplasty exostosis: a report of two cases, *Oral Surg Oral Med Oral Pathol* 69:149–152, 1990.

Jainkittivong A, Langlais RP: Buccal and palatal exostoses: prevalence and concurrence with tori, *Oral Surg Oral Med Oral Pathol Oral Radiol Endod* 90:48–53, 2000.

Morton TH Jr, Natkin E: Hyperostosis and fixed partial denture pontics: report of 16 patients and review of literature, *J Prosthet Dent* 64:539–547, 1990.

Pack ARC, Gaudie WM, Jennings AM: Bony exostosis as a sequela to free gingival grafting: two case reports, *J Periodontol* 62:269–271, 1991.

Sonnier KE, Horning GM, Cohen ME: Palatal tubercles, palatal tori, and mandibular tori: prevalence and anatomical features in a U.S. population, *J Periodontol* 70:329–336, 1999.

Tórus palatino e tórus mandibular

Bertazzo-Silveira E, Stuginski-Barbosa J, Porporatti AL, et al.: Association between signs and symptoms of bruxism and presence of tori: a systematic review, *Clin Oral Investig* 21:2789–2799, 2017.

Eggen S: Torus mandibularis: an estimation of the degree of genetic determination, *Acta Odontol Scand* 47:409–415, 1989.

Eggen S, Natvig B: Relationship between torus mandibularis and number of present teeth, *Scand J Dent Res* 94:233–240, 1986.

Eggen S, Natvig B: Variation in torus mandibularis prevalence in Norway: a statistical analysis using logistic regression, *Community Dent Oral Epidemiol* 19:32–35, 1991.

Gorsky M, Bukai A, Shohat M: Genetic influence on the prevalence of torus palatinus, *Am J Med Genet* 75:138–140, 1998.

Jeong C-W, Kim K-H, Jang H-W, et al.: The relationship between oral tori and bite force, *Cranio* 37:246–253, 2019.

Kolas S, Halperin V, Jefferis K, et al: The occurrence of torus palatinus and torus mandibularis in 2,478 dental patients, *Oral Surg Oral Med Oral Pathol* 6:1134–1141, 1953.

Morita K, Tsuka H, Shintani T, et al.: Prevalence of torus mandibularis in young healthy dentate adults, *J Oral Maxillofac Surg* 75:2593–2598, 2017.

Morrison MD, Tamimi F: Oral tori are associated with local mechanical and systemic factors: a case-control study, *J Oral Maxillofac Surg* 71:14–22, 2013.

Suzuki M, Sakai T: A familial study of torus palatinus and torus mandibularis, *Am J Phys Anthropol* 18:263–272, 1960.

Síndrome de Eagle

Badhey A, Jategaonkar A, Kovacs AJA, et al.: Eagle syndrome: a comprehensive review, *Clin Neurol Neurosurg* 159:34–38, 2017.

Correll RW, Jensen JL, Taylor JB, et al: Mineralization of the stylohyoid-stylomandibular ligament complex: a radiographic incidence study, *Oral Surg Oral Med Oral Pathol* 48:286–291, 1979.

Hardin FM, Xiao R, Burkey BB: Surgical management of patients with Eagle syndrome, *Am J Otolaryngol* 39:481–484, 2018.

Eagle WW: Elongated styloid processes: report of two cases, *Arch Otolaryngol* 25:584–587, 1937.

Öztaş B, Orhan K: Investigation of the incidence of stylohyoid ligament calcification with panoramic radiographs, *J Invest Clin Dent* 3:30–35, 2012.

Smoot TW, Taha A, Tarlov N, et al.: Eagle syndrome: a case report of stylocarotid syndrome with internal carotid artery dissection, *Interv Neuroradiol* 23:433–436, 2017.

Subedi R, Dean R, Baronos S, et al.: Carotid artery dissection: a rare complication of Eagle syndrome, *BMJ Case Rep*, 2017. https://doi.org/10.1136/bcr-2016-218184.

Todo T, Alexander M, Stokol C, et al: Eagle syndrome revisited: cerebrovascular complications, *Ann Vasc Surg* 26:729e1–729e5, 2012.

Yavuz H, Caylakli F, Erkan AN, et al: Modified intraoral approach for removal of an elongated styloid process, *J Otolaryngol Head Neck Surg* 40:86–90, 2011.

Defeito de Stafne

Barker GR: A radiolucency of the ascending ramus of the mandible associated with invested parotid salivary gland material and analogous with a Stafne bone cavity, *Br J Oral Maxillofac Surg* 26:81–84, 1988.

Buchner A, Carpenter WM, Merrell PW, et al: Anterior lingual mandibular salivary gland defect. Evaluation of twenty-four cases, *Oral Surg Oral Med Oral Pathol* 71:131–136, 1991.

Correll RW, Jensen JL, Rhyne RR: Lingual cortical mandibular defects: a radiographic incidence study, *Oral Surg Oral Med Oral Pathol* 50:287–291, 1980.

Hisatomi M, Munhoz L, Asaumi J, et al.: Stafne bone defects radiographic features in panoramic radiographs: assessment of 91 cases, *Med Oral Patol Oral Cir Bucal* 24:e12–e19, 2019.

Lee KC, Yoon AJ, Philipone EM, et al.: Stafne bone defect involving the ascending ramus, *J Craniofac Surg* 30:e301–e303, 2019.

Nishimura S, Osawa K, Tanaka T, et al.: Multiple mandibular static bone depressions attached to the three major salivary glands, *Oral Radiol* 34:277–280, 2018.

Shimizu M, Osa N, Okamura K, et al: CT analysis of the Stafne's bone defects of the mandible, *Dentomaxillofac Radiol* 35:95–102, 2006.

Sisman Y, Miloglu O, Sekerci AE, et al: Radiographic evaluation on prevalence of Stafne bone defect: a study from two centres in Turkey, *Dentomaxillofac Radiol* 41:152–158, 2012.

Stafne EC: Bone cavities situated near the angle of the mandible, *J Am Dent Assoc* 29:1969–1972, 1942.

Turkoglu K, Orhan K: Stafne bone cavity in the anterior mandible, *J Craniofac Surg* 21:1769–1775, 2010.

Cistos palatinos do recém-nascido

Cataldo E, Berkman MD: Cysts of the oral mucosa in newborns, *Am J Dis Child* 116:44–48, 1968.

Fromm A: Epstein's pearls, Bohn's nodules and inclusion-cysts of the oral cavity, *J Dent Child* 34:275–287, 1967.

George D, Bhat SS, Hegde SK: Oral findings in newborn children in and around Mangalore, Karnataka State, India, *Med Princ Pract* 17:385–389, 2008.

Jorgenson RJ, Shapiro SD, Salinas CF, et al: Intraoral findings and anomalies in neonates, *Pediatrics* 69:577–582, 1982.

Paula JDR, Dezan CC, Frossard WTG, et al: Oral and facial inclusion cysts in newborns, *J Clin Pediatr Dent* 31:127–129, 2006.

Perez-Aguirre B, Soto-Barreras U, Loyola-Rodriguez JP, et al.: Oral findings and its association with prenatal and perinatal factors in newborns, *Korean J Pediatr* 61:279–284, 2006.

Cisto nasolabial

Allard RHB: Nasolabial cyst: review of the literature and report of 7 cases, *Int J Oral Surg* 11:351–359, 1982.

Chen C-N, Su C-Y, Lin H-C, et al: Microdebrider-assisted endoscopic marsupialization for the nasolabial cyst: comparisons between sublabial and transnasal approaches, *Am J Rhinol Allergy* 23:232–236, 2009.

Choi JH, Cho JH, Kang HJ, et al: Nasolabial cyst: a retrospective analysis of 18 cases, *Ear Nose Throat J* 81:94–96, 2002.

Sheikh AB, Chin OY, Fang CH, et al.: Nasolabial cysts: a systematic review of 311 cases, *Laryngoscope* 126:60–66, 2016.

Su C-Y, Chien C-Y, Hwang C-F: A new transnasal approach to endoscopic marsupialization of the nasolabial cyst, *Laryngoscope* 109:1116–1118, 1999.

Vasconcelos RF, Souza PE, Mesquita RA: Retrospective analysis of 15 cases of nasolabial cyst, *Quintessence Int* 30:629–632, 1999.

"Cisto globulomaxilar"

Christ TF: The globulomaxillary cyst: an embryologic misconception, *Oral Surg Oral Med Oral Pathol* 30:515–526, 1970.

Ferenczy K: The relationship of globulomaxillary cysts to the fusion of embryonal processes and to cleft palates, *Oral Surg Oral Med Oral Pathol* 11:1388–1393, 1958.

Vedtofte P, Holmstrup P: Inflammatory paradental cysts in the globulomaxillary region, *J Oral Pathol Med* 18:125–127, 1989.

Wysocki GP: The differential diagnosis of globulomaxillary radiolucencies, *Oral Surg Oral Med Oral Pathol* 51:281–286, 1981.

Wysocki GP, Goldblatt LI: The so-called "globulomaxillary cyst" is extinct, *Oral Surg Oral Med Oral Pathol* 76:185–186, 1993.

Cisto do ducto nasopalatino

Anneroth G, Hall G, Stuge U: Nasopalatine duct cyst, *Int J Oral Maxillofac Surg* 15:572–580, 1986.

Barros CCDS, Santos HBP, Cavalcante IL, et al.: Clinical and histopathological features of nasopalatine duct cyst: a 47-year retrospective study and review of current concepts, *J Craniomaxillofac Surg* 46:264–268, 2018.

Brown FH, Houston GD, Lubow RM, et al: Cyst of the incisive (palatine) papilla: report of a case, *J Periodontol* 58:274–275, 1987.

Chapple IL, Ord RA: Patent nasopalatine ducts: four case presentations and review of the literature, *Oral Surg Oral Med Oral Pathol* 69:554–558, 1990.

Suter VGA, Sendi P, Reichart PA, et al: The nasopalatine duct cyst: an analysis of the relation between clinical symptoms, cyst dimensions, and involvement of neighboring anatomical structures using cone beam computed tomography, *J Oral Maxillofac Surg* 69:2595–2603, 2011.

Swanson KS, Kaugars GE, Gunsolley JC: Nasopalatine duct cyst: an analysis of 334 cases, *J Oral Maxillofac Surg* 49:268–271, 1991.

Takagi R, Ohashi Y, Suzuki M: Squamous cell carcinoma in the maxilla probably originating from a nasopalatine duct cyst: report of case, *J Oral Maxillofac Surg* 54:112–115, 1996.

Cisto palatino mediano

Donnelly JC, Koudelka BM, Hartwell GR: Median palatal cyst, *J Endod* 12:546–549, 1986.

Gingell JC, Levy BA, DePaola LG: Median palatine cyst, *J Oral Maxillofac Surg* 43:47–51, 1985.

Manzon S, Graffeo M, Philbert R: Median palatal cyst: case report and review of the literature, *J Oral Maxillofac Surg* 67:926–930, 2009.

Rangaswamy S, Singh M, Yumnum R: True median palatal cyst; a rare case report, *J Oral Maxillofac Pathol* 22:286, 2018. https://doi.org/10.4103/jomfp.JOMFP_199_17.

"Cisto mandibular mediano"

Gardner DG: An evaluation of reported cases of median mandibular cysts, *Oral Surg Oral Med Oral Pathol* 65:208–213, 1988.

Soskolne WA, Shteyer A: Median mandibular cyst, *Oral Surg Oral Med Oral Pathol* 44:84–88, 1977.

White DK, Lucas RM, Miller AS: Median mandibular cyst: review of the literature and report of two cases, *J Oral Surg* 33:372–375, 1975.

Cisto epidermoide

Berk DR, Bayliss SJ: Milia: a review and classification, *J Am Acad Dermatol* 59:1050–1063, 2008.

Golden BA, Zide MF: Cutaneous cysts of the head and neck, *J Oral Maxillofac Surg* 63:1613–1619, 2005.

Hoang VT, Trinh CT, Nguyen CH, et al.: Overview of epidermoid cyst, *Eur J Radiol Open* 6:291–301, 2019.

Hörer S, Marrakchi S, Radner FPW, et al.: A monoallelic two-hit mechanism in PLCD1 explains the genetic pathogenesis of hereditary trichilemmal cyst formation, *J Invest Dermatol* 139: 2154–2163, 2019.

McGavran MH, Binnington B: Keratinous cysts of the skin, *Arch Dermatol* 94:499–508, 1966.

Rajayogeswaran V, Eveson JW: Epidermoid cyst of the buccal mucosa, *Oral Surg Oral Med Oral Pathol* 67:181–184, 1989.

Veenstra JJ, Choudhry S, Krajenta RJ, et al.: Squamous cell carcinoma originating from cutaneous cysts: the Henry Ford experience and review of the literature, *J Dermatolog Treat* 27:95–98, 2016.

Cisto dermoide

Crivelini MM, Soubhia AM, Biazolla ÉR, et al: Heterotopic gastrointestinal cyst partially lined with dermoid cyst epithelium, *Oral Surg Oral Med Oral Pathol Oral Radiol Endod* 91:686–688, 2001.

Edwards PC, Lustrin L, Valderrama E: Dermoid cysts of the tongue: report of five cases and review of the literature, *Pediatr Dev Pathol* 6:531–535, 2003.

Kim JP, Lee DK, Moon JH, et al.: Transoral dermoid cyst excision: a multicenter prospective observational study, *Otolaryngol Head Neck Surg* 159:981–986, 2018.

MacNeil SD, Moxham JP: Review of floor of mouth dysontogenic cysts, *Ann Otol Rhinol Laryngol* 119:165–173, 2010.

Meyer I: Dermoid cysts (dermoids) of the floor of the mouth, *Oral Surg Oral Med Oral Pathol* 8:1149–1164, 1955.

Said-Al-Naief N, Fantasia JE, Sciubba JJ, et al: Heterotopic oral gastrointestinal cyst. Report of 2 cases and review of the literature, *Oral Surg Oral Med Oral Pathol Oral Radiol Endod* 88:80–86, 1999.

Şimşek-Kaya G, Özbudak IH, Kader D: Coexisting sublingual dermoid cyst and heterotopic gastrointestinal cyst: case report, *J Clin Exp Dent* 10:e196–e199, 2018.

Teszler CB, El-Naaj IA, Emodi O, et al: Dermoid cysts of the lateral floor of the mouth: a comprehensive anatomo-surgical classification of cysts of the oral floor, *J Oral Maxillofac Surg* 65:327–332, 2007.

Cisto do ducto tireoglosso

Allard RHB: The thyroglossal cyst, *Head Neck Surg* 5:134–146, 1982.

Brousseau VJ, Solares CA, Xu M, et al: Thyroglossal duct cysts: presentation and management in children versus adults, *Int J Pediatr Otorhinolaryngol* 67:1285–1290, 2003.

Forest V-I, Murali R, Clark JR: Thyroglossal duct cyst carcinoma: case series, *J Otolaryngol Head Neck Surg* 40:151–156, 2011.

Gioacchini FM, Alicandri-Ciufelli M, Kaleci S, et al.: Clinical presentation and treatment outcomes of thyroglossal duct cysts: a systematic review, *Int J Oral Maxillofac Surg* 44:119–126, 2015.

Mondin V, Ferlito A, Muzzi E, et al: Thyroglossal duct cyst: personal experience and literature review, *Auris Nasus Larynx* 35:11–25, 2008.

Rayess HM, Monk I, Svider PF, et al.: Thyroglossal duct cyst carcinoma: a systematic review of clinical features and outcomes, *Otolaryngol Head Neck Surg* 156:794–802, 2017.

Rohof D, Honings J, Theunisse HJ, et al.: Recurrences after thyroglossal duct cyst surgery: results in 207 consecutive cases and review of the literature, *Head Neck* 37:1699–1704, 2015.

Thompson LDR, Herrera HB, Lau SK: A clinicopathologic series of 685 thyroglossal duct remnant cysts, *Head Neck Pathol* 10:465–474, 2016.

Cisto da fenda branquial

Adams A, Mankad K, Offiah C, et al.: Branchial cleft anomalies: a pictorial review of embryological development and spectrum of imaging findings, *Insights Imaging* 7:69–76, 2016.

Bajaj Y, Ifeacho S, Tweedie D, et al.: Branchial anomalies in children, *Int J Pediatr Otorhinolaryngol* 75:1020–1023, 2011.

Bhaskar SN, Bernier JL: Histogenesis of branchial cysts: a report of 468 cases, *Am J Pathol* 35:407–423, 1959.

Goldenberg D, Sciubba J, Koch WM: Cystic metastasis from head and neck squamous cell cancer: a distinct disease variant?, *Head Neck* 28:633–638, 2006.

LaRiviere CA, Waldhausen JHT: Congenital cervical cysts, sinuses, and fistulae in pediatric surgery, *Surg Clin N Am* 92:583–597, 2012.

Muller S, Aiken A, Magliocca K, et al.: Second branchial cleft cyst, *Head Neck Pathol* 9:379–383, 2015.

Prosser JD, Myer CM 3rd: Branchial cleft anomalies and thymic cysts, *Otolaryngol Clin North Am* 48:1–14, 2015.

Thompson LD, Heffner DK: The clinical importance of cystic squamous cell carcinomas in the neck: a study of 136 cases, *Cancer* 82:944–956, 1998.

Cisto linfoepitelial oral

Buchner A, Hansen LS: Lymphoepithelial cysts of the oral cavity, *Oral Surg Oral Med Oral Pathol* 50:441–449, 1980.

Chaudhry AP, Yamane GM, Scharlock SE, et al: A clinico-pathological study of intraoral lymphoepithelial cysts, *J Oral Med* 39:79–84, 1984.

Sykara M, Ntovas P, Kalogirou E-M, et al.: Oral lymphoepithelial cyst: a clinicopathological study of 26 cases and review of the literature, *J Clin Exp Dent* 9:e1035–e1043, 2017.

Yang X, Ow A, Zhang C-P, et al: Clinical analysis of 120 cases of intraoral lymphoepithelial cyst, *Oral Surg Oral Med Oral Pathol Oral Radiol* 113:448–452, 2012.

Hemi-hiperplasia

Ballock RT, Wiesner GL, Myers MT, et al: Hemihypertrophy. Concepts and controversies, *J Bone Joint Surg* 79:1731–1738, 1997.

Dalal AB, Phadke SR, Pradhan M, et al: Hemihyperplasia syndromes, *Indian J Pediatr* 73:609–615, 2006.

Elliott M, Bayly R, Cole T, et al: Clinical features and natural history of Beckwith-Wiedemann syndrome: presentation of 74 new cases, *Clin Genet* 46:168–174, 1994.

Hennekam RCM, Krantz ID, Allanson JE: Chapter 21. Hemihyperplasia. In *Gorlin's syndromes of the head and neck*, ed 5, New York, 2010, Oxford University Press, pp 477–480.

Hoyme HE, Seaver LH, Jones KL, et al: Isolated hemihyperplasia (hemihypertrophy): report of a prospective multicenter study of the incidence of neoplasia and review, *Am J Med Genet* 79:274–278, 1998.

Vaiman M, Shilco P, Roitblat Y, et al.: Hemihyperplasia/hemihypertrophy in adolescents: prospective international study, *Int J Adolesc Med Health*, 2019. https://doi.org/10.1515/ijamh-2018-0066 (Epub ahead of print).

Yamada T, Sugiyama G, Higashimoto K, et al.: Beckwith-Wiedemann syndrome with asymmetric mosaic of paternal disomy causing hemihyperplasia, *Oral Surg Oral Med Oral Pathol Oral Radiol* 127:e84–e88, 2019.

Atrofia hemifacial progressiva

El-Kehdy J, Abbas O, Rubeiz N: A review of Parry-Romberg syndrome, *J Am Acad Dermatol* 67:769–784, 2012.

Foster TD: The effects of hemifacial atrophy on dental growth, *Br Dent J* 146:148–150, 1979.

Orozco-Covarrubias L, Guzmán-Meza A, Ridaura-Sanz C, et al: Scleroderma "en coup de sabre" and progressive facial hemiatrophy: is it possible to differentiate them?, *J Eur Acad Dermatol Venereol* 16:361–366, 2002.

Schultz KP, Dong E, Truong TA, et al.: Parry Romberg syndrome, *Clin Plast Surg* 46:231–237, 2019.

Sommer A, Gambichler T, Bacharach-Buhles M, et al: Clinical and serological characteristics of progressive facial hemiatrophy: a case series of 12 patients, *J Am Acad Dermatol* 54:227–233, 2006.

Tolkachjov SN, Patel NG, Tollefson MM: Progressive facial hemiatrophy: a review, *Orphanet J Rare Dis* 10:39, 2015. https://doi.org/10.1186/s13023-015-0250-9.

Wójcicki P, Zachara M: Surgical treatment of patients with Parry-Romberg syndrome, *Ann Plast Surg* 66:267–272, 2011.

Wong M, Phillips CD, Hagiwara M, et al.: Parry Romberg syndrome: 7 cases and literature review, *AJNR Am J Neuroradiol* 36:1355–1361, 2015.

Displasia odontomaxilar segmentar

Armstrong C, Napier SS, Boyd RC, et al: Histopathology of the teeth in segmental odontomaxillary dysplasia: new findings, *J Oral Pathol Med* 33:246–248, 2004.

Danforth RA, Melrose RJ, Abrams AM, et al: Segmental odontomaxillary dysplasia. Report of eight cases and comparison with hemimaxillofacial dysplasia, *Oral Surg Oral Med Oral Pathol* 70:81–85, 1990.

Jones AC, Ford MJ: Simultaneous occurrence of segmental odontomaxillary dysplasia and Becker's nevus, *J Oral Maxillofac Surg* 57:1251–1254, 1999.

Miles DA, Lovas JL, Cohen MM Jr: Hemimaxillofacial dysplasia: a newly recognized disorder of facial asymmetry, hypertrichosis of the facial skin, unilateral enlargement of the maxilla, and hypoplastic teeth in two patients, *Oral Surg Oral Med Oral Pathol* 64:445–448, 1987.

Packota GV, Pharoah MJ, Petrikowski CG: Radiographic features of segmental odontomaxillary dysplasia. A study of 12 cases, *Oral Surg Oral Med Oral Pathol Oral Radiol Endod* 82:577–584, 1996.

Smith MH, Cohen DM, Katz J, et al.: Segmental odontomaxillary dysplasia. An underrecognized entity, *J Am Dent Assoc* 149:153–162, 2018.

Whitt JC, Rokos JW, Dunlap CL, et al: Segmental odontomaxillary dysplasia: report of a series of 5 cases with long-term follow-up, *Oral Surg Oral Med Oral Pathol Oral Radiol Endod* 112:e29–e47, 2011.

Síndrome de Crouzon

Helman SN, Badhey A, Kadakia S, et al.: Revisiting Crouzon syndrome: reviewing the background and management of a multifaceted disease, *Oral Maxillofac Surg* 18:373–379, 2014.

Hennekam RCM, Krantz ID, Allanson JE: Crouzon syndrome (craniofacial dysostosis). In *Gorlin's syndromes of the head and neck*, ed 5, New York, 2010, Oxford University Press, pp 736–738.

Kreiborg S: Crouzon syndrome, *Scand J Plast Reconstr Surg Suppl* 18:1–198, 1981.

Sawh-Martinez R, Steinbacher DM: Syndromic craniosynostosis, *Clin Plast Surg* 46:141–155, 2019.

Stavropoulos D, Bartzela T, Tarnow P, et al: Dental agenesis patterns in Crouzon syndrome, *Swed Dent J* 35:195–201, 2011.

Wang JC, Nagy L, Demke JC: Syndromic craniosynostosis, Facial *Plast Surg Clin N Am* 24:531–543, 2016.

Síndrome de Apert

Allam KA, Wan DC, Khwanngern K, et al: Treatment of Apert syndrome: a long-term follow-up study, *Plast Reconstr Surg* 127:1601–1611, 2011.

Cohen MM Jr, Kreiborg S: A clinical study of the craniofacial features in Apert syndrome, *Int J Oral Maxillofac Surg* 25:45–53, 1996.

Hennekam RCM, Krantz ID, Allanson JE: Apert syndrome (acrocephalosyndactyly). In *Gorlin's syndromes of the head and neck*, ed 5, New York, 2010, Oxford University Press, pp 732–736.

Ibrahimi OA, Chiu ES, McCarthy JG, et al: Understanding the molecular basis of Apert syndrome, *Plast Reconstr Surg* 115:264–270, 2005.

López-Estudillo AS, Rosales-Bérber MÁ, Ruiz-Rodriguez S, et al.: Dental approach for Apert syndrome in children: a systematic review, *Med Oral Patol Oral Cir Bucal* 22:e660–e668, 2017.

Stavropoulos D, Bartzela T, Bronkhorst E, et al: Dental agenesis patterns of permanent teeth in Apert syndrome, *Eur J Oral Sci* 119:198–203, 2011.

Wenger TL, Hing AV, Evans KN: Apert syndrome, In Adam MP, Ardinger HH, Pagon RA, et al., editors: *GeneReviews® [Internet]*, Seattle (WA), 1993, University of Washington, Seattle, pp 2020–2019 May 30.

Disostose mandibulofacial

Aljerian A, Gilardino MS: Treacher Collins syndrome, *Clin Plast Surg* 46:197–205, 2019.

Hennekam RCM, Krantz ID, Allanson JE: Mandibulofacial dysostosis (Treacher Collins syndrome, Franceschetti-Zwahlen-Klein syndrome). In *Gorlin's syndromes of the head and neck*, ed 5, New York, 2010, Oxford University Press, pp 889–892.

Katsanis SH, Jabs EW: Treacher Collins syndrome, In Adam MP, Ardinger HH, Pagon RA, et al., editors: *GeneReviews® [Internet]*, Seattle (WA), 2004, University of Washington, pp 1993–2020. Jul 20 [updated 2018 Sep 27].

Posnick JC, Ruiz RL: Treacher Collins syndrome: current evaluation, treatment, and future directions, *Cleft Palate Craniofac J* 37:434, 2000.

Thompson JT, Anderson PJ, David DJ: Treacher Collins syndrome: protocol management from birth to maturity, *J Craniofac Surg* 20:2028–2035, 2009.

Trainor PA, Dixon J, Dixon MJ: Treacher Collins syndrome: etiology, pathogenesis and prevention, *Eur J Hum Genet* 17:275–283, 2009.

2

Anomalias Dentárias

◆ CONSIDERAÇÕES GERAIS

As anomalias dentárias podem ser divididas naquelas que são influenciadas por fatores ambientais, as idiopáticas e as hereditárias. Alterações por fatores ambientais serão discutidas primeiro e, depois, ainda neste capítulo, serão delineadas as causas idiopáticas e as hereditárias de alterações dos dentes.

DESENVOLVIMENTO DO ESMALTE

O desenvolvimento do esmalte passa por três estágios principais: (1) **formação de matriz**, (2) **mineralização** e (3) **maturação**. Durante a formação da matriz, também conhecida como *fase secretora*, as proteínas do esmalte são depositadas. Na próxima etapa, denominada *fase de transição*, ocorre a deposição mineral e a maior parte das proteínas originais é removida. Durante o período final da maturação, o esmalte sofre mineralização e os remanescentes das proteínas originais são removidos. No estágio inicial da mineralização, o esmalte é amorfo, branco e relativamente macio. No último estágio da maturação, o esmalte difuso e opaco é substituído pelo esmalte definitivo duro e translúcido.

O esmalte dentário é único porque a remodelação ou reparo não ocorre após a formação inicial. Portanto, as anormalidades na formação do esmalte são gravadas permanentemente na superfície do dente, e o momento do dano ameloblástico tem um grande efeito na localização e aparência do defeito no esmalte. O esmalte dos dentes decíduos contém um anel neonatal e a velocidade de aposição é estimada em 0,023 mm/dia. Usando este conhecimento, o clínico pode calcular a época na qual o dano aos dentes decíduos ocorreu com precisão de até 1 semana. Na dentição permanente, a localização dos defeitos do esmalte indica, grosseiramente, a época do dano; mas dados disponíveis sobre a cronologia do desenvolvimento dos dentes são oriundos de uma amostra relativamente pequena e há grande variação nas tabelas de valores considerados normais. Além disso, as variações raciais e de sexo não estão completamente estabelecidas.

Tanto os fatores sistêmicos como os locais podem resultar em defeitos no esmalte (Boxe 2.1), e muitos estímulos locais e sistêmicos diferentes podem resultar em defeitos que apresentam aparências clínicas semelhantes. Quando múltiplos fatores estão ativos simultaneamente, a gravidade dos defeitos no esmalte é pior. Os ameloblastos no germe dentário em desenvolvimento são extremamente sensíveis a estímulos externos; os efeitos ambientais no esmalte e em outras estruturas dentárias são discutidos

na próxima seção. Além disso, defeitos hereditários no esmalte podem ocorrer – seja como uma descoberta isolada (ver sobre **amelogênese imperfeita** adiante neste capítulo) ou como parte de uma síndrome hereditária.

ALTERAÇÕES DENTÁRIAS POR FATORES AMBIENTAIS

O Boxe 2.2 lista as principais alterações dentárias que podem ser causadas por influência ambiental. Em muitos casos, as causas são óbvias; em outros, a natureza primária dessas alterações não é facilmente identificável.

◆ EFEITOS AMBIENTAIS NO DESENVOLVIMENTO DAS ESTRUTURAS DENTÁRIAS

HIPOPLASIA DO ESMALTE, OPACIDADES DIFUSAS E OPACIDADES DEMARCADAS

Características clínicas e radiográficas

Quase todos os defeitos visíveis de esmalte causados por fatores ambientais podem ser classificados em um desses três padrões:

1. Hipoplasia.
2. Opacidades difusas.
3. Opacidades demarcadas.

Defeitos sutis do esmalte podem ser mascarados por saliva, biofilme ou iluminação deficiente. No exame para detecção de alterações do esmalte, os dentes deverão ser completamente limpos; em seguida, secos com gaze. A fonte ideal de iluminação é a do equipamento (luz solar direta deve ser evitada). Uma solução evidenciadora de placa deverá ser usada para melhor identificação de pequenos defeitos. A alteração do esmalte pode ser localizada ou estar presente em vários dentes e a superfície dentária pode ter sido atingida parcial ou totalmente. A **hipoplasia de esmalte** é um defeito quantitativo que ocorre na forma de fossetas, ranhuras ou grandes áreas de ausência de esmalte. As **opacidades de esmalte** são um defeito qualitativo que pode ser difuso ou demarcado e que se apresentam com variações na translucidez do mesmo. O esmalte envolvido tem espessura normal. As **opacidades difusas** frequentemente estão associadas à fluorose (ver adiante), e os dentes afetados exibem um aumento na opacidade branca sem uma delimitação precisa

CAPÍTULO 2 Anomalias Dentárias

Boxe 2.1 Fatores associados a defeitos do esmalte.

Sistêmicos

- Trauma relacionado ao nascimento: apresentação pélvica, hipoxia, nascimentos múltiplos, nascimento prematuro, trabalho de parto prolongado
- Substâncias químicas: amoxicilina, quimioterapia antineoplásica, flúor, chumbo, tabagismo, tetraciclina, talidomida, vitamina D
- Anormalidades cromossômicas: trissomia do 21
- Infecções: varicela, citomegalovirose (CMV), infecções gastrintestinais, sarampo, pneumonia, otite média, infecções respiratórias, rubéola, sífilis, tétano, infecções do trato geniturinário
- Doenças hereditárias: síndrome amelocerebroipoidrótica, síndrome amelo-onicoipoidrótica, epidermólise bolhosa, galactosemia, mucopolissacaridose IV, síndrome de Nance-Horan, displasia óculo-dento-óssea, fenilcetonúria, pseudo-hipoparatireoidismo, síndrome trico-dento-óssea, esclerose tuberosa, raquitismo dependente de vitamina D
- Má nutrição: desnutrição generalizada, hipovitaminose A, hipovitaminose D
- Condições clínicas: asma, cardiopatia, doença celíaca, má absorção gastrintestinal, linfangiectasia gastrintestinal, doença hepatobiliar, hiperbilirrubinemia, hipocalcemia, hipotireoidismo, hipoparatireoidismo, diabetes materno, nefropatia, toxemia da gestação
- Distúrbios neurológicos: paralisia cerebral, retardo mental, defeitos auditivos neurossensoriais

Locais

- Trauma mecânico agudo local: quedas, tiros, ventilação mecânica neonatal, mutilação ritual, cirurgia, acidentes com veículos
- Queimadura elétrica
- Irradiação
- Infecção local: maxilite neonatal aguda, doença periapical inflamatória

Boxe 2.2 Alterações dentárias causadas por fatores ambientais.

- Defeitos de desenvolvimento dos dentes
- Perda da estrutura pós-desenvolvimento
- Pigmentações dos dentes
- Distúrbios localizados da erupção

Anormalidades do esmalte causadas por fatores ambientais são muito comuns, com uma ampla gama de prevalência relatada. Em uma pesquisa realizada com mais de 1.500 crianças com idades entre 12 e 15 anos de um país industrializado, a prevalência de defeitos de esmalte na dentição permanente foi de 68,4%. Dentro desse grupo, 67,2% apresentaram opacidades, 14,6% exibiram hipoplasia, e as duas condições associadas apareceram em 13,4% das crianças. A média de dentes afetados por indivíduo foi de 3,6 com mais de 10% das crianças tendo dez ou mais dentes envolvidos.

Um padrão comumente observado ocorre como consequência de fatores sistêmicos, como a febre exantemática, que ocorre durante os dois primeiros anos de vida. Fileiras de fossetas horizontais ou diminuição do esmalte estão presentes nos dentes anteriores e primeiros molares (Figuras 2.1 e 2.2). A perda de esmalte é bilateral e simétrica e a localização dos defeitos está diretamente relacionada ao estágio de desenvolvimento dos dentes afetados. Um padrão semelhante de defeitos do esmalte pode ser observado em caninos, pré-molares e segundos molares quando o fator causal ocorre entre os 4 e 5 anos (Figura 2.3).

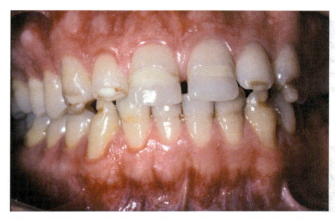

Figura 2.1 Hipoplasia de esmalte por fatores ambientais. Quadro clínico bilateral e simétrico de hipoplasia horizontal do esmalte nos dentes anteriores. Os incisivos centrais superiores foram anteriormente restaurados. (De Neville BW, Damm, DD, White DK: *Color atlas of clinical oral pathology*, ed 2, Hamilton, 1999, BC Decker.)

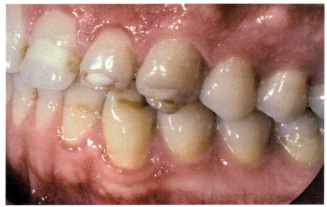

Figura 2.2 Hipoplasia de esmalte por fatores ambientais. O mesmo paciente descrito na Figura 2.1. Note a ausência de dano no esmalte dos pré-molares. (De Neville BW, Damm, DD, White DK: *Color atlas of clinical oral pathology*, ed 2, Hamilton, 1999, BC Decker.)

do esmalte adjacente normal. Em contraste, as **opacidades demarcadas** apresentam um limite nítido com o esmalte adjacente. A opacidade pode ser branca, castanha, amarela ou marrom. As opacidades amarelas ou marrons são mais porosas do que as opacidades brancas e estão mais frequentemente associadas à perda pós-eruptiva do esmalte.

A região da coroa afetada está relacionada à área de atividade ameloblástica na época da lesão; o esmalte afetado é restrito a áreas nas quais havia atividade secretora ou maturação ativa da matriz do esmalte. As coroas de dentes decíduos começam a se desenvolver por volta da décima quarta semana de gestação e continuam até a criança atingir 1 ano. O desenvolvimento das coroas da dentição permanente ocorre aproximadamente dos 6 meses aos 15 anos.

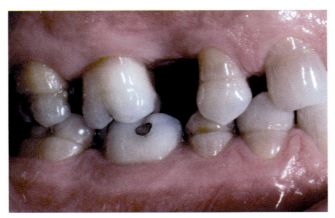

Figura 2.3 Hipoplasia de esmalte por fatores ambientais. Hipoplasia horizontal do esmalte de pré-molares e segundos molares. Observe a ausência dos primeiros molares. (De Neville BW, Damm, DD, White DK: *Color atlas of clinical oral pathology*, ed 2, Hamilton, 1999, BC Decker.)

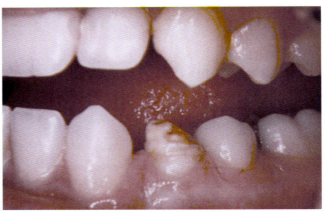

Figura 2.4 Hipoplasia de Turner. Extensa hipoplasia do esmalte do primeiro pré-molar inferior, decorrente de um processo inflamatório associado ao primeiro molar decíduo sobrejacente. (De Hallstead CL, Blozis GG, Drinnan AJ et al.: *Physical evaluation of the dental patient*, St Louis, 1982, Mosby.)

Em pacientes sem fluorose, opacidades demarcadas podem demonstrar porosidade aumentada na superfície e suscetibilidade à cárie. Um estudo relatou uma prevalência de cáries maior que o dobro em pacientes com hipoplasia ou hipomineralização do esmalte localizada, em comparação com aqueles sem tais defeitos. As áreas propensas à cárie demonstraram defeitos em toda a espessura do esmalte.

Dentes com comprometimento estético ou funcional podem ser restaurados por meio de várias técnicas, tais como:

- Restaurações de resina composta
- Facetas
- Coroas totais.

Hipoplasia de Turner

Outro padrão de defeito do esmalte observado nos dentes permanentes é o causado por lesão traumática ou doença inflamatória periapical dos dentes decíduos sobrejacentes. O dente afetado é chamado de **dente de Turner** (referência ao cirurgião-dentista cujas publicações fizeram com que esse fenômeno fosse reconhecido). O aspecto da área afetada varia de acordo com o período e a gravidade do dano. Os defeitos do esmalte variam de áreas focais de coloração branca, amarela ou marrom até extensa hipoplasia que pode envolver toda a coroa.

Quando o processo ocorre secundariamente a doença inflamatória periapical, os dentes pré-molares permanentes são afetados com mais frequência devido à sua relação com os molares decíduos sobrejacentes (Figuras 2.4 e 2.5). Há menor incidência nos dentes anteriores, porque, normalmente, a formação da coroa dos dentes permanentes está completa antes do desenvolvimento de quaisquer doenças inflamatórias apicais que possam ocorrer nos dentes anteriores decíduos, que são relativamente resistentes à cárie. Os fatores que determinam o grau de dano aos dentes permanentes pela infecção subjacente incluem o estágio de desenvolvimento dentário, o período de tempo em que a infecção está ativa, a virulência dos organismos infecciosos e a resistência do hospedeiro à infecção.

Além dos clássicos dentes de Turner, um aumento da prevalência de opacidades demarcadas tem sido relatado nos dentes permanentes sucessores de dentes decíduos cariados. Um estudo relatou que, se há cárie no dente decíduo, o sucessor tem duas

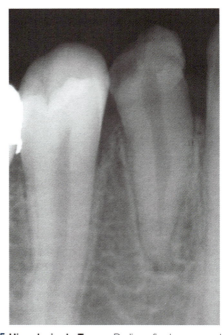

Figura 2.5 Hipoplasia de Turner. Radiografia do mesmo dente exibido na Figura 2.4. Note a falta significativa de esmalte e irregularidade na superfície dentinária. (De Hallstead CL, Blozis GG, Drinnan AJ et al.: *Physical evaluation of the dental patient*, St Louis, 1982, Mosby.)

vezes mais chance de apresentar um defeito circunscrito do esmalte. Além disso, quando o dente decíduo é extraído, por qualquer motivo diferente de trauma, a prevalência de um defeito do esmalte demarcado aumenta cinco vezes.

A formação dos dentes de Turner secundária a lesões traumáticas nos dentes decíduos não é incomum, pois até 45% de todas as crianças sofrem lesões nos seus dentes decíduos. Em um estudo prospectivo com 114 crianças com 225 dentes decíduos que sofreram traumas, 23% dos dentes permanentes correspondentes apresentaram distúrbios de desenvolvimento. Os incisivos centrais superiores são acometidos na maioria dos casos; os incisivos laterais superiores são afetados com menor frequência (Figura 2.6). Em grandes revisões, a prevalência de envolvimento

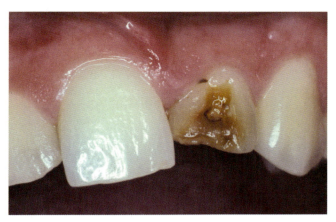

Figura 2.6 Hipoplasia de Turner. Hipoplasia coronária extensa do incisivo central superior esquerdo permanente, decorrente de um trauma anterior no incisivo central decíduo.

de dentes posteriores ou incisivos inferiores foi menor que 10% de todos os casos.

A frequência de lesão traumática nos dentes anteriores superiores não é surpreendente, em se considerando a ocorrência comum de trauma nos dentes decíduos localizados na região anterior da maxila e a relação anatômica próxima entre o germe do dente permanente em desenvolvimento e os ápices dos incisivos decíduos. Como já esperado, o aspecto clínico das alterações varia em função da época e da gravidade do dano. A avulsão e a luxação intrusiva são os tipos de trauma mais fortemente associados à formação dos dentes de Turner.

Em decorrência da posição dos ápices dos dentes decíduos relativamente ao germe dentário, a superfície vestibular dos incisivos superiores é a localização mais frequentemente afetada. Caracteristicamente, a área afetada apresenta-se como uma zona de pigmentação branca ou amarelo-acastanhada com ou sem área horizontal de hipoplasia do esmalte. O trauma também pode causar deslocamento do tecido dentário mineralizado já formado, em relação ao tecido mole do restante do dente em desenvolvimento. Isso resulta em uma curvatura do dente conhecida como **dilaceração**, podendo afetar tanto a coroa como a raiz do dente (ver mais adiante neste capítulo). A dilaceração da coroa ocorre com mais frequência entre 1,5 e 3,5 anos, enquanto a dilaceração da raiz geralmente é observada em associação com o trauma que ocorre entre 4 e 5 anos. Traumas mais graves, ocorrendo na fase inicial do desenvolvimento do dente, podem levar à desorganização do germe dental, assemelhando-se a um odontoma complexo (ver Capítulo 15). Níveis semelhantes de dano no processo final de formação podem levar à interrupção total ou parcial da formação da raiz.

Hipomineralização molar-incisivo

A **hipomineralização molar-incisivo** (HMI) é uma condição que se apresenta com defeitos qualitativos demarcados de esmalte envolvendo um ou mais primeiros molares permanentes com ou sem envolvimento dos incisivos. O padrão clínico é assimétrico e pode envolver um ou mais dentes com diferentes gravidades no mesmo paciente. Embora não tenha sido descrita até a década de 1970 e não seja amplamente reconhecida nos EUA além dos odontopediatras, essa alteração provou ser muito comum; um estudo com 337 crianças em Indiana demonstrou uma prevalência de 13%, um achado em concordância com uma metanálise revelando uma prevalência global quase idêntica de 13,1%.

A etiologia da HMI permanece obscura. Devido ao momento da maturação do esmalte, o envolvimento dos dentes decíduos provavelmente surge de distúrbios pré-natais ou perinatais, como doença materna, medicamentos usados durante a gravidez, prematuridade ou complicações no parto; em contraste, o envolvimento limitado aos dentes permanentes parece estar mais fortemente associado a doenças da infância, especialmente aquelas com febre, asma ou pneumonia.

Os pacientes afetados por HMI exibem defeitos no esmalte de um ou mais primeiros molares permanentes, que apresentam contorno de superfície normal, a menos que haja deterioração do esmalte após a erupção. O esmalte alterado pode apresentar coloração branca, amarela ou marrom, com nítida demarcação entre o esmalte normal e o afetado (Figura 2.7). Opacidades amarelas ou marrons parecem ser mais porosas e, muitas vezes, estão associadas à perda pós-eruptiva do esmalte. Microscopicamente, o esmalte com opacidades demarcadas apresenta espaços interprismáticos maiores que proporcionam acesso bacteriano à dentina subjacente, frequentemente resultando em inflamação crônica da polpa adjacente. Os dentes afetados, com ou sem perda de esmalte pós-eruptivo, muitas vezes são altamente sensíveis, levando à inadequada higiene oral e ao rápido desenvolvimento de cáries. Durante o tratamento odontológico, geralmente esses dentes são muito difíceis de serem anestesiados. Parecem existir espectros da doença nos quais apenas os molares estão envolvidos e outros nos quais os incisivos também estão afetados. Os incisivos acometidos apresentam opacidades, que ocasiona problemas estéticos.

Alterações semelhantes nos caninos decíduos e segundos molares têm sido denominadas *caninos decíduos hipomineralizados* (CDH) e *segundos molares decíduos hipomineralizados* (SMDH). Essas alterações demonstram uma forte associação com a HMI na dentição permanente. Essa associação não é surpreendente, pois a maturação do esmalte dos caninos decíduos e segundos molares apresenta uma sobreposição significativa com a formação do esmalte do primeiro molar permanente.

Em uma revisão sistemática da **hipomineralização molar-incisivo**, 27,4% dos pacientes precisaram de intervenção devido

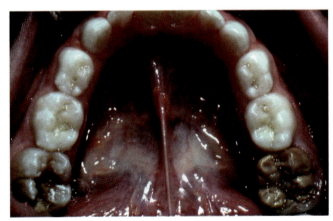

Figura 2.7 Hipomineralização molar-incisivo (HMI). Primeiros molares permanentes exibindo coloração acastanhada e hipomaturação com áreas de fratura coronária.

a dor, hipersensibilidade, deterioração pós-eruptiva ou cárie. O fosfopeptídio de caseína-cálcio amorfo (CPP-ACP) pode ser usado em casos leves para remineralizar o esmalte e reduzir a sensibilidade. O tratamento para casos mais avançados inclui restaurações adesivas ou selantes, coroas metálicas pré-formadas seguidas por coroas totais indiretas permanentes, ou extração frequentemente combinada com fechamento ortodôntico de espaço. Os amálgamas não são ideais devido às cavidades com formas atípicas observadas na HMI. As restaurações adesivas também podem ser problemáticas devido a falhas coesivas relacionadas à qualidade deficiente do esmalte.

Malformação raiz-molar-incisivo (malformação molar-incisivo)

A **malformação raiz-molar-incisivo** (MRMI) compartilha diversas características com a **hipomineralização molar-incisivo** (ver seção anterior). Embora a patogênese de ambos os processos seja incerta, acredita-se que esteja relacionada ao estresse ambiental no início da vida. Além disso, os primeiros molares e incisivos inferiores são os locais predominantes de envolvimento em ambos os distúrbios.

Todos os casos de MRMI aparecem esporadicamente, sem histórico familiar de problemas dentários semelhantes, e quase todos os pacientes têm histórico de problemas sistêmicos graves de saúde no nascimento ou nos primeiros 2 anos de vida. Embora os problemas de saúde variem amplamente, um número significativo representa doenças relacionadas ao sistema nervoso central, como meningite, espinha bífida, hidrocefalia e convulsões. Apesar disso, o momento dos problemas de saúde e a malformação dentária muitas vezes não coincidem. A alteração primária envolve as raízes dos primeiros molares, que não se desenvolvem até aproximadamente os 3 anos. Os pesquisadores especulam que os estressores ambientais danificam ou desorganizam a bainha epitelial de Hertwig da raiz, levando a uma função anormal posteriormente. A possibilidade de uma predisposição genética também foi sugerida, mas sem qualquer evidência confirmatória.

A característica que define a MRMI é a presença de raízes curtas, estreitas e pontiagudas em todos os primeiros molares com coroas sobrejacentes relativamente normais (Figuras 2.8 e 2.9). As câmaras pulpares apresentam altura coronal-apical reduzida com uma placa mineralizada ectópica entre a câmara e os canais radiculares. Os dentes malformados geralmente desenvolvem dor, mobilidade e formação de abscessos sem cárie dentária ou trauma associado. Acredita-se que esta perda de vitalidade seja secundária à câmara pulpar malformada ou a uma inserção periodontal anormal que permite a formação de uma lesão inflamatória endoperiodontal combinada. Envolvimento semelhante dos segundos molares decíduos pode ser observado, com raro envolvimento dos primeiros molares decíduos. Em cerca de metade dos pacientes acometidos, um ou mais incisivos demonstrarão constrição acentuada na coroa com um entalhe no terço cervical do esmalte. Dente invaginado raso (ver neste capítulo) também é visto com frequência (Figura 2.8).

Em pacientes com **MRMI**, os dentes anteriores devem ser inspecionados clínica e radiograficamente após a erupção para permitir que qualquer dente apresentando dente invaginado seja restaurado ou selado o mais rapidamente possível. Devido à alta frequência de abscessos associados, os primeiros molares permanentes afetados geralmente são extraídos. O tratamento endodôntico é difícil devido à anatomia pulpar anormal e à ponte mineralizada presente no assoalho da polpa. Após a extração,

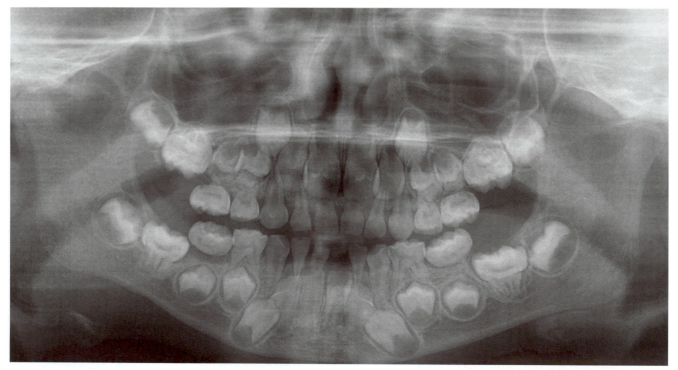

Figura 2.8 Malformação raiz-molar-incisivo (MRMI). Dentição exibindo raízes malformadas em todos os primeiros molares permanentes com placas mineralizadas no fundo das câmaras pulpares. Observe o envolvimento dos segundos molares decíduos e o dente invaginado raso nos incisivos centrais superiores permanentes. (Cortesia do Dr. Jeff Hall.)

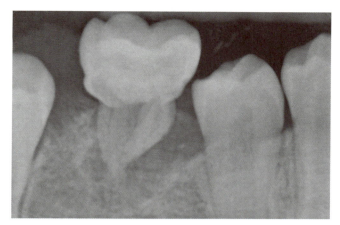

Figura 2.9 Malformação raiz-molar-incisivo (MRMI). Primeiro molar mandibular exibindo raízes curtas e pontiagudas. (Cortesia do Dr. Michael Myers.)

os segundos e terceiros molares saudáveis podem ser guiados para o espaço do primeiro molar edêntulo à medida que se desenvolvem. Alternativamente, um mantenedor de espaço pode ser colocado até que o paciente atinja uma idade que permita a colocação bem-sucedida de um implante.

Hipoplasia causada por terapia antineoplásica

Conforme a medicina moderna melhora, o prognóstico do câncer infantil também melhora, tornando-se evidente o aumento no número de alterações de desenvolvimento secundárias ao uso da radioterapia ou quimioterapia. Foi relatado que mais de 90% dos sobreviventes de câncer infantil apresentarão pelo menos uma complicação oral. Como seria esperado, os dentes em desenvolvimento são mais frequentemente afetados por essas modalidades terapêuticas antineoplásicas produzindo alterações clínicas, em pacientes abaixo de 12 anos, e mais extensamente naqueles com menos de 5 anos. O grau e a gravidade de alterações de desenvolvimento estão relacionados à idade do paciente durante o tratamento, o tipo de tratamento e a dose e o campo de radiação, quando utilizada.

Apesar de a quimioterapia e a radioterapia serem responsáveis pelo desenvolvimento de anormalidades, as alterações mais graves estão associadas à radioterapia. Uma dose de 30 grays (Gy) interrompe o desenvolvimento dentário, e malformações dentárias são observadas em pacientes com doses tão baixas quanto 4 Gy. O aumento da dose é diretamente proporcional ao aumento do impacto sobre o desenvolvimento dos dentes e dos ossos gnáticos. As alterações frequentemente observadas incluem hipodontia, microdontia, raízes hipoplásicas em forma de V e hipoplasia do esmalte (Figura 2.10). Agenesia dentária e microdontia são mais comuns em pacientes expostos antes dos 3 anos, enquanto a hipoplasia radicular é mais prevalente em crianças mais velhas. Além disso, não é raro o paciente apresentar hipoplasia mandibular e diminuição do terço inferior da face. A hipoplasia mandibular pode ser causada por um ou mais dos seguintes fatores: efeito direto da radioterapia, redução do crescimento do osso alveolar secundário ao desenvolvimento radicular prejudicado ou falha no crescimento devido à hipofunção pituitária causada pela radioterapia envolvendo o crânio. A quimioterapia pode produzir alterações dentárias semelhantes, mas menos graves, incluindo agenesia dentária, microdontia, hipoplasia radicular e hipoplasia do esmalte.

Fluorose dentária

A ingestão de quantidades excessivas de flúor pode resultar em expressivos defeitos do esmalte conhecidos como **fluorose dentária**. Parece que o flúor cria defeitos no esmalte através da retenção das amelogeninas na estrutura do esmalte. Isso ocasiona a formação de esmalte hipomineralizado que altera a reflexão da luz e cria um aspecto de áreas brancas que lembram giz. A maioria dos problemas associados à fluorose dentária é estética, principalmente quando os dentes anteriores são afetados.

A gravidade da fluorose dentária é dose-dependente; com a ingestão elevada de flúor durante períodos críticos do desenvolvimento dentário, a fluorose é mais grave. Curiosamente, indivíduos que ingerem níveis semelhantes de flúor podem exibir graus diferentes de fluorose, o que sugere uma influência genética.

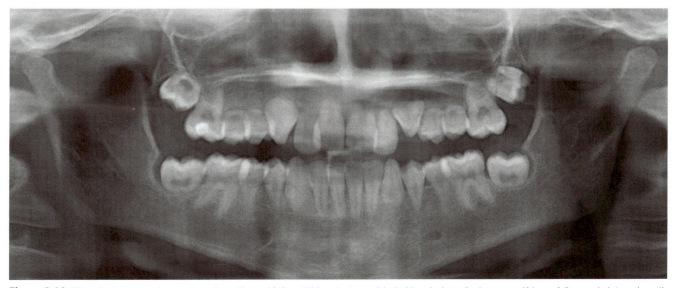

Figura 2.10 Hipoplasia causada por terapia antineoplásica. Vários dentes exibindo hipoplasia radicular secundária a rádio e quimioterapia antineoplásica. (Cortesia do Dr. Bret Johnson.)

Os dentes afetados são resistentes à cárie e a superfície dentária alterada se apresenta como áreas com esmalte branco, opaco e sem brilho, podendo apresentar áreas de pigmentação amarela ou marrom-escura (Figuras 2.11 e 2.12). No passado, áreas de fluorose de moderada a grave foram denominadas **esmalte mosqueado**. A hipoplasia do esmalte verdadeira é incomum, mas pode ocorrer na forma de fossetas profundas, irregulares e acastanhadas. Em virtude de outros fatores resultarem em um quadro clínico semelhante ao esmalte, o diagnóstico definitivo requer que os defeitos sejam bilaterais e simetricamente distribuídos e deve ser encontrada evidência de consumo excessivo de flúor ou níveis elevados de flúor no esmalte ou outros tecidos.

Inicialmente, acreditava-se que a capacidade do flúor de reduzir a cárie era secundária à sua incorporação ao esmalte em desenvolvimento, o que resultaria em cristais de fluorapatita mais resistentes aos ácidos. Hoje em dia, a maioria dos pesquisadores acredita que os efeitos pós-eruptivos do flúor controlam a cárie pela alteração no processo desmineralização-remineralização, que ocorre entre dente/bactéria na interface do biofilme. Ainda assim, a água fluoretada permanece sendo considerada uma importante fonte de aplicação tópica de flúor. Estudos mostraram que, mesmo com o flúor presente em vários produtos odontológicos, alimentos e bebidas, a interrupção da fluoretação da água está associada ao aumento aproximado de 18% de cáries.

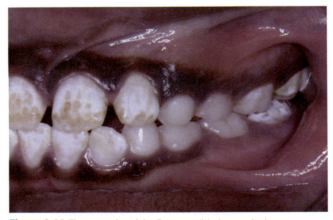

Figura 2.11 Fluorose dentária. Dentes exibindo esmalte branco, opaco e sem brilho, com áreas de depressão. Observe que os dentes decíduos não foram comprometidos.

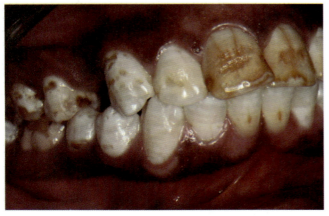

Figura 2.12 Fluorose dentária. Alteração difusa, branca e opaca dos dentes com áreas mosqueadas. O paciente passou a infância no Quênia.

O consumo ótimo de água fluoretada tem sido associado à baixa prevalência de alterações no esmalte, que costumam ser sutis. No entanto, um aumento da prevalência de fluorose dentária tem sido notado nos últimos anos. O Centers for Disease Control and Prevention relatou que, de 1986 até 1987, 22,6% dos adolescentes demonstraram algum grau de fluorose, enquanto um grupo semelhante, de 1999 para 2004, apresentou prevalência de 40,7%. A concentração de flúor na água varia de 0,7 a 1,2 ppm. Em locais com clima quente, recomenda-se que a concentração seja de 0,7 ppm devido ao alto consumo de água, enquanto, nas regiões com temperatura mais amena, a recomendação é de 1 ppm. Em 2011, o US Department of Health and Human Services recomendou a padronização no país de 0,7 ppm de flúor.

As coroas dos incisivos centrais superiores são as mais esteticamente importantes e seu desenvolvimento é concluído até os 3 anos. Portanto, é fortemente recomendado um monitoramento próximo de todas as fontes de ingestão de flúor durante os primeiros 3 anos de vida. A ingestão de flúor ocorre principalmente por quatro fontes: água potável, dentifrício com flúor, suplementos de flúor e fórmula infantil. Foi relatado que a ingestão de dentifrícios com flúor é responsável por aproximadamente dois terços dos casos de fluorose nos EUA. Uma redução significativa na fluorose dentária pode ser observada se a escovação com dentifrício fluoretado não for iniciada antes de 12 meses de vida. Uma vez iniciado, é recomendada uma supervisão próxima dos pais com o uso de uma quantidade de dentifrício do tamanho de um grão de arroz para crianças menores de 3 anos, enquanto uma quantidade do tamanho de uma ervilha é apropriada para crianças de 3 a 6 anos. Além disso, a utilização de água fluoretada para o preparo de mamadeira deve ser evitada. Devido à disseminação do flúor através de suplementos alimentares infantis, a necessidade de suplementos em áreas não fluoretadas está diminuindo em muitos países industrializados. Os suplementos com flúor devem ser recomendados apenas em áreas não fluoretadas para crianças que apresentam alto risco de cáries rampantes.

Embora os dentes afetados pela fluorose tenham sido tratados com clareamento externo, microabrasão, facetas dentárias ou coroas, a infiltração do esmalte com uma resina fotopolimerizável de baixa viscosidade tem se mostrado uma abordagem bem-sucedida para mascarar o esmalte alterado. Opacidades leves associadas ao flúor muitas vezes desaparecem ao longo do tempo, possivelmente devido ao desgaste superficial do dente associado às atividades diárias.

Hipoplasia sifilítica

A sífilis congênita (ver Capítulo 5) resulta em um quadro de hipoplasia de esmalte bem conhecido, mas que atualmente é tão raro que não justifica uma discussão. Dentes anteriores afetados pela sífilis são chamados de **incisivos de Hutchinson** e apresentam coroas com forma semelhante à ponta de uma chave de fenda, com maior diâmetro no terço médio da coroa e terço incisal constrito. A porção média da borda incisal geralmente apresenta um chanfro central hipoplásico. Os dentes posteriores afetados são chamados de **molares em amora**, apresentando uma constrição e desorganização da superfície oclusal que lembra a forma irregular da amora.

◆ PERDA DE ESTRUTURA DENTÁRIA PÓS-DESENVOLVIMENTO

A estrutura dentária pode ser perdida após sua formação por vários fatores, além dos casos relacionados a cáries ou traumas. A destruição do esmalte dentário pode começar por meio de abrasão, atrição, erosão ou abfração. Além disso, a perda da estrutura dentária pode começar nas superfícies da dentina ou cemento por reabsorção interna ou externa.

DESGASTE DENTÁRIO

O **desgaste dos dentes**, também chamado de *perda da superfície dos dentes,* é um processo fisiológico que ocorre com o envelhecimento, mas pode ser considerado patológico quando o grau de destruição causa problemas funcionais, estéticos ou de sensibilidade dentária. Apesar de os casos de desgaste (**atrição, abrasão, erosão, abfração**) serem frequentemente discutidos como alterações independentes, a maioria dos casos é o resultado da combinação de fatores. Muitos casos de atrição são acelerados pela presença de materiais abrasivos. Áreas de dentina exposta por atrição ou abfração são mais frequentemente atingidas pelos efeitos da erosão ou da abrasão. Áreas amolecidas pela erosão são mais suscetíveis a abrasão, atrição e abfração. O clínico deve perceber que a perda da estrutura dentária adquirida por fatores ambientais quase sempre é multifatorial.

A maioria dos pesquisadores acredita que há um aumento na prevalência do desgaste dentário. Isso é, em parte, explicado pela conscientização entre os clínicos e também porque a população adulta está mantendo mais dentes naturais ao longo da vida. Além disso, indivíduos jovens tendem a apresentar um aumento na perda de superfícies dentárias, provavelmente causado por uma dieta mais rica em ácidos (p. ex., refrigerantes, alimentos dietéticos, frutas frescas). Esse raciocínio se baseia no fato de o consumo de refrigerantes ácidos ter aumentado em 300% nos EUA nos últimos 20 anos.

Atrição é a perda da estrutura dentária causada pelo contato entre os dentes durante a oclusão e a mastigação. O termo vem do latim *attritum* que significa ação do atrito contra outra superfície. Algum grau de atrição é fisiológico e o processo se torna mais perceptível com o aumento da idade. Quando a quantidade de perda dentária é extensa e ocorre o comprometimento estético e a função, o processo pode ser considerado patológico.

A destruição dentária pode ser acelerada por:
- Esmalte de qualidade inferior ou ausente (p. ex., fluorose dentária, hipoplasia hereditária do esmalte ou causada por fatores ambientais, dentinogênese imperfeita)
- Contatos prematuros (oclusão topo a topo)
- Abrasivos intraorais, erosão e bruxismo
- Medicamentos ou drogas ilícitas que induzem o bruxismo.

A **abrasão** consiste na perda patológica da estrutura dentária ou restauração pela ação mecânica de um agente externo. O termo tem origem no latim *abrasum*, que significa literalmente *raspar* e implica a remoção por meio de processo mecânico. A causa mais comum da abrasão é a escovação dentária que combina elementos abrasivos nos dentifrícios e escovação com pressão horizontal. Outros itens frequentemente associados à abrasão dentária incluem hábitos de colocar entre os dentes: lápis, palitos de dentes,

cachimbo e grampos para cabelo. Mascar tabaco, quebrar nozes e sementes, cortar linha com os dentes, roer unhas e usar incorretamente o fio dental também podem causar abrasão clinicamente perceptível. Quando o desgaste dentário é acelerado por mascar substâncias abrasivas entre os dentes antagonistas, o processo tem sido chamado de **demastigação** e apresenta características tanto de atrição como de abrasão.

Erosão consiste na perda da estrutura dentária causada por um processo químico não bacteriano. O termo deriva do latim *erosum,* que significa *corrosão* e implica a destruição progressiva de uma superfície por um processo eletrolítico ou químico. Normalmente, a erosão é causada por exposição aos ácidos, mas agentes quelantes geralmente são a causa primária. Embora a saliva contenha bicarbonato e ajude na remineralização por sua capacidade tampão, o nível de bicarbonato na saliva está diretamente relacionado ao fluxo salivar, havendo redução da capacidade tampão nas situações em que haja hipossalivação. As causas das disfunções das glândulas salivares incluem aplasia da glândula, desidratação, radioterapia, medicamentos e condições sistêmicas como a síndrome de Sjögren, bulimia nervosa e diabetes. A fonte ácida muitas vezes são alimentos ou bebidas (especialmente refrigerantes ácidos e carbonatados), mas outras causas incluem alguns medicamentos e drogas ilícitas, piscinas com monitoramento de pH deficiente, regurgitação involuntária crônica (p. ex., hérnia de hiato, esofagite, alcoolismo crônico e gestação), regurgitação voluntária (p.ex., distúrbios psicológicos, bulimia e ocupações que requerem baixo peso corporal), exposição ambiental industrial e ocupações como *sommeliers.* A erosão proveniente da exposição dentária a secreções gástricas é chamada de **perimólise**. Uma vez que a saliva tem a capacidade de remineralizar a superfície dentária exposta a ácidos, parece que as áreas de danos por erosão devem ter algum componente abrasivo que remove o esmalte amolecido antes da remineralização. A suscetibilidade à erosão varia entre os indivíduos e parece estar relacionada à qualidade do esmalte, à composição da saliva e ao efeito protetor da película salivar.

A erosão dentária parece estar fortemente associada tanto à frequência quanto à duração da exposição a alimentos e bebidas ácidas. Devido à capacidade de tamponamento da saliva, a remoção do ácido e a estabilização do pH geralmente ocorrem de 2 a 13 minutos após a exposição. Observa-se aumento da erosão em indivíduos que ingerem alimentos ácidos entre as refeições ou aumentam os tempos de exposição ao tomar pequenos goles de bebidas ou comer lentamente frutas ácidas. Quatro ou mais exposições diárias a alimentos ácidos foram associadas a um maior risco de desgaste erosivo dos dentes. O uso de canudos posicionados no fundo da boca tende a evitar os dentes e reduzir o potencial erosivo de bebidas ácidas, enquanto o posicionamento do canudo no vestíbulo bucal aumenta os efeitos erosivos. O potencial erosivo também é influenciado pela concentração de cálcio e fosfato. Alimentos ácidos com um teor significativo de cálcio, como iogurte, demonstram baixo potencial erosivo.

Abfração pode ser definida como a perda de estrutura dentária devido a um estresse oclusal, que por flexão repetida provoca falha no esmalte e na dentina distante do ponto de pressão. O termo deriva das palavras do latim *ab* e *fractio* que significam, respectivamente, *distante* e *rompimento*. A dentina é capaz de suportar uma quantidade maior de estresse do que o esmalte. Quando as forças oclusais são aplicadas excentricamente ao dente, a tensão é concentrada no fulcro cervical, levando à inclinação que pode produzir rompimento nas ligações químicas dos cristais do esmalte nas áreas cervicais. Uma vez danificado, o esmalte fraturado pode ser perdido ou ser mais facilmente removido por erosão ou abrasão.

Não existe consenso sobre a prevalência da abfração. Alguns autores propõem que a abfração seja a causadora da maior parte da perda cervical dos dentes; outros acreditam que há poucas evidências de que essa sequência de eventos ocorra na boca. Várias revisões sistemáticas encontraram pouco suporte para as forças oclusais serem responsáveis pela perda dentária cervical não cariosa, questionando assim a validade da abfração.

Características clínicas

Atrição

A **atrição** pode acometer tanto a dentição decídua como a permanente. Como esperado, as superfícies mais afetadas são aquelas que fazem contato com o dente antagonista. As superfícies oclusais e incisais são as mais comprometidas, além das faces palatinas dos dentes anteriores e vestibulares dos dentes anteriores inferiores. Grandes faces de desgaste planas, lisas e brilhantes são encontradas em uma relação que corresponde ao padrão de oclusão. Os pontos de contato interproximais também são afetados pelo movimento vertical dos dentes durante a mastigação. Com o tempo, essa perda interproximal pode resultar em um encurtamento do arco. A exposição pulpar e sensibilidade dentinária são raras devido à morosidade da perda de estrutura dentária e à aposição de dentina secundária reparadora no interior da câmara pulpar (Figura 2.13).

Abrasão

A **abrasão** apresenta padrões clínicos distintos de acordo com a causa. A abrasão por escovação dentária apresenta-se, caracteristicamente, como fendas cervicais horizontais na superfície vestibular expondo dentina e cemento (Figura 2.14). Os defeitos geralmente exibem margens definidas e superfície dura e lisa. Quando há a presença de ácidos, lesões mais arredondadas e rasas são observadas. O grau de perda é maior nos dentes mais vestibularizados (caninos, pré-molares e dentes adjacentes a áreas edêntulas) e, ocasionalmente, no lado do arco oposto à mão dominante durante a escovação dentária. Cortar linha, usar cachimbo e abrir grampos para cabelo comumente produzem entalhes com formas arredondadas ou em V nas superfícies incisais dos dentes anteriores (Figura 2.15). O uso inadequado do fio dental e de palitos resulta na perda de cemento e dentina interproximal.

Erosão

Em pacientes com **erosão**, a perda dos dentes não está relacionada a padrões funcionais de desgaste, nem àqueles associados com abrasivos conhecidos. Os locais mais afetados por essas perdas são áreas que não estão protegidas pela secreção serosa das glândulas parótidas e submandibulares. As superfícies vestibulares e palatinas dos dentes superiores e as superfícies vestibulares e oclusais dos dentes posteriores inferiores são as mais afetadas. O envolvimento das superfícies linguais de todos os dentes inferiores é incomum, possivelmente devido à capacidade protetora da saliva serosa proveniente da glândula submandibular.

O padrão clássico de erosão dentária é uma lesão com depressão côncava central na dentina cercada por borda elevada de esmalte. As áreas côncavas podem ser vistas nas pontas das cúspides oclusais, arestas incisais e cristas marginais (Figura 2.16). Ao contrário da abrasão, a erosão comumente afeta as superfícies vestibulares dos dentes superiores anteriores, na forma de depressões em forma de colher rasa na porção cervical da coroa (Figura 2.17). Os dentes posteriores frequentemente

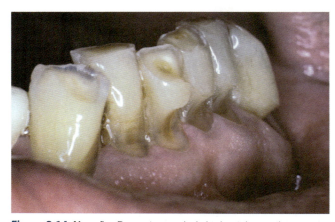

Figura 2.14 Abrasão. Desgastes cervicais horizontais nos dentes anteriores inferiores. Notam-se canais pulpares visíveis conservados por deposição de dentina terciária.

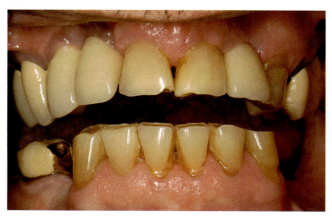

Figura 2.13 Atrição. Extensa perda da altura coronária dos dentes, sem exposição pulpar em paciente com oclusão anterior topo a topo.

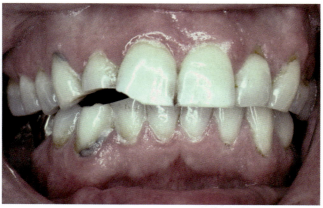

Figura 2.15 Abrasão. Desgastes nos dentes anteriores do lado direito causado por uso prolongado de cachimbo.

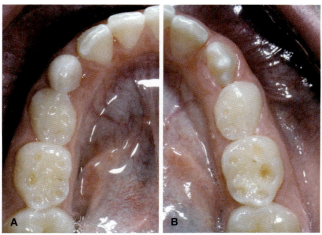

Figura 2.16 Erosão. Múltiplas depressões lembrando conchas em áreas correspondentes às pontas das cúspides.

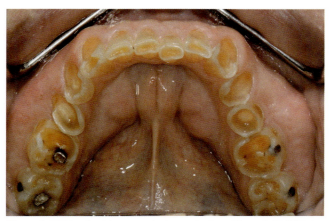

Figura 2.18 Erosão. Mesmo paciente mostrado na Figura 2.17. Múltiplos dentes mandibulares exibindo depressões na dentina cercadas por bordas elevadas de esmalte. Note o amálgama no primeiro molar, que está elevado acima da superfície da dentina deprimida circundante.

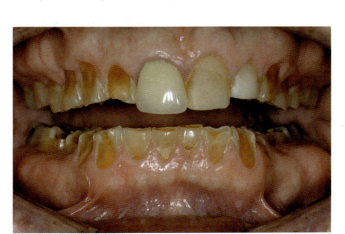

Figura 2.17 Erosão. Desgaste extensivo dos dentes. Observe as depressões em forma de colher nos dentes anteriores e a dentina deprimida adjacente às cristas elevadas do esmalte nos dentes posteriores.

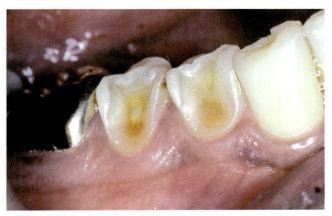

Figura 2.19 Erosão. Extensa perda de esmalte e dentina na superfície vestibular dos pré-molares inferiores. O paciente apresentava o hábito de chupar constantemente tamarindo (uma fruta ácida).

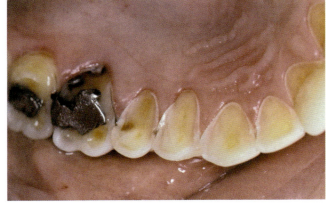

Figura 2.20 Erosão. Superfícies palatinas, nas quais a dentina exposta exibe uma superfície côncava e uma linha branca periférica de esmalte. O paciente sofria de bulimia.

exibem perda extensa da superfície oclusal e as bordas de restaurações metálicas podem, consequentemente, estar acima do nível da estrutura dentária (Figura 2.18). Após uma porção do esmalte da cúspide ter sido perdida, a dentina é destruída mais rapidamente que o esmalte remanescente, resultando em uma depressão côncava de dentina circundada por uma borda elevada de esmalte (ver Figura 2.18). Quanto mais rápida a dissolução da dentina, maior é chance de ocorrer perda de esmalte por fratura. Ocasionalmente, todas as cúspides vestibulares são perdidas e substituídas por depressões semelhantes a rampas de esqui que se estendem da cúspide lingual à junção amelocementária vestibular (Figura 2.19). Quando as superfícies palatinas são atingidas, a dentina exposta apresenta uma superfície côncava e mostra uma linha branca e periférica de esmalte (Figura 2.20). A erosão ativa caracteristicamente revela uma superfície limpa, sem manchas, enquanto as regiões inativas se apresentam manchadas e pigmentadas.

As erosões limitadas às superfícies vestibulares dos dentes anteriores superiores, muitas vezes, estão associadas a alimentos ácidos. Quando a perda dentária se mostra limitada às porções incisais da dentição anterior de ambos os arcos, indica uma fonte ambiental externa. Se a erosão está localizada nas superfícies palatinas dos dentes anteriores e nas superfícies oclusais dos dentes posteriores de ambos os arcos, provavelmente a causa é a regurgitação de secreções gástricas. A localização do desgaste dentário pode sugerir a causa da perda, mas não é totalmente confiável.

Abfração

A **abfração** se apresenta como defeitos em forma de cunhas limitadas à região cervical dos dentes e pode se assemelhar à abrasão cervical ou à erosão. Dicas para o diagnóstico incluem defeitos profundos, estreitos e em forma de V (o que não permite o contato da escova dentária com a base do defeito) e, geralmente, acometimento de um único dente, não atingindo os dentes adjacentes (Figura 2.21). Além disso, algumas lesões são subgengivais, uma região normalmente protegida da abrasão e erosão. As lesões por abfração são mais frequentes nas superfícies vestibulares dos pré-molares e molares.

Em todas as formas de desgaste dentário, o processo ocorre de forma lenta, permitindo a deposição de dentina terciária, prevenindo a exposição pulpar, mesmo quando há extensa perda de estrutura dentária (ver Figura 2.14). Em alguns casos, principalmente na dentição decídua, a perda dentária pode ocorrer de forma mais acelerada à exposição pulpar.

Tratamento e prognóstico

Níveis normais de atrição não necessitam de tratamento, sendo a intervenção reservada para aqueles casos que podem levar a uma perda dentária. O diagnóstico precoce e a intervenção podem ajudar na preservação da dentição permanente. Antes de qualquer ação definitiva, o cirurgião-dentista deve ter em mente que o desgaste dentário apresenta causa multifatorial. A falha em reconhecer a inter-relação destas alterações pode levar a tratamentos inapropriados e ao fracasso de qualquer tentativa de reparo. A intervenção deve enfatizar um diagnóstico detalhado, medidas preventivas e monitoramento a longo prazo. O tratamento imediato deve ser direcionado à resolução da dor, mas a identificação das causas da perda de estrutura dentária e a proteção da dentina remanescente também são objetivos importantes.

Nos pacientes afetados pela erosão dentária, intervenções preventivas devem visar não apenas reduzir a frequência e a duração da exposição aos ácidos, mas também aumentar a capacidade da cavidade oral de resistir aos efeitos dos ácidos. Após a exposição a um ácido, a saliva tem a capacidade de remineralização dentária com o tempo, mas os dentes são vulneráveis à abrasão antes que essa ação seja completada. Embora alguns pesquisadores recomendem um intervalo mínimo de 1 hora entre a exposição ácida e a escovação em uma tentativa de minimizar a abrasão do esmalte enfraquecido, o atraso na escovação não é justificado devido à incapacidade da saliva de alcançar uma remineralização completa. A utilização de um dentifrício pouco abrasivo e a orientação profissional para evitar uma escovação inadequada, muito frequente ou muito forte, previnem a abrasão. O consumo de substâncias tampão, como leite, queijo e antiácidos sem açúcar também é benéfico. Enxaguar a boca após a exposição ácida e hidratação adequada têm sido sugeridos na redução da gravidade da desmineralização e manutenção do fluxo salivar com capacidade tampão adequada. Uma causa comum de desgaste dentário é a diminuição do fluxo salivar secundário à desidratação, muitas vezes associada ao trabalho extenuante ou a práticas esportivas e complicada pelo uso de refrigerantes ou bebidas isotônicas em vez de água. O hábito do uso de goma de mascar à base de xilitol tem sido sugerido como método para diminuir a erosão dentária, por meio do aumento do fluxo salivar após a exposição ácida; entretanto, alguns estudos têm mostrado que o esmalte amolecido pelo ácido pode ser danificado durante a mastigação nesse momento de vulnerabilidade. Os pacientes devem ser orientados sobre o potencial de perda da estrutura dentária causada pelo excesso de alimentos e bebidas ácidas (p. ex., vinhos, refrigerantes, conservas em ácido acético e frutas cítricas, sucos de fruta e doces), pela regurgitação crônica e por técnicas inapropriadas de higiene oral. Placas de mordida e protetores bucais podem ser utilizados durante o sono, objetivando minimizar o atrito noturno e protegendo os dentes da exposição frequente aos ácidos provenientes da regurgitação ou de fontes industriais. A sensibilidade dentária pode ser reduzida por meio do uso de vernizes, bochechos ou dentifrícios contendo cloreto de estrôncio, fluoreto estanhoso ou monofluorfosfato. Se não houver sucesso imediato, esses agentes podem ser combinados com iontoforese.

O tratamento restaurador é uma conduta precipitada quando ainda há desgaste ocorrendo, devendo ser adiado até que o paciente expresse forte interesse estético, apresente sensibilidade dentária que não responda a técnicas conservadoras ou demonstre desgaste incontrolável e progressivo. Uma vez indicado, o tratamento mínimo necessário para resolver o problema deve ser implementado. Em lesões sugestivas de abfração, ionômero de vidro é recomendado por sua grande resiliência, o que permite que o material flexione com o dente. Em áreas de abrasão, deverá ser escolhido um material com ótima resistência ao processo abrasivo. A reposição de dentes posteriores perdidos e a correção da oclusão topo a topo limitam os efeitos da atrição. A estrutura dentária perdida pode ser restaurada com resinas compostas, facetas, *onlays* ou coroas totais. Procedimentos restauradores que não envolvam significativa remoção da estrutura dentária remanescente são preferíveis em pacientes que apresentam extenso desgaste dentário.

REABSORÇÃO INTERNA E EXTERNA

Além da perda da estrutura dentária que tem início nas superfícies coronárias expostas, a destruição dos dentes também pode ocorrer por reabsorção, a qual é realizada por células localizadas na polpa dentária (**reabsorção interna**) ou no ligamento periodontal (LP) (**reabsorção externa**). A reabsorção interna é relativamente rara e a maioria dos casos se desenvolve após dano

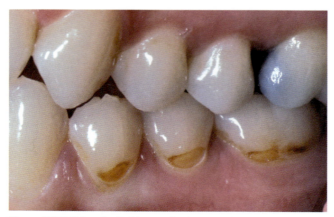

Figura 2.21 Abfração. Defeitos profundos e estreitos na região cervical da superfície vestibular dos dentes inferiores. (De Neville BW, Damm DD, White DK: *Color atlas of clinical oral pathology*, ed 2, Hamilton, 1999, BC Decker.)

aos tecidos pulpares, tais como o trauma ou pulpite por cárie. A reabsorção pode continuar enquanto a polpa permanecer vital, podendo resultar em comunicação da mesma com o ligamento periodontal.

Por outro lado, a reabsorção externa é comum; com exame preciso, todos os indivíduos são potenciais portadores de reabsorção radicular externa em um ou mais dentes. Em uma revisão radiográfica de 13.263 dentes, todos os pacientes mostraram evidências de reabsorção radicular e 86,4% dos dentes examinados apresentaram reabsorção externa, com média de 16 dentes afetados por paciente. A maioria das áreas de reabsorção é moderada e sem implicação clínica, mas 10% dos pacientes apresentam quantidades incomuns de reabsorção externa.

O potencial para reabsorção é inerente ao tecido periodontal de cada paciente e essa suscetibilidade individual é o fator mais importante no grau dessa alteração que ocorrerá depois de um estímulo. Os fatores relacionados com o aumento da gravidade da reabsorção externa estão listados no Boxe 2.3. Muitos casos têm sido chamados de *idiopáticos* porque nenhum motivo foi encontrado para explicar a rápida reabsorção. Embora fatores locais possam exercer uma grande influência, vários pesquisadores acreditam que a predisposição genética tem um papel importante. Um estudo mostrou um aumento de 5,6 vezes no risco de reabsorção radicular durante o tratamento ortodôntico em pacientes com homozigose para o alelo interleucina-1beta (IL-1B). Além disso, foram relatados exemplos de famílias com reabsorção radicular generalizada idiopática e gêmeos monozigóticos com padrões idênticos de reabsorção radicular. A genética parece ser um fator modificador que aumenta a gravidade da reabsorção externa desencadeada por um fator secundário. Quando radiografias pré-tratamento de um paciente demonstram um grau de reabsorção além daquele que é normalmente encontrado, o cirurgião-dentista deve avaliar os riscos potenciais envolvidos em iniciar procedimentos (como o tratamento ortodôntico) que são conhecidos por serem associados ao aumento do risco de reabsorção externa.

Características clínicas e radiográficas

A reabsorção de dentina ou do cemento pode ocorrer em qualquer região que entre em contato com o tecido mole vital. A **reabsorção interna** é em geral assintomática e descoberta por meio de radiografias de rotina. A dor pode ser relatada quando o processo é associado à inflamação pulpar. Dois padrões principais podem ser observados: (1) **reabsorção inflamatória** e (2) **reabsorção por substituição** ou **reabsorção metaplásica** (Figura 2.22). Na reabsorção inflamatória, a dentina reabsorvida é substituída por tecido de granulação. Apesar de este quadro poder ocorrer em qualquer região do canal, a zona cervical é mais frequentemente afetada (e a inflamação pulpar é geralmente causada por invasão bacteriana). A reabsorção continua enquanto a polpa permanece vital; normalmente, a polpa coronária é necrótica, com a porção apical permanecendo vital. Os resultados dos testes pulpares são variáveis. Nesse padrão, a área de destruição comumente se apresenta uniforme, com aumento bem delimitado, simétrico e radiolucente da câmara pulpar ou do canal radicular. Quando a polpa coronária é afetada, a coroa pode mostrar uma coloração rosa (**dente róseo de Mummery**) conforme o processo reabsortivo vascular se aproxima da superfície (Figura 2.23). Quando isso ocorre na raiz, o contorno do canal radicular é perdido, sendo observada radiograficamente uma dilatação semelhante a um balão (Figura 2.24). Se o processo continuar, a destruição pode perfurar a superfície lateral da raiz, o que pode ser confundido com a reabsorção radicular externa. A reabsorção interna secundária à pulpite infecciosa pode cessar em consequência da necrose das células responsivas no interior da polpa. Embora vários casos sejam progressivos, alguns são autolimitantes e geralmente ocorrem em dentes traumatizados ou naqueles que tenham sido submetidos recentemente a tratamento ortodôntico ou periodontal.

Na *substituição* ou *reabsorção metaplásica*, áreas da parede dentinária pulpar são reabsorvidas e substituídas por osso ou osso cementoide (ver Figura 2.22). Radiograficamente, apresenta-se como uma dilatação do canal radicular preenchida por material menos radiolucente do que a dentina circundante. Em virtude da zona central da polpa ser substituída por osso, o aspecto radiográfico demonstra, com frequência, um canal parcialmente obliterado. O limite da destruição é menos definido do que aquele observado na reabsorção inflamatória.

Boxe 2.3	Fatores associados à reabsorção externa.

- Clareamento intracoronário de dentes necrosados
- Cistos
- Desequilíbrio hormonal
- Doença de Paget do osso
- Envolvimento pelo herpes-zóster
- Enxerto de fenda alveolar
- Forças mecânicas excessivas (p. ex., tratamento ortodôntico)
- Forças oclusais excessivas
- Hiperparatireoidismo
- Inflamação perirradicular
- Pressão por dentes impactados
- Reimplante dentário
- Trauma dentário
- Tratamento periodontal
- Tumores

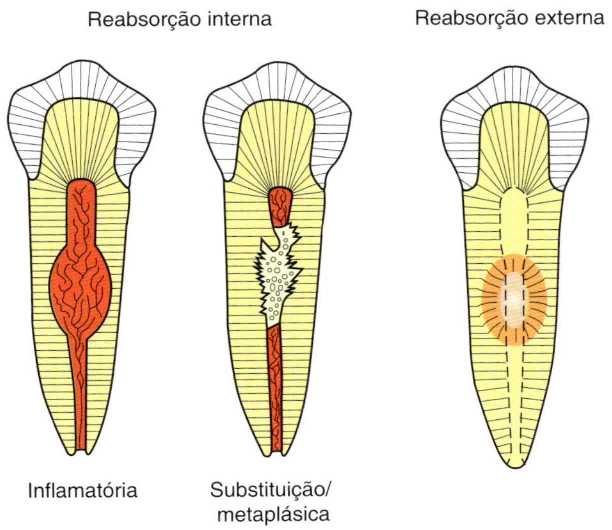

Figura 2.22 Reabsorção dentária. Ilustração comparativa entre os padrões comuns de reabsorção dentária interna e externa. A reabsorção interna resultará em um alargamento radiolucente da câmara pulpar ou do canal radicular. Na reabsorção externa, a radiolucência é sobreposta à polpa radicular, que não é alargada.

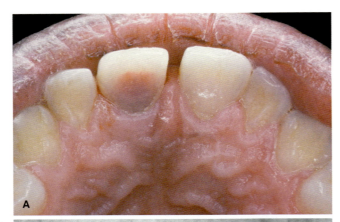
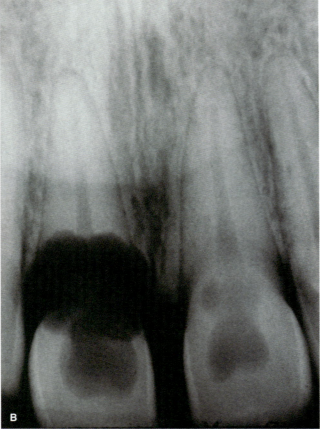

Figura 2.23 Reabsorção interna (dente róseo de Mummery).
A. Pigmentação rósea dos incisivos centrais superiores. **B.** Radiografia do mesmo paciente, mostrando extensa reabsorção de ambos os incisivos centrais superiores.

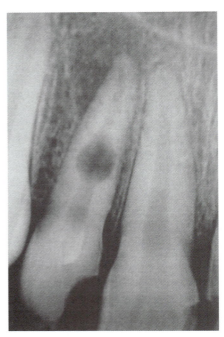

Figura 2.24 Reabsorção interna. Alargamento do canal radicular em forma de balão.

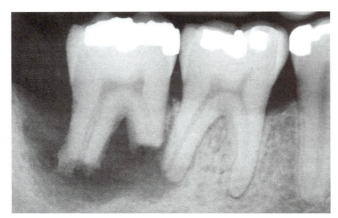

Figura 2.25 Reabsorção externa inflamatória. Destruição extensa irregular em ambas as raízes do segundo molar inferior associada à periodontite crônica. (Cortesia do Dr. Tommy Shimer.)

A **reabsorção externa** demonstra uma variedade mais ampla de padrões e inclui reabsorção inflamatória, de superfície, de substituição e cervical. A **reabsorção externa inflamatória** surge secundariamente a um processo inflamatório, geralmente doença inflamatória periapical ou periodontite (Figura 2.25). Os dentes acometidos demonstrarão perda de comprimento da raiz, frequentemente com ápices irregulares. Os resultados dos testes de vitalidade dependem da origem do processo inflamatório, e a reabsorção frequentemente cessa com a eliminação do foco de infecção.

Uma variação da reabsorção inflamatória que ocorre após lesões por luxação é denominada **reabsorção apical transitória** e se apresenta com reabsorção focal da ponta da raiz em associação com alargamento do ligamento periodontal apical e perda ou aparência borrada da lâmina dura que circunda o ápice. Os testes de vitalidade são variáveis e criam confusão com doença inflamatória periapical inicial. A reabsorção é seguida rapidamente por reparo, com o processo sendo resolvido espontaneamente dentro de 12 meses.

A **reabsorção externa de superfície** ocorre secundariamente à pressão aplicada à superfície da raiz. Movimentação ortodôntica dos dentes, dentes impactados adjacentes, cistos em expansão e tumores são causas comuns. Os dentes afetados pelo tratamento ortodôntico podem demonstrar raízes truncadas ou encurtadas (Figura 2.26). A reabsorção causada por dentes impactados, cistos e tumores frequentemente resulta em uma perda dentária com uma área irregular ou em forma de pires.

Reabsorções externas ocorridas durante tratamento ortodôntico parecem estar associadas à suscetibilidade individual do paciente.

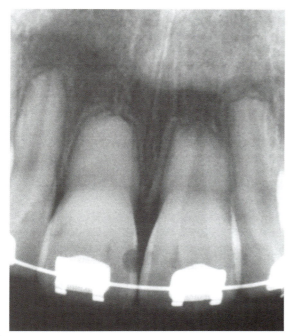

Figura 2.26 Reabsorção externa da superfície. Reabsorção externa difusa da dentina radicular na arcada superior. O processo reabsortivo surgiu após início de tratamento ortodôntico.

Entretanto, já foi demonstrado que grandes forças induzem a um maior grau de reabsorção e que forças compressivas são mais fortemente relacionadas do que as de tensão. O fator local isolado mais importante é a distância pela qual o dente é movimentado durante o tratamento. Os dentes anteriores superiores são mais afetados, principalmente nos pacientes que foram submetidos a extrações de pré-molares. A movimentação de dentes com formato anormal de raiz, como a dilaceração, também já foi associada a aumento na gravidade de reabsorção externa. Nos pacientes que apresentam uma grande reabsorção durante o tratamento, uma pausa de 2 a 3 meses no tratamento tende a reduzir a quantidade final de reabsorção externa associada ao tratamento.

A **reabsorção externa de substituição** refere-se à remoção osteoclástica do cemento e da dentina, com substituição por osso alveolar. Esse processo geralmente ocorre secundariamente a luxação grave ou avulsão do dente. Em dentes avulsionados e reimplantados, a reabsorção externa extensa da raiz é extremamente comum se não houver uma intervenção rápida e apropriada (Figura 2.27). Se o dente permanecer fora do alvéolo sem ser colocado em um meio de armazenamento adequado, as células do ligamento periodontal sofrem necrose. Sem células vitais no ligamento periodontal, o osso circundante vê o dente como um objeto estranho e inicia a reabsorção com substituição por osso. Dentes afetados frequentemente demonstrarão anquilose, com muitos sobrevivendo por anos até que quase toda a raiz seja perdida.

A **reabsorção cervical invasiva** é um padrão incomum, mas bastante problemático, de reabsorção externa que começa no cemento cervical, geralmente apicalmente à fixação epitelial (Figura 2.28). Embora o processo possa começar como uma pequena perfuração, a reabsorção frequentemente se estende

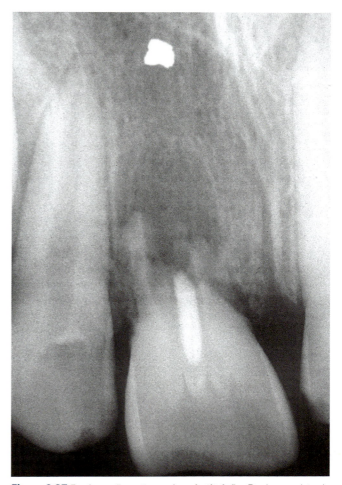

Figura 2.27 Reabsorção externa de substituição. Perda completa da raiz, deixando apenas o preenchimento metálico da ponta da raiz. O dente havia sido reimplantado após avulsão traumática. (Cortesia do Dr. Lawrence Bean.)

circunferencialmente para a dentina da coroa e uma parte maior da raiz. A destruição frequentemente cercará a câmara pulpar, mas tipicamente não invadirá a polpa posteriormente no curso da destruição do dente. A polpa é cercada por uma camada protetora resistente à reabsorção contendo uma camada significativa de pré-dentina, um material que resiste à fixação de células osteoclásticas. À medida que o processo avança, partes do tecido de granulação dentro das áreas de reabsorção frequentemente são substituídas por osso metaplásico. Quando o processo envolve mais de três dentes, é denominado **reabsorção radicular cervical idiopática múltipla**. Essa condição geralmente exibe um curso clínico agressivo.

Embora a causa da reabsorção cervical invasiva não seja conhecida, acredita-se que uma lesão inicial leve a danos localizados no ligamento periodontal com perda focal de cemento e exposição da dentina subjacente. Com a inflamação contínua, o tecido de granulação se forma e inicia o processo de reabsorção. Como seria esperado, as possíveis causas da lesão inicial são diversas, com tratamento ortodôntico, trauma, remoção de um dente adjacente, periodontite, má oclusão e bruxismo frequentemente mencionados como possíveis gatilhos. Os gatos desenvolvem um processo semelhante chamado *lesões reabsortivas odontoclásticas felinas* que foi associado a um

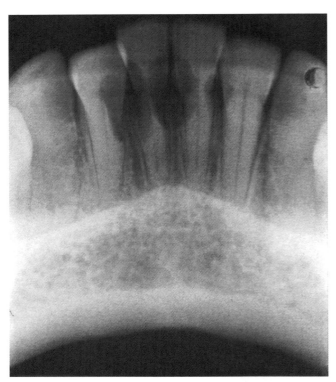

Figura 2.28 Reabsorção cervical invasiva. Extensa reabsorção cervical de vários dentes anteriores inferiores. (Cortesia do Dr. Keith Lemmerman.)

herpes-vírus felino. Foi sugerido que alguns casos de reabsorção cervical invasiva em humanos podem surgir secundariamente à transmissão do vírus felino de seus gatos, com relatos de proprietários mostrando títulos positivos de anticorpos neutralizantes contra o vírus felino. Frequentemente, uma combinação de fatores parece estar envolvida no início e na propagação do processo reabsortivo. Além da reabsorção cervical invasiva, a reabsorção externa, generalizada e progressiva também pode afetar a porção apical das raízes. Embora esse padrão possa ocorrer de forma secundária a um distúrbio endócrino, ou parte de um pequeno número de condições sistêmicas, muitos desses casos têm difícil detecção e causa idiopática. Ocasionalmente, a reabsorção apical idiopática exibe um padrão simétrico bilateral, o que sugere a possibilidade de interferências oclusais desencadeando a reabsorção em pacientes predispostos geneticamente (Figura 2.29).

A reabsorção externa geralmente se apresenta como uma perda "corroída" da estrutura do dente, na qual a radiolucência é menos definida e demonstra variações na densidade. Se a lesão estiver sobre o canal pulpar, então um exame detalhado demonstra a retenção do canal inalterado através da área do defeito. A maioria dos casos envolve as porções apicais ou médias da raiz. A reabsorção externa pode criar defeitos significativos nas coroas dos dentes antes da erupção (Figura 2.30). Este padrão frequentemente é diagnosticado incorretamente como cárie pré-eruptiva e alguns investigadores acreditam que seja causado por defeitos no epitélio do esmalte que permitem que o tecido conjuntivo entre em contato direto com o esmalte.

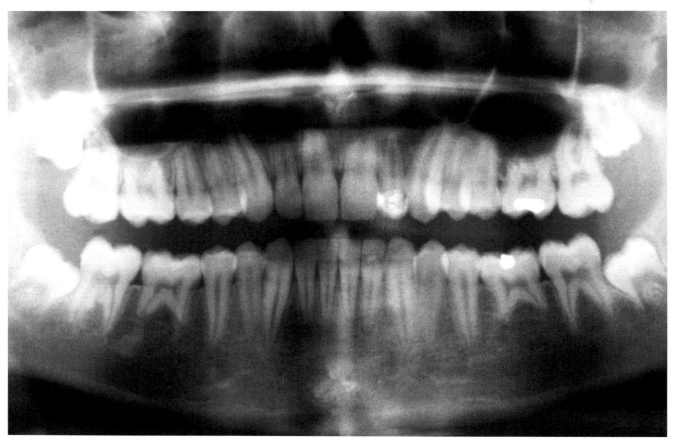

Figura 2.29 Reabsorção externa idiopática. Os primeiros molares de todos os quadrantes apresentam reabsorção radicular externa extensa.

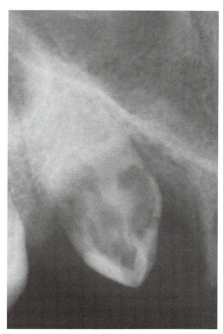

Figura 2.30 Reabsorção externa. Extensa reabsorção externa da coroa do canino superior direito impactado. O exame histopatológico revelou reabsorção sem a presença de contaminação por cárie.

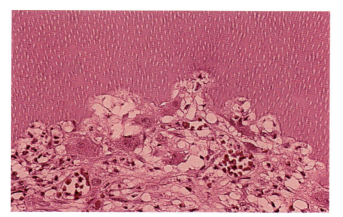

Figura 2.31 Reabsorção interna. Reabsorção do interior da parede dentinária da polpa. Observe o tecido conjuntivo fibroso vascular e celular, que apresenta infiltrado inflamatório adjacente e vários dentinoclastos dentro das lacunas de reabsorção.

Caso ocorram dificuldades na distinção entre a reabsorção externa e interna, a técnica de Clark pode ser usada por meio de duas exposições radiográficas. Embora o uso de radiografias convencionais ainda seja útil, a precisão diagnóstica da tomografia computadorizada de feixe cônico (TCFC) tem sido demonstrada como superior e deve ser considerada o padrão-ouro para a avaliação da natureza e extensão da reabsorção interna e externa significativa.

Características histopatológicas

Em pacientes com reabsorção interna inflamatória, o tecido pulpar na área de destruição é vascular e apresenta aumento na celularidade e colagenização. Junto à parede dentinária estão numerosos dentinoclastos multinucleados, que são histológica e funcionalmente idênticos aos osteoclastos (Figura 2.31). É comum observar infiltrado inflamatório formado por linfócitos, histiócitos e neutrófilos. Na reabsorção por substituição, o tecido pulpar normal é substituído por osso trabecular que se funde à dentina subjacente. De forma semelhante, a reabsorção externa apresenta numerosos dentinoclastos multinucleados localizados em áreas de perda estrutural. Áreas de reabsorção são frequentemente reparadas por meio de deposição de osteodentina. Em grandes defeitos, a reabsorção externa inflamatória resulta em deposição de tecido de granulação e áreas de substituição com osso trabeculado também podem ser encontradas. Nos casos de reabsorção externa, extensas áreas de substituição óssea podem levar à anquilose.

Tratamento e prognóstico

O tratamento da reabsorção interna e externa se baseia na remoção de todo tecido mole dos locais de destruição dentária. A reabsorção interna pode ser efetivamente interrompida se a terapia endodôntica remover com sucesso todo o tecido pulpar antes que o processo de reabsorção atinja o LP. Quando a perfuração ocorre, o tratamento se torna mais difícil e o prognóstico é ruim. Nessas situações, a remineralização pode ser tentada com o uso, ainda no início do processo, de pasta de hidróxido de cálcio, que poderá resultar em remineralização da área de perfuração e parar o processo reabsortivo. Se a mineralização das áreas cervicais da perfuração não for bem-sucedida, a exposição cirúrgica e a restauração do defeito podem controlar o processo reabsortivo. A exodontia geralmente é necessária nos casos de perfuração radicular que não responde ao tratamento.

O primeiro passo no tratamento da reabsorção externa é a identificação e eliminação de qualquer fator desencadeante. A região apical não pode ser abordada sem que haja dano causado por tentativas de acesso. Uma vez que as células responsáveis pela reabsorção estão localizadas no LP, o tratamento endodôntico não é eficaz para estabilizar o processo.

O tratamento da reabsorção cervical invasiva é difícil e varia de acordo com a extensão e localização dos defeitos de reabsorção. O tratamento inclui reparo externo com ou sem endodontia, reparo interno com endodontia, reparo com reimplante intencional, revisão periódica sem intervenção e extração. Em contraste com a variante isolada, o tratamento da reabsorção radicular cervical idiopática múltipla é insatisfatório, com a maioria dos casos relatados demonstrando recorrências repetidas do processo de reabsorção, resultando na perda final dos dentes acometidos.

Para dentes avulsionados, a melhor maneira de prevenir a reabsorção é manter a vitalidade do LP, realizando o reimplante imediato ou a curto prazo, fazendo uso de solução fisiológica para seu armazenamento. Dentes reimplantados que apresentam o ápice aberto devem ser monitorados mensalmente; para dentes com ápice fechado, a terapia endodôntica é necessária. Dentes avulsionados com o ápice aberto e células do LP não vitais não devem ser reimplantados.

◆ PIGMENTAÇÃO DENTÁRIA POR FATORES AMBIENTAIS

A cor dos dentes naturais varia e depende de matiz, translucidez e espessura do esmalte. Nos dentes decíduos, a cor normal é branco-azulada, enquanto os dentes permanentes tendem a ser branco-acinzentados ou branco-amarelados. Com a idade, o esmalte se torna mais delgado e a dentina mais espessa, tornando o dente mais amarelado ou acinzentado. As pigmentações dentárias podem ser **extrínsecas** ou **intrínsecas**. As manchas extrínsecas ocorrem pelo acúmulo superficial de um pigmento exógeno e, geralmente, podem ser removidas com o tratamento da superfície. Já as manchas intrínsecas surgem a partir de uma coloração intrínseca de material endógeno que é incorporado ao esmalte e à dentina e não podem ser removidas por profilaxia com pasta profilática ou pedra-pomes. O Boxe 2.4 lista as causas frequentemente documentadas de pigmentação dentária.

A fluorose dentária é discutida na seção de efeitos do meio ambiente na estrutura do dente (ver anteriormente). As alterações associadas à **amelogênese imperfeita** (ver mais adiante neste capítulo) e **dentinogênese imperfeita (DI)** (ver mais adiante neste capítulo) serão abordadas posteriormente neste capítulo, no texto referente às alterações primárias de desenvolvimento.

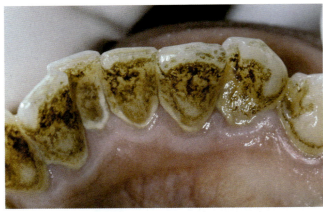

Figura 2.32 Pigmentação por tabaco. Manchas extrínsecas marrons do esmalte na superfície lingual dos dentes anteriores inferiores, devido ao uso prolongado de tabaco.

Características clínicas

Pigmentações extrínsecas

As **manchas causadas por bactérias** representam uma causa comum de pigmentação da superfície de esmalte, dentina e cemento. Bactérias cromogênicas podem produzir uma coloração que varia entre cinza, marrom-escuro ou laranja. A pigmentação ocorre mais frequentemente em crianças e costuma ser vista inicialmente na superfície vestibular, localizadas no terço cervical dos dentes anteriores superiores. Ao contrário das pigmentações causadas pelo biofilme, as manchas marrom-escuras provavelmente não são primariamente de origem bacteriana, mas sim secundárias à formação de sulfito férrico advindo de interação entre sulfito de hidrogênio bacteriano e ferro presente na saliva ou no fluido do sulco gengival.

O uso frequente de produtos derivados do **tabaco**, *betel quid*, **chá** ou **café** geralmente resulta em pigmentação marrom da superfície do esmalte (Figura 2.32). O alcatrão presente no tabaco se dissolve na saliva e penetra nas fóssulas e fissuras do esmalte. Fumantes (de tabaco e de maconha) apresentam com maior frequência envolvimento das superfícies linguais dos incisivos inferiores; usuários do fumo de mascar geralmente demonstram comprometimento do esmalte na área em que se aloja o tabaco. Manchas provenientes de bebidas também costumam comprometer a superfície lingual dos dentes anteriores, mas são normalmente mais difusas e menos intensas. Além disso, alimentos que contêm clorofila em abundância podem produzir pigmentação verde da superfície do esmalte.

A pigmentação esverdeada associada às bactérias cromogênicas ou ao consumo frequente de alimentos que contêm clorofila pode se assemelhar ao quadro de manchas verdes secundárias à **hemorragia gengival**. Como seria esperado, esse quadro de pigmentação ocorre mais frequentemente em pacientes com má higiene oral e gengivas hiperplasiadas, eritematosas e hemorrágicas. A cor é o resultado da decomposição da hemoglobina em biliverdina.

Vários **medicamentos** podem resultar na coloração da superfície dos dentes. No passado, a utilização de produtos com grandes quantidades de ferro ou iodo foi associada à pigmentação preta dos dentes. A exposição a sulfetos, nitrato de prata ou manganês pode causar manchas que variam entre cinza, amarelo, marrom ou preto. O cobre, o níquel e o ciprofloxacino podem produzir uma mancha verde; cádmio, óleos essenciais, doxiciclina, linezolida, glibenclamida e amoxicilina com ácido clavulânico podem estar associados à pigmentação que varia do amarelo ao marrom.

Recentemente, novos medicamentos foram responsabilizados por pigmentações: o **fluoreto estanhoso** e a **clorexidina**. As manchas por flúor podem estar associadas ao uso de 8% de fluoreto estanhoso tido como decorrente da combinação do íon estanhoso (estanho) com os sulfitos bacterianos. Essa mancha preta acomete principalmente pessoas com higiene oral deficiente, em áreas previamente afetadas por lesões cariosas. As superfícies vestibulares dos dentes anteriores e as oclusais dos dentes posteriores são mais afetadas. A clorexidina pode causar manchas marrom-amareladas que normalmente envolvem a superfície interproximal junto à margem gengival. A intensidade da pigmentação varia com a concentração da medicação e com a suscetibilidade do paciente. Embora um aumento da frequência tenha sido associado ao uso de bebidas contendo tanino, como chá e o vinho, a escovação eficiente, o uso de fio dental ou hábito de utilização de goma de mascar com frequência podem minimizar as manchas.

Boxe 2.4 | Pigmentações dentárias.

Extrínsecas
- Manchas bacterianas
- Ferro
- Tabaco
- Alimentos e bebidas
- Hemorragia gengival
- Materiais restauradores
- Medicações

Intrínsecas
- Amelogênese imperfeita (AI)
- Dentinogênese imperfeita (DI)
- Fluorose dentária
- Porfiria eritropoiética
- Hiperbilirrubinemia
- Ocronose
- Trauma
- Decomposição localizada de hemácias
- Medicações

A clorexidina não é a única associada a pigmentações dentárias; muitos antissépticos orais, tais como o Listerine® e sanguinarina, também produzem manchas semelhantes.

O diamino fluoreto de prata tornou-se uma terapia popular para deter e prevenir cáries em crianças pequenas apresentando cáries de mamadeira, especialmente para indivíduos com problemas que interferem nos cuidados dentários de rotina. A aplicação de diamino fluoreto de prata é fácil e barata, mas está associada a uma notável pigmentação enegrecida. Embora os pais muitas vezes tolerem as manchas nos dentes posteriores, a estética alterada limita seu uso nos dentes anteriores.

Manchas intrínsecas

A **porfiria eritropoiética congênita (doença de Günther)** consiste em uma doença autossômica recessiva do metabolismo da porfirina, que resulta em um aumento da síntese e excreção de porfirinas e seus precursores relacionados. Observa-se a pigmentação difusa dos dentes como resultado da deposição de porfirina (Figura 2.33). Os dentes afetados apresentam uma coloração marrom-avermelhada e exibem uma fluorescência vermelha quando expostos à luz ultravioleta (UV) de Wood. Os dentes decíduos exibem uma coloração mais intensa porque a porfirina está presente no esmalte e na dentina. Já nos dentes permanentes, apenas a dentina é afetada. A pigmentação é mais intensa ao longo da margem cervical e diminui em intensidade em direção à superfície oclusal. Excesso de porfirinas também está presente na urina, que geralmente é marrom-avermelhada com uma fluorescência semelhante quando exposta à luz de Wood. Os pacientes afetados também demonstrarão áreas de hiper- e hipopigmentação cutânea com bolhas e vesículas na pele exposta ao sol.

Outra doença metabólica autossômica recessiva, a **alcaptonúria**, está associada à pigmentação azul-escura chamada *ocronose* que ocorre em tecido conjuntivo, tendões e cartilagens. Em raros casos, uma pigmentação azul dos dentes também pode ser vista em pacientes com doença de Parkinson.

A bilirrubina é um produto da decomposição das hemácias e níveis elevados podem ser liberados para o sangue em várias condições. O aumento da quantidade de bilirrubina pode levar ao seu acúmulo no fluido intersticial, mucosa e pele, resultando em uma pigmentação amarelo-esverdeada chamada **icterícia** (ver Capítulo 17). Durante os períodos de **hiperbilirrubinemia**, os dentes em desenvolvimento podem acumular o pigmento e se tornar intrinsecamente manchados. Na maioria dos casos, os dentes decíduos são afetados como resultado da ação da hiperbilirrubinemia durante o período neonatal. As causas mais comuns são a **eritroblastose fetal** e a **atresia biliar**. Outras doenças que exibem com menor frequência este tipo de manchas intrínsecas são:

- Nascimento prematuro
- Incompatibilidade ABO
- Disfunção respiratória neonatal
- Hemorragia interna significativa
- Hipotireoidismo congênito
- Colestase
- Hipoplasia biliar
- Doenças metabólicas (tirosinemia, deficiência de antitripsina-α1)
- Hepatite neonatal.

A extensão das alterações dentárias se relaciona com o período de hiperbilirrubinemia e a maioria dos pacientes exibe um envolvimento limitado à dentição decídua. Eventualmente, as cúspides dos primeiros molares permanentes podem estar afetadas. Além de hipoplasia do esmalte, os dentes atingidos, frequentemente, apresentam uma pigmentação esverdeada (**clorodontia**). A cor é decorrente da deposição de biliverdina (produto da quebra da bilirrubina que causa icterícia). Embora os dentes frequentemente estejam inicialmente da cor verde-escura, a pigmentação geralmente desaparece e se torna verde-amarelada ou acinzentada menos intensa (Figura 2.34). A cor do dente formado após a resolução da hiperbilirrubinemia é normal. Os dentes mostram, muitas vezes, uma linha precisa de divisão, separando as porções esverdeadas (formadas durante a hiperbilirrubinemia) das porções de coloração normal (formadas após os níveis de bilirrubina terem sido restabelecidos).

A pigmentação da coroa é um achado comum após **trauma**, especialmente na dentição decídua. Lesões pós-traumáticas podem criar pigmentações róseas, amarelas ou cinza-escuras. A pigmentação rósea temporária que aparece entre 1 e 3 semanas após o trauma pode representar dano vascular localizado e geralmente retorna ao normal em uma a três semanas. Nesses casos, as radiografias periapicais garantem a exclusão de possível reabsorção interna que pode produzir quadro clínico semelhante.

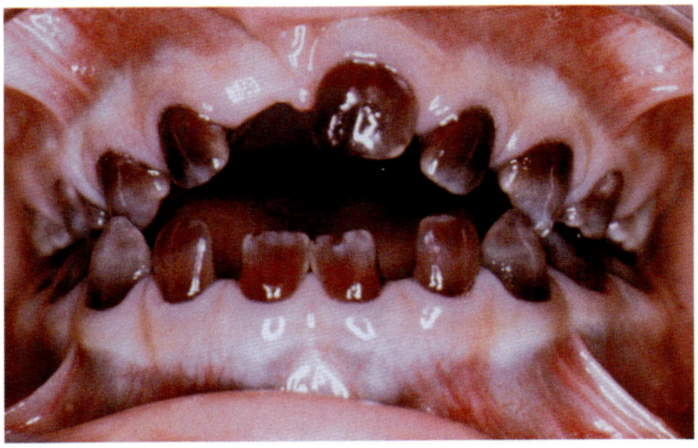

Figura 2.33 Pigmentação dentária relacionada à porfiria eritropoiética. Pigmentação marrom-avermelhada dos dentes.

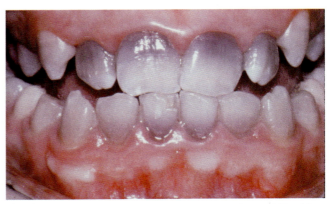

Figura 2.34 Pigmentação dentária relacionada à hiperbilirrubinemia. Pigmentação cinza-esverdeada difusa dos dentes. As porções cervicais estão mais intensamente manchadas. (Cortesia do Dr. John Giunta.)

Uma pigmentação amarela tardia é indicativa de obliteração pulpar, chamada de **metamorfose cálcica**, e será discutida mais detalhadamente no Capítulo 3. Ocasionalmente, durante um exame *post mortem*, é encontrada uma pigmentação rósea nos dentes. As coroas e o colo dos dentes são mais afetados, pois o processo pode surgir pela decomposição da hemoglobina no tecido pulpar necrosado, nos pacientes nos quais o sangue se acumulou na cabeça.

Uma pigmentação rósea ou avermelhada semelhante tem sido relatada nos incisivos superiores em pacientes com **hanseníase lepromatosa** (ver Capítulo 5). Ainda que controverso, alguns pesquisadores acreditam que esses dentes sejam envolvidos seletivamente devido à preferência dos microrganismos causadores da doença por temperaturas mais baixas. Esse processo é visto como decorrente da necrose relacionada à infecção e à ruptura de numerosos e pequenos vasos sanguíneos da polpa, com a liberação secundária de hemoglobina nos túbulos dentinários adjacentes.

Materiais odontológicos restauradores, especialmente amálgama, podem causar uma pigmentação cinza-escura dos dentes. Isso ocorre com mais frequência em pacientes jovens que têm maior quantidade de túbulos dentinários abertos. Restaurações grandes interproximais de classe II podem produzir grande pigmentação da superfície vestibular subjacente. Além disso, restaurações metálicas linguais profundas nos incisivos podem pigmentar a dentina subjacente visível e produzir pigmentação acinzentada na face vestibular. Para ajudar a reduzir a possibilidade de pigmentação, o cirurgião-dentista não deve restaurar dentes anteriores tratados endodonticamente com amálgama (Figura 2.35).

O tratamento endodôntico regenerativo refere-se ao tratamento de dentes permanentes com polpas necróticas e ápices abertos, os quais são preenchidos com uma variedade de materiais para promover a maturação contínua da raiz e o fechamento apical. A pigmentação do dente tratado é uma complicação comum que parece ser afetada pela escolha dos materiais de preenchimento. Foi observada uma pigmentação significativa com o uso de agregado de trióxido mineral ou pasta triantibiótica contendo minociclina, enquanto o hidróxido de cálcio ou pasta biantibiótica com metronidazol e ciprofloxacino tem se mostrado menos problemáticos.

Vários **medicamentos** podem se incorporar ao dente em desenvolvimento e resultar em pigmentação clinicamente evidente. O grau das alterações depende da época da administração, da dose e da duração do uso da substância. A mais frequentemente relacionada é a **tetraciclina**, com o dente afetado variando do amarelo-claro ao marrom-escuro e que, à luz ultravioleta, exibe uma fluorescência amarela brilhante (Figura 2.36). Após a exposição crônica à luz ambiente, a pigmentação amarela fluorescente desaparece em meses até 1 ano e passa a ser uma pigmentação marrom não fluorescente. O fármaco e seus homólogos podem atravessar a barreira placentária; portanto, sua administração deve ser evitada desde a gestação até 8 anos. Todos os homólogos da tetraciclina podem estar associados à pigmentação e incluem a clortetraciclina (pigmentação marrom-acinzentada), dimetilclortetraciclina e oxitetraciclina (amarela).

Um derivado semissintético da tetraciclina, o **hidrocloreto de minociclina**, foi considerado causador de significativa pigmentação dentária, podendo afetar, inclusive, dentes que já estejam completamente desenvolvidos. A minociclina é um medicamento amplamente usado no tratamento de acne e também é prescrito para tratamento de artrite reumatoide. A sua utilização está aumentando e, presumivelmente, também irá aumentar o número de pacientes afetados por pigmentação de ossos e dentes.

Embora o mecanismo seja desconhecido, a minociclina parece aderir preferencialmente a certos tipos de colágeno (como à polpa dentária, à dentina, ao osso e à derme). Uma vez nesses tecidos, a oxidação ocorre e pode produzir uma pigmentação característica. Alguns pesquisadores acreditam que a suplementação com ácido ascórbico (antioxidante) pode bloquear a pigmentação. Não importando a causa, uma vez que os tecidos pulpares estejam pigmentados, a coloração pode ser vista através da dentina e do esmalte sobrejacente. A mancha não acomete todos os pacientes; apenas 3 a 6% dos usuários a longo prazo são atingidos. Entre aqueles que foram afetados, o período de tempo antes que a pigmentação se torne evidente pode variar de apenas 1 mês a vários anos.

Em indivíduos suscetíveis, a minociclina causa pigmentações em pele, mucosa oral (ver Capítulo 8), unhas, esclera, conjuntiva, tireoide, ossos e dentes. A coloração óssea pode resultar em aparência cinza-azulada do palato, do tórus mandibular ou da mucosa alveolar anterior que representa o osso enegrecido aparecendo através da mucosa oral (Figura 2.37). Vários padrões de coloração dentária podem ser notados. Dentes completamente erupcionados tipicamente revelam pigmentação cinza-azulada em três quartos da margem incisal, sendo o terço médio completamente envolvido (ver Figura 2.37). Raízes expostas de dentes erupcionados apresentam

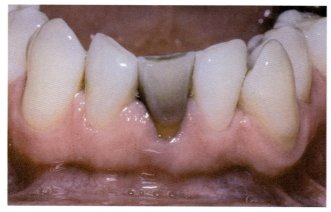

Figura 2.35 Pigmentação por amálgama. Pigmentação verde-acinzentada do incisivo central inferior, que teve o preparo do acesso endodôntico restaurado com amálgama.

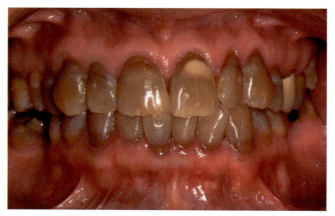

Figura 2.36 Pigmentação dentária relacionada à tetraciclina. Pigmentação castanha difusa dos dentes permanentes.

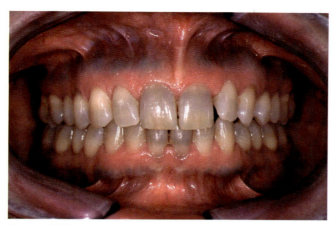

Figura 2.37 Pigmentação dentária relacionada à minociclina. Dentes exibindo pigmentação acinzentada principalmente na metade incisal. Observe bandas horizontais de pigmentação azulada nas cristas alveolares superiores e inferiores. (Cortesia de Dr. Roger Miller.)

uma pigmentação verde-escura, apesar de as raízes dos dentes em desenvolvimento serem enegrecidas.

Outro antibiótico, o ciprofloxacino, administrado por via intravenosa em recém-nascidos para combater infecções por *Klebsiella* spp. pode causar pigmentação. Embora menos expressivo do que a tetraciclina, esse medicamento também tem sido associado à pigmentação dentária esverdeada intrínseca.

Tratamento e prognóstico

O polimento cuidadoso com pedra-pomes refinada pode remover a maioria das manchas extrínsecas sobre os dentes; a profilaxia normal com pasta profilática é insuficiente. Manchas persistentes são removidas pela mistura de 3% de peróxido de hidrogênio com pedra-pomes ou pelo uso de jatos de bicarbonato. O uso de jato profilático com abrasivos finos é o mais eficaz. A recidiva das manchas não é incomum, a menos que a causa seja reduzida ou eliminada. A melhora do padrão de higiene oral normalmente minimiza a chance de recidiva.

A pigmentação intrínseca é muito mais difícil de ser resolvida devido ao envolvimento da dentina. Soluções estéticas incluem clareamento externo de dentes vitais, clareamento interno para dentes desvitalizados, restaurações adesivas, reconstrução com resina composta, facetas e coroas totais. O tratamento deve ser individualizado para atender às necessidades individuais de cada paciente e de seu padrão específico de pigmentação.

♦ DISTÚRBIOS LOCALIZADOS DA ERUPÇÃO

RETARDO NA ERUPÇÃO

A erupção pode ser definida como o movimento do dente do seu local de formação dentro do osso até a sua posição final na cavidade oral. Mesmo depois que o dente atinge o nível oclusal, uma discreta erupção continua acontecendo como uma tentativa de compensar a atrição fisiológica e manter a dimensão vertical. Embora o retardo na erupção dentária seja um problema relativamente comum, poucas revisões bem escritas foram publicadas na literatura sobre esse assunto.

A emergência corresponde ao momento da erupção dentária na qual a primeira parte da cúspide ou da coroa ultrapassa a gengiva e se torna perceptível. Esse processo normalmente ocorre quando a raiz exibe 2/3 do seu comprimento final. A emergência ocorre dentro de uma ampla variação de idade e difere de acordo com várias influências, tais como variações de raça e sexo. A erupção é classificada como atrasada se a emergência não ocorre dentro de 12 meses do intervalo normal ou quando a raiz já está 75% formada. O Boxe 2.5 lista as condições locais, relatadas na literatura, associadas à erupção retardada; o Boxe 2.6 destaca as condições sistêmicas.

Características clínicas e radiográficas

A falha na erupção pode ser localizada ou difusa. Em vários exemplos localizados, a causa é facilmente identificável no exame radiográfico, no qual existem barreiras no trajeto da erupção. Em outros casos, a causa pode não ser tão evidente, sendo descoberta após exploração cirúrgica (tal como um pequeno

---

Boxe 2.5 Condições locais associadas ao retardo na erupção.

- Anquilose do dente decíduo
- Arcada de tamanho deficiente
- Barreiras mucosas, como tecido cicatricial
- Dano causado por radioterapia
- Deficiência na reabsorção dos dentes decíduos
- Dentes supranumerários
- Displasia odontomaxilar segmentar
- Erupção ectópica
- Fendas orais
- Fibromatose gengival ou hiperplasia
- Impactação do dente decíduo
- Odontodisplasia regional
- Pérolas de esmalte
- Perda prematura do dente decíduo
- Trauma ou infecção no dente decíduo
- Tumores odontogênicos e não odontogênicos

Boxe 2.6 Condições sistêmicas associadas ao retardo na erupção.

- Anemia
- Baixo peso ao nascimento
- Desnutrição
- Distúrbios endócrinos (p. ex., hipotireoidismo, hipopituitarismo, pseudo-hipoparatireoidismo)
- Distúrbios genéticos
- Disosteosclerose
- Doença celíaca
- Fármacos, como a fenitoína
- Hipobarismo
- Ictiose
- Infecção pelo vírus da imunodeficiência humana (HIV)
- Insuficiência renal
- Intoxicação por metal pesado
- Paralisia cerebral
- Quimioterapia
- Raquitismo dependente de vitamina D
- Tabagismo

hamartoma odontogênico intramural no folículo dentário). A erupção retardada difusa geralmente é mais problemática e normalmente associada a doenças sistêmicas (Figura 2.38). Um exemplo é apresentado durante a discussão de hipotireoidismo no Capítulo 17.

A **falha primária na erupção** é uma doença rara em que ocorre erupção incompleta do dente, apesar de o caminho para a erupção estar livre. O processo afeta mais comumente os dentes posteriores, e todos os dentes distais aos dentes mais mesialmente afetados não demonstrarão erupção completa. Embora a maioria dos casos seja limitada aos molares, os pré-molares também podem ser afetados. A apresentação mais comum é a infraoclusão dos dentes posteriores, com envolvimento bilateral frequentemente observado. Estudos têm demonstrado associação com uma mutação no gene *PTH1R*.

Tratamento e prognóstico

Para a emergência atrasada localizada, a remoção de qualquer lesão no trajeto da erupção pode ser suficiente para permitir a erupção. Caso isso não ocorra, a exposição cirúrgica deve ser associada ao tracionamento ortodôntico e já demonstrou sucesso. Em pacientes com falha primária na erupção localizada nos dentes posteriores, uma leve infraoclusão não requer tratamento, enquanto a extração com substituição por implante é recomendada para dentes gravemente afetados. Quando a erupção retardada é generalizada, o paciente deve ser avaliado para condições sistêmicas sabidamente associadas a esse processo. A resolução da condição de base geralmente é seguida pelo término da erupção.

IMPACTAÇÃO

Os dentes que cessam a erupção antes de emergirem estão **impactados**. Alguns autores subdividem esses dentes não erupcionados entre os que são obstruídos por uma barreira física (impactados) e aqueles que parecem mostrar uma perda da força eruptiva (inclusos). Em muitos casos, um dente pode parecer incluso; entretanto, quando removido, pode ser descoberto um hamartoma odontogênico sobrejacente ou um tumor previamente não diagnosticado. Portanto, parece apropriado classificar todos esses dentes como impactados.

Características clínicas e radiográficas

A impactação de dentes decíduos é extremamente rara; quando ocorre, os segundos molares são mais afetados. Relatos de casos sugerem que a anquilose representa o papel principal na patogênese. Na dentição permanente, os terceiros molares inferiores são os mais frequentemente impactados, seguidos pelos molares e caninos superiores. Em ordem decrescente de frequência, a impactação é vista nos pré-molares inferiores, caninos inferiores, pré-molares superiores, incisivos centrais superiores, incisivos laterais superiores e segundos molares inferiores. Primeiro molares e segundos molares superiores são raramente afetados.

A falha na erupção é mais comumente causada por apinhamento e desenvolvimento maxilofacial insuficiente. Procedimentos que objetivam criar espaço, tais como a extração de pré-molares com finalidade ortodôntica, estão associados a uma diminuição da prevalência de impactação de terceiros molares. Dentes impactados são, com frequência, dilacerados e, eventualmente, perdem

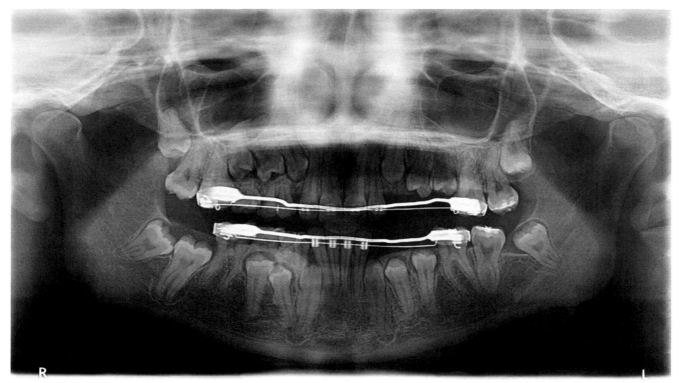

Figura 2.38 Erupção retardada. Adulto apresentando vários dentes permanentes não erupcionados sem uma causa óbvia. (Cortesia de Dr. Mark Lingen.)

seu potencial de erupção (após a conclusão do desenvolvimento radicular). Outros fatores conhecidos por estarem associados à impactação incluem:

- Cistos e tumores sobrejacentes
- Trauma
- Cirurgia reconstrutora
- Espessamento de osso ou do tecido mole sobrejacente
- Uma série de distúrbios sistêmicos, doenças e síndromes.

Os dentes podem ser parcialmente erupcionados ou completamente impactados (impactação óssea completa). Além disso, a impactação pode ser classificada de acordo com a angulação do dente em relação ao restante da dentição: mesioangular, distoangular, vertical, horizontal ou invertida. Às vezes, pequenas espículas ósseas, não vitais, podem ser detectadas tanto clínica como radiograficamente junto às coroas dos dentes posteriores permanentes parcialmente irrompidos (Figura 2.39). Tal processo é chamado de **sequestro de erupção** e ocorre quando fragmentos ósseos são separados do osso contíguo durante a erupção do dente associado. Eventualmente, pode ser notada uma ligeira sensibilidade na área, principalmente durante a alimentação.

Tratamento e prognóstico

As opções de tratamento para dentes impactados incluem:

- Observação continuada
- Erupção ortodonticamente assistida
- Transplante
- Remoção cirúrgica

Existe uma quantidade considerável de evidências que apoia a remoção de dentes impactados associados a sintomas ou à presença de doença clínica ou radiograficamente óbvia. A principal controvérsia envolve o tratamento apropriado para impactações assintomáticas e livres de doença. O British National Health Service instituiu uma política restritiva em relação à remoção de terceiros molares impactados assintomáticos. Isso resultou em uma diminuição inicial na remoção de terceiros molares, seguida rapidamente por uma necessidade aumentada de extrações devido ao desenvolvimento de cáries, doenças periodontais e pericoronarite. Se a remoção profilática precoce for interrompida, é certo que o número de extrações em pacientes idosos aumentará. Estudos demonstraram que a remoção em pacientes com mais de 65 anos está associada a morbidade significativamente aumentada e resultados cirúrgicos substancialmente piores.

Uma revisão Cochrane de 2016 encontrou evidências insuficientes para determinar se os dentes impactados assintomáticos e livres de doença devem ser removidos ou não e afirmou que ensaios clínicos randomizados bem projetados são improváveis de serem viáveis. A revisão afirmou que os valores do paciente e a *expertise* clínica devem ser usados para orientar uma decisão compartilhada. Os pacientes que decidirem reter seus dentes impactados devem obter avaliação clínica em intervalos regulares para prevenir complicações indesejáveis.

Os riscos associados à não intervenção incluem:

- Apinhamento dentário
- Reabsorção, cáries e piora da condição periodontal dos dentes adjacentes (Figura 2.40)
- Desenvolvimento de doenças, tais como infecções, cistos e neoplasias

Os riscos da intervenção incluem:
- Perda sensorial permanente ou transitória
- Alveolite
- Trismo
- Infecção
- Fratura
- Dano à articulação temporomandibular
- Dano periodontal
- Dano aos dentes adjacentes.

O sequestro de erupção não requer tratamento, em geral, sofre reabsorção espontânea ou esfoliação.

ANQUILOSE

A erupção continua após a emergência do dente para compensar o desgaste mastigatório e o crescimento dos ossos gnáticos. A interrupção da erupção após a emergência dentária é chamada de **anquilose** e ocorre pela fusão anatômica de cemento ou dentina com o osso alveolar. O processo pode ser difícil de distinguir da falha primária na erupção (ver anteriormente). Embora as áreas de união possam ser muito sutis para serem detectadas clínica e radiograficamente, o exame histopatológico demonstra fusão entre o dente afetado e o osso adjacente em quase todos os casos. Outros termos na literatura para esse processo incluem

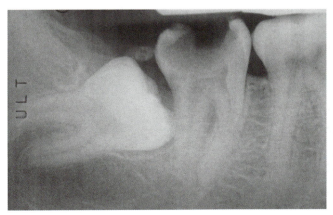

Figura 2.39 Sequestro de erupção. Um fragmento radiopaco de osso sequestrado pode ser visto sobrejacente ao terceiro molar impactado.

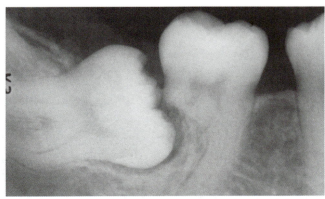

Figura 2.40 Reabsorção de dentes por impactação. Impactação mesioangular do terceiro molar inferior direito, associada à reabsorção significativa da raiz distal do segundo molar. (Cortesia do Dr. Richard Brock.)

infraoclusão, **retenção secundária**, **submergência**, **reimpactação** e **reinclusão**. *Retenção secundária* é um termo aceitável, mas pode ser confundido com *dentes primários retidos*, os quais mantêm sua emergência. *Submergência, reimpactação* e *reinclusão* têm conotação de uma depressão ativa, e não é este o caso.

A patogênese da anquilose é desconhecida e pode ser secundária a um de muitos fatores. Distúrbios advindos de alterações do metabolismo local, trauma, lesão, irritação química ou térmica, falha no desenvolvimento ósseo local e pressão anormal da língua têm sido sugeridos. O ligamento periodontal (LP) talvez atue como uma barreira que impede o contato dos osteoblastos direto com o cemento. A anquilose pode surgir de uma variedade de fatores que resultam da deficiência desta barreira natural. Tal perda pode surgir por trauma ou por espaço do LP geneticamente diminuído. Outras teorias apontam para um distúrbio entre a reabsorção normal da raiz e a reparação de tecido duro. Vários investigadores acreditam que haja uma predisposição genética e apontam para gêmeos monozigóticos que demonstram padrões semelhantes de anquilose para confirmar suas hipóteses.

Características clínicas e radiográficas

A anquilose pode ocorrer em qualquer idade; entretanto, clinicamente é mais frequente a fusão se desenvolver durante as duas primeiras décadas de vida. A maioria dos pacientes relatados com alterações evidentes na oclusão tem entre 7 e 18 anos, com o pico de prevalência ocorrendo entre 8 e 9 anos. A prevalência de anquilose clinicamente detectável em crianças varia de 1,3 a 8,9%, e da ordem de 44% nos irmãos dos afetados.

Apesar de qualquer dente poder ser envolvido, os mais comumente afetados, em ordem de frequência, são primeiro molar inferior decíduo, segundo molar inferior decíduo, primeiro molar superior decíduo e segundo molar superior decíduo. A anquilose em dentes permanentes é incomum. Na dentição decídua, os dentes inferiores são dez vezes mais afetados que os superiores. O plano oclusal dos dentes envolvidos fica abaixo do da dentição adjacente (infraoclusão) em pacientes com história de prévia oclusão completa (Figura 2.41). Um som maciço pode ser notado apenas quando mais de 20% da raiz estão fusionados ao osso. Radiograficamente, a ausência do espaço do ligamento periodontal pode ser observada; no entanto, a área de fusão muitas vezes está na bifurcação e na superfície radicular inter-radicular, tornando a detecção radiográfica mais difícil em radiografias convencionais (Figura 2.42). TCFC tem se mostrado uma ferramenta auxiliar útil no diagnóstico e geralmente demonstrará uma perda focal do LP adjacente a uma pequena área de reabsorção externa de substituição no dente adjacente.

Dentes anquilosados que são deixados em posição podem levar a numerosos problemas dentários. Os dentes adjacentes quase sempre se inclinam em direção ao dente afetado, frequentemente com o posterior desenvolvimento de problemas oclusais e periodontais. Além disso, o dente antagonista frequentemente apresenta extrusão. Ocasionalmente, o dente anquilosado provoca uma deficiência localizada no rebordo alveolar ou impactação do dente permanente subjacente. Também é observado um aumento na frequência de mordida aberta e de mordida cruzada.

Tratamento e prognóstico

Por estarem fusionados ao osso adjacente, os dentes anquilosados não respondem à tração ortodôntica; com as tentativas de se mover o dente anquilosado, ocasionalmente se tem como resultado a intrusão do dente ancorado. A terapia recomendada para anquilose dos primeiros molares decíduos é variável e quase sempre determinada pela gravidade e época do processo. Quando o dente permanente sucessor está presente, a extração do molar decíduo anquilosado não deve ser realizada até que seja evidente que a esfoliação não está ocorrendo normalmente ou quando alterações oclusais estejam surgindo. Após a extração do molar anquilosado, o dente permanente irá erupcionar normalmente, na maioria dos casos. Em dentes permanentes ou decíduos sem sucessor subjacente, uma reconstrução protética deve ser feita para restaurar a altura oclusal. Casos graves de molares decíduos são mais bem tratados com exodontia e colocação de mantenedores de espaço. A luxação de um dente permanente afetado pode ser tentada com fórceps, na tentativa de interromper a anquilose. Espera-se que a reação inflamatória subsequente resulte na formação de um novo ligamento fibroso na área de fusão prévia. Nesses casos, a reavaliação em 6 meses é mandatória. Ultimamente, vários relatos documentaram sucesso no reposicionamento de dentes permanentes anquilosados com uma combinação de ortodontia, osteotomia segmentar e distração osteogênica.

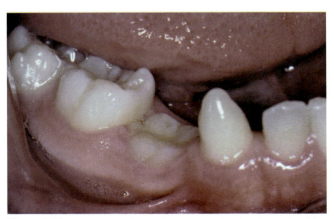

Figura 2.41 Anquilose. Molar decíduo bem abaixo do plano oclusal dos dentes adjacentes.

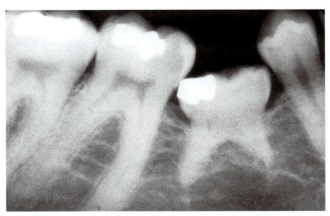

Figura 2.42 Anquilose. Radiografia de molar decíduo anquilosado. Observe a ausência do espaço correspondente ao ligamento periodontal.

ALTERAÇÕES DENTÁRIAS DE DESENVOLVIMENTO

Várias alterações de desenvolvimento dos dentes podem ocorrer. O Boxe 2.7 mostra as principais alterações relacionadas e o texto seguinte descreve essas entidades. Essas alterações podem ser primárias ou surgirem secundariamente a influências ambientais (p. ex., concrescência, hipercementose, dilaceração). Por conveniência, as formas primárias e ambientais serão discutidas em conjunto.

◆ ALTERAÇÕES DE DESENVOLVIMENTO DO NÚMERO DE DENTES

Variações no número dos dentes em desenvolvimento são comuns. Vários termos são utilizados na discussão das variações numéricas dos dentes. **Agenesia dentária** refere-se à falha no desenvolvimento de um dente. São observados diferentes níveis de gravidade. **Hipodontia** denota a falta de desenvolvimento de um a cinco dentes, **oligodontia** indica a ausência do desenvolvimento de seis ou mais dentes (excluindo os terceiros molares), e anodontia refere-se à ausência total de desenvolvimento dentário. **Hiperdontia** é o desenvolvimento de um número maior de dentes e os dentes adicionais são chamados de **supranumerários**. Termos como *anodontia parcial* são paradoxais e devem ser evitados. Além disso, estes termos pertencem a um não desenvolvimento dentário e não devem ser aplicados a dentes que se desenvolveram, mas estão impactados ou foram extraídos.

Boxe 2.7	Alterações dentárias do desenvolvimento.

Número
- Agenesia dentária
- Hiperdontia

Tamanho
- Microdontia
- Macrodontia

Forma
- Geminação
- Fusão
- Concrescência
- Cúspides acessórias
- Dente invaginado
- Esmalte ectópico
- Taurodontia
- Hipercementose
- Raízes acessórias
- Dilaceração

Estrutura
- Amelogênese imperfeita (AI)
- Dentinogênese imperfeita (DGI)
- Displasia dentinária radicular
- Odontodisplasia regional

O controle genético parece exercer uma forte influência no desenvolvimento dos dentes. Várias síndromes hereditárias são associadas tanto à agenesia dentária como à hiperdontia (Boxes 2.8 e 2.9). Em todas essas síndromes, há um aumento da prevalência de agenesia dentária ou hiperdontia, mas o grau de associação varia. Além disso, a real contribuição genética para o aumento ou decréscimo do número de dentes pode não ser clara em algumas dessas condições. Além dessas síndromes, um aumento da prevalência de agenesia dentária pode ser notado em pacientes não sindrômicos com fenda labial (FL) ou fenda palatina (FP).

Influências genéticas também podem afetar pacientes não sindrômicos em relação ao número de dentes, porque mais de 200 genes conhecidos são relacionados à odontogênese. Devido à complexidade do sistema, variações no número de dentes surgem em um amplo espectro de padrões. Uma grande porcentagem dos casos primários de agenesia dentária acontece por herança autossômica dominante, com penetrância incompleta e expressividade variável, enquanto uma minoria de exemplos apresenta padrão recessivo ou ligado ao sexo. O fator ambiental exerce influência, com ocasionais exemplos, sugerindo hereditariedade multifatorial. Muitos pesquisadores relataram várias ocorrências de hipodontia em gêmeos monozigóticos (confirmado pelo perfil de DNA). Essa discordância confirma a natureza multifatorial do processo. Acima de tudo, a agenesia dentária, mais provavelmente, representa uma variedade de transtornos causados por fatores genéticos e epigenéticos.

Pesquisas identificaram uma mutação genética em uma pequena porcentagem de casos de agenesia dentária não relacionadas a síndromes. Embora esta lista continue a crescer com o tempo, os genes mais frequentemente implicados incluem os genes *WNT10A*, *PAX9*, *MSX1*, *EDA* e *AXIN2*, sendo que um destes cinco genes está envolvido em 50% da agenesia dentária em seres humanos quando a mutação genética é conhecida. Embora a expressividade variável seja comum, a maioria desses exemplos representa a oligodontia e exibe numerosas ausências dentárias. Curiosamente, o gene afetado tende a estar relacionado ao padrão de ausência dentária. Deve ser destacado que esses genes estão envolvidos apenas em um número muito pequeno de pacientes acometidos pela agenesia dentária, e a base genética para a maioria dos dentes ausentes permanece incompreendida.

Menos informações estão disponíveis sobre a genética da hiperdontia; no entanto, assim como na agenesia dentária, quase todos os padrões de herança possíveis têm sido sugeridos. Em todas as probabilidades, muitos casos são multifatoriais e resultam da combinação de influências genéticas e ambientais. Apesar disso, estudos realizados em parentes sugerem um padrão de herança autossômica dominante com penetrância incompleta, herança autossômica recessiva com menor penetrância no sexo feminino e hereditariedade ligada ao cromossomo X. Ao contrário da agenesia dentária, mutações em apenas alguns genes têm sido associadas à hipodontia. Dois dos exemplos mais conhecidos são mutações no *RUNX2* (associadas à displasia cleidocraniana; ver Capítulo 14) e no *APC* (associadas à síndrome de Gardner; ver Capítulo 14).

Alguns pesquisadores afirmam que a agenesia dentária é uma variante normal, sugerindo que os humanos estão em

Boxe 2.8 — Síndromes associadas à agenesia dentária.

- Anemia falciforme
- Disostose acrânica de Weyers
- Displasia diastrófica
- Displasia ectodérmica, tipo trico-odonto-ungueal
- Displasia ectodérmica hipoidrótica, autossômica dominante
- Displasia ectodérmica hipoidrótica, autossômica recessiva
- Displasia ectodérmica hipoidrótica, ligada ao cromossomo X
- Displasia ectodérmica hipoidrótica com deficiência imunológica (HED-ID)
- Displasia frontometafisária
- Displasia imuno-óssea de Schimke
- Displasia odonto-onico-dermal
- Displasia otodental
- Ectrodactilia, displasia ectodérmica e fenda labial/palatina
- Incontinência pigmentar
- Leucodistrofia, hipomielinização, 7, com ou sem oligodontia e/ou hipogonadismo hipogonadotrófico
- Leucomelanodermia, infantilismo, deficiência intelectual, hipodontia, hipotricose
- Malformação de mão/pé dividido, tipo I
- Microftalmia
- Osteogênese imperfeita, tipo I
- Osteopetrose e displasia ectodérmica anidrótica com imunodeficiência (OLEDAID)
- Pseudoxantoma elástico
- Síndrome ADULT
- Síndrome do abdome em ameixa seca
- Síndrome de Aarskog-Scott
- Síndrome de Alagille
- Síndrome de Apert
- Síndrome de Axenfeld-Rieger, tipo I
- Síndrome de Axenfeld-Rieger, tipo II
- Síndrome do blefarocalásio
- Síndrome brânquio-otorrenal, tipo I
- Síndrome de Böök
- Síndrome de Carvajal Naxos
- Síndrome de Char
- Síndrome de Charcot-Marie-Tooth
- Síndrome de Cockayne
- Síndrome de Coffin-Lowry
- Síndrome de Crouzon
- Síndrome de Crouzon dermoesquelética
- Síndrome de Down
- Síndrome de Dubowitz
- Síndrome de Ehlers-Danlos, tipo IV
- Síndrome de Ehlers-Danlos, tipo VIIC
- Síndrome de Ellis-van Creveld
- Síndrome de Fahr
- Síndrome de Fanconi renotubular I
- Síndrome de fenda labial/palatina com displasia ectodérmica
- Síndrome de Fraser
- Síndrome de GAPO
- Síndrome de Goldenhar
- Síndrome de Gorlin-Chaudhry-Moss
- Síndrome de Gorlin-Goltz
- Síndrome de Hallermann-Streiff
- Síndrome de Hanhart
- Síndrome de Hay-Wells
- Holoprosencefalia 3
- Síndrome de Hurler
- Síndrome de Johanson-Blizzard
- Síndrome de Kabuki
- Síndrome de Kallmann
- Síndrome de Kartagener
- Síndrome de Kenny-Caffey, tipo I
- Síndrome de lacrimo-aurículo-dento-digital (LADD)
- Síndrome de Larsen
- Síndrome de Laurence-Moon
- Síndrome mamário-límbica
- Síndrome de McCune-Albright
- Síndrome de Moebius
- Síndrome de Mulvihill-Smith
- Síndrome de Nance-Horan
- Síndrome de Neu-Laxova
- Síndrome orofacial-digital, tipo I
- Síndrome de Pallister-Killian
- Síndrome de Phelan-McDermid
- Síndrome de Rapp-Hodgkin
- Síndrome de Richieri-Costa-Pereira
- Síndrome de Rothmund-Thomson
- Síndrome de Rubinstein-Taybi
- Síndrome de Schinzel
- Síndrome de Schopf-Schulz-Passarge
- Síndrome de Schwartz-Jampel, tipo I
- Síndrome de Seckel
- Síndrome de Simpson-Golabi-Behmel
- Síndrome de Sjogren-Larsson
- Síndrome de Smith-Magenis
- Síndrome de Sotos
- Síndrome do incisivo central superior mediano solitário
- Síndrome de Sturge-Weber
- Síndrome de Treacher Collins-Franceschetti
- Síndrome de Tuomaala-Haapanen
- Síndrome de Van der Woude
- Síndrome velocardiofacial
- Síndrome de Waardenburg
- Síndrome de Weill-Marchesani
- Síndrome de Williams-Beuren
- Síndrome de Witkop
- Síndrome de Wolf-Hirschhorn
- Síndrome de Yunis-Varon

um estágio intermediário da evolução dentária. Uma proposta de dentição futura é representada por: um incisivo, um canino, um pré-molar e dois molares por quadrante. Por outro lado, outros têm sugerido que a hiperdontia representa um atavismo, ou seja, o reaparecimento de uma condição ancestral. A hipótese anterior é difícil de ser aceita porque alguns pacientes têm apresentado até quatro pré-molares por quadrante, uma situação que nunca foi relatada em outros mamíferos. A teoria mais aceita é a de que a hiperdontia é resultado de uma hiperatividade localizada e independente da lâmina dentária.

Em contrapartida, a agenesia dentária se correlaciona com a ausência de lâmina dentária. Conforme discutido, a perda de germes dentários em desenvolvimento parece ser geneticamente controlada. Apesar disso, provavelmente o meio ambiente influencie o resultado final ou, em alguns casos, possa ser totalmente responsável pela falta de formação do dente. A lâmina dentária é extremamente sensível a estímulos externos e danos antes da formação do dente podem resultar em hipodontia. Trauma, infecção, radiação, agentes quimioterápicos, distúrbios endócrinos e intrauterinos graves têm sido associados à ausência de dentes.

> **Boxe 2.9 Síndromes associadas à hiperdontia.**
>
> - Displasia cleidocraniana
> - Displasia craniometafiseal
> - Fucosidose
> - Incontinência pigmentar
> - Síndrome de Apert
> - Síndrome de Crouzon
> - Síndrome de Curtius
> - Síndrome de Down
> - Síndrome de Ehlers-Danlos
> - Síndrome de Ellis-van Creveld
> - Síndrome de Fabry-Anderson
> - Síndrome de Gardner
> - Síndrome de Hallermann-Streiff
> - Síndrome de Klippel-Trénaunay-Weber
> - Síndrome de Laband
> - Síndrome de Leopard
> - Síndrome de Nance-Horan
> - Síndrome oculofácio-cardiodental
> - Síndrome de Opitz BBB/G
> - Síndrome de orodígito-facial, tipos I e III
> - Síndrome de Robinow
> - Síndrome de Rubinstein-Taybi
> - Síndrome de Sturge-Weber
> - Síndrome de tricorrino-falangiana

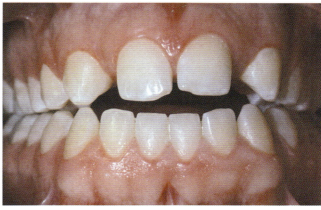

Figura 2.43 Hipodontia. Falta de desenvolvimento dos incisivos laterais superiores. As radiografias não revelaram dentes subjacentes e não havia história de trauma ou extração.

Características clínicas

Agenesia dentária

A falha na formação de dentes é um dos distúrbios de desenvolvimento dentário mais comuns, com prevalência variando de 3 a 10% em dentes permanentes, quando a ausência dos terceiros molares é excluída. A prevalência aumenta para 23% se os terceiros molares forem considerados. A predominância no sexo feminino é de aproximadamente 1,5:1. A anodontia é rara e, em muitos casos, ocorre em indivíduos portadores da displasia ectodérmica hipoidrótica hereditária (ver Capítulo 16). De fato, quando o número de ausências dentárias é alto ou envolve os dentes mais estáveis (incisivos centrais superiores, primeiros molares), o paciente deve ser avaliado quanto ao diagnóstico de displasia ectodérmica. A **agenesia dentária** é incomum na dentição decídua, com prevalência inferior a 1%. A ausência de formação de um dente decíduo está normalmente associada à ausência do sucessor permanente. A falta de dentes na dentição permanente não é rara, sendo os terceiros molares os mais comumente afetados. Depois dos terceiros molares, os segundos pré-molares e os incisivos laterais são os mais frequentemente afetados (Figura 2.43). Os dentes que se ausentam com menor frequência são os incisivos centrais superiores e inferiores, primeiros molares e caninos. Nos caucasianos que exibem ausência dentária, aproximadamente 80% demonstram falta de apenas um ou dois dentes. Já foram relatadas diferenças étnicas, sendo os japoneses e chineses mais propensos à ausência de incisivos centrais inferiores em comparação aos caucasianos. Melanodermas norte-americanos apresentam uma prevalência de agenesia dentária significativamente reduzida e uma média baixa de dentes ausentes por pessoa. Nos dentes decíduos, 90% dos dentes ausentes compreendem os incisivos laterais superiores e os incisivos inferiores. A agenesia dentária é positivamente associada a microdontia (ver adiante), transposição dentária (ver adiante), redução do desenvolvimento alveolar, aumento do espaço interproximal e retenção de dentes decíduos (Figura 2.44).

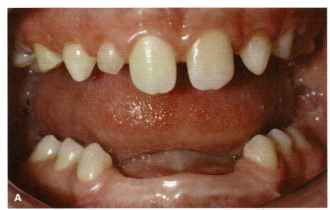

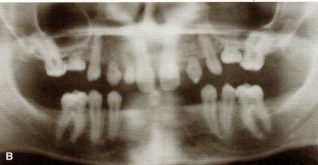

Figura 2.44 Oligodontia. A. Ausências múltiplas de desenvolvimento de dentes permanentes e diversos dentes decíduos retidos em uma paciente do sexo feminino adulta. **B.** A radiografia panorâmica não mostra dentes não erupcionados.

A mutação do *PAX9* cria um padrão autossômico dominante de oligodontia que pode envolver vários dentes, mas costuma afetar os molares permanentes. Em casos graves, a perda dos primeiros molares, segundos pré-molares e incisivos centrais inferiores permanentes também pode ser vista. A mutação do *MSX1* também é herdada como traço autossômico dominante. As pessoas afetadas tendem a demonstrar a perda do último dente de cada série; e os pacientes mais gravemente afetados também apresentam agenesia dos dentes anteriores. Nesses pacientes, comumente, os dentes ausentes são os segundos pré-molares e os terceiros molares. Em casos mais graves, muitas vezes os primeiros pré-molares superiores e os incisivos laterais superiores também estão ausentes. Com a mutação do *MSX1*, o grau de oligodontia é grave, com média de 12 dentes ausentes por paciente. *EDA* está associado ao padrão não sindrômico de agenesia dentária ligada ao cromossomo X, que acomete principalmente os incisivos centrais superiores e inferiores, incisivos laterais, caninos e pré-molares. A agenesia dentária associada à mutação não sindrômica do *WNT10A* parece estar limitada aos incisivos laterais superiores e inferiores e segundos pré-molares.

Para cirurgiões-dentistas e seus pacientes, a descoberta mais crítica relacionada à agenesia dentária envolve a mutação do *AXIN2*. Esse padrão de oligodontia é herdado em uma forma autossômica dominante e envolve, com maior frequência, a ausência do segundo e terceiro molares, segundos pré-molares, incisivos inferiores e incisivos laterais superiores. O incisivo central superior sempre está presente e, habitualmente, acompanhado pelos caninos, primeiros pré-molares e primeiros molares. No entanto, o número e o tipo de dentes ausentes são variáveis, sendo um achado frequente das oligodontias hereditárias. Embora a ausência dos dentes possa provocar um problema oral expressivo, a presença da mutação do *AXIN2* tem sido associada ao desenvolvimento de pólipos adenomatosos do cólon e de carcinoma colorretal. Isso sugere que os pacientes com casos semelhantes de oligodontia devem ser questionados quanto à sua história familiar de câncer de cólon, com avaliação médica recomendada àqueles possivelmente em risco. Uma associação entre agenesia dentária e câncer de ovário também foi sugerida, mas nenhuma mutação única foi encontrada que poderia explicar a ocorrência simultânea de ambas as condições. Além disso, uma análise detalhada dos pacientes afetados frequentemente revela duas mutações separadas que são responsáveis independentemente pelo câncer de ovário e pela agenesia dentária.

Deve-se ressaltar que, mesmo em parentes, o padrão herdado de hipodontia ou oligodontia, na maioria dos casos, corresponde a genes ainda não descobertos.

Hiperdontia

A prevalência de supranumerários permanentes em caucasianos varia entre 0,1 e 3,8%, com uma taxa ligeiramente mais elevada em populações asiáticas. Embora os dados acessíveis sejam limitados, a prevalência de melanodermas norte-americanos com hiperdontia é nove vezes maior do que em caucasianos. A frequência na dentição decídua é muito mais baixa e varia de 0,3 a 0,8%. Cerca de 76 a 86% dos casos apresentam **hiperdontia** de um único dente, com dois dentes supranumerários presentes em 12 a 23% e três ou mais supranumerários em menos de 1% dos casos. A hiperdontia de um só dente ocorre mais frequentemente na dentição permanente e aproximadamente 95% dos casos em maxila, com predileção pela região anterior. No entanto, esses dados parecem seguir uma tendência racial. Escassos estudos de prevalência em melanodermas norte-americanos revelaram que os quartos molares são os dentes supranumerários mais frequentes, com uma frequência comparativamente baixa de supranumerários na região de incisivos. Quando todos os estudos de prevalência são compilados, a região anatômica mais comum é a região de incisivos superiores, seguida pelos quartos molares superiores e inferiores, pré-molares, caninos e incisivos laterais (Figura 2.45). Supranumerários na região de incisivos inferiores são raros. Embora os dentes supranumerários possam ser bilaterais, a maioria é unilateral (Figura 2.46). Ao contrário da hiperdontia de um único dente, os dentes supranumerários múltiplos não sindrômicos ocorrem mais frequentemente na mandíbula, na região de pré-molares, seguida pelas regiões de molar e anterior, respectivamente (Figura 2.47).

Ainda que a maioria de dentes supranumerários ocorra nos ossos gnáticos, já foram relatados casos na gengiva, tuberosidade maxilar, palato mole, seios maxilares, fossa esfenomaxilar, cavidade nasal e entre a órbita e o cérebro. A erupção de supranumerários é

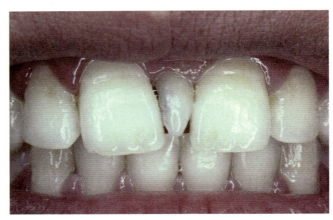

Figura 2.45 Hiperdontia (mesiodente). Dente rudimentar supranumerário erupcionado na região anterior de maxila.

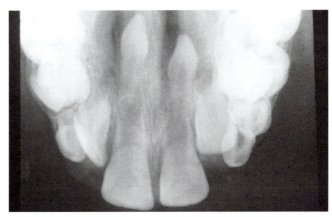

Figura 2.46 Hiperdontia (mesiodente). Dentes supranumerários bilaterais invertidos na região anterior da maxila.

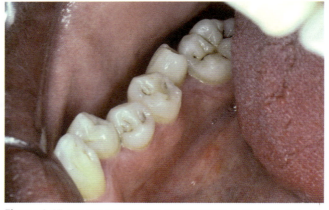

Figura 2.47 Hiperdontia. Região inferior direita exibindo quatro pré-molares erupcionados.

variável e depende do espaço disponível; 75% destes, localizados na região anterior da maxila, não erupcionam. Ao contrário da hipodontia, a hiperdontia é positivamente relacionada com a macrodontia (ver adiante) e demonstra uma predominância pelo sexo masculino de 2:1. Embora possam ser identificados exemplos em adultos mais velhos, a maioria dos dentes supranumerários se desenvolve durante as primeiras duas décadas de vida.

Vários termos têm sido utilizados para descrever dentes supranumerários, de acordo com a sua localização. Um dente supranumerário na região de incisivos superiores é chamado de **mesiodente** (ver Figura 2.45); um quarto molar acessório é frequentemente chamado de **distomolar** ou **distodente** (Figura 2.48). Um dente posterior supranumerário situado lingual ou vestibularmente a um molar é chamado de **paramolar** (Figura 2.49).

Os supranumerários são divididos em tipos: **suplementar** (tamanho e forma normais) e **rudimentar** (forma anormal e tamanho menor). Os dentes supranumerários rudimentares são classificados ainda em **cônicos** (pequenos, conoides), **tuberculados** (anterior, em forma de barril com mais de uma cúspide) e **molariformes** (semelhante a pré-molares ou a molares). Apesar de alguns odontomas serem considerados hamartomas e poderem ser inseridos nessa classificação, essas lesões são tradicionalmente incluídas na lista de tumores odontogênicos e serão discutidas no Capítulo 15. O mesiodente cônico representa um dos dentes supranumerários mais comuns e pode erupcionar espontaneamente, enquanto os tuberculados são menos frequentes e de erupção rara.

Raramente, um paciente afetado pode apresentar hipo e hiperdontia concomitantes, sendo tal fenômeno denominado **hipo-hiperdontia**. Esse processo geralmente envolve a ausência de incisivos inferiores, seguida pela ausência de segundos pré-molares; já os dentes supranumerários são mais frequentes na região anterior de maxila, seguidos por supranumerários na região de caninos ou pré-molares superiores.

Ocasionalmente, o dente normal pode erupcionar em uma posição inapropriada (p. ex., canino presente entre os pré-molares). Esse padrão anormal de erupção é chamado de **transposição dentária**. Tais dentes mal posicionados têm sido confundidos com dentes supranumerários; mas, na realidade, pacientes que exibem a transposição dentária exibem também aumento da prevalência de hipodontia, e não de hiperdontia. Os dentes envolvidos mais frequentemente na transposição são os caninos superiores e os primeiros pré-molares (Figura 2.50). O apinhamento ou a maloclusão destes dentes normais podem indicar a necessidade de reconstrução anatômica, tratamento ortodôntico ou exodontia.

Dentes acessórios podem estar presentes no momento do nascimento ou logo após. Historicamente, dentes presentes ao nascimento em recém-nascidos têm sido chamados de **dentes natais** e aqueles que surgem dentro dos primeiros 30 dias de vida têm sido chamados de **dentes neonatais**. A proporção de dentes natais para dentes neonatais é de 3:1. A prevalência relatada desses dentes varia de 1 em 2.000 a 1 em 3.500 nascimentos vivos (Figura 2.51). Embora alguns autores tenham sugerido que esses dentes possam representar dentes pré-decíduos supranumerários, 90% são dentes decíduos erupcionados prematuramente (e não supranumerários). Aproximadamente 85% dos dentes natais são incisivos inferiores, 11% são incisivos superiores e 4% são dentes posteriores. Dentes natais frequentemente nascem em pares.

Tratamento e prognóstico

As sequelas associadas à agenesia dentária incluem alteração do espaço entre os dentes, retardo na formação dentária, retardo na esfoliação de dentes decíduos, erupção tardia dos dentes permanentes e redução da dimensão vertical. O tratamento do

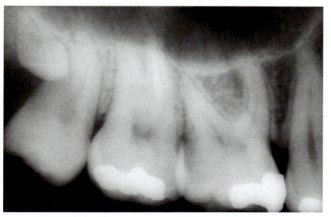

Figura 2.48 Hiperdontia (distodente). Quarto molar supranumerário superior.

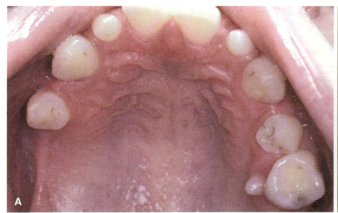
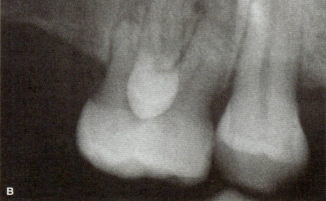

Figura 2.49 Paramolar. A. Dente rudimentar situado palatinamente a um molar em paciente que também apresenta hipodontia. **B.** Na radiografia do mesmo paciente, observa-se o dente completamente formado, sobrejacente à coroa do molar.

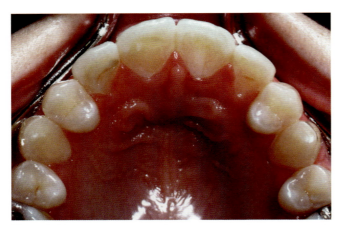

Figura 2.50 Transposição dentária. Dentes superiores com troca de posição entre os caninos e primeiros pré-molares. (Cortesia da Dra. Wendy Humphrey.)

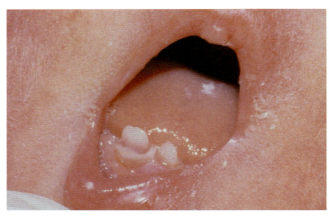

Figura 2.51 Dentes natais. Incisivos centrais inferiores que estavam erupcionados ao nascimento.

paciente com dentes ausentes depende da gravidade do caso. Geralmente, não há necessidade de tratamento para a ausência de um único dente; a reabilitação protética é necessária quando há múltiplos dentes ausentes. As opções de tratamento incluem próteses parciais removíveis, próteses fixas tradicionais, pontes em resina ou implantes e coroas protéticas. O uso de próteses fixas tradicionais, normalmente, não é recomendado para crianças devido ao risco de exposição da polpa durante o preparo do dente, e porque o crescimento ósseo futuro pode levar a infraoclusão e anquilose dos dentes retidos em conjunto pela prótese. Da mesma forma, pelo fato de os implantes atuarem mais como dentes anquilosados do que como dentes em erupção, o seu uso não é recomendado antes do completo crescimento ósseo, exceto em casos de pacientes com anodontia. Por esses motivos, um dispositivo removível, ou uma ponte em resina, muitas vezes é adequado em crianças e adultos jovens, enquanto se aguarda a completa maturação dentária e esquelética.

Em alguns casos de hipodontia e oligodontia, o tratamento ortodôntico pode melhorar ou mesmo evitar a necessidade de tratamento restaurador. Pacientes com oligodontia exibem um aumento da prevalência de reabsorção radicular externa associada ao tratamento ortodôntico. Isso pode ser devido às alterações na anatomia da raiz ou à movimentação dentária exigida em alguns pacientes. O acompanhamento radiográfico é recomendado depois de 6 a 9 meses de terapia, para avaliar a morfologia radicular quanto à evidência de reabsorção excessiva.

Quando há uma considerável demora na erupção dos dentes de determinada região da arcada, deve-se investigar a presença de dentes supranumerários. Devido à diminuição da visibilidade na porção anterior da radiografia panorâmica, essas imagens devem ser combinadas com radiografias oclusais e periapicais, para visualização completa da área. Além do mais, dentes supranumerários podem se desenvolver muito depois da erupção da dentição permanente. Diversas publicações relataram a presença de supranumerários na região de pré-molares surgindo até 11 anos depois do desenvolvimento completo dos dentes. Logo, justifica-se o monitoramento a longo prazo em pacientes previamente diagnosticados com dentes supranumerários ou naqueles geneticamente predispostos.

O diagnóstico precoce e o tratamento são cruciais para minimizar os problemas estéticos e funcionais dos dentes adjacentes. Pelo fato de apenas 7 a 20% dos dentes supranumerários não apresentarem complicações clínicas, o tratamento de rotina consiste na extração dos dentes acessórios o mais cedo possível, ainda na dentição mista. As complicações criadas por supranumerários anteriores tendem a ser mais significativas que as associadas a dentes extras em regiões posteriores. Relatos têm documentado erupção espontânea de dentição normal em 75% dos casos quando o supranumerário é removido precocemente. Após a remoção do dente supranumerário, a erupção ocorre caracteristicamente no período entre 18 meses e 3 anos. Os dentes permanentes impactados com ápices fechados ou aqueles associados a um mesiodente mostram uma tendência reduzida de erupção espontânea. A melhor forma de tratamento dos dentes permanentes que não conseguem erupcionar é sua exposição cirúrgica com tracionamento ortodôntico. A remoção de dentes decíduos não erupcionados não é recomendada, porque a maioria erupciona espontaneamente.

Consequências do tratamento tardio podem incluir erupção retardada, mudança de posição dos dentes em áreas de apinhamento, dilaceração, maloclusão, formação de diastemas ou erupção ectópica na cavidade nasal. Dentes supranumerários também predispõem a área a pericoronarite subaguda, gengivite, formação de abscessos e desenvolvimento de cistos e tumores odontogênicos. Em casos particulares, o julgamento clínico pode não indicar a remoção cirúrgica ou pode ocorrer resistência do paciente ao tratamento. Nesses casos, recomenda-se o acompanhamento regular.

Um estudo realizado com o objetivo de determinar o momento ideal para a remoção do mesiodente na população pediátrica sugeriu uma possível associação entre a remoção após os 10 anos com o aumento na prevalência de malformação dos dentes permanentes adjacentes, tal como dilaceração e reabsorção radicular. Embora um acesso cirúrgico cauteloso seja necessário para se evitar danos aos incisivos adjacentes em desenvolvimento, a extração do mesiodente antes dos 6 a 7 anos parece ser vantajosa em relação à diminuição das complicações locais de desenvolvimento.

Os dentes natais devem ser manipulados individualmente, com um julgamento clínico sensato guiando o tratamento apropriado. Radiografias podem ser de difícil obtenção, mas úteis na distinção entre um dente decíduo e um supranumerário.

Como já mencionado, os dentes natais em muitos casos representam a dentição decídua e a sua remoção não deve ser realizada apressadamente. A remoção cirúrgica desses dentes está indicada quando existe risco de aspiração devido à mobilidade. O procedimento cirúrgico deve garantir a remoção da papila dentária e da bainha epitelial para prevenir a formação de fragmentos radiculares residuais. Se a mobilidade não for um problema e os dentes estiverem estáveis, eles devem ser conservados. Úlceras traumáticas do tecido mole adjacente (**doença de Riga-Fede**) (ver Capítulo 8) podem ocorrer durante a amamentação, mas muitas vezes podem ser resolvidas com o uso de uma placa de amamentação ou com o desgaste/suavização das bordas incisais do dente natal. Se o dente for removido cirurgicamente nos primeiros 10 dias de vida, a administração de vitamina K é recomendada, pois o sistema de coagulação do bebê pode não estar estabelecido suficientemente.

♦ ALTERAÇÕES DE DESENVOLVIMENTO DO TAMANHO DE DENTES

O tamanho dos dentes varia entre as diferentes raças e sexos. A presença de dentes pequenos é chamada de **microdontia** e a presença de dentes maiores que a média é chamada de **macrodontia**. Embora a hereditariedade seja o principal fator, as influências genéticas e ambientais afetam o tamanho dos dentes em desenvolvimento. A dentição decídua parece ser mais afetada por influências intrauterinas maternas; já os dentes permanentes parecem ser mais influenciados pelo meio ambiente.

Características clínicas

Embora o tamanho dos dentes varie de pessoa para pessoa, comumente há simetria entre os dentes dos dois lados das arcadas. Apesar disso, quando há presença de expressiva variação de tamanho, a dentição como um todo raramente é afetada. Normalmente, apenas poucos dentes são modificados em tamanho. As diferenças no tamanho dos dentes podem estar relacionadas a outras anomalias de desenvolvimento oral simultâneas. A microdontia está fortemente associada à agenesia dentária (ver anteriormente neste capítulo); a macrodontia frequentemente é vista em associação com hiperdontia (ver anteriormente neste capítulo). Mulheres demonstram uma frequência maior de microdontia e agenesia dentária; já os homens têm maior prevalência de macrodontia e hiperdontia.

Microdontia

O termo **microdontia** deve ser usado apenas quando os dentes são fisicamente menores que o comum. Dentes com o tamanho normal podem parecer menores quando espaçados em arcadas que são maiores que o normal. Essa aparência tem sido historicamente chamada de **microdontia relativa**, mas ela representa **macrognatia** (não microdontia). A microdontia difusa verdadeira é incomum, mas pode ocorrer como um achado isolado na síndrome de Down, no nanismo hipofisário e em associação com um pequeno número de distúrbios hereditários raros que apresentam múltiplas anormalidades da dentição (Figura 2.52).

A microdontia isolada em uma dentição normal não é incomum. O incisivo lateral superior é mais frequentemente afetado e, caracteristicamente, aparece como uma coroa conoide sobre uma raiz que normalmente é de comprimento normal (Figura 2.53). O diâmetro mesiodistal é reduzido e as superfícies proximais convergem para a borda incisal. A prevalência relatada varia de 0,8 a 8,4% da população e a alteração parece ser autossômica dominante com penetração incompleta. Além disso, a microdontia isolada geralmente afeta os terceiros molares. Curiosamente, os incisivos laterais superiores e os terceiros molares estão entre os dentes mais frequentemente ausentes congenitamente. Quando um dente conoide está presente, os outros dentes permanentes geralmente apresentam uma leve diminuição do diâmetro mesiodistal.

Macrodontia

Análogo à microdontia, o termo **macrodontia (megalodontia, megadontia)** deve ser usado apenas quando os dentes são fisicamente maiores que o normal e não deve incluir dentes com dimensão de coroa normal, porém apinhados em uma arcada pequena (anteriormente chamada de **macrodontia relativa**). Além disso, o termo *macrodontia* não deve ser usado para descrever dentes que tenham sido alterados por fusão ou geminação. O envolvimento difuso é raro e tipicamente apenas alguns dentes são anormalmente maiores. A macrodontia difusa tem sido vista em associação com o gigantismo hipofisário (ver Capítulo 17), síndrome otodental, homens XYY e hiperplasia pineal com hiperinsulinismo. A macrodontia com erupção unilateral prematura

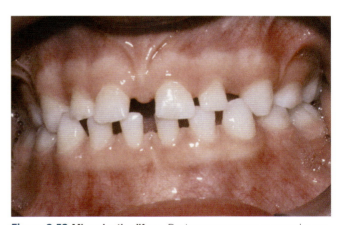

Figura 2.52 Microdontia difusa. Dentes menores que o normal e presença de vários diastemas.

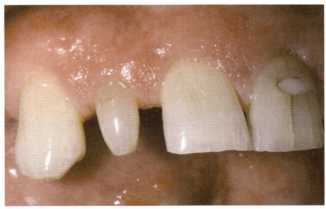

Figura 2.53 Microdontia isolada (lateral conoide). Incisivo lateral superior direito microdente conoide.

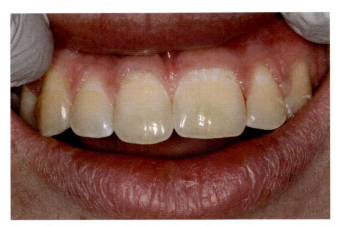

Figura 2.54 Macrodontia. O incisivo central superior esquerdo está anormalmente aumentado. (Cortesia do Dr. Peter Fam.)

não é rara nos casos de hiperplasia hemifacial (ver Capítulo 1). Autores sugeriram que o crescimento ósseo unilateral resultante dessa condição pode também afetar o desenvolvimento dos dentes do lado atingido. A macrodontia isolada ocorre mais frequentemente em incisivos ou caninos, mas também pode ser observada em segundos pré-molares e terceiros molares (Figura 2.54). Em tais situações, a alteração ocorre frequentemente de modo bilateral.

Em um padrão distinto de macrodontia, os dentes afetados demonstram um alongamento extremo das raízes conhecido como **radiculomegalia**. O dente mais comumente afetado é o canino, com as raízes muitas vezes se estendendo até a borda inferior da mandíbula e/ou assoalho da órbita. Embora a radiculomegalia possa ser não sindrômica, esse achado é fortemente sugestivo **de síndrome oculofácio-cardiodental (OFCD)**. Esta síndrome dominante ligada ao cromossomo X é caracterizada por alterações oculares (catarata congênita, glaucoma secundário, microftalmia), face distinta (face estreita, ponte nasal alta, ponta nasal larga, fenda palatina), anormalidades cardíacas (defeitos do septo atrial ou ventricular) e alterações dentárias (radiculomegalia, hipodontia, atraso na erupção, retenção de dentes decíduos). A radiculomegalia é o achado mais característico e não se torna evidente até os 15 anos devido ao tempo de maturação associado das raízes das cúspides. A síndrome ocorre apenas em mulheres e acredita-se que demonstre letalidade embrionária em homens. Uma nova mutação no gene correpressor *BCL-6* (*BCOR*) é observada em pacientes acometidos pela síndrome.

Tratamento e prognóstico

O tratamento não é necessário, a menos que desejado por motivos estéticos. Incisivos laterais superiores conoides geralmente são restaurados com coroas totais de porcelana.

◆ ALTERAÇÃO DE DESENVOLVIMENTO DA FORMA DOS DENTES

GEMINAÇÃO, FUSÃO E CONCRESCÊNCIA

Os dentes duplos (dentes colados, dentes associados) são dois dentes separados que exibem união pela dentina e (talvez) pelas polpas. A união pode ser resultado da fusão de dois germes dentários adjacentes ou da divisão parcial de um em dois. O desenvolvimento de dentes grandes isolados ou unidos (duplos) não é raro, mas a literatura é confusa quando a terminologia apropriada é apresentada. Historicamente a *geminação* foi definida como uma tentativa de um único germe dentário se dividir, com a formação resultante de um dente com coroa chanfrada e, geralmente, uma raiz e um canal radicular em comum. Inversamente, a *fusão* foi considerada a união de dois germes dentários normalmente separados, com a resultante formação de um dente unido com confluência de dentina. Finalmente, *concrescência* consiste na união de dois dentes pelo cemento, sem confluência da dentina.

Muitos pesquisadores consideraram estas definições confusas e abertas a debate. Um dente duplo encontrado no lugar de um incisivo central superior permanente é um bom exemplo da controvérsia. Se o dente unificado é contado como um e a quantidade de dentes está correta, a anomalia poderia ser resultado da divisão de um único germe dentário ou da fusão de um germe dentário permanente com o germe de um mesiodente adjacente. Alguns autores sugeriram que os termos *geminação*, *fusão* e *concrescência* deveriam ser desconsiderados e todas essas anomalias deveriam ser chamadas *gemelaridade*. Isso também é confuso porque outros investigadores usam *gemelaridade* para referir-se ao desenvolvimento de dois dentes separados que surgem da completa separação de um único germe dental (o que também é discutível).

Devido a essa confusão na terminologia, o uso do termo *gemelaridade* não pode ser recomendado; dentes extras são chamados de **supranumerários** e outro nome não é necessário. Mesmo que a exata patogênese possa ser questionada (se causada por fusão de germes adjacentes ou por divisão parcial de um germe), os termos *geminação*, *fusão* e *concrescência* servem a um propósito útil porque eles são os mais descritivos da apresentação clínica. A **geminação** pode ser definida como um único dente aumentado ou unido (duplo) no qual a contagem dentária é normal quando o dente anômalo é considerado como um. A **fusão** é definida como o aumento de um único dente ou dente unido (duplo), no qual a contagem dentária revela a falta de um dente quando o dente anômalo é contado como um. **Concrescência** consiste na união de dois dentes adjacentes apenas por cemento sem confluência da dentina subjacente. Diferentemente da fusão e da geminação, a concrescência pode ser resultado do desenvolvimento ou ser pós-inflamatória. Quando dois dentes se desenvolvem em proximidade, é possível o desenvolvimento unificado pelo cemento. Além disso, áreas de dano inflamatório às raízes dos dentes são reparadas pelo cemento, uma vez que o processo incitante cesse. A concrescência de dentes adjacentes pode surgir em dentes inicialmente separados nos quais a deposição de cemento se estende entre duas raízes muito próximas, em uma área previamente lesionada.

Características clínicas

Geminação e fusão

Dentes duplos (**geminação** e **fusão**) ocorrem nas dentições decídua e permanente, com maior frequência nas regiões anterior e superior (Figuras 2.55 a 2.59). Na dentição permanente, a prevalência de dentes duplos parece ser de aproximadamente

0,3 a 0,5%, enquanto a frequência na dentição decídua é maior, variando de 0,5 a 2,5%. Na população asiática se observa uma ocorrência superior a 5% em alguns estudos. Em ambas as dentições, incisivos e caninos são mais comumente acometidos. O envolvimento de dentes posteriores decíduos, pré-molares e molares permanentes também pode ocorrer. A geminação é muito mais comum na maxila, enquanto a fusão ocorre com maior frequência na mandíbula. Casos bilaterais são incomuns (Figura 2.60).

A geminação e a fusão se apresentam semelhantes, podendo ser diferenciadas pela contagem do número de dentes. Alguns autores sugeriram que a geminação apresenta um único canal radicular, enquanto canais separados estão presentes na fusão, mas isso não ocorre em todos os casos (Figura 2.61). A fusão e a geminação podem ser vistas em um dos quatro padrões principais: uma coroa bifurcada com uma única raiz, uma coroa grande com uma raiz grande, duas coroas unidas com uma raiz dupla cônica e duas coroas conectadas com duas raízes ligadas.

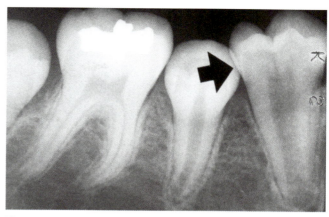

Figura 2.57 Geminação. O mesmo paciente descrito na Figura 2.56. Observe a coroa bífida e o canal radicular compartilhado.

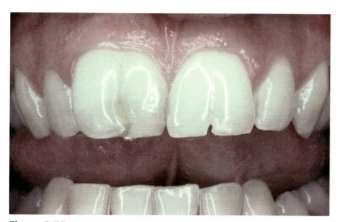

Figura 2.55 Geminação bilateral. Dois dentes duplos. A contagem de dentes é normal quando cada dente anômalo é contado como um.

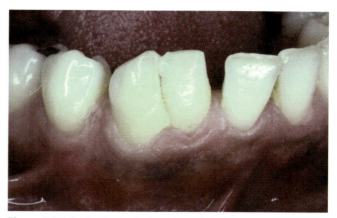

Figura 2.58 Fusão. Dente duplo no lugar do incisivo lateral inferior e do canino.

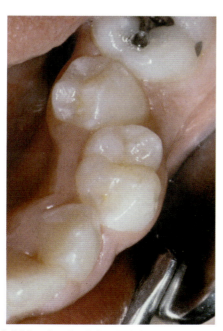

Figura 2.56 Geminação. Pré-molar inferior exibindo coroa bífida.

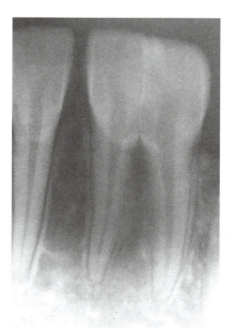

Figura 2.59 Fusão. Radiografia de dente duplo na região dos incisivos central e lateral. Observe os canais radiculares separados.

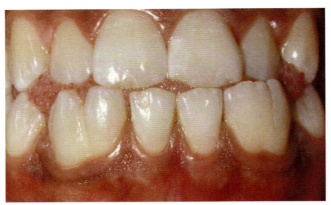

Figura 2.60 Fusão. Dentes duplos bilaterais no lugar de incisivos laterais e caninos inferiores.

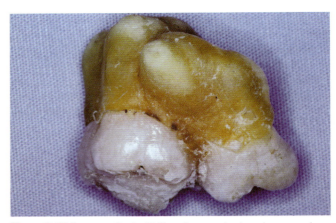

Figura 2.62 Concrescência. União pelo cemento de molares superiores adjacentes.

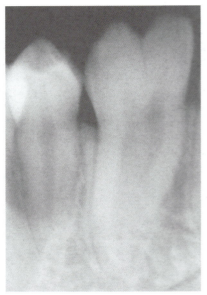

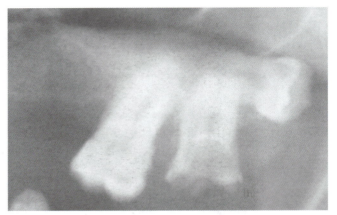

Figura 2.63 Concrescência. União pelo cemento dos segundos e terceiros molares superiores. Observe a lesão cariosa extensa no segundo molar.

Figura 2.61 Fusão. Radiografia do mesmo paciente descrito na Figura 2.60. Note a coroa bífida sobrejacente a um único canal radicular; a radiografia contralateral revelou um padrão semelhante.

Concrescência

Concrescência consiste na união, pelo cemento, de dois dentes formados, ligados ao longo das superfícies radiculares. O processo é visto mais frequentemente na região posterior superior. O modelo de desenvolvimento geralmente envolve um segundo molar cujas raízes aproximam-se muito do terceiro molar adjacente impactado (Figura 2.62). O quadro pós-inflamatório frequentemente envolve molares com lesões cariosas, nos quais os ápices recobrem as raízes de terceiros molares angulados distal ou horizontalmente. Esse último quadro surge com mais frequência em um dente com lesão cariosa que exibe grande perda coronária. A grande exposição pulpar resultante geralmente permite a drenagem pulpar levando à resolução de uma parte da lesão intraóssea. Ocorre então a reparação do cemento (Figuras 2.63 e 2.64).

Tratamento e prognóstico

A presença de dente duplo (geminação ou fusão) na dentição decídua pode resultar em apinhamento, espaçamento anormal e erupção ectópica ou retardada dos dentes permanentes subjacentes. Quando

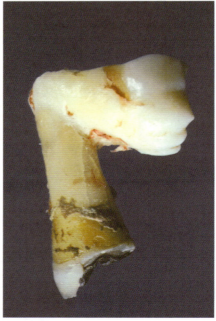

Figura 2.64 Concrescência. Fotografia macroscópica dos mesmos dentes retratados na Figura 2.63. O exame histopatológico revelou que a união ocorreu na área de reparo no cemento, previamente danificado por uma lesão inflamatória periapical.

detectada, a progressão da erupção dos dentes permanentes deve ser monitorada de perto por cuidadosa observação clínica e radiográfica. Quando indicada, a extração pode ser necessária para prevenir uma anormalidade na erupção. Ocasionalmente, a fusão na dentição decídua está associada à ausência do sucessor permanente subjacente.

Várias abordagens são possíveis para o tratamento de dentes unidos na dentição permanente e o tratamento de escolha é determinado pelas necessidades particulares de cada paciente. A TCFC frequentemente se mostra benéfica durante o planejamento do tratamento devido à sua capacidade de definir mais claramente o nível da união do dente, o número de raízes e a anatomia das câmaras pulpares e canais envolvidos. Na geminação, se dentes duplos tiverem polpas separadas, a hemissecção pode ter sucesso sem tratamento do canal radicular. A separação pode ser feita na cavidade oral ou pode ser necessária a separação após a exodontia, caso a união se estenda até o ápice. Caso a extração seja necessária, o reimplante imediato (dentro de 5 minutos) da metade desejada pode resultar na preservação da vitalidade e maior sobrevida do dente. Nos dentes duplos que apresentam uma câmara pulpar ampla, o tratamento endodôntico é necessário, caso a secção seja considerada. A reconstrução da forma, independentemente da colocação de coroas totais, tem sido realizada em muitos casos. Outros pacientes apresentam características anatômicas pulpares ou coronárias que contraindicam a reconstrução e requerem remoção cirúrgica com reabilitação protética. Dentes duplos frequentemente apresentam sulcos pronunciados nas faces vestibular ou lingual, tornando-os mais propensos ao desenvolvimento de lesões cariosas. Em tais casos, o selamento dos sulcos e fissuras ou a restauração com compósito são apropriados para a conservação dos dentes.

Pacientes com concrescência geralmente não necessitam de tratamento, a menos que a união interfira na erupção; nesse caso a remoção cirúrgica pode ser justificada. A concrescência pós-inflamatória deve ser observada sempre que for planejada a exodontia para dentes desvitalizados com ápices que encobrem as raízes dos dentes adjacentes. Podem ocorrer situações de extrações complicadas na tentativa de remoção de dentes que estejam inesperadamente unidos ao dente vizinho. A separação cirúrgica das raízes geralmente é necessária para completar o procedimento sem perda de significativa porção de osso circundante.

CÚSPIDES ACESSÓRIAS

A morfologia das cúspides dentárias mostra variações menores entre diferentes populações; destas, três padrões diferentes merecem discussão adicional: (1) **cúspide de Carabelli**, (2) **cúspide em garra** e (3) **dente evaginado**. Quando uma cúspide acessória está presente, geralmente outros dentes permanentes apresentam um ligeiro aumento de tamanho.

Características clínicas e radiográficas

Cúspide de Carabelli

A **cúspide de Carabelli** consiste em uma cúspide acessória localizada na face palatina da cúspide mesiolingual de um molar (Figura 2.65). Tal cúspide pode ser vista nos dentes decíduos e permanentes e varia de uma cúspide definida a uma fóssula ou fissura pequena e recortada. Quando presente, a cúspide é mais pronunciada no primeiro molar e menos volumosa no segundo e terceiro molares. Quando uma cúspide de Carabelli está presente, os outros dentes

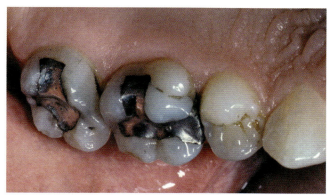

Figura 2.65 Cúspide de Carabelli. Cúspide acessória na superfície mesiolingual do primeiro molar superior.

permanentes muitas vezes são maiores mesiodistalmente que o normal, mas uma associação semelhante em tamanho nos dentes decíduos não é normalmente notada. Há uma variação entre diferentes populações, com prevalência relatada tão alta quanto 90% em brancos, sendo rara em asiáticos. Eventualmente, uma cúspide acessória análoga é observada na cúspide mesiovestibular de molares inferiores decíduos ou permanentes, denominada *protostílido*.

Cúspide em garra

Uma **cúspide em garra** é uma cúspide adicional bem delimitada localizada na superfície de um dente anterior, que se estende pelo menos da metade da distância da junção amelocementária até a borda incisal. A cúspide em garra representa a continuação ou a extensão de um cíngulo normal, um cíngulo aumentado, uma pequena cúspide acessória ou, finalmente, a formação completa da cúspide em garra. Pesquisadores confundiram o conceito dessa condição na literatura classificando todo cíngulo proeminente como uma cúspide em garra e desenvolvendo um sistema de classificação para o grau de aumento. Esse sistema de classificação dificulta a avaliação da prevalência de casos e não deve ser utilizado.

Três quartos de todas as cúspides em garra relatadas estão localizados na dentição permanente. As cúspides em garra ocorrem predominantemente nos incisivos superiores permanentes, laterais (55%) ou centrais (33%), sendo vistas com menor frequência nos incisivos inferiores (6%) e caninos superiores (4%) (Figura 2.66). A sua ocorrência na dentição decídua é muito rara, com a maioria ocorrendo nos incisivos centrais superiores. Na maioria dos casos, a

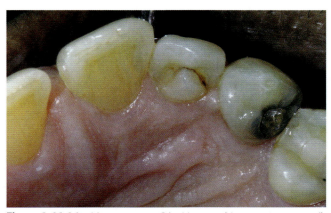

Figura 2.66 Cúspide em garra. Cúspide acessória presente na superfície palatina de um incisivo lateral superior. (Cortesia da Dra. S. Gabrielle Shuler.)

cúspide acessória se projeta da superfície lingual do dente afetado, formando um aspecto de tridente que lembra uma garra de águia. Em raras ocasiões, a cúspide pode se projetar da face vestibular ou de ambas as superfícies em um único dente. Um sulco profundo de desenvolvimento pode estar presente onde a cúspide se funde com a superfície subjacente do dente afetado. A maioria das cúspides em garra, mas não todas, apresenta um corno pulpar. Radiograficamente, a cúspide é vista cobrindo a porção central da coroa e inclui esmalte e dentina (Figura 2.67). Apenas poucos casos apresentam cornos pulpares visíveis nas radiografias dentárias.

A cúspide em garra ocorre com maior frequência em asiáticos, nativos americanos, esquimós e descendentes de árabes. Ambos os sexos podem ser afetados e a ocorrência pode ser uni ou bilateral. Em casos isolados, influências genéticas parecem ter efeito, porque cúspides em garra têm sido documentadas em gêmeos. A cúspide em garra tem sido encontrada em pacientes com síndromes de Rubinstein-Taybi, de Mohr, de Ellis-van Creveld, incontinência pigmentar acromiante, de Berardinelli-Seip e na angiomatose de Sturge-Weber. Embora exista uma forte associação entre a presença da cúspide em garra e essas síndromes, ela não está clara. Em um estudo com 45 indivíduos afetados foi demonstrada forte relação com a síndrome de Rubinstein-Taybi, dos quais 92% dos pacientes afetados apresentaram cúspides em garra.

Dente evaginado

O **dente evaginado** (tubérculo central, cúspide tubercular, tubérculo acessório, pérola oclusal, odontoma evaginado, pré-molar de Leong, pré-molar tubercular) consiste em uma elevação semelhante a uma cúspide de esmalte localizada no sulco central ou na crista lingual da cúspide vestibular de pré-molares ou de molares (Figura 2.68). Embora já tenha sido relatado em molares, o dente evaginado normalmente ocorre nos pré-molares, sendo comumente bilateral com marcada predominância pela arcada inferior. Molares decíduos são raramente afetados. A cúspide acessória consiste em esmalte e dentina, e a polpa está presente em aproximadamente metade dos casos. Embora a prevalência seja variável, muitos estudos sugerem uma frequência variando de 1 a 4%. Tal anomalia é encontrada com maior frequência em asiáticos, esquimós e nativos americanos, sendo rara em brancos. Pesquisadores esperam um aumento da prevalência desta anomalia nos EUA secundariamente à imigração de asiáticos, hispânicos e mestiços (mistura de ancestrais europeus e nativos americanos). Radiograficamente, a superfície oclusal exibe uma estrutura semelhante a uma cúspide, frequentemente com uma extensão pulpar. As cúspides acessórias em geral causam interferências oclusais que estão associadas a problemas clínicos. Em um amplo estudo, mais de 80% dos tubérculos se apresentaram fraturados e foram encontradas alterações pulpares em mais de 25% dos pacientes. A necrose pulpar é um achado comum e pode ocorrer por exposição direta ou invasão pelos túbulos dentinários imaturos. Além do desgaste anormal e doença pulpar, a cúspide acessória pode resultar em dilaceração, deslocamento, angulação ou giroversão dentária.

Frequentemente, o dente evaginado é visto em associação com outra variação da anatomia coronária, os **incisivos em forma de pá**. Essa alteração também ocorre predominantemente em asiáticos, com uma prevalência muito alta também observada em nativos americanos e inuítes. Os incisivos atingidos exibem margens laterais proeminentes, criando uma superfície lingual côncava que lembra a parte côncava de uma pá (Figura 2.69). Caracteristicamente, as cristas marginais espessadas convergem para o cíngulo; não é incomum a presença de fossetas profundas, fissuras ou dente invaginado nessa junção. Incisivos laterais e centrais superiores são os mais frequentemente afetados, com o acometimento de incisivos inferiores e caninos sendo relatado com menor frequência.

Tratamento e prognóstico

Não há necessidade de tratamento da cúspide de Carabelli, a menos que um sulco profundo esteja presente entre a cúspide acessória e a superfície da cúspide mesiolingual do molar. Estes sulcos profundos devem ser selados para evitar o desenvolvimento de lesão cariosa.

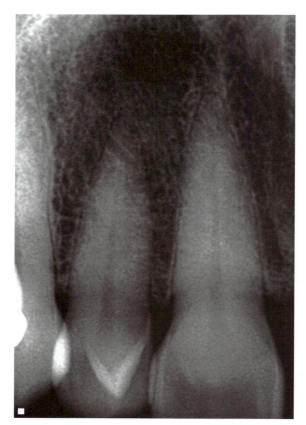

Figura 2.67 Cúspide em garra. Radiografia do mesmo paciente mostrado na Figura 2.66. Observe as camadas de dentina e esmalte dentro da cúspide acessória. (Cortesia da Dra. Gabrielle Shuler.)

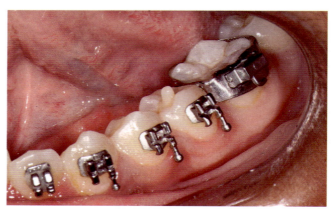

Figura 2.68 Dente evaginado. Elevação semelhante a uma cúspide localizada na fossa central do segundo pré-molar inferior. (Cortesia do Dr. Jason Latham.)

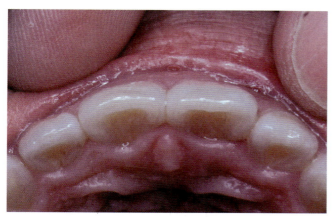

Figura 2.69 Incisivos em forma de pá. Paciente chinês exibindo incisivos superiores com margens laterais proeminentes, com a criação de uma superfície palatina côncava.

Pacientes com cúspide em garra nos dentes inferiores geralmente não necessitam de tratamento; cúspides em garra presentes nos dentes superiores frequentemente interferem na oclusão e devem ser removidas. Outras complicações incluem comprometimento estético, deslocamento dos dentes, lesões cariosas, doença periodontal e irritação dos tecidos moles (p. ex., língua ou mucosa labial). Pelo fato de a maioria dessas projeções conterem um corno pulpar, a remoção abrupta pode resultar em exposição pulpar. A TCFC pode ser usada para determinar a extensão do tecido pulpar dentro da cúspide e auxiliar no planejamento do tratamento. Frequentemente, a remoção realizada sem que haja perda de vitalidade pode ser feita por meio de desgaste gradativo da cúspide, com tempo suficiente para deposição de dentina terciária e retração pulpar. A redução bem-sucedida pode ser alcançada com três visitas espaçadas por 6 a 8 semanas. Ao término de cada sessão de desgaste, a dentina exposta deverá ser recoberta com um agente dessensibilizante, como o verniz fluoretado, que também pode acelerar a retração pulpar. Mesmo com o desgaste gradual e sem exposição pulpar direta, a perda de vitalidade é possível quando um grande número de túbulos dentinários imaturos está exposto. Após a remoção com êxito da cúspide acessória, a dentina exposta pode ser coberta com hidróxido de cálcio e o esmalte periférico atacado com ácido e uma restauração com resina composta pode ser realizada. Alternativamente, para cúspides em garra grandes ou aquelas com tecido pulpar significativo, a cúspide pode ser removida em uma única sessão com uma pulpotomia parcial intencional sendo realizada na tentativa de manter a vitalidade a longo prazo do dente.

Durante a erupção, o dente afetado deve ser examinado para a presença de uma fissura profunda na junção entre a cúspide em garra e a superfície do dente. Caso a fissura esteja presente, a fissura deve ser restaurada de forma preventiva para evitar lesão cariosa precoce próxima à polpa dentária. Relatos também têm documentado a continuação dessa fissura abaixo da superfície da raiz, com subsequente desenvolvimento de lesões inflamatórias radiculares laterais, secundariamente ao acesso ao biofilme oral, permitido pela profundidade do sulco. Neste último caso, a cirurgia é necessária para expor o sulco à limpeza apropriada.

O dente evaginado normalmente resulta em problemas oclusais e leva, muitas vezes, à necrose pulpar. Em dentes afetados, a remoção das cúspides sempre é indicada, mas tentativas de manter a vitalidade têm acontecido apenas com sucesso parcial. Lentos desgastes gradativos da cúspide expõem túbulos dentinários imaturos e podem levar à pulpite irreversível, mesmo sem exposição direta. Para reduzir a chance de comprometimento pulpar, a eliminação de interferências oclusais opostas combinada com a remoção minimalista de dentina e tratamento da superfície com fluoreto estanhoso tem sido recomendada. A remoção da cúspide, mais rápida, com capeamento direto ou indireto também tem trazido benefícios a alguns pacientes. Outros pesquisadores apoiam a eliminação de interferências oclusais, proteção da cúspide contra fratura pela colocação de reforço com resina, retardando a remoção da cúspide até que haja evidência de dentina madura, recessão pulpar e formação completa da raiz.

Se ocorrer necrose pulpar em um dente imaturo com ápice aberto, procedimentos endodônticos regenerativos podem ser empregados para induzir o crescimento apical e promover o aumento da espessura das paredes dentinárias radiculares. Outra opção para dentes necróticos imaturos com ápice aberto é a revascularização. Nesta técnica, o tecido pulpar purulento é removido com irrigação de hipoclorito de sódio, colocação de agentes antimicrobianos e sem o uso de instrumentos endodônticos. Ao longo de várias consultas, o tecido necrótico é eliminado e substituído por tecido pulpar vascular de cicatrização. Quando o dente está assintomático sem evidência de infecção contínua, é colocado uma tampão de cimento cerâmico (como agregado trióxido mineral) sobre o topo do tecido pulpar radicular em cicatrização, sendo a cavidade de acesso restaurada com um cimento de ionômero de vidro e resina composta.

Quando há incisivos em forma de pá, os dentes afetados devem ser inspecionados para detecção de defeitos no ponto de convergência das cristas marginais. Quaisquer fissuras ou invaginações profundas devem ser restauradas rapidamente após a erupção para proteger a polpa subjacente de exposição à lesão cariosa.

DENTE INVAGINADO (*DENS IN DENTE*)

O **dente invaginado** consiste em uma profunda invaginação da superfície da coroa ou da raiz, limitada pelo esmalte. Oehlers descreveu essa condição por meio de três artigos clássicos publicados de 1957 a 1958. Duas formas, dente invaginado coronário e dente invaginado radicular, são reconhecidas.

Características clínicas e radiográficas

Dente invaginado coronário

A prevalência relatada do dente invaginado coronário varia de 0,04 a 10% em todos os pacientes. Em ordem de frequência decrescente, os dentes permanentes afetados são os incisivos laterais, incisivos centrais, pré-molares, caninos e molares. O envolvimento dos dentes decíduos tem sido relatado, mas é incomum. Há uma predominância significativa nos dentes superiores.

A coroa do dente afetado frequentemente demonstrará alterações clínicas que sugerem a necessidade de radiografias para confirmar a presença de uma invaginação revestida de esmalte. Achados clínicos sugestivos incluem fossa ou sulco palatino, dente em forma de barril ou cone, coroa dilatada em comparação ao dente contralateral, microdontia localizada, cúspide em garra, dente evaginado ou sulco labial coronal.

A profundidade da invaginação varia de um ligeiro aumento da fosseta do cíngulo a um profundo sulco que se estende ao ápice. Como seria esperado, antes da erupção, o lúmen da invaginação é preenchido com tecido mole semelhante ao do folículo dentário (epitélio reduzido do órgão do esmalte com uma parede de tecido conjuntivo fibroso). Durante a erupção, esse tecido mole perde o suporte vascular e necrosa.

Historicamente, o dente invaginado coronário foi classificado em três tipos principais (Figura 2.70). O tipo I exibe invaginação confinada à coroa. A invaginação tipo II se estende abaixo da junção amelocementária e termina em um fundo cego (Figuras 2.71 e 2.72). Invaginações de grandes dimensões podem se tornar dilatadas e conter esmalte distrófico na base da dilatação (Figura 2.73). Em alguns casos, o revestimento de esmalte da invaginação é incompleto e existem canais comunicando a invaginação à polpa. Essas conexões podem resultar em necrose pulpar muito antes de o ápice ser fechado. O tipo III se estende através da raiz e perfura a área apical ou lateral radicular, sem que haja qualquer comunicação imediata com a polpa. Neste último tipo, o esmalte que delimita a invaginação é frequentemente substituído pelo cemento próximo à perfuração radicular. Essa perfuração leva a uma comunicação direta da cavidade oral com o tecido intraósseo perirradicular e, muitas vezes, produz lesões inflamatórias mesmo na presença de polpa vital (Figuras 2.74 e 2.75). O tipo I é disparado o padrão mais comum (79%), seguido pelo tipo II (15%) e tipo III (5%).

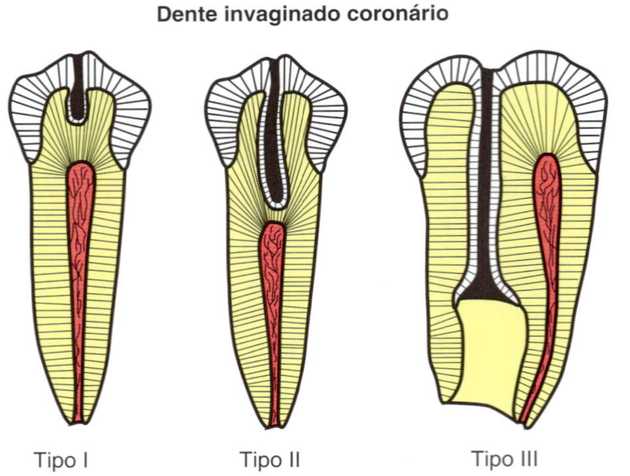

Figura 2.70 Dente invaginado. Ilustração descrevendo os três tipos de dente invaginado coronário.

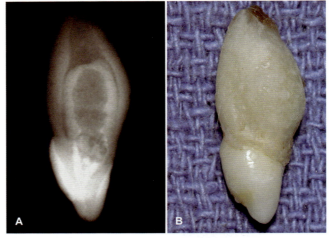

Figura 2.72 Dente invaginado coronário tipo II. A. Cúspide superior bulbosa, exibindo invaginação dilatada revestida por esmalte. **B.** Fotografia macroscópica mostrando raiz bulbosa e incisura coronal.

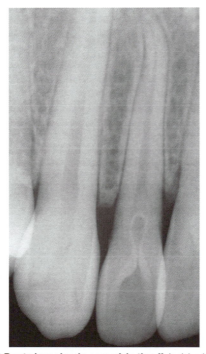

Figura 2.71 Dente invaginado coronário tipo II. Incisivo lateral superior com invaginação da superfície de esmalte que se estende levemente abaixo da junção amelocementária.

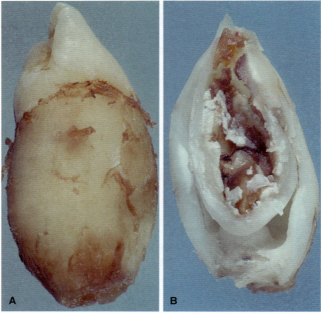

Figura 2.73 Dente invaginado coronário tipo II. Fotografia macroscópica de um dente seccionado. Observe a invaginação dilatada com acúmulo apical de esmalte distrófico.

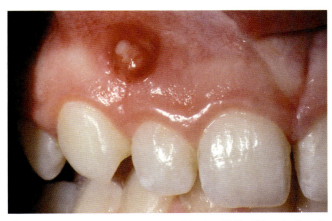

Figura 2.74 Dente invaginado coronário tipo III. Parúlide sobrejacente a canino vital superior e incisivo lateral. O canino apresenta dente invaginado que perfurou a superfície mesial da raiz.

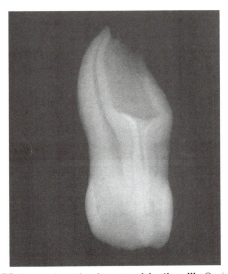

Figura 2.75 Dente invaginado coronário tipo III. Canino superior mostrando uma invaginação de esmalte paralela ao canal pulpar, que perfurou a superfície lateral da raiz. (Cortesia do Dr. Brian Blocher.)

Ocasionalmente, a invaginação pode ser extensa e lembrar um dente dentro do outro, daí o termo ***dens in dente***. Em outros casos, a invaginação pode ser dilatada e comprometer a formação do dente, resultando em um desenvolvimento dentário anômalo denominado **odontoma dilatado** (Figura 2.76). O envolvimento pode ser único, múltiplo ou bilateral.

Dente invaginado radicular

O **dente invaginado radicular** é raro e acredita-se que surja secundariamente a uma proliferação da bainha de Hertwig radicular com a formação de uma linha de esmalte que se estende ao longo da superfície do dente. Esse quadro de deposição do esmalte é semelhante ao que é visto em associação com as **pérolas de esmalte** radiculares (ver Esmalte ectópico, adiante). Em vez de protuberâncias na superfície, como as vistas nas pérolas de esmalte, o esmalte alterado forma uma superfície de invaginação em direção à papila dentária. A invaginação delimitada pelo cemento já foi relatada, mas tal achado representa uma simples variação da morfologia da raiz e não deve ser incluído sob o termo *dente invaginado radicular*.

Radiograficamente, os dentes afetados mostram um aumento da raiz. Um exame detalhado revela, muitas vezes, uma invaginação dilatada limitada pelo esmalte, com a abertura da invaginação situada ao longo da porção lateral da raiz.

Tratamento e prognóstico

Nas pequenas invaginações do tipo I, a abertura da invaginação deve ser restaurada após a erupção como uma tentativa de prevenir o surgimento de lesão cariosa e doença pulpar subsequente. Quando a invaginação não é precocemente detectada, frequentemente ocorre necrose pulpar. Nas invaginações de tipo II maiores, o conteúdo do lúmen e a dentina cariada devem ser removidos; em seguida deve-se aplicar uma base de hidróxido de cálcio para evitar qualquer possível microcomunicação com a polpa subjacente. Em casos de comunicação ou sinais de comprometimento pulpar óbvios, tanto a invaginação como o canal pulpar subjacente requerem tratamento endodôntico. Em dentes com ápices abertos, são recomendados procedimentos endodônticos regenerativos para obter a continuação da apicificação.

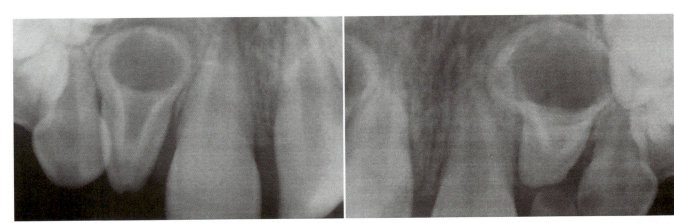

Figura 2.76 Dente invaginado coronário tipo II. Dente invaginado dilatado bilateral (odontoma dilatado) dos incisivos laterais superiores. (Cortesia da Dra. Mary Haigler.)

As invaginações do tipo III associadas a lesões periapicais inflamatórias requerem tratamento semelhante ao endodôntico. Mais uma vez, antes da obturação final com guta-percha, a proteção temporária com hidróxido de cálcio ajuda a construir pontes dentinárias e a manter a vitalidade da polpa subjacente. Se não houver vitalidade, o tratamento endodôntico de canais radiculares paralelos também se torna necessário. Alguns casos não respondem ao tratamento endodôntico conservador e requerem cirurgia periapical e obturação retrógrada. Invaginações grandes e dilatadas geralmente exibem coroas anormais, havendo a necessidade de exodontia. A TCFC tem se mostrado muito benéfica na definição da anatomia complexa da invaginação e da polpa adjacente, melhorando a precisão das decisões de planejamento do tratamento.

Entre os poucos casos relatados de dente invaginado radicular verdadeiro, a anatomia significativamente alterada tem exigido a extração na maioria dos casos.

ESMALTE ECTÓPICO

Esmalte ectópico se refere à presença de esmalte em localizações incomuns, principalmente na raiz dentária. Os mais conhecidos são as **pérolas de esmalte**, que estão localizadas na superfície externa da raiz, apicalmente e separadas da junção cemento-esmalte. Três padrões são observados: (1) *pérolas de esmalte verdadeiras*, compostas inteiramente por esmalte, (2) *pérolas compostas*, demonstrando um núcleo de dentina coberto por esmalte, e (3) *pérolas "E-D-P"* contendo esmalte, dentina e polpa. A maioria das pérolas de esmalte são do tipo composto. Em vez de criar globos exofíticos, o esmalte ectópico também pode invaginar no cemento radicular subjacente e na dentina, resultando na forma radicular extremamente rara de dente invaginado (ver anteriormente).

Além das pérolas de esmalte, **extensões cervicais de esmalte** também ocorrem ao longo da superfície das raízes dentárias. Essas extensões são consideradas mais comuns do que as pérolas de esmalte e representam um mergulho do esmalte da junção cemento-esmalte em direção à bifurcação dos dentes molares. Esse padrão de esmalte ectópico forma uma extensão triangular do esmalte coronário que se desenvolve na superfície vestibular dos molares, cobrindo diretamente a bifurcação. A base do triângulo é contígua à porção inferior do esmalte coronário; o vértice do triângulo estende-se diretamente à bifurcação do dente. Essas áreas de esmalte ectópico foram chamadas *projeções cervicais de esmalte*, mas essa terminologia é confusa porque não são vistas projeções exofíticas significativas.

Características clínicas e radiográficas

Pérolas de esmalte

As pérolas de esmalte são encontradas mais frequentemente nas raízes dos molares superiores, seguidas pelas raízes dos molares inferiores. Os pré-molares e incisivos são raramente afetados. O envolvimento de molares decíduos foi relatado, mas também é raro. A prevalência relatada de pérolas de esmalte varia (de 0,23 a 4,82% de todos os pacientes) de acordo com a população estudada e é mais alta em asiáticos. Na maioria dos casos, apenas uma pérola é encontrada, mas até quatro pérolas já foram documentadas em um único dente. A maioria ocorre na região de furca das raízes

ou próximo à junção amelocementária (Figura 2.77). Radiograficamente, as pérolas aparecem como nódulos radiopacos bem definidos ao longo da superfície da raiz (Figura 2.78). Embora possam ser confundidos com cálculo dental, a TCFC resolve facilmente esse dilema.

A superfície de esmalte das pérolas impede a aderência periodontal com o tecido conjuntivo e provavelmente existe uma junção hemidesmossômica. Essa junção é menos resistente à ruptura; uma vez realizada a separação, é provável a ocorrência de rápida perda de aderência. Além disso, a natureza exofítica da pérola induz à retenção de biofilme e à higiene inadequada.

Extensões cervicais de esmalte

Como previamente mencionado, as **extensões cervicais de esmalte** estão localizadas na superfície vestibular das raízes, sobrepondo-se à bifurcação (Figura 2.79). Os molares inferiores são discretamente mais afetados que os superiores. Em um estudo

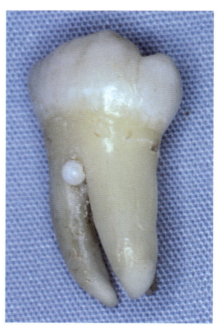

Figura 2.77 Pérola de esmalte. Massa de esmalte ectópico localizada na área de furca de um molar. (Cortesia do Dr. Joseph Beard.)

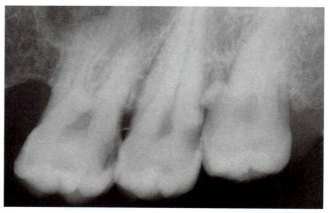

Figura 2.78 Pérola de esmalte. Nódulo radiopaco sobre a superfície mesial da raiz do terceiro molar superior. Outra pérola menos nítida está presente na raiz distal do segundo molar.

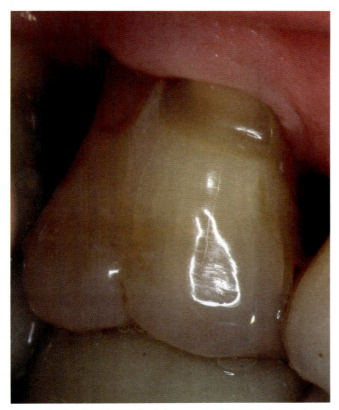

Figura 2.79 Extensão cervical de esmalte. Extensão de esmalte em forma de V na bifurcação de um molar superior. (Cortesia do Dr. Keith Lemmerman.)

realizado nos EUA, com 48 dentes extraídos, a prevalência foi muito alta, com cerca de 20% dos molares afetados. Estudos semelhantes demonstram uma prevalência maior ainda em locais como o Japão, China e Alasca, que identificaram extensões cervicais de esmalte em 50 a 78% dos molares extraídos. As extensões cervicais de esmalte podem ser observadas em qualquer molar, mas são vistas com menor frequência nos terceiros molares. Tal alteração foi positivamente relacionada a perdas localizadas do ligamento periodontal e envolvimento de furca, uma vez que o tecido conjuntivo não pode aderir ao esmalte. Em uma extensa revisão dentária de pacientes com envolvimento periodontal da furca, foi encontrada uma alta frequência de extensões cervicais de esmalte, comparada a dentições sem o comprometimento da furca. Além disso, quanto maior o grau de extensão cervical, maior a frequência do envolvimento de furca.

Além do envolvimento periodontal da furca, as extensões cervicais de esmalte têm sido associadas ao desenvolvimento de cistos inflamatórios, que são histopatologicamente idênticos aos cistos inflamatórios radiculares. Os cistos se desenvolvem ao longo da superfície vestibular acima da bifurcação e são chamados mais apropriadamente de **cistos vestibulares de bifurcação** (ver Capítulo 15). A associação entre a extensão cervical de esmalte e este tipo único de cisto inflamatório é controversa.

Tratamento e prognóstico

As pérolas de esmalte geralmente representam um achado radiográfico, não havendo necessidade de tratamento. Apesar disso, a área deve ser vista como um ponto fraco de aderência do ligamento periodontal. Deve-se manter higiene oral meticulosa como esforço para prevenir perda localizada de suporte periodontal e exposição da pérola de esmalte. Caso ela se torne exposta e a sua remoção seja cogitada, o cirurgião-dentista deve se lembrar de que a pérola de esmalte pode, ocasionalmente, conter tecido pulpar vital.

Para dentes com extensões cervicais de esmalte e comprometimento periodontal de furca associado, o tratamento é direcionado para a tentativa de conseguir um ligamento mais durável e prover acesso à área para higiene mais apropriada. Alguns relatos sugeriram o aplainamento ou a excisão de esmalte combinada com plástica da furca visando à reinserção.

TAURODONTIA

A **taurodontia** consiste no aumento do corpo e da câmara pulpar de um dente multirradicular, com deslocamento apical do assoalho pulpar e da bifurcação das raízes. Este padrão de formação dos molares foi descrito inicialmente por Keith em 1913 e foi encontrado em formas anteriores do homem pré-histórico, como os antigos neandertais. O padrão morfológico foi denominado taurodontia devido à sua forma geral que se assemelha aos dentes molares de animais ruminantes.

Características clínicas e radiográficas

Os dentes afetados tendem a ser retangulares e mostram câmaras pulpares aumentadas no sentido ápico-oclusal e uma bifurcação próxima ao ápice (Figura 2.80). O diagnóstico geralmente é subjetivo a partir da imagem radiográfica. O grau de taurodontia pode ser classificado em *leve* (**hipotaurodontia**), *médio* (**mesotaurodontia**) e *grave* (**hipertaurodontia**), de acordo com o grau de deslocamento apical do assoalho pulpar (Figura 2.81). Critérios biométricos úteis para a determinação da taurodontia foram apresentados por Witkop et al., e por Shifman e Chanannel. Esses relatos contêm informações úteis para os estudos epidemiológicos dessa anomalia.

Pacientes com taurodontia frequentemente apresentam um ou mais molares adicionais com raízes completamente fundidas e um canal único alargado. Esse padrão de desenvolvimento é chamado de **molares piramidais**. Alguns pesquisadores acreditam que os

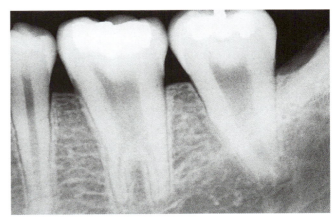

Figura 2.80 Taurodontia. Molares inferiores mostrando aumento da altura pulpar ápico-oclusal com assoalho pulpar e bifurcação posicionados apicalmente. (Cortesia do Dr. Michael Kahn.)

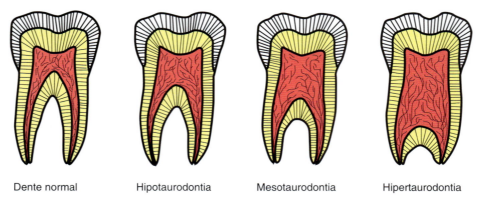

Dente normal — Hipotaurodontia — Mesotaurodontia — Hipertaurodontia

Figura 2.81 Taurodontia. Ilustração exibindo a classificação da taurodontia em função do grau de deslocamento do assoalho pulpar.

molares com taurodontia representam um padrão intermediário entre molares normais e molares piramidais.

Alguns autores incluem exemplos de taurodontia nos pré-molares; outros argumentam que a taurodontia não é encontrada em pré-molares. Este argumento é acadêmico, porque a presença de taurodontia em um pré-molar não pode ser documentada *in situ*. As investigações sobre taurodontia em pré-molares requerem o exame de dentes extraídos, porque as radiografias necessárias devem exibir os dentes em uma orientação mesiodistal.

A taurodontia pode ser uni ou bilateral, afetando preferencialmente dentes permanentes. Não há predileção por sexo. A prevalência relatada é extremamente variável (0,5 a 46%) e, muito provavelmente, está relacionada a diferentes critérios diagnósticos e variações raciais. Nos EUA, a maioria dos relatos indica prevalência de 2,5 a 3,2% na população. Alguns pesquisadores acreditam que tal alteração é mais uma variação da normalidade do que uma anomalia de desenvolvimento. O processo geralmente demonstra um efeito de campo com o envolvimento de todos os molares. Quando isso ocorre, o primeiro molar é comumente menos afetado, com aumento da gravidade da lesão notada nos segundos e terceiros molares, respectivamente.

A taurodontia pode ocorrer como uma característica isolada ou como um componente de várias síndromes (Boxe 2.10). Um aumento da frequência de taurodontia foi relatado em pacientes com hipodontia, fenda labial e fenda palatina. Pesquisas têm mostrado que a taurodontia pode se desenvolver em conjunto com um grande número de alterações genéticas. Essas descobertas sugerem que anormalidades cromossômicas podem interromper o desenvolvimento da forma dos dentes e que a taurodontia não é o resultado de uma anormalidade genética específica.

Tratamento e prognóstico

Não há necessidade de tratamento específico para a taurodontia. Como um corno pulpar não é visto, o processo não interfere na rotina dos procedimentos restauradores. Alguns pesquisadores têm sugerido que a forma taurodôntica pode diminuir a estabilidade e a força como um dente de apoio em procedimentos protéticos, mas essa hipótese não foi confirmada. Se o tratamento endodôntico for necessário, a forma da câmara pulpar e o assoalho pulpar posicionado apicalmente frequentemente aumentam a dificuldade de localizar, instrumentar

---

Boxe 2.10 Síndromes associadas à taurodontia.

- Aberrações cromossômicas sexuais (p. ex., XXX, XXY)
- Amelogênese imperfeita hipoplásica, tipo IE
- Amelogênese imperfeita-taurodontia, tipo IV
- Cabelo escasso-oligodontia-taurodontia
- Displasia cranioectodérmica
- Displasia ectodérmica
- Displasia oculodentodigital
- Hiperfosfatasia-oligofrenia-taurodontia
- Hipofostasia
- Microdontia-taurodontia-dente invaginado
- Nanismo microcefálico-taurodontia
- Síndrome de Down
- Síndrome de Ellis-van Creveld
- Síndrome de Klinefelter
- Síndrome de Lowe
- Síndrome de Rapp-Hodgkin
- Síndrome de Wolf-Hirschhorn
- Síndrome orofácio-digital, tipo II
- Síndrome trico-dento-óssea, tipos I, II, III
- Síndrome trico-onico-dental

---

e obturar os canais pulpares. Além disso, a presença de raízes e canais supranumerários exige uma exploração cuidadosa, para a qual a magnificação é altamente benéfica, de todos esses canais radiculares. A TCFC tem se mostrado particularmente útil na definição das morfologias de canal altamente variáveis encontradas em dentes com taurodontia. Uma boa constatação é que os pacientes portadores de taurodontia têm que apresentar destruição periodontal significativa antes que ocorra o envolvimento da furca.

HIPERCEMENTOSE

A **hipercementose (hiperplasia cementária)** consiste na deposição não neoplásica excessiva de cemento ao longo do cemento radicular normal.

A hipercementose tem sido relatada em associação com uma ampla variedade de distúrbios. O Boxe 2.11 lista vários dos fatores locais e sistêmicos mais comumente mencionados que têm sido associados a maior frequência de deposição excessiva de cemento. Todos os fatores sistêmicos listados

> **Boxe 2.11 Fatores associados à hipercementose.**
>
> **Fatores locais**
> - Trauma oclusal anormal
> - Inflamação adjacente (p. ex., pulpar, periapical, periodontal)
> - Ausência de dente antagonista (p. ex., impactado, incluso, perdido)
> - Reparo de raízes vitais fraturadas
>
> **Fatores sistêmicos**
> - Acromegalia e gigantismo hipofisário
> - Artrite
> - Calcinose
> - Doença de Paget do osso
> - Febre reumática
> - Bócio da tireoide
> - Síndrome de Gardner
> - Deficiência de vitamina A (possivelmente)

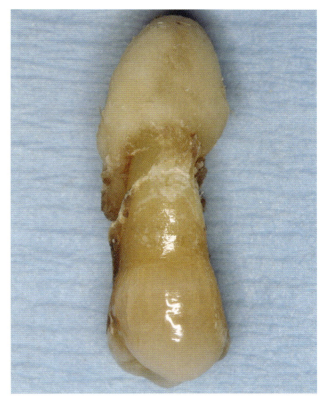

Figura 2.82 Hipercementose. Fotografia macroscópica de um pré-molar superior exibindo espessamento e forma grosseira da porção apical da raiz. (Cortesia do Dr. David Hicklin.)

apresentam uma associação fraca com a hipercementose, exceto a **doença de Paget do osso** (ver Capítulo 14). Numerosos autores relataram hipercementose significativa em pacientes com doença de Paget, e esse distúrbio deve ser considerado sempre que a hipercementose generalizada for descoberta em um paciente da idade apropriada. A maioria dos casos localizados de hipercementose não está relacionada a nenhum distúrbio sistêmico.

Características clínicas e radiográficas

A hipercementose é frequentemente identificada em adultos, e a frequência aumenta com a idade, muito provavelmente devido à exposição cumulativa a fatores de influência. A sua ocorrência tem sido relatada em pacientes jovens e muitos desses casos demonstram um agrupamento familiar, sugerindo uma influência hereditária.

Radiograficamente, os dentes afetados exibem espessamento da raiz, mas a quantidade exata do cemento excessivo é de difícil averiguação, uma vez que cemento e dentina apresentam radiopacidade semelhante (Figuras 2.82 e 2.83). A raiz aumentada é circundada pelo espaço radiolucente correspondente ao LP e pela lâmina dura adjacente. Ocasionalmente, o espessamento pode ser significativo o suficiente para sugerir a possibilidade de cementoblastoma (ver Capítulo 14). No entanto, o cementoblastoma pode ser distinguido com base na idade (75% surgem por volta dos 30 anos), dor associada, expansão cortical e na continuidade do aumento de volume.

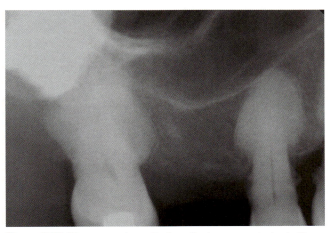

Figura 2.83 Hipercementose. Radiografia do mesmo dente da Figura 2.82. Observe o aumento radiopaco da porção apical do dente. (Cortesia do Dr. David Hicklin.)

Características histopatológicas

A periferia da raiz exibe deposição de quantidade excessiva de cemento sobre a camada original de cemento primário. O cemento excessivo pode ser hipocelular ou exibir áreas de cemento celular que lembram osso (osteocemento). Geralmente o cemento é depositado em camadas concêntricas e pode ocorrer por toda a raiz ou limitado à porção apical. Ao microscópio óptico de rotina, é difícil a distinção entre dentina e cemento, mas o uso de luz polarizada ajuda a identificar os dois tecidos (Figura 2.84).

Tratamento e prognóstico

Não há necessidade de tratamento para a hipercementose. Em virtude de um espessamento da raiz, problemas ocasionais têm sido relatados durante a exodontia de dentes afetados. A odontossecção do dente pode ser necessária em alguns casos. Além disso, a hipercementose tem sido mostrada como capaz de alterar a anatomia do forame apical e pode complicar os procedimentos endodônticos.

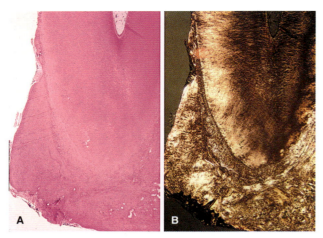

Figura 2.84 Hipercementose. A. Raiz dentária mostrando deposição excessiva de cemento celular e acelular. A linha divisória entre dentina e cemento é indistinta. **B.** Luz polarizada demonstrando a nítida linha divisória entre a dentina tubular e o osteocemento.

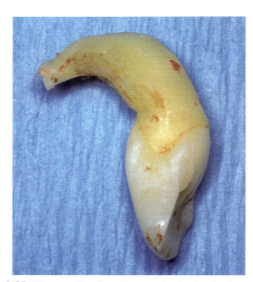

Figura 2.85 Dilaceração. Curvatura acentuada da raiz de um incisivo central superior.

DILACERAÇÃO

A **dilaceração** consiste na angulação anormal ou curvatura na raiz ou, eventualmente, na coroa do dente (Figuras 2.85 e 2.86). Um grande número de dilacerações se apresenta como alterações desenvolvimentais idiopáticas, predominantemente na dentição posterior. Além disso, alguns casos de dilaceração podem surgir após um trauma que desloca a porção calcificada do germe dentário e o restante do dente continua sua formação em um ângulo anormal. A dilaceração relacionada ao trauma afeta preferencialmente os dentes anteriores e, muitas vezes, leva a problemas dentários funcionais e estéticos. Menos frequentemente, a curvatura se desenvolve secundariamente à presença de uma estrutura anatômica adjacente; cisto, tumor ou hamartoma odontogênico (odontoma, dente supranumerário) (Figura 2.87).

Características clínicas e radiográficas

As dilacerações secundárias ao trauma geralmente surgem após avulsão ou intrusão do dente decíduo sobrejacente e afetam principalmente os incisivos superiores. A dilaceração da coroa é observada com mais frequência se o trauma ocorrer antes dos 3 anos, enquanto as curvaturas radiculares estão associadas a eventos traumáticos que ocorrem durante os anos posteriores do desenvolvimento do dente. Os incisivos centrais superiores são os dentes mais comuns a apresentar dilacerações coronárias, seguidos pelos incisivos mandibulares. A impactação do dente afetado ocorre em aproximadamente 50% desses casos.

Em relação aos dentes dilacerados não associados ao trauma, os mais comumente afetados são os terceiros molares inferiores, seguidos pelos segundos pré-molares superiores e pelos segundos molares inferiores. Embora muitos estudos relatem alta frequência de dilaceração envolvendo dentes anteriores, os molares tendem a apresentar maior prevalência de dilaceração, mas, na maioria dos casos, não se destacam devido à falta de problemas clínicos associados. Eventualmente, ocorre o envolvimento de dentes decíduos e alguns têm sido associados a um trauma anterior, secundário a laringoscopia neonatal e intubação endotraqueal. Várias publicações mencionaram um aumento da

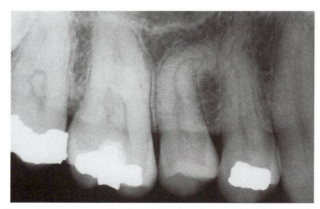

Figura 2.86 Dilaceração. Segundo pré-molar superior exibindo inclinação mesial da raiz. Não havia história de trauma na área. (Cortesia do Dr. Lawrence Bean.)

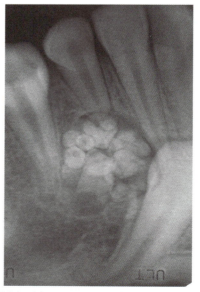

Figura 2.87 Dilaceração. Angulação da raiz de um canino inferior. O desenvolvimento foi alterado pela presença de um odontoma composto adjacente. (Cortesia do Dr. Brent Bernard.)

prevalência associado a diversas síndromes, incluindo a síndrome de Smith-Magenis, variantes da síndrome de Ehlers-Danlos, síndrome de Axenfeld-Rieger e ictiose congênita.

Radiograficamente, a dilaceração é óbvia quando a curvatura ocorre na direção mesial ou distal. As raízes que se curvam para a vestibular ou lingual podem ser mais difíceis de ser detectadas. Ocasionalmente, o terço apical desses dentes exibe um aumento da radiopacidade com uma área radiolucente central que está relacionada à raiz do dente curvado. A porção dilacerada da raiz exibe, com frequência, um halo radiolucente que representa o ligamento periodontal associado. Em relação aos dentes dilacerados não associados ao trauma, os mais comumente afetados são os terceiros molares inferiores, seguidos pelos segundos pré-molares superiores e pelos segundos molares inferiores.

Tratamento e prognóstico

O tratamento e o prognóstico variam de acordo com a gravidade da deformidade. Dentes decíduos alterados geralmente demonstram reabsorção inapropriada, resultando em atraso na erupção dos dentes permanentes. A extração desses dentes é indicada para a erupção normal dos dentes permanentes. Pacientes com dilaceração leve em dentes permanentes, normalmente, não requerem tratamento. Aqueles dentes que exibem erupção tardia ou anormal podem ser expostos cirurgicamente e tracionados ortodonticamente à sua posição. A movimentação ortodôntica em dentes com dilaceração acentuada pode resultar em reabsorção radicular externa, devendo esse fator ser levado em consideração durante o plano de tratamento. Em alguns casos, devido a deformações extensas dos dentes afetados, pode ocorrer perfuração da crista alveolar vestibular durante o reposicionamento pela raiz mal posicionada. Nesses casos, a amputação do ápice da raiz, com posterior tratamento endodôntico pode ser necessária. Dentes muito afetados requerem remoção cirúrgica. A extração de dentes afetados pode ser difícil e resultar em fratura radicular durante a exodontia. Quando da tentativa de realização de procedimentos endodônticos, o clínico deve ser cauteloso para evitar a perfuração da raiz dos dentes com dilaceração significativa.

A dilaceração radicular concentra forças de estresse se o dente afetado for usado como um apoio para a aplicação de uma prótese dentária. Este aumento do estresse pode afetar a estabilidade e a longevidade do dente de apoio. A esplintagem do dente dilacerado a um dente adjacente resulta em um apoio multirradicular e diminui os problemas relacionados ao estresse.

RAÍZES SUPRANUMERÁRIAS

O termo **raízes supranumerárias** refere-se ao aumento do número de raízes, comparado àquele classicamente descrito na anatomia dentária.

Características clínicas e radiográficas

Qualquer dente pode desenvolver raízes acessórias e o envolvimento tem sido relatado em ambas as dentições. Os dados sobre a frequência das raízes supranumerárias são escassos, mas a prevalência parece variar entre diferentes etnias. Os dentes mais afetados são os molares permanentes (especialmente terceiros molares), caninos inferiores e pré-molares (Figura 2.88).

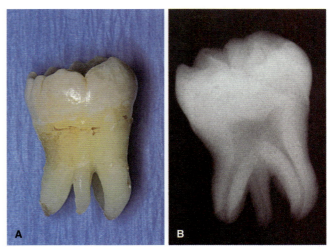

Figura 2.88 Raiz supranumerária. A. Fotografia macroscópica exibindo um molar superior com raiz supranumerária. **B.** Radiografia periapical do dente extraído.

Em algumas ocasiões, a raiz supranumerária é divergente e vista facilmente em radiografias; em outros casos a raiz adicional é pequena, sobreposta a outras raízes e de difícil identificação.

Tratamento e prognóstico

Não há necessidade de tratamento para raiz supranumerária. No entanto, a sua detecção é de fundamental importância no tratamento endodôntico ou na exodontia. Dentes extraídos sempre devem ser examinados cuidadosamente para assegurar que todas as raízes foram removidas com sucesso, porque raízes acessórias podem não estar evidentes nas radiografias pré-cirúrgicas. Da mesma forma, é importante a busca por canais acessórios durante o acesso endodôntico, porque a não percepção dessas aberturas adicionais, frequentemente, resulta em falha na resolução do processo inflamatório associado.

GLOBODONTIA

A **síndrome otodental** é uma doença autossômica dominante rara caracterizada por um padrão distintivo de malformação dentária denominada **globodontia**, em associação com perda auditiva sensorioneural de alta frequência. Pensa-se que esta condição ocorra devido à haploinsuficiência de *FGF3*, que está localizado no cromossomo 11q13. Embora tanto a globodontia quanto a perda auditiva geralmente estejam presentes, é observada expressividade variável, com alguns membros da família exibindo apenas perda auditiva e outros revelando globodontia sem perda auditiva.

Características clínicas e radiográficas

Tanto os dentes decíduos como os permanentes são afetados, exibindo coroas bulbosas muito aumentadas nos caninos e molares (Figuras 2.89 e 2.90). A anatomia do sulco e das cúspides dos molares é substituída por vários sulcos de desenvolvimento que se irradiam de uma depressão central para as superfícies vestibular, lingual e proximais, resultando em uma superfície

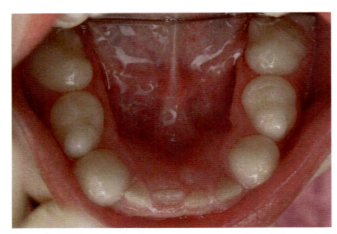

Figura 2.89 Globodontia. Dentes anteriores normais e dentes posteriores com coroas bulbosas aumentadas. O paciente apresentava perda auditiva não diagnosticada, que foi descoberta a partir do diagnóstico da síndrome otodental feito pelo cirurgião-dentista. (Cortesia do Dr. John Eric Yezerski.)

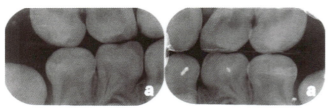

Figura 2.90 Globodontia. Radiografias interproximais exibindo dentes posteriores com coroas bulbosas e anatomia pulpar complexa. (Cortesia do Dr. John Eric Yezerski.)

oclusal que foi descrita como semelhante à *amarração final de uma salsicha*. Os caninos também estão distorcidos de forma semelhante, geralmente com três projeções bulbosas amplas separadas por sulcos rasos. Os pré-molares geralmente estão ausentes ou são microdentes; quando presentes podem apresentar anatomia normal ou ser conoides. Os incisivos não são afetados, e seu tamanho e formato são normais. As raízes da globodontia são pequenas e as câmaras pulpares geralmente exibem septos verticais e, ocasionalmente, calcificações pulpares. Áreas focais de hipomaturação amarelada coronária podem ocorrer principalmente nas superfícies vestibulares dos caninos. Em um número de pacientes, também foram observados odontomas complexos. A erupção tardia de ambas as dentições é frequentemente observada.

O aparecimento da perda de audição varia da infância até a meia-idade, mas geralmente começa na infância e progride ao máximo na quarta década de vida. Uma perda de aproximadamente 65 decibéis é notada em todas as frequências, mas é mais pronunciada por volta de 1.000 Hz. Na maioria dos pacientes, a perda auditiva geralmente surge antes dos 20 anos.

Tratamento e prognóstico

Devido à anatomia grosseiramente distorcida, o posicionamento inadequado e maloclusão são problemas frequentes. Os molares bulbosos têm fissuras profundas que são propensas à cárie dentária, destacando a necessidade de cuidados dentários profissionais regulares com procedimentos preventivos, como flúor tópico e selantes dentários. No dente afetado em que haja o desenvolvimento de lesões cariosas, o tratamento restaurador pode ser feito de forma convencional. O tratamento endodôntico pode ser um desafio nos molares devido à complexidade da anatomia pulpar. Os pacientes também apresentam tendência ao desenvolvimento de lesão endo-pério, possivelmente devido à configuração anormal da polpa e da coroa.

LOBODONTIA

O termo *lobodontia* se refere a uma anomalia dentária hereditária rara, na qual vários dentes lembram os dentes de animais carnívoros. O termo tem origem na palavra *lobo* (dos idiomas português e espanhol), que se originou do termo latim *lupus*. Tal anormalidade é extremamente rara, sendo herdada como um traço autossômico dominante.

Características clínicas e radiográficas

As características mais distintivas são os caninos e pré-molares, que apresentam cúspides trituberculadas pontiagudas semelhantes a presas (Figura 2.91). O lóbulo médio das coroas dos caninos é cônico, com os lóbulos laterais sendo significativamente reduzidos. Os pré-molares exibem cúspides vestibulares proeminentes e cônicas, muitas vezes com cúspides linguais reduzidas. A anatomia oclusal dos molares também é significativamente alterada e demonstra uma aparência multituberculada (Figura 2.92). As raízes dos molares são piramidais com um único canal fundido (Figura 2.93). Os incisivos frequentemente apresentam forma de pá com um cíngulo proeminente ou um raso dente invaginado. A hipodontia é comum, envolvendo mais frequentemente os segundos pré-molares maxilares seguidos pelos segundos pré-molares mandibulares.

Tratamento e prognóstico

Por meio do exame radiográfico, é prudente identificar e restaurar os dentes com dente invaginado para que não ocorra necrose. As cúspides oclusais anormais moriformes dos molares frequentemente causam os mesmos problemas vistos nos dentes evaginados com trauma oclusal, atrição ou fratura, o que predispõe à perda de vitalidade dentária. Embora o tratamento definitivo ainda não tenha sido descrito, o reforço com resina das cúspides pontiagudas pode reduzir o dano ao dente, permitindo que a polpa sofra recessão nas protuberâncias coronárias.

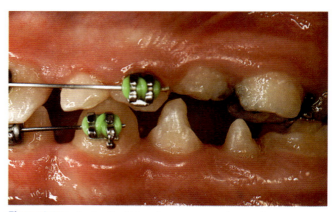

Figura 2.91 Lobodontia. Pré-molares com aspecto semelhante a presas.

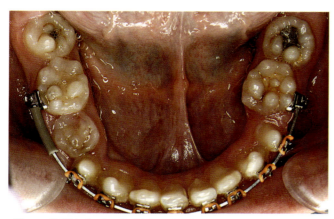

Figura 2.92 Lobodontia. Molares inferiores com aspecto moriforme.

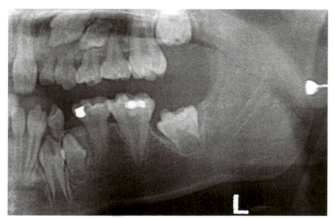

Figura 2.93 Lobodontia. Radiografia panorâmica demonstrando molares piramidais e cúspides trituberculadas nos pré-molares e caninos.

◆ ALTERAÇÕES DE DESENVOLVIMENTO NA ESTRUTURA DOS DENTES

AMELOGÊNESE IMPERFEITA

A **amelogênese imperfeita (AI)** compreende um grupo complexo de condições que demonstram alterações de desenvolvimento na estrutura do esmalte na ausência de uma alteração sistêmica ou síndrome. O Boxe 2.1 lista várias doenças sistêmicas associadas a alterações do esmalte que não são consideradas amelogêneses imperfeitas isoladas. Embora a definição de amelogênese imperfeita exclua qualquer associação com uma síndrome, uma grande quantidade de outras anomalias dentárias é aceita no espectro da doença: calcificação pulpar, taurodontia, erupção retardada, crescimento gengival, mordida aberta e, eventualmente, prognatismo.

A formação do esmalte consiste em um processo que passa por múltiplas etapas e alterações podem ocorrer em qualquer uma delas. Em geral, o desenvolvimento do esmalte pode ser dividido em três estágios principais:

1. Fase secretora.
2. Fase de transição.
3. Fase de maturação.

A formação do esmalte começa com a secreção de uma matriz proteica na qual os cristais imaturos de hidroxiapatita são depositados. A matriz proteica é subsequentemente degradada e substituída quase completamente por hidroxiapatita inorgânica. Durante a fase secretora, a matriz proteica mole é depositada. Durante a fase de transição, o depósito da matriz alcança a espessura final do esmalte, e os ameloblastos começam a sofrer alterações que apoiam a próxima maturação do esmalte. Na fase final de maturação, a matriz proteica é degradada em um fluido tecidual por proteases, enquanto os ameloblastos transportam íons minerais para o fluido, levando ao crescimento dos cristais de esmalte. Durante este tempo, o esmalte se torna progressivamente mais mineralizado até que a matriz proteica inicial seja removida quase completamente.

Os defeitos hereditários não sindrômicos da formação do esmalte são divididos em dois padrões principais: hipoplásico e hipomineralizado. A **amelogênese imperfeita hipoplásica** é caracterizada pelo depósito inadequado da matriz do esmalte, o que leva ao desenvolvimento deficiente do esmalte na forma de depressões superficiais, esmalte adelgaçado até a completa ausência de esmalte. A **amelogênese imperfeita hipomineralizada** apresenta esmalte de espessura normal que é fraco e se decompõe mais rapidamente. Esse padrão pode ser subdividido em duas apresentações: **amelogênese imperfeita hipomaturada** (caracterizada pela remoção incompleta da proteína resultando em esmalte quebradiço) e **amelogênese imperfeita hipocalcificada** (caracterizada pela deposição insuficiente de cálcio levando a um esmalte macio que pode ser removido facilmente). O uso dessa classificação muitas vezes é problemático, pois a aplicação clínica da terminologia pode ser difícil devido a fenótipos mistos.

Um sistema de classificação ideal para a amelogênese imperfeita ainda não foi estabelecido. A classificação de Witkop (Tabela 2.1) continua sendo a mais amplamente aceita e se baseia no fenótipo (aparência clínica) e no padrão de herança. A classificação por características clínicas é problemática, pois diferentes fenótipos foram observados dentro de uma única família afetada. Além disso, fenótipos semelhantes podem ser observados em indivíduos com padrões moleculares de doença muito diferentes.

Embora a base molecular responsável pelos vários padrões de amelogênese imperfeita permaneça pouco compreendida, os fatores genéticos de vários padrões de amelogênese imperfeita foram elucidados. Esse fato levou os investigadores a sugerir um novo sistema de classificação baseado principalmente no modo de herança e, secundariamente, no fenótipo, na base genética molecular (local e tipo de mutação cromossômica, quando conhecida) e o resultado bioquímico (proteína afetada, quando conhecida). Embora ainda exista muito a ser descoberto, a informação necessária para esse novo sistema de classificação está se acumulando rapidamente, sendo inevitável o movimento para um novo padrão de classificação.

O sequenciamento completo do genoma (WGS) e o sequenciamento completo do exoma (WES) estão sendo substituídos pelo sequenciamento de próxima geração (NGS), que tem melhor cobertura molecular, custo mais barato e maior facilidade na interpretação dos resultados. O NGS beneficiou pesquisadores interessados na amelogênese imperfeita. Durante o período entre a quarta e a quinta edições deste texto, o número de genes alterados bem reconhecidos associados à AI não sindrômica aumentou de 7 para 16. Quase certamente, o número continuará a aumentar à medida que o NGS se tornar uma ferramenta mais padronizada em pesquisas e na prática clínica.

Tabela 2.1	Classificação de amelogênese imperfeita.		
Tipo	Padrão	Características específicas	Herança
IA	Hipoplásico	Depressões generalizadas	Autossômica dominante
IB	Hipoplásico	Depressões localizadas	Autossômica dominante
IC	Hipoplásico	Depressões localizadas	Autossômica recessiva
ID	Hipoplásico	Difusa fina	Autossômica dominante
IE	Hipoplásico	Difusa fina	Dominante ligada ao cromossomo X
IF	Hipoplásico	Difusa áspera	Autossômica dominante
IG	Hipoplásico	Agenesia de esmalte	Autossômica recessiva
IIA	Hipomaturado	Difusa pigmentada	Autossômica recessiva
IIB	Hipomaturado	Difusa	Recessiva ligada ao cromossomo X
IIC	Hipomaturado	Coberta por neve	Ligada ao cromossomo X
IID	Hipomaturado	Coberta por neve	Autossômica dominante?
IIIA	Hipocalcificado	Difusa	Autossômica dominante
IIIB	Hipocalcificado	Difusa	Autossômica recessiva
IVA	Hipomaturado-hipoplásico	Presença de taurodontia	Autossômica dominante
IVB	Hipoplásico-hipomaturado	Presença de taurodontia	Autossômica dominante

Modificada de Witkop CJ Jr: Amelogenesis imperfecta, dentinogenesis imperfecta and dentin dysplasia revisited: problems in classification, *J Oral Pathol* 17:547-553, 1988.

A Tabela 2.2 tenta associar essas mutações às suas apresentações fenotípicas.

Os genes alterados podem ser agrupados naqueles que afetam as proteínas do esmalte (*AMELX, ENAM, AMBN*), proteases da matriz do esmalte (*MMP20, KLK4*), adesão célula-célula e célula-matriz (*ITGB6, LAMA3, LAMB3, COL17A1, AMTN, FAM83H*), transporte de matriz ou íon (*WDR72, SLC24A4*), detecção de pH (*GPR68*), nucleação de cristais (*C4orf26*), controle de expressão gênica (*FAM20A, DLX3*) e genes com função desconhecida (*ACPT*). Num estudo com mais de 270 famílias com AI, apenas quatro genes foram responsáveis por mais de 60% de todos os casos: *FAM83H, FAM20A, ENAM* e *AMELX*.

Vários genes merecem comentários adicionais. *LAMA3, LAMB3* e *COL17A1* estão associados à epidermólise bolhosa juncional autossômica recessiva. Portadores heterozigotos às vezes apresentam AI sem evidência de alterações cutâneas, enquanto os indivíduos homozigotos apresentariam lesões cutâneas e não seriam incluídos nos padrões não sindrômicos de AI. Além disso, foi demonstrado que diferentes mutações do *FAM20A* causam não apenas AI, mas também fibromatose gengival (ver Capítulo 4) e síndrome esmalte-renal. Finalmente, várias mutações do *DLX3* podem causar AI não sindrômica ou síndrome trico-dento-óssea (ver neste capítulo).

Características clínicas e radiográficas

A amelogênese imperfeita pode ser de herança autossômica dominante, autossômica recessiva ou ligada ao cromossomo X, havendo acometimento difuso tanto dos dentes decíduos, como dos permanentes, na grande maioria. Devido à diferença nos *pools* genéticos, a prevalência varia de acordo com a localização geográfica, com prevalência de 1:700 na Suécia e 1:14.000 nos EUA.

Amelogênese imperfeita hipoplásica

Em pacientes com amelogênese imperfeita hipoplásica, a alteração básica se concentra na deposição inadequada da matriz de esmalte. Qualquer matriz presente é apropriadamente mineralizada e radiograficamente contrasta bem com a dentina subjacente. No **padrão generalizado**, depressões do tamanho de cabeça de alfinete estão espalhadas ao longo da superfície dentária e não se relacionam com o padrão de dano ambiental (Figura 2.94). As superfícies vestibulares dos dentes são mais gravemente afetadas e as depressões podem ser alinhadas em fileiras ou colunas. Pode ocorrer pigmentação das depressões. É encontrada variação de expressividade em grupos de pacientes afetados. O esmalte entre as depressões é de espessura, dureza e coloração normais.

No **padrão localizado**, os dentes afetados apresentam fileiras horizontais de depressões, uma depressão linear ou uma grande área de esmalte hipoplásico circundado por uma zona de hipocalcificação. Caracteristicamente, a área atingida é localizada no terço médio da superfície vestibular dos dentes. A borda incisal ou a superfície oclusal geralmente não são afetadas. Ambas as dentições ou apenas os dentes decíduos podem ser atingidos. Todos os dentes podem ser envolvidos, ou apenas alguns dentes. Quando o comprometimento não é difuso, o padrão dos dentes alterados não corresponde a um período específico do desenvolvimento. O tipo autossômico recessivo é mais grave e tipicamente demonstra comprometimento de todos os dentes de ambas as dentições.

Tabela 2.2 — Classificação modificada da amelogênese imperfeita.

Genes relacionados	Herança	Fenótipo
AMELX	Recessiva ligada ao X	Mulheres heterozigotas: listras de esmalte normal e afetado Homens: hipomaturação ou hipoplásica difusa lisa
ENAM	Autossômica dominante	Hipoplasia difusa lisa
ENAM	Autossômica dominante	Hipoplasia localizada
ENAM	Autossômica recessiva	Homozigotos: hipoplasia difusa Heterozigotos: hipoplasia localizada
AMBN	Autossômica recessiva	Hipoplasia difusa
MMP20	Autossômica recessiva	Hipomaturação difusa
KLK4	Autossômica recessiva	Hipomaturação difusa
ITGB6	Autossômica recessiva	Hipomineralização/hipoplasia com cavidades
ITGB6	Autossômica recessiva	Hipoplasia difusa rugosa
LAMA3	Autossômica recessiva Portadores heterozigotos	Hipoplasia difusa
LAMA3	Autossômica recessiva Portadores heterozigotos	Hipoplasia com sulcos e cavidades
LAMB3	Autossômica recessiva Portadores heterozigotos	Hipoplasia difusa
LAMB3	Autossômica recessiva Portadores heterozigotos	Hipoplasia com sulcos e cavidades
COL17A1	Autossômica recessiva Portadores heterozigotos	Hipoplasia difusa
AMTN	Autossômica dominante	Hipomineralização difusa
FAM83H	Autossômica dominante	Hipocalcificação difusa
WDR72	Autossômica recessiva	Hipomaturação difusa
SLC24A4	Autossômica recessiva	Hipomaturação/hipomineralização
GPR68	Autossômica recessiva	Hipomineralização difusa
C4orf26	Autossômica recessiva	Hipomineralização difusa
ACPT	Autossômica recessiva	Hipoplasia difusa
FAM20A	Autossômica recessiva	Hipoplasia difusa/agenesia do esmalte
DLX3	Autossômica dominante	Hipomaturação/hipoplasia com taurodontismo

Na classificação fenotípica de Witkop, a amelogênese imperfeita com redução da espessura do esmalte difusa era subclassificada como *agenesia do esmalte, lisa e áspera*. Para muitos pesquisadores, essa separação é difícil em várias famílias; portanto, esses padrões fenotípicos foram fundidos por muitos em uma categoria, **amelogênese imperfeita hipoplásica fina generalizada**.

Nas **variantes generalizadas finas**, o esmalte é extremamente fino, resultando em dentes com formato de preparo de coroa total, exibindo diastemas. A textura da superfície varia de lisa com ou sem depressões suaves a ásperas com ou sem depressões dispersas (Figuras 2.95 e 2.96). A cor dos dentes varia entre branco-opaco, amarelo a marrom. A mordida aberta anterior pode ser observada. Radiograficamente, vários dentes exibem uma delimitação radiopaca de esmalte. Frequentemente, dentes inclusos exibindo reabsorção são observados.

Os padrões ligados ao cromossomo X de amelogênese imperfeita generalizada fina são consequência do efeito de lionização. Aproximadamente no décimo sexto dia de vida embrionária em todos os indivíduos com dois cromossomos X, um membro do par é inativado em cada célula. Como resultado desse evento, mulheres são mosaicas, com uma mistura de células, algumas com cromossomos maternos X ativos e outras com cromossomos paternos X ativos. Comumente a mistura é de proporções aproximadamente iguais. Se um X direcionar a formação de esmalte defeituoso e o outro direcionar a formação normal do esmalte, os dentes exibirão zonas alternadas de esmalte normal e anormal. Homens homozigotos exibem esmalte fino difuso em ambas as dentições. Por outro lado, mulheres heterozigotas apresentam sulcos verticais no esmalte hipoplásico fino, alternando com bandas de esmalte com espessura normal. A presença das bandas geralmente é detectável nas radiografias.

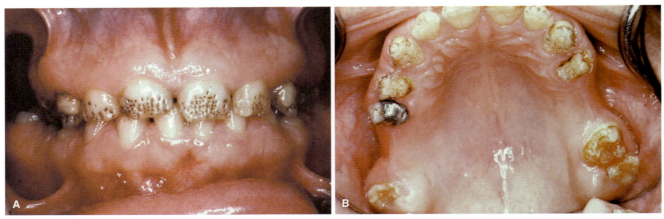

Figura 2.94 Amelogênese imperfeita hipoplásica, padrão generalizado com depressões. A. Observam-se múltiplas depressões pequenas ao longo da superfície dos dentes. O esmalte entre as fossetas é de espessura, dureza e coloração normais. **B.** Visão oclusal do mesmo paciente mostrando envolvimento difuso dos dentes superiores, o que seria incompatível com dano ambiental. (**A.** De Stewart RE, Prescott GH, *Oral facial genetics*, St. Louis, 1976, Mosby; **B.** Cortesia do Dr. Joseph S. Giansanti.)

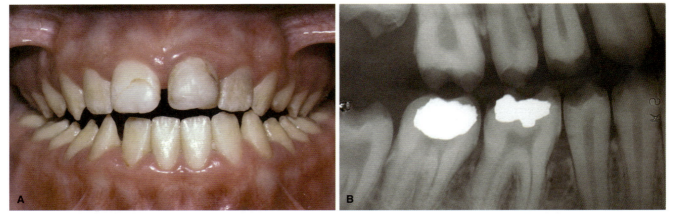

Figura 2.95 Amelogênese imperfeita hipoplásica, padrão autossômico dominante polido (padrão generalizado fino). A. Dentes pequenos e amarelados exibindo esmalte duro brilhante, com numerosos pontos de contato abertos e mordida aberta anterior. **B.** Radiografia do mesmo paciente demonstrando fino contorno de esmalte radiopaco. (**B.** Cortesia do Dr. John G. Stephenson.)

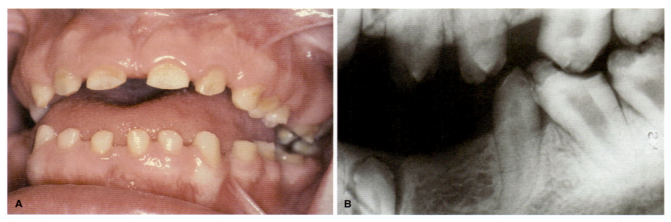

Figura 2.96 Amelogênese imperfeita hipoplásica, padrão rugoso (padrão generalizado fino). A. Dentes pequenos e amarelados com superfície grosseira de esmalte, pontos de contato abertos, atrição significativa e mordida aberta anterior. **B.** Radiografia do mesmo paciente. Observe o dente impactado e a fina linha periférica de esmalte radiopaco.

Variantes hipomaturada e hipocalcificada da amelogênese imperfeita (amelogênese imperfeita hipomineralizada)

Classicamente, o padrão hipomaturado está associado a um esmalte que trinca e fratura com facilidade, mas não mostra uma grande perda tecidual após a erupção. Já o padrão hipocalcificado apresenta um esmalte semelhante a queijo, rapidamente perdido de forma difusa, exceto pela porção cervical do dente. Na realidade, é difícil a distinção entre os dois tipos devido ao espectro de qualidade do esmalte encontrado. Nos limites de cada espectro, a separação entre as variantes hipomaturada e hipocalcificada pode ser facilmente realizada; entretanto, o centro do espectro contém vários padrões que são difíceis de classificar com base no fenótipo. Por esse motivo, muitos autores preferem o termo **amelogênese imperfeita hipomineralizada** para ambas as variantes.

Antes da erupção, ambos os tipos de hipomineralização exibem radiograficamente esmalte de espessura normal com radiopacidade semelhante à dentina. Em uma pessoa com **amelogênese imperfeita hipomaturada,** os dentes afetados têm forma normal, mas apresentam manchas brancas opacas que podem sofrer pigmentação. Após a erupção, vários graus de pigmentação acastanhada e fissuras no esmalte são observados. A apresentação clínica pode lembrar a fluorose, tornando o diagnóstico definitivo difícil em vários pacientes. A fluorose pode exibir bandas brancas horizontais correspondentes aos períodos de ingestão excessiva de flúor. Caso esteja presente, uma distribuição cronológica também é útil na interpretação do aspecto clínico (tal como o acometimento escasso da dentição decídua ou dos pré-molares e segundos molares [ver Figura 2.11]).

No **padrão hipomaturado pigmentado**, a superfície do esmalte é manchada de cor marrom-ágar. O esmalte frequentemente fratura da dentina subjacente e é macio o bastante para ser perfurado por uma sonda exploradora. Mordida aberta anterior e dentes não erupcionados exibindo reabsorção são incomuns. Ocasionalmente, a superfície de esmalte pode ser gravemente acometida, apresentando maciez semelhante aos padrões hipocalcificados, com rápida perda do esmalte após a erupção. Estes casos apresentam, com frequência, extensa deposição de cálculos. Um fenótipo combinado de hipoplásico e hipomaturado pode ser observado, porém a perda de esmalte após a erupção pode complicar a classificação.

O **padrão hipomaturado ligado ao cromossomo X** é outra consequência da lionização; no entanto, a lionização não é tão óbvia quanto a vista no padrão hipoplásico ligado ao cromossomo X. Homens afetados exibem diferentes padrões nas dentições decídua e permanente. Os dentes decíduos são branco-opacos com matizado transparente; os dentes permanentes são branco-amarelado-opacos e podem escurecer com a idade (Figura 2.97 A). Mulheres heterozigóticas mostram um padrão semelhante em ambas as dentições. Os dentes mostram faixas verticais de esmalte branco-opaco e esmalte normal translúcido; as faixas são aleatórias e assimétricas (Figura 2.97 B). As faixas podem ser vistas sob iluminação regular, mas são ainda mais evidentes com a transiluminação.

Os **padrões hipomaturados cobertos por neve** mostram uma zona de esmalte branco-opaco na incisal ou oclusal de um quarto a um terço da coroa (Figura 2.98). As áreas alteradas não exibem uma distribuição que apoiaria uma origem ambiental e a superfície perde o brilho iridescente visto na fluorose leve.

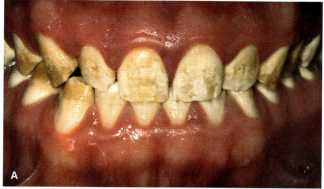
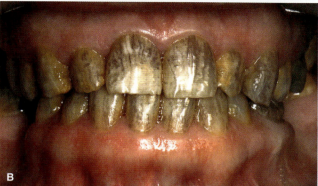

Figura 2.97 Amelogênese imperfeita hipomaturada, ligada ao cromossomo X. A. Paciente do sexo masculino exibindo dentição branco-amarelada difusa. **B.** A mãe do paciente apresenta bandas verticais brancas, esmalte opaco e translúcido. (Cortesia do Dr. Carlos Salinas.)

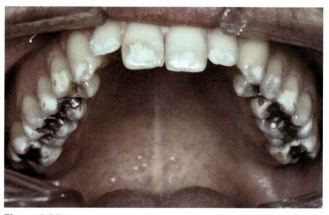

Figura 2.98 Amelogênese imperfeita hipoplásica, do tipo coberta por neve. Dentes apresentando zona de esmalte branco-opaco em um quarto das superfícies incisal e oclusal. (Cortesia da Dra. Heddie O. Sedano.)

Os dentes afetados mostram uma distribuição de anterior para posterior e têm sido comparados a uma dentadura mergulhada em tinta branca (apenas os anteriores afetados, os anteriores até os pré-molares, ou os anteriores até os molares). Ambas as dentições são afetadas.

Na **amelogênese imperfeita hipocalcificada**, os dentes apresentam forma normal durante a erupção, porém o esmalte é muito mole e facilmente perdido. No momento da erupção, o esmalte é marrom-amarelado ou alaranjado, mas com frequência se torna manchado de marrom a negro e exibe rápida deposição de cálculo

(Figura 2.99). Com anos de função, boa parte do esmalte coronário é perdida, com exceção da porção cervical, que ocasionalmente é mais bem calcificada. Dentes não erupcionados e mordida aberta anterior podem ser encontrados.

Amelogênese imperfeita com taurodontia (amelogênese imperfeita hipomaturada/ hipoplásica)

Este tipo de amelogênese imperfeita mostra hipoplasia de esmalte em combinação com hipomaturação. As dentições decídua e permanente são atingidas indistintamente. Historicamente, dois tipos são reconhecidos como semelhantes, mas diferenciados pela espessura do esmalte e pelo tamanho total dos dentes. Ao se analisar um único parente, é visto que a variação fenotípica colocaria os membros da mesma família em ambas as divisões, por isso, muitos consideram que essas divisões devem ser fundidas em um fenótipo denominado simplesmente **amelogênese imperfeita com taurodontia**.

No **padrão hipomaturado-hipoplásico**, o defeito predominante é o do esmalte hipomaturado no qual o esmalte se apresenta matizado de branco-amarelado para marrom-amarelado. Frequentemente, são vistas depressões na superfície vestibular dos dentes. Radiograficamente, o esmalte se apresenta semelhante à dentina em relação à radiopacidade e câmaras pulpares amplas podem ser vistas em dentes unirradiculares, além de graus variáveis de taurodontia.

No **padrão hipoplásico-hipomaturado**, o defeito predominante é o da hipoplasia do esmalte, no qual o esmalte é fino e também hipomaturado. Com exceção da diminuição na espessura do esmalte, esse tipo é radiograficamente semelhante à variação hipomaturada-hipoplásica.

Um padrão de alteração dentária semelhante ao da amelogênese imperfeita com taurodontia é visto no distúrbio sistêmico denominado **síndrome trico-dento-óssea**. Essa síndrome autossômica dominante é mencionada aqui porque o diagnóstico pode não ser prontamente aparente sem um alto índice de suspeita (Figura 2.100). Além dos achados dentários, as alterações sistêmicas predominantes variam e incluem cabelo ondulado, osteosclerose e unhas quebradiças. O cabelo ondulado está presente ao nascimento, mas pode se tornar liso com a idade. A osteosclerose afeta primeiramente a base do crânio e o processo mastoide. A mandíbula exibe ramo encurtado e ângulo obtuso.

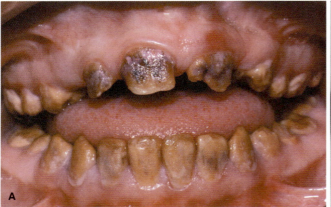
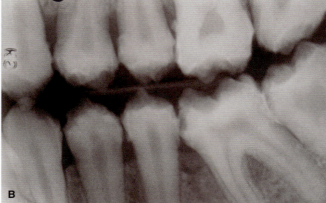

Figura 2.99 Amelogênese imperfeita hipocalcificada. **A.** Dentes apresentando pigmentação marrom-amarelada difusa. Notam-se vários dentes com perda de esmalte, exceto a porção cervical. **B.** Radiografia do mesmo paciente. Observam-se perda extensa do esmalte e radiopacidade semelhante de dentina e esmalte.

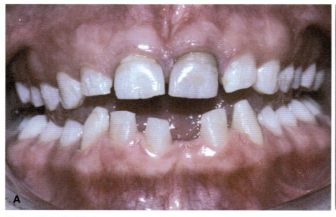
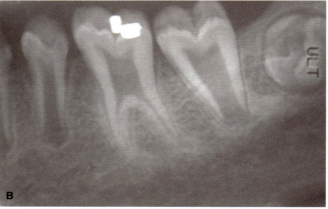

Figura 2.100 Síndrome trico-dento-óssea. A. Dentes exibindo hipoplasia e hipomaturação difusas do esmalte. Ao nascer, o paciente apresentava os cabelos encaracolados com textura de "palha de aço"; com o tempo, o cabelo tornou-se liso. Foi necessário um alto índice de suspeita para chegar ao diagnóstico. **B.** Radiografia do mesmo paciente, mostrando significativa taurodontia do primeiro molar e esmalte fino, com radiopacidade semelhante à da dentina.

Características histopatológicas

As características histopatológicas presentes na amelogênese imperfeita não são evidentes em preparações rotineiras. Como a descalcificação dos dentes é necessária antes do processamento para permitir a secção dos espécimes embebidos em parafina, todo o esmalte é perdido. Com o objetivo de examinar a estrutura alterada do esmalte, são preparados cortes por desgaste de espécimes não descalcificados. As alterações descobertas são altamente diversificadas e variam de acordo com cada tipo clínico de amelogênese imperfeita. Descrições detalhadas dessas alterações foram fornecidas por Witkop e Sauk.

Tratamento e prognóstico

As implicações clínicas de amelogênese imperfeita variam de acordo com o subtipo e sua gravidade, mas os principais problemas são de estética, sensibilidade dentária e perda da dimensão vertical. Além disso, em alguns casos de amelogênese imperfeita, há aumento da prevalência de lesões cariosas, mordida aberta anterior, erupção retardada, impactação dentária ou inflamação gengival associada.

Pacientes com hipoplasia de esmalte generalizada apresentam quantidade mínima de esmalte normal associado à rápida atrição. Essas variações requerem cobertura protética total o mais cedo possível; se o tratamento for postergado, ocorre perda do comprimento da coroa clínica. Na dentição decídua, coroas de aço inoxidável ou compósito são apropriadas, enquanto materiais totalmente cerâmicos são boas escolhas para a dentição permanente. Em pacientes jovens sem comprimentos de coroa suficientes, próteses totais (*overdentures* em alguns casos) muitas vezes se tornam a única abordagem satisfatória até a conclusão do crescimento esquelético permitir a colocação de próteses suportadas por implantes.

Os outros tipos de amelogênese imperfeita exibem perda mais lenta dos dentes e a aparência estética quase sempre é o primeiro ponto a ser considerado. Muitos casos menos graves podem ser melhorados pela colocação de coroas totais ou facetas vestibulares nos dentes com problemas estéticos. Problemas com a adesão de restaurações ao esmalte alterado podem ser superados pelo uso de cimentos de ionômero de vidro com adesivos dentinários.

Erupção retardada generalizada e impactação de dentes afetados pela amelogênese hipoplásica generalizada foram identificados como componentes de uma síndrome muito rara que inclui nefrocalcinose e, às vezes, insuficiência renal. Essas alterações renais com frequência não são clinicamente evidentes e a mortalidade associada à insuficiência renal foi relatada em pacientes afetados. Tais pacientes devem ser encaminhados para avaliação renal.

DISTÚRBIOS HEREDITÁRIOS DA DENTINA

Os distúrbios hereditários da dentina podem acontecer em associação com várias síndromes ou de forma isolada, sem associação com condições sistêmicas. A osteogênese imperfeita representa a síndrome mais comumente associada às manifestações dentárias que lembram a dentinogênese imperfeita. No entanto, a síndrome de Ehlers-Danlos, a síndrome de Goldblatt e a displasia imuno-óssea de Schimke também foram relatadas em associação a essas manifestações dentárias. Além disso, relatos esporádicos de alterações semelhantes à dentinogênese imperfeita como parte de uma condição sistêmica, porém ainda indefinida, foram realizados. Além do fenótipo semelhante à dentinogênese imperfeita, várias anormalidades dentinárias foram observadas nos pacientes com raquitismo resistente ou não à vitamina D, calcinose tumoral e calcinose universal. O texto a seguir descreve os distúrbios dentinários não associados a síndromes.

A dentina madura é constituída de 70% de mineral, 20% de matriz orgânica e 10% de água. Aproximadamente 85 a 90% de matriz orgânica são representados por colágeno tipo I, com dois genes intimamente envolvidos na sua produção: *COL1A1* e *COL1A2*. As proteínas mais abundantes não colagênicas na dentina são derivadas da sialofosfoproteína dentinária (DSPP), que é clivada para formar três proteínas dentinárias importantes: sialoproteína dentinária (DSP), glicoproteína dentinária (DGP) e fosfoproteína dentinária (DPP). O primeiro gene que guia a formação dessas proteínas é o gene *DSPP*.

A **dentinogênese imperfeita (DI)** consiste em um distúrbio de desenvolvimento da dentina na ausência de qualquer distúrbio sistêmico e tem sido associada a várias mutações distintas no gene *DSPP*. Em aproximadamente metade dos pacientes afetados, alterações dentárias semelhantes são observadas associadas ao distúrbio hereditário sistêmico do osso, **osteogênese imperfeita** (ver Capítulo 14), mas estudos genéticos mostraram que as alterações dentárias da osteogênese imperfeita estão relacionadas a mutações nos genes *COL1A1* e *COL1A2*. Estudos extensos foram realizados da árvore genealógica em indivíduos com dentinogênese imperfeita associada ao gene *DSPP* e nenhum exibiu outras alterações sugestivas de osteogênese imperfeita. Esta pesquisa inovadora confirmou que a osteogênese imperfeita com dentes opalescentes é claramente uma doença separada da dentinogênese imperfeita e deve ser removida da classificação da dentinogênese imperfeita.

A classificação dos distúrbios hereditários da dentina é muito menos complicada em comparação com a classificação da amelogênese imperfeita. No entanto, os sistemas mais amplamente utilizados para a classificação dos distúrbios hereditários da dentina, um deles por Witkop e o outro por Shields, continuam amplamente em uso, mas, à luz do conhecimento atual, parecem ser arcaicos (Tabela 2.3). Avanços recentes em genética tornaram a nomenclatura de Shields problemática. A base de dados *Online Mendelian Inheritance of Man* (OMIM) corresponde ao sistema de classificação mais atual na genética molecular das doenças humanas. No sistema OMIM, a dentinogênese imperfeita tipo I (DGI-I), como descrita originalmente por Shields, foi removida da lista de DGI, sendo classificada corretamente como *osteogênese imperfeita*. A DGI-II se tornou a DGI-I, enquanto a DGI-III e as displasias dentinárias (displasia dentinária tipo I [DD-I] e displasia dentinária tipo II [DD-II]) tiveram as suas nomenclaturas mantidas. As classificações de Shields e OMIM são contraditórias, resultando em confusão no que concerne à definição da dentinogênese imperfeita tipo I.

A dentinogênese imperfeita antigamente era dividida em DGI-II (*dentina opalescente hereditária*) e DGI-III (tipo *isolado de Brandywine*). O fenótipo clínico do tipo isolado de Brandywine era definido pela presença de um aumento pulpar incomum conhecido como *dentes em concha,* com várias exposições pulpares observadas, principalmente, na dentição decídua. Atualmente, provou-se que o tipo isolado de Brandywine representa apenas uma possível variação da expressão da dentinogênese imperfeita. A análise original do tipo isolado revelou apenas 8% dos parentes com dentes em concha. Os pesquisadores observaram polpas aumentadas em indivíduos afetados, cujos pais e filhos tinham dentinogênese imperfeita clássica. Padrões idênticos de expressão também foram vistos em uma grande quantidade de parentes sem conexão com o tipo isolado de Brandywine. Finalmente, mutações idênticas do gene *DSPP* têm sido demonstradas em DGI-II e DGI-III em diferentes famílias e em diferentes membros da mesma família. Parece bastante claro que *dentinogênese imperfeita tipo II* e *dentinogênese imperfeita tipo III* representam uma única doença com variações na expressão.

A confusão não termina com a controvérsia de DGI-II/III. Como mencionado, foram descobertas 40 mutações diferentes no gene *DSPP* em pacientes de diferentes etnias. Dessas, 17 mutações afetam a região DSP, enquanto 23 variantes envolvem a região DPP. Nenhuma mutação da região DGP foi descoberta. Em pacientes com DGI-II associada à mutação de DPP, a região posterior do gene é alterada. Numerosos investigadores mostraram que DD-II surge da modificação do mesmo gene exato, mas da alteração da região anterior de DPP. Isso indica claramente que DD-II é alélico a DGI e não um distúrbio separado. Com essa compreensão, DD-II, DGI-II e DGI-III parecem representar um espectro da mesma doença, com DD-II sendo o extremo leve e DGI-III representando o extremo grave. Em uma revisão há muito esperada dos sistemas de nomenclatura desatualizados, de La Dure-Molla propôs um sistema de classificação atualizado semelhante ao padrão utilizado na terceira edição deste texto (Tabela 2.4). Nesse sistema, a osteogênese imperfeita com dentes opalescentes é removida da classificação da dentinogênese imperfeita, e os antigos DD-II, DGI-II e DGI-III são designados como formas leves, moderadas e graves de DGI.

DEFEITOS DA DENTINA ASSOCIADOS À SIALOFOSFOPROTEÍNA DENTINÁRIA

Características clínicas e radiográficas

Conforme a nomenclatura dos defeitos da dentina associados à sialofosfoproteína dentinária evolui, é esperado que as doenças sejam listadas em ordem crescente de gravidade fenotípica (DD-II, DGI-II e DGI-III). Devido a esse motivo, tais distúrbios são mais bem descritos quando a DGI-II é apresentada inicialmente.

A prevalência da **dentinogênese imperfeita** (dentina hereditária opalescente, dentes de Capdepont) não é distribuída aleatoriamente pelos EUA e Europa. A maioria dos casos pode ser encontrada em brancos (pessoas com descendência inglesa ou francesa) de comunidades próximas ao Canal da Mancha. Tal distúrbio é autossômico dominante e ocorre em aproximadamente 1:8.000 brancos nos EUA. No entanto, essa condição não se limita a nenhuma raça ou localização geográfica.

A dentinogênese imperfeita afeta tanto dentes decíduos como permanentes, com a gravidade das alterações dentárias variando com o período no qual o dente se formou. Os dentes decíduos são mais gravemente afetados, seguidos pelos incisivos permanentes e primeiros molares, com os segundos e terceiros molares sendo menos atingidos.

As dentições apresentam coloração alterada, frequentemente com uma translucidez distintiva (Figura 2.101). A cor varia de amarelo-marrom a marrom-claro a azul-acinzentado. Muitas vezes, a cor demonstra pouca variação dentro de uma família, mas varia significativamente entre famílias diferentes. O esmalte se fratura facilmente e frequentemente se separa da dentina subjacente defeituosa. Uma vez exposta, a dentina muitas vezes demonstra um desgaste acelerado significativo (Figura 2.102). Radiograficamente, os dentes têm coroas bulbosas, constrição cervical e raízes finas. Na **forma moderada de DGI**, as câmaras

---

Tabela 2.3 **Dentinogênese imperfeita, nomenclatura clássica.**

Shields	Apresentação clínica	Witkop
Dentinogênese imperfeita I	Osteogênese imperfeita com dentes opalescentes	Dentinogênese imperfeita
Dentinogênese imperfeita II	Dentes opalescentes isolados com obliteração pulpar	Dentes opalescentes hereditários
Dentinogênese imperfeita III	Dentes opalescentes isolados com formato de concha	Brandywine isolado

Dados de Shields ED: A new classification of heritable human enamel defects and a discussion of dentin defects. In Jorgenson RJ, Paul NW: *Dentition: genetic effects (birth defects original article series)*, vol 19, no 1, pp 107-127, New York, 1983, Alan R Liss; Witkop CJ Jr: Amelogenesis imperfecta, dentinogenesis imperfecta and dentin dysplasia revisited: problems in classification, *J Oral Pathol* 17:547-553, 1988.

Tabela 2.4 **Classificação modificada dos distúrbios hereditários que afetam a dentina.**

Shields	de La Dure-Molla	Gene(s) envolvido(s)
Dentinogênese imperfeita I	Osteogênese imperfeita com dentes opalescentes	*COL1A1, COL1A2*
• Displasia dentinária tipo II • Dentinogênese imperfeita II • Dentinogênese imperfeita III	Dentinogênese imperfeita • Forma leve • Forma moderada • Forma grave	*DSPP*
Displasia dentinária tipo I (DD-I)	Displasia dentinária radicular	?? *SMOC2, VPS4B, SSUH2*

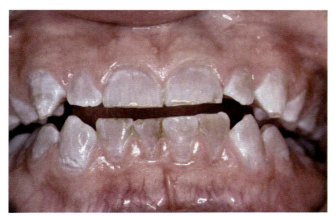

Figura 2.101 Dentinogênese imperfeita (DGI), forma moderada. Dentes exibindo coloração marrom difusa e translucidez suave.

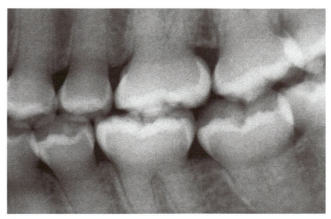

Figura 2.103 Dentinogênese imperfeita (DGI), forma moderada. Radiografia de dentes exibindo coroas bulbosas, constrição cervical e câmaras pulpares e canais obliterados.

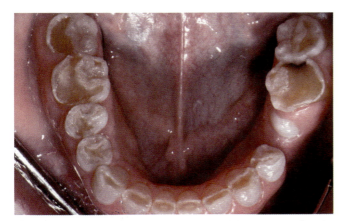

Figura 2.102 Dentinogênese imperfeita (DGI), forma moderada. Dentes exibindo pigmentação acinzentada com perda significativa de esmalte e atrição.

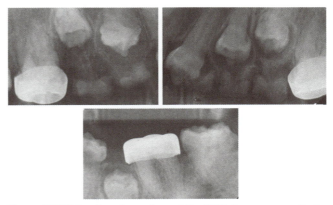

Figura 2.104 Dentinogênese imperfeita (DGI), forma grave. Radiografia exibindo coroas bulbosas, obliteração precoce da polpa e hipoplasia de esmalte. (De Levin LS, Leaf SH, Jelmine RJ et al.; Dentinogenesis imperfecta in the Brandywine isolate (DI type III): clinical, radiologic, and electron microscopic studies of the dentition, *Oral Surg Oral Med Oral Pathol* 56: 267-274, 1983.)

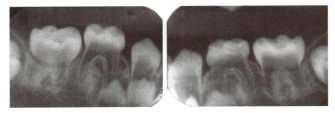

Figura 2.105 Dente em concha. Dentes exibindo espessura normal do esmalte, dentina extremamente fina e polpas significativamente aumentadas.

e os canais pulpares inicialmente são muito grandes, mas demonstram obliteração rápida após a erupção (Figura 2.103). Embora a polpa pareça totalmente obliterada, uma rede de vasos sanguíneos interconectados permanece e pode levar a doenças inflamatórias periapicais quando os vasos coronários são invadidos por bactérias em áreas de dentina exposta. Os dentes decíduos desenvolvem doenças inflamatórias periapicais com mais frequência, possivelmente devido ao desgaste avançado secundário ao esmalte mais fino.

O traço exibe 100% de penetrância, porém expressividade variável. Clinicamente, a hipoplasia de esmalte é notada em alguns pacientes (Figura 2.104). Durante o desenvolvimento inicial da junção amelodentinária (JAD), existe uma expressão temporária de proteínas do esmalte pelos odontoblastos e uma expressão similar de proteínas dentinárias pelos pré-ameloblastos. Alguns pesquisadores sugeriram que a hipoplasia de esmalte pode ser secundária à expressão da proteína DSPP mutante pelos pré-ameloblastos durante os estágios iniciais de formação da JAD.

Embora as polpas geralmente sejam obliteradas pelo excesso de produção de dentina, os dentes na **forma grave de DGI** (dentes em formato de concha) demonstram um significativo aumento da polpa com esmalte de espessura normal em associação com dentina extremamente fina e polpas dramaticamente aumentadas (Figura 2.105). A dentina fina pode envolver todo o dente ou estar isolada na raiz. Os dentes em formato de concha são vistos com mais frequência nos dentes decíduos no contexto da dentinogênese imperfeita e os dentes afetados frequentemente estão associados a exposições pulpares.

Os dentes em formato de concha podem não estar associados à dentinogênese imperfeita como uma descoberta isolada em ambas as dentições, com forma e coloração dentária normais, uma história familiar negativa e envolvimento difuso. Nesta variante isolada não relacionada, a reabsorção radicular lenta mas progressiva frequentemente ocorre.

Vários parentes afetados pela dentinogênese imperfeita também demonstraram alta frequência de perda auditiva neurossensorial progressiva. A posição da mandíbula afeta a anatomia da orelha interna e a perda dentária prematura tem sido associada a déficits auditivos. Neste momento, não está claro se a perda auditiva está relacionada com a mutação no gene *DSPP* ou representa uma alteração secundária às alterações genéticas primárias. Todos os portadores de dentinogênese imperfeita devem ser avaliados para perda auditiva.

A **forma leve da dentinogênese imperfeita (displasia dentinária tipo II; DD-II; displasia dentinária coronária)** apresenta aspectos clínicos muito diferentes na dentição decídua e permanente. Os dentes decíduos apresentam uma transparência que varia entre o azul, âmbar e marrom, semelhante à dentinogênese imperfeita (Figura 2.106). Radiograficamente, as alterações dentárias incluem coroas bulbosas, constrição cervical, raízes delgadas e obliteração precoce da polpa. Os dentes permanentes exibem coloração clínica normal; entretanto, radiograficamente, as câmaras pulpares mostram aumento significativo e extensão apical. Esse aumento das câmaras pulpares foi descrito como *forma de corola de cardo* ou *forma de chama* (Figura 2.107). Cálculos pulpares se desenvolvem nas câmaras pulpares aumentadas.

Um distúrbio semelhante, porém não relacionado, é a **displasia** pulpar. Esse processo se desenvolve em dentes clinicamente normais. Radiograficamente, tanto os dentes decíduos como os permanentes exibem câmaras pulpares em forma de corola de cardo e múltiplas calcificações pulpares.

Características histopatológicas

Na dentinogênese imperfeita, a dentina adjacente à junção amelocementária apresenta-se semelhante à dentina normal, mas a remanescente é totalmente anormal. Túbulos disformes e curtos percorrem uma matriz de dentina granular e atípica, que geralmente mostra calcificação interglobular (Figura 2.108). Odontoblastos atípicos e escassos alinham-se na superfície pulpar e células podem ser vistas aprisionadas no interior da dentina defeituosa. Em cortes por desgaste, o esmalte é normal na maioria dos pacientes; entretanto, cerca de um terço dos pacientes apresenta defeitos hipoplásicos ou hipocalcificados.

Nos portadores da forma leve da dentinogênese imperfeita (antes conhecida como displasia dentinária tipo II), os dentes decíduos apresentam o mesmo padrão observado na forma moderada. Entretanto, dentes permanentes apresentam esmalte e dentina coronária normais. Adjacente à polpa, são vistas várias áreas de dentina interglobular. A dentina radicular é atubular, amorfa e hipertrófica. Calcificações pulpares se desenvolvem em qualquer região da câmara pulpar (Figura 2.109).

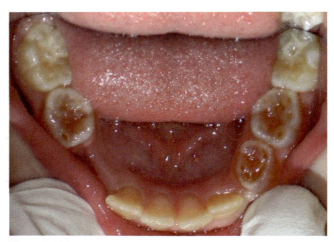

Figura 2.106 Dentinogênese imperfeita, forma leve. Molares decíduos translúcidos e escurecidos em associação com incisivos e molares permanentes de aparência clínica normal. (Cortesia do Dr. James Zettler.)

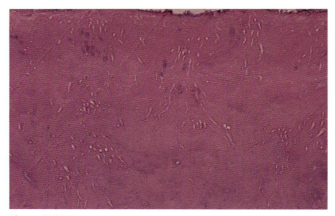

Figura 2.108 Dentinogênese imperfeita (DGI). Dentina coronária exibindo túbulos pequenos e amorfos, em uma matriz dentinária granular atípica.

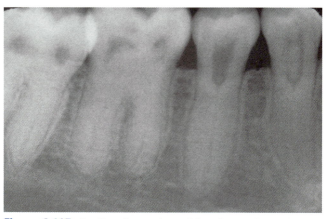

Figura 2.107 Dentinogênese imperfeita, forma leve. Aspecto radiográfico dos dentes permanentes apresentando dilatações da câmara pulpar em forma de corola de cardo e várias calcificações pulpares.

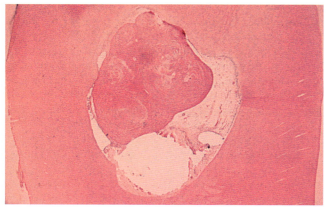

Figura 2.109 Dentinogênese imperfeita, forma leve. Dente afetado exibindo calcificação pulpar grande no interior da câmara pulpar.

Tratamento e prognóstico

Na dentinogênese imperfeita, a dentição inteira corre risco por causa de vários problemas. Os canais radiculares tornam-se delgados e podem desenvolver microexposições, resultando em lesões periapicais inflamatórias. Apesar do risco de perda do esmalte e da significativa atrição, os dentes não são bons candidatos a coroas totais devido a fraturas cervicais. O sucesso da cobertura total é maior em coroas e raízes que estejam próximas à normalidade da forma e tamanho. Coroas protéticas colocadas em dentes restaurados com cimento de ionômero de vidro fluoretado têm sido usadas com sucesso em alguns casos.

O sucesso do tratamento varia de acordo com a gravidade das alterações dentárias em cada paciente. Nos pacientes com grande atrição, a dimensão vertical pode ser restabelecida pela colocação de restaurações protéticas metálicas com agentes adesivos em dentes que não tenham recebido preparos e que não estejam sujeitos a estresse oclusal. Os compósitos mais recentes combinados com um agente de ligação dentinária têm sido usados em áreas sujeitas ao desgaste oclusal. Quando grandes famílias foram acompanhadas por um longo período, em sua maioria os atingidos eram candidatos a próteses totais ou implantes por volta dos 30 anos, a despeito de várias intervenções. Materiais e técnicas mais modernas podem alterar essa perspectiva.

Os dentes decíduos na forma leve da dentinogênese imperfeita ("displasia dentinária tipo II") podem ser tratados de forma semelhante àquela descrita para a forma moderada. Embora não sejam frequentes, lesões periapicais inflamatórias já foram observadas em dentes permanentes em alguns pacientes afetados. Os canais radiculares em tais dentes não são completamente obliterados, o que permite que o tratamento endodôntico seja uma opção.

DISPLASIA DENTINÁRIA RADICULAR (DISPLASIA DENTINÁRIA TIPO I)

A displasia dentinária foi categorizada inicialmente em 1939. Historicamente, dois padrões principais foram descritos: tipo I (displasia dentinária radicular; DD-I) e tipo II (displasia dentinária coronária; DD-II). No entanto, o tipo II foi demonstrado ser uma variação da dentinogênese imperfeita, e a discussão dessa condição está incluída na seção anterior. Por definição, a displasia dentinária radicular não deve ter correlação com doença sistêmica. Doenças sistêmicas relatadas como associadas a alterações semelhantes na dentina estão listadas no Boxe 2.12.

As alterações genéticas associadas à displasia dentinária radicular atualmente não estão resolvidas. Três pesquisas separadas relataram genes diferentes com localizações diversas: *SMOC2* no 6q27 (autossômica recessiva), *VPS4B* no 18q21.33 (autossômica dominante) e *SSUH2* no 3q26.1 (autossômica dominante). Existem duas possibilidades: a displasia dentinária radicular exibe heterogeneidade genética ou várias doenças semelhantes, mas diferentes, existem. Diferenças sutis podem ser difíceis de serem identificadas em doenças raras com poucos casos para avaliação. Além disso, o pequeno tamanho da imagem nas publicações modernas torna a inspeção detalhada desses casos mais difícil para os pesquisadores em todo o mundo interpretarem.

Características clínicas e radiográficas

A displasia dentinária radicular (displasia dentinária tipo I; DD-I) tem sido referida como **dentes sem raízes**, porque a perda de organização da dentina radicular leva ao encurtamento do tamanho da raiz. Embora um exemplo autossômico recessivo tenha sido reportado, o processo geralmente exibe um padrão autossômico dominante, sendo uma das formas mais raras de distúrbios dentinários humanos, com prevalência aproximada de 1:100.000. O esmalte e a dentina coronária são clinicamente normais e bem formados (Figura 2.110), mas a dentina radicular perde toda a organização, sendo drasticamente diminuída (Figura 2.111). Produz-se uma grande variação na formação radicular porque a desorganização dentinária pode ocorrer durante diferentes estágios do desenvolvimento dentário. Se a organização da dentina for perdida precocemente durante o desenvolvimento

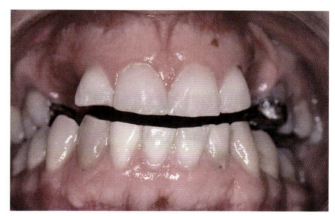

Figura 2.110 Displasia dentinária radicular. Dentina exibindo atrição, mas por outro lado, coloração e morfologia normais.

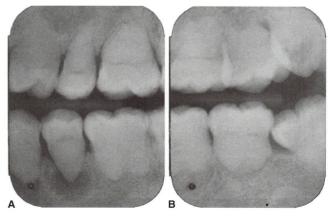

Figura 2.111 Displasia dentinária radicular. Dentes posteriores exibindo encurtamento significativo das raízes, ausência dos canais radiculares e pequenas câmaras pulpares em forma de quarto crescente. Observe a radiolucência no ápice do pré-molar inferior. (Cortesia do Dr. Michael Quinn.)

Boxe 2.12	Doenças sistêmicas relacionadas com alterações semelhantes à displasia dentinária.

- Artrite reumatoide e hipervitaminose D
- Calcinose tumoral
- Calcinose universal
- Esclerose óssea e anomalias do esqueleto

dentário, são formadas raízes deficientes; a desorganização tardia resulta em malformações radiculares mínimas. A variabilidade é mais pronunciada em dentes permanentes e pode variar não apenas de um paciente para outro, mas também de dente para dente no mesmo paciente. Em virtude da rizomicria, os sinais clínicos iniciais são mobilidade acentuada e esfoliação precoce, espontânea ou secundariamente ao menor trauma. A erupção retardada também pode estar presente. A força radicular da dentina é reduzida, sendo os dentes afetados predispostos a fraturas durante exodontias.

Radiograficamente, foram descritas variações na anatomia radicular e uma subclassificação da displasia dentinária radicular foi proposta (Boxe 2.13; Figura 2.112). Os dentes decíduos são afetados com maior intensidade, com pouca ou nenhuma polpa detectável e raízes acentuadamente pequenas ou ausentes (semelhante ao tipo DDIa). Na maioria dos pacientes, os dentes permanentes apresentam raízes curtas, sem canal radicular e uma polpa pequena com aspecto de quarto crescente remanescente, paralela à junção amelocementária (tipos DDIb e DDIc). O tipo DDId é o mais raro e o clínico deve estar atento na exclusão de possíveis doenças sistêmicas, tais como a calcinose tumoral, que podem causar alterações idênticas.

Em geral, os dentes sem canais radiculares são aqueles que desenvolvem lesões radiolucentes periapicais inflamatórias sem que haja causa aparente (ver Figura 2.111). As áreas radiolucentes representam lesão periapical inflamatória secundária à lesão cariosa, devido à exposição coronária espontânea dos restos pulpares presentes no interior da dentina defeituosa.

Uma alteração semelhante, porém não relacionada, é a **displasia fibrosa dentinária**. Esse distúrbio autossômico dominante exibe dentes clinicamente normais. Radiograficamente, os dentes são normais em sua forma, mas apresentam um produto radiopaco preenchendo câmaras e canais radiculares. Diferentemente da dentinogênese imperfeita, pequenos focos de radiolucência podem ser vistos na polpa. Ao contrário da displasia dentinária radicular, não são encontradas câmaras pulpares em forma de quarto crescente nem diminuição do tamanho da raiz. O material radiopaco intrapulpar consiste em dentina fibrótica.

Características histopatológicas

Na displasia dentinária radicular, o esmalte e a dentina da coroa são normais. Apicalmente ao ponto de desorganização, a porção central da raiz forma espiralmente a dentina tubular e a osteodentina atípica. Essas espirais exibem uma camada periférica de dentina normal, dando à raiz a aparência de "vapor fluindo ao redor de penhascos" (Figura 2.113).

Tratamento e prognóstico

Nos pacientes com displasia dentinária radicular, as medidas preventivas são de suma importância. Talvez, como um resultado de raízes curtas, a perda precoce por periodontite seja frequente. Além disso, canais vasculares pulpares se estendem próximo à junção amelodentinária; portanto, mesmo restaurações pouco profundas podem resultar em necrose pulpar. Uma higiene oral meticulosa deve ser estabelecida e mantida.

Quando há o desenvolvimento de lesões inflamatórias periapicais, a escolha terapêutica deve ser guiada pelo comprimento da raiz. O tratamento endodôntico convencional requer a criação mecânica de condutos e tem tido sucesso em dentes sem raízes muito pequenas. Dentes com raízes curtas apresentam ramificações pulpares que eliminam o tratamento endodôntico convencional como uma opção terapêutica apropriada. Curetagens periapicais e selamento com amálgama retrógrado têm apresentado sucesso a curto prazo. Em pacientes com comprimento radicular mínimo, a perda dentária precoce é típica e próteses totais ou próteses suportadas por implantes geralmente se tornam necessárias.

Boxe 2.13 Subclassificação da displasia dentinária radicular.

- DDIa: sem câmara pulpar, sem formação da raiz e frequente radiolucência periapical
- DDIb: uma única e pequena polpa orientada horizontalmente em quarto crescente, raízes com apenas alguns milímetros de comprimento e frequente radiolucência periapical
- DDIc: duas áreas de polpa orientadas horizontalmente e crescentes, com remanescentes cercando uma ilha central de dentina, comprimento radicular significativo, mas ainda encurtado e radiolucência periapical variável
- DDId: câmara pulpar e canais visíveis, perto do comprimento normal da raiz, alargamento da polpa com a presença de calcificações na porção coronária, criando um abaulamento localizado do canal e da raiz, constrição apical da polpa para o cálculo e algumas áreas radiolucentes periapicais

---

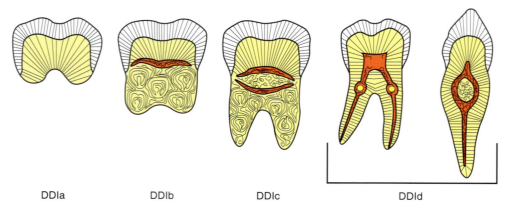

Figura 2.112 Displasia dentinária radicular. Ilustração demonstrando a variabilidade da aparência radiográfica de acordo com o grau de desorganização dentinária na raiz.

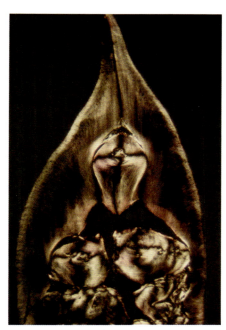

Figura 2.113 Displasia dentinária radicular. Dentes afetados vistos sob luz polarizada apresentando a imagem clássica de "vapor fluindo ao redor de penhascos".

Boxe 2.14	Doenças observadas em associação com a odontodisplasia regional.

- Coloboma orbital
- Displasia ectodérmica
- Hipofosfatasia
- Hipoplasia facial ipsilateral
- Hidrocefalia
- Incompatibilidade no fator Rh
- Nevo epidermal
- Nevo vascular
- Neurofibromatose

Boxe 2.15	Causas propostas para a odontodisplasia regional.

- Migração anormal das células da crista neural
- Virose latente
- Circulação local deficiente
- Infecção ou trauma local
- Hipertermia
- Desnutrição
- Medicação usada durante a gravidez
- Radioterapia
- Mutação somática

ODONTODISPLASIA REGIONAL (DENTES FANTASMAS)

A **odontodisplasia regional** consiste em uma alteração localizada, não hereditária, do desenvolvimento, com extensos efeitos adversos sobre a formação do esmalte, da dentina e da polpa. A maioria dos casos é idiopática, mas alguns têm sido relacionados a várias síndromes, anomalia de crescimento, alterações neurais e malformações vasculares (Boxe 2.14). Inúmeras causas têm sido propostas (Boxe 2.15), mas a teoria mais difundida aponta para uma alteração no suprimento vascular. Vários casos foram relatados em pacientes com nevos vasculares de cabeça e pescoço; além disso, alterações semelhantes foram induzidas em animais pela restrição do fluxo vascular para a área dos maxilares.

Características clínicas e radiográficas

A odontodisplasia regional é um achado incomum, que ocorre em ambas as dentições. Não apresenta predileção racial e exibe ligeira predominância pelo sexo feminino. Uma revisão quanto à idade na época do diagnóstico revela um pico bimodal que correlaciona o tempo normal de erupção de decíduos (2 a 4 anos) e a dentição permanente (7 a 11 anos). Característicamente, o processo afeta uma área focal da dentição, com envolvimento de vários dentes contíguos. Há uma predominância pelos dentes superiores anteriores. Eventualmente, um dente não afetado pode ser interposto a uma sequência de dentes alterados. Foram relatados envolvimento ipsilateral de ambos os arcos e alterações bilaterais na mesma arcada. Embora raro, o envolvimento generalizado já foi documentado, sendo a presença de odontodisplasia regional em mais de dois quadrantes muito incomum. O envolvimento da dentição decídua é normalmente seguido por dentes sucessores comprometidos do mesmo modo. Na região dos dentes afetados, o osso circundante frequentemente apresenta densidade mais baixa; além disso, hiperplasia de tecido mole pode ser notada revestindo os dentes afetados que se encontram impactados.

Muitos dos dentes afetados não erupcionam. Os dentes que o fazem apresentam coroas irregulares pequenas, que vão de amarelas a marrons, muitas vezes com superfície grosseira. Lesões cariosas e lesões inflamatórias periapicais associadas são bastante comuns. A necrose pulpar é comum, causada pelas fendas dentinárias e cornos pulpares muito amplos (geralmente na ausência de uma causa óbvia). Radiograficamente, os dentes alterados demonstram esmalte extremamente fino e dentina ao redor de uma polpa alargada e radiolucente, resultando em uma imagem pálida e delicada; daí o termo **dente fantasma** (Figura 2.114). Há falta de contraste entre a dentina e o esmalte,

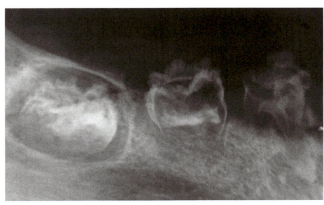

Figura 2.114 Odontodisplasia regional (dentes fantasmas). Dentes inferiores posteriores apresentando polpas amplas e esmalte e dentina extremamente finos. (Cortesia do Dr. John B. Perry.)

com uma aparência indistinta "desfocada" da silhueta da coroa. Podem ser encontradas raízes pequenas e ápices abertos. As polpas aumentadas podem apresentar uma ou mais calcificações pulpares proeminentes. Os sinais e sintomas mais frequentes são atraso ou falta de erupção, esfoliação precoce, formação de abscesso, dentes malformados e expansão gengival não inflamatória.

Características histopatológicas

Em cortes por desgaste, a espessura do esmalte varia, resultando em uma superfície irregular. A estrutura prismática do esmalte é irregular ou ausente, com aparência laminada. A dentina contém fendas espalhadas por uma mistura de dentina interglobular e material amorfo. Geralmente são encontradas áreas globulares de dentina tubular pouco organizada e inclusões celulares dispersas. O tecido pulpar contém calcificações livres ou aderidas, que podem apresentar túbulos ou consistir em calcificações laminadas. O tecido folicular ao redor da coroa pode estar hiperplasiado e comumente exibe coleções focais de calcificações basofílicas semelhantes ao esmalte chamadas de **conglomerados enameloides** (Figura 2.115). Esse quadro de calcificação não é específico para a odontodisplasia regional e foi visto em outros processos com distúrbios de formação de esmalte, como a amelogênese imperfeita. Ilhas espalhadas de epitélio odontogênico e outros quadros de calcificação intramural também são encontrados.

Tratamento e prognóstico

Atualmente, não existe consenso sobre o tratamento do paciente portador de odontodisplasia regional. É importante que seja realizada uma avaliação cuidadosa dos achados de cada paciente para que se desenvolva um plano de tratamento mais apropriado. Os dentes não irrompidos devem permanecer intocados, restaurando a função com uma prótese parcial removível até que o período de crescimento esquelético tenha terminado, em uma tentativa de prevenir a atrofia da crista alveolar no quadrante afetado. Dentes erupcionados podem ser cobertos por restaurações retidas por ataque ácido ou com coroas de aço inoxidável até que a restauração final possa ser colocada depois de completado o crescimento. Em função da natureza frágil do tecido coronário duro e da facilidade de exposição pulpar, o preparo do dente é contraindicado. Dentes muito afetados e infectados não podem ser preservados e necessitam exodontia. Embora a anquilose tenha sido vista em autotransplante dentário, pré-molares têm sido autotransplantados para o alvéolo do dente afetado extraído.

Embora seja difícil manter a vitalidade nos dentes anormais, tais esforços podem permitir a formação contínua de dentina nos dentes afetados pela odontodisplasia regional. Com isso, os dentes tendem a demonstrar coroas hipoplásicas e raízes curtas, porém com aparência mais normal dos canais e ápices mais bem desenvolvidos.

Após a conclusão do crescimento esquelético, os dentes defeituosos remanescentes podem ser removidos e substituídos por implantes. Em pacientes com perda precoce de dentes gravemente afetados e erupcionados, a atrofia significativa da crista alveolar pode complicar o posicionamento do implante. Em tais casos, o aumento cirúrgico do processo alveolar pode ser usado para melhorar a qualidade do local antes do posicionamento do implante.

◆ BIBLIOGRAFIA

Referências gerais
Hennekam R, Allanson J, Krantz I: *Gorlin's Syndromes of the head and neck*, ed 5, New York, 2010, Oxford University Press.
Stewart RE, Prescott GH: *Oral facial genetics*, St Louis, 1976, Mosby.
Witkop CJ: Clinical aspects of dental anomalies, *Int Dent J* 26:378–390, 1976.
Witkop CJ, Rao S: Inherited defects in tooth structure. In Bergsma D, editor: *Birth defects. Original article series*, vol 7, no 7, Baltimore, 1971, Williams & Wilkins, pp 153–184.

Efeitos ambientais no desenvolvimento das estruturas dentárias
Ahmed AT, Soto-Rojas AE, Dean JA, et al.: Prevalence of molarincisor hypomineralization and other enamel defects and associated sociodemographic determinants in Indiana, *J Am Dent Assoc* 151:491–501, 2020.
Amirtham CV, Hirt T, Rutz G, et al.: Root malformation associated with a cervical mineralized diaphragm—a distinct form of tooth abnormality? *Oral Surg Oral Med Oral Pathol Oral Radiol* 117: e311–e319, 2014.
Andreasen JO, Sundström B, Ravn JJ: The effect of traumatic injuries to primary teeth on their permanent successors. 1. A clinical and histologic study of 117 injured permanent teeth, *Scand J Dent Res* 79:219–283, 1971.
Bardellini E, Amadori F, Pasini S, et al.: Dental anomalies in permanent teeth after trauma in primary dentition, *J Clin Pediatr Dent* 41:5–9, 2017.
Brook AH, Smith JM: Environmental causes of enamel defects, *Ciba Found Symp* 205:212–225, 1997.
Buzalaf MAR: Review of fluoride intake and appropriateness of current guidelines, Adv Dent Res 29:157 -166, 2018.
Cortines AAO, Corrêa-Faria P, Paulsson L, et al.: Developmental defects of enamel in the deciduous incisors of infants born preterm: prospective cohort, *Oral Dis* 25:543 -549, 2019.
da Silva Figueiredo Sé MJ, Ribeiro APD, Dos Santos-Pinto LAM, et al.: Are hypomineralized primary molars and canines associated with molar-incisor hypomineralization, *Pediatr Dent* 39:445 -449, 2017.
Di Giovanni T, Eliades T, Papageorgiou SN: Interventions for dental fluorosis: a systematic review, *J Esthet Restor Dent* 30:502-508, 2018.

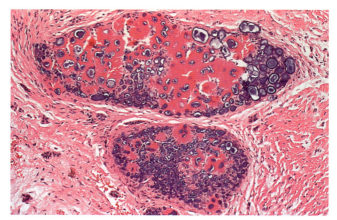

Figura 2.115 Odontodisplasia regional. O tecido folicular contém coleções espalhadas de conglomerados enameloides e ilhas de epitélio odontogênico.

Elhennawy K, Schwendicke F: Managing molar-incisor hypomineralization: a systematic review, *J Dent* 55:16 -24, 2016.

Garot E, Denis A, Delbos Y, et al.: Are hypomineralized lesions on second primary molars (HSPM) a predictive sign of molar incisor hypomineralization (MIH)? A systematic review and a metaanalysis, *J Dent* 72:8-13, 2018.

Gawade PL, Hudson MM, Kaste SC, et al.: A systematic review of dental late effects in survivors of childhood cancer, *Pediatr Blood Cancer* 61:407-416, 2014.

Kang C-M, Hahn SM, Kim HS, et al.: Clinical risk factors influencing dental developmental disturbances in childhood cancer survivors, *Cancer Res Treat* 50:926 -935, 2018.

Kim JE, Hong JK, Yi WJ, et al.: Clinico-radiologic features of molar-incisor malformation in a case series of 38 patients. A retrospective observational study, *Medicine* (Baltimore), 2019. https://doi.org/10.1097/MD.0000000000017356.

Lee HS, Ki SH, Kim SO, et al.: A new type of dental anomaly: molar-incisor malformation (MIM), *Oral Surg Oral Med Oral Pathol Oral Radiol* 118:101-109, 2014.

Pascon T, Barbosa AMP, Cordeiro RCL, et al.: Prenatal exposure to gestational diabetes mellitus increases developmental defects in the enamel of offspring, *PLoS One* 14:e0211771, 2019.

Pajari U, Lanning M: Developmental defects of teeth in survivors of childhood ALL are related to the therapy and age at diagnosis, *Med Pediatr Oncol* 24:310–314, 1995.

Schwendicke F, Elhennawy K, Reda S, et al.: Global burden of molar incisor hypomineralization, *J Dent* 68:10–18, 2018.

Silva MJ, Scurrah KJ, Craig JM, et al.: Etiology of molar incisor hypomineralization—a systemic review, *Community Dent Oral Epidemiol* 44:342–353, 2016.

Suckling GW: Developmental defects of enamel—historical and present day perspective of their pathogenesis, *Adv Dent Res* 3:87–94, 1989.

Turner JG: Injury to the teeth of succession by abscess of the temporary teeth, *Brit Dent J* 30:1233–1237, 1909.

Vargas-Ferreira F, Peres MA, Dumith SC, et al.: Association of preperi- and postnatal factors with developmental defects of enamel in schoolchildren, *J Clin Pediatr Dent* 42:125–134, 2018.

Von Arx T: Developmental disturbances of permanent teeth following trauma to the primary dentition, *Aust Dent J* 38:1–10, 1993.

Weerheijm KL: Molar incisor hypomineralisation (MIH), *Eur J Paediatr Dent* 4:114–120, 2003.

Wright JT, Curran A, Kim KJ, et al.: Molar root-incisor malformation: considerations of diverse developmental and etiologic factors, *Oral Surg Oral Med Oral Pathol Oral Radiol* 121:164–172, 2016.

Perda de estrutura dentária pós-desenvolvimento

Al-Qawasmi RA, Hartsfield JK Jr, Everett ET, et al: Genetic predisposition to external apical root resorption, *Am J Orthod Dentofacial Orthop* 123:242–252, 2003.

Amaechi BT, Higham SM, Edgar WM: Influence of abrasion in clinical manifestation of human dental erosion, *J Oral Rehabil* 30:407–413, 2003.

Bakland LK: Root resorption, *Dent Clin North Am* 36:491–507, 1992.

Bartlett DW, Shah P: A critical review of non-carious cervical (wear) lesions and the role of abfraction, erosion, and abrasion, *J Dent Res* 85:306–312, 2006.

Buzalaf MAR, Magalhães AC, Rios D: Prevention of erosive tooth wear: targeting nutritional and patient-related risks factors, *Br Dent J* 224:371–378, 2018.

Eccles JD: Tooth surface loss from abrasion, attrition and erosion, *Dent Update* 7:373–381, 1982.

Grippo JO: Abfractions: a new classification of hard tissue lesions of teeth, *J Esthet Dent* 3:14–19, 1991.

Grippo JO, Simring M, Coleman TA: Abfraction, abrasion, biocorrosion, and the enigma of noncarious cervical lesions: a 20-year perspective, *J Esthet Restor Dent* 24:10–25, 2012.

Heithersay GS: Clinical, radiologic, and histopathologic features of invasive cervical resorption, *Quintessence Int* 30:27–37, 1999.

Lee WC, Eakle WS: Possible role of tensile stress in the etiology of cervical erosive lesions of teeth, *J Prosthet Dent* 52:374–379, 1984.

Lee WC, Eakle WS: Stress-induced cervical lesions: review of advances in the past 10 years, *J Prosthet Dent* 75:487–494, 1996.

Litonjua LA, Andreana S, Patra AK, et al: An assessment of stress analyses in the theory of abfraction, *Biomed Mater Eng* 14:311–321, 2004.

Mavridou AM, Bergmans L, Barendregt D, et al.: Descriptive analysis of factors associated with external cervical resorption, *J Endod* 43:1602–1610, 2017.

Mavridou AM, Hauben E, Wevers M, et al.: Understanding external cervical resorption in vital teeth, *J Endod* 42:1737–1751, 2016.

Michael JA, Townsend GC, Greenwood LF, et al: Abfraction: separating fact from fiction, *Aust Dent J* 54:2–8, 2009.

Mummery JH: The pathology of "pink spots" on teeth, *Br Dent J* 41:301–311, 1920.

Newman WG: Possible etiologic factors in external root resorption, *Am J Orthod* 67:522–539, 1975.

O'Toole S, Bernabé E, Moazzez R, et al.: Timing of dietary acid intake and erosive tooth wear: a case-control study, *J Dent* 56:99–104, 2017.

Patel S, Dawood A, Wilson R, et al: The detection and management of root resorption lesions using intraoral radiography and cone beam computed tomography—an *in vivo* investigation, *Int Endod J* 42:831–838, 2009.

Rabinowitch BZ: Internal resorption, *Oral Surg Oral Med Oral Pathol* 33:263–282, 1972.

Ram D, Cohenca N: Therapeutic protocols for avulsed permanent teeth: review and clinical update, *Pediatr Dent* 26:251–255, 2004.

Ree JS, Somi S: A guide to the clinical management of attrition, *Br Dent J* 224:319–323, 2018.

Shah P, Razavi S, Bartlett DW: The prevalence of cervical tooth wear in patients with bruxism and other causes of wear, *J Prosthodont* 18:450–454, 2009.

Smith BGN, Bartlett DW, Robb ND: The prevalence, etiology and management of tooth wear in the United Kingdom, *J Prosthet Dent* 78:367–372, 1997.

Sneed WD: Noncarious cervical lesions: why on the facial? A theory, *J Esthet Restor Dent* 23:197–200, 2011.

Topkara A: External apical root resorption caused by orthodontic treatment: a review of the literature, *Eur J Paediatr Dent* 12:163–166, 2011.

Tronstad L: Root resorption-etiology, terminology and clinical manifestations, *Endod Dent Traumatol* 4:241–252, 1988.

Young WG: The oral medicine of tooth wear, *Aust Dent J* 46:236–250, 2001.

Young WG: Tooth wear: diet analysis and advice, *Int Dent J* 55:68–72, 2005.

Young WG, Khan F: Sites of dental erosion are saliva-dependent, *J Oral Rehabil* 29:35–43, 2002.

Pigmentação dentária

Cabrerizo-Merino CC, Garcia-Ballesta C, Onate-Sanchez RE, et al: Stomatological manifestations of Günther's disease, *J Pedod* 14:113–116, 1990.

Ciftci V, Kilavuz S, Bulut FD, et al.: Congenital erythropoietic porphyria with erythrodontia: a case report, *Int J Paediatr Dent* 29:542–548, 2019.

Crystal YO, Janal MN, Hamilton DS, et al.: Parental perceptions and acceptance of silver diamine fluoride staining, *JADA* 148:510–518, 2017.

Dayan D, Heifferman A, Gorski M, et al: Tooth discoloration—extrinsic and intrinsic factors, *Quintessence Int* 14:195–199, 1983.

Eisenberg E, Bernick SM: Anomalies of the teeth with stains and discolorations, *J Prev Dent* 2:7–20, 1975.

Giunta JL, Tsamtsouris A: Stains and discolorations of teeth: review and case reports, *J Pedod* 2:175–182, 1978.

Kabler B, Rossi-Fedele G: A review of tooth discoloration after regenerative endodontic therapy, *J Endod* 42:563–569, 2016.

Kumar A, Kuma V, Singh J, et al: Drug-induced discoloration of teeth: an updated review, *Clin Pediatr (Phila)* 51:181–185, 2012.

Rendall JR, McDougall AC: Reddening of the upper central incisors associated with periapical granuloma in lepromatous leprosy, *Br J Oral Surg* 13:271–277, 1976.

Seremidi K, Kavvadia K, Tosios K, et al.: Dental intrinsic green pigmentation from primary to mixed dentition: clinical and histological findings, *Eur J Paediatr Dent* 18:149–152, 2017.

Siekert RG, Gibilisco JA: Discoloration of the teeth in alkaptonuria (ochronosis) and Parkinsonism, *Oral Surg Oral Med Oral Pathol* 29:197–199, 1970.

Tredwin CJ, Scully C, Bagan-Sebastian JV: Drug-induced disorders of teeth, *J Dent Res* 84:596–602, 2005.

Distúrbios localizados da erupção

Baensch F, Kriwalsky MS, Kleffmann W, et al.: Third molar complications in the elderly – a matched-pairs analysis, *J Oral Maxillofac Surg* 75:680–686, 2017.

Curran AE, Damm DD, Drummond JF: Pathologically significant pericoronal lesions in adults: histopathologic evaluation, *J Oral Maxillofac Surg* 60:613–617, 2002.

Douglass J, Tinanoff N: The etiology, prevalence, and sequelae of infraocclusion of primary molars, *J Dent Child* 58:481–483, 1991.

Ducommun F, Bornstein MM, Bosshardt D, et al.: Diagnosis of tooth ankylosis using panoramic views, cone beam computed tomography, and histological data: a retrospective observational case series study, *Eur J Orthod* 40:231–238, 2018.

Ekim SL, Hatibovic-Kofman S: A treatment decision-making model for infraoccluded primary molars, *Int J Paediatr Dent* 11:340–346, 2001.

Ghaeminia H, Perry J, Nienhuijs ME, et al.: Surgical removal versus retention for the management of asymptomatic disease-free impacted wisdom teeth, Cochrane Database Syst Rev, 2016. https://doi.org/10.1002/14651858.CD003879.pub4.

Hanisch M, Hanisch L, Kleinheinz J, et al.: Primary failure of eruption (PFE): a systemic review, Head Face Med 14:5, 2018. https://doi.org/10.1186/s13005-018-0163-7.

Karp JM: Delayed tooth emergence, *Pediatr Rev* 32:e4–e17, 2011.

Mercier P, Precious D: Risks and benefits of removal of impacted third molars, *J Oral Maxillofac Surg* 21:17–27, 1993.

Noffke CE, Chabikuli NJ, Nzima N: Impaired tooth eruption: a review, *SADJ* 60:422–425, 2005.

Suri L, Gagari E, Vastardis H: Delayed tooth eruption: pathogenesis, diagnosis, and treatment. A literature review, *Am J Orthod Dentofacial Orthop* 126:432–445, 2004.

Alterações de desenvolvimento no número de dentes

Adekoya-Sofowora CA: Natal and neonatal teeth: a review, *Niger Postgrad Med J* 15:38–41, 2008.

Al-Ani AH, Antoun JS, Thomson WM, et al.: Hypodontia: an update on its etiology, classification, and clinical management, Biomed Res Int, 2017. https://doi.org/10.1155/2017/937832.

Bodin I, Julin P, Thomsson M: Hyperdontia. I. Frequency and distribution of supernumerary teeth among 21,609 patients, *Dentomaxillofac Radiol* 7:15–17, 1978.

Bonds J, Pollan-White X, et al.: Is there a link between ovarian cancer and tooth agenesis? *Eur J Med Genet* 57:235–239, 2014.

De Santis D, Sinigaglia S, Faccioni P, et al.: Syndromes associated with dental agenesis, *Minerva Stomatol* 68:42–56, 2019.

Harris EF, Clark LL: Hypodontia: an epidemiologic study of American black and white people, *Am J Orthod Dentofacial Orthop* 134:761–767, 2008.

Harris EF, Clark LL: An epidemiological study of hyperdontia in American blacks and whites, *Angle Orthod* 78:460–465, 2008.

Juuri E, Balic A: The biology underlying abnormalities of tooth number in humans, *J Dent Res* 96:1248–1256, 2017.

Kates GA, Needleman HL, Holmes LB: Natal and neonatal teeth: a clinical study, *J Am Dent Assoc* 109:441–443, 1984.

Kreczi A, Proff P, Reicheneder C, et al: Effects of hypodontia on craniofacial structures and mandibular growth pattern, *Head Face Med* 6:23, 2011.

Lammi L, Arte S, Somer M, et al: Mutations in AXIN2 cause familial tooth agenesis and predispose to colorectal cancer, *Am J Hum Genet* 74:1043–1050, 2004.

Lubinsky M, Kantaputra PN: Syndromes with supernumerary teeth, *Am J Med Genet, Part A* 170:2611–2616, 2016.

Nieminen P: Genetic basis of tooth agenesis, *J Exp Zool B Mol Dev Evol* 312B:320–342, 2009.

Omer RS, Anthonappa RP, King NM: Determination of the optimum time for surgical removal of unerupted anterior supernumerary teeth, *Pediatr Dent* 32:14–20, 2010.

Rajab LD, Hamdan MAM: Supernumerary teeth: review of the literature and a survey of 152 cases, *Int J Paediatr Dent* 12:244–254, 2002.

Rao PP, Chidzonga MM: Supernumerary teeth: literature review, *Cent Afr J Med* 47:22–26, 2001.

Shapira Y, Kuftinec MM: Tooth transposition—a review of the literature and treatment considerations, *Angle Orthod* 59:271–276, 1989.

Spouge JD, Feasby WH: Erupted teeth in the newborn, *Oral Surg Oral Med Oral Pathol* 22:198–208, 1966.

Yusof WZ: Non-syndrome multiple supernumerary teeth: literature review, *J Can Dent Assoc* 56:147–149, 1990.

Alterações do desenvolvimento do tamanho dos dentes

Bailit HL: Dental variation among populations. An anthropologic view, *Dent Clin North Am* 19:125–139, 1975.

Brook AH: A unifying aetiological explanation for anomalies of human tooth number and size, *Arch Oral Biol* 29:373–378, 1984.

Gorlin RJ, Marashi AH, Obwegeser HL: Oculo-facio-cardio-dental (OFCD) syndrome, *Am J Med Genet* 63:290–292, 1996.

Rushton MA: Partial gigantism of face and teeth, *Br Dent J* 62:572–578, 1937.

Schulze BRB, Horn D, Kobelt A, et al.: Rare dental abnormalities seen in oculo-facio-cardio-dental (OFCD) syndrome: three new cases and review of nine patients, *Am J Med Genet* 82:429–435, 1999.

Townsend GC: Hereditability of deciduous tooth size in Australian aboriginals, *Am J Phys Anthropol* 53:297–300, 1980.

Townsend GC, Brown T: Hereditability of permanent tooth size, *Am J Phys Anthropol* 49:497–504, 1978.

Geminação, fusão, concrescência

Brook AH, Winter GB: Double teeth: a retrospective study of "geminated" and "fused" teeth in children, *Br Dent J* 129:123–130, 1970.

Duncan WK, Helpin ML: Bilateral fusion and gemination: a literature analysis and case report, *Oral Surg Oral Med Oral Pathol* 64:82–87, 1987.

Levitas TC: Gemination, fusion, twinning and concrescence, *J Dent Child* 32:93–100, 1965.

Romito LM: Concrescence: report of a rare case, *Oral Surg Oral Med Oral Pathol Oral Radiol Endod* 97:325–327, 2004.

Ruprecht A, Batniji S, El-Neweihi E: Double teeth: the incidence of gemination and fusion, *J Pedod* 9:332–337, 1985.

Tuna EB, Yildirim M, Seymen F, et al: Fused teeth: a review of the treatment options, *J Dent Child* 76:109–116, 2009.

Yuen SWH, Chan JCY, Wei SHY: Double primary teeth and their relationship with the permanent successors: a radiographic study of 376 cases, *Pediatr Dent* 9:42–48, 1987.

Cúspides acessórias

Bailit HL: Dental variation among populations. An anthropologic view, *Dent Clin North Am* 19:125–139, 1975.

Bloch-Zupan A, Stachtou J, Emmanouil D, et al: Oro-dental features as useful diagnostic tool in Rubinstein-Taybi syndrome, *Am J Med Genet A* 143A:570–573, 2007.

Chen J-W, Huang GT-J, Bakland LK: Dens evaginatus. Current treatment options, *JADA* 151:358–367, 2020.

Dankner E, Harari D, Rotstein I: Dens evaginatus of anterior teeth. Literature review and radiographic survey of 15,000 teeth, *Oral Surg Oral Med Oral Pathol Oral Radiol Endod* 81:472–476, 1996.

Falomo OO: The cusp of Carabelli: frequency, distribution, size and clinical significance in Nigeria, *West Afr J Med* 21:322–324, 2002.

Gaynor WN: Dens evaginatus—how does it present and how should it be managed? *N Z Dent J* 98:104–107, 2002.

Geist JR: Dens evaginatus: case report and review of the literature, *Oral Surg Oral Med Oral Pathol* 67:628–631, 1989.

Hattab FN, Yassin OM, Al-Nimri KS: Talon cusp in permanent dentition associated with other dental anomalies: review of literature and reports of seven cases, *J Dent Child* 63:368–376, 1996.

Leith R, O'Connell AC: Selective reduction of talon cusps—a case series, *J Clin Pediatr Dent* 42:1–5, 2018.

Levitan ME, Himel VT: Dens evaginatus: literature review, pathophysiology, and comprehensive treatment regimen, *J Endod* 32:1–9, 2006.

McCulloch KJ, Mills CM, Greenfeld RS, et al: Dens evaginatus: review of the literature and report of several clinical cases, *J Can Dent Assoc* 64:104–106, 110–113, 1998.

Ooshima T, Ishida R, Mishima K, et al: The prevalence of developmental anomalies of teeth and their association with tooth size in the primary and permanent dentitions of 1650 children, *Int J Paediatr Dent* 6:87–94, 1996.

Saini TS, Kharat DU, Mokeem S: Prevalence of shovel-shaped incisors in Saudi Arabian dental patients, *Oral Surg Oral Med Oral Pathol* 70:540–544, 1990.

Tsujino K, Shintani S: Intentional partical pulpotomy for treatment of immature permanent maxillary incisor with talon cusp, *Bull Tokyo Dent Coll* 58:247–253, 2017.

Dente invaginado

Alani A, Bishop K: Dens invaginatus. Part 1: classification, prevalence and aetiology, *Int Endod J* 41:1123–1136, 2008.

Bishop K, Alani A: Dens invaginatue. Part 2: clinical, radiographic features and management options, *Int Endod J* 41:1137–1154, 2008.

Gallacher A, Ali R, Bhakta S: Dens invaginatus: diagnosis and management strategies, *Br Dent J* 221:383–387, 2016.

Hülsmann M: Dens invaginatus: aetiology, classification, prevalence, diagnosis, and treatment considerations, *Int Endod J* 30:79–90, 1997.

Kristoffersen Ø, Nag OH, Fristad I: Dens invaginatus and treatment options based on a classification system: report of a type II invagination, *Int Endod J* 41:702–709, 2008.

Oehlers FAC: Dens invaginatus (dilated composite odontome). I. Variations of the invagination process and associated anterior crown forms, *Oral Surg Oral Med Oral Pathol* 10:1204–1218, 1957.

Oehlers FAC: Dens invaginatus (dilated composite odontome). II. Associated posterior crown forms and pathogenesis, *Oral Surg Oral Med Oral Pathol* 10:1302–1316, 1957.

Oehlers FAC: The radicular variety of dens invaginatus, *Oral Surg Oral Med Oral Pathol* 11:1251–1260, 1958.

Zhu J, Wang X, Fang Y, et al.: An update on the diagnosis and treatment of dens invaginatus, *Aust Dent J* 62:261–275, 2017.

Esmalte ectópico

Cavanha AO: Enamel pearls, *Oral Surg Oral Med Oral Pathol* 19:373–382, 1965.

Fowler CB, Brannon RB: The paradental cyst: a clinicopathologic study of six new cases and review of the literature, *J Oral Maxillofac Surg* 47:243–348, 1989.

Grine FE, Holt S, Brink JS, et al.: Enamel pearls: their occurrence in recent human populations and earliest manifestations in the modern human lineage, *Arch Oral Biol* 101:147–155, 2019.

Hou G-L, Tsai C-C: Relationship between periodontal furcation involvement and molar cervical enamel projections, *J Periodontol* 58:715–721, 1987.

Moskow BS, Canut PM: Studies on root enamel: (2) enamel pearls—a review of their morphology, localization, nomenclature, occurrence, classification, histogenesis and incidence, *J Clin Periodontol* 17:275–281, 1990.

Pompura JR, Sándor GKB, Stoneman DW: The buccal bifurcation cyst: a prospective study of treatment outcomes in 44 sites, *Oral Surg Oral Med Oral Pathol Oral Radiol Endod* 83:215–221, 1997.

Risnes S: The prevalence, location, and size of enamel pearls on human molars, *Scand J Dent Res* 82:403–412, 1974.

Taurodontia

Jafarzadeh H, Azarpazhooh A, Mayhall JT: Taurodontism: a review of the condition and endodontic treatment challenges, *Int Endod J* 41:375–388, 2008.

Keith A: Problems relating to the teeth of the earlier forms of prehistoric man, *Proc R Soc Med* 6(Odontol sect):103–124, 1913.

Klein U, Palmagham B, Blumhagen R, et al.: Pyramidal and taurodont molars and their association with other tooth anomalies, *Pediatr Dent* 39:46–52, 2017.

Lim A, LeClerc J: Endodontic treatment of a hypertaurodontic mandibular left second molar in a patient with many taurodonts combined with multiple pulp stones, *Aust Endod J* 45:414–419, 2019.

Ruprecht A, Batniji S, El-Neweihi E: The incidence of taurodontism in dental patients, *Oral Surg Oral Med Oral Pathol* 63:743–747, 1987.

Shaw JCM: Taurodont teeth in South African races, *J Anat* 62:476–498, 1928.

Shifman A, Chanannel I: Prevalence of taurodontism found in radiographic dental examination of 1,200 young adult Israeli patients, *Community Dent Oral Epidemiol* 6:200–203, 1978.

Witkop CJ, Keenan KM, Cervenka J, et al: Taurodontism: an anomaly of teeth reflecting disruptive developmental homeostasis, *Am J Med Genet* 4(Suppl):85–97, 1988.

Hipercementose

Brooks JK, Ghita I, Vallee EM, et al.: Florid hypercementosis synchronous with periodontitis: a case report, *Quintessence Int* 50:478–485, 2019.

Eren Y, Erdal O, Serdar B, et al.: Evaluation of the frequency and characteristics of hypercementosis in the Turkish population with conebeam computed tomography, *Niger J Clin Pract* 20:724–728, 2017.

Fox L: Paget's disease (osteitis deformans) and its effect on maxillary bones and teeth, *J Am Dent Assoc* 20:1823–1829, 1933.

Gardner BS, Goldstein H: The significance of hypercementosis, *Dent Cosmos* 73:1065–1069, 1931.

Leider AS, Garbarino VE: Generalized hypercementosis, *Oral Surg Oral Med Oral Pathol* 63:375–380, 1987.

Rao VM, Karasick D: Hypercementosis—an important clue to Paget disease of the maxilla, *Skeletal Radiol* 9:126–128, 1982.

Dilaceração

de Amorim CS, Americano GCA, Martins LF, et al.: Frequency of crown and root dilacerations of permanent incisors after dental trauma to their predecessor teeth, *Dent Traumatol* 34:401–405, 2018.

Hamasha AA, Al-Khateeb T, Darwazeh A: Prevalence of dilacerations in Jordanian adults, *Int Endod J* 35:910–912, 2002.

Ligh RQ: Coronal dilacerations, *Oral Surg Oral Med Oral Pathol* 51:567, 1981.

Singh H, Kapoor P, Dudeja P, et al.: Interdisciplinary management of an impacted dilacerated maxillary central incisor, *Dent Press J Orthod* 23:37-46, 2018.

Topouzelis N, Tsaousoglou P, Pisoka V, et al: Dilaceration of maxillary central incisor: a literature review, *Dent Traumatol* 26:427–433, 2010.

Van Gool AV: Injury to the permanent tooth germ after trauma to the deciduous predecessor, *Oral Surg Oral Med Oral Pathol* 35:2–12, 1973.

Raízes supranumerárias

Kannan SK, Suganya SH: Supernumerary roots, *Indian J Dent Res* 13:116–119, 2002.

Younes SA, Al-Shammery AR, El-Angbawi MF: Three-rooted permanent mandibular first molars of Asian and black groups in the Middle East, *Oral Surg Oral Med Oral Pathol* 69:102–105, 1990.

Globodontia

Bloch-Zupan A, Goodman JR: Otodental syndrome, *Orphanet J Rare Dis* 1:5, 2006.

Gregory-Evans CY, Moosajee M, Hodges MD, et al: SNP genome scanning localizes oto-dental syndrome to chromosome 11q13 and microdeletions at this locus implicate FGF3 in dental and inner-ear disease and FADD in ocular coloboma, *Hum Mol Genet* 16:2482–2493, 2007.

Levin LS, Jorgenson RJ, Cook R: Otodental dysplasia: a new ectodermal dysplasia, *Clin Genet* 8:136–144, 1975.

Su JM, Zeng SJ, Ye XW, et al.: Three years follow-up of otodental syndrome in 3-year-old Chinese boy: rare case report, *BMC Oral Health*, 2019. https://doi.org/10.1186/s12903-019-0860-z.

Witkop CJ, Gundlach KKH, Streed WJ, et al: Globdontia in the otodental syndrome, *Oral Surg Oral Med Oral Pathol* 41:472–483, 1976.

Lobodontia

Ather A, Ather H, Acharya SR, et al: Lobodontia: the unraveling of the wolf teeth, *Rom J Morphol Embryol* 54:215–217, 2013.

Brook AH, Winder M: Lobodontia—a rare inherited dental anomaly. Report of an affected family, *Br Dent J* 147:213–215, 1979.

Kiyan A, Allen C, Damm D, et al.: Lobodontia: report of a family with a rare inherited dental anomaly, *Oral Surg Oral Med Oral Pathol Oral Radiol* 116:e508–e509, 2013.

Robbins IM, Keene HJ: Multiple morphologic dental anomalies. Report of a case, *Oral Surg Oral Med Oral Pathol* 17:683–690, 1964.

Skrinjaric T, Gorseta K, Skrinjaric I: Lobodontia: genetic entity with specific pattern of dental dysmorphology, *Ann Anat* 203:100–107, 2016.

Amelogênese imperfeita

Aldred MJ, Crawford PJM: Amelogenesis imperfecta—toward a new classification, *Oral Dis* 1:2–5, 1995.

Aldred MJ, Crawford PJM: Molecular biology of hereditary enamel defects, *Ciba Found Symp* 205:200–209, 1997.

Aldred MJ, Savarirayan R, Crawford PJM: Amelogenesis imperfecta: a classification and catalogue for the 21st century, *Oral Dis* 9:19–23, 2003.

Crawford PJM, Aldred M, Bloch-Zupan A: Amelogenesis imperfecta, *Orphanet J Rare Dis* 2:17, 2007.

Hunter L, Addy LD, Knox J, et al: Is amelogenesis imperfecta an indication for renal examination? *Int J Paediatr Dent* 17:62–65, 2007.

Nusier M, Yassin O, Hart TC, et al: Phenotypic diversity and revision of the nomenclature for autosomal recessive amelogenesis imperfecta, *Oral Surg Oral Med Oral Pathol Oral Radiol Endod* 97:220–230, 2004.

Prasad MK, Geoffroy V, Vicaire S, et al.: A targeted next-generation sequencing assay for the molecular diagnosis of genetic disorders with orodental involvement, *J Med Genet* 53:98–110, 2016.

Sabandal MMI, Sch€afer E: Amelogenesis imperfecta: review of diagnostic findings and treatment concepts, *Odontology* 104:245–256, 2016.

Smith CEL, Poulter JA, Antanaviciute A, et al.: Amelogenesis imperfecta; genes, proteins, and pathways, *Front Physiol*, 2017. https://doi.org/10.3389/fphys.2017.00435.

Seow WK: Clinical diagnosis and management strategies of amelogenesis imperfecta variants, *Pediatr Dent* 15:384–393, 1993.

Shields ED: A new classification of heritable human enamel defects and a discussion of dentin defects. In Jorgenson RJ, Paul NW, editors: *Dentition: genetic effects, birth defects. Original article series*, vol 19, no 1, New York, 1983, Alan R. Liss, pp 107–127. Original article series, no 1.

Witkop CJ Jr: Amelogenesis imperfecta, dentinogenesis imperfecta and dentin dysplasia revisited: problems in classification, *J Oral Pathol* 17:547–553, 1988.

Witkop CJ Jr, Sauk JJ Jr: Heritable defects of enamel. In Stewart RE, Prescott GH, editors: *Oral facial genetics*, St Louis, 1976, Mosby, pp 151–226.

Wright JT, Hart PS, Aldred MJ, et al: Relationship of phenotype and genotype in X-linked amelogenesis imperfecta, *Connect Tissue Res* 44(Suppl 1):72–78, 2003.

Wright JT, Torain M, Long K, et al: Amelogenesis imperfecta: genotype-phenotype studies in 71 patients, *Cells Tissues Organs* 194:279–283, 2011.

Dentinogênese imperfeita

Barron MJ, McDonnell ST, MacKie I, et al: Hereditary dentine disorders: dentinogenesis imperfecta and dentine dysplasia, *Orphanet J Rare Dis* 3:31, 2008.

de La Dure-Molla M, Fournier BP, Berdal A: Isolated dentinogenesis imperfecta and dentin dysplasia: revision of the classification, *Eur J Hum Genet* 23:445–451, 2015.

Hart PS, Hart TC: Disorders of human dentin, *Cells Tissues Organs* 186:70–77, 2007.

Hursey RJ, Witkop CJ Jr, Miklashek D, et al: Dentinogenesis imperfecta in a racial isolate with multiple hereditary defects, *Oral Surg Oral Med Oral Pathol* 9:641–658, 1956.

Kim J-W, Simmer JP: Hereditary dentin defects, *J Dent Res* 86:392–399, 2007.

Levin LS: The dentition in the osteogenesis imperfecta syndrome, *Clin Orthop* 159:64–74, 1981.

Levin LS, Leaf SH, Jelmini RJ, et al: Dentinogenesis imperfecta in the Brandywine isolate (DI type III): clinical, radiologic, and scanning electron microscopic studies of the dentition, *Oral Surg Oral Med Oral Pathol* 56:267–274, 1983.

Li F, Liu Y, Yang J, et al.: Phenotype and genotype analyses in seven families with dentinogenesis imperfecta or dentin dysplasia, *Oral Dis* 23:360–366, 2017.

McKnight DA, Simmer JP, Hart PS, et al: Overlapping DSPP mutations cause DD and DGI, *J Dent Res* 87:1108–1111, 2008.

Ranta H, Lukinmaa P-L, Waltimo J: Heritable dentin defects: nosology, pathology, and treatment, *Am J Med Genet* 45:193–200, 1993.

Rosenberg LR, Phelan JA: Dentin dysplasia type II: review of the literature and report of a family, *J Dent Child* 50:372–375, 1983.

Rushton MA: A new form of dentinal dysplasia: shell teeth, *Oral Surg Oral Med Oral Pathol* 7:543–549, 1954.

Shields ED, Bixler D, El-Kafrawy AM: A proposed classification for heritable human dentine defects with a description of a new entity, *Arch Oral Biol* 18:543–553, 1973.

Taleb K, Lauridsen E, Daugaard-Jensen J, et al.: Dentinogenesis imperfecta type II—genotype and phenotype analyses in three Danish families, *Mol Genet Genomic Med* 6:339–349, 2018.

Witkop CJ Jr: Amelogenesis imperfecta, dentinogenesis imperfecta and dentin dysplasia revisited: problems in classification, *J Oral Pathol* 17:547–553, 1988.

Witkop CJ Jr: Hereditary defects of dentin, *Dent Clin North Am* 19:25–45, 1975.

Displasia dentinária radicular

Bixler D: Heritable disorders affecting dentin. In Stewart RE, Prescott GH, editors: *Oral facial genetics*, St Louis, 1976, pp 227–262.

Bloch-Zupan A, Jamet X, Etard C, et al.: Homozygosity mapping and candidate prioritization identify mutations, missed by whole-exome sequencing, in SMOC2, causing major dental developmental defects, *Am J Hum Genet* 89:773–781, 2011.

Chen D, Li X, Lu F, et al.: Dentin dysplasia type I—a dental disease with genetic heterogeneity, *Oral Dis* 25:439–446, 2018.

O'Carroll MK, Duncan WK, Perkins TM: Dentin dysplasia: review of the literature and a proposed subclassification based on radiographic findings, *Oral Surg Oral Med Oral Pathol* 72:119–125, 1991.

Rushton MA: A case of dentinal dysplasia, *Guys Hosp Rep* 89:369–373, 1939.

Scola SM, Watts PG: Dentinal dysplasia type I. A subclassification, *Br J Orthod* 14:175–179, 1987.

Tidwell E, Cunningham CJ: Dentinal dysplasia: endodontic treatment, with case report, *J Endod* 5:372–376, 1979.

Wesley RK, Wysocki GP, Mintz SM, et al: Dentin dysplasia type I. Clinical, morphologic, and genetic studies of a case, *Oral Surg Oral Med Oral Pathol* 41:516–524, 1976.

Witkop CJ Jr: Manifestations of genetic diseases in the human pulp, *Oral Surg Oral Med Oral Pathol* 32:278–316, 1971.

Witkop CJ Jr: Hereditary defects of dentin, *Dent Clin North Am* 19:25–45, 1975.

Xiong F, Ji Z, Liu Y, et al.: Mutation in SSUH2 causes autosomal dominant dentin dysplasia type I, *Hum Mutat* 38:95–104, 2017.

Yang Q, Chen D, Xiong F, et al.: A splicing mutation in VPS4B causes dentin dysplasia I, *J Med Genet* 53:624–633, 2016.

Odontodisplasia regional

Abdel-Kader MA, Abdelazeem AF, Ahmed NEB, et al.: Oral rehabilitation of a case with regional odontodysplasia using a regenerative approach—a case report and a review of the literature, *Spec Care Dentist* 39:330–339, 2019.

Carlos R, Contreras-Vidaurre E, de Almeida OP, et al: Regional odontodysplasia: morphological, ultrastructural, and immunohistochemical features of the affected teeth, connective tissue, and odontogenic remnants, *J Dent Child* 75:144–150, 2008.

Crawford PJM, Aldred MJ: Regional odontodysplasia: a bibliography, *J Oral Pathol Med* 18:251–263, 1989.

Kahn MA, Hinson RL: Regional odontodysplasia. Case report with etiologic and treatment considerations, *Oral Surg Oral Med Oral Pathol* 72:462–467, 1991.

Spini TH, Sargenti-Neto S, Cardoso SV, et al: Progressive dental development in regional odontodysplasia, *Oral Surg Oral Med Oral Pathol Oral Radiol Endod* 104:e40–e45, 2007.

Tervonon SA, Stratmann U, Mokrys K, et al: Regional odontodysplasia: a review of the literature and report of four cases, *Clin Oral Investig* 8:45–51, 2004.

Walton JL, Witkop CJ Jr, Walker PO: Odontodysplasia. Report of three cases with vascular nevi overlying the adjacent skin of the face, *Oral Surg Oral Med Oral Pathol* 46:676–684, 1978.

Zegarelli EV, Kutscher AH, Applebaum E, et al: Odontodysplasia, *Oral Surg Oral Med Oral Pathol* 16:187–193, 1963.

3

Doença Pulpar e Periapical

◆ PULPITE

Assim como o cérebro, a polpa dental está confinada em tecido duro que pode alterar a resposta às agressões locais. A dentina circundante proporciona suporte mecânico rígido e proteção contra a cavidade oral rica em bactérias. Uma violação focal desta barreira pode afetar de modo adverso a saúde da polpa dental. As alterações vasculares inflamatórias aumentam o volume da polpa, mas o edema é restrito devido às paredes dentinárias circundantes, frequentemente desencadeando dor. O estroma pulpar normal é um material gelatinoso flexível que tenta localizar as pressões crescentes no sítio de dano.

Se o processo inflamatório não for contido, a polpa dentária é prejudicada de forma única em sua resposta porque a única fonte de vascularização entra pelo forame apical sem um suprimento sanguíneo colateral. Mediante a exposição, o espaço pulpar contaminado age como um condutor entre a cavidade oral e o osso alveolar normalmente estéril. A disseminação da infecção pulpar para o osso pode levar a complicações graves, como a trombose do seio cavernoso (ver mais adiante neste capítulo), a angina de Ludwig (ver mais adiante neste capítulo) ou a sepse sistêmica com complicações potencialmente fatais. A dor relacionada à pulpite é um mecanismo de defesa importante que pode levar à intervenção terapêutica antes do desenvolvimento de complicações graves.

Quatro tipos principais de estímulos nocivos são causas comuns de inflamação pulpar (**pulpite**):

1. *Dano mecânico*: as fontes mecânicas de lesão incluem os acidentes traumáticos, o dano iatrogênico decorrente de procedimentos dentários, atrito, abrasão e alterações barométricas.
2. *Lesão térmica*: os estímulos térmicos graves podem ser transmitidos por grandes restaurações metálicas não isoladas ou podem ocorrer em procedimentos dentários como a preparação da cavidade, polimento e reações químicas exotérmicas dos materiais dentários.
3. *Irritação química*: o dano químico pode surgir de erosão ou do uso inadequado de materiais dentários ácidos.
4. *Efeitos bacterianos*: as bactérias podem danificar a polpa através de toxinas ou diretamente após a extensão das cáries ou do transporte via vasculatura.

O melhor sistema de classificação para a pulpite é o que orienta o tratamento adequado. A *pulpite reversível* indica um nível de inflamação pulpar em que o tecido é capaz de voltar normalmente para um estado de saúde se os estímulos nocivos forem removidos. Na *pulpite irreversível* um nível de inflamação mais elevado se desenvolveu, no qual a polpa dentária foi danificada além do ponto de recuperação. Muitas vezes a invasão franca pelas bactérias é o ponto de intersecção entre a pulpite reversível e a irreversível.

Características clínicas

A avaliação da dor pulpar (pulpalgia) inclui uma combinação da apresentação clínica e da resposta do dente a uma série de procedimentos de testes de vitalidade. O valor preditivo desses testes às vezes é aquém do ideal. Quando os procedimentos demonstram que a polpa não tem doença, os resultados são altamente confiáveis. No entanto, quando a polpa parece testar positivamente para pulpite irreversível, o exame histopatológico pode não demonstrar evidências de doença pulpar. O profissional deve utilizar todos os testes disponíveis, informações clínicas e bom senso em uma tentativa de chegar a um diagnóstico adequado.

Polpa clinicamente normal

Clinicamente, uma polpa normal não exibe sinais ou sintomas que sugiram pulpite. Esses dentes respondem ao frio com dor branda que se resolve em 1 a 2 segundos, enquanto o calor não está associado ao desconforto pulpar. A dor na percussão não será evidente e o exame radiológico do osso perirradicular estará dentro dos limites normais.

Pulpite reversível

Um dente com **pulpite reversível** é muito doloroso quando um estímulo (normalmente o frio ou os alimentos doces, mas às vezes o calor) é aplicado, porém o desconforto se resolve em poucos segundos após a eliminação do estímulo. Caracteristicamente, o dente responde ao teste elétrico da polpa em níveis mais baixos de corrente do que um dente de controle adequado. A mobilidade e a sensibilidade à percussão não ocorrem. Um dente fissurado ou uma restauração defeituosa costuma estar presente se esse padrão de dor pulpar for observado associado a desconforto ao morder. Se deixarmos a pulpite evoluir, então a duração da dor mediante estímulo pode ficar maior e a polpa pode ser afetada de modo irreversível.

Um padrão semelhante de dor pulpar pode ocorrer quando a dentina exposta recebe um estímulo térmico, químico ou físico. A **sensibilidade dentinária** deve ser considerada se houver dentina exposta e se não houver gatilhos para a pulpite reversível, como as cáries, as fraturas dentárias e as restaurações defeituosas ou recém-colocadas.

Pulpite irreversível

Os pacientes com **pulpite irreversível** precoce geralmente têm dor aguda e grave mediante o estímulo térmico e a dor continua por um período maior após a remoção do estímulo. O frio é particularmente desconfortável, embora o calor ou os alimentos doces e ácidos também despertem dor. Além disso, a dor pode ser espontânea ou contínua e pode ser exacerbada quando o paciente deita. O dente responde ao teste elétrico da polpa nos níveis mais baixos de corrente.

Nos estágios iniciais da pulpite irreversível, a dor muitas vezes pode ser localizada facilmente no dente danificado do indivíduo; no entanto, com o aumento do desconforto, o paciente pode ser incapaz de identificar o dente danificado dentro de um quadrante. Embora a dor pulpar nunca atravesse a linha média, ela pode ser remetida de arcada para arcada, tornando necessário o teste pulpar de ambas as arcadas nos casos difíceis.

Nos estágios finais da pulpite irreversível, a dor aumenta de intensidade e é sentida como uma pressão pulsante que pode manter os pacientes acordados à noite. Nesse ponto, o calor aumenta a dor; entretanto, o frio pode produzir alívio. O dente responde ao teste elétrico da polpa em níveis mais altos de corrente ou não demonstra resposta. A mobilidade e a sensibilidade à percussão geralmente estão ausentes, pois ainda não se espalhou uma inflamação importante para a área apical. Se ocorrer drenagem pulpar (p.ex., fratura da coroa, formação de fístula), então os sintomas podem se resolver, voltando apenas se a drenagem cessar.

Necrose pulpar

Deve-se suspeitar de necrose pulpar quando o dente não responder ao teste de sensibilidade elétrica ou térmica. A necrose pulpar parcial (necrobiose pulpar) ocorre frequentemente e pode ficar isolada à parte coronal ou a um canal de um dente com várias raízes. Os dentes com polpas necróticas apresentam sintomas que variam de nenhuma dor até uma dor aguda, com ou sem sensibilidade na mordida e hiperoclusão. O diagnóstico de necrose pulpar após traumatismo dentário frequentemente pode ser problemático devido a resultados frequentemente imprecisos nos testes pulpares elétricos e térmicos. Essas dificuldades podem surgir das respostas subjetivas necessárias por parte de pacientes ansiosos ou secundárias a danos nos nervos em polpas com circulação sanguínea intacta. A oximetria de pulso aplicada ao dente lesionado usando um adaptador de aço inoxidável personalizado tem mostrado ser uma método mais confiável para testar a vitalidade pulpar em comparação com métodos tradicionais.

Pulpite hiperplásica crônica

Um padrão único de inflamação pulpar é a **pulpite hiperplásica crônica (pólipo pulpar)**. Essa condição ocorre nas crianças e adultos jovens que têm grandes exposições da polpa nas quais o teto dentinário inteiro está ausente. Os dentes mais envolvidos são os molares decíduos ou sucedâneos, que têm grandes câmaras pulpares nesses grupos etários. A irritação mecânica e a invasão bacteriana resultam em um nível de inflamação crônica que produz tecido de granulação hiperplásico que se projeta da camada e frequentemente preenche o defeito dentinário associado (Figuras 3.1 a 3.3). O ápice pode ser aberto e reduzir a chance de necrose pulpar secundária à compressão venosa. O dente é assintomático, exceto quanto a uma possível sensação de pressão quando é colocado em função mastigatória.

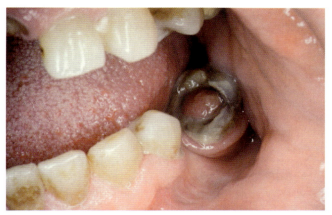

Figura 3.1 Pulpite hiperplásica crônica. Tecido de granulação eritematoso se projetando da câmara pulpar do primeiro molar inferior.

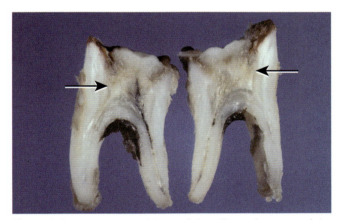

Figura 3.2 Pulpite hiperplásica crônica. Fotografia macroscópica demonstrando tecido pulpar hiperplásico preenchendo um grande defeito carioso coronal. As *setas* delineiam o teto prévio da câmara pulpar.

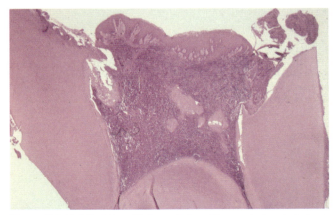

Figura 3.3 Pulpite hiperplásica crônica. Mesmo dente retratado na Figura 3.2. Tecido de granulação exibindo infiltrado inflamatório crônico preenche o defeito coronal. Observe o epitélio estratificado pavimentoso de superfície.

Características histopatológicas

Basicamente, a histopatologia é de interesse principalmente acadêmico e normalmente não afeta o tratamento de maneira significativa. Muitas investigações demonstraram uma surpreendente falta de correlação entre os achados histopatológicos e os sintomas clínicos na maioria das polpas examinadas.

Nos pacientes com pulpite reversível, a polpa normalmente exibe hiperemia, edema e algumas células inflamatórias sob a área dos túbulos dentinários afetados (Figura 3.4). A dentina terciária pode ser observada na parede dentinária adjacente, ocasionalmente sendo encontradas células inflamatórias agudas dispersas.

A pulpite irreversível frequentemente demonstra a congestão das vênulas que resulta em necrose focal. Essa zona necrótica contém leucócitos polimorfonucleares e histiócitos (Figura 3.5). O tecido pulpar circundante normalmente exibe fibrose e uma mistura de plasmócitos, linfócitos e histiócitos (Figura 3.6).

A pulpite hiperplásica crônica demonstra um tampão de tecido de granulação com inflamação subaguda que preenche todo o espaço da câmara pulpar original e lembra histopatologicamente um granuloma piogênico (ver Capítulo 12). A superfície do pólipo pode ou não ser revestida por um epitélio pavimentoso estratificado, que migra da gengiva adjacente ou surge do epitélio descartado dentro dos fluidos orais (ver Figura 3.3). O tecido pulpar mais profundo nos canais demonstra tipicamente fibrose e um infiltrado inflamatório crônico. As calcificações pulpares são comuns nas partes radicular e coronal. Muitas vezes a parte apical do tecido pulpar é normal, com inflamação ou fibrose mínimas.

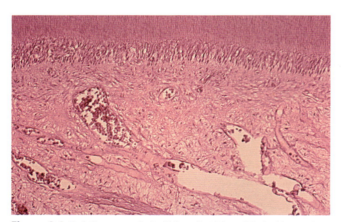

Figura 3.4 Pulpite reversível. Polpa dentária exibindo hiperemia e edema. A dentina adjacente foi cortada recentemente durante a colocação de uma restauração dentária.

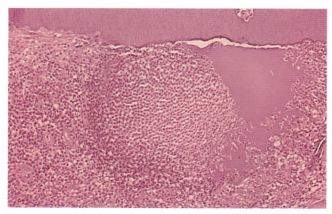

Figura 3.5 Pulpite irreversível. Polpa dentária exibindo infiltrado inflamatório agudo, consistindo predominantemente em leucócitos polimorfonucleares.

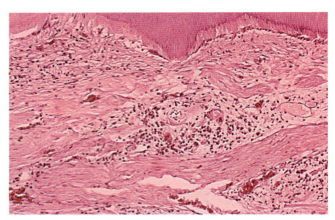

Figura 3.6 Pulpite irreversível. Mesmo dente retratado na Figura 3.5. A polpa dentária exibe uma área de fibrose e inflamação crônica periférica à zona de formação de abscesso.

Tratamento e prognóstico

A pulpite reversível é tratada pela remoção do irritante local. Ocasionalmente, são desejáveis as medicações analgésicas. O prognóstico da pulpite reversível é bom se forem tomadas medidas com antecedência suficiente. O estado da polpa deve ser avaliado periodicamente ao longo dos 3 meses seguintes para garantir que a cicatrização tenha ocorrido e que o processo não tenha evoluído para pulpite irreversível ou necrose.

A pulpite hiperplásica irreversível e a crônica são tratadas pela extração do dente ou pelo tratamento de canal radicular. Durante a pulpectomia de dentes mandibulares, pode ser difícil obter anestesia dental profunda com um bloqueio do nervo alveolar inferior. Durante a abertura de acesso e instrumentação, os pacientes podem relatar dor, apesar de estarem com dormência no lábio inferior e ponta da língua. A pré-medicação com mais de 400 mg de ibuprofeno 30 a 60 minutos antes do procedimento mostrou aumentar a probabilidade de anestesia bem-sucedida. Resultados semelhantes também foram obtidos com 10 mg de cetorolaco ou 50 mg de diclofenaco.

◆ DENTINA SECUNDÁRIA E TERCIÁRIA

A formação da dentina prossegue ao longo da vida. A dentina formada antes da conclusão da coroa é denominada **dentina primária**. Esse processo é seguido pela formação da **dentina secundária**. Os mesmos odontoblastos que formaram a dentina primária continuam funcionais e produzem a dentina secundária. Com o avanço da idade nos dentes funcionais, a dentina é depositada de modo difuso ao longo das paredes internas e leva a menores câmaras pulpares e canais. Esse tipo de dentina é denominado **dentina secundária fisiológica** e exibe deposição lenta e gradual que aumenta após os 35 a 40 anos. Uma quantidade significativamente menor de dentina secundária foi descrita nos dentes impactados, sugerindo que as forças funcionais de oclusão promovem a deposição. Cientistas forenses sugeriram que a formação de dentina secundária ocorre de forma tão consistente que sua formação pode ser usada para uma estimativa de idade. A relação área polpa/dente, relação largura-comprimento polpa/dente e volume pulpar têm sido estabelecidas por meio da tomografia computadorizada de feixe cônico (TCFC), aumentando a precisão e a facilidade da estimativa da deposição de dentina secundária.

A dentina secundária fisiológica é mais avançada nos homens e tem sido associada positivamente a doenças relativas à calcificação (p.ex., artrite, gota, cálculos renais, cálculos biliares, aterosclerose e hipertensão). A formação de dentina secundária precocemente disseminada tem sido vista associada à **progeria**, uma condição caracterizada pelo envelhecimento acelerado. Algumas vezes, a lesão traumática importante pode levar à obliteração precoce da câmara pulpar e do canal (**metamorfose cálcica**) no dente afetado.

A nova dentina localizada também é depositada nas áreas de lesão focal. Essa dentina é organizada de forma mais aleatória, sendo chamada **dentina terciária (reacional, reparadora, irregular ou irritativa)**. Essa formação localizada de dentina pode ocorrer em resposta aos seguintes fatores:

- Atrito
- Fratura
- Erosão
- Abrasão
- Cáries
- Doença periodontal
- Lesão mecânica por procedimentos dentários
- Irritação por materiais dentários.

A lesão dos processos odontoblásticos periféricos é tudo o que é preciso para iniciar a formação da dentina terciária. Se o estímulo for brando a moderado, então a dentina terciária é produzida tipicamente pelos odontoblastos sobreviventes, sendo chamada *dentina reacional*. Esse tipo de dentina terciária tem uma aparência mais regular e contínua com os túbulos da dentina primária e secundária. Se o estímulo for mais grave e levar à morte dos odontoblastos primários, então uma nova geração de odontoblastos pode surgir das células não diferenciadas dentro da polpa e continuar a formar dentina terciária, que é chamada *dentina reparadora*. A desmineralização da dentina durante as cáries também libera quantidades significativas de cálcio e fosfatos. Esses minerais frequentemente se difundem para a polpa e ajudam na esclerose dos túbulos como fosfato de cálcio.

A camada inicial de dentina reparadora é atubular e conhecida como *dentina de interface (fibrodentina)*. Essa faixa fina pode ser acelular ou exibir inclusões nucleares dispersas. Após a deposição da dentina de interface, o restante da dentina reparadora é tubular, porém descontínuo com a dentina primária, secundária ou reacional. Essa falta de comunicação ajuda ainda mais na proteção da polpa contra os estímulos externos. Quando os odontoblastos primários morrem, seus túbulos dentinários são preenchidos com processos odontoblásticos degenerados e são denominados *tratos mortos*. Esses túbulos normalmente são vedados a partir da polpa pela dentina reparatória.

Características clínicas e radiológicas

Conforme observado nas radiografias periapicais, a deposição da dentina secundária resulta na diminuição do tamanho das câmaras e canais pulpares. A dentina secundária parece reduzir a sensibilidade do dente afetado, a suscetibilidade às cáries dentárias e o trauma dos procedimentos dentários. Embora a produção de dentina secundária torne menos provável a exposição da polpa durante os procedimentos operatórios, ela também aumenta a dificuldade de localizar a câmara e os canais pulpares durante o tratamento endodôntico. Algumas vezes, grandes lesões inflamatórias podem envolver mais de um ápice; o tamanho dos canais pode ser utilizado para ajudar a determinar o foco original de infecção, pois o canal pode ser maior no dente que se tornou não vital mais cedo (Figura 3.7). Os dentes afetados por metamorfoses cálcicas frequentemente são descobertos clinicamente por uma pigmentação amarela da coroa; radiograficamente, os dentes afetados exibem um fechamento acelerado da câmara pulpar e do canal em comparação com os dentes adjacentes ou contralaterais (Figura 3.8). Nesses casos, o espaço pulpar pode parecer completamente obliterado ou radicalmente reduzido. Essa alteração geralmente se segue ao trauma no dente e pode ser observada nos três primeiros meses após o episódio traumático; no entanto, normalmente a condição não é detectada por 1 ano, aproximadamente.

Características histopatológicas

A dentina secundária fisiológica consiste em dentina tubular regular aplicada sobre a dentina primária. Essas duas camadas de dentina podem ser separadas por uma linha de demarcação, frequentemente indicada por uma dobragem dos túbulos (Figura 3.9). Com a idade avançada, à medida que os odontoblastos sofrem alterações degenerativas, a dentina secundária fisiológica fica mais irregular e com menos túbulos.

A qualidade e a aparência da dentina terciária dependem da gravidade do estímulo nocivo que promoveu a sua formação. A dentina terciária é localizada na extremidade pulpar dos processos odontoblásticos que foram afetados (Figura 3.10). Com um estímulo brando, como a abrasão ou o atrito, a dentina reacional exibe deposição baixa, caracterizada por túbulos que são contínuos à dentina secundária e apenas levemente irregulares. Com

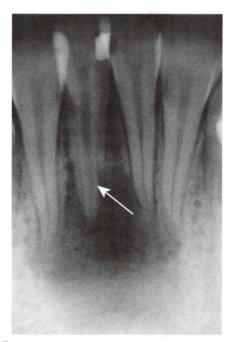

Figura 3.7 Dentina secundária fisiológica. Abscesso periapical com os quatro dentes não responsivos ao teste pulpar elétrico. Menor deposição de dentina secundária fisiológica no incisivo central direito (*seta*) delineou a origem da infecção; o tratamento endodôntico desse dente resolveu a lesão.

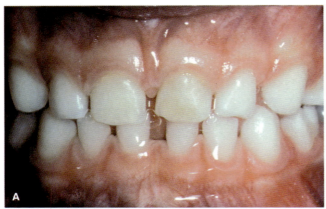
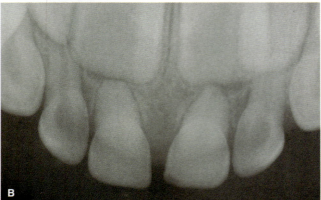

Figura 3.8 Metamorfose cálcica. A. Incisivo central superior decíduo esquerdo exibindo pigmentação amarela. **B.** Radiografia do mesmo paciente exibindo calcificação total das câmaras e canais pulpares dos incisivos superiores decíduos. (Cortesia da Dra. Jackie L. Banahan.)

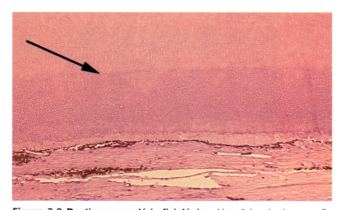

Figura 3.9 Dentina secundária fisiológica. Uma linha de demarcação distinta (*seta*) separa a dentina primária e a dentina secundária fisiológica.

o dano mais grave (p. ex., lesão cariosa de progressão rápida), a dentina reparadora é formada, um processo que ocorre mais rapidamente e consiste em uma fina camada de dentina de interface sobre a qual é depositada uma dentina irregular com túbulos desorganizados e amplamente dispersos.

Tratamento e prognóstico

Em estudos de dentes que exibem metamorfose cálcica, a ampla maioria dos dentes afetados nunca desenvolve características clínicas ou radiográficas sugestivas de doença inflamatória

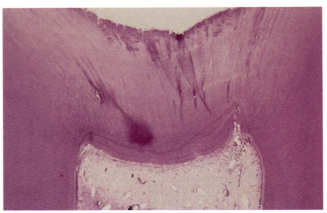

Figura 3.10 Dentina secundária reparatória. Deposição localizada de dentina secundária (*na parte inferior*) na extremidade pulpar dos túbulos dentinários afetados pelo processo carioso.

periapical; portanto, o tratamento endodôntico deve ser feito apenas se houver patologia periapical ou teste de vitalidade negativo. Mesmo que um espaço do canal não possa ser identificado radiograficamente, o tratamento de canal radicular convencional normalmente consegue localizar e tratar o canal pulpar. Devido ao espaço do canal radicalmente reduzido, a localização do canal pulpar pode ser difícil e é preciso ter cuidado durante a preparação do acesso para evitar perfuração. Se o tratamento endodôntico não for bem-sucedido, então a cirurgia periapical pode ser realizada nos casos com evidência de doença inflamatória periapical. Se o teste de vitalidade for positivo, então a reavaliação periódica parece prudente. Para melhorar a estética dental, recomenda-se a cobertura completa dos dentes anteriores pigmentados com grandes restaurações. Se não, o clareamento costuma resolver com eficácia a pigmentação.

◆ CALCIFICAÇÕES PULPARES

As calcificações dentro da polpa dental não são raras. A prevalência de cálculos pulpares relatada em revisões de coortes únicas varia amplamente, mas uma metanálise global da frequência relatada na literatura odontológica internacional revelou que 36,5% de todos os pacientes desenvolvem cálculos pulpares, com aproximadamente 10% de todos os dentes sendo afetados. Como os cálculos pulpares detectados radiograficamente costumam ultrapassar os 200 μm de diâmetro, a prevalência em uma análise histopatológica deveria ser muito mais alta. Maior prevalência dos cálculos pulpares tem sido relatada associada a uma série de irritantes pulpares crônicos, como atrito, abrasão, erosão, cáries, periodontite, procedimentos de restauração dental, movimento dentário ortodôntico e lesão dentária. Cálculos pulpares são observados com mais frequência em dentes cariados ou restaurados, sugerindo uma causa inflamatória. Embora muitos exemplos continuem sendo idiopáticos, a calcificação pulpar também foi associada ao envelhecimento, suplementação com flúor, hipervitaminose D e alguns distúrbios genéticos, como a forma leve da dentinogênese imperfeita (ver Capítulo 2).

Os três tipos de calcificações pulpares são:
1. Dentículos.
2. Cálculos pulpares.
3. Calcificações lineares difusas.

Todas as calcificações pulpares começam como corpúsculos livres dentro do tecido pulpar, mas muitas podem se prender ou incorporar às paredes dentinárias da polpa.

Acredita-se que os **dentículos** se formem como consequência de uma interação epitélio-mesenquimal dentro da polpa em desenvolvimento. Filamentos epiteliais provenientes da bainha radicular ou extensões cervicais para a câmara pulpar adjacente às furcas induzem a diferenciação odontoblástica do mesênquima circundante da papila dental, formando o núcleo do dentículo. Os odontoblastos depositam dentina tubular enquanto se afastam do epitélio central e produzem estruturas em forma de dedal em volta do epitélio.

Acredita-se que os **cálculos pulpares** se desenvolvam em volta de um nicho central de tecido pulpar (p. ex., fibrilas de colágeno, substância fundamental, restos de células necróticas). A calcificação inicial começa em volta do nicho central e se estende para fora em um padrão concêntrico ou radial de material calcificado regular. Os cálculos pulpares são formados dentro das partes coronais da polpa e podem surgir como uma parte das alterações patológicas locais ou relacionadas à idade.

As **calcificações lineares difusas** não demonstram a organização lamelar dos cálculos pulpares; elas exibem áreas de calcificação irregular, fina e fibrilar, muitas vezes paralelas à vasculatura. Essas calcificações podem estar presentes na câmara pulpar ou nos canais pulpares e a frequência aumenta com a idade.

Características clínicas e radiográficas

Os dentículos e os cálculos pulpares podem atingir um tamanho suficiente para serem detectados nas radiografias intraorais como áreas radiopacas dentro da câmara ou canal pulpar (Figura 3.11). As calcificações difusas não são detectáveis radiograficamente. Radiograficamente, os cálculos pulpares óbvios são mais frequentemente observados nos molares, seguidos pelos pré-molares; uma frequência menor é observada nos incisivos. É notada uma predominância pela maxila e pelo sexo feminino. Embora os cálculos pulpares possam ser observados em qualquer idade, há uma frequência aumentada após os 50 anos.

Exceto pelas raras dificuldades durante os procedimentos endodônticos, as calcificações pulpares normalmente têm pouca importância clínica. Alguns pesquisadores associam as calcificações a neuralgias dentárias, mas a alta frequência dessas lesões na ausência de sintomas clínicos vai contra essa relação. Outros sugeriram uma relação entre a calcificação pulpar e a calcificação da artéria carótida, que possivelmente poderia ser um marcador para a doença cardiovascular. Apesar disso, os estudos de associação realizados por vários grupos não provaram uma correlação forte. Uma associação semelhante com cálculos renais tem sido sugerida. Uma revisão sistemática e metanálise revelou que pacientes com cálculos pulpares têm o dobro de probabilidade de apresentar cálculos renais. As calcificações pulpares proeminentes também foram observadas em associação com certos processos de doença, como os seguintes:

- Displasia dentinária radicular (displasia dentinária tipo Id) (ver Capítulo 2)
- Dentinogênese imperfeita, forma leve (ver Capítulo 2)
- Displasia pulpar (ver Capítulo 2)
- Calcinose tumoral
- Calcinose universal
- Síndrome de Ehlers-Danlos (ver Capítulo 16)
- Doença renal em estágio terminal.

Características histopatológicas

Os dentículos consistem em dentina tubular circundando um nicho central de epitélio. Com o tempo, o epitélio central degenera e os túbulos sofrem esclerose, dificultando a sua detecção. A maioria dos dentículos está presa ou incorporada. Os que permanecem livres na polpa desenvolvem, às vezes, camadas externas de calcificação fibrilar irregular ou camadas lameladas de calcificação similares às encontradas nos cálculos pulpares.

Os cálculos pulpares demonstram massa central amorfa de calcificação irregular, circundada por anéis lamelares concêntricos de material calcificado regular (Figura 3.12). Algumas vezes, uma camada periférica de dentina tubular pode ser aplicada pelos odontoblastos, que surgem do tecido pulpar circundante em resposta à presença do cálculo pulpar. Além disso, o material calcificado irregular fibrilar também pode ser evidente na periferia dos cálculos pulpares.

As calcificações lineares difusas consistem inteiramente em calcificações finas, fibrilares e irregulares que se desenvolvem nas câmaras e canais pulpares (Figura 3.13). Muitas vezes esse material é depositado de modo linear ao longo do curso de um vaso sanguíneo ou nervo.

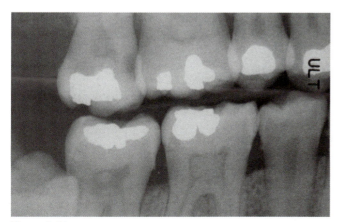

Figura 3.11 Cálculos pulpares. Vários dentes demonstrando calcificações óbvias radiográficas dentro das câmaras pulpares.

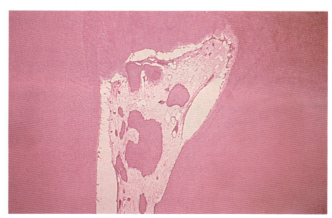

Figura 3.12 Cálculos pulpares. Vários cálculos dentro da câmara pulpar.

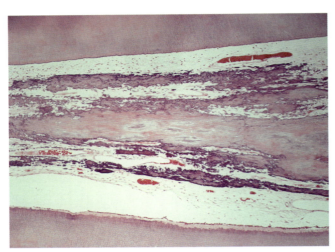

Figura 3.13 Calcificações pulpares lineares difusas. Calcificações fibrilares finas paralelas ao curso dos canais neurovasculares dentro do canal pulpar.

Tratamento e prognóstico

Não é necessário qualquer tratamento. A maioria das calcificações pulpares não está associada a quaisquer alterações clínicas importantes. Nos casos em que os dentes necessitam de tratamento de canal radicular, a TCFC tem sido útil para descobrir os casos em que o cálculo pode obscurecer ou bloquear totalmente o caminho do canal radicular.

◆ GRANULOMA PERIAPICAL (PERIODONTITE APICAL CRÔNICA)

O termo **granuloma periapical** se refere à massa de tecido de granulação com inflamação crônica ou subaguda no ápice de um dente não vital. Esse nome frequentemente utilizado não é totalmente preciso porque a lesão não exibe microscopicamente uma verdadeira inflamação granulomatosa. Embora o termo **periodontite apical** possa ser mais adequado, pode ser confuso para o clínico. A formação das lesões inflamatórias apicais representa uma reação defensiva secundária à presença de infecção microbiana no canal radicular, com disseminação de produtos tóxicos relacionados na zona apical. Inicialmente, a reação de defesa elimina substâncias nocivas que saem dos canais. Entretanto, com o passar do tempo, a reação do hospedeiro fica menos eficaz, com invasão microbiana ou disseminação de toxinas para a área apical.

Nos primeiros estágios da infecção, os neutrófilos predominam e as alterações radiológicas não estão presentes; essa fase da doença inflamatória periapical é denominada *periodontite apical aguda*. As células inflamatórias envolvidas são basicamente neutrófilos e liberam prostaglandinas, que ativam osteoclastos para reabsorver o osso circundante, levando a uma radiolucência periapical detectável. Com o tempo, as células inflamatórias crônicas começam a dominar a resposta do hospedeiro. As lesões crônicas costumam ser assintomáticas e demonstram outras poucas alterações em termos radiográficos.

Os granulomas periapicais podem surgir após a quiescência de um **abscesso periapical** ou podem se desenvolver como patologia periapical inicial. Essas lesões não são necessariamente estáticas.

Além da possível formação de **cisto periapical**, uma piora da infecção pulpar pode levar ao reaparecimento da inflamação, volta dos sintomas e possível aumento da radiolucência associada. As alterações inflamatórias agudas secundárias dentro de um granuloma periapical foram chamadas *abscessos fênix*, em homenagem ao pássaro mítico que morria para surgir novamente a partir de suas próprias cinzas. Nos granulomas periapicais progressivos, o aumento frequentemente não é contínuo, mas ocorre em surtos associados a exacerbações periódicas agudas.

Características clínicas e radiográficas

A fase inicial da doença inflamatória periapical – periodontite periapical aguda – gera uma dor latejante constante. O dente associado responde negativamente ao teste de vitalidade ou revela um resultado positivo atrasado. Caracteristicamente, ocorre dor ao morder ou na percussão e não são observadas quaisquer alterações radiográficas óbvias. Se o processo inflamatório agudo evoluir para um padrão crônico, então os sintomas associados diminuem. Em muitos casos, a doença inflamatória periapical crônica é detectada sem qualquer lembrança anterior de uma fase aguda prévia.

A maioria dos granulomas periapicais é assintomática, mas a dor e a sensibilidade podem se desenvolver se ocorrer exacerbação aguda. Tipicamente, o dente envolvido não demonstra mobilidade ou sensibilidade significativa à percussão. O tecido mole sobrejacente ao ápice pode ou não estar sensível. O dente não responde aos testes pulpares térmicos e elétricos, a menos que a necrose pulpar esteja limitada a um único canal em um dente multirradicular.

A maioria das lesões é descoberta no exame radiográfico de rotina. As radiolucências associadas variam de pequenas lesões pouco perceptíveis a lesões que ultrapassam 2 cm de diâmetro (Figuras 3.14 a 3.16). Os dentes afetados revelam geralmente uma perda da lâmina dura apical. A lesão pode ser circunscrita ou mal definida, podendo ou não demonstrar uma borda radiopaca circundante. A reabsorção radicular não é incomum (Figura 3.17). Embora as lesões maiores que 200 mm^2 representem frequentemente cistos periapicais, muitos pesquisadores foram incapazes de distinguir os granulomas periapicais dos cistos periapicais com base simplesmente no tamanho e na aparência radiográfica. A TCFC, a ressonância magnética (RM) e a ultrassonografia de alta resolução tem sido utilizadas para distinguir cistos periapicais de granulomas por meio de características como circunscrição da margem, espessura da parede e presença ou ausência de uma cavidade central preenchida por líquido. Embora essas características possam ser úteis em muitos casos, as variações da doença inflamatória periapical continuam a impedir um diagnóstico definitivo baseado apenas em imagens. Granulomas semelhantes a cistos com líquido luminal, mas sem revestimento epitelial, são identificados com certa frequência pela maioria dos patologistas orais. Por outro lado, cistos periapicais relativamente sólidos com um revestimento epitelial em torno de um lúmen pequeno podem criar um padrão semelhante ao de um granuloma periapical. Como a doença inflamatória periapical não é estática e os granulomas podem se transformar em cistos ou abscessos (e vice-versa) sem alterações radiográficas significativas, não é surpreendente que as características radiográficas e de imagem não sejam definitivamente diagnósticas.

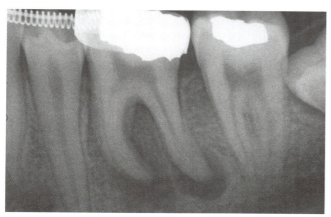

Figura 3.14 Granulomas periapicais. Radiolucências periapicais discretas associadas aos ápices do primeiro molar inferior. (Cortesia do Dr. Garth Bobrowski.)

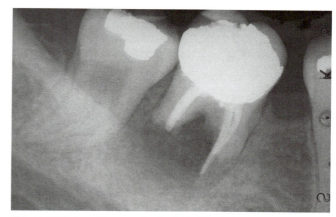

Figura 3.17 Granuloma periapical. Radiolucência mal definida, associada ao primeiro molar inferior, exibindo reabsorção radicular significativa.

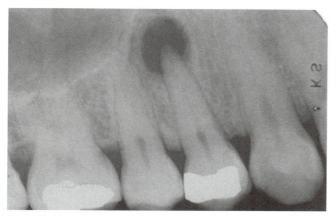

Figura 3.15 Granuloma periapical. Radiolucência bem definida associada ao ápice do primeiro pré-molar superior. (Cortesia do Dr. Frank Beylotte.)

e eosinófilos (Figura 3.18). Quando há muitos plasmócitos, podem ser observados glóbulos eosinofílicos de gamaglobulina dispersos (**corpúsculos de Russell**). Além disso, agrupamentos de partículas ligeiramente basofílicas (**corpúsculos de pironina**) também podem estar presentes junto com o infiltrado plasmocitário. Esses dois produtos de plasmócitos não são específicos do granuloma periapical e podem ser encontrados dentro de qualquer acúmulo de plasmócitos. Os restos epiteliais de Malassez podem ser identificados dentro do tecido de granulação. Pode haver acúmulos de cristais de colesterol, com células gigantes multinucleadas e áreas de extravasamento de eritrócitos com pigmentação de hemossiderina associadas. Pequenos focos de inflamação aguda com formação de abscesso focal podem ser vistos, mas não justificam o diagnóstico de abscesso periapical.

Tratamento e prognóstico

As lesões inflamatórias apicais agudas resultam da presença de microrganismos ou de seus produtos tóxicos no canal radicular, tecidos apicais ou ambos. O sucesso do tratamento depende da redução e controle dos organismos agressores. Devido à complexidade anatômica dos sistemas de canais radiculares, alguns pesquisadores acreditam que a erradicação absoluta de todos os microrganismos é improvável; o objetivo da endodontia é reduzir

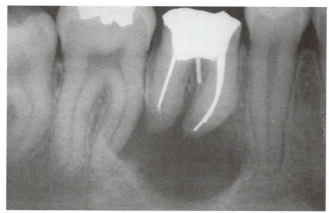

Figura 3.16 Granuloma periapical. Radiolucência grande e bem definida, associada aos ápices do primeiro molar inferior. (Cortesia do Dr. Robert E. Loy.)

Características histopatológicas

Os granulomas periapicais consistem em tecido de granulação inflamado, circunscrito por uma parede de tecido conjuntivo fibroso. O tecido de granulação demonstra um infiltrado linfocítico variavelmente denso, entremeado frequentemente por neutrófilos, plasmócitos, histiócitos e, com menos frequência, mastócitos

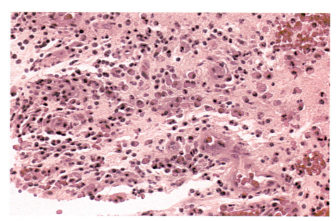

Figura 3.18 Granuloma periapical. O tecido de granulação exibe infiltrado inflamatório misto consistindo em linfócitos, plasmócitos e histiócitos.

a carga microbiana a um nível que seja insuficiente para manter a inflamação periapical. Se o dente puder ser mantido, então o tratamento de canal radicular pode ser executado. Os dentes não restauráveis devem ser extraídos, seguido por curetagem de todo o tecido mole apical. Nos casos sintomáticos, os medicamentos anti-inflamatórios não esteroides (NSAIDs) são benéficos; o uso de medicações antibióticas sistêmicas não é recomendado, a menos que haja edema ou alterações sistêmicas.

Os dentes tratados endodonticamente devem ser avaliados em intervalos de 1 e 2 anos (no mínimo) para excluir o possível aumento da lesão e garantir a cicatrização apropriada. Além disso, muitos clínicos acreditam que as avaliações em um, três e seis meses são convenientes. Deve ser bem enfatizada a importância das consultas de rotina.

Pesquisas têm mostrado que o fator mais importante para o sucesso do tratamento da doença inflamatória periapical é a qualidade do tratamento endodôntico. Além disso, a restauração coronária é fundamental, podendo ocorrer falha nos casos com tratamento endodôntico excelente, mas com restauração coronal deficiente.

Se a terapia convencional inicial for malsucedida, o tratamento endodôntico representa a melhor abordagem para minimizar a contaminação bacteriana e deve ser considerado antes da cirurgia periapical. A cirurgia periapical continua a ser uma ferramenta importante para a resolução da doença inflamatória periapical, mas frequentemente fica reservada para lesões maiores que 2 cm, para lesões associadas a dentes que não são convenientes para o tratamento endodôntico convencional, e lesões que não respondem ao retratamento endodôntico. A cirurgia periapical deve incluir a curetagem completa de todo o tecido mole perirradicular, amputação da parte apical da raiz e vedação do forame do canal. Todo o tecido mole removido durante os procedimentos cirúrgicos apicais deve ser enviado para exame histopatológico. Esses sítios cirúrgicos representam áreas que não responderam à terapia adequada; sendo assim, o exame histopatológico e a confirmação do diagnóstico são obrigatórios. Embora a maioria dos espécimes perirradiculares represente doença inflamatória periapical, grandes revisões revelam uma pequena, porém importante, porcentagem de outras patologias, como queratocisto odontogênico, lesões fibro-ósseas, ameloblastomas e lesão de células gigantes.

Algumas vezes, o defeito criado pelas lesões inflamatórias periapicais pode se encher de tecido colagenoso denso em vez de osso normal (Figura 3.19). Essas **cicatrizes fibrosas (periapicais)** ocorrem com mais frequência quando as corticais vestibulares e linguais foram perdidas (Figura 3.20); no entanto, às vezes elas surgem nas áreas com corticais intactas. Se durante a cirurgia for descoberto que as corticais estão ausentes, então o paciente deve ser informado da possibilidade de formação de cicatriz. O desenvolvimento de uma cicatriz periapical não é uma indicação para cirurgia futura.

♦ CISTO PERIAPICAL (CISTO RADICULAR; CISTO PERIODONTAL APICAL)

O epitélio no ápice de um dente não vital presumivelmente pode ser estimulado pela inflamação, formando um verdadeiro cisto revestido por epitélio, ou **cisto periapical**. A origem do epitélio normalmente é a partir dos restos epiteliais de Malassez,

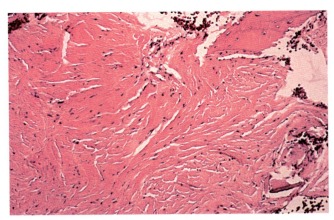

Figura 3.19 Cicatriz fibrosa periapical. Tecido conjuntivo fibroso denso com osso vital e nenhum infiltrado inflamatório importante.

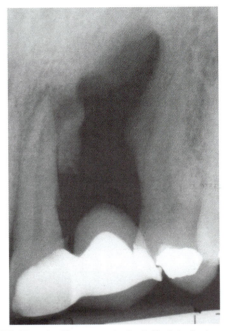

Figura 3.20 Cicatriz fibrosa periapical. Radiolucência periapical na maxila em um local de extração dentária prévia, sítio de extração prévia no qual as duas corticais foram perdidas. Esse sítio foi preenchido com tecido colagenoso denso. (Cortesia do Dr. James Tankersley.)

mas também pode ser a partir de epitélio crevicular, revestimento sinusal ou revestimento epitelial dos trajetos fistulosos. O desenvolvimento de cistos é comum, com uma ampla gama de prevalência observada, mais provavelmente relacionada com o rigor dos critérios de diagnóstico utilizados em determinado estudo.

Quando o cisto e a raiz são removidos totalmente, são descritas duas variações do cisto periapical. Os **cistos em bolsa periapical** são caracterizados por um revestimento epitelial incompleto devido à extensão da parte apical do dente para o lúmen do cisto. Os **cistos periapicais verdadeiros** formam uma estrutura completa revestida de epitélio e parecida com uma bolsa, adjacente, mas não separada, do ápice dentário. Acredita-se que os cistos em bolsa frequentemente respondam bem ao tratamento endodôntico convencional, enquanto os cistos verdadeiros requerem cirurgia periapical para resolução. Estudos demonstraram uma incapacidade para separar um cisto "em bolsa" de um cisto "verdadeiro", a menos que o dente inteiro e o tecido mole associado sejam removidos por completo, o que torna a separação quase impraticável. Como a distinção entre um granuloma periapical epitelizado, um cisto "em bolsa" ou um cisto "verdadeiro" tem poucas implicações cirúrgicas, o exame histopatológico trabalhoso e a subclassificação histopatológica são impraticáveis.

Os cistos periapicais representam uma parede de tecido conjuntivo fibroso revestido por epitélio com um lúmen contendo fluido e resíduos celulares. Teoricamente, à medida que o epitélio descama no lúmen, o teor de proteína é maior. O fluido entra no lúmen em uma tentativa para equalizar a pressão osmótica, ocorrendo uma dilatação lenta. A maioria dos cistos periapicais cresce lentamente e não atinge um tamanho grande.

Algumas vezes, um cisto similar, melhor classificado como um **cisto radicular lateral**, pode aparecer ao longo do aspecto lateral da raiz. Como o cisto periapical, essa lesão também surge a partir dos resíduos de Malassez e a origem da inflamação pode ser doença periodontal ou necrose pulpar, com disseminação através de um forame lateral. Radiograficamente, esses cistos simulam **cistos periodontais laterais** do desenvolvimento (ver Capítulo 15). No entanto, em termos histopatológicos, eles são coerentes com cistos de origem inflamatória.

O tecido inflamatório periapical que não é curetado no momento da remoção do dente pode originar um cisto inflamatório chamado **cisto periapical residual**. Com o tempo, muitos desses cistos exibem uma redução global de tamanho e a resolução espontânea pode ocorrer pela falta de estímulo inflamatório permanente.

Características clínicas e radiográficas

Cisto periapical

Caracteristicamente, os pacientes com cistos periapicais não têm sintomas, a menos que haja uma exacerbação inflamatória aguda. Além disso, se o cisto alcançar um tamanho grande, então pode ser observado edema e sensibilidade branda. O movimento e a mobilidade dos dentes adjacentes são possíveis à medida que o cisto aumenta. O dente no qual o cisto se originou não responde ao teste pulpar térmico e elétrico.

O padrão radiográfico é idêntico ao do granuloma periapical. Os cistos podem se desenvolver até mesmo em pequenas radiolucências periapicais e o tamanho radiográfico não pode ser utilizado para o diagnóstico definitivo. Perda da lâmina dura é observada ao longo da raiz adjacente e uma radiolucência arredondada envolve o ápice dentário afetado (Figura 3.21). A reabsorção radicular é comum (Figura 3.22). Com o aumento do cisto, a área radiolucente muitas vezes se torna mais plana à medida que se aproxima dos dentes adjacentes. É possível um crescimento significativo e foram observadas lesões ocupando um quadrante inteiro (Figura 3.23). Embora na maioria das vezes os cistos periapicais alcancem um tamanho maior que o dos granulomas periapicais, nem o tamanho nem a forma da lesão podem ser considerados um critério e diagnóstico definitivos. A incapacidade de separar essas

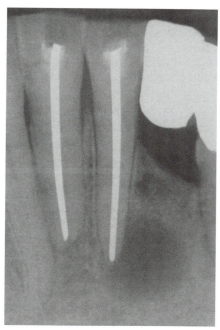

Figura 3.21 Cisto periapical. Radiolucência bem circunscrita, intimamente associada ao ápice do incisivo central inferior. Repare na perda de lâmina dura na área da lesão.

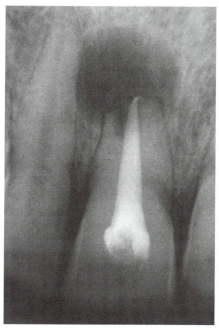

Figura 3.22 Cisto periapical. Radiolucência associada ao incisivo central superior, que exibe reabsorção radicular significativa.

patologias de forma consistente permanece verdadeira mesmo com técnicas de imagem mais recentes, como a TCFC, a RM e a ultrassonografia de alta resolução (ver discussão semelhante na seção "Granuloma periapical"). Sabe-se também que os cistos periapicais envolvem os dentes decíduos. Esses cistos estão associados com mais frequência aos dentes molares e aparecem como uma zona radiolucente que circunda as raízes e preenche o espaço inter-radicular na bifurcação (Figura 3.24).

Cisto radicular lateral

Os cistos radiculares laterais aparecem como radiolucências discretas ao longo da face lateral da raiz (Figura 3.25). A perda da lâmina dura e uma fonte óbvia de inflamação podem não ser detectadas sem um alto índice de suspeição. Antes da exploração cirúrgica das radiolucências posicionadas lateralmente, uma avaliação completa do *status* periodontal e da vitalidade dos dentes adjacentes deve ser realizada. Muitos exemplos do cisto globulomaxilar (ver Capítulo 1) demonstraram uma origem inflamatória e representam cistos radiculares laterais (Figura 3.26).

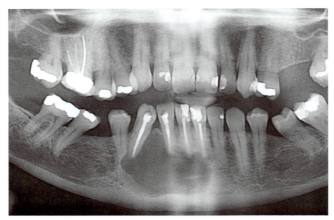

Figura 3.23 Cisto periapical. Grande área radiolucente unilocular na região anterior da mandíbula envolvendo os ápices de vários dentes tratados endodonticamente. (Cortesia do Dr. Enif Dominquez.)

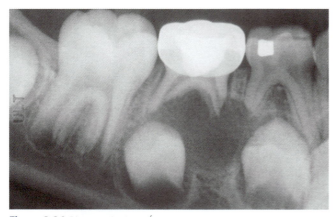

Figura 3.24 Cisto periapical. Área radiolucente envolvendo a bifurcação e os ápices do segundo molar inferior direito decíduo.

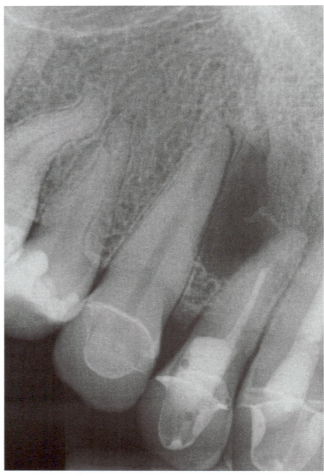

Figura 3.26 Cisto radicular lateral. Radiolucência entre o incisivo lateral e o canino maxilar. (Cortesia do Dr. William Dunlap.)

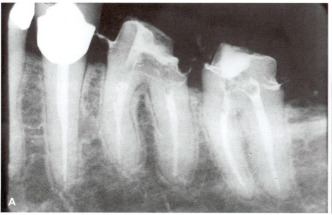
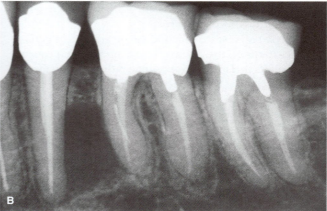

Figura 3.25 Cisto radicular lateral. A. Radiografia periapical do lado esquerdo da mandíbula posterior obtida no momento da conclusão do tratamento endodôntico dos pré-molares e dos molares. **B.** Radiografia subsequente obtida 27 meses mais tarde. Repare na radiolucência entre o pré-molar e o primeiro molar se estendendo lateralmente a partir da raiz mesial do primeiro molar. (Cortesia do Dr. Carroll Gallagher.)

Cisto periapical residual

O cisto periapical residual aparece como uma radiolucência de tamanho variável, de forma redonda a oval, dentro da crista alveolar no sítio de uma extração dentária prévia (Figura 3.27). À medida que o cisto envelhece, a degeneração do conteúdo celular dentro do lúmen leva ocasionalmente à calcificação distrófica e à radiopacidade luminal central.

Características histopatológicas

As características histopatológicas dos três tipos de cistos inflamatórios são semelhantes. O cisto é revestido por epitélio pavimentoso estratificado, que pode demonstrar exocitose, espongiose ou hiperplasia (Figura 3.28). Como se vê nos cistos dentígeros, podemos observar células mucosas dispersas ou áreas de epitélio colunar pseudoestratificado ciliado nos cistos periapicais (Figura 3.29). Embora alguns cistos periapicais maxilares revestidos por epitélio colunar pseudoestratificado possam ter se originado do revestimento sinusal adjacente, a presença de células mucosas ou de epitélio semelhante ao respiratório também pode ser observada nos cistos mandibulares. A capacidade do epitélio odontogênico para demonstrar esse tipo de diferenciação especializada representa um exemplo de *prosoplasia* (metaplasia avançada) e realça o potencial diverso do epitélio odontogênico. O lúmen do cisto pode ser preenchido por fluido e resíduos celulares. Algumas vezes, o epitélio de revestimento pode demonstrar calcificações lineares ou em forma de arco, conhecidas como *corpúsculos de Rushton* (Figura 3.30). A parede do cisto consiste em tecido conjuntivo fibroso denso – frequentemente com um infiltrado inflamatório contendo linfócitos variavelmente permeados por neutrófilos, plasmócitos, histiócitos e (raramente) mastócitos e eosinófilos. A calcificação distrófica, os cristais de colesterol com células gigantes multinucleadas, os eritrócitos e as áreas de pigmentação de hemossiderina podem estar presentes no lúmen, parede ou ambos. Devido à incapacidade dos macrófagos e células gigantes em remover o colesterol, sua presença pode ser parcialmente responsável pela não cicatrização dos cistos nos quais o foco original da infecção foi tratado adequadamente.

As ilhotas intramurais de epitélio odontogênico, que se parecem bastante com um tumor odontogênico escamoso (ver Capítulo 15), raramente têm sido observadas, as quais poderiam ser equivocadamente diagnosticadas como processos neoplásicos. Estudos demonstraram que essas proliferações não são neoplásicas e não exigem outro tratamento além do padrão realizado nos cistos periapicais.

Algumas vezes, as paredes dos cistos inflamatórios vão conter **corpos hialinos (*pulse granuloma*, angiopatia hialina de célula gigante)** dispersos. Esses corpos se apresentam como pequenos

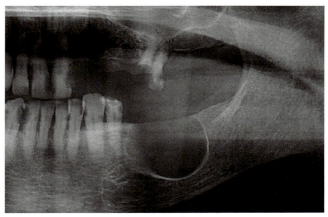

Figura 3.27 Cisto periapical residual. Área radiolucente bem circunscrita na região posterior esquerda da mandíbula. (Cortesia do Dr. Jeff Wallen.)

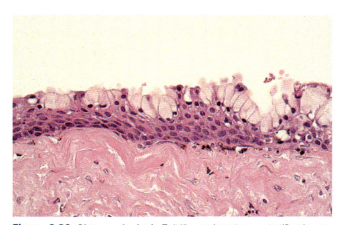

Figura 3.29 Cisto periapical. Epitélio pavimentoso estratificado que reveste o cisto contendo muitas células mucosas.

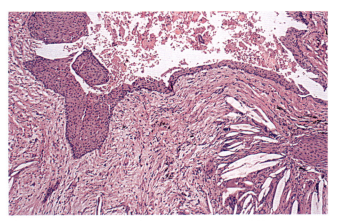

Figura 3.28 Cisto periapical. Cisto revestido por epitélio pavimentoso estratificado. Repare na parede de tecido conjuntivo que contém um infiltrado inflamatório crônico e vários cristais de colesterol.

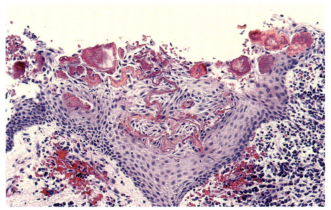

Figura 3.30 Cisto periapical. Epitélio pavimentoso que reveste o cisto exibindo muitos corpúsculos de Rushton irregulares e curvilíneos.

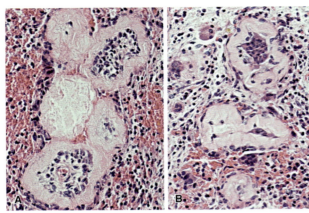

Figura 3.31 Corpúsculos hialinos. A. Vários corpúsculos hialinos aparecendo como anéis colagenosos corrugados circundando linfócitos e plasmócitos; repare no corpúsculo hialino preenchido com soro. **B.** Vários corpúsculos hialinos com muitas células gigantes multinucleadas dentro e em volta dos anéis colagenosos corrugados.

acúmulos circunscritos de material eosinofílico que exibem uma periferia corrugada de colágeno condensado, frequentemente circundados por linfócitos e células gigantes multinucleadas (Figura 3.31). Inicialmente, acreditava-se que esses focos fossem processos degenerativos vasculares ou uma reação tipo corpo estranho ao óleo industrial ou a vegetais. Subsequentemente, esses corpos pareceram representar acúmulos de exsudato inflamatório (*i.e.*, soro extravasado) que acaba sofrendo fibrose em qualquer área de inflamação intraóssea crônica, especialmente a doença inflamatória periapical.

Tratamento e prognóstico

Um cisto periapical é tratado da mesma maneira que um granuloma periapical. Quando as características clínicas e radiográficas indicarem uma lesão inflamatória periapical, faz-se a extração ou o tratamento endodôntico não cirúrgico conservador. Embora alguns autores acreditem que as lesões císticas extensas não podem ser tratadas com a endodontia convencional, os clínicos experientes utilizaram com sucesso o tratamento não cirúrgico do canal radicular em grandes áreas de doença inflamatória periapical a quase 2 cm de diâmetro. As lesões maiores associadas com dentes restauráveis têm sido tratadas com sucesso usando o tratamento endodôntico conservador em combinação com a biopsia e a marsupialização, descompressão ou fenestração. Assim como na lesão inflamatória periapical, é fortemente aconselhado o acompanhamento mínimo de 1 a 2 anos.

Se a radiolucência não se resolver, então a lesão pode ser gerenciada com êxito pelo retratamento endodôntico não cirúrgico. Como foi mencionado anteriormente, a cirurgia periapical é feita tipicamente nas lesões acima de 2 cm, nas lesões associadas a dentes que não são adequados para a endodontia convencional e lesões que não respondem ao retratamento endodôntico. A biopsia é indicada para excluir outros possíveis processos patológicos.

Como quaisquer outros cistos e tumores odontogênicos e não odontogênicos podem simular a aparência de um cisto periapical residual, todos esses cistos devem ser excisados cirurgicamente. Todos os focos inflamatórios na área de um cisto radicular lateral devem ser eliminados e o paciente observado de modo similar ao descrito para o cisto periapical. Em alguns casos, os cistos radiculares laterais são removidos antes do teste de vitalidade do dente ou da avaliação periodontal quanto a um foco de infecção adjacente. Se esse diagnóstico for feito, então é obrigatória uma avaliação completa quanto a uma fonte inflamatória.

◆ ABSCESSO PERIAPICAL

O acúmulo de células inflamatórias agudas no ápice de um dente não vital é denominado **abscesso periapical**. As lesões inflamatórias agudas com formação de abscesso podem surgir como patologia periapical inicial ou a partir de uma exacerbação aguda de uma lesão inflamatória periapical crônica (ver discussão do *abscesso fênix*, anteriormente). Frequentemente, a fonte da infecção é óbvia. No entanto, algumas vezes a morte pulpar pode estar relacionada ao trauma e o dente pode não ter nem uma cavidade nem uma restauração.

Na primeira fase de todas as formas de doença inflamatória periapical, as fibras do ligamento periodontal periapical (LPP) podem exibir inflamação aguda, mas nenhuma franca formação de abscesso. Essa alteração localizada, melhor classificada como **periodontite apical aguda**, pode ou não prosseguir para a formação de abscesso. Embora esse processo ocorra frequentemente associado a um dente não vital, a periodontite apical aguda pode ser encontrada em dentes vitais de forma secundária ao trauma, contatos oclusais altos ou em acunhamento por um objeto estranho. A apresentação clínica frequentemente se assemelha à do abscesso periapical e precisa ser considerada no diagnóstico diferencial.

Características clínicas e radiográficas

Muitos pesquisadores subdividem os abscessos periapicais nos tipos **agudo** e **crônico**. No entanto, são nomes impróprios porque os dois tipos representam reações inflamatórias agudas. Os abscessos periapicais devem ser designados como **sintomáticos** e **assintomáticos** com base em suas apresentações clínicas.

Os abscessos periapicais se tornam sintomáticos à medida que o material purulento acumula-se dentro do alvéolo. Os estágios iniciais produzem sensibilidade do dente afetado, que frequentemente é aliviada pela aplicação de pressão direta. Com a progressão, a dor se torna mais intensa, frequentemente com sensibilidade à percussão, extrusão do dente e inchaço dos tecidos. O dente acometido não responde ao frio ou ao teste pulpar elétrico. Cefaleia, mal-estar, febre e calafrios podem ocorrer.

Radiograficamente, os abscessos podem demonstrar um espessamento do ligamento periodontal apical, uma radiolucência mal definida ou ambos; no entanto, muitas vezes não podem ser observadas quaisquer alterações consideráveis porque ocorreu tempo insuficiente para a destruição óssea significativa. Os abscessos fênix demonstram o contorno da lesão crônica original, com ou sem perda óssea mal definida associada.

Com a progressão, o abscesso se espalha ao longo da trajetória de menor resistência. A purulência pode se estender pelos espaços medulares, para longe da área apical, resultando em **osteomielite**, ou pode perfurar o córtex e se espalhar difusamente pelo tecido mole sobrejacente (como **celulite**). Cada uma dessas ocorrências é descrita mais adiante no capítulo. Depois que o abscesso está no tecido mole, ele pode provocar celulite ou canalizar-se através do tecido mole sobrejacente.

A cortical pode ser perfurada em um local que permita a entrada na cavidade oral. O material purulento pode se acumular no tecido conjuntivo sobrejacente ao osso e pode criar um aumento de volume séssil ou perfurar o epitélio superficial e drenar através de um seio intraoral (Figuras 3.32 e 3.33). Na abertura intraoral de uma fístula, uma massa de tecido de granulação inflamado subagudo é frequentemente encontrada, conhecida como **parúlide (furúnculo gengival)** (Figuras 3.34 e 3.35). Algumas vezes, o dente não vital associado à parúlide pode ser difícil de determinar e a inserção de um cone de guta-percha no trajeto fistuloso pode ajudar na detecção do dente envolvido durante o exame radiográfico (Figura 3.36). Os abscessos dentários também podem canalizar-se através da pele sobrejacente e drenar via **fístula cutânea** (Figura 3.37). Como seria esperado, abscessos assintomáticos associados a fístula demonstram uma fenestração cortical associada. Em contrapartida, abscessos sintomáticos sem trato sinusal normalmente revelam defeitos corticais ausentes ou de tamanho menor. Quando uma fístula é observada, a TCFC pode identificar o caminho de drenagem através da fenestração cortical até o dente agressor.

A maioria dos abscessos dentários apresenta perfuração por vestibular, porque o osso é mais fino na vestibular. No entanto, as infecções associadas aos incisivos laterais superiores, as raízes palatinas dos molares superiores e o segundo e terceiro molares inferiores drenam tipicamente através da cortical lingual.

Se uma trajetória de drenagem crônica for alcançada, um abscesso periapical normalmente se torna assintomático devido ao não acúmulo de material purulento dentro do alvéolo. Ocasionalmente, essas infecções são descobertas durante um exame oral de rotina após a detecção de uma parúlide ou drenagem através de um grande defeito carioso (Figuras 3.38 e 3.39). Se o sítio de drenagem ficar bloqueado, então os sinais e sintomas do abscesso ficam evidentes em curto período de tempo. Às vezes, as infecções periapicais podem se espalhar pela corrente sanguínea e resultar em sintomas sistêmicos, como febre, linfadenopatia e mal-estar. O risco de disseminação parece ser menor nos abscessos periapicais que drenam livremente.

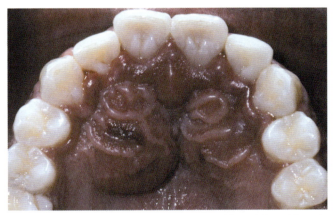

Figura 3.32 Abscesso periapical. Tumefação bilateral do tecido mole na região anterior do palato.

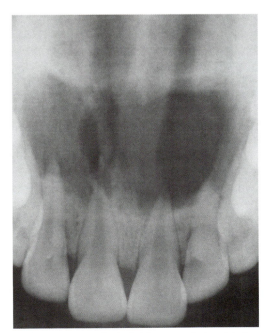

Figura 3.33 Abscesso periapical. Mesmo paciente relatado na Figura 3.32. Várias radiolucências sobrepostas na região anterior da maxila. Os quatro incisivos superiores exibem necrose pulpar.

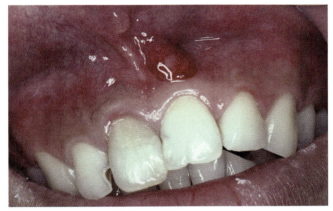

Figura 3.34 Parúlide. Massa eritematosa de tecido de granulação sobrejacente ao incisivo central superior esquerdo. Repare na pigmentação do incisivo central superior direito.

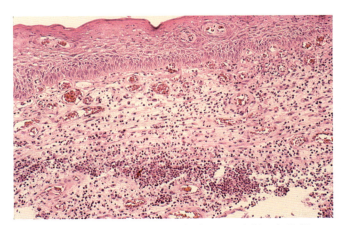

Figura 3.35 Parúlide. O tecido conjuntivo normal foi substituído por tecido de granulação apresentando inflamação aguda, que exibe áreas focais de formação de abscesso neutrofílico. Repare no trato fistuloso central, que vai da base da amostra até o epitélio superficial.

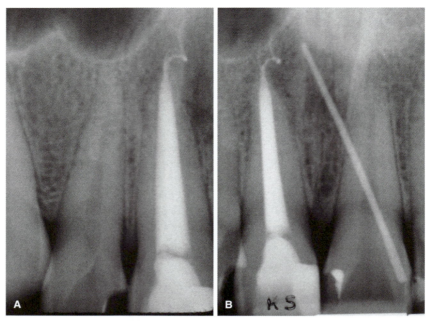

Figura 3.36 Abscesso periapical. A. O mesmo paciente retratado na Figura 3.34. Nenhum dos incisivos demonstra radiolucência periapical óbvia. (a grande radiolucência no topo é a porção anterior do seio maxilar.) **B.** O cone de guta-percha revelou que o incisivo superior direito era a origem da infecção.

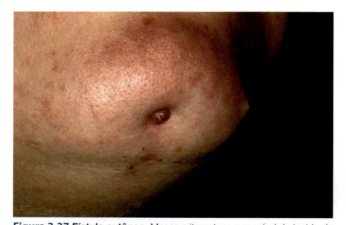

Figura 3.37 Fístula cutânea. Massa eritematosa e sensível de tecido de granulação observada na superfície cutânea do queixo

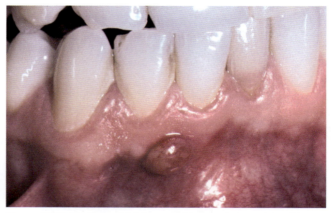

Figura 3.38 Parúlide. Nódulo vermelho-amarelado assintomático na mucosa alveolar mandibular anterior. Os dentes adjacentes eram assintomáticos e pareciam clinicamente normais.

Características histopatológicas

As amostras de biopsia dos abscessos puros são incomuns porque o material está na forma líquida. Os abscessos consistem em um mar de leucócitos polimorfonucleares frequentemente misturados com exsudato inflamatório, resíduo celular, material necrótico, colônias bacterianas ou histiócitos (Figura 3.40). Os abscessos fênix podem manter um componente de tecido mole; eles se apresentam como granulomas periapicais inflamados subagudos ou cistos misturados com áreas de formação de abscesso significativa. Nesses casos, normalmente o patologista diagnostica a lesão primária, mas comenta sobre a formação de abscesso.

Tratamento e prognóstico

O tratamento do paciente com um abscesso periapical consiste na drenagem e eliminação do foco de infecção. Esses abscessos associados com um trato fistuloso desobstruído podem ser sintomáticos, mas, contudo, devem ser tratados. Com os abscessos periapicais localizados, os sinais e sintomas diminuem bastante dentro de 48 horas após o início da drenagem adequada. Quando o abscesso ocasiona expansão clínica do osso ou do tecido mole adjacente ao ápice do dente afetado, a drenagem por incisão do edema deve ser considerada porque essa técnica parece estar associada à resolução mais rápida do processo, em comparação com a drenagem através do canal radicular. Se o dente afetado estiver extruído, então a redução da oclusão é recomendada porque o trauma oclusal crônico tem sido relacionado ao atraso da resolução do processo inflamatório. A menos que haja contraindicação, o tratamento com anti-inflamatórios não esteroidais geralmente é conveniente no pré-operatório, imediatamente após a cirurgia e no controle subsequente da dor. O uso de antibióticos para um abscesso periapical bem localizado e que pode ser facilmente drenado

CAPÍTULO 3 Doença Pulpar e Periapical

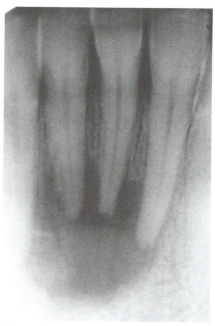

Figura 3.39 Abscesso periapical. Mesmo paciente retratado na Figura 3.38. Radiolucência periapical associada ao incisivo lateral inferior não vital.

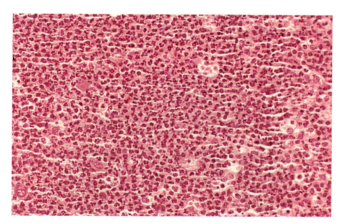

Figura 3.40 Abscesso periapical. Lençol de leucócitos polimorfonucleares entremeados a histiócitos dispersos.

em um paciente saudável não é recomendado devido aos benefícios insignificantes e aos danos potenciais associados ao uso de antibióticos. A cobertura antibiótica deve ser reservada para pacientes sem acesso imediato a atendimento odontológico, pacientes clinicamente comprometidos e pacientes com celulite significativa (ver próxima seção) ou evidências clínicas de disseminação (*i.e.*, febre, linfadenopatia, mal-estar). Depois que a infecção tiver sido tratada com extração ou tratamento endodôntico adequado, o osso afetado normalmente cicatriza.

Geralmente, um trajeto fistuloso se resolve espontaneamente após o dente envolvido ser extraído ou tratado endodonticamente. Acredita-se que os trajetos fistulosos que persistem contenham material infeccioso suficiente para manter o tecido de granulação superficial e a remoção cirúrgica e a curetagem do trajeto são necessárias para o tratamento.

◆ CELULITE

Se um abscesso não for capaz de estabelecer uma drenagem através da superfície da pele ou para a cavidade oral, ele pode ser espalhar de maneira difusa através dos planos fasciais do tecido mole. Essa disseminação aguda e edemaciada de um processo inflamatório agudo é denominada **celulite**. Embora a celulite possa ocorrer em indivíduos saudáveis, há maior prevalência nos pacientes com várias condições médicas, como o uso de corticosteroides ou medicações citotóxicas, neoplasias malignas, diabetes melito ou distúrbios de imunossupressão que incluem neutropenia, anemia aplásica e síndrome da imunodeficiência adquirida (AIDS). Embora muitos padrões de celulite possam ser observados a partir da disseminação das infecções dentárias, duas formas especialmente perigosas justificam uma discussão adicional: (1) **angina de Ludwig** e (2) **trombose do seio cavernoso**.

A angina de Ludwig, assim batizada em homenagem ao médico alemão Friedrich Wilhelm von Ludwig, que descreveu a gravidade do distúrbio em 1836, se refere à celulite da região submandibular. Angina vem do termo em latim *angere*, que significa *estrangular* (um termo adequado, considerando as características clínicas descritas na próxima seção). Em até 90% dos casos, a angina de Ludwig se desenvolve pela disseminação de uma infecção aguda dos dentes molares inferiores. Outras situações associadas a essa apresentação clínica são os abscessos periamigdalianos e parafaringianos, *piercing* na língua, lacerações orais, fraturas da mandíbula ou sialoadenites submandibulares.

O seio cavernoso é um grupo de veias de paredes finas situadas lateralmente à sela túrcica e medialmente ao osso temporal. Os nervos troclear e oculomotor e os ramos maxilar e oftálmico do nervo trigêmeo passam pela área. Além disso, a artéria carótida interna e o nervo abducente passam dentro do seio. O seio recebe drenagem venosa da órbita através das veias oftálmicas superiores e inferiores. A infecção do seio pode produzir uma série de sintomas clínicos relacionados a muitas estruturas anatômicas que passam pelo local.

A causa mais comum de trombose do seio cavernoso é a sinusite, geralmente do seio esfenoidal. Origens menos comuns incluem infecções de orelha média, mastoide, região média da face, tonsilas e faringe. Infecções odontogênicas são responsáveis por cerca de 10% dos casos. A trombose do seio cavernoso pode ocorrer por uma via anterior ou posterior. A infecção a partir dos dentes maxilares anteriores pode perfurar por vestibular o osso maxilar e se espalhar para o espaço canino. Um trombo séptico se desenvolve nas veias faciais avalvulares situadas nesse espaço e ocorre a propagação retrógrada da veia angular para a veia oftálmica inferior através da fissura orbital inferior para o seio cavernoso. A via posterior é seguida pelas infecções originárias dos dentes pré-molares ou molares superiores, demonstrando envolvimento do espaço bucal ou infratemporal que pode se espalhar através das veias emissárias do plexo venoso pterigoide para o seio petroso inferior e para o seio cavernoso. Felizmente, a trombose do seio cavernoso é relativamente incomum.

Características clínicas

Angina de Ludwig

A angina de Ludwig é uma celulite que se espalha de maneira agressiva e rápida e que envolve bilateralmente os espaços sublingual, submandibular e submentoniano. Depois que a infecção entra no espaço submandibular, ela pode se estender para o espaço faringiano lateral e depois para o espaço retrofaringeano. Essa extensão pode resultar na disseminação para o mediastino com várias consequências graves.

A angina de Ludwig cria tumefação maciça do pescoço que muitas vezes se estende para perto das clavículas (Figura 3.41). O envolvimento do espaço sublingual resulta na elevação, dilatação posterior e protrusão da língua (**língua lenhosa**), que pode comprometer as vias respiratórias. Em alguns casos, a elevação do assoalho da boca cria uma massa de tecido que eleva a língua, criando uma aparência de dobra dupla que foi denominada **língua dupla**. A disseminação para o espaço submandibular ocasiona a dilatação e sensibilidade do pescoço acima do nível do osso hioide (**pescoço de touro**). Embora inicialmente unilateral, a disseminação para o pescoço contralateral ocorre normalmente. A dor no pescoço e no assoalho da boca pode ser observada, além do movimento restrito do pescoço, disfagia, disfonia, disartria, salivação excessiva e dor de garganta. O envolvimento do espaço faringiano lateral pode ocasionar obstrução respiratória secundária ao edema laringiano. Taquipneia, dispneia, taquicardia, estridor, inquietação e a necessidade de o paciente em manter uma posição ereta sugerem obstrução das vias respiratórias. Febre, calafrios, leucocitose e uma taxa de sedimentação elevada podem ser observadas. Classicamente, coleções óbvias de pus não estão presentes.

Trombose do seio cavernoso

A trombose do seio cavernoso se apresenta como um aumento edemaciado periorbitário, com envolvimento das pálpebras e da conjuntiva. Nos casos envolvendo o espaço canino, a tumefação também costuma estar presente ao longo da borda lateral do nariz e pode se estender até o aspecto medial do olho e a área periorbitária (Figura 3.42). A protrusão e a fixação do globo ocular costumam ser evidentes, além do endurecimento e tumefação da fronte e nariz adjacentes. A dilatação pupilar, lacrimação, fotofobia e perda de visão também podem ocorrer. A dor sobre os olhos e ao longo da distribuição dos ramos oftálmico e maxilar do nervo trigêmeo frequentemente está presente. A proptose, quemose e ptose são observadas em mais de 90% dos pacientes afetados. Os seios cavernosos se comunicam livremente via seio intracavernoso. Embora muitos casos inicialmente sejam unilaterais, sem a terapia adequada, a infecção pode passar para o lado contralateral. A imagem de RM do crânio, que demonstrará a expansão do seio cavernoso na maioria dos pacientes, é importante para confirmar o diagnóstico clínico e permitir o tratamento imediato.

Febre, calafrios, cefaleia, sudorese, taquicardia, náusea e vômito podem ocorrer. Com a progressão, desenvolvem-se os sinais de envolvimento do sistema nervoso central (SNC). Meningite, taquicardia, taquipneia, respiração irregular, enrijecimento do pescoço e estupor profundo, com ou sem delírio, indicam toxemia avançada e envolvimento meníngeo. Algumas vezes pode haver abscessos cerebrais.

Tratamento e prognóstico

Angina de Ludwig

O tratamento da angina de Ludwig gira em torno de duas prioridades principais: manutenção das vias respiratórias e tratamento da infecção. A escolha da manutenção das vias respiratórias varia de

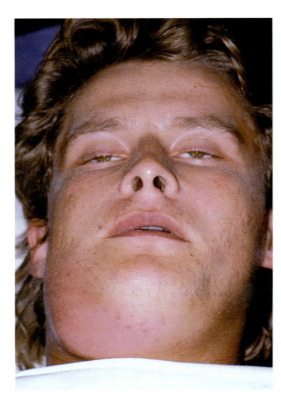

Figura 3.41 Angina de Ludwig. Tumefação de tecido mole da região submandibular direita. (Cortesia do Dr. Brian Blocher.)

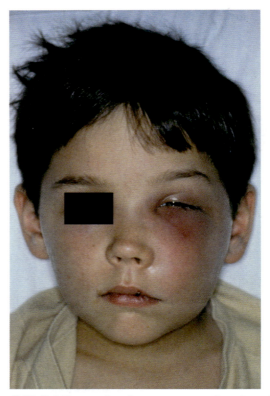

Figura 3.42 Celulite envolvendo o espaço canino. Aumento de volume eritematoso e edematoso do lado esquerdo da face com envolvimento das pálpebras e da conjuntiva. Os pacientes com infecções odontogênicas envolvendo o espaço canino correm risco de trombose do seio cavernoso. (Cortesia do Dr. Richard Ziegler.)

acordo com a gravidade da obstrução. As opções incluem observação, intubação orotraqueal, intubação nasotraqueal com fibra óptica e traqueotomia. A intubação orotraqueal é muito difícil devido à presença de trismo e tecidos moles entumecidos. Às vezes é feita a cricotiroidotomia em vez de uma traqueostomia devido a um menor risco percebido de disseminação da infecção para o mediastino.

O tratamento da infecção envolve a eliminação do foco original dessa infecção e a terapia antibiótica intravenosa (IV). A penicilina, com ou sem clindamicina ou metronidazol, frequentemente é a escolha inicial, com a cultura e o teste de sensibilidade sendo utilizados para guiar a terapia final. Embora controversos, os corticosteroides são prescritos por alguns clínicos para reduzir o edema com o objetivo de proteger as vias respiratórias e aumentar a penetração dos antibióticos.

A incisão cirúrgica limitada e a drenagem são apropriadas se coleções de pus puderem ser identificadas. Essa decisão é melhor tomada por meio de uma combinação de exame físico e imagens de alta qualidade. A TC com contraste parece ser a melhor modalidade, mas a ultrassonografia de alta resolução também tem se mostrado benéfica. A RM é utilizada com menos frequência devido ao tempo prolongado de aquisição das imagens, custo e interação com materiais ferromagnéticos, como implantes. A celulite sem bolsas de pus identificáveis é tratada clinicamente após a resolução do foco original da infecção. Antes do uso das medicações antibióticas modernas, a mortalidade por angina de Ludwig frequentemente ultrapassava os 50%. Embora essa taxa tenha sido reduzida para menos de 10%, ainda ocorrem mortes como consequência de complicações como pericardite, pneumonia, mediastinite, sepse, empiemas e obstrução respiratória. A maioria das mortes ocorre em pacientes com mais de 40 anos e com condições médicas complicadoras, como diabetes, hipertensão e imunossupressão.

Trombose do seio cavernoso

Os pilares terapêuticos para trombose do seio cavernoso causada por infecções dentárias são a drenagem cirúrgica combinada com antibióticos de amplo espectro em altas doses, que apresentam boa penetração na barreira hematencefálica. O dente envolvido deve ser extraído, sendo necessária a drenagem se houver flutuação. A administração de corticosteroides sistêmicos é indicada apenas para os pacientes que desenvolveram insuficiência pituitária nos casos avançados de trombose do seio cavernoso. Alguns pesquisadores também prescrevem medicações anticoagulantes para prevenir a trombose e a embolia séptica; por outro lado, outros acreditam que a trombose limita a infecção e que o uso de medicamentos anticoagulantes pode promover lesões hemorrágicas na órbita e no cérebro.

Nas séries antigas, a taxa de mortalidade se aproximou de 75%. Mesmo com os avanços médicos atuais e com as medicações antibióticas modernas, a taxa de mortalidade se mantém em aproximadamente 20 a 30%, e muitos pacientes sobreviventes demonstram incapacidade a longo prazo, como cegueira permanente, visão dupla, hemiparesia e paralisia do sexto nervo craniano.

◆ OSTEOMIELITE

Osteomielite é um processo inflamatório agudo ou crônico nos espaços medulares ou nas superfícies corticais do osso que se estendem para longe do sítio de envolvimento inicial. O termo *osteomielite* surgiu das palavras antigas *osteon* (osso) e *muelinos* (medula) e literalmente infecção dos segmentos medulares do osso. Esta seção padrão clássico de osteomielite.

A ampla maioria dos casos de osteomielite ocasionada por infecções bacterianas e resulta em uma destruição expansiva do osso envolvido, com supuração e sequestro. Outros acreditam que essa condição é classificada mais adequadamente como *osteomielite supurativa, osteomielite bacteriana secundária*. Esse padrão de patologia óssea vai contra o mal definido de distúrbios inflamatórios idiopáticos que não respondem consistentemente às medicações antibióticas e que demonstram tipicamente a esclerose definitiva do osso sem supuração ou sequestro ósseo. Esse segundo padrão de doença óssea inflamatória é mais adequadamente nomeado *osteomielite primária crônica*, mas frequentemente incluído sob o termo *osteomielite esclerosante difusa*. Esse distúrbio e vários outros padrões de doença óssea inflamatória (p. ex., osteomielite esclerosante focal, periostite proliferativa e osteíte alveolar) são únicos e, portanto, são abordados separadamente neste capítulo. A osteorradionecrose é excluída dessa discussão porque é um problema basicamente de hipoxia, hipocelularidade e hipovascularidade, no qual a presença de bactérias representa uma colonização secundária do osso que não cicatriza em vez de uma infecção bacteriana primária (ver Capítulo 8). Além disso, a osteonecrose relacionada à medicação representa outro padrão exclusivo que é discutido em um capítulo posterior e que parece mais fortemente relacionado com o metabolismo ósseo alterado (ver Capítulo 8).

A osteomielite supurativa das maxilas é incomum nos países desenvolvidos, mas continua a ser uma fonte de grande dificuldade nos países em desenvolvimento. Na Europa e América do Norte, a maioria dos casos surge após as infecções odontogênicas ou a fratura traumática das maxilas. Além disso, muitos casos relatados na África ocorrem na presença de gengivite necrosante (GN, ver Capítulo 4) ou noma.

As doenças sistêmicas crônicas, os estados de imunocomprometimento e os distúrbios associados a menor vascularidade do osso parecem predispor as pessoas à osteomielite. O uso de tabaco, abuso de álcool, abuso de drogas IV, diabetes melito, febres exantematosas, malária, anemia falciforme, desnutrição, neoplasias malignas, doenças vasculares colagenosas e AIDS têm sido associados a maior frequência de osteomielite. Além da radiação, várias doenças ósseas (p. ex., osteoporose, disosteosclerose, doença de Paget tardia, displasia cemento-óssea em estágio final) podem resultar em osso hipovascularizado e predisposto a necrose e inflamação.

A **osteomielite supurativa aguda** existe quando um processo inflamatório agudo se espalha pelos espaços medulares do osso e o tempo é insuficiente para permitir que o corpo reaja à presença do infiltrado inflamatório. A **osteomielite supurativa crônica** existe quando a resposta de defesa leva à produção de tecido de granulação, que subsequentemente forma tecido cicatricial denso na tentativa de limitar a área infectada. O espaço morto cercado age como um reservatório de bactérias e as medicações antibióticas têm muita dificuldade em chegar ao local. Esse padrão começa a evoluir em aproximadamente 1 mês após a disseminação da infecção aguda inicia e resulta em um processo latente que é difícil de ser resolvido, a menos que o problema seja abordado agressivamente.

Características [clínicas] e radiográficas

Os pacientes [de todas as] idades podem ser afetados pela osteomielite, [com forte] predominância do sexo masculino, [atingindo até 7]5% em alguns estudos. A maioria dos casos [ocorre na mand]íbula devido ao seu suprimento vascular relativ[amente precário] e ao osso cortical denso que é mais suscetível à [isquemia qu]ando comparado com a maxila. A doença maxilar [também é im]portante, principalmente nos pacientes pediátricos e nos [casos de pacientes] originários de GN ou noma (nas populações africanas).

Osteomielite supurativa aguda

Os pacientes com osteomielite aguda apresentam sinais e sintomas de um processo inflamatório agudo que caracteristicamente tem menos de 1 mês de duração. Pode haver febre, leucocitose, linfadenopatia, sensibilidade significativa e tumefação do tecido mole da área afetada. As radiografias dentais simples ou panorâmicas podem demonstrar uma radiolucência mal definida (Figura 3.43), às vezes combinada com aumento do ligamento periodontal, perda de lâmina dura ou perda de circunscrição do canal alveolar inferior ou do forame mentoniano. A neoformação óssea periosteal também pode ocorrer em resposta à disseminação subperiosteal da infecção. Essa proliferação é mais comum nos pacientes jovens e se apresenta como uma linha radiopaca linear composta de uma única camada, separada do córtex normal por uma faixa radiolucente entre elas. Como as radiografias simples requerem a perda de até 50% de densidade mineral óssea para demonstrar uma patologia óbvia, essas radiografias muitas vezes podem ser normais no início do curso da infecção. A cintilografia e a imagem por IRM demonstram alta sensibilidade, mas baixa especificidade. A TC convencional é uma opção melhor devido à sua boa combinação de sensibilidade e especificidade. Por ter sido especialmente concebida para produzir imagens dos tecidos duros gnáticos, a TC de feixe cônico representa uma alternativa excelente, com tempos de aquisição menores e doses de radiação mais baixas quando comparada com a TC convencional. De vez em quando, parestesia do lábio inferior, drenagem ou esfoliação de fragmentos de osso necrótico podem ser descobertos. Um fragmento de osso necrótico que foi separado do osso vital adjacente é denominado **sequestro**. Os sequestros geralmente exibem esfoliação espontânea (Figura 3.44).

Algumas vezes, fragmentos de osso necrótico podem ficar circundados por novo osso vital e o osso morto, nessa situação, é conhecido como **invólucro**.

Osteomielite supurativa crônica

Se a osteomielite aguda não for tratada rapidamente, ocorre o enraizamento da **osteomielite crônica**, ou o processo pode surgir primariamente sem um episódio agudo prévio. Pode, ocorrer tumefação, dor, formação de fístula, descarga purulenta, formação de sequestro ósseo, perda dentária ou fratura patológica. A parestesia no lábio inferior não é incomum em casos avançados. Os pacientes podem sofrer exacerbações agudas ou períodos de menos dor associados à progressão lenta e crônica (Figura 3.45).

As radiografias revelam imagens radiolucentes mal definidas, disformes e irregulares, que podem conter sequestros ósseos radiopacos centrais e podem ser intercaladas com zonas de radiodensidade. Com menos frequência, a infecção pode ser predominantemente osteosclerótica ou às vezes quase totalmente osteolítica. A alteração óssea é contínua e pode exibir disseminação para o periósteo, frequentemente desencadeando a formação de novo osso periosteal.

Devido a uma peculiaridade anatômica, grandes porções de cada osso gnático recebem seu suprimento sanguíneo através de várias alças arteriais provenientes de um único vaso sanguíneo. O envolvimento desse único vaso que promove a nutrição leva à necrose de uma grande porção do osso afetado. O sequestro ósseo envolvendo um quadrante inteiro do osso maxilar tem sido relatado nos casos de osteomielite crônica de longa duração.

Características histopatológicas

Osteomielite supurativa aguda

A geração de material de biopsia dos pacientes com osteomielite aguda não é comum devido ao conteúdo basicamente líquido e à falta de um componente de tecido mole. Quando submetido a exame, o material consiste predominantemente em osso necrótico. O osso exibe uma perda de osteócitos de suas lacunas, reabsorção periférica e colonização bacteriana (Figura 3.46). A periferia do osso e os canais haversianos contêm resíduos necróticos e um infiltrado inflamatório agudo consistindo em leucócitos polimorfonucleares.

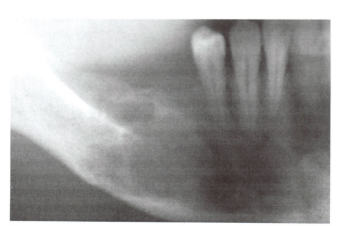

Figura 3.43 Osteomielite aguda. Área radiolucente mal definida no corpo direito da mandíbula.

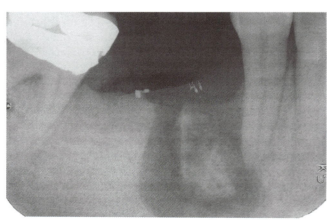

Figura 3.44 Osteomielite aguda com sequestro ósseo. Área radiolucente no corpo direito da mandíbula com massa radiopaca central de osso necrótico. (Cortesia do Dr. Michael Meyrowitz.)

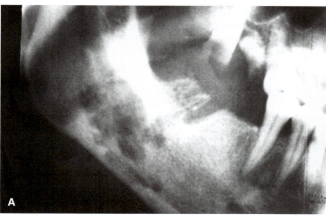
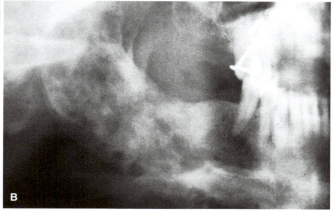

Figura 3.45 Osteomielite crônica. A. Área de radiolucência mal definida do corpo direito da mandíbula adjacente a um sítio de extração recente. **B.** Após a intervenção inicial o paciente não voltou para o acompanhamento devido à ausência de dor importante. Uma radiolucência dilatada mal definida do corpo direito da mandíbula foi descoberta 2 anos após a cirurgia inicial. (Cortesia do Dr. Charles Waldron.)

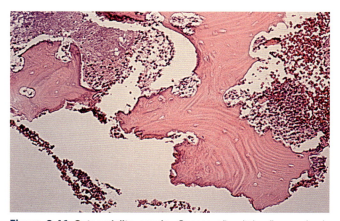

Figura 3.46 Osteomielite aguda. O osso não vital exibe perda de osteócitos das lacunas. Também podem ser vistas a reabsorção periférica, a colonização bacteriana e a resposta inflamatória circundante.

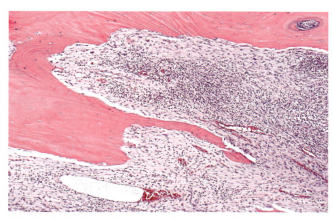

Figura 3.47 Osteomielite crônica. Tecido conjuntivo fibroso reativo exibindo inflamação subaguda, preenchendo os espaços intertrabeculares com áreas de formação de abscesso e osso parcialmente necrótico.

O material submetido ao exame histopatológico será diagnosticado como um sequestro ósseo, a menos que uma boa correlação clinicopatológica aponte para o diagnóstico apropriado de osteomielite aguda.

Osteomielite supurativa crônica

O material de biopsia dos pacientes com osteomielite crônica demonstra um componente de tecido mole significativo que consiste em tecido conjuntivo fibroso inflamado crônico ou agudo preenchendo as áreas intertrabeculares do osso (Figura 3.47). São comuns os sequestros ósseos dispersos e as bolsas de formação de abscesso.

Tratamento e prognóstico

Osteomielite supurativa aguda

A terapia gira em torno da intervenção cirúrgica para: (1) resolver a fonte da infecção, (2) estabelecer a drenagem, (3) remover o osso obviamente infectado e (4) obter amostras bacteriológicas para cultura e teste de sensibilidade a antibióticos. Enquanto a avaliação bacteriológica é aguardada, os antibióticos são administrados de modo empírico, normalmente penicilina com metronidazol ou clindamicina. Múltiplos procedimentos podem ser necessários durante dias ou semanas para a eliminação completa da infecção e a reconstrução do defeito ósseo.

Osteomielite supurativa crônica

A osteomielite supurativa crônica é de difícil tratamento medicamentoso, presumivelmente porque as bolsas de osso morto e organismos são protegidas dos medicamentos antibióticos pela parede circundante de tecido conjuntivo fibroso. A intervenção cirúrgica é obrigatória. As medicações antibióticas são similares às utilizadas na forma aguda, mas precisam ser administradas por via intravenosa em altas doses.

A extensão da intervenção cirúrgica depende da disseminação do processo; a remoção de todo o material infectado até o osso sadio sangrante é obrigatória em todos os casos. Nas lesões pequenas, curetagem, remoção do osso necrótico e saucerização são suficientes. Nos pacientes com osteomielite mais extensa a decorticação ou saucerização frequentemente é combinada com transplante de lâminas de osso medular. Nos casos de osteomielite persistente, é necessária a ressecção do osso doente seguida pela reconstrução imediata com um enxerto autólogo. Os ossos maxilares enfraquecidos precisam ser imobilizados.

O objetivo da cirurgia é a remoção de todo o tecido infectado. A persistência da osteomielite crônica é o resultado típico da remoção incompleta do tecido doente. Após a resolução bem-sucedida de todo o material infectado, espera-se que ocorra a resolução. Os procedimentos acessórios (p. ex., oxigênio hiperbárico) raramente são necessários se curetagem cirúrgica completa e a sequestrotomia tiverem sido feitas.

O tratamento dos casos persistentes de osteomielite crônica exige frequentemente o uso de técnicas mais sofisticadas. As técnicas cintilográficas com tecnécio-99m (compostos fosfóricos marcados com ^{99m}Tc) podem ser utilizadas para avaliar a resposta terapêutica e o progresso do tratamento. A oxigenação hiperbárica é recomendada principalmente para o paciente raro que não responde à terapia padrão ou para a doença originária de osso hipovascularizado (p. ex., osteorradionecrose, osteopetrose, doença de Paget e displasia cemento-óssea).

◆ OSTEOMIELITE ESCLEROSANTE DIFUSA

A **osteomielite esclerosante difusa** (OED) é caracterizada por uma infecção mais difundida associada a diferentes graus de hiperplasia periosteal, esclerose e radiolucência óssea. O termo OED deve ser utilizado somente quando um processo infeccioso crônico for diretamente responsável pela esclerose do osso. Nesses casos, uma infecção bacteriana intraóssea crônica cria uma massa latente de tecido de granulação inflamado crônico que estimula a esclerose do osso circundante.

Características clínicas e radiográficas

A osteomielite esclerosante difusa é similar à variante localizada (osteíte condensante; ver adiante); no entanto, o distúrbio também é muito diferente. Ele surge quase exclusivamente na idade adulta, não exibe uma predominância de sexo e ocorre primariamente na mandíbula. Maior radiodensidade se desenvolve em torno dos sítios de infecção crônica (p. ex., periodontite, pericoronite e doença inflamatória apical) de uma maneira muito similar à maior radiodensidade que pode ser vista em volta das áreas de osteomielite supurativa crônica. Caracteristicamente, a área alterada se restringe a um único local, mas pode ser multifocal ou se estender a ponto de preencher um quadrante inteiro.

A esclerose se concentra nas porções crestais da crista alveolar portadora de dente e não parece se originar nas áreas de inserção do músculo masseter ou digástrico. As radiodensidades não se desenvolvem a partir das lesões fibro-ósseas previamente radiolucentes e não exibem a predileção por mulheres negras, como encontramos nos pacientes com displasia cemento-óssea florida. A dor e a tumefação não são características.

Características histopatológicas

A osteomielite esclerosante difusa demonstra esclerose e remodelação do osso. Os canais de Havers são dispersos amplamente e pouco tecido medular pode ser encontrado. Embora a esclerose ocorra adjacentemente a áreas de inflamação, o osso geralmente não é misturado com um componente significativo de tecido mole inflamatório. Se o processo inflamatório adjacente se estender para dentro do osso esclerótico, então frequentemente ocorre necrose.

O osso necrótico se separa do tecido vital adjacente e torna-se circundado por tecido de granulação exibindo inflamação subaguda. A colonização bacteriana secundária frequentemente é visível.

Tratamento e prognóstico

A osteomielite esclerosante difusa é melhor tratada pela resolução dos focos adjacentes de infecção crônica. Após a resolução da infecção, a esclerose remodela-se em alguns pacientes, mas permanece em outros. O osso esclerótico persistente é hipovascular, não exibe remodelação típica e é muito sensível à inflamação. O paciente e o clínico devem trabalhar juntos para evitar problemas futuros como periodontite ou doença inflamatória apical. Com a reabsorção alveolar a longo prazo após a colocação de próteses dentárias, o osso alterado não exibe reabsorção típica, e a exposição do osso através da mucosa sobrejacente pode ocorrer com osteomielite secundária. Essas lesões secundárias podem ser tratadas da mesma forma que uma osteomielite supurativa primária aguda ou crônica.

◆ OSTEOMIELITE CRÔNICA NÃO BACTERIANA

A **osteomielite crônica não bacteriana** (osteomielite crônica primária) frequentemente é confundida com, mas deve ser distinguida da osteomielite esclerosante difusa (OED) e da osteomielite supurativa crônica. Ao contrário da OED e da osteomielite supurativa, não é óbvia uma associação com uma infecção bacteriana, e a supuração com sequestro é característicamente ausente. Várias causas foram propostas, como uma doença autoimune primária ou uma resposta imunológica alterada a um organismo de baixa virulência, mas nenhuma teoria única recebeu ampla aceitação. Ao contrário da osteomielite supurativa, as culturas são negativas em quase todos os pacientes e a condição não responde à antibioticoterapia a longo prazo.

A osteomielite crônica não bacteriana (OCNB) pode ser um distúrbio primário ou representar uma **tendoperiostite crônica**. Muitos clínicos acreditam que a tendoperiostite crônica represente uma alteração reativa do osso que é iniciada e exacerbada pelo uso crônico excessivo dos músculos mastigatórios, predominantemente o masseter e o digástrico. Em uma grande série de pacientes, hábitos musculares parafuncionais (p. ex., bruxismo, apertamento, roer unhas, cocontração e incapacidade de relaxar a musculatura da mandíbula) eram conhecidos ou tornaram-se evidentes durante o acompanhamento. Em estudos neurofisiológicos, os reflexos inibitórios do masseter foram anormais na maioria dos pacientes estudados.

Embora a OCNB possa estar isolada na mandíbula, ela pode representar um foco de envolvimento em um paciente com doença mais difundida, como **osteomielite multifocal recorrente crônica (OMRC)**, **síndrome SAPHO** ou **hiperostose esternocostoclavicular (SCCH)**. A osteomielite multifocal recorrente crônica demonstra envolvimento de múltiplos ossos e é considerada por muitos como uma variante difundida da osteomielite crônica não bacteriana. A síndrome SAPHO está intimamente relacionada e é um acrônimo para uma apresentação clínica complexa que inclui **Si**novite, **A**cne, **P**ustulose, **H**iperostose e **O**steíte, na qual as lesões ósseas espelham as da osteomielite crônica não bacteriana ou OMRC.

A hiperostose esternocostoclavicular provavelmente representa um subconjunto de OMRC e SAPHO no qual o envolvimento ósseo extragnático afeta preferencialmente o esterno, a extremidade medial da clavícula e as costelas superiores. As três doenças estão associadas a uma prevalência aumentada de doenças autoimunes (como doença inflamatória intestinal e espondiloartropatias soronegativas) e doenças de pele como psoríase, pustulose palmoplantar, acne fulminante e acne conglobata. A causa de OMRC e SAPHO é desconhecida, mas elas possivelmente podem surgir em indivíduos geneticamente predispostos com aparente autoimunidade. Em casos raros, bactérias dermatológicas (mais frequentemente *Propionibacterium acnes*) foram cultivadas das lesões ósseas, levando pesquisadores a teorizar que uma resposta imunológica anormal ao microrganismo reage cruzadamente com estruturas ósseas ou articulares normais, levando à variedade de manifestações clínicas. Apesar disso, não existe uma explicação amplamente aceita para essas lesões.

Características clínicas e radiográficas

A **osteomielite crônica não bacteriana (OCNB)** frequentemente é descoberta como um processo isolado que geralmente é localizado na mandíbula, embora os pacientes devam ser avaliados quanto a evidências extragnáticas da síndrome SAPHO ou OMRC. O início dos sintomas tende a demonstrar dois picos, um na adolescência e o outro nos adultos após a quinta década de vida. Uma predominância pelo sexo feminino é observada. Os pacientes acometidos têm episódios recorrentes de dor, tumefação, enrijecimento local e limitação da abertura da boca, dissociados de qualquer infecção dentária óbvia. O aumento e a sensibilidade do tecido mole sobrejacente e do músculo masseter frequentemente são observados. Durante os períodos de atividade da doença, a linfadenopatia regional e a diminuição da sensibilidade na distribuição do nervo alveolar inferior podem estar presentes. Frequentemente, os testes laboratoriais mostram elevação da taxa de sedimentação de eritrócitos e dos níveis de proteína C reativa, mas a contagem de leucócitos geralmente está dentro da faixa de referência normal. A ausência de febre, purulência, sequestração e formação de fístula são características. A falta de uma associação óbvia com uma infecção odontogênica e a apresentação não supurativa separam claramente essa condição da OCD e da osteomielite supurativa crônica.

Nos estágios iniciais da OCNB, as radiografias tendem a demonstrar um padrão misto, com áreas de osteólise radiolucente mescladas com zonas de esclerose (Figura 3.48). Ao contrário do padrão observado nas imagens de TC da osteomielite supurativa, as áreas osteolíticas não são contínuas e se alternam com zonas de esclerose. A área óssea afetada normalmente é mais espessa e demonstra uma proliferação periosteal mais sólida do que a periostite proliferativa laminada típica de origem inflamatória. A assimetria facial não é incomum e, muitas vezes, leva anos para se resolver secundária à lenta remodelação óssea. Com o passar do tempo, a área afetada se torna predominantemente esclerótica, mas nos períodos subsequentes de atividade da doença aparecem novos focos de osteólise e destruição do osso cortical. Essas áreas recém-afetadas sofrem esclerose subsequente, aguardando o próximo ciclo de atividade da doença. Com a progressão da doença, os sintomas clínicos diminuem e o osso afetado demonstra esclerose progressiva e uma redução no volume. As áreas osteolíticas radiolucentes podem permanecer, mas tendem a ser relativamente pequenas e amplamente dispersas.

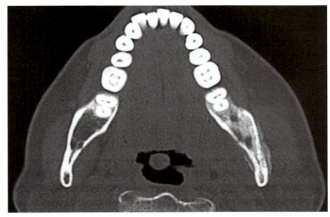

Figura 3.48 Osteomielite crônica não bacteriana. Esclerose da mandíbula posterior esquerda misturada com focos de radiolucência e hiperplasia periosteal sobrejacente. Não havia infecção odontogênica associada. O paciente também apresentava trismo, sensibilidade e aumento do tecido mole. (Cortesia do Dr. Benjamin Noblitt.)

Geralmente, a alteração radiográfica predominante da osteomielite crônica primária é a esclerose medular, um padrão observado invariavelmente nos pacientes afetados. A cintilografia esquelética demonstra captação significativa nas áreas afetadas e deve ser feita em todos os pacientes em um esforço para excluir o envolvimento extragnático. Alternativamente, a RM corporal em sequência coronal com inversão de recuperação de tau curto tem se mostrado valiosa para descobrir o envolvimento esquelético multifocal.

Tendoperiostite crônica

A tendoperiostite crônica pode ocorrer em pessoas de todas as idades e não há predileção por sexo. Dor recorrente, edema na mucosa jugal, trismo e abertura limitada da boca são sintomas clássicos. Supuração e uma causa infecciosa associada não são encontradas. As culturas microbiológicas são tipicamente negativas, com as lesões não respondendo aos antibióticos apropriados. uma resolução espontânea incomum com desenvolvimento de normalidade radiográfica tem sido observada.

Na maioria dos casos, a esclerose é limitada a um único quadrante e se concentra na região anterior do ângulo mandibular e na porção posterior do corpo mandibular (ou seja, inserção do músculo masseter). Ocasionalmente, a região dos caninos e pré-molares e a região anterior da mandíbula (ou seja, inserção do músculo digástrico) podem estar envolvidas. Zonas relativamente radiolucentes são aparentes dentro das áreas de radiodensidade. A borda inferior do corpo mandibular pode ser afetada com erosão significativa da borda inferior aparecendo logo anteriormente ao ângulo da mandíbula (Figura 3.49). Deformações do processo condilar são observadas ocasionalmente em pacientes e têm sido sugeridas como secundárias a forças externas dos músculos mastigatórios.

OMRC e síndrome SAPHO

A OMRC e a síndrome SAPHO parecem estar intimamente relacionadas e muitos acreditam que a OMRC represente a variante pediátrica da SAPHO. A OMRC se apresenta na infância com dor e tumefação de vários ossos, especialmente a metáfise dos ossos longos, a pelve, a coluna vertebral e as clavículas. Os ossos acometidos demonstram caracteristicamente hiperostose com

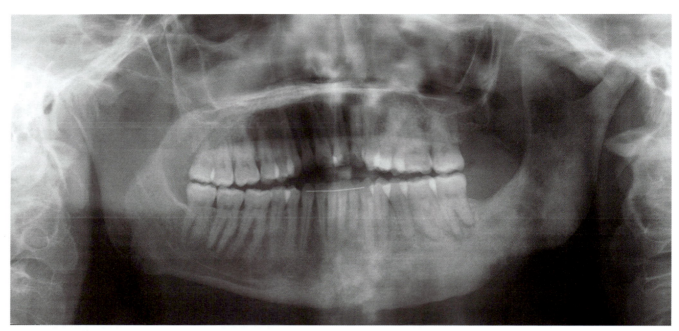

Figura 3.49 Tendoperiostite crônica. Esclerose marmórea difusa do lado esquerdo da mandíbula com erosão da borda inferior e entalhe radiolucente focal no local da inserção do músculo masseter. Hiperplasia coronária também está presente, outro sinal da disfunção temporomandibular. (Cortesia do Dr. J. P. R. van Merkesteyn.)

osteíte associada às culturas microbiológicas negativas e ausência de resposta aos antibióticos. Muitos pacientes demonstram lesões cutâneas neutrofílicas concomitantes ou futuras, como pustulose palmoplantar, acne grave, hidradenite supurativa, psoríase, síndrome de Sweet ou pioderma gangrenoso. O envolvimento dermatológico pode estar ausente, aparecer com algum atraso ou pode ser sutil a ponto de escapar da detecção. Por outro lado, a SAPHO geralmente é observada nos adultos, afetando classicamente o esqueleto axial (parede torácica anterior) e demonstrando mais frequentemente lesões cutâneas neutrofílicas concomitantes. O envolvimento gnático tem sido relatado na OMRC e na SAPHO, tornando imperativa a aquisição completa de imagens ósseas em qualquer paciente com uma osteomielite crônica não bacteriana inexplicável. Ao contrário da osteomielite bacteriana, as áreas osteolíticas são aleatoriamente dispersas dentro de áreas de osso esclerótico. A neoformação óssea periosteal é comum, mas não está relacionada com a perfuração do osso cortical. A investigação do esqueleto inteiro pela cintilografia óssea ou por RM revela classicamente o envolvimento de vários sítios.

Nas lesões gnáticas iniciais, as zonas osteolíticas difusas são mais proeminentes do que a esclerose e o osso acometido é dilatado devido à grande produção de neoformação periosteal. Com o tempo, o osso fica mais esclerótico e diminui de tamanho devido à menor aposição periosteal, enquanto as zonas osteolíticas ficam menores e em menor número. A reabsorção óssea externa e a deformidade da mandíbula são características nas lesões antigas.

Características histopatológicas

As características histopatológicas semelhantes das lesões maxilares são observadas na osteomielite crônica não bacteriana isolada, síndrome SAPHO, OMRC, SCCH e tendoperiostite crônica. A proliferação periosteal revela trabéculas finas de osso paralelas e interconectadas com faixas intercaladas de tecido conjuntivo frouxo. As áreas medulares são preenchidas com trabéculas finas curvilíneas de osso esponjoso celular com um estroma fibroblástico hipocelular. Essas áreas podem ser facilmente confundidas com displasia fibrosa imatura (ver Capítulo 14). Em outras áreas, o osso curvilíneo pode ser laminar com evidências de remodelação significativa, entremeado por um estroma cronicamente inflamado e reativo (Figura 3.50). Os focos radiolucentes dentro do osso esclerótico representam áreas irregulares de fibrose nodular, frequentemente demonstrando um infiltrado celular inflamatório crônico. Também são observadas nas áreas de fibrose e inflamação, trabéculas ósseas irregulares com osteoide atípico e celularidade significativa, o que pode ser preocupante se observado fora de contexto. Nas áreas de esclerose extensa, estão presentes várias trabéculas irregulares de osso pagetoide que demonstram amplas evidências de remodelação com linhas de reversão proeminentes,

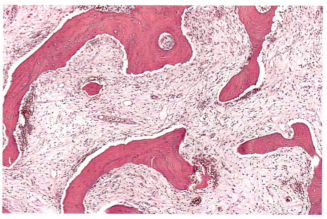

Figura 3.50 Osteomielite crônica não bacteriana. Trabéculas curvilíneas de osso com numerosas linhas de reversão e reabsorção periféricas, intercaladas com tecido conjuntivo reativo exibindo inflamação crônica.

bordas osteoblásticas e áreas focais de atividade osteoclástica. Em contraposição óbvia à osteomielite supurativa crônica, a necrose óssea, a colonização bacteriana e a franca purulência estão ausentes.

Tratamento e prognóstico

Este grupo de distúrbios é raro, com um número limitado de estudos randomizados e duplos-cegos sobre a eficácia de diversas abordagens terapêuticas. Pode ser difícil determinar se as respostas clínicas representam uma verdadeira alteração induzida pelo tratamento ou se são resultado natural da variação da atividade da doença nesses pacientes.

O primeiro passo no manejo do paciente é realizar uma cintilografia óssea de corpo inteiro ou RM para descartar o envolvimento ósseo extragnático. Se for observado envolvimento multifocal, o paciente deve ser encaminhado a um reumatologista para uma avaliação completa e terapia sistêmica. As terapias comprovadamente eficazes incluem anti-inflamatórios não esteroidais, corticosteroides, inibidores do fator de necrose tumoral alfa, sulfassalazina e metotrexato. Se as lesões estiverem restritas ao osso sem manifestação dermatológica ou gastrintestinal, os bifosfonatos têm se mostrado bem-sucedidos em muitos pacientes. Apesar do manejo bem-sucedido da maioria dos pacientes, recorrências têm sido observadas, frequentemente levando a intervenções terapêuticas adicionais.

A maioria dos tratamentos direcionados para a eliminação da infecção se mostraram ineficazes. O tratamento a longo prazo com antibióticos, com ou sem oxigenação hiperbárica, não produziu êxito consistente a longo prazo. A decorticação cirúrgica diminuiu a intensidade e a frequência dos sintomas, mas não conseguiu resolver o processo totalmente. Devido aos resultados inconsistentes da intervenção cirúrgica, a cirurgia extensa é contraindicada, especialmente nos pacientes jovens em crescimento.

Se as lesões estiverem isoladas na mandíbula, o paciente deve ser avaliado e, se apropriado, tratado para **tendoperiostite crônica**. Os pacientes devem ser avaliados quanto a sintomas persistentes de disfunção temporomandibular e hábitos parafuncionais. Em pacientes com evidências de tendoperiostite, anti-inflamatórios não esteroidais (etoricoxibe ou naproxeno) combinados com terapia conservadora direcionada para resolução do excesso de uso muscular resultaram em diminuição significativa dos sintomas na maioria dos pacientes e resolução total em muitos. O objetivo final da fisioterapia é conscientizar o paciente sobre quaisquer hábitos parafuncionais e interromper tais movimentos por meio das seguintes abordagens:

- Instruções para relaxamento muscular (dieta leve, evitar hábitos parafuncionais)
- Exercícios de rotação
- Tratamento com esplintagem oclusal
- Estímulo muscular
- Medicamentos miorrelaxantes (p. ex., diazepam).

Se o paciente não responder após 6 a 12 meses de terapia conservadora ou não demonstrar evidências de tendoperiostite crônica na avaliação (como disfunção da ATM ou hábitos parafuncionais), o tratamento com bifosfonato (pamidronato) por curto período tem se mostrado benéfico tanto em pacientes pediátricos quanto adultos. Estudos limitados também revelaram benefícios semelhantes com o uso de denosumabe, mas com recorrências mais frequentes e necessidade de terapia prolongada. Se os medicamentos antirreabsortivos se mostrarem ineficazes, os imunomoduladores sistêmicos descritos para uso em pacientes com envolvimento multifocal devem ser considerados.

♦ OSTEÍTE CONDENSANTE (OSTEOMIELITE ESCLEROSANTE FOCAL)

As áreas de esclerose óssea localizadas, associadas aos ápices dos dentes com pulpite (provenientes de grandes lesões cariosas ou restaurações coronais profundas) ou necrose pulpar são denominadas **osteíte condensante**. A associação com uma área de inflamação é crítica, pois essas lesões podem se parecer com vários outros processos intraósseos que produzem um padrão um tanto quanto semelhante.

Características clínicas e radiográficas

Essa esclerose óssea secundária é vista com mais frequência nas crianças e jovens, mas também pode ocorrer nos adultos. A alteração clássica consiste em uma zona localizada, geralmente uniforme, de maior radiodensidade adjacente ao ápice de um dente que exibe um ligamento periodontal (LPP) espessado ou uma lesão inflamatória apical (Figura 3.51). A expansão clínica não deve estar presente. A maioria dos casos ocorre nas áreas de pré-molares e molares da mandíbula e a polpa dentária do dente acometido demonstra pulpite ou necrose. A lesão não exibe uma borda radiolucente, como a observada nos casos de **displasia cemento-óssea focal** (ver Capítulo 14), embora uma lesão inflamatória radiolucente adjacente possa estar presente. Além disso, a radiopacidade não está separada do ápice como seria visto na **osteosclerose idiopática** (ver Capítulo 13).

Tratamento e prognóstico

O tratamento do paciente com osteíte condensante consiste na resolução do foco odontogênico de infecção. Após a extração ou o tratamento endodôntico apropriado do dente acometido, aproximadamente 85% dos casos de osteíte condensante vão regredir, seja parcial ou totalmente. Geralmente, a resolução da lesão está associada à normalização do ligamento periodontal. Se a lesão persistir e o ligamento periodontal continuar aumentado,

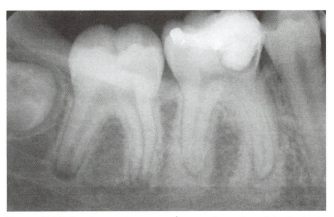

Figura 3.51 Osteíte condensante. Áreas maiores de radiolucência circundando os ápices do primeiro molar inferior não vital.

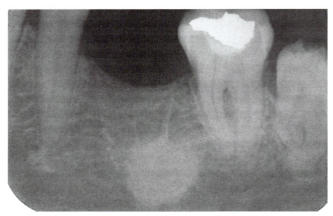

Figura 3.52 Cicatriz óssea. Área residual de maior radiodensidade na área de extração do primeiro molar inferior. (Cortesia do Dr. Walter Blevins.)

então deve ser considerada a reavaliação do tratamento endodôntico. Uma área residual de osteíte condensante que permanece após a resolução do foco inflamatório é denominada *cicatriz óssea* (Figura 3.52). A reabsorção radicular tem sido observada durante o tratamento ortodôntico se o osso esclerótico for o caminho do movimento dentário.

◆ OSTEOMIELITE COM PERIOSTITE PROLIFERATIVA (PERIOSTITE OSSIFICANTE)

A formação óssea dentro de uma reação periosteal é um achado comum que ocorre em uma ampla gama de patologias intraósseas em todas as faixas etárias. As causas da neoformação periosteal incluem osteomielite, trauma, cistos, hiperostose cortical infantil, fluorose, avitaminose C, osteoartropatia hipertrófica, sífilis congênita e neoplasias (como o sarcoma de Ewing, a histiocitose das células de Langerhans e o sarcoma osteogênico). Dentre esses, a osteomielite e as neoplasias malignas estão associadas mais frequentemente à formação óssea dentro de uma reação periosteal.

Em 1893, um médico suíço, Carl Garrè, relatou na literatura os padrões de osteomielite aguda. Desde aquela época, muitos artigos foram escritos associando o relato de Garrè a uma forma de hiperplasia periosteal inflamatória demonstrando uma duplicação da cortical similar a casca de cebola (nesses artigos subsequentes, o nome Garrè foi grafado incorretamente como Garré, com o acento utilizado de forma errada). No entanto, Garrè não obteve amostras patológicas para exame microscópico e Roentgen só descobriu os raios X dois anos após a publicação de Garrè. Em nenhum lugar da publicação original há qualquer menção a periostite, duplicação periosteal ou "formação de casca de cebola". Embora o termo *osteomielite de Garrè* seja utilizado frequentemente como sinônimo dessa condição, é uma designação inadequada que deveria ser dissociada da entidade descrita no texto a seguir.

Características clínicas e radiográficas

A **periostite proliferativa** representa uma reação periosteal à presença de inflamação. O periósteo afetado forma várias fileiras de osso vital reativo, paralelas entre si, que expandem a superfície do osso alterado. Os pacientes afetados tendem a ser principalmente crianças e jovens, com uma idade média de 13 anos. Nenhuma predominância por sexo é observada.

Conforme o previsto, a causa mais frequente são as cáries dentárias com doença inflamatória periapical associada, embora tenham sido relatadas lesões secundárias às infecções periodontais, pericoronites, extrações dentárias, fraturas, cistos da bifurcação vestibular e infecções não odontogênicas. Exemplos adjacentes a um dente em desenvolvimento não irrompido também foram documentados. A maioria dos casos surge na área dos pré-molares e molares da mandíbula. A hiperplasia se situa com mais frequência ao longo da borda inferior da mandíbula, mas o envolvimento cortical vestibular também é comum. O aumento cortical lingual isolado é pouco frequente. A maioria dos casos é unifocal, embora vários quadrantes possam ser afetados.

As radiografias adequadas demonstram laminações radiopacas do osso aproximadamente paralelas entre si e à superfície cortical subjacente (Figura 3.53). As laminações variam de 1 a 12 e as separações radiolucentes costumam estar presentes entre o osso novo e o córtex original. Com menos frequência, a neoformação óssea exibe consolidação e contém muitas projeções ósseas finas que se irradiam perpendicularmente do periósteo subjacente e intacto. Dentro do novo osso podem ser encontradas áreas de pequeno sequestro ou radiolucências osteolíticas.

Devido à dificuldade na angulação adequada e aos problemas relacionados com a superposição do osso subjacente, a aquisição por TC se mostrou consistentemente superior à radiografia convencional na demonstração da periostite proliferativa. Nas radiografias simples, as alterações são mais bem visualizadas nas vistas panorâmica ou oblíqua lateral. Se as radiografias oblíquas laterais não demonstrarem a lesão, então vistas oclusais e, com menos frequência, as posteroanteriores podem ter sucesso nesse sentido.

Características histopatológicas

Geralmente, a biopsia não é necessária, a não ser que o diagnóstico clínico esteja em questão. As amostras revelam frequentemente fileiras paralelas de tecido ósseo altamente celular e reativo no qual as trabéculas individuais estão frequentemente orientadas perpendicularmente à superfície. Às vezes, as trabéculas formam uma malha óssea interligada ou estão mais amplamente dispersas, lembrando o padrão visto na displasia fibrosa imatura (Figura 3.54). Entre as trabéculas celulares, o tecido conjuntivo fibroso relativamente sem inflamação é evidente. Os sequestros ósseos, se estiverem incluídos, demonstram as características típicas de necrose óssea (ver Osteomielite, anteriormente).

Tratamento e prognóstico

A maioria dos casos de periostite proliferativa dos maxilares está associada a lesões inflamatórias periapicais e o tratamento, nesses casos (seja a extração do dente acometido ou o tratamento endodôntico adequado), é direcionado para eliminar a fonte de infecção. Após a eliminação do foco de infecção e a resolução da inflamação, as camadas de osso vão se consolidar em 6 a 12 meses à medida que a ação do músculo sobrejacente ajudar a remodelar o osso para o seu estado original.

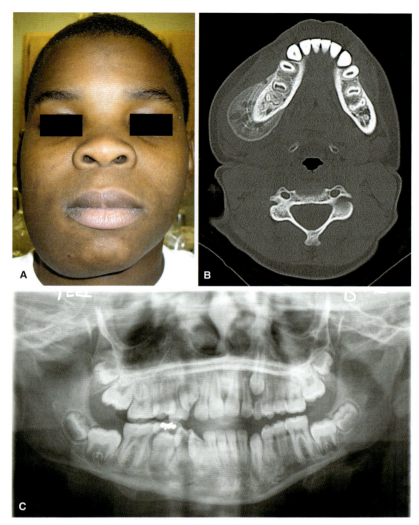

Figura 3.53 Periostite proliferativa. A. Tumefação firme da borda lateral e inferior da mandíbula direita que surgiu após lesão traumática. **B.** Imagem por tomografia computadorizada (TC) demonstrando neoformação óssea periosteal com laminações em "casca de cebola". **C.** Radiografia panorâmica exibindo neoformação óssea periosteal ao longo da borda inferior direita da mandíbula. (Cortesia dos Drs. Sherif Mekhail e Benjamin Lin.)

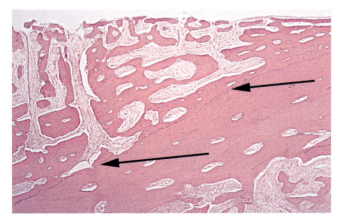

Figura 3.54 Periostite proliferativa. Trabéculas de neoformação óssea interconectadas (*em cima à esquerda*) estendendo-se da superfície cortical original (*delineada por setas*).

Se aparecer uma reação periosteal unifocal similar à periostite proliferativa na ausência de uma fonte de inflamação evidente, recomenda-se a biopsia, já que várias condições neoplásicas podem resultar em um padrão similar.

◆ OSTEÍTE ALVEOLAR (ALVÉOLO SECO; ALVEOLITE FIBRINOLÍTICA)

Após a extração de um dente, forma-se um coágulo sanguíneo no local, com a eventual organização do coágulo pelo tecido de granulação, substituição gradual por osso fibrilar grosseiro e, finalmente, substituição por osso maduro. Acredita-se que a fibrinólise prematura do coágulo inicial seja responsável pela condição clínica conhecida como **osteíte alveolar**. Os fatores que se considera que estejam associados a maior prevalência incluem aumento da idade, uso de contraceptivos orais, uso de tabaco, infecção pré-operatória, extração difícil, cirurgiões inexperientes, desenho do retalho cirúrgico (retalho em envelope em vez de retalho triangular modificado), uso de um anestésico local com vasoconstritor e irrigação pós-operatória inadequada. Dentre esses fatores, a idade, uma infecção pré-operatória e a dificuldade da extração foram mostradas em revisões sistemáticas como estando mais fortemente associadas ao desenvolvimento de osteíte alveolar.

Características clínicas

A frequência de osteíte alveolar é maior na mandíbula e nas áreas posteriores. Após ter sido levado em conta o uso de contraceptivos orais, não parece haver uma predileção significativa pelo sexo. A prevalência é entre 1 e 3% de todas as extrações, mas aumenta para 25 a 30% nos terceiros molares inferiores impactados. A frequência parece ser menor quando os dentes impactados são removidos profilaticamente em vez de pela pericoronite. A prevalência global é mais alta entre os 20 e os 40 anos (quando a maioria dos dentes é extraída), embora a probabilidade de desenvolver osteíte alveolar pareça maior nas extrações na faixa etária dos 40 aos 45 anos.

O sítio de extração acometido é preenchido inicialmente com um coágulo contaminado acinzentado que é perdido e deixa um alvéolo ósseo vazio (**alvéolo seco**). A detecção do alvéolo vazio pode ser prejudicada pela retenção parcial do coágulo ou pelo tecido inflamado sobrejacente que cobre o sítio. O diagnóstico é confirmado sondando o alvéolo, que revela osso exposto e extremamente sensível. Em geral, desenvolvem-se dor, odor fétido e (com menos frequência) tumefação e linfadenopatia, 3 a 4 dias após a extração do dente. Algumas vezes, a dor irradia-se do alvéolo para a orelha ipsilateral, região temporal ou olho. Raramente, o trismo também pode ser observado. Os sinais e sintomas podem durar de 10 a 40 dias.

Tratamento e prognóstico

Na avaliação do paciente que se queixa de dor pós-extração, deve ser feita uma radiografia da área afetada para excluir a possibilidade de uma ponta de raiz residual ou de um corpo estranho. Todas as suturas devem ser removidas. O alvéolo é irrigado com soro morno, seguido pela inspeção clínica completa do alvéolo quanto a alguma patologia inesperada. A curetagem do alvéolo não é recomendada, pois geralmente isso aumenta a dor associada. Devem ser prescritos analgésicos orais potentes e o paciente deve receber uma seringa plástica com instruções para manter o alvéolo limpo por meio da irrigação domiciliar com clorexidina ou soro. Essa irrigação deve continuar até não haver mais acúmulo de detritos dentro do alvéolo em cicatrização (normalmente 3 a 4 semanas).

O uso de um obtundente e de um curativo antisséptico, como gaze embebida em iodofórmio contendo eugenol, é controverso. Embora o curativo possa reduzir os sintomas e ajudar a afastar os resíduos alimentares, muitos acreditam que o curativo age como material estranho e atrasa a cicatrização do alvéolo da extração. Se for utilizado um curativo, ele deve ser trocado a cada 24 horas nos 3 primeiros dias, depois a cada 2 a 3 dias até o tecido de granulação cobrir o osso exposto. O curativo deve ser descontinuado tão logo o paciente esteja sem dor. Depois disso, o paciente deve receber uma seringa plástica com instruções para irrigação domiciliar.

Muitos pesquisadores estudaram medidas preventivas para a osteíte alveolar, incluindo os antibióticos sistêmicos e tópicos, corticosteroides, cessação do tabagismo no dia anterior e posterior à cirurgia, irrigação cirúrgica copiosa, agentes antifibrinolíticos, fibrina rica em plaquetas, gel de clorexidina e bochechos com clorexidina. Dentre essas intervenções, o uso de clorexidina em qualquer formulação tem sido consistentemente associado, em múltiplas revisões sistemáticas, a menor frequência de osteíte alveolar. O gel de clorexidina colocado no alvéolo parece ser moderadamente mais eficaz do que os enxágues, com uma possível resposta melhorada se coberto por uma membrana de fibrina rica em plaquetas. Qualquer terapia tópica não deve estar na forma de pomada, pois esse uso resultou em reações crônicas de corpo estranho (p. ex., miosferulose) (ver Capítulo 8). Alguns pesquisadores sugeriram que detritos no alvéolo em cicatrização poderiam perturbar a cicatrização da ferida e aumentar a prevalência de osteíte alveolar. Para evitar esse problema, a irrigação suave do alvéolo com água corrente a partir de 48 horas após a cirurgia foi sugerida por alguns. Por fim, a não observância das instruções pós-extração do cirurgião também pode contribuir, destacando a necessidade de comunicação de qualidade entre o clínico e o paciente.

◆ BIBLIOGRAFIA

Referências gerais

Berman LH, Hargreaves KM: *Cohen's pathways of the pulp*, ed 12, St Louis, 2010, Elsevier.

Rotstein I, Ingle JI: *Ingle's endodontics*, ed 7, Beijing, China, 2019, PMPH USA.

Pulpite

Abbott PV, Yu C: A clinical classification of the status of the pulp and the root canal system, *Aust Dent J* 52(1 Suppl):S17–S31, 2007.

Caldeira CL, Barletta FB, Ilha MC, et al.: Pulse oximetry: a useful test for evaluating pulp vitality in traumatized teeth, *Dent Traumatol* 32:385–389, 2016.

Hyman JL, Cohen ME: The predictive value of endodontic diagnostic tests, *Oral Surg Oral Med Oral Pathol* 58:343–346, 1984.

Levin LG, Law AS, Holland GR, et al: Identify and define all diagnostic terms for pulpal health and disease states, *J Endod* 35:1645–1657, 2009.

Nagendrababu V, Pulillotil SJ, Veettil SK, et al.: Effect of nonsteroidal anti-inflammatory drug as an oral premedication on the anesthetic success of inferior alveolar nerve block in treatment of irreversible pulpitis: a systematic review with meta-analysis and trial sequential analysis, *J Endod* 44:914–922, 2018.

Dentina secundária e terciária

Amir FA, Gutmann JL, Witherspoon DE: Calcific metamorphosis: a challenge in endodontic diagnosis and treatment, *Quintessence Int* 32:447–455, 2001.

Kvall SI, Kolltveit KM, Thomsen IO, et al: Age estimation of adults from dental radiographs, *Forensic Sci Int* 74:175–185, 1995.

Marroquin TY, Karkhanis S, Kvaal SI, et al.: Age estimation in adults by dental imaging assessment systematic review, *Forensic Sci Int* 275:203–211, 2017.

Morse DR: Age-related changes of the dental pulp complex and their relationship to systemic aging, *Oral Surg Oral Med Oral Pathol* 72:721–745, 1991.

Pashley DH, Pashley EL, Carvalho RM, et al: The effects of dentin permeability on restorative dentistry, *Dent Clin N Am* 46: 211–245, 2002.

Solheim T: Amount of secondary dentin as an indicator of age, *Scand J Dent Res* 100:193–199, 1992.

West JD: The aesthetics and endodontic dilemmas of calcific metamorphosis, *Pract Periodontics Aesthet Dent* 9:286–293, 1997.

Woods MA, Robinson QC, Harris EF: Age-progressive changes in pulp widths and root lengths during adulthood: a study of American blacks and whites, *Gerodontology* 9:41–50, 1990.

Calcificações pulpares

Da Silva EJN, Prado MC, Queiroz PM, et al.: Assessing pulp stones by cone-beam computed tomography, *Clin Oral Investig* 21:2327–2333, 2017.

Gabardo MCL, Wambler LM, Rocha JS, et al.: Association between pulp stones and kidney stones: a systematic review and metaanalysis, *J Endod* 45:1099–1105, 2019.

Horsley SH, Beckstrom B, Clark SJ, et al: Prevalence of carotid and pulp calcifications: a correlation using digital panoramic radiographs, *Int J Comput Assist Radiol Surg* 4:169–173, 2009.

Jannati R, Afshari M, Moosazadeh M, et al.: Prevalence of pulp stones: a systematic review and meta-analysis, *J Evid Based Med* 12:133–139, 2019.

Kansu O, Ozbek M, Avcu N, et al: Can dental pulp calcification serve as a diagnostic marker for carotid artery calcification in patients with renal disease? *Dentomaxillofac Radiol* 38:542–545, 2009.

Morse DR: Age-related changes of the dental pulp complex and their relationship to systemic aging, *Oral Surg Oral Med Oral Pathol* 72:721–745, 1991.

Moss-Salentijn L, Hendricks-Klyvert M: Calcified structures in human dental pulps, *J Endod* 14:184–189, 1988.

Selden HS: Radiographic pulpal calcifications: normal or abnormal—a paradox, *J Endod* 17:34–37, 1991.

Doença inflamatória periapical (granuloma; cisto; abscesso)

Bhaskar SN: Periapical lesions—types, incidence, and clinical features, *Oral Surg Oral Med Oral Pathol* 21:657–671, 1966.

Cope AL, Francis N, Wood F, et al.: Systemic antibiotics for symptomatic apical periodontitis and acute apical abscess in adults, *Cochrane Database Syst Rev*, 2018. https://doi.org/10.1002/14651858. CD010136.pub3.

Estrela C, Bueno MR, Leles CR, et al: Accuracy of cone beam computed tomography and panoramic and periapical radiography for detection of apical periodontitis, *J Endod* 34:273–279, 2008.

Jalali P, Tahmasbi M, Augsburger RA, et al.: Dynamics of bone loss in cases of acute and chronic apical abscess, *J Endod* 45:1114–1118, 2019.

Juerchott A, Pfefferle T, Flechtenmacher C, et al.: Differentiation of periapical granulomas and cysts using dental MRI: a pilot study, *Int J Oral Sci*, 2018. https://doi.org/10.1038/s41368-018-0017-y.

Lockhart PB, Tampi MP, Abt E, et al.: Evidence-based clinical practice guideline on antibiotic use for the urgent management of pulpaland periapical-related dental pain and intraoral swelling. A report from the American Dental Association, *JADA* 150:906–921, 2019.

Lofthag-Hansen S, Huumonen S, Gröndahl K, et al: Limited cone-beam CT and intraoral radiography of periapical pathology, *Oral Surg Oral Med Oral Pathol Oral Radiol Endod* 103:114–119, 2007.

Nair PNR: New perspectives on radicular cysts: do they heal? *Int Endod J* 31:155–160, 1998.

Nair PNR, Pajarola G, Schroeder HE: Types and incidence of human periapical lesions obtained with extracted teeth, *Oral Surg Oral Med Oral Pathol Oral Radiol Endod* 81:93–102, 1993.

Rosenberg PA, Frisbie J, Lee J: Evaluation of pathologists (histopathology) and radiologists (cone beam computed tomography) differentiating radicular cysts from granulomas, *J Endod* 36:423–428, 2010.

Schulz M, von Arx T, Altermatt HJ, et al: Histology of periapical lesions obtained during apical surgery, *J Endod* 35:634–642, 2009.

Sönmez G, Kamburoglu K, Yilmaz F, et al.: Versatility of high resolution ultrasonography in the assessment of granulomas and radicular cysts: a comparative in vivo study, *Dentomaxillofac Radiol* 48, 2019. https://doi.org/10.1259/dmfr.20190082.

Stockdale CR, Chandler NP: The nature of the periapical lesion—a review of 1108 cases, *J Dent* 16:123–129, 1988.

Sullivan M, Gallagher G, Noonan V: The root of the problem. Occurrence of typical and atypical periapical pathoses, *JADA* 147:646–649, 2016.

Tian F-C, Bergeron BE, Kalathingal S, et al.: Management of large radicular lesions using decompression: a case series and review of the literature, *J Endod* 45:651–659, 2019.

Tronstad L: Recent development in endodontic research, *Scand J Dent Res* 100:52–59, 1992.

Celulite

Busch RF, Shah D: Ludwig's angina: improved treatment, *Otolaryngol Head Neck Surg* 117:S172–S175, 1997.

Colbert S, Cameron M, Williams J: Septic thrombosis of the cavernous sinus and dental infection, *Br J Oral Maxillofac Surg* 49:e25–e26, 2011.

Hsu C-W, Tsai W-C, Lien C-Y, et al.: The clinical characteristics, implicated pathogens and therapeutic outcomes of culture-proven septic cavernous sinus thrombosis, *J Clin Neurosci* 68:111–116, 2019.

Iwu CO: Ludwig's angina: report of seven cases and review of the current concepts in management, *Br J Oral Maxillofac Surg* 28:189–193, 1990.

Ogundiya DA, Keith DA, Mirowski J: Cavernous sinus thrombosis and blindness as complication of an odontogenic infection, *J Oral Maxillofac Surg* 47:1317–1321, 1989.

Pynn BR, Sands T, Pharoah MJ: Odontogenic infections: part 1. Anatomy and radiology, *Oral Health* 85:7–21, 1995.

Sands T, Pynn BRT, Katsikeris N: Odontogenic infections: part 2. Microbiology, antibiotics and management, *Oral Health* 85:11–28, 1995.

Taub D, Yampolsky A, Diecidue R, et al.: Controversies in the management of oral and maxillofacial infections, *Oral Maxillofac Surg Clin N Am* 29:465–473, 2017.

Van der Poel NA, Mouritis MP, de Win MML, et al.: Prognosis of septic cavernous sinus thrombosis remarkably improved: a case series of 12 patients and literature review, *Eur Arch Otorhinolaryngol* 275:2387–2395, 2018.

Osteomielite

Adekeye EO, Cornah J: Osteomyelitis of the jaws: a review of 141 cases, *Br J Oral Maxillofac Surg* 23:24–35, 1985.

Daramola JO, Ajagbe HA: Chronic osteomyelitis of the mandible in adults: a clinical study of 34 cases, *Br J Oral Surg* 20:58–62, 1982.

Fullmer JM, Scarfe WC, Kushner GM, et al: Cone beam computed tomographic findings in refractory chronic suppurative osteomyelitis of the mandible, *Br J Oral Maxillofac Surg* 45:364–371, 2007.

Hudson JW, Daly AP, Foster M: Treatment of osteomyelitis: a case for disruption of the affected adjacent periosteum, *J Oral Maxillofac Surg* 75:2127–2134, 2017.

Koorbusch GF, Deatherage JR, Curé JK: How can we diagnose and treat osteomyelitis of the jaws as early as possible? *Oral Maxillofac Surg Clin N Am* 23:557–567, 2011.

Koorbusch GF, Fotos P, Terhark K: Retrospective assessment of osteomyelitis: etiology, demographics, risk factors, and management in 35 cases, *Oral Surg Oral Med Oral Pathol* 74:149–154, 1992.

Marx RE: Chronic osteomyelitis of the jaws, *Oral Maxillofac Clin North Am* 3:367–381, 1991.

Osteomielite esclerosante difusa

Groot RH, Ongerboer de Visser BW, van Merkesteyn JP, et al: Changes in masseter inhibitory reflex responses in patients with diffuse sclerosing osteomyelitis of the mandible, *Oral Surg Oral Med Oral Pathol* 74:727–732, 1992.

Groot RH, van Merkesteyn JP, van Soest JJ, et al: Diffuse sclerosing osteomyelitis (chronic tendoperiostitis) of the mandible: an 11-year follow-up report, *Oral Surg Oral Med Oral Pathol* 74:557–560, 1992.

Li X, Jia K, Zhang Y: Application of pamidronate disodium for the treatment of diffuse sclerosing osteomyelitis of the mandible: a clinical study, *Oral Surg Oral Med Oral Pathol Oral Radiol* 130:616–624, 2020.

Padwa BL, Dentino K, Robson CD, et al.: Pediatric chronic nonbacterial osteomyelitis of the jaw: clinical, radiographic, and histopathologic features, *J Oral Maxillofac Surg* 74:2393–2402, 2016.

Suei Y, Taguchi A, Tanimoto K: Diagnostic point and possible origin of osteomyelitis in synovitis, acne, pustulosis, hyperostosis and osteitis (SAPHO) syndrome: a radiographic study of 77 mandibular osteomyelitis cases, *J Rheumatol* 42:1398–1403, 2003.

Tlougan BE, Podjasek JO, O'Haver J, et al: Chronic recurrent multifocal osteomyelitis (CRMO) and synovitis, acne, pustulosis, hyperostosis, and osteitis (SAPHO) syndrome with associated neutrophilic dermatoses: a report of seven cases and review of the literature, *Pediatr Dermatol* 26:497–505, 2009.

van de Meent MM, Meshkini H, Fiocco M, et al.: Conservative treatment of children with chronic diffuse sclerosing osteomyelitis/tendoperiostitis of the mandible, *J Craniomaxillofac Surg* 45:1938–1943, 2017.

van de Meent MM, Wetselaar-Glas MJM, Fiocco M, et al.: Nonsurgical treatment of adults with chronic diffuse sclerosing osteomyelitis/tendoperiostitis of the mandible, *J Craniomaxillofac Surg* 47:1922–1928, 2019.

van Merkesteyn JPR, Groot RH, Bras J, et al: Diffuse sclerosing osteomyelitis of the mandible: a new concept of its etiology, *Oral Surg Oral Med Oral Pathol* 70:414–419, 1990.

Osteíte condensante

El-Beialy AR, Mostafa YA: Focal sclerosing osteomyelitis and orthodontic treatment planning, *J Clin Orthod* 43:269–271, 2009.

Eliasson S, Halvarsson C, Ljungheimer C: Periapical condensing osteitis and endodontic treatment, *Oral Surg Oral Med Oral Pathol* 57:195–199, 1984.

Eversole LR, Stone CE, Strub D: Focal sclerosing osteomyelitis/focal periapical osteopetrosis: radiographic patterns, *Oral Surg Oral Med Oral Pathol* 58:456–460, 1984.

Farman AG, de V Joubert JJ, Nortjé C: Focal osteosclerosis and apical periodontal pathoses in "European" and Cape Coloured dental outpatients, *Int J Oral Surg* 7:549–557, 1978.

Hedin M, Polhagen L: Follow-up study of periradicular bone condensation, *Scand J Dent Res* 79:436–440, 1979.

Osteomielite com periostite proliferativa

Fukuda M, Inoue K, Sakashita H: Periostitis ossificans arising in the mandibular bone of a young patient: report of an unusual case and review of the literature, *J Oral Maxillofac Surg* 75:1834.e1–1834.e8, 2017.

Kawai T, Hiranuma H, Kishino M, et al: Gross periostitis ossificans in mandibular osteomyelitis. Review of the English language literature and radiographic variation, *Oral Surg Oral Med Oral Pathol Oral Radiol Endod* 86:376–381, 1998.

Kawai T, Murakami S, Sakuda M, et al: Radiographic investigation of mandibular periostitis ossificans in 55 cases, *Oral Surg Oral Med Oral Pathol Oral Radiol Endod* 82:704–712, 1996.

Nortjé CJ, Wood RE, Grotepass F: Periostitis ossificans versus Garrè's osteomyelitis: part II. Radiologic analysis of 93 cases in the jaws, *Oral Surg Oral Med Oral Pathol* 66:249–260, 1988.

Wood RE, Nortjé CJ, Grotepass F, et al: Periostitis ossificans versus Garrè's osteomyelitis: part I. What did Garrè really say? *Oral Surg Oral Med Oral Pathol* 65:773–777, 1988.

Osteíte alveolar

Awang MN: The aetiology of dry socket: a review, *Int Dent J* 39:236–240, 1989.

Birn H: Etiology and pathogenesis of fibrinolytic alveolitis ("dry socket"), *Int J Oral Surg* 2:215–263, 1973.

Blum IR: Contemporary views on dry socket (alveolar osteitis): a clinical appraisal of standardization, aetiopathogenesis and management: a critical review, *Int J Oral Maxillofac Surg* 31:309–317, 2002.

Daley B., Sharif M.O., Newton T., et al: Local interventions for the management of alveolar osteitis (dry socket), *Cochrane Database Syst Rev* 2022, https://doi.org/10.1002/14651858.CD006968.pub2.

Eshghpour M, Danaeifar N, Kermani H, et al.: Does intra-alveolar application of chlorhexidine gel in combination with platelet-rich fibrin have an advantage over application of platelet-rich fibrin in decreasing alveolar osteitis after mandibular third molar surgery? A double-blinded randomized clinical trial, *J Oral Maxillofac Surg* 76:939.e1–939.e7, 2018.

Ghaeminia H, Hoppenreijs TJM, Xi T, et al.: Postoperative socket irrigation with drinking tap water reduces the risk of inflammatory complications following surgical removal of third molars: a multicenter randomized trial, *Clin Oral Investig* 21:71–83, 2017.

Houston JP, McCollum J, Pietz D, et al: Alveolar osteitis: a review of its etiology, prevention, and treatment modalities, *Gen Dent* 50:457–463, 2002.

Noroozi A-R, Philbert RF: Modern concepts in understanding and management of the "dry socket" syndrome: comprehensive review of the literature, *Oral Surg Oral Med Oral Pathol Oral Radiol Endod* 107:30–35, 2009.

Taberner-Vallverdú M, Sánchez-Garees MA, Gay-Escoda C: Efficacy of different methods used for dry socket prevention and risk factors analysis: a systematic review, *Med Oral Patol Cir Bucal* 6:e750–e758, 2017.

4

Doenças Periodontais

Neste livro de patologia oral e maxilofacial, a discussão das doenças periodontais tem um escopo convenientemente limitado. No entanto, existem vários livros sobre Periodontia que conseguem proporcionar ao leitor mais informações sobre conceitos, microbiologia, apresentações clínicas, procedimentos de diagnóstico e terapias atuais utilizadas para tratar essas doenças.

◆ GENGIVITE

Gengivite se refere à inflamação limitada aos tecidos moles que circundam os dentes. Ela não inclui os processos inflamatórios que podem se estender para a crista alveolar, ligamento periodontal ou cemento. Um padrão de inflamação similar foi observado na mucosa em volta dos implantes, denominado **mucosite peri-implantar.** Os tipos primários de gengivite são apresentados no Boxe 4.1. Essa parte do texto se concentra nos tipos relacionados ao biofilme. A **gengivite necrosante (GN)**, a **gengivite medicamentosa** e um tipo específico de gengivite alérgica (**gengivite plasmocitária)** são apresentados mais adiante neste capítulo. Outras formas de gengivite alérgica são discutidas no Capítulo 9. A gengivite associada a certas infecções específicas (p. ex., herpes simples e vírus da imunodeficiência humana [HIV]) é discutida nos Capítulos 5 e 7. A gengiva é o sítio frequente de envolvimento em várias doenças dermatológicas vesiculoerosivas; essas doenças são bem descritas no Capítulo 16.

A gravidade e a extensão da gengivite variam de acordo com fatores de risco locais e sistêmicos. O principal fator de risco local é o acúmulo de biofilme, que está relacionado ao nível de higiene oral e a fatores anatômicos como restaurações subgengivais e anomalias dentárias. O fluxo salivar reduzido também aumenta o risco de gengivite devido à redução da limpeza das superfícies dentárias. Os fatores de risco sistêmicos incluem condições metabólicas, como hiperglicemia, fatores nutricionais como deficiência de vitamina C, elevação dos hormônios sexuais observados durante a puberdade e gravidez, distúrbios hematológicos como leucemia e medicamentos que podem reduzir o fluxo salivar, induzir o aumento de volume da gengiva ou elevar os níveis de hormônios sexuais. Os contraceptivos orais de alta dosagem de primeira geração estavam associados a maior prevalência de gengivite, uma descoberta que não foi observada com as formulações mais recentes de baixa dosagem. Surpreendentemente, devido a vasoconstrição e fibrose associadas, fumar tende a mascarar sinais clínicos de gengivite, como sangramento à sondagem.

Características clínicas

A maioria dos casos de gengivite ocorre devido à falta de higiene oral, que leva ao acúmulo de biofilme e cálculo; no entanto, muitos outros fatores podem afetar a suscetibilidade da gengiva à microbiota oral. A frequência de gengivite é alta em todas as faixas etárias, com prevalência aproximada de 95%. As alterações inflamatórias da gengiva, detectáveis clinicamente, começam na infância e aumentam com a idade. Com quantidades similares de biofilme, a gravidade da gengivite é maior nos adultos do que nas crianças pré-púberes. Na época da puberdade há um período de maior suscetibilidade à gengivite (**gengivite da puberdade**), em que o pico de prevalência de envolvimento ocorre na faixa dos 9 e 14 anos. Entre os 11 e os 17 anos, a frequência cai; depois, é observado um crescimento lento até a prevalência se aproximar a 100% na sexta década de vida.

Na maioria das faixas etárias, as mulheres demonstram uma frequência menor de gengivite do que os homens (embora as mulheres tenham períodos de maior suscetibilidade). Isso pode ser uma consequência da melhor higiene oral nas mulheres do que por uma diferença fisiológica entre os sexos. Além dos anos de puberdade, as mulheres são mais suscetíveis à gengivite quando são expostas a altos níveis de progesterona associada à gravidez ou às formulações mais antigas de contraceptivos orais de alta dosagem. Uma série de outros fatores sistêmicos demonstrou um aumento na frequência de gengivite e é apresentada no Boxe 4.2. Por outro lado, o tabagismo e o uso de antibióticos, corticosteroides e medicamentos anti-inflamatórios não esteroides (NSAIDs) têm sido correlacionados com menor resposta gengival ao biofilme. Vários fatores locais que podem estar relacionados com a gengivite são exibidos no Boxe 4.3.

A lesão na gengiva decorrente da mastigação, das técnicas de higiene oral ou de outros hábitos pode resultar em uma violação da mucosa oral, com infecção secundária pela microbiota local. A maioria dessas lesões resulta em áreas transitórias de eritema. No entanto, se o trauma seguir um padrão crônico, pode haver áreas de gengiva persistentemente intumescidas e eritematosas. Os pacientes respiradores bucais ou que demonstram fechamento labial incompleto podem exibir um padrão único de gengivite no qual a gengiva facial anterior é macia, intumescida e vermelha (Figura 4.1).

A suscetibilidade à gengivite relacionada ao biofilme parece variar dentro da população e os traços individuais parecem determinar a gravidade da gengivite, independentemente do grau de acumulação de biofilme. Além disso, a evidência sugere que a suscetibilidade à gengivite parece estar ligada àquela relacionada ao desenvolvimento futuro da periodontite.

Boxe 4.1 — Tipos de gengivite.

- Gengivite relacionada ao biofilme
- Gengivite ulcerativa necrosante (GUN)
- Gengivite influenciada por medicação
- Gengivite alérgica
- Gengivite relacionada à infecção específica
- Gengivite relacionada à dermatose

Boxe 4.2 — Fatores sistêmicos associados à gengivite.

Alterações hormonais

1. Puberdade
   - Ciclo menstrual
   - Gravidez
   - Use de contraceptivos orais (formulações mais antigas de alta dosagem)
2. Estresse
3. Abuso de substâncias
4. Má nutrição
   - Deficiência de vitamina C (ver Capítulo 17)
5. Certas medicações (ver adiante)
   - Fenitoína
   - Valproato de sódio
   - Bloqueadores do canal de cálcio
   - Ciclosporina
6. Diabetes melito (ver Capítulo 17)
7. Síndrome de Down
8. Disfunção imune
9. Intoxicação com metais pesados (ver Capítulo 8)
10. Leucemia (ver Capítulo 13)
11. Tabagismo

Boxe 4.3 — Fatores locais associados à gengivite.

1. Trauma local
2. Apinhamento dos dentes com sobreposição
3. Anomalias dentárias
   - Pérolas de esmalte (ver Capítulo 2)
   - Sulcos do esmalte e radiculares
4. Fratura do dente
5. Cáries dentárias
6. Recessão gengival
7. Inserções altas do frênulo
8. Fatores iatrogênicos
   - Restaurações salientes
   - Próteses removíveis
   - Aparelhos ortodônticos
9. Fechamento labial inadequado
10. Respiração bucal
11. Hipossalivação

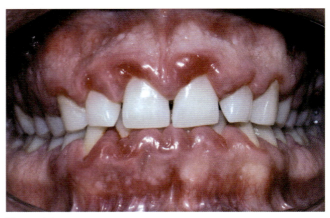

Figura 4.1 Gengivite relacionada à respiração bucal. Gengivite lisa, edemaciada e vermelha da gengiva vestibular anterior secundária à respiração bucal crônica.

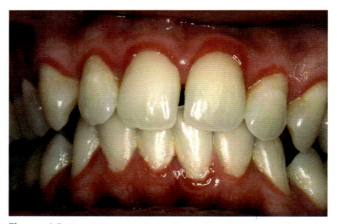

Figura 4.2 Gengivite marginal. Alteração eritematosa difusa das margens gengivais livres.

A inflamação da gengiva pode ser localizada ou generalizada. Se a gengiva alterada estiver associada a menos de 30% dos dentes, o processo é considerado localizado, enquanto a gengivite generalizada demonstra um grau mais amplo de envolvimento. A inflamação pode ser difusa ou confinada às margens gengivais livres (**gengivite marginal**) (Figura 4.2) ou às papilas interdentais (**gengivite papilar**). Os primeiros sinais de gengivite incluem perda de pontilhado, além de sangramento na sondagem delicada.

A gengiva saudável é rosa coral; com a inflamação, a gengiva envolvida adquire uma cor vermelho-claro. A gengivite moderada demonstra brilho, edema, aumento de volume eritematoso e sangramento à sondagem. As alterações observadas na gengivite grave incluem uma aparência muito eritematosa e edemaciada, com tendência a sangrar facilmente a um leve toque, muitas vezes com margens que podem ser embotadas, retraídas ou hiperplásicas (Figura 4.3). Quando a inflamação crônica ocasiona aumento significativo devido ao edema ou à fibrose, o processo se chama **gengivite hiperplásica crônica** (Figura 4.4). O sangramento ocorre facilmente, podendo ser observado um exsudato no sulco gengival. Uma proliferação localizada de tecido de granulação inflamado subagudo, conhecida como **granuloma piogênico** (ver Capítulo 12), pode se desenvolver na gengiva dos pacientes com gengivite grave (Figura 4.5).

Características histopatológicas

A gengivite incipiente demonstra um infiltrado inflamatório leve, consistindo em leucócitos polimorfonucleares que se acumulam no tecido conjuntivo adjacente ao epitélio sulcular. Com a progressão, o infiltrado fica mais intenso e demonstra uma mistura de linfócitos, plasmócitos e células inflamatórias agudas (Figura 4.6). Pode haver áreas de fibrose, hiperemia, edema e hemorragia.

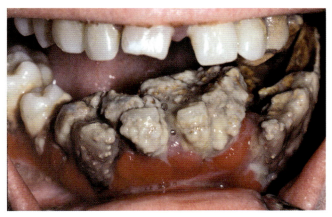

Figura 4.3 Gengivite crônica. Gengiva vermelha brilhante, embotada, retraída e hiperplásica, secundária a uma ausência total de higiene oral. Repare no grande acúmulo de cálculo.

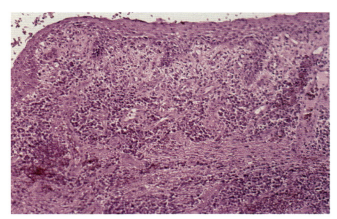

Figura 4.6 Gengivite crônica. Epitélio sulcular com exocitose sobrejacente ao tecido conjuntivo que contém infiltrado inflamatório consistindo em linfócitos, plasmócitos e leucócitos polimorfonucleares.

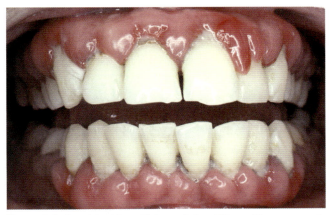

Figura 4.4 Gengivite hiperplásica crônica. Eritema difuso e aumento da gengiva marginal e papilar.

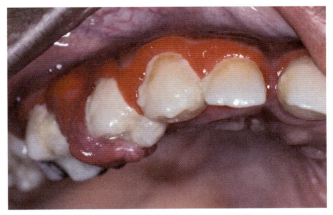

Figura 4.5 Gengivite hiperplásica com granuloma piogênico. Aumento eritematoso difuso da gengiva marginal e papilar com proliferação hemorrágica (que surgiu durante a gravidez) entre o pré-molar e o primeiro molar superior.

Tratamento e prognóstico

Embora a periodontite sempre seja precedida por gengivite, a maioria das áreas de gengivite permanece estável por anos e o número de sítios afetados convertidos para periodontite é pequeno. Apesar disso, a saúde gengival ideal deve ser o objetivo de todos os clínicos e de seus pacientes. Mesmo quando a perda de inserção não é evidente e as alterações parecem restritas aos tecidos moles gengivais, é recomendado melhorar as técnicas de higiene oral para eliminar essas áreas de inflamação persistente durante os estágios iniciais da doença.

O tratamento da gengivite consiste na eliminação (se possível) de qualquer causa conhecida de maior suscetibilidade e melhoria da higiene oral para diminuir o biofilme responsável pelas alterações inflamatórias. Uma discussão mais completa dos biofilmes e de sua relação com a inflamação gengival é apresentada na discussão sobre periodontite (ver adiante). A maioria dos programas de controle autoadministrado dos biofilmes é ineficaz, a menos que também seja fornecido reforço profissional periódico das instruções de higiene oral. Pesquisas têm mostrado que poucos indivíduos têm habilidades físicas e motivação necessárias para obter e manter a higiene oral definitiva. Uma análise de vários ensaios clínicos revelou que o uso de uma escova dental mecânica estava associado a uma redução de menos de 50% nos biofilmes. Embora as escovas dentais elétricas recarregáveis de rotação/oscilação tenham demonstrado a capacidade para remover maior porcentagem de biofilme, a melhor escova dental continua sendo a que entra na boca. O tempo médio que os indivíduos passam escovando os dentes é de 45 a 70 segundos diários. Para realizar esta tarefa corretamente, os dentes devem ser escovados durante 2 minutos, 2 vezes/dia.

A escovação não limpa as áreas interdentais e deve ser suplementada por outros acessórios de limpeza, como os palitos de dentes especiais (não os comuns), fio dental ou escovas interdentais. Pesquisas têm demonstrado que a limpeza interdental adequada está diretamente correlacionada com a diminuição de cáries, gengivite e periodontite, juntamente com um aumento associado na expectativa de vida. Embora seja de suma importância, estima-se que apenas cerca de 2% dos pacientes realizem a limpeza interdental diariamente. Uma pesquisa realizada pela American Academy of Periodontology revelou que mais de 35% dos entrevistados preferiam realizar uma tarefa desagradável, como preencher sua declaração de imposto de renda ou limpar seus banheiros, do que usar fio dental.

A remoção mecânica do biofilme pode ser auxiliada com o uso de agentes químicos, como os enxaguatórios bucais com clorexidina ou os óleos essenciais, ou dentifrícios contendo triclosana ou fluoreto estanhoso. Algumas vezes, a gengiva hiperplásica e fibrótica pode ter o seu contorno refeito cirurgicamente para obter a resolução total da anatomia alterada após a implementação de melhorias na higiene oral. Se a gengivite não se resolver após a melhoria do controle do biofilme e a eliminação dos fatores que obviamente contribuem, então o paciente deve ser avaliado quanto a doenças sistêmicas que poderiam contribuir para o processo.

◆ HIPERPLASIA GENGIVAL ESPONGIÓTICA (GENGIVITE ESPONGIÓTICA)

A **hiperplasia gengival espongiótica** é uma doença gengival diferenciada em termos clínicos e histopatológicos que foi descrita inicialmente em 2007 como *gengivite espongiótica juvenil*. Relatos iniciais sugeriram que as lesões eram isoladas e restritas a crianças, mas tornou-se óbvio que a hiperplasia gengival espongiótica pode ser multifocal e também ocorrer em adultos. Apesar de ser idiopática, muitos pesquisadores acreditam que essa alteração represente uma área isolada de epitélio juncional ou sulcular que pode ficar irritado e exteriorizado. Outros sugeriram que a proliferação surge de restos de células epiteliais que permaneceram durante a odontogênese. As alterações não parecem estar relacionadas com biofilme e não respondem à melhoria na higiene oral.

Antes da descrição inicial, alguns desses casos foram designados como gengivite da puberdade, mas várias características contestam essa afirmação. Muitos exemplos foram relatados em crianças pré-púberes ou adultos e, ao contrário da gengivite da puberdade, as lesões não respondem à melhoria na higiene oral. Além disso, a ausência de receptores de estrogênio e progesterona tem sido documentada nessas lesões.

Características clínicas

A apresentação mais comum da hiperplasia gengival espongiótica é uma alteração aveludada ou papilar pequena e vermelho vivo que costuma sangrar facilmente mediante manipulação (Figura 4.7). Devido ao aspecto altamente vascularizado, a hipótese clínica mais comum é a de granuloma piogênico. A gengiva vestibular sobrejacente à raiz é afetada na maioria das vezes, mas o envolvimento das áreas interproximais ou gengiva lingual também pode ocorrer. Embora a lesão normalmente seja séssil, alguns exemplos podem ser pediculados, com extensão ocasional para o sulco gengival (Figura 4.8). Embora a lesão tenha sido diagnosticada na idade adulta, aproximadamente 90% dos casos têm sido documentados durante as primeiras duas décadas de vida, com idade média inferior a 15 anos. Demonstra forte predileção pela gengiva vestibular anterior da maxila, com quase 80% dos casos documentados nesta região. Os primeiros relatos sugeriram predominância pelo sexo feminino, mas revisões de literatura posteriores não têm notado predileção por sexo. Apesar de às vezes ser possível observar um envolvimento multifocal, a maioria dos exemplos consiste em casos isolados. A história natural da lesão é difícil de averiguar devido à remoção terapêutica, mas vários exemplos foram observados anos antes da excisão.

Características histopatológicas

Microscopicamente, o epitélio é hiperplásico e costuma demonstrar uma superfície áspera a papilar. Pode ser observado afilamento ocasional das projeções interpapilares. O edema intercelular proeminente (espongiose) e a exocitose neutrofílica são observados de forma sistemática. Em termos histopatológicos, o epitélio é semelhante às áreas juncional ou sulcular. Mediante estudo imuno-histoquímico, o epitélio normalmente demonstra positividade difusa para CK8/18 e CK19 com positividade incomum para CK1/10 e CK4. Em contraste, o epitélio da superfície gengival normalmente é positivo para CK1/10 e CK4, mas sem positividade difusa para CK8/18 e CK19 (apenas nas células da camada basal). Estes resultados sugerem que a hiperplasia gengival espongiótica demonstra um "*fenótipo intermediário*" com características que estão muito mais próximas do epitélio juncional do que do epitélio da superfície gengival. Em casos raros observados em adultos, a CK19 pode ser utilizada para confirmar o diagnóstico. Embora muitos casos sejam papilares, a hiperplasia gengival espongiótica tem demonstrado ser negativa para DNA do papilomavírus humano (HPV) por reação da cadeia de polimerase. O estroma associado revela vasodilatação com congestão e um infiltrado celular inflamatório misto.

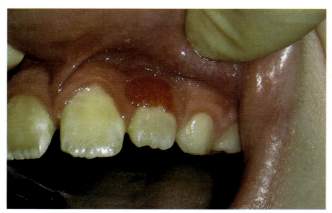

Figura 4.7 Hiperplasia gengival espongiótica. Alteração aveludada vermelho vivo da gengiva vestibular maxilar em um menino de 9 anos. (Cortesia do Dr. Tom Ocheltree.)

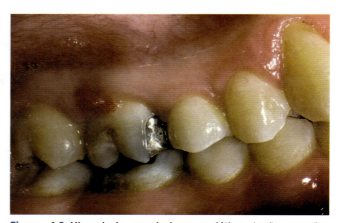

Figura 4.8 Hiperplasia gengival espongiótica. Lesão vermelha, papilar e pediculada com um pedículo que se estende até o sulco gengival em uma mulher de 28 anos.

Tratamento e prognóstico

A maioria dos exemplos relatados tem sido removida de forma conservadora com bisturi ou *laser*. A remoção cirúrgica da gengiva vestibular anterior da maxila apresentando um resultado estético aceitável pode ser um desafio. A remoção bem-sucedida com crioterapia também foi documentada com excelentes resultados. Um caso relatado mostrou a remoção por cauterização leve combinada com corticosteroides tópicos, mas outros casos têm revelado uma resposta inconsistente aos corticosteroides tópicos. A taxa de recorrência relatada varia de 6 a 28,6%. A remoção bem-sucedida por ablação a *laser* de baixa potência também foi documentada em um pequeno número de casos. Embora a lesão possa persistir por anos, a possibilidade de resolução espontânea é provável, visto que o processo é pouco relatado nos adultos. Tem sido sugerido que o "fenótipo intermediário" observado na expressão das citoqueratinas pode ser o epitélio juncional em transição para epitélio da superfície gengival.

◆ GENGIVITE NECROSANTE (GENGIVITE ULCERATIVA NECROSANTE, INFECÇÃO DE VINCENT, BOCA DE TRINCHEIRA)

A **gengivite necrosante (GN)** tem um padrão diferenciado de alterações gengivais que foi reconhecido há centenas de anos. Até pouco tempo, esse processo era denominado *gengivite ulcerativa necrosante aguda* (GUNA); no entanto, vários pesquisadores descontinuaram o uso de aguda, porque não existe forma crônica da doença. Além disso, outros preferem o termo simplificado gengivite necrosante sem utilizar o "ulcerativa", uma vez que a ulceração ocorre secundariamente à necrose.

Nos anos 1890, o médico francês Jean Hyacinthe Vincent identificou uma bactéria fusiforme, *Bacillus fusiformis* (atualmente *Fusobacterium nucleatum*) e um espiroqueta, *Borrelia vincentii*, após o exame microscópico de amostras de biofilme dos sítios afetados. Vincent acreditava que as bactérias fusiformes eram responsáveis em particular pela condição e que os espiroquetas eram basicamente oportunistas saprofíticos. A associação entre espiroquetas e bactérias fusiformes ainda vale hoje em dia, porém técnicas mais sofisticadas implicaram *Fusobacterium nucleatum*, *Prevotella intermedia*, *Porphyromonas gingivalis*, *Treponema* spp. e *Selenomonas* spp. Embora a associação com bactérias seja forte, pesquisas controversas sugeriram que os vírus, como citomegalovírus, vírus Epstein-Barr e herpes simples, possam contribuir para o início e a progressão do processo.

A infecção ocorre frequentemente na presença de estresse psicológico. As pessoas no serviço militar exibem maior frequência de GN; a doença era tão comum nas trincheiras de batalha durante a Primeira Guerra Mundial que o apelido *boca de trincheira* se tornou bem conhecido.

Além do estresse, outros fatores foram relacionados com maior frequência de GN:

- Imunossupressão
- Tabagismo
- Trauma local
- Mau estado nutricional
- Má higiene oral
- Sono inadequado
- Doença recente.

Uma série de medicações foi relatada como causadora de agranulocitose, uma condição que no início pode se apresentar clinicamente como GN. A investigação completa de todos os medicamentos atualmente utilizados parece prudente e pode levar à descoberta de uma significante imunossupressão associada. Além disso, o estado de imunossupressão associada à síndrome da imunodeficiência adquirida (AIDS) (ver Capítulo 7) ou com a mononucleose infecciosa (ver Capítulo 7) foi relacionado com o desenvolvimento da GN. A lista de fatores predisponentes apoia claramente a associação entre a imunidade sistêmica deprimida e o aparecimento da patologia.

Características clínicas

A GN pode ocorrer em qualquer idade; no entanto, quando encontrada nos EUA e na Europa, é vista com mais frequência nos jovens e adultos de meia-idade. Várias publicações relataram maior frequência nos brancos. A prevalência na população normal é menor que 0,1%; entretanto, nas populações sob estresse (p. ex., recrutas militares) a frequência aumenta para até 7%. Nos países em desenvolvimento, a GN ocorre geralmente nas crianças muito novas que sofrem de desnutrição.

Em um caso clássico de GN, as papilas interdentais apresentam grande inflamação, mostram-se edemaciadas e hemorrágicas. Em geral, as papilas afetadas são arredondadas (rombas) e demonstram áreas de necrose perfuradas, similares a crateras, que são cobertas com uma pseudomembrana cinzenta (Figura 4.9). Os casos incipientes podem passar despercebidos, pois a ulceração se desenvolve a princípio somente na ponta da papila interdental. Um odor fétido, dor aguda, hemorragia espontânea e acumulação de detritos necróticos costumam ser observados. Embora nem sempre seja notado um odor ruim, sua ausência em um paciente sem fatores predisponentes deve suscitar preocupação com outras doenças, como a gonorreia (ver Capítulo 5). Algumas vezes as características clínicas podem incluir linfadenopatia, febre e mal-estar. Às vezes, o processo pode levar à perda de inserção e ao desenvolvimento de periodontite associada **(periodontite necrosante)** ou disseminação para o tecido mole adjacente **(mucosite necrosante, estomatite necrosante)** (Figura 4.10). Se a infecção necrosante se estender pela mucosa até a pele da face, então é denominada *noma* (**cancrum oris**) (ver Capítulo 5).

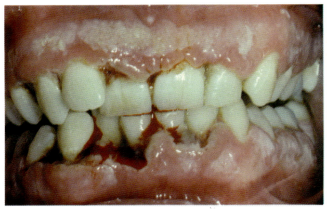

Figura 4.9 Gengivite necrosante (GN). A gengiva é friável e hemorrágica com necrose das papilas interdentais.

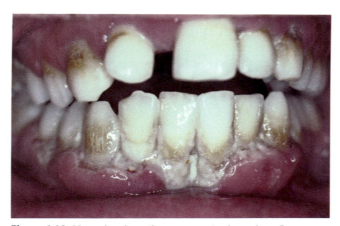

Figura 4.10 Mucosite ulcerativa necrosante. A gengiva exibe necrose epitelial que se estende entre as papilas interdentais adjacentes e apicalmente até a junção mucogengival.

Evidências apresentadas por numerosos autores demonstraram que GN, periodontite necrosante (PN) e estomatite necrosante são um processo de doença chamado *cancrum oris* (ver Capítulo 5).

Vários pesquisadores sugeriram que a GN, a periodontite ulcerativa necrotizante (PUN) e a estomatite necrotizante são um processo de doença chamado **gengivoestomatite necrosante**. Evidências apresentadas por muitos autores mostram que as doenças são clínica, histopatológica e bacteriologicamente parecidas, com as únicas diferenças sendo os fatores sistêmicos e a extensão anatômica da necrose.

Características histopatológicas

As características histopatológicas da GN são inespecíficas. Geralmente, as papilas gengivais afetadas demonstram alteração da superfície que é coberta por uma grossa membrana fibrinopurulenta. A lâmina própria subjacente demonstra um intenso infiltrado inflamatório agudo ou misto e extensa hiperemia. No epitélio afetado, ocorre com frequência uma perda da queratinização superficial. Na maioria das vezes, estão incluídos material necrótico e colonização bacteriana no material submetido para exame microscópico.

Tratamento e prognóstico

Ao contrário da maioria das formas de doença periodontal, a GN demonstra geralmente uma resolução rápida após a eliminação das bactérias. Mesmo com a terapia conservadora, observa-se a regeneração da gengiva afetada muitas vezes. A área afetada é mais bem tratada com desbridamento por raspagem, curetagem ou instrumentação ultrassônica (exceto quando contraindicado, como nos pacientes HIV-positivos). Em geral, é necessário anestesia tópica ou local antes de o clínico poder desbridar os tecidos adequadamente. O uso frequente de enxaguatórios com clorexidina, água salgada morna ou peróxido de hidrogênio diluído é benéfico no aumento da reposta terapêutica. Os antibióticos (metronidazol e penicilina foram sugeridos como os medicamentos de escolha) são auxiliares úteis, em especial na presença e febre ou linfadenopatia.

O tratamento deve incluir instruções sobre higiene oral e motivação do paciente; também é vantajosa a identificação e resolução de quaisquer fatores predisponentes. A terapia de suporte (p. ex., repouso, ingestão hídrica adequada e dieta nutritiva líquida/pastosa) e a cessação do tabagismo normalmente melhoram a resposta clínica. As consultas de acompanhamento são necessárias para reforçar as instruções de cuidados caseiros e excluir a recorrência do processo.

O clínico deve estar sempre vigilante na busca por outros sinais e sintomas de imunossupressão. A candidíase palatina ou a leucoplasia pilosa oral relacionada ao HIV (ver Capítulo 7) podem ser facilmente negligenciadas em um paciente com GN. O nível de atenção adequado deve ser direcionado para o exame do tecido mole oral, especialmente nos pacientes com infecções como a GN que estão relacionadas à imunossupressão. Além disso, uma investigação completa das causas de base da imunossupressão deve ser feita nos pacientes cujas condições sejam resistentes à terapia normal.

◆ GENGIVITE PLASMOCITÁRIA (GENGIVOESTOMATITE ATÍPICA; GENGIVOESTOMATITE ALÉRGICA)

Um padrão distinto de inflamação gengival, a **gengivite plasmocitária**, chamou a atenção dos profissionais da área de saúde durante o final dos anos 1960 e início dos anos 1970. Ocorreu uma explosão de casos durante essa época e a maioria parecia estar relacionada com uma hipersensibilidade a um componente da goma de mascar. Desde aquela época, o número de casos tem diminuído, mas alterações gengivais semelhantes são ocasionalmente relatadas.

Embora a associação com a goma de mascar tenha diminuído, a alergia ainda é responsável por muitos casos relatados. Uma marca de dentifrício à base de ervas, um tipo específico de bala de menta e pimentas foram implicados nos relatos mais recentes. A lista de alergênios parece ser variada e muitas vezes são necessárias avaliações meticulosas para excluir uma causa alérgica.

Características clínicas

Os pacientes com gengivite plasmocitária sofrem um início rápido de dor de garganta, com frequência intensificada por dentifrícios e por alimentos quentes ou condimentados. A gengiva livre e aderida demonstra um aumento difuso, com eritema brilhante e perda do pontilhado normal (Figura 4.11). A extensão sobre o palato pode ocorrer e as áreas edêntulas exibem alterações menos intensas. Algumas vezes pode ocorrer uma alteração gengival ou vestibular localizada a partir da colocação tópica de um material que desperte uma reação inflamatória plasmocitária similar.

Outros sítios de envolvimento podem ser observados ou as alterações podem ser localizadas na gengiva. Nos casos relacionados à goma de mascar do início dos anos 1970, o envolvimento dos lábios e da língua era característico. Os lábios ficavam secos, atróficos, às vezes fissurados, e a queilite angular era frequente. O envolvimento da língua resultava em aumento eritematoso com sulcos, leve crenação e perda do revestimento dorsal típico.

Relatos mais recentes descreveram lesões isoladas na gengiva sem o envolvimento clássico dos lábios ou da língua observados no passado. Uma porcentagem maior desses casos é idiopática e ocorre o envolvimento ocasional de sítios como a região supraglótica.

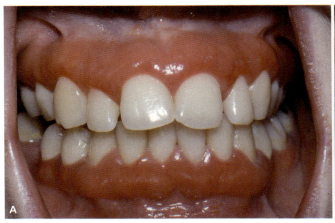 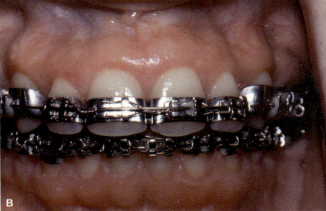

Figura 4.11 Gengivite plasmocitária. A. Aumento difuso, vermelho vivo, da gengiva livre e aderida. **B.** Mesmo paciente retratado em **A** 16 meses depois da eliminação do alérgeno desencadeante. (Cortesia do Dr. Phillip Sheridan).

Características histopatológicas

Os casos de gengivite plasmocitária clássica dos anos 1970 demonstravam hiperplasia psoriasiforme e espongiose do epitélio superficial, com intensa exocitose e microabscessos neutrofílicos. A lâmina própria contém muitos vasos dilatados e um infiltrado inflamatório crônico denso que é composto predominantemente de plasmócitos (Figura 4.12). Os casos mais recentes demonstram menor envolvimento do epitélio superficial e um infiltrado plasmocitário subjacente menos denso.

A investigação da clonalidade do infiltrado plasmocitário pode ser necessária para excluir a possibilidade de uma neoplasia plasmocitária monoclonal. Todos os casos alérgicos e idiopáticos de gengivite plasmocitária demonstram uma mistura policlonal de plasmócitos e um perfil normal na imunoeletroforese plasmática. Além disso, deve ser considerada a possibilidade da doença relacionada à IgG4 (ver Capítulo 11). Na doença relacionada à IgG4, um padrão estoriforme de esclerose e eosinófilos dispersos normalmente estão presentes, juntamente com uma proporção celular de IgG4/IgG no plasma superior a 40% e elevação do nível sérico de IgG4.

É preciso lembrar que um denso infiltrado plasmocitário idêntico pode ser observado na gengivite relacionada à respiração bucal, na hiperplasia gengival relacionada ao biofilme e na periodontite crônica. O diagnóstico depende de uma forte correlação clínica e histopatológica na qual as alterações estão associadas a um início rápido de dor na boca e não se resolvem com a melhoria na higiene oral. Relatos dessa entidade que não satisfazem os critérios de diagnóstico podem ser encontrados na literatura odontológica e médica. A análise da publicação original de 1971 pode ser útil para os que contemplam o diagnóstico.

Tratamento e prognóstico

Todos os pacientes com gengivite plasmocitária devem ser orientados a manter uma história alimentar completa com registro de tudo o que for ingerido por via oral (p. ex., alimentos, dentifrício, enxaguatório bucal, tabaco, álcool, goma de mascar, balas e medicações). Os possíveis alergênios devem ser eliminados para descobrir a causa de base. Se não houver uma resposta aparente, então pode ser feito um teste alérgico abrangente e uma dieta por eliminação.

Muitos pacientes nos quais não foi possível descobrir qualquer causa de base foram tratados com medicamentos imunossupressores tópicos ou sistêmicos, alcançando resultados variados. O uso de enxaguatório com dexametasona, gel de fluocinonida, triancinolona tópica e ácido fusídico tópico estão entre as várias opções relatadas. Apesar de todas as avaliações e intervenções terapêuticas, alguns pacientes não respondem ao tratamento e nenhuma causa da doença pode ser identificada.

◆ GENGIVITE POR CORPO ESTRANHO

Em 1990, Daley e Wysocki descreveram um padrão importante de gengivite persistente que permanece surpreendentemente pouco reconhecido. A alteração representa uma resposta inflamatória a algum material estranho que ficou incrustado nos tecidos gengivais. A microanálise de raios X por dispersão de energia mostrou que a maioria das partículas estranhas é de origem dentária, sendo abrasivos e materiais restauradores os mais frequentemente identificados. Esses materiais parecem ter sido introduzidos através do rompimento do epitélio gengival ou sulcular durante atividades de higiene profissional, procedimentos restauradores ou durante o uso doméstico de produtos de higiene bucal ou estéticos. O material mais encontrado é o silício,

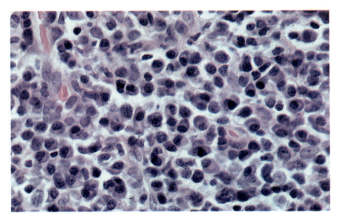

Figura 4.12 Gengivite plasmocitária. Microfotografia em grande aumento exibindo um infiltrado inflamatório denso consistindo predominantemente em plasmócitos com linfócitos dispersos.

um componente importante do dentifrício, da pasta de polimento, da pedra-pomes e dos discos de carborundum. Quando introduzido na gengiva, o silício ativa os fibroblastos, levando ao aumento dos níveis de citocinas inflamatórias. As alterações gengivais podem tornar-se evidentes logo após a introdução do material ou podem demorar meses a anos.

Características clínicas

A **gengivite por corpo estranho** apresenta-se como áreas focais de eritema gengival que podem demonstrar estrias radiantes periféricas, entremeadas por áreas brancas, zonas de erosão ou aumento de volume (Figuras 4.13 e 4.14). Desconforto associado e envolvimento multifocal são comuns. As lesões frequentemente são confundidas com líquen plano gengival, mas não conseguem migrar ou apresentar manifestação extragengival. Mais recentemente, a gengivite por corpo estranho tem sido associada a leucoplasias gengivais discretas que podem ter aparência verruciforme, ocasionalmente associadas a vários graus de displasia, e também à preocupante leucoplasia verrucosa proliferativa em evolução (ver Capítulo 10) (Figura 4.15). Embora a patologia possa envolver qualquer superfície gengival, as áreas posteriores de ambos os arcos e a gengiva anterior da maxila são afetadas com mais frequência. Há predominância pelo sexo feminino e a maioria dos casos se apresenta na idade adulta, com idade média de aproximadamente 50 anos.

Características histopatológicas

As características histopatológicas são variáveis, mas consistentemente demonstram minúsculos grânulos pretos acinzentados opacos que podem estar entremeados a estruturas cristalinas translúcidas (Figura 4.16). Os grânulos não tendem a polarizar, enquanto os cristais são destacados pela luz polarizada. O material estranho é sutil e pode passar despercebido sem um alto índice de suspeita. A variante eritematosa da gengivite por corpo estranho tende a exibir áreas de atrofia epitelial, muitas vezes demonstrando degeneração da camada de células basais, sugestiva de líquen plano gengival. O estroma superficial normalmente revela uma banda

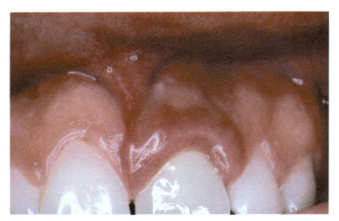

Figura 4.13 Gengivite por corpo estranho. Gengiva localizada, aumentada e eritematosa, associada ao incisivo central maxilar esquerdo. As alterações se desenvolveram logo após a colocação de uma coroa total de porcelana fundida com metal (PFM) e não respondeu à terapia local conservadora. A biopsia revelou inflamação granulomatosa entremeada por material exógeno. (Cortesia do Dr. Timothy L. Gutierrez.)

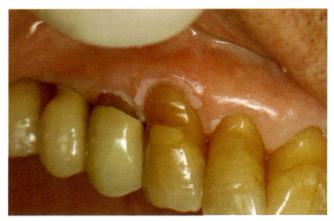

Figura 4.15 Gengivite por corpo estranho leucoplásica. Esta apresentação clínica exibe características tanto de gengivite por corpo estranho quanto de leucoplasia verrucosa proliferativa. A biopsia deve ser estendida ao sulco para aumentar a probabilidade de inclusão do material estranho, se presente. Mesmo que seja encontrado material estranho, o diagnóstico definitivo requer uma forte correlação clinicopatológica. (Cortesia do Dr. Fred Lucas.)

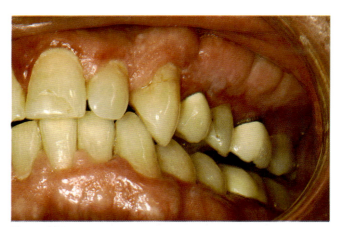

Figura 4.14 Gengivite por corpo estranho. Mucosa vermelha, atrófica, da gengiva vestibular maxilar esquerda. Essas alterações surgiram após a colocação de duas coroas de porcelana fundida com metal (PFM). A biopsia revelou mucosite liquenoide com fragmentos de corpo estranho misturados.

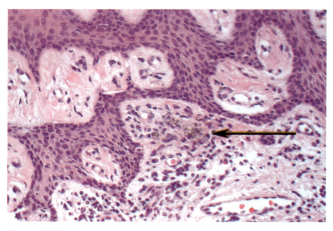

Figura 4.16 Gengivite por corpo estranho. Partículas de corpo estranho pigmentado (*seta*) misturadas com linfócitos e plasmócitos.

linfocítica densa com um infiltrado celular inflamatório irregular mais profundo, composto predominantemente por linfócitos, plasmócitos e histiócitos. Eosinófilos dispersos ocasionalmente podem estar presentes. O material estranho normalmente está entremeado ao infiltrado irregular mais profundo ou observado em áreas de inflamação granulomatosa. A variante leucoplásica apresenta mais frequentemente hiperortoqueratose com graus variados de hiperplasia ou displasia verruciforme. O estroma mais profundo demonstrará uma condição crônica irregular semelhante, constituído por infiltrado inflamatório linfoplasmocitário e histiócitos com ou sem inflamação granulomatosa.

O diagnóstico requer uma forte correlação clinicopatológica. Quando um material estranho é detectado, é impossível determinar se o material é coincidente ou causal. Além disso, biopsias superficiais de gengivite por corpo estranho podem não detectar o material estranho, pois os grânulos geralmente são profundos e adjacentes ao sulco gengival. Quando se manifesta como uma lesão focal liquenoide com material estranho, o **líquen plano** (ver Capítulo 16) deve ser considerado no diagnóstico diferencial, mas normalmente demonstrará migração e lesões extragengivais. Quando se manifesta como uma leucoplasia verruciforme com material estranho, a possibilidade de uma **leucoplasia verrucosa proliferativa** em evolução (ver Capítulo 10) deve ser considerada, realizando-se tratamento apropriado e acompanhamento rigoroso. Quando há inflamação granulomatosa significativa, mas não intimamente associada ao material estranho, a possibilidade de **granulomatose orofacial** (ver Capítulo 9) deve ser considerada.

Tratamento e prognóstico

A excisão cirúrgica do tecido afetado é a terapia de escolha se o processo for suficientemente sintomático ou se a manifestação clínica for semelhante a uma leucoplasia espessa. Nas áreas persistentemente atróficas ou erosivas da gengivite por corpo estranho, cobrir a área danificada com um enxerto de um sítio doador gengival saudável pode ser uma opção melhor que a excisão completa. O uso de corticosteroides tópicos produziu uma resolução temporária da sensibilidade em alguns pacientes, mas os sintomas geralmente retornam após a interrupção da terapia. Para prevenir a introdução futura de corpo estranho iatrogênico, os clínicos devem tomar cuidado durante os procedimentos restauradores e de higiene oral que possam introduzir corpos estranhos em uma ferida cirúrgica. Além disso, a profilaxia dental deve ser postergada por 2 dias após raspagem, alisamento radicular e procedimentos de curetagem.

◆ GENGIVITE DESCAMATIVA

Gengivite descamativa é um termo clínico para a gengiva que demonstra descamação superficial do epitélio, caracterizada pela formação e ruptura de vesículas. O processo quase sempre representa a manifestação de uma das diferentes doenças vesiculoerosivas, normalmente o penfigoide das membranas mucosas. Alguns clínicos ampliam a definição, incluindo os pacientes com lesões gengivais atróficas e erosivas, sem verdadeira descamação do epitélio. Nesses casos, o líquen plano é diagnosticado com mais frequência. Outros diagnósticos feitos frequentemente incluem a doença da IgA linear, o pênfigo vulgar, a epidermólise bolhosa adquirida, o lúpus eritematoso sistêmico (LES), a estomatite ulcerativa crônica e o pênfigo paraneoplásico. As manifestações gengivais dessas doenças mucosas e dermatológicas são descritas em mais detalhes no Capítulo 16, então não se justifica estender a discussão aqui.

◆ HIPERPLASIA GENGIVAL MEDICAMENTOSA

A **hiperplasia gengival medicamentosa** se refere a um crescimento anormal dos tecidos gengivais, secundário ao uso de uma medicação sistêmica. Uma lista de medicamentos associada à hiperplasia gengival é fornecida no Boxe 4.4. Dentre essas medicações, uma forte associação foi observada apenas com a ciclosporina (Figura 4.17), fenitoína e nifedipino (Figura 4.18). Além

Boxe 4.4	Medicações associadas à hiperplasia gengival.

- Anticonvulsivantes
  - Carbamazepina
  - Etossuximida
  - Etotoína
  - Felbamato
  - Fenitoína
  - Fenobarbital
  - Fensuximida
  - Mefenitoína
  - Metsuximida
  - Primidona
  - Valproato sódico
  - Vigabatrina
- Bloqueadores do canal de cálcio
  - Anlodipino
  - Bepridil
  - Diltiazem
  - Felodipino
  - Isradipina
  - Lacidipina
  - Nicardipino
  - Nifedipino
  - Nisoldipino
  - Nitrendipino
  - Verapamil
- Ciclosporina
- Contraceptivos orais
- Eritromicina

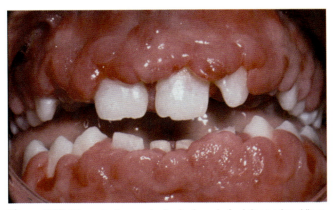

Figura 4.17 Hiperplasia gengival relacionada à ciclosporina. Hiperplasia gengival difusa, eritematosa e fibrótica.

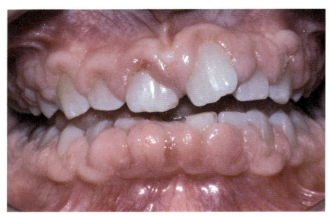

Figura 4.18 Hiperplasia gengival relacionada ao nifedipino. Hiperplasia gengival difusa, fibrótica, após 1 mês de higiene oral intensa. Eritema, edema e aumento gengival presentes antes da intervenção.

do nifedipino, uma associação definitiva, porém mais branda, foi documentada com outros agentes bloqueadores do canal de cálcio, como diltiazem, anlodipino e verapamil. No resto desses agentes, a prevalência é muito menor ou a associação é fraca ou empírica. Existe uma série de bloqueadores do canal de cálcio que não foram associados à hiperplasia gengival e podem representar alternativas mais seguras. À medida que novos medicamentos são desenvolvidos, a lista de medicações agressoras pode crescer. Sabe-se que a ciclosporina está associada à hipertensão, muitas vezes levando à utilização de um bloqueador do canal de cálcio. Quando a ciclosporina e o nifedipino são utilizados de modo concomitante, a gravidade da hiperplasia associada frequentemente é maior (Figura 4.19).

Relatos raros de hiperplasia gengival associada ao uso de vemurafenibe foram observados. Este medicamento é um inibidor direcionado de BRAF, utilizado no tratamento do melanoma metastático. Uma série de efeitos colaterais cutâneos tem sido comprovada, incluindo carcinoma espinocelular semelhante ao queratoacantoma, queratose pilar, acantopapilomatose e hiperqueratose plantar. A natureza exata do aumento gengival não é clara porque nenhum dos pacientes realizou biopsia com exame histopatológico dessas alterações orais.

A prevalência dessas hiperplasias varia amplamente; no entanto, conforme relatado em uma análise crítica da literatura, a prevalência relacionada ao uso de fenitoína é de aproximadamente 50%. A ciclosporina e o nifedipino produzem, cada um, alterações em cerca de 25% dos pacientes tratados. A existência ou não de uma relação entre uma dose e o risco ou gravidade da hiperplasia é uma questão controversa. Pesquisadores sugeriram que a suscetibilidade à hiperplasia gengival por ciclosporina está associada a certos tipos de antígeno de histocompatibilidade (HLA), enquanto outros tipos de HLA parecem proteger contra a hiperplasia. Não se sabe se existem correlações semelhantes com outras formas de hiperplasia gengival medicamentosa.

O grau de aumento gengival parece estar relacionado com a suscetibilidade do paciente e com o nível de higiene oral. Nas observações dos pacientes com higiene oral excelente, o supercrescimento gengival (conforme averiguado pela formação de pseudobolsas) é reduzido radicalmente ou não existe. Entretanto, mesmo com a boa higiene oral algum grau de aumento gengival pode ser descoberto nos indivíduos suscetíveis, embora em muitos casos as alterações sejam difíceis de detectar. Com frequência, a higiene oral rigorosa consegue limitar a gravidade a níveis clinicamente insignificantes. Dentre as medicações discutidas, a ciclosporina parece ser a menos responsiva à instituição de um programa rigoroso de higiene oral; mesmo com essa medicação, porém, a eliminação da inflamação gengival resulta em melhoria clínica notável. Além disso, o grau da hiperplasia gengival medicamentosa parece ser acentuadamente maior nos fumantes.

Características clínicas

Como os pacientes jovens usam fenitoína com mais frequência, a hiperplasia gengival que ela induz é um problema, principalmente nas pessoas com menos de 25 anos. Os casos relacionados aos bloqueadores do canal de cálcio ocorrem em particular nos adultos de meia-idade ou nos idosos. A ciclosporina é utilizada em uma variada gama de idade e isso está correlacionado com a idade da hiperplasia relatada. Há um risco maior de hiperplasia gengival quando o medicamento é utilizado nas crianças, especialmente nos adolescentes. Não há predileção por raça. Observa-se uma predominância do sexo masculino na hiperplasia gengival associada à ciclosporina ou aos bloqueadores dos canais de cálcio, mas não à fenitoína.

Após 1 a 3 meses de uso do medicamento, os aumentos se originam nas papilas interdentais e espalham-se pelas superfícies dentárias (Figura 4.20). O segmento anterior é a área mais envolvida. Nos casos extensos, a gengiva hiperplásica pode cobrir

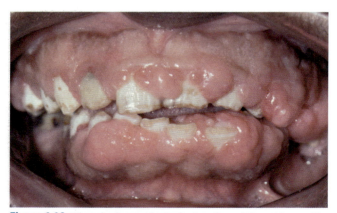

Figura 4.19 Hiperplasia gengival relacionada a ciclosporina e nifedipino. Hiperplasia gengival em um paciente usando dois medicamentos associados ao aumento gengival.

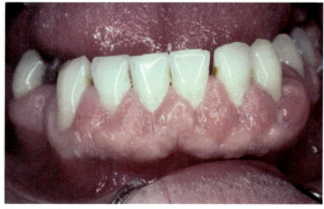

Figura 4.20 Hiperplasia gengival branda relacionada à fenitoína. Aumento gengival presente predominantemente nas papilas interdentais.

uma parte (ou toda) das coroas de muitos dos dentes envolvidos (Figuras 4.21 e 4.22). A extensão lingual e oclusal pode interferir na fala e na mastigação. As áreas edêntulas geralmente não são afetadas, mas a hiperplasia sob as dentaduras ou em torno dos implantes, ambos com manutenção deficiente, tem sido observada (Figura 4.23).

Crescimentos do tecido gengival semelhantes a granulomas piogênicos têm sido relatados nos receptores de transplante de medula óssea alogênica que recebem ciclosporina para a doença do enxerto contra o hospedeiro (DECH) (Figura 4.24). Acredita-se que a ciclosporina desencadeie proliferações nas áreas de inflamação crônica ocasionadas pela DECH.

Na ausência de inflamação, a gengiva aumentada tem cor normal e é firme, com uma superfície que pode ser lisa, pontilhada ou granular. Com a inflamação, a gengiva afetada se torna vermelho-escura e edemaciada, com uma superfície friável, sangrando com facilidade e ulcerada. Os aumentos similares ao granuloma piogênico são vistos ocasionalmente na presença de inflamação intensa.

Características histopatológicas

No exame histopatológico, o epitélio superficial pode demonstrar alongamento das cristas epiteliais, com extensões longas para o estroma subjacente. A lâmina própria exibe maior quantidade de tecido conjuntivo fibroso que demonstra uma densidade normal de fibroblastos. Nos pacientes com inflamação secundária, há maior vascularização e um infiltrado inflamatório crônico que consiste, na maioria das vezes, em linfócitos e plasmócitos. Nos pacientes com crescimento exagerado similar ao granuloma piogênico, as proliferações demonstram frequentemente maior vascularização e inflamação subaguda importante.

Tratamento e prognóstico

A descontinuação da medicação indutora pelo médico responsável resulta em geral na cessação e, possivelmente, em alguma regressão do aumento gengival; até mesmo a resposta à substituição de uma medicação por outra não é imediata. Se o uso do medicamento for obrigatório, então a limpeza profissional, as reavaliações frequentes e o controle caseiro do biofilme são medidas importantes. Os agentes antibiofilme, como a clorexidina, têm sido benéficos na prevenção do acúmulo de biofilme da hiperplasia gengival associada.

O ácido fólico sistêmico ou tópico se mostrou capaz de melhorar a hiperplasia gengival em alguns casos. Além disso, vários autores documentaram resolução importante da hiperplasia gengival

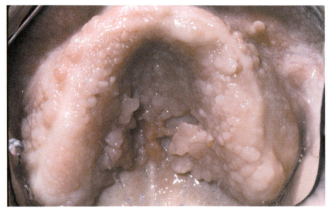

Figura 4.23 Hiperplasia palatina relacionada à fenitoína. Hiperplasia da mucosa palatina em um paciente edêntulo com má higiene da prótese total.

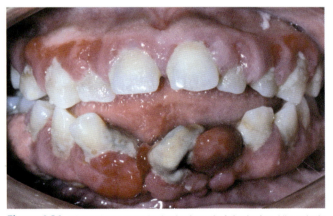

Figura 4.21 Hiperplasia gengival relacionada à fenitoína. Hiperplasia gengival eritematosa cobrindo partes das coroas de vários dentes.

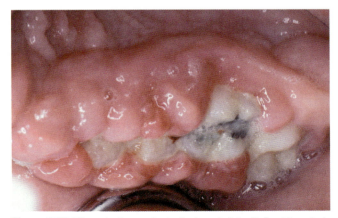

Figura 4.22 Hiperplasia gengival relacionada à fenitoína. Hiperplasia gengival cobrindo quase totalmente as coroas da dos dentes superiores posteriores. (Cortesia da Dra. Ann Drummond e do Dr. Timohy Johnson.)

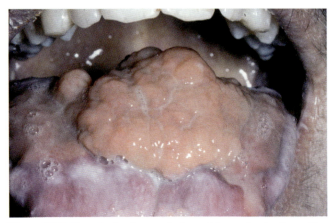

Figura 4.24 Hiperplasia não gengival por ciclosporina. Lesão exofítica e de aparência granulomatosa na superfície dorsal da língua que surgiu em um paciente que realizou transplante de medula óssea e estava tomando ciclosporina para a doença do enxerto contra o hospedeiro (DECH).

relacionada ao uso de ciclosporina após um pequeno curso de metronidazol, azitromicina ou roxitromicina. A azitromicina também pode ser útil na resolução da hiperplasia gengival relacionada ao uso de nifedipino e fenitoína.

Embora a hiperplasia gengival esteja associada a maiores profundidades de sondagem, alguns pesquisadores não acreditam que isso levasse necessariamente à perda de inserção ou a maior perda dentária. Portanto, alguns clínicos mantêm uma conduta expectante e não realizam terapias invasivas sem evidências de perda de inserção, estética inadequada ou perturbação da fala ou da mastigação. Quando são observadas alterações desagradáveis e todas as intervenções fracassam em obter a resolução, a erradicação do tecido gengival excessivo por meio de cirurgia convencional com bisturi ou *laser* continua a ser o tratamento preferido. A recorrência não é incomum, em particular nos pacientes com higiene oral inadequada. Devido ao aumento das taxas de perda dentária em pacientes com hiperplasia gengival relacionada a medicamentos, a substituição do medicamento agressor é a melhor abordagem, desde que seja clinicamente apropriado.

◆ FIBROMATOSE GENGIVAL (GENGIVA FIBROMATOSA; ELEFANTÍASE GENGIVAL)

A fibromatose gengival é um aumento gengival de progressão lenta, ocasionado por um crescimento colagenoso excessivo do tecido conjuntivo fibroso gengival. Apesar do nome, essa doença não tem relação com as fibromatoses hipercelular e neoplásica que podem ocorrer no tecido mole e no osso (ver Capítulos 12 e 14). A fibromatose gengival é uma condição rara, com uma prevalência estimada em 1:750.000.

A fibromatose gengival pode ser familiar ou idiopática. Outros achados vistos ocasionalmente com a fibromatose gengival incluem hipertricose (Figura 4.25), periodontite agressiva generalizada, epilepsia, deficiência intelectual, surdez sensorineural, hipotireoidismo, condrodistrofia e deficiência do hormônio do crescimento. As variações familiares podem ocorrer como um achado isolado ou junto com uma das várias síndromes hereditárias. O Boxe 4.5 apresenta as síndromes que têm sido com frequência associadas à fibromatose gengival.

Na maioria dos casos de fibromatose gengival é observado um padrão de herança autossômico dominante; no entanto, os exemplos autossômicos recessivos também têm sido observados. O fenótipo da fibromatose gengival hereditária demonstra heterogeneidade genética com a existência de pelo menos cinco genes responsáveis por padrões similares de apresentação clínica.

Características clínicas

Na maioria dos casos, o aumento começa antes dos 20 anos e frequentemente está correlacionado com a erupção dos dentes decíduos ou permanentes (Figura 4.26). A maioria dos pesquisadores acredita que a presença dos dentes provavelmente é necessária para a ocorrência da condição. Apesar disso, padrões raros podem se apresentar na infância ou até mesmo no nascimento. Após o processo ter começado, pode haver crescimento excessivo nos dentes associados e até mesmo interferência no fechamento labial. A falha ou atraso na erupção, ou a posição alterada dos dentes erupcionados, pode ser evidente (Figura 4.27).

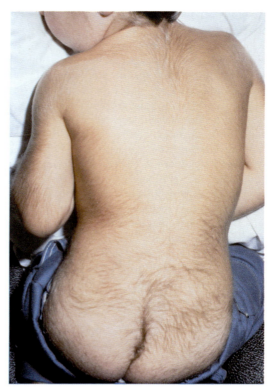

Figura 4.25 Hipertricose associada à fibromatose gengival. Aumento significativo de pelos corporais nas costas e nádegas em um paciente com fibromatose gengival. (Cortesia do Dr. George Blozis.)

Boxe 4.5	Síndromes associadas à fibromatose gengival.

- Hialinose sistêmica infantil
- Síndrome de Byars-Jurkiewicz
- Síndrome de Costello
- Síndrome de Cross
- Síndrome de Jones-Hartsfield
- Síndrome de Murray-Puretic-Drescher
- Síndrome de Ramon
- Síndrome de Rutherford
- Síndrome de Zimmerman-Laband

Em alguns casos, um dente pode ter erupcionado em uma posição normal, mas o tecido conjuntivo fibroso continua a cobrir a coroa e impedir a visualização.

As alterações gengivais podem ser generalizadas ou localizadas a um ou mais quadrantes. Qualquer uma das arcadas pode estar envolvida, mas a maxila é afetada com mais frequência e demonstra maior grau de aumento. As superfícies palatinas normalmente são mais espessas do que o lado vestibular. Geralmente não é observada extensão após a junção mucogengival com a prega mucovestibular, mas as extensões palatinas podem ocasionar distorção do contorno do palato e, às vezes, quase se encontrando na linha média.

Nos casos localizados, a hiperplasia pode envolver um grupo de dentes e permanecer estável ou, em um momento posterior, pode se estender para outros segmentos de uma ou das duas arcadas. Um padrão distinto e comum envolve a crista alveolar maxilar posterior. Nesse padrão, o tecido hiperplásico forma aumentos simétricos bilaterais que se estendem posterior e palatinamente das cristas alveolares posteriores (Figura 4.28). Com menos frequência, o supercrescimento também pode ser isolado na gengiva vestibular dos molares inferiores.

A gengiva é firme, tem cor normal, sendo coberta por uma superfície lisa ou finamente pontilhada. Nos pacientes idosos, a superfície pode desenvolver muitas projeções papilares. Pode parecer que as inserções frenulares dividem os tecidos gengivais da crista alveolar em lóbulos. Os problemas clínicos associados incluem estética, retenção prolongada dos dentes decíduos, oclusão anormal, selamento labial inadequado e dificuldade para comer e falar.

Características histopatológicas

Os aumentos da fibromatose gengival consistem em tecido denso hipocelular, hipovascular e colagenoso, que forma feixes entrelaçados, dispostos praticamente em paralelo. O epitélio costuma ser acantótico e exibe cristas epiteliais longas e finas que se estendem de forma profunda no tecido conjuntivo fibroso (Figura 4.29). A inflamação está ausente ou é branda. Algumas vezes, ilhas de epitélio odontogênico, focos de calcificação distrófica ou áreas de metaplasia óssea podem ser observados.

Tratamento e prognóstico

Os casos brandos respondem frequentemente a raspagem e alisamento radicular, seguidos pelo acompanhamento profissional rigoroso. No espessamento gengival mais avançado é indicada

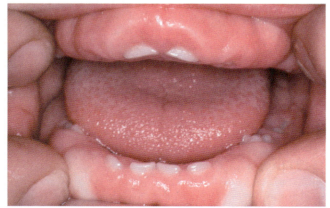

Figura 4.26 Fibromatose gengival. Uma criança pequena com bochechas retraídas pelo responsável. Observa-se hiperplasia gengival eritematosa surgindo em associação com a dentição decídua em erupção. (Cortesia do Dr. George Blozis.)

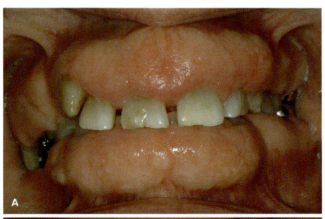

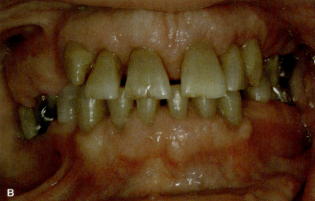

Figura 4.27 Fibromatose gengival. **A.** Aumento fibrótico denso da gengiva, resultando em alargamento da dentição e pontos de contato abertos. **B.** O mesmo paciente após a redução cirúrgica do tecido gengival fibrótico em excesso.

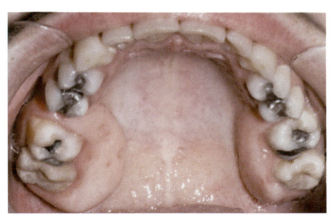

Figura 4.28 Fibromatose gengival localizada. Aumentos fibróticos e simétricos bilaterais das superfícies palatinas das cristas alveolares maxilares posteriores.

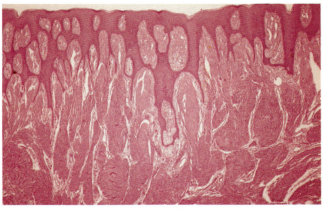

Figura 4.29 Fibromatose gengival. Epitélio pavimentoso estratificado exibindo cristas epiteliais longas e finas e tecido conjuntivo fibroso denso subjacente.

a remoção cirúrgica conservadora. A taxa de recorrência após a excisão é reduzida se a remoção for postergada até a erupção completa da dentição permanente. Apesar disso, os benefícios locais e psicológicos superam a desvantagem da recorrência, justificando a remoção precoce. Embora a recorrência seja comum nos pacientes dentados, um programa rigoroso de higiene oral desacelera o retorno do crescimento. Nos casos graves, a extração seletiva dos dentes e a gengivectomia são necessárias para alcançar a morfologia gengival normal.

◆ PERIODONTITE

Periodontite se refere a uma inflamação dos tecidos gengivais associada a alguma perda de inserção do ligamento periodontal e suporte ósseo. Com a perda progressiva da inserção, pode ocorrer uma destruição do ligamento periodontal e do osso alveolar adjacente. A migração apical do epitélio crevicular ao longo da superfície radicular resulta na formação de bolsas periodontais. É possível o afrouxamento e a consequente perda dos dentes. Um paciente é considerado portador de periodontite se uma das duas apresentações a seguir for observada:

- Perda de inserção clínica interdental em dois ou mais dentes não adjacentes
- Perda de inserção clínica ≥3 mm com bolsas >3 mm em dois ou mais dentes.

Uma pesquisa nacional de saúde nos EUA realizada em adultos com idades compreendidas entre os 30 e os 79 anos, realizada entre 2009 e 2014, revelou que a prevalência da periodontite era de 42,2%, sendo 7,8% grave. Presume-se que a prevalência esteja aumentando desde que a doença aumenta com a idade, a população vive mais e uma percentagem maior da população mantém os dentes devido à redução da cárie dentária.

Durante mais de um século, a presença da doença tem sido correlacionada com o acúmulo de biofilme no dente e sob a gengiva. Apesar disso, alguns pacientes demonstram biofilme extenso, mas não desenvolvem lesões destrutivas do periodonto. Hoje, muitos pesquisadores acreditam que a periodontite representa uma *disbiose*. Existem diferenças drásticas no conteúdo do biofilme nas áreas de periodonto saudável e doente. Os sítios saudáveis são colonizados principalmente por organismos gram-positivos facultativos, enquanto os biofilmes dentro das áreas de periodontite ativa contêm microbiota gram-negativa anaeróbica e microaerofílica. Dos mais de 500 tipos de bactérias que podem habitar a cavidade oral, apenas algumas foram relacionadas à periodontite e os tipos específicos estão correlacionados com os padrões clínicos de periodontite. A periodontite crônica está associada a *Treponema denticola, Tannerella forsythensis* e *Porphyromonas gingivalis*. Outros organismos que, segundo se acredita, estão envolvidos incluem *Aggregatibacter actinomycetemcomitans* (antes conhecida como *Actinobacillus actinomycetemcomitans*), *Prevotella intermedia, Campylobacter rectus* e *Fusobacterium nucleatum*. Embora controverso, alguns pesquisadores também sugeriram que o citomegalovírus humano e outros herpes-vírus poderiam contribuir para a condição.

Os organismos patogênicos existem em uma comunidade organizada chamada **biofilme**. As bactérias que crescem nos biofilmes raramente estão protegidas contra as defesas normais do hospedeiro e exibem maior resistência aos antibióticos administrados local ou sistemicamente. Acredita-se que os lipopolissacarídeos liberados dos biofilmes desencadeiem a liberação de mediadores inflamatórios catabólicos que levam à perda de inserção. A mecânica pode ser um fator importante associado ao êxito no tratamento da periodontite.

A classificação de 1999 da periodontite foi redefinida em 2017 durante o *World Workshop on the Classification of Periodontal and Peri-implant Diseases and Conditions*. O sistema de classificação revisado identificou três formas diferentes de periodontite:

- Periodontite necrosante
- Periodontite como manifestação direta de doenças sistêmicas
- Periodontite.

Este sistema de classificação revisado integrou as antigas categorias de "periodontite crônica" e "periodontite agressiva" em um único processo de doença. Após a publicação da classificação de 1999, clínicos e professores expressaram preocupações de que os critérios estabelecidos para diferenciar a periodontite crônica da agressiva eram difíceis de aplicar devido à sobreposição substancial. Além disso, não havia evidências de uma fisiopatologia específica que distinguisse as formas crônica e agressiva de periodontite. Apesar da reclassificação de 2017, ainda persistem controvérsias significativas. Logo após a divulgação dos resultados do *Workshop* Mundial de 2017, membros participantes apresentaram manuscritos conflitantes, defendendo a continuidade da separação da periodontite crônica na idade adulta da periodontite agressiva observada em crianças e jovens adultos, especialmente na variante localizada.

Para estratificar as variações dentro da categoria atual de periodontite, foi estabelecido durante o *Workshop* mundial um sistema de estágios e graduação. O estágio é um sistema de quatro níveis (I-IV) destinado a definir a gravidade, extensão e complexidade da periodontite em um indivíduo, utilizando principalmente a perda de inserção clínica em associação à apresentação radiográfica e à história de perda dentária. A graduação é um sistema de três níveis (A-C) que tenta fornecer uma estimativa da taxa de progressão, responsividade ao tratamento padrão e impacto potencial na saúde sistêmica. O sistema de graduação utiliza principalmente a taxa de perda de inserção clínica ao longo do tempo, combinada a fatores locais (quantidade de biofilme) e modificadores de graduação, como diabetes e tabagismo.

A **periodontite associada à doença sistêmica** não é rara e o Boxe 4.6 apresenta muitas das doenças que podem estar associadas a uma perda prematura de inserção periodontal. A **periodontite necrosante (PN)** representa a perda de inserção que ocorre frequentemente junto com a gengivite necrosante (GN). Essa forma tem sido correlacionada com a invasão agressiva por uma série de espiroquetas e *Prevotella intermedia*.

Características clínicas e radiográficas

Periodontite

Com o declínio nas cáries, a **periodontite** se tornou a causa primária da perda dentária nos pacientes com mais de 35 anos. A doença demonstra maior prevalência nos homens, embora os pesquisadores acreditem que grande parte desse efeito esteja relacionado a uma inadequada higiene oral e falta de comprometimento com as consultas odontológicas de rotina. Além disso, maior prevalência da periodontite está associada a:

- Idade avançada
- Tabagismo
- Diabetes melito

- Osteoporose
- Infecção por HIV
- Nível socioeconômico mais baixo.

Fatores locais também podem predispor os pacientes a lesões periodontais isoladas; dentre essas, a forma e o posicionamento do dente, a presença e a qualidade das restaurações dentárias, o contato interdental deficiente, a formação de cálculo, as cáries dentárias subgengivais, a oclusão traumática e o osso alveolar ou anatomia gengival anormal.

Por outro lado, foi sugerido que a presença da periodontite pode colocar os pacientes em risco de maior prevalência ou maior gravidade de certas doenças sistêmicas. Embora controversa, a periodontite tem sido associada a um risco elevado de doença arterial coronária, acidente vascular encefálico, diabetes melito progressivo, doenças respiratórias e ao parto de bebês com baixo peso ao nascer. Embora tenha sido documentada a coocorrência de doença periodontal com estas condições médicas graves, essas associações não devem ser interpretadas de forma a insinuar que a doença periodontal seja a responsável por causar tais condições médicas. A maior parte da evidência de apoio surgiu de estudos observacionais e seria fortalecida por ensaios clínicos bem planejados e randomizados. Dado que a evidência científica atual de uma associação entre a doença periodontal e essas condições médicas é fraca e sem qualquer prova forte de causalidade, o foco principal ao tratar a doença periodontal deve permanecer na preservação da dentição para melhorar a saúde bucal e a qualidade de vida.

No caso da periodontite clássica na idade adulta, normalmente nenhuma anormalidade do sistema imune é encontrada. A periodontite começa na juventude e no início da idade adulta, leva anos ou décadas para evoluir e inclui padrões cíclicos de exacerbação e remissão. O pressuposto de que a periodontite é uma doença do envelhecimento tem sido contestado e a maioria acredita que a maior destruição periodontal observada nos idosos reflita uma vida de acumulação da doença em vez de uma doença específica da idade.

Nos pacientes com periodontite, a gengivite está presente e precede o desenvolvimento de lesões periodontais. Embora muitos sítios possam demonstrar gengivite e não evoluir para a perda de inserção, as medidas locais vitalícias direcionadas contra os sítios de gengivite representam uma abordagem eficaz para a prevenção da periodontite crônica. Como ocorre perda de inserção, costuma haver arredondamento e posicionamento apical das margens gengivais (Figura 4.30). A doença periodontal está presente quando uma perda de inserção pode ser demonstrada por meio do uso de uma sonda periodontal. Na ausência de hiperplasia gengival, uma medição da profundidade da bolsa acima de 3 a 4 mm indica destruição do ligamento periodontal e reabsorção do osso alveolar adjacente; no entanto, a perda de inserção clínica é a melhor medição da destruição periodontal acumulada e representa o padrão-ouro de diagnóstico. As radiografias dentais de alta qualidade exibem menor altura vertical do osso que circunda o dente acometido (Figura 4.31). Com a perda óssea avançada ocorre a mobilidade dentária. Embora até hoje não existam biomarcadores confirmados para

Boxe 4.6	Distúrbios sistêmicos com perda de inserção prematura.

1. Acatalasia
2. Acrodinia
3. Síndrome da imunodeficiência adquirida (AIDS)
4. Discrasias sanguíneas
    - Leucemia
    - Agranulocitose
    - Neutropenia cíclica
5. Síndrome de Chédiak-Higashi
6. Doença granulomatosa crônica
7. Síndrome de Cohen
8. Doença de Crohn
9. Síndrome de Down
10. Diabetes melito
11. Disceratose congênita
12. Síndrome de Ehlers-Danlos, tipos IV e VIII
13. Doença de armazenamento do glicogênio
14. Síndrome de Haim-Munk
15. Hemocromatose
16. Hipofosfatasia
17. Síndrome de Kindler
18. Doença da célula de Langerhans
19. Disfunções leucocitárias com infecções extraorais associadas
20. Oxalose
21. Síndrome de Papillon-Lefèvre
22. Deficiência de plasminogênio
23. Sarcoidose

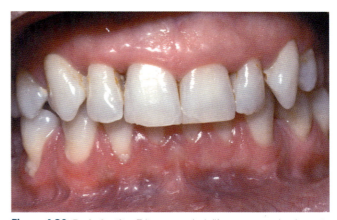

Figura 4.30 Periodontite. Eritema gengival difuso com arredondamento e posicionamento apical das margens gengivais. (Cortesia do Dr. Samuel Jasper.)

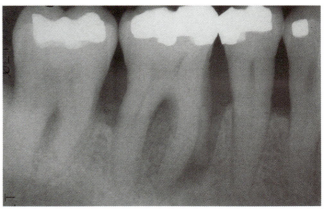

Figura 4.31 Periodontite. Perda óssea horizontal generalizada com um defeito vertical isolado envolvendo a raiz mesial do primeiro molar.

a doença periodontal, a pesquisa em andamento está tentando analisar a saliva em busca de marcadores genômicos e microbianos para o diagnóstico precoce da periodontite.

Embora a periodontite seja muito mais frequente em adultos mais velhos, ela também pode ser um problema significativo em crianças e jovens adultos. Em tais casos, uma investigação para descartar associação com um processo de doença sistêmica deve ser realizada. Os pesquisadores acreditam que a periodontite que surge em idade precoce representa várias patologias diferentes que foram agrupadas devido a apresentações clínicas semelhantes. A maioria dos pacientes apresenta disfunção detectável de neutrófilos, mas sem manifestações sistêmicas. Apesar de ser um tópico controverso, vários pesquisadores sugeriram que esse padrão de periodontite requer uma flora bacteriana específica e a presença de uma disfunção imunológica seletiva que permite que esses patógenos prosperem. Esse padrão único de alteração imunológica pode explicar a incapacidade de se defender adequadamente contra certos patógenos periodontais sem exibir sinais sistêmicos de imunodeficiência. Um grupo de pacientes da mesma família com esse padrão de periodontite é observado e sugere uma base genética subjacente. Muito provavelmente, a periodontite de alto estágio/grau que ocorre em pacientes mais jovens é geneticamente heterogênea, o que significa que a mutação em qualquer um de vários *loci* genéticos diferentes pode resultar na doença.

Ao se manifestar em pacientes mais jovens, a periodontite pode ser localizada ou generalizada. A variante localizada muitas vezes começa por volta dos 11 a 13 anos, com uma forte história familiar e tendência a apresentar perda de inserção localizada nos primeiros molares e incisivos. Esse padrão de doença periodontal demonstra um risco 10 vezes maior em adolescentes de ascendência africana ou do Oriente Médio. A destruição periodontal parece se concentrar nos primeiros molares e incisivos, possivelmente porque esses dentes já estão erupcionados há mais tempo (Figura 4.32). Em vários estudos clínicos, foi documentado um mínimo de placa ou cálculo supragengival; no entanto, esse achado é variável. A taxa de destruição óssea é de 3 a 5 vezes mais rápida do que a observada na periodontite típica da idade adulta. Na classificação de 1999, esse padrão de doença foi denominado *periodontite agressiva localizada*; e muitos pesquisadores continuam a acreditar que essa apresentação merece ser separada da periodontite crônica clássica da idade adulta.

Nas regiões dos primeiros molares, radiografias revelam reabsorção óssea vertical que muitas vezes é bilateral e simétrica. Em casos clássicos, uma zona em forma de arco de perda óssea se estende da face distal do segundo pré-molar à face mesial do segundo molar. Envolvimento semelhante é visto ao redor dos dentes anteriores. Migração e mobilidade dentárias são comuns. Se não tratado, o processo frequentemente continua até que os dentes sejam exfoliados. Cerca de um terço dos pacientes afetados com doença localizada progredirá para um padrão mais generalizado.

De todos os patógenos na placa dental, o *A. actinomycetemcomitans* parece ser predominante na forma localizada de periodontite vista em adolescentes. Esta bactéria está presente em locais de doença em mais de 90% dos casos. Sua capacidade de invadir o tecido gengival tem criado dificuldades na erradicação mecânica. O conhecimento de sua importância para o processo da doença levou a avanços notáveis no tratamento.

A periodontite generalizada também pode ser vista em pacientes mais jovens, mas geralmente demonstra uma faixa etária mais ampla, com a maioria dos pacientes entre 12 e 32 anos. Ao contrário de muitos exemplos da variante localizada, biofilme intenso, cálculo e inflamação gengival acentuada podem estar presentes. Comparando-se à variante localizada, mais dentes são afetados, e a perda óssea não é restrita a áreas específicas da maxila e da mandíbula. Nestes casos, os patógenos ativos na variante generalizada são compostos por uma variedade mais ampla de espécies, semelhante aos da periodontite crônica vista em adultos mais velhos.

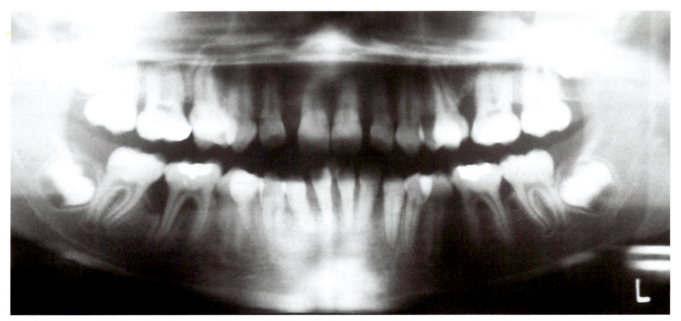

Figura 4.32 Periodontite. Perda de suporte ósseo na área dos primeiros molares e incisivos das arcadas maxilar e mandibular em um paciente de 14 anos. Este padrão de destruição periodontal foi anteriormente denominado periodontite agressiva localizada.

Periodontite necrosante (periodontite ulcerativa necrosante)

A periodontite necrosante (PN) tem sintomas similares à GN (ver anteriormente), mas também demonstra perda de inserção clínica e de osso alveolar. Essa forma destrutiva de periodontite pode surgir dentro de uma zona de periodontite preexistente ou pode representar uma sequela de um único episódio ou de vários episódios de GN. Muitos acreditam que a GN e a PN representam diferentes estágios da mesma infecção. Os pacientes afetados com esse padrão são mais jovens do que a maioria dos pacientes afetados com periodontite crônica e demonstram imunossupressão ou desnutrição.

Abscesso periodontal

Um **abscesso periodontal** (Figuras 4.33 e 4.34) é uma infecção purulenta localizada na gengiva com envolvimento da inserção periodontal adjacente e do osso alveolar. Algumas vezes, um abscesso pode ser localizado à gengiva marginal ou interdental, sem envolvimento do ligamento periodontal ou do osso alveolar. Essa lesão é denominada **abscesso gengival** e frequentemente é secundária ao biofilme ou corpo estranho que ficou preso no sulco gengival.

Um abscesso periodontal surge na maior parte das vezes em uma lesão periodontal preexistente e normalmente é precipitado por alterações na microbiota subgengival, resistência do hospedeiro ou ambos. Os fatores em geral associados à formação de abscesso são o fechamento da entrada em uma bolsa periodontal, envolvimento da furca ou diabetes. Muitos casos surgem em pacientes submetidos ativamente à terapia periodontal, talvez devido à remoção incompleta do cálculo profundo com penetração microbiana do tecido mole circundante à bolsa ou vedação prematura da abertura coronária da bolsa. Outros fatores envolvidos com menos frequência são trauma e anomalias dentárias anatômicas, como as pérolas de esmalte e dentes invaginados (ver Capítulo 2). A maioria dos casos surge em adultos; os abscessos periodontais nas crianças são raros e resultam com mais frequência de um corpo estranho que foi introduzido em tecidos periodontais previamente sadios.

Em raras ocasiões, um abscesso periodontal pode ser causado por uma **ruptura cementária** na qual há um descolamento do cemento da junção cemento-dentina (Figura 4.35). Essas rupturas podem ser secundárias a uma fraqueza inerente ao cemento ou devido à força excessiva que causa o desenvolvimento de uma fratura. O movimento intermitente do fragmento durante a carga oclusal cria uma reação inflamatória localizada com desenvolvimento de uma radiolucência associada. Se a fratura está localizado na superfície proximal da raiz, o processo inflamatório

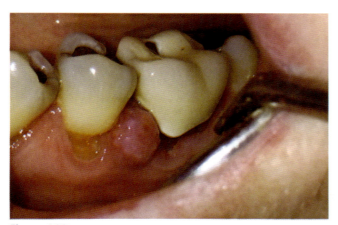

Figura 4.33 Abscesso periodontal. Aumento eritematoso localizado da papila interdental entre o primeiro molar inferior e o segundo pré-molar inferior. (Cortesia do Dr. Anthony Pecora.)

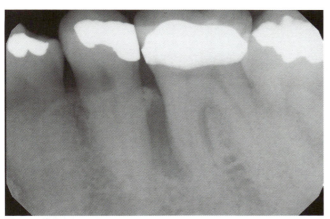

Figura 4.34 Abscesso periodontal. Mesmo paciente mostrado na Figura 4.33. Observe a extensa perda de suporte ósseo associada à raiz mesial do primeiro molar. (Cortesia do Dr. Anthony Pecora.)

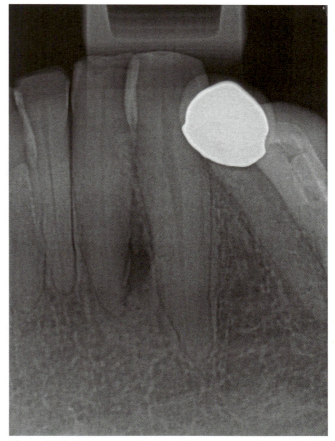

Figura 4.35 Abscesso periodontal. Ruptura cementária com radiolucência associada observada na raiz do incisivo lateral inferior esquerdo. O dente associado era vital, sem bolsas periodontais profundas observadas à sondagem. Um trajeto fistuloso estendia-se da lesão até a superfície da gengiva vestibular. (Cortesia do Dr. Gregory Davis.)

pode resultar em secreção purulenta do sulco gengival; enquanto abscessos associados a lesões posicionadas mais apicalmente podem drenar através de uma fístula. Na maioria dos casos, a polpa do dente associado permanece vital, a menos que a lesão inflamatória tenha sido mal diagnosticada, levando a um tratamento de canal radicular inadequado.

Um abscesso periodontal aparece como uma zona de alargamento gengival ao longo da face lateral de um dente. A gengiva envolvida pode ser eritematosa e edemaciada, com uma superfície lisa e vermelha, ou pode ser hemorrágica, com uma coloração vermelho-escura (Figura 4.36). Os sintomas comuns incluem:

- Dor pulsante
- Sensibilidade extrema à palpação da gengiva afetada
- Sensibilidade, mobilidade ou extrusão do dente adjacente
- Halitose
- Linfadenopatia
- Febre, leucocitose e mal-estar (ocasionalmente).

A sondagem ou pressão delicada da gengiva afetada resulta na saída de pus do sulco gengival. O abscesso pode drenar através de um trajeto fistuloso. Com a drenagem o abscesso se torna assintomático, mas pode demonstrar exacerbações agudas se a mucosa cicatrizar sobre a abertura da fístula e se formar pressão novamente no interior do abscesso. As radiografias em geral demonstram perda óssea associada ao defeito periodontal prévio ou radiolucência adicional secundária ao processo agudo atual. Em alguns casos, a infecção pode se espalhar para a região periapical e criar uma lesão periodonto-endodôntica combinada.

Pericoronarite

A **pericoronarite** é um processo inflamatório que surge dentro dos tecidos em volta da coroa de um dente parcialmente erupcionado. A reação inflamatória surge frequentemente quando resíduos alimentares e bactérias estão presentes por baixo do retalho gengival sobrejacente à coroa. Outros fatores predisponentes incluem o estresse e as infecções das vias respiratórias superiores, especialmente a tonsilite ou a faringite.

Esses retalhos gengivais podem exibir longos períodos de inflamação crônica sem sintomas. Quando detritos e bactérias ficam aprisionados dentro do retalho gengival, desenvolve-se a formação de abscesso. O desenvolvimento de abscesso é visto com mais frequência junto com os terceiros molares mandibulares e os sintomas predominantes são dor extrema na área, gosto desagradável e incapacidade para fechar as arcadas. A dor pode irradiar para a garganta, orelha ou soalho da boca. A área acometida é eritematosa e edemaciada, e o paciente frequentemente tem linfadenopatia, febre, leucocitose e mal-estar (Figura 4.37). A necrose semelhante à da GN pode se desenvolver nas áreas de pericoronarite persistente.

Características histopatológicas

Quando o tecido mole das áreas de periodontite é examinado microscopicamente, a gengivite está presente e o epitélio crevicular revestindo a bolsa é hiperplásico, com intensa exocitose neutrofílica. O tecido conjuntivo exibe maior vascularidade e contém um infiltrado celular inflamatório consistindo predominantemente em linfócitos e plasmócitos, mas com um número variável de polimorfonucleares. Em geral são observadas grandes colônias de microrganismos representando biofilme e cálculo.

Tratamento e prognóstico

Periodontite

A atenção inicial deve ser direcionada para a eliminação de quaisquer fatores de risco existentes. Uma vez que essas influências tenham sido controladas, o tratamento da periodontite é direcionado para conter a perda de inserção. O objetivo primordial desse processo é a eliminação do biofilme patogênico. Raspagem, alisamento radicular e curetagem podem ser utilizados para tratar lesões periodontais iniciais. Nas bolsas mais profundas, pode ser necessário um retalho cirúrgico para obtenção de acesso ao dente visando ao desbridamento necessário. Nesse momento, o osso subjacente pode ser recontornado (se necessário) para ajudar na resolução da bolsa periodontal.

Em alguns defeitos ósseos, a regeneração da inserção pode ser tentada por meio do desnudamento interdental ou da colocação de enxertos ósseos autógenos, aloenxertos ou materiais aloplásicos. Frequentemente esses enxertos são utilizados junto com materiais, como o politetrafluoretileno, para obter a regeneração tecidual guiada nos defeitos periodontais de moderados a avançados.

Antibióticos sistêmicos não são necessários, exceto em casos de periodontite agressiva, grave ou refratária. O biofilme

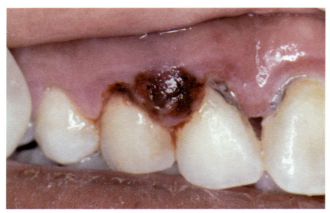

Figura 4.36 Abscesso periodontal. Aumento vermelho-escuro e hemorrágico das papilas interdentais entre o incisivo lateral direito maxilar e a cúspide.

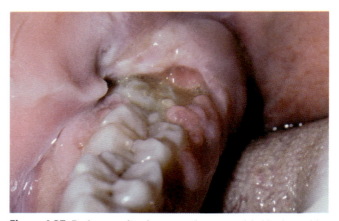

Figura 4.37 Pericoronarite. Aumento eritematoso dolorido dos tecidos moles associados à coroa do terceiro molar mandibular direito parcialmente erupcionado.

organizado é altamente resistente a antimicrobianos e não responde a antibióticos administrados sem outra intervenção. Os antibióticos só podem ser eficazes se administrados em associação com terapia periodontal não cirúrgica que rompa o biofilme. Embora uma variedade de antibióticos tenha se mostrado eficaz, a combinação de amoxicilina com metronidazol frequentemente é a mais benéfica.

Em muitos casos, o prognóstico da periodontite está diretamente correlacionado com o desejo do paciente de manter a saúde oral. Estudos a longo prazo mostram que a saúde periodontal pode ser mantida após a terapia periodontal adequada se for estabelecido um programa de higiene oral rigorosa e de cuidados profissionais. Os pacientes devem ser incentivados a escovar os dentes 2 vezes/dia por pelo menos 2 minutos, utilizando um dentifrício com flúor. As escovas de dentes elétricas recarregáveis e as escovas elétricas oscilantes/rotativas têm se mostrado superiores às escovas manuais ou outros tipos de escovas elétricas. A limpeza interdental diária é importante, sendo que as escovas interdentais têm se mostrado superiores ao fio dental, exceto em áreas de contato apertado que impedem o uso de escovas. O uso de enxaguatórios antissépticos como hipoclorito de sódio, clorexidina, óleos essenciais, cloreto de cetilpiridínio ou iodopovidona tem se mostrado um complemento útil à remoção mecânica da placa bacteriana. O hipoclorito de sódio (alvejante) apresenta fortes propriedades antibiofilme e anti-inflamatórias sem as manchas e a redução da eficácia ao longo do tempo associadas ao uso de clorexidina. O enxágue 2 vezes/semana com uma solução de 0,25% de hipoclorito de sódio foi associado a uma redução significativa no sangramento à sondagem, juntamente com aumento das superfícies dentárias livres de biofilme. O enxágue também parece reduzir as bactérias periodontopatogênicas subgengivais em bolsas periodontais tão profundas quanto 7 a 9 mm.

Os morfotipos bacterianos voltam aos níveis pré-tratamento 42 dias após a profilaxia profissional, mas os complexos patogênicos capazes de induzir perda de inserção exigem aproximadamente 3 meses para se restabelecerem em termos funcionais. Nos pacientes com higiene oral aquém do ideal ou com defeitos isolados, que não podem ser limpos pelo próprio paciente, uma perda adicional de inserção pode ser evitada se forem realizados a raspagem e o alisamento radicular a cada 3 meses.

Em pacientes mais jovens, a simples realização de raspagem e alisamento radicular não é suficiente para interromper a progressão da periodontite. Defeitos na função dos leucócitos, somados às capacidades invasivas dos organismos patogênicos envolvidos, exigem o uso de antibióticos em combinação com a remoção mecânica do biofilme subgengival e dos tecidos periodontais inflamados. Embora tetraciclina, amoxicilina com clavulanato de potássio, minociclina e eritromicina possam ser usados em pacientes selecionados, a combinação de altas doses de amoxicilina (500 mg 3 vezes/dia) e metronidazol tem se mostrado mais eficaz no controle dos patógenos periodontais envolvidos, especialmente *A. actinomycetemcomitans*. A eficácia dos antibióticos parece ser aprimorada se iniciada imediatamente após a raspagem e o alisamento radicular. A continuidade do tratamento muitas vezes é baseada em testes microbiológicos para garantir a escolha do agente antimicrobiano mais apropriado. O uso de agentes antissépticos locais, como hipoclorito de sódio, clorexidina ou iodopovidona, tem se mostrado benéfico. Pacientes com doença ativa podem ter um risco aumentado de infecção gengival peri-implantar adversa.

Uma reavaliação com profilaxia profissional é realizada mensalmente durante 6 meses e, em seguida, a cada 3 meses. Amostras para culturas anaeróbias são obtidas em cada reavaliação de 3 meses. Pacientes com doença refratária ou colonização significativa por organismos patogênicos recebem doses adicionais de antibióticos apropriados. O acompanhamento a longo prazo é obrigatório devido à possibilidade de reinfecção ou eliminação incompleta dos microrganismos. A presença de bolsas residuais profundas está associada à progressão da doença. Em tais circunstâncias, a cirurgia periodontal frequentemente é realizada para eliminar esses defeitos. Essa intervenção é direcionada a qualquer bolsa consistentemente mais profunda que 5 mm e geralmente é realizada após 2 a 6 meses de tratamento não cirúrgico.

Periodontite necrosante

Uma vez que qualquer influência de base (p. ex., imunossupressão, desnutrição) tenha disso resolvida, a PN responde a irrigação, debridamento das áreas necróticas, medidas eficazes de higiene oral e administração de antibióticos sistêmicos. A ausência de resposta à terapia padrão impõe uma avaliação física completa para excluir a possibilidade de uma doença de base.

Abscesso periodontal

Um abscesso gengival ou periodontal é tratado pela drenagem através do sulco ou por uma incisão através da mucosa. Deve-se fazer a limpeza completa da área com remoção de todos os corpos estranhos, biofilme e cálculos. A penicilina ou outros antibióticos são prescritos quando há febre. Os agentes analgésicos são prescritos e o paciente recebe uma dieta líquida/pastosa, é aconselhado a usar bochechos de água morna com sal e instruído a retornar diariamente até a resolução dos sintomas. Após a fase aguda ter passado, o paciente é tratado para qualquer condição periodontal patológica crônica subjacente.

O tratamento de abscessos periodontais devido a rupturas de cemento envolve a remoção completa do fragmento com o tecido inflamatório associado. Se a ruptura estiver localizada ao longo do terço coronal da raiz, o fragmento muitas vezes pode ser removido por meio de raspagem e alisamento radicular não cirúrgico, enquanto lesões mais profundas requerem uma abordagem cirúrgica periodontal.

Pericoronarite

A pericoronarite aguda é tratada com lavagem cuidadosa sob o capuz gengival para remover restos alimentares e bactérias. Os antibióticos sistêmicos são utilizados se forem observados febre ou outros sintomas gerais. O paciente é instruído a usar bochechos de água morna com sal e retornar em 24 horas. Uma vez que a fase aguda tenha cedido, o dente pode ser extraído se a manutenção a longo prazo for contraindicada. Caso a menutenção do dente seja desejável, então o capuz gengival é removido cirurgicamente, seguido pela eliminação de todos os resíduos alimentares e colônias bacterianas por meio da curetagem completa.

◆ DOENÇAS PERI-IMPLANTARES

O trabalho pioneiro de Brånemark com a osteointegração de implantes de titânio no final da década de 1950 levou a uma revolução na odontologia, com uma estimativa de 12 milhões de implantes instalados anualmente em todo o mundo. Apesar de uma sobrevivência do implante em 10 anos de 95%, são observadas complicações biológicas relacionadas ao desenvolvimento local de biofilmes bacterianos, muito semelhantes à gengivite e à periodontite da dentição natural. A **mucosite peri-implantar** refere-se à inflamação dos tecidos moles ao redor de um implante sem perda óssea associada, enquanto a **peri-implantite** demonstra inflamação dos tecidos moles com perda do osso de suporte. A prevalência relatada da peri-implantite é de aproximadamente 20% de todos os pacientes tratados com implantes e 10% de todos os implantes. Essa frequência se traduz no desenvolvimento de peri-implantite em mais de 1 milhão de implantes anualmente.

Em contraste com a dentição natural, a fixação de implantes dentários é muito mais frágil devido à ausência de ligamento periodontal e epitélio juncional normal. Uma vez estabelecida, a peri-implantite exibe um padrão mais acelerado de progressão da doença quando comparada à periodontite. Fatores de risco significativos incluem higiene oral deficiente, falta de cuidados profissionais regulares e histórico ou presença de periodontite. Outros possíveis fatores negativos incluem tabagismo, diabetes, *design* do implante que dificulta a limpeza e restos de cemento adjacentes ao implante.

Características clínicas e radiográficas

A **mucosite peri-implantar** é uma inflamação dos tecidos moles ao redor de um implante dentário sem perda adicional de osso após a remodelação inicial que ocorre durante a cicatrização da inserção cirúrgica. Os tecidos moles peri-implantares saudáveis são frágeis e muitas vezes demonstrarão sangramento local puntiforme ao realizar uma leve sondagem, mas a mucosa não apresentará outras evidências de inflamação. Em contraste, a mucosite peri-implantar demonstrará edema local, vermelhidão e brilho com ou sem sensibilidade. Sangramento profuso (linear ou em gotas), com ou sem pus, será observado à leve sondagem. Um aumento na profundidade de sondagem sem perda óssea é frequentemente observado devido ao edema dos tecidos moles.

A **peri-implantite** apresentará características da mucosite peri-implantar combinadas com a presença de perda óssea (Figura 4.38). Embora algum grau de perda óssea não patológica possa ser observado durante o primeiro ano do implante em função, qualquer perda adicional superior a 2 mm representa peri-implantite. Aumento nas profundidades das bolsas também será observado.

Tratamento e prognóstico

O tratamento das doenças peri-implantares é muito semelhante ao utilizado para gengivite e periodontite. A terapia para mucosite peri-implantar deve se concentrar na melhoria da higiene oral do paciente e no controle profissional do biofilme, com instruções repetidas de higiene oral e acompanhamento rigoroso. A remoção completa do biofilme com escovas de dente manuais ou elétricas e limpeza interdental com dispositivos como fio dental ou escovas interdentais deve ser enfatizada e pode ser complementada com agentes antissépticos como clorexidina.

O tratamento da peri-implantite espelha o da mucosite peri-implantar, mas inclui também desbridamento profissional minucioso, frequentemente combinado com antissépticos ou antibióticos aplicados localmente. Quando a perda óssea é grave, a intervenção cirúrgica é necessária para debridar e descontaminar os locais infectados com instrumentos manuais, pontas ultrassônicas ou *lasers*. A intervenção extensiva deve ser realizada apenas se houver forte evidência de que o implante pode permanecer funcional e ser mantido. Pacientes com alto risco de falha incluem aqueles que são fumantes, têm higiene oral deficiente, histórico de periodontite de alto estágio/grau ou evidência de perda óssea com mobilidade progressiva.

◆ SÍNDROME DE PAPILLON-LEFÈVRE

Em 1924, Papillon e Lefèvre descreveram a síndrome que leva seus nomes. Esse distúrbio autossômico recessivo demonstra predominantemente manifestações orais e dermatológicas; alterações dermatológicas semelhantes podem ser observadas na ausência de achados orais (**síndrome de Unna-Thost, síndrome de Howell-Evans, síndrome de Vohwinkel, síndrome de Gamborg Nielsen** e **mal de Meleda**). Devido ao padrão de herança autossômica recessiva, geralmente os pais não são afetados; a consanguinidade é observada em aproximadamente um terço dos casos.

Estudos genéticos dos pacientes com síndrome de Papillon-Lefèvre mapearam o principal *locus* gênico no cromossomo 11q14-q21 e revelaram mutação e perda de função do gene *catepsina C*. Esse gene é importante no crescimento estrutural no desenvolvimento da pele e é crítico para a resposta imune apropriada das células mieloides e linfoides. Os pesquisadores acreditam que a perda da função apropriada do gene *catepsina C* resulte em uma alteração da resposta imune à infecção. Além disso, o gene alterado pode afetar a integridade do epitélio juncional que circunda o dente.

Uma doença intimamente relacionada, **síndrome de Haim-Munk**, também exibe queratose palmoplantar, doença periodontal progressiva, infecções cutâneas recorrentes e várias malformações esqueléticas. Nessa síndrome, as manifestações cutâneas são mais graves e a doença periodontal é mais branda. Estudos demonstraram que a síndrome de Haim-Munk e muitos exemplos de periodontite pré-puberal também exibem mutação do gene *catepsina C* e representam variantes alélicas do gene mutado responsáveis pela síndrome de Papillon-Lefèvre.

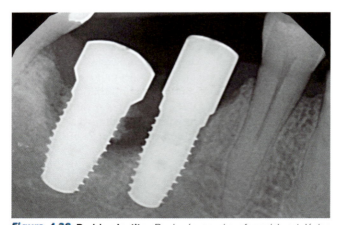

Figura 4.38 **Peri-implantite.** Perda óssea circunferencial patológica associada ao implante mandibular. (Cortesia do Dr. Scott Price.)

Características clínicas e radiográficas

A **síndrome de Papillon-Lefèvre** exibe uma prevalência de 1 a 4 por milhão de pessoas na população e se acredita que os portadores estejam presentes em 2 a 4 pessoas em cada 1.000. Na maioria dos casos, as manifestações dermatológicas se tornam clinicamente evidentes nos primeiros 3 anos de vida. Desenvolve-se queratose palmar e plantar transgressiva difusa (ocorre primeiro nas palmas e depois se espalha para os dorsos das mãos e pés), com relatos ocasionais de hiperqueratose folicular difusa, distrofia ungueal, hiper-hidrose e queratose nos cotovelos e joelhos (Figura 4.39). Outros sítios menos comuns de envolvimento incluem pernas, coxas, superfície dorsal dos dedos das mãos e pés e (raramente) tronco. Embora o aparecimento de manifestações dermatológicas seja variável, as lesões se apresentam como placas brancas, amarelo-claras, marrons ou vermelhas e manchas que desenvolvem crostas, rachaduras ou fissuras profundas.

As manifestações orais consistem em periodontite radicalmente avançada observada nas dentições decídua e permanente. Após a erupção dos dentes decíduos, desenvolve-se gengivite hemorrágica e hiperplásica difusa, junto com perda rápida da inserção periodontal (Figura 4.40). A perda extensa do suporte ósseo resulta, ao exame radiográfico, em dentes que parecem flutuar nos tecidos moles (Figura 4.41). Aos 4 a 5 anos, todos os dentes decíduos foram perdidos ou extraídos. Depois de edêntula, a gengiva volta ao estado de saúde normal até a erupção da dentição permanente começar o ciclo de doença periodontal rapidamente progressiva. Por volta dos 15 anos, todos os dentes permanentes se perdem na maioria dos indivíduos acometidos. Embora outras bactérias patogênicas tenham sido isoladas dos sítios de doença ativa, a *A. actinomycetemcomitans* tem sido relacionada diretamente com a destruição periodontal.

Além das manifestações dermatológicas e orais, muitos pesquisadores documentaram achados menos frequentes. O comprometimento do desenvolvimento somático e as calcificações ectópicas da foice do cérebro e do plexo coroide

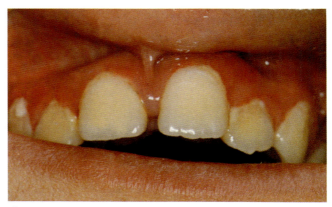

Figura 4.40 Síndrome de Papillon-Lefèvre. Gengivite eritematosa generalizada.

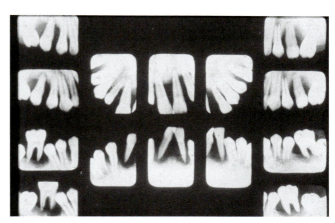

Figura 4.41 Síndrome de Papillon-Lefèvre. Sítios multifocais de perda óssea nos quatro quadrantes. (Extraída de Giansanti JS, Hrabak RP, Waldron CA: Palmoplantar hyperkeratosis and concomitant periodontal destruction [Papillon-Lefèvre syndrome], *Oral Surg Oral Med Oral Pathol* 36:40, 1973.)

foram relatados, além de maior susceptibilidade às infecções além da cavidade oral. Pioderma, furunculose, pneumonia, abscessos hepáticos, abscessos cerebrais e outras infecções foram documentados.

Foram relatados casos esporádicos de fenótipo clínico semelhante à síndrome de Papillon-Lefèvre. Para confirmar o diagnóstico da síndrome de Papillon-Lefèvre, geralmente é realizado o sequenciamento genético. Observou-se que a catepsina C ativa é excretada na urina de indivíduos normais, mas está ausente daqueles afetados pela síndrome de Papillon-Lefèvre, tornando o exame de urina um método simples e barato para confirmação diagnóstica.

Características histopatológicas

Mais uma vez as características histopatológicas da síndrome de Papillon-Lefèvre são similares às encontradas na periodontite crônica e não são específicas. O tecido enviado para exame costuma conter epitélio crevicular hiperplásico com exocitose. O tecido conjuntivo exibe maior vascularidade e um infiltrado inflamatório misto consistindo predominantemente em plasmócitos misturados com neutrófilos, linfócitos e histiócitos. De início, o exame histopatológico é recomendado para excluir outras causas de destruição periodontal.

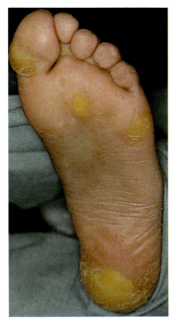

Figura 4.39 Síndrome de Papillon-Lefèvre. Queratose plantar do pé.

Tratamento e prognóstico

As lesões cutâneas nesses pacientes têm sido tratadas com mais sucesso usando retinoides sistêmicos, como o etretinato, acitretina e isotretinoína. Essa abordagem resultou em melhoria notável, com eliminação completa na maioria dos pacientes. Surpreendentemente, alguns autores relataram melhoria da doença periodontal associada durante os períodos de uso de retinoides, mas outros contestaram essa afirmação. As possíveis reações adversas ocasionadas pela administração de retinoides incluem queilite angular, lábios secos, perda de pelos, artralgias, calcificações tendíneas e ligamentosas, além de teratogenicidade. Para evitar essas reações adversas associadas a medicamentos, os pacientes com manifestações dermatológicas brandas são tratados com lubrificantes tópicos, agentes queratolíticos (ácido salicílico ou lático), corticosteroides ou antibióticos.

As tentativas de resolução da doença periodontal muitas vezes têm sido frustrantes. Apesar da terapia periodontal abrangente e dos agentes antibióticos, em muitos pacientes a doença evolui até a perda de todos os dentes. No entanto, vários pesquisadores relataram uma cessação da perda de inserção e duas abordagens de tratamento diferentes têm sido utilizadas.

Apesar do uso de muitos antibióticos, vários relatos documentam uma dificuldade na resolução da infecção associada aos dentes que já exibem perda de inserção. Alguns clínicos recomendam a extração de todos os dentes decíduos para eliminar os patógenos periodontais e diminuir o risco de transmitir esses organismos para a dentição permanente. Após a erupção dos destes permanentes, são utilizados os antibióticos para prevenir a recidiva da periodontite.

A segunda abordagem gira em torno de um ataque direto contra *A. actinomycetemcomitans*. A terapia com amoxicilina em alta dose e metronidazol se mostrou eficaz quando combinada com a extração dos dentes gravemente acometidos, a alta observância do paciente e a forte terapia periodontal de suporte. Em estudos clínicos, a progressão da perda de inserção da dentição erupcionada e a destruição periodontal dos dentes que irrompem após a iniciação da terapia foram radicalmente desaceleradas. A higiene oral rigorosa, os bochechos com clorexidina, a profilaxia profissional frequente e a terapia antibiótica periódica adequada são necessários para a manutenção a longo prazo.

◆ BIBLIOGRAFIA

Gengivite

Chapple ILC, Mealey BL, Van Dyke TE, et al.: Periodontal health and gingival diseases and conditions on an intact and a reduced periodontium: consensus report of workgroup 1 of the 2017 world workshop on the classification of periodontal and peri-implant diseases and conditions, *J Periodontol* 89(Suppl 1):S74–S84, 2018.

Chapple ILC, Van der Weijden F, Doerfer C, et al.: Primary prevention of periodontitis: managing gingivitis, *J Clin Periodontol* 42(Suppl 16):S71–S76, 2015.

Darby I: Non-surgical management of periodontal disease, *Aust Dent J* 54(Suppl 1):S86–S95, 2009.

Geisinger ML, Ogdon D, Kaur M, et al.: Toss the floss? Evidenced based oral hygiene recommendations for the periodontal patient in the age of "flossgate", *Clin Adv Periodontics* 9:83–90, 2019.

Gunsolley JC: A meta-analysis of six-month studies of antiplaque and antigingivitis agents, *J Am Dent Assoc* 137:1649–1657, 2006.

Murakami S, Mealey BL, Mariotti A, et al.: Dental plaque-induced gingival conditions, J Periodontol 89(Suppl 1):S17–S27, 2018. Murakami S, Mealey BL, Mariotti A, et al.: Dental plaque-induced gingival conditions, *J Periodontol* 89(Suppl 1):S17–S27, 2018.

Schätzle M, Löe H, Lang NP, et al: The clinical course of chronic periodontitis. IV. Gingival inflammation as a risk factor in tooth mortality, *J Clin Periodontol* 31:1122–1127, 2004.

Tatakis DN, Trombelli L: Modulation of clinical expression of plaque-induced gingivitis. I. Background review and rationale, *J Clin Periodontol* 31:229–238, 2004.

Trombelli L: Susceptibility to gingivitis: a way to predict periodontal disease?, *Oral Health Prev Dent* 2(Suppl 1):265–269, 2004.

Trombelli L, Scapoli C, Orlandini E, et al: Modulation of clinical expression of plaque-induced gingivitis. III. Response of "high responders" and "low responders" to therapy, *J Clin Periodontol* 31: 253–259, 2004.

van der Weijden F, Slot DE: Oral hygiene in the prevention of periodontal diseases: the evidence, *Periodontol 2000* 55:104–123, 2011.

Hiperplasia gengival espongiótica

Allon I, Lammert KM, Iwase R, et al.: Localized juvenile spongiotic gingival hyperplasia possibly originates from the junctional gingival epithelium – an immunohistochemical study, *Histopathology* 68:549–555, 2016.

Argyris PP, Nelson AC, Papanakou S, et al.: Localized juvenile spongiotic gingival hyperplasia featuring unusual p16INK4A labeling and negative human papillomavirus status by polymerase chain reaction, *J Oral Pathol Med* 44:37–44, 2015.

Chang JYF, Kessler HP, Wright JM: Localized juvenile spongiotic gingival hyperplasia, *Oral Surg Oral Med Oral Pathol Oral Radiol Endod* 106:411–418, 2008.

Darling MR, Daley TD, Wilson A, et al: Juvenile spongiotic gingivitis, *J Periodontol* 78:1235–1240, 2007.

Nogueira VKC, Fernandes D, Navarro CM, et al.: Cryotherapy for localized juvenile spongiotic gingival hyperplasia: preliminary findings on two cases, *Int J Paediatr Dent* 27:231–235, 2017.

Roberts EP, Schuster GM, Haub S: Case report of spongiotic gingivitis in an adult male treated with novel 9,300-nanometer carbon dioxide laser low-energy ablation, *J Am Dent Assoc* 153:67–73, 2022.

Theofilou VI, Pettas E, Georgaki M, et al.: Localized juvenile spongiotic gingival hyperplasia: microscopic variations and proposed change to nomenclature, *Oral Surg Oral Med Oral Pathol Oral Radiol* 131:329–338, 2021.

Vargo RJ, Bilodeau A: Reappraising localized juvenile spongiotic gingival hyperplasia, *JADA* 150:147–153, 2019.

Gengivite necrosante

Boliver I, Whiteson K, Stadelmann B, et al: Bacterial diversity in oral samples of children in Niger with acute noma, acute necrotizing gingivitis, and healthy controls, *PLoS Negl Trop Dis* 6(3):e1556, 2012.

Dufty J, Gkranias N, Donos N: Necrotising ulcerative gingivitis: a literature review, *Oral Health Prev Dent* 15:321–327, 2017.

Herrera D, Alonso B, de Arriba L, et al.: Acute periodontal lesions, *Periodontol* 2000(65):149–177, 2014.

Herrera D, Retamal-Valdes B, Alonso B, et al.: Acute periodontal lesions (periodontal abscesses and necrotizing periodontal diseases) and endo-periodontal lesions, *J Periodontol* 89(Suppl 1): S85–S102, 2018.

Horning GM: Necrotizing gingivostomatitis-NUG to noma, *Compend Contin Educ Dent* 17:951–962, 1996.

Horning GM, Cohen ME: Necrotizing ulcerative gingivitis, periodontitis, and stomatitis: clinical staging and predisposing factors, *J Periodontol* 66:990–998, 1995.

Johnson BD, Engel D: Acute necrotizing ulcerative gingivitis: a review of diagnosis, etiology and treatment, *J Periodontol* 57:141–150, 1986.

Wade DN, Kerns DG: Acute necrotizing ulcerative gingivitis-periodontitis: a literature review, *Mil Med* 5:337–342, 1998.

Gengivite plasmocitária

Bhatavadekar N, Khandelwal N, Bouquot JE: Oral and maxillofacial pathology case of the month. Plasma cell gingivitis, *Tex Dent J* 125:372–373, 2008.

Jadwat Y, Meyerov R, Lemmer J, et al: Plasma cell gingivitis: does it exist? Report of a case and review of the literature, *SADJ* 63:394–395, 2008.

Kerr DA, McClatchey KD, Regezi JA: Allergic gingivostomatitis (due to gum chewing), *J Periodontol* 42:709–712, 1971.

Kerr DA, McClatchey KD, Regezi JA: Idiopathic gingivostomatitis: cheilitis, glossitis, gingivitis syndrome: atypical gingivostomatitis plasma-cell gingivitis, plasmacytosis of gingiva, *Oral Surg Oral Med Oral Pathol* 32:402–423, 1971.

Owings JR: An atypical gingivostomatitis: report of four cases, *J Periodontol* 40:538–542, 1969.

Perry HO, Deffner NF, Sheridan PJ: Atypical gingivostomatitis: nineteen cases, *Arch Dermatol* 107:872–878, 1973.

Silverman S Jr, Lozada F: An epilogue to plasma-cell gingivostomatitis (allergic gingivostomatitis), *Oral Surg Oral Med Oral Pathol* 43:211–217, 1977.

Gengivite por corpo estranho

Daley TD, Wysocki GP: Foreign body gingivitis: an iatrogenic disease? *Oral Surg Oral Med Oral Pathol* 69:708–712, 1990.

Ferreira L, Peng H-H, Cox DP, et al.: Investigation of foreign materials in gingival lesions: a clinicopathologic, energy-dispersive microanalysis of the lesions and in vitro confirmation of proinflammatory effects of the foreign material, *Oral Surg Oral Med Oral Pathol Oral Radiol* 128:250–267, 2019.

Gordon SC, Daley TD: Foreign body gingivitis: clinical and microscopic features of 61 cases, *Oral Surg Oral Med Oral Pathol Oral Radiol Endod* 83:562–570, 1997.

Gordon SC, Daley TD: Foreign body gingivitis: identification of the foreign material by energy-dispersive x-ray microanalysis, *Oral Surg Oral Med Oral Pathol Oral Radiol Endod* 83:571–576, 1997.

Koppang HS, Roushan A, Srafilzadeh A, et al: Foreign body gingival lesions: distribution, morphology, identification by x-ray energy dispersive analysis and possible origin of foreign material, *J Oral Pathol Med* 36:161–172, 2007.

Gengivite descamativa

Gagari E, Damoulis PD: Desquamative gingivitis as a manifestation of chronic mucocutaneous disease, *J Dtsch Dermatol Ges* 9:184–188, 2011.

Maderal AD, Salisbury PL, Jorizzo JL: Desquamative gingivitis. Clinical findings and diseases, *J Am Acad Dermatol* 78:839–848, 2018.

Russo LL, Fedele S, Guiglia R, et al: Diagnostic pathways and clinical significance of desquamative gingivitis, *J Periodontol* 79:4–24, 2008.

Hiperplasia gengival medicamentosa

Botha PJ: Drug-induced gingival hyperplasia and its management—a literature review, *J Dent Assoc S Afr* 52:659–664, 1997.

Condé SAP, Aarestrup FM, Vieira BJ, et al.: Roxithromycin reduces cyclosporine-induced gingival hyperplasia in renal transplant patients, *Transplant Proc* 40:1435–1438, 2007.

Desai P, Silver JG: Drug-induced gingival enlargements, *J Can Dent Assoc* 64:263–268, 1998.

Hall EE: Prevention and treatment considerations in patients with drug-induced gingival enlargement, *Curr Opin Periodontol* 4:59–63, 1997.

Livada R, Shiloah J: Calcium channel blocker-induced gingival hyperplasia, *J Hum Hypertens* 28:10–14, 2014.

Ramalho VLC, Ramalho HJ, Cipullo JP, et al: Comparison of azithromycin and oral hygiene program in the treatment of cyclosporine-induced gingival hyperplasia, *Ren Fail* 29:265–270, 2007.

Salman A, Tekin B, Koca S, et al.: Another adverse effect of vemurafenib: gingival hyperplasia, *J Dermatol* 43:706–707, 2016.

Woo S-B, Allen CM, Orden A, et al: Non-gingival soft tissue overgrowths after allogeneic marrow transplantation, *Bone Marrow Transplant* 17:1127–1132, 1996.

Zoheir N, Hughes FJ: The management of drug-influenced gingival enlargement, *Prim Dent J* 8:34–39, 2019.

Fibromatose gengival

Coletta RD, Graner E: Hereditary gingival fibromatosis: a systematic review, *J Periodontol* 77:753–764, 2006.

Häkkinen L. Csuszar A: Hereditary gingival fibromatosis: characteristics and novel putative pathogenic mechanisms, *J Dent Res* 86:25–34, 2007.

Ibrahim M, Abouzaid M, Mehrez M, et al.: Genetic disorders associated with gingival enlargement, In Panagakos F, editor: *Gingival diseases—their aetiology, prevention and treatment*, New York, 2011, InTech, pp 189–194.

Ko YCK, Farr JB, Yoon A, et al.: Idiopathic gingival fibromatosis: case report and review of the literature, *Am J Dermatol* 38:e68–e71, 2016.

Rushton MA: Hereditary or idiopathic hyperplasia of the gums, *Dent Pract Dent Rec* 7:136–146, 1957.

Ye X, Shi L, Yin W, et al: Further evidence of genetic heterogeneity segregating with hereditary gingival fibromatosis, *J Clin Periodontol* 36:627–633, 2009.

Periodontite

Abt E, Kumar S, Weyant RJ: Periodontal disease and medical maladies. What do we really know? *JADA* 153:9–13, 2022.

Bataineh AB, Al Qudah MA: The predisposing factors of pericoronitis of mandibular third molars in a Jordanian population, *Quintessence Int* 34:227–231, 2003.

Cappuyns I, Gugerli P, Mombelli A: Viruses in periodontal disease—a review, *Oral Dis* 11:219–229, 2005.

Corbet EF: Diagnosis of acute periodontal lesions, *Periodontol* 2000(34):204–216, 2004.

Darveau RP: Periodontitis: a polymicrobial disruption of host homeostasis, *Nat Rev Microbiol* 8:481–490, 2010.

Deas DE, Mealey BL: Response of chronic and aggressive periodontitis to treatment, *Periodontol* 2000(53):154–166, 2010.

Eke PI, Borgnakke WS, Genco RJ: Recent epidemiologic trends in periodontitis in the USA, *Periodontol* 2000(82):257–267, 2020.

Feres M, Figueiredo LC: Current concepts in the microbial etiology and treatment of chronic periodontitis, *J Int Acad Periodontol* 11:234–249, 2009.

Fine DH, Armitage GC, Genco RJ, et al.: Unique etiologic, demographic, and pathologic characteristics of localized aggressive periodontitis support classification as a distinct subcategory of periodontitis, *JADA* 150:922–931, 2019.

Gaggl AJ, Rainer H, Grund E, et al: Local oxygen therapy for treating acute necrotizing periodontal disease in smokers, *J Periodontol* 77:31–38, 2006.

Graziani F, Karapetsa D, Alonso B, et al.: Nonsurgical and surgical treatment of periodontitis: how many options for one disease, *Periodontol* 2000(75):152–188, 2017.

Herrera D, Alonso B, de Arriba L, et al.: Acute periodontal lesions, *Periodontol* 2000(65):149–177, 2014.

Jepsen S, Catron JG, Albandar JM, et al.: Periodontal manifestations of systemic diseases and developmental and acquired conditions: consensus report of workgroup 3 of the 2017 world workshop on the classification of periodontal and peri-implant diseases and conditions, *J Periodontol* 89(Suppl 1):S237–S248, 2018.

Kumar S: Evidence-based update on diagnosis and management of gingivitis and periodontitis, *Dent Clin N Am* 63:69–81, 2019.

Lee AHC, Neelakantan P, Dummer PMH, et al.: Cemental tear: literature review, proposed classification and recommendations for treatment, *Int Endod J* 54:2044–2073, 2021.

Lindhe J, Nyman S: Long-term maintenance of patients treated for advanced periodontal disease, *J Clin Periodontol* 11:504–514, 1984.

Meng HX: Periodontal abscess, *Ann Periodontol* 4:79–82, 1999.

Novak MJ: Necrotizing ulcerative periodontitis, *Ann Periodontol* 4:74–77, 1999.

Papapanou PN, Sanz M, Buduneli N, et al.: Periodontitis: consensus report of workgroup 2 of the 2017 world workshop on the classification of periodontal and peri-implant diseases and conditions, *J Periodontol* 89(Suppl 1):S173–S182, 2018.

Slots J: Herpesviruses in periodontal diseases, *Periodontol* 2000(38):33–62, 2005.

Slots J: Periodontitis: facts, fallacies, and the future, *Periodontol* 2000(75):7–23, 2017.

Tonetti MS, Greenwell H, Kornman KS: Staging and grading of periodontitis: framework and proposal of a new classification and case definition, *J Periodontol* 89(Suppl 1):S159–S172, 2018.

Doenças peri-implantares

Ephros H, Kim S, DeFalco R: Peri-implantitis. Evaluation and management, *Dent Clin N Am* 64:305–313, 2020.

Heitz-Mayfield LJA, Salvi GE: Peri-implant mucositis, *J Periodontol* 89(Suppl 1):S257–S266, 2018.

Klinge B, Klinge A, Bertl K, et al.: Peri-implant diseases, *Eur J Oral Sci* 126(Suppl 1):88–94, 2018.

Renvert S, Persson GR, Pirih FQ, et al.: Peri-implant health, peri-implant mucositis, and peri-implantitis: case definitions and diagnostic considerations, *J Periodontol* 89(Suppl 1):S304–S312, 2018.

Schwartz F, Derks J, Monje A, et al.: Peri-implantitis, *J Periodontol* 89(Suppl 1):S267–S290, 2018.

Síndrome de Papillon-Lefèvre

Gelmetti C, Nazzaro V, Cerri D, et al: Long-term preservation of permanent teeth in a patient with Papillon-Lefèvre syndrome treated with etretinate, *Pediatr Dermatol* 6:222–225, 1989.

Gorlin RJ, Sedano H, Anderson VE: The syndrome of palmar-plantar hyperkeratosis and premature destruction of the teeth: a clinical and genetic analysis of the Papillon-Lefèvre syndrome, *J Pediatr* 65:895–908, 1964.

Harmon Y, Legowska M, Fergelot P, et al: Analysis of urinary cathepsin C for diagnosing Papillon-Lefèvre syndrome, *FEBS J* 283:498–509, 2016.

Hart TC, Hart PS, Bowden DW, et al: Mutations of the *cathepsin C* gene are responsible for Papillon-Lefèvre syndrome, *J Med Genet* 36:881–887, 1999.

Hart TC, Hart PS, Michalec M, et al: Haim-Munk syndrome and Papillon-Lefèvre syndrome are allelic mutations in *cathepsin C*, *J Med Genet* 37:88–94, 2000.

Hewitt C, McCormick D, Linden G: The role of *cathepsin C* in Papillon-Lefèvre syndrome, prepubertal periodontitis, and aggressive periodontitis, *Hum Mutat* 23:222–228, 2004.

Nickles K, Schacher B, Schuster G, et al: Evaluation of two siblings with Papillon-Lefèvre syndrome 5 years after treatment of periodontitis in primary and mixed dentition, *J Periodontol* 82:1536–1547, 2011.

Upadhyaya JD, Pfundheller D, Islam MN, et al.: Papillon-Lefèvre syndrome: a series of three cases in the same family and a literature review, *Quintessence Int* 48:695–700, 2017.

Wiebe CB, Häkkinen L, Putnins EE, et al: Successful periodontal maintenance of a case with Papillon-Lefèvre syndrome: 12-year follow-up and review of the literature, *J Periodontol* 72:824–830, 2001.

5
Infecções Bacterianas

◆ IMPETIGO

Impetigo é uma infecção superficial da pele que é causada pelo *Staphylococcus aureus,* o *Streptococcus pyogenes* (grupo A, β-hemolítico) ou ambos. Dois padrões principais são observados. Setenta por cento dos casos são de **impetigo não bolhoso**, sendo o *S. aureus* o mais responsável em países desenvolvidos, enquanto o *S. pyogenes* é predominante nos países em desenvolvimento. **Impetigo bolhoso** é menos comum e predominantemente causado pelo *S. aureus*. O termo *impetigo* é derivado de uma palavra latina que significa "ataque", devido à sua frequente apresentação na forma de erupção crostosa. O epitélio íntegro geralmente atua como uma proteção contra a infecção; por esse motivo, a maioria dos casos se origina em áreas da pele previamente lesadas, como em dermatite preexistente, cortes, abrasões ou picadas de insetos. O envolvimento secundário de uma área com dermatite foi chamado de **dermatite impetignizada**. Uma prevalência aumentada está associada a condições sistêmicas debilitantes, como infecção pelo vírus da imunodeficiência humana (HIV), diabetes melito tipo 2 ou diálise.

Características clínicas

Embora o impetigo possa ocorrer em qualquer idade, a infecção é vista predominantemente durante a infância e representa a infecção bacteriana cutânea mais comum entre os 2 e 5 anos. O **impetigo não bolhoso** (impetigo contagioso) é o padrão mais prevalente e geralmente envolve o rosto, as extremidades ou o tronco. As lesões faciais em geral aparecem ao redor do nariz e da boca. Em muitos pacientes com envolvimento facial, as bactérias patogênicas estão alojadas no nariz e se disseminam para áreas da pele previamente lesadas, como arranhões ou abrasões. Muitas vezes, as lesões faciais têm um padrão linear que corresponde à arranhadura prévia por unhas. O pico de acometimento é observado durante o verão ou no começo do outono em zonas quentes e úmidas. O impetigo é contagioso e se espalha facilmente em condições de superpopulação ou em áreas com deficiência de saneamento básico.

O impetigo não bolhoso aparece inicialmente como máculas ou pápulas vermelhas, com o posterior desenvolvimento de vesículas frágeis. Essas vesículas se rompem rapidamente e são cobertas por uma crosta âmbar espessa (Figura 5.1). As crostas são aderentes e têm sido descritas como cor de mel ou semelhantes a "flocos de milho grudados à superfície". Alguns casos podem lembrar a queilite esfoliativa (ver Capítulo 8) ou um quadro de herpes simples recorrente (ver Capítulo 7). O prurido é comum e o ato de coçar as lesões pode favorecer a disseminação da infecção (Figura 5.2). Linfangite, celulite, febre, anorexia e mal-estar são incomuns, embora ocorra leucocitose em aproximadamente metade dos pacientes acometidos.

Em um padrão infrequente chamado de **ectima**, a área central das crostas se torna necrótica e forma uma ulceração profunda e endurecida. Essa lesão cicatriza lentamente e frequentemente é associada a cicatriz permanente.

Devido a sua associação com *S. aureus*, o **impetigo bolhoso** pode também ser chamado de **impetigo estafilocócico**. As lesões são frequentes no tronco e áreas intertriginosas (axila, pescoço, virilha); o envolvimento das nádegas e extremidades é menos comum. A dactilite bolhosa é um padrão localizado de impetigo bolhoso que geralmente envolve a porção distal de um dedo ou, mais raramente, um dedo do pé. Recém-nascidos e bebês são afetados mais frequentemente, mas também pode ocorrer em crianças e adultos. As lesões se manifestam clinicamente por vesículas superficiais que coalescem e formam grandes bolhas flácidas. Inicialmente, as bolhas são preenchidas por um líquido claro seroso, porém o conteúdo das bolhas rapidamente se torna turvo e, por fim, purulento. Embora as bolhas possam permanecer intactas, elas em geral se rompem e desenvolvem uma fina crosta castanha, descrita por alguns autores como "laca". Fraqueza, febre, linfadenopatia e diarreia podem ser observadas. Embora incomum, a disseminação da infecção pode resultar em celulite, osteomielite, artrite séptica e pneumonia. Febre escarlate associada, doença cardíaca reumática e glomerulonefrite pós-estreptocócica também têm sido observadas.

Diagnóstico

Normalmente, o diagnóstico presuntivo pode ser feito facilmente pela avaliação clínica. Quando o diagnóstico clínico não é evidente ou a infecção não responde ao tratamento padrão dentro de 7 dias, o diagnóstico definitivo requer o isolamento de *S. aureus* ou *S. pyogenes* por cultura das lesões de pele e teste de sensibilidade aos antibióticos.

Tratamento e prognóstico

Para pacientes com impetigo não bolhoso envolvendo apenas uma pequena área com poucas lesões, mupirocina tópica ou ácido fusídico (disponível no Canadá e Europa, mas não nos EUA)

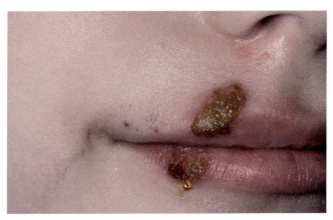

Figura 5.1 Impetigo. Crostas de coloração âmbar na pele e no vermelhão dos lábios.

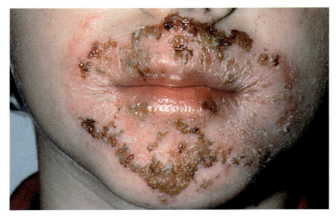

Figura 5.2 Impetigo. Crostas de coloração âmbar e recobertas por escamas na pele perioral.

tem se mostrado eficaz. Têm sido cada vez mais relatados episódios de resistência a esses medicamentos, especialmente em infecções associadas a *S. aureus* meticilino-resistentes. Nesses casos, a utilização de retapamulina tópica ou ozenoxacina tem provado ser eficaz em muitos pacientes. A remoção das crostas com uma toalha limpa molhada com água morna e sabão é recomendada antes da aplicação do medicamento tópico, em vez de realizar a aplicação do medicamento na pele inerte, seca e esfoliada. Para as lesões bolhosas ou mais extensas, os antibióticos tópicos geralmente são insuficientes; o tratamento de eleição consiste em antibiótico sistêmico por via oral (VO) por 1 semana. O melhor antibiótico é aquele eficaz tanto contra o *S. pyogenes* quanto contra *S. aureus* penicilino-resistente. Cefalexina, dicloxacilina, flucloxacilina e amoxicilina + ácido clavulânico representam boas opções atuais. Em comunidades onde o *S. aureus* meticilino-resistente é frequente, as terapias com agentes como trimetoprima/sulfametoxazol, clindamicina, tetraciclina ou fluoroquinolonas são recomendadas. Para casos graves em que o *S. aureus* meticilino-resistente foi isolado, a linezolida ou a vancomicina são os medicamentos mais eficazes. Diagnóstico e tratamento inadequados com corticosteroides tópicos podem reduzir a resposta inflamatória do hospedeiro à infecção bacteriana e melhorar temporariamente a aparência, mas o organismo causador não será eliminado, permitindo que a infecção persista ou se espalhe.

◆ ERISIPELA

A **erisipela** é uma celulite superficial da pele que envolve a derme e o tecido subcutâneo superior. Embora a maioria dos casos não seja cultivável, a infecção está mais comumente associada aos estreptococos β-hemolíticos. Outros microrganismos, como o *Staphylococcus aureus*, têm sido isolados a partir das lesões, porém não está claro se essas bactérias são causadoras ou contaminantes. A infecção se dissemina rapidamente pelos vasos linfáticos, os quais se tornam preenchidos por fibrina, leucócitos e estreptococos. O termo *fogo de Santo Antônio* tem sido utilizado para descrever a erisipela, embora esse termo também esteja associado ao ergotismo. Como a Casa Francesa de Santo Antônio, um hospital do século XI, tinha paredes vermelhas cor de fogo semelhante à cor da erisipela, o termo *fogo de Santo Antônio* foi utilizado para descrever essa doença. Atualmente, com a maioria dos casos observados na parte inferior das pernas, a erisipela facial clássica frequentemente é um diagnóstico esquecido. Ocasionalmente, o diagnóstico apropriado não é alcançado precocemente devido à confusão com a celulite facial originada de uma infecção odontogênica.

Características clínicas

A erisipela tende a ocorrer principalmente em pacientes adultos jovens e idosos, ou naqueles que estão debilitados, diabéticos, imunossuprimidos, obesos ou alcoólatras. Os pacientes que apresentam áreas de edema linfático crônico ou cicatrizes cirúrgicas extensas (como pós-mastectomia ou safenectomia) também são suscetíveis à doença. A infecção pode ocorrer em qualquer parte da pele, especialmente nas áreas de trauma prévio. Mais de 80% dos casos são observados na região inferior das pernas, mas o envolvimento do rosto, braço e coxa não é raro. Nota-se um aumento da prevalência da erisipela facial no inverno e na primavera, enquanto o pico de prevalência da erisipela que envolve as extremidades inferiores ocorre no verão.

Quando as lesões ocorrem na face, elas em geral acometem as bochechas, pálpebras e o dorso do nariz, algumas vezes produzindo o aspecto de lesão em forma de borboleta, que pode lembrar o lúpus eritematoso (ver Capítulo 16). Quando as pálpebras estão envolvidas, elas podem se tornar edemaciadas e fechadas, lembrando o angioedema (ver Capítulo 9). A área afetada é dolorida, vermelho-brilhante, bem-delimitada, aumentada, endurecida e quente ao toque (Figura 5.3). Muitas vezes, a pele afetada demonstra uma textura superficial que lembra casca de laranja (*peau d'orange*). Lesões intercaladas bolhosas ou hemorrágicas podem ser observadas e frequentemente exigem terapia antibiótica mais intensiva. Febre alta e linfadenopatia estão frequentemente presentes. Linfangite, leucocitose, náusea e vômitos ocorrem mais raramente. A confirmação do diagnóstico é difícil porque a cultura do microrganismo não é útil.

Tratamento e prognóstico

O tratamento de eleição é a penicilina. Antibióticos alternativos incluem macrolídios, como eritromicina; cefalosporinas como a cefalexina; e fluoroquinolonas, como o ciprofloxacino. No início do tratamento, a área da pele acometida costuma aumentar, provavelmente em resposta à liberação de toxinas dos estreptococos

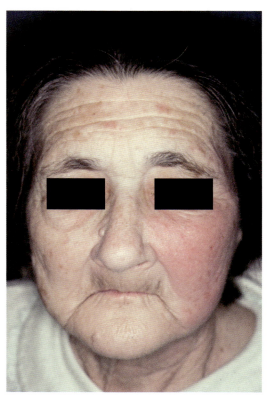

Figura 5.3 Erisipela. Área de tumefação avermelhada na bochecha do lado esquerdo. (Cortesia do Dr. Arthur Gonty.)

que estão morrendo. Uma resolução rápida é observada dentro de 48 horas. Sem o tratamento adequado, possíveis complicações incluem a formação de abscessos, gangrena, fascite necrosante, síndrome do choque tóxico com possível falência múltipla de órgãos, tromboflebite, glomerulonefrite aguda, septicemia, endocardite e morte. Recidivas podem ocorrer na mesma área, principalmente em uma zona de dano linfático prévio ou em área de pé de atleta não tratado. As recidivas repetidas podem ocasionar aumentos desfigurantes e permanentes. Nos casos com múltiplas recorrências, a profilaxia com a penicilina VO tem sido usada.

◆ FARINGITE E TONSILITE ESTREPTOCÓCICA

A **tonsilite** e a **faringite** são muito comuns e podem ser causadas por diferentes microrganismos. Os mais comumente envolvidos são os estreptococos β-hemolíticos do grupo A, adenovírus, enterovírus, influenza, parainfluenza e vírus Epstein-Barr (EBV). Embora um vírus seja a principal causa de faringite, infecção por *S. pyogenes* (estreptococos beta-hemolíticos do grupo A) é responsável por 20 a 30% dos casos de faringite aguda em crianças e 5 a 15% dos casos em adultos. A disseminação se dá caracteristicamente pelo contato de pessoa para pessoa por meio de gotículas respiratórias ou secreções orais, com pequeno período de incubação de 2 a 5 dias.

Características clínicas

Embora a infecção possa ocorrer em qualquer idade, a maior prevalência é observada em crianças entre 5 e 15 anos, com a maioria dos casos nos locais com clima temperado surgindo no inverno ou no começo da primavera. Os sinais e sintomas da **faringite** e da **tonsilite** variam de leves a intensos. Os achados comuns incluem aparecimento repentino de dor de garganta, temperatura entre 38° e 40°C, disfagia, hiperplasia tonsilar, vermelhidão da orofaringe e tonsilas, petéquias palatinas, linfadenopatia cervical e um exsudato tonsilar amarelado, que pode ser irregular ou confluente (Figura 5.4). Outros achados ocasionais incluem aumento consistente, edematoso e avermelhado da úvula, narinas irritadas e um exantema semelhante ao da escalatina (ver tópico seguinte). Conjuntivite, coriza (rinorreia), tosse, rouquidão, pequenas lesões ulceradas, estomatite na região anterior da boca, ausência de febre, um exantema viral e diarreia estão tipicamente associados a infecções virais e normalmente não estão presentes na faringotonsilite estreptocócica.

Diagnóstico

Embora a vasta maioria das faringites seja causada por infecção viral, revisões têm mostrado que aproximadamente 60% dos pacientes com dor de garganta são tratados com antibióticos. Para minimizar seu uso indiscriminado, antibióticos não devem ser prescritos sem a confirmação de uma infecção bacteriana. Com exceção de infecções raras, como as causadas por *Corynebacterium diphtheriae* (ver adiante) e *Neisseria gonorrhoeae* (ver adiante), os antibióticos não trazem benefícios para a faringite aguda, a não ser que ela esteja associada aos estreptococos do grupo A.

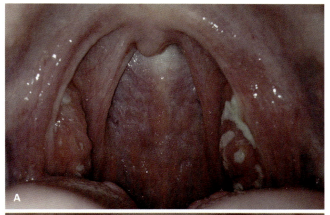

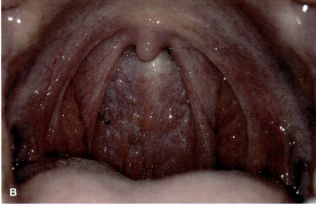

Figura 5.4 Tonsilite. A. Tonsilas palatinas hiperplásicas, com exsudato amarelado nas criptas. **B.** O mesmo paciente após sucesso na terapia com amoxicilina + ácido clavulânico. (Cortesia da Dra. Molly Smith.)

Diretrizes clínicas atuais nos EUA recomendam o uso de um *kit* de detecção rápida de antígeno (RADT). Um resultado positivo em pacientes com evidências clínicas de faringite apoia o tratamento com antibióticos. Devido à baixa sensibilidade do RADT, a cultura bacteriana é recomendada em caso de resultado negativo no RADT em pacientes pediátricos, resultando em um atraso de 1 a 5 dias. Em 2015, a Food and Drug Administration (FDA) aprovou o primeiro teste de amplificação de ácidos nucleicos (NAAT) para uso no consultório, eliminando a necessidade de um algoritmo em dois passos e fornecendo uma resposta dentro de 15 a 25 minutos.

Embora o NAAT possa reduzir significativamente o atraso no diagnóstico em pacientes com faringite, ele não resolve completamente o dilema diagnóstico. Estimativas sugerem que aproximadamente 20% das crianças em idade escolar assintomáticas são portadoras de estreptococos do grupo A durante as estações de inverno e primavera. Ao apresentar uma faringite viral, as portadoras podem demonstrar um resultado falso-positivo nos NAAT. O padrão-ouro para separar portadores de verdadeira faringite estreptocócica requer duas amostras sorológicas (títulos de antiestreptolisina e anti-DNAse B) coletadas com um intervalo de 2 a 4 semanas. Devido a esse atraso extenso e ao custo associado, tal avaliação extensiva não faz parte da prática clínica padrão.

Tratamento e prognóstico

A faringite estreptocócica é geralmente autolimitante e se resolve espontaneamente dentro de 3 a 4 dias após o aparecimento dos sintomas. Os objetivos principais do tratamento são diminuir a duração dos sintomas, prevenir a disseminação da infecção e prevenir várias complicações raras. Possíveis complicações supurativas incluem abscesso peritonsilar, abscesso retrofaríngeo, linfadenite cervical, bacteriemia (com febre, náuseas e vômitos resultantes), fascite necrosante e síndrome do choque tóxico. Complicações não supurativas também são observadas e incluem febre reumática aguda, doença cardíaca reumática e glomerulonefrite pós-estreptocócica. O início do tratamento apropriado dentro dos primeiros 9 dias após o desenvolvimento da faringite previne a febre reumática. Os pacientes são considerados não contagiosos 24 horas após o início do tratamento apropriado com antibióticos.

O antibiótico de escolha para o grupo de estreptococo do grupo A VO é a penicilina V ou amoxicilina. Opções comuns para pacientes alérgicos à penicilina são as cefalosporinas de primeira geração, como a cefalexina. Paracetamol ou ibuprofeno podem ser utilizados para dor moderada a grave, sendo que o ibuprofeno mostrou ser melhor entre os dois. Anestésicos tópicos, como lidocaína ou benzocaína, podem ser utilizados para dor de garganta em crianças mais velhas e adolescentes, mas devem ser evitados em crianças mais novas.

♦ ESCARLATINA (FEBRE ESCARLATE)

A **escarlatina** é uma infecção sistêmica causada por cepas específicas de *S. pyogenes* (estreptococos β-hemolíticos do grupo A). A doença começa como uma tonsilite estreptocócica com faringite, na qual os microrganismos elaboram uma toxina eritrogênica que ataca os vasos sanguíneos e produz o exantema cutâneo característico. Essa condição ocorre em pacientes suscetíveis que não têm anticorpos antitoxina. O período de incubação varia de 1 a 7 dias e os achados clínicos significantes incluem febre, enantema e exantema.

A escarlatina já foi uma causa comum de morte na infância, mas praticamente desapareceu durante o século XX. Apesar disso, grandes surtos ocorreram durante a última década, predominantemente no Reino Unido e no leste da Ásia. Entre 2014 e 2016, o Reino Unido experimentou o maior nível de escarlatina em 50 anos. Embora seja objeto de pesquisas significativas, a causa para o ressurgimento ainda permanece obscura.

Características clínicas

A escarlatina é mais comum em crianças entre os 3 e 12 anos. O enantema da mucosa oral envolve tonsilas, faringe, palato mole e língua (ver discussão sobre faringotonsilite estreptocócica na seção anterior). As tonsilas, o palato mole e a faringe se tornam eritematosos e edemaciados e as criptas tonsilares podem ser preenchidas por um exsudato amarelado. Nos casos graves, os exsudatos podem confluir, assemelhando-se à difteria (ver adiante).

Petéquias dispersas podem ser encontradas no palato mole em até 10% dos pacientes afetados. Durante os dois primeiros dias, o dorso da língua apresenta uma cobertura branca na qual apenas as papilas fungiformes podem ser visualizadas; isso tem sido chamado de **língua em morango branca** (Figura 5.5). Por volta do quarto ou quinto dia, ocorre descamação da cobertura branca revelando uma superfície dorsal eritematosa com papilas fungiformes hiperplásicas, a **língua em morango vermelha**. Essas descobertas na língua são inespecíficas e foram observadas na síndrome inflamatória multissistêmica associada à covid-19 (ver Capítulo 7) e na doença de Kawasaki.

Classicamente, nos casos não tratados, a febre surge de forma abrupta por volta do segundo dia. A temperatura do paciente atinge picos de 39,5ºC, retornando ao normal dentro de 6 dias. Dor abdominal, dor de cabeça, mal-estar, náusea e vômito são sintomas frequentemente presentes. O exantema se desenvolve nos dois primeiros dias e se dissemina em 24 horas. O exantema clássico da febre escarlate é peculiar e frequentemente é descrito como "uma queimadura de sol com arrepios". Áreas pontilhadas do tamanho de cabeças de alfinete normocrômicas

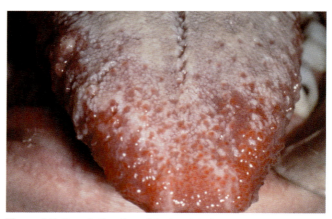

Figura 5.5 Escarlatina. Superfície dorsal da língua exibindo uma cobertura branca em associação com numerosas papilas fungiformes aumentadas e eritematosas (língua em morango branca).

projetam-se através do eritema, dando à pele do tronco e das extremidades uma textura de lixa. Em indivíduos fortemente pigmentados, a erupção cutânea pode ser mais difícil de visualizar, mas a textura de lixa permanece palpável. O peito e o estômago geralmente são envolvidos inicialmente, com eventual disseminação para outras partes do corpo. O exantema é mais intenso nas áreas de pressão e de pregas cutâneas. Muitas vezes, listras vermelhas transversais, conhecidas como **linhas de Pastia**, ocorrem nas pregas cutâneas devido à fragilidade capilar nestas zonas de estresse. Frequentemente, as bochechas parecerão coradas, e palidez ao redor da boca será observada.

Geralmente, o exantema desaparece em 1 semana, seguido de um período de descamação da pele. Essa descamação se inicia na face ao final da primeira semana e se dissemina para o resto da pele por volta da terceira semana, sendo as extremidades as últimas áreas afetadas. A descamação da face produz pequenas escamas, mas a pele do tronco se desprende em escamas maiores e mais espessas. Este período de descamação pode durar de 3 a 8 semanas.

Diagnóstico

Como descrito em maior detalhe na discussão anterior sobre a faringotonsilite estreptocócica, o diagnóstico é feito por meio do uso de um *kit* de detecção rápida de antígeno (RADT), seguido de cultura de garganta em pacientes cujo RADT é negativo. Alternativamente, o NAAT em única etapa está substituindo o RADT em muitas clínicas.

Tratamento e prognóstico

O tratamento da escarlatina e da faringite estreptocócica associada é necessário para prevenir possíveis complicações, como abscessos peritonsilares ou retrofaríngeos, sinusite ou pneumonia. Complicações tardias são raras e incluem otite média, febre reumática aguda, glomerulonefrite, artralgia, meningite e hepatite. Os antibióticos orais de escolha para estreptococos do grupo A são a penicilina V ou a amoxicilina. Outras opções para pacientes alérgicos à penicilina são os cefalosporinas de primeira geração, como cefadroxila ou cefalexina. O ibuprofeno pode ser usado para reduzir a febre e aliviar o desconforto associado. A febre e os sintomas mostram melhora acentuada 48 horas após o início do tratamento. Com a terapia apropriada, o prognóstico é excelente.

◆ CÁSEO AMIGDALIANO E TONSILOLITÍASE

Anatomicamente, o anel de Waldeyer inclui as tonsilas palatinas, linguais, faríngeas e das tubas auditivas. As tonsilas apresentam numerosas invaginações profundas, torcidas e revestidas por epitélio. Essas invaginações, chamadas *criptas tonsilares*, funcionam para aumentar a área de superfície para interação entre as células imunes dentro do tecido linfoide e o ambiente oral. Essas criptas retorcidas costumam ser preenchidas por queratina descamada, mostrando colonização bacteriana secundária. Muitas vezes, o conteúdo dessas invaginações se torna compacto e forma uma massa com cheiro desagradável conhecida como **cáseo tonsilar**. Às vezes, os debris necróticos condensados e as bactérias sofrem calcificação distrófica e formam um **tonsilólito (concreção tonsilar)**. Essas estruturas contêm um biofilme vivo de bactérias

densamente agrupadas demonstrando uma diversidade de organismos na forma de bastões, cocos e filamentos imersos em uma matriz extracelular.

Características clínicas e radiográficas

Os cáseos e os tonsilólitos são vistos com bastante frequência. Revisões de radiografias panorâmicas revelam uma prevalência de tonsilólitos dentro das tonsilas palatinas que varia de 7,2 a 13,4%, com a tomografia computadorizada (TC) demonstrando uma frequência de descoberta muito maior (de 16 a 46,1%). Embora menos reconhecidas, os tonsilólitos dentro do tecido tonsilar na base da língua também não são raros, com uma frequência relatada de 1,5% em radiografias panorâmicas e 4,8% em TC. As tonsilas palatinas afetadas podem demonstrar uma ou mais criptas aumentadas preenchidas com detritos de coloração amarelada, cuja consistência pode se apresentar mole, friável ou densamente calcificada. Ao contrário da tonsilite aguda, o tecido amigdaliano ao redor não apresenta dor aguda, nem inflamação intensa ou edema significante. Os tonsilólitos podem se desenvolver em uma grande faixa etária, desde crianças a idosos, com média de idade por volta do início dos 40 anos. Embora uma predominância no sexo masculino tenha sido relatada, outros estudos não observaram uma predileção por sexo. Essas calcificações podem variar de lesões pequenas, clinicamente insignificantes, a calcificações volumosas maiores que 14 cm de comprimento. Os tonsilólitos podem ser únicos ou múltiplos e casos bilaterais não são raros.

Embora muitos cáseos e tonsilólitos palatinos sejam assintomáticos, eles podem promover infecções amigdalianas recorrentes e podem levar a dor, formação de abscesso, ulceração, disfagia, dor de garganta crônica, tosse irritativa ou otalgia. Halitose é uma queixa comum e não surpreendente, visto que diversas bactérias presentes no biofilme associado são conhecidas por produzir sulfito de hidrogênio e metilmercaptana, ambos associados a mau odor intenso. Ocasionalmente os pacientes relatam uma dor surda ou a sensação de um corpo estranho na garganta que é aliviada com a remoção do tampão tonsilar. Nos pacientes com tonsilólitos grandes, o exame clínico costuma revelar massa submucosa, amarela e dura na tonsila afetada. Nos pacientes mais idosos, os tonsilólitos grandes podem ser aspirados, produzindo complicações pulmonares secundárias. Dispneia, perfuração esofágica e mediastinite foram relatadas em associação com grandes tonsilólitos. Quando sintomáticos, tonsilólitos linguais são relatados como associados a desconforto local, dor anterior no pescoço ou sensação de corpo estranho.

Em geral, os tonsilólitos palatinos são descobertos em radiografias panorâmicas como massas radiopacas superpostas à porção mediana do ramo mandibular (Figura 5.6). Em outros casos, pequenas opacidades radiopacas podem ser vistas posterior ou inferiormente ao ângulo da mandíbula. A maioria dos tonsilólitos linguais é observada ao longo da margem da sombra do tecido mole da base da língua, principalmente inferior e posteriormente à mandíbula em radiografias panorâmicas. Em comparação com os tonsilólitos palatinos, os linguais tendem a ser menores em tamanho e em menor número.

Diagnóstico

Um diagnóstico sugestivo pode ser levantado pela combinação dos aspectos clínicos e radiográficos. Após a observação da imagem na radiografia panorâmica, se a confirmação diagnóstica

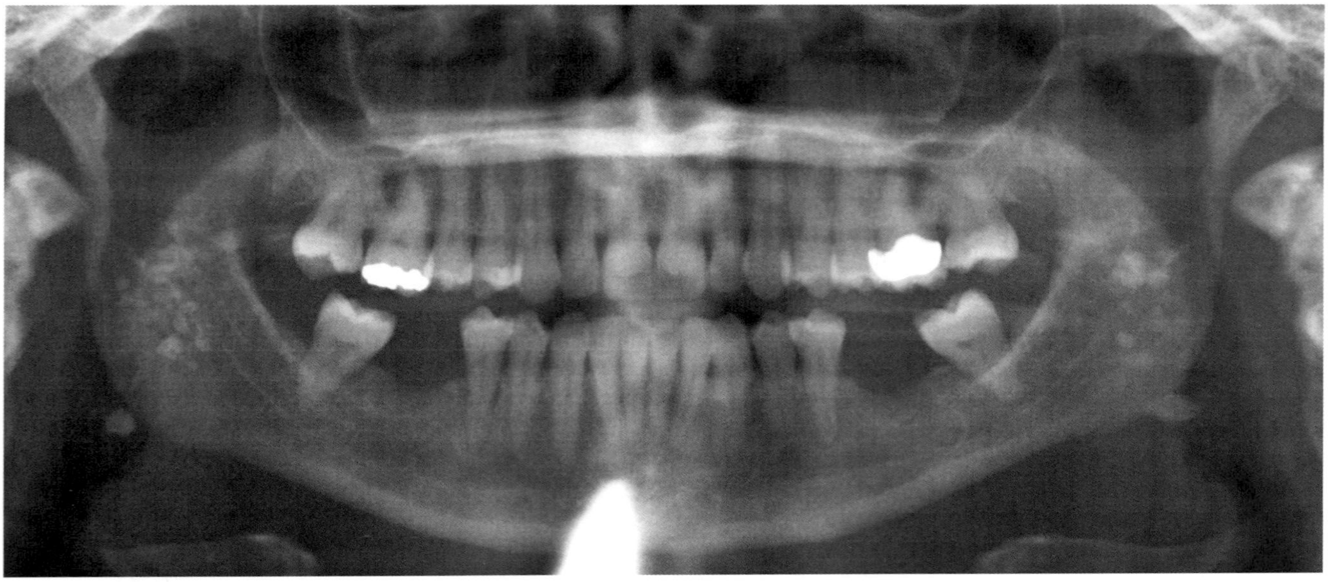

Figura 5.6 Tonsilólitos. Grupos de radiopacidades observados bilateralmente na porção central dos ramos ascendentes. (Cortesia da Dra. Kim Nichols.)

dos tonsilólitos ainda for necessária, a sua presença pode ser observada pela TC, imagem por ressonância magnética (IRM) ou demonstração do cálculo na remoção da tonsila afetada.

Tratamento e prognóstico

Os tonsilólitos identificados incidentalmente em radiografias panorâmicas geralmente não são tratados, exceto quando estão associados à hiperplasia amigdaliana ou a sintomas clínicos. Ocasionalmente, os indivíduos acometidos tentam remover os cáseos com instrumentos, como canudos, palitos de dentes ou instrumentais odontológicos. Estas tentativas podem causar dano no tecido tonsilar adjacente e devem ser desencorajadas. Os pacientes devem ser orientados a tentar a remoção com gargarejos com água morna e sal ou jatos de água.

Os cálculos superficiais podem ser enucleados ou curetados; tonsilólitos sintomáticos mais profundos requerem excisão local. A recidiva dos cáseos removidos é comum. Criptólise a *laser* ou por coblação tem sido utilizada com sucesso a fim de reduzir a extensão das invaginações amigdalianas e acabar com a recidiva dos cáseos. Quando existem evidências de tonsilite crônica associada, a tonsilectomia é o tratamento definitivo.

◆ DIFTERIA

A **difteria** é uma infecção que ameaça a vida, mais comumente causada por *Corynebacterium diphtheriae. C. ulcerans e C. pseudotuberculosis* são causas menos comuns e em geral descobertas em indivíduos que tiveram contato com animais de fazenda ou produtos derivados do leite. O nome da doença deriva da palavra grega *diphthera*, que se traduz como "pele de couro", em referência à pseudomembrana tenaz que é típica no palato mole e na faringe dos pacientes afetados. A doença foi descrita pela primeira vez em 1826, e *C. diphtheriae* (também chamado de *bacilo de Klebs-Löffler*) foi descoberto inicialmente por Klebs em 1883 e isolado em cultura pura por Löffler em 1884. Os humanos são os únicos hospedeiros e a infecção é adquirida por meio do contato com uma pessoa infectada ou portadora, geralmente através de partículas respiratórias.

A bactéria produz uma exotoxina letal, que causa a necrose tecidual, fornecendo assim nutrientes para um crescimento adicional, levando à disseminação periférica. A exotoxina interfere na síntese de proteínas celulares. Além da morte das células afetadas, o envolvimento das células de Schwann pode levar à desmielinização dos nervos periféricos com neuropatias significativas associadas. A primeira antitoxina eficaz foi descoberta pelo médico alemão Emil von Behring, que ganhou o primeiro Prêmio Nobel em medicina por esse trabalho. A antitoxina está disponível desde 1913 e a imunização está difundida na América do Norte desde 1922. A vacinação consiste em uma antitoxina que protege contra danos teciduais relacionados à toxina, mas não previne a infecção pela bactéria.

A vacinação disseminada levou a uma queda significativa na prevalência da infecção até os anos 1990, quando então o colapso da União Soviética produziu uma vacinação inconsistente e surtos localizados da doença. A disseminação foi finalmente controlada pela administração de vacina em todas as crianças, adolescentes e adultos (independente dos históricos de vacinação). Além disso, a doença continua endêmica em áreas como o sul e sudeste da Ásia e a África, onde as taxas de vacinação são inferiores a 80%.

Além dos grupos citados, infecções podem ocorrer em pacientes imunossuprimidos ou naqueles que não receberam doses de reforço como é necessário. Surtos isolados ainda são relatados em populações urbanas pobres e populações nativas da América do Norte. No geral, a difteria atualmente é rara nos EUA, com apenas seis casos relatados entre 2000 e 2015.

Características clínicas

Os sinais e sintomas da difteria surgem de 1 a 5 dias após o contato com o microrganismo. Os sintomas sistêmicos iniciais, que incluem febre baixa, cefaleia, mal-estar, anorexia, dor de garganta e vômitos surgem gradualmente e podem ser brandos.

Embora lesões cutâneas possam estar presentes, a infecção acomete superfícies mucosas e pode produzir exsudatos nas regiões nasal, tonsilar, faríngea, laringotraqueal ou conjuntival. Uretrite causada por *C. diphtheriae* toxigênica foi observada como resultado de contato orogenital. O envolvimento da cavidade nasal é frequentemente acompanhado por secreção mucoide ou hemorrágica prolongada. O exsudato orofaríngeo se inicia em uma ou em ambas as tonsilas como uma mancha branco-amarelada fina que se espessa para formar uma cobertura aderente acinzentada. Com o decorrer do tempo, a membrana pode desenvolver manchas de necrose de coloração verde ou negra. O epitélio superficial é parte integrante desse exsudato e as tentativas de sua remoção são difíceis e podem causar sangramento. A cobertura pode continuar envolvendo todo o palato mole, úvula, laringe ou traqueia, resultando em respiração difícil e ruidosa. A perfuração do palato pode ocorrer, mas é muito incomum. Raramente, as lesões são localizadas somente na cavidade oral.

A gravidade da infecção está correlacionada com a disseminação da membrana diftérica. A obstrução local das vias respiratórias pode ser fatal e, historicamente, a difteria foi uma das causas mais comuns de morte, levando ao apelido de *anjo estrangulador*. O envolvimento das tonsilas leva à linfadenopatia cervical significante, que é frequentemente associada a um aumento edematoso do pescoço conhecido como *pescoço de touro*. A paralisia relacionada com a toxina pode afetar os músculos oculomotores, faciais, faríngeos, diafragmáticos e intercostais. A paralisia do palato mole pode levar à regurgitação nasal durante a deglutição. O envolvimento nasal ou oral pode disseminar a infecção para a pele adjacente dos lábios e da face.

A difteria cutânea pode ocorrer em qualquer parte do corpo, caracterizada por úlceras crônicas que estão associadas a picadas de insetos infectados e podem abrigar outros patógenos como *S. aureus* ou *S. pyogenes*. Essas lesões cutâneas podem surgir inclusive em pacientes vacinados e classicamente não estão associadas a manifestações tóxicas sistêmicas. Quando a doença é contraída por viajantes de países desenvolvidos, o diagnóstico é geralmente retardado devido à apresentação clínica inespecífica e ao baixo índice de suspeição. As lesões cutâneas representam um importante reservatório da infecção, podendo levar à difteria mais típica e letal em contatos desprotegidos.

Embora a bacteriemia seja rara, a toxina circulante pode resultar em complicações sistêmicas como miocardite, neuropatia, trombocitopenia, proteinúria e falência renal. As complicações vistas com mais frequência são a miocardite e as dificuldades neurológicas, sendo em geral descobertas em pacientes com difteria nasofaríngea grave. A miocardite pode se apresentar como fraqueza e dispneia progressivas ou levar à insuficiência cardíaca congestiva aguda. A neuropatia associada à difteria geralmente é bifásica. Inicialmente, as neuropatias cranianas inferiores surgem algumas semanas após as infecções faríngeas e frequentemente se apresentam com disfonia, disfagia, paralisia do palato e dormência no rosto, língua e gengiva. Posteriormente, a polineuropatia das extremidades torna-se evidente à medida que as neuropatias cranianas começam a desaparecer. Um número significativo de pacientes torna-se quadriplégico no estágio mais grave da doença. Uma polineurite periférica semelhante à síndrome de Guillain-Barré também pode ser observada.

Diagnóstico

Embora a apresentação clínica possa ser característica nos casos mais graves, a confirmação laboratorial deve ser obtida em todos os casos. Embora a cultura permaneça como padrão-ouro de diagnóstico, a análise pela reação em cadeia da polimerase (PCR) tem se tornado acessível e reduziu o tempo necessário para confirmação diagnóstica. Exceto durante uma epidemia, o diagnóstico pode ser difícil devido à raridade da infecção e à inexperiência de muitos médicos com a doença.

Tratamento e prognóstico

O tratamento do paciente com difteria deve ser iniciado no momento do diagnóstico clínico, não devendo ser adiado até que o resultado da cultura esteja pronto. Deve-se administrar a antitoxina em combinação com antibióticos para evitar a produção adicional de toxinas, objetivando interromper a infecção local, e para prevenir a transmissão. Podem ser usadas eritromicina, penicilina procaína ou penicilina intravenosa (IV). Após 4 dias de antibioticoterapia, a maioria dos pacientes não é mais considerada infecciosa, porém alguns podem reter microrganismos vivos. O paciente não é considerado curado até que sejam obtidos três espécimes de cultura consecutivamente negativos.

Como a antitoxina neutraliza apenas a toxina circulante que não está ligada ao tecido, a administração imediata é crítica. Esse fator salienta a necessidade de manutenção de estoques locais que não tenham atingido a data de validade. Os pacientes apresentam melhores resultados se a antitoxina for administrada dentro de 48 horas dos primeiros sintomas faríngeos.

Antes do desenvolvimento da antitoxina, a taxa de mortalidade alcançava 50%, em geral devido a complicações cardíacas ou neurológicas. Embora o resultado seja imprevisível, a taxa de mortalidade atual é inferior a 5%, com a maioria dos pacientes apresentando uma recuperação total ou quase completa, com apenas déficits residuais leves. O desenvolvimento da miocardite é um fator prognóstico importante da mortalidade.

Nos EUA, mortes continuam ocorrendo devido ao atraso no tratamento pela ausência de suspeita de difteria. Com viagens tão frequentes, assim como viajantes percorrendo todo o globo, a prevenção é primordial. Até naqueles indivíduos vacinados, como as crianças, uma dose de reforço da antitoxina deve ser realizada a cada 10 anos. Atualmente, a inoculação em adultos deve ser realizada combinada com a *vacina DTP*, a qual inclui tétano, difteria e coqueluche.

◆ SÍFILIS (LUES)

A **sífilis** é uma infecção crônica mundial causada pelo *Treponema pallidum*. O organismo é muito vulnerável ao meio seco; portanto, as principais vias de transmissão são o contato sexual e da mãe para o feto. Os humanos são os únicos hospedeiros naturais comprovados para sífilis.

Após o advento da terapia com penicilina nos anos 1940, a incidência de sífilis diminuiu gradativamente por vários anos, mas mostrou vários picos e quedas associados à atividade sexual. Um pico ocorreu durante a "revolução sexual" nos anos 1960; entretanto, o medo de adquirir a síndrome da imunodeficiência adquirida (AIDS) em 2000 levou ao menor número de casos relatados de sífilis primária e secundária desde o início dos relatos em 1941. À medida que terapias eficazes para o tratamento de AIDS têm sido desenvolvidas, a atividade sexual mais uma vez se modificou com um aumento na prevalência de relatos de infecções sexualmente transmissíveis (IST), inicialmente como resultado do aumento de homens que têm relações sexuais com homens (HSH). A sífilis congênita seguiu uma tendência semelhante e atingiu um pico de baixa em 2012, para apenas aumentar 38% nos próximos 2 anos. Esse rápido aumento na sífilis congênita foi diretamente relacionado a um aumento de 22% na sífilis observada em mulheres durante o mesmo período de tempo. Acredita-se que o sexo oral esteja desempenhando uma contribuição cada vez mais importante na onda recente de ISTs; muitos acreditavam erroneamente que o sexo oral sem proteção era uma prática sexual segura ou de baixo risco, representando uma boa substituição para outros comportamentos de maior risco. Durante a onda recente, estima-se que haja mais de 12 milhões de novos casos de sífilis anualmente no mundo.

Em pacientes com sífilis, a infecção sofre uma evolução característica que se desenvolve classicamente em três estágios. Um paciente acometido pela sífilis é altamente infeccioso apenas durante os dois primeiros estágios, porém as gestantes também podem transmitir a infecção para o feto durante o estágio de latência. A transmissão materna durante as duas primeiras fases da infecção quase sempre resulta em aborto, natimorto ou criança com malformações congênitas. Há quanto mais tempo a mãe tenha tido a infecção, menor a chance de infecção fetal. A infecção do feto pode ocorrer em qualquer momento da gestação, mas os sinais característicos não começam a se desenvolver até o quarto mês de gestação. As alterações clínicas decorrentes da infecção fetal são conhecidas como **sífilis congênita**. Lesões sifilíticas orais são incomuns, porém podem ocorrer em qualquer estágio. Devido à raridade das lesões orais e o padrão microscópico não específico, o diagnóstico histopatológico correto pode não ser emitido por patologistas sem experiência com a doença.

Características clínicas

Sífilis primária

A sífilis primária é caracterizada pelo **cancro**, que se desenvolve na área de inoculação, tornando-se clinicamente evidente de 3 a 90 dias após a exposição inicial. Os cancros habitualmente são solitários e iniciam como lesões papulares com uma ulceração central. Aproximadamente 85% se desenvolvem em áreas genitais, enquanto 10% são anais, 4% são orais e o 1% restante afeta outras localizações extragenitais.

As lesões intraorais da sífilis primária são raramente documentadas, pois os sintomas associados a essa fase tendem a se resolver dentro de alguns dias. Por este motivo, muitos pacientes não procuram tratamento. As lesões orais são vistas mais nos lábios, mas outras áreas incluem língua, palato, gengiva e tonsilas (Figura 5.7). O lábio superior é mais acometido em homens, enquanto o envolvimento do lábio inferior é predominante nas mulheres. Alguns acreditam que esta distribuição labial distinta pode refletir a superfície mais envolvida durante a felação e cunilíngua. A lesão oral apresenta-se como uma úlcera de base clara e indolor ou, raramente, como uma proliferação vascular semelhante a um granuloma piogênico. A linfadenopatia regional, que pode ser bilateral, é vista na maior parte dos pacientes. Neste momento, o microrganismo se dissemina sistemicamente através dos vasos linfáticos, preparando o palco para a futura progressão. Caso não seja tratada, a lesão inicial cicatriza dentro de 3 a 8 semanas.

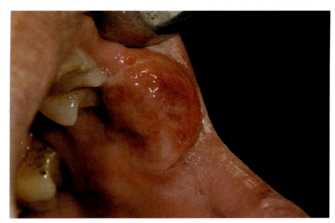

Figura 5.7 Cancro da sífilis primária. Massa eritematosa e ulcerada na mucosa jugal anterior direita. (Cortesia do Dr. Benjamin Martinez.)

Sífilis secundária

A fase seguinte é conhecida como *sífilis secundária* (disseminada), sendo identificada clinicamente de 4 a 10 semanas após a infecção inicial. As lesões da sífilis secundária podem surgir antes da resolução completa da lesão primária. Durante a sífilis secundária, os sintomas sistêmicos em geral surgem. Os mais comuns são linfadenopatia indolor, dor de garganta, mal-estar, cefaleia, perda de peso, febre e dor musculoesquelética. Um sinal consistente é uma erupção cutânea maculopapular difusa e indolor, disseminada por todo o corpo e que pode acometer inclusive a região palmoplantar. Em algumas ocasiões, uma pápula cutânea pode se desenvolver na dobra do nariz ou na comissura oral e apresentar uma fissura central associada à dobra, formando uma lesão clinicamente distinta conhecida como **pápula dividida** (Figura 5.8). Essa erupção também pode envolver a cavidade oral, apresentando-se como áreas maculopapulares vermelhas. Ainda que a erupção cutânea possa resultar em cicatrizes e hiperpigmentação ou hipopigmentação nas áreas afetadas, na maioria dos pacientes, ela cicatriza sem deixar marcas.

A maioria dos exemplos relatados de sífilis intraoral é descoberta durante o estágio secundário, e lesões cutâneas concomitantes frequentemente não são descritas. Os pacientes afetados mais frequentemente desenvolvem placas esbranquiçadas e elevadas sensíveis conhecidas como **placas mucosas**, que se desenvolvem devido à intensa resposta inflamatória à infecção por espiroquetas (Figuras 5.9 a 5.11). Ocasionalmente, várias placas adjacentes podem se fusionar e formar um padrão sinuoso ou semelhante à trilha de um caracol. Após sua formação, a necrose epitelial superficial pode ocorrer, levando à descamação do tecido e à exposição do tecido conjuntivo cruento subjacente. Menos frequentemente, placas leucoplásicas espessadas/enrugadas ou manchas eritematosas, semelhantes às observadas na candidíase atrófica, podem estar presentes. Lesões da sífilis secundária podem acometer qualquer superfície mucosa, mas são encontradas com maior frequência na língua, nos lábios, na mucosa jugal e no palato. Ocasionalmente, lesões papilares

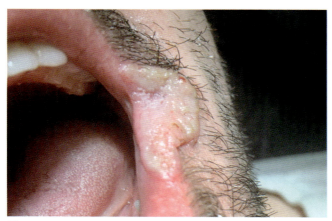

Figura 5.8 Pápula dividida da sífilis secundária. Massa ulcerada dividida ao meio na comissura oral esquerda. (Cortesia do Dr. Chad Street.)

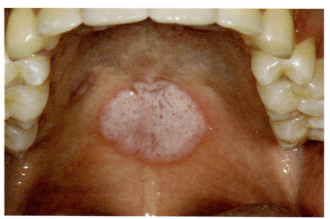

Figura 5.11 Placa mucosa da sífilis secundária. Placa branca circunscrita e espessa observada na linha média do palato mole.

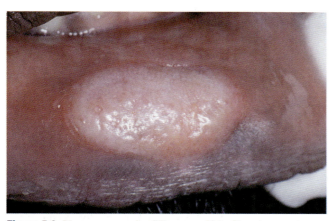

Figura 5.9 Placa mucosa da sífilis secundária. Placa branca circunscrita na mucosa labial inferior. (Cortesia do Dr. Pete Edmonds.)

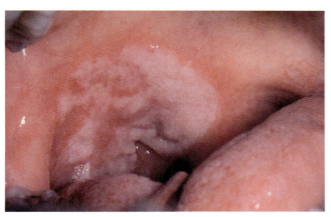

Figura 5.10 Placa mucosa da sífilis secundária. Placa branca espessa e irregular do lado direito do palato mole.

que podem lembrar papilomas virais surgem durante esse momento e são chamadas de **condiloma lata**. Embora essas lesões ocorram classicamente na região genital ou anal, casos raros podem ocorrer na boca (Figura 5.12). Ao contrário do cancro isolado encontrado na sífilis primária, lesões múltiplas são típicas da sífilis secundária. A resolução espontânea em geral ocorre dentro de 3 a 12 semanas; entretanto, recidivas podem ocorrer no ano seguinte.

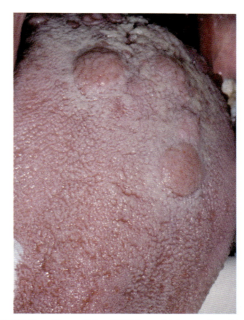

Figura 5.12 Condiloma lata. Múltiplos nódulos endurecidos e levemente papilares no dorso da língua. (Cortesia da Dra. Karen Novak.)

Sífilis terciária

Após a sífilis secundária, os pacientes entram em uma fase livre de lesões e sintomas, conhecida como **sífilis latente**. Este período de latência pode durar de 1 a 30 anos; então o estágio terciário, conhecido como *sífilis terciária*, se desenvolve em cerca de 30% dos pacientes. A fase terciária da sífilis inclui as complicações mais graves da doença. O sistema vascular pode ser afetado significativamente pelos efeitos da arterite prévia. Podem ocorrer aneurisma da aorta ascendente, hipertrofia ventricular esquerda, regurgitação aórtica e insuficiência cardíaca congestiva. O envolvimento do sistema nervoso central (SNC) pode levar a *tabes dorsalis*, paralisia generalizada, psicose, demência, paresia e morte. Lesões oculares como irite, coroidorretinite e pupilas de Argyll Robertson podem ocorrer. As pupilas de Argyll Robertson se contraem durante o foco, mas não respondem à luz brilhante. Menos significativos, porém mais característicos, são os focos dispersos de inflamação granulomatosa, que podem afetar pele, mucosa, tecidos moles, ossos e órgãos internos. Esse sítio ativo de inflamação granulomatosa, conhecido como **goma**, apresenta-se como uma lesão endurecida, nodular ou ulcerada, que pode causar extensa destruição tecidual. Desde o advento da antibioticoterapia bem-sucedida, as gomas intraorais são extremamente incomuns; quando observadas, geralmente acometem o palato ou a língua. Quando o palato é envolvido, a ulceração com frequência o perfura em direção à cavidade nasal (Figura 5.13). A língua pode ser difusamente envolvida pelas gomas e apresenta-se aumentada, lobulada e com formato irregular. Esse padrão lobular é chamado de **glossite intersticial** e se acredita que seja resultado da contratura da musculatura lingual após a cicatrização das gomas. A atrofia difusa e a perda das papilas do dorso lingual produzem uma condição chamada de **glossite luética**. No passado, essa forma de glossite atrófica foi considerada potencialmente maligna, porém vários estudos recentes questionam este conceito.

Sífilis congênita

Em 1858, Sir Jonathan Hutchinson descreveu as alterações encontradas na sífilis congênita e definiu três achados diagnósticos patognomônicos, conhecidos como **tríade de Hutchinson**:

- Dentes de Hutchinson
- Queratite ocular intersticial
- Surdez associada ao comprometimento do oitavo par de nervos cranianos.

Assim como várias outras tríades diagnósticas, poucos pacientes apresentam todos os três achados. Adicionalmente à tríade de Hutchinson, uma série de outras alterações pode ser vista, como nariz em sela, palato arqueado, bossa frontal, hidrocefalia, incapacidade intelectual, gomas e neurossífilis. A Tabela 5.1 mostra as taxas de prevalência das características da sífilis congênita em um grupo de pacientes afetados.

As crianças infectadas com sífilis podem manifestar sinais dentro de 2 a 3 semanas do nascimento. Esses achados iniciais incluem prejuízo no crescimento, febre, icterícia, anemia, hepatoesplenomegalia, rinite, rágades (fissuras cutâneas radiais ao redor da boca) e erupções cutâneas maculopapulares descamativas, ulcerativas ou vesículo-bolhosas. As crianças não tratadas que sobrevivem costumam desenvolver a sífilis terciária com danos aos ossos, dentes, olhos, orelhas e cérebro. Esses foram os achados bem descritos por Hutchinson.

A infecção altera a formação dos incisivos (**incisivos de Hutchinson**) e dos molares (**molares em amora, molares de Fournier, molares de Moon**). Os incisivos de Hutchinson apresentam diâmetro mesiodistal maior no terço médio da coroa. O terço incisal se afunila em direção à margem incisal, resultando em um dente que lembra a parte ativa de uma chave de fenda. Muitas vezes, a margem incisal exibe um entalhe central hipoplásico (Figura 5.14). Os molares em amora se afunilam em direção à superfície oclusal, com uma superfície constritiva. A anatomia oclusal é anormal, com várias projeções globulares desorganizadas que lembram a superfície de uma amora (Figura 5.15).

Tabela 5.1 Características da sífilis congênita.

Características da sífilis congênita*	Número de pacientes	% afetados
Bossa frontal	235	86,7
Maxila atrésica	227	83,8
Palato ogival	207	76,4
Nariz em sela	199	73,4
Molares em amora	176	64,9
Incisivos de Hutchinson	171	63,1
Sinal de Higoumenaki[†]	107	39,4
Prognatismo mandibular relativo	70	25,8
Queratite intersticial	24	8,8
Rágades[‡]	19	7,0
Tíbia em sabre[§]	11	4,1
Surdez do oitavo nervo craniano	9	3,3
Escápula escafoide[‖]	2	0,7
Articulação de Clutton[¶]	1	0,3

*Em um grupo de 271 pacientes. [†]Aumento da clavícula adjacente ao esterno. [‡]Fissuras periorais prematuras. [§]Abaulamento anterior da tíbia devido à periostite. [‖]Concavidade da margem vertebral da escápula. [¶]Sinovite indolor e aumento da articulação, geralmente do joelho. (Modificada de Fumara NJ, Lessel S: Manifestations of late congenital syphilis: an analysis of 271 patients, *Arch Dermatol* 102:78-83, 1970.)

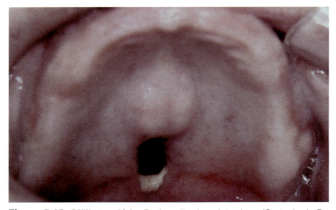

Figura 5.13 Sífilis terciária. Perfuração do palato duro. (Cortesia do Dr. George Blozis.)

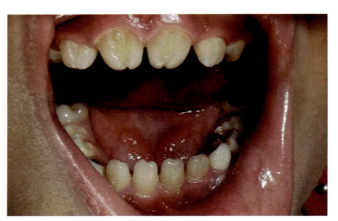

Figura 5.14 Incisivos de Hutchinson da sífilis congênita. Dentes anteriores exibindo coroas que se estreitam em direção às bordas incisais que demonstram entalhes hipoplásicos. (Cortesia do Dr. Roman Carlos.)

CAPÍTULO 5 Infecções Bacterianas 177

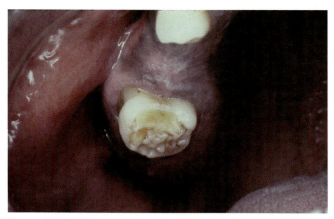

Figura 5.15 Molar em amora da sífilis congênita. Molar superior exibindo superfície oclusal com numerosas projeções globulares.

Conforme mencionado anteriormente, a prevalência de sífilis congênita está aumentando. Para reverter essa tendência, todas as mulheres devem ser rastreadas para sífilis no início da gravidez. Além disso, as mulheres com alto risco de sífilis devem ser testadas novamente 2 vezes durante o terceiro trimestre. Por fim, qualquer morte fetal após 20 semanas de gestação deve desencadear o teste da mãe.

Características histopatológicas

O quadro histopatológico das lesões orais no paciente com sífilis não é específico. Durante as duas primeiras fases, o padrão é semelhante. Nas lesões primárias, a superfície epitelial é ulcerada e, nas lesões secundárias, pode estar ulcerada ou hiperplásica. Exocitose acentuada é notada e representa a maior dica para o diagnóstico (Figura 5.16). A lâmina própria subjacente exibe um intenso infiltrado inflamatório crônico composto predominantemente de linfócitos e plasmócitos, os quais são notados inicialmente no estroma superficial e ao redor de vasos sanguíneos profundos (Figura 5.17). Embora a presença de plasmócitos seja comum em ulcerações e áreas de mucosite oral, a combinação de intensa exocitose e denso infiltrado linfoplasmocitário subjacente frequentemente sugere o diagnóstico de sífilis, o que justifica a procura pelo microrganismo. O uso de técnicas especiais de impregnação por prata, como colorações de Warthin-Starry ou Steiner, ou reações imuno-histoquímicas direcionadas contra o treponema frequentemente mostram os organismos espiroquetas em forma de saca-rolhas dispersos pelo tecido, os quais frequentemente são mais encontrados dentro do epitélio de superfície e na interface entre o epitélio e o estroma superficial (Figura 5.16 C). O microrganismo também pode ser detectado nos tecidos por meio de anticorpos por fluorescência direta ou testes de amplificação de ácidos nucleicos.

As lesões orais terciárias exibem superfície ulcerada, com hiperplasia pseudoepiteliomatosa periférica. O infiltrado inflamatório subjacente costuma demonstrar focos de inflamação granulomatosa com coleções bem circunscritas de histiócitos e células gigantes multinucleadas. Mesmo com colorações especiais, é difícil evidenciar microrganismos na fase terciária; pesquisadores acreditam que a resposta inflamatória seja mais uma reação imune do que uma resposta direta ao *T. pallidum*.

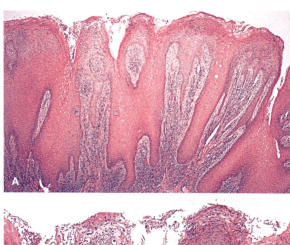

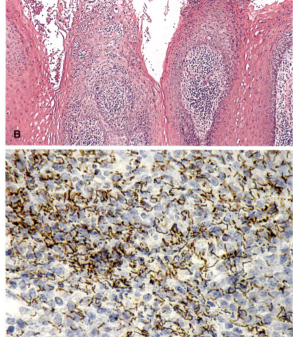

Figura 5.16 Sífilis secundária, condiloma lata. A. Fotomicrografia em menor aumento da biopsia do paciente da Figura 5.12, mostrando hiperplasia epitelial papilar e intenso infiltrado plasmocitário no tecido conjuntivo. **B.** Visão em maior aumento mostrando exocitose de neutrófilos no epitélio. **C.** Reação de imunoperoxidase para *Treponema pallidum* demonstrando numerosos espiroquetas no epitélio.

Diagnóstico

O diagnóstico da sífilis pode ser confirmado demonstrando o organismo espiralado por meio de biopsia ou exame em campo escuro de um esfregaço de uma lesão ativa. Resultados falso-positivos em esfregaços são possíveis na cavidade oral, devido à semelhança morfológica de alguns microrganismos habitantes da flora oral, tais como *Treponema microdentium, T. macrodentium* e *T. mucosum*. A demonstração do microrganismo no esfregaço ou material de biopsia deve ser confirmada com o uso de testes de anticorpos imunofluorescentes específicos, amplificação de ácido nucleico ou testes sorológicos.

Estão disponíveis para a sífilis vários testes sorológicos de triagem inespecíficos e sem alta sensibilidade. Esses testes incluem o *Venereal Disease Research Laboratory* (VDRL) e o teste rápido de

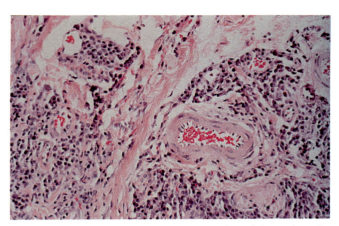

Figura 5.17 Sífilis primária. Infiltrado inflamatório crônico perivascular de plasmócitos e linfócitos. (Cortesia do Dr. John Metcalf.)

reagina plasmática (RPR). Os resultados desses testes de triagem são relatados quantitativamente, com os títulos de anticorpos em série ocasionalmente usados para acompanhar a resposta ao tratamento. Devido ao atraso associado ao desenvolvimento de anticorpos, os testes de triagem podem ser negativos por até 6 semanas após a infecção inicial. A partir desse ponto, os testes permanecem fortemente positivos ao longo do restante do estágio primário e durante todo o estágio secundário. Esse atraso na positividade sorológica deve ser lembrado, pois os resultados de biopsia de um cancro intraoral poderiam demonstrar evidências definitivas de infecção semanas antes que os testes de triagem revelem um resultado positivo. Após o desenvolvimento da latência, a positividade em geral decresce com o tempo. Como parte de um acompanhamento pré-natal apropriado, todas as gestantes devem realizar um dos exames de triagem inespecíficos para sífilis. Como esses testes são tipicamente negativos nos estágios primários iniciais e podem dar resultados falso-negativos em pacientes imunossuprimidos (como na AIDS), a identificação tecidual do microrganismo é crítica em muitos pacientes.

Testes sorológicos específicos e altamente sensíveis para a sífilis também estão disponíveis. Esses testes incluem a absorção de anticorpos treponêmicos fluorescentes (FTA-ABS), ensaios de hemaglutinação do *T. pallidum* (TPHA), ensaios de aglutinação de partículas do *T. pallidum* (TPPA) e ensaios de micro-hemaglutinação para anticorpos contra *T. pallidum* (MHA-TP). Esses testes permanecem positivos por toda a vida. Tal positividade persistente limita seu uso para o diagnóstico de um segundo episódio da doença. Assim, nos casos de possível nova infecção, os microrganismos devem ser demonstrados dentro dos tecidos ou exsudatos.

Tratamento e prognóstico

O tratamento da sífilis necessita de uma avaliação individual e de uma abordagem terapêutica individualizada. O tratamento de escolha é a penicilina G parenteral para todos os estágios da sífilis. O tipo (benzatina, procaína aquosa ou cristalina aquosa), dosagem e duração do tratamento variam de acordo com o estágio e as manifestações clínicas. Para pacientes com verdadeira alergia à penicilina, a doxiciclina é a terapia de segunda linha, com tetraciclina e ceftriaxona também demonstrando atividade antitreponêmica.

Em alguns pacientes, a antibioticoterapia está associada à liberação de produtos semelhantes a endotoxinas dos espiroquetas que estão morrendo, resultando em um complexo de sintomas denominado *reação de Jarisch-Herxheimer*. Os pacientes afetados apresentam início agudo de febre, dor de cabeça, mialgia e outros sintomas. A reação é vista com mais frequência nos estágios iniciais da sífilis, quando a carga bacteriana é alta.

Até nos pacientes que obtêm "cura" clínica e sorológica com penicilina, deve-se lembrar que o *T. pallidum* pode escapar dos efeitos letais do antibiótico quando o microrganismo está localizado nos linfonodos ou no sistema nervoso central. Portanto, a antibioticoterapia pode não resultar sempre na cura total dos pacientes com envolvimento neurológico, e sim apenas deter as manifestações clínicas da infecção. Os pacientes imunossuprimidos, como aqueles com AIDS, podem não responder bem ao regime antibiótico padrão, e vários relatos documentam a evolução para neurossífilis apesar do tratamento aparentemente apropriado de dose única.

◆ GONORREIA

A **gonorreia** é uma IST causada pela *Neisseria gonorrhoeae*, representa a segunda infecção bacteriana mais comum relatada nos EUA (após a clamídia), com a estimativa de mais de 800.000 pessoas infectadas a cada ano. A doença é epidêmica, especialmente em adultos jovens que residem em áreas urbanas; milhões de pessoas em todo o mundo são infectadas a cada ano. A taxa nos EUA continua sendo maior do que a de qualquer país industrializado, e alguns segmentos da população, como aqueles com baixo nível socioeconômico ou de escolaridade, usuários de drogas injetáveis, prostitutas, homossexuais masculinos e militares permanecem em alto risco. Ao contrário de várias outras ISTs, as mulheres são ligeiramente mais afetadas.

Características clínicas

A infecção se dissemina pelo contato sexual e a maioria das lesões ocorre na região genital. A infecção indireta é rara pois o microrganismo é sensível ao meio seco e não consegue penetrar no epitélio pavimentoso estratificado intacto. Normalmente, o período de incubação varia de 2 a 5 dias. As áreas frequentemente afetadas exibem significativa secreção purulenta, mas perto de 10% dos homens e até 80% das mulheres que contraem gonorreia são assintomáticos.

Nos homens, o local mais frequente de infecção é a uretra, resultando em secreção purulenta e disúria. Localizações primárias menos comuns incluem as regiões anorretal e faríngea. O sítio mais envolvido em mulheres é o colo uterino e as queixas principais incluem aumento da secreção vaginal, sangramento entre as menstruações, ardência genital e disúria. Os microrganismos podem ascender para o útero e as tubas ovarianas, levando à complicação da gonorreia mais importante nas mulheres – a **doença inflamatória pélvica (DIP)** com complicações a longo prazo que incluem gravidez ectópica ou infertilidade devido à obstrução tubária.

Aproximadamente 0,5 a 3,0% dos pacientes com gonorreia não tratados apresentarão infecções gonocócicas disseminadas por bacteriemia sistêmica. Os sinais mais comuns de disseminação são mialgia, artralgia, poliartrite e dermatite. Em 75% dos pacientes com doença disseminada, uma erupção cutânea característica se desenvolve. As lesões cutâneas consistem em pápulas e pústulas discretas que costumam exibir um componente hemorrágico, ocorrendo inicialmente nas extremidades. Alterações mais infrequentes secundárias à septicemia gonocócica compreendem febre, endocardite, pericardite, meningite e lesões orais no palato mole e orofaringe, as quais podem ser clinicamente semelhantes às ulcerações aftosas.

A maioria dos casos de gonorreia oral parece ser resultado da felação, embora a gonorreia na orofaringe possa ocorrer pela septicemia gonocócica, pelo beijo ou cunilíngua. A maioria dos casos são relatados em mulheres ou homens homossexuais, sendo os sítios mais comuns de envolvimento faringe, tonsilas e úvula. Embora a gonorreia faríngea seja em geral assintomática, uma dor de garganta que varia de leve a moderada pode ocorrer e pode ser acompanhada por eritema orofaríngeo difuso e inespecífico. As tonsilas, quando acometidas, exibem edema e eritema, muitas vezes com pústulas puntiformes pequenas esparsas.

Embora na maioria dos casos de infecção faríngea ocorra resolução espontânea, sem deixar sequelas adversas, novos achados sugerem que a infecção tem implicações importantes, o que reforça a necessidade de tratamento a fim de reduzir o potencial de disseminação da infecção. Pesquisas têm também sugerido que o envolvimento da faringe pode ter um papel importante no desenvolvimento de resistência antibiótica. Diversos estudos têm mostrado que a *N. gonorrhoeae* pode sofrer mutação adquirindo material genético de outras espécies de *Neisseria* que habitam a garganta e a penetração dos medicamentos é baixa nos tecidos orofaríngeos. A infecção orofaríngea está associada a uma preocupação aumentada devido à ausência típica de sintomas associados, dificuldade em confirmar a infecção (ver Diagnóstico) e resistência ao tratamento (ver Tratamento e prognóstico). A gonorreia faríngea na ausência de uma infecção genital concomitante é relativamente comum entre jovens examinados em clínicas de IST, com até 28% das infecções sendo perdidas sem teste faríngeo. Esses achados levaram a diretrizes que recomendam testes extragenitais periódicos entre HSH. Vários estudos sugeriram que esse rastreamento deve ser estendido a outras populações não HSH de alto risco, como profissionais do sexo e adultos jovens que buscam atendimento para uma IST.

Raramente, lesões foram documentadas na porção anterior da cavidade oral, com áreas de infecção apresentando-se eritematosas, pustulares, erosivas ou ulceradas. Ocasionalmente, a infecção pode simular a **gengivite necrosante (GN)**, porém alguns clínicos relatam que o odor oral típico da GN está ausente, fornecendo um indício importante para a verdadeira causa (Figura 5.18). Podem estar presentes linfadenopatia submandibular ou cervical.

Durante o nascimento, infecção do recém-nascido pode ocorrer, mesmo de mãe infectada que seja assintomática, e possivelmente resultar em envolvimento grave dos olhos, sepse (associada a artrite e meningite) e manifestações menos graves, como rinorreia, vaginite e uretrite. O envolvimento dos olhos é chamado de **oftalmia gonocócica neonatal** e pode rapidamente causar perfuração do globo ocular e cegueira. Sinais comuns de infecção incluem conjuntivite e exsudato mucopurulento dos

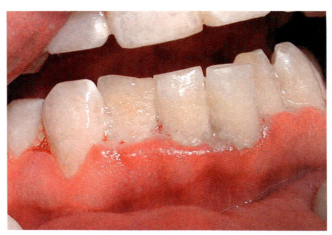

Figura 5.18 Gonorreia. Necrose, supuração e hemorragia da gengiva inferior anterior. (De Williams LN: The risks of oral-genital contact: a case report, *Gen Dent* 50:282-284, 2002. Publicada com a permissão da Academy of General Dentistry. Direitos autorais da American Academy of General Dentistry 2002. Todos os direitos reservados.)

olhos. Conforme exigido por lei estaduais em grande parte dos EUA, a pomada oftálmica de eritromicina é aplicada nos dois olhos de todos os recém-nascidos, independentemente de terem nascido por parto vaginal ou por cesariana. Apesar do tratamento ocular, a melhor prevenção da gonorreia neonatal é a triagem pré-natal e o tratamento das mulheres grávidas.

Diagnóstico

Em homens com secreção uretral, uma coloração de Gram do material purulento pode ser usada para demonstrar diplococos gram-negativos dentro dos neutrófilos; testes adicionais geralmente não são indicados. Culturas e NAATs estão disponíveis para testes diagnósticos. Embora a cultura tenha sido o "padrão-ouro" anterior para diagnóstico, a técnica demonstra uma sensibilidade muito menor na orofaringe, com resultados falso-negativos comuns. O NAAT é superior à cultura em todos os locais urogenitais e não genitais, mas foi demonstrado gerar resultados falso-positivos em alguns locais anatômicos e não é aprovado pela FDA para infecções retais, orofaríngeas e conjuntivais. Apesar disso, alguns laboratórios atenderam aos requisitos regulatórios expandidos do *Clinical Laboratory Improvement Amendments*, regulação federal dos EUA, para permitir o uso do NAAT nesses locais para auxiliar no manejo clínico. Como até 80% das mulheres são assintomáticas, a triagem anual é recomendada para todas as mulheres sexualmente ativas com menos de 25 anos e mulheres mais velhas que estão em alto risco de infecção. Uma recomendação semelhante não foi feita para os homens, uma vez que 90% deles são sintomáticos e geralmente procuram tratamento.

Tratamento e prognóstico

O tratamento tem sido complicado devido ao desenvolvimento de resistência antibiótica pela *N. gonorrhoeae* e está se tornando cada vez mais preocupante. Apenas uma classe de antibióticos, as cefalosporinas, é considerada suficientemente eficaz pelos Centers for Disease Control and Prevention (CDC). Além disso, a coinfecção por *Chlamydia trachomatis* é comum, levando à sugestão de uma terapia que seja efetiva contra ambos os microrganismos. Embora a taxa de cura atual para a gonorreia genital seja alta, a gonorreia orofaríngea é mais difícil de resolver e ainda mais complicada pela dificuldade no diagnóstico.

O regime atualmente recomendado é a ceftriaxona intramuscular combinada com azitromicina oral. A doxiciclina pode ser usada para pacientes alérgicos à azitromicina, enquanto gemifloxacino ou gentamicina são recomendados para pacientes alérgicos à ceftriaxona. Infelizmente, a eficácia das cefalosporinas parece estar diminuindo, e é esperado que essa tendência continue. Nova pesquisa é recomendada 3 meses após a terapia. A causa mais comum de falha no tratamento é a nova exposição a parceiros infectados, os quais geralmente são assintomáticos. Portanto, o tratamento de todos os parceiros sexuais recentes deve ser realizado. Infecções verdadeiramente resistentes devem ser submetidas a cultura com antibiograma e seleção de um antibiótico alternativo adequado.

◆ TUBERCULOSE

A **tuberculose (TB)** é uma doença infecciosa crônica, causada por *Mycobacterium tuberculosis*, que representa a principal causa de morte em todo o mundo relacionada a uma única doença infecciosa bacteriana. Estima-se que mais de 10 milhões de pessoas tiveram tuberculose incidente e ocorreram 1,5 milhão de mortes em 2018, com o maior número de pessoas afetadas no Sudeste Asiático e na África. Em 1989, os EUA iniciaram um programa para eliminar a tuberculose, identificando rapidamente, tratando e rastreando contatos de todos os casos de tuberculose. Em 2019 (o conjunto de dados mais recente disponível), os EUA relataram o menor número de infecções desde o início do registro em 1953, com menos de 9.000 casos. O objetivo da eliminação nacional da infecção tem sido complicado pela imigração, como evidenciado pela descoberta de que mais de 70% dos casos representavam reativação da tuberculose latente adquirida no passado entre pessoas nascidas fora dos EUA. As estratégias atuais estão enfatizando o aumento do diagnóstico e tratamento de infecções latentes por tuberculose. Em todo o mundo, a prevalência da infecção caiu com a introdução de antimicrobianos eficazes, porém nos últimos anos foi demonstrado um aumento na frequência, que parece estar associado ao surgimento da AIDS e a cepas resistentes aos medicamentos. A **vacina bacilo Calmette-Guérin (BCG)** para tuberculose existe, mas não está disponível nos EUA. A vacina confere proteção limitada e altamente variável, juntamente com vários efeitos colaterais, o que levou à sua remoção do calendário de vacinação de vários países.

Doenças micobacterianas não tuberculosas podem ocorrer por uma variedade de microrganismos. Antes do teste tuberculínico no rebanho leiteiro, muitos casos surgiam do consumo de leite infectado por *Mycobacterium bovis*. Com exceção dos pacientes infectados pelo HIV, a maioria dos casos de doença micobacteriana não tuberculosa surge como uma linfadenopatia inflamatória cervical crônica localizada em crianças saudáveis, com calcificação dos nódulos envolvidos levando ao diagnóstico em alguns casos (Figura 5.19). Nos pacientes com AIDS (ver Capítulo 7), *M. avium-intracellulare* é uma causa comum de infecções oportunistas.

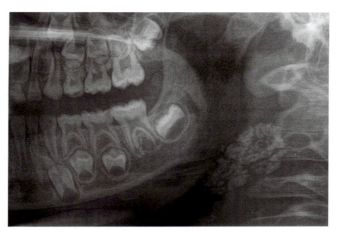

Figura 5.19 Infecção micobacteriana atípica. Observam-se vários linfonodos cervicais esquerdos calcificados e emaranhados posteriormente ao ângulo da mandíbula. (Cortesia do Dr. Matt Dahar.)

A infecção deve ser distinguida da doença ativa. A **tuberculose primária** ocorre em indivíduos não expostos previamente ao microrganismo, envolvendo quase sempre o pulmão. A maioria das infecções ocorre como resultado da disseminação direta de pessoa para pessoa por meio de gotículas respiratórias de um paciente com a doença ativa. Inicialmente, o microrganismo evoca uma resposta inflamatória crônica inespecífica. Na maioria dos indivíduos, a infecção primária resulta apenas na formação de um nódulo localizado fibrocalcificado no sítio inicial do envolvimento. No entanto, microrganismos vivos podem estar presentes nestes nódulos e permanecer latentes por vários anos ou pela vida inteira.

Apenas cerca de 5 a 10% dos pacientes com TB progridem de infecção para a doença ativa, e um estado de imunossupressão coexistente frequentemente é responsável. Em raras situações, a TB ativa pode decorrer diretamente de uma infecção primária. Entretanto, a doença ativa costuma se desenvolver em uma fase mais tardia da vida, com a reativação do microrganismo em uma pessoa previamente infectada. Tal reativação é associada ao comprometimento da defesa do hospedeiro, sendo chamada de **tuberculose secundária**. Pode ocorrer a disseminação difusa através do sistema vascular, produzindo muitas vezes pequenos focos múltiplos de infecção que lembram macroscópica e radiograficamente sementes de milho, resultando no apelido **tuberculose miliar**. A tuberculose secundária está associada a medicamentos imunossupressores, diabetes, idade avançada, pobreza e condições de vida superpovoadas. A AIDS representa um dos fatores de risco mais fortemente associados à progressão da infecção para a doença.

Características clínicas e radiográficas

A TB primária é em geral assintomática. Ocasionalmente, podem ocorrer febre e efusão pleural.

Classicamente, as lesões da tuberculose secundária ocorrem no ápice pulmonar, porém elas podem propagar-se para muitos sítios diferentes através de material infectado expectorado ou através de vasos sanguíneos ou linfáticos. Os pacientes apresentam febre baixa, mal-estar, anorexia, perda de peso e sudorese noturna. Com a progressão pulmonar da doença, desenvolve-se tosse produtiva, em geral acompanhada de hemoptise ou dor torácica. A tuberculose progressiva pode levar a uma síndrome debilitante que, no passado, era chamada de **consumação**, porque parecia que o corpo do paciente estava sendo consumido ou destruído.

A tuberculose extrapulmonar é observada e representa uma proporção cada vez maior dos casos atualmente diagnosticados. Em pacientes com AIDS, mais de 50% apresentarão lesões extrapulmonares. Qualquer sistema orgânico pode ser afetado, incluindo sistema linfático, pele, sistema esquelético, sistema nervoso central, rins e o trato gastrintestinal. O envolvimento da pele pode ocorrer, sendo chamado de **lúpus vulgar**.

O envolvimento de cabeça e pescoço pode ser observado. Os sítios extrapulmonares mais envolvidos em cabeça e pescoço são os linfonodos cervicais, seguidos pela laringe e pela orelha média. Em algumas ocasiões, a calcificação dos linfonodos cervicais envolvidos pode levar a um diagnóstico inesperado de tuberculose (Figura 5.20). Regiões menos envolvidas incluem cavidade nasal, nasofaringe, cavidade oral, glândula parótida, esôfago e espinha dorsal.

Lesões orais de TB são incomuns. As apresentações mais comuns de envolvimento oral são ulcerações crônicas e aumentos de volume (Figura 5.21). Achados menos frequentes incluem alvéolos pós-extrações não cicatrizados, áreas de granulação da mucosa ou áreas de inflamação difusa (Figura 5.22). Úlceras crônicas na língua são vistas mais frequentemente, seguidas de

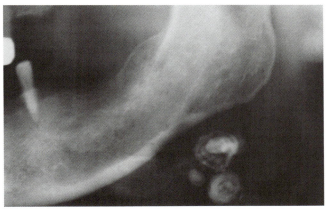

Figura 5.20 Tuberculose (TB). Vários linfonodos cervicais calcificados.

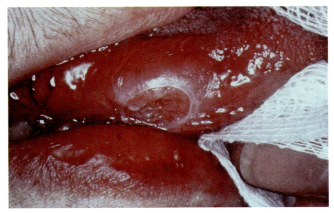

Figura 5.21 Tuberculose. Ulceração crônica na mucosa da superfície ventral da língua no lado direito. (Reimpressa com permissão da American Dental Association.)

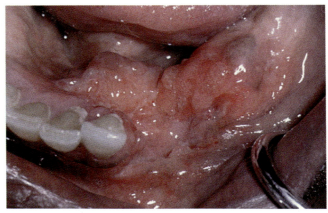

Figura 5.22 Tuberculose. Área de granulação e ulceração do rebordo alveolar inferior e assoalho de boca. (Cortesia do Dr. Brian Blocher.)

perto em prevalência por aumentos mandibulares associados ao envolvimento intraósseo. Outros sítios afetados em ordem decrescente de frequência incluem gengiva, lábios, mucosa jugal, palato mole e palato duro.

Frequentemente, lesões ulceradas orais de TB coexistem com linfonodos palpáveis. Embora essa combinação sugira um carcinoma espinocelular, a possibilidade de tuberculose deve também ser considerada, especialmente em pacientes jovens e que residem em áreas geográficas com alto índice de prevalência da infecção.

A maioria das lesões orais representa uma infecção secundária a partir de um foco pulmonar inicial, ocorrendo mais frequentemente em adultos de meia-idade. Ainda não está claro se essas lesões se desenvolvem a partir de disseminação hematogênica ou a partir da exposição à expectoração infectada. A prevalência relatada de lesões orais clinicamente evidentes varia de 0,5 a 5,0%. A descoberta de TB pulmonar como resultado da investigação de lesões orais pode ocorrer, mas não é usual. Tuberculose oral primária sem envolvimento pulmonar é rara e é mais comum em crianças e adolescentes.

Infecções micobaterianas não tuberculosas oriundas de leite contaminado atualmente são raras no mundo industrializado devido à pasteurização do leite, assim como à rápida identificação e à eliminação de vacas infectadas. O consumo de leite contaminado pode resultar em uma forma de infecção micobateriana conhecida como **escrófula**. A escrófula caracteriza-se pelo aumento dos tecidos linfoides orofaríngeos e dos linfonodos cervicais (Figura 5.23). Às vezes, os nódulos atingidos podem desenvolver necrose caseosa e formar várias fístulas na pele (Figura 5.24). Além disso, as áreas de envolvimento nodal podem se apresentar radiograficamente como linfonodos calcificados que podem ser confundidos com sialólitos. O envolvimento pulmonar é incomum em pacientes com escrófula.

Características histopatológicas

A reação de hipersensibilidade mediada por células é responsável pela apresentação histopatológica clássica da tuberculose. As áreas de infecção demonstram a formação de granulomas, que são coleções circunscritas de histiócitos epitelioides, linfócitos e células gigantes multinucleadas, frequentemente com necrose caseosa central (Figura 5.25). O núcleo das células gigantes frequentemente está arranjado ao

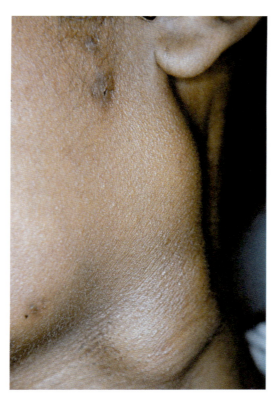

Figura 5.23 Tuberculose. Aumento de numerosos linfonodos cervicais. (Cortesia do Dr. George Blozis.)

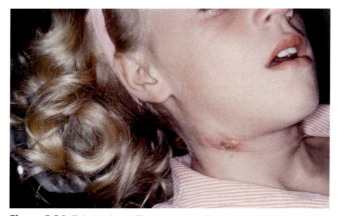

Figura 5.24 Tuberculose. Fístula submandibular secundária ao envolvimento dos linfonodos cervicais subjacentes.

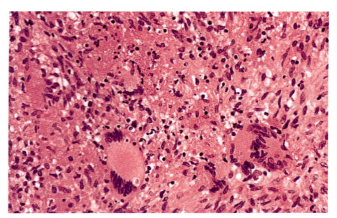

Figura 5.25 Tuberculose. Aspecto histopatológico da mesma lesão descrita na Figura 5.22. Lençóis de histiócitos misturados com células gigantes multinucleadas e áreas de necrose.

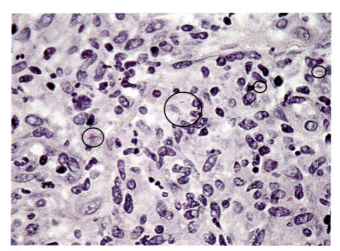

Figura 5.26 Tuberculose. Coloração ácido-resistente do espécime descrito na Figura 5.25 exibindo organismos micobacterianos dispersos na forma de pequenos bastões vermelhos.

longo da periferia das células em uma aparência de ferradura ou em anel (*células gigantes de Langhans*). Em um indivíduo com tuberculose, esse granuloma é denominado **tubérculo**. Colorações especiais, como a de Ziehl-Neelsen ou outras colorações ácido-resistentes, são utilizadas para demonstrar a micobactéria (Figura 5.26). Uma nova técnica, a microscopia de fluorescência com auramina-rodamina, é utilizada por muitas instituições para aumentar a facilidade na identificação dos microrganismos. Devido à escassez relativa dos microrganismos dentro dos tecidos, as colorações especiais demonstram sucesso na visualização do microrganismo em apenas 27 a 60% dos casos. Portanto, um resultado negativo não exclui completamente a possibilidade de TB.

Diagnóstico

Cerca de 2 a 4 semanas após a exposição inicial, há o desenvolvimento de uma reação de hipersensibilidade mediada por células aos antígenos da tuberculose. Essa reação é a base para o teste cutâneo do derivado proteico purificado (PPD) (p. ex., teste cutâneo da tuberculina), o qual usa um precipitado filtrado de culturas de caldo esterilizado pelo calor do *M. tuberculosis*. A positividade ocorre em mais de 80% das populações de países em desenvolvimento; apenas 5 a 10% da população dos EUA é positiva. O resultado positivo do teste tuberculínico cutâneo indica exposição ao microrganismo e não diferencia a infecção da doença ativa. Um resultado negativo do teste tuberculínico cutâneo não exclui totalmente a possibilidade de tuberculose. As reações falso-negativas têm sido encontradas em pacientes idosos, pacientes imunodeprimidos, pacientes com sarcoidose, sarampo, linfoma de Hodgkin, ou quando o antígeno é injetado de forma intradérmica. As taxas de falso-negativo podem ser maiores que 66% em pacientes com AIDS.

Em muitas regiões, o teste cutâneo está sendo substituído por um ensaio de liberação de interferon-gama (IGRA). Este teste sanguíneo fornece resultados dentro de 24 horas e não requer uma segunda visita do paciente. Além disso, a vacinação com o bacilo Calmette-Guérin não causa uma reação falso-positiva como observado no teste cutâneo.

O diagnóstico da doença ativa deve ser confirmado pelas colorações especiais para o microrganismo e pela cultura de tecido infectado ou do escarro. Mesmo se detectado por colorações especiais, a identificação do microrganismo em cultura é apropriada. Essa identificação é importante porque algumas formas de micobactérias não tuberculosas apresentam um alto grau de resistência à terapia tradicional para a tuberculose e frequentemente requerem excisão cirúrgica. Tendo em vista que são necessárias 4 a 6 semanas para a identificação do microrganismo em cultura, a terapia antituberculose é frequentemente iniciada antes da identificação definitiva.

Para reduzir o tempo necessário para a confirmação do diagnóstico de tuberculose, foram desenvolvidos NAATs para detectar o DNA da micobactéria muito mais rápido do que as 2 a 6 semanas necessárias para a cultura. Em 2013, a FDA aprovou um NAAT revolucionário, o ensaio Xpert® MTB/RIF, que detecta simultaneamente a micobactéria e determina sua resistência à rifampicina (um preditor de tuberculose multirresistente) em menos de 2 horas.

Tratamento e prognóstico

M. tuberculosis pode sofrer mutações e se tornar resistente a terapias com um único agente medicamentoso. Para enfrentar essa habilidade, a terapia com múltiplos agentes é o tratamento de escolha para uma infecção ativa e o tratamento geralmente envolve duas ou mais medicações ativas por vários meses ou anos. Um protocolo frequentemente utilizado consiste em 8 semanas de pirazinamida, isoniazida, rifampicina e etambutol, seguidas por 16 semanas de isoniazida e rifampicina. Com alterações de dosagem e de esquema de administração terapêutica, a resposta à terapia em pacientes com AIDS tem sido satisfatória, embora recidivas e progressão da doença possam acontecer.

Um protocolo diferente chamado de *quimioprofilaxia* é usado para pacientes que têm um teste cutâneo PPD positivo, mas que não apresentam sinais e sintomas de doença ativa. Embora essa situação não indique a necessidade obrigatória de tratamento, vários pesquisadores mostraram a importância da terapia, especialmente em indivíduos jovens.

◆ HANSENÍASE (DOENÇA DE HANSEN)

A **hanseníase** é uma doença infecciosa crônica causada pelo *Mycobacterium leprae*. Em virtude dos esforços mundiais coordenados pela Organização Mundial da Saúde (OMS), há 20 anos tem sido visto um acentuado decréscimo na prevalência da hanseníase. Em uma revisão de 2014 feita pelos CDC, foi observada uma diminuição de 17% nos novos diagnósticos nos EUA durante 1994-2011. Como visto com a tuberculose, mais de 70% dos casos surgiram em pessoas nascidas em países estrangeiros, uma taxa 14 vezes maior do que a taxa de infecção observada entre indivíduos nascidos nos EUA. Embora os imigrantes sejam examinados em busca de evidências clínicas de infecção no momento da sua admissão nos EUA, apenas 18% relataram ter sintomas antes de sua chegada. Além disso, pessoas que não solicitaram residência permanente e aquelas

que chegaram sem autorização não passam por triagem clínica. Apesar da redução mundial na prevalência da infecção, a hanseníase continua sendo um problema de saúde pública em muitas áreas do mundo. Atualmente, a maioria dos casos relatados é observada em cinco países: Índia, Brasil, Moçambique, Nepal e Madagascar.

O microrganismo tem baixa infectividade e a exposição raramente resulta em doença clínica. Há pequenas áreas de infecção endêmica na Louisiana e no Texas, mas a maioria dos pacientes diagnosticados nos EUA foi infectada no exterior. Acredita-se que o microrganismo precise de baixa temperatura corpórea do hospedeiro para sobreviver. Embora a forma de transmissão exata não seja conhecida, o alto número de microrganismos nas secreções nasais sugere que, em alguns casos, o sítio inicial de infecção possa ser a mucosa nasal ou a orofaríngea. Embora os humanos sejam considerados os hospedeiros principais, outros animais (p. ex., tatu, chimpanzé, macaco mangabei) podem ser possíveis reservatórios adicionais da infecção.

Por décadas, hansenologistas acreditaram que o bacilo fosse altamente dependente da temperatura, causando lesões principalmente nas partes mais frias do corpo, como a pele, a cavidade nasal e o palato. Tal conceito tem sido questionado uma vez que o microrganismo pode ser observado em locais de temperatura corporal central, como o fígado e o baço. Recentemente, um pesquisador mapeou os sítios comuns de envolvimento oral e comparou esse padrão a um mapa de temperatura local. Tal comparação revelou que as lesões orais costumam ocorrer mais nas áreas com temperatura superficial mais baixa. A teoria da infecção dependente de temperatura na hanseníase continua a ser uma área de interesse e controvérsia.

As manifestações clínicas parecem correlacionar-se com a resposta imune do hospedeiro ao *Mycobaterium*, resultando em variabilidade na gravidade da doença e duas apresentações clínicas principais. A primeira, chamada de **hanseníase tuberculoide**, que aparece em pacientes com resposta imune alta. Classicamente, os microrganismos não são encontrados em espécimes de biopsias de pele, os testes cutâneos para microrganismos mortos pelo calor (lepromina) são positivos e a doença é em geral localizada. A segunda forma, a **hanseníase lepromatosa**, é observada em pacientes com resposta imune mediada por células reduzida. Esses pacientes exibem numerosos microrganismos no tecido, não respondem ao teste cutâneo da lepromina e apresentam doença difusa. Muitos pacientes apresentam doença intermediária e podem ser divididos em três subgrupos: tuberculoide-*borderline*, *borderline*-*borderline* e *borderline*-lepromatosa. A doença ativa avança pelos estágios de invasão, proliferação, ulceração e resolução com fibrose. O período de incubação é prolongado com uma média de 2 a 5 anos para o tipo tuberculoide e de 8 a 12 anos para a variante lepromatosa.

Características clínicas

Devido à falta de serviços laboratoriais, como esfregaços de pele, muitas vezes indisponíveis, pacientes estão sendo cada vez mais classificados por meio dos achados clínicos usando o número de lesões (primariamente cutâneas) e o número de áreas afetadas no corpo.

A **hanseníase tuberculoide** exibe um pequeno número de lesões de pele hipopigmentadas e bem circunscritas. O envolvimento neural em geral resulta em anestesia da pele afetada, frequentemente acompanhada pela perda da sudorese. Lesões orais são raras nessa variante.

A **hanseníase lepromatosa** inicia-se lentamente com numerosas máculas ou pápulas hipopigmentadas mal definidas na pele, as quais, com o tempo, começam a ficar mais espessas (Figura 5.27). A face é um local comum de acometimento e os aumentos de volume cutâneo podem levar a uma aparência facial deformante (fácies leonina). O cabelo, incluindo as sobrancelhas e os cílios, é frequentemente perdido (Figura 5.28). O envolvimento neural leva à perda da sudorese e à diminuição das sensações de toque suave, dor e temperatura. Essa perda sensorial inicia nas extremidades e se dissemina por quase todo o corpo. O envolvimento nasal resulta em sangramento nasal, entupimento e perda do olfato. Os tecidos duros do assoalho, do septo e da ponte nasal podem ser afetados. O colapso da ponte nasal é considerado patognomônico.

A prevalência relatada de lesões orais varia de ausência completa a 60% de envolvimento. Vários autores acreditam que muitos estudos documentam uma alta frequência de lesões orais nas quais há falha na comprovação de associação com a infecção. Lesões orais bem documentadas ocorrem predominantemente na hanseníase lepromatosa e são raras na forma tuberculoide e nas variantes *borderline*.

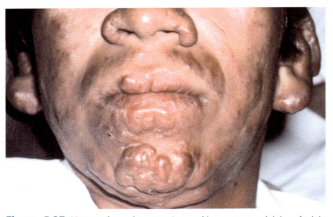

Figura 5.27 Hanseníase lepromatosa. Numerosos nódulos faciais espessados.

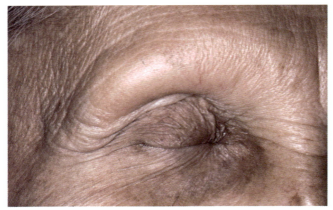

Figura 5.28 Hanseníase lepromatosa. Perda das sobrancelhas e dos cílios.

A OMS mapeou a frequência e a distribuição de lesões orais em pacientes portadores de hanseníase. Os sítios anatômicos que são resfriados pela passagem de ar parecem ser afetados com maior frequência. As localizações afetadas, em ordem de frequência, são o palato duro, o palato mole, a gengiva vestibular superior, a língua, os lábios, a gengiva palatina, a gengiva inferior e a mucosa jugal. O tecido mole afetado inicialmente se apresenta como pápulas sésseis e firmes amareladas ou avermelhadas que vão aumentando de tamanho, seguidas de ulceração e necrose e por uma tentativa de cicatrização por segunda intenção. A infecção contínua de uma área pode levar a cicatrizes e perda de tecido. Perda completa da úvula e fixação do palato mole podem ocorrer. As lesões linguais aparecem inicialmente no terço anterior e frequentemente iniciam como áreas de erosão, as quais podem evoluir para grandes nódulos. A infecção dos lábios pode resultar em macroqueilia, a qual pode ser confundida clínica e microscopicamente com a queilite granulomatosa (ver Capítulo 9).

A infiltração direta do processo inflamatório associado à hanseníase lepromatosa pode destruir o osso subjacente às áreas de envolvimento do tecido mole. Frequentemente, a infecção cria um padrão único de destruição facial que tem sido chamado de **fácies leprosa** e demonstra uma tríade de lesões que consistem em atrofia da espinha nasal anterior, atrofia do processo alveolar maxilar anterior e alterações inflamatórias endonasais. Envolvimento da maxila anterior pode resultar em grande erosão óssea com perda dentária. O envolvimento maxilar em crianças pode afetar o desenvolvimento dentário e produzir hipoplasia de esmalte e raízes curtas e afiladas. A infecção da polpa dentária pode levar a reabsorção interna ou a necrose pulpar. Dentes com envolvimento pulpar podem demonstrar clinicamente uma evidente descoloração rósea da coroa. A causa dessa descoloração ainda não é conhecida, entretanto parece estar relacionada ao dano vascular intrapulpar secundário à infecção. O envolvimento granulomatoso da cavidade nasal pode avançar pelos tecidos palatinos e resultar em perfuração.

O envolvimento de nervos periféricos é comum, sendo a hanseníase considerada uma das causas mais comuns de neuropatia periférica tratável no mundo. Os nervos facial e trigêmeo podem ser envolvidos pelo processo infeccioso. A paralisia facial pode ser unilateral ou bilateral. Déficits sensoriais podem afetar qualquer ramo do nervo trigêmeo, mas a divisão maxilar é a mais comumente afetada. Além do déficit sensorial, os relatos de dor orofacial associada à doença podem ser confundidos com desconforto na articulação temporomandibular ou com dor odontogênica.

Características histopatológicas

Espécimes de biopsia de hanseníase tuberculoide revelam inflamação granulomatosa com ninhos bem formados de histiócitos epitelioides, linfócitos e células gigantes multinucleadas (Figura 5.29). Existe uma escassez de microrganismos; quando presentes, eles podem ser evidenciados apenas por colorações ácido-resistentes, como o método de Fite. A hanseníase lepromatosa não demonstra granulomas bem-formados; o achado típico inclui lençóis de linfócitos misturados com histiócitos vacuolados conhecidos como **células da hanseníase** (Figura 5.30). Diferentemente da hanseníase tuberculoide, na hanseníase lepromatosa uma grande quantidade de microrganismos pode ser demonstrada com colorações ácido-resistentes (Figura 5.31). Foi relatado que o microrganismo pode ser encontrado pelas colorações especiais nos casos de hanseníase lepromatosa em 100% dos casos, nos casos *borderline* em 75% dos casos, e em apenas 5% dos casos na hanseníase tuberculoide.

Diagnóstico

O diagnóstico definitivo é baseado no aspecto clínico, sendo fundamentado pela demonstração de microrganismos ácido-resistentes em um esfregaço ou no tecido. O diagnóstico é complicado pela incapacidade de demonstrar o microrganismo em uma amostra de raspado de pele em quase 70% de todos os pacientes com hanseníase. Além disso, o microrganismo não pode ser cultivado em meios artificiais. A busca continua para desenvolver um teste diagnóstico preciso para a hanseníase, mas nenhum foi encontrado que demonstre sensibilidade e especificidade necessárias para justificar o uso generalizado.

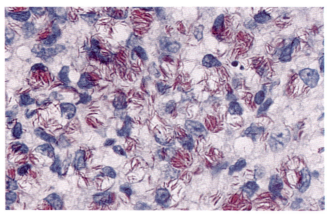

Figura 5.31 Hanseníase lepromatosa (multibacilar). Coloração ácido-resistente exibindo numerosos organismos micobacterianos pequenos vistos individualmente e em grupos.

Tratamento e prognóstico

Com finalidade terapêutica, a OMS desenvolveu um sistema de classificação simplificado baseado no índice bacteriano observado na biopsia. Aqueles com índice menor que 2+ são classificados como **paucibacilares**, enquanto aqueles com índice acima de 2+ são diagnosticados como **multibacilares**. Pacientes paucibacilares se apresentam clinicamente com as variantes tuberculoide ou *borderline*-tuberculoide; pacientes multibacilares incluem as variantes *borderline-borderline*, *borderline*-lepromatosa e lepromatosa. Pacientes com a hanseníase multibacilar recebem uma combinação de rifampicina, clofazimina e dapsona, enquanto aqueles que apresentam a forma paucibacilar recebem rifampicina e dapsona. O uso de dapsona ou rifampicina isoladas tem resultado no desenvolvimento de resistência ao respectivo fármaco. Desde a introdução da terapia multifármaco em 1981, estima-se que 15 milhões de pacientes tenham sido curados e que deficiências tenham sido prevenidas em outros 2 a 3 milhões de indivíduos. Um dos principais motivos para a queda na prevalência da hanseníase é a provisão ininterrupta de suprimentos medicamentosos sem custo e de alta qualidade em cartelas com calendário para todos os pacientes, independentemente das condições de vida e das dificuldades de localização da moradia.

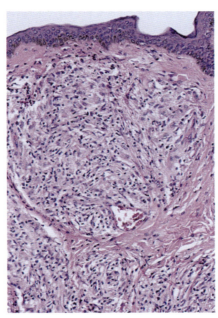

Figura 5.29 Hanseníse tuberculoide (paubacilar). Inflamação granulomatosa bem formada, demonstrando grupos de linfócitos e histiócitos.

◆ NOMA (*CANCRUM ORIS*; GANGRENA OROFACIAL; ESTOMATITE GANGRENOSA; ESTOMATITE NECROSANTE)

O termo **noma** é derivado da palavra grega *nomein*, que significa "devorar". A noma é uma infecção oportunista, polimicrobiana, de progressão rápida, causada por componentes da microbiota oral normal que se tornam patogênicos durante períodos de comprometimento do estado imunológico. Historicamente, o processo tem sido associado a microrganismos como *Borrelia vincentii* e *Bacillus fusiformis*, mas mais recentemente, muitos acreditam que o processo pode não estar relacionado a uma ou mais bactérias agressivas, mas sim a uma mudança mais diversificada na microbiota oral. Alguns pesquisadores demonstraram uma redução de bactérias, como os gêneros *Capnocytophaga* e *Fusobacteria*, com um aumento no número de outros organismos.

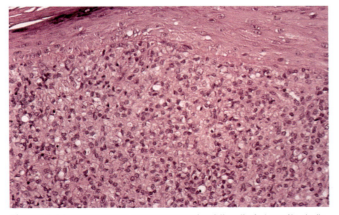

Figura 5.30 Hanseníase lepromatosa (multibacilar). Lençóis de linfócitos e histiócitos exibindo células da hanseníase vacuoladas esparsas.

Prevotella intermedia e *Peptostreptococcus* são considerados por muitos como elementos-chave, interagindo com uma variedade de outros organismos bacterianos. Acredita-se que a cultura subestime a variedade de microrganismos envolvidos devido às dificuldades de crescimento de muitas destas bactérias. Estudos utilizando PCR para sequências genéticas bacterianas têm falhado na identificação de um microrganismo causador específico, visto que as bactérias aceitáveis foram encontradas tanto em hospedeiros afetados quanto em saudáveis.

Os fatores predisponentes relatados incluem:

- Pobreza
- Subnutrição ou desidratação
- Higiene bucal precária
- Condições sanitárias insatisfatórias
- Ingestão de água não tratada
- Proximidade com criações de animais sem tratamento
- Doença recente
- Neoplasias malignas
- Imunodeficiências, incluindo AIDS.

Em muitos casos, uma doença debilitante recente parece ser o desencadeador do desenvolvimento de noma. O sarampo precede mais frequentemente o desenvolvimento de noma; outras doenças comuns que podem preceder mais raramente a noma incluem: herpes simples, varicela, escarlatina, malária, tifo, tuberculose, gastroenterite e broncopneumonia. Casos associados a neoplasias malignas (p. ex., leucemia) não são raros. Em muitas situações, a infecção começa como uma gengivite necrosante (GN) (ver Capítulo 4) e muitos pesquisadores acreditam que a noma seja uma mera extensão do mesmo processo. Como a doença está em geral muito avançada no momento de sua apresentação inicial, as descrições dos primeiros estágios são incompletas.

Durante séculos, a noma era comum na Europa e nos EUA, mas quase desapareceu até o final do século XIX, exceto pelas vítimas nos campos de concentração nazistas da Segunda Guerra Mundial e casos ocasionais relacionados a condições imunossupressoras, como infecção pelo HIV, síndrome da imunodeficiência combinada grave ou terapia imunossupressora intensa. Atualmente, a maioria dos casos relatados surge na "faixa da noma" da África subsaariana, que se estende do Senegal à Etiópia. A OMS estima que a incidência anual mundial seja de cerca de 140.000 casos. Muitos têm considerado que esse número é grosseiramente subestimado, porque se acredita que menos de 15% dos casos agudos se apresentem para tratamento.

Características clínicas

Classicamente, a noma afeta crianças entre 1 e 10 anos, embora possa ocorrer também em adultos com doenças debilitantes relevantes (p. ex., diabetes melito, leucemia, linfoma, infecção pelo HIV). A infecção geralmente começa na gengiva como uma GN, a qual pode se estender para a vestibular ou lingual, envolvendo os tecidos moles adjacentes e formando áreas chamadas de **mucosite necrosante**. Zonas de necrose também podem se desenvolver nos tecidos moles, sem continuidade com a gengiva, particularmente nas áreas de trauma (Figura 5.32). A necrose pode se estender em profundidade nos tecidos e em poucos dias desenvolver zonas de pigmentação azul-enegrecida na superfície da pele sobrejacente (Figura 5.33). Muitas vezes, a zona necrótica tem formato cônico, com um pequeno ponto de necrose cutânea cobrindo uma zona grande de destruição da mucosa oral. Diferentemente de outras infecções, o processo não segue os planos teciduais e tende a se espalhar através de barreiras anatômicas como músculos. Essas zonas de pigmentação entram em colapso, dando origem a áreas de necrose amarelada que frequentemente se disseminam para o osso adjacente, podendo dar origem a grandes áreas de osteomielite. Na maioria dos casos, as áreas necróticas são bem-definidas e unilaterais. Odor fétido, dor, febre, mal-estar, taquicardia, aumento da frequência respiratória, anemia, leucocitose e linfadenopatia regional são achados típicos. Lesões adicionais podem ocorrer em locais distantes, como couro cabeludo, pescoço, orelha, ombros, tórax, períneo e vulva.

Tratamento e prognóstico

Além do uso de antibióticos apropriados para o tratamento de noma, o clínico deve direcionar atenção terapêutica não só ao tratamento das feridas locais, mas também para melhorar o estado de saúde geral do paciente. Transfusão sanguínea com fluidos intravenosos para corrigir desidratação e desequilíbrios eletrolíticos é necessária, juntamente com uma dieta rica em proteínas e resolução de qualquer doença associada, como malária ou sarampo. Ampicilina-cloxacilina e metronidazol são

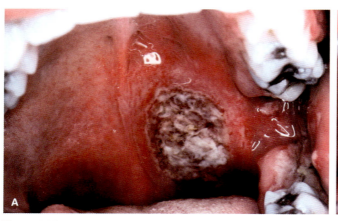
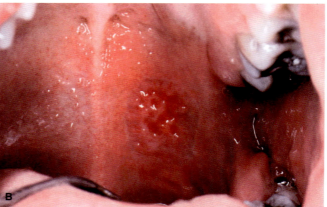

Figura 5.32 Mucosite ulcerativa necrosante. **A.** Grande área de necrose dos tecidos moles do palato mole posterior, no lado esquerdo. **B.** Cicatrização do sítio da mucosite necrosante 6 dias após o início do tratamento com tetraciclina.

CAPÍTULO 5 Infecções Bacterianas   187

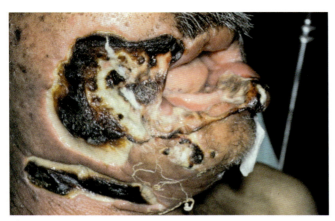

Figura 5.33 Noma. Necrose orofacial enegrecida extensa na bochecha do lado direito em um paciente imunocomprometido.

os antibióticos terapêuticos de primeira linha para estomatite necrosante. É recomendado o debridamento conservador das áreas de necrose, porém a remoção agressiva é contraindicada, já que não interrompe a extensão do processo e compromete a reconstrução.

A maioria das crianças afetadas em países em desenvolvimento não tem acesso a cuidados de saúde de qualidade e apresenta uma taxa de mortalidade de 85% devido à falta de intervenção apropriada. Com cuidados de saúde de qualidade, a sobrevida é maior que 90%. As causas comuns de morte incluem complicações infecciosas, como pneumonia, diarreia e septicemia. A maioria dos sobreviventes terá deformidades faciais extensas, com dificuldades associadas no crescimento e desenvolvimento, alimentação, fala e interações sociais. A reconstrução em geral é muito desafiadora e deve ser adiada até a cura completa. A erradicação desta doença é uma grande preocupação humanitária que exigirá ação de organizações nacionais e internacionais para eliminar a pobreza extrema subjacente, a desnutrição, a falta de imunizações, a má higiene, o saneamento inadequado e os cuidados de saúde oral insuficientes.

◆ ACTINOMICOSE

Embora o termo **actinomicose** pareça estar relacionado à infecção fúngica, essa é uma infecção causada por bactérias anaeróbias gram-positivas, filamentosas e ramificadas. Os actinomicetos são componentes saprófitas normais da microbiota oral. Os locais documentados de colonização em pacientes saudáveis incluem criptas tonsilares, biofilme e cálculo, dentina cariada, sequestros ósseos, sialólitos, sulco gengival e bolsas periodontais. As colônias dentro das criptas tonsilares podem formar cáseos e se tornar grandes o suficiente para que o paciente sinta as massas firmes de bactérias e queratina descamada dentro das criptas (ver anteriormente). Em pesquisas incluindo casos documentados de actinomicose, na maioria dos casos *Actinomyces israelli* foi apontado como o microrganismo causador, com *A. viscosus* sendo o segundo implicado no processo. Causas muito menos frequentes de infecção incluem *A. naeslundii, A. odontolyticus, A. meyeri, A. pyogenes, A. viscosus* e *A. bovis,* junto com *Arachnia propionica* e *Bifidobacterium dentium.* Na maioria desses casos, o microrganismo primário está combinado sinergicamente com estreptococos ou estafilococos.

Características clínicas

A actinomicose pode se apresentar tanto como uma infecção aguda, com progressão rápida, quanto como uma infecção crônica, de disseminação lenta associada à fibrose. Quase 55% dos casos de actinomicose são diagnosticados na região cervicofacial, com 25% ocorrendo na região abdominal e pélvica e 15% no sistema pulmonar. Os 5% restantes apresentam uma variedade de padrões, tais como infecções superficiais da pele ou infecções na região urogenital (geralmente ligada ao uso de dispositivos contraceptivos intrauterinos).

A reação supurativa da infecção pode liberar grandes partículas amareladas, que representam colônias da bactéria, chamadas de **grânulos sulfúricos**. Apesar de comuns, os grânulos sulfúricos não estão invariavelmente presentes. Além disso, uma outra infecção que também pode produzir grânulos sulfúricos e simular a actinomicose é a **botriomicose**, um processo não relacionado que representa uma reação incomum do hospedeiro a *Staphylococcus aureus* e a outras bactérias.

Na região cervicofacial, o microrganismo penetra no tecido através de uma área de trauma prévio, como uma lesão de tecido mole, bolsa periodontal, dente desvitalizado, alvéolo dentário pós-exodontia ou infecção amigdaliana. A infecção não se dissemina ao longo dos planos fasciais e geralmente não respeita as rotas normais dos vasos linfáticos e sanguíneos. A extensão direta através dos tecidos moles é observada e há envolvimento linfonodal apenas se estiverem no caminho do processo. A descrição clássica é de uma área endurecida de fibrose, com aspecto "lenhoso", que ao final forma uma área central mais macia de abscesso. A infecção pode se estender para a superfície, formando um trajeto fistuloso (Figura 5.34). A dor geralmente é mínima. Os tecidos moles da região submandibular, submentoniana e geniana são sítios comuns de envolvimento, sendo a área sobrejacente ao ângulo da mandíbula o local mais afetado.

Abscessos localizados sem a reação de fibrose crônica associada têm sido relatados nos tecidos moles que tenham recebido pequenos traumas. A língua é o sítio mais envolvido, mas a localização em qualquer área da mucosa oral é possível. O envolvimento das criptas tonsilares pode produzir sintomas de infecção; na maioria dos casos, entretanto, a mudança primária é uma hiperplasia variável. A hiperplasia tonsilar considerada secundária à infecção actinomicótica das criptas parece não responder aos antibióticos,

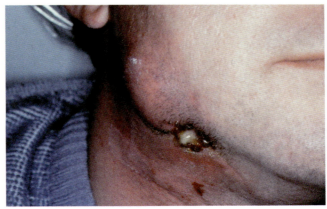

Figura 5.34 Actinomicose. Fístula drenando na área submandibular direita.

provavelmente devido à localização superficial das colônias bacterianas. A tonsilectomia costuma ser o tratamento mais eficaz para tal situação.

O envolvimento das glândulas salivares também não é incomum. A colonização bacteriana dentro dos ductos pode levar à infecção nas glândulas parótida e submandibular, resultando na formação de abscessos nos espaços massetérino e submandibular, respectivamente. Além disso, infecções mais localizadas ocorrem em glândulas salivares menores, as quais também podem demonstrar tampões mucosos ou sialólitos.

A osteomielite por actinomicose na mandíbula e maxila tem sido relatada. Trauma, infecções periodontais, dentes não vitais e sítios de exodontia são todos vias de acesso. São observadas áreas radiolucentes mal definidas, frequentemente cercadas por áreas radiopacas, em radiografias simples. Em casos examinados por TC ou RM, uma lesão infiltrativa e mal definida geralmente está presente com uma resposta inflamatória do tecido mole circundante que muitas vezes se estende até a pele. A formação de fístulas e gás intralesional é comum, enquanto a linfadenopatia geralmente não é observada (o organismo se espalha por invasão direta, não pelos linfáticos).

A colonização intraóssea do cisto dentígero sem outra manifestação clínica ou radiográfica significante tem sido relatada. Lesões periapicais inflamatórias associadas às bactérias podem resultar em lesões de difícil resolução com o tratamento endodôntico convencional, porém tais lesões permanecem tipicamente localizadas e não evoluem para a actinomicose cervicofacial invasiva. Em uma revisão retrospectiva de uma série de cistos radiculares, a presença de colônias actinomicóticas não era incomum, mas esse achado geralmente não estava associado a evidências clínicas de supuração, formação de abscesso ou formação de fístulas drenantes. Em tal colonização localizada, com ou sem uma reação inflamatória focal, os pesquisadores sugeriram que as colônias podem não ter significado clínico substancial quando não há sinais ou sintomas associados.

Características histopatológicas

Os tecidos removidos da área de infecção ativa apresentam uma faixa fibrosa periférica envolvendo uma zona composta por tecido de granulação apresentando infiltrado inflamatório crônico, circundando grandes coleções de polimorfonucleares e, eventualmente, colônias de microrganismos (Figura 5.35). As colônias consistem em filamentos em forma de clava que formam um padrão de roseta radiada (Figura 5.36). Com a coloração de hematoxilina e eosina (H&E), o núcleo central é basofílico e a porção periférica é eosinofílica. A coloração por metanamina-prata evidencia os microrganismos. Se as colônias de actinomicetos se tornam deslocadas do exsudato, um contorno de neutrófilos adere à periferia dos microrganismos. O padrão histopatológico em que massas de organismos actinomicóticos são cercadas por um mar de neutrófilos é conhecido como o fenômeno de Splendore-Hoeppli. Quando uma infecção actinomicótica não está se disseminando, mas permanece localizada dentro do tecido mole, pequenos aglomerados de organismos filamentosos ramificados frequentemente são cercados por uma fina borda de neutrófilos, que é envolvida por uma espessa faixa de inflamação granulomatosa.

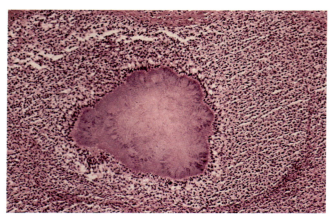

Figura 5.35 Actinomicose. Colônia actinomicótica circundada por leucócitos polimorfonucleares.

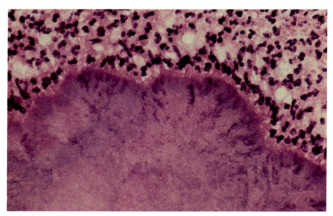

Figura 5.36 Actinomicose. Colônia actinomicótica exibindo filamentos em forma de clava dispostos em um padrão de roseta radiada.

Diagnóstico

O diagnóstico da actinomicose é alcançado idealmente pela cultura, mas menos de 50% dos casos são positivos, em virtude do crescimento demasiado de bactérias associadas, de tratamento anterior com antibióticos ou de condições de meios de cultura impróprias aos anaeróbios. Embora um diagnóstico presumível forte possa ser obtido por meio da demonstração das colônias típicas no material de biopsia da lesão, técnicas moleculares como PCR ou hibridização de DNA têm sido utilizadas para identificar a espécie bacteriana, com algumas dessas técnicas disponíveis para espécimes emblocadas em parafina. O material para cultura e exame histopatológico é normalmente obtido durante a exploração cirúrgica, com a punção aspirativa por agulha fina sendo um substituto satisfatório em muitos casos. A presença de grânulos sulfúricos em outras infecções é tão rara que sua presença suporta fortemente o diagnóstico. Se desejado, pode ser usado anticorpo conjugado com fluoresceína nos grânulos para identificar definitivamente as espécies de *Actinomyces*.

Tratamento e prognóstico

O tratamento de escolha para a actinomicose em casos de fibrose crônica é o uso de altas doses de antibiótico por tempo prolongado, associado a drenagem do abscesso e excisão da fístula.

Uma alta concentração de antibiótico é necessária para penetrar em grandes áreas de supuração e fibrose. Embora a penicilina continue sendo o tratamento padrão, sem casos de resistência *in vivo* relatados, alguns clínicos acreditam que a amoxicilina representa o antibiótico de primeira escolha. Outros pesquisadores têm demonstrado resistência *in vitro* da penicilina e recomendam o tratamento com tetraciclina, que é tão eficaz quanto a penicilina, sendo o fármaco de escolha para os pacientes alérgicos à penicilina. A actinomicose cervicofacial inicial normalmente responde a um período de penicilina de 5 a 6 semanas; pacientes com infecção profunda podem necessitar de até 12 meses de tratamento.

Nos casos de osteomielite causada pelos actinomicetos, o tratamento apenas com antibióticos muitas vezes está associado à persistência da doença. O debridamento adequado parece ser fundamental no tratamento, determinando em última instância o sucesso do tratamento subsequente com antibióticos. Quando combinado com cirurgia apropriada, o uso de penicilina por 3 meses costuma ser curativo. Nos casos de resistência, o debridamento cirúrgico repetido deve ser combinado com culturas para direcionar o tratamento antibiótico futuro. Cuidado deve ser tomado para garantir que a colonização do sequestro ósseo pelas colônias actinomicóticas não seja confundida com osteomielite actinomicótica invasiva.

Vários autores indicaram que infecções actinomicóticas agudas localizadas podem ser tratadas de forma mais conservadora do que os casos de actinomicose profunda e crônica. A actinomicose periapical e pericoronária localizada, os abscessos na língua e as sialodenites subagudas focais com envolvimento intraductal frequentemente respondem bem à remoção cirúrgica do tecido infectado. Parece ser melhor reservar antibióticos para pacientes nos quais os microrganismos tenham invadido as estruturas adjacentes e se disseminado através dos tecidos moles.

◆ DOENÇA POR ARRANHADURA DE GATO

A **doença por arranhadura de gato** (DAG) é uma doença infecciosa que geralmente começa na pele, mas que, em geral, se dissemina para os linfonodos adjacentes. Essa infecção é a causa mais comum de linfadenopatia crônica regional em crianças, com 24.000 casos estimados ocorrendo anualmente nos EUA. Essa doença foi reconhecida desde 1931, porém a causa definitiva não foi determinada até a década de 1980. O isolamento e a cultura do microrganismo foram finalmente obtidos em 1988. O microrganismo causador foi inicialmente chamado de *Rochalimaea henselae*, porém foi reclassificado como *Bartonella henselae* quando os gêneros *Bartonella* e *Rochalimaea* foram combinados.

A infecção é transmitida principalmente por filhotes de gato infestados com a pulga do gato, *Ctenocephalides felis*, através de um arranhão, mordida e saliva de gato ou picada de pulga do gato. Uma história de contato com gatos foi observada em 90% dos casos, com 60% documentando um arranhão ou mordida de gato associado. O maior número de casos é observado entre setembro e março em climas temperados. Os filhotes geralmente nascem na primavera, sendo aqueles com menos de 6 meses os mais propensos a transmitir DAG. As pulgas do gato são mais abundantes durante o outono e inverno, com o maior risco de bacteriemia por *B. henselae* felina ocorrendo durante o inverno.

Raramente, a DAG pode surgir de outras espécies de *Bartonella* ou de outros hospedeiros mamíferos, incluindo cães. A transmissão de pessoa para pessoa não foi documentada.

Características clínicas

Oitenta por cento dos casos ocorrem em pacientes com menos de 21 anos. A doença por arranhadura de gato muitas vezes começa como uma pápula ou pústula, que se desenvolve em 3 a 14 dias, ao longo da linha da arranhadura inicial (Figura 5.37). A lesão em geral progride por estágios eritematoso, vesicular e papular com crostas com resolução em geral ocorrendo dentro de 1 a 3 semanas. No momento da cura das lesões de pele, aparecem alterações nos linfonodos e podem estar acompanhadas por febre ou mal-estar (Figura 5.38). Em cerca de 50% dos casos, apenas um linfonodo está envolvido. Linfonodos múltiplos regionais são afetados em cerca de 20% dos casos e o aumento de linfonodos em múltiplos locais é observado em cerca de 33% dos casos. Supuração é observada em aproximadamente 10% dos pacientes. Os linfonodos mais frequentemente afetados são das regiões axilares e epitrocleares (46%), cabeça e pescoço (26%) e virilha (17,5%).

Embora a vasta maioria de pacientes acometidos se apresente com a típica doença da arranhadura de gato como descrito anteriormente, uma variedade de manifestações sistêmicas é observada em 5 a 20% dos indivíduos afetados, predominantemente em pacientes mais velhos ou naqueles com imunossupressão. Dessas, febre prolongada de origem desconhecida e doença hepatoesplênica são as mais comuns. Problemas menos comuns incluem manifestações cardíacas, hematológicas, neurológicas, oculares, ortopédicas e pulmonares. Embora granulomas necrotizantes em geral sejam observados em pacientes imunocomprometidos, doenças vasoproliferativas, como a **angiomatose bacilar** ou a **peliose hepática bacilar** (uma forma específica de doença hepatoesplênica por *Bartonella*) podem ser vistas em pacientes imunocomprometidos. A angiomatose bacilar é uma proliferação vascular subcutânea incomum que foi reconhecida em pacientes com AIDS. As áreas afetadas frequentemente lembram o sarcoma de Kaposi (ver Capítulo 7) e aparecem como lesões cutâneas vermelho-arroxeadas que variam em número. Essas podem ser maculares, papulares ou pediculadas e exibir uma distribuição disseminada pela pele. Dor e sensibilidade são comuns. As lesões maiores são friáveis e sangram facilmente.

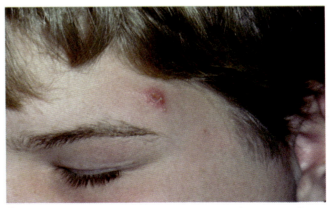

Figura 5.37 Doença por arranhadura de gato. Pápula que se desenvolveu no sítio inicial da lesão.

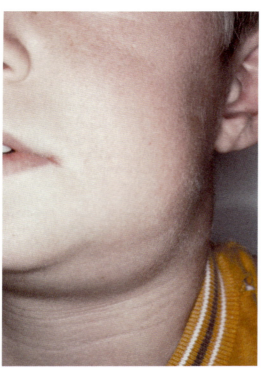

Figura 5.38 Doença por arranhadura de gato. Linfadenopatia submandibular que se desenvolveu após lesão inicial insignificante na pele. (Cortesia do Dr. George Blozis.)

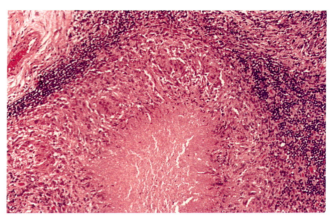

Figura 5.39 Doença por arranhadura de gato. Área intranodal de necrose circundada por uma faixa de histiócitos epitelioides e linfócitos.

Características histopatológicas

Os linfonodos envolvidos estão aumentados como um resultado de significativa hiperplasia cortical, a qual contém classicamente áreas de necrose supurativa radiada circundadas por uma faixa de histiócitos e neutrófilos (Figura 5.39). Com as colorações de Warthin-Starry ou o método de Brown-Hopps da coloração de Gram, os bacilos da arranhadura de gato podem ser encontrados em áreas sem necrose significativa. Com a progressão da doença e aumento da necrose, torna-se mais difícil a identificação dos microrganismos. Um anticorpo monoclonal comercialmente disponível contra *B. henselae* tem sido utilizado para demonstrar os microrganismos via técnicas de imuno-histoquímica em material embebido em parafina. Por esta técnica, os microrganismos são facilmente evidenciados, sendo um avanço importante em relação às técnicas de coloração especial anteriores. Técnicas de PCR também podem ser empregadas para detectar o DNA de *Bartonella* no tecido.

A angiomatose bacilar revela proliferação lobular de pequenos vasos sanguíneos em um estroma que varia de edemaciado a fibroso. O tecido conjuntivo de suporte demonstra caracteristicamente um grande número de neutrófilos e de alterações leucocitoclásticas, achados importantes para o diagnóstico. Também estão presentes agregados anfofílicos e granulares de vários tamanhos que, sob a coloração de Warthin-Starry, demonstram ser massas do agente bacteriano.

Diagnóstico

Atualmente o diagnóstico da doença por arranhadura de gato em geral é estabelecido pela combinação de critérios clínicos e sorológicos. A histopatologia pode confirmar o diagnóstico clínico, porém envolve um procedimento invasivo. Em pacientes com uma apresentação clínica sugestiva, o diagnóstico muitas vezes pode ser confirmado por avaliações negativas para outras causas de adenopatia, combinada à sorologia positiva. O teste mais utilizado é o ensaio de anticorpos para fluorescência indireta ou um ensaio imunoabsorvente ligado à enzima (ELISA) para detecção de anticorpos contra a *B. henselae*. Esses testes são um tanto problemáticos devido a sensibilidade e especificidade variáveis. Além disso, o tipo e o título do anticorpo associado impactam significativamente no diagnóstico. Mesmo durante as fases iniciais da infecção, os anticorpos IgM contra *B. henselae* raramente estão presentes, e um resultado negativo não exclui a DAG. Títulos de IgG inferiores a 1/64 não indicam doença ativa. Títulos entre 1/64 e 1/256 são indeterminados e requerem testes repetidos com evidência de aumento dos títulos para confirmar um diagnóstico de DAG. Títulos de IgG acima de 1/256 apoiam fortemente um diagnóstico de DAG ativa. Se a sorologia for inconclusiva, uma biopsia nodal pode ser realizada para confirmar ou refutar o diagnóstico.

Tratamento e prognóstico

A doença por arranhadura de gato é uma condição autolimitante e normalmente se resolve dentro de 4 meses. O uso de calor local, analgésicos e aspiração do linfonodo em supuração são os métodos tradicionais de tratamento. Quando o desconforto for persistente, há a necessidade da aspiração do linfonodo, a drenagem deve ser realizada com uma agulha que é introduzida lateralmente no nódulo através da pele sadia, distante 1 a 2 cm da lesão. A incisão direta no linfonodo pode resultar em uma fístula crônica.

Embora o microrganismo seja sensível a vários antibióticos em cultura, os resultados em pacientes imunocompetentes são inconsistentes e difíceis de ser avaliados, uma vez que a doença é autolimitante na maioria dos casos. Além disso, a falta de penetração intracelular e o aprisionamento do antibiótico dentro dos linfonodos podem ser responsáveis pela falta de eficácia nos pacientes, apesar de resultados positivos na cultura. Os antibióticos são reservados para aqueles casos que demonstram um curso prolongado ou envolvimento grave. O uso de antibióticos em pacientes com AIDS e angiomatose bacilar tem exibido significativa resolução do quadro dentro de 2 dias. Embora uma série de medicamentos, frequentemente combinados, tenham sido utilizados com sucesso, os antibióticos de primeira escolha para a doença por arranhadura de gato ou angiomatose bacilar são azitromicina, sulfametoxazol + trimetoprima, eritromicina, doxiciclina, rifampicina, ciprofloxacino e gentamicina.

◆ RINOSSINUSITE (SINUSITE)

A **rinossinusite** é uma das queixas de saúde mais comuns nos EUA, com uma incidência anual de 20 milhões de consultas médicas. Para compreensão do problema, o clínico deve ter primeiro conhecimento da anatomia sinusal. Os adultos têm bilateralmente os seios maxilar, frontal, esfenoidal, etmoidal e mastoide. Com exceção dos seios mastoides, essas cavidades drenam para o interior do nariz através de aberturas chamadas de **óstios**. Os seios frontais, esfenoidais e maxilares devem drenar através do meato médio. Além deles, os etmoides estão localizados bilateralmente nesta área do nariz e se apresentam como um labirinto de 3 a 15 pequenos seios, os quais drenam através de óstios menores. Este complexo ostiomeatal, com suas numerosas aberturas estreitas (Figura 5.40), é a chave para a doença sinusal, uma vez que representa a principal região do nariz para a deposição de material estranho oriundo do ar inspirado.

Os seios normais são revestidos por epitélio pseudoestratificado cilíndrico ciliado. Os cílios são necessários para deslocar a secreção sinusal em direção aos óstios. O efeito da gravidade também favorece a remoção de secreções, exceto no seio maxilar, onde há localização superior da abertura ostial e, portanto, o aparato ciliar é ainda mais importante.

Por um longo tempo, pesquisadores acreditaram que a inflamação primária do revestimento do seio maxilar fosse a maior causa da rinossinusite; entretanto, avanços têm demonstrado que a maioria das doenças sinusais começa a partir de um bloqueio do complexo ostiomeatal que compromete a drenagem normal, diminui a ventilação e precipita a doença. Infecções sinusais localizadas menos comuns podem ocorrer a partir de áreas de inflamação dentro de um único seio, como uma infecção dentária afetando o seio maxilar.

A maioria dos casos de rinossinusite aguda é de origem viral e aparece logo após uma infecção do trato respiratório superior. Em contraste, a maioria dos exemplos de rinossinusite crônica são bacterianos. Todos os seios contêm bactérias. Com as bactérias já presentes nos seios, pequenas alterações, como um leve espessamento da mucosa no complexo ostiomeatal, podem causar uma drenagem sinusal inadequada e infecção. Os fatores predisponentes mais comuns para rinossinusite crônica são uma infecção viral recente das vias respiratórias superiores, rinite alérgica ou uma infecção odontogênica.

Historicamente, considera-se que 10 a 12% dos casos de rinossinusite maxilar surjam de uma fonte odontogênica, porém muitos investigadores acreditam que a prevalência seja próxima a 40%. Em pacientes saudáveis, os microrganismos bacterianos cultivados de uma rinossinusite são aeróbios, tais como *Streptococcus pneumoniae*, *Haemophilus influenzae* e *Moraxella catarrhalis*, organismos tipicamente não associados a uma origem dental. Quando a rinossinusite surge secundariamente a uma infecção odontogênica, os microrganismos causadores são em geral aqueles que predominam nas infecções periodontais e endodônticas e incluem bactérias anaeróbias como *Peptostreptococcus* spp., *Fusobacterium* spp., *Prevotella* spp., *Bacteroides* spp. e *Porphyromonas* spp.

Raramente, no ambiente de uma rinossinusite crônica, uma área de calcificação distrófica (**antrólito**) pode se desenvolver e ser detectada radiograficamente. A origem para tal calcificação pode ser endógena de materiais como muco com componente inflamatório, pus ou coágulos. Em outras situações, a fonte pode ser exógena, como raízes dentárias ou corpos estranhos, incluindo materiais dentários, substâncias vegetais, papel, vidro e pedra. A calcificação sinusal focal também tem sido observada em seios preenchidos por colônias do fungo *Aspergillus fumigatus* (micetoma não invasivo) (ver Capítulo 6). Um seio paranasal que não responde ao tratamento e que exibe formação focal de antrólito no interior de uma opacificação difusa de tecido mole é altamente sugestivo de aspergilose não invasiva.

Características clínicas e radiográficas

Nos adultos, a rinossinusite aguda se manifesta com sintomas que incluem cefaleia, febre e dor facial sobre o seio afetado. Podem ser ainda observados anorexia, fotofobia e mal-estar. A secreção nasal anterior ou faríngea posterior está presente e pode ter consistência espessa ou fluida, apresentando-se clara, mucoide ou purulenta. As crianças, com seus seios menos complexos, apresentam caracteristicamente apenas tosse persistente, febre e rinorreia purulenta. O envolvimento localizado do seio maxilar pode se apresentar com dor na região do zigoma, odontalgia, cefaleia, dor periorbitária ou cefaleia temporal. A rinossinusite maxilar mostra aumento da dor quando a cabeça é mantida ereta e atenuação dos sintomas quando o paciente está em posição supina.

A rinossinusite crônica apresenta pouca sintomatologia e a imagem radiográfica torna-se importante. Queixas frequentes incluem pressão facial, dor ou uma sensação de obstrução. Em alguns casos, sintomas inespecíficos, tais como cefaleia, dor de garganta, síncope/tontura transitória e fadiga generalizada

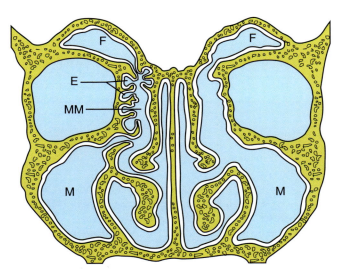

Figura 5.40 Seios paranasais. Ilustração demonstrando o complexo ostiomeatal e sua importância para a drenagem sinusal apropriada. O lado esquerdo mostra o típico meato médio estreito através do qual toda a drenagem sinusal deve passar. O lado direito revela o aumento do meato médio, tal como obtido por cirurgia endoscópica corretiva. *E*, seios etmoidais; *F*, seio frontal; *M*, seio maxilar; *MM*, meato médio.

também podem estar presentes, ou até serem dominantes. Radiograficamente, o seio envolvido apresenta-se turvo e com densidade aumentada.

Algumas vezes, a rinossinusite pode ser confundida com uma infecção odontogênica. Nesses casos, uma avaliação detalhada das radiografias periapicais, um exame periodontal completo e avaliação da vitalidade dentária costumam excluir ou indicar uma infecção odontogênica. Uma infecção sinusal deve ser levada em consideração quando os pacientes se queixam de dor em vários dentes, apresentam sensibilidade em um ou ambos os seios maxilares, exibem congestão nasal ou apresentam secreção nasal acompanhada de febre e cefaleia.

Como mencionado anteriormente, até 40% dos casos de rinossinusite maxilar estão relacionados a uma origem odontogênica, como extração dentária, doença inflamatória periapical, periodontite avançada ou causas iatrogênicas, como fístulas oroantrais, pontas residuais de raízes, material de obturação endodôntica ou complicações secundárias ao implante dentário ou procedimentos relacionados à elevação do seio maxilar. A origem odontogênica é mais provável quando é observada opacificação unilateral do seio (>75%), e tais infecções estão associadas aos molares em mais de 90% dos casos. Frequentemente, a opacificação unilateral é combinada com obstrução nasal unilateral, rinorreia e/ou sensibilidade maxilar. Drenagem nasal fétida ou mau hálito extremo também são pistas importantes.

Além dos sintomas, o diagnóstico no passado era normalmente feito por procedimentos (como a transiluminação) e por radiografias convencionais (como radiografias periapicais, radiografia panorâmica e as incidências de Waters, Caldwell-Luc, lateral e submento-vértice). Atualmente, quando existem dúvidas sobre o diagnóstico, muitos clínicos lançam mão da endoscopia nasal, da TC e da tomografia computadorizada de feixe cônico (TCFC). São observadas áreas de infecção e sítios de drenagem. Essas técnicas não só confirmam o diagnóstico, mas também apontam com detalhes a alteração primária que levou à rinossinusite obstrutiva. Em casos de sinusite odontogênica, zonas de espessamento da mucosa antral ao longo do assoalho do seio frequentemente estão associadas a áreas focais de perda óssea, deiscência ou corpos estranhos adjacentes ao dente que origina o processo (Figura 5.41).

Um antrólito se apresenta como um foco radiopaco no interior do seio ao exame radiográfico. A calcificação é frequentemente observada em associação a um espessamento do revestimento sinusal ou opacificação difusa do seio afetado.

Tratamento e prognóstico

As opções de tratamento da rinossinusite aguda incluem *sprays* hidratantes, descongestionantes, mucolíticos, corticosteroides, antibióticos ou intervenção mecânica, como punção ou lavagem sinusal. Embora a rinossinusite aguda seja em geral uma doença autolimitante, antibióticos frequentemente são prescritos. A maioria dos casos é de origem viral e tem resolução em 2 semanas, com ou sem antibioticoterapia. Uma metanálise Cochrane demonstrou um pequeno benefício associado à terapia antibiótica, mas isso pareceu ser ofuscado pelos efeitos adversos, como diarreia, dor abdominal e vômito.

Quando do uso de antibióticos, a terapia de primeira escolha para sinusite aguda em pacientes saudáveis é a amoxicilina. Doxiciclina ou claritromicina são alternativas para pacientes alérgicos à penicilina. Se a amoxicilina for associada a uma resposta clínica deficiente, outras alternativas incluem azitromicina, cefoxitina, ceftriaxona, cefalexina, clindamicina e moxifloxacino. A escolha dos antibióticos deve ser guiada por padrões de resistência local e por culturas coletadas de forma apropriada.

Em pacientes adultos saudáveis, a rinossinusite crônica que não responde ao manejo medicamentoso típico frequentemente é tratada por cirurgia. Quando localizada no seio maxilar, a terapia invasiva deve ser feita apenas após um exame completo a fim de excluir a associação com uma infecção odontogênica adjacente.

A endoscopia nasal tem mostrado que a rinossinusite é uma doença obstrutiva e que a inflamação mucosa é frequentemente secundária. A cirurgia sinusal endoscópica funcional remove a mucosa antral danificada, alarga as aberturas ostiais e corrige bloqueios no complexo ostiomeatal, frequentemente com rápida resolução dos sinais e sintomas (ver Figura 5.40). A cirurgia é delicada, pois estende-se próximo à órbita e ao SNC. Cada paciente tem uma anatomia única, por isso deve ser avaliado cuidadosamente por TC e por endoscopia nasal antes da cirurgia.

O diagnóstico adequado da sinusite odontogênica é fundamental devido a várias diferenças na abordagem terapêutica. O seio maxilar não drena por gravidade, porque os óstios estão

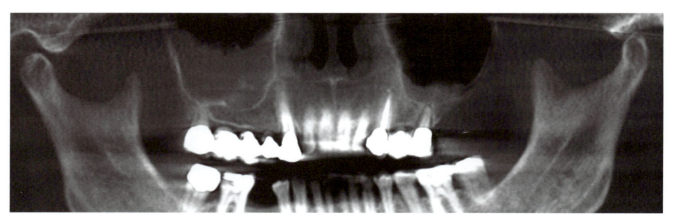

Figura 5.41 Sinusite odontogênica. Seio maxilar direito velado. A sinusite é mais perceptível no lado direito do paciente. No entanto, menor espessamento da mucosa é observado no seio esquerdo em associação com os ápices do segundo pré-molar, que demonstra espessamento do ligamento periodontal com perfuração focal do assoalho do seio.

localizados acima do assoalho do seio. Os cílios saudáveis devem bater de maneira coordenada para mover o muco para cima e através dos óstios para limpar a cavidade sinusal. Foi demonstrado que a função prejudicada do epitélio ciliar está presente na sinusite odontogênica. Este achado ajuda a explicar por que a resolução da fonte inflamatória dental muitas vezes falha em resolver o processo sem terapia médica e cirurgia funcional endoscópica dos seios paranasais para eliminar as bactérias causadoras, remover a mucosa danificada e restaurar a função adequada dos cílios. Devido às diferenças nas bactérias envolvidas na sinusite odontogênica, o regime antibiótico de primeira linha é amoxicilina-clavulanato; levofloxacino, teicoplanina ou vancomicina são recomendados para casos resistentes à terapia. A doxiciclina é a melhor escolha para pacientes alérgicos às penicilinas. Embora complicações graves relacionadas à sinusite odontogênica sejam raras, a infecção pode se espalhar e resultar em pansinusite, osteomielite, meningite, cegueira e extensão intracraniana.

◆ BIBLIOGRAFIA

Infecções estreptocócicas (impetigo, erisipela, faringite, tonsilite estreptocócica e escarlatina)

Bennett J, Moreland NJ, Oliver J, et al.: Understanding group A streptococcal pharyngitis and skin infections as causes of rheumatic fever: protocol for a prospective disease incidence study, *BMC Infect Dis* 19:633, 2019. https://doi.org/10.1186/s12879-019-4126-9.

Bialecki C, Feder HM, Grant-Kels JM: The six classic childhood exanthems: a review and update, *J Am Acad Dermatol* 21:891–903, 1989.

Bonnetblanc J-M, Bédane C: Erysipelas: recognition and management, *Am J Clin Dermatol* 4:157–163, 2003.

Drug and Therapeutics Bulletin: Managing scarlet fever, *BMJ* 362: k3005, 2018. https://doi.org/10.1136/bmj.k3005.

Galli L, Venturini E, Bassi A, et al.: Common community-acquired bacterial skin and soft-tissue infections in children: an intersociety consensus on impetigo, abscess, and cellulitis treatment, *Clin Ther* 41:532–551, 2019.

Giunta JL: Comparison of erysipelas and odontogenic cellulitis, *J Endod* 13:291–294, 1987.

Krasagakis K, Valachis A, Maniatakis P, et al: Analysis of epidemiology, clinical features and management of erysipelas, *Int J Dermatol* 49:1012–1017, 2010.

Lamagni T, Guy R, Chand M, et al.: Resurgence of scarlet fever in England, 2014-16: a population-based surveillance study, *Lancet Infect Dis* 18:180–187, 2018.

Linke M, Booken N: Risk factors associated with a reduced response in the treatment of erysipelas, *J Dtsch Dermatol Ges* 13:217–225, 2015.

Luo R, Sickler J, Vahidnia F, et al.: Diagnosis and management of group A streptococcal pharyngitis in the United States, 2011-15, *BMC Infect Dis* 19:193, 2019. https://doi.org/10.1186/s12879-01903835-4.

Pavlotsky F, Amrani S, Trau H: Recurrent erysipelas: risk factors, *J Dtsch Dermatol Ges* 2:89–95, 2004.

Schachner L, Andriessen A, Bhatia N, et al.: Topical ozenoxacin cream 1% for impetigo: a review, *J Drugs Dermatol* 18:655–661, 2019.

Vazquez MN, Sanders JE: Diagnosis and management of group A streptococcal pharyngitis and associated complications, *Pediatr Emerg Med Pract* 14:1–20, 2017.

Cáseo amigdaliano e tonsilolitíase

Chang CY, Thrasher R: Coblation cryptolysis to treat tonsil stones: a retrospective case series, *Ear Nose Throat J* 91:238–254, 2012.

Finkelstein Y, Talmi YP, Ophir D, et al: Laser cryptolysis for the treatment of halitosis, *Otolaryngol Head Neck Surg* 131:372–377, 2004.

Kim M-J, Kim J-E, Huh K-H, et al.: Multidetector computed tomography imaging characteristics of asymptomatic palatine tonsilloliths: a retrospective study of 3886 examinations, *Oral Surg Oral Med Oral Pathol Oral Radiol* 125:693–698, 2018.

Stoodley P, deBeer D, Longwell M, et al: Tonsillolith: not just a stone but a living biofilm, *Otolaryngol Head Neck Surg* 141:316–321, 2009.

Takahashi A, Sugawara C, Kudoh T, et al.: Prevalence and imaging characteristics of palatine tonsilloliths evaluated on 2244 pairs of panoramic radiographs and CT images, *Clin Oral Invest* 21:85–91, 2017.

Takahashi A, Sugawara C, Kudoh K, et al.: Lingual tonsillolith: prevalence and imaging characteristics evaluated on 2244 pairs of panoramic radiographs and CT images, *Dentomaxillofac Radiol* 47:20170251, 2018.

Difteria

Berkowitz AL: Tetanus, botulism, and diphtheria, *Continuum (Minneap Minn)* 24:1459–1488, 2018.

Borba RCN, Vidal VM, Moreira LO: The re-emergency and persistence of vaccine preventable diseases, *An Acad Bras Cienc* 87(Suppl 2):1311–1322, 2015.

Galazka A: Implications of the diphtheria epidemic in the former Soviet Union for immunization programs, *J Infect Dis* 181(Suppl 1):S244–S248, 2000.

Galazka A: The changing epidemiology of diphtheria in the vaccine era, *J Infect Dis* 181(Suppl 1):S2–S9, 2000.

Hadfield TL, McEvoy P, Polotsky Y, et al: The pathology of diphtheria, *J Infect Dis* 181(Suppl 1):S116–S120, 2000.

Zibners L: Diphtheria, pertussis, and tetanus: evidence-based management of pediatric patients in the emergency department, *Pediatr Emer Med Pract* 14:1–24, 2017.

Sífilis

Bowen V, Su J, Torrone E, et al.: Increase in incidence of congenital syphilis—United States, 2012-2014, *MMWR Morb Mortal Wkly Rep* 64:1241–1245, 2015.

Ficarra G, Carlos R: The renaissance of an oral disease with oral implications, *Head Neck Pathol* 3:195–206, 2009.

Little JW: Syphilis: an update, *Oral Surg Oral Med Oral Pathol Oral Radiol Endod* 100:3–9, 2005.

Patton ME, Su JR, Nelson R, et al.: Primary and secondary syphilis—United States, 2005-2013, *MMWR Morb Mortal Wkly Rep* 63:402–406, 2014.

Schuch LF, da Silva KD, de Arruda AA, et al.: Forty cases of acquired oral syphilis and a review of the literature, *Int J Oral Maxillofac Surg* 48:635–643, 2019.

Workowski KA, Bolan GA: Sexually transmitted disease treatment guidelines, 2015, *MMWR Recomm Rep* 64:1–137, 2015.

Gonorreia

Giunta JL, Fiumara NJ: Facts about gonorrhea and dentistry, *Oral Surg Oral Med Oral Pathol* 62:529–531, 1986.

Javanbakht M, Westmoreland D, Gorbach P: Factors associated with pharyngeal gonorrhea in young people: implications for prevention, *Sex Transm Dis* 45:588–593, 2018.

Lewis DA: Will targeting oropharyngeal gonorrhoea delay the further emergence of drug-resistant *Neisseria gonorrhoeae* strains? *Sex Transm Infect* 91:234–237, 2015.

Little JW: Gonorrhea: update, *Oral Surg Oral Med Oral Pathol Oral Radiol Endod* 101:137–143, 2006.

Regan DG, Hui BB, Wood JG, et al.: Treatment for pharyngeal gonorrhea under threat, *Lancet Infect Dis* 18:1175–1177, 2018.

Siegel MA: Syphilis and gonorrhea, *Dent Clin North Am* 40:369–383, 1996.

Williams LN: The risks of oral-genital contact: a case report, *Gen Dent* 50:282–284, 2002.

Workkowski KA, Bolan GA: Sexually transmitted diseases treatment guidelines, 2015, *MMWR Recomm Rep* 64:1–137, 2015.

Tuberculose

Andrade NN, Mhatre TS: Orofacial tuberculosis—a 16-year experience with 46 cases, *J Oral Maxillofac Surg* 70:e12–e22, 2012.

Darlington CC, Salman I: Oral tuberculous lesions, *Am Rev Tuberc* 35:147–179, 1937.

Gupta S, Vats P, Jha A, et al.: Gingival manifestations of tuberculosis in pediatric patients: series of 4 cases, *Oral Surg Oral Med Oral Pathol Oral Radiol* 128:508–514, 2019.

Ju W-T, Fu Y, Liu Y, et al.: Clinical and pathologic analyses of tuberculosis in the oral cavity: report of 11 cases, *Oral Surg Oral Med Oral Pathol Oral Radiol* 125:44–51, 2018.

Kakisi OK, Kechagia AS, Kakisis IK, et al: Tuberculosis of the oral cavity: a systematic review, *Eur J Oral Sci* 118:103–109, 2010.

MacNeil A, Glaziou P, Sismanidas C, et al.: Global epidemiology of tuberculosis and progress toward meeting global targets—worldwide, 2018, *MMWR Morb Mortal Wkly Rep* 69:281–285, 2020.

Phelan JA, Jimenez V, Tompkins DC: Tuberculosis, *Dent Clin North Am* 40:327–341, 1996.

Rinaggio J: Tuberculosis, *Dent Clin North Am* 47:449–465, 2003.

Schwartz NG, Price SF, Pratt RH, et al.: Tuberculosis—United States, 2019, *MMWR Morb Mortal Wkly Rep* 69:286–289, 2020.

Wang W-C, Chen J-Y, Chen Y-K, et al: Tuberculosis of the head and neck: a review of 20 cases, *Oral Surg Oral Med Oral Pathol Oral Radiol Endod* 107:381–386, 2009.

Hanseníase

Brand PW: Temperature variations and leprosy deformity, *Int J Lepr* 27:1–7, 1959.

Ghosh S, Gadda R-B, Vengal M, et al: Oro-facial aspects of leprosy: report of two cases with literature review, *Med Oral Patol Oral Cir Bucal* 15:e459–e462, 2010.

Girdhar BK, Desikan KV: A clinical study of the mouth in untreated lepromatous patients, *Lepr Rev* 50:25–35, 1979.

Gupta B, Gupta S, Chaudhary M, et al.: Oro-facial manifestations in lepromatous leprosy patients in Central India: clinical findings from a cross-sectional study, *Clin Oral Investig*, 2019. https://doi.org/10.1007/S00784-019-03061-1 (Epub ahead of print).

Gurung P, Gomes CM, Vernal S, et al.: Diagnostic accuracy of tests for leprosy: a systematic review and meta-analysis, *Clin Microbiol Infect* 25:1315–1327, 2019.

Nolen L, Haberling D, Scollard D, et al.: Incidence of Hansen's disease—United States, 1994-2011, *MMWR Morb Mortal Wkly Rep* 63:969–972, 2014.

Prabhu SR, Daftary DK: Clinical evaluation of oro-facial lesions of leprosy, *Odontostomatol Trop* 4:83–95, 1981.

Reichart P: Facial and oral manifestations in leprosy: an evaluation of seventy cases, *Oral Surg Oral Med Oral Pathol* 41:385–399, 1976.

Rodrigues GA, Qualio NP, de Macedo LD, et al.: The oral cavity in leprosy: what clinicians need to know, *Oral Dis* 23:749–756, 2017.

Scheepers A: Correlation of oral surface temperature and the lesions of leprosy, *Int J Lepr* 66:214–217, 1998.

Scheepers A, Lemmer J, Lownie JF: Oral manifestations of leprosy, *Lepr Rev* 64:37–43, 1993.

World Health Organization: Chemotherapy of leprosy for control programmes, *World Health Organ Tech Rep Ser* 675:1–33, 1982.

World Health Organization: WHO expert committee on leprosy, *World Health Organ Tech Rep Ser* 968:1–61, 2012.

Noma

Adekeye EO, Ord RA: Cancrum oris: principles of management and reconstructive surgery, *J Maxillofac Surg* 11:160–170, 1983.

Ashok N, Tarakji B, Darwish S, et al.: A review of noma: a recent update, *Glob J Health Sci* 8:53–59, 2015.

Bourgeois DM, Leclercq MH: The World Health Organization initiative on noma, *Oral Dis* 5:172–174, 1999.

Enwonwu CO, Falkler WA Jr, Phillips RS: Noma (cancrum oris), *Lancet* 368:147–156, 2006.

Feller L, Khammissa RAG, Altini M, et al.: Noma (cancrum oris): an resolved global challenge, *Periodontol 2000* 80:189–199, 2019.

Srour ML, Marck K, Baratti-Mayer D: Noma: overview of a neglected disease and human rights violation, *Am J Trop Med Hyg* 96:268–274, 2017.

Actinomicose

Bennhoff DF: Actinomycosis: diagnostic and therapeutic considerations and a review of 32 cases, *Laryngoscope* 94:1198–1217, 1984.

Gomes NR, Diniz MG, Pereira TD, et al.: Actinomyces israelii in radicular cysts: a molecular study, *Oral Surg Oral Med Oral Pathol Oral Radiol* 123:586–590, 2017.

Hirshberg A, Tsesis I, Metzger Z, et al.: Periapical actinomycosis: a clinicopathologic study, *Oral Surg Oral Med Oral Pathol Oral Radiol Endod* 95:614–620, 2003.

Miller M, Haddad AJ: Cervicofacial actinomycosis, *Oral Surg Oral Med Oral Pathol Oral Radiol Endod* 85:496–508, 1998.

Rush JR, Sulte HR, Cohen DM, et al: Course of infection and case outcome in individuals diagnosed with microbial colonies morphologically consistent with *Actinomyces* species, *J Endod* 28:613–618, 2002.

Sadeghi S, Azaïs M, Ghannoum J: Actinomycosis presenting as macroglossia: case report and review of literature, *Head Neck Pathol* 13:327–330, 2019.

Sasaki Y, Kaneda T, Uyeda JW, et al.: Actinomycosis in the mandible: CT and MR findings, *AJNR Am J Neuroradiol* 35:390–394, 2014.

Sprague WG, Shafer WG: Presence of *Actinomyces* in dentigerous cyst: report of two cases, *J Oral Surg* 21:243–245, 1963.

Doença por arranhadura de gato

Biswas S, Rolain J-M: *Bartonella* infection: treatment and drug resistance, *Future Microbiol* 5:1719–1731, 2010.

Carithers HA: Cat-scratch disease. An overview based on a study of 1,200 patients, *Am J Dis Child* 139:1124–1133, 1985.

Centers for Disease Control and Prevention: Cat-scratch disease in children—Texas, September 2000-August 2001, *MMWR Morb Mortal Wkly Rep* 51:212–214, 2002.

English CK, Wear DJ, Margileth AM, et al: Cat-scratch disease: isolation and culture of the bacterial agent, *JAMA* 259:1347–1352, 1988.

Margileth AM, Wear DJ, English CK: Systemic cat scratch disease: report of 23 patients with prolonged or recurrent severe bacterial infection, *J Infect Dis* 155:390–402, 1987.

Nelson CA, Saha S, Mead PS: Cat-scratch disease in the United States, 2005-2013, *Emerg Infect Dis* 22:1741–1746, 2016.

Simonton K, Rupar D: Progressive cat scratch disease despite antimicrobial therapy, *J Pediatric Infect Dis Soc* 4:e45–e47, 2015.

Uluğ M: Evaluation of cat scratch disease cases reported from Turkey between 1996 and 2013 and review of the literature, *Cent Eur J Public Health* 23:170–175, 2015.

Wear DJ, Margileth AM, Hadfield TL, et al: Cat scratch disease: a bacterial infection, *Science* 221:1403–1405, 1983.

Rinossinusite

Ahovuo-Saloranta A, Borisenko OV, Kovanen N, et al: Antibiotics for acute maxillary sinusitis, *Cochrane Database Syst Rev* 2: CD000243, 2008.

Ogata Y, Okinaka Y, Takahashi M: Antrolith associated with aspergillosis of the maxillary sinus: report of a case, *J Oral Maxillofac Surg* 55:1339–1341, 1997.

Puglisi S, Privitera S, Maiolino L, et al: Bacteriological findings and antimicrobial resistance in odontogenic and non-odontogenic chronic maxillary sinusitis, *J Med Microbiol* 60:1353–1359, 2011.

Raman A, Papagiannopoulos P, Kuhar HN, et al.: Histopathologic features of chronic sinusitis precipitated by odontogenic infection, *Am J Rhinol Allergy* 33:113–120, 2019.

Richtsmeier WJ: Medical and surgical management of sinusitis in adults, *Ann Otol Rhinol Laryngol* 101(Suppl 155):46–50, 1992.

Vidal F, Coutinho TM, Ferreira DC, et al.: Odontogenic sinusitis: a comprehensive review, *Acta Odontol Scand* 75:623–633, 2017.

Workman AD, Granquist EJ, Adappa ND: Odontogenic sinusitis: development in diagnosis, microbiology, and treatment, *Curr Opin Otolaryngol Head Neck Surg* 26:27–33, 2018.

6

Doenças Causadas por Fungos e Protozoários

◆ CANDIDÍASE

A infecção pelo fungo de levedura *Candida albicans* é denominada **candidíase** ou, como os britânicos preferem, **candidose**. Um nome mais antigo para a doença é *moníliase*; o uso desse termo deve ser desestimulado, porque deriva da designação arcaica *Monilia albicans*. Outros membros do gênero *Candida*, como *C. tropicalis, C. krusei, C. parapsilosis* e *C. guilliermondii*, também podem ser encontrados na boca, mas raramente causam doença.

Assim como muitos outros fungos patogênicos, *C. albicans* pode existir em duas formas – um traço conhecido como **dimorfismo**. Acredita-se que a forma de levedura do organismo seja relativamente inócua, mas a forma de hifa geralmente está associada à invasão do tecido hospedeiro.

A candidíase é, de longe, a infecção fúngica oral mais comum nos seres humanos e tem uma série de manifestações clínicas, às vezes dificultando o diagnóstico. Na verdade, *C. albicans* pode ser um componente da microbiota oral normal, com 30 a 50% das pessoas apresentando estes fungos sem evidência clínica de infecção. Essa proporção aumenta com a idade e *C. albicans* pode ser isolada de quase 60% dos pacientes dentados e com mais de 60 anos que não apresentam lesões orais. Pelo menos três fatores gerais podem determinar se existem evidências clínicas de infecção:

1. O estado imune do hospedeiro.
2. O ambiente da mucosa oral.
3. A cepa de *C. albicans*.

No passado, a candidíase era considerada a única infecção oportunista, afetando indivíduos debilitados por outra doença. Certamente, esses pacientes perfazem uma grande porcentagem dos atuais portadores de infecções por *Candida*. No entanto, hoje os clínicos reconhecem que a candidíase oral pode-se desenvolver em pessoas saudáveis. Como consequência dessa complexa interação de hospedeiro e organismo, a infecção por *Candida* pode variar de um envolvimento brando da mucosa, observado na maioria dos pacientes, até uma doença disseminada fatal nos pacientes gravemente imunocomprometidos. Este capítulo se concentra nas apresentações clínicas da candidíase que afetam a mucosa oral.

Características clínicas

A candidíase da mucosa oral pode exibir uma série de padrões clínicos, que estão resumidos na Tabela 6.1. Muitos pacientes exibem um padrão único, embora alguns indivíduos exibam mais de uma forma clínica de candidíase oral.

Candidíase pseudomembranosa

A forma mais bem reconhecida de infecção por *Candida* é a **candidíase pseudomembranosa**. Também conhecida como *sapinho*, a candidíase pseudomembranosa é caracterizada pela presença de placas brancas aderentes que se parecem com queijo *cottage* ou leite coalhado na mucosa oral (Figuras 6.1 e 6.2). As placas brancas são compostas de massas emaranhadas de hifas, leveduras, células epiteliais descamadas e detritos. A remoção dessas placas pode ser feita com uma espátula ou esfregando uma gaze seca. A mucosa subjacente pode parecer normal ou eritematosa. Se ocorrer sangramento, então a mucosa provavelmente também foi afetada por outro processo, como o líquen plano erosivo ou tratamento quimioterápico.

A candidíase pseudomembranosa pode ser desencadeada pela exposição do paciente a antibióticos de amplo espectro (eliminando assim as bactérias concomitantes) ou pelo comprometimento do sistema imune do paciente. Um tipo comum de comprometimento imunológico local que resulta em candidíase pseudomembranosa é o uso de corticosteroides tópicos para o tratamento de condições imunomediadas orais, ou corticosteroides inalados para o tratamento da asma. As disfunções imunes vistas nos pacientes leucêmicos (ver Capítulo 13) ou nos pacientes infectados pelo vírus da imunodeficiência humana (HIV) (ver Capítulo 7) estão frequentemente associadas à candidíase pseudomembranosa. Os bebês também podem ser afetados ostensivamente devido ao seu sistema imune pouco desenvolvido. A exposição a antibióticos geralmente é responsável por uma expressão aguda (rápida) da condição; normalmente as alterações imunológicas, uma forma crônica (início lento, longa duração) da candidíase pseudomembranosa.

Os sintomas, se ocorrerem, costumam ser relativamente brandos, consistindo em uma sensação de queimação da mucosa oral ou um gosto desagradável na boca, descrito variadamente como salgado ou amargo. Às vezes os pacientes se queixam de "vesículas", quando na verdade há a sensação das placas elevadas em vez de verdadeiras vesículas. As placas são distribuídas normalmente em mucosa jugal, palato e dorso da língua. É importante ressaltar que a retenção ou superprodução de queratina nas papilas filiformes, produzindo uma aparência branca no dorso da língua (conhecida como língua saburrosa ou pilosa; ver Capítulo 1), não deve ser confundida com a candidíase oral.

Tabela 6.1 Formas clínicas da candidíase oral.

Tipo clínico	Aparência e sintomas	Sítios comuns	Fatores associados e comentários
Pseudomembranosa	Placas branco-creme, removíveis; sensação de queimação, halitose	Mucosa vestibular, língua, palato	Tratamento com antibióticos, imunossupressão
Eritematosa	Máculas vermelhas, sensação de queimação	Palato duro posterior, mucosa vestibular, dorso da língua	Terapia com antibióticos, xerostomia, imunossupressão, idiopática
Atrofia papilar central (glossite romboidal mediana)	Áreas vermelhas e atróficas; assintomática	Linha média da região posterior do dorso da língua	Idiopática, imunossupressão
Multifocal crônica	Áreas vermelhas, frequentemente com placas brancas removíveis; sensação de queimação, assintomática	Palato posterior, dorso da língua posterior, comissura labial	Imunossupressão, idiopática
Queilite angular	Lesões avermelhadas e fissuradas; sensação de irritação e sensibilidade	Comissura labial	Idiopática, imunossupressão, perda de dimensão vertical
Estomatite protética (candidíase atrófica crônica, boca ferida por dentadura)	Vermelha assintomática	Confinada à mucosa palatina que suporta a dentadura	Provavelmente não é uma infecção verdadeira; frequentemente a prótese é positiva na cultura, mas a mucosa, não
Hiperplásica (leucoplasia por *Candida*)	Placas brancas que não são removíveis; assintomática	Mucosa vestibular anterior	Idiopática, imunossupressão; deve-se ter cuidado para não confundir com outras lesões queratóticas com candidíase superposta
Mucocutânea	Placas brancas, algumas delas podendo ser removíveis; áreas vermelhas	Língua, mucosa vestibular, palato	Rara; disfunção imune idiopática herdada ou esporádica
Síndromes endócrinas associadas à candidíase	Placas brancas, a maioria delas não removível	Língua, mucosa vestibular, palato	Rara; o distúrbio endócrino se desenvolve após a candidíase

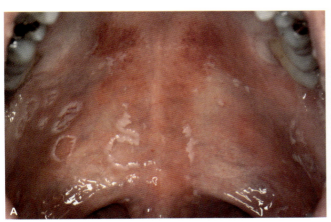 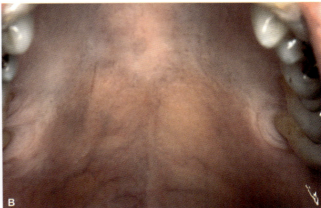

Figura 6.1 Candidíase pseudomembranosa. A. Múltiplas placas brancas lineares e circulares com eritema associado no palato mole. **B.** Mesmo paciente, 2 semanas depois, após utilização de pastilhas orais de clotrimazol.

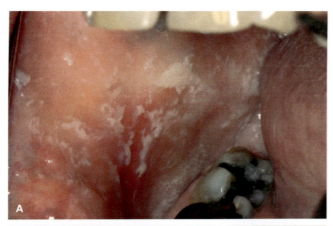

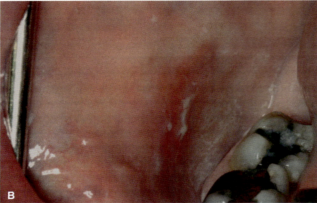

Figura 6.2 Candidíase pseudomembranosa. A. Várias placas brancas sobre uma base eritematosa, característica da candidíase pseudomembranosa. **B.** A remoção de várias placas pseudomembranosas revela uma superfície mucosa levemente eritematosa, mas nenhuma evidência de sangramento.

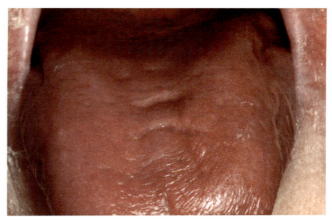

Figura 6.3 Candidíase eritematosa. O eritema difuso com uma aparência atrófica lisa do dorso da língua representa uma candidíase eritematosa.

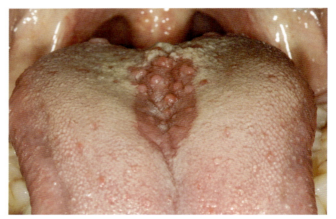

Figura 6.4 Candidíase eritematosa. Esta mancha eritematosa, ovalada e assintomática na parte posterior do dorso da língua é comumente causada por infecção crônica pela *Candida albicans*. As papilas fungiformes parecem proeminentes porque as papilas filiformes foram destruídas pela infecção por cândida. (Cortesia do Dr. Anthony Lotesto.)

Candidíase eritematosa

Ao contrário da forma pseudomembranosa, os pacientes com candidíase eritematosa não exibem manchas brancas ou uma lesão branca não é uma característica proeminente. A candidíase eritematosa é indubitavelmente mais comum que a candidíase pseudomembranosa, embora frequentemente seja clinicamente negligenciada. É possível observar várias apresentações clínicas. A **candidíase atrófica aguda**, ou "feridas na boca por antibiótico", geralmente surge após um curso prolongado de antibioticoterapia de amplo espectro. Os pacientes se queixam frequentemente de que a boca parece queimada por bebida quente. Essa sensação de queimação geralmente é acompanhada por perda difusa de papilas filiformes do dorso da língua, resultando em uma aparência despapilada e avermelhada na língua (Figura 6.3). A síndrome da ardência bucal (ver Capítulo 18) se manifesta frequentemente como uma sensação de queimação na língua; no entanto, a língua parece normal nessa condição. Os pacientes com hipossalivação por qualquer motivo (p. ex., farmacológica, terapia pós-radiação ou síndrome de Sjögren) têm maior prevalência de candidíase eritematosa que também costuma ser sintomática.

Outras formas de candidíase eritematosa geralmente são assintomáticas e crônicas. A condição conhecida como **atrofia papilar central** da língua ou **glossite romboidal mediana** está incluída nessa categoria (Figura 6.4). No passado, acreditava-se que se tratasse de um distúrbio de desenvolvimento da língua, ocorrendo em 0,01 a 1,00% dos adultos, resultante de uma falha de cobertura do tubérculo ímpar embrionário pelos processos laterais da língua. Teoricamente, a prevalência da atrofia papilar central deveria ser idêntica à observada nos adultos; no entanto, em um estudo em que 10.000 crianças foram examinadas, nenhuma lesão foi detectada. Outros pesquisadores observaram uma relação coerente entre lesão e *C. albicans*, e lesões similares foram induzidas experimentalmente nos dorsos das línguas de ratos.

Clinicamente, a atrofia papilar central aparece como uma zona eritematosa bem demarcada que afeta a linha média, o dorso posterior da língua e frequentemente é assintomática (Figura 6.5). O eritema se deve, em parte, à perda das papilas filiformes nessa área. A lesão geralmente é simétrica e sua superfície pode variar de lisa a lobulada. Frequentemente a alteração da mucosa se resolve com terapia antifúngica, embora ocasionalmente seja possível obter uma resolução apenas parcial.

Alguns pacientes com atrofia papilar central também podem exibir sinais de infecção da mucosa oral por *Candida* em outros sítios. Essa apresentação da candidíase eritematosa foi

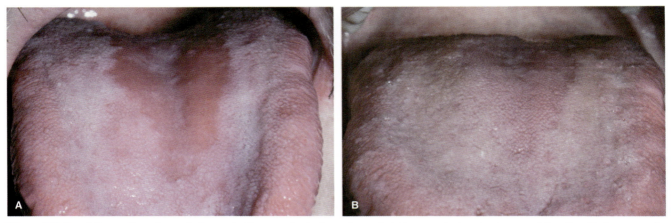

Figura 6.5 Candidíase eritematosa. A. Apresentação grave da atrofia papilar central. Nesse paciente, a lesão era assintomática. **B.** A regeneração acentuada das papilas do dorso da língua ocorreu duas semanas após a terapia antifúngica com fluconazol.

denominada **candidíase multifocal crônica**. Além do dorso da língua, os sítios que exibem envolvimento incluem o limite palato duro/mole e a comissura labial. A lesão no palato aparece como uma área eritematosa que, quando a língua está em repouso, entra em contato com a lesão do dorso da língua, resultando no que se chama lesão "em beijo" devido à grande proximidade das áreas envolvidas (Figura 6.6).

O envolvimento da comissura labial (**queilite angular, perleche**) é caracterizado por eritema, fissuras e descamação (Figura 6.7). Às vezes essa condição é vista como um componente da candidíase multifocal crônica, mas frequentemente ocorre isolada, em geral no indivíduo idoso com perda da dimensão vertical e pregas acentuadas na comissura labial. A saliva tende a se acumular nessas áreas, mantendo-as úmidas, favorecendo uma infecção pela levedura. Os pacientes relatam que as lesões passam por períodos de remissão e exacerbação. Estudos microbiológicos sugeriram que 20% desses casos estão relacionados apenas com *C. albicans*, 60% se devem a uma infecção combinada de *C. albicans* com *Staphylococcus aureus*, e 20% estão associados apenas a *S. aureus*. Raramente a infecção por *Candida* envolve de modo mais abrangente a pele perioral, normalmente secundária às ações para manter a pele úmida (p. ex., hábito de lamber os lábios, chupar dedo, uso crônico de pomadas à base de vaselina), criando um padrão clínico conhecido como **queilocandidíase** (Figura 6.8).

Outras causas da queilite esfoliativa devem ser consideradas no diagnóstico diferencial (ver Capítulo 8).

A **estomatite protética** precisa ser mencionada, pois muitas vezes se classifica como uma forma de candidíase eritematosa, e alguns autores podem usar como sinônimo o termo *candidíase atrófica crônica*. Essa condição é caracterizada por graus variados de eritema, às vezes acompanhado por hemorragia petequial, localizada nas áreas portadoras de próteses totais ou parciais removíveis (Figuras 6.9 e 6.10). Embora a aparência clínica possa ser impressionante, o processo raramente é sintomático. Geralmente o paciente admite o uso contínuo da prótese, só a removendo periodicamente para higienização. Ainda há controvérsias quanto a isso representar uma real infecção por *C. albicans* ou simplesmente uma resposta tecidual do hospedeiro aos vários microrganismos que colonizam a prótese. O clínico também deve excluir a possibilidade de esta reação ser ocasionada pelo desenho inadequado da prótese (que poderia causar pressão incomum na mucosa), alergia aos componentes da dentadura ou cura inadequada da resina acrílica.

Embora a *C. albicans* esteja frequentemente associada a essa condição, as amostras de biopsia da estomatite protética raramente exibem hifas de *Candida* penetrando a camada de queratina do epitélio do hospedeiro. Portanto, essa lesão não satisfaz um dos principais critérios definidores para o diagnóstico

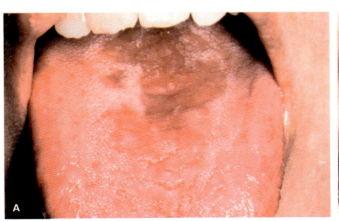 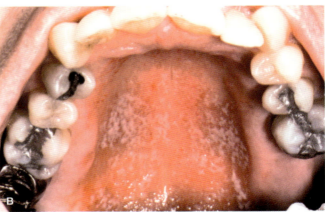

Figura 6.6 Candidíase. A. Candidíase oral multifocal caracterizada por atrofia papilar central da língua e outras áreas de envolvimento **B.** Mesmo paciente exibindo uma lesão "em beijo" de candidíase oral no palato duro.

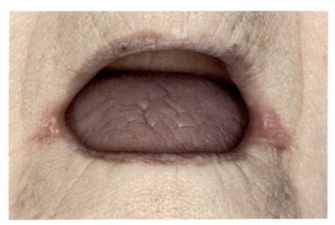

Figura 6.7 Queilite angular. Lesões características aparecem como alterações levemente fissuradas e eritematosas da pele da comissura labial, bilateralmente.

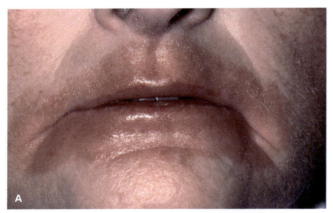

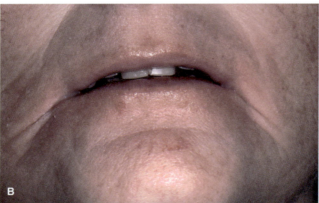

Figura 6.8 Queilocandidíase. A. Infecção por *Candida* da pele perioral ocasionada pelo uso de um produto à base de vaselina. A condição começou como queilite angular, mas o paciente aplicou continuamente pomada de vaselina nas comissuras e na pele perioral, vedando a umidade dentro da camada de queratina da epiderme, permitindo com isso que a *Candida* prosperasse. **B.** Duas semanas após interromper a pomada de vaselina e usar iodoquinol tópico com triancinolona.

de infecção – invasão do tecido do hospedeiro pelo organismo. Além disso, se a mucosa palatina e a superfície da dentadura forem esfregadas e semeadas separadamente em ágar Sabouraud, a dentadura em geral exibe uma colonização mais intensa pela levedura (Figura 6.11).

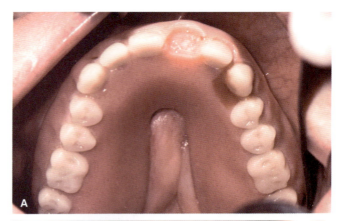

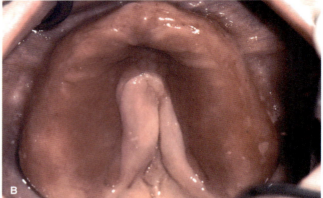

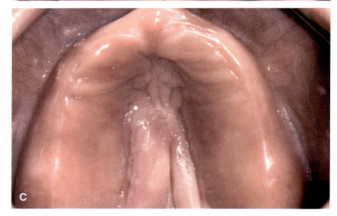

Figura 6.9 Estomatite protética. A. Prótese total superior com abóbada palatina incompleta associada à hiperplasia tecidual na linha média. **B.** A mucosite corresponde ao contorno da prótese. **C.** Resolução da mucosite após a terapia antifúngica e limpeza adequada da dentadura.

Candidíase hiperplásica crônica (leucoplasia por *Candida*)

Em alguns pacientes com candidíase oral pode haver uma mancha branca que não pode ser removida por raspagem; nesse caso, o termo *candidíase hiperplásica crônica* é adequado. Essa forma de candidíase é a menos comum e também controversa. Alguns pesquisadores acreditam que essa condição represente simplesmente a candidíase superposta a uma leucoplasia preexistente, uma situação que certamente pode existir. No entanto, em alguns casos a *Candida* sozinha pode ser capaz de induzir uma lesão hiperqueratótica. Normalmente essas lesões estão situadas na mucosa vestibular anterior e não podem ser diferenciadas

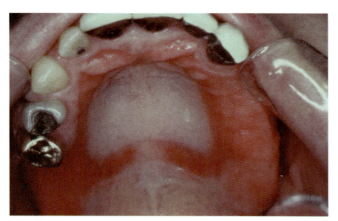

Figura 6.10 Estomatite protética. Estomatite por dentadura sem associação com a *Candida albicans*, confinada à mucosa que suporta a estrutura de uma prótese parcial removível superior.

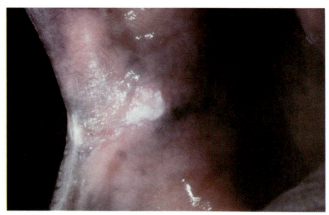

Figura 6.12 Candidíase hiperplásica. Essa lesão da mucosa vestibular anterior se parece clinicamente com a leucoplasia, pois é uma placa branca que não pode ser removida por raspagem. Com a terapia antifúngica, esse tipo de lesão deve se resolver completamente.

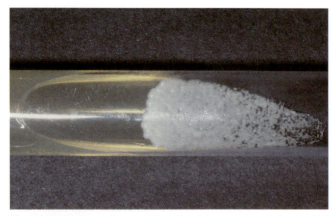

Figura 6.11 Estomatite protética. Este tubo com ágar Sabouraud foi semeado com *swabs* obtidos da mucosa palatina eritematosa (*lado esquerdo do tubo*) e da superfície da prótese dentária (*lado direito do tubo*). É demonstrada uma colonização extensiva da prótese dentária, enquanto há pouca evidência de leveduras associadas à mucosa.

clinicamente de uma leucoplasia (Figura 6.12). Muitas vezes, a leucoplasia associada à infecção por *Candida* tem uma mescla de áreas vermelhas e brancas, resultando em uma leucoplasia salpicada ou mosqueada (ver Capítulo 10). Essas lesões podem ter maior frequência de displasia epitelial em termos histopatológicos.

O diagnóstico é confirmado pela presença de hifas de *Candida* associadas à lesão e, ainda mais importante, pela resolução completa da lesão após a terapia antifúngica (Figura 6.13). Se a lesão persistir após a terapia antifúngica, então a biopsia da área branca persistente é indicada.

Candidíase mucocutânea

Várias candidíases orais também podem ser vistas como um componente de um grupo relativamente raro de distúrbios imunológicos conhecidos como *candidíase mucocutânea*. Foram identificadas diversas disfunções imunológicas e a gravidade da infecção por *Candida* está correlacionada com a gravidade do defeito imunológico. A maioria dos casos é esporádica, embora tenha sido identificado em algumas famílias um padrão de herança autossômico recessivo. Vários estudos sugeriram que a citocina interleucina (IL)-17 é crucial na imunidade da mucosa

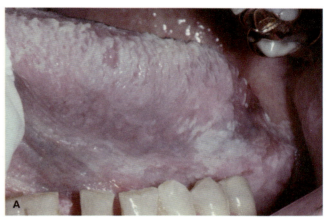
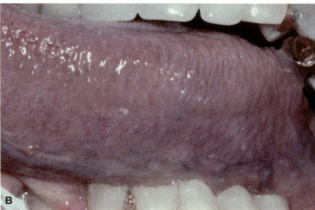

Figura 6.13 Candidíase hiperplásica. A. Essas placas brancas difusas se parecem clinicamente com leucoplasia, mas na verdade representam uma candidíase hiperplásica incomum. **B.** O tratamento com pastilhas de clotrimazol oral exibe resolução completa das lesões brancas dentro de 2 semanas, confirmando basicamente o diagnóstico de candidíase hiperplásica. Se qualquer alteração branca na mucosa tivesse persistido, uma biopsia dessa área teria sido obrigatória.

relacionada a *C. albicans*, e mutações no gene responsável por produzir essa citocina parecem causar algumas formas de candidíase mucocutânea. Mais recentemente, mutações de ganho de função no gene *STAT1* foram identificadas, resultando em função anormal das células T auxiliares Th1 e Th17. Isso aumenta a suscetibilidade do paciente à candidíase, bem como a algumas infecções bacterianas. As mutações *STAT1* agora parecem ser a base genética para a maioria dos casos de candidíase mucocutânea. A alteração imune fica evidente durante os primeiros anos de vida quando o paciente começa a ter infecções por *Candida* em boca, unhas, pele e outras superfícies mucosas. As lesões orais geralmente são descritas como placas brancas e espessas, que normalmente não saem à raspagem (basicamente a candidíase hiperplásica crônica), embora as outras formas clínicas da candidíase também possam ser vistas.

Em alguns pacientes com candidíase mucocutânea, as mutações no gene regulador autoimune (*AIRE*) foram documentadas, com a resultante formação de autoanticorpos direcionados contra os tecidos do próprio indivíduo (Figura 6.14). Na maioria dos casos, o ataque imune acontece contra as glândulas endócrinas; no entanto, os motivos para essa especificidade tecidual são obscuros. A destruição autoimune dos linfócitos T que produzem IL-17 e IL-22 parece ser responsável pelas infecções por *Candida* observadas nesses indivíduos. Os pacientes jovens com candidíase mucocutânea devem ser avaliados periodicamente, porque qualquer uma das variedades de alterações endócrinas (*i. e.*, **síndromes endócrinas associadas à candidíase, síndrome APECED [poliendocrinopatia autoimune candidíase-distrofia ectodérmica]/síndrome poliendócrina autoimune, tipo 1**), bem como anemia por deficiência de ferro, pode se desenvolver além da candidíase. Essas alterações endócrinas incluem hipotireoidismo, hipoparatireoidismo, hipoadrenocorticismo (doença de Addison) e diabetes melito. Caracteristicamente, a alteração endócrina se desenvolve meses ou até mesmo anos após o início da infecção por *Candida*. Dois estudos documentaram maior prevalência do carcinoma oral e esofágico nessa condição, com essas neoplasias afetando aproximadamente 6 a 10% dos adultos com síndrome APECED. A idade média dos pacientes com síndrome APECED que desenvolveram câncer oral foi significativamente mais jovem do que a dos pacientes com carcinoma oral na população em geral. Esse achado de prevalência aumentada de malignidades oral e esofágica representa outra justificativa para a reavaliação periódica desses indivíduos, incluindo a realização de endoscopia esofágica a cada 2 a 3 anos.

Curiosamente, a infecção por *Candida* continua a ser relativamente superficial em vez de se espalhar pelo corpo. Tanto as lesões orais quanto qualquer envolvimento cutâneo (apresentando-se em geral como placas e nódulos cutâneos rugosos e odor fétido) normalmente podem ser controlados com o uso contínuo de medicamentos antifúngicos sistêmicos relativamente seguros. Assim como em qualquer tratamento a longo prazo com antibióticos, pode haver desenvolvimento de organismos resistentes ao medicamento.

Características histopatológicas

Candida pode ser visualizada microscopicamente em uma citologia esfoliativa ou em cortes de tecido obtidos de uma amostra para biopsia. Na coloração com o método do ácido periódico de Schiff (PAS) ou com o método da metamina de prata de Grocott-Gomori (GMS), as hifas de *Candida* e as leveduras podem ser imediatamente identificadas (Figura 6.15). As duas técnicas coram os carboidratos contidos em abundância nas paredes celulares dos fungos; os organismos aparecem magenta

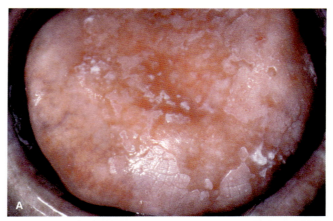
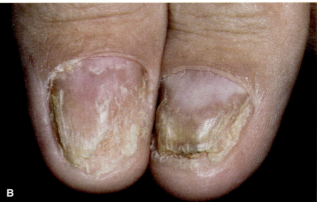
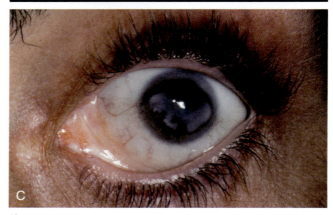

Figura 6.14 Poliendocrinopatia autoimune candidíase-distrofia ectodérmica (síndrome APECED). A. Candidíase eritematosa envolvendo de maneira difusa a língua de um homem de 32 anos. **B.** O mesmo paciente exibindo distrofia ungueal. **C.** A queratopatia corneana também é observada. O paciente tinha uma história de início de hipoparatireoidismo e hipoadrenocorticismo que foram diagnosticados na segunda década de vida.

brilhante com a coloração PAS ou pretos com a coloração GMS. Para o diagnóstico de candidíase, é necessário detectar as hifas ou pseudo-hifas (que são basicamente células de levedura alongadas). Essas hifas medem aproximadamente 2 μm de diâmetro, comprimento variável, podendo exibir ramificação. Frequentemente as hifas são acompanhadas por quantidades variáveis de leveduras, células epiteliais descamadas e células inflamatórias.

Uma preparação contendo 10 a 20% de hidróxido de potássio (KOH) também pode ser utilizada para uma avaliação rápida das amostras quanto à presença de fungos. Com essa técnica,

CAPÍTULO 6 Doenças Causadas por Fungos e Protozoários 203

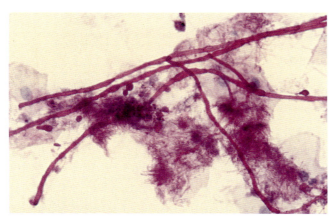

Figura 6.15 Candidíase. Preparação citológica demonstra hifas fúngicas de aparência tubular e leveduras ovoides de *Candida albicans* (coloração de ácido periódico de Schiff [PAS]).

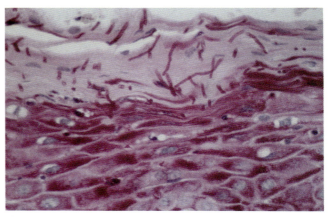

Figura 6.17 Candidíase. Essa microfotografia em maior aumento exibe hifas tubulares de *Candida albicans* incorporadas na camada de paraqueratina. (Coloração de ácido periódico de Schiff [PAS].)

o KOH lisa as células epiteliais, permitindo que as leveduras mais resistentes e as hifas sejam visualizadas.

As desvantagens da preparação de KOH incluem:

- Ausência de registro permanente
- Maior dificuldade na identificação dos fungos em comparação com o método PAS
- Incapacidade para avaliar a natureza da população de células epiteliais em relação a outras condições, como a displasia epitelial ou o pênfigo vulgar.

O padrão histopatológico da candidíase oral pode variar dependendo da forma clínica da infecção que foi enviada para biopsia. As características em comum incluem maior espessura de paraqueratina na superfície da lesão, junto com o alongamento das cristas epiteliais (Figura 6.16). Geralmente é possível observar um infiltrado inflamatório crônico no tecido conjuntivo subjacente ao epitélio infectado e frequentemente são identificadas pequenas coleções de neutrófilos (microabscessos) nas camadas espinhosa e de paraqueratina (Figura 6.17). As hifas de *Candida* estão localizadas na camada de paraqueratina e raramente penetram as camadas celulares mais baixas do epitélio, a menos que o paciente esteja extremamente imunocomprometido. Este também é o achado em lesões orais de displasia epitelial ou lesões liquenoides orais com candidíase sobreposta, sugerindo que o organismo está apenas interessado em "pastar" nas células superficiais mortas e queratinizadas. Às vezes, essa infecção superficial desencadeará a resposta característica do hospedeiro descrita anteriormente, mas ocasionalmente essa resposta está ausente, o que pode estar relacionado à cepa de *Candida*.

Diagnóstico

O diagnóstico da candidíase costuma ser estabelecido pelos sinais clínicos, associado à citologia esfoliativa. Embora uma cultura possa identificar de maneira definitiva o microrganismo como *C. albicans*, esse processo pode não ser prático na maioria dos consultórios. Os achados citológicos devem demonstrar a fase de hifa do microrganismo e a terapia antifúngica pode ser instituída. Se a lesão for clinicamente sugestiva de candidíase hiperplásica crônica, mas não responder à terapia antifúngica, deve ser realizada uma biopsia para excluir a possibilidade de *C. albicans* superposta a displasia epitelial, carcinoma espinocelular ou líquen plano.

A identificação definitiva do organismo pode ser feita por meio de cultura. Uma amostra para cultura é obtida friccionando um cotonete estéril sobre a lesão e depois passando o cotonete na superfície de um ágar Sabouraud. *C. albicans* vai crescer em colônias cremosas de superfície lisa após 2 a 3 dias de incubação à temperatura ambiente.

Tratamento e prognóstico

Foram desenvolvidas várias medicações antifúngicas para tratar a candidíase oral, cada uma com suas vantagens e desvantagens (Tabela 6.2).

Agentes poliênicos

Nistatina

Nos anos 1950, o antibiótico poliênico nistatina foi o primeiro tratamento eficaz para a candidíase oral. A nistatina é formulada para uso oral como uma suspensão ou em pastilhas. Muitos pacientes relatam que a nistatina tem um gosto muito amargo, o que pode reduzir sua adesão ao tratamento; portanto, o gosto tem que ser disfarçado com sacarose e agentes aromatizantes.

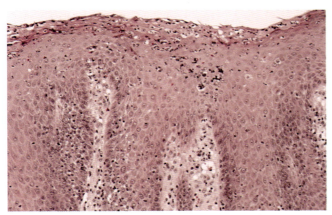

Figura 6.16 Candidíase. Essa microfotografia em aumento intermediário exibe um padrão característico de paraqueratose, microabscessos neutrofílicos, uma camada espinhosa espessa e inflamação crônica do tecido conjuntivo associado à infecção antiga na mucosa oral por *Candida*.

CAPÍTULO 6 — Doenças Causadas por Fungos e Protozoários

Tabela 6.2 Medicações antifúngicas.

Nome genérico	Nome comercial	Indicações	Dosagem
Nistatina	Micostatin® suspensão oral	Candidíase oral	Bochechar 1 a 2 colheres de chá, 5 vezes/dia, após as refeições e ao deitar, por 10 a 14 dias. Manter cada dose na boca o máximo possível
Clotrimazol	Pastilhas de Mycelex® oral	Candidíase oral	Dissolver 1 pastilha (10 mg) lentamente na boca 5 vezes/dia por 10 a 14 dias
Cetoconazol	Nizoral® comprimidos	Candidíase oral	Não é para ser utilizado como terapia inicial para a candidíase oral
		Blastomicose	Um comprimido (200 mg) diariamente por 1 a 2 semanas para candidíase
		Coccidioidomicose Histoplasmose Paracoccidioidomicose	O período mínimo de tratamento para as micoses sistêmicas é de 6 meses
Fluconazol	Diflucan® comprimidos	Candidíase oral	Para candidíase oral: dois comprimidos (200 mg) no primeiro dia e depois um comprimido (100 mg) diariamente por 1 a 2 semanas
		Meningite criptocócica	
Itraconazol	Sporanox® cápsulas	Blastomicose Histoplasmose	Para blastomicose e histoplasmose: duas cápsulas (200 mg) diárias, aumentando em incrementos de 100 mg para até 400 mg diários em doses divididas, caso não seja observada nenhuma resposta
		Aspergilose refratária ao tratamento com anfotericina B	Para a aspergilose: 200 a 400 mg diários
			Para as situações potencialmente fatais: dose de ataque de 200 mg 3 vezes/dia nos primeiros 3 dias, depois a dose pode ser reduzida
			O tratamento deve continuar por, no mínimo, 3 meses em todas as situações anteriores
Itraconazol	Sporanox® solução oral	Candidíase oral	Bochechar vigorosamente 10 mℓ (100 mg) e depois engolir, 2 vezes/dia por 1 a 2 semanas

Se a candidíase for decorrente de xerostomia, o teor de sacarose da preparação de nistatina pode contribuir para as cáries relacionadas à xerostomia nesses pacientes. O trato gastrintestinal pouco absorve a nistatina e outros antibióticos poliênicos, como a anfotericina; portanto, sua eficácia depende do contato direto com as espécies de *Candida*. Isso exige várias doses diárias para que as leveduras sejam adequadamente expostas ao medicamento. A nistatina combinada com creme ou unguento de acetonida triancinolona pode ser aplicada topicamente, sendo eficaz para a queilite angular que não tenha um componente bacteriano.

Anfotericina B

Durante muitos anos nos EUA, o uso da anfotericina B foi restrito ao tratamento intravenoso (IV) das infecções fúngicas sistêmicas potencialmente fatais. Subsequentemente, essa medicação ficou disponível como uma suspensão oral para o tratamento da candidíase oral. Infelizmente, houve pouco interesse por essa formulação do medicamento e o mesmo não é mais comercializado nos EUA.

Agentes imidazólicos

Os agentes antifúngicos derivados do imidazol foram desenvolvidos nos anos 1970 e representaram um avanço importante no tratamento da candidíase. Os dois medicamentos desse grupo que são utilizados com mais frequência são o clotrimazol e o cetoconazol.

Clotrimazol

Como a nistatina, o clotrimazol não é bem absorvido e deve ser administrado várias vezes ao dia. Ele é formulado como uma

Efeitos colaterais/reações adversas	Interações medicamentosas
Normalmente bem tolerada, embora o sabor possa ser inaceitável (amargo) para alguns pacientes	Nenhuma conhecida
Elevação leve nas enzimas hepáticas em 15% dos pacientes	Nenhuma interação medicamentosa importante
Avaliação periódica da função hepática nos pacientes com comprometimento hepático Náusea, vômito	
Hepatotoxicidade grave em 1:10.000 pacientes O monitoramento da função hepática é indicado para os pacientes com problemas hepáticos preexistentes, pacientes que desenvolvem sintomas de insuficiência hepática ou pacientes tratados por mais de 28 dias Testosterona sérica mais baixa Náusea, vômito Anafilaxia	Infecções graves e/ou potencialmente fatais com eritromicina Metabolismo da ciclosporina, tacrolimo, metilprednisolona, midazolam, triazolam, medicamentos tipo cumarina, fenitoína e rifampina podem ser alterados
Casos raros de hepatotoxicidade, variando de elevação branda transitória das enzimas hepáticas à insuficiência hepática Cefaleia, náusea, vômito, dor abdominal, diarreia	Efeitos colaterais clinicamente ou potencialmente significativos foram observados com as seguintes medicações: agentes hipoglicêmicos orais, medicamentos tipo cumarina, fenitoína, ciclosporina, rifampina, teofilina, rifabutina e tacrolimo
Casos raros de hepatotoxicidade	Interações graves e/ou potencialmente fatais com eritromicina, pimozida, quinidina, triazolam oral e midazolam oral
Infecção hepática pode ser monitorada nos pacientes com problemas hepáticos preexistentes em tratamento por mais de 1 mês Náusea, diarreia, vômito	A lovastatina e a sinvastatina devem ser descontinuadas Maiores concentrações plasmáticas podem ser vistas com a varfarina, ritonavir, indinavir, agentes alcaloides da vinca, diazepam, ciclosporina, di-hidroxipiridina, tacrolimo, digoxina e metilprednisolona
Casos raros de hepatotoxicidade Infecção hepática pode ser monitorada nos pacientes com problemas hepáticos preexistentes em tratamento por mais de 1 mês Náusea, diarreia, vômito	Interações graves e/ou potencialmente fatais com eritromicina, triazolam oral e midazolam oral A lovastatina e a sinvastatina devem ser descontinuadas

pastilha de sabor agradável com poucos efeitos colaterais. A eficácia desse agente no tratamento da candidíase oral pode ser vista na Figura 6.13. A pomada de clotrimazol também é um tratamento eficaz para a queilite angular, pois esse medicamento tem propriedades antibacterianas e antifúngicas.

Cetoconazol

O cetoconazol foi o primeiro medicamento antifúngico absorvido pelo trato gastrintestinal, proporcionando assim um tratamento sistêmico por meio de uma via de administração oral. Os pacientes não podiam tomar antiácidos ou agentes bloqueadores de H2, pois um ambiente ácido é necessário para absorção adequada. A dose única diária era muito mais fácil para os pacientes usarem; no entanto, foram identificadas várias desvantagens significativas. A mais séria é a toxicidade hepática idiopática causada por este medicamento,

ocorrendo em aproximadamente 1 em 10.000 indivíduos. Além disso, o cetoconazol apresenta interações medicamentosas com macrolídios (p. ex., eritromicina), podendo ocasionar arritmias cardíacas potencialmente fatais. Por esses motivos, a US Food and Drug Administration (FDA) afirmou que o cetoconazol não deve ser usado para tratar candidíase oral de forma rotineira.

Triazóis

Os triazóis estão entre os medicamentos antifúngicos desenvolvidos mais recentemente. Tanto o fluconazol quanto o itraconazol foram aprovados para o tratamento da candidíase nos EUA.

Fluconazol

O fluconazol parece ser mais eficaz do que o cetoconazol; é bem absorvido sistemicamente e não é necessário um ambiente ácido para a absorção. A meia-vida relativamente longa permite a dosagem uma vez ao dia e a toxicidade hepática é rara nas doses utilizadas para tratar a candidíase oral. Alguns relatos sugeriram que o fluconazol pode não ser adequado para o tratamento preventivo a longo prazo, pois em alguns casos pode-se desenvolver resistência ao medicamento. As interações medicamentosas conhecidas incluem uma potencialização dos efeitos da fenitoína, que é uma medicação anticonvulsivante, dos compostos de varfarina (anticoagulantes) e das sulfonilureias (agentes hipoglicêmicos orais). Outros medicamentos que podem interagir com o fluconazol estão resumidos na Tabela 6.2.

Itraconazol

O itraconazol mostrou eficácia contra uma série de doenças fúngicas, incluindo histoplasmose, blastomicose e infecções fúngicas ungueais. Recentemente, a solução de itraconazol foi aprovada para o tratamento da candidíase orofaríngea, aparentando ter uma eficácia equivalente à do clotrimazol e do fluconazol. Assim como acontece com o fluconazol, é possível a ocorrência de interações medicamentosas importantes e o itraconazol é contraindicado para os pacientes que tomam eritromicina, triazolam e midazolam. (Ver na Tabela 6.2 outras possíveis interações medicamentosas.)

Posaconazol

Esse composto triazólico se mostrou eficaz no tratamento da candidíase orofaríngea em pacientes com infecção por HIV. Devido ao custo desse medicamento e à eficácia comprovada de outros agentes antifúngicos orais mais baratos, o uso dessa medicação no tratamento da candidíase oral de rotina seria difícil de justificar.

Isavuconazol

O isavuconazol é um triazol recentemente desenvolvido que é bem absorvido na forma de seu profármaco, o sulfato de isavuconazônio, e é convertido por esterases no soro em isavuconazol. O isavuconazol pode ter menos interações medicamentosas em comparação com outros compostos da classe de triazóis. Embora esse medicamento tenha um espectro relativamente amplo de atividade contra vários fungos patogênicos, atualmente é aprovado nos EUA apenas para o tratamento de aspergilose invasiva e mucormicose invasiva em adultos.

Equinocandinas

Essa classe relativamente nova de medicamentos antifúngicos age interferindo na síntese da parede celular das espécies de *Candida*. A formação de β-1,3-glucano, que é o componente principal da parede celular da *Candida*, é rompida e resulta na permeabilidade da parede celular com desaparecimento subsequente da *Candida*. Essas medicações não são bem absorvidas; consequentemente, devem ser administradas IV e estão reservadas para as infecções por *Candida* mais graves. Os exemplos incluem a caspofungina, a micafungina e a anidulafungina.

Outros agentes antifúngicos

Iodoquinol

Embora não seja rigorosamente um medicamento antifúngico, o iodoquinol tem propriedades antifúngicas e antibacterianas. Quando composto em uma base de pomada com um

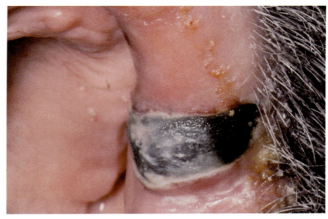

Figura 6.18 Candidíase. Essa lesão necrótica do lábio superior se desenvolveu em um homem com diabetes melito do tipo I não controlado. A biopsia e a cultura exibiram um exemplo raro de infecção oral invasiva por *Candida albicans*.

corticosteroide, esse material é eficaz como tratamento tópico da queilite angular.

Na maioria dos casos, a candidíase oral é uma infecção superficial facilmente resolvida pelo tratamento antifúngico. Se a infecção recorrer após o tratamento, uma investigação completa dos possíveis fatores que poderiam predispor à candidíase é necessária. Muitas vezes, o fator predisponente representa um protetor bucal de acrílico, placa de mordida ou prótese dentária superior contaminados, pois a colonização por *Candida* na estrutura desses dispositivos é comum. Recomenda-se deixar o aparelho de molho em uma solução diluída de hipoclorito de sódio (água sanitária) por um período de 8 horas diárias, durante o período em que o paciente está tratando sua infecção na mucosa. A imunossupressão, na forma de corticosteroides tópicos, inalados ou sistêmicos, também é um fator predisponente comum. A imunossupressão adquirida, como a associada à infecção pelo HIV (ver Capítulo 7) ou diabetes melito descontrolado, também pode precisar ser considerada. Somente nos pacientes mais gravemente comprometidos a candidíase ocasionará doença profundamente invasiva (Figura 6.18).

◆ HISTOPLASMOSE

A histoplasmose, infecção fúngica sistêmica mais comum nos EUA, é ocasionada pelo organismo *Histoplasma capsulatum*. Assim como outros fungos patogênicos, *H. capsulatum* é dimórfico, crescendo como uma levedura à temperatura corporal no hospedeiro humano e como um bolor em seu ambiente natural. As áreas úmidas com solo enriquecido por excrementos de pássaros ou morcegos são especialmente adequadas para o crescimento desse microrganismo. Sua preferência de hábitat explica por que a histoplasmose é encontrada endemicamente nos vales férteis dos rios, como a região drenada pelos rios Ohio e Mississippi nos EUA. Os esporos do organismo transportados pelo ar são inalados, passam para as vias terminais dos pulmões e germinam.

Aproximadamente 500.000 novos casos de histoplasmose se desenvolvem anualmente nos EUA. Outras partes do mundo, como as Américas Central e do Sul, Europa, Ásia e Austrália, também relatam muitos casos. Estudos epidemiológicos em áreas endêmicas dos EUA sugerem que 80 a 90% da população nessas regiões tenham sido infectados.

Características clínicas e radiológicas

A maioria dos casos de histoplasmose é assintomática ou, se houver sintomas, são tão brandos que o paciente não busca tratamento médico. A expressão da doença depende da quantidade de esporos inalados, do estado imune do hospedeiro e, talvez, da cepa de *H. capsulatum*. A maioria dos indivíduos que se expõem ao microrganismo é relativamente saudável e não inala uma grande quantidade de esporos; portanto, ou não apresentam sintomas ou têm uma doença branda parecida com a gripe, por 1 a 2 semanas. Os esporos inalados são fagocitados pelos macrófagos em 24 a 48 horas; a imunidade específica de linfócitos desenvolve-se em 2 a 3 semanas. Os anticorpos contra o organismo normalmente aparecem várias semanas mais tarde. Com esses mecanismos de defesa, o hospedeiro normalmente é capaz de destruir o organismo invasor, embora às vezes os macrófagos simplesmente cerquem e confinem o fungo. Os microrganismos viáveis podem ser reativados anos mais tarde. Desse modo, os pacientes que viviam em uma área endêmica podem ter adquirido o microrganismo e tardiamente apresentar a doença em algum outro local geográfico se vierem a ficar imunocomprometidos.

A **histoplasmose aguda** é uma infecção pulmonar autolimitada que se desenvolve provavelmente em apenas 1% das pessoas expostas a uma baixa quantidade de esporos. Com uma alta concentração de esporos, de 50 a 100% dos indivíduos apresentarão sintomas agudos. Esses sintomas (p.ex., febre, cefaleia, mialgia, tosse não produtiva e anorexia) resultam em um quadro clínico similar ao da *influenza*. Os pacientes normalmente ficam doentes por 2 semanas, embora a calcificação dos linfonodos hilares possa ser detectada anos mais tarde como um achado ocasional nas radiografias torácicas.

A **histoplasmose crônica** também afeta primariamente os pulmões, embora seja muito menos comum que a histoplasmose aguda. A forma crônica em geral afeta os homens mais velhos, enfisematosos e brancos ou os pacientes imunossuprimidos. Clinicamente, ela se assemelha à tuberculose. Os pacientes exibem tosse, perda de peso, febre, dispneia, dor torácica, hemoptise, fraqueza e fadiga. As radiografias do tórax exibem infiltração e cavitação do lobo superior do pulmão.

A **histoplasmose disseminada** é ainda menos comum do que os tipos agudo e crônico. Ela ocorre em 1 entre 2.000 e 5.000 pacientes que apresentam sintomas agudos. Essa condição é caracterizada pela disseminação progressiva da infecção para sítios extrapulmonares. Geralmente ela ocorre em pacientes idosos, debilitados ou imunossuprimidos. Em algumas áreas dos EUA, 2 a 10% dos pacientes com **síndrome da imunodeficiência adquirida (AIDS)** (ver Capítulo 7) desenvolvem histoplasmose disseminada. Os pacientes sob tratamento com um inibidor do fator de necrose tumoral alfa (TNF-α) (como infliximabe, etanercepte ou adalimumabe) e que vivem em regiões geográficas endêmicas também correm risco de doença disseminada, provavelmente devido à reativação do organismo. Os tecidos que podem ser afetados incluem baço, adrenais, fígado, linfonodos, trato gastrintestinal, sistema nervoso central (SNC), rins e mucosa oral. O envolvimento adrenal pode produzir hipoadrenocorticismo (**doença de Addison**) (ver Capítulo 17).

A maioria das lesões orais da histoplasmose ocorre com a forma disseminada da doença. Os sítios mais afetados são língua, palato e mucosa jugal. A condição costuma aparecer como uma ulceração única, variavelmente dolorida e com várias semanas de duração; no entanto, algumas lesões podem aparecer eritematosas ou brancas, com uma superfície irregular (Figura 6.19). As lesões ulceradas têm margens firmes e enroladas, podendo ser indistinguíveis clinicamente de uma lesão maligna (Figura 6.20).

Características histopatológicas

O exame microscópico do tecido exibe um infiltrado difuso de macrófagos ou, na maioria das vezes, acúmulos de macrófagos organizados em granulomas (Figura 6.21). As células gigantes multinucleadas normalmente são vistas junto com a inflamação granulomatosa. O microrganismo causador é difícil de ser identificado nos cortes de rotina corados com hematoxilina e eosina (H&E); no entanto, corantes especiais, como os métodos PAS e GMS, demonstram imediatamente as leveduras típicas medindo de 1 a 3 µm de *H. capsulatum* (Figura 6.22).

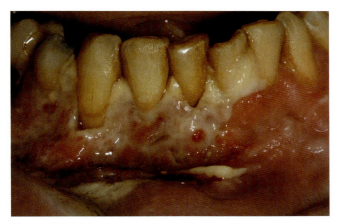

Figura 6.19 Histoplasmose. Essa lesão granular ulcerada envolve o vestíbulo labial mandibular direito e as gengivas, sendo facilmente confundida clinicamente com carcinoma. A biopsia estabeleceu o diagnóstico. (Cortesia de Douglas Damm, com apreço ao Dr. Robert Clark.)

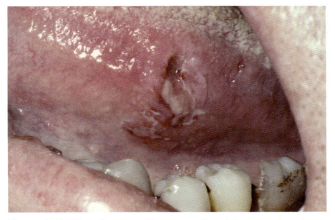

Figura 6.20 Histoplasmose. Essa ulceração crônica no ventre e borda lateral da língua representa uma lesão oral da histoplasmose que se propagou a partir dos pulmões. A lesão se assemelha clinicamente com o carcinoma espinocelular; devido a esse sítio de alto risco, a biopsia é obrigatória.

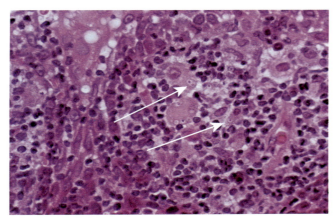

Figura 6.21 Histoplasmose. Essa microfotografia de aumento intermediário exibe macrófagos epitelioides dispersos e entremeados a linfócitos e plasmócitos. Alguns macrófagos contêm organismos de *Histoplasma capsulatum* (setas).

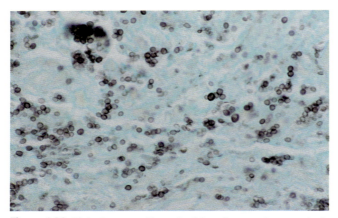

Figura 6.22 Histoplasmose. Essa microfotografia em maior aumento de um corte de tecido demonstra de imediato as pequenas leveduras de *Histoplasma capsulatum*. (Coloração de metamina de prata de Grocott-Gimori.)

Diagnóstico

O diagnóstico da histoplasmose pode ser feito pela identificação histopatológica do organismo em cortes de tecido ou por meio de cultura. Outros métodos de diagnóstico incluem o teste sorológico em que os anticorpos direcionados contra *H. capsulatum* são demonstrados e é identificado o antígeno produzido pela levedura.

Tratamento e prognóstico

A histoplasmose aguda, por ser um processo autolimitado, geralmente não justifica um tratamento específico que não seja o cuidado de suporte com agentes analgésicos e antipiréticos. Muitas vezes, a doença não é tratada porque os sintomas são inespecíficos e o diagnóstico não é tão evidente.

Os pacientes com histoplasmose crônica exigem tratamento, apesar de ocorrer cura espontânea na metade dos casos. Frequentemente a lesão pulmonar é progressiva se não for tratada, podendo resultar em morte em até 20% dos casos. Nos casos graves de histoplasmose crônica, o tratamento preferido é a administração IV de anfotericina B, que é menos tóxica do que as formulações padrão de anfotericina B deoxicolato. O itraconazol pode ser utilizado nos pacientes não imunossuprimidos, uma vez que promove menos efeitos colaterais e é mais barato; mas essa medicação exige dosagem diária por pelo menos 12 a 24 meses.

A histoplasmose disseminada ocorre em indivíduos imunossuprimidos, sendo uma condição grave que resulta em morte em 80 a 90% dos pacientes, se não tratada. Uma das preparações lipídicas da anfotericina B é indicada para esses pacientes; depois que a fase potencialmente fatal da doença estiver sob controle, é necessária a administração diária de itraconazol por pelo menos 12 meses. Apesar do tratamento, porém, observa-se uma taxa de mortalidade de 7 a 23%. O itraconazol isoladamente pode ser utilizado se o paciente não estiver imunocomprometido e apresentar doença relativamente branda a moderada; no entanto, a taxa de resposta é menor do que a dos pacientes que recebem anfotericina B, e a taxa de recidiva pode ser mais alta.

◆ BLASTOMICOSE

A **blastomicose** é uma doença relativamente incomum provocada por dois fungos dimórficos conhecidos como *Blastomyces dermatitidis* e uma espécie mais recentemente identificada, *Blastomyces gilchristii*. Embora o microrganismo raramente esteja isolado do seu hábitat natural, ele parece preferir solo úmido, onde cresce como bolor. Grande parte da região em que é encontrado se sobrepõe ao território associado a *H. capsulatum* (afetando a metade leste dos EUA). O alcance da blastomicose se estende mais para o norte, incluindo Wisconsin, Minnesota e as províncias canadenses em volta dos Grandes Lagos. Casos esporádicos também têm sido relatados em África, Índia, Europa e América do Sul. A título de comparação, a histoplasmose parece ser pelo menos 10 vezes mais comum do que a blastomicose. Em algumas séries de casos, foi observada uma proeminente predileção masculina, frequentemente com uma proporção de 9:1 entre homens e mulheres. Embora alguns pesquisadores tenham atribuído isso ao maior grau de atividade ao ar livre (p. ex., caça, pesca) pelos homens nas áreas onde o microrganismo cresce, outros observaram que essas séries foram relatadas a partir de dados hospitalares do United States Department of Veterans Affairs, que têm um inerente viés masculino. A ocorrência da blastomicose nos pacientes imunocomprometidos é relativamente rara.

Características clínicas e radiográficas

A blastomicose quase sempre é adquirida pela inalação dos esporos, em particular após uma chuva. Os esporos chegam aos alvéolos pulmonares, local onde se tornam leveduras à temperatura corporal. Na maioria dos pacientes, a infecção provavelmente é detida e contida nos pulmões, mas em alguns poucos casos pode se propagar por via hematogênica. Os sítios de acometimento, em frequência decrescente, incluem pele, osso, próstata, meninges, mucosa orofaríngea e órgãos abdominais.

Embora a maioria dos casos de blastomicose seja assintomática ou produza apenas sintomas muito brandos, os pacientes que apresentam os sintomas apresentam queixas pulmonares. A **blastomicose aguda** lembra a pneumonia, caracterizada por febre, dor torácica, mal-estar, sudorese noturna e tosse produtiva com escarro mucopurulento. Raramente a infecção pode precipitar a síndrome da angústia respiratória do adulto, que é potencialmente fatal.

A **blastomicose crônica** é mais comum do que a forma aguda e pode mimetizar a tuberculose; as duas condições são caracterizadas por febre baixa, sudorese noturna, perda de peso e tosse produtiva. As radiografias torácicas podem parecer normais, demonstrar infiltração difusa, uma ou mais massas pulmonares ou hilares. Ao contrário da tuberculose e histoplasmose, a calcificação geralmente não está presente. As lesões cutâneas representam a propagação da infecção a partir dos pulmões, embora possam ser um sinal da doença. Essas lesões começam como nódulos eritematosos, tornando-se verrucosos ou ulcerados (Figuras 6.23 e 6.24).

As lesões orais da blastomicose podem resultar de disseminação extrapulmonar ou inoculação local com o organismo. Essas lesões podem ter uma superfície irregular, eritematosa ou branca, ou podem aparecer como ulcerações com bordas elevadas irregulares e graus variados de dor (Figuras 6.25 e 6.26). Clinicamente, como as lesões se assemelham ao carcinoma espinocelular, são necessários a biopsia e o exame histopatológico.

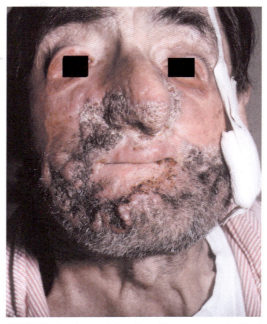

Figura 6.24 Blastomicose. Infecção cutânea grave pelo *Blastomyces dermatitidis*. (Cortesia do Dr. Emmitt Costich.)

Características histopatológicas

O exame histopatológico do tecido exibe uma mistura de inflamação aguda e inflamação granulomatosa circundando uma quantidade variável de leveduras. Esses microrganismos têm 8 a 20 μm de diâmetro. São caracterizados por uma parede celular duplamente refratária (Figura 6.27) e uma nítida inserção entre a célula-filha que está brotando da célula-mãe. Assim como muitos outros fungos, a *B. dermatitidis* pode ser detectada mais facilmente usando colorações especiais, como nos métodos GMS e PAS. A identificação desses microrganismos é especialmente importante, pois essa infecção com frequência induz uma reação benigna do

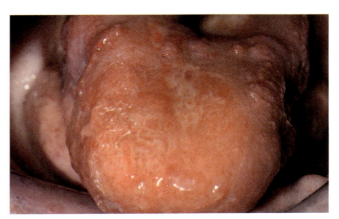

Figura 6.25 Blastomicose. Essas ulcerações irregulares da língua representam a blastomicose. Acreditava-se que a inoculação direta ocorresse a partir de um hábito do paciente de mastigar esterco seco de cavalo ("doce do campo do Kentucky"), no qual o microrganismo provavelmente estava crescendo.

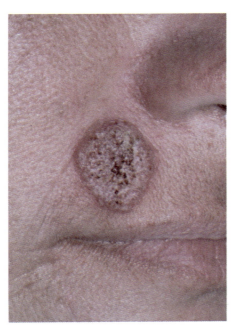

Figura 6.23 Blastomicose. Essa placa eritematosa granular de blastomicose cutânea afetou a pele facial. (Cortesia do Dr. William Welton.)

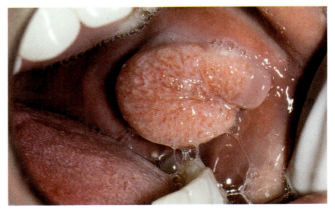

Figura 6.26 Blastomicose. Massa granular exofítica e endurecida na mucosa jugal.

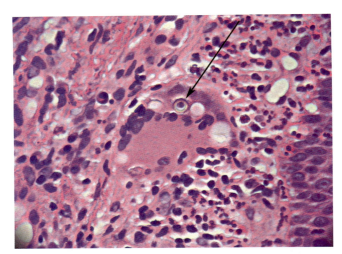

Figura 6.27 Blastomicose. Essa microfotografia em maior aumento exibe grandes leveduras de *Blastomyces dermatitidis* (seta) dentro de uma célula gigante multinucleada.

epitélio sobrejacente nas lesões mucosas ou cutâneas, chamada **hiperplasia pseudoepiteliomatosa (pseudocarcinomatosa)**. Como esse prolongamento benigno das cristas epiteliais pode se parecer com carcinoma espinocelular à primeira vista em um microscópio, a inspeção atenta do tecido lesionado inflamado subjacente é obrigatória.

Diagnóstico

O diagnóstico rápido da blastomicose pode ser feito pelo exame microscópico de cortes histopatológicos ou de uma preparação citológica fixada em álcool. O meio mais rápido de diagnóstico, porém, é a preparação de KOH, que pode ser empregada para examinar raspados de uma lesão suspeita. O método mais preciso para identificar *B. dermatitidis* é pela obtenção de uma amostra de cultura do escarro ou material de biopsia recente e cultivando o organismo em ágar Sabouraud. Entretanto, essa técnica pode ser lenta, levando, às vezes, de 3 a 4 semanas para ocorrer a conversão característica de micélio para levedura. Uma sonda de DNA específica foi desenvolvida, permitindo a identificação imediata da fase de micélio. Estudos sorológicos e teste cutâneo geralmente não são úteis devido à falta de reatividade e especificidade.

Tratamento e prognóstico

Como foi mencionado anteriormente, a maioria dos pacientes com blastomicose é assintomática ou tem apenas sintomas brandos, então o tratamento pode não ser administrado, porque frequentemente não há suspeita da doença. No caso da blastomicose pulmonar aguda ou crônica sintomática e documentada, o itraconazol deve ser prescrito para a doença de branda a moderada, enquanto a administração sistêmica de uma formulação lipídica de anfotericina B é indicada para casos graves.

Os pacientes imunossuprimidos ou aqueles com lesões extrapulmonares também necessitam de tratamento com anfotericina B, seguido por 6 a 12 meses de itraconazol. Embora o cetoconazol e o fluconazol sejam ativos contra *B. dermatitidis*, esses medicamentos se mostraram menos eficazes do que o itraconazol.

A blastomicose disseminada ocorre em apenas uma pequena porcentagem dos pacientes infectados e, com o tratamento adequado, o prognóstico do paciente é razoavelmente bom. Ainda assim, têm sido descritas taxas de mortalidades de 4 a 22% ao longo dos últimos 20 anos, com os homens, negros e pacientes portadores de HIV tendendo a ter prognóstico menos favoráveis.

◆ PARACOCCIDIOIDOMICOSE (BLASTOMICOSE SUL-AMERICANA)

A **paracoccidioidomicose** é uma infecção fúngica profunda, ocasionada por *Paracoccidioides brasiliensis* ou *Paracoccidioides lutzii*. A condição é observada com mais frequência nos pacientes que vivem na América do Sul (principalmente no Brasil, Colômbia, Venezuela, Uruguai e Argentina) ou na América Central. No entanto, os imigrantes dessas regiões e os que visitam essas áreas podem adquirir a infecção. Dentro de algumas áreas endêmicas, o *Dasypus novemcinctus* (tatu-galinha) é o hospedeiro do microrganismo *P. brasiliensis* (similar à situação observada com a hanseníase) (ver Capítulo 5). Embora não haja evidência de que o tatu infecte diretamente o homem, ele pode ser o responsável pela disseminação do microrganismo no meio ambiente.

A paracoccidioidomicose tem uma predileção diferente pelo sexo masculino, com uma proporção típica de 13:1 entre homens e mulheres. Essa diferença impressionante é atribuível, segundo se acredita, a um efeito protetor dos hormônios femininos (pois o β-estradiol inibe a transformação da forma de hifa do organismo para a forma de levedura patogênica). Essa teoria é apoiada pelo achado de um número igual de homens e mulheres portadores de anticorpos contra a levedura.

Características clínicas

Os pacientes com paracoccidioidomicose geralmente são de meia-idade no momento do diagnóstico e a maioria com atividade na agricultura. A maioria dos casos de paracoccidioidomicose aparece inicialmente como infecções pulmonares após a exposição aos esporos do microrganismo. Embora as infecções em geral sejam autolimitadas, os organismos *P. brasiliensis* e *P. lutzii* podem se propagar por via hematogênica ou linfática, disseminando-se a diversos tecidos, incluindo os linfonodos, a pele e as adrenais. O envolvimento adrenal resulta em hipoadrenocorticismo (**doença de Addison**) (ver Capítulo 17).

As lesões orais são normalmente observadas e aparecem como ulcerações similares a amoras que afetam na maioria das vezes mucosa alveolar, gengiva e palato (Figura 6.28). Lábios, língua, orofaringe e mucosa jugal também estão envolvidos em uma porcentagem significativa dos casos. É frequente o envolvimento de mais de um sítio da mucosa oral.

Características histopatológicas

A avaliação microscópica do tecido obtido de uma lesão oral revela hiperplasia pseudoepiteliomatosa (pseudocarcinomatosa), além de ulceração do epitélio sobrejacente. Esses organismos suscitam uma resposta inflamatória granulomatosa caracterizada por acúmulos de macrófagos epitelioides e células gigantes mononucleadas (Figura 6.29). Leveduras grandes (de até

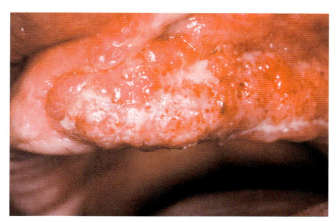

Figura 6.28 Paracoccidioidomicose. Essa lesão granular, eritematosa e ulcerada dos alvéolos maxilares representa infecção por *Paracoccidioides brasiliensis*. (Cortesia do Dr. Ricardo Santiago Gomez.)

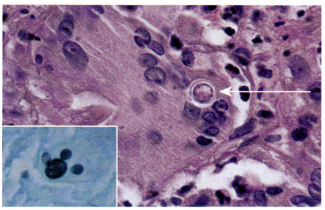

Figura 6.29 Paracoccidioidomicose. Essa microfotografia de alta resolução exibe uma grande levedura de *Paracoccidioides brasiliensis* (*seta*) dentro do citoplasma de uma célula gigante multinucleada. Um corte corado com metamina de prata de Grocott-Gomori (*destaque*) ilustra a aparência característica de "orelhas de Mickey Mouse" das leveduras brotando. (Cortesia do Dr. Ricardo Santiago Gomez.)

30 μm de diâmetro) e dispersas são identificadas após a coloração dos cortes de tecido com os métodos GMS ou PAS. Frequentemente os microrganismos exibem vários brotamentos na célula-mãe, resultando em uma uma aparência que foi descrita como se assemelhando a "orelhas do Mickey Mouse" ou aos raios do volante de um navio ("roda de leme").

Diagnóstico

A demonstração de leveduras associada às características clínicas é suficiente para estabelecer o diagnóstico de paracoccidioidomicose. As amostras para cultura podem ser obtidas, mas *P. brasiliensis* e *P. lutzii* crescem bem lentamente.

Tratamento e prognóstico

O método de tratamento dos pacientes com paracoccidioidomicose depende da gravidade da apresentação da doença. Os derivados de sulfonamidas têm sido utilizados desde os anos 1940 para tratar essa infecção. Esses medicamentos, como trimetoprima/sulfametoxazol, ainda são utilizados como tratamento dos casos menos graves, particularmente nos países em desenvolvimento com acesso limitado a novos e mais caros agentes antifúngicos. No envolvimento grave costuma ser indicada a anfotericina B IV seguida por itraconazol oral. Os casos não potencialmente fatais são tratados apenas com itraconazol oral, embora o tratamento possa ser necessário por vários meses. O cetoconazol também pode ser utilizado, embora os efeitos colaterais sejam piores do que os associados ao itraconazol.

◆ COCCIDIOIDOMICOSE (FEBRE DO SAN JOAQUIN VALLEY; FEBRE DO VALE; COCCI)

Estudos de genética molecular identificaram duas espécies, *Coccidioides immitis* e *Coccidioides posadasii*, como os fungos responsáveis pela **coccidioidomicose**. *C. immitis* cresce saprofiticamente no solo alcalino, semiárido e deserto do sudoeste dos EUA e México, principalmente, enquanto *C. posadasii* é encontrado em regiões áridas isoladas similares nas Américas Central e do Sul, com algumas sobreposições em seus alcances. Assim como em outros fungos patogênicos, *C. immitis* e *C. posadasii* são microrganismos dimórficos, aparecendo como um bolor no ambiente natural do solo e como uma levedura nos tecidos do hospedeiro infectado. Os artrósporos produzidos pelo bolor passam a ser transportados pelo ar e podem ser inalados para os pulmões do hospedeiro humano, produzindo infecção. As duas espécies de *Coccidioides* produzem sinais e sintomas clinicamente idênticos.

A coccidioidomicose está confinada no Hemisfério Ocidental e é endêmica em todas as regiões desérticas do sudoeste dos EUA e México; no entanto, com as viagens modernas levando e trazendo visitantes ao cinturão do sol, essa doença pode ser encontrada praticamente em qualquer parte do mundo. Estima-se que 100.000 pessoas sejam infectadas anualmente nos EUA, embora 60% desse grupo seja assintomático.

Características clínicas

Embora a maioria das infecções por *C. immitis* seja assintomática, aproximadamente 40% dos pacientes infectados apresentam sintomas semelhantes à gripe com sintomatologia pulmonar em 1 a 3 semanas após inalarem os artrósporos. Fadiga, tosse, dor torácica, mialgias e cefaleia são frequentemente relatadas durante várias semanas e, na maioria dos casos, com resolução espontânea. Algumas vezes, a resposta imune pode desencadear uma reação de hipersensibilidade que ocasiona o desenvolvimento de uma erupção cutânea similar ao eritema multiforme (ver Capítulo 16) ou ao eritema nodoso. O eritema nodoso é uma condição que geralmente afeta a pele das pernas e é caracterizada pelo aparecimento de múltiplos nódulos inflamatórios eritematosos doloridos no tecido conjuntivo subcutâneo. Essa reação de hipersensibilidade que ocorre junto com a coccidioidomicose é denominada **febre do vale** e se resolve à medida que a resposta imune mediada pelas células do hospedeiro controla a infecção pulmonar.

A **coccidioidomicose pulmonar progressiva crônica** é relativamente rara. Ela mimetiza a tuberculose com a sua apresentação clínica de tosse persistente, hemoptise, dor torácica, febre baixa e perda de peso.

A **coccidioidomicose disseminada** ocorre quando o organismo se espalha por via hematogênica para os sítios extrapulmonares. Isso ocorre em menos de 1% dos casos, com maior gravidade. As áreas mais envolvidas incluem pele, linfonodos (incluindo os linfonodos cervicais), ossos e articulações e meninges. A imunossupressão aumenta o risco de disseminação. Os seguintes grupos são particularmente suscetíveis:

- Pacientes que tomam grandes doses de corticosteroides sistêmicos (p. ex., receptores de transplante de órgão)
- Pacientes sob quimioterapia para o câncer
- Pacientes que estão sendo tratados com inibidores de TNF-α
- Pacientes nos estágios terminais da infecção por HIV
- Pacientes gestantes (especialmente no terceiro trimestre ou imediatamente após o parto).

Nos bebês e idosos, também pode ocorrer um risco maior de disseminação da doença. Nos indivíduos de cor negra, filipinos e nativos americanos, também parece haver um risco maior, mas não está claro se a sua suscetibilidade se deve a causas genéticas ou a fatores socioeconômicos, como a ocupação ou a desnutrição.

As lesões cutâneas podem aparecer como pápulas, abscessos subcutâneos, placas verrucosas e nódulos granulomatosos. De suma importância para o clínico é a predileção de essas lesões ocorrerem na área central da face, especialmente no sulco nasolabial. As lesões são incomuns e foram descritas como nódulos granulomatosos ulcerados (Figura 6.30).

Características histopatológicas

O material de biopsia exibe grandes esférulas (20 a 60 μm) que podem conter muitos endósporos. A resposta do hospedeiro pode ser variável: de um infiltrado neutrofílico supurativo até uma resposta inflamatória granulomatosa. Em alguns casos, os dois padrões de inflamação são observados concomitantemente. Colorações especiais, como os métodos PAS e GMS, permitem que o patologista identifique os microrganismos com maior facilidade.

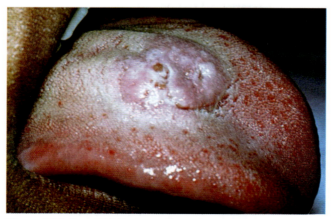

Figura 6.30 Coccidioidomicose. Esse nódulo ulcerado envolvendo a parte média do dorso da língua representa coccidioidomicose disseminada. (Cortesia do Dr. Craig Fowler.)

Diagnóstico

O diagnóstico da coccidioidomicose pode ser confirmado pela cultura ou identificação dos microrganismos característicos no material de biopsia. Se os microrganismos não apresentarem uma aparência microscópica típica, estudos de hibridização *in situ* usando sondas de DNA complementares específicas para *C. immitis* podem ser realizados como confirmação diagnóstica. As preparações citológicas do esfregaço brônquico ou amostras de escarro também podem revelar os microrganismos.

Estudos sorológicos são úteis para apoiar o diagnóstico e podem ser feitos ao mesmo tempo que o teste cutâneo. O teste cutâneo por si só pode ter valor limitado na determinação do diagnóstico, pois muitos pacientes em áreas endêmicas já foram expostos ao fungo e respondem positivamente ao teste.

Tratamento

A decisão de tratar ou não determinado paciente afetado pela coccidioidomicose depende da gravidade e extensão da infecção e do estado imune do paciente. Sintomas relativamente brandos em uma pessoa imunocompetente não justificam tratamento. A anfotericina B é administrada nos seguintes grupos:

- Pacientes imunossuprimidos
- Pacientes com infecção pulmonar grave
- Pacientes portadores de doença disseminada
- Pacientes gestantes
- Pacientes que parecem estar em uma situação potencialmente fatal no que diz respeito à infecção.

Em muitos casos de coccidioidomicose, o fluconazol e o itraconazol são os medicamentos de eleição, administrados geralmente em altas doses por um período de tempo prolongado. Embora a resposta da doença a essas medicações azólicas orais possa ser um pouco mais lenta do que a da anfotericina B, os efeitos colaterais e as complicações do tratamento são bem menores. Medicamentos triazólicos mais recentes, como o voriconazol, podem ser usados se não houver resolução com o fluconazol ou itraconazol.

♦ CRIPTOCOCOSE

Criptococose é uma doença fúngica relativamente incomum ocasionada principalmente pela levedura *Cryptococcus neoformans* na América do Norte. Esse microrganismo normalmente não causa problemas nas pessoas imunocompetentes, mas pode ser devastador para o paciente imunocomprometido. A incidência de criptococose aumentou de forma radical durante os anos 1990, em especial devido à epidemia de AIDS. Naquela época, era a infecção fúngica potencialmente fatal mais comum nesses pacientes. No entanto, com o advento da terapia antirretroviral combinada (TARVc) (ver Capítulo 7), essa complicação deixou de ser um problema nos EUA. Nos países onde a população não pode arcar com a TARVc, a criptococose continua a ser uma causa de morte importante nos pacientes portadores de AIDS. A doença tem uma distribuição mundial devido à sua associação com o pombo (o microrganismo habita os depósitos de excrementos das aves). Ao contrário de muitos outros fungos patogênicos, o *C. neoformans* se desenvolve como uma levedura tanto no solo quanto no tecido infectado. Geralmente, o fungo produz uma cápsula de mucopolissacarídeos que parece protegê-lo das defesas imunes do hospedeiro.

A doença é adquirida pela inalação dos esporos de *C. neoformans* para os pulmões, resultando em um fluxo de entrada imediato de neutrófilos, que destrói a maioria das leveduras. Logo depois vêm os macrófagos, embora a resolução da infecção no hospedeiro imunocompetente dependa de um sistema imune mediado por célula.

Ao longo das últimas duas décadas, em estudos de genética molecular, outra espécie de *Cryptococcus* foi identificada, denominada *Cryptococcus gatii*, que se acreditava ser um sorotipo do *C. neoformans*. Esse fungo parece ser mais capaz de produzir infecção em indivíduos normorreativos. Embora *C. gatii* seja encontrado com mais frequência nos climas tropicais e subtropicais, foram documentados surtos no Noroeste do Pacífico na América do Norte. Em nível molecular, os microbiologistas reconhecem agora pelo menos seis genótipos diferentes dessas leveduras, em que pode ser descrito como o complexo de espécies *C. neoformans/gattii*.

Características clínicas

A infecção criptocócica primária dos pulmões é frequentemente assintomática; no entanto, pode manifestar-se de forma similar à gripe. Os pacientes se queixam de tosse produtiva, dor torácica, febre e mal-estar. A maioria dos pacientes com um diagnóstico de criptococose tem uma condição médica de base relacionada à imunossupressão (p. ex., terapia sistêmica de corticosteroides, quimioterapia contra o câncer, neoplasias malignas ou AIDS). Estima-se que 5 a 10% dos pacientes com AIDS adquiram essa infecção (ver Capítulo 7).

A disseminação da infecção é comum nesses pacientes imunocomprometidos e o sítio de envolvimento mais frequente são as meninges, seguidas pela pele, ossos e próstata.

A meningite criptocócica é caracterizada por cefaleia, febre, vômito e rigidez nucal. Em muitos casos, esse é o primeiro sinal da doença.

As lesões cutâneas se desenvolvem em 10 a 15% dos pacientes com doença disseminada. Essas lesões são particularmente importantes para o clínico, pois a pele da cabeça e pescoço costuma estar envolvida. As lesões aparecem como pápulas eritematosas ou pústulas que podem ulcerar, drenando um material similar ao pus, rico em microrganismos criptocócicos (Figura 6.31).

Embora as lesões orais sejam relativamente raras, elas foram descritas como como úlceras crateriformes, não cicatrizantes, que são sensíveis à palpação, ou como placas papilares eritematosas friáveis. A disseminação para as glândulas salivares também é raramente relatada.

Características histopatológicas

Os cortes microscópicos de uma lesão criptocócica geralmente exibem uma resposta inflamatória granulomatosa. O grau de resposta pode variar, dependendo do estado imune do hospedeiro e da cepa do microrganismo. A levedura aparece como uma estrutura arredondada/ovoide, com 4 a 6 μm de diâmetro, circundada por um halo claro que representa a cápsula. A coloração com o método PAS ou GMS identifica imediatamente o fungo; além disso, uma coloração com mucicarmin evidencia a cápsula de mucopolissacarídeos.

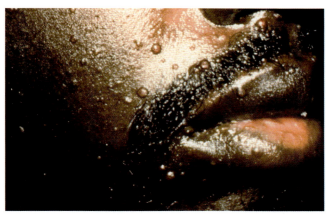

Figura 6.31 Criptococose. Essas pápulas da pele facial representam infecção criptocócica disseminada em um paciente infectado com vírus da imunodeficiência humana (HIV). (Cortesia da Dra. Catherine Flaitz.)

Diagnóstico

O diagnóstico da criptococose pode ser feito por meio de vários métodos, incluindo biopsia e cultura. A detecção do antígeno polissacarídeo criptocócico no soro ou no fluido cerebrospinal também é útil como procedimento de diagnóstico.

Tratamento e prognóstico

O tratamento das infecções criptocócicas pode ser muito difícil, pois a maioria dos pacientes afetados tem um problema médico de base. Antes do desenvolvimento da anfotericina B, a criptococose era quase uniformemente fatal. Na meningite criptocócica, utiliza-se inicialmente uma combinação de anfotericina B sistêmica e outro medicamento antifúngico (flucitosina) por 2 semanas, na maioria dos casos. Depois, é administrado o fluconazol ou o itraconazol por um período adicional mínimo de 10 semanas. Nos casos relativamente brandos de criptococose pulmonar, pode-se utilizar somente o fluconazol ou o itraconazol. Esses medicamentos produzem menos efeitos colaterais do que a anfotericina B e a flucitosina e provaram ser ferramentas terapêuticas importantes para o tratamento desse tipo de infecção.

◆ MUCORMICOSE (ZIGOMICOSE; FICOMICOSE)

A **mucormicose** é uma infecção fúngica oportunista e frequentemente fulminante ocasionada por microrganismos sapróbicos do subfilo Mucoromycotina, incluindo gêneros como *Absidia*, *Mucor*, *Rhizomucor* e *Rhizopus*. O termo *zigomicose* ainda é utilizado na literatura, embora estudos recentes de genética molecular tenham indicado que a classe dos Zygomycetes é composta de vários fungos não relacionados. Os microrganismos Mucoromycotina são encontrados em todo o mundo, crescendo em seu estado natural em uma série de materiais orgânicos em decomposição. Muitos esporos podem ser liberados no ar e inalados pelo hospedeiro humano.

A mucormicose pode envolver qualquer uma das várias áreas do corpo, mas a forma rinocerebral é mais relevante para o cirurgião-dentista. A mucormicose é observada especialmente nos diabéticos insulinodependentes não controlados apresentando cetoacidose, que inibe a ligação do ferro à transferrina, permitindo que os níveis séricos de ferro aumentem. O crescimento desses fungos é potencializado pelo ferro e os pacientes que utilizam deferoxamina (um agente quelante do ferro utilizado no tratamento de doenças, como a talassemia) também correm um risco maior de desenvolver mucormicose. Assim como em outras doenças fúngicas, essa infecção também afeta os pacientes imunocomprometidos, incluindo os receptores de transplante de medula óssea, pacientes com AIDS e os que recebem tratamento com corticosteroides sistêmicos. A mucormicose tem sido raramente relatada na região oral de indivíduos aparentemente saudáveis.

Características clínicas e radiológicas

Os sintomas da mucormicose rinocerebral podem ser exibidos de várias maneiras. Os pacientes podem sofrer obstrução nasal, secreção nasal sanguinolenta, dor facial ou cefaleia, aumento de volume facial ou celulite e alterações visuais com proptose simultânea. Os sintomas relacionados ao envolvimento do nervo craniano (p. ex., paralisia facial) frequentemente estão presentes. Com a progressão da doença para a região craniana, pode haver cegueira, letargia e convulsões, seguidas por morte.

Se o seio maxilar estiver envolvido, a apresentação inicial pode ser vista como aumento de volume intraoral do processo alveolar maxilar, do palato ou de ambos. Se a condição continuar sem tratamento, pode haver ulceração no palato, aparência enegrecida e necrótica. O resultado pode ser uma destruição tecidual maciça, caso a condição não seja tratada (Figuras 6.32 e 6.33).

Radiograficamente, a opacificação dos seios da face pode ser observada junto com o apagamento regular de suas paredes ósseas (Figura 6.34). Esse quadro pode ser difícil de distinguir do quadro de uma neoplasia maligna ocorrendo na área sinusal.

Características histopatológicas

O exame histopatológico do tecido lesionado exibe necrose, com várias hifas grandes (6 a 30 μm de diâmetro), ramificadas e não septadas na periferia (Figura 6.35). As hifas tendem a ramificar em ângulos de 90°. A grande destruição e a necrose tecidual associadas a essa doença são indubitavelmente atribuíveis à preferência dos fungos pela invasão dos pequenos vasos sanguíneos. Isso altera o fluxo sanguíneo normal, resultando em infarto e necrose. Geralmente predomina um infiltrado neutrofílico, mas a resposta inflamatória do hospedeiro à infecção pode ser mínima, em particular se o paciente for imunossuprimido.

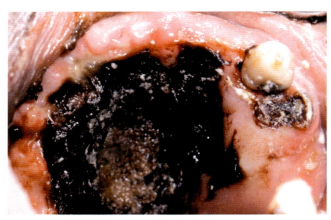

Figura 6.33 Mucormicose. A extensa lesão necrótica negra do palato representa infecção mucormicótica que se estende do seio maxilar em um paciente com diabetes melito do tipo I mal controlado. (Cortesia do Dr. Michael Tabor.)

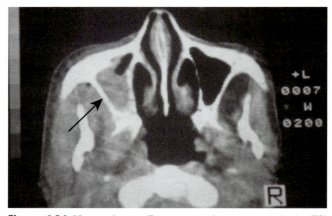

Figura 6.34 Mucormicose. Essa tomografia computadorizada (TC) demonstra a opacificação do seio maxilar esquerdo (seta).

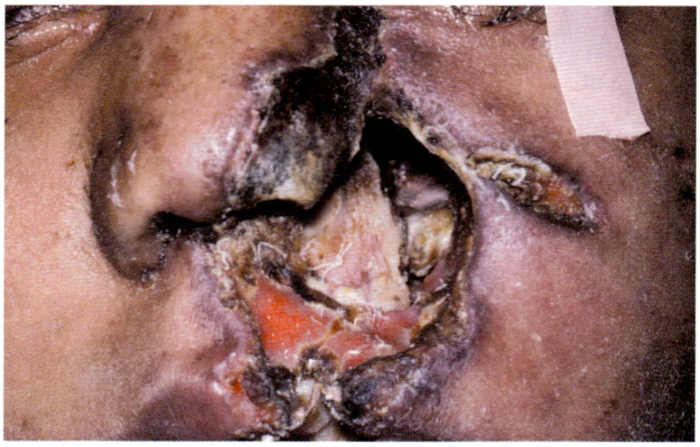

Figura 6.32 Mucormicose. Destruição tecidual difusa envolvendo as estruturas nasais e maxilares, ocasionada por uma espécie de *Mucor*. (Cortesia do Dr. Sadru Kabani.)

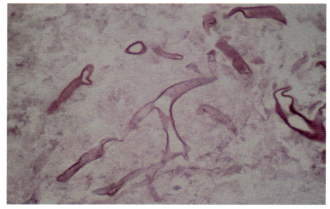

Figura 6.35 Mucormicose. Esta fotomicrografia em maior aumento mostra as hifas fúngicas grandes e não septadas características dos organismos mucormicóticos.

Diagnóstico

O diagnóstico de mucormicose á baseado nos achados histopatológicos. Devido à natureza grave dessa infecção, deve ser instituída a terapia apropriada de modo oportuno (muitas vezes sem se beneficiar dos resultados definitivos da cultura).

Tratamento e prognóstico

O tratamento bem-sucedido da mucormicose rinocerebral consiste no diagnóstico rápido e preciso da doença, seguido pelo desbridamento cirúrgico radical do tecido infectado, necrótico e pela administração sistêmica de altas doses de uma das formulações lipídicas de anfotericina B. O posaconazol ou o isavuconazol podem ser adicionados para tratamento a longo prazo após o controle inicial com anfotericina B. Estudos recentes sugeriram que o isavuconazol sozinho, administrado como terapia inicial, pode ser tão eficaz quanto a anfotericina B no tratamento da mucormicose. A imagem da cabeça por ressonância magnética (RM) pode ser útil na determinação do grau de envolvimento da doença para que as margens cirúrgicas possam ser planejadas. A avaliação de cortes congelados de tecido curetado, corados com calcoflúor branco e examinados com microscopia de fluorescência, também pode ser utilizada para guiar o grau de desbridamento. Além disso, o controle da doença de base do paciente (p. ex., cetoacidose diabética) precisa ser realizado.

Apesar dessa terapia, o prognóstico em geral é ruim, com óbito de 40 a 50% dos pacientes que desenvolvem mucormicose rinocerebral. Como a doença sistêmica de base normalmente pode ser controlada, os pacientes diabéticos têm um prognóstico melhor do que o dos imunossuprimidos. Se o paciente sobreviver, a destruição tecidual maciça que permanece apresenta um desafio em termos funcionais e estéticos. Pode ser necessária a obturação protética dos defeitos palatinos.

♦ ASPERGILOSE

Aspergilose é uma doença fúngica caracterizada por formas não invasivas e invasivas. A aspergilose não invasiva afeta geralmente um hospedeiro normal, aparecendo como uma reação alérgica ou um agrupamento de hifas fúngicas. A infecção invasiva localizada do tecido danificado pode ser vista em um hospedeiro normal, mas uma infecção invasiva mais ampla costuma ser vista no paciente imunocomprometido. Com o advento dos regimes quimioterápicos intensos, da epidemia de AIDS e do transplante de órgãos sólidos e de medula óssea, a prevalência da aspergilose invasiva aumentou radicalmente nos últimos 20 anos. Os pacientes com diabetes melito não controlado também são suscetíveis às infecções por *Aspergillus* spp. Raramente foi relatado que a aspergilose invasiva afetou os seios paranasais dos indivíduos imunocompetentes aparentemente normais.

Normalmente, as várias espécies do gênero *Aspergillus* são encontradas em todo o mundo como organismos sapróbios em solo, água ou resíduos orgânicos em decomposição. Os esporos resistentes são liberados no ar e inalados pelo hospedeiro humano, resultando em infecção fúngica oportunista com uma frequência inferior apenas à da candidíase. Curiosamente, a maioria das espécies de *Aspergillus* não se desenvolve a 37° C; somente as espécies patogênicas têm capacidade para se reproduzir na temperatura ambiente.

As duas espécies de *Aspergillus* mais encontradas no ambiente médico são *A. flavus* e *A. fumigatus*, sendo este último responsável pela maioria dos casos de aspergilose. O paciente pode contrair essas infecções no hospital (infecção **"nosocomial"**), especialmente se estiver sendo feita uma reforma ou construção de edificação na área imediata. Essa atividade frequentemente libera os esporos, que são inalados pelo paciente.

Características clínicas

As manifestações clínicas da aspergilose variam, dependendo do estado imune do hospedeiro e da presença ou não de dano tecidual. No hospedeiro normal, a doença pode aparecer como uma alergia, afetando os seios da face (**sinusite fúngica alérgica**) ou o trato broncopulmonar. Uma crise de asma pode ser desencadeada pela inalação dos esporos por uma pessoa suscetível. Ocasionalmente, uma infecção de baixo grau se estabelece no seio maxilar, resultando em uma massa de hifas fúngicas denominada **bola fúngica**, embora **aspergiloma** e **micetoma** sejam termos utilizados (Figura 6.36). Algumas vezes, a massa vai sofrer calcificação distrófica, produzindo um centro radiopaco chamado **antrólito** no interior do seio maxilar.

Outra apresentação que pode ser encontrada pelo cirurgião-dentista é a aspergilose após a exodontia ou tratamento endodôntico, especialmente na região posterior da maxila. Presumivelmente, o dano tecidual predispõe o seio maxilar à infecção, resultando em sintomas de dor e sensibilidade localizada, acompanhadas por corrimento nasal. Os pacientes imunocomprometidos são particularmente suscetíveis à aspergilose oral e alguns pesquisadores sugeriram que a porta de entrada possa ser a gengiva marginal e o sulco gengival. A princípio são observadas ulcerações gengivais doloridas e perifericamente; tanto a mucosa oral e o tecido mole desenvolvem edema difuso, com uma tonalidade cinza ou violácea (Figura 6.37). Se a doença não for tratada, a necrose, manifestada clinicamente como uma úlcera amarela ou preta, e a tumefação facial se desenvolvem.

A **aspergilose disseminada** ocorre principalmente nos pacientes imunocomprometidos, em particular naqueles com leucemia ou que estão tomando altas doses diárias de corticosteroides. Esses pacientes costumam exibir sintomas relacionados ao sítio de inoculação primário: os pulmões. Caracteristicamente, o paciente tem dor torácica, tosse e febre, mas esses sintomas são vagos. Portanto, pode ser difícil obter um diagnóstico inicial preciso. Depois que o fungo se dissemina pela corrente sanguínea, a infecção pode se propagar para sítios como o SNC, olhos, pele, fígado, trato gastrintestinal, osso e tireoide.

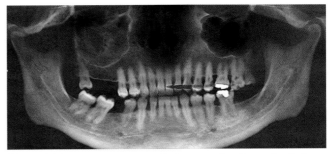

Figura 6.36 Aspergilose. A aparência opaca do seio maxilar direito se deve à presença de uma bola fúngica (aspergiloma). (Cortesia do Dr. Bart Farrell.)

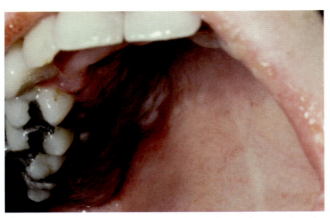

Figura 6.37 Aspergilose. Essa mulher jovem desenvolveu uma tumefação arroxeada dolorida do seu palato duro após a quimioterapia para a leucemia.

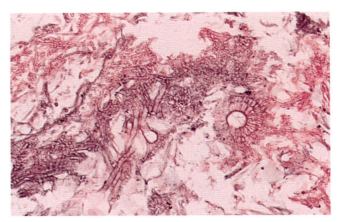

Figura 6.38 Aspergilose. Essa microfotografia revela hifas fúngicas e um corpo frutífero de uma espécie de *Aspergillus*.

Características histopatológicas

Os cortes de tecido das lesões invasivas do *Aspergillus* spp. exibem quantidades variáveis de hifas ramificadas, septadas, com 3 a 4 μm de diâmetro (Figuras 6.38 e 6.39). Essas hifas exibem uma tendência de ramificação em ângulos agudos e invasão dos pequenos vasos sanguíneos. A oclusão dos vasos resulta em um padrão característico de necrose, associado a essa doença. No hospedeiro imunocompetente, observa-se uma resposta inflamatória granulomatosa – além da necrose. Entretanto, no paciente imunocomprometido, a resposta inflamatória muitas vezes é fraca ou não ocorre, levando a uma grande destruição tecidual.

No entanto, as formas não invasivas da aspergilose têm características histopatológicas que diferem da aspergilose invasiva. A bola fúngica, por exemplo, é caracterizada por massa emaranhada de hifas sem evidência de invasão tecidual. Como a bola fúngica se desenvolve em um seio paranasal (onde é exposta ao ar), estruturas portadoras de esporos são formadas, denominadas *corpos frutíferos* (ver Figura 6.38). A sinusite fúngica alérgica, por outro lado, exibe, em termos histopatológicos, grandes acúmulos de mucina condensada eosinofílica, entremeada por coleções de linfócitos e eosinófilos. São identificadas relativamente poucas hifas fúngicas apenas com a coloração pelo método GMS.

Diagnóstico

Embora o diagnóstico da infecção fúngica possa ser estabelecido pela identificação das hifas no exame histopatológico, esse achado apenas sugere aspergilose, pois outros fungos podem ser microscopicamente semelhantes. Em condições ideais, o diagnóstico deve ser apoiado pela cultura do microrganismo existente na lesão; no entanto, de um ponto de vista prático, o tratamento deve ser iniciado imediatamente para prevenir a morte do paciente. As amostras de cultura do escarro e do sangue não têm muito valor, pois frequentemente são negativas apesar da doença disseminada.

Tratamento e prognóstico

O tratamento depende da apresentação clínica da aspergilose nos pacientes imunocompetentes com um aspergiloma invasivo; o desbridamento cirúrgico pode ser o tratamento. Os

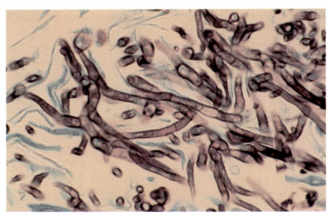

Figura 6.39 Aspergilose. Essa microfotografia em maior aumento mostra hifas septadas características de uma espécie de *Aspergillus*. (Coloração de metamina de prata de Grocott-Gomori).

pacientes que apresentam sinusite fúngica alérgica são tratados com desbridamento e corticosteroides. Na aspergilose invasiva localizada em um hospedeiro imunocompetente é indicado o desbridamento seguido pela medicação antifúngica. Embora o tratamento com anfotericina B deoxicolato tenha sido considerado adequado no passado, estudos demonstraram que o voriconazol, um agente antifúngico triazólico, é mais eficaz. Em uma grande série de pacientes com aspergilose invasiva, 71% dos que foram tratados com voriconazol continuaram vivos 12 semanas após a terapia, em comparação com 58% de sobrevivência no grupo que recebeu tratamento padrão com anfotericina B. Para os pacientes que não toleram o voriconazol, os medicamentos alternativos incluem isavuconazol, anfotericina B liposomal ou uma das equinocandinas, como caspofungina ou micafungina. Os pacientes imunocomprometidos com aspergilose invasiva devem ser tratados com desbridamento agressivo do tecido necrótico, combinado com terapia antifúngica sistêmica, como foi descrito anteriormente.

O prognóstico dos pacientes imunocomprometidos é obscuro em comparação com os indivíduos imunocompetentes, em particular se a infecção for disseminada. Mesmo com o tratamento adequado, apenas um terço desses pacientes sobrevive. Uma vez que a aspergilose no paciente imunocomprometido se desenvolve enquanto o indivíduo está hospitalizado, é preciso ter uma atenção especial com o sistema de ventilação no hospital a fim de evitar a exposição desse pacientes aos esporos de *Aspergillus* spp. transportados pelo ar.

◆ TOXOPLASMOSE

A **toxoplasmose** é uma doença relativamente comum, ocasionada pelo protozoário intracelular obrigatório *Toxoplasma gondii*. Nos adultos normais e saudáveis, o microrganismo não causa alterações e estima-se que 8 a 22% dos adultos nos EUA possam ter tido infecção assintomática com base em um estudo epidemiológico que examinou amostras sorológicas de mais de 4.000 indivíduos aleatórios. No entanto, a prevalência da infecção tem uma variação geográfica mundial. Infelizmente, a doença pode ser devastadora para o feto em desenvolvimento ou para o paciente imunocomprometido. Outros mamíferos, particularmente os membros da família dos gatos, são vulneráveis à infecção e considerados hospedeiros definitivos. O *T. gondii* se multiplica no trato intestinal do gato por meio de um ciclo de vida sexual, descarregando muitos oocistos nas fezes. Outro animal ou ser humano pode ingerir esses oocistos, ocasionando a doença.

Características clínicas

No indivíduo imunocompetente normal, a infecção por *T. gondii* é frequentemente assintomática. Se os sintomas se desenvolverem, geralmente são brandos e parecidos com os da mononucleose infecciosa; os pacientes podem ter febre baixa, linfadenopatia cervical, fadiga e dor muscular ou articular. Esses sintomas podem durar de algumas semanas a alguns meses, embora o hospedeiro normalmente se recupere sem tratamento. Ocasionalmente a linfadenopatia envolve um ou mais linfonodos na região perioral, como os linfonodos pré-auriculares ou submentonianos. Nesses casos, o cirurgião-dentista pode diagnosticar a doença.

Nos pacientes imunossuprimidos, a toxoplasmose pode representar uma nova infecção primária ou, na maioria das vezes, a reativação de organismos previamente encistados. Os principais grupos de risco incluem:

- Pacientes com AIDS
- Transplantados
- Pacientes com câncer.

As manifestações clínicas da infecção podem incluir encefalite necrosante, pneumonia e miosite ou miocardite. Nos EUA, estima-se que de 3 a 10% dos pacientes com AIDS, que não estão sendo tratados com TARVc (ver Capítulo 7), terão envolvimento do SNC. A infecção do SNC é grave. Clinicamente, o paciente pode se queixar de cefaleia, letargia, desorientação e hemiparesia.

A **toxoplasmose congênita** ocorre quando a mãe não imune contrai a doença durante a gestação e o microrganismo atravessa a barreira placentária, infectando o feto em desenvolvimento. Os possíveis efeitos de cegueira, comprometimento intelectual e atraso no desenvolvimento psicomotor são mais graves se a infecção ocorrer durante o primeiro trimestre de gestação.

Características histopatológicas

O exame histopatológico de um linfonodo obtido de um paciente com toxoplasmose ativa exibe centros germinativos reativos com acúmulo de macrófagos e eosinófilos. Os macrófagos invadem os centros germinativos e acumulam-se dentro das regiões subcapsulares e sinusais do linfonodo (Figura 6.40).

Diagnóstico

O diagnóstico da toxoplasmose é estabelecido pela identificação dos títulos séricos crescentes do anticorpo para *T. gondii* em 10 a 14 dias após a infecção. No entanto, os pacientes imunocomprometidos podem não gerar uma resposta humoral; portanto, o diagnóstico pode se basear nos achados clínicos e na resposta do paciente ao tratamento.

A biopsia de um linfonodo envolvido pode sugerir o diagnóstico e às vezes os microrganismos podem ser detectados pelo exame imuno-histoquímico com anticorpos direcionados contra antígenos específicos de *T. gondii* (Figura 6.41). O diagnóstico também deve ser confirmado, se possível, por estudos sorológicos.

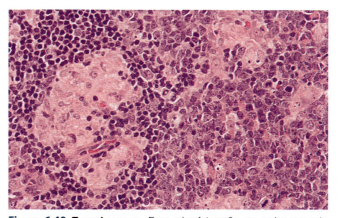

Figura 6.40 Toxoplasmose. Essa microfotografia em maior aumento mostra um acúmulo de macrófagos eosinofílicos dentro de um linfonodo. (Cortesia do Dr. John Kalmar.)

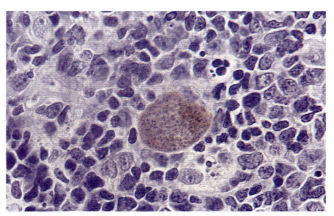

Figura 6.41 Toxoplasmose. Nessa microfotografia em maior aumento um organismo encistado de toxoplasmose é realçado por um estudo imuno-histoquímico. (Cortesia do Dr. John Kalmar.)

Tratamento e prognóstico

A maioria dos adultos saudáveis com toxoplasmose não requer tratamento específico devido aos sintomas leves e ao curso autolimitado. Talvez ainda mais importante, as gestantes devem evitar situações que as coloquem em risco de contrair a doença. A manipulação ou ingestão de carne crua, ingestão de frutas e legumes crus e com casca ou a limpeza da cama do gato devem ser evitadas até depois do parto. Se houver suspeita de exposição durante a gestação, o tratamento com uma combinação de sulfadiazina e pirimetamina costuma prevenir a transmissão de *T. gondii* para o feto, embora a pirimetamina seja contraindicada no primeiro trimestre devido ao seu potencial teratogênico. Como esses medicamentos agem inibindo o metabolismo de ácido fólico do protozoário, o ácido fólico é administrado simultaneamente para ajudar a evitar complicações hematológicas no paciente. Um regime medicamentoso similar é utilizado para tratar os indivíduos imunossuprimidos com toxoplasmose, embora a clindamicina possa ser substituída pela sulfadiazina no tratamento dos pacientes alérgicos à sulfa. Uma vez que a maioria dos casos de toxoplasmose nos pacientes com AIDS representa a reativação dos organismos cisrcunscritos, a administração profilática de trimetoprima e sulfametoxazol geralmente é recomendada, particularmente se a contagem de linfócitos T CD4+ do paciente for menor que 100 células/μl.

◆ LEISHMANIOSE

A leishmaniose é uma infecção por protozoário transmitida para o homem pela picada de certas espécies de mosquito-palha. São reconhecidas as formas da doença de Velho Mundo e Novo Mundo, sendo ocasionadas por diferentes espécies de mosquito-palha e também por diferentes espécies de *Leishmania*. Embora a doença tenha sido relatada em todos os continentes, exceto a Austrália e a Antártica, a maioria dos casos é encontrada em poucos países, particularmente a Índia (estado de Bihar), Afeganistão, Arábia Saudita, Síria, Algéria, Peru e Brasil. Devido às viagens internacionais para essas áreas, a leishmaniose pode ser encontrada em praticamente todo o mundo.

Os cães e outros mamíferos são o reservatório primário da leishmaniose, e no hospedeiro mamífero o organismo é um parasita intracelular obrigatório. Quando um animal infectado é picado pela fêmea do mosquito-palha, macrófagos contendo a fase amastigota (sem flagelos) do microrganismo são ingeridos pelo mosquito à medida que ele suga o sangue do animal. No intestino do mosquito-palha, os microrganismos amastigotas se desenvolvem em promastigotas de vida livre (com flagelos). Quando mais tardiamente o mosquito pica um ser humano (ou outro mamífero), os microrganismos promastigotas são injetados nos tecidos subcutâneos, onde são fagocitados por macrófagos, neutrófilos ou células dendríticas. Uma vez ingerido, o promastigota se transforma em amastigota, que se multiplica dentro das células do hospedeiro, completando assim o ciclo parasitário. Às vezes a replicação é tão acentuada que as células fagocíticas do hospedeiro se rompem, liberando os amastigotas na corrente sanguínea e ocasionando a infecção de mais células do hospedeiro.

Características clínicas

Dependendo da espécie de *Leishmania* e do estado imune do hospedeiro humano, pelos menos três apresentações da doença são categorizadas em termos gerais:

- Cutânea – Velho Mundo ou Novo Mundo; os casos no Novo Mundo são provocados pelo complexo *Leishmania mexicana*
- Mucocutânea – principalmente no Novo Mundo; ocasionada pelo complexo *Leishmania braziliensis*
- Visceral (calazar) – no Velho Mundo ou Novo Mundo; ocasionada principalmente pela *Leishmania donovani* no Velho Mundo; *L. braziliensis* no Novo Mundo.

A leishmaniose cutânea é a forma mais comum da doença. As lesões únicas se desenvolvem 3 a 6 semanas após a pessoa ser picada, apresentando-se como uma pápula ou nódulo eritematoso elevado com um centro ulcerado rebaixado, frequentemente comparado com um vulcão. Essas lesões persistem por meses, mas na maioria dos casos acabam cicatrizando. No entanto, em geral se observa uma formação significativa de cicatrizes.

A leishmaniose mucocutânea não é tão comum quanto a leishmaniose cutânea, porém é muito mais destrutiva. A maioria das espécies de *Leishmania* responsáveis por essa forma da doença é encontrada na América do Sul. A pele dos pacientes acometidos exibe envolvimento mais difuso, caracterizado por placas e nódulos escamosos e ulcerativos. De vários meses até 5 anos mais tarde, aparece o envolvimento mucoso. Caracteristicamente esse envolvimento começa na mucosa nasal, mas as mucosas oral, faríngea, traqueal e laríngea frequentemente são envolvidas (Figura 6.42). Pode haver perfuração do septo nasal ou dos palatos duro e mole, bem como destruição do osso alveolar. A extensão dos danos pode ser tão grave a ponto de se tornar um processo potencialmente fatal.

A leishmaniose visceral (também conhecida como "calazar", que é um termo hindu para "febre negra") é caracterizada pela pigmentação acinzentada da pele em alguns pacientes, hepatosplenomegalia, febre (normalmente relacionada à pancitopenia) e perda de peso. A gravidade da doença está relacionada com a saúde do paciente antes da infecção.

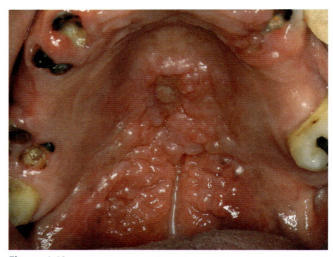

Figura 6.42 Leishmaniose. Ulceração e aumento granulomatoso da mucosa palatina em um paciente com leishmaniose mucocutânea. (Cortesia do Dr. Ricardo Santiago Gomez.)

Características histopatológicas

Os microrganismos *Leishmania* amastigotas podem ser detectados no citoplasma dos histiócitos nos exames citológicos ou nos cortes histopatológicos. Os protozoários podem ser vistos nos cortes de rotina corados com H&E, mas outras colorações como Giemsa, Brown-Hoops (uma coloração de Gram tecidual) ou métodos de Leishman podem ajudar na identificação. Nas lesões crônicas mais antigas os microrganismos podem estar dispersos, tornando o diagnóstico mais complicado.

Diagnóstico

Embora o diagnóstico da leishmaniose muitas vezes possa ser feito com base em achados citológicos e histopatológicos, pode ser necessário obter tecido para cultura ou estudos de reação em cadeia da polimerase (PCR). Essas técnicas geralmente estão disponíveis apenas em laboratórios especializados. Os estudos sorológicos podem ser difíceis de interpretar, pois muitos indivíduos nas áreas endêmicas foram expostos ao organismo, embora não apresentem doença ativa.

Tratamento e prognóstico

Desde os anos 1920 têm sido utilizados compostos de antimônio para tratar a leishmaniose, mas esses medicamentos costumam ter efeitos colaterais por serem metais pesados. A anfotericina B lipossômica é o medicamento preferido, mas esse composto menos tóxico costuma ser caro para o uso nos países em desenvolvimento. A maioria dos pacientes de leishmaniose recebe tratamento com compostos antimônicos pentavalentes, com o medicamento antiprotozoário pentamidina utilizado nos pacientes que não toleram compostos antimônicos. Não houve sucesso nas tentativas de desenvolver uma vacina.

O prognóstico da leishmaniose pode ser afetado por características do hospedeiro (p. ex., desnutrição e imunossupressão) e características do microrganismo, que estão relacionados com as espécies de *Leishmania* responsáveis pela infecção. Sem tratamento, a leishmaniose visceral tem um prognóstico sombrio e frequentemente resulta em morte, enquanto a leishmaniose cutânea é uma infecção crônica e superficial. A leishmaniose mucocutânea tem um curso intermediário, embora resulte em morbidade significativa decorrente da destruição tecidual pela infecção. Todas as formas de leishmaniose exigem semanas a meses de tratamento e as recidivas são relativamente comuns.

◆ BIBLIOGRAFIA

Candidíase

Allen CM: Diagnosing and managing oral candidiasis, *J Am Dent Assoc* 123:77–82, 1992.

Barbeau J, Séguin J, Goulet JP, et al: Reassessing the presence of *Candida albicans* in denture-related stomatitis, *Oral Surg Oral Med Oral Pathol Oral Radiol Endod* 95:51–59, 2003.

Baughman RA: Median rhomboid glossitis: a developmental anomaly? *Oral Surg Oral Med Oral Pathol* 31:56–65, 1971.

Böckle BC, Wilhelm M, Müller H, et al.: Oral mucous squamous cell carcinoma—an anticipated consequence of autoimmune polyendocrinopathy-candidiasis-ectodermal dystrophy (APECED), *J Am Acad Dermatol* 62:864–868, 2010.

Carey B, Lambourne J, Porter S, et al.: Chronic mucocutaneous candidiasis due to gain-of-function mutation in STAT1, *Oral Dis* 25:684–692, 2019.

Carmona EM, Limper AH: Overview of treatment approaches for fungal infections, *Clin Chest Med* 38:393–402, 2017.

Fotos PG, Vincent SD, Hellstein JW: Oral candidosis: clinical, historical and therapeutic features of 100 cases, *Oral Surg Oral Med Oral Pathol* 74:41–49, 1992.

Gendreau L, Loewy ZG: Epidemiology and etiology of denture stomatitis, *J Prosthodont* 20:251–260, 2011.

Hellstein JW, Marek CL: Candidiasis: red and white manifestations in the oral cavity, *Head Neck Pathol* 13:25–32, 2019.

Humbert L, Cornu M, Proust-Lemoine E, et al.: Chronic mucocutaneous candidiasis in autoimmune polyendocrine syndrome type 1, *Front Immunol* 9:2570, 2018. https://doi.org/10.3389/fimmu.2018.02570.

Kisand K, Wolff ASB, Podkrajšek KT, et al: Chronic mucocutaneous candidiasis in APECED or thymoma patients correlates with autoimmunity toTh17-associated cytokines, *J Exp Med* 207:299–308, 2010.

Lewis MAO, Williams DW: Diagnosis and management of oral candidosis, *Br Dent J* 223:675–681, 2017.

McManus BA, McGovern E, Moran GP, et al: Microbiologic screening of Irish patients with autoimmune polyendocrinopathy-candidiasis-ectodermal dystrophy reveals persistence of *Candida albicans* strains, gradual reduction in susceptibility to azoles, and incidences of clinical signs of oral candidiasis without culture evidence, *J Clin Microbiol* 49:1879–1889, 2011.

Odds FC, Arai T, Disalvo AF, et al: Nomenclature of fungal diseases: a report and recommendations from a sub-committee of the International Society for Human and Animal Mycology (ISHAM), *J Med Vet Mycol* 30:1–10, 1992.

Öhman S-C, Dahlen G, Moller A, et al: Angular cheilitis: a clinical and microbial study, *J Oral Pathol* 15:213–217, 1986.

Quindós G, Gil-Alonso S, Marcos-Arias C, et al.: Therapeutic tools for oral candidiasis: current and new antifungal drugs, *Med Oral Patol Oral Cir Bucal* 24:e172–e180, 2019.

Samaranayake LP, Leung WK, Jin L: Oral mucosal fungal infections, *Periodontol 2000* 2000(49):39–59, 2009.

Sitheeque MAM, Samaranayake LP: Chronic hyperplastic candidosis/candidiasis (candidal leukoplakia), *Crit Rev Oral Biol Med* 14:253–267, 2003.

Williams DW, Kuriyama T, Silva S, et al.: *Candida* biofilms and oral candidosis: treatment and prevention, *Periodontol 2000* 2000(55):250–265, 2011.

Histoplasmose

Antonello VS, Zaltron VF, Vial M, et al: Oropharyngeal histoplasmosis: report of eleven cases and review of the literature, *Rev Soc Bras Med Trop* 44:26–29, 2011.

Ashraf N, Kubat RC, Poplin V, et al.: Re-drawing the maps for endemic mycoses, *Mycopathologia* 185:843–865, 2020. https://doi.org/10.1007/s11046-020-00431-2.

Azar MM, Hage CA: Laboratory diagnostics for histoplasmosis, *J Clin Microbiol* 55:1612–1620, 2017. https://doi.org/10.1128/JCM.02430-16.

Briody A, Santosh N, Allen CM, et al.: Chronic ulceration of the tongue, *J Am Dent Assoc* 147:744–748, 2016.

Deepe GS Jr: Outbreaks of histoplasmosis: the spores set sail, *PLoS Pathog* 14:e1007213, 2018. https://doi.org/10.1371/journal,ppat.1007213.

Folk GA, Nelson BL: Oral histoplasmosis, *Head Neck Pathol* 11:513–516, 2017.

Leal-Alcure M, Di Hipólito-Júnior O, Paes de Almeida O, et al: Oral histoplasmosis in an HIV-negative patient, *Oral Surg Oral Med Oral Pathol Oral Radiol Endod* 101:e33–e36, 2006.

McKinsey DS, McKinsey JP: Pulmonary histoplasmosis, *Semin Respir Crit Care Med* 32:735–744, 2011.

Motta ACF, Galo R, Grupioni-Lourenço A, et al: Unusual orofacial manifestations of histoplasmosis in renal transplanted patient, *Mycopathologia* 161:161–165, 2006.

Narayana N, Gifford R, Giannini P, et al: Oral histoplasmosis: an unusual presentation, *Head Neck* 31:274–277, 2009.

Samaranayake LP: Oral mycoses in HIV infection, *Oral Surg Oral Med Oral Pathol* 73:171–180, 1992.

Singh A, Gauri M, Gautam P, et al.: Head and neck involvement with histoplasmosis; the great masquerader, *Am J Otolaryngol* 40:678–683, 2019.

Smith JA, Kauffman CA: Endemic fungal infections in patients receiving tumor necrosis factor-α inhibitor therapy, *Drugs* 69:1403–1415, 2009.

Wheat LJ, Azar MM, Bahr NC, et al.: Histoplasmosis, *Infect Dis Clin North Am* 30:207–227, 2016.

Blastomicose

Albarillo FS, Varma GT, MacLeod SPR: Mandibular blastomycosis: a case report and review of the literature, *GERMS* 8(4):207–213, 2018. https://doi.org/10.18683/germs.2018.1148.

Ashraf N, Kubat RC, Poplin V, et al.: Re-drawing the maps for endemic mycoses, *Mycopathologia*, 2020 Feb 10. https://doi.org/10.1007/s11046-020-00431-2 (Epub ahead of print).

Bariola JR, Vyas KS: Pulmonary blastomycosis, *Semin Respir Crit Care Med* 32:745–753, 2011.

Bradsher RW: Pulmonary blastomycosis, *Semin Respir Crit Care Med* 29:174–181, 2008.

Castillo CG, Kauffman CA, Miceli MH: Blastomycosis, *Infect Dis Clin North Am* 30:247–264, 2016.

Brown EM, McTaggart LR, Zhang SX, et al.: Phylogenetic analysis reveals a cryptic species Blastomyces gilchristii, sp. nov. within the human pathogenic fungus *Blastomyces dermatitidis*, *PLoS One* 8:e59237, 2013.

Dworkin MS, Duckro AN, Proia L, et al: The epidemiology of blastomycosis in Illinois and factors associated with death, *Clin Infect Dis* 41:e107–e111, 2005.

Gandhi V, Singh A, Woods GL, et al.: A 66-year-old woman with fever, cough, and a tongue lesion, *Chest* 147:e140–e147, 2015.

Klein BS, Vergeront JM, Weeks RJ, et al: Isolation of *Blastomyces dermatitidis* in soil associated with a large outbreak of blastomycosis in Wisconsin, *N Engl J Med* 314:529–534, 1986.

Lemos LB, Baliga M, Guo M: Blastomycosis: the great pretender can also be an opportunist—initial clinical diagnosis and underlying diseases in 123 patients, *Ann Diagn Pathol* 6:194–203, 2002.

McBride JA, Gauthier GM, Klein BS: Clinical manifestations and treatment of blastomycosis, *Clin Chest Med* 38:435–449, 2017.

Paracoccidioidomicose

Almeida de Arruda JA, Frenzel Schuch L, Guimarães Abreu L, et al.: A multicentre study of oral paracoccidioidomycosis: analysis of 320 cases and literature review, *Oral Dis* 24:1492–1502, 2018.

Aparecida Shikanai-Yasuda M, Pôncio Mendes R, Lopes Colombo A, et al.: Brazilian guidelines for the clinical management of paracoccidioidomycosis, *Rev Soc Bras Med Trop* 50:715–740, 2017.

Bagagli E, Franco M, Bosco S, et al: High frequency of *Paracoccidioides brasiliensis* infection in armadillos *(Dasypus novemcinctus):* an ecological study, *Med Mycol* 41:217–223, 2003.

Costa MC, de Carvalho MM, Sperandio FF, et al.: Oral paracoccidioidomycosis affecting women: a systematic review, *Mycoses* 64:108–122, 2021.

de Oliveira GR, Mariano FV, dos Santos Silva AR, et al: Single oral paracoccidioidomycosis mimicking other lesions: report of eight cases, *Mycopathologia* 173(1):47–52, 2012.

Gorete dos Santos-Nogueira M, Queiroz-Andrade GM, Tonelli E: Clinical evolution of paracoccidioidomycosis in 38 children and teenagers, *Mycopathologia* 161:73–81, 2006.

Paes de Almeida O, Jorge J, Scully C: Paracoccidioidomycosis of the mouth: an emerging deep mycosis, *Crit Rev Oral Biol Med* 14:268–274, 2003.

Queiroz-Telles F, Fahal AH, Falci DR, et al.: Fungal infections 4: neglected endemic mycoses, *Lancet Infect Dis* 17:e367–e377, 2017.

Shankar J, Restrepo A, Clemons KV, et al: Hormones and the resistance of women to paracoccidioidomycosis, *Clin Microbiol Rev* 24:296–313, 2011.

Trindade AH, Meira HC, Pereira IF, et al.: Oral paracoccidioidomycosis: retrospective analysis of 55 Brazilian patients, *Mycoses* 60:521–525, 2017.

Vicente CR, Falqueto A: Differentiation of mucosal lesions in mucocutaneous leishmaniasis and paracoccidioidomycosis, *PLoS One* 13(11):e0208208, 2018. https://doi.org/10.1371/journal.pone.0208208.

Coccidioidomicose

Arnold MG, Arnold JC, Bloom DC, et al: Head and neck manifestations of disseminated coccidioidomycosis, *Laryngoscope* 114:747–752, 2004.

Ashraf N, Kubat RC, Poplin V, et al.: Re-drawing the maps for endemic mycoses, *Mycopathologia* 185:843–865, 2020. https://doi.org/10.1007/s11046-020-00431-2.

Gabe LM, Malo J, Knox KS: Diagnosis and management of coccidioidomycosis, *Clin Chest Med* 38:417–433, 2017.

Kollath DR, Miller KJ, Barker BM: The mysterious desert dwellers: Coccidioides immitis and Coccidioides posadasii, causative fungal agents of coccidioidomycosis, *Virulence* 10:222–233, 2019.

Laniado-Laborín R, Arathoon EG, Canteros C, et al.: Coccidioidomycosis in Latin America, *Med Mycol* 57:S46–S55, 2019.

McCotter OZ, Benedict K, Engelthaler DM, et al.: Update on the epidemiology of coccidioidomycosis in the United States, *Med Mycol* 57:S30–S40, 2019.

Rodriguez RA, Konia T: Coccidioidomycosis of the tongue, *Arch Pathol Lab Med* 129:e4–e6, 2005.

Ruddy BE, Mayer AP, Ko MG, et al: Coccidioidomycosis in African Americans, *Mayo Clin Proc* 86:63–69, 2011.

Stockamp NW, Thompson GR III: Coccidioidomycosis, *Infect Dis Clin North Am* 30:229–246, 2016.

Thompson GR III, Lewis JS II, Nix DE, et al.: Current concepts and future directions in the pharmacology and treatment of coccidioidomycosis, *Med Mycol* 57:S76–S84, 2019.

Criptococose

Christianson JC, Engber W, Andes D: Primary cutaneous cryptococcosis in immunocompetent and immunocompromised hosts, *Med Mycol* 41:177–188, 2003.

Maziarz EK, Perfect JR: Cryptococcosis, *Infect Dis Clin North Am* 30:179–206, 2016.

Mehrabi M, Bagheri S, Leonard MK, et al: Mucocutaneous manifestation of cryptococcal infection: report of a case and review of the literature, *J Oral Maxillofac Surg* 63:1543–1549, 2005.

Namiq AL, Tollefson T, Fan F: Cryptococcal parotitis presenting as a cystic parotid mass: report of a case diagnosed by fine-needle aspiration cytology, *Diagn Cytopathol* 33:36–38, 2005.

Nosanchuk JD, Shoham S, Fries BC, et al: Evidence of zoonotic transmission of *Cryptococcus neoformans* from a pet cockatoo to an immunocompromised patient, *Ann Intern Med* 132:205–208, 2000.

Ruhnke M: Mucosal and systemic fungal infections in patients with AIDS, *Drugs* 64:1163–1180, 2004.

Scully C, Paes De Almeida O: Orofacial manifestations of the systemic mycoses, *J Oral Pathol Med* 21:289–294, 1992.

Setianingrum F, Rautemaa-Richardson R, Denning DW: Pulmonary cryptococcosis: a review of pathobiology and clinical aspects, *Med Mycol* 57:133–150, 2019.

Skolnik K, Huston S, Mody CH: Cryptococcal lung infections, *Clin Chest Med* 38:451–464, 2017.

Mucormicose

Akhrass FA, Debiane L, Abdallah L, et al.: Palatal mucormycosis in patients with hematologic malignancy and stem cell transplantation, *Med Mycol* 49:400–405, 2011.

Cheong HS, Kim SY, Ki HK, et al.: Oral mucormycosis in patients with haematologic malignancies in a bone marrow transplant unit, *Mycoses* 60:836–841, 2017.

Fanfair RN, Benedict K, Bos J, et al: Necrotizing cutaneous mucormycosis after a tornado in Joplin, Missouri, in 2011, *N Engl J Med* 367:2214–2225, 2012.

Farmakiotis D, Kontoyiannis DP: Mucormycoses, *Infect Dis Clin North Am* 30:143–163, 2016.

Fattah SY, Hariri F, Ngui R, et al.: Tongue necrosis secondary to mucormycosis in a diabetic patient: a first case report in Malaysia, *J Mycol Méd* 28:519–522, 2018.

Jeong W, Keighley C, Wolfe R, et al.: Contemporary management and clinical outcomes of mucormycosis: a systematic review and metaanalysis of case reports, *Int J Antimicrob Agents* 53:589–597, 2019.

Jeong W, Keighley C, Wolfe R, et al.: The epidemiology and clinical manifestations of mucormycosis: a systematic review and meta-analysis of case reports, *Clin Microbiol Infect* 25:26–34, 2019.

Jones AC, Bentsen TY, Freedman PD: Mucormycosis of the oral cavity, *Oral Surg Oral Med Oral Pathol* 75:455–460, 1993.

Kwon-Chung KJ: Taxonomy of fungi causing mucormycosis and entomophthoramycosis (zygomycosis) and nomenclature of the disease: molecular mycologic perspectives, *Clin Infect Dis* 54(Suppl 1):S8–S15, 2012.

Marty FM, Ostrosky-Zeichner L, Cornely OA, et al.: Isavuconazole treatment for mucormycosis: a single-arm open-label trial and case-control analysis, *Lancet Infect Dis* 16:828–837, 2016.

McDermott NE, Barrett J, Hipp J, et al: Successful treatment of periodontal mucormycosis: report of a case and literature review, *Oral Surg Oral Med Oral Pathol Oral Radiol Endod* 109:e64–e69, 2010.

Nezafati S, Kazemi A, Asgari K, et al.: Rhinocerebral mucormycosis, risk factors and the type of oral manifestations in patients referred to a University Hospital in Tabriz, Iran 2007-2017, *Mycoses* 61:764–769, 2018.

Nucci M, Engelhardt M, Hamed K: Mucormycosis in South America: a review of 143 reported cases, *Mycoses* 62:730–738, 2019.

Prabhua S, Alqahtanib M, Al Shehabi M: A fatal case of rhinocerebral mucormycosis of the jaw after dental extractions and review of literature, *J Infect Public Health* 11:301–303, 2018.

Schütz P, Behbhani JH, Khan ZU, et al: Fatal rhino-orbito-cerebral zygomycosis caused by *Apophysomyces elegans* in a healthy patient, *J Oral Maxillofac Surg* 64:1795–1802, 2006.

Song Y, Qiao J, Giovanni G, et al.: Mucormycosis in renal transplant recipients: review of 174 reported cases, *BMC Infect Dis* 17:283, 2017.

Vahabzadeh-Hagh AM, Chao KY, Blackwell KE: Invasive oral tongue mucormycosis rapidly presenting after orthotopic liver transplant, *Ear Nose Throat J* 98:268–270, 2019.

Aspergilose

Cadena J, Thompson GR III, Patterson TF: Invasive aspergillosis: current strategies for diagnosis and management, *Infect Dis Clin North Am* 30:125–142, 2016.

Dykewicz MS, Rodrigues JM, Slavin RG: Allergic fungal rhinosinusitis, *J Allergy Clin Immunol* 142:341–351, 2018.

Ganesh P, Nagarjuna M, Shetty S, et al.: Invasive aspergillosis presenting as swelling of the buccal mucosa in an immunocompetent individual, *Oral Surg Oral Med Oral Pathol Oral Radiol* 119:e60–e64, 2015.

Gomesa CC, Costa Pinto LC, Loretti Victor F, et al.: Aspergillus in endodontic infection near the maxillary sinus, *Braz J Otorhinolaryngol* 81:527–532, 2015.

Haiduven D: Nosocomial aspergillosis and building construction, *Med Mycol* 47(Suppl 1):S210–S216, 2009.

Kanj A, Abdallah N, Soubani AO: The spectrum of pulmonary aspergillosis, *Respir Med* 141:121–131, 2018.

Ledoux M-P, Denis J, Nivoix Y, et al.: Isavuconazole: a new broad-spectrum azole. Part 2: pharmacokinetics and clinical activity, *J Mycol Méd* 28:15–22, 2018.

Lee DH, Yoon TM, Lee JK, et al.: Computed tomography-based differential diagnosis of fungus balls in the maxillary sinus, *Oral Surg Oral Med Oral Pathol Oral Radiol* 129:277–281, 2020.

Myoken Y, Sugata T, Fujita Y, et al: Early diagnosis and successful management of atypical invasive *Aspergillus* sinusitis in a hematopoietic cell transplant patient: a case report, *J Oral Maxillofac Surg* 64:860–863, 2006.

Scolozzi P, Perez A, Verdeja R, et al.: Association between maxillary sinus fungus ball and sinus bone grafting with deproteinized bovine bone substitutes: a case-control study, *Oral Surg Oral Med Oral Pathol Oral Radiol* 121:e143–e147, 2016.

Shah V, Rao J, Verma V, et al.: Invasive fungal rhinosinusitis with palatal erosion in an elderly edentulous patient with uncontrolled diabetes: report of a rare case, *Gerodontology* 34:144–146, 2017.

Shirley M, Scott LJ: Isavuconazole: a review in invasive aspergillosis and mucormycosis, *Drugs* 76:1647–1657, 2016.

Toxoplasmose

Aguirre AA, Longcore T, Barbieri M, et al.: The one health approach to toxoplasmosis: epidemiology, control, and prevention strategies, *Ecohealth* 16:378–390, 2019.

Dunay IR, Gajurel K, Dhakal R, et al.: Treatment of toxoplasmosis: historical perspective, animal models, and current clinical practice, *Clin Microbiol Rev* 31:e00057-17, 2018.

García-Pola M-J, González-García M, García-Martín JM, et al: Submaxillary adenopathy as sole manifestation of toxoplasmosis: case report and literature review, *J Otolaryngol* 31:122–125, 2002.

Innes EA: A brief history and overview of *Toxoplasma gondii*, *Zoonoses Public Health* 57(1):1–7, 2010.

Khan K, Khan W: Congenital toxoplasmosis: an overview of the neurological and ocular manifestations, *Parasitol Int* 67(2018):715–721, 2018.

Li B, Zou J, Wang W-Y, et al.: Toxoplasmosis presented as a submental mass: a common disease, uncommon presentation, *Int J Clin Exp Pathol* 8:3308–3311, 2015.

McAuley JB: Toxoplasmosis in children, *Pediatr Infect Dis J* 27:161–162, 2008.

Moran WJ, Tom DWK, King D, et al: Toxoplasmosis lymphadenitis occurring in a parotid gland, *Otolaryngol Head Neck Surg* 94:237–240, 1986.

Rawal YB, Allen CM, Kalmar JR: A nodular submental mass, *Oral Surg Oral Med Oral Pathol Oral Radiol Endod* 104:734–737, 2007.

Robert-Gangneux F, Dardé M-L: Epidemiology of and diagnostic strategies for toxoplasmosis, *Clin Microbiol Rev* 25:264–296, 2012.

Sireci F, Bruno R, Martines F, et al.: A patient with toxoplasmosis as a cause of submental lymphadenopathy, *J Craniofac Surg* 30:e353–e355, 2019.

Leishmaniose

Araujo Almeida TF, da Silveira EM, Rocha dos Santos CR, et al.: Exclusive primary lesion of oral leishmaniasis with immunohistochemical diagnosis, *Head Neck Pathol* 10:533–537, 2016.

Aronson NE, Joya CA: Cutaneous leishmaniasis: updates in diagnosis and management, *Infect Dis Clin North Am* 33:101–117, 2019.

Burza S, Croft SL, Boelaert M: Leishmaniasis, *Lancet* 392:951–970, 2018.

Chakravarty J, Sundar S: Current and emerging medications for the treatment of leishmaniasis, *Expert Opin Pharmacother* 20:1251–1265, 2019.

de Ruiter MHT, Stijnis C, Nolte JW, et al.: Fulminant presentation of oral mucosal leishmaniasis as severe stomatitis and periodontitis, *Neth J Med* 76:40–42, 2018.

Fernanda Cruz A, Gonçalves Resende R, Ricaldoni Albuquerque D, et al.: Mucosal leishmaniasis in Brazilian patients: two case reports with similar clinical presentation and different approaches, *Oral Surg Oral Med Oral Pathol Oral Radiol* 122:e199–e203, 2016.

Junqueira Pedras M, de Pina CJ, da Silva RE, et al.: Mucosal leishmaniasis: the experience of a Brazilian referral center, *Rev Soc Bras Med Trop* 51:318–323, 2018.

Kedzierski L: Leishmaniasis, *Hum Vaccin* 7:1204–1214, 2011.

Kevric I, Cappel MA, Keeling JH: New World and Old World Leishmania infections: a practical review, *Dermatol Clin* 33:579–593, 2015.

Mignogna MD, Celentano A, Leuci S, et al.: Mucosal leishmaniasis with primary oral involvement: a case series and a review of the literature, *Oral Dis* 21:e70–e78, 2015.

Mohammadpour I, Motazedian MH, Handjani F, et al.: Lip leishmaniasis: a case series with molecular identification and literature review, *BMC Infect Dis* 17:96, 2017.

Santos CR, Tuon FF, Cieslinski J, et al.: Comparative study on liposomal amphotericin B and other therapies in the treatment of mucosal leishmaniasis: a 15-year retrospective cohort study, *PLoS One* 14:e0218786, 2019. https://doi.org/10.1371/journal.pone.0218786.

Vicente CR, Falqueto A: Differentiation of mucosal lesions in mucocutaneous leishmaniasis and paracoccidioidomycosis, *PLoS One* 13:e0208208, 2018. https://doi.org/10.1371/journal. pone. 0208208.

7

Infecções Virais

◆ HERPES-VÍRUS HUMANO

A família do herpes-vírus humano (HHV), conhecida como **Herpetoviridae**, é constituída por uma grande quantidade de vírus DNA de cadeia dupla. O membro mais bem reconhecido dessa família é o **vírus do herpes simples (HSV)**, que inclui os subtipos HSV do tipo 1 (HSV-1 ou HHV-1) e HSV do tipo 2 (HSV-2 ou HHV-2). Outros membros da família do HHV incluem **vírus varicela-zóster** (VZV ou HHV-3), **vírus Epstein-Barr** (EBV ou HHV-4), **citomegalovírus** (CMV ou HHV-5) e tipos mais recentemente identificados, HHV-6, HHV-7 e HHV-8. Os seres humanos são os únicos reservatórios naturais para esses vírus, que são mundialmente endêmicos.

O termo **herpes** deriva da palavra grega antiga que significa *arrastar* ou *rastejar,* o que faz aparentemente uma alusão à tendência à infecção recorrente, latente e com poder de disseminação. Todos os oito tipos causam infecção primária e permanecem em latência no interior de células específicas por toda a vida do indivíduo. Na reativação, esses vírus causam infecções recorrentes que podem ser assintomáticas ou sintomáticas. As partículas virais são liberadas na saliva ou outras secreções, fornecendo uma via para a infecção de novos hospedeiros. É conhecido que cada tipo pode causar transformação de células em cultura, com alguns associados a neoplasias malignas. O texto a seguir enfoca os seguintes subtipos: HSV, VZV, CMV e EBV. Pouco se sabe sobre os tipos de HHV-6, 7 e 8.

O **herpes-vírus humano 6 (HHV-6)** e o **7 (HHV-7)** estão intimamente relacionados, sendo geralmente transmitidos pela saliva ou por meio de perdigotos, com taxas de infecção próximas a 90% em crianças com 5 anos, nos EUA. A infecção primária geralmente é assintomática, mas pode causar febre aguda seguida por erupção maculopapular eritematosa. Esse padrão de infecção primária é denominado **roséola (exantema súbito, sexta doença)**, geralmente causado pelo HHV-6 e, eventualmente, pelo HHV-7. Ambos os vírus podem se replicar nas glândulas salivares e permanecer em latência nos linfócitos TCD4+ ou em outras células. A reativação ocorre, com mais frequência, em pacientes imunocomprometidos e pode resultar em infecção generalizada em vários órgãos, incluindo encefalite, pneumonia, supressão da medula óssea e hepatite.

O **herpes-vírus humano 8 (HHV-8)** está envolvido na patogênese do **sarcoma de Kaposi (SK)** (ver Capítulo 12) e tem sido chamado de **herpes-vírus do sarcoma de Kaposi (KSHV)**. Nos pacientes com sistema imune normal, a infecção primária geralmente é assintomática, sendo o contato sexual entre homens o padrão mais comum de transmissão nos países ocidentais. O vírus é encontrado sem dificuldade na saliva, sugerindo outro possível padrão de transmissão. Os sintomas associados, como febre transitória, linfadenopatia e artralgia são raramente relatados. Os linfócitos B circulantes parecem ser as principais células de latência. Além do sarcoma de Kaposi, o vírus HHV-8 também tem sido associado a alguns tipos de linfomas e a uma proliferação linfoide benigna conhecida como *doença de Castleman*.

◆ VÍRUS DO HERPES SIMPLES

Os dois tipos de vírus do herpes simples são semelhantes em estrutura e mecanismo de doença, porém diferem antigenicamente pela localização anatômica de predileção e epidemiologia. As diferenças nas glicoproteínas do envelope contribuem para a sua antigenicidade distinta. Mesmo assim, existe potencial para reação cruzada de anticorpos e os anticorpos para um dos tipos diminuem a chance de infecção pelo outro; caso a infecção ocorra, as manifestações tendem a ser menos acentuadas.

O HSV-1 se dissemina predominantemente por meio da saliva ou de lesões periorais ativas, adaptando-se melhor às regiões facial, oral e ocular. Os locais envolvidos com mais frequência são a faringe, a mucosa oral, os lábios, os olhos e a pele acima da cintura. Além disso, a transmissão através do contato sexual é possível. Nas últimas décadas, houve um aumento na proporção de herpes genital causada pelo HSV-1 em nações desenvolvidas; de fato, estudos recentes atribuíram até 60% dos novos casos de herpes genital ao HSV-1 em algumas coortes. Essa tendência pode refletir um aumento na frequência de sexo oral e menores taxas de aquisição não sexual do HSV-1 durante a infância.

O HSV-2 se adapta melhor às regiões genitais, sendo transmitido, predominantemente, por meio do contato sexual e envolve a genitália e a pele abaixo da cintura. Lesões orais e faríngeas causadas pelo HSV-2 também são possíveis, mas improváveis.

A história natural da infecção pelo HSV inclui infecção primária, latência e infecção recorrente. A **infecção primária** está relacionada à exposição inicial de um indivíduo sem anticorpos contra o vírus. O vírus pode infectar um hospedeiro suscetível através de perturbações na barreira epitelial, que podem ser induzidas por lesões físicas, outras infecções ou crescimento excessivo de organismos comensais. A infecção primária pelo HSV-1 normalmente ocorre em pacientes jovens, pode ser assintomática e sem causar morbidade significativa. Nos casos sintomáticos, o período de incubação usual é de 3 a 9 dias. Uma vez que a infecção primária esteja estabelecida, o vírus segue pelos nervos sensitivos e é transportado para os gânglios sensitivos associados ou, menos frequentemente, para os gânglios autonômicos, onde o vírus permanece em estado latente. O local mais comum de latência para o HSV-1 é o gânglio trigeminal, mas outros locais possíveis incluem gânglio geniculado do nervo facial, gânglio vestibular do nervo vestibulococlear, gânglio nodoso do nervo vago, gânglios das raízes dorsais e cérebro. O vírus utiliza os axônios dos neurônios sensitivos para se deslocar e atingir a pele ou mucosa periférica.

A **infecção pelo HSV-1 secundária (recorrente)**, ocorre com a reativação do vírus. Fatores associados à reativação incluem idade avançada, luz ultravioleta, estresse físico ou emocional, fadiga, calor, frio, gestação, alergia, trauma, tratamento odontológico, doenças respiratórias, febre, ciclo menstrual, doenças sistêmicas e neoplasias. Dependendo do número de células epiteliais infectadas, uma infecção secundária pode se manifestar como eliminação viral assintomática, sintomas prodrômicos sem nenhuma lesão detectável (falso prodrômico), ou lesões clinicamente evidentes (exacerbação) que podem ou não ser precedidas por sintomas prodrômicos. As recidivas sintomáticas são comuns e afetam o epitélio inervado pelo gânglio sensitivo; no entanto, a reativação assintomática com excreção viral excede, em muito, casos sintomáticos. A frequência relatada de eliminação viral assintomática varia de 2 a 219 dias/pessoa/ano, embora essa variação possa refletir diferenças no desenho do estudo e nos métodos utilizados. A transmissão para um indivíduo não infectado pode ocorrer durante os períodos de liberação assintomática do vírus ou a partir de lesões ativas. Além disso, o vírus pode se disseminar para outras regiões no mesmo hospedeiro de modo a se instalar em um gânglio sensitivo na nova localização.

A prevalência estimada mundial da infecção pelo HSV-1 é de 67% entre indivíduos com menos de 50 anos. A prevalência varia por região, sendo de aproximadamente 45% nas Américas e 87% na África. Aglomerações e má higiene favorecem a exposição ao HSV-1. Além disso, baixas condições socioeconômicas estão relacionadas à exposição precoce. Na África e no Sudeste Asiático, a maioria dos indivíduos é exposta por meio da transmissão oral não sexual até os 5 anos, e praticamente não são observadas novas infecções na vida adulta. Em contraste, nas Américas, cerca de metade das novas infecções por HSV-1 ocorrem entre as idades de 15 e 49 anos, com aproximadamente um quarto desses casos representando infecção genital. A apresentação clínica da infecção primária oral sintomática por HSV-1 varia de acordo com a idade, sendo que os jovens tendem a apresentar gengivoestomatite e aqueles expostos mais tarde na vida frequentemente demonstram faringotonsilite.

A infecção pelo HSV-2 representa uma das doenças sexualmente transmitidas mais comuns em todo o mundo. Nos EUA, a prevalência sorológica do HSV-2 em indivíduos entre 14 e 19 anos é de aproximadamente 12% e tem diminuído nas últimas décadas. A exposição aumenta linearmente com a idade, passando de 0,8% entre os adolescentes de 14 a 19 anos para 21% entre os adultos de 40 a 49 anos. Devido ao fato de muitos daqueles infectados pelo HSV-2 se privarem de atividade sexual quando as lesões ativas estão presentes, muitos pesquisadores acreditam que no mínimo 70% das infecções primárias são contraídas de indivíduos durante a liberação assintomática do vírus. É importante ressaltar que a infecção por HSV-2 está associada a um aumento do risco de infecção pelo vírus da imunodeficiência humana (HIV) (ver adiante). Não está claro se esse achado reflete a atividade sexual como um fator de risco comum para a infecção por HIV e HSV-2, ou se há maior suscetibilidade à doença devido a interações biológicas entre esses vírus.

Além de infecções clinicamente evidentes, o HSV tem sido relacionado a diversos processos não infecciosos. Por exemplo, mais de 15% dos casos de **eritema multiforme** são precedidos, em cerca de 3 a 10 dias antes, por uma recidiva sintomática do HSV (ver Capítulo 16) e alguns pesquisadores acreditam que mais de 70% dos casos de eritema multiforme das mucosas sejam desencadeados pelo HSV. Em alguns casos, os episódios de eritema multiforme são suficientemente usuais para justificar a profilaxia antiviral. Em um pequeno subgrupo de pacientes, a liberação assintomática do HSV coincidirá com episódios de estomatites aftosas (ver Capítulo 10). As ulcerações não são infectadas pelo vírus. Nesses casos raros, o vírus pode ser responsável pelo início da destruição autoimune; inversamente, o processo de desregulação imune que produz a afta pode permitir a liberação dos vírions. Em apoio à ausência da associação entre o HSV e as aftas nos pacientes com ulcerações aftosas, a profilaxia com aciclovir oral não diminui as taxas de recidivas das estomatites aftosas. Além disso, HSV e outros herpes-vírus têm sido associados a carcinomas espinocelulares orais, mas grande parte dessa evidência é circunstancial. O DNA do HSV tem sido extraído de tecidos de alguns tumores, mas não de outros e anticorpos IgG do HSV-1 elevados foram detectados em pacientes com pré-câncer ou câncer oral. O HSV pode auxiliar na carcinogênese mediante promoção de mutações, mas o seu papel oncogênico, caso exista, é incerto.

Características clínicas

A **gengivoestomatite herpética aguda (herpes primário)** é o padrão mais comum de infecção primária sintomática pelo HSV e mais de 90% dos casos são resultantes da infecção pelo HSV-1. A maioria dos casos de gengivoestomatite herpética aguda ocorre entre os 6 meses e 5 anos, com pico de prevalência entre os 2 e 3 anos. Apesar desta estatística, alguns casos são relatados em pacientes com mais de 60 anos. O desenvolvimento antes dos 6 meses é raro devido à proteção pelos anticorpos anti-HSV maternos. O aparecimento é abrupto e frequentemente acompanhado por linfadenopatia cervical anterior, calafrios, febre (39,4 a 40,5 °C), náusea, anorexia, irritabilidade e lesões orais dolorosas. As manifestações variam de uma debilidade leve a grave.

De início, na mucosa afetada aparecem diversas vesículas puntiformes, que rapidamente se rompem e formam várias pequenas lesões, avermelhadas. Essas lesões iniciais aumentam de tamanho e desenvolvem áreas centrais de ulceração, recobertas por uma fibrina amarela (Figura 7.1). As ulcerações adjacentes podem coalescer e formar lesões maiores rasas e irregulares (Figura 7.2). Tanto a mucosa oral móvel quanto a aderida podem ser afetadas, e o número de lesões é altamente variável. Em todos os casos, a gengiva se encontra aumentada, dolorosa e eritematosa (Figura 7.3). Além disso, a gengiva afetada exibe erosões com aspecto de tecido arrancado por saca-bocado ao longo da gengiva marginal livre (Figura 7.4). Não é incomum o envolvimento da mucosa labial ultrapassar a linha úmida e incluir a borda adjacente da vermelhidão dos lábios. Vesículas satélites na pele perioral são comuns. A autoinoculação para os dedos, olhos e áreas genitais pode ocorrer. Os casos brandos geralmente se resolvem dentro de 5 a 7 dias; os casos graves podem persistir por 2 semanas. Queratoconjuntivite, esofagite, pneumonia, meningite e encefalite representam complicações raras.

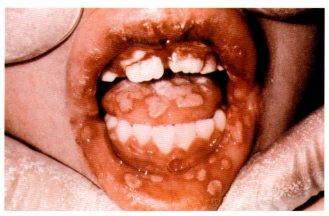

Figura 7.1 Gengivoestomatite herpética aguda. Ulcerações amareladas generalizadas nas mucosas. (Cortesia do Dr. David Johnsen.)

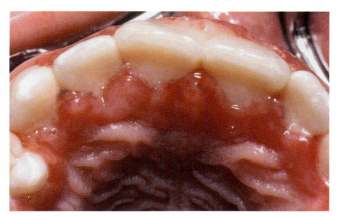

Figura 7.3 Gengivoestomatite herpética aguda. Gengiva palatina eritematosa, dolorida e aumentada.

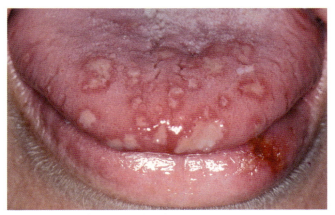

Figura 7.2 Gengivoestomatite herpética aguda. Numerosas ulcerações amareladas, irregulares, coalescentes na superfície dorsal da língua.

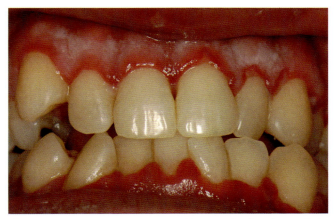

Figura 7.4 Gengivoestomatite herpética aguda. Gengiva vestibular eritematosa, dolorida e aumentada. Observe as erosões da gengiva marginal livre. (Cortesia da Dra. Gina Liford.)

Como mencionado anteriormente, quando a infecção primária ocorre em adultos, alguns casos sintomáticos manifestam-se como **faringotonsilites**. Os sintomas iniciais correspondem a dor de garganta, febre, mal-estar e cefaleia. Pequenas e numerosas vesículas aparecem nas tonsilas e na parede posterior da faringe, as quais se rompem rapidamente, para formar várias ulcerações rasas, que frequentemente coalescem e desenvolvem um exsudato difuso, amarelo-acinzentado. O envolvimento da mucosa oral anterior ao anel de Waldeyer ocorre em menos de 10% desses casos. O HSV parece representar uma causa expressiva de faringotonsilite em adultos jovens de grupos socioeconômicos elevados com testes anteriores negativos para anticorpos HSV. A maioria destas infecções se relaciona ao HSV-1, mas uma crescente proporção está associada ao HSV-2. A apresentação clínica se assemelha a uma faringite secundária a estreptococos ou à mononucleose infecciosa, tornando a sua verdadeira frequência difícil de determinar.

Raramente, a infecção primária pelo HSV-1 pode se espalhar ao longo dos tratos nervosos além do gânglio trigeminal, especialmente se o hospedeiro estiver imunocomprometido. A propagação via nervo lingual até o gânglio geniculado do nervo facial pode resultar em paralisia de Bell (ver Capítulo 18). Além disso, o vírus pode alcançar o gânglio vestibular do nervo vestibulococlear, resultando em neurite vestibular e perda auditiva súbita.

As **infecções (secundárias) recorrentes pelo herpes simples** podem ocorrer tanto no local da inoculação primária como em áreas adjacentes da superfície epitelial suprida pelo gânglio envolvido. O padrão clínico mais comum da infecção recorrente pelo HSV-1 é o **herpes labial** ("ferida de herpes" ou "vesículas de febre"), que envolve o vermelhão do lábio e a pele adjacente aos lábios. Os estudos de prevalência sugerem que 15 a 45% da população dos EUA apresentem história de herpes labial. Em alguns pacientes, a luz ultravioleta ou o traumatismo podem desencadear as recidivas. Os sinais e sintomas prodrômicos (p. ex., dor, ardência, prurido, formigamento, calor localizado, eritema do epitélio envolvido) aparecem de 6 a 24 horas antes de as lesões aparecerem. Surgem múltiplas e pequenas pápulas eritematosas, que formam grupamentos de vesículas preenchidas por líquido (Figura 7.5). As vesículas se rompem e formam crostas dentro de 2 dias. A cicatrização em geral ocorre entre 7 e 10 dias. A dor é mais intensa nas primeiras 8 horas e geralmente se resolve dentro de 4 a 5 dias. A eliminação viral é mais intensa após a ruptura vesicular, e a replicação viral mais ativa é concluída dentro de 48 a 72 horas. O rompimento mecânico de vesículas intactas e a liberação do líquido contendo vírus podem resultar na disseminação das lesões nos lábios previamente fissurados pela exposição ao sol (Figura 7.6). As recidivas na pele do nariz, mento ou região geniana são menos comuns. A maioria dos

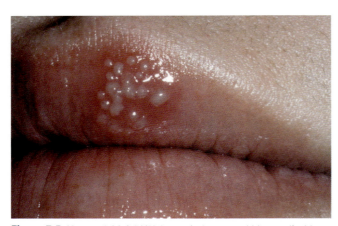

Figura 7.5 Herpes labial. Múltiplas vesículas preenchidas por líquido no vermelhão do lábio.

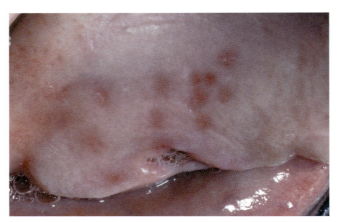

Figura 7.7 Infecção herpética recorrente intraoral. Lesões iniciais aparecendo como múltiplas máculas eritematosas no palato duro. As lesões surgiram poucos dias após uma extração dentária.

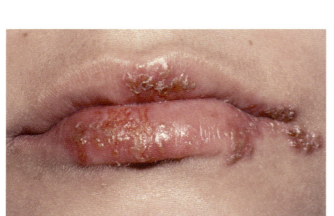

Figura 7.6 Herpes labial. Múltiplos locais atingidos pela infecção herpética recorrente, secundários à disseminação do fluido viral sobre os lábios fendidos.

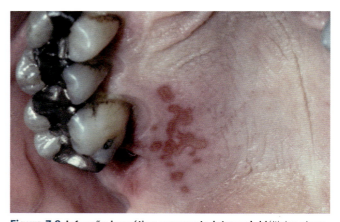

Figura 7.8 Infecção herpética recorrente intraoral. Múltiplas ulcerações coalescentes no palato duro.

indivíduos afetados experimenta aproximadamente de duas a quatro recidivas/ano, mas uma pequena porcentagem pode apresentar episódios mensais ou até mais frequentes.

Ocasionalmente, algumas lesões surgem quase imediatamente após um fator desencadeante conhecido, sem serem precedidas por quaisquer sintomas prodrômicos. Essas recidivas que se desenvolvem rapidamente tendem a responder menos favoravelmente ao tratamento.

As recidivas também podem afetar a mucosa oral. No paciente imunocompetente, o **herpes intraoral recorrente (estomatite herpética recorrente)** quase sempre envolve a mucosa queratinizada ligada ao osso (gengiva inserida e palato duro). Esses locais, muitas vezes, exibem alterações sutis, e os sintomas tendem a ser relativamente leves. As lesões se iniciam como vesículas com 1 a 3 mm, que se rompem rapidamente e formam grupos de máculas eritematosas, os quais podem coalescer ou aumentar ligeiramente de tamanho (Figuras 7.7 e 7.8). O epitélio danificado é perdido, e uma ulceração amarelada com bordas irregulares se desenvolve. A cicatrização ocorre dentro de 7 a 10 dias. Em cerca de um quarto dos casos, o herpes intraoral recorrente pode ser acompanhado por herpes labial recorrente.

Manifestações menos comuns também ocorrem. A infecção dos dedos é conhecida como **panarício herpético (paroníquia herpética)** (Figura 7.9). Essa condição pode ocorrer como

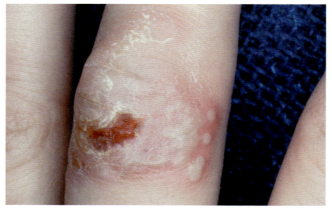

Figura 7.9 Panarício herpético. Infecção herpética recorrente no dedo.

resultado da autoinoculação em crianças com herpes orofacial causada pelo HSV-1 ou adultos com infecção genital associada ao HSV-2. Antes da prática da utilização de luvas, dentistas e médicos corriam o risco de contaminar os dedos por meio do contato com pacientes infectados, representando o grupo de maior risco para esta forma de infecção. As recidivas nos dedos podem resultar em parestesia e cicatriz permanente.

As infecções herpéticas cutâneas também podem surgir em áreas de lesão epitelial prévia. Mães que beijam áreas com lesão dermatológica em crianças constituem um tipo de vetor. Lutadores e jogadores de rúgbi também podem contaminar áreas de abrasão, originando uma lesão denominada **herpes gladiatorum** ou **lesão por tatame**. Ocasionalmente, o herpes simples pode se disseminar sobre uma região barbada da face, em um pequeno ferimento produzido pelo ato diário de se barbear, levando a uma condição conhecida como **herpes barbae**. O envolvimento ocular pode ocorrer por autoinoculação em crianças, e múltiplas recorrências podem ocasionar cegueira. Os pacientes com doenças cutâneas crônicas difusas, como eczema, pênfigo e doença de Darier, podem desenvolver infecção difusa com risco de morte pelo HSV, conhecida como **eczema herpético (erupção variceliforme de Kaposi)**. Os recém-nascidos podem se infectar após a passagem pelo canal do parto contaminado pelo HSV durante o nascimento, geralmente pelo HSV-2. Nos casos sem tratamento, a taxa de mortalidade ultrapassa 50%.

A recidiva do HSV em hospedeiros imunocomprometidos pode ser expressiva. Na ausência de uma função imunológica apropriada, o herpes recorrente pode persistir e disseminar-se, sendo potencialmente fatal. As lesões cutâneas continuam a aumentar perifericamente, com a formação de uma área maior de erosão superficial. Da mesma forma, o herpes labial pode ser muito grave, com áreas extensas de envolvimento. As lesões orais geralmente começam na mucosa aderida, mas muitas vezes se espalham para a mucosa livre. As lesões se manifestam como áreas de epitélio necrótico, acastanhadas e elevadas por cima da superfície do epitélio adjacente intacto. Caracteristicamente, tais áreas são maiores do que as lesões puntiformes observadas nos pacientes imunocompetentes. A lesão em crescimento apresenta uma área de necrose ou erosão superficial, com uma característica borda circinada, elevada e amarelada (Figuras 7.10 e 7.11). A infecção pelo HSV em uma úlcera crônica na mucosa oral móvel deve ser considerada relevante, e o paciente precisa ser avaliado minuciosamente para a verificação de uma possível disfunção imunológica. Além disso, pacientes imunocomprometidos podem desenvolver úlceras orais persistentes que não apresentam as bordas curvilíneas características, são clinicamente inespecíficas e podem mimetizar estomatite aftosa, estomatite necrosante ou doença periodontal ulcerativa. A biopsia pode revelar qualquer um dos diversos processos infecciosos, como infecção pelo HSV, às vezes associada à infecção por CMV ou EBV.

Características histopatológicas

As células epiteliais infectadas exibem acantólise, núcleo claro e aumentado, alterações denominadas **degeneração balonizante** (Figura 7.12). As células epiteliais acantolíticas são denominadas **células de Tzanck** (não são específicas do herpes; representando células epiteliais livres e soltas em qualquer vesícula intraepitelial). Ocorre fragmentação nuclear com condensação da cromatina ao redor da periferia do núcleo. Quando ocorre fusão entre as células epiteliais infectadas, aparecem células epiteliais multinucleadas (ver Figura 7.12). O edema intercelular que se desenvolve leva à formação de uma vesícula intraepitelial (Figura 7.13). As vesículas mucosas se rompem rapidamente; aquelas localizadas na pele persistem e desenvolvem infiltração secundária por células inflamatórias. Uma vez rompidas, as lesões mucosas apresentam uma membrana fibrinopurulenta na superfície. Muitas vezes, observam-se células epiteliais multinucleadas ou de Tzanck, dispersas na borda da ulceração ou entremeadas no exsudato fibrinoso.

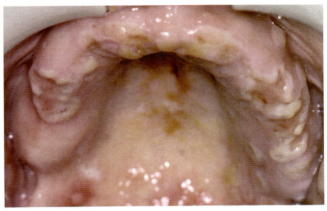

Figura 7.11 Infecção herpética crônica. Numerosas erosões herpéticas rasas, com bordas circinadas, amareladas e elevadas, no rebordo alveolar superior, em um paciente imunocomprometido.

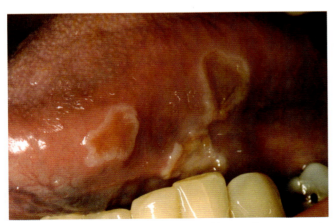

Figura 7.10 Infecção herpética crônica. Várias erosões mucosas, circundadas por uma borda ligeiramente elevada, branco-amarelada, em um paciente utilizando corticoide sistêmico para esclerose sistêmica e artrite reumatoide.

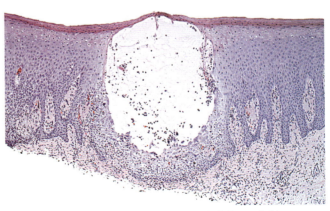

Figura 7.12 Herpes simples. Vesícula intraepitelial.

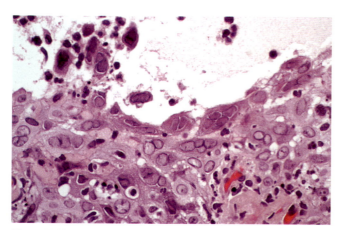

Figura 7.13 Herpes simples. Células epiteliais alteradas exibindo degeneração balonizante, marginação da cromatina e multinucleação. (Maior aumento do mesmo caso mostrado na Figura 7.12.)

Diagnóstico

O clínico pode realizar um diagnóstico presuntivo seguro da infecção pelo HSV. No entanto, algumas vezes, as infecções pelo HSV podem ser confundidas com outras doenças, sendo a confirmação laboratorial desejável.

O isolamento do vírus mediante cultura tecidual inoculada com o líquido das vesículas intactas representa o procedimento tradicional para o diagnóstico definitivo. Entretanto, vesículas orais intactas são raras e a cultura dessas lesões rompidas não é confiável devido à chance de contaminação com saliva que pode conter, coincidentemente, partículas de HSV liberadas durante o período assintomático. Outra dificuldade dessa técnica é a necessidade de mais de 2 semanas para a obtenção do resultado definitivo.

A biopsia e a citopatologia são os procedimentos diagnósticos mais utilizados, sendo o último menos invasivo e com melhor custo-benefício. O exame microscópico revela alterações características nas células epiteliais infectadas. Somente o VZV produz alterações semelhantes, mas estas duas infecções geralmente podem ser diferenciadas pelas características clínicas. Caso haja necessidade, imunofluorescência direta, imuno-histoquímica, hibridização *in situ* ou reação em cadeia da polimerase (PCR) podem ser realizadas para o diagnóstico definitivo da infecção pelo HSV e sua tipificação.

Se as características diagnósticas da infecção pelo HSV forem verificadas na biopsia de uma ulceração persistente de um paciente imunocomprometido, estudos adicionais também devem ser realizados, com o objetivo de afastar a possibilidade de uma coinfecção com outros vírus como CMV e EBV. As características histopatológicas do CMV podem ser facilmente mal diagnosticadas, resultando em um tratamento inadequado do paciente.

Os testes sorológicos são úteis na documentação de exposição recente ou passada de infecção pelo HSV, sendo utilizada principalmente em estudos epidemiológicos. Os anticorpos do HSV se tornam positivos entre 4 e 8 dias após a exposição inicial. A confirmação da infecção primária pela sorologia exige a obtenção de uma amostra negativa dentro de 3 dias da apresentação da infecção inicial e uma segunda amostra aproximadamente 4 semanas depois.

Tratamento e prognóstico

No passado, o tratamento da gengivoestomatite herpética primária era sintomático; entretanto, quando os antivirais são administrados na fase prodrômica da doença, podem ser benéficos. Aciclovir em suspensão iniciado nos 3 primeiros dias de sintomatologia pela técnica de bochechar e engolir 5 vezes/dia por 5 dias (crianças: 15 mg/kg até a dose do adulto de 200 mg) resulta em a resolução clínica acelerada. Uma vez iniciado o tratamento, novas lesões não se desenvolvem. Além disso, a dificuldade para deglutição, dor, tempo de cicatrização, duração da febre e liberação do vírus são dramaticamente reduzidos. Fármacos adjuvantes tais como *spray* tópico de cloridrato de diclonina, pirulitos de cloridrato de tetracaína (feitos em farmácia de manipulação) e anti-inflamatórios não esteroides (NSAIDs), podem ser utilizados para garantir um alívio imediato da dor. A lidocaína viscosa e a benzocaína tópica devem ser evitadas em pacientes pediátricos devido a relatos de convulsões induzidas pela lidocaína em crianças e uma associação entre benzocaína tópica e metemoglobinemia. Os fluidos intravenosos (IV) também podem ser administrados para corrigir desequilíbrios de líquidos e eletrólitos. Além disso, os pacientes devem ser instruídos a restringir o contato com lesões ativas para evitar autoinoculação ou disseminação para outras pessoas.

O herpes labial recorrente tem sido tratado de diversas formas, desde a aplicação do éter à prática do vodu, porém nenhuma delas foi efetiva. Dos medicamentos anti-herpéticos, o aciclovir pomada em polietilenoglicol foi a primeira fórmula disponível para uso tópico. O aciclovir pomada tem produzido benefício limitado para o herpes labial em pacientes imunocompetentes, porque se supõe que sua base impeça uma absorção significativa. Subsequentemente, o penciclovir em creme se tornou disponível em uma base que permite o aumento da absorção através do vermelhão do lábio. O uso dessa formulação tem resultado em redução no tempo de cicatrização e dor, por aproximadamente 1 dia. Embora os melhores resultados sejam obtidos com o uso do penciclovir em creme durante a fase prodrômica, a aplicação tardia também tem trazido algum benefício clínico. Outras opções são o aciclovir em creme e uma formulação que não necessita de receita médica, docosanol em creme a 10%. Esses três cremes estão associados de forma estatisticamente significativa, embora com efeito clínico mínimo, à redução no tempo de cicatrização e dor, sendo o penciclovir o mais eficaz e o docosanol, o menos.

O aciclovir sistêmico e os dois medicamentos mais novos, valaciclovir e fanciclovir, apresentam eficácia semelhante contra o HSV. Todavia, o valaciclovir e o fanciclovir apresentam melhor biodisponibilidade e esquema de dosagem oral mais conveniente. Das três medicações, a que tem sido mais bem-sucedida para minimizar as recidivas consiste em um esquema de dosagem com valaciclovir, de 2 g, administrados no início dos sintomas prodrômicos, seguido por outros 2 g, 12 horas após. Os efeitos desse tratamento são reduzidos caso a medicação não seja iniciada durante a fase prodrômica. Embora muito menos conveniente, 400 mg de aciclovir administrados 5 vezes/dia, durante 5 dias, parecem produzir resultados semelhantes. Para pacientes cujas recidivas pareçam estar associadas a procedimentos odontológicos, um regime de 2 g de valaciclovir administrado 2 vezes no dia do atendimento e 1 g administrado 2 vezes no dia seguinte pode conter ou minimizar qualquer ataque associado. Em indivíduos com um fator desencadeante conhecido que se estenda por um período de tempo (p. ex., férias na praia ou prática de esqui), o uso profilático a curto prazo de um dos antivirais (aciclovir 400 mg 2 vezes/dia; valaciclovir 1 g diário, ou fanciclovir 250 mg 2 vezes/dia) tem demonstrado reduzir a prevalência e a gravidade das recidivas.

A terapia supressiva a longo prazo com um medicamento antiviral geralmente é reservada para pacientes que apresentem mais de 6 recidivas/ano, que tenham eritema multiforme desencadeado pelo HSV ou imunocomprometidos. Nas últimas décadas, cepas de HSV resistentes ao aciclovir têm surgido, principalmente nos pacientes imunocomprometidos que utilizam o medicamento a longo prazo como profilaxia. Nos pacientes imunocomprometidos, a carga viral tende a ser alta e a replicação não é completamente suprimida pela terapia antiviral, criando um ambiente favorável para a produção de mutantes resistentes ao fármaco. Embora a resistência seja observada principalmente nos pacientes imunocomprometidos, é provável ser inapropriado o uso indiscriminado de medicações antivirais para casos leves de infecção herpética recorrente.

Para o tratamento do herpes labial recorrente, alguns ensaios clínicos sugerem que a laserterapia de baixa intensidade pode ajudar a diminuir a dor e a taxa de recorrência. No entanto, são necessários mais estudos. Além disso, a ablação a *laser* de lesões ativas ocasionalmente pode causar piora; portanto, pode ser aconselhável limitar o uso laserterapia de baixa intensidade a áreas em que as lesões já tenham cicatrizado na tentativa de prevenir recorrências adicionais.

A dor associada ao herpes secundário intraoral é de pouca intensidade, e muitos pacientes não necessitam de tratamento. Alguns estudos demonstraram efeitos antivirais exercidos pela clorexidina. Além disso, o aciclovir parece exercer uma função de sinergismo com a clorexidina. Ainda não foram realizados extensos testes clínicos, mas a clorexidina isoladamente ou em combinação com o aciclovir em suspensão pode ser benéfica em pacientes que desejam ou necessitam de tratamento.

Durante o tratamento odontológico, precauções devem ser tomadas para prevenir a transmissão do HSV entre pacientes e profissionais de saúde bucal. Essas precauções incluem o uso de equipamentos de proteção individual padrão, evitar a manipulação de tecidos com infecção clinicamente evidente, minimizar a produção de aerossóis ao redor de lesões por HSV e abster-se de aplicar produtos à base de petrolato em lesões ativas que produzem fluidos (ou seja, antes do estágio de formação de crosta). Em geral, é prudente adiar o tratamento odontológico até que uma lesão por HSV esteja com crostas ou completamente cicatrizada.

Hospedeiros imunocomprometidos com infecção pelo HSV frequentemente necessitam de medicação antiviral IV. Além disso, indivíduos gravemente imunocomprometidos, como pacientes submetidos a transplante de medula óssea e aqueles com AIDS, muitas vezes necessitam de doses orais profiláticas de aciclovir, valaciclovir ou fanciclovir. Quaisquer lesões herpéticas que não respondam ao tratamento apropriado dentro de 5 a 10 dias apresentam cepas resistentes. Nesse caso, o tratamento antiviral inicial deveria ser repetido em doses elevadas. Se essa intervenção não surtir efeito, alternativas adicionais incluem o fosfonoformato trissódico hexa-hidratado (foscarnete) e o cidofovir IV. As ulcerações com coinfecção pelo HSV e CMV respondem bem ao ganciclovir, sendo o foscarnete utilizado nos casos refratários. Pesquisas acerca de uma vacina eficaz para o HSV estão sendo realizadas.

◆ VARICELA (CATAPORA)

A **varicela (catapora)** representa a infecção primária causada pelo vírus varicela-zóster (VZV ou HHV-3). Sucede-se um período de latência, e a recidiva é possível como **herpes-zóster** (ver adiante), muitas vezes, após várias décadas. Supõe-se que o vírus se dissemine através de gotículas no ar ou pelo contato direto com lesões ativas. Ao contrário do que ocorre na infecção primária pelo HSV, a maioria dos casos é sintomática. O período de incubação é de 10 a 21 dias, com média de 15 dias.

Antes do desenvolvimento da vacina, a incidência anual de varicela nos EUA era de aproximadamente 4 milhões, com a maioria dos casos acometendo crianças com menos de 10 anos. Entretanto, desde a introdução da imunização universal contra o VZV nos EUA em 1995, a incidência diminuiu em todas as faixas etárias e o pico de incidência mudou para 10 a 14 anos. Nas regiões onde houve uma grande cobertura vacinal, a incidência da varicela de 1995 para 2005 caiu aproximadamente 90%; e um declínio adicional foi observado a partir de 2006, quando passou a ser estabelecido um regime vacinal de duas doses. A vacinação contra o VZV previne anualmente 3,5 milhões de casos de varicela, 9.000 hospitalizações e 100 mortes nos EUA.

Características clínicas

Devido às altas taxas de vacinação contra a varicela nos EUA, a maioria dos novos casos dessa doença representa uma **infecção atenuada** (*i. e.,* uma infecção causada por um tipo de vírus selvagem em um paciente previamente imunizado). Uma erupção cutânea maculopapular com um pequeno número de lesões, poucas ou nenhuma vesícula, com febre baixa ou ausente e um curso reduzido de duração de aproximadamente 4 a 6 dias são achados comuns. A apresentação atípica de uma doença atenuada pode ser difícil de ser diagnosticada, com alguns casos sendo confundidos com picadas de insetos ou hera venenosa. Os pacientes são infectantes mesmo sem lesões por um período de 24 horas, embora a transmissão seja menos frequente em uma infecção atenuada quando comparada à infecção sintomática em indivíduos não vacinados.

Nos indivíduos que não foram imunizados, a fase sintomática da infecção primária pelo VZV geralmente se inicia com mal-estar, faringite e rinite. Nas crianças mais velhas e nos adultos, outros sintomas (p. ex., cefaleia, mialgia, náusea, anorexia e vômitos) podem ser observados. Em seguida, ocorre o característico e intenso exantema prurítico. As erupções começam na face e no tronco, seguidas pelo envolvimento das extremidades. Cada lesão progride rapidamente por meio dos estágios de eritema, vesícula, pústula e crosta endurecida (Figuras 7.14 e 7.15). O estágio vesicular inicial é a manifestação mais clássica da doença. Cada vesícula é circundada por uma zona de eritema e tem sido descrita como "uma gota de orvalho em uma pétala de rosa". Ao contrário do herpes simples, as lesões continuam a surgir durante 4 ou mais dias. É comum observar a presença concomitante de lesões crostosas antigas e vesículas mais recentes intactas, Os indivíduos afetados são infectantes a partir de 2 dias antes do exantema, até que todas as lesões estejam sob a forma de crosta. A febre é geralmente observada durante a fase exantematosa ativa.

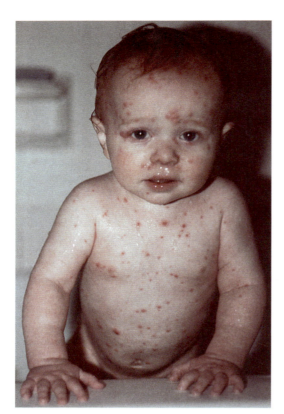

Figura 7.14 Varicela. Criança exibindo erupção vesicular eritematosa difusa. (Cortesia da Dra. Sherry Parlanti.)

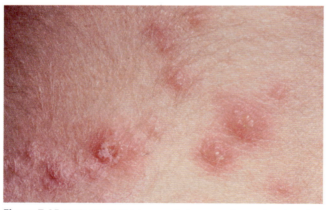

Figura 7.15 Varicela. Numerosas vesículas com eritema circunjacente e início da formação de crosta.

As manifestações orais e periorais são bastante comuns e podem preceder as lesões cutâneas. A borda do vermelhão dos lábios e o palato são os locais mais frequentemente envolvidos, seguidos pela mucosa jugal. Ocasionalmente aparecem lesões gengivais, que se assemelham àquelas observadas nas infecções primárias pelo HSV, mas não é difícil distinguir as duas, pois as lesões da varicela tendem a ser relativamente indolores. As lesões começam como vesículas branco-opacas de 3 a 4 mm, que se rompem e formam ulcerações de 1 a 3 mm (Figura 7.16). A prevalência e o número de lesões orais são correlacionadas à gravidade da infecção. Nos casos brandos, as lesões orais estão presentes em aproximadamente um terço dos indivíduos afetados. Frequentemente, apenas uma ou duas úlceras orais são

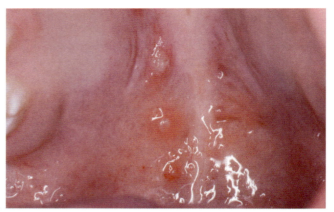

Figura 7.16 Varicela. Vesículas branco-opacas no palato duro. (Cortesia de Tristan Neville.)

evidentes, e caracteristicamente cicatrizam dentro de 1 a 3 dias. Ao contrário, pacientes com infecções graves quase sempre têm ulcerações orais, apresentando mais de 30 lesões que persistem por 5 a 10 dias.

Crianças mais velhas, adultos e indivíduos imunocomprometidos apresentam um risco aumentado para doenças graves e complicações. Além disso, membros de uma mesma casa infectados secundariamente pelo paciente inicial geralmente apresentam a doença de forma mais grave do que o paciente infectado inicialmente.

Na infância, as complicações mais frequentes da varicela são as infecções cutâneas secundárias, seguidas por encefalite e pneumonia. As infecções cutâneas secundárias são representadas principalmente pelos estreptococos β-hemolíticos do grupo A, que podem progredir para fascite necrosante, septicemia, síndrome do choque tóxico ou outras condições fatais. Com o aprimoramento da educação pública e a diminuição do uso de ácido acetilsalicílico (AAS) em crianças, a síndrome de Reye (uma condição potencialmente fatal caracterizada por encefalopatia aguda, deficiência hepática e outros danos a órgãos nobres) se tornou rara.

As complicações são mais prevalentes nos adultos do que nas crianças. A complicação mais comum e grave é a pneumonite por varicela, cujas características são tosse seca, taquipneia, dispneia, hemoptise, dor torácica e cianose. Outras complicações potenciais incluem pneumonia, encefalite, distúrbio gastrintestinal e hemorragias (trombocitopenia, pancitopenia, anemia hemolítica e anemia falciforme). O envolvimento do sistema nervoso central (SNC) produz ataxia, porém pode resultar também em cefaleia, sonolência, convulsões ou coma. O risco de morte é 15 vezes maior nos adultos em comparação às crianças, principalmente devido ao aumento da prevalência de encefalite.

A infecção durante a gestação pode resultar em varicela congênita ou neonatal. O envolvimento no início da gestação pode resultar em aborto espontâneo ou defeitos congênitos. Quando a infecção ocorre antes da 20ª semana de gestação, a prevalência da síndrome da varicela congênita é de aproximadamente 1 a 2%. Além disso, a infecção da mãe próximo do momento do parto pode resultar em uma infecção neonatal grave, causada pela ausência de anticorpos maternos.

A infecção em pacientes imunocomprometidos também pode ser mais grave. O envolvimento cutâneo é extenso e pode estar associado à infecção bacteriana secundária, com presença de febre alta, hepatite, pneumonite, pancreatite, obstrução gastrintestinal e encefalite. Antes do desenvolvimento do tratamento antiviral eficiente, a taxa de mortalidade em indivíduos imunocomprometidos era de aproximadamente 7%.

Características histopatológicas

As alterações citológicas são praticamente idênticas às descritas para o HSV. O vírus causa acantólise, com a formação de diversas células de Tzanck livres e soltas, as quais exibem marginação nuclear da cromatina e multinucleação ocasional.

Diagnóstico

Desde a incorporação da vacina da varicela no calendário vacinal nos EUA, a incidência anual da varicela clássica diminuiu, enquanto a incidência da infecção atenuada se elevou; aumentando, portanto, a necessidade de confirmação laboratorial da infecção. A confirmação pode ser obtida por meio da demonstração de efeitos citopalógicos virais, observados nas células epiteliais coletadas do líquido vesicular. Essas alterações citológicas são idênticas às encontradas no herpes simples, embora a correlação com os achados clínicos possa ajudar na distinção entre as duas infecções. O método diagnóstico mais fidedigno consiste na PCR feita a partir do fluido vesicular, células da base da lesão ou de um raspado das lesões cutâneas em cicatrização. Durante a fase aguda, a infecção também pode ser detectada por meio de um ensaio de PCR da saliva ou de esfregaços bucais. A PCR é considerada uma técnica superior à cultura ou avaliação de anticorpos da imunofluorescência direta, por ser um método mais sensível e permitir a distinção entre as cepas selvagens e vacinais do VZV. Além disso, o diagnóstico pode ser feito de forma retrospectiva em um indivíduo imunocompetente pela demonstração de um aumento de 4 vezes dos títulos de anticorpos para o VZV entre as amostras aguda e convalescente. No entanto, nem sempre esse aumento é evidente em indivíduos vacinados.

Tratamento e prognóstico

Antes que os atuais medicamentos antivirais estivessem disponíveis, o tratamento da varicela era principalmente sintomático. Banhos mornos com sabão ou bicarbonato de sódio, aplicações de loções de calamina e de difenidramina sistêmica ainda são utilizados para aliviar o prurido. As loções à base de difenidramina não são mais recomendadas devido aos relatos de toxicidade secundária à absorção cutânea da medicação. O antitérmico de eleição em crianças no tratamento da varicela deve ser o paracetamol. O AAS precisa ser evitado nessa faixa etária devido ao risco de desenvolvimento da síndrome de Reye. Os NSAIDs também não devem ser utilizados, pois eles têm sido associados a um risco elevado de complicações graves na pele e nos tecidos moles.

O uso de medicações antivirais por via oral, como aciclovir, valaciclovir e fanciclovir, reduzem a duração e a gravidade da infecção, quando administradas durante as primeiras 24 horas de erupções. O uso rotineiro desses medicamentos antivirais não é recomendado para crianças imunocompetentes com varicela sem complicações. Esse tratamento é reservado para pacientes com risco de doença mais grave, como crianças não vacinadas com mais de 12 anos, pacientes com doença pulmonar ou cutânea crônica, pacientes em uso por tempo prolongado de salicilato e aqueles em uso de corticoides por um período curto ou intermitente. Além disso, alguns profissionais recomendam a terapia antiviral para os indivíduos que contraíram a doença de um membro da família, porque esses casos tendem a ser mais graves. As formulações IV são usadas nos pacientes imunocomprometidos ou com infecção grave e progressiva.

Nos pacientes imunodeprimidos que são expostos ao VZV e considerados de alto risco para o desenvolvimento de doença grave ou complicações, a imunização após a exposição ou a administração de imunoglobulina purificada varicela-zóster (VariZIG®) pode ser considerada. A vacinação após a exposição é apropriada para crianças com mais de 1 ano não imunizadas. Idealmente, a vacinação deve ser realizada dentro de 3 dias, embora ela seja utilizada até 5 dias após a exposição com objetivo de prevenir ou modificar a doença. Uma segunda dose da vacina deve ser administrada na idade apropriada, respeitando o intervalo para a primeira dose. Alternativamente, a VariZIG® pode ser administrada pós-exposição a indivíduos não imunes com alto risco de doença grave ou complicações, e para quem a vacinação é contraindicada. Os indivíduos de risco elevado incluem pacientes imunocomprometidos, mulheres grávidas sem evidência de imunidade, recém-nascidos prematuros e recém-nascidos de mães não imunes. A VariZIG® deve ser administrada o quanto antes, de forma que a Food and Drug Administration (FDA) aprova a sua administração até no máximo 10 dias após a exposição.

Nos EUA, a FDA aprovou uma vacina monovalente para a varicela (Varivax®), assim como uma vacina quadrivalente conjugada chamada ProQuad®, que atua na prevenção de sarampo, caxumba, rubéola e varicela (MMRV). A primeira dose da vacina contra a varicela é recomendada para crianças de 12 a 15 meses, e a segunda dose para aquelas de 4 a 6 anos. Tanto a vacina quadrivalente conjugada (MMRV), como a monovalente para a varicela podem ser administradas em crianças pequenas que recebem sua primeira dose; a monovalente reduz o risco de convulsões febris nesse grupo etário. Na segunda dose, prefere-se a utilização de MMRV combinada em vez de vacinas separadas (MMR e varicela). Além disso, a vacina monovalente de varicela está licenciada para uso rotineiro apenas em indivíduos com 13 ou mais anos, sem evidência de imunidade. Nesse grupo etário, recomendam-se duas doses separadas por um intervalo de 28 dias. Crianças, adolescentes e adultos que receberam apenas uma dose de vacina da varicela por recomendações passadas devem receber uma segunda dose de reforço.

A vacina da varicela é feita a partir de vírus vivo, atenuado, que pode se disseminar para indivíduos em contato próximo. Logo, os pacientes que recebem a vacina e desenvolvem um *rash* cutâneo devem evitar o contato com os indivíduos de risco, como gestantes e pacientes imunocomprometidos.

◆ HERPES-ZÓSTER

Após a infecção inicial pelo VZV (varicela), o vírus é transportado para os nervos sensitivos e estabelece latência em raízes dorsais correspondentes, nervos cranianos ou gânglios autônomos. O herpes-zóster clinicamente evidente ocorre após a reativação do vírus, com o envolvimento do ramo do nervo sensitivo afetado. Diferentemente do HSV, é muito mais frequente que ocorra apenas um episódio do que múltiplas recorrências. O herpes-zóster acomete aproximadamente um a cada três indivíduos e se estimam um milhão de novos episódios anualmente nos EUA. A prevalência dos ataques aumenta com a idade, aparentemente devido à diminuição de imunidade celular que ocorre com o aumento da idade. A incidência é baixa nos jovens, mas aumenta drasticamente após os 50 anos, com estudos sugerindo que cerca de metade dos indivíduos que vive até os 85 anos será acometida. Imunossupressão, infecção pelo HIV, tratamento com fármacos citotóxicos ou imunossupressoras, radiação, presença de neoplasias malignas, senilidade, uso abusivo de álcool, estresse (físico ou emocional) e tratamento dentário são fatores predisponentes para a reativação.

O impacto a longo prazo da vacinação contra a varicela na prevalência do herpes-zóster é controverso e encontra-se em avaliação. Curiosamente, é possível que ocorra o desenvolvimento de zóster tanto a partir da reativação de um vírus selvagem, como de uma cepa da vacina, embora o risco de desenvolvimento de zóster a partir da cepa vacinal seja muito inferior do que a partir do vírus selvagem.

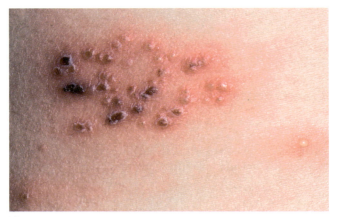

Figura 7.17 Herpes-zóster. Grupo de vesículas com eritema circunjacente da pele.

Características clínicas

As características clínicas do herpes-zóster podem ser agrupadas em três fases: prodrômica, aguda e crônica. Durante a replicação viral inicial, desenvolvem-se ganglionites ativas que resultam em necrose neural e neuralgia intensa. Essa reação inflamatória é responsável pelos sintomas prodrômicos de dor intensa que precedem a erupção cutânea em mais de 90% dos casos. Conforme o vírus migra pelo nervo, a dor se intensifica e tem sido descrita como ardência, formigamento, prurido, um incômodo pontiagudo ou cortante. A dor começa na área do epitélio inervado pelo nervo sensitivo afetado (dermátomo) e pode ser acompanhada de febre, mal-estar e cefaleia. Caracteristicamente, um dermátomo é acometido, porém pode ocorrer o envolvimento de dois ou mais. Os dermátomos torácicos são afetados em aproximadamente dois terços dos casos. Essa dor prodrômica é observada normalmente 1 a 4 dias antes do desenvolvimento das lesões cutâneas ou mucosas. Durante esse período (antes do exantema) a dor pode mimetizar sensibilidade dentária, otite média, cefaleia migratória, infarto do miocárdio ou apendicite, dependendo do dermátomo afetado.

A fase aguda começa a partir do momento em que a pele envolvida desenvolve grupos de vesículas dispostas em uma base eritematosa (Figura 7.17). As lesões tendem a seguir o trajeto do nervo afetado e terminam na linha média (Figura 7.18). Dentro de 3 a 4 dias, as vesículas começam a pustular e ulcerar, e a formação de crostas se desenvolve após 7 a 10 dias. As lesões são infectantes até que elas evoluam para crosta, embora a taxa de transmissão do VZV a partir das lesões do herpes-zóster seja menor que a partir das lesões da varicela. O exantema regride em 2 a 3 semanas em indivíduos sadios. No processo de cicatrização, a presença de cicatriz com hipo ou hiperpigmentação não é incomum. Eventualmente, há dor no dermátomo que não é acompanhada pela erupção cutânea; esse padrão é denominado **zoster sine herpete** (zóster sem erupção cutânea).

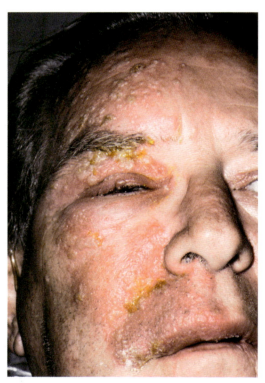

Figura 7.18 Herpes-zóster. Várias vesículas faciais com formação de crosta que se estendem para a linha média.

As lesões orais ocorrem com o envolvimento do nervo trigêmeo e podem estar presentes na mucosa móvel ou aderida (Figuras 7.19 e 7.20). Frequentemente, as lesões se estendem até a linha média e são acompanhadas por lesões na pele que recobrem o quadrante afetado. Assim como na varicela, as lesões se apresentam individualmente como vesículas de 1 a 4 mm, que se rompem para formar ulcerações rasas. Os dentes da área afetada podem desenvolver pulpite, necrose pulpar, calcificações pulpares e reabsorção radicular. Além disso, vários relatos documentaram necrose óssea com perda do dente. Acredita-se que a osteonecrose dos maxilares possa ser secundária à extensão da inflamação dos nervos afetados até os vasos sanguíneos adjacentes, levando à necrose isquêmica. A osteonecrose pode se desenvolver tanto durante o período de exantema, como posterior a ele, com períodos extensos relatados de 150 dias.

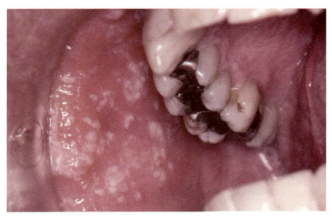

Figura 7.19 Herpes-zóster. Numerosas vesículas branco-opacas no lado direito da mucosa jugal, no mesmo paciente descrito na Figura 7.18.

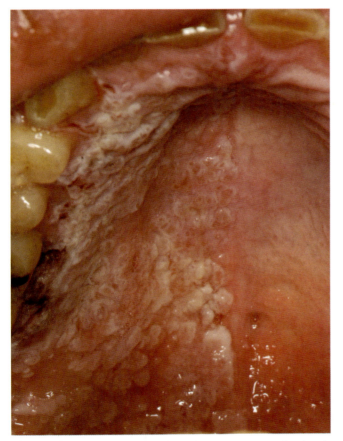

Figura 7.20 Herpes-zóster. Vesículas brancas opacas a focalmente transparentes na mucosa palatina direita com extensão até a linha média. (Cortesia da Dra. Molly Rosebush.)

O envolvimento ocular está presente em 10 a 25% dos casos e pode causar expressiva morbidade, incluindo cegueira permanente. As manifestações oculares são altamente variáveis e podem surgir de lesão epitelial direta mediada pelo vírus, neuropatia, dano mediado imunologicamente ou vasculopatia secundária. Lesões na ponta do nariz (sinal de Hutchinson) indicam o envolvimento do ramo nasociliar do nervo trigêmeo e um risco aumentado para infecção ocular grave. Nesses casos, o encaminhamento para um oftalmologista é obrigatório.

A reativação do VZV no gânglio geniculado pode causar a **síndrome de Ramsay Hunt,** caracterizada por lesões cutâneas do canal auditivo externo e envolvimento ipsilateral da face e nervos auditivos. Os indivíduos afetados podem apresentar paralisia facial, deficiência auditiva, vertigem e outros sintomas auditivos e vestibulares. Além disso, alguns pacientes podem desenvolver perda do paladar nos dois terços anteriores da língua. Por meio de PCR ou sorologia, pesquisadores detectaram infecção ativa pelo VZV em aproximadamente 30% dos pacientes com paralisia de Bell (ver Capítulo 18). Associações semelhantes foram feitas com HSV e EBV. Esses achados sugerem uma causa de base viral para vários casos de paralisia facial "idiopática".

Aproximadamente 15% dos pacientes afetados progridem para a fase crônica do herpes-zóster (**neuralgia pós-herpética**), caracterizada por dor persistente após a resolução da erupção cutânea. Existem controvérsias sobre a duração da dor persistente para caracterizar o quadro de neuralgia pós-herpética, embora alguns pesquisadores considerem um período mínimo de 1 a 3 meses. Fatores de risco incluem sexo feminino, idade avançada, história de dor prodrômica, erupção cutânea moderada a grave e/ou dor durante a fase aguda e envolvimento oftálmico. A dor é descrita como uma queimação pulsátil, contínua, com prurido ou lancinante, frequentemente com vermelhidão causada pelo leve toque da região ou pelo contato da área com a roupa. A maioria dessas neuralgias regride em até 1 ano, com metade dos pacientes apresentando resolução após 2 meses. Casos raros podem se estender por 20 anos e há relatos de pessoas que cometeram suicídio devido à dor extrema. Embora a causa seja desconhecida, alguns pesquisadores acreditam que a dor seja causada por uma ganglionite crônica pelo VZV.

Em casos raros, uma síndrome de acidente vascular cerebral isquêmico potencialmente fatal, chamada de **angiite granulomatosa**, pode-se desenvolver semanas a meses após a resolução da erupção cutânea do zóster envolvendo o nervo trigêmeo. Essa condição parece ser consequência da extensão direta do VZV e da inflamação associada do gânglio trigeminal com a artéria carótida interna.

Nos indivíduos imunocomprometidos, o herpes-zóster é grave, apresentando um risco aumentado para complicações. A erupção cutânea pode se tornar disseminada, como resultado da viremia do VZV; em alguns casos a viremia pode ocorrer mesmo sem envolvimento cutâneo. Complicações com risco de morte incluem pneumonia, hepatite, coagulopatia intravascular disseminada, meningite e encefalite. Entretanto, o comprometimento do estado imunológico não parece aumentar significativamente o risco para o desenvolvimento de neuralgia pós-herpética.

Características histopatológicas

As vesículas ativas do herpes-zóster são microscopicamente idênticas às observadas na infecção primária (varicela). Para mais informações, ver partes iniciais deste capítulo nas características histopatológicas da varicela e do herpes simples.

Diagnóstico

O diagnóstico do herpes-zóster pode muitas vezes ser feito com base nas manifestações clínicas, entretanto outros procedimentos podem ser necessários nos casos atípicos ou na exclusão de infecção recorrente pelo HSV semelhante ao zóster. A cultura viral pode confirmar a impressão clínica, mas o resultado demora pelo menos 24 horas e resultados falso-negativos geralmente ocorrem, uma vez que é difícil coletar vírus viável de lesões cutâneas. Os esfregaços citológicos mostram os efeitos citopatológicos virais como os observados na varicela e no HSV. Um diagnóstico rápido pode ser obtido pela utilização de coloração direta dos esfregaços citológicos com anticorpos monoclonais fluorescentes para o VZV. Técnicas moleculares, como hibridização *dot-blot* e PCR, também podem ser usadas para detectar o VZV.

Tratamento e prognóstico

O tratamento de suporte para o herpes-zóster pode incluir antipruriginosos, como a difenidramina e antitérmicos, que não contenham AAS. As lesões cutâneas devem ser mantidas secas e limpas e, se possível, cobertas para a prevenção de infecções secundárias; podem ser administrados antibióticos para tratar estas infecções.

O tratamento inicial com medicações antivirais apropriadas, como aciclovir, valaciclovir e fanciclovir, tem acelerado o processo de cicatrização das lesões cutâneas e mucosas, reduzindo a dor durante a fase aguda. Esses medicamentos são mais eficazes se iniciados dentro de até 72 horas após o desenvolvimento da primeira vesícula. A suplementação dos agentes antivirais com analgésicos (paracetamol, NSAIDs, tramadol e opioides), antidepressivos tricíclicos, anticonvulsivantes (incluindo a gabapentina e a pregabalina) ou com corticoides sistêmicos pode fornecer controle adicional da dor.

Estudos sobre a eficácia da prevenção ou diminuição da gravidade da neuralgia pós-herpética, utilizando apenas antivirais e antivirais combinados com gabapentina durante a fase aguda, mostraram resultados variados. Da mesma forma, a combinação de antivirais e corticoides pode ser útil no tratamento do herpes-zóster agudo, mas não parece prevenir a neuralgia pós-herpética.

Para a redução da dor na neuralgia pós-herpética podem ser utilizados antidepressivos tricíclicos, anticonvulsivantes (incluindo a gabapentina e a pregabalina) e opioides. A FDA aprovou a utilização de adesivo de lidocaína, adesivo de capsaicina e capsaicina creme para o tratamento de neuralgia pós-herpética. Entretanto, as evidências sobre tais terapias tópicas apresentam ainda qualidade limitada. Além disso, a capsaicina, que é derivada da pimenta, pode causar queimação ou prurido da pele na região afetada. Tratamentos não farmacológicos incluem estimulação elétrica nervosa transcutânea e bloqueio de nervo, mas existem poucos estudos sobre essas terapias alternativas. Já que a neuralgia pós-herpética é de difícil tratamento, deve ser dada ênfase na prevenção do herpes-zóster.

Uma vacina recombinante e adjuvante contra herpes-zóster (Shingrix®) foi aprovada pela FDA para uso em adultos com 50 anos ou mais. Esta vacina consiste em duas doses administradas com um intervalo de 2 a 6 meses entre elas. A vacina recombinante é preferida pelo Advisory Committee on Immunization Practices (ACIP) em relação à vacina viva contra zóster (Zostavax®) porque oferece maior proteção contra herpes-zóster e neuralgia pós-herpética.

◆ MONONUCLEOSE INFECCIOSA (MONO; FEBRE GLANDULAR; "DOENÇA DO BEIJO")

A **mononucleose infecciosa** é uma doença sintomática resultante da exposição ao vírus Epstein-Barr (EBV, HHV-4). A infecção ocorre em geral pelo contato íntimo. A disseminação intrafamiliar é comum e, quando uma pessoa é exposta, o EBV permanece no hospedeiro por toda a vida. As crianças geralmente se infectam por meio da saliva contaminada nos dedos, brinquedos ou outros objetos. Os adultos em geral contraem o vírus pela transferência direta da saliva, por exemplo, por meio de canudos compartilhados ou beijos, daí a denominação "doença do beijo". Nos países em desenvolvimento, a exposição geralmente ocorre por volta de 3 anos, sendo universal na adolescência. Em contraste, em nações desenvolvidas, as taxas de infecção pelo EBV têm diminuído entre as crianças, e a exposição ao vírus muitas vezes é adiada. De acordo com alguns estudos nos EUA, aproximadamente 50% dos estudantes universitários não têm exposição prévia. Crianças infectadas geralmente são assintomáticas, enquanto adolescentes e jovens adultos que se infectam estão em maior risco de desenvolver doença sintomática. Síndromes semelhantes à mononucleose podem ser causadas por outros microrganismos, incluindo CMV (ver adiante), HIV-1 (ver adiante) e *Toxoplasma gondii* (ver Capítulo 6).

Além da mononucleose infecciosa, o EBV está associado à **leucoplasia pilosa oral** (LPO) (ver adiante), vários linfomas (mais notavelmente o linfoma de Burkitt [ver Capítulo 13]) e distúrbios linfoproliferativos (como a **úlcera mucocutânea EBV-positiva** [ver Capítulo 13]), carcinoma nasofaríngeo (ver Capítulo 10), carcinoma linfoepitelial de glândulas salivares, alguns carcinomas gástricos e tumores ocasionais de músculo liso.

Características clínicas

A apresentação clínica varia de acordo com a idade. A maioria das infecções pelo EBV em crianças é assintomática. Em crianças com menos de 4 anos com sintomas, os achados incluem febre, linfadenopatia, faringite, hepatoesplenomegalia, rinite e tosse. Crianças com 4 anos ou mais são igualmente afetadas, porém exibem uma prevalência muito menor de hepatoesplenomegalia, rinite e tosse. A maioria dos adultos jovens apresenta febre, linfadenopatia, faringite e tonsilite. Em adultos com mais de 40 anos, a febre e a faringite representam os achados predominantes.

Complicações são incomuns em qualquer idade, mas acontecem com mais frequência em crianças. As possíveis complicações incluem ruptura esplênica, trombocitopenia, anemia hemolítica autoimune, anemia aplásica, alterações neurológicas, miocardite e linfo-histiocitose hemofagocítica. Essa última parece ser causada pela ativação em massa dos linfócitos T e histiócitos, sendo geralmente fatal caso não haja intervenção imediata.

Na mononucleose infecciosa clássica em adultos jovens, ocorrem sinais e sintomas prodrômicos como prostração, mal-estar e anorexia até 2 semanas antes do desenvolvimento da febre. A temperatura pode alcançar 40°C e persistir por 2 a 14 dias. Em mais de 90% dos casos, observa-se uma evidente linfadenopatia, que se manifesta com aumento simétrico e sintomático dos linfonodos, frequentemente com o envolvimento das cadeias cervicais anteriores e posteriores. É raro o aumento de volume dos tecidos linfoides da parótida ter sido relatado e pode estar associado à paralisia do nervo facial. Mais de 80% dos adultos jovens afetados apresentam aumento de volume das tonsilas, algumas vezes com exsudato difuso na superfície e abscessos secundários (Figura 7.21). As tonsilas linguais, que se localizam na base da língua e estendem-se da papila circunvalada à epiglote, podem se tornar hiperplásicas e comprometer as vias respiratórias. Raramente, são relatadas fatalidades como dificuldades respiratórias secundárias a hiperplasia tonsilar, hipertrofia aritenoide, edema da faringe e epiglote.

Também podem ser observadas outras lesões orais além da tumefação linfoide. Petéquias no palato duro ou mole são observadas em cerca de 25% dos pacientes (Figura 7.22). As petéquias são transitórias e geralmente desaparecem no período de 24 a 48 horas. A **gengivite necrosante (GN)** (ver Capítulo 4) também é bastante comum. A pericoronarite semelhante à GN (ver Capítulo 4) e a mucosite necrosante (ver Capítulo 4) ocorrem com menos frequência. Os casos de GN que são refratários ao tratamento normal devem ser avaliados para excluir a possibilidade de EBV.

Em menos de 10% dos casos de mononucleose infecciosa, os pacientes experimentam prostração persistente por várias semanas a meses. No entanto, infecção ativa pelo EBV além de 4 meses é rara. Vários pesquisadores tentaram associar o EBV a um sintoma controverso complexo, denominado **síndrome da fadiga crônica** (encefalomielite miálgica, doença sistêmica de intolerância ao esforço), caracterizado por prostração profunda há mais de 6 meses, faringite, mialgia, artralgia, cefaleia, linfadenopatia, mal-estar após exercícios físicos, sono conturbado e dificuldades cognitivas. Ainda assim, as evidências atuais não apoiam o EBV como uma causa específica para essa condição, que pode ser desencadeada por uma variedade de doenças.

Além disso, alguns estudos sugerem que a mononucleose infecciosa aumenta o risco para o desenvolvimento posterior de esclerose múltipla. No entanto, é incerto se o EBV é uma causa direta ou indireta da esclerose múltipla ou apenas um espectador inocente.

Diagnóstico

O diagnóstico da mononucleose infecciosa é normalmente baseado nas manifestações clínicas combinadas com a presença de um valor 10% aumentado de linfócitos atípicos no sangue periférico e teste de anticorpos heterófilos positivo. Os anticorpos heterófilos são anticorpos IgM direcionados contra antígenos virais e que promovem aglutinação de hemácias de carneiro e cavalo. O teste Monospot é um ensaio amplamente disponível para a detecção rápida de anticorpos heterófilos. No entanto, resultados falso-negativos são possíveis, especialmente durante a primeira semana de infecção ou entre crianças infectadas com menos de 4 anos.

Nos casos de suspeita de infecção pelo EBV, em que o teste para anticorpos heterófilos apresentou resultado negativo, é necessária a realização de um teste de anticorpos específicos para o EBV. Imunoensaios podem ser realizados durante vários estágios da infecção e na detecção da quantidade de anticorpos direcionados contra os antígenos do capsídeo viral (ACV) e antígenos nucleares do Epstein-Barr (EBV).

Tratamento e prognóstico

Na maioria dos casos, a mononucleose infecciosa regride dentro de 4 a 6 semanas. Os NSAIDs podem ser utilizados para diminuir os sintomas mais comuns. Ingestão adequada de líquidos e alimentação também são importantes. Os pacientes com esplenomegalia devem evitar a prática de esportes para prevenir a rara possibilidade de ruptura esplênica.

O envolvimento das tonsilas algumas vezes se assemelha à tonsilite ou à faringite estreptocócica (ver Capítulo 5). Entretanto, o tratamento com ampicilina, amoxicilina ou outras penicilinas deve ser evitado, pois a utilização desses antibióticos tem sido associada a erupções cutâneas morbiliformes não alérgicas.

Alguns clínicos recomendam a utilização de corticoides por um curto período com o objetivo de minimizar os sintomas agudos. No entanto, existem evidências insuficientes de estudos clínicos que apoiam a utilização rotineira de corticoides no tratamento da mononucleose infecciosa. Além disso, há uma preocupação sobre o aumento no risco de complicações, incluindo encefalites e miocardites. Na prática, a maioria dos clínicos reserva a utilização de corticoides para o tratamento de complicações graves, tais como a prevenção de obstrução aérea, anemia hemolítica, trombocitopenia ou linfo-histiocitose.

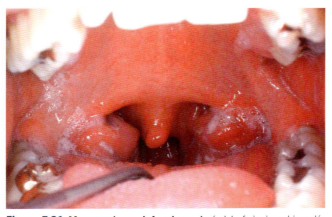

Figura 7.21 Mononucleose infecciosa. Amígdala faringiana hiperplásica com exsudato amarelado na cripta. (Cortesia do Dr. George Blozis.)

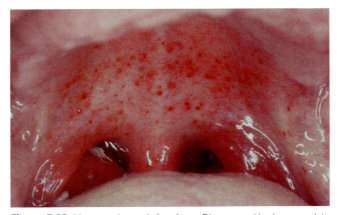

Figura 7.22 Mononucleose infecciosa. Diversas petéquias no palato mole. (Cortesia do Dr. George Blozis.)

Tal complicação geralmente também requer o tratamento com ciclosporina e etoposídeo.

Embora as medicações antivirais, como aciclovir, valaciclovir e fanciclovir, tenham sido utilizadas com sucesso na resolução temporária da leucoplasia pilosa oral (LPO), esses medicamentos não demonstraram benefício clinicamente evidente nos pacientes com mononucleose infecciosa. Essas medicações podem impedir a replicação viral; no entanto, as principais manifestações clínicas parecem ser secundárias a uma resposta imune dos linfócitos B ativados infectados pelo EBV e não são alteradas pela intervenção da medicação.

◆ CITOMEGALOVÍRUS

O **citomegalovírus** (CMV, HHV-5) é semelhante a outros herpes-vírus humanos (*i.e.*, após a infecção inicial, se estabelece um período de latência, sendo possível a reativação em condições favoráveis para o vírus). O CMV pode permanecer em latência nas células das glândulas salivares, no endotélio, nos macrófagos e nos linfócitos. O vírus pode ser encontrado na maioria dos fluidos corporais, incluindo saliva, sangue, urina, lágrimas, secreções respiratórias, secreções genitais e leite materno. Clinicamente, a doença mais evidente é observada em recém-nascidos e em adultos imunocomprometidos. Nas crianças, o vírus é contraído pela placenta, durante o parto ou pela amamentação. O pico seguinte de transmissão ocorre durante a adolescência, predominantemente pela atividade sexual. A transmissão também tem sido documentada por meio de transfusão sanguínea e transplante de órgãos. A soroprevalência global do CMV é estimada em 83% na população geral. Nos EUA, a prevalência de infecção sorológica é de aproximadamente 20% para crianças entre 1 e 5 anos, 50% dos indivíduos entre 6 a 49 anos e maior que 90% nos pacientes com mais de 80 anos. Além da idade avançada, outros fatores de risco correspondentes à soropositividade para o CMV incluem sexo feminino, baixa condição socioeconômica, aglomeração doméstica e ter nascido em país estrangeiro.

Características clínicas

Em qualquer idade, cerca de 90% das infecções pelo CMV são assintomáticas. Na infecção congênita e neonatal clinicamente evidente, os achados incluem icterícia, hepatoesplenomegalia, eritropoiese cutânea e trombocitopenia (frequentemente associada a petéquias e púrpuras). O envolvimento do SNC pode causar microcefalia, convulsões e deficiência mental e motora. Além disso, as infecções pelo CMV representam a causa mais comum de perda auditiva neurossensorial não hereditária, com as crianças infectadas desenvolvendo perda auditiva ao nascimento ou na infância.

Nos indivíduos imunocompetentes, a infecção pelo CMV aguda sintomática é rara e exibe sintomas inespecíficos variando de uma apresentação semelhante à mononucleose infecciosa a envolvimento de vários órgãos de forma letal. A apresentação semelhante à mononucleose é caracterizada por febre, calafrios, faringite, cefaleia e prostração. Quando se compara à mononucleose clássica causada pelo EBV, essa condição é menos associada à faringite exsudativa, linfadenopatia e hepatoesplenomegalia. Outros possíveis achados na citomegalovirose sintomática incluem mialgia, artralgia, dor abdominal, tosse não produtiva, erupção cutânea maculopapular e diarreia. Febre persistente de origem desconhecida pode ser o primeiro achado em algumas situações. Eventualmente, pacientes imunocompetentes podem apresentar sialoadenite aguda envolvendo de forma difusa as glândulas salivares maiores e menores. Nesses casos, a xerostomia geralmente é notada e as glândulas afetadas estão aumentadas e são dolorosas. Complicações raras incluem miocardite, pericardite, pneumonite, uveíte anterior e meningite.

O envolvimento clinicamente evidente pelo CMV em pacientes transplantados imunocomprometidos não é incomum. Em alguns casos, uma febre baixa temporária é a única apresentação; em outros, a infecção se torna agressiva, sendo caracterizada por hepatite, leucopenia, pneumonite, gastroenterite e, mais raramente, síndrome consumptiva progressiva.

Pacientes com AIDS (ver adiante) também apresentam maior risco para citomegalovirose sintomática, embora uma diminuição na prevalência tenha sido relatada desde a introdução da terapia antirretroviral eficaz (TARV). As duas manifestações mais comuns da citomegalovirose em pacientes com AIDS são a coriorretinite e o envolvimento gastrintestinal. A coriorretinite pode resultar em cegueira e o envolvimento gastrintestinal em diarreia com melena ou odinofagia.

Ulcerações orais crônicas causadas pela infecção pelo CMV já foram documentadas em associação com a infecção pelo HIV e outras condições imunossupressoras. Ocasionalmente, tais lesões podem abrigar coinfecção com vírus adicionais, como HSV e EBV. Além disso, a infecção neonatal pelo CMV também pode produzir defeitos no desenvolvimento dos dentes. O exame de 118 indivíduos com história de infecção neonatal pelo CMV revelou defeitos dentários em 40% daqueles com infecções sintomáticas e em pouco mais de 5% naqueles com infecções assintomáticas. Os dentes exibiram hipoplasia difusa do esmalte, atrição significativa, áreas de hipomaturação do esmalte e coloração amarelada da dentina subjacente.

Características histopatológicas

Os espécimes de biopsias de lesões intraorais pelo CMV podem demonstrar alterações nas células endoteliais vasculares ou nas células epiteliais dos ductos salivares (Figura 7.23). As células infectadas dispersas se apresentam avolumadas, exibindo tanto inclusões intranucleares quanto intracitoplasmáticas e nucléolos

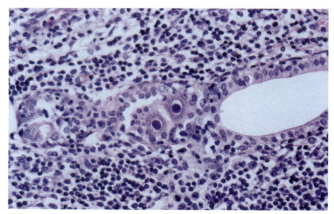

Figura 7.23 Citomegalovírus (CMV). Epitélio do ducto salivar exibindo alterações características em "olho de coruja".

proeminentes. Tais células aumentadas foram denominadas células em "olho de coruja". As colorações de metenamina de prata de Grocott-Gomori e o ácido periódico de Schiff (PAS) mostram inclusões citoplasmáticas, mas não alterações intranucleares.

Diagnóstico

O diagnóstico da infecção pelo CMV é feito a partir da combinação dos achados clínicos com exames laboratoriais. O material biopsiado pode demonstrar inclusões que sugerem a infecção, porém essas inclusões podem ser escassas e de difícil localização na microscopia óptica de rotina. Métodos mais sensíveis e específicos para a confirmação da infecção pelo CMV incluem imuno-histoquímica e hibridização *in situ*. Como existem tratamentos eficazes para as infecções pelo CMV em pacientes imunocomprometidos, a biopsia é recomendada para ulcerações crônicas que não respondem ao tratamento conservador. Além disso, nesses casos, a coinfecção pelo HSV deve ser excluída.

Métodos adicionais de detecção do CMV incluem sorologia, cultura viral e PCR. O teste sorológico por ensaio imunoenzimático (ELISA) para detecção do CMV é acessível e relativamente barato. A seroconversão de IgG constitui evidência clara de infecção primária recente por CMV, mas requer amostras de soro em pares coletadas com intervalo de 1 a 3 meses. Alternativamente, a infecção primária recente pode ser diagnosticada pela presença de IgM positiva em combinação com baixa avidez de IgG (anticorpos IgG com baixa força de ligação ao CMV). Nos pacientes transplantados ou com outra imunossupressão, a carga viral plasmática determinada pela PCR em tempo real pode ser monitorada com o objetivo de avaliar a necessidade de tratamento da citomegalovirose ou resposta do paciente aos medicamentos.

Na mononucleose semelhante à citomegalovirose, o sangue periférico exibe um aumento relativo de 50% ou mais nos linfócitos, com pelo menos 10% de linfocitose atípica. Diferentemente da mononucleose clássica causada pelo EBV, essa condição geralmente é anticorpo heterófilo-negativa.

Tratamento e prognóstico

Embora a maioria das infecções pelo CMV regrida espontaneamente, o tratamento é, muitas vezes, necessário em pacientes imunocomprometidos. O ganciclovir intravenoso e o valganciclovir oral são os agentes antivirais mais comumente usados para tratamento e prevenção da doença por CMV em indivíduos imunocomprometidos. No entanto, resistência a esses agentes tem sido relatada; outros tratamentos eficazes incluem foscarnete, cidofovir, terapia antiviral combinada e imunoglobulina hiperimune. Ainda assim, o melhor tratamento para pacientes imunocomprometidos continua sendo a recuperação do seu estado imunológico, assim como aquela alcançada pela terapia antirretroviral (TARV) nos pacientes infectados pelo HIV (ver mais adiante).

Os pacientes imunocompetentes que apresentam infecção pelo CMV clinicamente evidente são tratados de forma sintomática com medicamentos anti-inflamatórios não esteroides (NSAIDs). Corticosteroides ou gamaglobulina IV têm sido empregados nos pacientes com anemia hemolítica ou trombocitopenia grave. O uso de agentes antivirais em pacientes imunocompetentes

é reservado para quadros graves da doença devido ao risco de toxicidade medicamentosa.

Até o momento não existe vacina liberada para a prevenção da infecção por citomegalovírus; entretanto, várias vacinas estão sob investigação e poderão ser utilizadas no futuro para proteger as mulheres em idade reprodutiva e crianças.

◆ ENTEROVIROSES

Tradicionalmente, as **enteroviroses** (família Picornaviridae, gênero *Enterovirus*) têm sido classificadas em viroses causadas pelos ecovírus, coxsackievírus A e B e pelos poliovírus, com várias designações para cada sorotipo individual (p. ex., coxsackievírus A1). No início dos anos de 1960, as enteroviroses recentemente descobertas tinham recebido designações numéricas (p. ex., enterovirose 71) antes de serem distribuídas nos grupos tradicionais. A classificação atual, baseada nas características moleculares e biológicas, divide as enteroviroses humanas em quatro espécies (A a D), mas mantém os nomes tradicionais para os subtipos individuais. Mais de 100 sorotipos já foram identificados. Além disso, algumas enteroviroses (ecovírus 22 e 23) foram reclassificadas em um gênero distinto, *Paraechovirus*. As polioviroses já foram erradicadas nos países desenvolvidos devido à vacinação. No entanto, os enterovírus não pólio continuam causando doença por todo o mundo.

A maioria das enteroviroses é assintomática ou subclínica. Entre os casos sintomáticos, a apresentação clínica é variável e pode variar de febre baixa a uma infecção grave e potencialmente fatal. A morte pode ser causada por complicações neurológicas ou cardiopulmonares. Além disso, mais de 30 subtipos têm sido associados à erupção cutânea.

Estima-se que a incidência anual de enteroviroses sintomáticas nos EUA varie de 10 a 15 milhões, com a maioria dos casos afetando bebês e crianças pequenas. Em vários países, epidemias ocorrem a cada 2 a 3 anos, afetando principalmente crianças entre 1 a 4 anos. O momento das epidemias parece estar relacionado ao acúmulo de uma nova população de crianças pequenas suscetíveis.

Este texto foca nos seguintes padrões clínicos de enteroviroses: **herpangina, doença mão-pé-boca** e **faringite linfonodular aguda.** Esses três padrões clínicos estão intimamente relacionados e não devem ser considerados infecções totalmente independentes. Nos relatos de epidemias, nas quais muitos pacientes adquiriram o mesmo tipo de vírus, as apresentações clínicas normalmente variam e incluem tanto a herpangina quanto a doença mão-pé-boca. Além disso, vários pesquisadores consideram a faringite linfonodular aguda mais como uma variante da herpangina do que uma entidade separada.

Em geral, a herpangina está associada aos coxsackievírus A1 a A6, A8, A10 ou A22. Entretanto, também pode ser causada por uma infecção pelos coxsackievírus A7, A9 ou A16; coxsackievírus B2 a B6; ecovírus 9, 16 ou 17; ou enterovírus 71. A doença mão-pé-boca é geralmente causada pelo coxsackievírus A16 ou enterovírus 71. Na região da Ásia-Pacífico, nas últimas décadas, o enterovírus 71 causou epidemia da doença mão-pé-boca, associada a complicações neurológicas importantes. Além disso, o coxsackievírus A6 emergiu como uma das principais causas da doença mão-pé-boca em surtos recentes nos EUA e no exterior. Outros patógenos causadores incluem o coxsackievírus A5, A9 ou A10 e o ecovírus 11. A faringite linfonodular aguda é menos reconhecida e o coxsackievírus A10 tem sido observado nos poucos casos relatados.

A maioria dos casos aparece no verão ou no início do outono em áreas não tropicais, com condições de higiene precárias e aglomerações, que favorecem a sua disseminação. A via orofecal é considerada a principal forma de transmissão e a lavagem frequente das mãos é enfatizada na intenção de diminuir a disseminação durante as epidemias. O período de incubação para esses vírus é de 4 a 7 dias. Durante a fase aguda, o vírus também pode ser transmitido pela saliva ou por gotículas respiratórias. A infecção confere imunidade contra uma reinfecção pela mesma linhagem. Apesar dessa imunidade, uma pessoa pode desenvolver imunidade contra vários tipos de enterovírus, mas continuar suscetível a cepas adicionais.

Características clínicas

Nos três padrões clínicos, a gravidade varia de acordo com as cepas. A maioria das cepas produz uma doença autolimitante que não requer tratamento, mas algumas cepas podem causar epidemias com graves complicações podendo levar a óbito. As complicações potenciais incluem pneumonia, edema pulmonar e hemorragia, cardite, encefalite, meningite e mielite flácida aguda. Em particular, esta última tem sido associada a vários surtos recentes de enterovírus ao redor do mundo e representa uma doença neurológica grave caracterizada por fraqueza muscular profunda, anormalidades na substância cinzenta da medula espinal e uma predileção por crianças. Além disso, infecções pelo coxsackievírus B durante a gestação podem estar associadas à morte fetal e neonatal, e quando a criança sobrevive, pode apresentar anomalias cardíacas.

Herpangina

A herpangina começa com o aparecimento agudo de dor de garganta, disfagia e febre, acompanhadas por tosse, rinorreia, anorexia, vômitos, diarreia, mialgia e cefaleia. A maioria dos casos, entretanto, é leve ou subclínica. Um pequeno número de lesões orais, de duas xa seis, aparece na região posterior da boca, principalmente no palato mole ou nos pilares amigdalianos (Figura 7.24). As áreas acometidas se apresentam como manchas vermelhas que dão origem a vesículas frágeis e rapidamente se ulceram. As ulcerações variam de 2 a 4 mm de diâmetro. Os sintomas sistêmicos regridem dentro de poucos dias; as ulcerações geralmente cicatrizam em 7 a 10 dias.

Doença mão-pé-boca

A doença mão-pé-boca é a infecção pelo enterovírus mais bem conhecida. O nome descreve bem a localização das lesões. As lesões orais surgem na ausência de sintomas prodrômicos e precedem o desenvolvimento das lesões cutâneas nas mãos e nos pés. Outros achados possíveis incluem tosse, coriza, anorexia, vômitos, diarreia, mialgia e dor de cabeça.

O número de lesões na pele varia de umas poucas a dezenas de lesões que afetam principalmente as bordas das palmas das mãos e plantas dos pés, bem como as superfícies ventrais e laterais dos dedos dos pés (Figura 7.25). Raramente, outros locais, especialmente as nádegas, genitália externa e pernas, podem estar envolvidos. As lesões cutâneas individuais surgem como máculas eritematosas que evoluem para vesículas centrais e cicatrizam sem a formação de crosta (Figura 7.26). Em alguns casos, a perda das unhas ou linhas de Beau podem surgir depois de várias semanas.

As lesões orais são semelhantes às da herpangina, porém podem ser mais numerosas e geralmente envolvem a região anterior da boca. As lesões podem variar, em número, de 1 a 30. A mucosa jugal, a mucosa labial e a língua são os locais

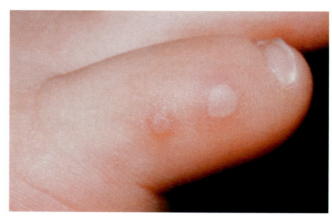

Figura 7.25 Doença mão-pé-boca. Múltiplas vesículas na pele do dedo do pé. (Cortesia do Dr. Samuel J. Jasper.)

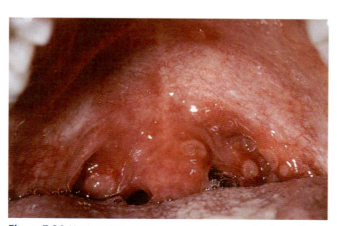

Figura 7.24 Herpangina. Numerosas ulcerações semelhantes a aftas no palato mole.

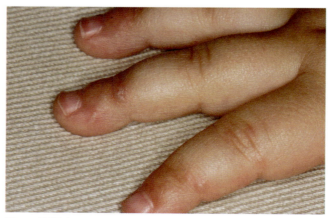

Figura 7.26 Doença mão-pé-boca. Várias vesículas cutâneas nas laterais dos dedos.

mais comumente afetados, mas qualquer área da mucosa oral pode estar envolvida (Figura 7.27). As lesões individuais medem entre 2 e 7 mm de diâmetro, porém podem ser maiores do que 1 cm. As lesões ulceram rapidamente e cicatrizam-se dentro de 1 semana.

A infecção por coxsackievírus A6 pode causar doença mão-pé-boca com características atípicas. Tais casos ocorrem em uma faixa etária incomumente ampla, incluindo crianças e adultos. Comparados aos pacientes com doença convencional, os pacientes afetados podem apresentar febre mais alta; lesões cutâneas mais graves e difusas (incluindo vesículas, bolhas, erosões, úlceras e lesões hemorrágicas); e uma duração da doença mais longa (aproximadamente 2 semanas). Além disso, após a recuperação, alguns pacientes apresentam descamação tardia das palmas das mãos e plantas dos pés, perda de unhas e linhas de Beau.

Faringite linfonodular aguda

A faringite linfonodular aguda é caracterizada por faringite, febre e cefaleia leve, que pode durar de 4 a 14 dias. Um pequeno número (um a cinco) de nódulos amarelos a cor-de-rosa escuros se desenvolvem no palato mole e nos pilares amigdalianos (Figura 7.28). Os nódulos representam agregados linfoides hiperplásicos e regridem em 10 dias sem vesículas ou ulceração.

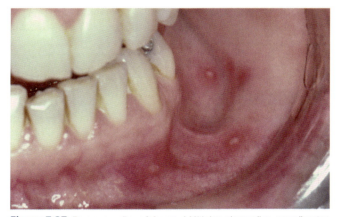

Figura 7.27 Doença mão-pé-boca. Múltiplas ulcerações semelhantes à afta no fundo do vestíbulo.

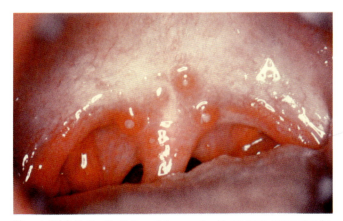

Figura 7.28 Faringite linfonodular aguda. Numerosos agregados linfoides róseos escuros e amarelados. (Cortesia do Dr. George Blozis.)

Características histopatológicas

Nos pacientes com herpangina e doença mão-pé-boca as áreas afetadas do epitélio exibem edema intracelular e espongiose, os quais levam à formação de uma vesícula intraepitelial. A vesícula aumenta de tamanho e se rompe na camada de células basais do epitélio, com a resultante formação de uma vesícula subepitelial, seguida de necrose epitelial e ulceração. Estão ausentes corpos de inclusão e células epiteliais multinucleadas.

Diagnóstico

O diagnóstico dessas três enteroviroses normalmente é estabelecido pelas manifestações clínicas. Nos pacientes com apresentações atípicas, é prudente a confirmação laboratorial. A reação da transcriptase reversa seguida pela reação em cadeia da polimerase (RT-PCR) é preferida em relação à cultura viral devido à sua maior sensibilidade. Os testes podem ser realizados em vários tipos de amostras, incluindo *swabs* de garganta, *swabs* retais, amostras de fezes e fluido vesicular cutâneo.

Tratamento e prognóstico

Na maioria dos casos, a infecção é autolimitante e sem maiores complicações. O tratamento é sintomático; o uso de antipiréticos que não contenham AAS e de anestésicos tópicos, como cloridrato de diclonina, geralmente é benéfico.

Ocasionalmente, certas cepas produzem infecções com curso clínico mais agressivo. Tais pacientes apresentaram temperatura corporal mais elevada (acima de 39°C), febre por mais de 3 dias, episódios graves de vômitos e letargia. Quando esses achados estão presentes, o paciente deve ser monitorado de perto devido à possibilidade do surgimento de complicações mais graves.

◆ SARAMPO

O **sarampo** consiste em uma infecção altamente contagiosa causada por um vírus da família dos paramixovírus, gênero *Morbillivirus*. Antes do desenvolvimento de uma vacina efetiva contra o sarampo, a doença causava milhões de mortes anualmente por todo o mundo. Na era pré-vacina nos EUA, mais de 90% dos indivíduos eram infectados até os 15 anos, com mais de 500.000 casos de sarampo e cerca de 500 mortes relatadas anualmente. Nas populações suscetíveis, cada pessoa infectada geralmente transmite a infecção para 9 a 18 outros indivíduos; há uma chance de 90% de que um indivíduo exposto e não imune contraia a doença.

A erradicação por meio da ampla imunização é possível, porém permanece um desafio. Nos EUA, após a introdução da vacinação universal em 1963, a incidência anual de sarampo diminuiu mais de 99%. Um grande aumento no número de casos ocorreu entre 1989 e 1999, principalmente nas crianças em idade pré-escolar não vacinadas. Esse reaparecimento levou à recomendação para uma segunda dose da vacina e esforços amplos de imunização. Em 2000, o Centers for Disease Control and Prevention (CDC) declarou que o sarampo havia sido erradicado nos EUA. No entanto, surtos de sarampo – frequentemente ligados à importação do vírus do exterior com subsequente disseminação entre subpopulações com baixa cobertura vacinal – continuam a ocorrer. De particular preocupação, um grande surto em 2019 representou o maior número de casos anuais relatados nos EUA em quase 3 décadas. Da mesma forma, os esforços internacionais em direção à eliminação do sarampo têm feito progressos, mas estão em curso. Apesar de uma diminuição estimada de 80% nas mortes globais por sarampo de 2000 a 2017, a doença continua a causar mais de 100.000 mortes/ano em todo o mundo. Barreiras políticas, financeiras e logísticas, assim como complacência pública e preocupações sobre a segurança da vacina tornam difícil o controle do sarampo.

Características clínicas

A maioria dos casos de sarampo ocorre no final do inverno e primavera e dissemina-se através de gotículas produzidas pela respiração ou partículas aerossolizadas. O período de incubação é de 10 a 14 dias e os indivíduos afetados são infectantes 4 dias antes de se tornarem sintomáticos e até 4 dias após o aparecimento da erupção associada. O vírus está associado à hiperplasia linfoide que frequentemente envolve locais como linfonodos, tonsilas, adenoides e placas de Peyer.

A infecção apresenta três estágios, cada um com duração de 3 dias, justificando a designação sarampo de 9 dias. Os 3 primeiros dias são caracterizados pelos três Cs: coriza (corrimento nasal), tosse – do inglês *cough* (caracteristicamente alta/seca e desconfortável), e conjuntivite (olhos fotofóbicos lacrimejantes e vermelhos). A febre acompanha esses sintomas. Durante esse estágio inicial, a manifestação oral mais distinta observada são as **manchas de Koplik**. Essas lesões representam focos de necrose epitelial, aparecendo como pequenas manchas branco-azuladas (ou "grãos de sal") circundadas por eritema (Figura 7.29). Os locais clássicos de envolvimento incluem a mucosa labial e jugal e, mais raramente, palato mole.

Enquanto o segundo estágio começa, a febre persiste, as manchas de Koplik desaparecem e uma erupção maculopapular e eritematosa (morbiliforme) se inicia. O envolvimento inicial ocorre na face, com disseminação descendente para o tronco e extremidades. Finalmente, observa-se uma erupção maculopapular eritematosa difusa, que tende a desaparecer sob pressão (Figura 7.30). A dor abdominal secundária ao envolvimento linfático não é rara.

No terceiro estágio, a febre termina. A erupção começa a desaparecer e demonstrar uma progressão descendente, sendo substituída por uma pigmentação acastanhada. Por fim, a descamação da pele ocorre nas áreas previamente afetadas pela erupção.

As complicações afetam aproximadamente 30% dos pacientes, principalmente aqueles com menos de 5 anos, mais de 20 anos, desnutridos ou imunocomprometidos. Complicações comuns em crianças pequenas incluem otite média, pneumonia, bronquite persistente e diarreia. Outra sequela extremamente usual é a queratoconjuntivite, que tende a afetar crianças com hipovitaminose A, que pode causar cegueira. A apendicite aguda é ocasional e pode ocorrer secundariamente à obstrução vascular criada pelo aumento de volume das placas de Peyer. A encefalite se desenvolve em 1 a cada 1.000 casos, resultando em morte ou dano cerebral permanente e retardo mental. Em torno de 1 a cada 10.000 a 100.000 casos, uma complicação tardia denominada **pan-encefalite esclerosante subaguda (PEES)** surge 11 anos após a infecção inicial. Essa desordem degenerativa do SNC é responsável por alterações da personalidade, convulsão, coma e morte. Durante a gravidez, o sarampo está associado a um aumento do risco de morte fetal intrauterina, aborto espontâneo, baixo peso ao nascer e morte materna.

O sarampo nos pacientes imunocomprometidos pode ser grave, com altos índices de complicações e morte. A maioria desses pacientes apresenta erupções atípicas ou ausência de exantema. A pneumonite é a principal complicação.

As manchas de Koplik não são as únicas manifestações orais associadas ao sarampo. A candidíase, a GN e a estomatite necrosante podem ocorrer se houver má nutrição. O sarampo grave, no início da infância, pode afetar a odontogênese e resultar em hipoplasia do esmalte com depressões nos dentes permanentes em desenvolvimento. Também pode ser notado o aumento dos tecidos linfoides acessórios, tais como as amígdalas lingual e faríngea.

Características histopatológicas

Devido à reduzida prevalência do sarampo e à natureza transitória das manchas de Koplik, poucos patologistas orais e maxilofaciais têm a oportunidade de ver essas lesões microscopicamente. A princípio, as manchas de Koplik constituem áreas de hiperparaqueratose com espongiose, disqueratose e células gigantes sinciciais epiteliais. O número de núcleos dentro dessas células gigantes varia de três a mais de 25. O exame atento das células epiteliais revela inclusões de coloração rósea nos núcleos ou, menos comumente, no citoplasma. Na microscopia eletrônica, as inclusões constituem agregados microtubulares característicos do

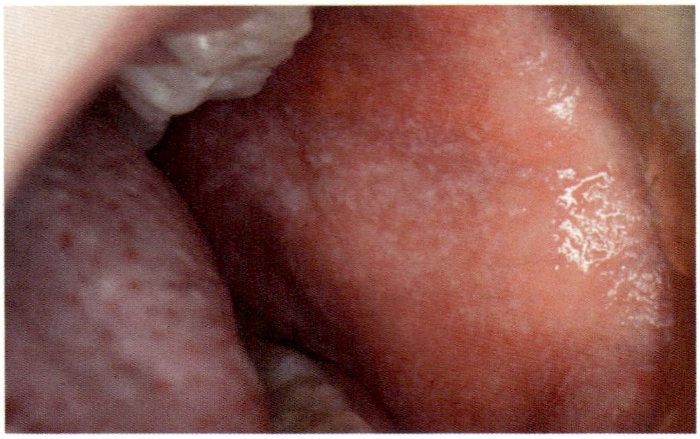

Figura 7.29 Sarampo. Numerosas manchas de Koplik branco-azuladas na mucosa jugal. (Cortesia do Dr. Robert J. Achterberg.)

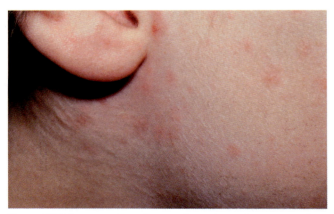

Figura 7.30 Sarampo. Erupções maculopapulares eritematosas na face. (Cortesia do Dr. Robert J. Achterberg.)

agente causal, o paramixovírus. Conforme as manchas envelhecem, o epitélio apresenta intensa exocitose neutrofílica, levando à formação de microabscessos, necrose epitelial e, finalmente, ulceração. Em geral, o exame do epitélio adjacente à ulceração revela as sugestivas células gigantes sinciciais.

O exame do tecido linfoide hiperplásico durante o estágio prodrômico do sarampo frequentemente revela uma alteração semelhante. Em 1931, Warthin e Finkeldey, em duas publicações diferentes, relataram um achado incomum nos pacientes que tiveram suas amígdalas removidas de 1 a 5 dias após o aparecimento clínico do sarampo. Dentro do tecido linfoide hiperplásico, havia vários linfócitos gigantes multinucleados (Figura 7.31). Subsequentemente, essas células multinucleadas foram denominadas **células gigantes de Warthin-Finkeldey**, e durante algum tempo foram consideradas específicas para o sarampo. Entretanto, desde então, células com aparência semelhante foram observadas em diversas condições, como linfoma, doença de Kimura, doenças linfoproliferativas relacionadas à AIDS e lúpus eritematoso.

Diagnóstico

O diagnóstico do sarampo típico, em um local epidêmico, é geralmente direto e com base na história e nas manifestações clínicas. A confirmação laboratorial pode ter valor em casos isolados ou atípicos. O método mais comumente usado é a avaliação de anticorpos IgM em uma única amostra sanguínea. Os anticorpos geralmente aparecem dentro de 72 horas após o início do exantema e persistem por 1 ou 2 meses. A confirmação mediante observação do aumento da titulação de IgG, cultura viral e RT-PCR também é possível.

Tratamento e prognóstico

A prevenção primária é essencial na redução da morbidade e mortalidade associada ao sarampo. A vacina contra o sarampo é feita com vírus vivo e atenuado; faz parte da MMR (sarampo, caxumba e rubéola) e MMRV (sarampo, caxumba, rubéola e varicela). A vacinação rotineira é recomendada, com a primeira dose entre 12 e 15 meses de vida e a segunda dose administrada entre as idades de 4 e 6 anos. A vacina é altamente eficaz, com mais de 99% dos pacientes desenvolvendo imunidade a longo prazo após o recebimento das duas doses. A erradicação do sarampo é obtida com cobertura vacinal de 95% da população. Apesar da controvérsia a respeito da segurança, as reações adversas da vacina contra o sarampo são raras e tipicamente suaves ou transitórias. Estudos extensos mostram que não há risco de sequela neurológica permanente e não há nenhuma evidência científica que apoie um risco aumentado para autismo ou doença inflamatória intestinal.

Para pacientes sadios com sarampo, são recomendados líquidos e antipiréticos que não contenham AAS para alívio sintomático. Antibióticos podem ser prescritos para superinfecções bacterianas, como otite média bacteriana ou pneumonia. Crianças com sarampo também devem receber suplementação com vitamina A. Para os pacientes imunocomprometidos, a ribavirina e a interferon podem ser administradas.

Em países desenvolvidos, menos de 1% dos casos de sarampo resultam em morte, enquanto em países em desenvolvimento, a taxa de letalidade geralmente é de cerca de 3 a 6%. No entanto, a mortalidade pode chegar a 30% entre populações deslocadas ou isoladas com cobertura vacinal deficiente e aproximadamente 50% entre crianças infectadas pelo HIV. As causas mais comuns de morte são pneumonia e encefalite aguda.

◆ RUBÉOLA

A **rubéola** é uma doença viral amena, produzida pelo vírus da família Togavirus, gênero *Rubivirus*. A maior importância desta infecção não reside nas manifestações em quem contrai a doença aguda, mas na sua capacidade de induzir defeitos congênitos no feto em desenvolvimento. A infecção ocorre principalmente no final do inverno e começo da primavera. É contraída por meio de gotículas respiratórias, sendo transmitida para quase 100% dos indivíduos do convívio próximo. O período de incubação varia de 12 a 23 dias, e os pacientes contaminados são infectantes a partir de 1 semana antes do exantema. Os bebês com infecção congênita podem liberar o vírus por até 1 ano e, em alguns casos, podem continuar abrigando o vírus intraocular por décadas.

No passado, esta infecção ocorria em ciclos, com epidemias localizadas a cada 6 a 9 anos e pandemias a cada 10 a 30 anos. A última pandemia ocorreu de 1962 a 1964. Em 1964 e 1965, somente nos EUA ocorreram mais de 12,5 milhões de casos, os quais resultaram em mais de 11.000 abortos espontâneos ou terapêuticos, 2.100 mortes neonatais e 20.000 recém-nascidos nasceram com a **síndrome da rubéola congênita (SRC).**

Uma vacina eficiente, desenvolvida a princípio em 1969, reduziu grandemente a epidemiologia da infecção, quebrando o ciclo de ocorrências. Nos EUA, durante as duas décadas imediatas após a introdução da vacina, o número de casos de rubéola e de SRC relatados por ano diminuiu 99% e 97%, respectivamente. Assim como o sarampo, os anos de 1989 e 1990 demonstraram um pequeno ressurgimento da rubéola, resultante de uma carência na aplicação da vacina; esse reaparecimento solicitou uma intensificação dos esforços para vacinação e um novo calendário com uma segunda dose. Essas medidas resultaram em um declínio geral nos casos de rubéola. Durante o início dos anos 1990, crianças com menos de

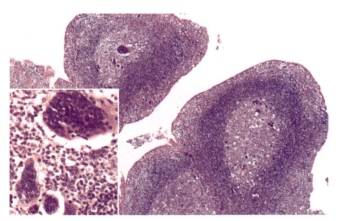

Figura 7.31 Sarampo. Corte histopatológico das amígdalas faringianas exibindo a hiperplasia linfoide com células gigantes multinucleadas dispersas. No *detalhe*, observam-se, em maior aumento, as células gigantes de Warthin-Finkeldey.

15 anos eram as principais afetadas; no entanto, em meados dos anos 1990, a maioria dos casos relatados de rubéola ocorreu em pacientes com 15 anos ou mais, em particular nos hispânicos e estrangeiros. Não obstante, desde 2001, a incidência anual tem permanecido baixa (menos de 1 para 10.000.000 indivíduos). Em 2004, um grupo de especialistas declarou que a erradicação da rubéola (ausência de transmissão endêmica) havia sido alcançada nos EUA. No entanto, a rubéola permanece endêmica em várias partes do mundo, e mundialmente nascem mais de 100.000 crianças com SRC.

Características clínicas

Grande parte das infecções é assintomática; a frequência dos sintomas é maior nos adolescentes e adultos. Os sintomas prodrômicos podem ser observados 1 a 5 dias antes do exantema e incluem febre, cefaleia, mal-estar, anorexia, mialgia, conjuntivite, coriza, faringite, tosse e linfadenopatia. A linfadenopatia pode persistir por semanas, sendo observada principalmente nas cadeias suboccipital, retroauricular e cervical. A complicação mais comum é a artrite, que aumenta a frequência com a idade e em geral surge após a erupção cutânea. Complicações raras incluem a encefalite e a trombocitopenia.

A erupção exantematosa é, muitas vezes, o primeiro sinal de infecção e inicia-se na face e no pescoço, difundindo-se para todo o corpo dentro de 1 a 3 dias. A erupção forma discretas máculas rosadas que evoluem para pápulas e, por fim, desaparecem com descamação em flocos. A erupção vai sumindo conforme se dissemina e muitas vezes a erupção facial desaparece antes de terminar de se espalhar para as áreas inferiores do corpo. Geralmente, a erupção se resolve de forma completa no terceiro dia, reforçando a denominação sarampo de 3 dias.

As lesões orais, conhecidas como **sinal de Forchheimer**, são observadas em cerca de 20% dos casos. Essas lesões consistem em pequenas pápulas, discretas, vermelho-escuras, que se desenvolvem no palato mole e podem se estender ao palato duro. Esse exantema surge simultaneamente com as erupções cutâneas, aparecendo em cerca de 6 horas após os primeiros sintomas e não permanecem por mais de 12 a 14 horas. Petéquias palatinas também podem ocorrer.

O risco da SRC correlaciona-se com o momento da infecção. O risco de defeitos fetais é tão alto quanto 90% quando a infecção ocorre durante as primeiras 8 a 10 semanas de gestação, com o risco diminuindo depois disso e se tornando raro após 16 semanas de gestação. A tríade clássica da SRC consiste em surdez sensorioneural, doença cardíaca e catarata. A perda auditiva pode não se tornar evidente até os 2 anos e geralmente é bilateral. Outros achados frequentemente relatados incluem microcefalia, microftalmia e hepatoesplenomegalia. Entre aqueles que sobrevivem ao período neonatal, há um aumento do risco de dificuldades de desenvolvimento, como autismo. Complicações menos comuns, que podem surgir tardiamente, incluem diabetes melito, tireoidite e encefalopatia progressiva.

Diagnóstico

O diagnóstico da rubéola é constatado por meio de exames laboratoriais, pois a manifestação clínica da infecção adquirida é subclínica, leve ou inespecífica. Embora seja possível a cultura viral e a RT-PCR, a análise sorológica é o principal meio diagnóstico.

Tratamento e prognóstico

A rubéola é uma infecção branda, e o tratamento, em geral, não é necessário. As medicações antipruriginosas e antipiréticas sem AAS podem ser úteis nos pacientes com febre significativa e envolvimento cutâneo sintomático. A imunidade passiva pode ser obtida pela administração de imunoglobulina da rubéola. Se a imunoglobulina for administrada durante os primeiros dias de exposição, diminuirá a gravidade da infecção. Esse tratamento é reservado para gestantes que rejeitam o aborto.

Uma ampla cobertura vacinal – principalmente entre crianças pequenas, mulheres em idade fértil e estrangeiros – é essencial para a prevenção de rubéola. Nos EUA, tanto a MMR (sarampo, caxumba e rubéola) quanto a MMRV (sarampo, caxumba, rubéola e varicela) são aprovadas para uso na prevenção de rubéola. A administração rotineira tanto de MMR ou de MMRV durante a infância é recomendada, com a primeira dose entre 12 e 15 meses e a segunda, entre 4 e 6 anos. Além disso, na ausência de imunidade para a rubéola, os seguintes grupos devem receber pelo menos uma dose de MMR: adultos nascidos durante ou após 1957, mulheres em idade fértil que não estejam grávidas e profissionais da saúde. A evidência de imunidade inclui o teste sorológico ou a documentação de pelo menos uma dose de vacina contra a rubéola com 12 meses ou mais; a imunidade também pode ser presumida naqueles que nasceram antes de 1957, assim como em indivíduos que não sejam profissionais da saúde. As contraindicações para a MMR e MMRV incluem gestação, imunodeficiência, alergia a qualquer componente da vacina e doença aguda febril. Gestantes sem imunidade devem ser vacinadas imediatamente após o parto.

◆ CAXUMBA (PAROTIDITE EPIDÊMICA)

A **caxumba** é uma infecção causada por um vírus da família Paramyxoviridae, gênero *Rubulavirus*. Essa infecção causa um aumento difuso das glândulas exócrinas; embora as glândulas salivares sejam os locais de acometimento mais comuns, pâncreas, plexo coroide e testículos e ovários maduros também são, com frequência, envolvidos. O vírus pode ser transmitido pela urina, saliva ou gotículas respiratórias. O período de incubação é, em geral, de 16 a 18 dias, com uma variação de aproximadamente 2 a 4 semanas. Os pacientes são infectantes do primeiro dia antes do aparecimento clínico da infecção até 14 dias após a resolução clínica. Em climas temperados, a caxumba costuma ocorrer no inverno e na primavera.

Assim como ocorre no sarampo e na rubéola, a epidemiologia foi grandemente afetada pela vacinação. Antes das amplas campanhas de vacinação, as epidemias eram observadas a cada 2 a 5 anos; quase todos eram expostos, com 90% das infecções ocorrendo antes dos 15 anos. Nos EUA, a vacina contra a caxumba foi licenciada em 1967, mas o seu uso não foi recomendado para vacinação infantil universal pelo ACIP e nem aceito nacionalmente até 1977. Naquele momento, a MMR (sarampo, caxumba e rubéola) se tornou uma norma para crianças entre os 12 e 15 meses. Subsequentemente, a incidência anual da caxumba diminuiu em 98% e alcançou a menor incidência em 1985. Em 1989, recomendou-se uma vacinação com a MMR de duas doses, principalmente devido ao reaparecimento de sarampo. Quando comparado com épocas anteriores à vacina, o programa de vacinação da MMR em duas doses reduziu a prevalência da caxumba em mais de 99%.

Ainda assim, vários ressurgimentos da caxumba aconteceram ao longo das últimas décadas. Esses reaparecimentos ocorreram principalmente em adolescentes e adultos jovens, em especial universitários. Essa mudança de idade de pico da infância para adolescência e adultos jovens é clinicamente significante, devido a certas complicações, tais como a epidídimo-orquite e ooforite, que afetam em particular pacientes pós-puberais. Embora as epidemias nos meados dos anos 1980 até o início de 1990 tenham sido atribuídas a falha na vacinação em dose única ou falta de vacinação, vários surtos aconteceram no início dos anos 2000, mesmo com altas taxas de cobertura vacinal em duas doses. A eficácia de componente da vacina contra a caxumba na MMR é de 88%, após duas doses da vacina, sendo menor que a dos componentes contra o sarampo e a rubéola. Em 2017, o ACIP recomendou uma terceira dose da vacina tríplice viral (MMR) para pessoas que receberam 2 doses anteriormente e estão em maior risco de contrair caxumba durante um surto.

Características clínicas

Cerca de 30% das infecções por caxumba são subclínicas. Nos casos sintomáticos, os sintomas prodrômicos de febre baixa, cefaleia, mal-estar, anorexia e mialgia aparecem primeiro. Esses achados inespecíficos são seguidos dentro de 1 dia por alterações salivares. A glândula parótida é envolvida com mais frequência, porém as glândulas sublingual e submandibular também podem ser afetadas. Desconforto e tumefação aparecem nos tecidos circunjacentes à metade inferior da orelha externa e estendem-se inferiormente através da borda inferior posterior da mandíbula (Figura 7.32). O aumento de volume e a dor apresentam pico típico dentro de 2 a 3 dias. Os movimentos mastigatórios da mandíbula ou alimentos que estimulam a secreção salivar tendem a aumentar a dor. O aumento de volume das glândulas em geral começa de um lado, seguido de alterações glandulares contralaterais em poucos dias. O envolvimento unilateral é observado em cerca de 25% dos pacientes.

O segundo achado mais comum é a epidídimo-orquite, que ocorre em aproximadamente 25% dos homens pós-púberes. Nos homens acometidos, os testículos exibem uma rápida tumefação com dor significativa e consistência mole à palpação. A tumefação pode variar de um aumento mínimo a um aumento quatro vezes maior de tamanho. O envolvimento unilateral é o mais comum. Com a resolução da tumefação, ocorre a atrofia do testículo acometido. A esterilidade permanente, a partir das alterações testiculares, é rara, mas a redução na fertilidade ocorre em 13% desses pacientes. Menos comumente, a ooforite e a mastite podem ser observadas nas mulheres pós-púberes. Além disso, o aborto espontâneo ocorre em cerca de 25% das mulheres que contraem caxumba durante o primeiro trimestre de gestação.

Menos comumente, meningoencefalite, ataxia cerebelar, perda da audição, pancreatite, artrite, cardite e diminuição da função renal podem ocorrer. O sintoma mais comumente associado ao

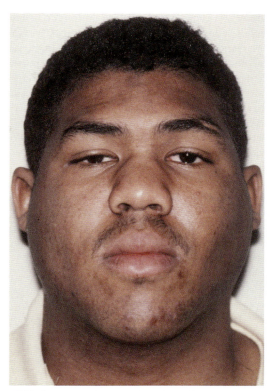

Figura 7.32 Caxumba. Aumento de volume bilateral da parótida. (De Neville BW, Damm DD, White DK: *Colar atlas of clinical oral pathology*, ed 2, Hamilton, 1999, BC Decker.)

envolvimento do SNC é a cefaleia, enquanto o envolvimento do pâncreas pode levar a náusea e vômitos. Alterações isoladas, como orquite ou meningite, podem ocorrer na ausência do envolvimento das glândulas salivares, promovendo assim dificuldade no diagnóstico dos casos não epidêmicos.

A manifestação oral relatada com mais frequência é o aumento de volume e rubor dos orifícios dos ductos salivares de Wharton e Stensen. Além disso, o envolvimento da glândula sublingual pode produzir aumento de volume bilateral no assoalho bucal.

Diagnóstico

Embora o diagnóstico de caxumba em um cenário epidêmico geralmente possa ser feito facilmente a partir da apresentação clínica, casos isolados frequentemente exigem confirmação laboratorial. Os testes sorológicos incluem detecção de IgM específica para caxumba ou um aumento de quatro vezes nos títulos de IgG específica para caxumba entre as fases aguda e de convalescença; no entanto, resultados falso-negativos são comuns em indivíduos previamente vacinados. Além disso, um *swab* de secreções obtidas dos ductos parotídeos ou de outras glândulas salivares afetadas pode ser usado para cultura viral ou RT-PCR.

Tratamento e prognóstico

O tratamento da caxumba é de natureza paliativa. Frequentemente, são administrados antipiréticos e analgésicos sem AAS. Na tentativa de minimizar a orquite, é recomendado o repouso na cama para os homens até que a febre regrida. Alimentos e bebidas ácidos devem ser evitados para ajudar a diminuir o desconforto das glândulas salivares. A mortalidade relacionada à caxumba é de extrema raridade e está associada principalmente à encefalite.

Como no sarampo e na rubéola, a vacinação é importante no controle da doença. A vacina para a caxumba é feita com vírus vivo e atenuado, incorporada a MMR ou MMRV (sarampo, caxumba, rubéola e varicela). A vacina monovalente contra a caxumba não está mais disponível nos EUA. A recomendação atual consiste na administração rotineira de duas doses de vacina contra a caxumba, com a primeira dose entre 12 e 15 meses de vida e a segunda, entre 4 e 6 anos. Além disso, duas doses da vacina MMR devem ser administradas a adultos que não apresentam imunidade e que façam parte de uma dessas categorias: profissionais da saúde nascidos em ou após 1957, estudantes universitários e viajantes internacionais. Uma dose de vacina MMR é recomendada para todos os outros adultos que apresentem ausência de evidência de imunidade e que tenham nascido em ou após 1957.

◆ VÍRUS DA IMUNODEFICIÊNCIA HUMANA E SÍNDROME DA IMUNODEFICIÊNCIA ADQUIRIDA

Esta seção fornece uma visão geral do **vírus da imunodeficiência humana (HIV)** e suas doenças relacionadas, com ênfase nas manifestações na região oral. Para obter informações mais detalhadas sobre a infecção pelo HIV e a **síndrome da imunodeficiência adquirida (AIDS)**, o leitor pode consultar uma grande quantidade de literatura científica e textos inteiros dedicados a esse tópico.

O HIV é um vírus RNA de cadeia simples que pertence à família Retroviridae. Existem duas espécies: HIV-1 e HIV-2. O primeiro apresenta distribuição mundial, sendo responsável pela maioria dos casos, enquanto o HIV-2 predomina na África Ocidental e está associado a menor risco de transmissão e doença de progressão mais lenta.

Em 1981, o CDC publicou o primeiro relato científico de AIDS. Essa publicação descreveu a pneumonia provocada por *Pneumocystis carinii* (renomeado *Pneumocystis jiroveci*) em cinco homens previamente saudáveis provenientes de Los Angeles, Califórnia. Poucos anos depois, o HIV foi isolado e identificado como a causa da AIDS. Desde a descrição inicial, mais de 75 milhões de indivíduos por todo o mundo se tornaram infectados pelo HIV e mais de 32 milhões de indivíduos morreram de AIDS. Por todo o mundo, apenas em 2020, aproximadamente 1,5 milhão de novas infecções ocorreram, 38 milhões de pessoas estavam vivendo com HIV e 680.000 morreram de doenças relacionadas à AIDS. De acordo com o relato mais recente do *Joint United Nations Programme on HIV/AIDS*, a infecção pelo HIV é mais prevalente na África Oriental e Meridional, que representa aproximadamente 54% das pessoas vivendo com HIV em todo o mundo e mais de 40% das mortes globais por AIDS, seguida pela região Ásia-Pacífico e África Ocidental e Central. A doença tem sido devastadora, embora, na última década, por meio de esforços de saúde pública e avanços no tratamento, tenha sido reportado um declínio de aproximadamente 23% no número de novos indivíduos infectados ao redor do mundo. Apesar do progresso considerável que foi alcançado, os esforços de controle do HIV continuam a ser prejudicados por desafios significativos,

incluindo disparidades socioeconômicas, desigualdade social, acesso limitado aos cuidados de saúde e interrupção pela pandemia de covid-19 (ver adiante).

Nos EUA, a quantidade anual de novas infecções por HIV atingiu o pico de cerca de 130.000 na metade dos anos 1980 e, em seguida, no início dos anos 1990, diminuiu drasticamente para cerca de 50.000. Nos últimos anos, o número de novas infecções por HIV diagnosticadas anualmente tem permanecido relativamente estável em torno de 36.000 a 38.000. Atualmente, estima-se que 1,2 milhão de indivíduos vivam com infecção por HIV nos EUA, e cerca de 14% deles desconhecem sua infecção. No início da epidemia da infecção pelo HIV/AIDS, essa doença era praticamente 100% fatal; no entanto, desde a introdução da terapia antirretroviral (TARV) eficaz (ver seção "Tratamento e prognóstico"), houve um aumento importante na taxa de sobrevida e, portanto, um aumento no número de pacientes vivendo com o vírus.

Inicialmente, nos EUA, o HIV infectava principalmente brancos e homossexuais masculinos. Hoje, o contato sexual entre homens continua sendo o maior fator de risco; no entanto, a epidemiologia da epidemia de HIV/AIDS mudou ao longo do tempo, com a maior incidência agora registrada entre negros e hispânicos. Em 2019, os negros representavam apenas cerca de 13% da população, mas respondiam por 44% dos novos diagnósticos de HIV. Da mesma forma, os hispânicos foram desproporcionalmente afetados, com esse grupo representando cerca de 18% da população, mas 30% das novas infecções por HIV. Fatores que contribuem para essas disparidades podem incluir pobreza; acesso limitado à saúde e à educação sobre HIV; barreiras culturais e linguísticas; falta de consciência sobre o *status* do HIV; altas taxas de outras infecções sexualmente transmissíveis (como infecção por HSV-2) que podem aumentar o risco de contrair HIV; a não realização de testes e tratamento por medo de discriminação. Entre os casos recém-diagnosticados de HIV em adultos e adolescentes nos EUA em 2019, aproximadamente 79% eram do sexo masculino, 19% do sexo feminino e 2% eram transgênero. Este último grupo compreendia uma proporção muito pequena de casos, mas recentemente exibiu uma tendência acentuadamente crescente. Com relação à idade, a maior incidência foi observada entre indivíduos de 20 a 29 anos.

Nos indivíduos infectados, o vírus pode ser encontrado na maioria dos fluidos corporais, incluindo soro, sangue, saliva, sêmen, lágrima, urina, leite materno, secreções do ouvido e da vagina. Nos EUA, as vias de transmissão mais frequentes são o contato sexual entre homens (compreendendo aproximadamente dois terços dos casos de infecção pelo HIV anual), seguido pelo contato heterossexual e utilização de drogas injetáveis. A exposição perinatal e a transfusão de sangue ou produtos sanguíneos respondem por uma proporção muito pequena (1% e menos de 0,5%, respectivamente) dos casos atuais; esses modos de transmissão se tornaram raros devido às melhorias nos testes perinatais, ao uso profilático de antivirais, aos métodos de triagem de sangue e à disponibilidade de fatores de coagulação recombinantes. Também têm sido documentados raramente como causas da infecção a inseminação artificial, a amamentação das mães infectadas e o transplante de órgãos.

A transmissão do HIV por meio de fluidos orais é ainda controversa e foi relatada apenas empiricamente. Em casos raros, a transmissão ocorreu durante a amamentação, através dos fluidos orais de bebês infectados após o parto, para suas mães, as quais não haviam sido infectadas antes. Casos incomuns de transmissão por mordidas, cunilíngua ou beijos intensos repetidos também foram descritos. A saliva contém diversos fatores inibitórios anti-HIV que parece reduzir a habilidade do HIV de infectar suas células-alvo. No entanto, a presença de erosões, ulcerações e lesões inflamatórias hemorrágicas (p. ex., gengivite, periodontite) pode predispor um indivíduo à transmissão oral. Em resumo, como maior precaução contra a infecção deve-se evitar todos os fluidos corporais dos pacientes infectados.

A célula-alvo principal do HIV é o linfócito T CD4+ auxiliar, embora outros linfócitos CD4+ (tais como macrófagos e células dendríticas) possam ser infectados. O vírus se liga ao CD4 e a outras moléculas da superfície celular para garantir a sua entrada, momento em que o genoma viral de RNA é transcrito reversamente em DNA complementar. Esse DNA complementar pode se incorporar ao DNA da célula do hospedeiro. Após a transmissão, o vírus inicialmente se estabelece na mucosa, se espalha para os tecidos linfoides dentro de alguns dias e, por volta do décimo dia, torna-se detectável no sangue. A viremia geralmente atinge o pico cerca de 1 mês após a transmissão; no entanto, o período de incubação é variável e pode levar de várias semanas a meses antes que os anticorpos sejam demonstráveis. Em pacientes infectados pelo HIV, há a formação de anticorpos contra o vírus, mas estes não têm função protetora. O vírus então entra em um período de latência, durante o qual a replicação pode se estabilizar em um nível relativamente baixo, mas ainda assim continua. Durante este período, muitos pacientes são assintomáticos. A média de latência clínica entre indivíduos não tratados é de 10 anos; no entanto, a duração é variável e geralmente pode ser mantida por períodos muito mais longos com a administração de TARV. Entre os indivíduos não tratados ou aqueles para os quais a terapia não controla o vírus, há uma perda progressiva de células T auxiliares resultando em imunodeficiência. A resposta normal a vírus, fungos e bactérias encapsuladas diminui. Além disso, a infecção dos macrófagos e da micróglia no SNC leva a manifestações neurológicas da doença.

Características clínicas

Os estágios clínicos da infecção pelo HIV incluem uma fase aguda, uma fase crônica (ou período de latência) e AIDS. Durante a fase aguda, o paciente pode ser assintomático ou exibir uma **síndrome retroviral aguda** autolimitante. Essa síndrome desenvolve-se em torno de 3 a 6 semanas após a exposição, em 50 a 70% dos pacientes infectados. Os sintomas lembram aqueles observados na mononucleose infecciosa (linfadenopatia generalizada, faringite, febre, indisposição, letargia, erupção maculopapular, cefaleia, mialgia, artralgia, diarreia, fotofobia e neuropatias periféricas). As alterações orais podem incluir eritema da mucosa e ulcerações focais. Durante essa fase inicial, a infecção pelo HIV geralmente não é considerada nem investigada e os anticorpos contra o HIV ainda não são detectáveis. Mesmo assim, durante esse período, os pacientes apresentam altas taxas de viremia e são extremamente infecciosos.

Uma vez que a infecção esteja estabelecida, há o desenvolvimento de uma resposta imune, diminuição da viremia e o paciente entra na fase de latência. Durante esse período, a maioria dos pacientes é assintomática, mas alguns apresentam linfadenopatia generalizada persistente (LGP). Sem tratamento, o sistema imunológico falha em controlar o vírus, e o número de células CD4+ diminui a uma taxa média de 50/microlitro/ano. Quando o número de células CD4+ cai abaixo de um nível crítico (200/microlitro para indivíduos com 6 anos ou mais), ocorre uma imunodeficiência grave, resultando no desenvolvimento da AIDS. Durante esta fase, os pacientes têm alto risco de infecções oportunistas ou neoplasias. Tais infecções incluem a pneumonia causada pelo *Pneumocystis jiroveci*, a infecção pelo citomegalovírus (CMV) disseminada, infecções graves pelo vírus do herpes simples (HSV), infecções micobacterianas atípicas, meningite criptocócica e toxoplasmose no sistema nervoso central (SNC). Além disso, é frequente uma diarreia persistente, que pode ser de origem bacteriana ou protozoária. Neoplasias consideradas como condições definidoras de AIDS incluem sarcoma de Kaposi, linfoma não Hodgkin e câncer invasivo do colo do útero. Além disso, disfunção neurológica clinicamente significativa pode resultar de uma forma de encefalopatia progressiva conhecida como demência associada ao HIV (complexo de demência da AIDS).

Desde o uso generalizado de TARV eficaz e diretrizes para a prevenção de infecções oportunistas, o espectro da doença pelo HIV evoluiu. As infecções oportunistas se tornaram muito menos comuns em comparação com os primeiros dias da epidemia de HIV. Além disso, com o aumento da longevidade entre a população infectada pelo HIV, houve mudanças na carga de câncer. O risco para cânceres definidores de AIDS diminuiu – especialmente para sarcoma de Kaposi e linfoma não Hodgkin – aparentemente porque a melhoria da função imunológica com TARV suprime os vírus associados a essas neoplasias. Em contraste, o risco para vários cânceres não definidores de AIDS, bem como doenças cardiovasculares, renais e hepáticas, aumentou.

As manifestações bucais da infecção pelo HIV também foram dramaticamente alteradas pela introdução de TARV potente. Houve redução acentuada na prevalência de candidíase oral, LPO e sarcoma de Kaposi oral. Em contraste, foi relatada uma prevalência aumentada de periodontite, embora esse achado possa ser explicado pelo envelhecimento da população de pacientes. Algumas pesquisas têm relatado uma prevalência aumentada de lesões benignas induzidas pelo papilomavírus humano (HPV) e doença de glândula salivar associada ao HIV, mas outros estudos não confirmaram essas descobertas.

A identificação das manifestações orais é importante, uma vez que pode sugerir possível infecção pelo HIV em um indivíduo que desconhece a sua condição sorológica. Além disso, a descoberta dessas manifestações em um paciente sabidamente infectado pelo HIV pode sinalizar a progressão da infecção pelo HIV e a necessidade de início ou ajuste da TARV.

A discussão a seguir se concentra principalmente nos aspectos clínicos das manifestações orais e considerações especiais de tratamento para os pacientes infectados pelo HIV (para informação detalhada sobre histopatologia, diagnóstico e tratamento de cada condição, ver texto que aborda a doença individualmente). Condições orais mais fortemente associadas à infecção pelo HIV são as apresentadas de início, seguidas pelas condições menos usuais.

Candidíase

A **candidíase** é a manifestação intraoral mais comum da infecção pelo HIV e normalmente é o sinal que leva ao diagnóstico inicial (Figura 7.33). Entre os estudos realizados nas últimas décadas,

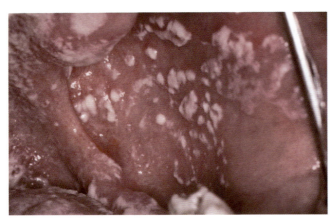

Figura 7.33 Candidíase associada ao HIV. Extensas placas brancas removíveis na mucosa jugal esquerda.

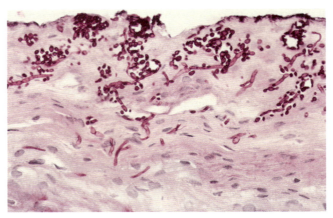

Figura 7.34 Candidíase associada ao HIV. Corte histopatológico corado pelo ácido periódico de Schiff (PAS) revelando diversos microrganismos fúngicos incorporados na camada superficial de queratina.

a prevalência relatada de candidíase oral em indivíduos infectados pelo HIV varia de cerca de 20 a 80%. A prevalência é menor em pacientes que recebem TARV em comparação com aqueles que não recebem tal tratamento. Em particular, os inibidores de protease do HIV usados na TARV têm sido associados a uma redução da frequência e recorrência da candidíase oral. Para pacientes HIV-positivos que não recebem TARV, a presença de candidíase oral é preditiva de progressão para AIDS completa dentro de 2 anos. Em comparação com indivíduos com outros tipos de imunocomprometimento, aqueles com infecção pelo HIV têm maior prevalência de candidíase oral, sugerindo que o HIV pode desempenhar um papel no início da infecção por *Candida*. Além disso, entre grupos infectados pelo HIV em configurações com recursos limitados, os pesquisadores observaram uma forte associação entre candidíase oral e tuberculose – uma das principais causas de mortalidade em pacientes HIV-positivos. A espécie de *Candida* mais comum isolada da mucosa oral de pacientes HIV-positivos é a *Candida albicans*, embora várias outras espécies de *Candida* possam ser encontradas.

Os quatro padrões clínicos são vistos (ver Capítulo 6):

1. Candidíase pseudomembranosa.
2. Candidíase eritematosa.
3. Candidíase hiperplásica.
4. Queilite angular.

As duas primeiras variantes constituem a maioria dos casos. Embora seja pouco usual em pacientes imunocompetentes, o envolvimento crônico multifocal oral é comum nos pacientes infectados pelo HIV. A candidíase eritematosa inicia-se quando a contagem de linfócitos CD4+ cai para menos de 400 células/microlitro, com o padrão pseudomembranoso se iniciando quando a contagem cai para menos de 200 células/microlitro. A candidíase oral pode ser dolorosa e estar associada à redução no paladar e olfato, que pode levar à diminuição da ingestão de alimentos com consequente perda de peso. Em casos graves, os pacientes podem desenvolver envolvimento oral, orofaríngeo e esofágico; tais indivíduos podem experimentar queimação retroesternal acompanhada de odinofagia.

O diagnóstico da candidíase é evidente através da sua apresentação clínica, mas pode ser confirmado pela citopatologia ou biopsia. A amostra biopsiada da mucosa envolvida demonstra *Candida* incorporada na camada de queratina, entretanto a reação inflamatória costuma ser escassa (Figura 7.34).

Para o tratamento da candidíase oral em indivíduos infectados pelo HIV, agentes antifúngicos orais geralmente são preferidos em relação à terapia tópica porque são mais convenientes, melhor tolerados e associados a menor risco de recidiva. O fluconazol geralmente é o medicamento de escolha e é prescrito por 1 a 2 semanas; para pacientes que também sofrem de envolvimento esofágico, este medicamento é administrado por 3 semanas. Quando há preocupação com efeitos colaterais adversos ou interações medicamentosas com a terapia sistêmica, o paciente pode ser tratado com agentes tópicos, como comprimidos bucais mucoadesivos de miconazol ou pastilhas de clotrimazol. Para pacientes com doença refratária, pode-se considerar solução oral de itraconazol, suspensão oral de posaconazol, solução oral de anfotericina B (não disponível nos EUA) ou anfotericina B IV.

A terapia antifúngica profilática de rotina não é recomendada para pacientes com doença avançada pelo HIV porque a candidíase oral aguda geralmente responde bem ao tratamento convencional, a profilaxia é cara e há potencial para o desenvolvimento de cepas de *Candida* resistentes. Em vez disso, a reconstituição imune por meio da TARV é o melhor método para prevenir a candidíase oral nesta população de pacientes. No entanto, para indivíduos com recorrências especialmente frequentes e graves, o fluconazol profilático pode ser considerado.

Leucoplasia pilosa oral

Embora o EBV esteja associado a diversas formas de linfomas em pacientes infectados pelo HIV, a lesão mais comumente associada ao EBV nos pacientes com AIDS é a **leucoplasia pilosa oral (LPO)**. A prevalência da LPO entre indivíduos com HIV tem diminuído desde a introdução da TARV eficaz. O desenvolvimento da LPO pode indicar progressão da doença pelo HIV, falta de adesão à TARV ou resistência aos medicamentos antirretrovirais. Entre os indivíduos infectados pelo HIV, a LPO tem uma predileção por homens e usuários de tabaco. A LPO também foi relatada em transplantados, usuários de medicamentos esteroides e idosos. Embora a lesão ocasionalmente ocorra em indivíduos relativamente imunocompetentes, a descoberta da LPO em pacientes "normais" requer uma avaliação física minuciosa para descartar imunocomprometimento.

Clinicamente, a LPO se manifesta como uma placa branca não destacável na mucosa. A maioria dos casos ocorre na borda da língua e varia na aparência entre tênues estrias brancas verticais a áreas leucoplásicas espessas e corrugadas, apresentando uma superfície queratótica e áspera (Figura 7.35). Em poucos casos, as lesões podem se tornar extensas e recobrir totalmente as superfícies lateral e dorsal da língua. Raramente, mucosa jugal, palato mole, faringe ou esôfago podem estar envolvidos.

Histopatologicamente, a LPO apresenta espessa camada de paraqueratina exibindo corrugações ou finas projeções na superfície (Figura 7.36). O epitélio se encontra acantótico e exibe uma zona em faixa de células levemente coradas e citoplasma abundante (células balonizantes) na porção superior da camada espinhosa (Figura 7.37). O exame em maior aumento das células epiteliais superficiais revela células dispersas com núcleo claro e um padrão característico de marginação periférica da cromatina, denominado núcleo em colar de pérolas (observar as células em maior aumento no detalhe da Figura 7.37), resultantes da extensa replicação do EBV que desloca a cromatina para a margem nuclear. Não se observam áreas de displasia. A infecção por *Candida* na camada de paraqueratina pode ser vista, embora a reação inflamatória normal aos fungos em geral esteja ausente.

Em um paciente sabidamente infectado pelo HIV, o aspecto clínico da LPO costuma ser suficiente para o diagnóstico presuntivo. Quando o diagnóstico definitivo é necessário, a demonstração do EBV pode ser feita por meio da hibridização *in situ*, PCR, imuno-histoquímica (Figura 7.38), *Southern blotting* ou microscopia eletrônica.

O tratamento da LPO na maioria das vezes não é necessário, embora um leve desconforto ou necessidades estéticas possam demandar intervenção. Medicamentos sistêmicos contra o herpes-vírus produzem rápida resolução, entretanto as recidivas são esperadas com a descontinuidade do tratamento. O tratamento tópico com retinoides ou podofilina resinosa ocasionou remissões temporárias. Alguns estudos de caso demonstraram resolução prolongada após a combinação de tratamento com aciclovir creme e podofilina resinosa. Excisão cirúrgica ou crioterapia têm sido utilizadas.

Sarcoma de Kaposi

O **sarcoma de Kaposi (KS)** é uma neoplasia do endotélio vascular causada pelo herpes-vírus humano tipo 8 (HHV-8, herpes-vírus associado ao sarcoma de Kaposi [KSHV]). A maioria dos casos nos EUA foi observada em associação com a infecção pelo HIV. No auge da epidemia de AIDS, no começo dos anos 1990, a incidência anual de SK nos EUA atingiu 4,7 casos a cada 100.000 indivíduos. No entanto, desde a introdução da TARV combinada em 1996, a incidência anual diminuiu substancialmente, sendo

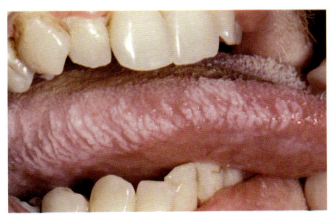

Figura 7.35 Leucoplasia pilosa oral (LPO) associada ao HIV. Estrias verticais de queratina ao longo da margem lateral da língua.

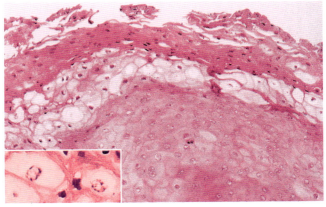

Figura 7.37 Leucoplasia pilosa oral (LPO) associada ao HIV. Epitélio oral exibindo hiperparaqueratose e uma faixa de "células balonizantes" na camada espinhosa superior. O *detalhe* revela, em maior aumento, células epiteliais, exibindo núcleo em colar de pérolas.

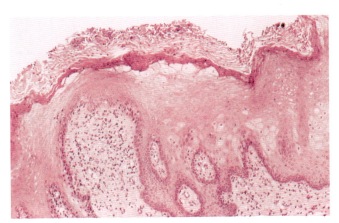

Figura 7.36 Leucoplasia pilosa oral (LPO) associada ao HIV. Mucosa oral exibindo hiperparaqueratose com corrugações na superfície.

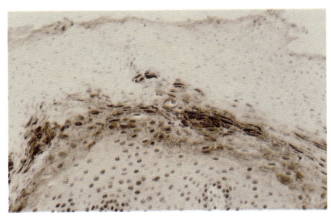

Figura 7.38 Leucoplasia pilosa oral (LPO) associada ao HIV. A avaliação pela imunoperoxidase para o vírus Epstein-Barr (EBV) revelando reação positiva dentro das numerosas células epiteliais.

estimada na atualidade em 0,5 caso a cada 100.000 indivíduos. No entanto, nos EUA, os indivíduos infectados pelo HIV têm 500 vezes mais probabilidade do que a população em geral de serem diagnosticados com SK, e o SK representa a segunda neoplasia mais comum entre as pessoas com AIDS.

Nos países ocidentais, o SK tem sido relatado em particular nos adultos infectados pelo HIV, homossexuais masculinos e provavelmente relacionado à transmissão sexual do HHV-8. Alguns casos também foram relatados em homossexuais do sexo masculino sem infecção pelo HIV. No continente africano, são vistos tanto os tipos associados à AIDS como o tipo endêmico, sem predileção sexual e com um grande número de crianças afetadas. Titulações relativamente altas de HHV-8 foram encontradas na saliva e o HHV-8 exibe tropismo pelas células orais e orofaríngeas. Essas observações sugerem que a cavidade oral possa representar um reservatório importante para o vírus e que a saliva represente a principal forma de transmissão.

O SK se manifesta como múltiplas lesões de pele ou mucosa oral, embora também possa ocorrer o envolvimento visceral e de linfonodos. Eventualmente uma lesão única é de início identificada. Nos casos relacionados à AIDS, as lesões cutâneas apresentam predileção pela face (Figura 7.39) e membros inferiores. Em 22%, a cavidade oral é o local inicial de envolvimento, sendo encontradas com maior frequência nos casos relacionados à AIDS. Aproximadamente 70% dos indivíduos com SK associado ao HIV apresentam lesão oral em algum momento. O palato duro, a gengiva e a língua são os sítios mais afetados (Figuras 7.40 e 7.41). Quando presente no palato ou na gengiva, a neoplasia pode invadir o osso e provocar mobilidade dentária. No início, as lesões são como máculas vermelho-purpúreas ou marrons, cuja diascopia é negativa. Lesões não pigmentadas foram eventualmente relatadas. Com o tempo, as máculas se tornam placas ou nódulos (Figura 7.42), que podem coalescer e tornar-se uma massa difusa e exofítica (Figura 7.43). Dor, sangramento e necrose podem necessitar de tratamento. Raramente, lesões orais avançadas podem causar angioedema na face e no pescoço.

A biópsia é necessária para o diagnóstico definitivo, embora um diagnóstico clínico presuntivo possa ser feito. Podem ocorrer, nos pacientes infectados pelo HIV, lesões com um aspecto clínico semelhante, incluindo a angiomatose bacilar (uma proliferação vascular multifocal associada ao bacilo da arranhadura de gato [ver Capítulo 5]) e linfoma.

Iniciar a TARV pode induzir a regressão das lesões de SK. Os pacientes que desenvolvem SK mesmo utilizando TARV tendem a ter uma doença com curso menos grave e sem envolvimento visceral. Em virtude de o SK frequentemente demonstrar regressão com a recuperação da imunidade, muitos pesquisadores questionam se o SK é um sarcoma verdadeiro. No entanto, em um pequeno subconjunto de pacientes, a administração de TARV pode causar síndrome inflamatória de reconstituição imune (ver seção "Tratamento e prognóstico"), o que pode induzir a uma piora paradoxal do sarcoma de Kaposi. A terapia locorregional pode ser usada para lesões mucocutâneas assintomáticas que não respondem à TARV ou de forma paliativa para lesões mucocutâneas avançadas. As opções de tratamento incluem medicamentos tópicos (alitretinoína gel ou imiquimode creme para as lesões orais), injeção intralesional de quimioterápicos ou agentes imunomoduladores (vimblastina, vincristina, bleomicina e interferon-alfa), radioterapia, excisão cirúrgica, crioterapia (para lesões cutâneas), escleroterapia e laserterapia. A radioterapia geralmente não é indicada para lesões orais devido à chance de desenvolvimento de mucosite grave. Para o SK avançado associado à AIDS, a quimioterapia sistêmica (p. ex., doxorrubicina lipossomal peguilada, paclitaxel) ou terapia imunomoduladora em associação com a TARV está indicada. Além disso, alguns autores sugeriram terapia sistêmica para SK

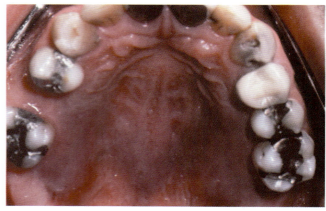

Figura 7.40 Sarcoma de Kaposi (SK) associado ao HIV. Grandes áreas de SK se manifestando como uma pigmentação marrom, plana e em forma de "M" no palato duro.

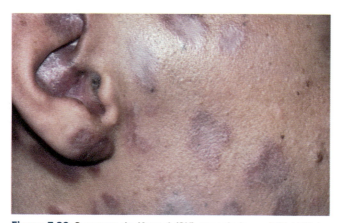

Figura 7.39 Sarcoma de Kaposi (SK) associado ao HIV. Múltiplas máculas purpúreas no lado direito da face.

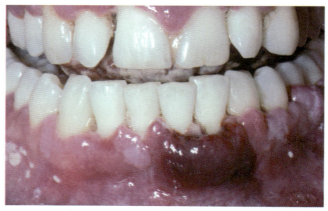

Figura 7.41 Sarcoma de Kaposi (SK) associado ao HIV. Aumento de volume elevado, vermelho-escuro, na gengiva inferior vestibular anterior, do lado esquerdo.

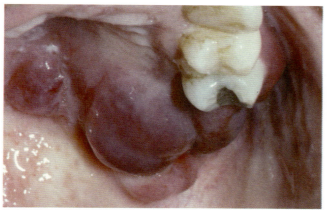

Figura 7.42 Sarcoma de Kaposi (SK) associado ao HIV. Aumento de volume nodular, vermelho-azulado, difuso no palato duro, do lado esquerdo.

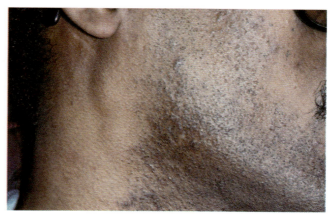

Figura 7.44 Linfadenopatia associada ao HIV. Linfonodos cervicais aumentados em um paciente com linfadenopatia generalizada persistente (LGP).

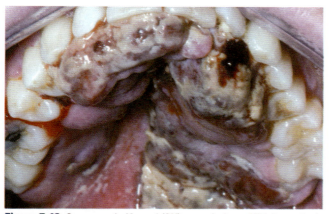

Figura 7.43 Sarcoma de Kaposi (SK) associado ao HIV. Aumento de volume vermelho-azulado, difuso da gengiva, demonstrando necrose disseminada.

oral associado à AIDS, mesmo nos estágios iniciais de mácula, devido à progressão para a fase exofítica que está associada a um prognóstico ruim.

Indicadores prognósticos desfavoráveis para o SK relacionado à AIDS incluem edema associado à neoplasia; ulceração; doença oral extensa; envolvimento visceral; contagem de células CD4+ abaixo de 150/microlitro ou outras doenças associadas à infecção pelo HIV. É curioso que o SK que acomete os linfonodos não necessariamente represente metástase ou apresente um prognóstico ruim. Nos EUA, a sobrevida de 5 anos para indivíduos diagnosticados com SK nos últimos anos gira em torno de 70%. Entretanto, as taxas de sobrevida são muito menores em locais onde o tratamento não está disponível.

Linfadenopatia generalizada persistente

Após a soroconversão, com frequência a doença pelo HIV permanece silenciosa, exceto por uma **linfadenopatia generalizada persistente (LGP)**. A prevalência desse sinal clínico precoce varia; entretanto, em diversos estudos, fica em torno de 70%. A LGP consiste em uma linfadenopatia que se apresenta por mais de 3 meses e envolve dois ou mais sítios extrainguinais. Os locais mais frequentemente envolvidos são os linfonodos cervicais anteriores e posteriores, submandibulares, occipital e axilares. O aumento de volume dos linfonodos é flutuante, em geral com mais de 1 cm, e varia de 0,5 a 5,0 cm (Figura 7.44).

Como o linfoma sabidamente ocorre nesse grupo de pacientes, a biopsia de um linfonodo pode ser indicada em uma adenopatia localizada ou volumosa, quando estiverem presentes citopenia ou uma velocidade elevada de hemossedimentação, ou quando solicitada a sua confirmação. O exame histopatológico revela hiperplasia folicular florida. Embora não tão preditiva quanto a candidíase oral ou a leucoplasia pilosa, a LGP indica a progressão para AIDS; quase um terço dos pacientes afetados e sem tratamento apresentará manifestações diagnósticas de AIDS dentro de 5 anos.

Linfoma não Hodgkin

O **linfoma não Hodgkin (LNH)** representa atualmente a neoplasia maligna mais comum nos indivíduos infectados com HIV nos EUA. Similar ao sarcoma de Kaposi, o linfoma não Hodgkin tornou-se significativamente menos comum entre pacientes infectados pelo HIV desde a introdução da TARV eficaz. No entanto, indivíduos infectados pelo HIV nos EUA têm 12 vezes mais probabilidade de desenvolver linfoma não Hodgkin em comparação com a população em geral. Os fatores implicados na etiopatogenia dessas neoplasias incluem vigilância imunológica suprimida, disfunção de linfócitos B, reativação de vírus oncogênicos (como EBV e HHV-8), estimulação antigênica crônica por coinfecções virais (como hepatite B e hepatite C) e possivelmente efeitos diretos do HIV em si. A maioria dos casos representa neoplasias de células B, agressivas e de alto grau. O LNH associado ao HIV pode ser classificado da seguinte forma:

1. Linfomas que também ocorrem em pacientes imunocompetentes (em especial o linfoma de Burkitt e o linfoma B difuso de grandes células; raramente o linfoma de zona marginal extranodal do tipo MALT [células linfoides associadas à mucosa], linfoma de célula T periférico e linfoma de células NK/T).
2. Linfomas que ocorrem de forma mais específica em pacientes infectados pelo HIV (linfoma de efusão primária; linfoma plasmablástico; e linfoma difuso de grandes células B, positivo para HHV-8, não especificado).
3. Linfomas que também ocorrem em outras imunodeficiências (casos que se assemelham à doença proliferativa associada ao pós-transplante [PTLD]).

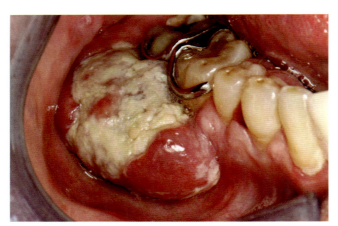

Figura 7.45 Linfoma associado ao HIV. Massa de tecido mole eritematosa e ulcerada envolvendo a gengiva inferior posterior direita e fundo de vestíbulo.

Os linfomas associados à AIDS geralmente são extranodais As lesões orais são observadas em cerca de 4% dos pacientes com LNH associado à AIDS e com mais frequência envolvem gengiva, palato, língua (Figura 7.45). O envolvimento intraósseo também foi documentado e pode lembrar periodontite progressiva difusa com perda do ligamento periodontal e do dente. Nesses casos, o espessamento do ligamento periodontal e perda da lâmina dura costumam ser observados e representam pistas para o diagnóstico.

Para prevenir LNH em indivíduos infectados com HIV, TARV precoce é recomendada. O tratamento consiste em quimioterapia combinada com a TARV. Logo no começo da epidemia da AIDS, os portadores de AIDS sofriam de várias infecções oportunistas no momento do diagnóstico do linfoma e, portanto, a quimioterapia intensiva não era bem tolerada. Desde a introdução da TARV, houve uma grande redução na comorbidade, permitindo assim o tratamento intensivo para o linfoma. As áreas atuais de investigação incluem imunoterapia e terapias celulares (p. ex., receptor de antígeno quimérico de células T). O prognóstico varia de acordo com o tipo específico de linfoma. No entanto, desde a introdução da TARV, a taxa de sobrevida do paciente infectado pelo HIV com linfoma se aproxima daquela observada na população em geral.

Doença periodontal associada ao HIV

Padrões atípicos de doença periodontal fortemente associados à infecção pelo HIV mal controlada incluem eritema linear gengival, gengivite necrosante e periodontite necrosante. Essas condições também podem surgir em associação com fatores de risco além da infecção pelo HIV.

O **eritema linear gengival** é um padrão incomum de gengivite caracterizado por uma faixa linear de eritema que envolve a gengiva marginal livre e estende-se por 2 a 3 mm em direção apical (Figura 7.46). Além disso, a mucosa alveolar e a gengiva podem apresentar eritema difuso ou puntiforme em uma grande porcentagem dos casos. Esse diagnóstico deve ser reservado para gengivites que não respondem ao controle rígido de biofilme e exibem um alto grau de eritema, maior do que o esperado para a quantidade de biofilme no local. A literatura relata que o eritema linear gengival é de difícil avaliação, pois a gengivite marginal convencional costuma ser mal diagnosticada como eritema linear gengival. Embora alguns pesquisadores acreditem que o eritema linear gengival ocorra devido a uma resposta imune anormal do hospedeiro contra as bactérias subgengivais, dados sugerem que esse padrão de gengivite constitua um padrão incomum de candidíase. O tratamento pode incluir debridamento, irrigação com álcool iodado, clorexidina e/ou antifúngico.

A **GN** (ver Capítulo 4) e a **periodontite necrosante** são condições pertencentes à categoria mais ampla de doenças periodontais necrosantes. O perfil microbiano das doenças periodontais necrosantes em indivíduos infectados pelo HIV inclui organismos associados à doença em pacientes HIV-negativos, além de achados adicionais, como *Candida albicans*, vírus do herpes e vários tipos de superinfecção bacteriana. Entre os estudos com grandes grupos de pacientes com HIV/AIDS, a prevalência relatada é de aproximadamente 10 a 11% para gengivite necrosante e 0,3 a 9% para periodontite necrosante.

Na GN, há um início súbito de necrose e ulceração envolvendo uma ou mais papilas interdentais sem perda de inserção periodontal. Os pacientes também apresentam sangramento gengival, dor e halitose (Figura 7.47).

A periodontite necrosante é caracterizada por necrose gengival e ulceração com rápida perda de inserção periodontal em progressão. Embora os casos graves possam afetar todos os dentes, com frequência diversos defeitos isolados são observados e contrastam

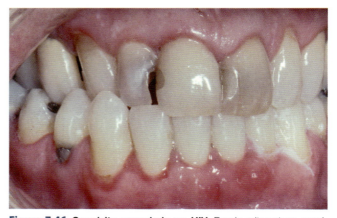

Figura 7.46 Gengivite associada ao HIV. Banda eritematosa envolvendo a gengiva marginal livre.

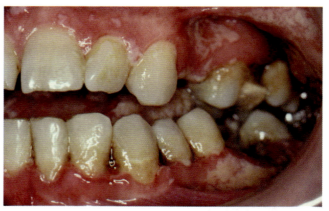

Figura 7.47 Gengivite ulcerativa necrosante associada ao HIV (GN). Múltiplas papilas interdentais perdidas na gengiva inferior. Observe a candidíase pseudomembranosa difusa da mucosa.

com o padrão difuso associado à periodontite crônica. Edema, dor intensa e hemorragia espontânea são comuns. A presença de bolsas periodontais profundas geralmente não é observada, pois a necrose gengival extensa coincide com a perda do osso alveolar adjacente (Figura 7.48). A perda de inserção pode ser especialmente rápida em pacientes com infecção pelo HIV, com alguns indivíduos apresentando até 10 mm de perda óssea dentro de um período de 6 meses.

Pacientes infectados pelo HIV também têm um risco aumentado de desenvolver **estomatite necrosante**, caracterizada por áreas extensas de destruição tecidual além das cristas alveolares (Figura 7.49). Clinicamente, o processo lembra a noma (ver Capítulo 5) e pode envolver com predominância os tecidos moles ou estender-se para o osso subjacente, resultando em grandes sequestros ósseos (Figura 7.50). Embora a estomatite necrosante muitas vezes se desenvolva como uma extensão da periodontite necrosante, também pode surgir em áreas da mucosa oral que não sejam a gengiva. Na ausência de envolvimento gengival, as características clínicas da estomatite necrosante são inespecíficas e a biopsia é mandatória. Em muitos casos, as regiões ulceradas e necrosadas do tecido mole demonstram infecção por um ou mais agentes, como HSV, CMV e EBV.

O manejo de indivíduos infectados pelo HIV com doenças periodontais necrosantes inclui debridamento, terapia antimicrobiana, controle da dor, cuidados de acompanhamento imediatos e manutenção a longo prazo em conjunto com a garantia de que o paciente esteja recebendo a TARV apropriada. A remoção inicial do tecido necrótico geralmente é realizada sob anestesia local e geralmente é combinada com irrigação de clorexidina ou iodopovidona. Debridamento adicional, raspagem e alisamento radicular e lavagem são realizados durante as consultas de acompanhamento. A antibioticoterapia sistêmica (com metronidazol) é reservada para pacientes com envolvimento grave, devido ao risco de induzir infecção fúngica ou viral secundária. Considerações de manutenção a longo prazo incluem reforço da higiene oral, enxaguatório bucal com clorexidina, aconselhamento nutricional e consultas de retorno frequentes.

Além do eritema gengival linear e das doenças periodontais necrosantes, pacientes infectados pelo HIV podem apresentar gengivite convencional, periodontite crônica e periodontite progressiva não necrosante. Estudos demonstram que a perda da inserção periodontal pode ser combatida, com sucesso, por

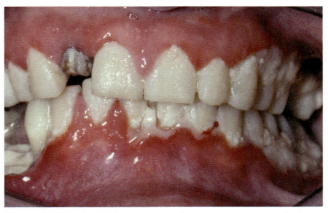

Figura 7.49 Periodontite e estomatite necrosante associada ao HIV. Necrose gengival difusa com extensão para a mucosa alveolar.

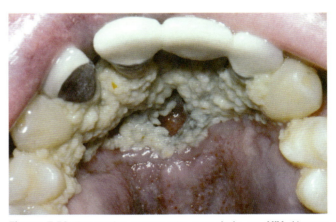

Figura 7.50 Estomatite necrosante associada ao HIV. Necrose massiva do tecido mole e osso da maxila anterior.

meio da remoção do biofilme supra e subgengival realizada pelo profissional, associada à melhora na higiene oral pessoal. Evidências recentes sugerem que o tratamento da periodontite crônica é importante para a redução de mediadores inflamatórios sistêmicos que podem estimular a ativação do HIV.

Infecção micobacteriana

A infecção micobacteriana mais conhecida é a **tuberculose (TB)**, causada por *Mycobacterium tuberculosis* (ver Capítulo 5). Micobactérias menos comumente associadas à tuberculose incluem *M. bovis*, *M. africanum*, *M. canetti* e *M. microti*. Além disso, infecções micobacterianas atípicas causadas por *Mycobacterium avium* e *Mycobacterium intracellulare* (complexo *Mycobacterium avium intracellulare*) podem causar doença clinicamente evidente, em particular nos estágios avançados da AIDS.

Cerca de um quarto da população mundial está infectado pela TB. A cada ano, cerca de 10 milhões de pessoas adoecem com tuberculose em todo o mundo, das quais 9% são representadas por indivíduos HIV-positivos. A coinfecção pelo HIV está associada a um aumento no risco de ativação da TB e a TB representa a principal causa de morte em pessoas infectadas pelo HIV. Dos 1,5 milhão de óbitos associados à TB relatados anualmente,

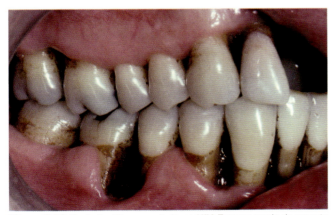

Figura 7.48 Periodontite associada ao HIV. Extensa perda do suporte periodontal sem bolsas profundas.

aproximadamente 250.000 ocorrem em associação com o HIV. Nos EUA, as taxas de casos de tuberculose relacionados ao HIV são baixas, em parte devido ao amplo uso da TARV. No entanto, mesmo com os efeitos benéficos da TARV, os indivíduos infectados pelo HIV permanecem em maior risco de desenvolver tuberculose em comparação com a população em geral.

Existe uma predileção incomum para envolvimento extrapulmonar em pacientes infectados pelo HIV com TB. Ainda assim, lesões orais são incomuns e ocorrem em menos de 5% dos indivíduos com a doença ativa. Quando presente, a língua é com mais frequência afetada, mas as lesões também podem se desenvolver em mucosa jugal, gengiva, assoalho bucal, lábios e palato. As áreas afetadas se apresentam como ulcerações crônicas, lesões leucoplásicas granulares, aumentos de volume exofíticos proliferativos ou fissuras. O envolvimento dos maxilares também é possível e pode se manifestar como osteomielite tuberculosa, uma lesão periapical ou um alvéolo de extração dentária infectado.

A confirmação do diagnóstico de TB muitas vezes pode ser difícil nos pacientes com AIDS, porque falta sensibilidade no teste tuberculínico cutâneo, na baciloscopia e na radiografia de tórax desses pacientes. Culturas líquidas, testes de amplificação de ácidos nucleicos ou ensaio de lipoarabinomanana na urina podem facilitar o diagnóstico. Em cenários de limitações, a pesquisa por história de tosse, febre e/ou sudorese noturna é útil na identificação dos pacientes infectados pelo HIV que precisam ser testados para TB.

Em conjunto com a TARV, um esquema consistindo em isoniazida, rifamicina, pirazinamida e etambutol por 2 meses seguido de isoniazida e rifamicina por 4 meses geralmente é eficaz para a TB em adultos infectados pelo HIV. Há potencial para interações medicamentosas entre rifampicina e alguns inibidores de protease ou inibidores da transcriptase reversa não nucleosídeo. Portanto, outras rifamicinas, como a rifabutina, podem ser selecionadas.

Hiperpigmentação

A **hiperpigmentação** da pele, unhas e mucosa tem sido relatada em pacientes infectados pelo HIV. As alterações são microscopicamente semelhantes à melanose focal, com deposição aumentada de melanina observada na camada basal do epitélio afetado. Diversos medicamentos utilizados pelos pacientes com AIDS (p. ex., cetoconazol, clofazimina, pirimetamina, zidovudina e entricitabina) podem causar pigmentação melânica. A destruição adrenocortical tem sido relatada como consequência de diversas infecções oportunistas associadas à AIDS, resultando em um padrão de pigmentação semelhante à doença de Addison. Por fim, alguns pesquisadores teorizaram que a desregulação de citocinas induzida pelo HIV pode desempenhar um papel no desenvolvimento da hiperpigmentação.

Doença das glândulas salivares associada ao HIV

A doença das **glândulas salivares associada ao HIV** pode surgir a qualquer momento durante a infecção pelo HIV. A condição é caracterizada por pelo menos uma das seguintes características: (1) hipofunção salivar ou xerostomia subjetiva, (2) aumento difuso de uma ou mais glândulas salivares principais. Danos irreversíveis nas glândulas salivares podem ocorrer. A etiopatogenia exata é desconhecida, mas tem sido associada à reativação da infecção pelo BK poliomavírus (BKPyV). Os homens são afetados com mais frequência do que as mulheres, e a doença ocorre tanto em crianças quanto em adultos. O aumento das glândulas salivares afeta mais frequentemente a parótida. O envolvimento bilateral é observado em cerca de 60% dos pacientes com alterações glandulares e frequentemente está associado à linfadenopatia cervical. Alterações microscópicas no interior das glândulas afetadas podem incluir infiltração linfocítica, hiperplasia dos linfonodos intraparotídeos e formação cística linfoepitelial. O exame histopatológico é importante para descartar linfoma.

Pacientes com doença leve das glândulas salivares associada ao HIV podem não necessitar de tratamento específico além de monitoramento periódico. Para casos mais graves, as opções de tratamento incluem TARV, aspiração, escleroterapia, radioterapia de baixa dose e cirurgia. Alguns pesquisadores observaram regressão após o início da TARV, enquanto outros relataram aumento da prevalência com a TARV, possivelmente devido à síndrome inflamatória de reconstituição imune (ver seção "Tratamento e prognóstico").

O aumento das glândulas salivares no contexto da infecção pelo HIV também pode ser causado pela síndrome da linfocitose infiltrativa difusa (SLID) (também conhecida como "síndrome *sicca*" relacionada ao HIV). Essa condição ocorre em cerca de 3 a 8% das pessoas com infecção pelo HIV, embora sua frequência tenha diminuído desde a introdução da TARV eficaz. Essa síndrome ocorre principalmente em adultos e é caracterizada por linfocitose CD8+ com infiltração linfocítica difusa de vários locais, como as glândulas salivares maiores ou menores, glândulas lacrimais, pulmões, rins, músculos, nervos e fígado. Em particular, pode haver um aumento maciço da glândula parótida, que é mais frequentemente bilateral do que unilateral. Muitos pacientes também desenvolvem xerostomia, olhos secos, linfadenopatia cervical e pneumonia intersticial. Existe uma associação entre SLID e certos tipos de antígenos leucocitários humanos (HLA). A biopsia da glândula salivar labial geralmente mostra infiltração linfocítica CD8+ periductal, atrofia acinar, dilatação ductal e fibrose. Os tratamentos mais amplamente aceitos para SLID são TARV e corticosteroides. A SLID está associada a um prognóstico da doença pelo HIV favorável, mas também a um alto risco de linfoma; logo alguns autores recomendam o monitoramento periódico para o desenvolvimento de linfoma através da punção aspirativa por agulha fina (PAAF).

Curiosamente, alguns autores relataram rânulas (ver Capítulo 11) e sialólitos (ver Capítulo 11) em pacientes infectados pelo HIV. Contudo, o significado desses resultados é incerto e não foi estabelecida uma associação definitiva com a doença por HIV.

Trombocitopenia

A **trombocitopenia** (ver Capítulo 13) é frequentemente uma manifestação inicial da infecção pelo HIV, mas pode ocorrer em qualquer momento durante o curso da doença pelo HIV. Entre os pacientes com infecção pelo HIV não tratada, a trombocitopenia se desenvolve em aproximadamente 3% daqueles com contagem de células T CD4+ igual ou superior a 400/microlitro e 10% daqueles com contagem de células T CD4+ abaixo de 400/microlitro. Os mecanismos de base podem incluir infecção direta das plaquetas por células progenitoras, destruição das plaquetas pelos anticorpos anti-HIV que fazem reação cruzada com glicoproteínas das plaquetas, destruição das plaquetas por ligação de complexos imunes inespecíficos e modulação defeituosa da hematopoiese pelos linfócitos T dos pacientes infectados pelo HIV. Além disso, a trombocitopenia pode ocorrer secundariamente a medicamentos, doenças infecciosas ou neoplasias malignas. As lesões cutâneas estão presentes na maioria dos casos, mas as lesões orais também podem ocorrer. Manifestações orais típicas incluem petéquias, equimoses e hemorragia gengival espontânea.

A TARV é considerada o tratamento de primeira linha para trombocitopenia em pacientes infectados pelo HIV. Terapias adicionais utilizadas em pacientes não responsivos ou em casos graves incluem interferon-alfa, imunoglobulina intravenosa (IVIG), imunoglobulina anti-Rho (anti-D) IV, rituximabe, transfusão de plaquetas e esplenectomia.

Vírus do herpes simples

A prevalência das lesões pelo HSV aumenta significativamente quando a contagem de células CD4+ está abaixo de 50 células/microlitro. Na infecção pelo HIV, as lesões herpéticas podem ser mais disseminadas, ocorrer em um padrão atípico e persistir por meses (Figura 7.51). O herpes labial pode se estender para a pele da face e exibir um comprometimento lateral extenso. A persistência de locais ativos de infecção pelo HSV por mais de 1 mês, em um paciente infectado pelo HIV, é um critério de definição aceito para a AIDS. As manifestações clínicas das recidivas nos pacientes imunocomprometidos, o tratamento apropriado e a manutenção são discutidos no texto sobre HSV (ver anteriormente). A avaliação de úlceras orais persistentes em indivíduos infectados pelo HIV deve ser realizada para descartar infecção por HSV (às vezes combinada com infecção por CMV, EBV ou outros vírus), infecção fúngica profunda, neoplasia ou outros processos.

Vírus varicela-zóster

Na era TARV, houve uma diminuição da prevalência de infecção recorrente pelo vírus varicela-zóster (VZV), ou seja, **herpes-zóster**, nos pacientes infectados pelo HIV, mas ainda permanece mais comum do que na população em geral. De forma paradoxal, alguns pacientes desenvolvem herpes-zóster após iniciarem a TARV, como resultado da síndrome inflamatória da reconstituição imune (ver seção "Tratamento e prognóstico"). Nos pacientes infectados pelo HIV, o herpes-zóster tem o curso mais grave, com aumento das taxas de morbidade e mortalidade. Muitos desses pacientes têm menos de 40 anos, em contraste com os casos em pacientes imunocompetentes,

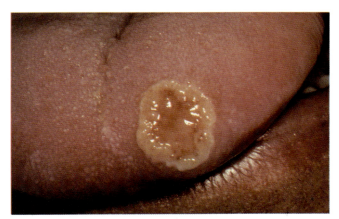

Figura 7.51 Infecção herpética recorrente associada ao HIV. Erosão na mucosa da superfície dorsal anterior da língua, no lado esquerdo. Observe a borda circinada amarelada.

que geralmente desenvolvem herpes-zóster em idades mais avançadas. Nos pacientes infectados pelo HIV com doença controlada, o herpes-zóster em geral está confinado a um dermátomo, todavia persiste por mais tempo que o usual. Na AIDS, a disseminação para múltiplos dermátomos não é incomum. O envolvimento intraoral grave pode levar ao sequestro ósseo e perda dentária; essas sequelas podem surgir 1 mês ou mais após o início do zóster. A dor associada é intensa.

Para pacientes infectados pelo HIV com herpes-zóster agudo e localizado, o tratamento com valaciclovir oral, fanciclovir ou aciclovir deve ser iniciado o mais rápido possível. Se houver doença mais extensa, então o aciclovir IV está indicado. A vacinação rotineira contra zóster nos pacientes infectados pelo HIV não é recomendada atualmente; no entanto, de acordo com alguns especialistas, a vacinação contra o zóster pode ser considerada naqueles pacientes que têm a doença pelo HIV bem controlada e contagem de CD4+ maior do que 200 células/microlitro.

Papilomavírus humano

Nos pacientes infectados pelo HIV, a maioria das lesões causadas pelo papilomavírus humano (HPV) surge na região anogenital, embora o envolvimento oral também seja possível. As lesões orais causadas pelo HPV (comumente denominadas verrugas orais) incluem o **papiloma** (ver Capítulo 10), **verruga vulgar** (ver Capítulo 10), **condiloma acuminado** (ver Capítulo 10) e **hiperplasia epitelial multifocal** (ver Capítulo 10). A prevalência relatada dessas lesões benignas de HPV oral em várias coortes de pacientes infectados pelo HIV varia de aproximadamente 0,5 a 7%, e a prevalência é maior entre indivíduos HIV-positivos em comparação com a população em geral. Os pacientes infectados pelo HIV frequentemente demonstram subtipos menos comuns do HPV nas lesões orais, como o HPV-7 (associado a verrugas do açougueiro), o HPV-13 e o HPV-32 (associado à hiperplasia epitelial multifocal).

Alguns estudos retrospectivos relataram um aumento na frequência de lesões orais benignas causadas pelo HPV desde a introdução da TARV, e um estudo prospectivo observou um aumento no DNA do HPV oral entre adultos infectados pelo HIV vários meses após o início da TARV. O motivo para esse aparente aumento permanece desconhecido, embora alguns autores sugiram que a reconstituição imunológica induzida pela TARV possa levar a uma resposta inflamatória que estimula a ativação do HPV (síndrome inflamatória da reconstituição imunológica [ver seção "Tratamento e prognóstico"]). Além disso, entre os pacientes infectados pelo HIV, alguns pesquisadores relataram uma relação positiva entre as lesões orais por HPV, idade e duração da TARV. Com base nessas descobertas, alguns autores sugeriram que a TARV possa estender a sobrevida do paciente, sem restaurar por completo a imunidade específica para o HPV ou que a sobrevida aumentada pode permitir um aumento no risco cumulativo de aquisição de infecção pelo HPV ao longo do tempo, mesmo com a restauração da função imune.

As lesões orais costumam ser múltiplas e podem estar localizadas em qualquer superfície mucosa. Os locais mais afetados são a mucosa labial, a língua, a mucosa jugal e a gengiva. As lesões podem apresentar grupamentos de projeções semelhantes a espículas brancas, crescimentos róseos semelhantes à couve-flor ou pápulas sésseis ligeiramente elevadas (Figura 7.52).

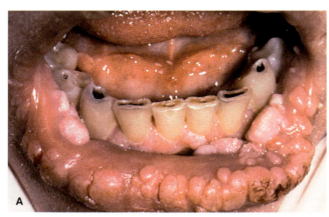

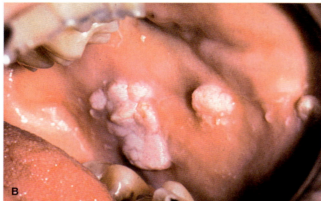

Figura 7.52 Infecção pelo papilomavírus humano (HPV) associado ao HIV. Múltiplos nódulos exofíticos e papilares em lábio, mucosa jugal e gengiva.

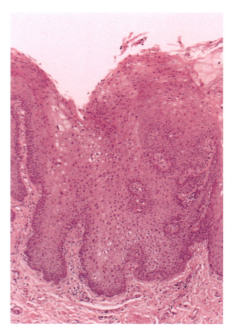

Figura 7.53 Infecção pelo papilomavírus humano (HPV) associado ao HIV. Mucosa oral exibindo acantose e leve pleomorfismo nuclear.

Na histopatologia, as lesões podem ser sésseis ou papilares e recobertas por um epitélio pavimentoso estratificado acantótico ou hiperplásico (Figura 7.53). O epitélio afetado frequentemente mostra vacuolização de várias células epiteliais (coilocitose) e pode exibir uma leve variação no tamanho do núcleo (Figura 7.54). Na maior parte das vezes, a imuno-histoquímica ou a hibridização *in situ* do DNA podem ser usadas para confirmar a presença e o tipo de HPV nos espécimes histopatológicos (Figura 7.55).

O tratamento de escolha consiste na remoção cirúrgica; outras opções incluem crioterapia, eletrocautério e ablação com *laser*. No entanto, todos esses métodos cirúrgicos estão associados à recorrência frequente, e os dois últimos métodos podem expor a equipe cirúrgica e o paciente a aerossol que pode conter HPV infectante. Tratamentos alternativos empíricos incluem o uso tópico de cidofovir, interferon-alfa intralesional ou sistêmico, cimetidina oral e podofilina tópica.

Foi observada displasia dentro de lesões relacionadas ao HPV em pacientes com AIDS e isso exige uma observação próxima para o desenvolvimento de carcinoma espinocelular. Ver seção a seguir para uma discussão sobre carcinoma espinocelular oral e orofaríngeo no contexto da infecção pelo HIV.

Histoplasmose

A histoplasmose é a infecção fúngica respiratória endêmica mais comum nos EUA, produzida por *Histoplasma capsulatum* (ver Capítulo 6). Nos pacientes sadios, a infecção costuma ser subclínica e autolimitante, mas ocorrem infecções clinicamente evidentes

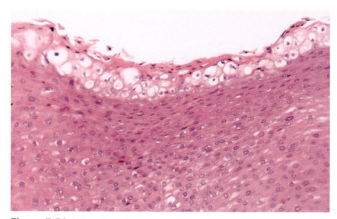

Figura 7.54 Infecção pelo papilomavírus humano (HPV) associado ao HIV. Mucosa oral exibindo extensa coilocitose na camada de células espinhosas mais superficiais.

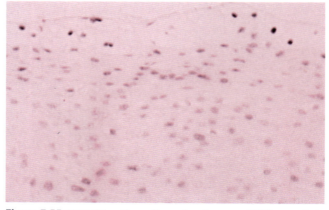

Figura 7.55 Infecção pelo papilomavírus humano (HPV) associado ao HIV. Hibridização *in situ* de DNA do material de biopsia da mucosa oral revelando positividade celular difusa para HPV.

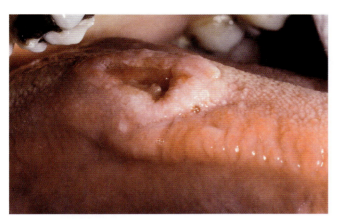

Figura 7.56 Histoplasmose associada ao HIV. Ulceração endurecida com bordas elevadas na superfície dorsal da língua, no lado direito.

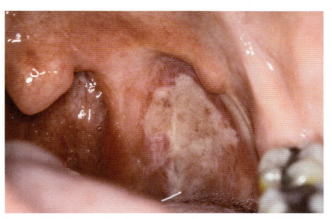

Figura 7.57 Ulceração aftosa recorrente associada ao HIV. Ulceração superficial ampla na região posterior do palato mole.

em indivíduos imunocomprometidos. Em áreas onde o fungo é endêmico, a histoplasmose disseminada afeta aproximadamente 2 a 25% dos pacientes com HIV/AIDS e representa a infecção inicial definidora de AIDS em até 50 a 75% desses pacientes. Nos pacientes com AIDS, o diagnóstico da histoplasmose também tem sido documentado em áreas não endêmicas, possivelmente pela reativação de uma infecção subclínica prévia.

Os sinais e sintomas associados à disseminação são inespecíficos e incluem febre, perda de peso, esplenomegalia e infiltrado pulmonar. As lesões orais são comuns e em geral são causadas por microrganismos no sangue ou disseminadas pelo envolvimento pulmonar. Por vezes, o diagnóstico inicial é feito com base nas alterações orais, com alguns pacientes apresentando envolvimento isolado da cavidade oral. Embora a infecção intraóssea nos maxilares tenha sido relatada, a apresentação mais comum da histoplasmose na boca é uma ulceração crônica e endurecida com bordas elevadas na mucosa (Figura 7.56). As lesões orais podem ser únicas ou múltiplas e qualquer área da mucosa oral pode ser envolvida.

Os agentes de primeira escolha para o tratamento da histoplasmose disseminada progressiva nos pacientes infectados pelo HIV incluem a anfotericina B liposomal IV e itraconazol oral. Também é importante garantir que esses pacientes estejam recebendo a TARV apropriada. A profilaxia primária com itraconazol deve ser considerada para pacientes infectados pelo HIV que apresentem contagem de células CD4+ inferior a 150 células/microlitro e que morem em áreas endêmicas com incidência especialmente alta de histoplasmose.

Estomatite aftosa

Lesões clinicamente semelhantes às **estomatites aftosas** (ver Capítulo 9) ocorrem com elevada frequência nos pacientes infectados pelo HIV. São observadas as três formas (menor, maior e herpetiforme); no entanto, quase dois terços dos pacientes apresentam variantes maiores e herpetiformes incomuns (Figura 7.57). Quando a imunossupressão se torna mais profunda, as ulcerações aftosas maiores se tornam mais prevalentes.

O início da TARV é importante para reduzir a remissão e limitar o número de recorrências de aftas. Além disso, o tratamento com corticosteroides potentes intralesionais ou tópicos tem obtido sucesso em vários pacientes. No entanto, nem todas as lesões respondem ao tratamento e as recidivas são comuns. Os corticosteroides sistêmicos também podem ser benéficos,

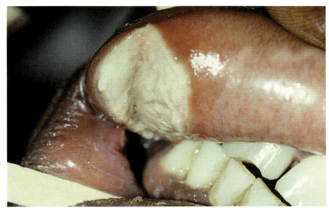

Figura 7.58 Ulceração associada ao HIV. Ulceração atípica da mucosa que requer biopsia e pode ser atribuída a diversas causas.

mas em geral são evitados na tentativa de prevenir a posterior imunossupressão. A candidíase secundária pode ser uma complicação do tratamento com corticoide tópico ou sistêmico. Para as lesões que não respondem ao tratamento com corticosteroides tópicos, a talidomida pode ser eficaz. No entanto, a talidomida deve ser usada com cautela, devido à sua capacidade de intensificar a replicação do HIV e efeitos adversos graves, incluindo neuropatia periférica, neutropenia e trombose.

A biopsia deve ser considerada em qualquer ulceração crônica na mucosa clinicamente diagnosticada como uma ulceração aftosa caso a lesão tenha características clínicas atípicas ou não responda ao tratamento (Figura 7.58). Nesses casos, a biopsia frequentemente revela outra causa, como HSV, CMV, infecção fúngica profunda ou neoplasia.

Molusco contagioso

O **molusco contagioso** (ver Capítulo 10) é uma infecção cutânea causada pelo vírus do molusco contagioso (VMC), que é um membro da família poxvírus. As lesões aparecem na pele e na região genital, como pequenas pápulas cerosas, com forma de cúpula, que muitas vezes mostram uma depressão central. Nos indivíduos imunocompetentes, as lesões são localizadas e autolimitantes. No entanto, nos pacientes com AIDS, as lesões podem ser difusas, persistentes, mais numerosas e maiores. Em torno de 5 a 18% dos pacientes infectados pelo HIV são afetados e a pele da face é comumente envolvida (Figura 7.59).

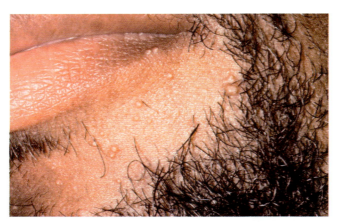

Figura 7.59 Molusco contagioso associado ao HIV. Numerosas pápulas periorais.

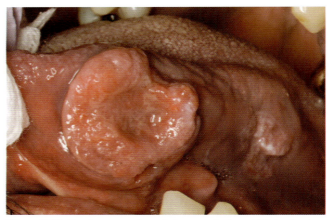

Figura 7.60 Carcinoma espinocelular associado ao HIV. Lesão ulcerada com bordas elevadas e endurecidas na região ventrolateral da língua.

Raros exemplos intraorais de molusco contagioso foram relatados, apresentando-se como pápulas eritematosas, brancas ou róseas na mucosa queratinizada ou não queratinizada.

O tratamento mais eficaz para o molusco contagioso nos pacientes infectados pelo HIV é a TARV. De forma paradoxal, a piora das lesões após o início da TARV devido à síndrome inflamatória da reconstituição imune (ver seção "Tratamento e prognóstico") é possível, porém temporária. Para lesões que persistem mesmo com a utilização de TARV, existe evidência limitada para o tratamento com imiquimode, cidofovir tópico ou IV e interferon-alfa intralesional. Uma vez que pode haver VMC nas lesões cutâneas perilesionais dos pacientes infectados pelo HIV, o tratamento local convencional (curetagem, crioterapia, cautério ou podofilina tópica) geralmente está associado à recorrência.

Carcinoma espinocelular oral e de orofaringe

Em relação à população em geral, os indivíduos infectados pelo HIV têm um risco modestamente aumentado de desenvolver carcinoma espinocelular da cavidade oral, faringe e outros locais da cabeça e pescoço. Em países desenvolvidos, esse aumento no risco foi estimado em 1,5 a 4 vezes para os cânceres de cabeça e pescoço como um todo, com um aumento semelhante no risco relatado para cânceres de orofaringe em particular. Foi observada uma alta prevalência de fatores de risco conhecidos (p. ex., uso de tabaco e infecção pelo HPV) para cânceres de boca e orofaringe entre várias coortes de HIV/AIDS. Além disso, foi demonstrada uma relação inversa entre o risco de câncer da cavidade oral/faringe e a contagem de células T CD4+, e a disfunção imunológica subjacente pode explicar uma tendência aumentada para infecção oral persistente pelo HPV entre os indivíduos infectados pelo HIV. Assim, os pesquisadores consideram hipoteticamente que os fatores de risco convencionais, assim como a imunossupressão relacionada ao HIV, podem contribuir para o risco elevado de câncer. No entanto, um estudo em grande escala realizado na Califórnia não encontrou diferença significativa no risco de câncer da cavidade oral/faringe entre indivíduos HIV-positivos e HIV-negativos após o controle para o uso de tabaco, abuso de álcool e outros fatores de confusão potenciais.

A apresentação clínica (Figura 7.60) e as opções de tratamento para o carcinoma espinocelular oral e de orofaringe são semelhantes entre aqueles com e sem a infecção pelo HIV.

Embora a imunossupressão subjacente esteja associada a um comportamento agressivo e a resultados ruins para muitos tipos de câncer, dados de registros nos EUA para o câncer da cavidade oral/faringe não mostram diferença significativa no estágio do diagnóstico entre os indivíduos infectados pelo HIV em comparação com a população em geral após ajuste para idade, sexo e raça. Além disso, entre os indivíduos com cânceres de cabeça e pescoço positivos para HPV, um estudo multicêntrico recente não encontrou a infecção pelo HIV como um fator prognóstico adverso.

Rastreamento e diagnóstico

O CDC recomenda que indivíduos entre 13 e 64 anos façam o teste de HIV como parte do cuidado de saúde de rotina pelo menos uma vez, e que indivíduos com fatores de risco conhecidos para o HIV sejam testados pelo menos anualmente. A ferramenta de triagem padrão é o teste de anticorpos anti-HIV por ensaio imunoenzimático (EIA); além disso, há um ensaio imunoenzimático combinado para detecção de anticorpos anti-HIV e antígeno p24. Resultados falso-positivos nos testes de anticorpos são possíveis, e um resultado positivo ou indeterminado deve ser confirmado por repetição do EIA e um ensaio mais específico, como *Western blot* ou nível plasmático de RNA do HIV. A soroconversão geralmente ocorre de 3 a 12 semanas após a infecção; portanto, um teste repetido pode ser considerado após um resultado negativo, se houver uma forte suspeita de infecção recente pelo HIV. *Kits* de teste domiciliar de HIV também estão disponíveis. Esses *kits* permitem que o usuário envie uma amostra para um laboratório para teste de anticorpos; no entanto, resultados positivos ainda precisam ser confirmados por ensaios padrão. Para pacientes suspeitos de terem síndrome retroviral aguda, pode ser realizado o ensaio de captura de antígeno p24 para detectar o vírus antes do desenvolvimento de anticorpos. Os testes usados para medir os níveis plasmáticos de RNA do HIV incluem RT-PCR, ensaio de DNA ramificado, amplificação mediada por transcrição e amplificação baseada em sequência de ácido nucleico. Embora esses testes possam ser realizados para o diagnóstico, eles são mais comumente usados para monitorar a resposta à terapia entre pacientes já diagnosticados.

A AIDS é diagnosticada com base na presença de qualquer um dos seguintes critérios:

1. Contagem de linfócitos T CD4+:
   - Inferior a 200/microlitro para indivíduos com 6 anos ou mais
   - Inferior a 500/microlitro para indivíduos de 1 a 5 anos
   - Inferior a 750/microlitro para indivíduos com menos de 1 ano.
2. Diagnóstico de uma doença oportunista definidora de AIDS (Boxe 7.1).

Tratamento e prognóstico

As diretrizes atuais recomendam o início da TARV o mais rápido possível após o diagnóstico de HIV, independentemente da contagem de células T CD4+ – uma abordagem conhecida como "teste e trate". Há evidências sólidas de que o tratamento precoce reduz o risco de eventos graves relacionados à AIDS (incluindo câncer relacionado à AIDS e infecção oportunista) e eventos graves não relacionados à AIDS (incluindo câncer não relacionado à AIDS e doenças cardiovasculares, renais e hepáticas graves). Com a TARV adequada, uma pessoa recém-diagnosticada com infecção pelo HIV na América do Norte tem uma expectativa de vida quase normal. Além disso, o tratamento precoce é importante para reduzir o risco de transmissão viral.

Uma grande variedade de agentes antirretrovirais está disponível e continua a se expandir. Esses agentes são administrados em combinação para reduzir o surgimento de resistência viral. Embora sejam possíveis numerosas combinações, a TARV frequentemente consiste em dois inibidores nucleosídios da transcriptase reversa, combinados com um inibidor não nucleosídio da transcriptase reversa, inibidor de protease potencializado ou inibidor da integrase (2 NRTI + NNRTI/PI/II). Com esse tratamento, a viremia geralmente diminui para níveis indetectáveis, e há uma reconstituição imunológica clinicamente significativa. Embora a TARV funcione bem para a maioria dos pacientes, as desvantagens desse tipo de terapia incluem custo, toxicidade, reações adversas e dificuldade de adesão. Alguns pacientes que recebem TARV durante estágios avançados da doença desenvolvem uma piora paradoxal de sua condição – chamada de **síndrome inflamatória de reconstituição imunológica** – apesar da diminuição da carga viral e do aumento da contagem de células T CD4+. O mecanismo subjacente pode estar relacionado a uma resposta hiperinflamatória a patógenos e antígenos patogênicos presentes no momento da rápida reconstituição imunológica. A TARV não é capaz de curar a infecção pelo HIV, aparentemente devido à persistência de reservatórios virais no sangue periférico e nos tecidos linfoides. Portanto, o tratamento vitalício é necessário – a interrupção geralmente resulta no ressurgimento do vírus dentro de semanas.

Alguns profissionais da saúde têm se preocupado com o risco de transmissão ocupacional do HIV. No entanto, o risco parece ser muito baixo, com apenas uma escassez de casos confirmados de transmissão ocupacional nos EUA desde o final dos anos 1990. No caso de exposição ocupacional, a profilaxia pós-exposição com medicamentos antirretrovirais deve ser iniciada o mais rápido possível (preferencialmente dentro de horas do evento) e continuada por 4 semanas. A profilaxia pós-exposição básica consiste em um regime contendo três ou mais medicamentos antirretrovirais. Devido à complexidade na escolha e administração da profilaxia pós-exposição ao HIV, é recomendado o envolvimento de um especialista em doenças infecciosas ou outro médico experiente em TARV.

◆ COVID-19

O surgimento da pandemia da doença causada pelo novo coronavírus (covid-19) criou um desafio massivo de saúde global. Até o momento da redação deste capítulo, centenas de milhões de indivíduos foram infectados em todo o mundo, com um crescente número de mortes e devastação socioeconômica generalizada. Nosso conhecimento sobre esta doença evoluiu rapidamente com esforços intensivos de pesquisa e o surgimento de novas variantes do vírus; a discussão a seguir representa uma visão geral breve baseada no conhecimento atual, embora o leitor seja encorajado a acessar recursos adicionais para informações mais atualizadas.

A covid-19 é causada pelo coronavírus 2 da síndrome respiratória aguda grave (SARS-CoV-2), que é membro da família Coronaviridae e do gênero *Betacoronavirus*. O vírus é transmitido principalmente pela inalação de gotículas respiratórias ou aerossóis contaminados;

Boxe 7.1	Doenças oportunistas definidoras de AIDS.

1. Candidíase dos brônquios, traqueia ou pulmões
2. Candidíase esofagiana
3. Câncer cervical invasivo†
4. Coccidioidomicose disseminada ou extrapulmonar
5. Complexo *Mycobacterium avium* ou *M. kansasii*, disseminado ou extrapulmonar
6. Criptococose extrapulmonar
7. Criptosporidiose intestinal crônica (> 1 mês de duração)
8. Citomegalovirose (sem ser no fígado, baço ou linfonodos)
9. Encefalopatia atribuída ao HIV
10. Herpes simples: úlcera(s) crônica(s) (> 1 mês de duração) ou bronquite, pneumonite ou esofagite (início com mais de 1 mês de vida)
11. Histoplasmose disseminada ou extrapulmonar
12. Isosporíase intestinal crônica (> 1 mês de duração)
13. Leucoencefalopatia multifocal progressiva
14. Linfoma de Burkitt (ou termo equivalente)
15. Linfoma imunoblástico (ou termo equivalente)
16. Linfoma primário do cérebro
17. *Mycobacterium*, outras espécies ou espécies não identificadas, disseminada ou extrapulmonar
18. *Mycobacterium tuberculosis*, em qualquer local (pulmonar ou extrapulmonar)†
19. Pneumonia por *Pneumocystis jiroveci*
20. Pneumonia recorrente
21. Retinite induzida por citomegalovírus (com perda da visão)
22. Sarcoma de Kaposi (SK)
23. Septicemia por *Salmonella* recorrente
24. Síndrome consumptiva relacionada à AIDS
25. Toxoplasmose cerebral, com aparecimento no paciente com mais de 1 mês de vida

*Apenas entre crianças com menos de 6 anos.
†Apenas entre adultos, adolescentes e crianças com 6 anos ou mais. AIDS, síndrome da imunodeficiência adquirida; CMV, citomegalovírus; HIV, vírus da imunodeficiência humana. (Adaptado de Centers for Disease Control and Prevention: Appendix stage-3-defining opportunistic illnesses in HIV infection, *MMWR Recomm Rep* 63(RR-03): 1–10, 2014.)

deposição de gotículas ou partículas respiratórias nas membranas mucosas oral, nasal ou ocular; ou tocar as membranas mucosas com as mãos que entraram em contato com fluidos respiratórios ou superfícies contaminadas. O período de incubação varia de cerca de 2 a 14 dias. O vírus entra nas células hospedeiras pela interação da sua proteína *spike* com o receptor do hospedeiro, a enzima conversora de angiotensina 2 (ECA-2). Tipos de tecido que expressam ECA-2 em alto nível incluem pulmões (particularmente as células alveolares do tipo II), miocárdio, revestimento intestinal, túbulos proximais renais e epitélio da língua. Embora o trato respiratório seja o local primário de infecção, vários outros tipos de tecido também podem apresentar manifestações da doença.

Características clínicas

A apresentação clínica de indivíduos infectados pelo SARS-CoV-2 é variável, variando de nenhum ou poucos sintomas, a doença grave e potencialmente fatal. Os achados clínicos podem incluir: febre, calafrios, tosse, dispneia, hipoxia, pneumonia, fadiga, mialgia, dor de cabeça, dor de garganta, coriza ou congestão nasal, náuseas, vômito e diarreia. Pacientes gravemente doentes podem desenvolver insuficiência respiratória/síndrome do desconforto respiratório agudo, arritmia cardíaca, lesão cardíaca aguda, lesão renal aguda, coagulopatia, choque séptico e falência de múltiplos órgãos.

Curiosamente, várias erupções cutâneas também foram descritas em pacientes com covid-19, embora não esteja totalmente claro se tais lesões representam efeitos diretos do vírus e/ou reações adversas a medicamentos. Achados cutâneos relatados incluem erupção maculopapular, urticária, erupção vesicular, petéquias, púrpura, lesões livedoides (lesões necróticas vermelho-azuladas/reticulares), lesões semelhantes ao eritema multiforme e lesões semelhantes a eritema frio (máculas, placas e nódulos vermelhos a violáceos nas extremidades distais dos dedos dos pés e das mãos com um padrão que imita lesão por temperaturas frias). Tais achados foram observados em pacientes com covid-19 grave, bem como naqueles com nenhum ou poucos sintomas.

Uma manifestação rara da covid-19 é a síndrome inflamatória multissistêmica pediátrica (SIM-P). Essa condição se assemelha à doença de Kawasaki (uma vasculite sistêmica aguda e doença febril de etiologia desconhecida). A SIM-P geralmente se desenvolve de 2 a 6 semanas após uma infecção pelo SARS-CoV-2 que pode ser leve ou assintomática. Características típicas incluem idade inferior a 21 anos; febre de 38°C ou mais por pelo menos 24 horas; evidência laboratorial de inflamação (p. ex., proteína C reativa, taxa de sedimentação de eritrócitos, dímero D); doença grave que requer hospitalização; e envolvimento de dois ou mais sistemas orgânicos. Manifestações orais relatadas de SIM-P incluem eritema na mucosa, língua de morango (língua eritematosa com papilas aumentadas) e lábios rachados ou edemaciados.

Entre as manifestações orais da covid-19, a perturbação do paladar é o achado mais marcante, com uma prevalência geral de aproximadamente 38% entre os pacientes relatados de acordo com uma revisão sistemática abrangente da literatura. A hipogeusia e a disgeusia foram descritas com mais frequência do que a ageusia. Em alguns casos, a disfunção gustativa é acompanhada por disfunção olfatória. Tais anormalidades gustativas e olfatórias exibem uma predileção feminina e podem se desenvolver no início da doença leve a moderada – às vezes até mesmo na ausência de outros sinais ou sintomas. Portanto, o rastreamento

de disfunções gustativas e/ou olfatórias de início recente pode ajudar na identificação de pacientes com covid-19. O mecanismo subjacente para a perturbação do paladar relacionada à covid-19 é incerto, embora tenha sido hipotetizado que a expressão de ECA-2 e da serina protease transmembrana 2 (TMPRSS2) por células gustativas facilite a entrada viral e a interrupção da função gustativa. Além disso, a expressão dessas moléculas de entrada viral por células epiteliais acinares e ductais dentro das glândulas salivares foi proposta para explicar relatos de xerostomia, que foi observada em aproximadamente 40% dos pacientes e poderia contribuir para a perturbação do paladar também.

As informações sobre outras potenciais manifestações orais da covid-19 são limitadas. Relatos anedóticos ou séries de pacientes com infecção confirmada pelo SARS-CoV-2 observaram várias condições orais, como ulceração (incluindo úlceras semelhantes a aftas, semelhantes a herpes, necróticas ou não específicas), achados linguais (incluindo papilite lingual ou língua despapilada), lesões hemorrágicas (como petéquias, equimoses, hemorragia espontânea e angina bolhosa), erupção vesiculobolhosa, gengivite descamativa, halitose; dor orofacial; anormalidades das glândulas salivares (incluindo sialadenite ou ectasia); e placas ou máculas eritematosas (Figura 7.61). No entanto, não está claro se tais achados representam manifestações reais da covid-19 ou fenômenos secundários ou incidentais. Coinfecções orais (p. ex., candidíase/queilite angular, infecção pelo herpes simples e mucormicose) também foram relatadas em pacientes com covid-19. Mais estudos são necessários para determinar a significância de tais observações.

Características histopatológicas

As informações sobre achados microscópicos em lesões da mucosa oral de pacientes com covid-19 são limitadas. No entanto, alguns investigadores observaram vacuolização paranuclear em queratinócitos dentro da camada de células espinhosas do epitélio superficial, que podem se correlacionar com a expressão da proteína *spike* do SARS-CoV-2 demonstrada por imuno-histoquímica. Na lâmina própria, pode haver inflamação (mais frequentemente linfo-histiocítica do que neutrofílica), trombose de pequenas artérias ou capilares e hemorragia. A necrose fibrinoide pode ser evidente em pacientes com equimoses extensas.

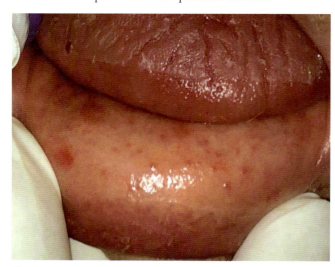

Figura 7.61 Covid-19. Máculas eritematosas na mucosa labial inferior. (Cortesia da Dra. Bea Venturi.)

Diagnóstico

A infecção atual pelo SARS-CoV-2 pode ser detectada por testes de antígeno ou amplificação de ácido nucleico. Os testes de antígeno são relativamente fáceis de realizar e geralmente podem ser usados para aplicações em casa ou no ponto de atendimento com resultados rápidos. No entanto, os testes de antígeno têm menor sensibilidade do que os testes de antígeno de ácido nucleico laboratoriais (como RT-PCR). Dependendo do tipo de teste, as amostras podem ser obtidas da nasofaringe, cavidade nasal, orofaringe, saliva ou escarro.

Outros achados de exames laboratoriais em pacientes com covid-19 podem incluir linfopenia, tempo de protrombina prolongado, elevação da desidrogenase láctica, hipoalbuminemia e elevação da proteína C reativa. Em pacientes com pneumonia, a tomografia computadorizada (TC) geralmente exibe opacidades em vidro fosco bilaterais dos pulmões. Além disso, esse padrão foi documentado em alguns pacientes assintomáticos com infecção pelo SARS-CoV-2.

Tratamento e prognóstico

Indivíduos com covid-19 leve podem ser gerenciados com isolamento domiciliar e cuidados de suporte (ou seja, paracetamol, fluidos, antibióticos para infecção secundária e oxigênio suplementar). Medicamentos para pacientes não hospitalizados com doença leve a moderada e alto risco de progressão para doença grave representam uma área ativa de investigação, e as recomendações para vários agentes (p. ex., antivirais orais, anticorpos monoclonais anti-SARS-CoV-2) mudaram com o surgimento de novas variantes do vírus. Pacientes com doença grave ou crítica requerem hospitalização para manejo de complicações. O tratamento pode incluir agentes antivirais (p. ex., rendesivir), dexametasona, bloqueadores de IL-6, inibidores de Janus quinase (JAK), suporte respiratório e anticoagulantes. A SIM-P geralmente é tratada com imunoglobulina intravenosa com ou sem corticosteroides. Mesmo com cuidados ótimos, a letalidade é > 10% entre os pacientes hospitalizados com covid-19. Os fatores de risco para doença grave e morte incluem sexo masculino, idade acima de 60 anos, hipertensão, doença cardiovascular, diabetes e obesidade.

Várias vacinas foram desenvolvidas. Práticas adicionais para prevenção e mitigação da doença incluem testes, isolamento, rastreamento de contatos e procedimentos de quarentena; usar máscaras faciais; desinfecção ambiental e ventilação; higiene das mãos frequente; e distanciamento físico de outras pessoas.

◆ BIBLIOGRAFIA

Herpes-vírus humanos

Ballyram R, Wood NH, Khammissa RAG, et al.: Oral diseases associated with human herpes viruses: aetiology, clinical features, diagnosis and management, *SADJ* 6:253–259, 2016.

Binshabaib M, ALHarthi SS, Salehpoor D, et al.: Contribution of herpesviruses in the progression of periodontal and peri-implant diseases in systemically healthy individuals, *Rev Med Virol* 28: e1996, 2018.

Ferreira DC, Rôças IN, Paiva SS, et al.: Viral-bacterial associations in acute apical abscesses, *Oral Surg Oral Med Oral Pathol Oral Radiol Endod* 112:264–271, 2011.

Hernádi K, Csoma E, Adám B, et al.: Association of human herpesvirus 6 subtypes with symptomatic apical periodontitis, *Oral Surg Oral Med Oral Pathol Oral Radiol Endod* 112:401–406, 2011.

Popovic J, Gasic J, Zivkovic S, et al.: Prevalence of human cytomegalovirus and Epstein-Barr virus in chronic periapical lesions, *Intervirology* 58:271–277, 2015.

Slots J: Periodontal herpesviruses: prevalence, pathogenicity, systemic risk, *Periodontol* 2000(69):28–45, 2015.

Slots J, Slots H: Periodontal herpesvirus morbidity and treatment, *Periodontol* 2000(79):210–220, 2019.

Zhu C, Li F, Wong MCM, et al.: Association between herpesviruses and chronic periodontitis: a meta-analysis based on case-control studies, *PLoS One* 10:e0144319, 2015.

Vírus do herpes simples

Ahluwalia J, Han A, Kusari A, et al.: Recurrent herpes labialis in the pediatric population: prevalence, therapeutic studies, and associated complications, *Pediatr Dermatol* 36:808–814, 2019.

Al-Maweri SA, Kalakonda B, AlAizari NA, et al.: Efficacy of low-level laser therapy in management of recurrent herpes labialis: a systematic review, *Lasers Med Sci* 33:1423–1430, 2018.

Arduino PG, Porter SR: Herpes simplex virus type 1 infection: overview on relevant clinico-pathological features, *J Oral Pathol Med* 37:107–121, 2008.

Ayoub HH, Chemaitelly H, Abu-Raddad LJ: Characterizing the transitioning epidemiology of herpes simplex virus type 1 in the USA: model-based predictions, *BMC Med* 17:57, 2019.

Belshe RB, Leone PA, Bernstein DI, et al.: Efficacy results of a trial of a herpes simplex vaccine, *N Engl J Med* 366:34–43, 2012.

Cernik C, Gallina K, Brodell RT: The treatment of herpes simplex infections: an evidence-based review, *Arch Intern Med* 168:1137–1144, 2008.

Chemaitelly H, Nagelkerke N, Omori R, et al.: Characterizing herpes simplex virus type 1 and type 2 seroprevalence declines and epidemiological association in the United States, *PLoS One* 14: e0214151, 2019.

Chen F, Xu H, Liu J, et al.: Efficacy and safety of nucleoside antiviraldrugs for treatment of recurrent herpes labialis: a systematic review and meta-analysis, *J Oral Pathol Med* 46:561–568, 2017.

Chi CC, Wang SH, Delamere FM, et al.: Interventions for prevention of herpes simplex labialis (cold sores on the lips), *Cochrane Database Syst Rev* 2015:CD010095, 2015.

Crimi S, Fiorillo L, Bianchi A, et al.: Herpes virus, oral clinical signs and QoL: systematic review of recent data, *Viruses* 11:463, 2019.

Cunningham A, Griffiths P, Leone P, et al.: Current management and recommendations for access to antiviral therapy of herpes labialis, *J Clin Virol* 53:6–11, 2012.

El Hayderi L, Rübben A, Nikkels AF: The alpha-herpesviridae in dermatology: varicella zoster virus, *Hautarzt* 68(Suppl 1):6–10, 2017.

Jain M: Assessment of correlation of herpes simplex virus-1 with oral cancer and precancer—a comparative study, *J Clin Diagn Res* 10: ZC14–ZC17, 2016.

Kolokotronis A, Doumas S: Herpes simplex virus infection, with particular reference to the progression and complications of primary herpetic gingivostomatitis, *Clin Microbiol Infect* 12:202–211, 2006.

Looker KJ, Magaret AS, May MT, et al.: Global and regional estimates of prevalent and incident herpes simplex virus type 1 infections in 2012, *PLoS One* 10:e0140765, 2015.

Mainville GN, Marsh WL, Allen CM: Oral ulceration associated with concurrent herpes simplex virus, cytomegalovirus, and Epstein-Barr virus infection in an immunocompromised patient, *Oral Surg Oral Med Oral Pathol Oral Radiol* 119:e306–e314, 2015.

McQuillan G, Kruszon-Moran D, Flass EW, et al.: Prevalence of herpes simplex virus type 1 and type 2 in persons aged 14-49: United States, 2015–2016, *NCHS Data Brief* 304:1–8, 2018.

Miller CS: AAOM clinical practice statement. Subject: dental care for the patient with an oral herpetic lesion, https://www.aaom.com/index. php?option=com_content&view=article&id=161:clinicalpractice-statement-dental-care-for-the-patient-with-an-oral-herpetic-lesion&catid=24:clinical-practice-statement. (Accessed 10 July 2020).

Petti S, Lodi G: The controversial natural history of oral herpes simplex virus type 1 infection, *Oral Dis* 25:1850–1865, 2019.

Rahini H, Mara T, Costella J, et al.: Effectiveness of antiviral agents for the prevention of recurrent herpes labialis: a systematic review and meta-analysis, *Oral Surg Oral Med Oral Pathol Oral Radiol* 113:618–627, 2012.

Starr JR, Daling JR, Fitzgibbons ED, et al.: Serologic evidence of herpes simplex virus 1 infection and oropharyngeal cancer risk, *Cancer Res* 61:8459–8464, 2001.

Woo SB, Challacombe SJ: Management of recurrent oral herpes simplex infections, *Oral Surg Oral Med Oral Pathol Oral Radiol Endod* 103(Suppl 1):S12.e1–S12.e18, 2007.

Mononucleose infecciosa

American Academy of Pediatrics: Epstein-Barr virus infections, In Kimberlin DW, Brady MT, Jackson MA, et al., editors: Red book 2021–2024 *report of the committee on infectious diseases*, ed 32, Itasca, 2021, American Academy of Pediatrics, pp 318–321.

Courant P, Sobkov T: Oral manifestations of infectious mononucleosis, *J Periodontol* 40:279–283, 1979.

De Paor M, O'Brien K, Fahey T, et al.: Antiviral agents for infectious mononucleosis (glandular fever), *Cochrane Database Syst Rev* 12: CD011487, 2016.

Dunmire SK, Verghese PS, Balfour HH Jr: Primary Epstein-Barr virus infection, *J Clin Virol* 102:84–92, 2018.

Fraser-Moodie W: Oral lesions in infectious mononucleosis, *Oral Surg Oral Med Oral Pathol* 12:685–691, 1959.

Guidry JT, Birdwell CE, Scott RS: Epstein-Barr virus in the pathogenesis of oral cancers, *Oral Dis* 24:497–508, 2018.

Okano M, Gross TG: Acute or chronic life-threatening diseases associated with Epstein-Barr virus infection, *Am J Med Sci* 343:483–489, 2012.

Rasa S, Nora-Krukle Z, Henning N, et al.: Chronic viral infections in myalgic encephalomyelitis/chronic fatigue syndrome (ME/CFS), *J Transl Med* 16:268, 2018.

Roberge RJ, Simon M, Russell M, et al.: Lingual tonsillitis: an unusual presentation of mononucleosis, *Am J Emerg Med* 19:173–175, 2001.

Slots J, Saygun I, Sabeti M, et al.: Epstein-Barr virus in oral diseases, *J Periodontol Res* 41:235–244, 2006.

Citomegalovírus

American Academy of Pediatrics: Cytomegalovirus infection, In Kimberlin DW, Brady MT, Jackson MA, et al., editors: Red book 2021–2024 report of the committee on infectious diseases, ed 32, Itasca, 2021, *American Academy of Pediatrics*, pp 294–300.

Bate SL, Dollard SC, Cannon MJ: Cytomegalovirus seroprevalence in the United States: the National Health and Nutrition Examination Surveys, 1988–2004, *Clin Infect Dis* 50:1439–1447, 2010.

Epstein JB, Sherlock CH, Wolber RA: Oral manifestations of cytomegalovirus infection, *Oral Surg Oral Med Oral Pathol* 75:443–451, 1993.

Flaitz CM, Nichols CM, Hicks MJ: Herpesviridae-associated persistent mucocutaneous ulcers in acquired immunodeficiency syndrome: a clinicopathologic study, *Oral Surg Oral Med Oral Pathol Oral Radiol Endod* 81:433–441, 1996.

Jones AC, Freedman PD, Phelan JA, et al.: Cytomegalovirus infections of the oral cavity: a report of six cases and review of the literature, *Oral Surg Oral Med Oral Pathol* 75:76–85, 1993.

Lanzieri TM, Kruszon-Moran D, Amin MM, et al.: Seroprevalence of cytomegalovirus among children 1 to 5 years of age in the United States from the National Health and Nutrition Examination Survey of 2011 to 2012, *Clin Vaccine Immunol* 22:245–247, 2015.

Mainville GN, Marsh WL, Allen CM: Oral ulceration associated with concurrent herpes simplex virus, cytomegalovirus, and Epstein-Barr virus infection in an immunocompromised patient, *Oral Surg Oral Med Oral Pathol Oral Radiol* 119:e306–e314, 2015.

Regezi JA, Eversole LR, Barker BF, et al.: Herpes simplex and cytomegalovirus coinfected oral ulcers in HIV-infected patients, Oral Surg *Oral Med Oral Pathol Oral Radiol Endod* 81:55–62, 1996.

Schubert MM, Epstein JB, Lloid ME: Oral infections due to cytomegalovirus in immunocompromised patients, *J Oral Pathol Med* 22:268–273, 1993.

Stagno S, Pass RF, Thomas JP, et al.: Defects of tooth structure in congenital cytomegalovirus infection, *Pediatrics* 69:646–648, 1982.

Zuhair M, Smit GSA, Wallis G, et al.: Estimation of the worldwide seroprevalence of cytomegalovirus: a systematic review and meta-analysis, *Rev Med Virol* 29:e2034, 2019.

Enterovirose

Abedi GR, Watson JT, Nix WA, et al.: Enterovirus and parechovirus surveillance—United States, 2014–2016, *MMWR Morb Mortal Wkly Rep* 67:515–518, 2018.

American Academy of Pediatrics: Enterovirus (nonpoliovirus), In Kimberlin DW, Brady MT, Jackson MA, et al., editors: Red book 2021–2024 report of the committee on infectious diseases, ed 32, Itasca, 2021, *American Academy of Pediatrics*, pp 315–317.

Centers for Disease Control and Prevention: Notes from the field: severe hand, foot, and mouth disease associated with coxsackievirus A6—Alabama, Connecticut, California, and Nevada, November 2011–February 2012, *MMWR Morb Mortal Wkly Rep* 61: 213–214, 2012.

de Crom SC, Rossen JW, van Furth AM, et al.: Enterovirus and parechovirus infection in children: a brief overview, *Eur J Pediatr* 175:1023–1029, 2016.

Esposito S, Principi N: Hand, foot and mouth disease: current knowledge on clinical manifestations, epidemiology, aetiology and prevention, *Eur J Clin Microbiol Infect* Dis 37:391–398, 2018.

Khetsuriani N, Lamonte-Fowlkes A, Oberst S, et al.: Enterovirus surveillance—United States, 1970–2005, *MMWR Surveill Summ* 55:1–20, 2006.

Kimmis BD, Downing C, Tyring S: Hand-foot-and-mouth disease caused by coxsackievirus A6 on the rise, *Cutis* 102:353–356, 2018.

Murphy OC, Messacar K, Benson L, et al.: Acute flaccid myelitis: cause, diagnosis, and management, *Lancet* 397:334–346, 2021.

Ooi MH, Wong SC, Lewthwaite P, et al.: Clinical features, diagnosis, and management of enterovirus 71, *Lancet Neurol* 9:1097–1105, 2010.

Saguil A, Kane SF, Lauters R, et al.: Hand-foot-and-mouth disease: rapid evidence review, *Am Fam Physician* 100:408–414, 2019.

Steigman AJ, Lipton MM, Braspennickx H: Acute lymphonodular pharyngitis: a newly described condition due to Coxsackie A virus, *J Pediatr* 61:331–336, 1962.

Ventarola D, Bordone L, Silverberg N: Update on hand-foot-and-mouth disease, *Clin Dermatol* 33:340–346, 2015.

Vírus varicela-zóster

American Academy of Pediatrics: Varicella zoster infections, In Kimberlin DW, Brady MT, Jackson MA, et al., editors: Red Book 2021–2024 Report of the Committee on Infectious Diseases, ed 32, Itasca, 2021, *American Academy of Pediatrics*, pp 831–842.

Barrett AP, Katelaris CH, Morris JGL, et al.: Zoster sine herpete of the trigeminal nerve, *Oral Surg Oral Med Oral Pathol* 75:173–175, 1993.

Bulilete O, Leiva A, Rullán M, et al.: Efficacy of gabapentin for the prevention of postherpetic neuralgia in patients with acute herpes zoster: a double blind, randomized controlled trial, *PLoS One* 14: e0217335, 2019.

Centers for Disease Control and Prevention: Updated recommendations for use of VariZIG—United States, 2013, *MMWR Morb Mortal Wkly Rep* 62:574–576, 2013.

Chen N, Li Q, Yang J, et al.: Antiviral treatment for preventing postherpetic neuralgia, *Cochrane Database Syst Rev* 2014: CD006866, 2014.

Dooling KL, Guo A, Patel M, et al.: Recommendations of the advisory committee on immunization practices for use of herpes zoster vaccines, *MMWR Morb Mortal Wkly Rep* 67:103–108, 2018.

Furuta Y, Ohtani F, Aizawa H, et al.: Varicella-zoster virus reactivation is an important cause of acute peripheral facial paralysis in children, *Pediatr Infect Dis* 24:97–101, 2005.

Gagliardi AM, Andriolo BN, Torloni MR, et al.: Vaccines for preventing herpes zoster in older adults, *Cochrane Database Syst Rev* 2019:CD008858, 2019.

Kolokotronis A, Louloudiadis K, Fotiou G, et al.: Oral manifestations of infections due to varicella zoster virus in otherwise healthy children, *J Clin Pediatr Dent* 25:107–112, 2001.

Jain MK, Manjunath KS, Jagadish SN: Unusual oral complications of zoster infection: report of a case and review of the literature, Oral Surg *Oral Med Oral Pathol Oral Radiol Endod* 110:e37–e41, 2010.

Lopez A, Leung J, Schmid S, et al.: Chapter 17: Varicella, In Roush SW, Baldy LM, Kirkconnell Hall MA, editors: *Manual for the surveillance of vaccine-preventable diseases, Atlanta, reviewed May 15*, 2018, Centers for Disease Control and Prevention. https://www.cdc.gov/vaccines/pubs/surv-manual/chpt17-varicella.pdf. (Accessed 11 July 2020).

Lopez AS, Zhang S, Marin M: Epidemiology of varicella during the 2-dose varicella vaccination program—United States, 2005–2014, *MMWR Morb Mortal Wkly Rep* 65:902–905, 2016.

Macartney K, Heywood A, McIntyre P: Vaccines for post-exposure prophylaxis against varicella (chickenpox) in children and adults, *Cochrane Database Syst Rev* 2014:CD001833, 2014.

Mauprivez C, Comte C, Labrousse M, et al.: Acute facial nerve palsy with ipsilateral soft palate ulcers, *J Oral Maxillofac Surg* 75:1906–1914, 2017.

Meer S, Coleman H, Altini M, et al.: Mandibular osteomyelitis and tooth exfoliation following zoster-CMV co-infection, *Oral Surg Oral Med Oral Pathol Oral Radiol Endod* 101:70–75, 2006.

Mustafa MB, Arduino PG, Porter SR: Varicella zoster virus: review of its management, *J Oral Pathol Med* 38:673–688, 2009.

Patel K, Schirru E, Niazi S, et al.: Multiple apical radiolucencies and external cervical resorption associated with varicella zoster virus: a case report, *J Endod* 42:978–983, 2016.

Talebzadeh B, Rahimi S, Abdollahi AA, et al.: Varicella zoster virus and internal root resorption: a case report, *J Endod* 41:1375–1381, 2015.

Sarampo

Dabbagh A, Laws RL, Steulet C, et al.: Progress toward regional measles elimination—worldwide, 2000–2017, *MMWR Morb Mortal Wkly Rep* 67:1323–1329, 2018.

Gastanaduy PA, Redd SB, Clemmons NS, et al.: Chapter 7: Measles, In Roush SW, Baldy LM, Kirkconnell Hall MA, editors: Manual for the surveillance of vaccine-preventable diseases, Atlanta, reviewed May 15. 2018, Centers for Disease Control and Prevention. https://www.cdc.gov/vaccines/pubs/surv-manual/chpt07-measles.html. (Accessed 13 July 2020).

Gupta K, Chen M, Rocker J: Measles: taking steps forward to prevent going backwards, *Curr Opin Pediatr* 32:436–445, 2020.

Koplik H: The diagnosis of the invasion of measles from a study of the exanthema as it appears on the buccal mucosa membrane, *Arch Pediatr* 13:918–922, 1896.

Moss WJ: Measles, *Lancet* 390:2490–2502, 2017.

Paules CI, Marston HD, Fauci AS: Measles in 2019—going backward, *N Engl J Med* 380:2185–2187, 2019.

Warthin AS: Occurrence of numerous large giant cells in the tonsils and pharyngeal mucosa in the prodromal stage of measles, *Arch Pathol* 11:864–874, 1931.

World Health Organization: Measles vaccines: WHO position paper—April 2017, *Wkly Epidemiol Rec* 92:205–227, 2017.

Rubéola

Centers for Disease Control and Prevention: Elimination of rubella and congenital rubella syndrome—United States, 1969–2004, *MMWR Morb Mortal Wkly Rep* 54:279–282, 2005.

Forchheimer F: German measles (Rubella), In Stedman TL, editor: *Twentieth century practice, an international encyclopedia of modern medical science by leading authorities of Europe and America*, New-York, 1898, W Wood, pp 175–188.

Grant GB, Desai S, Dumolard L, et al.: Progress toward rubella and congenital rubella syndrome control and elimination—worldwide, 2000–2018, *MMWR Morb Mortal Wkly Rep* 68:855–859, 2019.

Lambert N, Strebel P, Orenstein W, et al.: Rubella, *Lancet* 385:2297–2307, 2015.

Lanzieri T, Redd S, Abernathy E, et al.: Chapter 14: Rubella, In Roush SW, Baldy LM, Kirkconnell Hall MA, editors: Manual for the surveillance of vaccine-preventable diseases, Atlanta, reviewed May 15. 2018, Centers for Disease Control and Prevention. https://www.cdc.gov/vaccines/pubs/surv-manual/chpt14-rubella.html. (Accessed 13 July 2020).

Yazigi A, De Pecoulas AE, Vauloup-Fellous C, et al.: Fetal and neonatal abnormalities due to congenital rubella syndrome: a review of literature, *J Matern Fetal Neonatal Med* 30:274–278, 2017.

Young MK, Cripps AW, Nimmo GR, et al.: Post-exposure passive immunisation for preventing rubella and congenital rubella syndrome, *Cochrane Database Syst Rev*, 2015 (CD010586).

Parotidite epidêmica

Clemmons N, Hickman C, Lee A, et al.: Chapter 9: Mumps, In Roush SW, Baldy LM, Kirkconnell Hall MA, editors: Manual for the surveillance of vaccine-preventable diseases, Atlanta, reviewed May 15. 2018, Centers for Disease Control and Prevention. https://www.cdc.gov/vaccines/pubs/surv-manual/chpt09-mumps.html. (Accessed 11 July 2020).

Hviid A, Rubin S, Mühlemann K: Mumps, *Lancet* 371:932–944, 2008.

Lau RK, Turner MD: Viral mumps: increasing occurrences in the vaccinated population, *Oral Surg Oral Med Oral Pathol Oral Radiol* 128:386–392, 2019.

Linder TE, Brestel R, Schlegel C: Mumps virus infection: case report of an unusual head and neck manifestation, *Am J Otolaryngol* 17:420–423, 1996.

Marin M, Marlow M, Moore KL, et al.: Recommendation of the advisory committee on immunization practices for use of a third dose of mumps virus-containing vaccine in persons at increased risk for mumps during an outbreak, *MMWR Morb Mortal Wkly Rep* 67:33–38, 2018.

Marshall HS, Plotkin S: The changing epidemiology of mumps in a high vaccination era, *Lancet Infect Dis* 19:118–119, 2019.

Vírus da imunodeficiência humana e síndrome da imunodeficiência adquirida

Agaimy A, Mueller SK, Harrer T, et al.: Head and neck Kaposi sarcoma: clinicopathological analysis of 11 cases, *Head Neck Pathol* 12:511–516, 2018.

Almazyad A, Alabdulaaly L, Noonan V, et al.: Oral hairy leukoplakia: a series of 45 cases in immunocompetent patients, *Oral Surg Oral Med Oral Pathol Oral Radiol* 132:210–216, 2021.

Anaya-Saavedra G, Flores-Moreno B, García-Carrancá A, et al.: HPV oral lesions in HIV-infected patients: the impact of long-term HAART, *J Oral Pathol Med* 42:443–449, 2013.

Baccaglini L, Atkinson JC, Patton LL, et al.: Management of oral lesions in HIV-positive patients, *Oral Surg Oral Med Oral Pathol Oral Radiol* 103(Suppl 1):S50.e1–S50.e23, 2007.

Beachler DC, D'Souza G: Oral human papillomavirus infection and head and neck cancers in HIV-infected individuals, *Curr Opin Oncol* 25:503–510, 2013.

Blank LJ, Polydefkis MJ, Moore RD, et al.: Herpes zoster among persons living with HIV in the current antiretroviral therapy era, *J Acquir Immune Defic Syndr* 61:203–207, 2012.

Brooks JK, Jones JL, Price JB: Possible association of sialolithiasis with HIV infection and highly active antiretroviral therapy: a case report, *Spec Care Dentist* 40:298–302, 2020.

Butt FMA, Chindia ML, Rana F: Oral squamous cell carcinoma in human immunodeficiency virus positive patients: clinicopathological audit, *J Laryngol Otol* 126:276–278, 2012.

Cameron JE, Hagensee ME: Oral HPV complications in HIV-infected patients, *Current HIV/AIDS Reports* 5:126–131, 2008.

Centers for Disease Control and Prevention: Estimated HIV incidence and prevalence in the United States, 2014–2018, *HIV Surveillance Suppl Rep* 25(1), 2020. (PDF online): http://www.cdc.gov/hiv/library/reports/hiv-surveillance.html. (Accessed 14 July 2020.)

Centers for Disease Control and Prevention: *HIV surveillance report*, 2019, vol. 32, 2021. May 2021. (PDF online): https://www.cdc.gov/hiv/library/reports/hiv-surveillance/vol-32/index.html. (Accessed 4 February 2022.)

Centers for Disease Control and Prevention: Revised surveillance case definition for HIV infection—United States, *MMWR Recomm Rep* 63:1–10, 2014.

Cesarman E, Damania B, Krown SE, et al.: Kaposi sarcoma, *Nat Rev Dis Prim* 5:9, 2019.

Chandran R, Feller L, Lemmer J, et al.: HIV-associated oral mucosal melanin hyperpigmentation: a clinical study in a South African population sample, *AIDS Res Treat* 2016:8389214, 2016.

Chen M, Yen YF, Lan YC, et al.: Risk of diffuse infiltrative lymphocytosis syndrome in HIV-infected patients: a nationwide population-based cohort study, *J Acquir Immune Defic Syndr* 79:158–163, 2018.

Coogan MM, Greenspan J, Challacombe SJ: Oral lesions in infection with human immunodeficiency virus, *Bull World Health Organ* 83:700–706, 2005.

Cresswell FV, Ellis J, Hartley J, et al.: A systematic review of risk of HIV transmission through biting or spitting: implications for policy, *HIV Med* 19:532–540, 2018.

Deeks SG, Overbaugh J, Phillips A, et al.: HIV infection, *Nat Rev Dis Prim* 1:15035, 2015.

Ebrahim S, Singh B, Ramklass SS: HIV-associated salivary gland enlargement: a clinical review, *SADJ* 69:400–403, 2014.

Anon: EC-Clearinghouse on Oral Problems Related to HIV Infection and WHO Collaborating Centre on Oral Manifestations of the Immunodeficiency Virus: classification and diagnostic criteria for oral lesions in HIV infection, *J Oral Pathol Med* 22:289–291, 1993.

El Howati A, Tappuni A: Systematic review of the changing pattern of the oral manifestations of HIV, *J Investig Clin Dent* 9:e12351, 2018.

Fauci AS, Folkers GK, Lane HC: Chapter 197: Human immunodeficiency virus disease: AIDS and related disorders, In Jameson JL, Fauci AS, Kasper DL, et al., editors: *Harrison's principles of internal medicine*, ed 20, 2018, McGraw-Hill. https://accessmedicinemhmedical-com.ezproxy-v.musc.edu/content.aspx?bookid=2129&sectionid=159213747. (Accessed 18 July 2020).

Fornatora ML, Reich RF, Gray RG, et al.: Intraoral molluscum contagiosum: a report of a case and a review of the literature, Oral Surg *Oral Med Oral Pathol Oral Radiol Endod* 92:318–320, 2001.

Gabriela AS, Bertha FM, Alejandro GC, et al.: HPV oral lesions in HIV-infected patients: the impact of long-term HAART, *J Oral Pathol Med* 42:443–449, 2013.

Gaitán-Cepeda LA, Martínez-González M, Ceballos-Salobreña A: Oral candidosis as a clinical marker of immune failure in patients with HIV/AIDS on HAART, *AIDS Patient Care STDs* 19:70–77, 2005.

Ghosn J, Taiwo B, Seedat S, et al.: HIV, *Lancet* 392:685–697, 2018.

Ghrenassia E, Martis N, Boyer J, et al.: The diffuse infiltrative lymphocytosis syndrome (DILS). A comprehensive review, *J Autoimmun* 59:19–25, 2015.

Gillison ML: Oropharyngeal cancer: a potential consequence of concomitant HPV and HIV infection, *Curr Opin Oncol* 21:439–444, 2009.

Greenspan JS, Greenspan D, Webster-Cyriaque J: Hairy leukoplakia; lessons learned: 30-plus years, *Oral Dis* 22(Suppl 1):120–127, 2016.

Hernández-Ramírez RU, Qin L, Lin H, et al.: Association of immunosuppression and HIV viraemia with non-Hodgkin lymphoma risk overall and by subtype in people living with HIV in Canada and the USA: a multicentre cohort study, *Lancet HIV* 6:e240–e249, 2019.

Hernández-Ramírez RU, Shiels MS, et al.: Cancer risk in HIV-infected people in the USA from 1996 to 2012: a population-based, registry-linkage study, *Lancet HIV* 4:e495–e504, 2017.

Herrrera D, Retamal-Valdes B, Alonso B, et al.: Acute periodontal lesions (periodontal abscesses and necrotizing periodontal diseases) and endo-periodontal lesions, *J Periodontol* 89(Suppl 1): S85–S201, 2018.

INSIGHT START Study Group, Lundgren JD, Babiker AG, et al.: Initiation of antiretroviral therapy in early asymptomatic HIV Infection, *N Engl J Med* 373:795–807, 2015.

Islam NM, Bhattacharyya I, Cohen DM: Salivary gland pathology in HIV patients, *Diagn Histopathol* 18:366–372, 2012.

Joint United Nations Programme on HIV/AIDS (UNAIDS): *2020 global AIDS update—seizing the moment*, 2020. (PDF online): https://www.unaids.org/sites/default/files/media_asset/2020_globalaids-report_en.pdf. (Accessed 14 July 2020.)

Joyce MP, Kuhar D, Brooks JT: Notes from the field: occupationally acquired HIV infection among health care workers—United States, 1985–2013, *MMWR Morb Mortal Wkly Rep* 63:1245–1246, 2015.

Ju WT, Fu Y, Liu Y, et al.: Clinical and pathologic analyses of tuberculosis in the oral cavity: report of 11 cases, *Oral Surg Oral Med Oral Pathol Oral Radiol* 125:44–51, 2018.

Kaplan LD: HIV-associated lymphoma, *Best Pract Res Clin Haematol* 25:101–117, 2012.

Kimani SM, Painschab MS, Horner MJ, et al.: Epidemiology of hematological malignancies in people living with HIV, *Lancet HIV*, 2020. S2352-3018(20)30118-1 (online ahead of print August 10, 2020).

Kirti YK: Prevalence of oral candidiasis in Indian HIV sero-positive patients with CD4+ cell count correlation, *Indian J Otolaryngol Head Neck Surg* 71:124–127, 2019.

Kuhar DT, Henderson DK, Struble KA, et al.: *Updated U.S. Public Health Service guidelines for the management of occupational exposures to HIV and recommendations for postexposure prophylaxis,* Atlanta, GA, 2013, U.S. Department of Health and Human Services, Centers for Disease Control and Prevention. PDF online https://stacks. cdc.gov/view/cdc/20711. (Accessed 14 July 2020).

Kuteyi T, Okwundu CI: Topical treatments for HIV-related oral ulcers, *Cochrane Database Syst Rev* 1:CD007975, 2012.

Limper AH, Adenis A, Le T, et al.: Fungal infections in HIV/AIDS, *Lancet Infect Dis* 17:e334–e343, 2017.

Martin P: Interventions for molluscum contagiosum in people infected with human immunodeficiency virus: a systematic review, *Int J Dermatol* 55:956–966, 2016.

Meer S:Human immunodeficiency virus and salivary gland pathology: an update, *Oral Surg Oral Med Oral Pathol Oral Radiol* 128:52–59, 2019.

Narendran G, Swaminathan S: TB-HIV co-infection: a catastrophic comradeship, *Oral Dis* 22(Suppl 1):46–52, 2016.

National Cancer Institute: Kaposi sarcoma, In Howlader N, Noone AM, Krapcho M, et al., editors: *SEER cancer statistics review,* 1975–2017, Bethesda, MD, 2020, National Cancer Institute. Based on November 2019 SEER data submission (PDF online) https://seer.cancer.gov/csr/1975_2017/results_merged/sect_10_kaposi_sarcoma.pdf. (Accessed 3 August 2020).

Nittayananta W: Oral fungi in HIV: challenges in antifungal therapies, *Oral Dis* 22(Suppl 1):107–113, 2016.

Nobre ÁVV, Pólvora TLS, Silva LRM, et al.: Effects of non-surgical periodontal therapy on clinical and immunological profile and colonization of Candida spp in HIV-infected patients with chronic periodontitis, *J Periodontol* 90:167–176, 2019.

Noy A: HIV and lymphoma: from oncological futility to treatment, *Lancet HIV* 7:e598–e600, 2020.

Nwaiwu CA, Egro FM, Smith S, et al.: Seroconversion rate among health care workers exposed to HIV-contaminated body fluids: the University of Pittsburgh 13-year experience, *Am J Infect Control* 45:896–900, 2017.

Panel on Guidelines for the Prevention and Treatment of Opportunistic Infections in Adults and Adolescents with HIV: *Guidelines for the prevention and treatment of opportunistic infections in HIV-infected adults and adolescents: recommendations from the Centers for Disease Control and Prevention, the National Institutes of Health, and the HIV Medicine Association of the Infectious Diseases Society of America,* 2020. Available at: http://aidsinfo.nih.gov/content-files/lvguidelines/adult_oi.pdf. (Accessed 2 August 2020.)

Pantanowitz L, Khammissa RAG, Lemmer J, et al.: Oral HIVassociated Kaposi sarcoma, *J Oral Pathol Med* 42:201–207, 2013.

Pappas PG, Kauffman CA, Andes DR, et al.: Clinical practice guideline for the management of candidiasis: 2016 update by the Infectious Diseases Society of America, *Clin Infect Dis* 62:e1–e50, 2016.

Patil S, Majumdar B, Sarode SC, et al.: Oropharyngeal candidosis in HIV-Infected patients-an update, *Front Microbiol* 9:980, 2018.

Pienaar ED, Young T, Holmes H: Interventions for the prevention and management of oropharyngeal candidiasis associated with HIV infection in adults and children, *Cochrane Database Syst Rev* 11: CD003940, 2010.

Pólvora TLS, Nobre ÁVV, Tirapelli C, et al.: Relationship between human immunodeficiency virus (HIV-1) infection and chronic periodontitis, *Expert Rev Clin Immunol* 14:315–327, 2018.

Reid E, Suneja G, Ambinder RF, et al.: AIDS-related Kaposi sarcoma, version 2.2019, NCCN clinical practice guidelines in oncology, *J Natl Compr Cancer Netw* 17:171–189, 2019.

Said J, Cesarman E, Rosenwald A, et al.: Lymphomas associated with HIV infection, In Swerdlow SH, Campo E, Harris NL, editors: *WHO classification of tumours of the haematopoietic and lymphoid tissues,* ed 5, Lyon, 2017, IARC, pp 449–452.

Sharma S, Bajpai J, Pathak PK, et al.: Oral tuberculosis—current concepts, *J Family Med Prim Care* 8:1308–1312, 2019.

Shiboski CH, Lee A, Chen H, et al.: Human papillomavirus infection in the oral cavity of HIV patients is not reduced by initiating antiretroviral therapy, *AIDS* 30:1573–1582, 2016.

Shiels MS, Copeland G, Goodman MT, et al.: Cancer stage at diagnosis in patients infected with the human immunodeficiency virus and transplant recipients, *Cancer* 121:2063–2071, 2015.

Shiels MS, Islam JY, Rosenberg PS, et al.: Projected cancer incidence rates and burden of incident cancer cases in HIV-infected adults in the United States through 2030, *Ann Intern Med* 168:866–873, 2018.

Silverberg MJ, Chao C, Leyden WA, et al.: HIV infection, immunodeficiency, viral replication, and the risk of cancer, *Cancer Epidemiol Biomark Prev* 20:2551–2559, 2011.

Siwamogstham P, Kuansuwan C, Reichart P: Herpes zoster in HIV infection with osteonecrosis of the jaw and tooth exfoliation, *Oral Dis* 12:500–505, 2006.

Speicher DJ, Ramirez-Amador V, Dittmer DP, et al.: Viral infections associated with oral cancers and diseases in the context of HIV: a workshop report, *Oral Dis* 22(Suppl 1):181–192, 2016.

Syrjänen S, Leimola-Virtanen R, Schmidt-Westhausen A, et al.: Oral-ulcers in AIDS patients frequently associated with cytomegalovirus (CMV) and Epstein-Barr virus (EBV) infections, *J Oral Pathol Med* 28:204–209, 1999.

Tota JE, Engels EA, Madeleine MM, et al.: Risk of oral tongue cancer among immunocompromised transplant recipients and human immunodeficiency virus-infected individuals in the United States, *Cancer* 124:2515–2522, 2018.

Vale DA, Martins FM, Silva PH, et al.: Retrospective analysis of the clinical behavior of oral hairy leukoplakia in 215 HIV-seropositive patients, *Brazilian Oral Research* 30:e118, 2016.

Vidya KM, Rao UK, Nittayananta W, et al.: Oral mycoses and other opportunistic infections in HIV: therapy and emerging problems—a workshop report, *Oral Dis* 22(Suppl 1):158–165, 2016.

Vohra P, Jamatia K, Subhada B, et al.: Correlation of CD4 counts with oral and systemic manifestations in HIV patients, *J Family Med Prim Care* 8:3247–3252, 2019.

Walline HM, Carey TE, Goudsmit CM, et al.: High-risk HPV, biomarkers, and outcome in matched cohorts of head and neck cancer patients positive and negative for HIV, *Mol Cancer Res* 15:179–188, 2017.

World Health Organization: *Global tuberculosis report* 2019, Lyon, 2019, World Health Organization (PDF online) https://apps.who.int/iris/bitstream/handle/10665/329368/9789241565714-eng.pdf?ua=1. (Accessed 15 July 2020).

World Health Organization: WHO *case definitions of HIV for surveillance and revised clinical staging and immunologic classification of HIV-related disease in adults and children,* Geneva, 2007, World Health Organization. (PDF online): https://apps.who.int/iris/bitstream/handle/10665/43699/9789241595629_eng.pdf?sequence¼1&isAllowed¼y. (Accessed 15 July 2020.)

Covid-19

Amorim Dos Santos J, Normando AGC, Carvalho da Silva RL, et al.: Oral manifestations in patients with COVID-19: a 6-month update, *J Dent Res* 100:1321–1329, 2021.

Amorim Dos Santos J, Normando AGC, Carvalho da Silva RL, et al.: Oral mucosal lesions in patients with COVID-19: a living systematic review, *J Dent Res* 100:141–154, 2021.

Aragoneses J, Suárez A, Algar J, et al.: Oral manifestations of COVID-19: updated systematic review with meta-analysis, *Front Med (Lausanne)* 8:726753, 2021.

Bhimraj A, Morgan RL, Shumaker AH, et al.: *Infectious Disease Society of America guidelines on the treatment and management of patients with COVID-19, version 6.0.1*, https://www.idsociety.org/practice-guideline/covid-19-guideline-treatment-and-management/. (Accessed 31 January 2022).

Bhujel N, Zaheer K, Singh RP: Oral mucosal lesions in patients with COVID-19: a systematic review, *Br J Oral Maxillofac Surg* 59:1024–1030, 2021.

Carrillo-Larco RM, Altez-Fernandez C: Anosmia and dysgeusia in COVID-19: a systematic review, *Wellcome Open Res* 5:94, 2020.

Centers for Disease Control and Prevention, National Center for Immunization and Respiratory Diseases, Division of Viral Diseases: *Interim clinical guidance for management of patients with confirmed coronavirus disease (COVID-19)*, 2022 https://www.cdc.gov/coronavirus/2019-ncov/hcp/clinical-guidance-management-patients. html. (Accessed 3 January 2022).

COVID-19 Treatment Guidelines Panel: Coronavirus Disease: *(COVID-19) treatment guidelines*, 2019, National Institutes of Health. https://www.covid19treatmentguidelines.nih.gov/. (Accessed 31 January 2022).

Cruz Tapia RO, Peraza Labrador AJ, Guimaraes DM, et al.: Oral mucosal lesions in patients with SARS-CoV-2 infection. Report of four cases. Are they a true sign of COVID-19 disease? *Spec Care Dentist* 40:555–560, 2020.

Fernandez-Nieto D, Jimenez-Cauhe J, Suarez-Valle A, et al.: Characterization of acute acral skin lesions in nonhospitalized patients: a case series of 132 patients during the COVID-19 outbreak, *J Am Acad Dermatol* 83:e61–e63, 2020.

Freeman EE, McMahon DE, Lipoff JB, et al.: The spectrum of COVID-19-associated dermatologic manifestations: an international registry of 716 patients from 31 countries, *J Am Acad Dermatol* 83:1118–1129, 2020.

Gherlone EF, Polizzi E, Tetè G, et al.: Frequent and persistent salivary gland ectasia and oral disease after COVID-19, *J Dent Res* 100:464–471, 2021.

Mutiawati E, Fahriani M, Mamada SS, et al.: Anosmia and dysgeusia in SARS-CoV-2 infection: incidence and effects on COVID-19 severity and mortality, and the possible pathobiology mechanisms—a systematic review and meta-analysis, *F1000Res* 10:40, 2021.

Nascimento RB, Araujo NS, Silva JC, et al.: Oral manifestations of multisystemic inflammatory syndrome in children (MIS-C) and Kawasaki disease associated to COVID-19: a systematic review, *Spec Care Dentist*, 2021. Nov 18:https://doi.org/10.1111/scd.12669, 2021.

Rodriguez-Morales AJ, Cardona-Ospina JA, Gutierrez-Ocampo E, et al.: Clinical, laboratory and imaging features of COVID-19: a systematic review and meta-analysis, *Travel Med Infect Dis* 34:101623, 2020.

Soares CD, Souza LL, de Carvalho MGF, et al.: Oral manifestations of coronavirus disease 2019 (COVID-19). A comprehensive clinico-pathologic and immunohistochemical study, *Am J Surg* Pathol 28, 2021. https://doi.org/10.1097/PAS.0000000000001825.

Thomas DC, Baddireddy SM, Kohli D: Anosmia: a review in the context of coronavirus disease 2019 and orofacial pain, *J Am Dent Assoc* (1939) 151:696–702, 2020.

Xu H, Zhong L, Deng J, et al.: High expression of ACE2 receptor of 2019-nCoV on the epithelial cells of oral mucosa, *Int J Oral Sci* 12:8, 2020.

8
Lesões Físicas e Químicas

◆ LINHA ALBA

A **linha alba** ("linha branca") é uma alteração comum da mucosa jugal, geralmente associada a pressão, irritação por fricção ou trauma de sucção das superfícies vestibulares dos dentes. Nenhum outro problema relacionado, como transpasse horizontal insuficiente ou restaurações irregulares nos dentes, é responsável pelo desenvolvimento da linha alba.

Características clínicas

Como o nome sugere, esta alteração consiste em uma linha branca geralmente bilateral. Pode ser festonada e está localizada na mucosa jugal na altura da linha de oclusão dos dentes (Figura 8.1). Essa linha varia em sua proeminência e geralmente se estende do canto da boca posteriormente em direção à rafe pterigomandibular, com a alteração indo até os dentes mais posteriores em oclusão. Com frequência, é mais pronunciada próximo aos dentes posteriores. Em estudos clínicos para avaliação de alterações bucais, a linha alba aparece como uma das condições orais mais comuns. Diversos estudos relatam um predomínio no sexo feminino.

Características histopatológicas

Raramente a biopsia é indicada. Caso a biopsia seja realizada, observa-se hiperqueratose recobrindo a mucosa oral normal. Às vezes, podem ser vistos edema intracelular do epitélio e inflamação crônica leve na lâmina própria.

Tratamento e prognóstico

Não há necessidade de tratamento para os pacientes com linha alba, assim como também não foram documentadas dificuldades como resultado do seu desenvolvimento. A regressão espontânea pode acontecer.

◆ MORSICATIO BUCCARUM (MASTIGAÇÃO CRÔNICA DA BOCHECHA)

O **morsicatio buccarum** é um exemplo clássico do uso errôneo da terminologia médica; é o termo científico empregado para a mastigação crônica da bochecha. O termo *morsicatio* deriva da palavra latina *morsus* ou *mordida*. Mordiscadas crônicas causam lesões localizadas geralmente na mucosa jugal (***morsicatio buccarum***); entretanto, a mucosa labial (***morsicatio labiorum***) e a borda lateral da língua (***morsicatio linguarum***) também podem estar envolvidas. Alterações semelhantes têm sido observadas como resultado da sucção e nos sopradores de vidro, cuja técnica produz irritação crônica da mucosa jugal.

A mastigação crônica das bochechas é considerada um comportamento repetitivo focado no corpo (CRFC), juntamente com coçar a pele, puxar os cabelos e roer as unhas. Quando um desses comportamentos é observado, a pessoa também tem maior chance de demonstrar ansiedade, depressão, transtorno obsessivo-compulsivo, transtorno dismórfico corporal (TDC) ou medo de avaliação negativa. A mastigação crônica das bochechas também pode ser observada em pacientes com um tumor na bochecha ou em indivíduos cuja anatomia foi alterada durante cirurgia oncológica. A maioria dos pacientes tem ciência sobre seus hábitos, embora muitos neguem o trauma ou realizem o ato inconscientemente. Observa-se uma elevada prevalência em mulheres e em pacientes com mais de 35 anos.

Características clínicas

As lesões nos pacientes com *morsicatio* são encontradas com maior frequência bilateralmente na porção anterior da mucosa jugal. Elas também podem ser unilaterais, combinadas com lesões dos lábios ou língua, ou restritas aos lábios ou língua. Áreas brancas, espessadas e fragmentadas podem estar entremeadas a zonas eritematosas, com erosão ou com ulceração traumática focal (Figuras 8.2 e 8.3). As áreas brancas da mucosa exibem uma superfície dilacerada e irregular, e o paciente relata que é capaz de remover fragmentos de material branco da área envolvida. Embora as leucoplasias tenham a tendência de ter margens demarcadas de forma mais nítida, a periferia das lesões relacionadas a *morsicatio* gradualmente se mistura à mucosa adjacente.

A mucosa alterada se localiza na porção média da mucosa jugal anterior, ao longo do plano oclusal. As lesões maiores podem se estender um pouco para cima ou para baixo do plano oclusal nos pacientes cujos hábitos envolvem empurrar a mucosa jugal com o dedo entre os dentes.

Características histopatológicas

A biopsia revela uma extensa hiperparaqueratose, que em geral resulta em uma superfície extremamente dilacerada, com várias projeções de queratina. A colonização bacteriana da superfície é

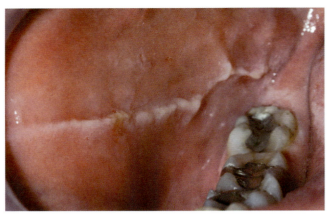

Figura 8.1 *Linha alba*. Linha branca de hiperqueratose na mucosa jugal direita no nível do plano oclusal.

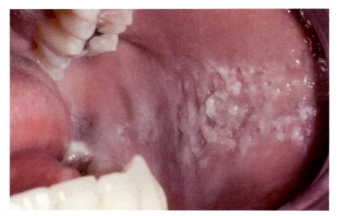

Figura 8.2 *Morsicatio buccarum*. Áreas espessas e maceradas de hiperqueratose branca na mucosa jugal esquerda.

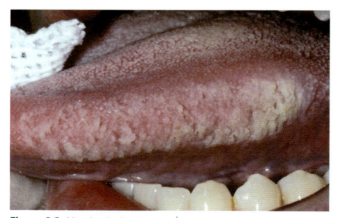

Figura 8.3 *Morsicatio linguarum*. Áreas brancas, espessas e ásperas de hiperqueratose na borda lateral esquerda da língua.

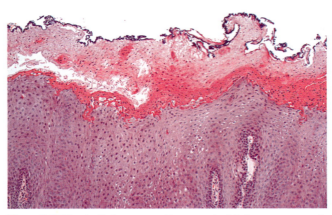

Figura 8.4 *Morsicatio buccarum*. Mucosa oral exibindo espessa camada de paraqueratina com a superfície irregular, colonizada por bactérias.

usual (Figura 8.4). Por vezes, grupos de células vacuoladas estão presentes na porção superficial da camada de células espinhosas. Tal padrão histopatológico não é patognomônico de *morsicatio* e pode produzir uma surpreendente semelhança com a **leucoplasia pilosa oral** (**LPO**), uma lesão que pode ser observada em uma ampla variedade de condições associadas à imunossupressão local e sistêmica (principalmente em pacientes infectados pelo **vírus da imunodeficiência humana** (HIV) (ver Capítulo 7) ou com **estomatite urêmica** (ver Capítulo 17). Contrariamente à LPO, as células epiteliais não apresentam núcleo em colar, condição essa associada à infecção pelo vírus Epstein-Barr. Lesões em pacientes que mastigam betel cronicamente (**mucosa dos mastigadores de betel**; ver Capítulo 10) podem se assemelhar microscopicamente ao *morsicatio*. Também podem ser observadas semelhanças com a linha alba e com o leucoedema.

Diagnóstico

Na maioria dos casos, a apresentação clínica do *morsicatio* é suficiente para um diagnóstico presuntivo, e a biopsia raramente é realizada por clínicos familiarizados com esta condição. Nos casos em que não é possível o diagnóstico do *morsicatio buccarum* pela apresentação clínica, a biopsia se faz necessária.

Tratamento e prognóstico

Não há necessidade de tratamento das lesões orais e nenhuma complicação é ocasionada pela presença das alterações na mucosa. Para os pacientes que desejam a confirmação da causa ou um tratamento preventivo, a confecção de uma proteção acrílica bilateral conectada por um fio de metal labial pode promover a resolução rápida das lesões. Alternativamente, pode-se construir uma placa de mordida maxilar com um protetor facial para bochecha, a fim de aumentar a distância entre os dentes e a mucosa jugal adjacente.

◆ ULCERAÇÕES TRAUMÁTICAS

Lesões agudas e crônicas da mucosa oral são comuns e podem estar associadas a ulcerações da superfície. As ulcerações podem permanecer por longos períodos de tempo, mas geralmente cicatrizam em dias. Um tipo histopatológico único de ulceração crônica traumática da mucosa oral é a **úlcera eosinofílica (granuloma traumático; granuloma ulcerativo traumático com eosinofilia estromal [GUTEE]; granuloma eosinofílico da língua**), que pode exibir uma reação inflamatória profunda pseudoinvasiva e regride de forma lenta. De modo interessante, muitas destas lesões são resolvidas após uma biopsia incisional. Lesões microscopicamente semelhantes à úlcera eosinofílica foram reproduzidas nas línguas de ratos após trauma repetido e em lesões traumáticas observadas em pacientes com história de disautonomia familiar, uma doença caracterizada pela indiferença à dor. Além disso, ulcerações sublinguais semelhantes podem ocorrer em bebês como resultado do traumatismo crônico da mucosa pelos dentes decíduos anteriores, muitas vezes associado à amamentação. Um médico italiano, Antonio Riga, descreveu inicialmente a apresentação clínica das úlceras em 1881, e Fede seguiu com uma descrição da histopatologia associada em 1890. Assim, essas ulcerações distintas dos bebês são chamadas de **doença de Riga-Fede** e devem ser consideradas uma variação da úlcera eosinofílica.

Em subtipos raros de ulcerações eosinofílicas, a lesão não parece estar associada a trauma, e são observados histologicamente lençóis de células grandes e atípicas intercaladas com numerosos eosinófilos. Foi demonstrado que as células atípicas representam linfócitos T com forte reatividade imuno-histoquímica para o CD30. Quando a clonalidade de células T é demonstrada, muitos acreditam que esses casos representam o equivalente oral da **doença linfoproliferativa cutânea primária CD30+**, que também exibe ulceração sequencial, necrose e ocasional regressão espontânea. Nestes casos, uma avaliação física minuciosa parece ser prudente para descartar a possibilidade de um processo linfoproliferativo sistêmico.

Na maioria dos casos de ulceração traumática, há uma fonte adjacente de irritação, embora esta não esteja invariavelmente presente. A apresentação clínica costuma sugerir a causa, porém muitos casos assemelham-se à fase inicial do carcinoma espinocelular; a biopsia é realizada para excluir tal possibilidade.

Características clínicas

Como seria esperado, as ulcerações traumáticas simples ocorrem com maior frequência em língua, lábios e mucosa jugal — sítios que podem ser lesionados pelos dentes (Figura 8.5). As lesões de gengiva, palato e fundo de vestíbulo podem ocorrer por outras fontes de irritação. Individualmente, as lesões aparecem como áreas de eritema circundando uma área central recoberta por uma membrana fibrinopurulenta amarelada destacável. Em muitos casos, a lesão desenvolve uma borda endurecida branca de hiperqueratose, imediatamente adjacente à área de ulceração (Figura 8.6).

As úlceras eosinofílicas são comuns, mas frequentemente não são relatadas. Tais lesões ocorrem em pessoas de todas as idades, com predominância nos homens. A maioria é observada na língua, embora alguns casos tenham sido observados em gengiva, mucosa jugal, assoalho da boca, palato e lábio. A lesão pode permanecer por 1 semana a 8 meses. As ulcerações são muito semelhantes às ulcerações traumáticas simples; entretanto, ocasionalmente, o tecido de granulação subjacente pode resultar em uma lesão elevada parecida com um granuloma piogênico (ver Capítulo 12) (Figura 8.7).

A doença de Riga-Fede aparece entre 1 semana e 1 ano de vida. A condição frequentemente se desenvolve em associação a um dente neonatal ou natal (ver Capítulo 2). O sítio mais comumente envolvido é a superfície ventral anterior da língua, embora a superfície dorsal também possa ser afetada (Figura 8.8). As lesões ventrais tocam os incisivos inferiores, enquanto as lesões da superfície dorsal estão associadas aos incisivos superiores. Um quadro clínico semelhante à úlcera de Riga-Fede pode ser o achado inicial de várias condições neurológicas relacionadas à automutilação, como disautonomia familiar (síndrome de Riley-Day), insensibilidade congênita à dor, síndrome de Lesch-Nyhan, doença de Gaucher, paralisia cerebral ou síndrome de Tourette.

A úlcera eosinofílica atípica ocorre em adultos mais velhos, com a maioria dos casos acometendo pacientes com mais de 40 anos.

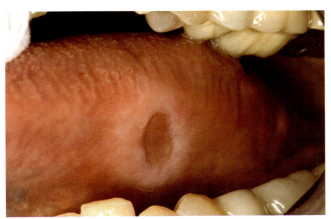

Figura 8.6 Ulceração traumática. Ulceração da mucosa com as bordas levemente hiperqueratóticas localizada na superfície ventrolateral esquerda da língua.

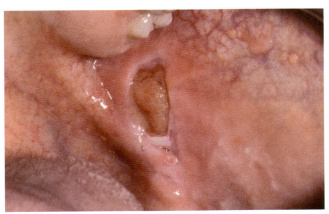

Figura 8.5 Ulceração traumática. Ulceração bem circunscrita na mucosa jugal posterior esquerda.

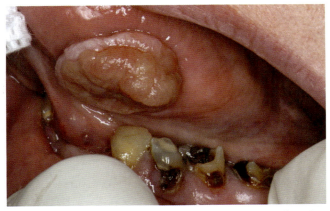

Figura 8.7 Granuloma traumático. Aumento de volume exofítico ulcerado na porção ventrolateral da língua, associado a múltiplos remanescentes dentários com bordas cortantes.

A ulceração superficial está presente e observa-se uma tumefação subjacente também. A língua é a região mais comumente afetada, embora gengiva, mucosa alveolar, fundo de vestíbulo, mucosa jugal e lábio também possam ser acometidos (Figura 8.9).

Características histopatológicas

As ulcerações traumáticas simples são cobertas por uma membrana fibrinopurulenta, que consiste em fibrina misturada com neutrófilos. A membrana tem espessura variável e o epitélio superficial pode ser normal ou exibir uma pequena hiperplasia com ou sem hiperqueratose. O fundo da úlcera consiste em tecido de granulação que sustenta um infiltrado inflamatório misto de linfócitos, histiócitos, neutrófilos e, ocasionalmente, plasmócitos. Nos pacientes com úlcera eosinofílica, o padrão é muito semelhante; entretanto, o infiltrado inflamatório se estende para os tecidos mais profundos e exibe cordões de linfócitos e histiócitos misturados a eosinófilos. Além disso, o tecido conjuntivo vascular no fundo da ulceração pode se tornar hiperplásico e causar elevação superficial.

Ulcerações eosinofílicas atípicas exibem várias características da úlcera eosinofílica, porém os tecidos profundos são substituídos por uma proliferação celular de células linforreticulares grandes.

O infiltrado é pleomórfico, e figuras mitóticas são um tanto quanto comuns. Linfócitos maduros e numerosos eosinófilos estão misturados a células grandes atípicas. Embora um perfil imuno-histoquímico raramente tenha sido relatado, muitos pesquisadores mostram que as células grandes são linfócitos T, sendo a maioria positiva para o CD30 (Ki-1). Em vários casos, estudos moleculares para clones de células T pela reação em cadeia da polimerase (PCR) foram realizados nas células CD30+ e demonstraram rearranjo monoclonal. Apesar da clonalidade observada em muitos casos, o distúrbio linfoproliferativo geralmente demonstra reatividade negativa à proteinoquinase de linfoma anaplásico, um marcador associado ao linfoma de células grandes CD30+.

Tratamento e prognóstico

Para as ulcerações traumáticas que tenham uma evidente fonte traumática, a causa da irritação deve ser removida. Um anestésico tópico ou películas protetoras podem ser aplicados para alívio temporário da dor. Quando a causa não é óbvia, ou quando o paciente não responde ao tratamento, a biopsia é então indicada. Espera-se cicatrização rápida após a biopsia, até mesmo na úlcera eosinofílica (Figura 8.10). Não é esperada a recidiva.

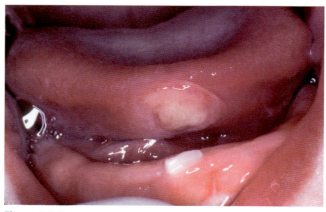

Figura 8.8 Doença de Riga-Fede. Recém-nascido com ulceração traumática na superfície ventral anterior da língua. O dano mucoso ocorreu pelo contato da língua com o dente adjacente durante a amamentação.

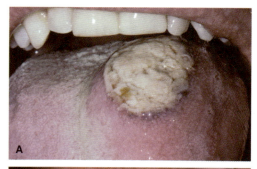

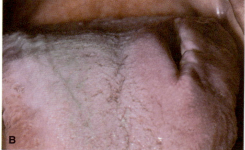

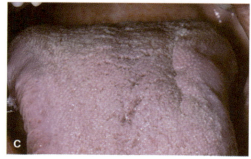

Figura 8.10 Úlcera eosinofílica. A. Apresentação inicial de uma grande ulceração na superfície dorsal da língua. **B.** Resolução observada 2 semanas após a realização da biopsia incisional. **C.** Cicatrização observada 4 semanas após a biopsia.

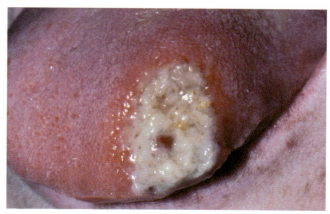

Figura 8.9 Úlcera eosinofílica atípica. Extensa ulceração da superfície dorsal anterior da língua.

O uso de corticosteroides no tratamento das ulcerações traumáticas é controverso. Alguns clínicos sugeriram que o uso de tais medicamentos pode retardar a cicatrização. Apesar disso, alguns outros pesquisadores relataram sucesso com o uso de corticosteroides no tratamento das ulcerações traumáticas crônicas.

Embora a exodontia dos dentes decíduos anteriores não seja recomendada, este procedimento resolve as ulcerações na doença de Riga-Fede. Os dentes devem ser mantidos se estiverem bem implantados. O desgaste das margens incisais, a cobertura dos dentes com compósito fotopolimerizável ou filmes de celulose, a construção de uma placa protetora, ou a descontinuidade da amamentação têm sido utilizados como tentativas de tratamento, com sucesso variável.

Nos pacientes em que há similaridades histopatológicas à doença linfoproliferativa CD30+ cutânea, uma avaliação minuciosa para a pesquisa de linfoma sistêmico é obrigatória, além do acompanhamento por toda a vida. Embora a recidiva seja frequentemente observada, estas ulcerações cicatrizam de forma espontânea, e a maioria dos pacientes não apresenta disseminação do processo. Estudos futuros são essenciais para maior compreensão deste processo pouco conhecido.

◆ QUEIMADURAS ELÉTRICAS E TÉRMICAS

As **queimaduras elétricas** da cavidade oral são razoavelmente comuns, constituindo aproximadamente 5% de todas as admissões de pessoas queimadas nos hospitais. Dois tipos de queimaduras elétricas podem ser observados: (1) **contato** e (2) **arco**.

As queimaduras de contato exigem um bom aterramento e envolvem a corrente elétrica passando através do corpo desde o ponto de contato até o local no solo. A corrente elétrica pode causar parada cardiopulmonar e ser fatal. A maioria das queimaduras elétricas que afetam a cavidade oral é do tipo arco, no qual a saliva atua como um meio de condução, e um arco elétrico flui entre a fonte elétrica e a boca. O calor extremo, maior que 3.000°C, é possível, ocasionando uma grande destruição tecidual. A maioria dos casos resulta da mastigação da ponta fêmea de um fio de extensão ou da mordida de um fio elétrico exposto.

A maioria das **queimaduras térmicas** da cavidade oral surge da ingestão de alimentos ou bebidas quentes. O forno de micro-ondas tem sido associado ao aumento na frequência de queimaduras térmicas, devido à sua capacidade de produzir um alimento morno por fora, mas extremamente quente no seu interior.

Desde o início dos anos 2000, uma série de queimaduras térmicas têm sido observadas em associação com o uso de cigarros eletrônicos. Esses dispositivos foram introduzidos em 2003, com disponibilidade nos EUA e na Europa a partir de 2007. Os cigarros eletrônicos consistem em um tanque de cartucho contendo o fluido vaporizado, um elemento de aquecimento para vaporizar a solução e uma bateria de íon lítio para alimentar o sistema. Os sistemas de aquecimento podem ser acionados quando o usuário inala profundamente ou pressiona manualmente um botão na lateral da unidade. O elemento de aquecimento pode atingir temperaturas de até 100 a 250°C. Existem mais de 450 marcas amplamente não regulamentadas porque não são obrigadas por lei a passar por testes de segurança. Durante um período de 2 anos na Inglaterra, 105 incêndios domésticos foram vinculados a falhas de cigarros eletrônicos. Devido ao risco de incêndio, os cigarros eletrônicos são proibidos em bagagens despachadas a bordo de aeronaves.

Vários padrões diferentes de queimaduras têm sido associados ao uso de cigarros eletrônicos. Queimaduras térmicas com ou sem chamas podem ser observadas devido ao sobreaquecimento da bateria de íon lítio ou superaquecimento do sistema de vaporização. Em alguns casos de superaquecimento, o selo da bateria nas extremidades do dispositivo pode falhar e resultar em uma explosão que lança a bateria interna como um míssil para fora de seu compartimento, combinando lesão física com queimaduras térmicas. O cigarro eletrônico também pode liberar solução eletrolítica, resultando em uma queimadura alcalina química.

Características clínicas

As mãos representam o local mais comum de queimaduras elétricas em adultos. Contrariamente, a cavidade oral é a localização mais acometida em crianças, nas quais a maioria dos acidentes ocorre antes dos 4 anos. Os lábios costumam ser mais afetados e a comissura em geral está envolvida. Inicialmente, a queimadura se apresenta como uma área indolor, carbonizada e amarelada, que exibe pouco ou nenhum sangramento (Figura 8.11). Geralmente um edema significativo se desenvolve dentro de poucas horas e pode persistir por mais de 12 dias. Por volta do quarto dia, a área afetada se torna necrótica e membranas começam a se soltar. O sangramento pode ocorrer durante este período, pela exposição da vascularização vital subjacente, e a presença dessa complicação deve ser monitorada rigorosamente. O fundo de vestíbulo adjacente, a língua ou ambos, também podem estar envolvidos. Por vezes, os dentes adjacentes podem se tornar não vitais independente da necrose do osso alveolar circundante. A malformação de dentes em desenvolvimento também tem sido documentada. Nos pacientes que sofreram descarga elétrica de alta voltagem, a paralisia do nervo facial é relatada, embora seja incomum, e normalmente se resolve em semanas a meses. A cavitação focal do esmalte, que supostamente representa um ponto de saída de alta voltagem, também tem sido relatada em associação com uma lesão de eletrocussão.

As lesões relacionadas a queimaduras térmicas por alimentos quentes em geral aparecem no palato ou na mucosa jugal posterior (Figura 8.12). As lesões se apresentam como áreas de eritema e ulceração que costumam exibir remanescentes necróticos do epitélio na periferia. Quando o paciente engole bebidas quentes, pode ocorrer aumento de volume das vias

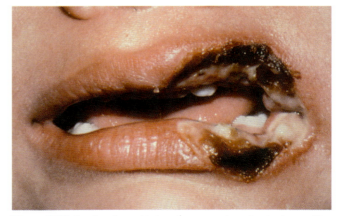

Figura 8.11 Queimadura elétrica. Área amarela carbonizada necrótica ao longo da comissura labial esquerda. (Cortesia da Dra. Patricia Hagen.)

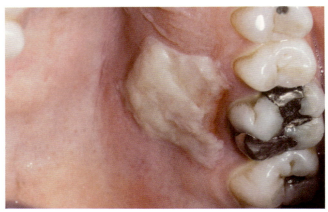

Figura 8.12 Queimadura térmica por alimentos. Área de necrose epitelial amarelada na região posterior do palato duro, do lado esquerdo. O dano ocorreu devido à ingestão intempestiva de um pedaço de *pizza* quente.

respiratórias superiores levando à dispneia, a qual pode se desenvolver muitas horas depois.

As queimaduras relacionadas aos cigarros eletrônicos afetam mais frequentemente a coxa, as mãos, o rosto e o tórax. Uma porcentagem significativa ocorre quando o dispositivo falha enquanto está sendo transportado nos bolsos das calças, resultando em queimaduras significativas na coxa e nas mãos que tentam deter a bola de fogo. Várias lesões orais foram observadas quando o dispositivo explode no momento em que o usuário pressiona o botão de aquecimento, com a unidade entre os lábios. Em dois relatos surpreendentemente idênticos, o lançamento da bateria de seu estojo para a boca resultou na perda dos incisivos superiores com danos significativos ao osso maxilar circundante e aos tecidos moles do palato duro, palato mole, lábios e língua (Figura 8.13).

Tratamento e prognóstico

Para os pacientes com queimaduras elétricas da cavidade oral, a imunização contra o tétano, caso não esteja atualizada, é necessária. A maioria dos clínicos prescreve uma profilaxia antibiótica, geralmente penicilina, para prevenir infecção secundária nos casos graves. O principal problema das queimaduras orais é a contratura da abertura da boca durante a cicatrização. Sem intervenção, uma microstomia importante pode se desenvolver, podendo restringir a abertura bucal, de forma que, nos casos graves, a higienização e a alimentação se tornem impossíveis. Cicatrizes extensas e desfiguração são comuns em pacientes não tratados.

Para evitar a desfiguração, uma variedade de aparelhos intraorais na prevenção da microstomia pode ser utilizada no intuito de eliminar ou reduzir a necessidade de reconstrução cirúrgica. A aceitação por parte do paciente quanto ao uso do aparelho é a consideração mais importante relacionada à escolha do tipo mais apropriado. Os aparelhos mucossuportados parecem ser mais indicados para bebês e crianças pequenas; já os pacientes mais velhos, mais cooperativos, em geral são beneficiados por aparelhos dentossuportados. Na maioria dos casos, a placa é mantida de 6 a 8 meses para garantir a manutenção apropriada da cicatrização. Após 1 ano de acompanhamento, realiza-se outra avaliação para a possível reconstrução cirúrgica.

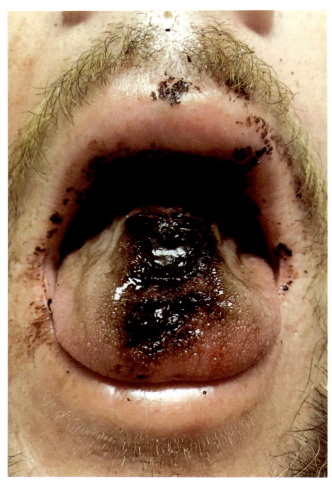

Figura 8.13 Queimadura térmica de cigarro eletrônico. Queimadura na mucosa da superfície dorsal da língua, de coloração enegrecida. (Cortesia da Dra. Rebecca Pikos.)

A maioria das queimaduras térmicas não traz grandes consequências e resolve-se sem a necessidade de tratamento. Quando as vias respiratórias superiores estão envolvidas e associadas às dificuldades respiratórias, os antibióticos e corticosteroides costumam ser administrados. Em raros casos, o aumento de volume da via respiratória superior requer intubação ou traqueotomia para solucionar a dispneia associada. Nestes casos graves, a ingestão oral de alimentos costuma ser descontinuada temporariamente, sendo a nutrição provida por um tubo nasogástrico.

Em queimaduras relacionadas aos cigarros eletrônicos, a bateria pode depositar óxidos de lítio cobalto ou lítio manganês nos tecidos danificados. Se irrigadas com água, hidróxido de lítio alcalino e gás hidrogênio podem ser gerados em uma reação exotérmica vigorosa. Por esse motivo, as queimaduras de cigarros eletrônicos devem ter o pH testado com papel de pH e cobertas com óleo mineral se um pH alcalino for confirmado; caso contrário, a área pode ser irrigada com água, o tecido necrótico deve ser gentilmente debridado e a área deve ser tratada com terapia tradicional para queimaduras. Queimaduras orais são tratadas com enxágues salinos, analgésicos sistêmicos e uma dieta macia, evitando bebidas carbonatadas e alcoólicas. Lacerações nos tecidos moles da boca também podem estar presentes e devem ser reparadas cirurgicamente. A realização de imagens por meio de tomografia computadorizada (TC) e radiografias é prudente para determinar o grau de dano à maxila e para inspecionar a cavidade oral e o trato gastrintestinal em busca de corpos estranhos. Como esperado, a reconstrução da dentição maxilar requer cuidados odontológicos significativos, muitas vezes com a colocação de próteses implantadas.

♦ LESÕES QUÍMICAS DA MUCOSA ORAL

Um grande número de substâncias químicas e drogas entram em contato com os tecidos orais. Uma porcentagem destes agentes é cáustica e pode causar danos clinicamente significativos.

Os pacientes costumam ser seus próprios e piores inimigos. A gama de substâncias que é colocada no interior da boca para resolver problemas orais é surpreendente. Ácido acetilsalicílico (AAS), perborato de sódio, peróxido de hidrogênio, gasolina, terebentina, fricção com álcool e ácido de bateria são apenas alguns dos exemplos mais interessantes. Além disso, foram documentados danos à mucosa por diversos medicamentos tópicos comercializados para dores de dente ou úlceras orais. Produtos comercializados sem receita médica contendo álcool isopropílico, fenol, peróxido de hidrogênio ou eugenol têm produzido reações adversas nos pacientes. Produtos de clareamento dentário contendo peróxido de hidrogênio ou uma de suas substâncias precursoras, o peróxido de carbamida, podem gerar necrose da mucosa (Figura 8.14). Um grande número de medicações também é potencialmente cáustico quando permanecem na boca por um longo período de tempo. Exemplos bem documentados são o AAS, os bisfosfonatos e duas medicações psicoativas, a clopromazina e a promazina.

Os profissionais da saúde são responsáveis pelo uso de vários medicamentos cáusticos. O nitrato de prata, o formocresol, o hipoclorito de sódio, o paraformaldeído, o ácido crômico, o ácido tricloracético, os vernizes cavitários e os materiais de ataque ácido podem causar danos aos pacientes. O conhecimento sobre as propriedades cáusticas e o uso do dique de borracha têm reduzido a frequência destas lesões.

Drogas recreativas também podem resultar em áreas de necrose na mucosa. A cocaína tem sido aplicada diretamente na gengiva ou mucosa alveolar para avaliar a pureza da droga e pode resultar em áreas de necrose epitelial. Outras drogas, como MDMA (metilenodioximetanfetamina) e anfetamina em associação com cocaína, também foram observadas como causadoras de danos à mucosa oral. Uma seção posterior deste capítulo discute mais detalhadamente as complicações orofaciais do abuso de drogas.

O uso impróprio do AAS, do peróxido de hidrogênio, do nitrato de prata, do fenol e de certos materiais endodônticos merece uma discussão adicional, devido à frequência do uso inadequado, gravidade dos danos relacionados e falta de documentação adequada destes materiais como agentes nocivos.

Ácido acetilsalicílico

A necrose da mucosa provocada pelo AAS mantido na boca é relativamente comum (Figura 8.15). O AAS está disponível não apenas como os bem conhecidos comprimidos, mas também em pó.

Peróxido de hidrogênio

No final dos anos 1970, o peróxido de hidrogênio tornou-se um medicamento intraoral popular na prevenção da periodontite. Desde aquela época, o dano à mucosa tem sido visto mais frequentemente como resultado de sua aplicação. Concentrações iguais ou superiores a 3% costumam estar associadas a reações adversas. A necrose epitelial tem sido observada com diluições tão baixas quanto a 1%, e muitos dos medicamentos orais comercializados sem prescrição excedem tal concentração (Figura 8.16).

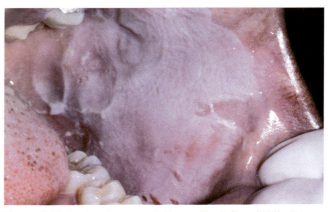

Figura 8.15 Queimadura por ácido acetilsalicílico (AAS). Extensa área de necrose epitelial branca da mucosa oral esquerda causada por colocação de AAS na tentativa de aliviar a dor de dente.

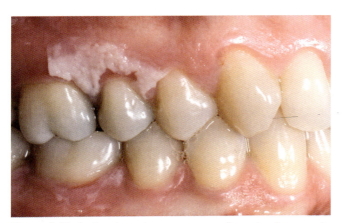

Figura 8.14 Queimadura da mucosa por tiras de clareamento dental. Zona pontiaguda demarcada de necrose epitelial na gengiva vestibular superior, que se desenvolveu a partir do uso de tiras de clareamento dental. Um envolvimento menos grave da gengiva inferior também está presente.

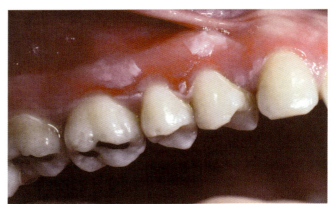

Figura 8.16 Queimadura por peróxido de hidrogênio. Extensa necrose epitelial da gengiva anterior superior secundária à colocação interproximal de peróxido de hidrogênio com cotonete.

Nitrato de prata

O nitrato de prata continua sendo utilizado como tratamento popular para as ulcerações aftosas, pois a cauterização química traz alívio imediato da dor por meio da cauterização das terminações nervosas. Apesar disso, o seu uso deve ser desencorajado. Em todos os casos, a extensão do dano à mucosa é aumentada pelo seu uso. Em alguns pacientes, uma reação anormal é observada, trazendo dano significativo e acentuando a dor. Além disso, raros relatos documentaram argiria sistêmica irreversível secundária ao uso frequente de nitrato de prata tópico intraoral recomendado por um cirurgião-dentista (ver adiante neste capítulo).

Fenol

O fenol é ocasionalmente utilizado na odontologia como um agente esterilizador de cavidades e substância cauterizadora. Ele é extremamente cáustico, sendo necessário cautela na sua utilização. Agentes tópicos comercializados sem prescrição, anunciados como tratamento de "feridas orais", podem conter baixas concentrações de fenol, frequentemente associadas a altas doses de álcool. A necrose extensa da mucosa e raramente do osso alveolar subjacente tem sido observada nos pacientes que aplicam essa substância (concentração fenólica de 0,5%) na tentativa de tratar pequenas úlceras pontuais da mucosa (Figura 8.17).

Uma prescrição terapêutica contendo 50% de ácido sulfúrico, 4% de sulfonato de fenol e 24% de agentes fenólicos sulfonados está sendo divulgada para os dentistas no tratamento das ulcerações aftosas. Por terem sido encontradas extensas áreas de necrose pelo uso de medicamentos contendo 0,5% de fenol, este produto deve ser utilizado com grande cuidado.

Substâncias endodônticas

Devido à dificuldade no passado em se obter anestesia profunda em alguns pacientes submetidos ao tratamento endodôntico, alguns clínicos utilizavam pasta arsênica ou formulações de paraformaldeído para desvitalizar a polpa inflamada. A necrose da gengiva e do osso tem sido documentada como uma consequência do extravasamento deste material da câmara pulpar para os tecidos adjacentes. Irrigantes endodônticos, como o formocresol (Figura 8.18) ou o hipoclorito de sódio, produzem necrose semelhante se o material extravasar para os tecidos de suporte adjacentes ou se forem injetados além do ápice, levando alguns a sugerirem a clorexidina como uma substância irrigadora mais segura. Pelo fato de a clorexidina não apresentar a propriedade de se dissolver nos tecidos observada no hipoclorito de sódio, alguns clínicos têm sugerido alternar entre a clorexidina e o hipoclorito de sódio. Outros têm alertado para o fato de o contato desses dois componentes resultar na formação de um precipitado, a paracloroanilina, que se acredita ser potencialmente tóxica e carcinogênica.

Os seguintes procedimentos podem reduzir as chances de danos aos tecidos durante a irrigação com hipoclorito de sódio:

- Utilização de dique de borracha
- Evitar pressão excessiva durante a aplicação
- Manter a agulha da seringa longe do ápice.

Em alguns países os clínicos utilizam tubetes anestésicos reciclados para armazenar e aplicar soluções de hipoclorito de sódio para irrigação endodôntica. Diversos relatos documentaram extensa necrose pela injeção inadvertida de hipoclorito de sódio nos tecidos moles quando esses tubetes reciclados são erroneamente misturados com tubetes de anestésico local.

Por quase 100 anos, o hidróxido de cálcio tem sido utilizado na desbridamento químico-mecânico de canais radiculares devido à sua atividade antimicrobiana e à sua capacidade de dissolver fragmentos de tecido pulpar não instrumentados dentro do canal. O material é altamente alcalino e o extravasamento excessivo do material pode ser tóxico para os tecidos periapicais. Inúmeros exemplos de dor crônica, dormência ou queimação foram relatados em pacientes nos quais o hidróxido de cálcio extravasou das raízes dos molares inferiores e infiltrou o canal neurovascular.

Características clínicas

Os agentes cáusticos previamente discutidos produzem dano semelhante. Com exposição breve, a mucosa afetada exibe uma aparência superficial pregueada e branca. À medida que a duração da exposição aumenta, a necrose e o epitélio afetado tornam-se separados do tecido subjacente e podem ser facilmente descamados. A remoção do epitélio necrosado revela um tecido conjuntivo vermelho e hemorrágico, que será subsequentemente

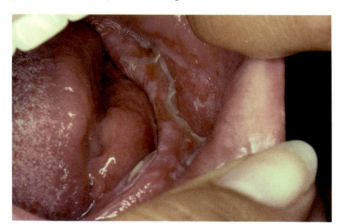

Figura 8.17 Queimadura por fenol. Extensa necrose epitelial da mucosa alveolar inferior do lado esquerdo. O dano foi resultado do uso de um gel anestésico e antisséptico contendo fenol, comercializado sem prescrição médica, sob a prótese. (Cortesia do Dr. Dean K. White.)

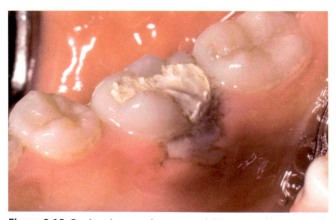

Figura 8.18 Queimadura por formocresol. Necrose tecidual secundária ao escoamento de material endodôntico entre o grampo que prende o dique de borracha e o dente.

recoberto por uma membrana fibrinopurulenta amarelada. A mucosa que reveste o osso é queratinizada e mais resistente aos danos, enquanto a mucosa móvel não queratinizada é destruída mais rapidamente. Além da necrose da mucosa, a erosão dentária tem sido observada em pacientes que mastigam cronicamente o AAS ou apreendem o medicamento entre os dentes à medida que ele se dissolve.

O uso do dique de borracha pode reduzir consideravelmente as queimaduras iatrogênicas da mucosa. Quando os rolos de algodão são usados para o controle da umidade durante os procedimentos odontológicos, dois problemas podem ocorrer. Por vezes, materiais cáusticos podem escoar para o rolo de algodão e ficar retidos em um lugar contra a mucosa por longo período, resultando em lesão da mucosa causada pela absorção da substância através do algodão. Além disso, a mucosa oral pode ficar aderida aos rolos de algodão secos e sua remoção rápida pode, muitas vezes, causar descamação de epitélio naquela área. Este último padrão de agressão da mucosa é denominado **queimadura por rolo de algodão** (**estomatite por rolo de algodão**) (Figura 8.19).

A injeção de materiais cáusticos no interior do osso durante procedimentos endodônticos pode resultar em necrose óssea, dor e perfuração para dentro do tecido mole. A ulceração da superfície necrótica e o edema com áreas de necrose dos tecidos moles subjacentes podem ocorrer próximo ao local da perfuração.

Características histopatológicas

O exame microscópico das membranas esbranquiçadas removidas de áreas de queimaduras químicas da mucosa revela necrose de coagulação do epitélio, sendo observados somente o remanescente do contorno das células epiteliais individuais e o núcleo. A necrose começa na superfície e avança em direção à camada basal. A quantidade de epitélio afetado depende da duração do contato e concentração do agente irritante. O tecido conjuntivo subjacente contém uma mistura de células inflamatórias agudas e crônicas.

Tratamento e prognóstico

O melhor tratamento para as agressões químicas é a prevenção à exposição da mucosa oral a materiais cáusticos. Quando o clínico prescrever substâncias potencialmente cáusticas, ele deve instruir o paciente a engolir o remédio e não permitir que este permaneça na cavidade oral por um longo período de tempo. As crianças não devem usar AAS mastigável imediatamente antes de dormir e precisam fazer bochechos com água após o uso.

As áreas superficiais de necrose se resolvem completamente sem deixar cicatrizes dentro de 10 a 14 dias após a suspensão do uso do agente agressor. Para proteção temporária, alguns clínicos recomendam cobrir com uma pasta emoliente protetora ou com uma película de hidroxipropilcelulose. Anestésicos tópicos também podem ser utilizados para promover alívio temporário da dor. Quando áreas extensas de necrose estiverem presentes, o desbridamento cirúrgico e a cobertura antibiótica geralmente são necessários para promover a cicatrização e evitar a disseminação da necrose.

Em pacientes que relatam dor, dormência ou disestesia associadas a um extravasamento de hidróxido de cálcio no canal alveolar inferior, é recomendado encaminhamento a um cirurgião oral ou endodontista para possível intervenção cirúrgica com desbridamento para remover o material do tecido neurovascular lesionado. O sucesso da intervenção cirúrgica é maior se realizada dentro de 72 horas após a lesão.

◆ COMPLICAÇÕES ORAIS NÃO INFECCIOSAS DA TERAPIA ANTINEOPLÁSICA

Nenhum tratamento sistêmico anticâncer disponível atualmente é capaz de destruir as células neoplásicas sem causar a morte de pelo menos algumas células normais, sendo os tecidos com renovação rápida (p. ex., epitélio oral) especialmente suscetíveis. A boca é um sítio comum (e uma das áreas mais visíveis) para complicações relacionadas ao tratamento do câncer. Tanto a radioterapia quanto a quimioterapia sistêmica podem causar graves problemas orais — quanto mais potente o tratamento, maior o risco de complicações. A mucosite grave associada à terapia antineoplásica pode exigir uma redução na dosagem do regime de quimioterapia ou uma pausa no cronograma do tratamento de radioterapia, ambas as quais podem impactar negativamente o prognóstico a longo prazo.

Características clínicas

Uma variedade de complicações orais não infecciosas é observada regularmente como resultado tanto da radioterapia quanto da quimioterapia. Duas alterações agudas, a **mucosite** e a **hemorragia**, são os problemas predominantes associados à quimioterapia, especialmente em neoplasias que requerem altas doses de medicamentos para o tratamento, como a leucemia.

A mucosite aguda dolorosa e a dermatite são os efeitos secundários à radiação mais frequentemente encontrados, porém várias alterações crônicas continuam a importunar os pacientes por um longo tempo após o término do curso do tratamento. Dependendo dos campos irradiados, da dose e da idade do paciente, as seguintes consequências são possíveis:

- Xerostomia
- Perda do paladar (hipogeusia)
- Osteorradionecrose

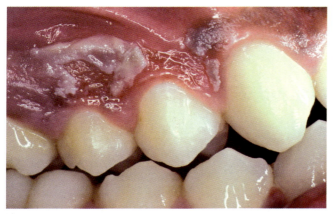

Figura 8.19 Queimadura por rolo de algodão. Zona de necrose epitelial esbranquiçada e eritema na mucosa alveolar superior.

- Trismo
- Dermatite crônica
- Anormalidades do desenvolvimento.

Hemorragia

Caracteristicamente, a **hemorragia** intraoral é secundária à trombocitopenia, que se desenvolve a partir da supressão da medula óssea. Entretanto, danos intestinais ou hepáticos podem causar diminuição de fatores de coagulação dependentes da vitamina K, com consequente aumento no tempo de coagulação. Reciprocamente, o dano tecidual relacionado ao tratamento pode causar a liberação da tromboplastina tecidual em níveis capazes de produzir uma coagulação intravascular disseminada (CID) potencialmente devastadora. Petéquias orais e equimoses secundárias ao menor trauma são as apresentações mais comuns. Qualquer região da mucosa oral pode ser afetada, porém a mucosa labial, a língua e a gengiva são as regiões mais frequentemente envolvidas.

Mucosite

Tem sido demonstrado que a mucosite oral é sozinha a complicação mais debilitante das altas doses de quimioterapia e de radioterapia de cabeça e pescoço. Adicionalmente ao desconforto local, a mucosite pode estar associada a um aumento da necessidade de nutrição parenteral total, a internações hospitalares de longo tempo, à bacteriemia sistêmica e à sepse.

A mucosite oral é observada em 20 a 40% dos pacientes que recebem quimioterapia sistêmica, 80% dos pacientes que recebem quimioterapia em doses altas, e quase todos os pacientes que recebem radioterapia na cabeça e pescoço para neoplasias profundamente localizadas. A prevalência associada à quimioterapia é variável, dependendo do protocolo de tratamento utilizado. Agentes associados à mucosite oral incluem o metotrexato, a 5-fluoruracila, o etoposídeo, o irinotecano, a citarabina, a 6-mercaptopurina, a 6-tioguanina, o bussulfano, a melfalana, a ciclofosfamida, a idarrubicina, a doxorrubicina, a daunorrubicina, a dactinomicina, a bleomicina e a vimblastina. Além dos efeitos diretos dos agentes antineoplásicos, fatores de risco adicionais incluem a idade precoce, o sexo feminino, a higiene oral deficiente, a presença de focos de infecção oral, a deficiência nutricional, a função salivar diminuída, o uso de tabaco e o consumo de álcool.

Os casos de **mucosite** associados à quimioterapia e à radioterapia são clinicamente semelhantes. As manifestações da mucosite por quimioterapia começam após alguns dias de tratamento; a mucosite por radiação pode começar a aparecer durante a segunda semana de tratamento. Tanto a mucosite por quimioterapia quanto a induzida por radiação desaparecem lentamente 2 a 3 semanas após o término do tratamento. A mucosite oral associada à quimioterapia envolve comumente as superfícies não queratinizadas (p. ex., mucosa jugal, superfície ventrolateral da língua, palato mole e assoalho de boca), enquanto a associada à radioterapia afeta em particular as superfícies mucosas voltadas diretamente para o foco de radiação.

A manifestação mais precoce é o desenvolvimento de uma coloração esbranquiçada pela ausência de descamação suficiente da queratina. Isto logo é seguido pela perda desta camada, com reposição pela mucosa atrófica, a qual é edemaciada, eritematosa e friável. Subsequentemente, áreas de ulceração se desenvolvem com a formação de uma membrana superficial fibrinopurulenta, amarelada e removível (Figuras 8.20 a 8.22). A dor, a ardência e o desconforto são sintomas relatados, que podem se acentuar durante a alimentação ou higienização oral.

Dermatite

A **dermatite** aguda da pele nos campos de radiação é comum e varia de acordo com a intensidade da terapia. Os pacientes com dermatite suave por radiação apresentam eritema, edema, ardência e prurido. Tal condição tem resolução 2 a 3 semanas após a terapia, sendo substituída por hiperpigmentação e perda variável de pelos. A radiação moderada causa eritema e edema em combinação com erosões e ulcerações. Dentro de 3 meses essas alterações se resolvem, e a perda permanente dos pelos, a hiperpigmentação e as cicatrizes podem permanecer. É possível que ocorram necrose e ulcerações profundas em reações agudas graves. A dermatite por radiação também pode tornar-se crônica e ser caracterizada por áreas secas, lisas, brilhantes, atróficas, necróticas, telangiectásicas, sem pelos ou ulceradas (Figura 8.23).

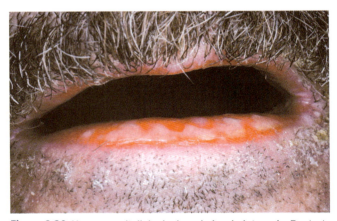

Figura 8.20 Necrose epitelial relacionada à quimioterapia. Borda do vermelhão do lábio inferior exibindo necrose epitelial e ulceração em um paciente que está sendo submetido à quimioterapia sistêmica.

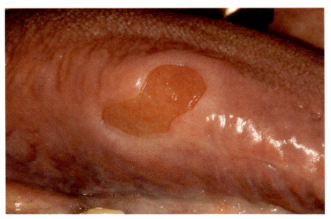

Figura 8.21 Úlcera relacionada à quimioterapia. Ulceração da borda lateral da língua do lado direito em um paciente que está sendo submetido à quimioterapia sistêmica.

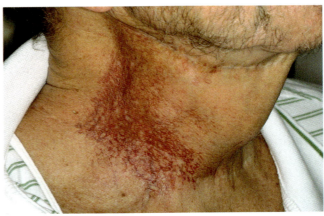

Figura 8.23 Dermatite de radiação. Atrofia cutânea e telangiectasias secundárias à radioterapia. (Cortesia do Dr. Terry Day.)

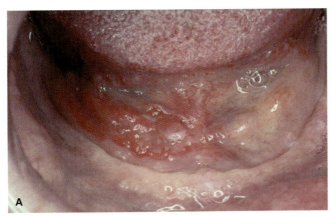

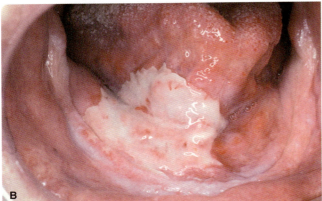

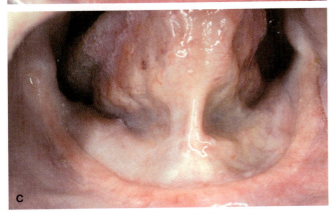

Figura 8.22 Mucosite por radiação. A. Carcinoma espinocelular antes da radioterapia. Eritroplasia granular no assoalho da boca do lado direito. **B.** A mesma lesão após o início da radioterapia. Observe a área irregular extensa de necrose epitelial e ulceração da região anterior no assoalho de boca do lado direito. **C.** Mucosa oral normal após a radioterapia. Observe a resolução da neoplasia e da mucosite por radiação.

As glândulas serosas apresentam uma sensibilidade maior à radioterapia em comparação com as glândulas mucosas. Sob grande exposição, as glândulas parótidas são irreversivelmente afetadas. Por outro lado, as glândulas mucosas se recuperam parcialmente e, após vários meses, podem recuperar o fluxo salivar em aproximadamente 50% dos níveis pré-radiação. Além do desconforto, por perda da lubrificação própria, o fluxo salivar diminuído leva a um decréscimo da ação bactericida e das propriedades autolimpantes da saliva.

Sem intervenção, os pacientes frequentemente desenvolvem secura bucal sintomática, que afeta sua habilidade de comer confortavelmente, de usar próteses, de falar e de dormir. Além disso, com frequência há aumento do índice de cáries (**cáries relacionadas à radiação**), independentemente da história pregressa de cáries do paciente (Figura 8.24). A cárie é predominantemente localizada na região cervical e frequentemente secundária à hipossalivação. A radiação também causa alterações biomecânicas nos dentes, resultando em redução da microdureza e diminuição da resistência a tensões de tração e compressão.

Diversas intervenções para reduzir a hipossalivação relacionada à radiação têm se mostrado promissoras. A radioterapia de intensidade modulada (IMRT) parece preservar mais as glândulas salivares do que a radioterapia convencional e está sendo considerada como o tratamento padrão para o câncer de cabeça e pescoço. A amifostina é um agente citoprotetor que tem

Hipossalivação

As glândulas salivares são muito sensíveis à radiação, sendo a **hipossalivação** uma complicação comum. Quando uma parte das glândulas salivares é incluída nos campos de radiação, as glândulas remanescentes desenvolvem uma hiperplasia compensatória para manter a função. As mudanças começam em 1 semana após o início da radioterapia, com diminuição intensa do fluxo salivar sendo notada durante as 6 primeiras semanas de tratamento. Algumas vezes, decréscimos adicionais podem ser notados por até 3 anos.

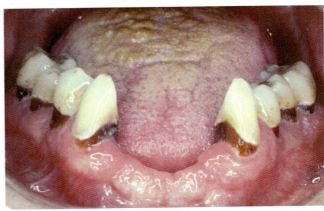

Figura 8.24 Cáries relacionadas à hipossalivação. Cáries cervicais extensas nos dentes inferiores, secundárias à hipossalivação por radiação.

mostrado reduzir a gravidade e a duração da hipossalivação em pacientes submetidos à radioterapia (mas não à quimioterapia) para neoplasias de cabeça e pescoço. No entanto, negativamente essa medicação apresenta efeitos colaterais e existem preocupações persistentes acerca de possíveis efeitos protetores à neoplasia. A transferência cirúrgica de uma das glândulas submandibulares para fora do campo de radiação para o espaço submentoniano mostrou ter grande sucesso em alguns pacientes.

Distúrbios do paladar

Em uma revisão de 1.645 medicamentos, 282 estavam associados à **disgeusia** (alteração do paladar), enquanto 61 causavam **hipogeusia** (diminuição anormal do paladar). Dentre esses medicamentos, o grupo mais comum foi o dos medicamentos antineoplásicos. Além disso, em pacientes que recebem radiação na cavidade oral, uma perda substancial dos quatro paladares geralmente se desenvolve dentro de várias semanas. Embora esta alteração seja revertida dentro de 4 meses na maioria dos pacientes, alguns ficam com hipogeusia permanente; outros podem ter **disgeusia** persistente (ver Capítulo 18).

Osteorradionecrose

A **osteorradionecrose** (**ORN**) é definida como a exposição de um osso não vital que persiste por mais de 3 meses na ausência de doença neoplásica. Representa uma das complicações mais graves da radioterapia de cabeça e pescoço. Em estudos prévios, a prevalência se aproximava a 15%, mas o risco foi reduzido a 5% relacionado a avanços terapêuticos como a IMRT e a radioterapia tridimensional conformacional (3DCRT). Essas novas técnicas têm a capacidade de manter a efetividade terapêutica, mas diminuem a dose máxima de radiação aos ossos gnáticos. A maioria dos casos de ORN ocorre em pacientes que receberam mais de 60 Gy, a maioria ocorrendo entre 4 meses e 3 anos após o término da radioterapia. Embora a taxa de osteorradionecrose pareça estar diminuindo devido aos avanços na técnica de radioterapia, a prevalência ainda parece estar aumentando devido a maior porcentagem de pacientes com câncer de cabeça e pescoço recebendo radiação e ao aumento do número de pacientes sobreviventes.

Duas teorias etiológicas principais para a osteorradionecrose ainda são populares. Em 1983, Marx propôs que a radiação produz hipovascularidade, hipoxia e hipocelularidade, com a hipoxia persistente criando a perturbação primária que leva à osteorradionecrose. Essa teoria lançou as bases para o uso de oxigenoterapia hiperbárica no manejo dos pacientes afetados. Entre 2002 e 2004, Delanian e Lefaix propuseram a teoria fibroatrófica, que sugere que a radioterapia causa ativação e desregulação da atividade fibroblástica resultando em tecido fibrótico propenso a quebras. Essa teoria levou ao uso de medicamentos antioxidantes e antifibróticos como abordagem terapêutica primária.

Embora em algumas circunstâncias a ORN ocorra secundariamente a um trauma local (como a exodontia), a minoria parece ser espontânea. Setenta por cento dos casos de ORN ocorrem nos primeiros 3 anos após a conclusão da radioterapia, mas os pacientes permanecem com o risco de desenvolver ORN induzida por trauma pelo resto de suas vidas. A mandíbula é afetada 24 vezes mais que a maxila (Figura 8.25) e o processo é três vezes mais comum nos pacientes dentados. As áreas de osso afetadas revelam áreas radiolucentes mal definidas que podem desenvolver zonas de radiopacidade relativa conforme o osso não vital se separa das áreas vitais residuais (Figura 8.26). Podem estar presentes dor intratável, perfuração cortical, formação de fístula, formação de ulceração e fratura patológica (Figura 8.27).

A dose de radiação é o principal fator associado à necrose óssea, embora a proximidade da neoplasia ao osso, a presença de

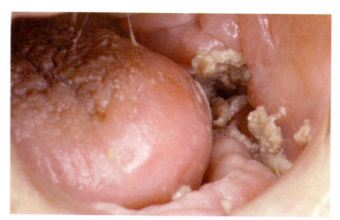

Figura 8.25 Osteorradionecrose (ORN). Ulceração sobrejacente ao corpo da mandíbula, do lado esquerdo, com exposição e sequestro do osso alveolar superficial.

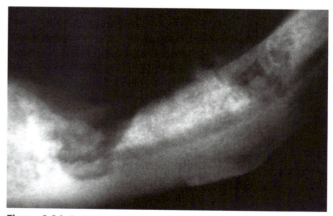

Figura 8.26 Osteorradionecrose (ORN). Múltiplas áreas radiolucentes e radiopacas mal definidas no corpo da mandíbula.

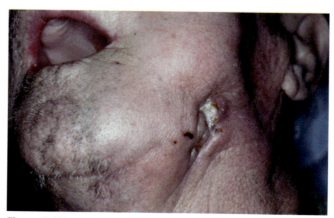

Figura 8.27 Osteorradionecrose (ORN). O mesmo paciente descrito na Figura 8.26. Observe a formação de fístula na área submandibular esquerda resultante de ORN do corpo da mandíbula.

dentição remanescente e o tipo de tratamento também exerçam alguns efeitos. Fatores adicionais associados ao aumento de prevalência incluem idade avançada, sexo masculino, má higiene ou *status* nutricional e o uso contínuo de tabaco ou álcool.

A prevenção da necrose óssea é o melhor a ser feito nesses pacientes. Antes do início da terapia antineoplásica devem ser extraídos todos os dentes que não apresentam possibilidade de tratamento restaurador e aqueles que apresentam doença periodontal avançada; uma excelente prática de higiene oral deve ser iniciada e mantida. Um tempo de cicatrização de pelo menos 3 semanas entre procedimentos dentários extensos e o início da radioterapia diminui significativamente as chances de necrose óssea. A exodontia ou qualquer trauma ósseo é contraindicado durante a radioterapia.

Trismo

O **trismo** pode se desenvolver e produzir grandes dificuldades para higienização e tratamento odontológico. Espasmos musculares tônicos com ou sem a fibrose dos músculos da mastigação e da cápsula da articulação temporomandibular (ATM) podem causar dificuldades na abertura da boca. Quando tais estruturas são irradiadas em altas doses, exercícios de abertura da boca podem ajudar a diminuir ou, até mesmo, prevenir estes problemas.

Anormalidades do desenvolvimento

A terapia antineoplásica durante a infância pode afetar o crescimento e o desenvolvimento. As alterações variam de acordo com a idade no momento do tratamento, bem como o tipo e intensidade do tratamento. A radiação pode afetar os ossos faciais e resultar em micrognatia, retrognatia ou má oclusão. Os dentes em desenvolvimento são muito sensíveis e podem exibir inúmeras alterações, como rizomicria, deformação das raízes, dilaceração radicular, calcificação incompleta, fechamento prematuro dos canais radiculares nos dentes decíduos, canais dilatados nos dentes permanentes, microdontia e hipodontia (ver Capítulo 2).

Tratamento e prognóstico

O planejamento do tratamento ideal envolve a atuação do cirurgião-dentista antes do início da terapia antineoplásica. A eliminação de todos os focos orais ou potenciais de infecção é fundamental, além da educação do paciente sobre a manutenção de uma excelente higiene oral. Uma alimentação equilibrada, o abandono do tabagismo e a abstinência alcoólica minimizam as complicações orais. Uma vez iniciado o tratamento, os esforços devem ser direcionados para o alívio da dor, a prevenção da desidratação, a manutenção da nutrição adequada, a eliminação do foco de infecção e a continuidade de uma higiene oral apropriada.

Mucosite

Embora a mucosite relacionada à terapia antineoplásica represente uma das toxicidades mais intensamente estudadas relacionadas ao tratamento do câncer, o padrão atual de cuidado permanece centrado em abordagens paliativas combinadas com um pequeno número de intervenções disponíveis em situações específicas. A melhor fonte de informação provém do Mucositis Study Group of the Multinational Association of Supportive Care in Cancer and International Society of Oral Oncology (MASCC/ISOO), com suas diretrizes sendo adotadas pela European Society of Medical Oncology e pela US National Comprehensive Cancer Network. Como descrito em sua revisão mais recente, o número de intervenções respaldadas por ciência sólida é lamentavelmente muito baixo.

A palifermina é um fator de crescimento de queratinócitos e o único agente aprovado pela Food and Drug Administration (FDA) para prevenção da mucosite oral. Embora este agente tenha demonstrado eficácia significativa, seu uso é limitado a pacientes que recebem quimioterapia em altas doses e irradiação corporal total antes do transplante autólogo de células-tronco para cânceres hematológicos. Existe uma preocupação quanto ao fato de que este fator de crescimento epitelial possa promover o crescimento de células tumorais em pacientes com carcinoma.

A crioterapia (colocação de pedaços de gelo, água gelada, sorvete ou picolés de gelo na boca 5 minutos antes da quimioterapia e continuada por 30 minutos) mostrou reduzir significativamente a prevalência e a gravidade da mucosite oral causada por injeção intravenosa de 5-fluoruracila para cânceres sólidos ou melfalano em altas doses antes de transplantes de células-tronco hematopoéticas (ambos são medicamentos quimioterápicos com meia-vida curta). Tem sido sugerido que o gelo pode produzir vasoconstrição local, levando a uma exposição reduzida da mucosa oral às medicações quimioterápicas. A crioterapia não afeta a prevalência ou a gravidade da mucosite de radiação.

A benzidamina é um medicamento anti-inflamatório não esteroidal com efeitos analgésicos e anestésicos tópicos. Embora o medicamento não seja comercializado nos EUA devido à associação com alucinações, ele está disponível em farmácias de manipulação. A benzidamina foi recomendada por MASCC/ISOO para prevenção da mucosite oral em pacientes com câncer de cabeça e pescoço que estão recebendo radioterapia de até 50 Gy sem quimioterapia concomitante. Posteriormente, uma revisão sistemática de 2019 sobre agentes anti-inflamatórios em pacientes com câncer sugeriu que a benzidamina também é eficaz em indivíduos recebendo mais de 50 Gy e naqueles recebendo quimiorradioterapia.

O zinco, além de ser um antioxidante, favorece o processo de reparação tecidual. Na revisão de MASCC/ISOO, a suplementação de zinco demonstrou redução da mucosite oral em pacientes com câncer oral que estavam recebendo radioterapia ou quimiorradioterapia. Infelizmente, um estudo sugeriu que fumantes que usam um antioxidante como o zinco podem ter um impacto terapêutico reduzido de sua radioterapia.

A laserterapia de baixa intensidade também foi associada a menor prevalência de mucosite oral em pacientes selecionados com câncer. O efeito mais forte foi observado em pacientes recebendo quimioterapia em altas doses antes do transplante autólogo de células-tronco hematopoéticas com ou sem irradiação corporal total. Além disso, um efeito positivo semelhante foi observado em pacientes recebendo radioterapia de cabeça e pescoço sem quimioterapia concomitante. Em uma revisão sistemática e metanálise, a laserterapia de baixa intensidade profilática reduziu o risco de mucosite oral grave, enquanto seu uso terapêutico encurtou a duração da mucosite oral grave em pacientes recebendo quimioterapia ou radioterapia. Nas diretrizes mais recentes de MASCC/ISOO, o uso do agente de revestimento mucoso sucralfato não foi recomendado. Além disso, não foram encontradas evidências suficientes para recomendar o uso do "enxaguante bucal mágico", uma mistura variável de lidocaína, difenidramina e hidróxido de magnésio ou subsalicilato de bismuto com ou sem um antifúngico, antibiótico ou corticosteroide. Alternativamente, o uso de enxaguatório bucal de doxepina a 0,5% (antidepressivo tricíclico com propriedades anestésicas e analgésicas) ou enxaguatório bucal de morfina a 2% foi recomendado. Existem vários agentes de revestimento adicionais, mas demonstram evidências científicas insuficientes de eficácia para justificar uma recomendação positiva de MASCC/ISOO. Se as terapias tópicas forem insuficientes, a analgesia controlada pelo paciente com morfina ou fentanila transdérmica é preferida pelas diretrizes atuais.

Um dos mecanismos mais eficazes na redução da mucosite associada à radiação tem sido a colocação de bloqueadores de radiação na linha média ou o uso do tratamento de radiação tridimensional para limitar o volume da mucosa irradiada. Além disso, rolos de algodão ou proteções personalizadas têm sido utilizados para recobrir restaurações dentárias metálicas para prevenir o feito de potencialização localizada da radiação.

Hipossalivação

Os pacientes com hipossalivação devem ser aconselhados a evitar todos os agentes que possam diminuir o fluxo salivar, especialmente o uso de produtos do tabaco e álcool. Para combater as cáries relacionadas à hipossalivação, deve ser instituído um regime de aplicação diária de flúor tópico (fluoreto de sódio neutro 1,1%).

O problema da hipossalivação crônica foi resolvido pelo uso de substitutos da saliva e sialagogos. O uso de líquidos com pH baixo ou com grande quantidade de açúcar como lubrificantes bucais deve ser evitado. Como as glândulas salivares têm demonstrado recuperação após a irradiação, os sialagogos são promissores uma vez que são capazes de estimular as glândulas funcionais restantes. Estão disponíveis no mercado géis umidificadores, balas e chicletes sem açúcar e diversos substitutos artificiais da saliva. Chicletes e pastilhas contendo xilitol também atuam na inibição das bactérias cariogênicas. Muitos dos substitutos salivares são caros e têm uma curta duração de ação, assim, os pacientes geralmente escolhem o uso frequente de água como alternativa. Nesses casos, é recomendado o uso de água fluoretada não filtrada em vez de água filtrada que pode não conter quantidade suficiente de fluoreto. Em estudos de caso-controle, alguns dos produtos com tempo de duração prolongado e mais eficazes foram os sialagogos sistêmicos como a pilocarpina, a cevimelina, o betanecol, a carbocolina ou a anetoltritona. Dessas, as mais utilizadas são a pilocarpina e a cevimelina. Apesar de estas substâncias serem benéficas para muitos pacientes, elas são contraindicadas para pacientes com asma, ulcerações gastrintestinais, hipertensão descontrolada, glaucoma, doença pulmonar obstrutiva crônica e doença cardiovascular significativa. As reações adversas são incomuns, mas incluem transpiração excessiva, rinite, cefaleia, náusea, uropoiese, flatulência e distúrbios circulatórios. O betanecol também parece ser efetivo, não é contraindicado em pacientes com asma e glaucoma de ângulo estreito e tem sido associado a menos reações adversas do que a pilocarpina.

As cáries relacionadas à radioterapia podem ser minimizadas por meio de cuidados profissionais regulares, aplicação de vernizes de flúor e uso de pastas de dente remineralizantes. A restauração de áreas ativas de cárie é melhor alcançada mediante uso de materiais adesivos, como os compósitos de resina.

Distúrbios do paladar

Embora os botões gustativos se regenerem frequentemente dentro de 4 meses após a radioterapia, o grau do dano ao longo do tempo é altamente variável. Nos pacientes com sintomas persistentes, podem ser benéficos os suplementos de sulfato de zinco com doses diárias acima do recomendado.

Osteorradionecrose

Embora a prevenção deva ser enfatizada, casos de ORN ocorrem. A abordagem terapêutica é determinada em grande parte pela gravidade da ORN. A doença localizada inicial em pacientes assintomáticos ou levemente sintomáticos geralmente é tratada de forma conservadora com otimização da higiene oral e antibióticos sistêmicos. Em pacientes sintomáticos com áreas maiores de envolvimento, os medicamentos antioxidantes e antifibróticos pentoxifilina e tocoferol muitas vezes são combinados com sequestrectomia ou saucerização para remover o osso necrótico e obter o fechamento mucoso primário. Uma metanálise sobre pentoxifilina e tocoferol mostrou que a terapia é mais eficaz do que antibióticos ou oxigênio hiperbárico em pacientes com ORN. Em casos resistentes, a adição de clodronato tem levado à resolução em muitos pacientes. O clodronato é um bisfosfonato não nitrogenado de primeira geração único que não apenas diminui a atividade osteoclástica, mas também estimula a função osteoblástica e reduz a expressão de citocinas inflamatórias; infelizmente, este medicamento não está disponível comercialmente nos EUA. O oxigênio hiperbárico é caro, com inúmeras contraindicações e possíveis reações adversas. Por esses motivos, muitos reservam seu uso para pacientes de alto risco com ORN persistente resistente a outras formas de tratamento. Alguns clínicos iniciaram a utilização de ultrassom em substituição ao oxigênio hiperbárico devido ao perfil de ocasionar poucas reações adversas e por sua habilidade em estimular a regeneração tecidual e a angiogênese. Para casos avançados que demonstram extensão até a borda inferior da mandíbula, formação de fístula associada ou fratura patológica, a terapia primária é a ressecção cirúrgica com reconstrução imediata. A quantidade de osso a ser removido é determinada pelo julgamento clínico, com a cirurgia estendendo-se até que sejam observadas margens com sangue brilhante.

◆ OSTEONECROSE DOS MAXILARES RELACIONADA A MEDICAMENTOS (OSTEONECROSE RELACIONADA A BISFOSFONATOS; OSTEONECROSE RELACIONADA A ANTIRREABSORÇÃO)

Em 2003 um padrão de osteonecrose dos ossos gnáticos de difícil tratamento e aparentemente associado a certos medicamentos começou a ser reconhecido. Inicialmente esse processo foi correlacionado aos bisfosfonatos, levando ao nome **osteonecrose dos maxilares relacionada aos bisfosfonatos (BRONJ)**. Em 2011, devido à descoberta de uma associação com um anticorpo monoclonal desenvolvido para prevenir a maturação osteoclástica (denosumabe), um artigo da American Dental Association (ADA) se posicionou sobre a condição, modificando seu nome para **osteonecrose dos maxilares relacionada a antirreabsortivos (ARONJ)**.

Posteriormente, o posicionamento de 2014 da American Association of Oral and Maxillofacial Surgeons (AAOMS) alterou novamente o nome para **osteonecrose dos maxilares relacionada a medicamentos (MRONJ)** devido à descoberta de que terapias antiangiogênicas também podem estar implicadas. Nesta atualização, o posicionamento forneceu uma definição específica (Boxe 8.1) e atualizou o estadiamento associado (Boxe 8.2). O nome, osteonecrose relacionada a medicamentos, é suficientemente genérico e esperamos que permaneça válido ao longo do tempo. O nome, a definição e o estadiamento associado permanecem inalterados na atualização mais recente de 2022.

Os agentes antiangiogênicos são prescritos para uma grande variedade de neoplasias e incluem os inibidores de tirosinoquinase e os anticorpos monoclonais direcionados contra o fator de crescimento endotelial vascular (Boxe 8.3). O risco aumenta se esses agentes forem combinados com os bisfosfonatos. Vários medicamentos adicionais também foram implicados em pequenas séries de casos, incluindo inibidores de mTOR (everolimo, tensirolimo), imunomoduladores (adalimumabe, infliximabe, rituximabe) e metotrexato; no entanto, são necessárias muito mais pesquisas para comprovar a associação entre esses medicamentos e a osteonecrose dos maxilares relacionada a medicamentos.

Atualmente, as medicações mais usuais na associação com aosteonecrose dos ossos gnáticos incluem os aminobisfosfonatos (bisfosfonatos contendo nitrogênio), denosumabe e um medicamento mais recentemente desenvolvido, o romosozumabe (Boxe 8.4). Os bisfosfonatos e o denosumabe são agentes antirreabsortivos e são usados principalmente para o tratamento de pacientes com

---

Boxe 8.3 · Agentes antiangiogênicos.

Inibidores de tirosinoquinase:
- Axitinibe
- Cabozantinibe
- Dasatinibe
- Erlotinibe
- Imatinibe
- Pazopanibe
- Sorafenibe
- Sunitinibe

Anticorpos monoclonais que inibem o fator de crescimento endotelial vascular:
- Aflibercepte
- Bevacizumabe
- Ramucirumabe

Boxe 8.4 · Agentes antirreabsortivos e modificadores do metabolismo ósseo.

Aminobisfosfonatos antinoeplásicos:
- Pamidronato dissódico
  - Potência relativa de 100
  - Infusão IV a cada 4 semanas
- Ibandronato de sódio
  - Potência relativa de 10.000
  - Infusão IV a cada 4 semanas
- Ácido zoledrônico
  - Potência relativa de 100.000
  - Infusão IV a cada 4 semanas

Antineoplásico denosumabe:
- Denosumabe
  - Injeção a cada 4 semanas

Aminobisfosfonatos para osteoporose:
- Risedronato de sódio
  - Potência relativa de 5.000
  - VO semanal
- Risedronato de sódio de liberação tardia
  - Potência relativa de 5.000
  - VO semanal
- Ibadronato de sódio
  - Potência relativa de 10.000
  - VO semanal
  - Infusão IV a cada 3 meses
- Alendronato de sódio
  - Potência relativa de 1.000
  - VO semanal
- Ácido zoledrônico
  - Potência relativa de 100.000
  - IV anual

Denosumabe para osteoporose:
- Denosumabe
- Injeção a cada 6 meses

Romosozumabe para osteoporose:
- Romosozumabe
  - Injeção mensal

IV, intravenoso; VO, via oral.

Boxe 8.1 · Definição de osteonecrose dos maxilares relacionada a medicamentos.

Características necessárias para o diagnóstico de osteonecrose dos maxilares relacionada a medicamentos (MRONJ):
- Tratamento atual ou prévio com agentes antirreabsortivos ou antiangiogênicos
- Osso exposto na região maxilofacial por não mais de 8 semanas
- Ausência de história de radioterapia ou de doença metastática óbvia nos ossos gnáticos

---

Boxe 8.2 · Estadiamento da osteonecrose dos maxilares relacionada a medicamentos.

- Estágio 0: sem osso necrótico exposto, mas com alterações clínicas ou radiográficas associadas, como odontalgia inexplicada, dor óssea surda, dor sinusal, função neurossensorial alterada, perda dental inexplicável, trajetos fistulosos ou perda óssea alveolar não associada a infecção periapical ou periodontal, zonas de osteosclerose irregular, espessamento da lâmina dura, falha na remodelação nos locais de extração
- Estágio 1: osso necrótico exposto assintomático ou trajeto fistuloso que vai até o osso
- Estágio 2: osso necrótico exposto sintomático ou trajeto fistuloso que vai até o osso, associado a dor e eritema na região, com ou sem presença de pus
- Estágio 3: osso necrótico exposto sintomático ou trajeto fistuloso que vai até o osso com mais de uma das seguintes características: osso necrótico além do alvéolo (extensão até a borda inferior ou ramo da mandíbula, extensão para o seio ou zigomático), fratura patológica, trajeto fistuloso extraoral, comunicação bucal-antral ou nasal

osteoporose ou com diversas neoplasias malignas que envolvem o osso (com predominância do mieloma múltiplo, carcinoma de mama e carcinoma de próstata). São usados com menos frequência para o tratamento da doença de Paget, para osteogênese imperfeita, artrite reumatoide e tumores de células gigantes do osso. A maioria dos casos de osteonecrose ocorre em pacientes que recebem a medicação como parte do tratamento do câncer. O romosozumabe é indicado principalmente para pacientes com osteoporose que estão em alto risco de fratura ou não responderam a outras terapias para osteoporose. O risco de osteonecrose relacionada ao uso de romosozumabe é comparável ao observado com alendronato.

Os bisfosfonatos, o denosumabe e o bevacizumabe também são administrados em crianças para uma ampla variedade de doenças associadas à osteoporose na infância, osteogênese imperfeita, hipercalcemia maligna, calcificações ectópicas, osteonecrose relacionada à quimioterapia (como corticosteroides) e várias malignidades na infância. Apesar do uso de formulações potentes, não houve relatos de osteonecrose em crianças relacionada a esses medicamentos. O motivo para isso não está claro, mas os pesquisadores especularam que pode ser devido ao aumento da vascularização, alta celularidade da medula óssea e maior renovação óssea nessa faixa etária. O uso de bisfosfonatos em crianças com osteogênese imperfeita identificou um atraso de mais de 1,5 ano na erupção dentária.

Uma vez no soro, 50% dos bisfosfonatos são rapidamente eliminados pelos rins e o restante vai para os ossos. Os medicamentos não são distribuídos de maneira uniforme pelo esqueleto. Os osteócitos representam 85% das células ósseas e não retêm a medicação. Contrariamente, os osteoclastos exibem uma afinidade oito vezes maior do que os osteócitos, mas eles liberam a substância para ser metabolizada ao final do seu curto período de vida de 2 semanas. Os osteoblastos apresentam uma afinidade quatro vezes maior do que a dos osteócitos e incorporam o medicamento dentro da matriz óssea. Devido a sua meia-vida ser longa, aproximadamente 10 anos, os depósitos de bisfosfonatos têm a capacidade de permanecer onde foram incorporados por mais de 4 décadas. O efeito da medicação no osso varia de acordo com a concentração. Em baixas concentrações, a medicação diminui a capacidade dos osteoclastos de reabsorver e degradar a matriz óssea, enquanto elevadas concentrações locais induzem a apoptose dos osteoclastos. Desse modo, os bisfosfonatos são concentrados seletivamente dentro de áreas de reparo e remodelamento ósseo, com efeitos potenciais ao longo da vida do paciente. Além disso, o impacto no osso piora com o aumento da concentração local.

O denosumabe é um anticorpo monoclonal que também reduz a função osteoclástica, mas realiza essa inibição por meio da inibição da diferenciação osteoclástica. Devido ao curto tempo de vida dos osteoclastos, essa medicação reduz rapidamente a atividade osteoclástica em 85% com a redução máxima ocorrendo dentro do primeiro mês após a injeção. A medicação não é depositada no osso e apresenta meia-vida de 24,5 dias, com completa eliminação em 4 a 5 meses.

O romosozumabe é um anticorpo monoclonal que inibe a ação da proteína esclerostina. As células ósseas liberam esclerostina, que atua para diminuir a formação óssea mediada pelos osteoblastos e aumentar a reabsorção óssea. A administração de romosozumabe bloqueia a atividade da esclerostina, levando a um aumento na formação óssea com redução da reabsorção óssea. O medicamento é administrado mensalmente por meio de injeção. O uso de romosozumabe tem demonstrado ganhos rápidos na densidade mineral óssea com reduções significativas tanto em fraturas vertebrais quanto não vertebrais. Eventos adversos graves relacionados ao seu uso incluem ocasionalmente reações de hipersensibilidade e uma frequência aumentada de eventos cardiovasculares graves. Embora raros, casos de osteonecrose gnática e fraturas femorais atípicas têm sido associados ao seu uso. Menos se sabe sobre este medicamento devido à sua chegada tardia e à redução no seu uso devido à associação com um aumento em eventos cardiovasculares adversos.

Qualquer discussão acerca de agentes antirreabsortivos deve também incluir informações sobre a cicatrização óssea. Quando ocorrem eventos traumáticos como uma exodontia, o coágulo inicial é substituído por um tecido de granulação e às vezes osso lamelar. O período de remodelação desse osso imaturo em osso lamelar estruturalmente maduro é de 4 meses, mas pode variar de 2 a 8 meses. O remodelamento final ocorre por um sinergismo entre osteoclastos, osteoblastos e o suprimento vascular local, que trabalham em conjunto em uma unidade celular conhecida como unidade básica multicelular (BMU, do inglês *bone multicellular unit*). Essa é uma estrutura dinâmica que requer renovação contínua das células participantes exatamente no tempo e no local exato a cada mudança de posição. Os osteoclastos são células críticas da BMU e são responsáveis pela sinalização necessária para a participação dos outros componentes celulares (Figura 8.28). O comprometimento funcional ou a perda dos osteoclastos pelos fármacos antirreabsortivos alteram não somente a reabsorção, mas também a deposição do novo osso lamelar e a angiogênese.

Embora a maioria dos casos de osteonecrose tenha ocorrido nos ossos gnáticos, os problemas estão começando a vir à tona em outros locais do esqueleto. A osteonecrose da orelha foi documentada após a remoção de uma exostose. De modo significativo, inúmeros cirurgiões ortopédicos já relataram um aumento da prevalência de fraturas subtrocantéricas ou da diáfise do fêmur associadas aos aminobisfosfonatos, levando a FDA a adicionar essa complicação na bula do medicamento.

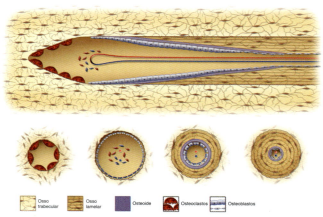

Figura 8.28 Unidade multicelular básica (BMU). Osteoclastos, osteoblastos e vasos trabalhando juntos em sinergia organizada para transformar o osso trabecular imaturo em osso lamelar maduro e organizado.

Características clínicas e radiográficas

Em uma excelente revisão detalhada de 2.408 casos relatados de BRONJ, 89% ocorreram em pacientes tratados com formulações intravenosas (principalmente pamidronato e ácido zoledrônico) para câncer, sendo 43% dos casos relatados em pacientes com mieloma múltiplo. Em outra revisão, a prevalência de osteonecrose associada à formulação intravenosa em pacientes com câncer foi estimada em 100 casos para cada 10.000 pacientes. Infelizmente todas as informações disponíveis até o momento são baseadas em casos relatados, e tais relatos frequentemente apresentam vieses inerentes. Estudos prospectivos randomizados com controles apropriados serão necessários para obter dados confiáveis a respeito da prevalência e do manejo dos pacientes.

A osteonecrose relacionada ao uso de aminobisfosfonatos para a osteoporose é muito incomum. Uma estimativa conservadora feita pela indústria farmacêutica sugeriu uma incidência anual de 0,7 caso por 100.000, porém uma revisão recente sugeriu a ocorrência de 10 casos a cada 100.000 pacientes (100 vezes menos frequente do que a observada em pacientes com câncer tratados com medicamentos antirreabsortivos). Em outra revisão sistemática com metanálise, a prevalência de osteonecrose relatada em pacientes recebendo agentes antirreabsortivos para osteoporose foi de 0,01%, enquanto a frequência aumentou para 12% em pacientes recebendo medicamentos antirreabsortivos para câncer e 16% para aqueles recebendo tanto agentes antirreabsortivos quanto agentes antiangiogênicos. No entanto, ensaios prospectivos bem projetados para determinar a verdadeira frequência dessa complicação ainda não foram realizados. Fatores de risco adicionais para a MRONJ incluem a idade avançada do paciente (mais de 65 anos), o uso de corticosteroides, o uso de fármacos quimioterápicos, o diabetes, o tabagismo ou o uso de álcool, a higiene oral deficiente e o uso da medicação por mais de 3 anos. Um teste preditivo para os pacientes em risco de osteonecrose associada a bisfosfonatos ainda não foi confirmado. Recentemente alguns pesquisadores sugeriram o uso de um marcador sorológico para a renovação óssea, o telopeptídeo-C sérico (CTX), mas o teste não demonstrou acurácia e precisão em predizer o risco para o desenvolvimento de MRONJ.

Na revisão detalhada antes mencionada, a mandíbula estava envolvida em 65% dos casos, a maxila em 27% e ambos os ossos gnáticos em 8% (Figuras 8.29 e 8.30). Em 67% desses pacientes a necrose ocorreu após a exodontia, surgindo espontaneamente em outros 26%, e em 7% dos casos estava associada a fatores desencadeantes como a pressão da prótese removível ou a um pequeno trauma de um tórus (Figuras 8.31 e 8.32). Em pacientes com exposição óssea, 16% eram assintomáticos, 66% relataram dor e outros 18% demonstraram envolvimento extenso, nos quais a dor associada não era responsiva a antibióticos.

As pesquisas relacionadas à osteonecrose associada ao denosumabe ainda são incipientes quando comparadas com as pesquisas para BRONJ, mas revisões de pacientes com câncer utilizando de forma aleatória ácido zoledrônico ou denosumabe demonstraram uma frequência semelhante de osteonecrose associada a esses medicamentos. A frequência de MRONJ parece variar de 70 a 90 casos para cada 10.000 casos de pacientes com câncer em uso de denosumabe.

Pesquisadores sugerem que o osso em risco iminente de osteonecrose costuma demonstrar uma radiopacidade aumentada antes da evidência clínica de necrose. Tais alterações ocorrem predominantemente em áreas de elevada remodelação óssea,

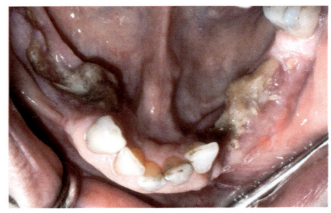

Figura 8.29 Osteonecrose relacionada a medicamentos. Osso necrótico exposto bilateralmente na mandíbula de uma paciente em uso de ácido zoledrônico para câncer de mama metastático. (Cortesia do Dr. Brent Mortenson.)

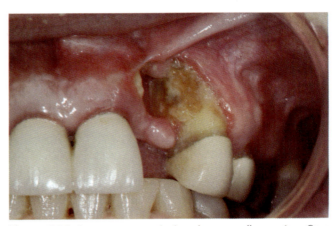

Figura 8.30 Osteonecrose relacionada a medicamentos. Osso exposto necrótico na região anterior esquerda da maxila em um paciente com câncer recebendo denosumabe. (Cortesia do Dr. Martin Steed.)

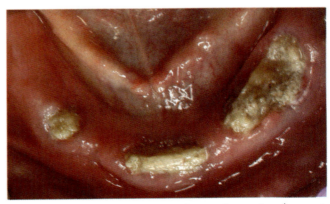

Figura 8.31 Osteonecrose relacionada a medicamentos. Áreas multifocais de osso necrótico exposto na mandíbula de uma paciente em uso de ácido zoledrônico para câncer.

como as cristas alveolares. As radiografias panorâmicas geralmente revelam uma acentuada radiopacidade nas porções das cristas alveolares de cada um dos ossos gnáticos, com aparência mais normal no osso distante das porções dentadas. A hiperplasia periosteal também não é incomum. Nos casos mais graves,

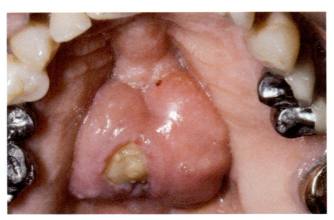

Figura 8.32 Osteonecrose relacionada a medicamentos. Tórus palatino lobulado com uma área de osso necrótico exposto em um paciente em uso de alendronato para osteoporose.

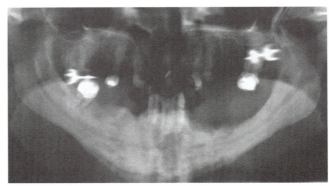

Figura 8.33 Osteonecrose relacionada a medicamentos. Radiografia panorâmica da paciente descrita na Figura 8.29. Observam-se escleroses nas áreas ao redor dos dentes junto a múltiplas radiolucências e hiperplasia periosteal da borda inferior da mandíbula. (Cortesia do Dr. Brent Mortenson.)

a osteonecrose gera uma imagem radiolucente mal definida, com aspecto de roído por traças, com ou sem sequestro ósseo radiopaco central (Figura 8.33). Em alguns casos, a necrose pode levar ao desenvolvimento de uma fístula cutânea ou de fratura patológica (Figura 8.34).

Características histopatológicas

A biopsia de osso vital alterado pelos bisfosfonatos não é comum. Nestes casos, o espécime costuma revelar trabéculas irregulares de osso pagetoide, com osteoclastos circundantes aumentados e irregulares, os quais frequentemente exibem numerosos vacúolos intracitoplasmáticos (Figura 8.35). Espécimes de áreas ativas de MRONJ revelam trabéculas de osso lamelar esclerótico, que demonstram perda dos osteócitos das suas lacunas e frequente reabsorção periférica com colonização bacteriana (Figura 8.36). Embora as colônias bacterianas periféricas geralmente lembrem actinomicetos, a infestação não é compatível com o diagnóstico de actinomicose cervicofacial invasiva.

Tratamento e prognóstico

Praticamente todas as recomendações acerca do manejo dos pacientes que fazem uso ou que já foram expostos aos agentes antirreabsortivos são empíricas. Não se realizou nenhum grande estudo de caso-controle randomizado, avaliando a prevenção e o tratamento das complicações dessa terapia. A melhor abordagem terapêutica para pacientes com MRONJ é a prevenção. Em pacientes com câncer avaliados antes do início da terapia com bisfosfonatos, o objetivo é melhorar a saúde dentária e prevenir procedimentos futuros que intervenham no osso; isso inclui a eliminação de focos de infecção oral e a remoção de grandes tórus ou de dentes parcialmente impactados. Se somente cuidados orais não invasivos forem indicados, não há necessidade de adiar o início do uso da medicação. Se a realização de procedimentos cirúrgicos for necessária, é recomendado que o início do uso da medicação seja adiado em alguns meses, juntamente com a realização de antibioticoterapia profilática. Em uma revisão de 18 anos envolvendo 273 pacientes atendidos no serviço odontológico do Memorial Sloan Kettering Cancer Center, uma avaliação odontológica prévia à medicação foi associada a uma

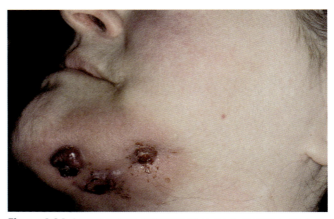

Figura 8.34 Osteonecrose relacionada a medicamentos. Paciente com múltiplas fístulas cutâneas associadas a extensa necrose no lado esquerdo da mandíbula. O paciente estava utilizando ácido zoledrônico para mieloma múltiplo. (Cortesia da Dra. Molly Rosebush.)

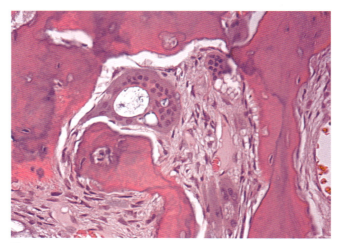

Figura 8.35 Osteonecrose relacionada a medicamentos. Osso pagetoide exibindo osteoclastos irregulares e aumentados que contêm numerosos vacúolos intracitoplasmáticos. (Cortesia do Dr. Don Cohen.)

prevalência de 0,9% de MRONJ; por outro lado, os pacientes que não receberam essa avaliação apresentaram uma frequência de 10,5% de MRONJ. Isso representa um aumento quase 12 vezes maior na prevalência de MRONJ naqueles pacientes que

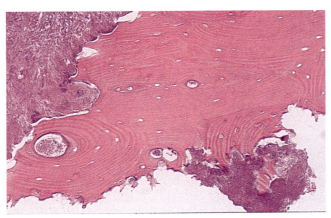

Figura 8.36 Osteonecrose relacionada a medicamentos. Osso lamelar esclerótico exibindo perda dos osteócitos de suas lacunas e reabsorção periférica com colonização bacteriana.

não passaram por uma avaliação odontológica antes de iniciar sua medicação antirreabsortiva.

Para pacientes com câncer em tratamento com terapia antirreabsortiva, a manipulação do osso deve ser evitada, se possível. O tratamento endodôntico tradicional é melhor opção do que a extração. Se um dente não vital não for restaurável, a terapia endodôntica deve realizada, seguida pela amputação da coroa dental. Dentes com grau de mobilidade +1 ou +2 devem ser esplintados; aqueles com grau de mobilidade +3 podem ser extraídos.

Apesar do desejo de evitar cirurgia nos ossos gnáticos durante a terapia intravenosa, situações clínicas ocasionais podem tornar a intervenção cirúrgica inevitável. Diversos pesquisadores sugeriram que a probabilidade de osteonecrose pode ser minimizada com a realização de antibioticoterapia profilática iniciada 1 dia antes e estendendo-se para 3 dias após qualquer procedimento odontológico invasivo.

Para os pacientes com MRONJ, o objetivo principal do tratamento é minimizar a dor. A remoção agressiva do osso necrótico resulta em posterior necrose óssea e a terapia com oxigênio hiperbárico não tem mostrado benefícios. Os pacientes assintomáticos (Estágio 1) devem fazer bochechos diários com clorexidina e devem ser monitorados de perto. Qualquer borda áspera de osso exposto deve ser alisada e os sequestros ósseos expostos devem ser cuidadosamente removidos. Se o osso exposto irrita os tecidos adjacentes, então uma cobertura com uma placa macia pode trazer algum alívio. Nos pacientes sintomáticos (Estágio 2), a antibioticoterapia sistêmica e o uso de clorexidina geralmente reduzem o desconforto. Caso o antibiótico não consiga inibir a dor, deve ser considerada a hospitalização para a realização de antibioticoterapia intravenosa. Em casos extensos com necrose além dos limites do alvéolo (Estágio 3), o osso morto é removido cirurgicamente. Essa remoção pode exigir ressecção segmentar na mandíbula e uma maxilectomia parcial ou total. A ressecção mandibular é reconstruída com uma placa de osteossíntese de titânio e pode incluir uma transferência de tecido livre por microcirurgia, enquanto uma prótese é usada para reconstrução maxilar. Devido à meia-vida longa dos bisfosfonatos, a descontinuidade do uso desses fármacos não traz benefícios a curto prazo. Em relatos de casos refratários isolados sem comprovação científica, a suspensão da medicação por 6 a 12 meses, ocasionalmente, tem sido associada a sequestro espontâneo e resolução.

A abordagem terapêutica predominantemente não cirúrgica e conservadora descrita no parágrafo anterior tem sido objeto de controvérsia, com muitos cirurgiões apoiando intervenções mais agressivas. Os defensores da intervenção cirúrgica acreditam que o manejo conservador se traduz em paliativo, enquanto a remoção cirúrgica do osso necrótico e infectado se traduz em cura. Ambos os grupos concordam que o Estágio 3 é melhor tratado com ressecção cirúrgica, com a principal controvérsia centrada na terapia de pacientes que apresentam Estágios 1 e 2. Muitos acreditam que a cirurgia represente o padrão-ouro para o tratamento de MRONJ em todos os estágios, com abordagens não cirúrgicas reservadas para pacientes que recusam a cirurgia ou são inelegíveis para a cirurgia devido a motivos de saúde. Essas opiniões são apoiadas por numerosos estudos nos quais a cicatrização completa foi alcançada em uma taxa significativamente maior em pacientes tratados cirurgicamente. Além disso, um estudo longitudinal de 2019 com 92 pacientes com MRONJ em Estágio 1 tratados com um protocolo conservador não cirúrgico padronizado revelou que 80% dos pacientes apresentaram progressão das lesões com uma mudança de Estágio 1 para 2 ou 3. Esta investigação sugere que a intervenção cirúrgica não apenas resolve os sintomas, mas também previne a progressão da necrose óssea.

Em uma mudança em relação a publicações anteriores, a atualização de 2022 do artigo da AAOMS sobre osteonecrose relacionada a medicamentos apoia o valor da intervenção cirúrgica mais precoce. É recomendado um acompanhamento clínico e radiográfico próximo para todos os estágios de MRON, com intervenção operatória precoce recomendada para pacientes que não respondem à terapia não operatória ou demonstram piora da doença.

Quando a cirurgia é realizada, várias terapias adjuvantes, além de antimicrobianos, são ocasionalmente empregadas para melhorar o sucesso do procedimento. Essas intervenções incluem pentoxifilina e tocoferol, teriparatida, abaloparatida, oxigênio hiperbárico, plasma rico em plaquetas e laserterapia de baixa intensidade. Atualmente, existe documentação insuficiente dessas intervenções para justificar a inclusão definitiva nos protocolos terapêuticos atuais.

Para eliminar todas as áreas de osso necrótico, o desbridamento guiado por fluorescência intraoperatória tem sido realizado em osso marcado no pré-operatório com doxiciclina. Nessa técnica, o osso necrótico aparece de cor azul-pálida enquanto o osso vital aparece brilhantemente fluorescente. Em uma técnica semelhante, as propriedades de autofluorescência do osso vital são observadas após exposição a comprimentos de onda de 400 a 440 nm de luz. Nesta situação, o osso vital demonstra fluorescência verde enquanto o osso necrótico revela fluorescência pálida ou nenhuma fluorescência.

A prevenção sempre representa a melhor abordagem para os pacientes em uso de medicamentos antirreabsortivos para osteoporose. No artigo original da ADA, foi sugerido um intervalo de 3 meses de suspensão do uso do medicamento antes e depois da realização de uma cirurgia óssea para qualquer paciente que tenha utilizado bisfosfonatos por mais de 3 anos. Na atualização de 2011, a ADA removeu sua sugestão devido ao receio do aumento de riscos relacionados ao esqueleto de baixa massa óssea durante o período livre do medicamento. Apesar disso, a atualização de 2014 recomendou o uso de período de suspensão do uso do medicamento para pacientes que usam bisfosfonatos por mais de 4 anos ou para pacientes que também estiverem em uso de corticosteroides sistêmicos ou agentes antiangiogênicos. Na atualização de 2022 da AAOMS, o grupo de trabalho não conseguiu chegar a um consenso sobre a interrupção temporária da medicação e estava dividido igualmente entre aqueles que recomendavam a suspensão temporária da medicação e outros que acreditavam que o risco de potenciais danos relacionados à suspensão da terapia osteoporótica superava o benefício da interrupção. Devido a essa controvérsia, a AAOMS removeu a recomendação de 2014 para apoiar a "a interrupção temporária da medicação, porque o benefício associado à intervenção operatória do MRON não foi comprovado.

Uma possível alternativa em pacientes com osteoporose para minimizar o risco de osteonecrose **sem interrupção da medicação** foi proposta. Como mencionado previamente, os bisfosfonatos se concentram no osso em cicatrização ou em remodelamento. Uma vez depositadas, as medicações permanecem por décadas. Com o aumento da concentração, o impacto sobre o osso piora. O melhor método para evitar a osteonecrose é minimizar a deposição óssea de bisfosfonatos assegurando que o soro esteja livre da medicação na época do procedimento cirúrgico e pelo período de cicatrização subsequente. Isso pode ser realizado em pacientes em tratamento para osteoporose pela sugestão do uso de administração intravenosa anual de ácido zoledrônico e adiando todos os procedimentos cirúrgicos para 2 meses após a infusão anual. Nesse momento, o soro estará essencialmente livre de bisfosfonatos com um período de cicatrização adicional de 10 meses antes da próxima infusão. Isso não é uma interrupção temporária da medicação; é o agendamento seletivo de procedimentos invasivos em um momento em que o soro está relativamente livre de bisfosfonatos, reduzindo a chance de deposição adicional do medicamento no osso em cicatrização. Alternativamente, injeções bianuais de denosumabe poderiam substituir a terapia com bisfosfonatos por meio do planejamento de qualquer procedimento cirúrgico para 2 meses após a injeção (momento no qual 79,9% da medicação estaria degradada) com 4 meses de período de cicatrização antes da próxima injeção. Mais uma vez, isso NÃO é uma interrupção temporária da medicação, mas permitiria a cicatrização cirúrgica durante o período de menor concentração do medicamento. A pior abordagem seria ignorar totalmente as datas de administração da medicação. A realização de cirurgia próxima ao período de infusão de bisfosfonatos ou de injeção de denosumabe maximizaria os efeitos adversos sobre a cicatrização e futura saúde óssea. Devido ao padrão de administração infrequente dos bisfosfonatos orais, nenhuma dessas medicações pode ser utilizada de modo a prevenir a concentração do medicamento nos sítios cirúrgicos.

Para os pacientes com osteoporose, todos os procedimentos restauradores, protéticos, endodônticos convencionais e periodontais de rotina podem ser realizados, caso seja necessário. Embora o tratamento ortodôntico não seja contraindicado, seu progresso deve ser avaliado após 2 a 3 meses de terapia ativa. Nesse momento, o tratamento pode prosseguir se o movimento dentário estiver ocorrendo previsivelmente com forças normais. Técnicas ortodônticas invasivas como a cirurgia ortognática, casos de extração dos quatro pré-molares e ancoragem de mini-implantes devem ser evitadas, se possível.

Quando é considerado um procedimento ósseo, o paciente deve ser alertado para as potenciais complicações do uso de antirreabsortivos e o risco de MRONJ. Consentimentos esclarecidos impressos e a documentação da discussão dos benefícios, riscos e terapias alternativas são altamente recomentados.

A osteonecrose associada à terapia antirreabsortiva para osteoporose tende a ser menos extensa e mais responsiva ao tratamento conservador quando comparada à MRONJ em pacientes com câncer. Quando a terapia antirreabsortiva pode ser suspensa, muitos casos de MRONJ se resolvem sem a intervenção cirúrgica. Essa resolução espontânea ocorre lentamente ao longo de muitos meses, mas relatos documentaram períodos de cicatrização extremamente reduzidos secundários à administração de teriparatida ou abaloparatida (hormônio recombinante da paratireoide humana).

A abordagem clínica para pacientes tratados com medicações antirreabsortivas varia de acordo com a formulação do medicamento, da doença em tratamento e da duração do uso do fármaco. Todos os pacientes que usam essas medicações devem ser alertados para os riscos e instruídos a obter e manter uma higiene oral excelente. Os bisfosfonatos orais são cáusticos; os pacientes devem ser advertidos a minimizar seu contato com a mucosa oral e a certificar-se de que a medicação foi completamente deglutida.

De uma forma geral, os benefícios da terapia antirreabsortiva para osteoporose e para os cânceres metastáticos parecem superar em muito o risco de desenvolvimento de MRONJ. Nenhum paciente deve suspender o uso de sua medicação sem a recomendação médica. Uma fratura de quadril por osteoporose é um evento que altera a vida, com 75% dos pacientes nunca se recuperando completamente e com uma taxa de mortalidade de 20% em mulheres e de 30% em homens. Os medicamentos antirreabsortivos reduzem as fraturas de quadril em aproximadamente 50%. Um sucesso semelhante tem sido observado em pacientes com câncer nos quais as medicações antirreabsortivas estão associadas a uma redução significativa nos eventos adversos relacionados ao esqueleto.

Apesar dos benefícios das medicações antirreabsortivas, uma densidade óssea aumentada não necessariamente se correlaciona com uma boa qualidade óssea. Os efeitos negativos da supressão elevada do metabolismo ósseo devem ser considerados. Relatos continuam a documentar fraturas não traumáticas espontâneas com atraso na cicatrização associado em pacientes submetidos a terapias antirreabsortivas de longo tempo de duração. Atualmente muitos médicos acreditam que tal terapia deve ser interrompida após 5 anos. Pacientes que não são mais osteoporóticos deveriam ser retirados da terapia ativa até que estudos de densidade óssea confirmem o retorno de uma osteoporose significativa. Para aqueles com osteoporose contínua, devem ser consideradas alternativas com a teriparatida ou o raloxifeno.

◆ COMPLICAÇÕES OROFACIAIS PELO ABUSO DE DROGAS

Ao longo da última década, inúmeros relatos descreveram uma série de manifestações orais pelo abuso de drogas, com associação mais usual aos estimulantes ilegais cocaína e metanfetamina.

Após a maconha, a cocaína representa uma das drogas ilícitas mais comumente utilizadas, com 1,4 milhão de usuários ativos no EUA durante 2011. A cocaína pode ser ingerida por aspiração, injeção ou pelo fumo da base livre ou *crack*. Gomas de mascar com cocaína também são observadas e podem estar associadas a alterações orais locais. A droga é conhecida por apelidos que incluem *sopro, colisão, C, bala, Charlie, coca, crack, floco, pedra, neve*. A aspiração é o principal método de administração devido à elevada euforia associada, que dura de 20 a 90 minutos. Quando aspirada, a cocaína provoca uma vasoconstrição mediada pelo sistema simpático, que pode ser associada a uma isquemia local, com inflamação e ulceração secundárias às substâncias adulterantes utilizadas na cocaína.

A metanfetamina ("met") é uma droga com efeitos estimulantes no sistema nervoso central (SNC). Em 1937, a droga foi aprovada nos EUA para o tratamento de narcolepsia e para o transtorno do déficit de atenção e hiperatividade. Em poucos anos, muitos começaram a usar a droga para aumentar a agilidade, controlar o peso e combater a depressão. Pelo fato de os usuários de metanfetamina terem percebido o aumento da capacidade física, do ganho de energia e da euforia, o uso e a fabricação ilegal da droga começaram a se desenvolver. Devido ao grande controle sobre o ingrediente principal, a pseudoefedrina, a produção caseira de metanfetamina está diminuindo, mas tem sido frequentemente substituída pela importação ilegal do produto final. Embora o uso ilícito da metanfetamina tenha diminuído em 2011 para 439.000 usuários ativos, a droga continua a ser um sério problema em diversas áreas do país. A forma em pó da droga é conhecida nos EUA por apelidos que incluem *chalk, crank, crypto, fire, go fast, meth,* e *speed*. O pó pode ser purificado em grandes cristais que podem ser fumados e são conhecidos como *crystal meth, crystal glass* ou *ice*.

Características clínicas

Como mencionado, a cocaína cria uma sensação de euforia e excitação. Outros sintomas menos desejáveis incluem o comportamento agressivo, a visão embaçada, a dilatação das pupilas, os delírios, a vertigem, a tontura, a inquietação, os zumbidos, os tremores, os calafrios, a insônia e o vômito. Os sinais clínicos incluem a taquicardia, a taquipneia, a hipertensão e a hipertermia. Os efeitos simpaticomiméticos aumentam a demanda de oxigênio para o miocárdio e os efeitos vasoconstritores reduzem a entrega de oxigênio pelas artérias coronárias. Essa combinação pode desencadear a angina, o infarto do miocárdio e as arritmias cardíacas.

Uma das complicações locais mais comuns da aspiração de cocaína é a perfuração do septo nasal, um achado observado em aproximadamente 5% dos usuários. A perda do septo nasal pode levar ao colapso nasal completo, resultando na deformidade nasal de nariz em sela. Menos frequentemente, a necrose pode-se disseminar pela parede da órbita, parede nasal lateral ou pelo palato duro, podendo causar perfuração do palato, que foi denominada **lesão destrutiva da linha média induzida por cocaína (CIMDL)**. Achados associados incluem epistaxe recorrente, voz anasalada (rinolalia), regurgitação de comida/bebidas, crostas intranasais, rinite e sinusite. A maioria das perfurações palatinas relatadas são limitadas ao palato duro, seguidas por aquelas que envolvem tanto o palato duro quanto o palato mole. A perfuração isolada é mais rara. Embora incomuns, o colapso nasal e as perfurações palatinas bastante semelhantes

têm sido relatados pelo abuso intranasal de narcóticos, como a hidrocodona/paracetamol ou a oxicodona/paracetamol (Figuras 8.37 e 8.38). Ocasionalmente, queimaduras mucosas dos lábios podem ser vistas em usuários de cachimbo de *crack* (Figura 8.39) e erosão localizada do esmalte foi observada em usuários habituais de gomas de mascar contendo cocaína. A maioria da

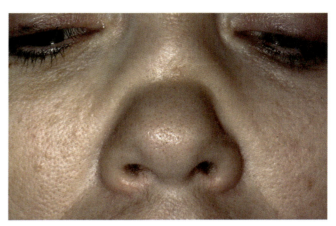

Figura 8.37 Deformidade de nariz em sela relacionada à oxicodona. Perda do septo nasal levando ao colapso nasal em usuário dependente de oxicodona.

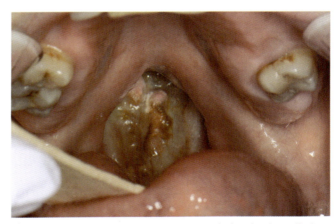

Figura 8.38 Perfuração palatina relacionada à oxicodona. Perfuração da linha média do palato em usuário dependente de oxicodona.

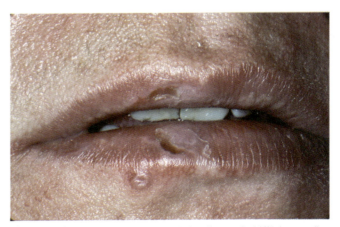

Figura 8.39 Queimadura por cachimbo de *crack*. Múltiplas erosões nas bordas dos vermelhões dos lábios superior e inferior, secundárias a queimaduras causadas pelo uso de cachimbo de *crack*.

cocaína nos EUA é misturada com levamisol, um medicamento anti-helmíntico usado para tratar animais de criação. Em humanos, o levamisol pode causar bolhas hemorrágicas cutâneas espalhadas e púrpura.

O processo de destruição da linha média da CIMDL pode mimetizar a apresentação clínica da granulomatose com poliangiite (ver Capítulo 9), e a confusão é complicada pelo fato de que aproximadamente metade dos casos de CIMDL demonstram anticorpos citoplasmáticos antineutrófilos para PR3 (proteinase 3) e, em muito menor medida, para MPO (mieloperoxidase). Embora essas semelhanças existam, a granulomatose com poliangiite raramente perfura o palato duro e é negativa para anticorpos citoplasmáticos antineutrófilos contra elastase de neutrófilos humanos, uma descoberta frequentemente observada na CIMDL.

Embora o abuso de metanfetamina ocorra em toda a nossa sociedade, a maioria dos usuários é representada por homens com idade variando entre 19 e 40 anos. Os efeitos da droga duram mais de 12 horas, e o usuário típico relata usar mais de 20 dias/mês, criando um efeito quase contínuo da droga. Os efeitos a curto prazo da metanfetamina incluem a insônia, a agressividade, a agitação, a hiperatividade, a diminuição do apetite, a taquicardia, a taquipneia, a hipertensão, a hipertermia, o vômito, os tremores e a xerostomia. Os efeitos a longo prazo incluem ainda a forte dependência psicológica, o comportamento violento, a ansiedade, a confusão, a depressão, a paranoia, as alucinações auditivas, as ilusões, as mudanças de humor, as lesões cutâneas e uma variedade de desordens cardiovasculares, do SNC, hepáticas, gastrintestinais, renais e pulmonares.

Muitos viciados desenvolvem delírios de **parasitose** (**formigamento**, da palavra "formiga"), uma neurose que produz a sensação de cobras ou insetos rastejando sobre ou sob a pele. Esta sensação faz com que o paciente tente remover os parasitas imaginários, beliscando a pele com as unhas, resultando em lesão traumática generalizada. O dano facticial pode alterar dramaticamente a aparência facial em um pequeno período de tempo e essas lesões têm sido chamadas de *speed bumps*, *meth mites*, *meth sores*, ou *crank bugs*.[1]

Outra manifestação comum é a presença de cáries rampantes, que exibem muita semelhança com as cáries de mamadeira. A destruição pela cárie afeta inicialmente as superfícies vestibular e interproximais; caso não haja intervenção, toda a estrutura coronária de todos os dentes pode ser destruída (Figura 8.40) Embora tenha sido teorizado que o dano poderia ser secundário a agentes corrosivos na metanfetamina fumada, um estudo com 571 usuários de metanfetamina revelou que a destruição dos dentes é secundária à hipossalivação relacionada ao uso de drogas combinada com o consumo de refrigerantes açucarados, má alimentação, escovação irregular dos dentes e falta de cuidados odontológicos profissionais. Dentre esses fatores, a escovação dos

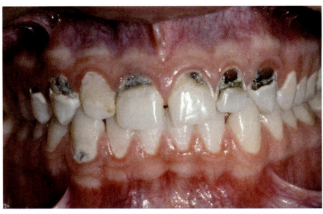

Figura 8.40 Cáries dentárias relacionadas à metanfetamina. Cáries extensas na superfície vestibular dos dentes anteriores.

dentes demonstrou o maior efeito protetor. O consumo diário de uma ou mais bebidas açucaradas foi suficiente para contribuir para a cárie; um aumento no número de refrigerantes não foi associado de forma correspondente a níveis mais altos de cárie. Um grau semelhante de destruição dos dentes foi observado em todas as formas de uso: fumar, cheirar, ingerir e injetar.

Tratamento e prognóstico

A suspensão do uso de drogas ilícitas é mandatória tanto para o abuso de cocaína quanto para o de metanfetamina. Em pacientes com perfuração palatina, a suspensão completa do uso de cocaína deve ser alcançada 6 meses antes da reconstrução cirúrgica. Se a reconstrução cirúrgica falhar, um obturador palatino removível pode ser confeccionado. Embora a suspensão do uso de drogas ilícitas seja crítica, usuários de metanfetamina devem ser encorajados a descontinuar o uso de refrigerantes ácidos e com altas taxas de açúcar e também a evitar diuréticos como a cafeína, o tabaco e o álcool, durante os períodos de hipossalivação. Além disso, a importância da higiene oral e pessoal deve ser enfatizada. Medidas preventivas como a aplicação de flúor tópico podem auxiliar na proteção da dentição permanente.

O cirurgião-dentista deve ser alertado quando um adulto agitado e nervoso apresentar taquicardia, taquipneia, hipertensão, hipertermia. A falha no reconhecimento destes sinais pode ser séria. Por até 24 horas após a ingestão, tanto a cocaína quanto a metanfetamina potencializam os efeitos das aminas simpaticomiméticas. O uso de anestésicos locais com epinefrina ou levonordefina pode levar à crise hipertensiva, ao acidente vascular cerebral ou ao infarto do miocárdio. O cuidado também deve ser adotado na administração de sedativos, de anestesia geral, de óxido nitroso ou na prescrição de narcóticos. O paciente deve ser encorajado a consultar um médico de um centro especializado em abuso de substâncias.

♦ NECROSE ANESTÉSICA

A administração de um agente anestésico local pode, ocasionalmente, ser seguida de ulcerações e necrose na área de injeção. Pesquisadores acreditam que tal necrose resulte de uma isquemia localizada, embora a causa exata seja desconhecida e possa variar de acordo com o caso. A execução de uma técnica imperfeita,

---

[1] N.R.T.: Gírias utilizadas nos EUA que indicam sinais e sintomas do uso da metanfetamina. *Speed bumps* é uma gíria usada para descrever a sensação de elevações ou saliências na pele que algumas pessoas experimentam como resultado do uso de metanfetamina. *Meth mites* é uma gíria usada para descrever a sensação de formigamento na pele que algumas pessoas experimentam como um efeito colateral do uso de metanfetamina. Essa sensação é muitas vezes descrita como se pequenos insetos estivessem rastejando sob a pele, daí o termo *mites* (ácaros). *Meth sores* se refere a feridas na pele causadas pelo uso de metanfetamina. *Crank bugs* é uma gíria utilizada para descrever a sensação de insetos rastejando sob a pele, frequentemente experimentada por usuários de metanfetamina. Essa sensação de insetos ou pragas é uma forma de alucinação tátil associada ao uso da droga.

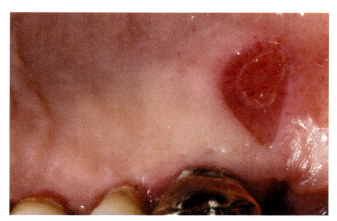

Figura 8.41 Necrose anestésica. Necrose da mucosa do palato duro, secundária à injeção palatina de agente anestésico local contendo epinefrina.

como injeção subperióstica ou administração de quantidade excessiva de anestésico no tecido firmemente aderido ao osso é condenada. A epinefrina contida em vários anestésicos locais também tem recebido atenção como uma possível causa de isquemia e necrose secundária.

Características clínicas

A necrose anestésica geralmente se desenvolve dias após o procedimento e afeta mais comumente o palato duro (Figura 8.41). Uma área de ulceração bem circunscrita se desenvolve no sítio da injeção.

Tratamento e prognóstico

O tratamento da necrose anestésica em geral não é necessário, exceto quando a ulceração não cicatriza. Foi relatado que pequenos traumas, como o causado durante a realização de um raspado citopatológico, podem induzir a resolução desses casos crônicos. A recidiva é incomum, mas tem sido relatada em alguns pacientes em associação com anestésicos contendo epinefrina. Nestes casos, recomenda-se o uso de um anestésico local sem epinefrina.

◆ QUEILITE ESFOLIATIVA

A **queilite esfoliativa** é uma fissuração e uma descamação persistente do vermelhão do lábio, envolvendo com frequência ambos os lábios. O processo se inicia com a produção excessiva e subsequente descamação da queratina superficial. Uma significativa porcentagem dos casos parece estar relacionada ao trauma crônico secundário a hábitos como lamber, morder, picar ou sugar os lábios. Aqueles casos que comprovadamente surgem de traumas crônicos são denominados **queilite facticial**. Um padrão semelhante também foi observado a partir do acúmulo de saliva seca misturada com uma abundância de medicamentos aplicados topicamente, resultando em uma superfície crostosa. Esse processo tem sido chamado de *pseudoqueilite por pomada* e geralmente é observado em pacientes excessivamente preocupados, que também relatam uma quantidade desproporcional de dor.

Muitos pacientes negam a autoirritação crônica da área. O paciente pode estar vivenciando distúrbios associados à personalidade, dificuldades psicológicas ou estresse. Em uma revisão com 48 pacientes com queilite esfoliativa, 87% apresentaram problemas psiquiátricos e 47% também demonstraram função anormal da tireoide. Tal evidência sugere que possa existir uma ligação entre a disfunção tireoidiana e alguns distúrbios psiquiátricos.

Em outros casos, não há evidência de trauma crônico comprovada. Nestes pacientes, outras causas devem ser excluídas (p. ex., atopia, infecção por candidíase crônica, queilite actínica, queilite glandular, hipervitaminose A, fotossensibilidade). Em uma revisão com 165 pacientes com síndrome da imunodeficiência adquirida (AIDS), mais de um quarto dos pacientes apresentou alterações que se assemelhavam à queilite esfoliativa. Nesse grupo, as alterações no lábio apareceram secundariamente à infecção crônica por cândida. A apresentação mais comum de infecção bacteriana ou fúngica no lábio é a **queilite angular** (ver Capítulo 6). A infecção difusa primária de todo o lábio é muito rara; a maioria dos casos difusos representa uma infecção secundária por cândida em áreas de pequenos traumas na borda do vermelhão do lábio (**queilocandidíase**).

Em uma revisão de 75 pacientes com queilite crônica, uma avaliação completa revelou que mais de um terço dos pacientes apresentava dermatite de contato irritativa (frequentemente secundária ao hábito crônico de lamber os lábios). Em 25% dos pacientes, a queilite foi identificada como uma mucosite de contato alérgica (ver Capítulo 9). O eczema atópico foi reconhecido como a causa em 19% dos casos; os demais casos foram relacionados a uma variedade de condições.

Mesmo com uma investigação completa, existe com frequência um número de pacientes com queilite esfoliativa nos quais nenhuma causa subjacente pode ser identificada. Tais causas idiopáticas são as mais problemáticas e costumam resistir a uma grande variedade de intervenções.

Características clínicas

Observa-se uma predominância marcada pelo sexo feminino nos casos de origem factial, afetando geralmente mulheres com menos de 30 anos. Os casos leves se caracterizam por secura crônica, descamação e fissuras da borda do vermelhão dos lábios (Figura 8.42). Com a progressão, o vermelhão pode se tornar coberto por uma crosta hiperqueratótica amarelada e espessa, que pode ser hemorrágica ou exibir fissuração extensa. A pele perioral pode ser envolvida e exibir áreas de eritema com crosta (Figura 8.43). Embora esse padrão possa ser confundido com a dermatite perioral (ver Capítulo 9), o nome mais apropriado para este processo é *dermatite circum-oral*. Podem estar envolvidos ambos os lábios ou apenas o lábio inferior. Ocasionalmente as alterações podem apresentar um padrão cíclico, no qual as alterações se resolvem, mas se desenvolvem de novo após um período de tempo relativamente consistente.

Nos pacientes com queilite crônica, o desenvolvimento de fissuras no vermelhão do lábio é comum. Em um estudo de prevalência com mais de 20.000 pacientes, essas fissuras envolveram ambos os lábios e foram ligeiramente mais comuns no lábio superior. Em contraste com a queilite esfoliativa típica, essas fissuras demonstraram predominância pelo sexo masculino, com uma taxa de prevalência de cerca de 0,6%. A maioria

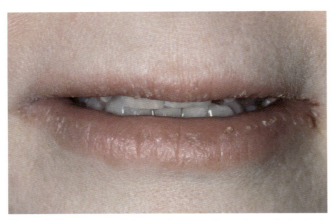

Figura 8.42 Queilite esfoliativa. Descamação e eritema da borda do vermelhão do lábio inferior.

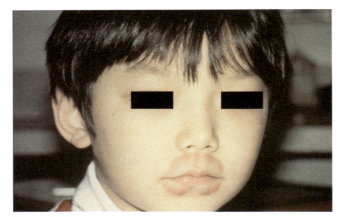

Figura 8.43 Dermatite circum-oral. Crosta e eritema da superfície cutânea da face adjacente à borda do vermelhão do lábio em uma criança que sugava cronicamente os lábios.

pode ser identificada, as intervenções terapêuticas costumam ser ineficazes.

Em pacientes com pseudoqueilite por pomada, o material crustoso pode ser removido facilmente quando coberto com uma gaze embebida em solução salina, revelando então uma mucosa normal subjacente. Embora apenas uma simples orientação e a interrupção do uso do medicamento tópico sejam necessárias para a resolução, muitos pacientes se recusam a aceitar esse conselho. O uso de antidepressivos como fluoxetina em vários pacientes tem produzido melhora em seus sintomas, com uma diminuição na preocupação com os lábios e na crostificação labial associada.

Os casos que resultam de infecção por cândida em geral não melhoram até que o trauma crônico seja eliminado. Inicialmente, agentes antifúngicos tópicos, antibióticos ou ambos, podem ser administrados aos pacientes cujo trauma crônico não é óbvio ou é negado. Se a condição não melhorar, será necessária uma investigação adicional para descobrir a verdadeira fonte das alterações dos lábios.

Cremes de hidrocortisona e iodoquinol (antibacteriano e antifúngico) têm sido utilizados para resolver fissuras crônicas labiais em alguns pacientes (Figura 8.44). Outras terapias relatadas incluem várias preparações com corticosteroides, tacrolimo tópico, protetores solares e hidratantes. Em muitos casos, observa-se a resistência ao tratamento tópico ou a recidiva frequente. Nesses casos, a crioterapia ou a excisão com ou sem a zetaplastia, têm sido utilizadas com sucesso.

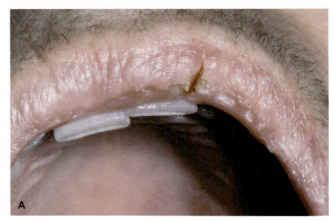

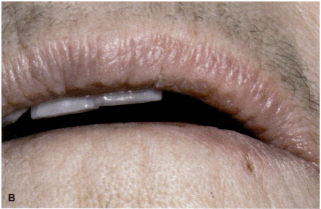

Figura 8.44 Fissura labial. A. Fissura crônica da borda do vermelhão do lábio superior. **B.** A mesma região 2 semanas depois, após o uso de creme de hidrocortisona e iodoquinol.

é observada em adultos jovens, sendo rara a sua ocorrência em crianças e adultos mais velhos.

Embora a causa seja desconhecida, foram propostos alguns fatores que podem contribuir, que incluem a exposição excessiva ao sol, ao vento ou ao frio, a respiração bucal, as infecções bacterianas ou fúngicas e o tabagismo. Uma prevalência aumentada de fissuras labiais tem sido notada em pacientes com síndrome de Down, podendo ser resultante da alta frequência de respiração bucal ou da tendência ao desenvolvimento de candidíase orofacial. A aplicação de batom ou de hidratantes labiais parece ser uma manobra de proteção. A ocorrência de fissuras também pode estar relacionada à fragilidade fisiológica dos tecidos. Aquelas que afetam o lábio inferior ocorrem na linha média, enquanto as fissuras do lábio superior envolvem mais frequentemente a porção lateral. Estas são as regiões de fusão pré-natal dos processos mandibular e maxilar.

Tratamento e prognóstico

Nos casos associados a uma causa óbvia, a eliminação de tal causa resulta na resolução das alterações. Nos casos sem causa física subjacente, infecções ou alergia, a psicoterapia (geralmente combinada com tranquilizantes leves ou redução do estresse) pode levar à resolução. Nos casos em que nenhuma causa

♦ HEMORRAGIA SUBMUCOSA

Todas as pessoas já experimentaram uma equimose ao menor trauma. Isso ocorre quando um evento traumático resulta em hemorragia e o sangue fica aprisionado no interior dos tecidos. Diferentes termos são utilizados, de acordo com o tamanho da hemorragia:

- Hemorragias pequenas na pele, na mucosa ou na serosa são denominadas **petéquias**
- Se uma área ligeiramente maior for afetada, a hemorragia é chamada de **púrpura**
- Qualquer acúmulo maior que 2 cm é denominado **equimose**
- Se o acúmulo de sangue dentro dos tecidos produzir um aumento de volume, é denominado **hematoma**.

O trauma contuso na mucosa oral frequentemente resulta em formação de um hematoma. As petéquias e as púrpuras são menos conhecidas, podendo surgir devido à pressão intratorácica aumentada, prolongada ou repetida (manobra de Valsalva), associada a atividades como tosse repetida, vômito, convulsão ou parto (Figura 8.45). Quando um diagnóstico de hemorragia traumática estiver sendo considerado, o clínico deve ter em mente que as hemorragias podem ser resultantes de causas atraumáticas, como a terapia com anticoagulantes, a trombocitopenia, a coagulação intravascular disseminada (CID) e de um grande número de infecções virais, especialmente a mononucleose infecciosa e o sarampo.

Características clínicas

A hemorragia submucosa se manifesta como uma zona não pálida elevada ou plana, com coloração variando entre vermelho, azul e negro-azulado (Figura 8.46). Conforme se espera, as lesões traumáticas estão localizadas mais frequentemente na mucosa labial ou jugal. O trauma facial contuso muitas vezes é responsável, porém um trauma menor, como uma mordida na mucosa jugal, pode produzir um hematoma ou áreas de púrpura (Figura 8.47). Uma leve dor pode estar presente.

A hemorragia associada à pressão intratorácica em geral se localiza na pele da face e do pescoço, e apresenta-se como petéquias espalhadas, que desaparecem dentro de um período de 24 a 72 horas. Embora não tenha sido tão bem documentada como as lesões cutâneas, a hemorragia da mucosa pode ser vista nas mesmas áreas e evidencia-se mais frequentemente como discretas petéquias ou púrpuras no palato mole.

Tratamento e prognóstico

Muitas vezes nenhum tratamento é necessário se a hemorragia não estiver associada a uma morbidade de base ou à doença sistêmica. As áreas tendem a regredir de forma espontânea. Os hematomas grandes podem precisar de várias semanas para regredir. Se a hemorragia ocorrer secundariamente a uma doença de base, o tratamento deve ser dirigido para o controle desta.

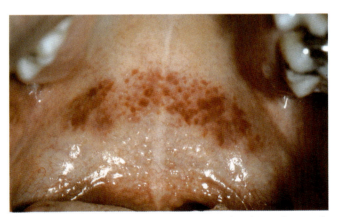

Figura 8.45 Petéquias. Hemorragia submucosa do palato mole causada por tosse violenta.

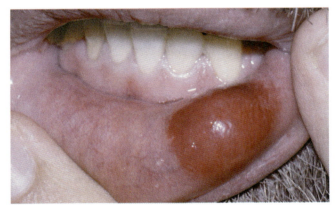

Figura 8.46 Púrpura. Hemorragia submucosa da mucosa labial inferior do lado esquerdo, secundária a trauma.

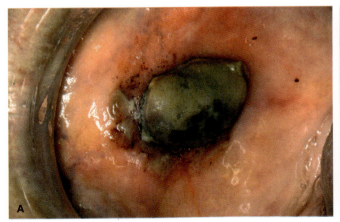

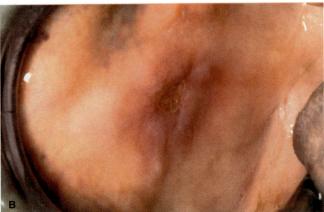

Figura 8.47 Hematoma. A. Aumento de volume nodular roxo-escuro na mucosa jugal de um paciente em terapia com varfarina. **B.** Resolução da lesão 8 dias após a interrupção da medicação. (Cortesia do Dr. Charles Ferguson.)

◆ TRAUMA ORAL POR PRÁTICAS SEXUAIS

Embora as práticas sexuais orogenitais sejam ilegais em vários lugares, elas são extremamente comuns. Entre os homossexuais masculinos e femininos, a atividade sexual orogenital é quase universal. Para casais heterossexuais casados, com menos de 25 anos, é relatada uma frequência tão elevada quanto 90%. Em se considerando a prevalência destas práticas, a frequência de lesões traumáticas orais associadas é surpreendentemente baixa.

Características clínicas

A lesão mais relatada ligada à prática do sexo orogenital é a hemorragia submucosa do palato secundária à felação. As lesões se manifestam como eritema, petéquias, púrpura ou equimoses no palato mole. As áreas costumam ser assintomáticas e regridem sem tratamento dentro de 7 a 10 dias (Figura 8.48). As recidivas são possíveis com a repetição do evento incitante. Acredita-se que o extravasamento de hemácias resulte da elevação da musculatura do palato mole e tensão contra um meio de pressão negativa. Lesões semelhantes têm sido induzidas pela tosse, vômito ou pela sucção vigorosa em canudos ou copos. Pressões vigorosas contra a vasculatura do palato mole têm sido sugeridas como outra possível causa.

As lesões orais também podem ocorrer pela prática da cunilíngua, resultando em ulcerações horizontais do freio lingual. À medida que a língua é empurrada para frente, o freio esticado fricciona ou raspa nas bordas dos incisivos centrais inferiores. A ulceração criada coincide com as bordas dentárias afiadas quando a língua está em sua posição projetada para a frente. As lesões melhoram em 7 a 10 dias, todavia podem recidivar com a repetição do ato. Também foi identificada a hiperplasia fibrosa linear no mesmo grupo de indivíduos que praticam o ato repetidamente (Figura 8.49).

Características histopatológicas

Com um grau apropriado de suspeita, a biopsia geralmente não é necessária; entretanto, a biopsia tem sido executada em alguns casos de lesões palatinas secundárias à felação. Tais lesões relacionadas à sucção revelam acúmulo subepitelial de hemácias,

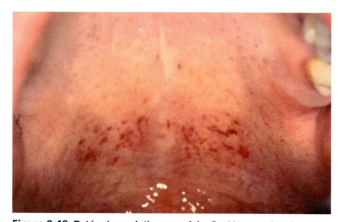

Figura 8.48 **Petéquias palatinas por felação.** Hemorragia submucosa do palato mole resultantes dos efeitos da pressão negativa.

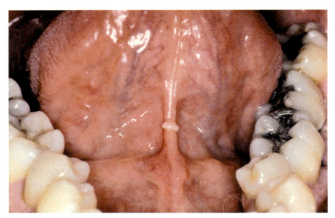

Figura 8.49 **Hiperplasia fibrosa por cunilíngua repetida.** Hiperplasia fibrosa linear do freio lingual causada pelo trauma repetido nos incisivos inferiores.

que podem ser extensos o suficiente para separar o epitélio de superfície do tecido conjuntivo. Pode ocorrer degeneração irregular da camada de células basais epiteliais. Classicamente o epitélio mostra a migração de hemácias e leucócitos a partir da lâmina própria.

Tratamento e prognóstico

Não há necessidade de tratamento, sendo o prognóstico bom. Nos pacientes que requerem assistência, as petéquias palatinas podem ser prevenidas evitando pressão negativa e pressão vigorosa. O alisamento e o polimento das bordas incisais dos dentes inferiores anteriores podem minimizar a chance de ulceração do freio lingual.

◆ TATUAGEM POR AMÁLGAMA E OUTRAS PIGMENTAÇÕES EXÓGENAS LOCALIZADAS

Vários materiais pigmentados podem ser implantados no interior da mucosa oral, resultando em pigmentações clinicamente evidentes. Observa-se mais comumente a implantação de amálgama dental (**tatuagem por amálgama**), com uma frequência que ultrapassa a de todos os outros materiais. O termo *argirose focal* tem sido utilizado como sinônimo para tatuagem por amálgama, mas esta nomenclatura é inapropriada, porque o amálgama contém outros metais além da prata, como mercúrio, estanho, cobre, zinco e outros.

O amálgama pode ser incorporado ao interior da mucosa oral de diversas maneiras. Áreas com abrasão prévia da mucosa podem ser contaminadas pelo pó de amálgama presente nos fluidos orais. Pedaços de amálgama quebrado podem cair em sítios de exodontia. Se o fio dental for contaminado com partículas de amálgama de uma restauração recentemente realizada, áreas lineares de pigmentação podem ser criadas nos tecidos gengivais como resultado de procedimentos de higiene (Figura 8.50). O amálgama de procedimentos de retro-obturação endodôntica pode ser deixado no interior dos tecidos moles no sítio cirúrgico (Figura 8.51). Por último, partículas metálicas finas podem ser conduzidas através da mucosa oral por pressão das turbinas de ar de alta rotação. Teoricamente,

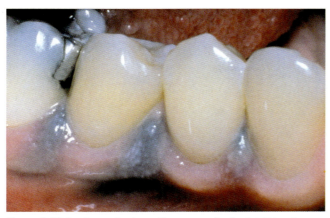

Figura 8.50 Implantação de amálgama por fio dental. Faixas lineares de pigmentação da mucosa que se alinham com as papilas interdentais. O paciente utilizou o fio dental no primeiro molar inferior imediatamente após a realização da restauração de amálgama. Como a área ainda se encontrava anestesiada, o paciente introduziu o fio dental na gengiva, depois continuou usando o fio impregnado na área dos pré-molares, criando as tatuagens por amálgama.

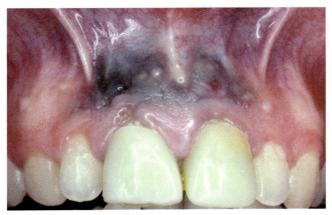

Figura 8.51 Implantação de amálgama relacionada a tratamento endodôntico. Áreas multifocais de pigmentação da mucosa sobrejacente aos incisivos anteriores superiores, que foram tratados com procedimentos de retro-obturação apical.

o uso do dique de borracha deveria diminuir o risco; entretanto, imediatamente após a remoção do dique, a oclusão é na maioria das vezes ajustada com potencial para contaminação por amálgama de qualquer área com danos à mucosa.

Em um interessante relato, metal oriundo de solda de prata em *brackets* ortodônticos percolou para dentro do sulco gengival e levou à formação de pigmentações que se acreditou serem secundárias à formação de precipitados insolúveis de bioprodutos metabólicos de bactérias. A implantação na submucosa de grafite de lápis, carvão e pó metálico, fragmentos de disco de carburundum quebrados, brocas dentárias e, no passado, dentifrícios de carvão vegetal resulta em áreas com pigmentação semelhante. Também foi observada pigmentação gengival localizada quando pilares de zircônia fraturados abrasionaram o implante de titânio associado, liberando fragmentos metálicos nos tecidos moles circundantes.

A tatuagem intencional, que pode ser encontrada em aproximadamente 25% da população mundial, também pode ser realizada na cavidade oral. Embora alguns casos sejam culturais, os profissionais da saúde também são responsáveis por um grande número de tatuagens orais e faciais intencionais, com o propósito de demonstrar limites, estabelecendo o progresso de tratamentos ortodônticos, de marcar áreas de implantes dentários, de verificar a resposta tumoral a terapias antineoplásicas, de repigmentar áreas de vitiligo, de disfarçar cosmeticamente áreas deformadas e de aplicar maquiagem definitiva. O uso intraoral insensato destes agentes caracterizantes pode causar difusão do pigmento e manchar a superfície da pele adjacente.

Características clínicas e radiográficas

As tatuagens por amálgama se manifestam como máculas ou, raramente, como lesões ligeiramente elevadas. Elas podem apresentar coloração preta, azul ou cinza. As bordas podem ser bem definidas, irregulares ou difusas (Figura 8.52). É possível ocorrer expansão lateral por vários meses após a implantação. Qualquer superfície mucosa pode estar envolvida, porém as localizações mais frequentes são a gengiva, a mucosa alveolar e a mucosa jugal (Figura 8.53).

Quando realizadas, as radiografias periapicais, em muitos casos, não mostram a presença do metal. Quando os fragmentos metálicos são radiograficamente visíveis, a área clínica da pigmentação se estende além do tamanho do fragmento. Os fragmentos são densamente radiopacos, variando em tamanho desde vários milímetros a um ponto (ver Figura 8.53). Na maioria das vezes, o padrão de dispersão do amálgama tem sido suficientemente único para ser usado como uma característica distinta no reconhecimento de pessoas mortas desconhecidas.

A tatuagem cosmética está ganhando popularidade e pode incluir injeções de tintas definitivas cosméticas nas pálpebras, nas sobrancelhas e na borda do vermelhão dos lábios superior e inferior. Ocasionalmente, os pacientes podem ter reações ao material e apresentar edema, queimação e prurido na área, seguidos por aumento de volume e endurecimento. Essas reações são observadas com mais frequência em associação com tatuagens cosméticas vermelhas e podem surgir dias ou vários anos após a aplicação. Em tais casos, a biopsia revela uma reação granulomatosa, liquenoide ou, raramente, pseudolinfomatosa ao material estranho. Relatos também documentaram o desenvolvimento do carcinoma espinocelular ou uma proliferação semelhante ao queratoacantoma da borda do vermelhão em pacientes com exposição mínima ao sol e aplicação prévia de tatuagem permanente de maquiagem vermelha.

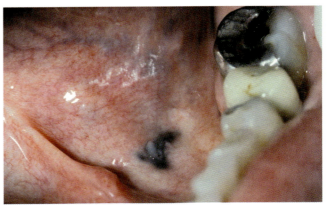

Figura 8.52 Tatuagem por amálgama. Área de pigmentação da mucosa no assoalho de boca, do lado esquerdo do paciente.

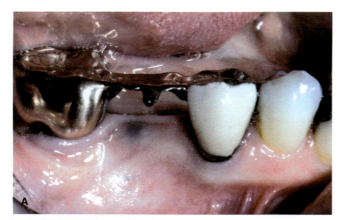

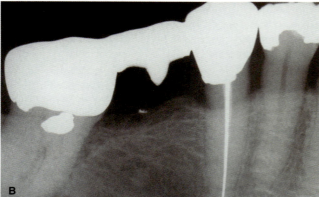

Figura 8.53 Tatuagem por amálgama. A. Área de pigmentação da mucosa da crista alveolar inferior, imediatamente abaixo do pôntico da prótese parcial fixa. **B.** Radiografia do mesmo paciente exibindo fragmento metálico radiopaco no local de pigmentação da mucosa.

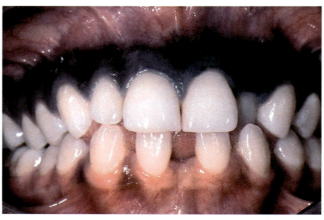

Figura 8.54 Tatuagem intraoral intencional. Tatuagem cultural na gengiva vestibular superior em um paciente do Senegal. (Cortesia da Dra. Kristin McNamara.)

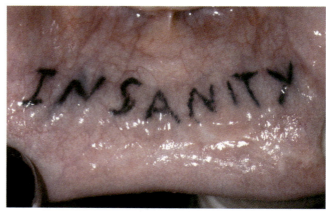

Figura 8.55 Tatuagem intraoral intencional. Tatuagem amadora na mucosa labial inferior. (Cortesia do Dr. Edward Herschaft.)

As tatuagens intraorais intencionais ocorrem mais frequentemente na gengiva vestibular anterior superior de indivíduos oriundos de vários países africanos e têm sido documentadas em instituições nos EUA (Figura 8.54). Nestes casos, a gengiva vestibular anterior superior apresenta uma forte pigmentação negro-azulada, que tende a perder a cor e tornar-se cinza ao longo do tempo. Ocasionalmente, as tatuagens são realizadas na mucosa labial dos adultos nos EUA para transmitir uma mensagem pessoal, muitas vezes vulgar (Figura 8.55).

Características histopatológicas

O exame microscópico das tatuagens por amálgama revela fragmentos pigmentados de metal dentro do tecido conjuntivo. Podem ser vistos fragmentos sólidos, escuros, grandes e dispersos, ou numerosos finos grânulos marrom-escuros ou negros (Figura 8.56). Os sais de prata do amálgama dental coram as fibras reticulares, especialmente aquelas que circundam os nervos e os vasos (Figura 8.57).

A resposta biológica ao amálgama parece estar relacionada ao tamanho das partículas e da composição elementar do amálgama. Os fragmentos grandes costumam estar circundados por tecido conjuntivo denso fibroso com pouco infiltrado inflamatório. As partículas menores estão associadas a maior resposta inflamatória, que pode ser granulomatosa ou uma

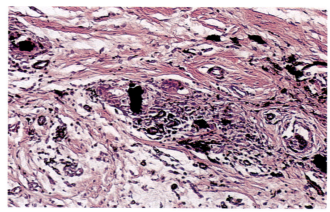

Figura 8.56 Tatuagem por amálgama. Numerosos fragmentos de amálgama, escuros e sólidos, circundados por um infiltrado inflamatório linfo-histiocitário.

mistura de linfócitos e plasmócitos. A implantação de grafite se apresenta microscopicamente semelhante ao amálgama, mas geralmente se apresenta como um material mais áspero que frequentemente pode ser diferenciada pelo seu padrão de birrefringência após tratamento com sulfeto de amônia e pela ausência de pigmentação nas fibras reticulares. Além disso,

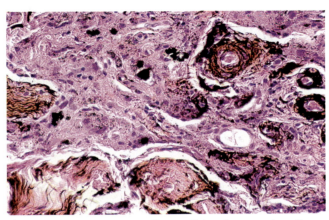

Figura 8.57 Tatuagem por amálgama. Coloração escura do amálgama circundando numerosos vasos.

a microanálise de raios X por energia dispersiva pode ser utilizada para identificar o tipo de material presente no interior de áreas de tatuagem por corpo estranho.

Tratamento e prognóstico

Para confirmar o diagnóstico de tatuagem por amálgama, o clínico pode obter radiografias das áreas de pigmentação da mucosa para demonstrar os fragmentos metálicos. Os filmes têm que ter capacidade de alta definição, porque muitos dos fragmentos são menores que a ponta de um alfinete.

Quando é possível detectar radiograficamente os fragmentos, não há necessidade de tratamento. Quando nenhum fragmento metálico é encontrado e a lesão não pode ser diagnosticada clinicamente, a biopsia pode ser necessária para excluir a possibilidade de neoplasia melanocítica. Por vezes, a implantação de amálgama pode causar pigmentação em uma localização inconveniente devido ao comprometimento estético, como a gengiva vestibular anterior superior. Nestes casos, a excisão cirúrgica conservadora pode ser realizada; alternativamente as tatuagens por amálgama têm sido removidas com sucesso por meio do *laser* de rubi *Q-switched* ou do *laser* de alexandrita. Quando localizada em uma região esteticamente sensível, como a gengiva vestibular anterior superior, um enxerto de tecido conjuntivo frequentemente é combinado com a remoção do tecido mole pigmentado. Em relação às reações alérgicas associadas às tatuagens cosméticas, uma variedade de tratamentos, como remoção cirúrgica, *laser* de dióxido de carbono e corticosteroides, têm sido utilizados com resultados variáveis. Em tatuagens cosméticas associadas a uma reação granulomatosa, o alopurinol ou a hidroxicloroquina também têm sido usados com sucesso.

♦ *PIERCINGS* ORAIS E OUTRAS MODIFICAÇÕES DO CORPO

Evidências históricas de quase todos os continentes mostram que o *piercing* corporal é uma prática antiga com uma forte associação com religiões, culturas ou crenças supersticiosas. No mundo ocidental, o *piercing* corporal nos lóbulos da orelha é extremamente popular como um método de autoexpressão nos últimos anos. Em um estudo com 481 estudantes universitários nos EUA, 51% admitiram possuir um *piercing* corporal e, aparentemente, a prevalência continua a aumentar. É comum que a aplicação do *piercing* seja realizada com colocação de joias em locais como as sobrancelhas, a hélice da orelha, o nariz, o umbigo, os mamilos, os genitais e em uma variedade de localizações intraorais.

A **língua bifurcada** (**língua partida**, **língua bífida**) é uma prática recente à arte de modificação corporal, com poucas publicações relacionadas. Nesta prática, o terço anterior da língua é partido até a linha média. Isto tem sido feito de forma lenta, puxando uma linha de pesca através de uma perfuração para *piercing* e apertando o laço por um período de 3 semanas, ou mediante instrumentais cirúrgicos ou *laser* para separar rapidamente as metades. Alguma forma de cautério é necessária para evitar que as metades se unam de novo. A língua bifurcada também tem sido relatada como uma complicação do *piercing* lingual.

Outra prática com manifestação orofacial peculiar é a implantação de uma forma de **talismã** (objeto com feitiço mágico) chamado de *susuk* (**agulhas encantadas**, **alfinetes encantados**). Tal prática é comum no sudeste da Ásia, especialmente na Malásia, Tailândia, Singapura, Indonésia e Brunei. O *susuk* é colocado por um mágico nativo ou um curandeiro denominado *bomoh*, e acredita-se que ele aumente a preservação da beleza, alivie a dor, traga sucesso nos negócios ou forneça proteção contra o mal. A maioria dos indivíduos com *susuk* é muçulmana, embora islâmicos estritos proíbam a magia negra. Portanto, muitos indivíduos afetados negarão a colocação de *susuk*, até mesmo quando confrontados diretamente com evidências significativas.

Características clínicas e radiográficas

Os *piercings* intraorais são observados com maior frequência em adolescentes e adultos jovens, com predomínio no sexo feminino. Em uma revisão sistemática da literatura, *piercings* orais e periorais foram observados em aproximadamente 5,2% dos jovens adultos. Os locais mais acometidos são a língua, os lábios, a mucosa jugal e, raramente, a úvula. Caso não ocorra nenhuma complicação, a cicatrização do local de colocação do *piercing* ocorre dentro de 4 a 6 semanas. Atualmente, as joias geralmente são de nióbio, aço cirúrgico ou titânio; entretanto, uma variedade de materiais tem sido utilizada como chifre, marfim, plástico, pedra, madeira, alumínio, latão (bronze), fio de cobre, platina, prata e ouro. Na língua o adorno mais comum é um **halter**, que consiste em uma haste de metal com uma bola atarraxada em cada extremidade (Figura 8.58). A joia do lábio é chamada de ***labret*** e geralmente consiste em uma argola ou um anel com o final achatado conectado à mucosa e uma bola arredondada voltada para a superfície cutânea (Figura 8.59).

Em uma revisão realizada em um hospital de emergência nos EUA no período de 2002 a 2008, 24.459 pacientes apresentaram lesões relacionadas a *piercings* orais. Complicações durante o procedimento de colocação incluem o sangramento, a infecção localizada e o risco de transmissão de doenças como a hepatite ou o HIV. Complicações pós-operatórias imediatas incluem a dor, o edema, a formação de hematoma, o fluxo

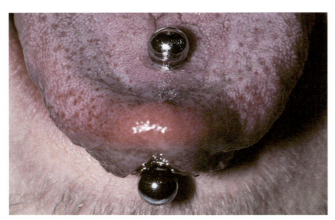

Figura 8.58 *Piercing* **lingual.** Língua perfurada com uma joia conhecida como *halter*.

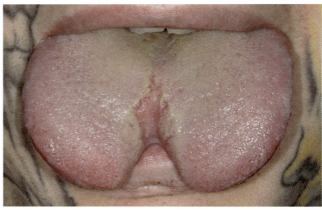

Figura 8.60 Língua bífida. Porção anterior da língua dividida em dois lóbulos separados, cada um podendo ser controlado de forma independente. (Cortesia do Dr. Fleming Chisholm.)

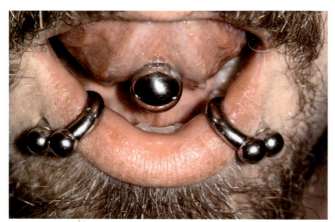

Figura 8.59 Piercing labial. Lábio inferior perfurado bilateralmente com *labrets*, que consistem em uma haste circular com bolas terminais. O paciente também apresenta um halter lingual.

salivar aumentado, o impedimento da fala e a reação alérgica local. Foram documentadas sérias complicações como a angina de Ludwig, a endocardite infecciosa e o abscesso cerebral fatal. As complicações crônicas incluem o trauma da gengiva ou da mucosa, dentes lascados ou fraturados, a hipersalivação, a aspiração ou deglutição da joia, a hiperplasia tecidual ao redor da joia e o aprisionamento do *piercing* na mucosa. A recessão gengival (*labrets*, halteres) e as fraturas dentárias (halteres) são extremamente comuns, com prevalência diretamente relacionada ao tempo do uso. Em uma revisão sistemática de publicações anteriores, indivíduos com *piercings* nos lábios apresentaram 4,14 vezes mais chances de demonstrar recessão gengival, enquanto aqueles com *piercing* na língua tiveram 2,77 vezes mais probabilidade de exibir recessão e 2,44 vezes mais probabilidade de apresentar fratura dentária. A mordida ou a mastigação habitual da joia geralmente estão associadas à grave abrasão dentária ou à movimentação dentária. Foi relatado um caso de carcinoma espinocelular de língua fatal, o qual se desenvolveu no local de um *piercing* metálico, em um paciente de 26 anos.

Nos indivíduos com língua bífida, a metade anterior da língua é partida ao meio (Figura 8.60). Os riscos deste procedimento incluem a inflamação, a infecção, a hemorragia prolongada ou abundante e o dano neurovascular permanente. Após a cicatrização, alguns indivíduos desenvolvem a capacidade de controlar cada metade da língua de forma independente.

O *susuk* geralmente tem formato semelhante a uma agulha que é afiada em uma extremidade e cega na outra. A maioria é feita de prata ou ouro, medindo 0,5 mm de diâmetro e variando de 0,5 a 1,0 cm de comprimento. É raro serem feitas de diamantes. As agulhas variam em número, podendo ser realizada a inserção subcutânea de uma até várias, geralmente com distribuição simétrica. A região orofacial é a localização preferencial (testa, bochechas e lábios), mas alguns escolhem o tórax, os braços, os seios, a região pubiana e a região da coluna vertebral. Na maioria dos casos, os indivíduos são adultos de meia-idade. Normalmente, não existe nenhuma evidência clínica, tanto pela inspeção visual como pela palpação, e as agulhas são descobertas durante radiografias de rotina realizadas para problemas médicos ou odontológicos não relacionados (Figura 8.61).

Tratamento e prognóstico

Como mencionado anteriormente, halteres intraorais e *labrets* estão associados a uma prevalência aumentada de complicações orais que estão diretamente relacionadas com o tempo de uso. O paciente deve ser encorajado a remover a joia. Durante a remoção, se o local mostrar inflamação, o desbridamento cirúrgico, a antibioticoterapia e o bochecho com clorexidina podem ser apropriados.

Com exceção de uma leve distorção da fala e da diminuição do movimento protrusivo da língua, poucos efeitos adversos a longo prazo são observados em pacientes com língua bifurcada.

Os *susuks* não têm sido associados a efeitos prejudiciais e não há necessidade de tratamento. Se as agulhas tiverem um componente ferroso, a realização de exame de imagem por ressonância magnética (RM) deve ser contraindicada. Ocasionalmente, os indivíduos afetados solicitam a remoção do *susuk* antes que eles morram, porque eles acreditam que sua morte será extremamente dolorosa. Apesar disso, as agulhas não devem ser removidas sem consentimento.

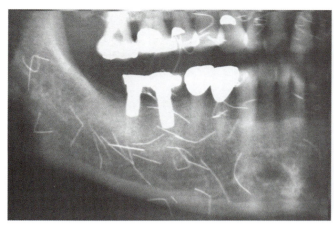
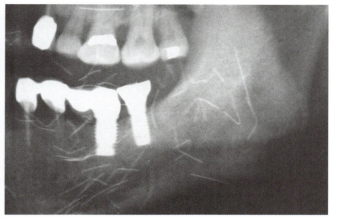

Figura 8.61 *Susuk* (agulhas encantadas). Radiografia panorâmica exibindo múltiplas agulhas radiopacas superpostas nos ossos gnáticos. (Cortesia do Dr. Jeff Bayme.)

♦ LESÕES ORAIS POR SUBSTÂNCIAS DE PREENCHIMENTO ESTÉTICO

Recentemente, os profissionais de saúde oral têm encontrado uma variedade de lesões orais secundárias à injeção de substâncias para preenchimento estético. Tais substâncias são utilizadas para aumentar o volume dos lábios, das bochechas e do queixo ou para minimizar as rugas na testa, ao redor do nariz e na superfície perioral. Esses materiais de preenchimento podem ser divididos em temporários (colágeno, ácido hialurônico), de longo prazo (ácido hialurônico com esferas de dextranômero, ácido poli-L-láctico, hidroxiapatita de cálcio) e permanentes (parafina, preparações de silicone, microesferas de polimetil-metacrilato, hidroxietil-metacrilato, gel de poliacrilamida, gel de polialquilimida, microesferas de hidróxido de polivinila em gel de poliacrilamida, microesferas de politetrafluoroetileno). Várias dessas formulações não são aprovadas para uso nos EUA, mas os pacientes podem apresentar complicações de materiais de preenchimento aplicados em outros países. Os agentes mais encontrados em um laboratório de patologia oral ativo incluem ácido hialurônico, ácido poli-L-láctico, polimetilmetacrilato e hidroxiapatita. Os problemas ocorrem quando esses materiais se apresentam como aumento de volume semelhantes a neoplasias em pacientes que não fazem a correlação com o procedimento estético ao qual foram previamente submetidos ou que são relutantes em mencionar o uso prévio de um preenchimento na pele. Para auxiliar o patologista a identificar esses diversos compostos, um atlas *online* de materiais exógenos foi confeccionado pela American Academy of Oral & Maxillofacial Pathology (AAOMP).

Características clínicas e radiográficas

As complicações associadas aos materiais de preenchimento dérmicos podem ser divididas em precoces e tardias. As complicações precoces incluem equimoses, edema, infecção, coceira, dor e surgimento rápido de nódulos dérmicos/mucosos. As complicações tardias incluem equimoses persistentes, edema, neovascularização, hiperpigmentação, pigmentação azulada devido à colocação superficial de ácido hialurônico, infecção crônica e formação tardia de nódulos. Pacientes também têm apresentado edemas recorrentes nos tecidos moles que imitam angioedema e granulomatose orofacial vários anos após a colocação de material de preenchimento estético.

Reações adversas graves ocorrem com alguns materiais, mas são raras. Essas reações incluem a resposta alérgica local, a anafilaxia, a artralgia, a mialgia, a trombose da artéria retiniana, a paralisia facial e a falência renal. As apresentações mais comuns no consultório odontológico são os nódulos semelhantes a neoplasias, em geral presentes nos lábios, na mucosa jugal anterior e no fundo de vestíbulo mandibular (Figuras 8.62 e 8.63). Esses nódulos frequentemente surgem anos após a colocação do material. Em pacientes com preenchimento de hidroxiapatita, agregados de material radiopaco têm sido identificados na radiografia panorâmica e em tomografias computadorizadas *cone beam*. Além disso, pacientes com câncer de cabeça e pescoço que utilizam material de preenchimento dérmico às vezes mostram captação falso-positiva nos tecidos orais e nos linfonodos adjacentes durante a tomografia computadorizada por emissão de pósitrons (PET/CT) sendo utilizada para o estadiamento pré-cirúrgico do câncer de cabeça e pescoço.

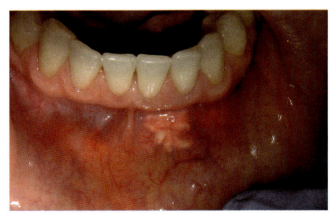

Figura 8.62 **Material de preenchimento estético.** Aumento de volume submucoso amarelado no fundo de vestíbulo da mandíbula. A biopsia revelou a presença de hidroxiapatita com fibrose e inflamação granulomatosa. (De Daley T, Damm DD, Haden JA, et al: Oral lesions associated with injected hydroxyapatite filler, *Oral Surg Oral Med Oral Pathol Radiol* 114:107-111, 2012.)

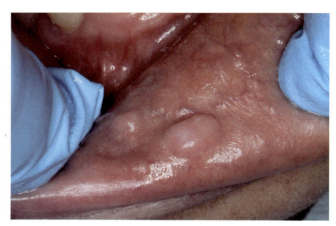

Figura 8.63 Material de preenchimento estético. Massa submucosa firme da mucosa labial inferior direita. A biopsia revelou depósitos de ácido hialurônico no estroma. (Cortesia do Dr. Walker Pendarvis.)

Características histopatológicas

As características histopatológicas são variáveis, mas geralmente distintas. Em muitos casos, a identificação do material específico pelo patologista permite ao clínico apresentar o diagnóstico ao paciente com o nome da substância, o que muitas vezes convence o indivíduo relutante a admitir a realização de um procedimento estético prévio.

O ácido hialurônico, substância de preenchimento temporária, geralmente não é imunogênica e apresenta-se como depósitos de material amorfo e ligeiramente basofílico circundado por densos feixes colágenos, sem reação de corpo estranho embora possa induzir uma resposta granulomatosa notável em alguns pacientes. Quando removidos devido à formação de nódulos semelhantes a neoplasias, a maioria dos materiais de preenchimento estético são circundados por densos feixes de fibras colágenas e por inflamação granulomatosa (Figura 8.64). Em muitas ocasiões, a aparência microscópica do material é suficiente para a sua identificação.

Tratamento e prognóstico

Em muitos casos a biopsia realizada para o diagnóstico é excisional e erradica completamente o aumento de volume. Em pacientes com grandes lesões, a excisão cirúrgica pode ser problemática devido às numerosas extensões semelhantes a dedos do material para dentro dos tecidos circunjacentes. Adicionalmente, diversas intervenções terapêuticas têm sido empregadas e incluem uma variedade de antibióticos, hialuronidase, corticosteroides injetáveis ou sistêmicos, anti-histamínicos, medicamentos antimaláricos, 5-fluoruracila, imiquimode, alopurinol, colchicina, ácido retinoico, inibidores de calcineurina e remoção a *laser*.

♦ INTOXICAÇÃO METÁLICA SISTÊMICA

A ingestão ou a exposição a qualquer um dos diversos metais pesados pode causar significativas anormalidades orais e sistêmicas. A exposição aos metais pesados pode ser maciça, resultando em reações agudas, ou pode ser mínima por um longo período, produzindo mudanças crônicas. Alterações orais pela ingestão de chumbo, mercúrio, prata, bismuto, arsênico e ouro são raras,

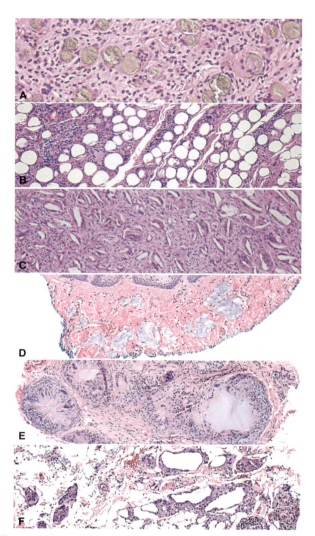

Figura 8.64 Material de preenchimento estético. Materiais de preenchimento estético entremeados no tecido conjuntivo denso fibroso com inflamação granulomatosa associada. **A.** Hidroxiapatita observada na biopsia da lesão descrita na Figura 8.62. **B.** Paciente exibindo polimetilmetacrilato. **C.** Paciente exibindo ácido poli-L-lático. **D.** Outro paciente exibindo ácido hialurônico. **E.** Outro paciente exibindo depósitos de ácido hialurônico entremeados por inflamação granulomatosa. **F.** Outro paciente exibindo silicone.

mas podem ocorrer, justificando a discussão. Complicações orais por excesso de zinco, ferro, estanho e manganês são extremamente raras.

Chumbo

Pouco se sabe a respeito da prevalência do envenenamento por chumbo (**plumbismo**), porém o chumbo é uma das toxinas ambientais mais amplamente difundidas que afeta crianças nos EUA. A solda de chumbo utilizada em encanamentos só foi banida a partir de 1986. As casas construídas antes disso têm um grande potencial para contaminação da água, e uma das causas primárias da intoxicação por chumbo em crianças é a preparação de fórmulas substitutas de leite materno usando água de torneira contaminada pelo metal.

Outra fonte de envenenamento por chumbo em crianças é o uso de tinta com base de chumbo; as crianças podem ingerir lascas de tinta em casas antigas ou ficar expostas ao gás ou pó durante o lixamento e restauração. A pintura com alto conteúdo de chumbo não era restrita até 1977 e permanece em muitos lares. A remoção do chumbo da gasolina começou em 1972, mas não se completou até o ano de 1995 nos EUA.

A exposição do adulto também ocorre e geralmente está relacionada à indústria. O potencial para a exposição acontece durante o manuseio de baterias de óxido de chumbo, nas indústrias de processamento de chumbo e na soldagem de superfícies cobertas por chumbo. Alguns recipientes de alimentos e bebidas, assim como vegetais que cresceram em solo contaminado, também podem conter níveis inapropriados do metal. A contaminação por chumbo no álcool ilícito tornou muito difícil a distinção entre os sintomas da intoxicação por chumbo e o abuso crônico do álcool em certas regiões do interior da América do Sul. O chumbo também pode ser encontrado em pigmentos, livros, acessórios de latão, cerâmica, cristal, cabos elétricos, protetores de radiação, medicamentos tribais e cosméticos. Raramente, o plumbismo ocorre a partir de fragmentos de balas de chumbo retidas nas vítimas de tiros de armas de fogo.

Mercúrio

O perigo da exposição ao mercúrio é bem conhecido. O mercúrio como elemento químico é pouco absorvido e sua ingestão é relativamente inofensiva. Em contraste, a inalação de vapor de mercúrio é muito perigosa, com uma taxa alta de absorção e retenção sistêmica. A ingestão de sais de mercúrio (p. ex., cloreto mercuroso) também está associada a fortes reações adversas. A exposição ocorre em associação com o uso de mercúrio em pó para os dentes, em talcos para bebês, em fraldas, em agentes catárticos e em preparações anti-helmínticas. Pesquisadores também relacionaram o timerosal, um antisséptico de acetato de mercúrio utilizado em algumas vacinas.

Muita atenção tem sido voltada para o mercúrio que se desprende dos amálgamas dentários, porém não foi identificado nenhum efeito à saúde bem documentado (com exceção da relativamente rara hipersensibilidade de contato aos amálgamas, ver Capítulo 9). Foi demonstrado que o nível de mercúrio que é liberado dos amálgamas não excede a média esperada da exposição ambiental ao mercúrio. Em 2009, a FDA emitiu um relatório final sobre o amálgama dental, que afirmou que os níveis de mercúrio liberado pelo amálgama dental não são altos o suficiente para causar danos aos pacientes. Com o objetivo de elucidar esta controvérsia, o National Institutes of Health (NIH) patrocinou dois grandes estudos clínicos experimentais randomizados que compararam os efeitos neurológicos e renais do amálgama dental durante um período de 7 anos em uma grande amostra de crianças. Nestas investigações cruciais, nenhum efeito adverso do amálgama dental foi observado. De forma interessante, o grupo-controle, que recebeu apenas restaurações com compósitos, demonstrou uma necessidade 50% maior de tratamento restaurador adicional devido às falhas nas suas restaurações durante o acompanhamento a longo prazo do estudo.

Prata

A prata tem propriedades antibacterianas conhecidas e vem sendo associada a outros benefícios à saúde. No passado, os compostos da prata eram usados de forma tópica em gotas nasais e sistemicamente para uma variedade de doenças, incluindo a doença mental, a epilepsia, o vício em nicotina, as gripes comuns, a sinusite, as ulcerações gastrintestinais, a sífilis e a gonorreia. Devido às inúmeras complicações, incluindo intoxicação por prata, em 1999 a FDA concluiu que o uso da prata coloidal ou dos sais de prata em geral não seria mais reconhecido como seguro e efetivo, e foram retirados do mercado. Diversas formulações com nitrato de prata e sulfadiazina de prata permanecem disponíveis para venda mediante prescrição médica. Além disso, os curativos impregnados com prata são utilizados por suas propriedades antimicrobianas e pela redução da frequência de trocas de curativos em pacientes com necrólise epidérmica tóxica (ver Capítulo 16). Embora descrições anedóticas de argiria subsequente tenham sido relatadas como secundárias ao uso desses curativos, séries maiores têm demonstrado um certo grau de absorção sistêmica de prata, mas sem efeitos adversos sistêmicos. Tais produtos somente devem ser utilizados sob rígida supervisão. Casos bem documentados de argiria generalizada com nitrato de prata tópico têm sido observados secundariamente ao tratamento a longo prazo das ulcerações aftosas, das lesões por trauma de próteses e das hemorragias gengivais menores.

Apesar dos esforços da FDA, dispositivos para a produção caseira de suspensão de nitrato de prata e uma variedade de fórmulas com prata coloidal continuam sendo comercializados pela internet e nas lojas de alimentos naturais, como suplementos minerais essenciais para doenças como a artrite, o câncer, o diabetes, a AIDS e o herpes. Durante a epidemia de covid-19 em 2020, a FDA e a Federal Trade Commission (FTC) tiveram que emitir várias ordens de cessar e desistir para diversos vendedores da internet que estavam comercializando prata coloidal como uma cura milagrosa para o coronavírus. Estes produtos irregulares de prata não têm função fisiológica conhecida e seu uso contínuo não pode ser apoiado.

Bismuto e arsênico

Atualmente nos EUA, a exposição em excesso ao bismuto e ao arsênico é rara. O uso médico destes metais diminuiu bastante. Atualmente, a maioria dos casos surge de exposição ocupacional, exceto pela quantidade excessiva de arsênico na água potável, observado em áreas isoladas da Índia e do Sudeste da Ásia. No passado, o bismuto era usado para o tratamento de doenças venéreas e de várias dermatoses, enquanto os compostos de arsênico eram prescritos para a asma e para doenças cutâneas, como a psoríase. A pasta de parafina com bismuto e iodofórmio continua sendo usada por otorrinolaringologistas e cirurgiões orais como uma embalagem cirúrgica, com relatos raros de toxicidade associada. Além disso, tem sido relatado que as pastilhas de salicilato de bismuto levam ao desenvolvimento de pigmentação localizada da mucosa oral. A exposição crônica ao arsênico continua em algumas áreas menos desenvolvidas do mundo, por meio do consumo de água potável contaminada.

Ouro

No passado, o ouro era utilizado para tratamento médico e, atualmente, continua a ser utilizado em casos específicos de artrite reumatoide ativa e outras doenças imunologicamente mediadas. Nestes casos, os efeitos adversos são bem conhecidos, e os clínicos realizam um acompanhamento clínico rigoroso de seus pacientes. Em revisões de grande escala de teste cutâneo, o ouro foi encontrado entre as 10 substâncias alergênicas mais frequentes, com reações positivas sendo observadas em aproximadamente 10% da população, incluindo maior prevalência nos pacientes com restaurações dentárias de ouro.

Características clínicas

Chumbo

O envenenamento pelo chumbo resulta em sinais e sintomas sistêmicos inespecíficos, o que dificulta muito o diagnóstico final. A apresentação é extremamente variável e determinada pelo tipo de chumbo e pela idade do paciente. Os pacientes com casos agudos costumam ter cólica abdominal, que pode ocorrer associada a anemia, fadiga, irritabilidade e fraqueza. Também podem ocorrer a encefalopatia e a disfunção renal. A exposição crônica causa disfunção do sistema nervoso, dos rins, da medula óssea, dos ossos e das articulações. Os sintomas geralmente incluem a fadiga, a dor musculoesquelética e a cefaleia. Em pacientes com plumbismo crônico, os ossos e os dentes representam um grande reservatório, com 90% da deposição corporal ocorrendo dentro do osso. Nas radiografias de ossos longos de crianças, uma linha radiopaca de chumbo é frequentemente observada ao longo das placas epifisárias.

As manifestações orais incluem estomatite ulcerativa e uma linha de chumbo gengival (**linha de Burton**). A linha de chumbo se manifesta como uma linha azulada ao longo da gengiva marginal, resultante da ação do sulfeto de hidrogênio bacteriano sobre o chumbo no sulco gengival que produz um precipitado de sulfeto de chumbo. Em uma revisão de 187 trabalhadores de bateria de chumbo-ácido que demonstravam toxicidade crônica por chumbo, 49,3% apresentaram uma linha de chumbo ao longo das margens gengivais. Como esperado, essa linha foi observada com mais frequência em indivíduos com higiene oral deficiente e maior quantidade de placa. Áreas acinzentadas também podem ser notadas na mucosa jugal e na língua.

Mercúrio

O envolvimento por mercúrio também pode ser agudo ou crônico. Nos casos agudos, estão presentes a dor abdominal, o vômito, a diarreia, a sede, a faringite e a gengivite. Nos casos crônicos ocorrem distúrbios gastrintestinais e vários sintomas neurológicos. Os sintomas neurológicos são denominados **eretismo** e incluem a excitabilidade, os tremores, a perda de memória, a insônia, a timidez, a fraqueza e os delírios. Pelo fato de os sais de mercúrio terem sido utilizados no passado para o processamento do feltro, no século passado, os chapeleiros eram expostos ao metal e apresentavam sintomas semelhantes, inspirando a criação, por Lewis Carrol, do personagem "Chapeleiro Louco". As alterações orais incluem o gosto metálico e a estomatite ulcerativa combinada com a inflamação e com o aumento das glândulas salivares, da gengiva e da língua. A gengiva pode apresentar coloração variando de cinza-azulada a negra. O sulfeto de mercúrio pode ser produzido pela ação bacteriana no metal e pode causar destruição do osso alveolar com consequente esfoliação dos dentes.

A exposição crônica ao mercúrio em bebês e crianças é chamada de **acrodinia** (**doença rósea** ou **doença de Swift-Feer**). Uma erupção eritematosa e prurítica está presente, em geral com descamação da palma das mãos e da planta dos pés. O paciente também pode apresentar sudorese intensa, lacrimejamento aumentado, fotofobia, sintomas neurológicos, hipertensão, taquicardia e distúrbios gastrintestinais. Por vezes, crianças altamente irritadas arrancam punhados de cabelos. Os achados orais incluem a salivação excessiva, a gengivite ulcerativa, o bruxismo e a perda prematura de dentes. A presença da tríade composta por eritema descamativo doloroso dos dedos das mãos e dos pés, sintomas neurológicos e hipertensão deve alertar para a possibilidade de intoxicação por mercúrio. Já foi observada a sobreposição com a doença de Kawasaki, sugerindo a avaliação dos níveis de mercúrio na urina por 24 horas quando esse diagnóstico for considerado.

Prata

A intoxicação aguda por prata pode produzir coma, edema pleural, hemólise e falência da medula óssea. A intoxicação sistêmica crônica pela prata é conhecida como **argiria** e pode ter efeitos tóxicos no fígado, no baço, nos rins e no trato intestinal e respiratório. A prata se dissemina pelo corpo em grandes quantidades acumuladas como depósitos subepiteliais na pele. Tais depósitos resultam em uma pigmentação difusa negro-acinzentada, que se desenvolve principalmente em áreas expostas ao sol (Figura 8.65). A conjuntiva, a esclera e as unhas também podem ficar pigmentadas. Um dos primeiros sinais de argiria ocorre na cavidade oral e manifesta-se como uma linha contínua azul-prateada ao longo das margens gengivais. Esta pigmentação é secundária à deposição de prata metálica e de pigmentos de sulfeto de prata. Além disso, a mucosa oral geralmente exibe uma pigmentação difusa negro-azulada.

Bismuto

A intoxicação sistêmica pelo bismuto se manifesta como confusão, encefalopatia, dano hepatorrenal e meta-hemoglobinemia. A exposição crônica ao bismuto pode resultar em uma pigmentação difusa cinza-azulada da pele, da conjuntiva ou da mucosa oral. Uma linha cinza-azulada ao longo da margem gengival, semelhante à observada na intoxicação pelo chumbo, é a manifestação intraoral mais comum. Podem ser observados ptialismo (sialorreia), queimação, estomatite e ulcerações. Intoxicações por bismuto presente em embalagens cirúrgicas têm sido associadas

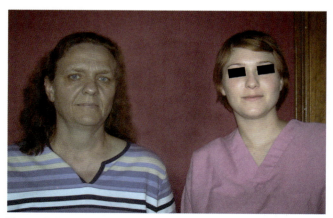

Figura 8.65 Argiria. Coloração acinzentada da face em comparação com uma tez facial mais normal em um indivíduo que usou um suplemento nutricional contendo prata. Antes do desenvolvimento da intoxicação por prata, esse indivíduo de olhos azuis e ruivo tinha a pele muito clara. (Cortesia de Bradford R. Williams.)

a sintomas no SNC, como o delírio. O uso crônico de pastilhas de salicilato de bismuto pode gerar uma pigmentação negra das papilas filiformes aparentemente normais (Figura 1.26, Capítulo 1).

Arsênico

O arsênico é um potente carcinógeno humano associado a cânceres de pele, dos pulmões, dos rins, da bexiga urinária e, possivelmente, do fígado. Os efeitos adicionais sobre a saúde pelo excesso crônico de arsênico incluem hipertensão, diabetes melito, anormalidades neurológicas e doenças cardiovasculares, pulmonares, hepáticas e renais. A oclusão arterial progressiva pode resultar em gangrena e na amputação espontânea das extremidades, o que tem sido denominado "doença do pé preto". Também são observados com frequência hiperqueratose significativa e hiper-pigmentação macular difusa. Raramente a pigmentação envolve a mucosa oral e, quando ocorre, é decorrente da presença de metal e de uma produção aumentada de melanina. Outras manifestações orais são muito comuns e se apresentam como sialorreia e como áreas dolorosas de estomatite necrosante ulcerativa. No passado era observada uma extensa hiperqueratose do dorso da língua em pacientes com sífilis e tal achado era correlacionado com o tratamento com arsênico, realizado antes do advento da antibioticoterapia.

Ouro

A complicação mais comum da terapia com ouro é a dermatite, que geralmente é precedida por um sinal de alerta: o prurido. Embora uma dermatite esfoliativa generalizada com resultante alopecia e perda das unhas possa ser observada, a dermatite na face, nas pálpebras e nos sítios cutâneos em contato direto é a manifestação mais comum. Devido à alta frequência de alergia ao ouro, geralmente o teste cutâneo é realizado antes da administração de medicamentos contendo ouro.

A segunda reação adversa mais comum ao ouro é a mucosite oral grave, que envolve mais frequentemente a mucosa jugal, a margem lateral da língua, o palato e a faringe. Estas alterações da mucosa representam uma reação alérgica sistêmica e são diferentes da hipersensibilidade intraoral de contato com o ouro (ver Capítulo 9). Um gosto metálico precede o desenvolvimento das lesões orais, devendo ser considerado outro sinal de alerta. Raramente a terapia com ouro pode produzir uma coloração azul-ardósia na pele exposta ao sol (**crisíase**).

Tratamento e prognóstico

O tratamento da intoxicação por metais pesados envolve o afastamento de exposições adicionais ao agente, o tratamento de suporte, a descontaminação e o uso de agentes quelantes. Em alguns casos, um medicamento pode ser o responsável e pode ter seu uso descontinuado; entretanto, algumas vezes a fonte do metal pode ser difícil de ser identificada. Em crianças com evidência radiográfica de pedaços de pintura no trato gastrintestinal, a irrigação do intestino com uma solução de lavagem de eletrólitos de polietilenoglicol pode ser realizada de forma segura. No passado, dois agentes quelantes, o ácido etilenodiamino tetracético (EDTA) (cálcio dissódico etilenodiamino tetracético) e o BAL (2,3-dimercaptopropanol), eram a primeira linha da terapia no tratamento do envenenamento por chumbo, enquanto as intoxicações por arsênico e mercúrio eram tratadas com BAL. Estas medicações podem ter graves efeitos colaterais e alternativas menos tóxicas, como DMSA (ácido succínico 2,3-dimercaptopropano) e DMPS (1-sulfonato-2,3-dimercaptopropano), estão disponíveis atualmente. Não existe antídoto para intoxicação pela prata. As tentativas de remover a pigmentação azulada da argiria facial por meio da dermoabrasão não obtiveram sucesso. O uso de protetores solares, evitar a exposição ao sol e o uso de cosméticos podem, de certa forma, ser benéficos em minimizar a pigmentação da pele. Diversas publicações documentaram o tratamento bem-sucedido para a argiria facial com *laser* de baixa intensidade *Q-switched* Nd:YAG 1.064 nm. A encefalopatia associada ao uso de embalagens cirúrgicas contendo bismuto se resolve com a remoção do material, geralmente combinada com o uso de DMPS.

◆ MELANOSE DO FUMANTE

As pigmentações orais são muito aumentadas em fumantes inveterados. Em um estudo com mais de 31.000 indivíduos da raça branca, 21,5% dos tabagistas exibiram áreas de pigmentação melânica em comparação com 3% dos não tabagistas. Em uma outra pesquisa com uma população etnicamente pigmentada, os tabagistas apresentavam maior quantidade de superfícies orais exibindo pigmentação por melanina.

A pigmentação por melanina na pele exerce um efeito protetor bem conhecido contra o dano causado pela radiação ultravioleta (UV). Pesquisas sobre os melanócitos localizados em áreas distantes da exposição solar mostraram a habilidade da melanina de se unir a substâncias nocivas. Tem sido demonstrado que a exposição a aminas policíclicas (p. ex., nicotina e benzopirenos) estimula a produção de melanina pelos melanócitos, que também são conhecidos pela forte ligação à nicotina. Pesquisadores têm sugerido que a produção de melanina na mucosa oral de tabagistas atue como uma resposta protetora contra algumas das substâncias nocivas no fumo de tabaco. Tal conceito é confirmado por descobertas em usuários do "fumo invertido", que fumam com a ponta acesa do cigarro voltada para o interior da boca e que mostram pigmentação abundante pela melanina no palato. Em alguns praticantes do "fumo invertido", áreas de melanócitos são perdidas e podem se desenvolver zonas de pigmentação vermelha da mucosa. O câncer é encontrado em 12% dos pacientes com estas zonas vermelhas, delineando ainda mais os prováveis efeitos protetores dos melanócitos contra substâncias tóxicas.

Características clínicas

Embora qualquer superfície mucosa possa ser afetada, a melanose do fumante atinge mais comumente a gengiva vestibular anterior (Figura 8.66) seguida por mucosa jugal, língua e lábio. A maioria das pessoas afetadas por esta condição é usuária de cigarro. Contrariamente, os usuários de cachimbo comumente exibem pigmentações marrons localizadas nas mucosas comissurais e bucais, enquanto fumantes invertidos mostram alterações no palato duro. Também foi observado um aumento na pigmentação oral em crianças devido ao tabagismo passivo.

As áreas de pigmentação aumentam durante o primeiro ano de uso do tabaco e parecem estar relacionadas à duração e ao número de cigarros fumados por dia. Uma frequência elevada é observada em mulheres, e pesquisadores têm sugerido que os hormônios femininos exerçam um efeito sinérgico quando

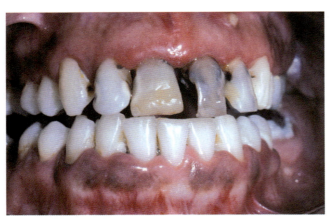

Figura 8.66 Melanose do fumante. Pigmentação por melanina, leve e difusa, em uma mulher branca tabagista inveterada. As mudanças pigmentares mostram-se limitadas à gengiva vestibular anterior.

combinados com o fumo. Relatos de Suécia, Alemanha e Japão mostraram que o tabagismo é a causa mais comum de pigmentação mucosa na população branca adulta.

Características histopatológicas

Os espécimes de biopsia das áreas afetadas de pessoas com melanose do fumante revelam um aumento da pigmentação por melanina da camada de células basais do epitélio, semelhante a uma mácula melanótica (ver Capítulo 10). Além disso, coleções de melanina por queda de pigmento são vistas livres no interior do tecido conjuntivo superficial e em melanófagos dispersos.

Diagnóstico

O cirurgião-dentista pode fazer o diagnóstico mediante correlação da história de tabagismo com a apresentação clínica e a história médica. Outras causas de pigmentação por melanina, como o trauma, a neurofibromatose, a síndrome de Peutz-Jeghers, a pigmentação relacionada aos medicamentos, os distúrbios endócrinos, a hemocromatose, a doença pulmonar crônica e a pigmentação racial, devem ser excluídas.

Tratamento e prognóstico

O abandono do tabagismo resulta em desaparecimento gradual das áreas relacionadas à pigmentação ao longo de um período de 3 anos. A biopsia deve ser considerada quando a pigmentação situa-se em locais inesperados, como o palato duro, ou quando há mudanças clínicas incomuns, como o aumento da densidade da melanina ou elevação da superfície.

◆ PIGMENTAÇÕES DA MUCOSA ORAL RELACIONADAS A MEDICAMENTOS

Um número crescente de medicamentos tem sido considerado como causa de pigmentações da mucosa oral. Embora muitos medicamentos estimulem a produção de melanina pelos melanócitos, para outros medicamentos a deposição de metabólitos das substâncias é a responsável pela mudança de cor. Essas alterações pigmentares têm sido associadas ao uso de retigabina, amiodarona, fenolftaleína, minociclina, tranquilizantes, medicações antimaláricas, estrogênio, agentes quimioterápicos e alguns medicamentos usados nos pacientes com AIDS.

Os agentes antimaláricos mais frequentemente envolvidos são a cloroquina, a hidroxicloroquina, a quinidina e a quinacrina; a clorpromazina representa o tranquilizante implicado com mais frequência. Além de tratar a malária, tais medicamentos são usados para muitas outras doenças, incluindo o lúpus eritematoso e a artrite reumatoide.

A pigmentação da mucosa oral também tem sido relacionada ao uso de medicamentos quimioterápicos, como a doxorrubicina, o bussulfano, a ciclofosfamida, a 5-fluorouracila ou o imatinibe. Embora a hiperpigmentação idiopática também possa ocorrer, os pacientes com AIDS que usam zidovudina (AZT), clofazimina ou cetoconazol têm apresentado aumento da pigmentação melânica.

Características clínicas

As apresentações clínicas da pigmentação relacionada ao uso de medicamentos variam. A maioria dos agentes produz melanose difusa da pele e das superfícies mucosas, porém outros podem causar um padrão único. Como em muitos casos de pigmentação melânica aumentada, as mulheres são mais sensíveis, muito provavelmente como resultado de uma interação com os hormônios sexuais.

O uso de fenolftaleína como laxante tem sido associado a numerosas pequenas áreas de hiperpigmentação bem circunscritas da pele. Áreas semelhantes de melanose na mucosa oral também podem ocorrer. A administração de alfapeginterferona em pacientes etnicamente pigmentados com hepatite C tem sido associada à hiperpigmentação difusa das papilas filiformes na superfície dorsal da língua.

O uso prolongado de minociclina, um derivado semissintético da tetraciclina, resulta na pigmentação do osso e dos dentes em desenvolvimento. O osso afetado é verde-escuro, mas cria uma pigmentação azul-acinzentada quando observado através da mucosa oral translúcida. As manifestações mais comuns incluem uma banda linear acima da gengiva inserida vestibular, próxima à junção mucogengival, e uma grande zona de pigmentação no palato duro (Figura 8.67). Além disso, a polpa dentária pode se corar escuramente, levando a dentes escurecidos clinicamente evidentes (ver Capítulo 2).

Já foram relatadas pigmentações da pele e da mucosa oral associadas à minociclina, mas não relacionadas com a pigmentação do osso subjacente, onde os pacientes apresentam ou uma aumentada melanose disseminada ou um acúmulo focal de partículas contendo ferro (Figuras 8.68 e 8.69). A pigmentação cutânea parece ser dose-dependente, sendo observada em mais de 15% dos pacientes em tratamento para a acne e em cerca de 70% dos pacientes tratados para artrite reumatoide. Embora a coloração cutânea e da mucosa oral esmaeça após a suspensão da medicação, a pigmentação dentária persiste.

A manifestação clássica da pigmentação intraoral decorrente do uso de medicamentos antimaláricos ou tranquilizantes é uma pigmentação negro-azulada limitada ao palato duro (Figura 8.70). Além disso, ocasionalmente a ingestão de medicamentos

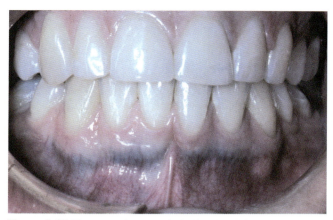

Figura 8.67 Pigmentação associada à minociclina. Pigmentação azul-acinzentada da superfície vestibular anterior da mandíbula, porque o osso alveolar pigmentado é visível através da fina mucosa.

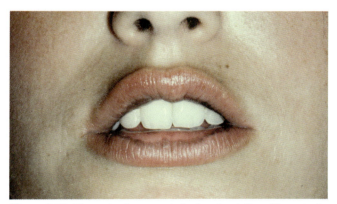

Figura 8.68 Pigmentação associada à minociclina. Pigmentação marrom precisamente demarcada na borda do vermelhão dos lábios, que surgiu em associação com o uso prolongado de minociclina e consequente aumento na deposição de melanina.

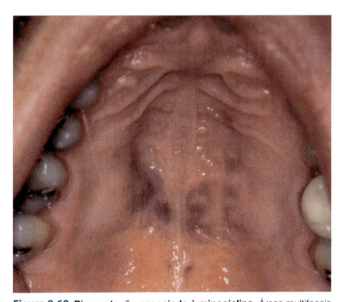

Figura 8.69 Pigmentação associada à minociclina. Áreas multifocais de pigmentação no palato, secundárias à deposição de metabólitos da substância quelados com ferro, devido ao uso prolongado de minociclina. (De Treister NS, Magalnick D, Woo S-B: Oral mucosal pigmentation secondary to minocicline therapy: report of two cases and review of the literature. *Oral Surg Oral Med Oral Pathol Oral Radiol Endod* 97:718-725, 2004.)

antimaláricos pode levar a uma melanose marrom mais difusa da mucosa oral e da pele. O imatinibe é um inibidor da tirosinoquinase usado para tratar tumores do estroma gastrintestinal e várias leucemias. Este medicamento está associado a um padrão de pigmentação palatina que se assemelha de perto à pigmentação da mucosa causada por medicamentos antimaláricos (Figura 8.71).

O estrogênio, os agentes quimioterápicos e os medicamentos utilizados no tratamento de pacientes com AIDS podem resultar em melanose marrom difusa da pele e das superfícies mucosas. Qualquer superfície mucosa pode estar envolvida, mas a gengiva inserida e a mucosa jugal são os sítios mais afetados. O padrão e a aparência da mucosa oral envolvida são semelhantes àqueles observados na pigmentação racial.

Tratamento e prognóstico

Embora as pigmentações da mucosa oral possam ser esteticamente desagradáveis, elas não causam problemas a longo prazo. Na maioria dos casos, a interrupção do medicamento resulta no desaparecimento gradual das áreas de hiperpigmentação.

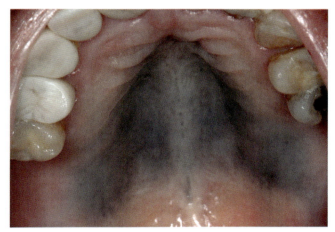

Figura 8.70 Pigmentação por hidroxicloroquina. Pigmentação difusa e acinzentada do palato duro. (Cortesia do Dr. John Wright.)

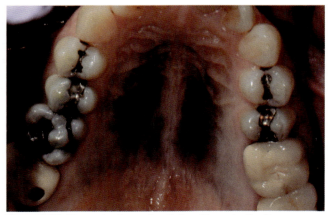

Figura 8.71 Pigmentação por imatinibe. Pigmentação difusa e escura do palato causada pelo imatinibe. (Cortesia do Dr. Walter Cólon.)

◆ METAPLASIA REACIONAL CONDROMATOSA E ÓSSEA (LESÃO DE CUTRIGHT)

Ocasionalmente podem ser descobertos cartilagem ou osso no interior dos espécimes de tecidos moles removidos da cavidade oral. Sabe-se que restos cartilaginosos existem na área do ducto nasopalatino. No passado, vários pesquisadores relataram a presença de cartilagem no interior dos tecidos moles flácidos removidos das cristas alveolares edêntulas dos usuários de prótese total por longo tempo. Acreditava-se que tal achado representasse uma metaplasia cartilaginosa secundária ao trauma crônico da prótese. Retrospectivamente, as ilhas de cartilagem no interior do colágeno, na maioria das vezes, representam remanescentes embrionários e não uma metaplasia traumática. Tais restos são também por vezes identificados durante o exame histopatológico dos cistos do ducto nasopalatino e em espécimes de gengivectomia da maxila.

Apesar da sugestão de que as lesões da maxila anterior sejam embrionárias e não traumáticas, pode ocorrer o desenvolvimento de **metaplasia condromatosa** e **óssea** por irritação mecânica causada por próteses removíveis. Apesar de tal metaplasia ser incomum na região anterior da maxila, o seu desenvolvimento não é raro ao longo da crista alveolar posterior da mandíbula em pacientes que usam prótese removível por longo tempo e que apresentam rebordo alveolar atrófico.

Características clínicas e radiográficas

Nos pacientes com metaplasia condromatosa e óssea reativa, uma área bem localizada e delicada da crista alveolar é vista em associação com um aumento de volume local (Figura 8.72). Estas alterações quase sempre acometem pacientes com atrofia da crista alveolar inferior, levando a uma borda tipo lâmina de faca. Embora a maioria dos exemplos envolva a mandíbula posterior, raramente podem ser observadas áreas semelhantes sobrejacentes ao rebordo alveolar superior ou associadas à porção anterior da mandíbula. Devido aos sintomas e ao aumento de volume ocasional, a biopsia é frequentemente realizada.

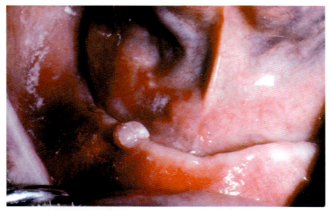

Figura 8.72 Hiperplasia periosteal com metaplasia reacional condromatosa e óssea. Nódulo elevado e macio ao longo da fina crista do rebordo alveolar inferior. (Cortesia do Dr. Steven Tucker.)

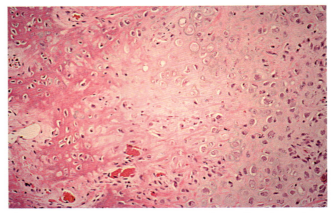

Figura 8.73 Metaplasia condromatosa e óssea. Fotomicrografia em maior aumento mostrando tecido ósseo celular e cartilagem metaplásica.

Características histopatológicas

O exame histopatológico da metaplasia condromatosa e óssea reacional exibe um aumento de volume hipercelular do periósteo que penetra em áreas de tecido ósseo e condromatoso. Frequentemente o osso e a cartilagem apresentam características atípicas, tais como hipercelularidade, pleomorfismo, hipercromatismo nuclear e, ocasionalmente, células binucleadas ou multinucleadas (Figura 8.73). Estas alterações são preocupantes, pois podem sugerir um sarcoma, porém o diagnóstico correto pode ser alcançado quando é realizada uma correlação clinicopatológica apropriada. Contrariamente, os restos cartilaginosos identificados de forma acidental em espécimes de maxila são muito discretos, sem quaisquer achados atípicos sugestivos de malignidade.

Tratamento e prognóstico

As finas cristas alveolares mandibulares podem ser remodeladas ou suplementadas com material de enxerto para aperfeiçoar a forma e aliviar os sintomas associados à hiperplasia periosteal localizada. Os implantes também podem reduzir o trauma à crista e diminuir as chances de recidivas. Se a modificação da crista não for realizada, a continuidade do trauma ao local ocasionalmente resulta em recidiva da lesão.

◆ ULCERAÇÃO ORAL COM SEQUESTRO ÓSSEO (SEQUESTRO ESPONTÂNEO; SEQUESTRO TRAUMÁTICO)

O sequestro superficial focal de um fragmento de osso cortical não relacionado a doenças sistêmicas, a infecções ou a um evento traumático maior é incomum. Nestes casos, a causa da osteonecrose focal é desconhecida, embora muitos acreditem que o evento primário seja uma ulceração traumática ou uma ulceração aftosa, que leva à osteíte e à necrose de um pequeno foco de osso cortical adjacente. Outros autores têm sugerido que o suprimento sanguíneo da cortical externa possa ser provido pela microvasculatura do periósteo e que a perda deste suprimento poderia levar à necrose óssea focal e ao sequestro. Essas lesões tendem a ocorrer em sítios anatômicos únicos, nos quais uma proeminência óssea é coberta por uma superfície mucosa fina.

Características clínicas e radiográficas

Em muitas instâncias, a necrose óssea focal segue uma lesão traumática recente relacionada a eventos como trauma durante a escovação dos dentes, forças oclusais excessivas durante a mastigação ou bruxismo, e lesões iatrogênicas (trauma durante o escalonamento periodontal, impressões dentárias, intubação ou extração dentária). Em algumas ocasiões, a lesão não pode ser associada a um evento traumático prévio ou segue o desenvolvimento de uma ulceração semelhante à afta. O local mais frequente para o desenvolvimento de sequestro é a superfície lingual da região posterior da mandíbula ao longo da crista miloioide (Figura 8.74). Também pode ocorrer o envolvimento focal das exostoses. Embora qualquer exostose possa estar envolvida, os toros mandibulares são afetados com maior frequência. Existe uma predominância no sexo masculino e uma predileção por pessoas de meia-idade, sendo raros os casos observados em indivíduos com menos de 30 anos.

A mucosa sobrejacente costuma apresentar uma área focal de ulceração que está presente por um período de tempo, variando de poucos dias a vários meses. A presença e a intensidade da dor associada são variáveis. Embora a maioria dos casos seja unilateral, o envolvimento bilateral pode ocorrer. Às vezes, a radiografia oclusal revela um tênue aumento de volume superposto e parcialmente lingual à lâmina cortical intacta.

Muitas vezes a crista milo-hioide é proeminente, entretanto é protegida do trauma pela inclinação lingual dos molares da região. A ausência de molares vizinhos ou de restaurações que não reponham a inclinação normal poderia predispor a área a traumas repetidos; tais alterações têm sido observadas na maioria dos pacientes afetados.

Características histopatológicas

O sequestro consiste em osso lamelar bem organizado sem a presença dos osteócitos em suas lacunas, juntamente com reabsorção periosteal periférica e colonização bacteriana.

Tratamento e prognóstico

A perda espontânea do osso necrótico ou a remoção cirúrgica do sequestro resultam em rápida cicatrização. A recidiva é incomum. Em alguns casos, o osso necrótico é livremente deslocado e removido com facilidade. Em outros casos, o fragmento encontra-se aderido ao osso vital circunvizinho e deve ser excisado cirurgicamente. Para se evitar a cirurgia, alguns clínicos usam bochechos de tetraciclina associados ao uso de corticosteroides tópicos. Alternativamente, estes pacientes podem ser atendidos por semana, durante 2 a 4 semanas, período de tempo esse em que o osso necrótico pode sofrer esfoliação espontânea, sem que haja a necessidade de um tratamento invasivo.

◆ PSEUDOCISTO ANTRAL

Os **pseudocistos antrais** são achados comuns em radiografias panorâmicas. A lesão se apresenta na forma de cúpula discretamente radiopaca, em geral surgindo do assoalho do seio maxilar. Essa condição continua a ser confundida e denominada de maneira inapropriada como **mucocele de seio** ou **cisto de retenção do seio maxilar** por muitos clínicos (ver próximo tópico). O pseudocisto antral se desenvolve devido ao acúmulo de um exsudato inflamatório (soro e não muco) abaixo da mucosa do seio maxilar, originando um aumento de volume séssil (Figura 8.75). Deve ser enfatizado que o fluido edematoso está no estroma abaixo do epitélio e não circundando o mesmo.

Revisões de um grande número de radiografias relataram uma prevalência que varia de 1,5 a 14% da população. A causa do infiltrado inflamatório ainda não foi definitivamente determinada, mas em uma revisão radiográfica muitos casos mostraram uma infecção odontogênica como uma possível fonte. Teoricamente, a irritação primária do delimitante do seio, como a observada a partir de uma infecção no seio ou de alergias, também pode resultar em um infiltrado inflamatório.

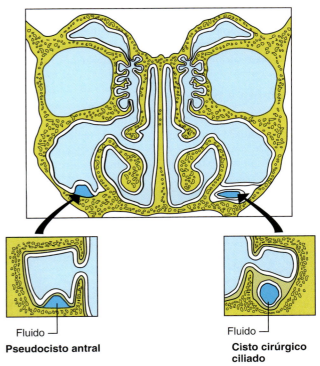

Figura 8.75 Pseudocisto antral e cisto cirúrgico ciliado. Um pseudocisto antral é um acúmulo de fluido sob a mucosa do seio. Um cisto cirúrgico ciliado é uma estrutura cística revestida internamente por epitélio, separada do seio.

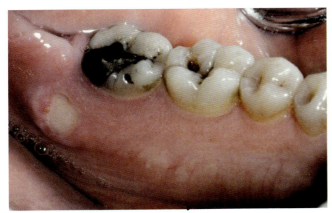

Figura 8.74 Sequestro espontâneo. Ulceração da mucosa com exposição óssea na superfície lingual da região posterior da mandíbula.

Um aumento na prevalência de pseudocistos antrais tem sido observado durante os meses frios do inverno, levando alguns pesquisadores a associar estas lesões a um aumento da frequência de infecções do trato respiratório superior ou à irritação pelo ar seco e aquecido. Esta associação é difícil de confirmar porque essas lesões geralmente são assintomáticas, o que dificulta a determinação do momento de seu desenvolvimento. Apesar de as alergias terem sido propostas como a causa, nenhum aumento na prevalência foi consistentemente observado durante o período de pico de exposição ao pólen.

Características clínicas e radiográficas

A maioria dos pseudocistos é assintomática. Por vezes, os pacientes afetados relatam sintomas como dores de cabeça, dores nos seios da face, obstrução nasal, gotejamento pós-nasal e corrimento nasal. Alguns estudos sugeriram que esses sintomas são secundários a outras sinusopatias e não são aliviados pela remoção do pseudocisto. Radiograficamente, o pseudocisto antral se apresenta como uma lesão radiopaca uniforme, esférica ou área radiopaca em forma de cúpula surgindo acima do assoalho ósseo do seio maxilar (Figuras 8.76 e 8.77). Os cistos maxilares e as neoplasias podem simular o padrão em forma de cúpula do pseudocisto antral, mas o exame atento de um pseudocisto geralmente revela que o assoalho radiopaco do seio não está elevado e não se estende sobre a parte superior da lesão. Com menor frequência, os pseudocistos podem se originar nas paredes lateral, medial ou no teto do antro. Alguns autores relataram uma predominância pelo sexo masculino.

Características histopatológicas

Os pseudocistos antrais são recobertos pelo epitélio do seio maxilar e demonstram um exsudato inflamatório subepitelial, que consiste em soro misturado a células inflamatórias (Figura 8.78). Podem ser observados agregados de fendas de colesterol e de pequenas calcificações distróficas esparsas.

Tratamento e prognóstico

Os pseudocistos do seio maxilar geralmente são inofensivos e não há necessidade de tratamento. Os dentes adjacentes devem ser avaliados com cuidado, e deve-se eliminar qualquer foco de infecção. Alguns poucos clínicos preferem confirmar as suas

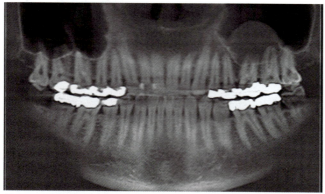

Figura 8.76 Pseudocisto antral. Reconstrução panorâmica de tomografia *cone-beam* exibindo lesão radiopaca em forma de cúpula dentro do seio maxilar. (Cortesia do Dr. Scott Jenkins e do Dr. Nick Morrow.)

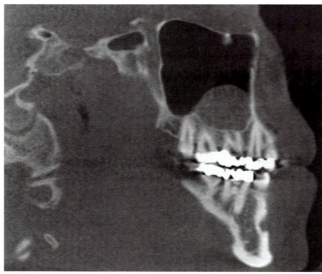

Figura 8.77 Pseudocisto antral. Corte sagital da tomografia *cone beam* do mesmo paciente da Figura 8.76. Observa-se que o assoalho do seio permanece intacto por baixo da lesão. (Cortesia do Dr. Scott Jenkins e do Dr. Nick Morrow.)

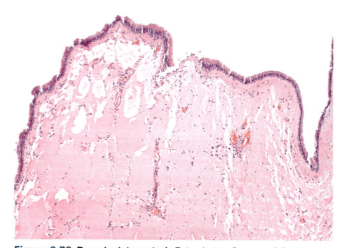

Figura 8.78 Pseudocisto antral. Fotomicrografia em médio aumento mostrando o revestimento do seio sobre o tecido conjuntivo edemaciado.

impressões radiográficas e excluir uma neoplasia por meio da drenagem do exsudato inflamatório. A remoção por meio de cirurgia endoscópica de Caldwell-Luc deve ser realizada em qualquer lesão diagnosticada por radiografia que produza expansão ou que esteja definitivamente associada a sintomas.

◆ CISTOS VERDADEIROS DO SEIO MAXILAR (MUCOCELES DE SEIO; CISTO CIRÚRGICO CILIADO; CISTO TRAUMÁTICO CILIADO; CISTO MAXILAR PÓS-OPERATÓRIO; CISTO DE RETENÇÃO)

Contrariamente ao pseudocisto antral, que se origina do acúmulo subepitelial de fluido, os cistos verdadeiros revestidos por epitélio também podem se originar na mucosa e nas glândulas sinonasais. Eles ocorrem em três situações.

Um tipo de cisto ocorre após o trauma ou após uma cirurgia do seio maxilar; esse tipo é conhecido como **cisto cirúrgico ciliado, cisto ciliado traumático** ou **cisto maxilar pós-operatório**. Uma porção do revestimento do seio se separa do corpo principal do seio e forma uma cavidade internamente delimitada por epitélio, para dentro da qual é secretado muco. Alternativamente, a cirurgia radical pode alterar a anatomia do seio e bloquear a passagem da drenagem, resultando em uma estrutura semelhante a um cisto que se expande. Com frequência, o cisto se origina após um acesso cirúrgico de Caldewell-Luc, mas pode surgir de uma exodontia complicada, na qual o assoalho do seio maxilar sofra dano. Além disso, é raro o epitélio sinusal ou nasal ser transplantado acidentalmente para a mandíbula durante uma genioplastia, aumento do queixo, ou uma osteotomia sagital pode levar à formação de cistos ciliados em locais ectópicos (Figura 8.79). Os cistos pós-operatórios frequentemente são uma complicação tardia e surgem com frequência de 10 a 30 anos após o evento cirúrgico desencadeador.

O segundo tipo de cisto, conhecido como **mucocele de seio**, origina-se de uma obstrução no óstio do seio, bloqueando a drenagem normal. O seio bloqueado atua como uma estrutura semelhante a um cisto separada, internamente revestida por epitélio e preenchida por mucina. As mucoceles de seio aumentam de tamanho conforme a pressão intraluminal se eleva, podendo distender as paredes do seio e erodir o osso; muitas vezes mimetizam clinicamente uma lesão maligna de origem antral. (Deve ser enfatizado que a mucocele de seio maxilar é uma entidade patológica distinta, separada, que não está relacionada à mucocele comum que se origina nas glândulas salivares menores [ver Capítulo 11].)

Os **cistos de retenção** do seio maxilar representam o terceiro tipo de cisto verdadeiro. Essas lesões se originam a partir de um bloqueio parcial do ducto das glândulas seromucosas da parede do seio ou de uma invaginação do epitélio respiratório. A maioria dos cistos de retenção localiza-se ao redor do óstio ou no interior de pólipos antrais. Grande parte dos cistos de retenção são pequenos, sem evidências clínicas, sendo descobertos em exames histopatológicos de pólipos antrais.

Os cistos ciliados pós-operatórios parecem ser incomuns nos EUA e na Europa, sendo relatados mais frequentemente no Japão, devido à elevada prevalência de tratamentos cirúrgicos sobre a antibioticoterapia como tratamento para a sinusite antes dos anos 1970. As mucoceles de seio que se originam da obstrução do óstio são muito mais numerosas e acometem com mais frequência o seio frontal, sendo os seios etmoidais e esfenoidais menos acometidos. As mucoceles de seio maxilar que se originam do bloqueio do óstio são relativamente raras e perfazem menos de 10% das mucoceles dos seios paranasais.

Características clínicas e radiográficas

Os cistos cirúrgicos ciliados são lesões esféricas, separadas do seio, e que não apresentam a aparência de cúpula dos pseudocistos (Figura 8.80). Conforme esses cistos pós-operatórios aumentam, eles podem ocasionar a perfuração das paredes do seio. Quando o seio maxilar está envolvido por uma mucocele de seio maxilar verdadeira, todo o seio aparecerá velado. Conforme a lesão aumenta, as paredes do seio podem-se tornar finas e, eventualmente, erodidas. Os cistos de retenção raramente atingem um tamanho que produza alterações radiográficas detectáveis.

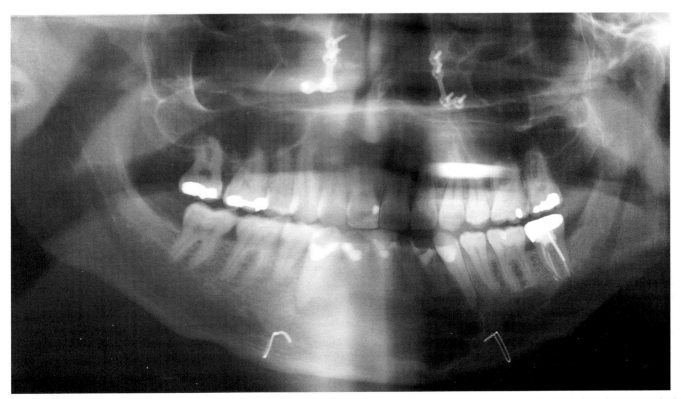

Figura 8.79 Cisto cirúrgico ciliado. Cisto ciliado ectópico na região anterior da mandíbula que surgiu quando o epitélio respiratório foi transportado do local de uma osteotomia LeFort 1 para a mandíbula durante um procedimento de genioplastia. (Cortesia do Dr. Adam Janette.)

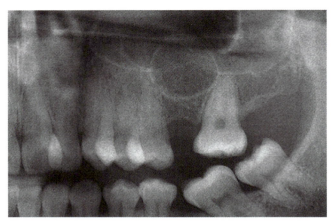

Figura 8.80 Cisto cirúrgico ciliado. Radiolucência bem definida na área de extração prévia do primeiro molar superior. (Cortesia do Dr. Steven Anderson.)

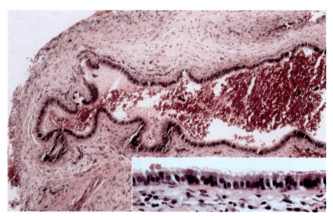

Figura 8.81 Cisto cirúrgico ciliado. Cisto verdadeiro revestido por epitélio respiratório. No detalhe, uma visão microscópica em maior aumento do epitélio pseudoestratificado cilíndrico ciliado que reveste o cisto.

Os cistos pós-operatórios mandibulares secundários a genioplastia ou aumento do queixo apresentam-se como uma radiolucência unilocular bem definida na linha média, enquanto aqueles secundários a uma osteotomia sagital dividida surgem no ramo ascendente.

Características histopatológicas

Os cistos cirúrgicos ciliados e as mucoceles de seio são estruturas císticas verdadeiras delimitadas por um epitélio pseudoestratificado cilíndrico ciliado, por epitélio pavimentoso com células mucosas ou por epitélio pavimentoso metaplásico (Figura 8.81). Um cisto de retenção do seio mostra dilatação focal de um ducto associado às glândulas seromucosas do revestimento. O lúmen dos ductos dilatados é preenchido por um muco espesso, geralmente permeado por células inflamatórias crônicas.

Tratamento e prognóstico

Pelo fato de os cistos cirúrgicos ciliados e as mucoceles de seio serem lesões expansivas e destrutivas, a remoção cirúrgica é necessária. Embora muitas das lesões maxilares sejam removidas por meio de uma operação de Caldwell-Luc, cistos próximos à cavidade nasal são melhor tratados com marsupialização endoscópica transnasal. As lesões mandibulares respondem bem à curetagem completa, com marsupialização utilizada em cistos grandes para reduzir o tamanho antes da remoção definitiva. Vários pesquisadores também têm demonstrado que as mucoceles do seio que surgem da obstrução do óstio frequentemente não requerem remoção cirúrgica, mas respondem bem à antrostomia endoscópica meatal média e à marsupialização da mucocele.

◆ ENFISEMA CERVICOFACIAL

O **enfisema cervicofacial** surge pela introdução de ar dentro dos espaços subcutâneos ou fasciais de cabeça e pescoço. O ar forçado pode se espalhar através dos espaços para as áreas orbital, retrofaríngea, mediastinal, pleural e peritoneal. O médico Alexander Turnbull relatou o primeiro caso em 1900, que surgiu como resultado de soprar em uma corneta pouco tempo após a extração dentária.

O enfisema cervicofacial de origem dentária pode aparecer por diversas maneiras:

- Após o uso de jato de ar comprimido pelo clínico
- Após exodontias difíceis ou demoradas
- Como resultado do aumento da pressão intraoral (p. ex., ao assoar vigorosamente o nariz, espirro, ao soprar balões, tocar instrumentos de sopro, manobras habituais de Valsalva). Os riscos desses procedimentos são aumentados imediatamente após um procedimento cirúrgico oral
- Uso de peróxido de hidrogênio para irrigação durante um procedimento endodôntico
- Sem causa óbvia.

A introdução de ar dentro dos tecidos tem sido observada após um grande número de procedimentos dentários, porém a maioria dos casos envolve exodontias, endodontia, osteotomias, trauma ou o uso de seringas de ar ou de água. Além disso, a prevalência tem aumentado como resultado do uso de peças de mão de ar comprimido durante cirurgias orais ou do uso de *lasers* com sistemas de ar comprimido destinados a remover debris teciduais do campo operatório. Ocasionalmente, o enfisema cervicofacial tem resultado da entrada forçada acidental de ar comprimido para o interior de pequenas lacerações intraorais distantes do campo operatório. Um problema análogo denominado **pneumoparótida** pode originar-se quando o ar entra no ducto da glândula parótida, levando ao aumento da glândula parótida causado pela insuflação de ar. Isto pode ser acidental, autoinduzido ou ocupacional (p. ex., sopradores de vidro e músicos que tocam instrumentos de sopro). O ducto de Stensen apresenta numerosas pregas mucosas que se selam quando a pressão intraoral aumenta; além disso, a posterior contração do músculo bucinador previne a entrada de ar pela compressão do ducto. Apesar dessa proteção, um grande aumento da pressão intraoral pode resultar no preenchimento do sistema ductal parotídeo por ar.

Características clínicas e radiográficas

Mais de 90% dos casos de enfisema cervicofacial se desenvolvem durante a cirurgia ou na primeira hora do pós-operatório. Os casos de ocorrência tardia estão associados a elevada pressão pós-operatória criada pelo paciente. A alteração inicial é um aumento de volume do tecido mole pela presença do ar nos tecidos mais profundos (Figura 8.82). A dor costuma ser mínima, sendo a crepitação detectada com facilidade à leve palpação. Subsequentemente, há um aumento de volume e difunde-se devido à inflamação secundária e ao edema. Podem ocorrer dor variável, eritema facial, disfagia, disfonia, dificuldades visuais e febre baixa. O aumento da face é frequentemente confundido com angioedema, mas o diagnóstico pode ser feito pela identificação da crepitação. Além disso, a TC, utilizando a escala de densidade de Hounsfield, pode confirmar a presença de bolsas de ar dentro dos tecidos moles.

A disseminação para o mediastino pode resultar em disfonia, disfagia ou dispneia. Nos casos com envolvimento do mediastino, a auscultação cardíaca em geral revela crepitação sincrônica com a batida do coração (**ruído de Hamman**). O pneumomediastino pode ser confirmado em radiografias do tórax pela observação do deslocamento da pleura mediastinal. O envolvimento do espaço pericárdico frequentemente pode ser detectado por meio de um eletrocardiograma de 12 derivações que pode demonstrar ondas T invertidas, elevação do segmento ST e um desvio do eixo elétrico.

A pneumoparótida se apresenta como um aumento unilateral da parótida que demonstra leve crepitação à palpação. A ordenha do ducto parotídeo produz uma saliva espumosa, cheia de ar, em vez de secreção clara, semelhante à água.

Tratamento e prognóstico

É recomendada a cobertura com antibióticos de amplo espectro em todos os casos de enfisema cervicofacial relacionados a dentes. Gradualmente o corpo expele o ar retido durante um período de 2 a 5 dias. A maioria dos casos melhora espontaneamente, sem maiores dificuldades. A administração de oxigênio a 100% com uma máscara sem respirador pode auxiliar na rápida recuperação, porque o oxigênio reduz a pressão parcial de nitrogênio nos pulmões em comparação com os tecidos periféricos, resultando em um gradiente de pressão que permite que o nitrogênio difunda mais rapidamente para fora dos tecidos periféricos (o ar aprisionado é composto por 78% de nitrogênio e 21% de oxigênio). Casos raros de dificuldade respiratória foram relatados, sendo necessária a ventilação auxiliar. Foram relatadas mortes associadas a complicações raras e graves, como mediastinite, pneumotórax sob tensão, tamponamento cardíaco, insuficiência cardíaca e embolia aérea.

O primeiro objetivo no tratamento da pneumoparótida é descobrir o evento desencadeador. Nos casos relacionados à ocupação, tais como os músicos de trompete, o indivíduo deve ser orientado a comprimir as bochechas enquanto toca. Este procedimento contrai os músculos bucinadores e comprime os ductos parotídeos. Os sintomas agudos são tratados com antibióticos, massagens, hidratação, sialagogos e compressas mornas.

◆ MIOESFERULOSE

A colocação de um antibiótico tópico ou agente hemostático em uma base de petrolato ou petróleo em um local cirúrgico ocasionalmente pode resultar em uma reação de corpo estranho única, conhecida como **mioesferulose**. O padrão histopatológico resultante demonstra corpos esféricos inicialmente considerados como um fungo endosporulante, mas que na verdade são hemácias alteradas pela emulsão física com o petrolato contendo lipídios.

Características clínicas e radiográficas

A mioesferulose pode ocorrer em qualquer região no interior dos tecidos moles ou do osso, nos quais o antibiótico foi colocado. A maioria dos casos na literatura odontológica ocorreu no interior dos ossos, em sítios de exodontias onde um antibiótico havia sido colocado para prevenir a osteíte alveolar. Embora exemplos de casos nos ossos gnáticos e nos tecidos moles orais tenham sido documentados, a maioria dos casos ocorreu no interior de sítios cirúrgicos mandibulares. Além disso, a mioesferulose é ocasionalmente relatada em outros locais anatômicos, mais frequentemente no nariz ou em um seio paranasal após um procedimento cirúrgico no qual foi usada uma gaze embebida em pomada antibiótica. Um padrão microscópico semelhante também foi observado no carcinoma de células renais, esteatocistoma, teratomas císticos, tecido mamário e tecido adiposo perirrenal, secundário a uma reação entre lipídios endógenos e sangue.

Embora casos raros possam se apresentar como uma lesão multilocular, a mioesferulose classicamente se apresenta como uma radiolucência unilocular circunscrita em um local de cirurgia anterior (Figura 8.83). Em alguns casos, pode haver edema, dor ou drenagem purulenta. Durante a exploração da lesão encontra-se um material negro, gorduroso, semelhante ao alcatrão.

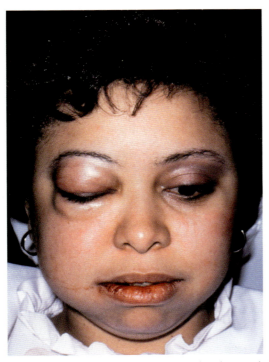

Figura 8.82 Enfisema cervicofacial. Aumento de volume periorbital e facial causado pelo uso de peça de mão a ar comprimido durante a exodontia do terceiro molar.

Características histopatológicas

O padrão histopatológico demonstra tecido colagenoso denso entremeado com uma resposta inflamatória granulomatosa, apresentando macrófagos e células gigantes multinucleadas. No tecido conjuntivo são observados múltiplos espaços semelhantes a cistos, que contêm numerosas esférulas coradas de marrom a preto (Figura 8.84). Por vezes as coleções de esférulas são circundadas por uma membrana externa conhecida como *parent bag*, formando estruturas, que lembram um "saco de bolas de gude". A coloração escura incomum se deve à degradação da hemoglobina. Para complicar, a mioesferulose que se origina em um seio paranasal é ocasionalmente contaminada por organismos fúngicos respiratórios, tais como os zigomicetos ou *Aspergillus*.

Tratamento e prognóstico

O melhor tratamento para a mioesferulose é a remoção cirúrgica do corpo estranho e do tecido associado. O exame histopatológico do tecido alterado fornece o diagnóstico definitivo. A recidiva não é esperada. Aqueles casos que surgem no seio paranasal e mostram infestação fúngica respondem bem às medidas locais e não requerem antibioticoterapia sistêmica.

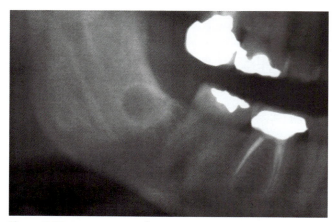

Figura 8.83 **Mioesferulose.** Área radiolucente que permaneceu após a exodontia do terceiro molar inferior. Uma pomada antibiótica foi colocada na ocasião da exodontia.

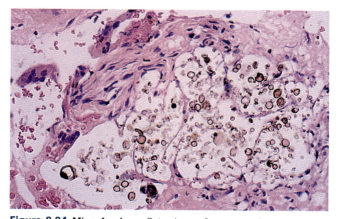

Figura 8.84 **Mioesferulose.** Fotomicrografia em grande aumento exibindo múltiplos espaços semelhantes a cistos contendo numerosas esférulas coradas em marrom.

♦ BIBLIOGRAFIA

Linha alba
Madani FM, Kuperstein AS: Normal variations of oral anatomy and common oral soft tissue lesions. Evaluation and management, *Med Clin N Am* 98:1281–1298, 2014.

Vieira-Andrade RG, Zuquim Guimarães Fde F, Vieira Cda S, et al: Oral mucosa alterations in a socioeconomically deprived region: prevalence and associated factors, *Braz Oral Res* 25:393–400, 2011.

Morsicatio buccarum
Hjørting-Hansen E, Holst E: Morsicatio mucosae oris and suctio mucosae oris: an analysis of oral mucosal changes due to biting and sucking habits, *Scand J Dent Res* 78:492–499, 1970.

Nanda A, Koli D, Sharma S, et al.: Checking the cheek bite injury: fabrication of an interim cheek guard appliance, *Spec Care Dentist* 34:208–211, 2014.

Romero M, Vicente A, Bravo LA: Prevention of habitual cheek biting: a case report, *Spec Care Dentist* 25:214–216, 2005.

Sewerin I: A clinical and epidemiologic study of morsicatio buccarum/labiorum, *Scand J Dent Res* 79:73–80, 1971.

Solley K, Turner C: Prevalence and correlates of clinical significant body-focused repetitive behaviors in a non-clinical sample, *Compr Psychiatry* 86:9–18, 2018.

Van Wyk CW, Staz J, Farman AG: The chewing lesion of the cheeks and lips: its features and the prevalence among a selected group of adolescents, *J Dent* 5:193–199, 1977.

Woo S-B, Lin D: Morsicatio mucosae oris—a chronic oral frictional keratosis, not a leukoplakia, *J Oral Maxillofac Surg* 67:140–146, 2009.

Ulcerações eosinofílicas
Aloebeid B, Pan L-X, Milligan L, et al: Eosinophil-rich CD30+ lymphoproliferative disorder of the oral mucosa, *Am J Clin Pathol* 121:43–50, 2004.

Baldiwala M, Nayak R: Conservativee management of Riga-Fede disease, *J Dent Child* 81:103–106, 2014.

Benitez B, Mülli J, Tzankov A, et al.: Traumatic ulcerative granuloma with stromal eosinophilia – clinical case report, literature review, and differential diagnosis, *World J Surg Oncol* 17:184, 2019. https://doi.org/10.1186/s12957-019-1736-z.

Bhaskar SN, Lilly GE: Traumatic granuloma of the tongue (human and experimental), *Oral Surg Oral Med Oral Pathol* 18:206–218, 1964.

Elzay RP: Traumatic ulcerative granuloma with stromal eosinophilia (Riga-Fede's disease and traumatic eosinophilic granuloma), *Oral Surg Oral Med Oral Pathol* 55:497–506, 1983.

Ficarra G, Prignano F, Romagnoli P: Traumatic eosinophilic granuloma of the oral mucosa: a CD30+ (Ki-1) lymphoproliferative disorder, *Oral Oncol* 33:375–379, 1997.

Padmanabhan MY, Pandey RK, Aparna R, et al: Neonatal sublingual traumatic ulceration—case report & review of the literature, *Dent Traumatol* 26:490–495, 2010.

Setti G, Martella E, Mancini C, et al.: Self-healing CD30 – T -clonal proliferation of the tongue: report of an extremely rare case, *BMC Oral Health* 19:186, 2019. https://doi.org/10.1186/s12903-019-0875-5.

Queimaduras elétricas e térmicas
Czerepak CS: Oral splint therapy to manage electrical burns of the mouths in children, *Clin Plast Surg* 11:685–692, 1984.

Davidson CC, Orr DJ: An unusual exit point from an electrocution injury, *Burns* 36:e75–e77, 2010.

Harrison R, Hicklin D Jr: Electronic cigarette explosions involving the oral cavity, *JADA* 147:891–896, 2016.

Jones CD, Ho W, Gunn E, et al.: E-cigarette burn injuries: comprehensive review and management guideline proposal, *Burns* 45:763–771, 2019.

Rogér JM, Abayon M, Elad S, et al.: Oral trauma and tooth avulsion following explosion of e-cigarette, *J Oral Maxillofac Surg* 74:1181–1185, 2016.

Serror K, Chaouat M, Legrand MM, et al.: Burns caused by electronic vaping devices (e-cigarettes): a new classification proposal based on mechanisms, *Burns* 44:544–548, 2018.

Yeroshalmi F, Sidoti EJ Jr, Adamo AK, et al: Oral electrical burns in children—a model of multidisciplinary care, *J Burn Car Res* 32:e25–e30, 2011.

Reações orais adversas a agentes químicos

Frost DE, Barkmeier WW, Abrams H: Aphthous ulcer—a treatment complication, *Oral Surg Oral Med Oral Pathol* 45:863–869, 1978.

Gilvette C, Porter SR, Fedele S: Traumatic chemical oral ulceration: a case report and review of the literature, *Br Dent J* 208:297–300, 2010.

Gluskin AH, Lai G, Peters CI, et al.: The double-edged sword of calcium hydroxide in endodontics. Precautions and preventative strategies for extrusion injuries into neurovascular anatomy, *JADA* 151:317–326, 2020.

Kleier DJ, Averbach RE, Mehdipour O: The sodium hypochlorite accident: experience of diplomates of the American Board of Endodontics, *J Endod* 34:1346–1350, 2008.

Pontes F, Pontes H, Adachi P, et al.: Gingival and bone necrosis caused by accidental sodium hypochlorite injection instead of anaesthetic solution, *Int Endod J* 41:267–270, 2008.

Rees TD, Orth CF: Oral ulcerations with use of hydrogen peroxide, *J Periodontol* 57:689–692, 1986.

Complicações não infecciosas da terapia antineoplásica

Ariyawardana A, Cheng KKF, Kandwal A, et al.: Systematic review of anti-inflammatory agents for the management of oral mucositis in cancer patients and clinical practice guidelines, *Support Care Cancer* 27:3985–3995, 2019.

Bhide SA, Miah AB, Harrington KJ, et al: Radiation-induced xerostomia: pathophysiology, prevention and treatment, *Clin Oncol* 21:737–744, 2009.

Costa DA, Costa TP, Netto EC, et al.: New perspectives on the conservative management of osteoradionecrosis of the mandible: a literature review, *Head Neck* 38:1708–1716, 2016.

Delanian S, Lefaix JL: The radiation-induced fibroatrophic process: therapeutic perspective via the antioxidant pathway, *Radiother Oncol* 73:119–131, 2004.

Haverman C, Huber M: Xerostomia management in the head and neck radiation patient, *Tex Dent J* 127:487–504, 2010.

Kolokythas A, Rasmussen JT, Reardon J, et al.: Management of osteoradionecrosis of the jaws with pentoxifylline-tocopheral: a systematic review of the literature and meta-analysis, *Int J Oral Maxillofac Surg* 48:173–180, 2019.

Lalla RV, Bowen J, Barasch A, et al.: MASCC/ISOO clinical practice guidelines for the management of mucositis secondary to cancer therapy, *Cancer* 120:1453–1461, 2014.

Lalla RV, Saunders DP, Peterson DE: Chemotherapy or radiation – induced oral mucositis, *Dent Clin N Am* 58:341–349, 2014.

Marx RE: A new concept in the treatment of osteoradionecrosis, *J Oral Maxillofac Surg* 41:351–357, 1983.

Palmier NR, Migliorati CA, Prado-Ribeiro AC, et al.: Radiation-related caries: current diagnostic, prognostic, and management paradigms, *Oral Surg Oral Med Oral Pathol Oral Radiol* 130:52–62, 2020.

Peng J, Shi Y, Wang J, et al.: Low-level laser therapy in the prevention and treatment of oral mucositis: a systematic review and metaanalysis, *Oral Surg Oral Med Oral Pathol Oral Radiol* 130:387–397, 2020.

Raggio BS, Winters R: Modern management of osteoradionecrosis, *Curr Opin Otolaryngol Head Neck Surg* 26:254–259, 2018.

Worthington HV, Clarkson JE, Bryan G, et al: Interventions for preventing oral mucositis for patients with cancer receiving treatment, *Cochrane Database Syst Rev* (4):CD000978, 2011.

Zhang Z, Xiao W, Jia J, et al.: The effect of combined application of pentoxifylline and vitamin E for the treatment of osteoradionecrosis of the jaws: a meta-analysis, *Oral Surg Oral Med Oral Pathol Oral Radiol* 129:207–214, 2020.

Osteonecrose dos maxilares relacionada a medicamentos

Carlson ER: Management of antiresorptive osteonecrosis of the jaws with primary surgical resection, *J Oral Maxillofac Surg* 72:655–657, 2014.

Carlson ER: Response to letter to the editor, *J Oral Maxillofac Surg* 72:1641–1642, 2014.

Damm DD, Jones DM: Bisphosphonate-related osteonecrosis of the jaws: a potential alternative to drug holidays, *Gen Dent* 61:33–38, 2013.

Eguia A, Bagan L, Cardona F: Review and update on drugs related to the development of osteonecrosis of the jaw, *Med Oral Patol Oral Cir Bucal* 25:E71–e83, 2020.

El-Rabbany M, Sgro A, Lam DK, et al.: Effectiveness of treatment for medication-related osteonecrosis of the jaw. A systematic review and meta-analysis, *JADA* 148:584–594, 2017.

Favia G, Tempesta A, Limongelli L, et al.: Medication-related osteonecrosis of the jaw: surgical or non-surgical treatment? *Oral Diseases* 24:238–242, 2018.

Filleul O, Crompot E, Saussez S: Bisphosphonate-induced osteonecrosis of the jaw: a review of 2,400 patient cases, *J Cancer Res Clin Oncol* 136:1117–1124, 2010.

Hellstein JW, Adler RA, Edwards B, et al: Managing the care of patients receiving antiresorptive therapy for prevention and treatment of osteoporosis, *J Am Dent Assoc* 142:1243–1251, 2011.

Marx RE: Pamidronate (Aredia) and zoledronate (Zometa) induced avascular necrosis of the jaws: a growing epidemic (letter to the editor), *J Oral Maxillofac Surg* 61:1115–1117, 2003.

Marx RE, Cillo JE Jr, Ulloa JJ: Oral bisphosphonate-induced osteonecrosis: risk factors, prediction of risk using serum CTX testing, prevention, and treatment, *J Oral Maxillofac Surg* 65:2397–2410, 2007.

Nicolatou-Galitis O, Schiødt M, Mendes RA, et al.: Medication-related osteonecrosis of the jaw: definition and best practice for prevention, diagnosis, and treatment, *Oral Surg Oral Med Oral Pathol Oral Radiol* 127:117–135, 2019.

Otto S, Schnödt EM, Haidari S, et al.: Autofluorescence-guided surgery for the treatment of medication-related osteonecrosis of the jaw (MRONJ): a retrospective single-center study, *Oral Surg Oral Med Oral Pathol Oral Radiol* 131:519–526, 2021.

Owosho AA, Liang STY, Sax AZ, et al.: Medication-related osteonecrosis of the jaw: an update on the Memorial Sloan Kettering Cancer Center experience and the role of premedication dental evaluation in prevention, *Oral Surg Oral Med Oral Pathol Oral Radiol* 125:440–445, 2018.

Ristow O, Rückschloß T, Müller M, et al.: Is the conservative nonsurgical management of medication-related osteonecrosis of the jaw an appropriate treatment option for early stages? A long-term single-center cohort study, *J Cranio Maxillo Fac Surg* 47:491–499, 2019.

Ruggiero SL, Dodson TB, Aghaloo T, et al.: American Association of Oral and Maxillofacial Surgeons' position paper on medication-related osteonecrosis of the jaw – 2022 update, *J Oral Maxillofac Surg* 80:920–943, 2022.

Ruggiero SL, Dodson TB, Fantasia J, et al: American Association of Oral and Maxillofacial Surgeons position paper on medication-related osteonecrosis of the jaw—2014 update, *J Oral Maxillofac Surg* 72(10):1938–1956, 2014.

Ruggiero SL, Mehrotra B, Rosenberg TJ, et al.: Osteonecrosis of the jaws associated with the use of bisphosphonates: a review of 63 cases, *J Oral Maxillofac Surg* 62:527–534, 2004.

Saag KG, Petersen J, Brandi ML, et al.: Romosozumab or alendronate for fracture prevention in women with osteoporosis, *N Engl J Med* 377:1417–1427, 2017.

Schneider JP: Should bisphosphonates be continued indefinitely? An unusual fracture in a healthy woman on long-term alendronate, *Geriatrics* 61:31–33, 2006.

Williams WB, O'Ryan F: Management of medication-related osteonecrosis of the jaw, *Oral Maxillofacial Surg Clin N Am* 27:517–525, 2015.

Complicações orofaciais do abuso de drogas

Clague J, Belin TR, Shetty V: Mechanisms underlying metamphetamine-related dental disease, *JADA* 148:377–386, 2017.

Goodchild JH, Donaldson M: Methamphetamine abuse and dentistry: a review of the literature and presentation of a clinical case, *Quintessence Int* 38:583–590, 2007.

Hamamoto DT, Rhodus NL: Methamphetamine abuse and dentistry, *Oral Dis* 15:27–37, 2009.

Silvestre FJ, Perez-Hervera A, Puente-Sandoval A, et al: Hard palate perforation in cocaine abusers: a systematic review, *Clin Oral Invest* 14:621–628, 2010.

Trimarchi M, Bondi S, Torre ED, et al.: Palate perforation differentiates cocaine-induced midline destructive lesions from granulomatosis with polyangiitis, *Acta Otorhinolaryngol Ital* 37:281–285, 2017.

Necrose anestésica

Carroll MJ: Tissue necrosis following a buccal infiltration, *Br Dent J* 149:209–210, 1980.

Giunta J, Tsamsouris A, Cataldo E, et al: Postanesthetic necrotic defect, *Oral Surg Oral Med Oral Pathol* 40:590–593, 1975.

Schaffer J, Calman HI, Levy B: Changes in the palate color and form (case 9), *Dent Radiogr Photogr* 39:(3–6):19–22, 1966.

Queilite esfoliativa

Axéll T, Skoglund A: Chronic lip fissures. Prevalence, pathology and treatment, *Int J Oral Surg* 10:354–358, 1981.

Connolly M, Kennedy C: Exfoliative cheilitis successfully treated with topical tacrolimus, *Br J Dermatol* 151:241–242, 2004.

Daley TD, Gupta AK: Exfoliative cheilitis, *J Oral Pathol Med* 24:177–179, 1995.

Freeman S, Stephens R: Cheilitis: analysis of 75 cases referred to a contact dermatitis clinic, *Am J Contact Dermat* 7:146–151, 1996.

Nico MMS, Dwan AJ, Lourenco SV, et al.: Ointment pseudo-cheilitis: a disease distinct from factitial cheilitis. A series of 13 patients from São Paulo, Brazil, *J Cutan Med Surg* 23:277–281, 2019.

Reade PC, Sim R: Exfoliative cheilitis—a factitious disorder?, *Int J Oral Maxillofac Surg* 15:313–317, 1986.

Rosenquist B: Median lip fissure: etiology and suggested treatment, *Oral Surg Oral Med Oral Pathol* 72:10–14, 1991.

Taniguchi S, Kono T: Exfoliative cheilitis: a case report and review of the literature, *Dermatology* 196:253–255, 1998.

Hemorragia submucosa

Kravitz P: The clinical picture of "cough purpura," benign and non-thrombocytopenic eruption, *Va Med* 106:373–374, 1979.

Sundarajan D, Noonan V, Gallagher G: Oral submucosal hemorrhage, *J Mass Dent Soc* 65:31, 2016.

Trauma oral por práticas sexuais

Damm DD, White DK, Brinker CM: Variations of palatal erythema secondary to fellatio, *Oral Surg Oral Med Oral Pathol* 52:417–421, 1981.

Elam AL: Sexually related trauma: a review, *Ann Emerg Med* 15:576–584, 1986.

Farman AG, Van Wyk CW: The features of non-infectious oral lesions caused by fellatio, *J Dent Assoc S Afr* 32:53–55, 1977.

Leider AS: Intraoral ulcers of questionable origin, *J Am Dent Assoc* 92:1177–1178, 1976.

Mader CL: Lingual frenum ulcer resulting from orogenital sex, *J Am Dent Assoc* 103:888–890, 1981.

Terezhalmy GT: Oral manifestations of sexually related diseases, *Ear Nose Throat J* 62:287–296, 1983.

Van Wyk CW: Oral lesions caused by habits, *Forensic Sci* 7:41–49, 1976.

Pigmentações exógenas localizadas

Aguirre-Zorzano LA, Garcia-De-La-Fuente AM, Estefanía-Fresco R: Treatment of amalgam tattoo with a new technique: mucoabrasion and free connective tissue graft, *Clin Adv Periodontics* 9:120–124, 2019.

Brooks JK, Reynolds MA: Ethnobotanical tattooing of the gingiva. Literature review and report of a case, *J Am Dent Assoc* 138:1097–2101, 2007.

Buchner A, Hansen LS: Amalgam pigmentation (amalgam tattoo) of the oral mucosa: a clinicopathologic study of 268 cases, *Oral Surg Oral Med Oral Pathol* 49:139–147, 1980.

Daley TD, Gibson D: Practical applications of energy dispersive x-ray microanalysis in diagnostic oral pathology, *Oral Surg Oral Med Oral Pathol* 69:339–344, 1990.

de Winter RW, van der Bent SAS, van Esch M, et al.: Allergic reaction to red cosmetic lip tattoo treated with hydroxychloroquine, *Dermatitis* 30:82–83, 2019.

Hussaini HM, Waddell JN, West LM, et al: Silver solder "tattoo," a novel form of oral pigmentation identified with the use of field emission scanning electron microscopy and electron dispersive spectrography, *Oral Surg Oral Med Oral Pathol Oral Radiol Endod* 112:e6–e10, 2011.

Moraes RM, Gouvêa Lima GDM, Guilhermino M, et al.: Graphite oral tattoo: case report, *Dermatol Online J* 21, 2015. 13030/qt0z57p9xr.

Ortiz A, Yamauchi PS: Rapidly growing squamous cell carcinoma from permanent makeup tattoo, *J Am Acad Dermatol* 60:1073–1074, 2009.

Rawal SY, Burrell R, Hamidi CS, et al: Diffuse pigmentation of maxillary attached gingiva: four cases of the culture practice of gingival tattoo, *J Periodontol* 78(1):170–176, 2007.

Taylor TD, Klotz MW, Lawton RA: Titanium tattooing associated with zirconia implant abutments: a clinical report of two cases, *Int J Oral Maxillofac Implants* 29:958–960, 2014.

Piercings orais e língua bífida

Bressmann T: Self-inflicted cosmetic tongue split: a case report, *J Can Dent Assoc* 70:156–157, 2004.

Gill JB, Karp JM, Kopycha-Kedzierawski DT: Oral piercing injuries treated in United States Emergency departments, 2002-2008, *Pediatr Dent* 34:56–60, 2012.

Hennequin-Hoenderdos NL, Slot DE, Van der Weijen GA: The prevalence of oral and peri-oral piercings in young adults, a systematic review, *Int J Dent Hyg* 10:223–228, 2012.

Hennequin-Hoenderdos NL, Slot DE, Van der Weijen GA: The incidence of complications associated with lip and/or tongue piercings: a systematic review, *Int J Dent Hyg* 14:62–73, 2016.

Levin L, Zadik Y: Oral piercing: complications and side effects, *Am J Dent* 20:340–344, 2007.

Loh FC, Yeo JF: Talisman in the orofacial region, *Oral Surg Oral Med Oral Pathol* 68:252–255, 1989.

Nor MM, Yushar A, Razali M, et al: Incidental radiologic findings of susuk in the orofacial region, *Dentomaxillofac Radiol* 35:473–474, 2006.

Stanko P, Poruban D, Mracna J, et al.: Squamous cell carcinoma and piercing of the tongue – a case report, *J Craniomaxillofac Surg* 40:329–331, 2012.

Ziebolz D, Stuehmer C, van Nüss K, et al: Complications of tongue piercing: a review of the literature and three case reports, *J Contemp Dent Pract* 10:E65–E71, 2009.

Lesões orais associadas a materiais de preenchimento estéticos

Daley T, Damm DD, Haden JA, et al: Oral lesions associated with injected hydroxyapatite cosmetic filler, *Oral Surg Oral Med Oral Pathol Oral Radiol* 114:107–111, 2012.

Dwivedi K, Prabhu IS, Bradley KM: Fluorodeoxyglucose activity associated with a cosmetic poly-L-lactide filler: a potential confounder on positron emission tomography and computed tomography, *Br J Oral Maxillofac Surg* 56:148–150, 2018.

Farahani SS, Sexton J, Stone JD, et al: Lip nodules caused by hyaluronic acid filler injection: report of three cases, *Head Neck Pathol* 6:16–20, 2012.

Grippaudo FR, Di Girolamo M, Mattei M, et al.: Diagnosis and management of dermal filler complications in the perioral region, *J Cosmet Laser Ther* 16:246–252, 2014.

Gupta A, Miller PJ: Management of lip complications, *Facial Plast Surg Clin N Am* 27:565–570, 2019.

Karagozoglu KH, van der Waal I: Polyacrylamide soft tissue filler nodule mimicking a mucoepidermoid carcinoma, *Int J Oral Maxillofac Surg* 37:578–580, 2008.

Koka S, Shah K, Mallya S: Dermal filler presenting as lobular radiopacities in an edentulous patient: a clinical report, *J Prosthodont* 26:670–671, 2017.

Shahrabi-Farahani S, Lerman MA, Noonan V, et al: Granulomatous foreign body reaction to dermal cosmetic fillers with intraoral migration, *Oral Surg Oral Med Oral Pathol Oral Radiol* 117:105–110, 2014.

Requena C, Requena L, Alegre V, et al.: Adverse reaction to silicone simulating orofacial granulomatosis, *Eur Acad Dermatol Venereol* 29:998–1001, 2015.

Valiyaparambil J, Rengasamy K, Mallya SM: An unusual soft tissue radiopacity—radiographic appearance of a dermal filler, *Br Dent J* 207:211–212, 2009.

Intoxicação metálica sistêmica

Ahnlide I, Ahlgren C, Björkner B, et al.: Gold concentration in blood in relation to the number of gold restorations and contact allergy to gold, *Acta Odontol Scand* 60:301–305, 2002.

Bellinger DC, Trachtenberg F, Barregard L, et al.: Neuropsychological and renal effects of dental amalgam in children: a randomized trial, *J Am Med Assoc* 295:1775–1783, 2006.

Burton H: On a remarkable effect on the human gums, produced by the absorption of lead, *Med Chir Trans* 23:63–79, 1840.

Choi H, Castillo B, Seminario-Vidal L: Silver absorption in patients with Steven-Johnson syndrome and toxic epidermal necrolysis treated with silver-impregnated dressings, a case series, *Int Wound J* 15:1049–1051, 2018.

DeRouen TA, Martin MD, Leroux BG, et al.: Neurobehavioral effects of dental amalgam in children, a randomized trial, *J Am Med Assoc* 295:1784–1792, 2006.

Drake PL, Hazelwood KJ: Exposure-repeated health effects of silver and silver compounds: a review, *Ann Occup Hyg* 49:575–585, 2005.

Dummet CO: Systemic significance of oral pigmentation and discoloration, *Postgrad Med J* 49(1):78–82, 1971.

Fowler J Jr, Taylor J, Storrs F, et al.: Gold allergy in North America, *Am J Contact Dermat* 12:3–5, 2001.

Garg A: Case presentation: the blue line, *Dent Implantol Update* 21:45–48, 2010.

Gaslin MT, Rubin C, Pribitkin EA: Silver nasal sprays: misleading internet marketing, *Ear Nose Throat J* 87:217–220, 2008.

Gordon NC, Brown S, Khosla VM, et al.: Lead poisoning: a comprehensive review and report of a case, *Oral Surg Oral Med Oral Pathol* 47:500–512, 1979.

Han TY, Chang HS, Lee HK, et al.: Successful treatment of argyria using a low-fluence Q-switched 1064-nm Nd:YAG laser, *Int J Dermatol* 50:751–753, 2011.

Harris RA, Poole A: Beware of bismuth: post maxillectomy delirium, *ANZ J Surg* 72:846–847, 2002.

Ioffreda MD, Gordon CA, Adams DR, et al.: Black tongue, *Arch Dermatol* 137:968–969, 2001.

Jacobs R: Argyria: my life story, *Clin Dermatol* 24:66–69, 2006.

Lee SM, Lee SH: Generalized argyria after habitual use of AgNO$_3$, *J Dermatol* 21:50–53, 1994.

Marshall JP, Schneider RP: Systemic argyria secondary to topical silver nitrate, *Arch Dermatol* 113:1077–1179, 1977.

Martin MD, Williams BJ, Charleston JD, et al.: Spontaneous exfoliation of teeth following severe elemental mercury poisoning: case report and histological investigation for mechanism, *Oral Surg Oral Med Oral Pathol Oral Radiol Endod* 84:495–501, 1997.

Mutter J, Yeter D: Kawasaki's disease, acrodynia, and mercury, *Curr Med Chem* 15:3000–3010, 2008.

Pimparkar BD, Bhave A: Arsenicosis: review of recent advances, *J Assoc Physicians India* 58:617–624, 2010.

Rerknimitr P, Kantikosum K, Chottawornsak N, et al.: Chronic occupational exposure to lead leads to significant mucocutaneous changes in lead factory workers, *J Eur Acad Dermatol Venereol* 33:1993–2000, 2019.

Su M, Barrueto F Jr, Hoffman RS: Childhood lead poisoning from paint chips: a continuing problem, *J Urban Health* 79:491–501, 2002.

Melanose do fumante

Axéll T, Hedin CA: Epidemiologic study of excessive oral melanin pigmentation with special reference to the influence of tobacco habits, *Scand J Dent Res* 90:434–442, 1982.

Hedin CA: Smokers' melanosis, *Arch Dermatol* 113:1533–1538, 1977.

Hedin CA, Axéll T: Oral melanin pigmentation in 467 Thai and Malaysian people with special emphasis on smoker's melanosis, *J Oral Pathol Med* 20:8–12, 1991.

Hedin CA, Larsson Å: The ultrastructure of the gingival epithelium in smokers' melanosis, *J Periodontal Res* 19:177–190, 1984.

Hedin CA, Pindborg JJ, Daftary DK, et al.: Melanin depigmentation of the palatal mucosa in reverse smokers: a preliminary study, *J Oral Pathol Med* 21:440–444, 1992.

Ramer M, Burakoff RP: Smoker's melanosis, *N Y State Dent J* 63:20–21, 1997.

Pigmentações da mucosa oral relacionadas a medicamentos

Beacher N.G., Brodie M.J., Goodall C.: A case report: retigabine induced oral mucosal dyspigmentation of the hard palate, *BMC Oral Health* 15:122. https://doi.org/10.1186/s12903-015-0102-y.

Cale AE, Freedman PD, Lumerman H: Pigmentation of the jawbones and teeth secondary to minocycline hydrochloride therapy, *J Periodontol* 59:112–114, 1988.

Cockings JM, Savage NW: Minocycline and oral pigmentation, *Aust Dent J* 43:14–16, 1998.

Donnell CC, Walton RL, Carrozzo M: The blue palate – a case series of imatinib-related oral pigmentation and literature review, *Oral Surg Oral Med Oral Pathol Oral Radiol* 131:49–61, 2021.

Dummet CO: Oral mucosal discolorations related to pharmacotherapeutics, *J Oral Ther Pharmacol* 1:106–110, 1964.

Granstein RD, Sober AJ: Drug- and heavy metal-induced hyperpigmentation, *J Am Acad Dermatol* 5:1–18, 1981.

Hood AF: Cutaneous side effects of cancer chemotherapy, *Med Clin North Am* 70:187–209, 1986.

Langford A, Pohle H-D, Gelderblom H, et al.: Oral hyperpigmentation in HIV-infected patients, *Oral Surg Oral Med Oral Pathol* 67:301–307, 1989.

Lyne A, Creedon A, Bailey BMW: Mucosal pigmentation of the hard palate in a patient taking imatinib, *BMJ Case Rep*, 2015. https://doi.org/10.1136/bcr-2015-209335.

Rosebush MS, Briody AN, Cordell KG: Black and brown: nonneoplastic pigmentation of the oral mucosa, *Head Neck Pathol* 13:47–55, 2019.

Treister NS, Magalnick D, Woo S-B: Oral mucosal pigmentation secondary to minocycline therapy: report of two cases and a review of the literature, *Oral Surg Oral Med Oral Pathol Oral Radiol Endod* 97:718–725, 2004.

Metaplasia reacional óssea e condromatosa

Cutright DE: Osseous and chondromatous metaplasia caused by dentures, *Oral Surg Oral Med Oral Pathol* 34:625–633, 1972.

Daley TD, Damm DD, Wysocki GP, et al: Atypical cartilage in reactive osteocartilagenous metaplasia of the traumatized edentulous mandibular ridge, *Oral Surg Oral Med Oral Pathol Oral Radiol Endod* 83:26–29, 1997.

Lello GE, Makek M: Submucosal nodular chondrometaplasia in denture wearers, *J Prosthet Dent* 54:237–240, 1985.

Magnusson BC, Engström H, Kahnberg K-E: Metaplastic formation of bone and chondroid in flabby ridges, *Br J Oral Maxillofac Surg* 24:300–305, 1986.

Ulcerações orais com sequestro ósseo

Farah CS, Savage NW: Oral ulceration with bone sequestration, *Aust Dent J* 48:61–64, 2003.

Palla B, Burian E, Klecker JR, et al.: Systematic review of oral ulcerations with bone sequestration, *J Craniomaxillofac Surg* 44:257–264, 2016.

Peters E, Lovas GL, Wysocki GP: Lingual mandibular sequestration and ulceration, *Oral Surg Oral Med Oral Pathol Oral Radiol Endod* 75:739–743, 1993.

Scully C: Oral ulceration: a new and unusual complication, *Br Dent J* 192:139–140, 2002.

Sonnier KE, Horning GM: Spontaneous bony exposure: a report of 4 cases of idiopathic exposure and sequestration of alveolar bone, *J Periodontol* 68:758–762, 1997.

Thermos G, Kalogirou EM, Tosios K, et al.: Oral ulceration with bone sequestration: retrospective study of eight cases and literature review, *Oral Dis* 25:515–522, 2019.

Pseudocistos e cistos verdadeiros do seio maxilar

Allard RHB, van der Kwast WAM, van der Waal I: Mucosal antral cysts: review of the literature and report of a radiographic survey, *Oral Surg Oral Med Oral Pathol* 51:2–9, 1981.

Bourgeois SL, Nelson BL: Surgical ciliated cyst of the mandible secondary to simultaneous LeFort I osteotomy and genioplasty: report of case and review of the literature, *Oral Surg Oral Med Oral Pathol Oral Radiol Endod* 100:36–39, 2005.

Gardner DG: Pseudocysts and retention cysts of the maxillary sinus, *Oral Surg Oral Med Oral Pathol* 58:561–567, 1984.

Gardner DG, Gullane PJ: Mucoceles of the maxillary sinus, *Oral Surg Oral Med Oral Pathol* 62:538–543, 1986.

Kaneshiro S, Nakajima T, Yoshikawa Y, et al.: The postoperative maxillary cyst: report of 71 cases, *J Oral Surg* 39:191–198, 1981.

Li CC, Feinerman DM, MacCarthy KD, et al.: Rare mandibular surgical ciliated cysts: report of two new cases, *J Oral Maxillofac Surg* 72:1736–1743, 2014.

Sultan M, Haberland CM, Skrip L, et al.: Prevalence of antral pseudocysts in the pediatric population, *Pediatr Dent* 37:541–544, 2015.

Wang JH, Jang YJ, Lee B-J: Natural course of retention cysts of the maxillary sinus: long-term follow-up results, *Laryngoscope* 117:341–344, 2007.

Yang HC, Kang SH, Yoon SH, et al.: Transnasal endoscopic removal of bilateral postoperative maxillary cysts after aesthetic orthognathic surgery: differences from that of Caldwell-Luc operations, *Auris Nasus Larynx* 45:608–612, 2018.

Enfisema cervicofacial

An GK, Zats B, Kunin M: Orbital, mediastinal, and cervicofacial subcutaneous emphysema after endodontic retreatment of a mandibular premolar: a case report, *J Endod* 40:880–883, 2014.

Heyman SN, Babayof I: Emphysematous complications in dentistry, 1960-1993: an illustrative case and review of the literature, *Quintessence Int* 26:535–543, 1995.

López-Peláez MF, Roldán J, Mateo S: Cervical emphysema, pneumomediastinum, and pneumothorax following self-induced oral injury: report of four cases and review of the literature, *Chest* 120:306–309, 2001.

Martìn-Granizo R, Herrera M, Garcìa-Gonzàlez D, et al: Pneumoparotid in childhood: report of two cases, *J Oral Maxillofac Surg* 57:1468–1471, 1999.

McKenzie WS, Rosenberg M: Iatrogenic subcutaneous emphysema of dental and surgical origin: a literature review, *J Oral Maxillofac Surg* 67:1265–1268, 2009.

Patel N, Lazow SK, Berger J: Cervicofacial subcutaneous emphysema: case report and review of the literature, *J Oral Maxillofac Surg* 68:1976–1982, 2010.

Shovelton DS: Surgical emphysema as a complication of dental operation, *Br Med J* 102:125–129, 1957.

Turnbull A: A remarkable coincidence in dental surgery, *Br Med J* 1:1131, 1900.

Vargo RJ, Potluri A, Yeung AY, et al.: Cervicofacial subcutaneous emphysema: a clinical case and review of the literature, *Gen Dent* 64:68–71, 2016.

Mioesferulose

Dunlap CL, Barker BF: Myospherulosis of the jaws, *Oral Surg Oral Med Oral Pathol* 50:238–243, 1980.

LeBlanc P, Ghannoum JE: Myospherulosis of the mandible presenting as a multilocular lesion: a case report and review of the literature, *Head Neck Pathol* 10:221–224, 2016.

Lynch DP, Newland JR, McClendon JL: Myospherulosis of the oral hard and soft tissues, *J Oral Maxillofac Surg* 42:349–355, 1984.

Sarkar S, Gangane N, Sharma S: Myospherulosis of maxillary sinus—a case report with review of literature, *Indian J Pathol Microbiol* 41:491–493, 1998.

Wallace ML, Neville BW: Myospherulosis: report of a case, *J Periodontol* 61:55–57, 1990.

9
Doenças Alérgicas e Imunológicas

◆ PAPILITE LINGUAL TRANSITÓRIA

A **papilite lingual transitória** representa uma doença comum na boca que, por algum motivo, raramente tem sido documentada. Os pacientes afetados sofrem alterações clínicas que envolvem um número variável de papilas fungiformes da língua. Essas papilas são cobertas por um epitélio fino não queratinizado contendo poros de botões gustativos espalhados associados a um estroma altamente inervado. Essa anatomia única, que parece relativamente suscetível a lesões, foi proposta como responsável pelo envolvimento seletivo das papilas fungiformes na papilite transitória. Atualmente, a patogênese é desconhecida, porém as lesões resultam de várias influências. As causas sugeridas incluem irritação local, estresse, doença gastrintestinal, oscilação hormonal, infecção no trato respiratório superior, infecção viral e hipersensibilidade tópica a alimentos, bebidas ou produtos para higiene oral.

Características clínicas

Foram documentados três padrões de papilite lingual transitória. O primeiro padrão é localizado e envolve uma a várias papilas fungiformes, as quais se tornam aumentadas e apresentam-se como pápulas elevadas vermelhas, mas que podem demonstrar uma superfície ulcerada amarela (Figura 9.1). As lesões aparecem com mais frequência na região anterior da superfície dorsal, estão associadas à dor leve a moderada e resolvem-se espontaneamente dentro de algumas horas a vários dias. Em um levantamento realizado entre 163 membros do corpo docente de uma faculdade de odontologia, 56% relataram episódios prévios de papilite lingual transitória. Houve predominância nas mulheres e a maioria relatou uma única papila afetada. Em um relato, a ocorrência das lesões pareceu estar associada à alergia alimentar.

No segundo padrão, o envolvimento é mais generalizado e afeta uma grande porcentagem das papilas fungiformes da ponta e margem lateral da língua, na superfície dorsal (Figura 9.2). Individualmente as papilas são muito sensíveis, aumentadas, eritematosas e, por vezes, apresentam erosão focal da superfície. A febre e a linfadenopatia cervical podem ser vistas em alguns indivíduos. Em tais casos, foi relatada a disseminação entre os membros da família, sugerindo a possível correlação com um vírus desconhecido. A resolução espontânea ocorre em cerca de 7 dias, com relatos ocasionais de recidivas.

O terceiro padrão de papilite lingual transitória também demonstra um envolvimento mais difuso. As papilas alteradas são assintomáticas, aparecem como pápulas elevadas brancas a amarelas, tendo esse padrão sido denominado *variante papuloqueratótica* devido à espessa cobertura paraqueratótica (Figura 9.3). Apesar de estas lesões poderem ser o resultado de uma alergia tópica, a histopatologia demonstra características semelhantes às mucosas mordiscadas cronicamente e sugere a possibilidade de um padrão incomum de hiperqueratose friccional.

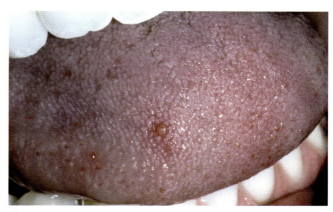

Figura 9.1 Papilite lingual transitória. Pápula amarelo-rosada dolorosa no dorso da língua.

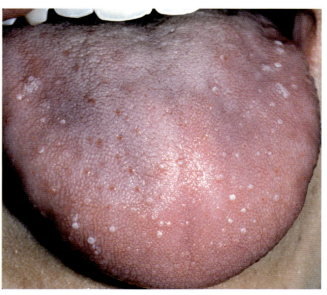

Figura 9.2 Papilite lingual transitória. Múltiplas pápulas brancas dolorosas na lateral do dorso e na ponta da língua.

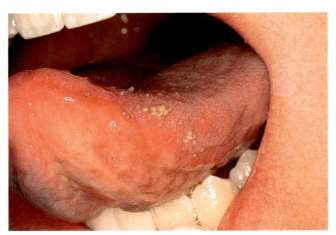

Figura 9.3 Papilite lingual transitória. Agregados de pápulas amarelas elevadas assintomáticas na superfície lateral e dorsal da língua. (Cortesia do Dr. Craig Fowler.)

Características histopatológicas

No exame histopatológico das duas primeiras variantes, as papilas afetadas demonstram epitélio superficial normal, que pode revelar áreas focais de exocitose ou ulceração. A lâmina própria exibe uma proliferação de numerosos pequenos canais vasculares e um infiltrado inflamatório misto. A investigação para evidências do papilomavírus humano (HPV), do herpes simples e de infecção fúngica tem sido negativa. A variante papuloqueratótica demonstra intensa hiperparaqueratose com superfície irregular e revela colonização bacteriana. É observado um infiltrado linfocítico crônico na lâmina própria superficial, com extensão para a camada basal do epitélio.

Tratamento e prognóstico

Apesar de a papilite lingual transitória se resolver sem tratamento, os corticosteroides tópicos, os anestésicos e os agentes protetores têm sido usados para reduzir a dor ou o tempo de duração. Em uma tentativa de eliminar a dor, os pacientes relatam a remoção da papila afetada com instrumentos como alicates de unha. A variante papuloqueratótica é assintomática e não requer qualquer tratamento. Apesar de ser frequentemente malsucedida, a procura por um evento desencadeante local ou sistêmico parece prudente.

◆ ESTOMATITE AFTOSA RECORRENTE (ULCERAÇÕES AFTOSAS RECORRENTES)

A **estomatite aftosa recorrente (EAR)** é uma das doenças mais comuns da mucosa oral. O nome origina-se da palavra grega *aphtha*, que se refere a uma úlcera da superfície mucosa. A prevalência relatada na população em geral varia de 5 a 66%, com média de 20%. Diversos subgrupos de pacientes parecem apresentar diferentes causas para a ocorrência das aftas. Estes fatores sugerem uma alteração que pode ser desencadeada por uma variedade de agentes causais, cada um dos quais sendo capaz de produzir a doença em certos subgrupos de pacientes. Para tornar mais simples, a causa parece ser "coisas diferentes em pessoas diferentes".

Embora nenhum agente desencadeante seja responsável, a destruição da mucosa parece representar uma reação imunológica mediada por células T, com envolvimento do fator de necrose tumoral alfa (TNF-alfa). Esse fator é uma importante citocina inflamatória e auxilia na sinalização do epitélio de superfície para a destruição pelas células T citotóxicas (CD8+). São fortes as evidências de destruição da mucosa oral mediada por estes linfócitos, mas as causas iniciais são evasivas e, mais provavelmente, altamente variáveis.

Todos os seguintes itens têm sido relatados como responsáveis em certos subgrupos de pacientes (e cada um descartado em outros subgrupos!):

- Alergias
- Predisposição genética
- Anormalidades hematológicas
- Influências hormonais
- Fatores imunológicos
- Agentes infecciosos
- Deficiências nutricionais
- Suspensão do fumo
- Estresse (mental e físico)
- Trauma.

Pesquisadores teorizaram que as aftas se desenvolvem de uma reação imunológica a um antígeno oral. Essa reação pode surgir devido à presença de um reagente altamente antigênico, à diminuição da barreira mucosa previamente marcada pelo antígeno ou à imunodesregulação resultante de uma resposta anormal a antígenos que costumam estar presentes. Todos os fatores desencadeantes antes descritos podem ser agrupados em uma dessas três categorias. Um ou mais desses três fatores pode estar envolvido em subgrupos de pacientes.

A predisposição genética parece ser importante em muitos pacientes, com aproximadamente 40% dos indivíduos afetados relatando histórico familiar positivo. Crianças com histórico familiar de EAR demonstram uma chance de 90% de desenvolver aftas, enquanto a prevalência cai para 20% em crianças sem pais afetados.

Um estímulo antigênico parece ser o fator iniciador primário da destruição citotóxica imunomediada da mucosa em muitos pacientes. A lista é interminável e cada item da lista parece ser importante em pequenos subgrupos de pacientes. Potenciais antígenos comumente mencionados incluem o lauril sulfato de sódio dos dentifrícios, inúmeros medicamentos sistêmicos (p. ex., medicamentos anti-inflamatórios não esteroides [NSAIDs], bisfosfonatos, vários betabloqueadores, bloqueadores de receptores de angiotensina, inibidores da ciclo-oxigenase-2, inibidores da rapamicina, trimetoprima-sulfametoxazol e o nicorandil), agentes microbiológicos (p. ex., formas L de estreptococos, *Helicobacter pylori*, vírus do herpes simples [HSV], vírus varicela-zóster [VZV], adenovírus e citomegalovírus [CMV]) e muitos alimentos (p. ex., queijo, chocolate, café, leite de vaca, glúten, nozes, morangos, tomates, corantes, agentes aromatizantes e conservantes).

A barreira mucosa parece ser importante na prevenção da estomatite aftosa e pode explicar a quase exclusiva presença de estomatite aftosa na mucosa não queratinizada. Diversos fatores que diminuem a barreira mucosa contribuem para o aumento da frequência de ocorrência das lesões (p. ex., trauma, deficiências nutricionais e cessar o tabagismo); contrariamente, os fatores associados ao aumento da barreira mucosa têm sido correlacionados com a diminuição da ocorrência das ulcerações (p. ex., fumo, alterações hormonais e ausência expressiva de aftas na mucosa aderida ao osso).

Tem sido observada uma prevalência aumentada de ulcerações semelhantes às aftas em várias doenças sistêmicas (Boxe 9.1). Essas ulcerações são idênticas clínica e histopatologicamente àquelas observadas em indivíduos que seriam, de outra maneira, saudáveis. Em muitos casos, a resolução da doença sistêmica produz frequência e gravidade diminuídas das ulcerações das mucosas.

São reconhecidas três variantes clínicas da estomatite aftosa:

1. Menor.
2. Maior.
3. Herpetiforme.

As aftas menores (aftas de Mikulicz) são as mais comuns e representam o padrão presente em mais de 80% dos indivíduos afetados. As aftas maiores (doença de Sutton ou periadenite mucosa necrótica recorrente [PMNR]) ocorrem em cerca de 10% dos pacientes encaminhados para tratamento. Os pacientes restantes apresentam aftas herpetiformes. As formas menor e maior representam, mais provavelmente, variações do mesmo processo, embora as aftas herpetiformes demonstrem um padrão único. Alguns pesquisadores diferenciam a variante herpetiforme devido a uma suposta evidência de causa viral, porém as provas são pouco consistentes e não justificam sua distinção das outras ulcerações aftosas. Alguns autores incluem a doença de Behçet como uma variação adicional da estomatite aftosa, mas esta doença multissistêmica é mais complexa e é considerada adiante neste capítulo.

Características clínicas

A estomatite aftosa é observada mais frequentemente em crianças e adultos jovens, com aproximadamente 80% dos indivíduos afetados relatando suas primeiras ulcerações antes dos 30 anos. Se a estomatite aftosa recorrente persistir após a terceira década de vida, deve-se suspeitar de uma possível associação com uma condição sistêmica, como um distúrbio hematológico, disfunção imunológica ou doença de Behçet.

Boxe 9.1 Desordens sistêmicas associadas à estomatite aftosa recorrente.

- Doença de Behçet
- Doença celíaca
- Neutropenia cíclica
- Deficiências nutricionais (ferro, folato, zinco, vitaminas B_1, B_2, B_6 e B_{12})
- Deficiência de imunoglobulina A (IgA)
- Condições imunossupressoras, incluindo o vírus da imunodeficiência humana (HIV)
- Doença inflamatória intestinal (colite ulcerative, doença de Crohn)
- Síndrome MAGIC (úlceras orais e genitais com inflamação da cartilagem)
- Síndrome PFAPA (febre periódica, estomatite aftosa, faringite, adenite cervical
- Lúpus eritematoso sistêmico
- Doença causada pelo *H. pylori*
- Artrite reativa
- Síndrome de Sweet
- Úlcera aguda da vulva ("*ulcus vulvae acutum*")

Estomatite aftosa menor

Os pacientes com aftas menores são os que sofrem menos recidivas e, individualmente, as lesões exibem a duração mais curta das três variantes. As úlceras surgem quase de forma exclusiva na mucosa não queratinizada e podem ser precedidas por uma mácula eritematosa em associação com sintomas prodrômicos de queimação, prurido ou pontadas. A ulceração demonstra uma membrana fibrinopurulenta removível, branco-amarelada, que é circundada por um halo eritematoso (Figura 9.4). Classicamente, as ulcerações medem entre 3 e 10 mm de diâmetro, apresentam uma taxa de recorrência variável e curam-se sem deixar cicatriz em 7 a 14 dias (Figura 9.5). Embora possa haver coalescência de ulcerações em algumas, de uma a cinco lesões estão presentes durante cada episódio e com frequência a dor não é proporcional ao tamanho da ulceração. As mucosas jugal e labial são as afetadas com mais frequência, seguidas pela superfície ventral da língua, pelo fundo de vestíbulo, pelo assoalho da boca e pelo palato mole (Figura 9.6). O envolvimento da mucosa queratinizada (p. ex., palato duro, gengiva, superfície dorsal da língua e vermelhão do lábio) é raro e geralmente representa uma extensão do epitélio não queratinizado adjacente.

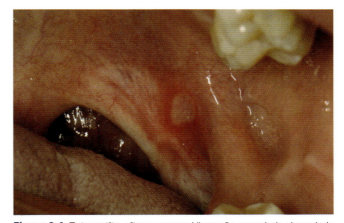

Figura 9.4 Estomatite aftosa menor. Ulceração amarelada circundada por um halo eritematoso no palato mole do lado esquerdo.

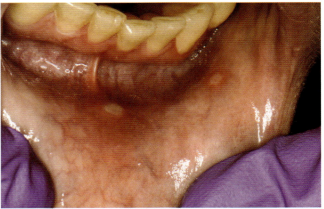

Figura 9.5 Estomatite aftosa menor. Duas úlceras localizadas na mucosa labial inferior.

Estomatite aftosa maior

As aftas maiores são maiores do que as aftas menores e mostram a maior duração por episódio. As ulcerações são mais profundas que a variante menor, medem de 1 a 3 cm de diâmetro, levam de 2 a 6 semanas para curar e podem causar cicatriz (Figura 9.7). O número de lesões varia de 1 a 10. Qualquer área de superfície oral pode ser afetada, mas a mucosa labial, o palato mole e as fauces amigdalianas são as mais comumente envolvidas (Figura 9.8). O começo da afta maior ocorre após a puberdade e episódios recorrentes podem continuar a desenvolver-se por 20 anos ou mais. Com o tempo, a formação de cicatrizes pode se tornar significante e em raras circunstâncias levar à restrição da abertura da boca.

Estomatite aftosa herpetiforme

As aftas herpetiformes são as que apresentam um número maior de lesões e maior frequência de recidivas. As lesões individuais são pequenas, com média de 1 a 3 mm de diâmetro, com até 100 úlceras presentes em uma única recidiva. Devido ao seu pequeno tamanho e grande número, as lesões apresentam uma semelhança superficial a uma infecção primária pelo HSV, levando à confusa designação **herpetiforme**. É comum que as lesões individuais coalesçam em ulcerações maiores e irregulares (Figura 9.9). As ulcerações cicatrizam dentro de 7 a 10 dias, mas as recidivas tendem a ser pouco espaçadas. Apesar de a mucosa móvel não queratinizada ser afetada com mais frequência, qualquer superfície da mucosa oral pode ser acometida. Há predominância pelo sexo feminino e o seu início ocorre tipicamente na fase adulta.

Classificações adicionais de todos os três tipos têm valor para o planejamento da avaliação diagnóstica e da terapia mais apropriada. As lesões são diagnosticadas como **aftas simples** quando aparecem em pacientes com poucas lesões, que se curam dentro de 1 a 2 semanas e recorrem com pouca frequência. Ao contrário, pacientes com **aftas complexa**s têm ulcerações bucais múltiplas (três ou mais) e quase constantes, em geral se desenvolvendo à medida que as lesões mais antigas se resolvem. São comuns a dor intensa e lesões de tamanhos grandes. Apesar de também poderem existir lesões genitais ou perianais associadas, não há outras evidências de uma doença sistêmica associada.

Características histopatológicas

O aspecto histopatológico da estomatite aftosa é característico, mas não patognomônico. As lesões ulceradas iniciais exibem uma zona central de ulceração, a qual é recoberta por uma membrana fibrinopurulenta. Profundamente à área de ulceração, o tecido conjuntivo exibe um aumento na vascularização e um

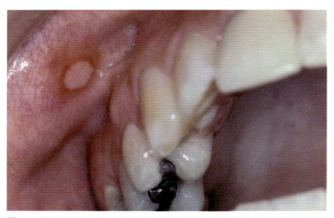

Figura 9.6 **Estomatite aftosa menor.** Ulceração única na mucosa jugal anterior.

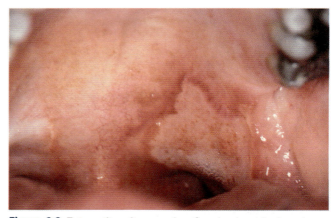

Figura 9.8 **Estomatite aftosa maior.** Grande ulceração irregular no palato mole.

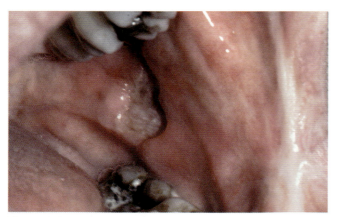

Figura 9.7 **Estomatite aftosa maior.** Grande ulceração, profunda e irregular na mucosa jugal posterior. Observe extensa formação de cicatriz na mucosa jugal anterior devido a ulcerações prévias.

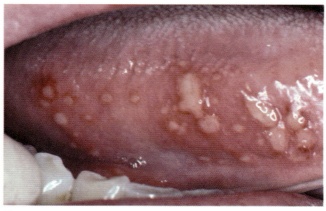

Figura 9.9 **Estomatite aftosa herpetiforme.** Numerosas ulcerações com o tamanho de uma cabeça de alfinete na superfície ventral da língua, das quais várias coalesceram formando áreas maiores de ulceração e mais irregulares.

infiltrado inflamatório celular misto, que consiste em linfócitos, histiócitos e polimorfonucleares. O epitélio na margem da lesão apresenta espongiose e exocitose de células mononucleares no terço basal. Uma banda de linfócitos mesclados com histiócitos é observada no tecido conjuntivo superficial e ao redor dos vasos sanguíneos profundos.

Diagnóstico

Nenhum procedimento laboratorial fornece o diagnóstico definitivo. O diagnóstico é feito pela apresentação clínica e pela exclusão de outras doenças que produzem ulcerações que se parecem com as aftas (ver Boxe 9.1). Nos pacientes com aftas complexas, é prudente a realização de uma avaliação sistemática para um fator desencadeante ou para uma condição sistêmica associada. Em uma revisão de 244 pacientes com aftas complexas, uma condição desencadeante associada (p. ex., deficiência hematológica, doença gastrintestinal, imunodeficiência e reação a medicamentos) foi descoberta em quase 60% dos casos. Como as características histopatológicas não são específicas, a biopsia é útil apenas para a eliminação de outras possibilidades no diagnóstico diferencial e não é benéfica para se chegar a um diagnóstico definitivo.

Tratamento e prognóstico

A história médica do paciente deve ser revisada para que os sinais e sintomas de qualquer doença sistêmica possam ser associados às ulcerações semelhantes a aftas. A maioria dos pacientes com úlcera aftosa leve não recebe tratamento ou é submetido a inúmeras terapias com anestésicos ou produtos bioadesivos protetores comercializados sem prescrição médica, ou medicamentos tópicos periódicos que minimizam a frequência e a intensidade dos episódios das lesões.

Nos pacientes com doença leve que não respondem ou recusam produtos de venda livre, a base da terapia é o uso de corticosteroides tópicos e a lista de possíveis escolhas é longa. A maioria dos pacientes com aftas menores difusas ou com aftas herpetiformes responde bem ao elixir de dexametasona (0,5 mg/5 mℓ), utilizado pelo método de bochechos e expectoração. Os pacientes com ulcerações localizadas podem ser tratados de forma bem-sucedida com gel de dipropionato de betametasona a 0,05% ou com gel de fluocinonida a 0,05%. A supressão adrenal não ocorre com o uso apropriado destas medicações. As aftas maiores são mais resistentes à terapia e com frequência justificam o uso de corticosteroides mais potentes (Figura 9.10). Em lesões individuais pode ser realizada injeção intralesional de triancinolona acetonida, ou podem ser cobertas com gel de propionato de clobetasol a 0,05% ou com pomada de propionato de halobetasol a 0,05%. Os comprimidos de triancinolona também podem ser dissolvidos diretamente sobre as lesões. Em áreas de difícil acesso, como os pilares amigdalianos, o *spray* de dipropionato de beclometasona pode ser utilizado. Em casos resistentes, pode ser necessário o uso de corticosteroides sistêmicos para suplementar os medicamentos tópicos e obter o controle das lesões. Nesses casos, é preferível o uso da suspensão oral de prednisolona pelo método bochechar e engolir do que os comprimidos de prednisona. Dessa maneira, as ulcerações receberão tanto terapia tópica quanto sistêmica.

Uma lista interminável de medicações alternativas aos agentes corticosteroides tem sido utilizada para tratar pacientes que estejam sofrendo com estomatite aftosa. Deve-se ter cuidado, porque muitos destes agentes não foram avaliados em estudos duplos-cegos com placebos como controle, para avaliar seu grau de efetividade comparada ao placebo. Além disso, alguns desses tratamentos podem apresentar efeitos colaterais ou serem caros. Medicamentos tópicos alternativos aceitos incluem a clorexidina, a suspensão oral de tetraciclina e os enxaguatórios de triclosana. Em metanálise da Cochrane, não foi encontrada nenhuma terapia sistêmica eficaz em uma grande variedade de pacientes. As terapias sistêmicas frequentemente mencionadas incluem inúmeros agentes imunomoduladores como a azatioprina, a colchicina, a dapsona, o levamisol, a pentoxifilina e a talidomida. Uma lista crescente de medicamentos que inibem citocinas inflamatórias, como o TNF-alfa, tem se mostrado eficaz contra a estomatite aftosa recorrente, mas frequentemente apresentam reações adversas significativas e custo elevado associado. Incluídos nesta lista estão apremilaste, adalimumabe, etanercepte, infliximabe e golimumabe, sendo que essas terapias frequentemente são reservadas para casos de aftas complexas que não respondem a várias terapias mais conservadoras.

Embora a ablação a *laser* encurte a duração e diminua os sintomas associados, seu uso tem um benefício prático muito limitado, já que os pacientes não podem retornar a cada recorrência.

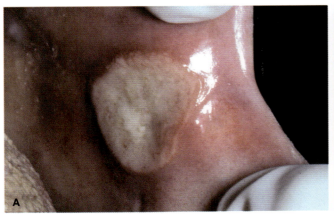 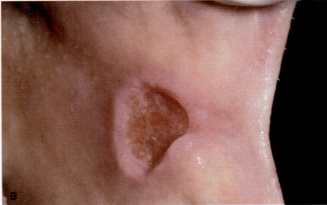

Figura 9.10 Estomatite aftosa maior. A. Ampla ulceração na mucosa jugal anterior esquerda. **B.** A mesma lesão após 5 dias de terapia com xarope de betametasona, utilizado pelo método bochechar e engolir. O paciente relatou estar livre da dor no segundo dia de terapia. A ulceração cicatrizou completamente durante a semana seguinte.

A cauterização química com nitrato de prata continua a ser sugerida como uma terapia efetiva, mas não pode mais ser recomendada devido às inúmeras alternativas mais seguras e à sua rara associação com necrose massiva (ver Capítulo 8) e argiria sistêmica (ver Capítulo 8). Em algumas situações é indicado o uso de um cautério que use ácido sulfúrico e agentes fenólicos, mas os pacientes devem ser advertidos do potencial para necrose tissular local relacionada a seu uso impróprio.

O sucesso dessas diferentes abordagens terapêuticas varia de paciente para paciente. Além disso, essas intervenções não solucionam o problema de base e são meramente uma tentativa de "apagar o incêndio". Em geral, as recorrências continuam, embora a quebra do ciclo possa induzir longos intervalos livre da doença entre os episódios. A remoção cirúrgica das ulcerações aftosas tem sido utilizada, mas é uma terapia inapropriada.

Os pacientes com estomatite aftosa complexa requerem uma avaliação mais extensa para doenças sistêmicas ocultas e a busca por possíveis fatores desencadeantes para a destruição imunomediada da mucosa. A tentativa de tratar as recidivas individuais é difícil, cara e frequentemente frustrante. Apesar disto, para os pacientes com doença grave deve ser oferecida a oportunidade de investigar as causas de base.

♦ DOENÇA DE BEHÇET (SÍNDROME DE BEHÇET; SÍNDROME DE ADAMANTIADES; DOENÇA DA ROTA DA SEDA)

A combinação de inflamação ocular crônica e ulcerações orogenitais tem sido relatada desde a Grécia antiga, tendo sido posteriormente descrita em 1931 por um oftalmologista grego, Benedict Adamantiades. A tríade clássica não foi delineada até 1937, quando um dermatologista turco, Hulusi Behçet, definiu a doença que traz o seu nome. Embora se acreditasse que a doença afetasse primariamente as regiões oral, genital e ocular, agora ela é reconhecida como uma vasculite multissistêmica que também pode apresentar envolvimento cutâneo, articular, vascular, gastrintestinal e neurológico.

Apesar de nenhuma causa clara ter sido estabelecida, a **doença de Behçet** parece representar um processo imune anormal desencadeado por um antígeno infeccioso ou ambiental em indivíduos geneticamente predispostos. Pesquisadores correlacionaram ataques a inúmeros agentes ambientais, incluindo bactérias (em especial os estreptococos), vírus (especialmente o vírus herpes simples tipo 1), pesticidas e metais pesados. De modo interessante, a redução dos níveis de bactérias orais por meio da terapia periodontal mostrou reduzir a prevalência de ulcerações orais em pacientes com doença de Behçet. Acredita-se que antígenos de alguns microrganismos exibam uma alta homologia com proteínas humanas, resultando em uma reação cruzada que leva à resposta autoinflamatória. Embora as reações imunes exatas não tenham sido definidas, células T, neutrófilos e células apresentadoras de antígenos parecem estar envolvidos significativamente. Acredita-se que as células apresentadoras de antígenos desencadeiem hiperatividade neutrofílica, seguida pela estimulação de células T auxiliares com a liberação de várias citocinas pelos neutrófilos.

O antígeno de histocompatibilidade B-51 (HLA-B51) tem sido associado à doença de Behçet, e a frequência tanto da doença quanto desse haplótipo é alta na Turquia, no Japão e nos países do leste mediterrâneo. Essa distribuição parece estar correlacionada com a antiga rota comercial conhecida como "Rota da Seda", que se estendia do Japão a Roma e era percorrida pelos turcos. A reprodução sexual entre imigrantes e nativos ao longo da rota parece ter disseminado a vulnerabilidade genética. É interessante observar que, quando as populações predispostas migram para localidades não endêmicas, a prevalência diminui, sugerindo que fatores ambientais também estão envolvidos.

Características clínicas

A doença de Behçet é incomum em indivíduos melanodermos e em geral se desenvolve na terceira e quarta décadas de vida, com a doença raramente acontecendo antes da puberdade ou após os 50 anos. Observa-se uma prevalência elevada de forma discreta em homens, além de uma tendência a um curso clínico pior.

Praticamente todos os pacientes apresentam ulcerações orais que frequentemente antecipam o início do processo de doença mais generalizada. Outras características menos associadas incluem, em ordem de prevalência, as ulcerações genitais, as lesões cutâneas, a artrite, a uveíte, a tromboflebite, as manifestações gastrintestinais e o envolvimento do sistema nervoso central (SNC).

As lesões são semelhantes às aftas que ocorrem em pacientes até então saudáveis, apresentando a mesma duração e frequência. Individualmente as lesões variam em tamanho e são circundadas por uma grande área de eritema difuso (Figura 9.11). Todas as três formas de estomatite aftosa oral podem ser observadas. Embora a maioria dos pacientes afetados apresente lesões que lembram as aftas maiores, alguns relatos documentaram uma prevalência de aftas maiores de aproximadamente 40% em pacientes afetados pela doença de Behçet. A ocorrência da variante herpetiforme é menos comum, sendo observada em torno de 3% dos casos. Embora as lesões se assemelhem bastante às aftas convencionais, as úlceras na doença de Behçet frequentemente aumentam em número e envolvem com frequência o palato mole e a orofaringe.

As lesões genitais ocorrem em 75% dos pacientes. Nos homens, cerca de 90% das lesões envolvem o saco escrotal, enquanto em mulheres elas são mais frequentes na vulva, na vagina ou no colo uterino. O envolvimento das regiões perineal, perianal

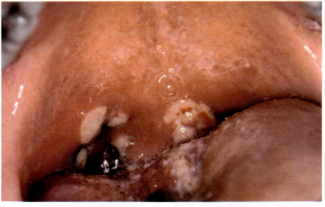

Figura 9.11 Doença de Behçet. Eritema difuso circundando numerosas ulcerações irregulares no palato mole.

e da virilha ocorre em ambos os sexos (Figura 9.12). Estas lesões recorrem com menos frequência do que as lesões orais, mas são mais profundas e tendem a regredir deixando cicatriz.

As lesões cutâneas comuns incluem alterações semelhantes a eritema nodoso, lesões papulopustulares, pseudofoliculite e nódulos acneiformes. Do ponto de vista diagnóstico, uma das manifestações cutâneas mais importantes é a presença de "patergia" positiva. Um ou dois dias após a inserção oblíqua de uma agulha de calibre 20 ou menor sob condições estéreis, aparece uma reação cutânea semelhante à tuberculínica ou uma pústula estéril (Figura 9.13). Essa patergia é geograficamente variável, com uma prevalência de cerca de 60% em pacientes do Oriente Médio, mas é observada em somente cerca de 3% dos pacientes caucasianos afetados.

A artrite é uma das manifestações menores da doença mais comum, sendo na maioria das vezes autolimitante e não deformante. Os joelhos, os punhos, os cotovelos e os tornozelos são as regiões mais frequentemente afetadas.

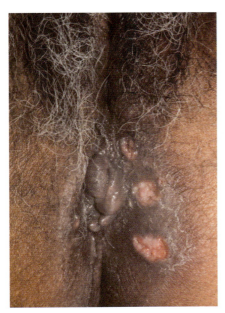

Figura 9.12 Doença de Behçet. Numerosas ulcerações irregulares nos grandes lábios e períneo. (De Helm TN, Camisa C, Allen C et al: Clinical features of Behçet disease, *Oral Surg Oral Med Oral Pathol* 72:30, 1991.)

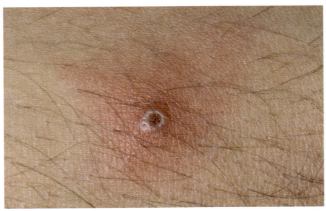

Figura 9.13 Doença de Behçet. Pústula estéril na pele que se desenvolveu 1 dia após a injeção de solução salina. Esta reação é chamada de *patergia cutânea*.

Há envolvimento ocular em até 70% dos casos e é mais usual e grave nos homens. As manifestações mais comuns são a uveíte posterior, a conjuntivite, a ulceração da córnea, o papiledema e a arterite. As complicações oculares secundárias mais comuns são a catarata, o glaucoma e a neovascularização da íris e da retina. Apesar dos tratamentos disponíveis, a cegueira ocorre em 25% dos pacientes com envolvimento ocular.

Embora a doença vascular possa envolver as artérias, as veias são mais frequentemente afetadas, apresentando-se como uma tromboflebite superficial e profunda. O trombo tende a aderir às veias acometidas, mas não tende a ocasionar embolia. A doença de Behçet é uma vasculite de vasos variáveis porque pode afetar vasos de qualquer tamanho com envolvimento tanto dos sistemas venoso quanto arterial.

A doença gastrintestinal é variável e inclui dor abdominal, anorexia, dispepsia e vômitos. O envolvimento do SNC não é comum, mas, quando presente, está associado a um pior prognóstico. Cerca de 10 a 25% dos pacientes apresentam acometimento do SNC e as alterações resultam em várias mudanças, como a paralisia e a demência grave.

Diagnóstico

Nenhum achado laboratorial é diagnóstico para a doença de Behçet. Para padronizar o diagnóstico, critérios definitivos foram desenvolvidos. A Tabela 9.1 apresenta os requisitos propostos pelo Behçet's International Study Group (ISG). Critérios diagnósticos também foram propostos pelo International Criteria for Behçet Disease (ICBD Criteria). Nesse sistema, as úlceras orais, úlceras genitais e envolvimento ocular recebem 2 pontos para cada local. Áreas adicionais de envolvimento (cutâneo, articular, vascular, gastrintestinal, SNC) recebem 1 ponto. Pacientes com

Tabela 9.1 Critérios do Behçet's International Study Group para o diagnóstico da doença de Behçet.

Critério	Descrição
Ulceração oral recorrente	Aftas menores, maiores ou herpetiformes
Mais dois dos seguintes:	
Ulcerações genitais recorrentes	Ulcerações semelhantes a aftas
Lesões oculares	Uveíte anterior ou posterior, células no vítreo ao exame da lâmpada de fenda ou vasculite da retina
Lesões cutâneas	Eritema nodoso, pseudofoliculite ou lesões papulopustulares, ou nódulos acneiformes observados nos pacientes, após a adolescência, que não estejam fazendo uso de corticosteroides
Teste de patergia positivo	Realizado por um médico em 24 a 48 horas

4 pontos ou mais são diagnosticados com doença de Behçet. Os critérios ICBD parecem ser mais sensíveis, mas menos específicos do que o sistema ISG e possivelmente podem estar associados a sobrediagnóstico em alguns pacientes.

Características histopatológicas

As características histopatológicas não são específicas para a doença de Behçet e podem ser observadas em muitas doenças, incluindo a estomatite aftosa. O padrão mais frequentemente observado é a chamada *vasculite leucocitoclástica*. A ulceração é semelhante à observada na estomatite aftosa, mas os pequenos vasos sanguíneos mostram invasão intramural de neutrófilos, cariorrexe de neutrófilos, extravasamento de hemácias e necrose fibrinoide da parede dos vasos.

Tratamento e prognóstico

A terapia é realizada de acordo com a gravidade da doença e com os fatores prognósticos. Muitos pacientes são tratados apenas de forma sintomática, com a doença regredindo na maior parte das vezes com a idade do paciente. As mulheres e os pacientes idosos apresentam melhor prognóstico que os pacientes jovens e do sexo masculino. As lesões oculares e o envolvimento do SNC estão associados a morbidade significativa e requerem uma terapia mais agressiva. A mortalidade relacionada à doença é ocasional e geralmente está associada a doenças de vasos importantes ou envolvimento do SNC.

Os regimes terapêuticos variam amplamente, dependendo dos locais envolvidos e da gravidade da doença. As lesões orais frequentemente respondem aos corticosteroides tópicos. O tratamento sistêmico inicial para o envolvimento mucocutâneo é a colchicina, com azatioprina, bloqueadores de interferon (IFN) e inibidores do fator de necrose tumoral (TNF) sugeridos para lesões refratárias. Para pacientes com envolvimento ocular, azatioprina e esteroides sistêmicos são as terapias de primeira linha, e casos refratários são tratados com ciclosporina, bloqueadores de IFN e inibidores de TNF. O envolvimento de vasos importantes é tratado com agentes imunossupressores como esteroides sistêmicos, azatioprina, ciclofosfamida ou ciclosporina. Metotrexato, bloqueadores de IFN e inibidores de TNF são utilizados em casos resistentes. Úlceras gastrintestinais são tratadas com ácido 5-aminossalicílico com ou sem corticosteroides. Tratamento alternativo para doença gastrintestinal refratária inclui azatioprina, talidomida e inibidores de TNF. O envolvimento neurológico é tratado com corticosteroides sistêmicos e azatioprina com micofenolato de mofetila, metotrexato e ciclofosfamida reservados para casos refratários.

No futuro, espera-se o uso mais amplo de uma variedade de tratamentos biológicos em pacientes que não respondem ao padrão atual de cuidados. Esses tratamentos biológicos incluem anticorpos monoclonais contra CD20, uma lista crescente de inibidores do TNF e muitos agentes bloqueadores direcionados contra interleucinas.

A doença de Behçet tem um curso altamente variável. Um padrão de recidivas e remissões é típico, com os ataques mais intermitentes após 5 a 7 anos. O prognóstico costuma ser bom na ausência de doença no SNC ou complicações vasculares.

◆ SARCOIDOSE

A **sarcoidose** é uma doença granulomatosa multissistêmica de causa desconhecida. A doença foi inicialmente descrita por Jonathan Hutchinson em 1875, mas o termo *sarcoidose* (que em grego significa "condição semelhante à carne") foi proposto por Boeck 14 anos mais tarde. As evidências implicam degradações impróprias de material antigênico com a formação de uma inflamação granulomatosa não caseosa. A natureza do antígeno é desconhecida e, provavelmente, diversos antígenos diferentes podem ser responsáveis. É possível que os antígenos envolvidos incluam agentes infecciosos (p. ex., micobactérias, propionibactérias, vírus Epstein-Barr, herpes-vírus humano 8 [HHV-8]) e inúmeros fatores ambientais (p. ex., pó de madeira, pólen, argila, mofo e sílica). Diversos pesquisadores confirmaram existir uma predisposição genética e associações positivas com certos tipos de HLA.

Características clínicas

A sarcoidose apresenta distribuição mundial com uma elevada prevalência em mulheres e em pacientes melanodermos. O processo demonstra uma distribuição bimodal por faixa etária, com um pico em adultos jovens e outro por volta dos 60 anos. A doença pode se apresentar de forma aguda ou revelar um curso crônico com períodos de remissão e exacerbação. Os casos agudos geralmente exibem febre, fadiga, anorexia ou perda de peso, combinados a outras manifestações como os sintomas respiratórios, a poliartrite, os problemas visuais e as lesões de pele. Nos casos crônicos, sintomas pulmonares são comuns e incluem tosse seca, dispneia e desconforto torácico. Cerca de 20% dos pacientes não apresentam sintomas e a doença é descoberta em radiografias de tórax de rotina.

Embora qualquer órgão possa ser afetado, os pulmões, os linfonodos, a pele, os olhos e as glândulas salivares são os sítios mais envolvidos. Os linfonodos do mediastino e os paratraqueais estão comumente envolvidos e as radiografias de tórax revelam linfadenopatia hilar bilateral. Em torno de 90% dos pacientes afetados apresentarão radiografia de tórax anormal em algum momento durante o curso da doença. As manifestações cutâneas ocorrem em cerca de 25% dos casos. Frequentemente elas aparecem como lesões endurecidas crônicas violáceas, denominadas **lúpus pérnio**, que em geral acometem o nariz, as orelhas, os lábios e a face (Figura 9.14). Na maioria das vezes, ocorrem nas pernas nódulos eritematosos dolorosos, dispersos, inespecíficos nos membros inferiores, conhecidos como **eritema nodoso**.

O envolvimento ocular é observado em 25% dos casos e com mais frequência aparece como uma uveíte anterior. Podem ocorrer lesões na conjuntiva e na retina. O envolvimento das glândulas lacrimais tem a capacidade de produzir queratoconjuntivite *sicca*; as glândulas salivares podem estar alteradas de modo semelhante, com consequente aumento de volume clínico e xerostomia. O aumento de volume das glândulas salivares, a xerostomia e a queratoconjuntivite *sicca* podem se combinar e mimetizar a síndrome de Sjögren (ver Capítulo 11).

Embora as lesões linfoides, pulmonares, cutâneas e oculares sejam mais comuns, praticamente quaisquer órgãos podem ser afetados. Outros locais potenciais incluem o sistema endócrino, o trato gastrintestinal, o coração, os rins, o fígado, o sistema nervoso e o baço. As lesões intraósseas podem ocorrer e mais comumente envolvem falanges, metacarpos e metatarsos.

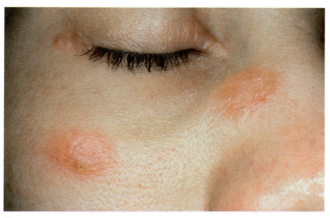

Figura 9.14 Sarcoidose. Placas violáceas endurecidas na região malar e na ponte nasal. (Cortesia do Dr. George Blozis.)

Com menos frequência, o crânio, os ossos nasais, as costelas e as vértebras são afetados.

Duas síndromes clínicas distintas estão associadas à sarcoidose. A **síndrome de Löfgren** consiste em eritema nodoso, linfadenopatia hilar bilateral e artralgia. Os pacientes com **síndrome de Heerfordt** (**febre uveoparotídea**) apresentam aumento de volume parotídeo, uveíte anterior do olho, paralisia facial e febre.

Se o envolvimento das glândulas salivares e dos linfonodos forem excluídos, as manifestações clínicas orais evidentes da sarcoidose são incomuns. Qualquer sítio da mucosa oral pode ser afetado, apresentando-se na maioria das vezes como um aumento de volume submucoso, uma pápula isolada, uma área de granulação ou ulceração. As lesões da mucosa podem apresentar coloração normal, marrom-avermelhada, violácea ou hiperqueratótica (Figuras 9.15 e 9.16). Os tecidos moles intraorais afetados com mais frequência são a mucosa jugal, seguida por gengiva, lábios, língua e palato. Podem ocorrer lesões no assoalho bucal, mas essas em geral são secundárias ao envolvimento das glândulas salivares. As lesões intraósseas afetam maxila e mandíbula e representam cerca de um quarto de todos os casos intraorais previamente relatados. Desses casos, a maioria se apresentava como áreas radiolucentes mal definidas que por vezes causam a erosão da cortical, mas nunca levam à expansão óssea. Nos casos intraorais previamente relatados, a maioria dos pacientes apresentava envolvimento multissistêmico, mas a lesão oral foi a manifestação clínica inicial em dois terços dos pacientes.

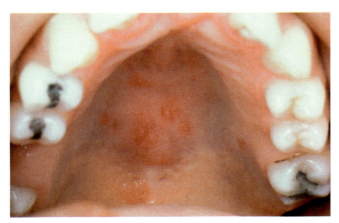

Figura 9.15 Sarcoidose. Múltiplas máculas eritematosas no palato duro. (Cortesia do Dr. George Blozis.)

Características histopatológicas

O exame microscópico da sarcoidose apresenta um aspecto clássico de inflamação granulomatosa. São observados agregados de histiócitos epitelioides agrupados de forma muito próxima e com margem circundada por linfócitos. Mescladas aos histiócitos, podem ser observadas dispersas células de Langhans ou células gigantes do tipo corpo estranho (Figura 9.17). Os granulomas costumam conter calcificações basofílicas laminadas, conhecidas como **corpos de Schaumann** (lisossomos degenerados), ou inclusões estreladas, conhecidas como **corpos asteroides** (fragmentos aprisionados de colágeno) (Figura 9.18). Nenhuma dessas estruturas é específica da sarcoidose. Nenhum material estranho pigmentado, solúvel ou polarizável pode ser detectado.

Diagnóstico

O diagnóstico é estabelecido pelas manifestações clínicas e radiográficas, pelo aspecto histopatológico e pela presença de achados negativos nas colorações especiais e cultura para microrganismos. Os níveis séricos elevados da enzima conversora da angiotensina (ECA) e a documentação apropriada do envolvimento pulmonar sustentam o diagnóstico. Apesar disso, níveis elevados de ECA foram relatados em apenas 60% dos pacientes com sarcoidose e em uma minoria dos

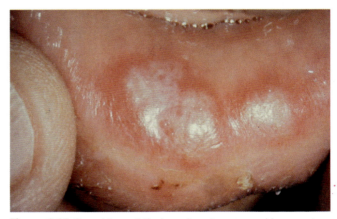

Figura 9.16 Sarcoidose. Máculas eritematosas com hiperqueratose central na mucosa labial inferior.

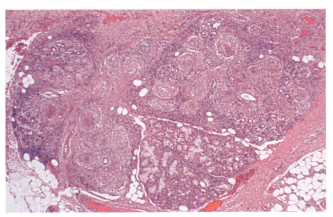

Figura 9.17 Sarcoidose. Fotomicrografia de uma glândula salivar menor do lábio demonstrando inflamação granulomatosa caracterizada por coleções circunscritas de histiócitos, linfócitos e células gigantes multinucleadas.

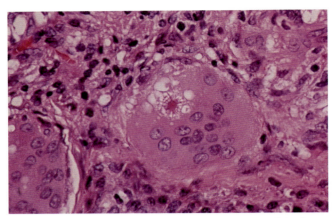

Figura 9.18 Sarcoidose. Fotomicrografia ilustrando uma célula gigante multinucleada com corpos asteroides intracitoplasmáticos.

casos com envolvimento oral. Outras anormalidades laboratoriais que podem ser observadas incluem a eosinofilia; a leucopenia; a anemia; a trombocitopenia; e os níveis séricos elevados de fosfatase alcalina, da velocidade de hemossedimentação, da concentração sérica de cálcio e dos níveis de cálcio na urina.

No passado, um teste cutâneo para a sarcoidose, o **teste de Kveim**, era realizado por meio da injeção intradérmica de suspensão estéril de tecido sarcoide humano. No entanto, esse procedimento não é mais utilizado devido à dificuldade na obtenção de material para o teste, sob preocupação com relação à sua precisão e à impossibilidade de garantir a ausência de contaminação (p. ex., príons) nesse tecido humano.

A biopsia de glândula salivar menor tem sido realizada nos casos suspeitos de sarcoidose como um auxiliar diagnóstico (ver Figura 9.17), mas é menos efetiva que a biopsia da glândula parótida. No passado, a biopsia de parótida era evitada pelo medo da formação de uma fístula salivar e de danos ao nervo facial. Atualmente tal preocupação é menor, pois realiza-se biopsia de lobo superficial posterior da glândula parótida, na qual a confirmação do diagnóstico de sarcoidose já foi relatada em 93% dos pacientes submetidos a esse procedimento.

Tratamento e prognóstico

Em aproximadamente 60% dos pacientes com sarcoidose, os sintomas se resolvem espontaneamente sem tratamento em um período de 2 anos. Para a maioria dos diagnósticos iniciais se realiza um período de observação de 3 a 12 meses para definir o curso geral da doença. A intervenção ativa para a doença progressiva é recomendada e para os pacientes com envolvimento cardíaco ou neurológico, com hipercalcemia, com doença cutânea desfigurante ou com lesões oculares graves que não respondem à terapia local. Nos pacientes que requerem tratamento, os corticosteroides permanecem como a terapia de primeira escolha, mas resistência e recidivas são comuns. Os medicamentos usados nos pacientes com doença refratária incluem o metotrexato, a azatioprina, o clorambucil e a ciclofosfamida. Diversos estudos têm demonstrado resultados promissores com os antagonistas do TNF-alfa, como o etanercepte, o infliximabe, a pentoxifilina e a talidomida. Em 10 a 20% dos indivíduos afetados pela sarcoidose a resolução não ocorre mesmo com o tratamento. Aproximadamente 4 a 10% dos pacientes morrem pelas complicações pulmonares, cardíacas ou no SNC.

♦ GRANULOMATOSE OROFACIAL

Desde sua descrição inicial por Wiesenfeld em 1985, a **granulomatose orofacial** se tornou um termo bem aceito e unificante, abrangendo uma variedade de apresentações clínicas que revelam a presença de inflamação granulomatosa não específica, observada no exame histopatológico dos fragmentos de tecido obtidos por meio de biopsia.

A doença é idiopática, mas parece representar uma reação imune anormal a inúmeros agentes desencadeantes. Além disso, lesões semelhantes podem ser observadas em associação com inúmeras doenças sistêmicas. A Tabela 9.2 lista doenças sistêmicas que podem mimetizar a granulomatose orofacial, e a Tabela 9.3 lista possíveis fatores desencadeantes adicionais.

Tabela 9.2 Avaliação sistêmica de pacientes com granulomatose orofacial.

Causa sistêmica	Exames preliminares de triagem
Reação medicamentosa sistêmica	Reveja medicamentos, como inibidores dos pontos de checagem do ciclo celular, terapia antirretroviral altamente ativa, interferons e antagonistas do fator de necrose tumoral alfa, que têm sido demonstrados como desencadeadores de uma reação semelhante à sarcoidose
Doença granulomatosa crônica	Teste de redução do tetrazólio nitroazul – NBT (avaliação da função neutrófilos) (realizar caso seja observada história médica de infecções crônicas)
Doença de Crohn	Avaliação hematológica para evidências de má-absorção gastrintestinal (p. ex., baixa albumina, cálcio, folato, ferro e contagem de hemácias; índice de hemossedimentação elevado) anticorpos IgA séricos contra *Saccharomyces cerevisiae*, cintilografia de leucócitos utilizando ^{99m}Tc-HMPAO (oxima amina hexametilpropileno), e calprotectina fecal; se o exame inicial de triagem for positivo, recomendam-se esofagogastroduodenoscopia, ileocolonoscopia e radiografias do intestino delgado
Sarcoidose	Enzima conversora de angiotensina do soro e radiografias de tórax (linfadenopatia hilar)
Tuberculose	Teste cutâneo e radiografia de tórax (coloração negativa para bactérias ácido-resistentes [AFB] nos espécimes de biopsias não exclui infecção micobacteriana)

Tabela 9.3 Intervenções para excluir as causas locais de granulomatose orofacial.

Causa local	Intervenção
Infecção oral crônica	Eliminar todos os focos de infecção oral
Corpo estranho	Os detritos observados na gengivite por corpo estranho são frequentemente sutis e difíceis de serem definitivamente associados a um processo inflamatório difuso. Se as lesões não são migratórias e ficam isoladas na gengiva, deve-se avaliar a resposta à excisão local de um único foco
Alergia	Cosméticos, alimentos e aditivos alimentares (aspartato, benzoato, piperitona de carbono, carmosina, carvona, chocolates, canela, cacau, produtos lácteos, ovos, glutamato monossódico, amendoim, corante amarelo solar, tartrazina e trigo), aromatizantes, produtos de higiene oral (p. ex., dentifrícios e enxaguatórios orais) e metais utilizados em restaurações dentárias têm sido associados. Testes cutâneos (p. ex., séries padrão para dermatite de contato com bateria oral) ou eliminação da dieta para descobrir o antígeno causal

Características clínicas

A apresentação clínica da granulomatose orofacial é altamente variável. A maioria dos pacientes é adulta; entretanto, o processo pode ocorrer em qualquer faixa etária. Indiscutivelmente, o local mais usual de envolvimento é o lábio. Os lábios exibem aumento de volume persistente, indolor, que pode envolver um ou ambos os lábios (Figura 9.19). Quando tais sinais estão associados à paralisia facial e à língua fissurada, a apresentação clínica é denominada **síndrome de Melkersson-Rosenthal** (Figuras 9.20 e 9.21). O envolvimento dos lábios isoladamente é chamado de **queilite granulomatosa (de Miescher)**. Nenhuma dessas duas apresentações clínicas representa uma doença específica, e o melhor parece ser incluir ambas sob o mesmo termo *granulomatose orofacial*.

Regiões intraorais também podem ser afetadas e as lesões predominantes se manifestam na forma de edema, úlceras e pápulas. A língua pode desenvolver fissuras, edema, parestesia, erosões ou alterações no paladar. A gengiva pode exibir aumento de volume, eritema, dor ou erosões. A mucosa jugal frequentemente exibe uma aparência pedregosa ou áreas focais de aumento de volume submucoso. Pregas hiperplásicas lineares podem ocorrer no fundo de vestíbulo, em geral com ulcerações alongadas aparecendo na base dessas pregas (Figura 9.22). O palato pode ter pápulas ou grandes áreas de tecido hiperplásico. A hipossalivação raramente é relatada.

Características histopatológicas

Nos casos clássicos de queilite granulomatosa, está presente o edema na lâmina própria com dilatação dos vasos linfáticos e podem ser observados linfócitos dispersos de forma difusa e em agregados. A fibrose pode estar presente em lesões de longa duração. Agregados dispersos de inflamação granulomatosa não caseosa, que consistem em linfócitos e histiócitos epitelioides, estão presentes com ou sem células gigantes multinucleadas. Os granulomas parecem se agrupar em volta dos vasos e não são bem formados ou tão discretos quanto os observados na sarcoidose (Figura 9.23).

As colorações especiais para fungos e bactérias ácido-resistentes são negativas. Não devem estar presentes corpos estranhos polarizados, pigmentados ou solúveis. Quando as lesões estão confinadas à gengiva, uma avaliação histopatológica completa deve ser realizada, pois muitos casos de gengivite por corpo estranho ocorrem devido a pequenos corpos estranhos (ver Capítulo 4).

Diagnóstico

O diagnóstico inicial da granulomatose orofacial é realizado pela demonstração histopatológica de inflamação granulomatosa associada a colorações especiais negativas para microrganismos e corpos estranhos. Pelo fato de as características clínicas e histopatológicas da granulomatose orofacial serem produzidas

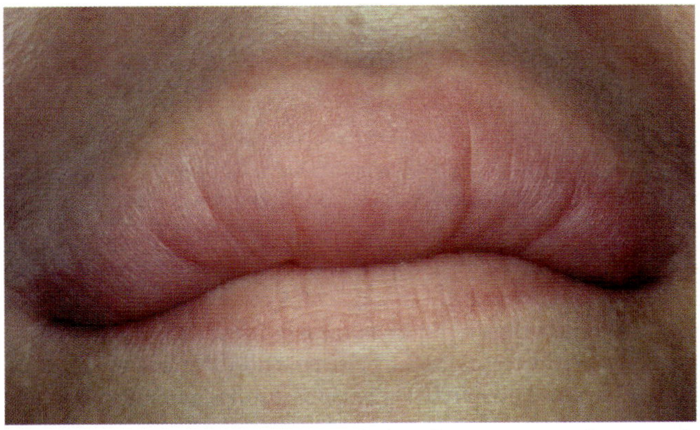

Figura 9.19 Granulomatose orofacial (queilite granulomatosa). Aumento persistente indolor do lábio superior. (De Allen CM, Camisa C: Diseases of the mouth and lips. In Sams WM, Lynch P, editors: *Principles of dermatology*, New York, 1990, Churchill Livingstone.)

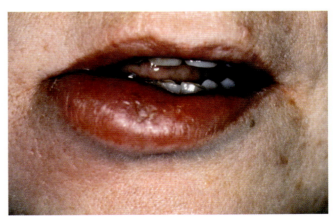

Figura 9.20 Granulomatose orofacial (síndrome de Melkersson-Rosenthal). Aumento persistente do lábio inferior. (Cortesia do Dr. Richard Ziegler.)

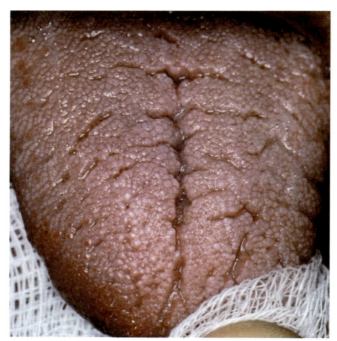

Figura 9.21 Granulomatose orofacial (síndrome de Melkersson-Rosenthal). Mesmo paciente descrito na Figura 9.20. Observe os vários sulcos na superfície dorsal da língua. (Cortesia do Dr. Richard Ziegler.)

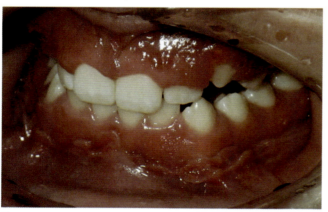

Figura 9.22 Granulomatose orofacial. Mucosa hiperplásica e hemorrágica observada no fundo de vestíbulo inferior posterior. (Cortesia do Dr. Steven A. Anderson.)

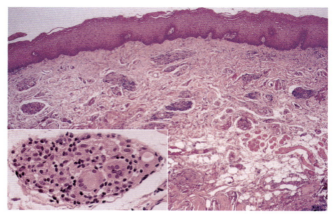

Figura 9.23 Granulomatose orofacial. Agregados de inflamação granulomatosa em volta de vasos dispersos. O detalhe ilustra os histiócitos e células gigantes multinucleadas dentro dos granulomas.

por uma variedade de causas, esse diagnóstico é o começo e não o fim da avaliação do paciente. Previamente à administração de qualquer medicamento ou de ser considerada a intervenção cirúrgica, o paciente deve ser avaliado para a presença de doenças sistêmicas e de processos locais (ver Tabelas 9.2 e 9.3) que podem ser responsáveis pelo desenvolvimento de lesões orais semelhantes. Se as características diagnósticas de uma ou mais doenças específicas forem descobertas, então provavelmente as lesões orais são relacionadas à essa doença. Se um diagnóstico específico não puder ser realizado, devem ser eliminados potenciais focos de infecção. Se nenhuma resolução for notada após redução dos fatores inflamatórios locais, então o encaminhamento do paciente para realização de testes de alergia deve ser considerado.

Pacientes com diagnóstico recente de doença de Crohn geralmente são mais jovens e apresentam menor aumento de volume labial, embora seja mais provável a ocorrência de lesões na mucosa jugal. Pelo fato de o envolvimento gastrintestinal ser diagnosticado em 60% dos pacientes com granulomatose orofacial que não apresentam sintomas intestinais, diversos pesquisadores sugeriram uma investigação gastrintestinal minuciosa em todas as crianças e adultos jovens que apresentem granulomatose orofacial. Por outro lado, outros pesquisadores sugerem a avaliação de anticorpos IgA séricos contra *Saccharomyces cerevisiae* e calprotectina fecal para auxiliar na seleção daqueles pacientes sem sintomas intestinais que necessitam de avaliação gastrintestinal adicional.

Estima-se que a prevalência mundial de alergia seja de 15 a 20%, enquanto a frequência observada em pacientes com granulomatose orofacial é de até 80% em diversos estudos. Embora o teste de alergia seja útil em diversos pacientes, a restrição da dieta tem sido bem-sucedida, independentemente dos resultados do teste de alergia de contato em indivíduos aleatórios. Diversos pesquisadores recomendam uma dieta livre de canela e de benzoato em todos os pacientes nos quais um fator desencadeante não pode ser encontrado.

Tratamento e prognóstico

O primeiro objetivo no manejo clínico da doença deve ser descobrir a causa inicial, embora isso possa ser difícil de ser realizado, pois o fator desencadeante costuma ser evasivo.

As lesões orais têm sido tratadas com várias intervenções e com resultados variáveis. Os corticosteroides tópicos ou intralesionais, o tacrolimo, a radioterapia, a sulfassalazina, o sulfato de hidroxicloroquina, a azatioprina, a ciclosporina A, o metotrexato, o danazol, a dapsona, os antagonistas do TNF-α (adalimumabe, infliximabe e talidomida), o ácido 5-aminossalicílico, a clofazimina, o metronidazol e vários outros antibióticos têm sido testados. Atualmente, a maioria dos pesquisadores administra altas concentrações de triancinolona de liberação prolongada intralesional para controlar a progressão da doença (Figuras 9.24 e 9.25). Em pacientes que não responderam ao tratamento com triancinolona intralesional, um pequeno número de relatos documentou sucesso subsequente com laserterapia de baixa potência. Em casos refratários, o recontorno cirúrgico tem sido utilizado por alguns profissionais, mas proporciona um risco considerável de recidiva e raramente parece ser garantido.

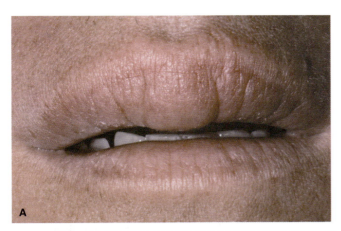
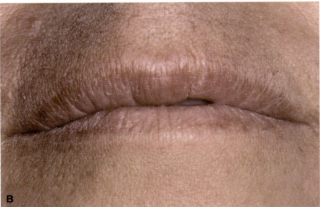

Figura 9.24 Granulomatose orofacial. A. Aumento difuso do lábio superior. **B.** Mesmo paciente após injeções intralesionais de triancinolona.

A principal preocupação em pacientes afetados é a aparência esteticamente indesejável, sendo a resposta ao tratamento altamente variável. Nenhuma terapia provou ser a "bala de prata" na resolução de lesões individuais. Em muitos casos, as lesões regridem de forma espontânea com ou sem tratamento; em outros, continuam a progredir a despeito de uma miríade de tentativas terapêuticas de interromper a progressão.

◆ GRANULOMATOSE COM POLIANGIITE (GRANULOMATOSE DE WEGENER)

A **granulomatose com poliangiite** é um processo de doença bem reconhecido, embora incomum, de causa desconhecida, descrito inicialmente na literatura alemã por Friedrich Wegener em 1936. A doença foi chamada de **granulomatose de Wegener** até ser renomeada após a descoberta da filiação do Dr. Wegener a um grupo paramilitar violento do partido nazista e suas extensas atividades em campos de concentração judaicos durante a guerra. A patologia inclui lesões granulomatosas necrosantes do trato respiratório, glomerulonefrite necrosante e vasculite sistêmica de pequenas artérias e veias. A patogênese da doença é desconhecida, mas pode ser devido a uma reação imune anormal a um gatilho infeccioso, ambiental, químico, tóxico ou farmacológico em indivíduos geneticamente predispostos.

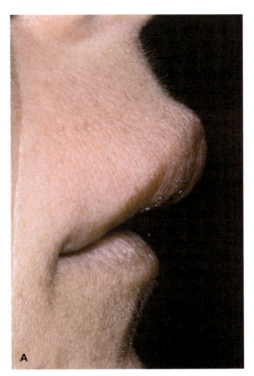
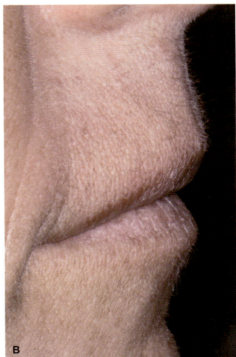

Figura 9.25 Granulomatose orofacial. Mesmo paciente descrito na Figura 9.24. **A.** Aspecto clínico antes da terapia local. **B.** Resolução significativa após terapia com corticosteroide intralesional.

Características clínicas

A granulomatose com poliangiite apresenta uma grande variação etária, ocorrendo desde a infância até idades mais avançadas, com média de idade de aproximadamente 41 anos e sem predileção por sexo. Embora ocorra com mais frequência em adultos, cerca de 15% dos casos se desenvolvem antes dos 20 anos. Foi relatada uma prevalência de 3 a cada 100.000 indivíduos, ocorrendo 90% em caucasianos. A doença pode acometer quase todos os sistemas orgânicos do corpo. Na granulomatose de Wegener clássica, os pacientes apresentam inicialmente o envolvimento do trato respiratório superior e inferior; se a condição permanecer sem tratamento, desenvolve-se com rapidez o acometimento renal (**granulomatose de Wegener generalizada**).

A **granulomatose de Wegener limitada** é diagnosticada quando existe o envolvimento do sistema respiratório sem o desenvolvimento acelerado de lesões renais. Um subgrupo de pacientes exibe lesões primariamente na pele e na mucosa, uma condição chamada de **granulomatose de Wegener superficial**. Nesta forma da doença, o envolvimento sistêmico se desenvolve lentamente. Esses três padrões clínicos distintos elevam a variabilidade da agressividade clínica que pode ocorrer nos pacientes com granulomatose com poliangiite.

A drenagem nasal de secreção purulenta, a dor sinusal crônica, a ulceração nasal, a congestão e a febre são achados frequentes no envolvimento do trato respiratório superior. Também são relatadas otite média persistente, dor de garganta e epistaxe. Com a progressão, a destruição do septo nasal pode resultar em deformidade nasal em sela. Os pacientes com envolvimento do aparelho respiratório inferior podem ser assintomáticos ou apresentar tosse seca, hemoptise, dispneia ou dor torácica. O envolvimento renal geralmente ocorre mais tarde no curso da doença e é a causa mais frequente de morte. A glomerulonefrite resulta em proteinúria e perda de hemácias. Ocasionalmente, também são envolvidos os olhos, os ouvidos e a pele.

A prevalência de lesões orais relatada exibe grande variação, representando a manifestação inicial em 2% dos pacientes afetados. A manifestação oral mais característica é a **gengivite moriforme**. Este padrão distinto, porém, incomum, de alteração gengival parece ser uma manifestação precoce da granulomatose com poliangiite e tem sido documentado antes do envolvimento renal na maioria dos casos. A gengiva acometida exibe hiperplasia florida e granular. A superfície forma numerosas pequenas projeções bulbares, as quais são hemorrágicas e friáveis; esta superfície irregular avermelhada é responsável pelo aspecto semelhante a um morango (Figuras 9.26 e 9.27). Ocasionalmente, podem ser observadas pápulas amareladas espalhadas correlacionadas a pústulas neutrofílicas subepiteliais intercaladas com a gengiva hemorrágica e hiperplásica. No momento do diagnóstico, o envolvimento pode ser localizado ou generalizado em múltiplos quadrantes.

A ulceração oral pode ser também uma manifestação da granulomatose com poliangiite. Essas lesões são clinicamente inespecíficas e podem ocorrer em qualquer superfície mucosa (Figura 9.28). Ao contrário das alterações gengivais, as ulcerações orais são diagnosticadas em um estágio tardio da doença, com mais de 60% dos pacientes afetados apresentando envolvimento renal. Outras manifestações orofaciais menos comuns incluem a paralisia facial, os nódulos na mucosa labial, a sinusite associada a odontalgia, a artralgia da articulação temporomandibular (ATM), a dificuldade na movimentação da mandíbula, a ulceração palatina por extensão nasal, a fístula bucossinusal e a cicatrização retardada dos sítios de exodontias.

O aumento de volume de uma ou mais glândulas salivares pelo envolvimento primário do processo granulomatoso também tem sido relatado. O envolvimento glandular também aparece no curso inicial da doença e pode levar ao diagnóstico e tratamento precoces.

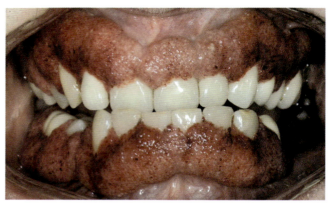

Figura 9.26 Granulomatose com poliangiite. Gengiva hemorrágica e friável (gengivite moriforme). (Cortesia do Dr. Sam McKenna.)

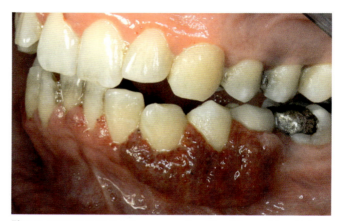

Figura 9.27 Ganulomatose com poliangiite. Mucosa hiperplásica e hemorrágica da gengiva mandibular facial no lado esquerdo. (Cortesia do Dr. James Wilson.)

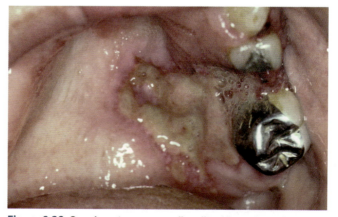

Figura 9.28 Ganulomatose com poliangiite. Ulceração profunda irregular no palato duro do lado esquerdo. (De Allen CM, Camisa C, Salewski C et al.: Wegener's granulomatosis: report of three cases with oral lesions, J Oral Maxillofac Surg 49:294-298, 1991.)

Características histopatológicas

A granulomatose com poliangiite apresenta um padrão de inflamação mista angiocêntrica. Os vasos envolvidos exibem uma inflamação transmural, frequentemente com áreas de intensa infiltração neutrofílica, necrose e restos nucleares (vasculite leucocitoclástica). O tecido conjuntivo ao redor dos vasos apresenta infiltrado inflamatório, que contém uma mistura variada de histiócitos, linfócitos, eosinófilos e células gigantes multinucleadas (Figura 9.29). As colorações especiais para microrganismos são negativas e não são encontrados corpos estranhos. Nos espécimes de biopsia de lesões orais, a mucosa pode apresentar hiperplasia pseudoepiteliomatosa e abscessos subepiteliais. Devido à escassez de vasos maiores em muitas biopsias da mucosa oral, pode ser difícil demonstrar a vasculite e a apresentação histopatológica pode ser representada por coleções mal definidas de histiócitos epitelioides misturados a eosinófilos, linfócitos e células gigantes multinucleadas. Além disso, as lesões de gengivite moriforme demonstram vascularidade pronunciada, com extenso extravasamento de hemácias (Figura 9.30).

Diagnóstico

O diagnóstico da granulomatose com poliangiite é feito pela combinação da manifestação clínica e dos achados microscópicos de vasculite necrosante e granulomatosa. Quatro critérios diagnósticos foram propostos pelo American College of Rheumatology, sendo necessária a presença de no mínimo dois para o diagnóstico (Boxe 9.2). A avaliação radiográfica do tórax e dos seios da face

> **Boxe 9.2 Critérios do American College of Rheumatology para granulomatose com poliangiite.**
>
> - Ulcerações orais ou corrimento nasal
> - Presença de nódulos, infiltrados fixos ou cavidades na radiografia de tórax
> - Sedimentação urinária anormal (presença de agregados de hemácias ou de mais de cinco hemácias/campo em grande aumento)
> - Análise histopatológica de fragmento de tecido obtido por meio de biopsia demonstrando inflamação granulomatosa

é recomendada para a documentação do possível envolvimento destas áreas. A creatinina sérica e os resultados da análise da urina são usados para a exclusão de alterações renais.

A detecção de anticorpos anticitoplasma de neutrófilos (ANCA) provou ser um importante marcador laboratorial para granulomatose com poliangiite e é realizada por imunofluorescência e ensaio imunoenzimático (ELISA). A imunofluorescência indireta para ANCA revela dois padrões, reatividade citoplasmática denominada c-ANCA e reatividade perinuclear denominada p-ANCA, que se correlacionam respectivamente com anticorpos direcionados contra serina proteinase 3 (PR3-ANCA) e mieloperoxidase (MPO-ANCA). A serina proteinase 3 é um componente de grânulos citoplasmáticos azurofílicos neutrofílicos, enquanto a mieloperoxidase está presente em grânulos lisossomais neutrofílicos.

A PR3-ANCA é mais útil no diagnóstico da granulomatose com poliangiite e é encontrada em aproximadamente 85% dos casos da forma generalizada e em 60% dos casos precoces ou localizados. A imunofluorescência para ANCA deve ser solicitada junto com o ELISA específico para anticorpos dirigidos contra a proteinase 3 (PR3). Combinados, esses testes estão associados a uma sensibilidade de 73% e a uma especificidade diagnóstica de 99% para granulomatose com poliangiite. Por outro lado, MPO-ANCAs são detectados em várias vasculites que tipicamente não se apresentam na cavidade oral e são positivos em apenas 10% dos pacientes com granulomatose com poliangiite. Falsos-positivos são raros e podem estar associados a uma variedade de outras doenças. Como mencionado no Capítulo 8, uma lesão destrutiva da linha média induzida por cocaína (CIMDL) pode ser confundida com granulomatose com poliangiite devido a semelhanças nos achados histopatológicos e positividade frequente de PR3-ANCA. Embora o envolvimento nasal seja comum na granulomatose com poliangiite, a perfuração palatina é rara. Além disso, CIMDL frequentemente demonstra anticorpos anticitoplasma de neutrófilos contra elastase neutrofílica humana, um achado não observado na granulomatose com poliangiite.

Tratamento e prognóstico

A sobrevida média dos pacientes não tratados com granulomatose com poliangiite disseminada é de 5 meses; 80% dos pacientes morrem em 1 ano e 90% em um período de 2 anos. O prognóstico é melhor para as formas superficiais e limitadas da doença, embora uma proporção de pacientes com a doença localizada eventualmente desenvolva no futuro a granulomatose com poliangiite clássica.

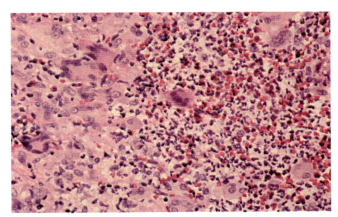

Figura 9.29 Granulomatose com poliangiite. Tecido conjuntivo contendo proliferação de inúmeros vasos e acentuado infiltrado inflamatório, consistindo em linfócitos, neutrófilos, eosinófilos e células gigantes multinucleadas.

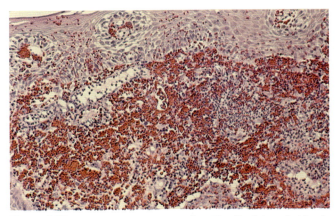

Figura 9.30 Granulomatose com poliangiite. Espécime de biopsia gengival exibindo um infiltrado inflamatório misto obscurecido por um extenso extravasamento de hemácias.

O tratamento da granulomatose com poliangiite normalmente envolve quimioterapia na fase de indução seguida por uma fase de manutenção. O tratamento de primeira escolha é realizado com a prednisona oral e a ciclofosfamida. Quando há remissão, a prednisona é gradualmente suspensa, mas a ciclofosfamida é mantida por pelo menos mais 1 ano. Apesar de serem observadas altas taxas de resposta, sérios efeitos colaterais relacionados à terapia não são raros, em especial aqueles relacionados à ciclofosfamida. O rituximabe é uma alternativa eficaz e cada vez mais utilizada. O sulfametoxazol-trimetoprima tem sido usado com sucesso nos casos localizados. Quando acrescentado ao regime padrão, essa combinação antibiótica parece reduzir as infecções associadas e a diminuir as taxas de recorrência. Baixas doses de metotrexato e corticosteroides também têm sido usadas em pacientes nos quais a doença não é uma ameaça imediata à vida ou que não tenham respondido apropriadamente à ciclofosfamida. As alternativas adicionais de tratamento à ciclofosfamida incluem a ciclosporina ou o infliximabe. Para a terapia de manutenção, a ciclofosfamida em geral é substituída pelo rituximabe, pelo metotrexato ou pela azatioprina.

O tratamento exerce um efeito profundo na progressão da doença. Com a terapia apropriada, observa-se a remissão prolongada em até 75% dos pacientes afetados; na maioria das vezes a cura é alcançada quando a doença é diagnosticada e tratada apropriadamente enquanto o envolvimento está localizado. Por apresentar uma taxa de recidiva de até 30%, a terapia de manutenção é necessária em muitos pacientes. Os níveis de PR3-ANCA podem ser usados para monitorar a atividade da doença. Os pacientes parecem menos predispostos a ter recidivas quando seus anticorpos antineutrofílicos desaparecem durante o tratamento; ao contrário, os pacientes nos quais os níveis de anticorpos persistem estão sob maior risco de recidivas.

♦ ESTOMATITE GRANULOMATOSA E LIQUENOIDE

Por mais de 2 décadas, um pequeno número de publicações descreveu um processo clínico e histopatológico muito distinto conhecido como **estomatite granulomatosa e liquenoide**, que especialmente envolve a mucosa labial superior. Embora a causa atualmente seja desconhecida, vários gatilhos propostos incluem hipersensibilidade a restaurações dentárias adjacentes, resposta a agentes microbianos como placa/cálculo local e uma erupção alérgica fixa a um medicamento ou outro agente sistêmico. A infecção por *Candida* frequentemente é sobreposta e pode ser responsável pelos sintomas associados. O tratamento da levedura muitas vezes alivia qualquer desconforto, mas a lesão eritematosa permanece. Um número significativo de pacientes afetados relatou o uso de medicamentos conhecidos por estarem associados a reações liquenoides, mais comumente NSAIDs, inibidores da enzima conversora de angiotensina e bloqueadores β-adrenérgicos. Embora o número de publicações associadas a esse processo seja baixo, a apresentação clínica e microscópica única não é incomum em uma prática ativa de patologia oral clínica e histopatológica.

Características clínicas

Embora o processo possa ocorrer em ambos os sexos, a maioria dos casos relatados foi documentada em mulheres com mais de 50 anos. Os indivíduos afetados apresentam queixa principal de ardor na mucosa que piora com exposição a alimentos condimentados. O exame oral revela uma alteração eritematosa observada com mais frequência na mucosa labial superior, mas com envolvimento ocasional da mucosa labial inferior e mucosa jugal. A mucosa eritematosa pode ser intercalada com pequenas pápulas, estrias brancas ou erosões (Figura 9.31). Em cerca de metade dos pacientes, a gengiva adjacente também é eritematosa e sensível.

Características histopatológicas

A biopsia da mucosa labial geralmente demonstra exocitose difusa do epitélio com uma camada de células espinhosas adelgaçada e degeneração de muitas células basais. A candidíase superficial pode ser observada, mas não está presente em todos os pacientes. O estroma superficial revela um infiltrado intenso em banda de linfócitos imediatamente adjacente ao epitélio de superfície. Ilhas mais profundas de linfócitos são observadas em uma distribuição perivascular/perineural, frequentemente intercalados com aglomerados de histiócitos epitelioides (Figuras 9.32 e 9.33). Células gigantes multinucleadas são vistas ocasionalmente, mas granulomas bem formados não estão presentes.

Tratamento e prognóstico

No pequeno número de casos relatados até o momento, não há tratamento consistentemente eficaz documentado. Em indivíduos que tomam medicamentos associados a reações medicamentosas liquenoides, a substituição por uma alternativa deve ser considerada. Em pacientes com restaurações de resina composta adjacentes às lesões labiais, a substituição por coroas de porcelana resolveu as lesões em alguns pacientes. Em outros pacientes com placa/cálculo extensos, melhor higiene oral combinada com enxaguatórios de clorexidina pode levar à resolução. Em muitos pacientes, restaurações dentárias adjacentes e/ou placa não são observadas. Nestes pacientes, o uso de corticosteroides tópicos levou à melhora em alguns indivíduos, mas não foi eficaz em outros. Mesmo na ausência de placa local, antimicrobianos como medicamentos antifúngicos, enxaguatórios de clorexidina ou claritromicina sistêmica com ou sem corticosteroides têm sido usados com sucesso em pequenas coortes de pacientes.

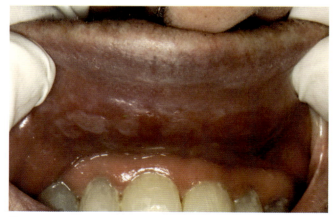

Figura 9.31 Estomatite liquenoide e granulomatosa. Eritema difuso da mucosa labial superior com erosões intercaladas.

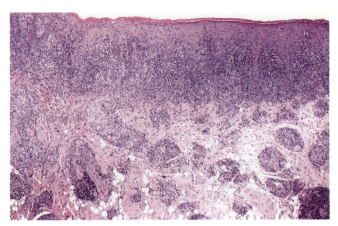

Figura 9.32 Estomatite liquenoide e granulomatosa. Biopsia da mucosa labial demonstrando intensa mucosite crônica de interface com nódulos linfoides perivasculares/perineurais mais profundos.

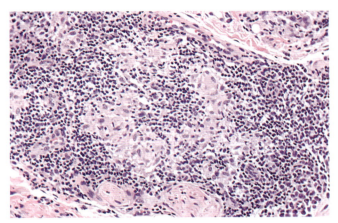

Figura 9.33 Estomatite liquenoide e granulomatosa. Nódulo linfoide mais profundo com aglomerados de histiócitos epitelioides.

◆ REAÇÕES ALÉRGICAS DA MUCOSA À ADMINISTRAÇÃO SISTÊMICA DE MEDICAMENTOS

O futuro da Odontologia e da Medicina envolverá um grande volume de pacientes sofrendo de reações adversas aos medicamentos. Por volta de 2030, 20% da população terá mais de 65 anos. Com o envelhecimento da população, ocorrerá um aumento do número de pacientes acometidos por doenças crônicas e, provavelmente, o número de pacientes que fazem uso de múltiplos medicamentos disparará. Nos EUA, durante o ano 2000, mais de 2,8 bilhões de prescrições foram preenchidas, quantidade suficiente para suprir cada habitante com 10 prescrições anuais. Apesar de a utilização de dois medicamentos estar associada a um risco de reação adversa de 6%, a frequência aumenta para 50% com cinco medicamentos e para quase 100% quando oito ou mais medicamentos são usados simultaneamente.

Embora seja difícil confirmar, as reações da mucosa oral a medicamentos sistêmicos provavelmente são extremamente comuns. Em uma revisão de 155 pacientes apresentando lesões intraorais consistentes com líquen plano, 87,8% dos indivíduos estavam tomando medicamentos conhecidos por estarem associados a reações semelhantes ao líquen plano. Em determinado momento, a tríade clínica de líquen plano oral, diabetes melito e hipertensão foi reconhecida sob o termo histórico *síndrome de Grinspan*. No entanto, atualmente acredita-se que essa combinação represente uma reação semelhante ao líquen plano secundária aos medicamentos utilizados para controlar o diabetes e a hipertensão. É muito provável que uma grande porcentagem de pacientes que apresentam lesões semelhantes ao líquen plano na cavidade oral representem reações crônicas a medicamentos, e não líquen plano primário.

Dois tipos de reações adversas aos medicamentos são observados. O tipo A (reação exacerbada) ocorre quando uma ação farmacológica esperada de uma medicação prescrita ocorre de forma exacerbada (como o sangramento associado à varfarina). Cerca de 80% de todas as relações adversas aos medicamentos são do tipo A. As reações do tipo B (reações bizarras) são reações idiossincráticas que não são esperadas, a maioria das quais ocorrem a partir de efeitos imunomediados, como as reações de hipersensibilidade.

São fornecidas listas de medicamentos relacionados a vários padrões de alteração na mucosa relacionada a medicamentos. Como novas reações a medicamentos estão sendo relatadas regularmente e grandes quantidades de novos medicamentos continuam a surgir, essas listas devem ser consideradas incompletas no momento da publicação e pesquisas adicionais são prudentes. Quando um paciente se apresenta com uma possível reação aos medicamentos, todas as medicações, tanto as prescritas quanto as adquiridas sem prescrição médica, devem ser pesquisadas em uma base de dados de referências farmacêuticas. Tal pesquisa deve incluir não somente as informações contidas na bula das medicações, mas também resultados recém-atualizados de uma completa busca na literatura de saúde.

Além dos problemas comumente relacionados aos medicamentos, como estomatite aftosa (ver neste capítulo), angioedema (ver neste capítulo), osteonecrose relacionada a medicamentos (ver Capítulo 8), mucosite relacionada à terapia contra o câncer (ver Capítulo 8), fenda labial/palatina (ver Capítulo 1), eritema multiforme/síndrome de Stevens-Johnson (ver Capítulo 16), hiperplasia gengival (ver Capítulo 4), meta-hemoglobinemia, pigmentações da mucosa (ver Capítulo 8), síndrome da ardência bucal (ver Capítulo 18), discinesia tardia, perturbações do paladar (ver Capítulo 18), sialorreia (ver Capítulo 11) e xerostomia (ver Capítulo 11), os medicamentos podem induzir uma ampla variedade de ulcerações e erosões nas mucosas. A reação da mucosa oral a medicamentos de administração sistêmica é denominada **estomatite medicamentosa**. Diversos padrões diferentes de doenças da mucosa oral podem ser observados:

- Estomatite anafilática
- Erupções fixas intraorais por medicamentos
- Reações liquenoides por medicamentos
- Reações a medicamentos semelhantes ao penfigoide
- Reações a medicamentos semelhantes ao pênfigo
- Erupções semelhantes ao lúpus eritematoso
- Lesões não específicas erosivas ou ulcerativas.

A estomatite anafilática começa após a entrada do alérgeno na circulação e a sua ligação aos complexos mastócitos-imunoglobulina E (IgE). Embora o choque anafilático sistêmico possa acontecer, também ocorrem alterações localizadas. As erupções fixas por medicamentos são alterações inflamatórias da mucosa ou da pele que ocorrem ao mesmo tempo após a administração de quaisquer alérgenos, em geral uma medicação. As substâncias associadas a erupções fixas por medicamentos relatadas estão listadas no Boxe 9.3, as associadas a erupções liquenoides no Boxe 9.4, as associadas a erupções semelhantes ao lúpus eritematoso no Boxe 9.5, as associadas a reações semelhantes ao pênfigo no Boxe 9.6 e as associadas a erupções semelhantes ao penfigoide no Boxe 9.7. Além disso, é conhecida uma longa lista de medicamentos que estão associados a lesões erosivas, ulcerativas ou semelhantes a aftas não específicas, mas não foi aqui incluída devido à sua extensão. O metotrexato é um exemplo bem conhecido de um medicamento que pode desencadear o desenvolvimento de erosões orais que ocasionalmente também são secundariamente infectadas pelo vírus Epstein-Barr devido à imunossupressão associada.

Características clínicas

Os padrões de alterações das mucosas associados à administração sistêmica de medicamentos são variados, quase tanto quanto o número de substâncias que resultam nessas alterações. A estomatite anafilática pode ocorrer isoladamente ou em conjunto com lesões cutâneas urticareiformes ou outros sinais e sintomas de anafilaxia (p. ex., rouquidão, angústia respiratória e vômitos). A mucosa afetada pode exibir múltiplas zonas de eritema ou numerosas ulcerações semelhantes a aftas. As erupções fixas por medicamentos nas mucosas apresentam-se como áreas localizadas de eritema e edema, que podem se desenvolver como lesões vesiculoerosivas e estão localizadas com mais frequência na mucosa labial. As reações a medicamentos do tipo liquenoide, semelhantes ao lúpus, ao pênfigo e ao penfigoide, assemelham-se aos seus homônimos clínica, histopatológica e imunologicamente (Figuras 9.34 e 9.35). Estas últimas reações crônicas a medicamentos podem envolver qualquer superfície mucosa, porém os sítios mais comuns são a mucosa jugal posterior e as bordas laterais da língua (Figuras 9.36 e 9.37). As lesões bilaterais e simétricas são comuns. Além das reações medicamentosas que imitam os padrões das doenças vesiculoerosivas clássicas, úlceras e erosões inespecíficas surgem secundariamente a uma ampla variedade de medicamentos, como o metotrexato (Figura 9.38).

Características histopatológicas

A estomatite anafilática revela um padrão não específico de mucosite subaguda que contém linfócitos entremeados com eosinófilos e neutrófilos. As erupções fixas por medicamentos também revelam um infiltrado inflamatório misto que consiste em linfócitos, eosinófilos e neutrófilos, frequentemente combinados com espongiose e exocitose. As alterações vacuolares da camada basal e as células epiteliais necróticas isoladas são por vezes observadas. As reações a substâncias que simulam o líquen plano, o lúpus eritematoso, o penfigoide e o pênfigo se assemelham aos seus homônimos. As características histopatológicas e imunológicas destas reações crônicas a substâncias não podem ser usadas de maneira confiável a fim de diferenciá-las das doenças imunológicas primárias associadas a cada uma delas.

Boxe 9.4	Medicamentos associados às erupções liquenoides.
Ácido paraminossalicílico	Inibidores de bomba de prótons
Ácido ursodesoxicólico	Inibidores de protease
Alopurinol	Interferon-alfa
Amifenazol	Isoniazida
Amitriptilina	Levamisol
Anfotericina	Levomepromazina
Antagonistas do fator de necrose tumoral alfa	Levotiroxina
Anti-inflamatórios não esteroides (NSAIDs)	Lincomicina
Antimaláricos	Lítio
Arsênicos	Lorazepam
Barbitúricos	Medicamentos redutores de lipídios
Bismuto	Mepracaína
Bleomicina	Mercúrio
Bloqueadores de beta-adrenoceptores	Mesalazina
Carbamazepina	Metformina
Carbamizol	Metildopa
Cetoconazol	Metopromazina
Cianamida	Metronidazol
Cimetidina	Nifedipino
Cinarizina	Niridazol
Clofibrato	Nivolumabe
Cloroquina	Paládio
Clorpromazina	Pembrolizumabe
Clorpropamida	Penicilamina
Colchicina	Penicilinas
Contraceptivos orais	Pirimetamina
Dapsona	Piritinol
Dipiridamol	Prazosina
Diuréticos tiazídicos	Procainamida
Espironolactona	Propiltiouracila
Estreptomicina	Protionamida
Etambutol	Quinidina
Etionamida	Quinina
Fenclofenaco	Ranitidina
Fenilbutasona	Rifampicina
Fenindiona	Roxatidina
Fenitoína	Sais de ouro
Fenotiazinas	Sildenafila
Flunarizina	Sulfassalazina
Furosemida	Sulfonamidas
Griseofulvina	Sulfonilureias
Hidrato de cloral	Terbinafina
Hidroxicloroquina	Tetraciclina
Hidroxiureia	Tocainida
Imatinibe	Tolbutamina
Imipramina	Triexifenidil
Imunoglobulinas	Triprolidina
Inibidores da enzima conversora de angiotensina (IECA)	Trovafloxacino
	Vacina contra hepatite B

Boxe 9.3	Medicamentos associados às erupções fixas por medicamentos.
Barbitúricos	Levocetirizina
Claritromicina	Lidocaína
Clorexidina	Naproxeno
Cotrimoxazol	Oxicam
Dapsona	Oxifembutazona
Derivados da fenazona	Paracetamol
Dipirona	Penicilina
Fenolftaleína	Sais de ouro
Fluconazol	Salicilatos
Gabapentina	Sulfonamidas
Indometacina	Tetraciclina

CAPÍTULO 9 Doenças Alérgicas e Imunológicas

Boxe 9.5 — Medicamentos associados a erupções semelhantes ao lúpus eritematoso.

Reações semelhantes ao lúpus sistêmico
- Ácido aminossalicílico
- Aminoglutetimida
- Antagonistas do fator de necrose tumoral-α
- Bloqueadores beta-adrenérgicos
- Carbonato de lítio
- Carbamazepina
- Clonidina
- Clorpromazina
- Clorprotixeno
- Clortalidona
- Disopiramida
- D-penicilamina
- Etossuximida
- Fenelzina
- Fenilbutazona
- Fenitoína
- Hidralazina
- Hidroclorotiazida
- Inibidores da enzima conversora de angiotensina
- Interferon-α
- Interleucina 2
- Isoniazida
- Levodopa
- Medicamentos para baixar os lipídios
- Metildopa
- Minociclina
- Minoxidil
- Nitrofurantoína
- Perfenazina
- Prazosina
- Primidona
- Procainamida
- Propafenona
- Propiltiouracila
- Quinidina
- Sulfassalazina
- Sulfonamida
- Trimetadiona

Reações cutâneas semelhantes ao lúpus
- 5-fluoruracila
- Alopurinol
- Amoxicilina + ácido clavulânico
- Anastrozol
- Antagonistas do fator de necrose tumoral alfa
- Bloqueadores β-adrenérgicos
- Bloqueadores dos canais de cálcio
- Bronfeniramina
- Bupropiona
- Capecitabina
- Carbamazepina
- Cinarizina + tietilperazina
- Ciprofloxacino
- Diuréticos tiazídicos
- Docetaxel
- Doxorrubicina
- Efalizumabe
- Fenitoína
- Gencitabina
- Griseofulvina
- Inibidores da enzima conversora de angiotensina
- Inibidores de bomba de prótons
- Interferon-α e β
- Leflunomida
- Leuprorrelina
- Masitinibe
- Medicamentos redutores de lipídios
- Naproxeno
- Nivolumabe
- Paclitaxel
- Palbociclibe
- Pembrolizumabe
- Piroxicam
- Ranitidina
- Secuquinumabe
- Tamoxifeno
- Tegafur + uracila
- Terbinafina
- Ticlopidina
- Tiotrópio

Boxe 9.6 — Substâncias associadas a erupções semelhantes ao pênfigo.

- Ácido acetilssalicílico
- Ampicilina
- Benzilpenicilina
- Captopril
- Cefadroxila
- Cefalexina
- Cloridrato de piritinol
- Diclofenaco
- Enalapril
- Etambutol
- Fenilbutazona
- Fenobarbital
- Fosinopril
- Glibenclamida
- Glicina alfamercaptopropionil
- Heroína
- Ibuprofeno
- Interferon-α e β
- Interleucina-2
- Isotretinoína
- Levodopa
- Nifedipino
- Norfloxacino
- Ouro
- Oxifembutazona
- Penicilamina
- Penicilina
- Penicilina procaína
- Piroxicam
- Practolol
- Probenecida
- Progesterona
- Propranolol
- Ramipril
- Rifampina
- Tioprolina

Boxe 9.7 — Medicamentos associados a erupções semelhantes ao penfigoide das membranas mucosas.

- Ácido acetilsalicílico
- Actinomicina
- Amoxicilina
- Ampicilina
- Antagonistas do fator de necrose tumoral-α
- Antagonistas do receptor de angiotensina II
- Arsênico
- Bloqueadores β-adrenérgicos
- Bloqueadores dos canais de cálcio
- Cefalexina
- Ciprofloxacino
- Clonidina
- Cloroquina
- Dactinomicina
- D-Penicilamina
- Erlotinibe
- Espironolactona
- Extratos placentários
- Fluoxetina
- Flupentixol
- Furosemida
- Gabapentina
- Hidrobrometo de galantamina
- Inibidores da enzima conversora de angiotensina
- Interleucina-2
- Iodeto de potássio
- Ipilimumabe
- Levetiracetam
- Levofloxacino
- Medicamentos anti-inflamatórios não esteroidais (AINEs)
- Metildopa
- Nivolumabe
- Omeprazol
- Pembrolizumabe
- Penicilina
- Psoralenos com UVA
- Rifampicina
- Risperidona
- Salicilazossulfapiridina
- Sitagliptina
- Sulfassalazina
- Sulfonamidas
- Terbinafina
- Tiobutarit
- Tiopronina
- Tolbutamida
- Toxoide tetânico
- Vacina contra a gripe suína
- Vacina contra herpes-zóster
- Vacina contra *influenza*
- Vacinas combinadas hexavalentes
- Vildagliptina

A imunofluorescência tem sido usada na tentativa de diferenciar as reações a substâncias das doenças vesiculoerosivas primárias. Na maioria dos casos, esta técnica se mostrou insatisfatória. A despeito destes achados, um padrão único de reação tem sido observado quando a imunofluorescência indireta para IgG foi realizada em pacientes com reações liquenoides a substâncias. Em muitos desses pacientes, um padrão fluorescente anular eminente, denominado **colar de pérolas**, tem sido observado ao longo da membrana celular da camada de células basais do epitélio pavimentoso estratificado. O anticorpo circulante detectado tem sido chamado de **anticorpo citoplasmático da célula basal**. Embora mais estudos sejam necessários, esta técnica pode provar ser um adjuvante útil durante a avaliação das lesões liquenoides orais.

Diagnóstico

Um diagnóstico definitivo de uma reação crônica a medicamentos na mucosa oral é difícil porque os sintomas clínicos iniciais podem surgir de meses a anos após o início do medicamento causador. Além disso, as alterações clínicas podem persistir por meses após a interrupção do medicamento, ocasionalmente

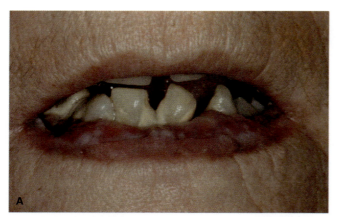

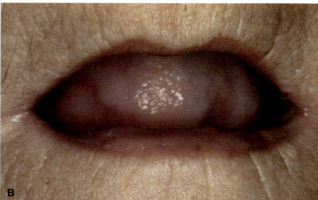

Figura 9.34 Reação alérgica da mucosa oral à administração de medicamentos sistêmicos. A. Erosões bilaterais na mucosa labial inferior entremeadas por estrias. A biopsia revelou um padrão de mucosite liquenoide, mas com inúmeros plasmócitos entremeados aos linfócitos. Por fim, provou-se que as erosões estavam associadas ao uso de sinvastatina. **B.** O mesmo paciente descrito na figura **A** após a suspensão do uso de sinvastatina.

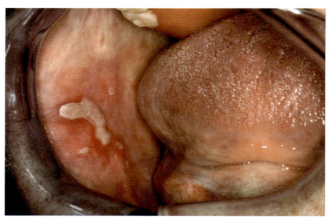

Figura 9.36 Reação liquenoide medicamentosa ao alopurinol. Área irregular de erosão superficial na mucosa jugal direita.

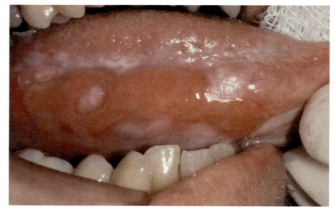

Figura 9.37 Reação alérgica da mucosa oral à administração de medicamentos sistêmicos. Erosão irregular ampla na superfície ventral da língua do lado direito. A lesão surgiu secundariamente ao uso de oxaprozina, um anti-inflamatório não esteroide (NSAID).

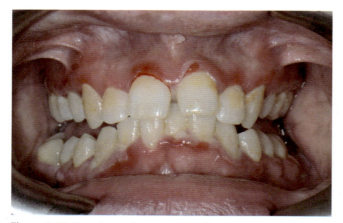

Figura 9.35 Reação medicamentosa ao ipilimumabe-nivolumabe – semelhante ao penfigoide. Múltiplas áreas de eritema gengival com erosões nas mucosas e áreas de descamação epitelial. (Cortesia do Dr. James Woodyard.)

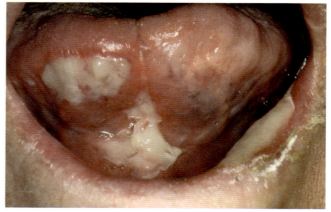

Figura 9.38 Erosões nas mucosas devido à administração de metotrexato. Múltiplas erosões nas mucosas da região de ventre de língua, assoalho de boca e mucosa labial.

exigindo terapia imunossupressora para alcançar uma resolução completa. A história médica detalhada deve ser obtida e o paciente precisa ser minuciosamente questionado a respeito do uso de medicamentos prescritos ou de medicamentos sem prescrição médica. Se o paciente puder fornecer um histórico preciso, todos os medicamentos iniciados após o surgimento das lesões orais podem ser removidos da lista de possíveis causadores. Isso pode ajudar na identificação do medicamento responsável pela reação na mucosa oral. Uma vez descoberto um medicamento potencialmente agressor, deve ser estabelecida a relação de tempo entre o uso da substância e a alteração da mucosa. A associação pode ser aguda e óbvia, ou o início das lesões orais pode ser retardado. Se houver a suspeita de mais de um medicamento como o responsável pela reação, em geral o medicamento mais recentemente administrado é causador da reação. Se a substância introduzida por último não parecer ser a responsável, a eliminação em série das medicações deve ser realizada em colaboração com o médico do paciente até que o agente agressor seja descoberto.

Nas reações crônicas às substâncias, o diagnóstico definitivo pode ser feito se as alterações nas mucosas se resolverem após suspensão da medicação e se houver recidiva após a reintrodução do agente. Um diagnóstico presuntivo é geralmente suficiente e justificado quando as alterações nas mucosas desaparecem após suspensão do uso da medicação agressora. Se medicamentos imunossupressores forem necessários para alcançar a resolução, as alterações na mucosa não devem recorrer após a retirada do medicamento e interrupção da terapia. Se as lesões recorrerem após a resolução completa, então o medicamento não estava envolvido na alteração mucosa. Isso sugere que outros fatores podem estar contribuindo para as lesões orais, e uma investigação mais aprofundada pode ser necessária para determinar a causa subjacente.

Nas possíveis reações a medicamentos semelhantes ao lúpus, a avaliação sérica para anticorpos antinucleares (ANAs) genéricos e para anticorpos contra o DNA e contra histonas frequentemente é benéfica. As reações a medicamentos semelhantes ao lúpus estão associadas aos ANAs genéricos circulantes e anticorpos dirigidos contra histonas, ao passo que o lúpus eritematoso também revela anticorpos para DNA (um achado que não é observado nas reações a medicamentos). Esse padrão não é verdadeiro nas reações associadas aos antagonistas do TNF-alfa, infliximabe e etanercepte, os quais simulam fielmente o lúpus eritematoso sistêmico (LES) e estão associados a anticorpos para DNA de dupla fita.

Tratamento e prognóstico

O medicamento responsável deve ser interrompido e, se necessário, substituído por outro que propicie um resultado terapêutico semelhante. As reações agudas localizadas podem ser resolvidas com corticosteroides tópicos. Quando estão presentes manifestações sistêmicas, geralmente a estomatite anafilática justifica a administração sistêmica de adrenalina (epinefrina), de corticosteroides ou de anti-histamínicos. As lesões orais crônicas frequentemente regridem após a suspensão do uso da substância agressora, mas os corticosteroides tópicos podem, algumas vezes, ser necessários para a resolução completa.

Se a suspensão do uso do medicamento for contraindicada, um cuidado paliativo poderá ser instituído; no entanto, os corticosteroides costumam ser ineficazes se o medicamento agressor estiver sendo utilizado.

◆ ESTOMATITE ALÉRGICA DE CONTATO (ESTOMATITE *VENENATA*)

A lista de agentes descritos que causam reações de **estomatite alérgica de contato** na cavidade oral é extremamente diversa. Têm sido mencionados inúmeros alimentos, aditivos alimentares, gomas de mascar, doces, dentifrícios, enxaguatórios bucais, luvas e diques de borracha, anestésicos tópicos, materiais restauradores dentários, materiais acrílicos para dentaduras, materiais para moldagem dentária e adesivos para prótese. Dois tipos de alérgenos, a canela e os materiais dentários restauradores (ver adiante), mostram padrões clínicos e histológicos suficientemente únicos para justificar descrições separadas.

Embora a cavidade oral esteja exposta a uma grande variedade de antígenos, a frequência de verdadeiras reações alérgicas a qualquer antígeno decorrentes deste contato parece ser rara. Tal fato foi verificado em um estudo prospectivo com 13.325 pacientes em tratamento odontológico, dos quais somente sete casos de efeitos adversos agudos e 15 casos de efeitos adversos crônicos foram atribuídos a materiais odontológicos. A mucosa oral é muito menos sensível do que a superfície cutânea; isso provavelmente se deve ao seguinte:

- O período de contato é muitas vezes pequeno
- A saliva dilui, digere e remove muitos antígenos
- A queratinização limitada da mucosa oral faz com que a adesão de haptenos seja mais difícil e a alta vascularização tende a remover qualquer antígeno rapidamente
- O alérgeno pode não ser reconhecido (devido à densidade mais baixa de células de Langerhans e de linfócitos T).

Se a pele foi primeiramente sensibilizada, a mucosa poderá ou não demonstrar uma sensibilização clínica futura. Ao contrário, se a mucosa foi inicialmente sensibilizada, então a pele geralmente deverá mostrar alterações semelhantes em uma exposição futura. As exposições orais de longa duração podem induzir à tolerância e reduzir a prevalência de sensibilidade cutânea em alguns casos. Por exemplo, as exposições a aparatos ortodônticos que contenham níquel têm sido associadas a uma prevalência reduzida da futura sensibilidade cutânea a joias com níquel.

Além das lesões orais, as reações alérgicas de contato podem produzir queilite esfoliativa (ver Capítulo 8) ou dermatite perioral (ver próxima seção). Como mencionado no Capítulo 8, a maioria dos casos de queilite crônica representa uma irritação local, geralmente pelo hábito crônico de lamber os lábios. Apesar disto, uma pesquisa revelou que cerca de 25% dos indivíduos são afetados por queilites alérgicas de contato por uma variedade de antígenos que incluem medicamentos, batons, protetores solares, dentifrícios, fio dental, esmaltes de unha e cosméticos.

Características clínicas

A estomatite alérgica por contato pode ser aguda ou crônica. Dos casos diagnosticados, existe maior prevalência pelo sexo feminino em ambas as formas. Após a eliminação do trauma focal, os sinais e sintomas localizados sugerem mucosite a partir de um alérgeno isolado (p. ex., metal utilizado em restaurações dentárias); contrariamente, a dor oral disseminada sugere associação com um fator desencadeante mais difuso como alimentos, bebidas, aromatizantes ou materiais para higiene oral.

Nos pacientes com estomatite de contato aguda, a ardência é o sintoma mais frequente. O aspecto da mucosa acometida é variável, de um eritema leve e pouco visível a uma lesão eritematosa brilhante, com ou sem edema. As vesículas são raramente observadas e, quando presentes, se rompem com rapidez formando áreas de erosão (Figura 9.39). Às vezes, podem aparecer ulcerações superficiais parecidas com aftas. Há possibilidade de haver prurido, pontadas, formigamento e edema.

Em casos crônicos, a mucosa afetada costuma estar em contato com o agente causal, podendo estar eritematosa ou branca e hiperqueratótica. Periodicamente, podem se desenvolver erosões nas áreas afetadas. Alguns alérgenos, em especial os dentifrícios, podem causar um eritema difuso com descamação das camadas superficiais do epitélio (Figura 9.40). A queilite alérgica de contato mostra características clínicas idênticas aos casos originados da irritação crônica e com mais frequência aparece como secura crônica, descamação, fissuras e rachaduras no vermelhão do lábio. É raro haver sintomas idênticos à parestesia orolingual sem nenhum sinal clinicamente evidenciado. Um padrão distinto, a gengivite plasmocitária, é discutido em outra parte deste livro (ver Capítulo 4).

Diagnóstico

Geralmente, o diagnóstico da estomatite de contato aguda é imediato devido à relação de tempo entre o uso do agente e a erupção resultante. Se uma reação oral ou perioral aguda for observada dentro de 30 minutos após uma consulta odontológica, então deve ser realizada uma investigação para alergia a todos os materiais dentários, anestésicos locais e luvas utilizados. Em alguns casos, a apresentação clínica de uma estomatite alérgica de contato pode ser difícil de distinguir de uma estomatite de contato irritativa, na qual a alteração mucosa está relacionada à irritação química ou física, em vez de uma hipersensibilidade. Os testes de contato podem ser benéficos para separar essas reações de contato. Esses testes podem ajudar a identificar quais substâncias estão desencadeando a reação na mucosa oral, permitindo assim um tratamento mais direcionado e eficaz.

O diagnóstico da estomatite de contato crônica é muito mais difícil. A maioria dos pesquisadores exige uma boa condição de saúde oral, a eliminação de todas as outras causas possíveis e dos sinais orais visíveis, associados a uma história positiva de alergia e um resultado positivo a um teste cutâneo para o alérgeno suspeito. Se a estomatite alérgica de contato é fortemente suspeita, mas os testes cutâneos são negativos, deve-se tentar o teste direto na mucosa oral. O antígeno pode ser posicionado sobre a mucosa em uma mistura com Orabase® ou em uma taça de borracha fixada na mucosa.

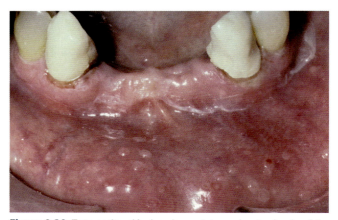

Figura 9.39 Estomatite alérgica de contato a cloreto de alumínio. Eritema na mucosa e vesículas no lábio inferior causados pelo uso de cloridrato de alumínio no fio retrator gengival.

Tratamento e prognóstico

Nos casos leves de estomatite por contato aguda, é necessária a remoção do alérgeno suspeito. Nos casos mais graves, a terapia com anti-histamínicos, combinada a anestésicos tópicos geralmente é benéfica. As reações crônicas respondem à remoção da fonte antigênica e à aplicação de um corticosteroide tópico em gel ou em suspensão oral.

Durante as tentativas para descobrir a fonte da mucosite alérgica difusa, é recomendado o uso do bicarbonato de sódio ou dentifrícios sem sabor ou conservantes. O paciente também deve ser instruído a evitar enxaguatórios orais, goma de mascar, balas de hortelã, chocolate, produtos que contenham canela, bebidas gaseificadas e comidas excessivamente salgadas, apimentadas ou ácidas. Se uma associação não puder ser encontrada, então o teste cutâneo pode proporcionar uma informação útil.

◆ DERMATITE PERIORAL (DERMATITE PERIOROFACIAL)

O termo **dermatite perioral** não se refere a qualquer erupção cutânea que ocorre ao redor da boca, mas sim a uma doença inflamatória da pele única que envolve a superfície cutânea que circunda a região orofacial. Pelo fato de a doença

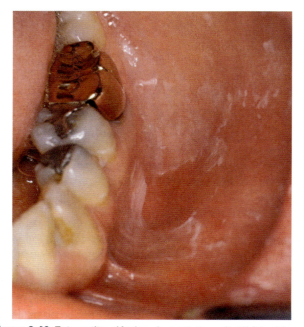

Figura 9.40 Estomatite alérgica de contato a dentifrício. Mucosa eritematosa com descamação epitelial superficial.

geralmente também afetar a pele paranasal e periorbital, o termo **dermatite periorofacial** é a denominação mais apropriada. Embora o processo seja idiopático, a dermatite é associada ao uso excessivo de potentes corticosteroides tópicos na pele da face. Muitos acreditam que o uso de corticosteroides leve a imunossupressão local e infecção nos folículos pilosos por organismos como *Propionibacterium acnes* e *Fusobacterium*, que liberam fatores quimiotáticos para neutrófilos, resultando em inflamação significativa associada. O uso de dentifrícios fluoretados e o uso excessivo de cosméticos faciais, cremes e hidratantes também pode estar implicado em alguns pacientes. Uma fraca correlação tem sido observada com corticosteroides sistêmicos, corticosteroides para inalação e corticosteroides nasais. A exposição intensa à luz ultravioleta, ao calor e ao vento parecem piorar a dermatite. Algumas destas substâncias podem inicialmente induzir a uma dermatite de contato alérgica ou irritativa, ao passo que se acredita que outras produzam oclusão inapropriada da superfície da pele com subsequente proliferação da microbiota cutânea.

Características clínicas

A dermatite perioral se apresenta como pápulas eritematosas persistentes, vesículas e pústulas que envolvem a pele que circunda o vermelhão do lábio superior e inferior. Além disso, o envolvimento da pele perinasal é observado em 40% dos pacientes afetados, e 25% apresentam dermatite periorbital (Figura 9.41). Classicamente, há uma zona de pele íntegra imediatamente adjacente ao vermelhão do lábio. Casos relacionados ao uso de dentifrício com flúor frequentemente não revelam a zona de pele íntegra ao redor do vermelhão do lábio. O prurido e a queimação são variáveis. A maioria dos casos são diagnosticados em mulheres entre os 20 e os 45 anos, corroborando a associação com o uso de cosméticos. Em algumas mulheres acometidas, parece haver uma influência hormonal, como evidenciado por surtos pré-menstruais ou exacerbação associada à gravidez ou ao uso de pílulas anticoncepcionais. Existe uma variante pediátrica menos comum que é observada entre os 7 meses e os 13 anos, e que não demonstra a forte predileção por sexo observada em adultos.

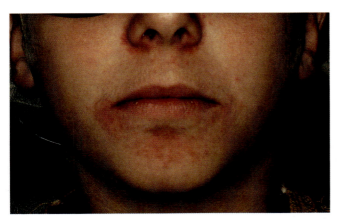

Figura 9.41 Dermatite perioral. Múltiplas pápulas eritematosas na pele circundando a borda do vermelhão dos lábios. Observe o acometimento semelhante ao redor dos orifícios nasais. (Cortesia do Dr. Billy Milay.)

Características histopatológicas

A biopsia da dermatite perioral mostra um padrão variável. Em muitos casos, há dermatite linfo-histiocítica crônica que frequentemente exibe espongiose dos folículos pilosos. Em outros pacientes se observa um padrão semelhante à rosácea, no qual há inflamação granulomatosa perifolicular. Ocasionalmente, o padrão histopatológico tem sido confundido com a sarcoidose.

Tratamento e prognóstico

A maioria dos casos se resolve com a "terapia zero", que inclui a interrupção do uso do corticosteroide, dos cosméticos, dos cremes faciais etc. Geralmente a interrupção do corticosteroide tópico potente em uso é seguida por um período de exacerbação. A tetraciclina oral é considerada o padrão-ouro de tratamento para a dermatite perioral, mas deve ser evitada durante a infância e a gestação. Terapias alternativas incluem metronidazol tópico, eritromicina, clindamicina, sulfacetamida e pimecrolimo, ou azitromicina sistêmica, eritromicina, doxiciclina ou claritromicina. Isotretinoína tem sido usada com sucesso em pacientes que não respondem a outras terapias. A lesão apresenta melhora significativa em várias semanas e resolução total em poucos meses. A recidiva é incomum.

◆ ESTOMATITE DE CONTATO POR AROMATIZANTE ARTIFICIAL DE CANELA

As alterações nas mucosas secundárias ao uso de produtos aromatizados artificialmente com canela são relativamente comuns, mas a frequência das alterações não havia sido bem reconhecida até o final dos anos 1980. O óleo de canela é usado como agente aromatizante em confeitos, sorvetes, refrigerantes, bebidas alcoólicas, carnes processadas, gomas de mascar, doces, dentifrícios, produtos para halitose, enxaguatórios orais e até mesmo fios dentais. As concentrações dos aromatizantes podem ser até 100 vezes maiores do que as das especiarias naturais. As reações são mais documentadas naqueles produtos em que há contato prolongado ou frequente, tais como os doces, as gomas de mascar, o enxaguatório oral e os dentifrícios. Os componentes anticálculo dos dentifrícios para controle de tártaro têm um sabor muito amargo e requerem uma grande concentração de agentes aromatizantes, incluindo a canela, para mascarar o gosto, resultando em maior chance de que estas formulações causem lesões na mucosa oral. Apesar de menos comuns, têm sido documentadas reações à canela em sua forma natural.

Características clínicas

As manifestações clínicas da estomatite por contato podem ser variáveis, de acordo com o meio de liberação. O dentifrício e o enxaguatório oral muitas vezes resultam em um padrão mais difuso; os sinais associados às gomas de mascar e aos doces são mais localizados. A dor e a ardência constituem sintomas comuns em todos os casos. A anafilaxia associada à exposição à canela foi relatada, mas é rara.

A gengiva é o local afetado com mais frequência pelos dentifrícios, muitas vezes se assemelhando à **gengivite plasmocitária** (ver Capítulo 4); o aumento de volume, o edema e o eritema são comuns. A descamação do epitélio oral superficial é comumente observada sem a formação de uma erosão. A mucosite eritematosa, por vezes combinada com a erosão, tem sido relatada na mucosa jugal e na língua. Também podem ocorrer queilite esfoliativa e dermatite perioral.

As reações à goma de mascar e aos doces são mais localizadas e normalmente não acometem o vermelhão do lábio ou a pele perioral. A maioria das lesões surge na mucosa jugal e nas margens laterais da língua. As lesões da mucosa jugal costumam ser placas retangulares, alinhadas ao longo do plano oclusal (Figura 9.42). Individualmente, as lesões apresentam uma base eritematosa, mas em geral predominam como brancas, conforme resultado da hiperqueratose da superfície epitelial. Pode ocorrer ulceração no interior das lesões. Os exemplos hiperqueratóticos com frequência apresentam superfície rugosa e ocasionalmente podem se assemelhar ao padrão observado no *morsicatio* (ver Capítulo 8). O envolvimento da língua pode-se tornar extenso e estender-se para a superfície dorsal (Figura 9.43). O espessamento da superfície epitelial pode ocorrer e causar preocupação clínica quanto à possibilidade de uma leucoplasia pilosa oral (LPO) (ver Capítulo 7) ou de um carcinoma (Figura 9.44).

Características histopatológicas

Na estomatite de contato por aromatizante artificial de canela geralmente o epitélio é acantótico, muitas vezes com cristas epiteliais alongadas e um adelgaçamento do espaço suprapapilar. Pode haver hiperqueratose e extensa exocitose neutrofílica. A lâmina própria superficial exibe um intenso infiltrado inflamatório celular, que consiste predominantemente em linfócitos, que podem estar entremeados a plasmócitos, histiócitos ou eosinófilos. Este infiltrado com frequência oculta a interface epitélio-conjuntival (Figura 9.45). Uma manifestação característica em casos localizados causados por goma de mascar, bala de hortelã ou doces é a presença de um infiltrado inflamatório perivascular evidente, que se estende abaixo da zona de interface (Figura 9.46).

Diagnóstico

Com um alto índice de suspeita e com o conhecimento das variações do padrão clínico, o diagnóstico de estomatite de contato localizada, em geral, pode ser realizado com base no aspecto clínico e na história de uso de canela. Ocasionalmente, as biopsias são realizadas para as lesões atípicas ou nos casos extensos em virtude do diagnóstico diferencial, que inclui diversas condições

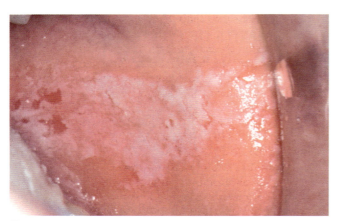

Figura 9.42 Estomatite de contato por aromatizante de canela. Área retangular de eritema sintomático com hiperqueratose áspera suprajacente.

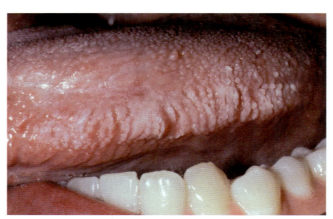

Figura 9.44 Estomatite de contato por aromatizante de canela. Borda lateral da língua do lado esquerdo exibindo fileiras lineares de hiperqueratose que se assemelham a uma leucoplasia pilosa oral (LPO).

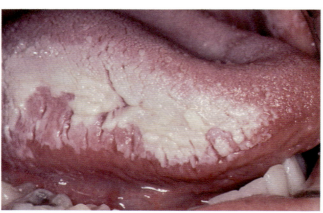

Figura 9.43 Estomatite de contato por aromatizante de canela. Hiperqueratose espessada e sensível na superfície dorsal e lateral da língua no lado direito.

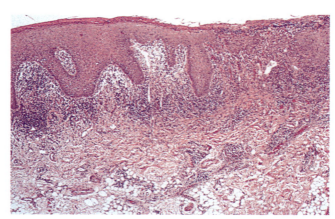

Figura 9.45 Estomatite de contato por aromatizante de canela. Mucosa oral demonstrando uma mucosite de interface significativa e uma inflamação perivascular profunda.

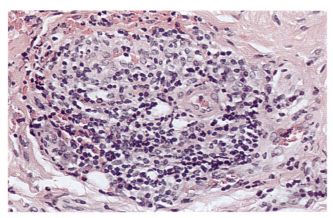

Figura 9.46 Estomatite de contato por aromatizante de canela. Infiltrado inflamatório perivascular que consiste, predominantemente, em linfócitos e plasmócitos.

vesiculoerosivas e neoplásicas. As características histopatológicas não são específicas, mas são suficientes para que um patologista oral e maxilofacial familiarizado com o padrão levante uma alta suspeita. O uso de dentifrícios que contenham canela deve ser investigado em todos os pacientes com um padrão atípico de gengivite. Os exemplos relacionados à dieta são os mais difíceis de diagnosticar e podem necessitar de testes cutâneos de alergia ou de diários de dieta para isolar a causa. Os testes cutâneos por meio de adesivos muitas vezes não se correlacionam totalmente com as manifestações intraorais. Pacientes com resultados positivos nos testes cutâneos podem não apresentar reações intraorais, e pacientes com uma reação intraoral evidente à canela podem não demonstrar positividade nos testes cutâneos por meio de adesivos. O melhor método de confirmação diagnóstica é a eliminação do alérgeno suspeito, com rápida melhora das alterações mucosas.

Tratamento e prognóstico

Os sinais e sintomas desaparecem no período de 1 semana após a interrupção do produto à base de canela. Se o paciente retomar o uso do produto, as lesões reaparecerão, em geral dentro de 24 horas. Por vezes, a resolução é mais gradual e o paciente pode-se beneficiar do uso a curto prazo de um corticosteroide tópico.

♦ ESTOMATITE LIQUENOIDE DE CONTATO A MATERIAIS ODONTOLÓGICOS RESTAURADORES

O amálgama dentário tem sido ativamente utilizado por mais de 180 anos e provou ser o material mais duradouro de baixo custo, permanecendo o material utilizado de modo mais rotineiro em restaurações dentárias. Devido à liberação de baixos índices de mercúrio associados a esse material restaurador (uma quantidade bem menor do que a contribuição diária oriunda da comida e de fontes não odontológicas), tem-se atribuído ao seu uso uma grande variedade de problemas de saúde. Devido a essa controvérsia, foram realizados inúmeros estudos de caso-controle, os quais mostraram não haver associação entre a presença de amálgama dentário e doenças sistêmicas. Duas lesões orais, a síndrome da ardência bucal e a granulomatose orofacial, também têm sido correlacionadas com a presença de amálgama por alguns pesquisadores, mas nenhuma evidência conclusiva existe para associar essas doenças ao material restaurador dentário. Os efeitos adversos primários que estão bem documentados incluem as reações de hipersensibilidade aguda e crônica.

Os amálgamas dentários contêm mercúrio, prata, estanho e cobre, com algumas variações que incluem o zinco, o índio, o paládio e a platina. A maioria das reações de hipersensibilidade aos materiais restauradores dentários ocorre ao amálgama dentário. As reações têm sido vistas menos frequentemente associadas a outros materiais restauradores como o ouro, o berílio, o cromo, o cobalto ou aos compósitos de resina.

Embora possam ser observadas raras reações agudas ocorrendo logo após a colocação do amálgama, a maioria das reações adversas representa reações de hipersensibilidade crônica tipo IV, as quais são observadas associadas a restaurações antigas e corroídas. Acredita-se que os íons metálicos liberados pela corrosão se haptenizem com as proteínas de superfície dos queratinócitos orais, iniciando uma resposta autoimune direcionada à camada basal do epitélio. Alguns pesquisadores denominaram estas alterações crônicas de "lesões galvânicas", apesar de nenhum estudo clínico ou experimental apoiar a hipótese de origem eletrogalvânica.

Estas reações crônicas de contato se apresentam clinicamente e histopatologicamente semelhantes ao líquen plano (ver Capítulo 16), mas exibem uma distribuição na mucosa diferente. Quando os pacientes com líquen plano oral verdadeiro são examinados, a lesão migra e não exibe uma correlação direta ao contato com materiais dentários. Além disso, os pacientes com líquen plano não apresentam aumento de teste cutâneos positivos a materiais restauradores dentários, e exibem melhora mínima a inexistente à remoção dos amálgamas.

Entretanto, existe um subgrupo de pacientes nos quais as lesões liquenoides não migram e geralmente envolvem somente a mucosa adjacente ao metal dentário. No teste cutâneo, a maioria destes pacientes reage ao metal agressor e as lesões se resolvem com rapidez após a remoção dos amálgamas adjacentes. Tais lesões devem ser diagnosticadas como **reação liquenoide de contato** a um material restaurador, e não como um líquen plano verdadeiro. Embora muitas dessas alterações mucosas pareçam representar reações alérgicas de contato, lesões ocasionais podem ser secundárias a uma cúspide afiada, uma restauração com superfície áspera ou anatomia dentária alterada que é difícil de limpar e resulta em acúmulo local de placa.

Características clínicas

As reações agudas aos amálgamas dentários são extremamente raras e relacionadas a uma reação de hipersensibilidade imediata. Os sinais tendem a aparecer dentro de horas após a colocação do amálgama e apresentam-se como leões eritematosas, prurítica e urticariformes na mucosa ipsilateral e na pele facial. Nas reações graves podem ser também observados edema do tecido mole, taquicardia e dificuldades respiratórias.

A maioria das reações liquenoides crônicas de contato afeta a mucosa jugal posterior e a superfície ventral das bordas laterais da língua. Ao contrário do líquen plano, no qual as alterações mucosas tendem a ser bilaterais e simétricas, as reações liquenoides a materiais dentários geralmente estão confinadas à área de contato e podem ser brancas ou eritematosas, com ou sem estrias periféricas (Figura 9.47). A maioria dos pacientes não apresenta sintomas, mas erosões periódicas podem ser observadas. É provável que muitas das lesões previamente relatadas como o chamado líquen plano em placa eram, na realidade, reações liquenoides de contato ou possivelmente evoluindo para displasias epiteliais ou leucoplasia verrucosa proliferativa com uma resposta imune liquenoide associada.

Diagnóstico

O diagnóstico de uma reação liquenoide de contato é realizado pelo aspecto clínico e pela não migração da lesão e pela correlação com metal dentário adjacente (Figura 9.48). Embora as características histopatológicas possam ser indistinguíveis de um líquen plano, ocasionalmente a biopsia pode ser realizada para confirmar o diagnóstico clínico e para excluir outras alterações como a displasia epitelial. Embora o teste cutâneo seja positivo em 70% dos pacientes com reações de contato e reativo de forma semelhante em 4% dos pacientes com líquen plano verdadeiro, a apresentação clínica provou ser um indicador diagnóstico mais confiável do que o teste cutâneo. Muitos clínicos reservam os testes de adesivos cutâneos para pacientes com grande número de amálgamas e lesões liquenoides extensas, nas quais é clinicamente difícil distinguir o líquen plano de reações de contato liquenoides. Como alternativa aos testes cutâneos com adesivos nesta situação, um amálgama de teste único pode ser substituído para avaliar a resposta da mucosa adjacente. Se houver melhora local na área da remoção do amálgama, então a eliminação das restaurações com amálgama restantes é justificada.

Características histopatológicas

A biopsia das estomatites de contato alérgicas por materiais dentários exibe numerosas características do líquen plano. A superfície do epitélio pode-se apresentar hiperqueratótica, atrófica ou ulcerada. Em geral, estão presentes áreas de degeneração hidrópica da camada basal. A lâmina própria superficial contém um denso infiltrado inflamatório em banda, composto predominantemente

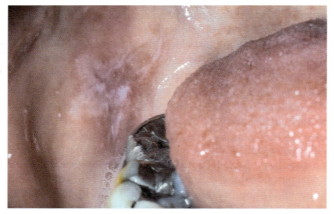

Figura 9.48 **Reação de contato da mucosa oral ao amálgama dentário.** Estria hiperqueratótica com padrão radial na mucosa jugal posterior, que entrava em contato com um grande amálgama na região distovestibular do segundo molar permanente inferior.

por linfócitos. Além da mucosite liquenoide superficial, algumas biopsias também revelam características tipicamente não observadas no líquen plano clássico, como um infiltrado linfocítico mais profundo frequentemente misturado com plasmócitos, ocasionalmente centros germinativos e números variáveis de eosinófilos. O infiltrado mais profundo ocasionalmente também demonstrará um padrão perivascular.

Tratamento e prognóstico

Em pacientes com reações de hipersensibilidade aguda ao amálgama, geralmente o processo é autolimitante e resolve-se de forma espontânea dentro de 2 a 3 dias. Apesar disso, na presença de sintomas sistêmicos, como uma dificuldade respiratória, pode ser necessária a remoção do amálgama recém-colocado.

Para as reações liquenoides crônicas, medidas locais, como melhora na higiene oral, alisamento, polimento e recontorno das restaurações, devem ser executadas antes das medidas mais agressivas, pois lesões clinicamente similares têm sido observadas como resultado do acúmulo de placa na superfície. Se não for obtido sucesso, o amálgama em questão deverá ser substituído.

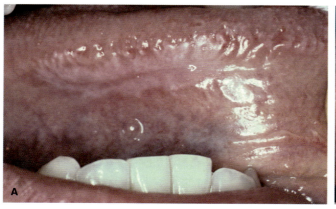
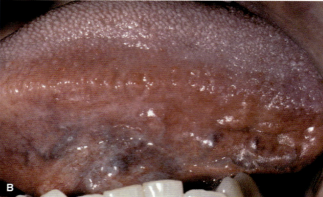

Figura 9.47 **Reação de contato da mucosa oral ao amálgama dentário.** **A.** Lesão hiperqueratótica com um padrão radial na borda lateral da língua do lado direito; a mucosa alterada entrou em contato com restaurações de amálgamas dos dentes molares adjacentes. A lesão permaneceu na mesma localização por 5 anos e periodicamente tornava-se erosiva e sintomática. O alisamento e o polimento das restaurações dos dentes adjacentes não surtiram efeito. **B.** Aspecto da área previamente alterada da língua 14 dias após a remoção dos amálgamas adjacentes. Observe a resolução total das alterações da mucosa.

Pelo fato de ser rara a exibição nos pacientes de hipersensibilidade aos compósitos de resina, é recomendado o uso de materiais inertes (como ionômero de vidro, cerâmica feldspática, cerâmica ou metalocerâmica). Assim como para o líquen plano, alguns pesquisadores acreditam que as reações de contato não tratadas raramente possam evoluir para um carcinoma, embora não possa ser excluída a possibilidade de que algumas leucoplasias sejam confundidas com reações liquenoides de contato. Embora essa associação esteja longe de ser provada, parece ser prudente a remoção de amálgamas adjacentes a possíveis reações de liquenoides de contato. As lesões liquenoides que não se resolvem após a remoções do metal adjacente devem ser avaliadas posteriormente.

◆ ANGIOEDEMA (EDEMA ANGIONEURÓTICO; DOENÇA DE QUINCKE)

O **angioedema** é um aumento de volume edematoso difuso dos tecidos moles que mais comumente envolve os tecidos conjuntivos submucoso e subcutâneo, mas pode afetar o trato gastrintestinal ou o trato respiratório, muitas vezes com resultados fatais. Esta doença tem sido referida como **doença de Quincke**, segundo o clínico que a princípio relacionou as alterações a uma alteração na permeabilidade vascular. O termo ultrapassado **edema angioneurótico** também já foi utilizado, pelo fato de os pacientes afetados reclamarem com frequência de uma sensação de asfixia, sendo rotulados como neuróticos.

A causa mais comum é a degranulação dos mastócitos, que leva a uma liberação de histamina e a alterações clínicas características. As reações de hipersensibilidade mediada pela IgE causadas por medicamentos, alimentos, plantas, poeira e inalantes produzem a degranulação dos mastócitos e são comuns. As reações alérgicas de contato, associadas a alimentos, a cosméticos, a medicações tópicas e, até mesmo, a diques de borracha dentários, também podem ser responsáveis. A degranulação dos mastócitos pode até mesmo resultar de estímulos físicos – como calor, frio – de exercício, de estresse emocional, da exposição solar e de vibração significativa. Esse último padrão é denominado **angioedema vibratório**, com exemplos intraorais vistos secundariamente a estímulos como ronco prolongado ou uso de instrumentos musicais com bocal.

Um padrão não usual de reação a medicamento que pode produzir formas graves de angioedema não mediado pela IgE é o tipo associado ao uso de medicamentos denominados *inibidores da enzima conversora da angiotensina (IECA)*. Estes medicamentos representam o tratamento prescrito com mais frequência, atualmente com 35 a 40 milhões de pacientes fazendo uso desses anti-hipertensivos. Alguns dos mais populares são o captopril, o enalapril e o lisinopril. O edema associado a esses medicamentos não responde aos anti-histamínicos e é resultado do excesso de bradicinina. A ativação do fator XII da coagulação causa a conversão de pré-calicreína plasmática em calicreína, com a via calicreína levando à produção de bradicinina. O angioedema ocorre se a bradicinina não for degradada. A enzima conversora de angiotensina desempenha um papel na degradação da bradicinina e, se houver inibição significativa dessa enzima por IECA, o angioedema é observado.

Para evitar o angioedema, uma segunda geração de medicamentos, chamados *bloqueadores do receptor de angiotensina II* (p. ex., losartana e valsartana), foi desenvolvida especificamente para evitar qualquer inibição da degradação da bradicinina. Esses novos medicamentos diminuem a frequência de angioedema, mas não eliminam a reação adversa. A prevalência deste padrão de angioedema é estimada entre 0,1 e 0,2% dentre os usuários de IECA. Na maioria dos pacientes afetados, o angioedema se inicia em horas após o início do uso do medicamento. Em até 30% dos casos, o angioedema é retardado, com o intervalo mais longo relatado entre o início do uso da medicação e o ataque inicial sendo de 10 anos. Os ataques desencadeados por procedimentos odontológicos têm sido relatados em pacientes que usam IECA por um longo período de tempo. Muitos clínicos ignoram a associação entre o angioedema e os IECA, com estudos demonstrando administração contínua do medicamento em mais de 50% dos pacientes afetados.

O inibidor de esterase C1 (C1-INH) é antagonista à formação de bradicinina ao bloquear ativamente a formação de calicreína e cininogênio. A insuficiência funcional do C1-INH predispõe ao angioedema e pode ser hereditária ou adquirida. Duas formas autossômicas dominantes principais e um terceiro tipo hereditário extremamente raro são conhecidos. O **angioedema hereditário tipo I (HAE I)** representa aproximadamente 85% dos casos hereditários e é causado por uma redução quantitativa no C1-INH. O **angioedema hereditário tipo II (HAE II)** é responsável por 15% dos casos hereditários e apresenta níveis normais de C1-INH, mas o inibidor é disfuncional. O terceiro tipo é extremamente raro e apresenta níveis normais de C1-INH funcional. Anteriormente, esse padrão era referido como angioedema hereditário tipo III, mas atualmente é chamado de **angioedema hereditário com C1-INH normal (HAE-nC1-INH)**. Nesse padrão raro, a causa é desconhecida na maioria dos casos, mas 25% demonstram uma mutação no fator XII da coagulação, o principal gatilho da via da calicreína. No HAE-nC1-INH, o principal gatilho é o estrogênio, com gravidez ou contraceptivos orais associados a exacerbações e aumento da gravidade dos ataques. Altos níveis de estrogênio são conhecidos por aumentar os níveis de fator XII, e a mutação desse fator de coagulação pode ser responsável por desencadear a via da calicreína.

O tipo adquirido da deficiência de C1-INH é observado em associação com certos tipos de doenças linfoproliferativas (síndrome de Caldwell) ou em pacientes que desenvolvem autoanticorpos específicos. Nas doenças linfoproliferativas, os anticorpos monoclonais dirigidos contra células tumorais ativam o C1 e levam ao consumo de C1-INH. Na variante autoimune, o anticorpo se liga ao receptor de C1 na molécula C1-INH, levando a um C1-INH não funcional e ao consumo do C1. Em ambas as formas, adquiridas e hereditárias de atividade anormal de C1-INH, os menores traumas, como os procedimentos odontológicos, podem precipitar o acometimento.

Um número de pacientes também desenvolveu angioedema intraoral após administração do ativador do plasminogênio tecidual (tPA, alteplase) para acidente vascular cerebral (AVC), predominantemente aqueles originados nas regiões frontal, insular e peri-insular do cérebro. O plasminogênio leva ao desenvolvimento de plasmina que desencadeia a fibrinólise e ativa a cascata de complemento e a via da calicreína, com subsequente geração de bradicinina. O motivo pelo qual essa reação parece fortemente correlacionada ao uso de tPA em padrões específicos de AVC ainda não está claro. A frequência dessa complicação é aumentada em pacientes que utilizam IECA.

Finalmente, o angioedema tem sido observado na presença de níveis elevados de complexos antígeno-anticorpo (p. ex., lúpus eritematoso, infecções virais e bacterianas) e em pacientes com contagens elevadas de eosinófilos no sangue periférico.

Características clínicas

O angioedema é caracterizado por um início relativamente súbito de um aumento de volume macio, indolor, que pode ser único localizado ou difuso (Figura 9.49). Nas formas hereditárias, o acometimento inicial é notado na infância ou adolescência, exceto no padrão raro de HAE-n-C1-INH relacionado ao estrogênio, que geralmente surge em mulheres de 20 a 30 anos. Os episódios são imprevisíveis e mesclados com intervalos livres de edema. O aumento de volume recorrente na pele e a dor abdominal são as apresentações mais frequentes. As extremidades são os sítios mais comuns de envolvimento cutâneo, apesar de a face, os genitais, o tronco e o pescoço também poderem ser acometidos. Embora não sejam individualmente frequentes, os edemas da laringe, da faringe, da úvula ou do palato mole podem ser observados quando os pacientes são monitorados por períodos extensos (e podem estar associados a angústia respiratória). A voz grave, a rouquidão, a afonia e a dispneia são importantes sinais de alerta. Tem sido relatado o edema recorrente do palato mole induzido pelo ronco, associado à dispneia grave. O envolvimento isolado da língua é incomum. O acometimento da pele e das mucosas pode causar aumento de volume que pode ter diversos centímetros de diâmetro (Figura 9.50). Embora a dor seja pouco usual, o prurido é comum e o eritema pode estar presente. O aumento de volume regride em 24 a 72 horas. Em contraste com as variantes hereditárias, as variantes alérgicas, adquiridas e associadas aos IECA demonstram grande envolvimento da cabeça e do pescoço, como a face, os lábios, a língua, o assoalho da boca, a faringe e a laringe. O risco de angioedema associado aos IECA é significativamente maior em melanodermos (3 a 4 vezes mais que em outras etnias) e este padrão é o tipo mais frequentemente encontrado pelos profissionais de saúde oral.

Diagnóstico

Nos casos de origem alérgica, o diagnóstico de angioedema é frequentemente realizado pela manifestação clínica em conjunto com o estímulo antigênico conhecido. Quando ocorrem múltiplas

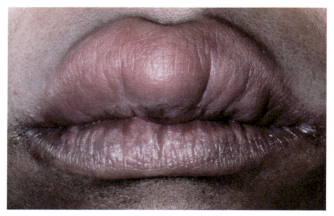

Figura 9.49 Angioedema. Aumento de volume difuso do lábio superior que surgiu rapidamente.

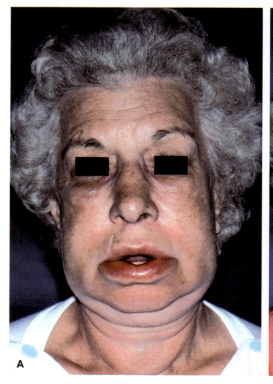
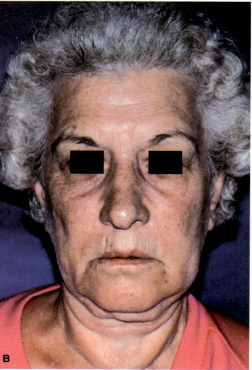

Figura 9.50 Angioedema. A. Aumento de volume macio, indolor, da face que se iniciou relativamente rápido após um tratamento odontológico. **B.** Aparência facial após a resolução do aumento de volume edematoso da face.

exposições antigênicas, o diagnóstico do agente agressor pode ser difícil e envolve relatos diários na dieta e testes antigênicos.

Os pacientes cujas condições não podem ser relacionadas à exposição antigênica ou medicamentosa devem ser avaliados para a presença de C1-INH adequado e funcional. Exceto pelo padrão relacionado ao estrogênio, os tipos hereditários manifestam níveis normais de C1 e níveis baixos de C1-INH *funcional*. O tipo I apresenta uma diminuição na quantidade de C1-INH; o tipo II exibe níveis normais do inibidor, mas não é funcional. O tipo adquirido associado a doenças linfoproliferativa apresenta baixos níveis de C1 e de C1-INH, enquanto a variante autoimune exibe baixos níveis de C1 e C1-INH não funcional.

Tratamento e prognóstico

O tratamento do angioedema alérgico em geral consiste na terapia com anti-histamínicos por via oral. Se o acometimento não for controlado ou se o envolvimento laríngeo estiver presente, deverá ser realizada a administração de epinefrina intramuscular. Caso a epinefrina não seja suficiente para o controle, deverão então ser administrados corticosteroides e anti-histamínicos intravenosos. O angioedema vibratório é tratado pela eliminação do estímulo físico desencadeador. Nos casos relacionados ao ronco crônico, o uso de uma unidade de pressão positiva contínua nas vias respiratórias (CPAP) tem se mostrado bem-sucedido.

Os tipos hereditários de angioedema, aqueles relacionados aos IECA e os casos relacionados ao uso de tPA em AVC não respondem a anti-histamínicos e corticosteroides, pois a causa primária é a geração de bradicinina. A via da calicreína pode ser bloqueada pela administração de concentrado de C1-INH ou por um dos dois medicamentos: ecalantida ou icatibanto. Se nenhuma dessas intervenções estiver disponível, o plasma fresco congelado contém C1-INH e representa um substituto aceitável. Embora significativamente menos caro do que as alternativas, alguns pesquisadores não recomendam o uso de plasma fresco congelado, pois há risco de transmissão de infecção. Além disso, ele substitui não apenas o C1-INH, mas também o potencialmente prejudicial C1 esterase, C1, C2 e C4. O edema laríngeo é a causa mais comum de morte por angioedema e reforça a necessidade de intubação ou traqueostomia em pacientes com obstrução das vias respiratórias grave. Os pacientes que sofrem de angioedema associado aos IECA devem evitar todas as medicações desta classe de medicamentos e seus médicos devem considerar estratégias alternativas para o controle da hipertensão. Os bloqueadores do receptor da angiotensina II não parecem ser alternativas seguras.

Todos os pacientes com angioedema hereditário devem portar cartões médicos que atestem o diagnóstico e listem as precauções essenciais. A profilaxia para a deficiência de C1-INH é recomendada aos pacientes que desenvolvem mais de três episódios por ano. Os pacientes devem evitar atividades físicas violentas e trauma. A profilaxia médica é recomendada antes de qualquer procedimento cirúrgico e odontológico, mesmo intervenções tão pequenas quanto uma moldagem dentária. As diretrizes atuais sugerem a administração de 1.000 unidades de concentrado de C1-INH o mais próximo possível do início do procedimento. O plasma fresco congelado também pode ser usado, mas é menos seguro que o concentrado de C1-INH devido aos problemas delineados no parágrafo anterior. A profilaxia de segunda linha

é um androgênio atenuado, como danazol ou estanozolol, que induz a síntese hepática de C1-INH. Como a epinefrina pode desencadear um ataque, o uso de anestésico local sem vasoconstritor é recomendado. Mesmo com infusões de concentrado de C1-INH antes de um procedimento dentário em um paciente com os tipos hereditários, o angioedema potencialmente fatal ainda é possível, com sua ocorrência possivelmente atrasada em até 48 horas. Por esse motivo, é recomendado um monitoramento contínuo prolongado de pacientes com angioedema hereditário após procedimentos dentários. O tipo adquirido autoimune de angioedema é melhor prevenido usando corticosteroides.

◆ BIBLIOGRAFIA

Papilite lingual transitória

Brannon RB, Flaitz CM: Transient lingual papillitis: a papulokeratotic variant, *Oral Surgery, Oral Medicine, Oral Pathology, Oral Radiology, and Endodontics* 96:187–191, 2003.

Flaitz CM, Chavarria C: Painful tongue lesions associated with a food allergy, *Pediatric Dentistry* 23:506–507, 2001.

Kornerup IM, Senye M, Peters E: Transient lingual papillitis, *Quintessence International* 47:871–875, 2016.

Lacour J-P, Perrin C: Eruptive familial lingual papillitis: a new entity, *Pediatric Dermatology* 14:13–16, 1997.

Roux O, Lacour JP: Eruptive lingual papillitis with household transmission: a prospective clinical study, *The British Journal of Dermatology* 150:299–303, 2004.

Whitaker SB, Krupa JJ, Singh BB: Transient lingual papillitis, *Oral Surgery, Oral Medicine, Oral Pathology, Oral Radiology, and Endodontics* 82:441–445, 1996.

Estomatite aftosa recorrente

Akintoye SO, Greenberg MS: Recurrent aphthous stomatitis, *Dental Clinics of North America* 58:281–297, 2014.

Brocklehurst P, Tickle M, Glenny AM, et al: Systemic interventions for recurrent aphthous stomatitis (mouth ulcers), *Cochrane Database of Systematic Reviews* 9:CD005411, 2012.

Cui RZ, Bruce AJ, Rogers RS: Recurrent aphthous stomatitis, *Clinics in Dermatology* 34:475–481, 2016.

Liu C, Zhou Z, Liu G, et al.: Efficacy and safety of dexamethasone ointment on recurrent aphthous ulceration, *The American Journal of Medicine* 125:292–301, 2012.

Rogers RS: Complex aphthosis, *Advances in Experimental Medicine and Biology* 528:311–316, 2003.

Scully C, Porter S: Oral mucosal disease: recurrent aphthous stomatitis, *The British Journal of Oral & Maxillofacial Surgery* 46:198–206, 2008.

Ship JA: Recurrent aphthous stomatitis: an update, *Oral Surgery, Oral Medicine, Oral Pathology, Oral Radiology, and Endodontics* 81:141–147, 1996.

Subramanyam RV: Occurrence of recurrent aphthous ulcerations only on lining mucosa and its relationship to smoking—a possible hypothesis, *Medical Hypotheses* 77:185–187, 2011.

Vincent SD, Lilly GE: Clinical, historic, and therapeutic features of aphthous stomatitis: literature review and open clinical trial employing steroids, *Oral Surgery, Oral Medicine, and Oral Pathology* 74:79–86, 1992.

Doença de Behçet

Alibaz-Oner F, Sawalha AH, Direskeneli H: Management of Behçet disease, *Current Opinion in Rheumatology* 30:238–242, 2018.

Alpsoy E: Behçet disease: a comprehensive review with a focus on epidemiology, etiology and clinical features, and management of mucocutaneous lesions, *The Journal of Dermatology* 43:620–632, 2016.

Bulur I, Onder M: Behçet disease: new aspects, *Clinics in Dermatology* 35:421–434, 2017.

Helm TN, Camisa C, Allen C, et al.: Clinical features of Behçet's disease: report of four cases, *Oral Surgery, Oral Medicine, and Oral Pathology* 72:30–34, 1991.

International Study Group for Behçet's Disease: Criteria for diagnosis for Behçet's disease, *Lancet* 335:1078–1080, 1990.

Karacayli U, Mumcu G, Simsek I, et al.: The close association between dental and periodontal treatments and oral ulcer course in Behçet's disease: a prospective clinical study, *Journal of Oral Pathology & Medicine* 38:410–415, 2009.

Sarcoidose

Bagchi S, Shah N, Sheikh MA, et al.: Oral sarcoidosis aiding in diagnosis of underlying systemic disease, *BMJ Case Rep* 12:e232093, 2019. https://doi.org/10.1136/bcr-2019-232093.

Bouaziz A, LeScanff J, Chapelon-Abric C, et al.: Oral involvement in sarcoidosis: report of 12 cases, *The Quarterly Journal of Medicine* 105:755–767, 2012.

Motswaledi MH, Khammissa RAG, Jadwat Y, et al.: Oral sarcoidosis: a case report and review of the literature, *Australian Dental Journal* 59:389–394, 2014.

Poate TWJ, Sharma R, Moutasim KA, et al.: Orofacial presentations of sarcoidosis—a case series and review of the literature, *British Dental Journal* 205:437–442, 2008.

Suresh L, Radfar L: Oral sarcoidosis: a review of the literature, *Oral Diseases* 11:138–145, 2005.

Granulomatose orofacial

Al-Hamad A, Porter S, Fedele S: Orofacial granulomatosis, *Dermatologic Clinics* 33:433–446, 2015.

Campbell HE, Escudier MP, Patel P, et al.: Review article: cinnamon- and benzoate-free diet as a primary treatment for orofacial granulomatosis, *Alimentary Pharmacology & Therapeutics* 34:687–701, 2011.

Fedele S, Fung PPL, Bamashmous N, et al.: Long-term effectiveness of intralesional triamcinolone acetonide therapy in orofacial granulomatosis: an observational cohort study, *The British Journal of Dermatology* 170:794–801, 2014.

Grave B, McCullough M, Wiesenfeld D: Orofacial granulomatosis—a 20-year review, *Oral Diseases* 15:46–51, 2009.

Haaramo A, Alapulli H, Aine L, et al.: Detailed follow-up study of pediatric orofacial granulomatosis patients, *Journal of Pediatric Gastroenterology and Nutrition* 65:388–393, 2017.

Hullah EA, Escudier MP: The mouth in inflammatory bowel disease and aspects of orofacial granulomatosis, *Periodontology 2000* 2000 (80):61–76, 2019.

Jácome-Santos H, Resende RG, Silva AMB, et al.: Low-level laser as a complementary therapy in orofacial granulomatosis management: a case report, *Oral Surgery, Oral Medicine, Oral Pathology, Oral Radiology* 128:e1–e5, 2019.

Miest R, Bruce A, Rogers RS: Orofacial granulomatosis, *Clinics in Dermatology* 34:505–513, 2016.

Wiesenfeld D, Ferguson MM, Mitchell DN, et al.: Oro-facial granulomatosis—a clinical and pathological analysis, *The Quarterly Journal of Medicine* 54:101–113, 1985.

Worsaae N, Christensen KC, Schiödt M, et al.: Melkersson-Rosenthal and cheilitis granulomatosa: a clinicopathologic study of thirty-three patients with special reference to their oral lesions, *Oral Surgery, Oral Medicine, and Oral Pathology* 54:404–413, 1982.

Granulomatose com poliangiite

Allen CM, Camisa C, Salewski C, et al.: Wegener's granulomatosis: report of three cases with oral lesions, *Journal of Oral and Maxillofacial Surgery* 49:294–298, 1991.

Eufinger H, Machtens E, Akuamoa-Boateng E: Oral manifestations of Wegener's granulomatosis: review of the literature and report of a case, *International Journal of Oral and Maxillofacial Surgery* 21:50–53, 1992.

Fauci AS, Haynes BF, Katz P, et al.: Wegener's granulomatosis: prospective clinical and therapeutic experience with 85 patients for 21 years, *Annals of Internal Medicine* 98:76–85, 1983.

Ponniah I, Shaheen A, Shankar KA, et al.: Wegener's granulomatosis: the current understanding, *Oral Surgery, Oral Medicine, Oral Pathology, Oral Radiology, and Endodontics* 100:265–270, 2005.

Stewart C, Cohen D, Bhattacharyya I, et al.: Oral manifestations of Wegener's granulomatosis: a report of three cases and a literature review, *Journal of the American Dental Association (1939)* 138:338–348, 2007.

Thompson G, Benwell N, Hollingsworth P, et al.: Two cases of granulomatosis polyangiitis presenting with strawberry gingivitis and a review of the literature, *Seminars in Arthritis and Rheumatism* 47:520–523, 2018.

Weeda LW Jr, Coffey SA: Wegener's granulomatosis, *Oral and Maxillofacial Surgery Clinics of North America* 20:643–649, 2008.

Estomatite liquenoide e granulomatosa

Bäckman K, Jontell M: Microbial-associated oral lichenoid reactions, *Oral Diseases* 13:402–406, 2007.

Blomgren J, Axell T, Sandahl O, et al.: Adverse reaction in oral mucosa associated with anterior composite restorations, *Journal of Oral Pathology & Medicine* 25:311–313, 1996.

Georgakopoulou EA, Achtari MD: Oral lichenoid lesions of the upper lip, *J Dermatol Case Rep* 11:16–19, 2017.

Georgakopoulos EA, Malamos D, Achtari MD: Oral lichenoid lesions of the upper lip and gingiva: what we know so far, *Oral Diseases* 24:135–137, 2018.

Katsoulas N, Tosios K, Sklavounou-Andrikopoulou A: Lichenoid lesions of the upper lip: a retrospective study of 24 cases, *Medicina Oral, Patología Oral y Cirugía Bucal* 23:e302–e307, 2018.

Mainville G, Sadeghi S, Rawal Y, et al.: Lichenoid and granulomatous stomatitis: 8 new cases and a decade of hindsight (abstract), *Oral Surgery, Oral Medicine, Oral Pathology, Oral Radiology* 124:e226–e227, 2017.

Robinson CM, Oxley JD, Weir J, et al.: Lichenoid and granulomatous stomatitis: an entity or a non-specific inflammatory process, *Journal of Oral Pathology & Medicine* 35:262–267, 2006.

Reações mucosas alérgicas à administração sistêmica de medicamentos

Alqahtani M, Woods TR, Smith MH, et al.: Medication use and medical history of 155 patients with oral lichenoid lesions: a retrospective study, *General Dentistry* 66:40–45, 2018.

Femiano F, Lanza A, Buonaiuto C, et al.: Oral manifestations of adverse drug reactions: guidelines, *Journal of the European Academy of Dermatology and Venereology* 22:681–691, 2008.

Lamey P-J, McCartan BE, MacDonald DG, et al.: Basal cell cytoplasmic autoantibodies in oral lichenoid reactions, *Oral Surgery, Oral Medicine, Oral Pathology, Oral Radiology, and Endodontics* 79:44–49, 1995.

Seymour RA, Rudralingham M: Oral and dental adverse drug reactions, *Periodontology 2000* 2000(46) 46:9–26, 2008.

Teoh L, Moses G, McCullough MJ: A review and guide to drug associated oral adverse effects—oral mucosal and lichenoid reactions. Part 2, *Journal of Oral Pathology & Medicine* 48:637–646, 2019.

Wright JM: Oral manifestations of drug reactions, *Dental Clinics of North America* 28:529–543, 1984.

Yuan A, Woo S-B: Adverse drug events in the oral cavity, *Oral Surg Oral Med Oral Pathol Oral Radiol* 119:35–47, 2015.

Estomatite alérgica de contato

Cifuentes M, Davari P, Rogers RS: Contact stomatitis, *Clinics in Dermatology* 35:435–440, 2017.

De Rossi SS, Greenberg MS: Intraoral contact allergy: a literature review and case reports, *Journal of the American Dental Association (1939)* 129:1435–1441, 1998.

Fisher AA: Reactions of the mucous membrane to contactants, *Clinics in Dermatology* 5:123–136, 1987.

LeSueur BW, Yiannias JA: Contact stomatitis, *Dermatologic Clinics* 21:105–114, 2003.

Stoopler ET, DeRossi SS: AAOM clinical practice statement: Oral contact allergy, *Oral Surgery, Oral Medicine, Oral Pathology, Oral Radiology* 122:50–52, 2016.

Tosti A, Piraccini BM, Peluso AM: Contact and irritant stomatitis, *Seminars in Cutaneous Medicine and Surgery* 16:314–319, 1997.

van Loon LAJ, Bos JD, Davidson CL: Clinical evaluation of fifty-six patients referred with symptoms tentatively related to allergic contact stomatitis, *Oral Surgery, Oral Medicine, and Oral Pathology* 74:572–575, 1992.

Dermatite perioral

Goel NS, Burkhart CN, Morrell DS: Pediatric periorificial dermatitis: clinical course and treatment outcomes in 222 patients, *Pediatr Dermatol* 32:333–336, 2015.

Hall CD, Reichenberg J: Evidence based review of perioral dermatitis therapy, *Giornale Italiano di Dermatologia e Venereologia* 145:433–444, 2010.

Lipozenčić J, Hadžavdic SL: Perioral dermatitis, *Clinics in Dermatology* 32:125–130, 2014.

Tempark T, Shwayder TA: Perioral dermatitis: a review of the condition with special attention to treatment options, *American Journal of Clinical Dermatology* 15:101–113, 2014.

Vanderweil SG, Levin NA: Perioral dermatitis: it's not every rash that occurs around the mouth, *Dermatology Nursing* 21:317–320, 353, 2009.

Estomatite crônica induzida por canela

Allen CM, Blozis GG: Oral mucosal reactions to cinnamon-flavored chewing gum, *Journal of the American Dental Association (1939)* 116:664–667, 1988.

Calapai G, Miroddi M, Minciullo PL, et al.: Oral adverse reactions due to cinnamon-flavored chewing gums consumption, *Oral Diseases* 20:637–643, 2014.

Drake TE, Maibach HI: Allergic contact dermatitis and stomatitis caused by a cinnamic aldehyde-flavored toothpaste, *Archives of Dermatology* 112:202–203, 1976.

Endo H, Rees TD: Clinical features of cinnamon-induced contact stomatitis, *The Compendium of Continuing Education in Dentistry* 27:403–409, 2006.

Isaac-Renton M, Li MK, Parsons LM: Cinnamon spice and everything not nice: many features of intraoral allergy to cinnamic aldehyde, *Dermatitis* 26:116–121, 2015.

Mihail RC: Oral leukoplakia caused by cinnamon food allergy, *The Journal of Otolaryngology* 21:366–367, 1992.

Miller RL, Gould AR, Bernstein ML: Cinnamon-induced stomatitis venenata: clinical and characteristic histopathologic features, *Oral Surgery, Oral Medicine, and Oral Pathology* 73:708–716, 1992.

Reações liquenoides de contato a materiais odontológicos restauradores

Holmstrup P: Reaction of the oral mucosa related to silver amalgam: a review, *Journal of Oral Pathology & Medicine* 20:1–7, 1991.

Jameson MW, Kardos TB, Kirk EE, et al.: Mucosal reactions to amalgam restorations, *Journal of Oral Rehabilitation* 17:293–301, 1990.

Kal BI, Evcin O, Dundar N, et al: An unusual case of immediate hypersensitivity reaction associated with an amalgam restoration, *British Dental Journal* 205:547–550, 2008.

Luiz AC, Hirota SK, Dal Vechio A, et al.: Diagnosing oral lichenoid contact reaction: clinical judgment *versus* skin-patch test, *Minerva Stomatologica* 61:311–317, 2012.

Lynch M, Ryan A, Galvin S, et al.: Patch testing in oral lichenoid lesions of uncertain etiology, *Dermatitis* 26:89–93, 2015.

Mallo-Pérez L, Diaz-Donado C: Intraoral contact allergy to materials used in dental practice: a critical review, *Medicina Oral* 8:334–347, 2003.

Mårell L, Tillberg A, Widman L, et al.: Regression of oral lichenoid lesions after replacement of dental restorations, *Journal of Oral Rehabilitation* 41:381–391, 2014.

Suter VGA, Warnakulasuriya S: The role of patch testing in the management of oral lichenoid lesions, *Journal of Oral Pathology & Medicine* 45:48–57, 2016.

Thornhill MH, Pemberton MN, Simmons RK, et al.: Amalgam-contact hypersensitivity lesions and oral lichen planus, *Oral Surgery, Oral Medicine, Oral Pathology, Oral Radiology, and Endodontics* 95:291–299, 2003.

Angioedema

Al-Khudari S, Loochtan MJ, Peterson E, et al.: Management of angiotensin-converting enzyme inhibitor-induced angioedema, *Laryngoscope* 121:2327–2334, 2011.

Angostoni A, Cicardi M: Hereditary and acquired C1-inhibitor deficiency: biological and clinical characteristics in 235 patients, *Medicine* 71:206–215, 1992.

Craig TJ, Bernstein JA, Farkas H, et al.: Diagnosis and treatment of bradykinin-mediated angioedema: outcomes from an angioedema expert consensus meeting, *International Archives of Allergy and Immunology* 165:119–127, 2014.

Grant NN, Deeb ZE, Chia SH: Clinical experience with angiotensin-converting enzyme inhibitor-induced angioedema, *Otolaryngology and Head and Neck Surgery* 137:931–935, 2007.

Kalathoor I.: Snoring-induced vibratory angioedema, *Am J Case Rep* 16:700–2, https://doi.org/10.12659/AJCR.894636.

Pahs L, Droege C, Kneale H, et al.: A novel approach to the treatment of orolingual angioedema after tissue plasminogen activator administration, *Annals of Emergency Medicine* 68:345–348, 2016.

Nielsen EW, Gramstad S: Angioedema from angiotensin-converting enzyme (ACE) inhibitor treated with complement 1 (C1) inhibitor concentrate, *Acta Anaesthesiologica Scandinavica* 50:120–122, 2006.

Uzun T: Management of patients with hereditary angio-oedema in dental, oral, and maxillofacial surgery: a review, *The British Journal of Oral & Maxillofacial Surgery* 57:992–997, 2019.

10
Patologia Epitelial

◆ LESÕES EPITELIAIS BENIGNAS ASSOCIADAS AO PAPILOMAVÍRUS HUMANO

O papilomavírus humano (HPV) compreende um grande grupo de vírus de DNA de fita dupla, pertencentes à família Papillomaviridae. O HPV exibe tropismo pelo epitélio pavimentoso e pode infectar a pele ou a mucosa. Pode surgir infecção na mucosa da região anogenital, do trato aerodigestivo superior e outras localizações. Mais de 200 tipos de HPV foram identificados em humanos, incluindo mais de 30 tipos conhecidos por infectar principalmente a mucosa oral.

O HPV está associado a uma variedade de lesões epiteliais benignas, potencialmente malignas e malignas, mas a maioria dos indivíduos infectados é assintomática e não apresenta sintomas clinicamente evidentes. Com base no potencial oncogênico, os tipos de HPV que infectam mucosa são categorizados como de *baixo risco* (p. ex., tipos 6, 11, 13, 32, 40, 42, 43, 44, 54, 55, 61, 62, 64, 67, 69, 70, 71, 72, 81 e outros) ou de *alto risco* (p. ex., tipos 16, 18, 31, 33, 35, 39, 45, 51, 52, 56, 58, 59, 66, 68, 73 e outros).

A prevalência relatada de infecção oral assintomática por HPV varia consideravelmente, provavelmente devido a diferenças em técnicas de amostragem, métodos de detecção e estudos de coorte. Muitos estudos analisaram células epiteliais eliminadas em lavados orais, embora tais amostras não discriminem entre infecção de cavidade oral e orofaríngea. Contudo, metanálises e revisões sistemáticas da literatura sugerem que a infecção oral por HPV está presente em aproximadamente 5 a 8% dos indivíduos normais e saudáveis em todo o mundo. A maioria dos estudos relata predileção pelo sexo masculino, embora seja relatada também distribuição variável entre os sexos. Nos EUA, um estudo de base populacional realizado como parte da *National Health and Nutrition Examination Survey* (NHANES) para 2011-2014 estimou que a prevalência de infecção oral por HPV entre indivíduos de 18 a 69 anos é de 11,5% entre os homens, e 3,2% entre mulheres. Nesse estudo, a distribuição etária dos homens com infecção oral por HPV exibiu um padrão bimodal, com picos entre 35 a 39 e 50 a 54 anos. Notavelmente, a prevalência de infecção oral pelos tipos de HPV de alto risco foi substancialmente maior entre os homens em comparação com as mulheres (7,3 *versus* 1,4%, respectivamente). Além disso, houve aumento na frequência de infecção oral por HPV entre homens com infecção genital concomitante.

Fatores associados ao aumento da prevalência de infecção oral por HPV incluem tabagismo, aumento do número de parceiros sexuais ao longo da vida, aumento do número de parceiros sexuais recentes e infecção pelo vírus da imunodeficiência humana (HIV). Além disso, alguns pesquisadores têm sugerido possíveis associações com periodontite, gengivite ou má higiene oral, mas a importância desses achados é incerta.

Modos de transmissão propostos para infecção oral por HPV incluem contato pessoal sexual e não sexual, seja por transferência de saliva, objetos contaminados, autoinoculação, amamentação, transmissão perinatal e, possivelmente, transmissão pré-natal. Em particular, a transmissão orogenital do vírus parece ser maior em mulheres para homens do que de homens para mulheres. Entre os recém-nascidos, alguns estudos detectaram HPV oral e nasofaríngeo em até 23 e 37%, respectivamente, embora a maioria dessas infecções seja eliminada nos primeiros anos de vida. O caminho exato de transmissão aos recém-nascidos é incerto, mas a exposição através de parto vaginal, sangue do cordão umbilical ou líquido amniótico tem sido postulada.

A história natural da infecção oral pelo HPV não está bem caracterizada. Parece que, na maioria das pessoas, a infecção desaparece rapidamente, enquanto em alguns indivíduos a infecção persiste. No entanto, as taxas de eliminação comunicadas são altamente variáveis (intervalo entre 0 e 80%), provavelmente devido a diferenças no desenho e nos métodos de estudo. Fatores associados à infecção oral persistente incluem sexo masculino, idade avançada, infecção pelo vírus da imunodeficiência humana (HIV) e tabagismo.

O HPV pode entrar no epitélio por microabrasão ou trauma e, inicialmente, infecta as células epiteliais basais. A entrada na célula hospedeira ocorre por endocitose, e o DNA viral epissomal (ou seja, molécula extracromossômica circular) é transportado para o núcleo. Na pele ou mucosa de aparência normal, o vírus pode permanecer em estado latente dentro dos núcleos das células epiteliais basais; nesses casos, o DNA viral epissomal está presente em poucas cópias. Em contraste, em lesões benignas e pré-malignas de baixo grau associadas ao HPV, o DNA epissomal do vírus normalmente está presente nas várias camadas de células epiteliais com aumento da quantidade de cópias e eliminação de vírions maduros das células superficiais. Com a divisão de cada célula epitelial basal infectada, uma célula-filha permanece na camada basal para manter um reservatório viral; a outra célula-filha migra para as camadas suprabasais, interfere na regulação do ciclo celular e usa a maquinaria da célula hospedeira para sintetizar proteínas necessárias para a replicação viral. Na presença de números epissômicos elevados, o DNA viral pode ser integrado ao genoma do hospedeiro, levando à expressão de oncoproteínas e à inativação de genes supressores de tumor.

O DNA do HPV integrado é frequentemente encontrado em malignidades associadas ao HPV e lesões pré-malignas de alto grau, mas não é um requisito absoluto para o desenvolvimento de tais lesões. Em comparação com a infecção por HPV, a transformação maligna induzida por HPV é relativamente rara. Estima-se que o período de incubação para lesões benignas causadas pelo HPV varie de 3 semanas a 2 anos, enquanto a latência para o desenvolvimento de neoplasias malignas associadas ao HPV pode ser de uma a várias décadas.

Nos EUA, a vacinação de rotina contra o HPV foi introduzida em 2006, com diversas modificações na política de vacinação, *design* e licenciamento ao longo dos anos. A vacina utilizada atualmente é a recombinante 9-valente (Gardasil® 9), que tem como alvo os tipos 6, 11, 16, 18, 31, 33, 45, 52 e 58 do HPV. O Advisor Committee on Immunization Practices recomenda a vacinação de rotina contra o HPV para adolescentes de 11 a 12 anos e atualização da vacinação contra o HPV para indivíduos até 26 anos. Além disso, a vacinação contra o HPV pode ser considerada para adultos vacinados inadequadamente de 27 a 45 anos de idade, que passem por consulta com um médico. Duas doses normalmente são administradas com intervalo de 6 a 12 meses para pacientes imunocompetentes menores de 15 anos; três doses ao longo de 6 meses são recomendadas para indivíduos com 15 anos ou mais velhos e para pacientes imunocomprometidos em qualquer idade. A vacina é indicada para prevenção de verrugas genitais; pré-cânceres e cânceres do colo uterino, vulva, vagina e ânus; e câncer de orofaringe e outros cânceres de cabeça e pescoço. Esta última indicação obteve aprovação acelerada baseada em resultados substitutos sobre a eficácia da vacina para doença anogenital relacionada ao HPV, e está sujeita a estudos confirmatórios pós-aprovação, atualmente em andamento.[1]

As seções a seguir discutem lesões benignas da cavidade oral e outros locais da região de cabeça e pescoço. As neoplasias malignas associadas ao HPV serão abordadas mais adiante neste capítulo. Exemplos de lesões relacionadas ao HPV e seus tipos de vírus correspondentes estão listados na Tabela 10.1.

---

[1] N.R.T.: No Brasil, a vacina é distribuída gratuitamente pelo Sistema Único de Saúde (SUS) e é indicada para meninos e meninas de 9 a 14 anos, com esquema de dose única; mulheres e homens que vivem com HIV, transplantados de órgãos sólidos ou de medula óssea e pacientes oncológicos na faixa etária de 9 a 45 anos, com esquema de três doses, aplicadas no esquema 0–2–6 meses; vítimas de abuso sexual, imunocompetentes, de 15 a 45 anos (homens e mulheres) que não tenham tomado a vacina ou estejam com esquema incompleto, com esquema de duas doses para pessoas de 9 a 14 anos e de três doses para pessoas de 15 a 45 anos; usuários de Profilaxia Pré-Exposição (PrEP) de HIV, de 15 a 45 anos, que não tenham tomado a vacina ou estejam com esquema incompleto (de acordo com o esquema preconizado para idade ou situação especial), com esquema de três doses; e pacientes portadores de Papilomatose Respiratória Recorrente (PRR) a partir de 2 anos. A vacina não previne infecções por todos os tipos de HPV, mas é direcionada aos tipos mais frequentes: 6, 11, 16 e 18. (Fonte: BRASIL. Ministério da Saúde.)

Tabela 10.1 Tipos de papilomavírus humano por lesão selecionada.

Local de predileção	Lesão	Tipos principais de HPV	Outros tipos de HPV relatados
Mucosa oral e de cabeça e pescoço	Papiloma oral	6, 11	5, 12, 16, 18, 22 a 24, 35, 51, 96, 110, 120, 121, 123, 130, 131, 156, 161
	Papilomatose respiratória recorrente	6,11	8, 16, 18, 31, 33, 35, 44, 45, 55, 70, 76, 84
	Papiloma sinonasal exofítico	6,11	16, 57, 91
	Papiloma sinonasal invertido	6, 11, 16, 18	42, 57, 58, 83
	Hiperplasia epitelial multifocal	13, 32	1, 6, 11, 16, 18, 31, 39, 40, 51, 52, 55, 58, 66, 68, 69, 71, 74, 90
	Carcinoma espinocelular de orofaringe	16	18, 26, 33, 35, 45, 52, 58, 67, 69
	Papiloma conjuntival	6, 11	5, 13, 16, 20, 23, 33, 45
Pele	Verruga vulgar	2	1, 4, 6, 7, 10, 11, 26, 27, 29, 41, 57, 65, 75 a 77
	Verruga plana	3, 10	2, 5, 26 a 29, 38, 41, 49, 75, 76
	Verruga palmoplantar	1, 4	2, 27, 41, 45, 57, 60, 63, 65, 66
	Verruga de açougueiro	2, 7	1, 3, 4, 10, 28
Região anogenital	Condiloma acuminado	6, 11	1, 2, 4, 6, 7, 9, 16, 18, 27, 31, 33, 35, 38 a 45, 51 a 59, 65, 66, 68, 70, 81
	Neoplasia intraepitelial	6, 11, 16, 18, 31, 33	26, 35, 39, 42, 43, 45, 51, 52, 53, 56, 58, 59, 66, 68, 70, 73, 81 a 83
	Carcinoma espinocelular cervical	16, 18	6, 11, 31, 33, 35, 39, 42, 45, 51, 52, 56, 58, 59, 66, 68, 73

HPV, papilomavírus humano.

PAPILOMA

O **papiloma** é uma proliferação benigna de epitélio pavimentoso estratificado, que resulta em uma lesão papilar ou verruciforme. No trato aerodigestivo superior, os papilomas mais frequentemente acometem cavidade oral, orofaringe e laringe.

A lesão geralmente é considerada por ser induzida pelo HPV, com os tipos 6 e 11 sendo identificados com mais frequência. No entanto, as taxas de detecção de HPV variam consideravelmente entre os estudos, provavelmente devido a diferenças nos métodos de detecção e nos tipos virais analisados. O HPV pode ser demonstrado na maioria dos papilomas laríngeos (aproximadamente 90 a 95%, de acordo com estudos mais recentes), mas apenas em uma minoria de casos orais. O teste de HPV normalmente não é necessário para diagnóstico de rotina e tratamento de papilomas na cavidade oral, orofaringe e laringe.

Papilomas orais são relativamente comuns e compreendem aproximadamente 3% de todas as lesões orais submetidas para biopsia. Além disso, pesquisadores têm estimado que os papilomas compreendem de 7 a 8% de todas as lesões orais em crianças.

Características clínicas

A maioria dos estudos não relatou predileção significativa por sexo ou apenas uma ligeira predominância pelo sexo masculino. Alguns autores têm afirmado que o papiloma oral se desenvolve predominantemente em crianças; no entanto, a lesão pode surgir em qualquer idade e, de fato, é diagnosticada com mais frequência em pessoas de 30 a 50 anos. Os locais de predileção incluem palato, língua e lábios, mas qualquer local da mucosa oral pode ser afetado. É a lesão de tecido mole mais comum no palato mole.

O papiloma é um nódulo exofítico, de consistência amolecida, assintomático, geralmente pediculado e com numerosas projeções na superfície semelhantes a dedos que conferem uma aparência de "couve-flor" ou verruga (Figura 10.1). As projeções podem ser pontiagudas ou embotadas (Figuras 10.2 e 10.3), e a lesão pode ser branca, ligeiramente vermelha ou de coloração normal, dependendo da quantidade de queratinização superficial. O papiloma, em geral, é solitário e aumenta rapidamente até um tamanho máximo de cerca de 0,5 cm, com pouca ou nenhuma alteração subsequente. No entanto, lesões de até 3,0 cm em seu maior diâmetro foram relatadas.

Às vezes, é difícil distinguir essa lesão clinicamente da verruga vulgar (ver adiante), condiloma acuminado (ver adiante), xantoma verruciforme (ver adiante), hiperplasia epitelial multifocal (ver adiante) ou fibroma de células gigantes (ver Capítulo 12). Além disso, lesões papilares coalescentes extensas (**papilomatose**) da região orofacial podem ser observadas em diversas síndromes e doenças de pele, incluindo *nevo unius lateris*, acantose *nigricans*, síndrome da hipoplasia dérmica focal (síndrome de Gorlin-Goltz), síndrome de Costello e síndrome de Down.

Também atribuída principalmente à infecção por HPV-6 e 11, a **papilomatose respiratória recorrente** (**PRR**) é uma doença do trato respiratório rara e potencialmente devastadora com predileção pela laringe. A PRR inclui dois tipos distintos: (1) **juvenil** e (2) **adulto**. A rouquidão é uma característica comum de apresentação e papilomas de rápida proliferação, no tipo juvenil, podem obstruir as vias respiratórias. O principal fator de risco para a PRR juvenil é a história materna de verrugas anogenitais durante a gravidez; transmissão do HPV através do canal do parto, pela placenta ou líquido amniótico, também tem sido levantada.

Características histopatológicas

O papiloma é caracterizado por uma proliferação do epitélio pavimentoso estratificado queratinizado disposto em projeções digitiformes entremeadas por núcleos de tecido conjuntivo

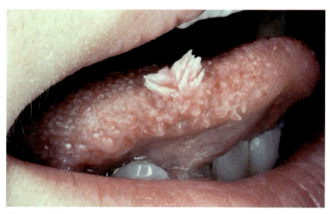

Figura 10.2 Papiloma. Lesão pediculada na língua com numerosas projeções alongadas, pontiagudas e brancas. Observe projeções menores ao redor da base da lesão.

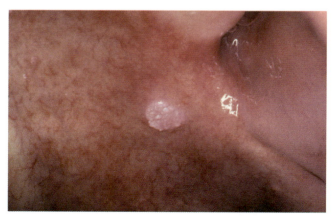

Figura 10.1 Papiloma. Lesão exofítica no palato mole com múltiplas projeções pequenas e brancas na superfície.

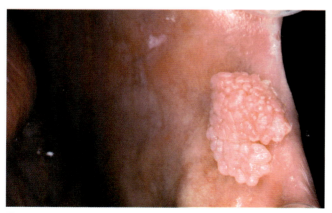

Figura 10.3 Papiloma. Lesão pediculada na mucosa interna da comissura, exibindo projeções superficiais curtas ou embotadas e coloração ligeiramente branca.

fibrovascular (Figura 10.4). O tecido conjuntivo pode apresentar inflamação. A camada de queratina é espessa nas lesões clinicamente brancas, e o epitélio normalmente exibe um padrão de maturação normal. No entanto, alguns papilomas demonstram hiperplasia da camada basal e atividade mitótica, os quais podem ser confundidos com uma displasia epitelial leve. **Coilócitos** (células epiteliais alteradas por vírus com núcleos picnóticos [pequenos e escuros] circundados por halos claros), às vezes, são evidentes mais superiormente na camada espinhosa. A similaridade das características microscópicas pode tornar difícil a distinção do papiloma da verruga vulgar e do condiloma acuminado.

Tratamento e prognóstico

A excisão cirúrgica conservadora, incluindo a base da lesão, é o tratamento adequado para o papiloma oral, e a recorrência é improvável. Frequentemente, as lesões não tratadas durante anos não mostraram relato de transformação maligna, aumento contínuo ou disseminação para outras partes da cavidade oral ou orofaringe.

Embora a remissão espontânea seja possível, o início da forma juvenil da PRR tende a ser continuamente proliferativo, às vezes levando à morte por asfixia. Alguns pesquisadores têm observado um comportamento especialmente agressivo entre os casos associados à infecção pelo HPV-11. A papilomatose é tratada por procedimentos cirúrgicos repetidos para aliviar a obstrução das vias respiratórias. O uso de um microdebridador pode diminuir o risco para cicatrizes pós-cirúrgicas e perda da função das cordas vocais. Terapia adjuvante com interferon alfa, cidofovir, bevacizumabe ou outros agentes produziu resultados variáveis. A forma adulta da PRR é tipicamente menos agressiva e mais localizada. A remoção cirúrgica conservadora pode ser necessária para eliminar a rouquidão, devido ao envolvimento das cordas vocais. Alguns estudos sugerem que a vacinação contra o HPV pode ser benéfica para a prevenção e o tratamento adjuvante da PRR, embora pesquisas adicionais sejam necessárias. A transformação da PRR em carcinoma espinocelular é rara (ocorrendo em menos de 1% dos casos do tipo juvenil e em cerca de 3 a 6% dos casos do tipo adulto).

VERRUGA VULGAR (VERRUGA COMUM)

A **verruga vulgar** é uma hiperplasia focal e benigna do epitélio pavimentoso estratificado, induzida por HPV. O HPV-2 está presente mais frequentemente nesta lesão, embora outros tipos de HPV também possam ser encontrados (ver Tabela 10.1). A verruga vulgar é contagiosa e pode se disseminar para outras partes da pele ou mucosa de uma pessoa por autoinoculação. Raramente se desenvolve na mucosa oral, mas é extremamente comum na pele.

Características clínicas

A verruga vulgar surge com mais frequência em crianças, mas ocasionalmente pode desenvolver-se em pessoas na meia-idade. A pele das mãos é o local mais comumente envolvido (Figura 10.5). Lesões na mucosa oral geralmente são encontradas no vermelhão do lábio, na mucosa labial ou na região anterior da língua.

A verruga aparece, em geral, como uma pápula ou nódulo assintomático com projeções papilares ou superfície áspera e pedregosa (Figuras 10.6 e 10.7). Pode ser pediculada ou séssil. As lesões cutâneas podem ser rosadas, amarelas ou brancas; lesões orais são quase sempre brancas. A verruga vulgar aumenta rapidamente até seu tamanho máximo (geralmente < 5 mm), e o tamanho permanece constante durante meses ou anos depois,

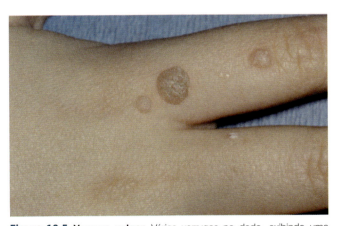

Figura 10.5 Verruga vulgar. Várias verrugas no dedo, exibindo uma superfície áspera e papilar.

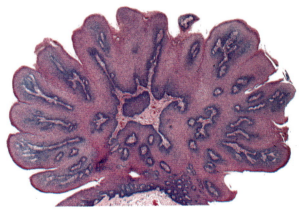

Figura 10.4 Papiloma. Visualização em menor aumento mostra proliferação epitelial pediculada. Existem múltiplas projeções papilares com núcleos de tecido conjuntivo fibrovascular.

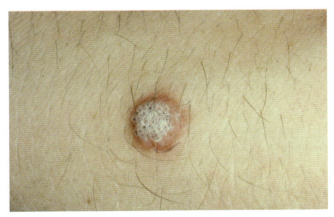

Figura 10.6 Verruga vulgar. Lesão nodular da pele exibindo numerosas projeções papilares pequenas.

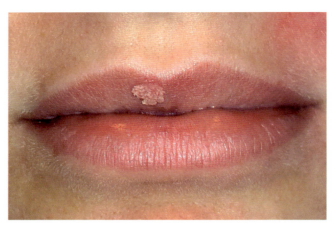

Figura 10.7 Verruga vulgar. Lesão papilar branca no vermelhão do lábio superior. (Cortesia da Dra. Laura Summers.)

a menos que a lesão seja traumatizada. Lesões múltiplas ou agrupadas são comuns. De vez em quando, um acúmulo extremo de queratina compactada pode resultar em uma projeção superficial dura, denominada **corno cutâneo** ou **corno de queratina**. Outras lesões cutâneas, incluindo queratose seborreica (ver adiante), queratose actínica (ver mais adiante) e carcinoma espinocelular, também podem originar um corno cutâneo.

Características histopatológicas

A verruga vulgar é caracterizada por uma proliferação de epitélio pavimentoso estratificado hiperqueratinizado disposto em projeções pontiagudas, semelhantes a dedos, contendo núcleos de tecido conjuntivo (Figura 10.8). Nota-se, frequentemente, um infiltrado inflamatório crônico no tecido conjuntivo subjacente. As cristas epiteliais alongadas tendem a convergir para o centro da lesão, produzindo um efeito de "taça". Uma proeminente camada de células granulares (hipergranulose) exibe grânulos grosseiros de querato-hialina, que se dispõem de forma aglomerada. Abundantes coilócitos são frequentemente vistos na camada espinhosa mais superficialmente. Os coilócitos são células epiteliais alteradas pelo HPV que apresentam núcleos picnóticos e halo claro perinuclear. Inclusões virais intranucleares eosinofílicas, às vezes, são observadas no interior das células da camada granulosa.

Tratamento e prognóstico

As verrugas geralmente apresentam resolução espontânea ao longo do tempo em indivíduos imunocompetentes. Aproximadamente dois terços desaparecerão sem tratamento dentro de 2 anos, especialmente em crianças. Contudo, a remoção pode ser considerada para lesões que persistem, espalham-se, causam incômodo estético ou produzem desconforto. Os tratamentos comumente usados para verrugas cutâneas incluem ácido salicílico tópico, ácido láctico tópico e crioterapia. A excisão cirúrgica está indicada apenas para casos com apresentação clínica atípica, nas quais o diagnóstico é incerto. As lesões em pele que recidivam ou são resistentes à terapia padrão podem ser tratadas por métodos alternativos, como bleomicina intralesional, 5-fluoruracila tópica ou intralesional, cantaridina, imunoterapia com sensibilizadores

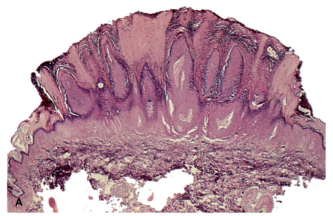

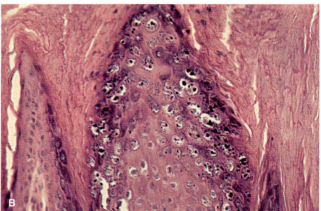

Figura 10.8 Verruga vulgar. A. Numerosas projeções papilares estão cobertas por epitélio pavimentoso estratificado hiperqueratinizado. Cristas epiteliais alongadas na borda da lesão convergem para o centro. **B.** Em maior aumento, é possível observar coilócitos claros nas camadas superficiais do epitélio.

de contato (p. ex., difenilciclopropenona, ácido dibutiléster esquárico), imunoterapia intralesional (p. ex., com antígeno cutâneo de *Candida* ou caxumba e derivados proteicos purificados), imiquimode tópico, ácido tricloroacético, terapia com *laser* de corante pulsado ou terapia fotodinâmica.

As lesões orais geralmente são excisadas cirurgicamente ou podem ser removidas por *laser*, crioterapia ou eletrocirurgia. A crioterapia induz uma bolha subepitelial que levanta o epitélio infectado do tecido conjuntivo subjacente, permitindo o seu afastamento. Todos os tratamentos, destrutivos ou cirúrgicos, devem estender-se até a base da lesão.

A recidiva é observada em uma pequena proporção de casos tratados. Não há potencial para transformação maligna.

CONDILOMA ACUMINADO (VERRUGA VENÉREA)

O **condiloma acuminado** é uma proliferação do epitélio pavimentoso estratificado da região anogenital, boca e laringe. Aproximadamente 90% dos casos são atribuídos ao HPV-6 e 11, embora a coinfecção com vários outros tipos – incluindo os tipos de alto risco 16 e 18 – seja frequente (ver Tabela 10.1).

O condiloma acuminado representa uma infecção sexualmente transmissível (IST) comum, afetando cerca de 1% da população sexualmente ativa. No entanto, desde a introdução da vacinação contra o HPV, reduções significativas na incidência têm sido relatadas em muitas regiões. O condiloma pode ser um indicador de abuso sexual quando diagnosticado em crianças pequenas. Além disso, estudos da infecção por HPV na cavidade oral e faringe em bebês têm sugerido que a transmissão vertical de mães com infecção genital por HPV pode ocorrer no período perinatal ou, talvez, ainda dentro do útero. A disseminação através de superfícies ambientais contaminadas também foi postulada. Condilomas orais e anogenitais podem estar presentes simultaneamente. O período de incubação é de cerca de 1 a 3 meses, e a autoinoculação de outros locais da mucosa é possível.

Características clínicas

Os condilomas geralmente são diagnosticados em adolescentes e jovens adultos, mas pessoas de todas as idades são suscetíveis. As lesões orais ocorrem mais frequentemente na mucosa labial e no freio lingual; o palato mole também costuma ser acometido. O condiloma típico se apresenta como uma lesão exofítica séssil, de coloração rosa, bem delimitada, assintomática, com projeções superficiais pequenas e embotadas (Figura 10.9). O condiloma tende a ser maior que o papiloma e, caracteristicamente, se manifesta junto com outros condilomas. O tamanho médio é de 1,0 a 1,5 cm, mas lesões orais de até 3 cm têm sido relatadas.

Características histopatológicas

O condiloma acuminado aparece como uma proliferação benigna de epitélio pavimentoso estratificado acantótico, com moderada queratinização e projeções papilares da superfície (Figura 10.10). Núcleos finos de tecido conjuntivo sustentam as projeções papilares, que são mais embotadas e mais largas do que no papiloma e na verruga vulgar. As criptas preenchidas por queratina geralmente são vistas entre as projeções papilares. Em alguns casos, as lesões podem se estender da mucosa superficial e envolver o epitélio ductal salivar; tais lesões devem ser diferenciadas de papilomas ductais salivares (ver Capítulo 11).

O epitélio superficial é maduro e diferenciado, mas dentro da camada de células espinhosas, muitas vezes, há **coilócitos** (células alteradas pelo HPV com núcleos picnóticos, enrugados [ou "semelhantes a passas"]) (Figura 10.11). Os coilócitos podem ser menos proeminentes em lesões orais quando comparados às lesões genitais, fato que dificulta a diferenciação do papiloma. Exame ultraestrutural revela vírions dentro do citoplasma ou núcleos dos coilócitos, e o vírus também pode ser demonstrado por análise imuno-histoquímica, hibridização *in situ* (ISH) e reação da cadeia de polimerase (PCR).

Tratamento e prognóstico

Os condilomas orais geralmente são tratados por excisão cirúrgica conservadora. A crioterapia e a ablação a *laser* também podem ser utilizadas. No entanto, existe uma preocupação relativa ao potencial da laserterapia em produzir uma pluma infecciosa que exponha a equipe cirúrgica e o paciente ao HPV transmitido pelo ar.

Para condilomas anogenitais, medicamentos tópicos aplicados pelo próprio paciente (como imiquimode, podofilotoxina e sinecatequinas) estão se tornando a base do tratamento. No entanto, tais tratamentos normalmente não são usados para as lesões orais. Verrugas anogenitais que não desapareçam completamente com o tratamento feito pelo próprio paciente podem ser ablacionadas por crioterapia, *laser* ou eletrocirurgia. Opções adicionais de tratamento incluem ácido tricloroacético, interferon intralesional ou sistêmico e cidofovir tópico. Curiosamente, existem alguns estudos anedóticos de regressão das lesões após vacinação contra HPV.

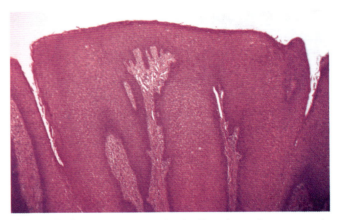

Figura 10.10 Condiloma acuminado. Fotomicrografia em aumento intermediário mostrando epitélio pavimentoso estratificado acantótico formando projeções embotadas.

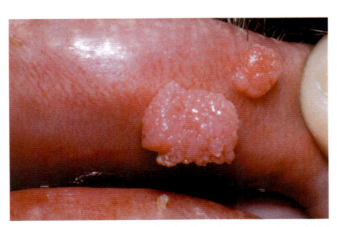

Figura 10.9 Condiloma acuminado. Duas lesões na mucosa labial superior exibindo projeções curtas e embotadas. (Cortesia do Dr. Brian Blocher.)

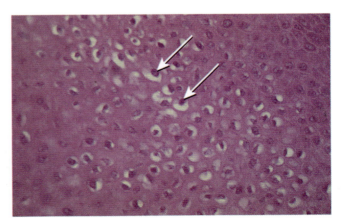

Figura 10.11 Condiloma acuminado. Fotomicrografia em maior aumento demonstrando coilócitos (*setas*) na camada espinhosa.

Independentemente do método utilizado, os condilomas devem ser tratados, pois são contagiosos e podem se espalhar por autoinoculação ou para outras pessoas. Não obstante, tratamentos disponíveis não erradicam completamente a infecção pelo HPV ou o potencial para transmissão viral futura; a recidiva tem sido relatada em aproximadamente 20 a 50% dos casos anogenitais. Portanto, é recomendado acompanhamento clínico.

Os condilomas anogenitais infectados por HPV-16 ou 18 estão associados a um aumento de risco de transformação maligna para carcinoma espinocelular, mas tal transformação não tem sido bem documentada em lesões orais. De maneira interessante, um estudo recente de base populacional de pacientes dinamarqueses com condilomas genitais relatou risco aumentado de câncer a longo prazo, não apenas anogenital, mas também de cabeça e pescoço. As explicações propostas para essa observação incluem predisposição imunobiológica à infecção persistente por HPV (resultando em aumento do risco de câncer de cabeça e pescoço relacionado ao HPV) e cofatores comportamentais (p. ex., consumo de tabaco e álcool, comportamento homossexual masculino).

A vacinação contra o HPV (ver anteriormente) é útil para a prevenção de condilomas anogenitais; seria de se esperar que a vacinação também ajudasse na prevenção de lesões orais, mas o impacto da vacinação contra o HPV em condilomas orais requer estudo.

HIPERPLASIA EPITELIAL MULTIFOCAL (DOENÇA DE HECK; HIPERPLASIA EPITELIAL MULTIFOCAL DO PAPILOMAVÍRUS; HIPERPLASIA EPITELIAL FOCAL)

A **hiperplasia epitelial multifocal** é uma proliferação do epitélio pavimentoso primariamente atribuída aos HPV-13 e 32. No entanto, infecção ou coinfecção com vários outros tipos de HPV ocasionalmente têm sido relatadas (ver Tabela 10.1). A doença foi descrita inicialmente em nativos americanos e inuítes, mas, posteriormente, foi observada em muitas populações e grupos étnicos. Uma grande proporção de casos notificados ocorreu nas Américas e na Europa. Em algumas populações, quase 40% das crianças são afetadas. A hiperplasia epitelial multifocal acomete frequentemente vários membros de uma mesma família; essa tendência familiar pode estar relacionada à suscetibilidade genética ou à transmissão do HPV entre membros da família. Uma associação com o alelo HLA-DR4 (DRB1*0404) foi descrita, e a transmissão via saliva foi postulada (possivelmente por meio do uso compartilhado de talheres ou escovas de dente). Padrão socioeconômico baixo, moradias superlotadas, higiene precária, desnutrição e infecção pelo HIV ou outras imunodeficiências parecem ser fatores de risco adicionais. Embora originalmente relatado como "hiperplasia epitelial focal", o termo *hiperplasia epitelial multifocal* é preferido, pois os pacientes geralmente apresentam múltiplas lesões.

Características clínicas

A hiperplasia epitelial multifocal surge predominantemente em indivíduos jovens, com média de idade de 23 anos, mas pode acometer uma ampla faixa etária, entre 3 e 92 anos. Há uma ligeira predileção pelo sexo feminino. Os locais mais comuns de envolvimento incluem a mucosa labial, jugal e lingual, mas lesões em gengiva, palato, assoalho de boca e tonsilas também podem ocorrer. Além disso, o envolvimento da conjuntiva tem sido descrito muito raramente.

Existem duas variantes clínicas principais: papulonodular e papilomatosa. A variante papulonodular é a mais comum, e é caracterizada por pápulas e nódulos rosados e de superfície lisa, com predileção pela mucosa jugal, mucosa labial e comissura bucal (Figura 10.12). A variante papilomatosa se manifesta como nódulos de aparência pedregosa, de coloração branca a rosa-pálido, na língua e gengiva inserida (Figura 10.13). Em ambas as variantes, as lesões individuais geralmente são pequenas (0,1 a 1,0 cm), discretas e bem demarcadas; no entanto, eles podem coalescer para produzir uma aparência fissurada. Lesões individuais de até 3 cm de diâmetro também podem ocorrer. De acordo com alguns autores, as lesões tendem a ser menores em tamanho e número, e menos exofíticas em pacientes mais velhos, quando comparadas com pacientes mais jovens; esta observação pode refletir na regressão espontânea ao longo do tempo.

Características histopatológicas

A principal característica histopatológica da hiperplasia epitelial multifocal é uma acantose marcante do epitélio superficial (Figura 10.14). Como a espessura do epitélio se estende superiormente,

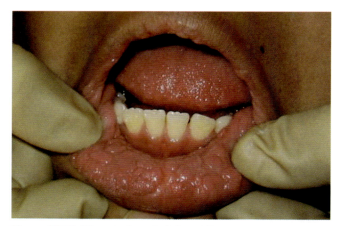

Figura 10.12 Hiperplasia epitelial multifocal. Múltiplas pápulas e nódulos, achatados, de coloração normal, são vistos no lábio inferior de uma criança. (Cortesia do Dr. Mark Casafrancisco.)

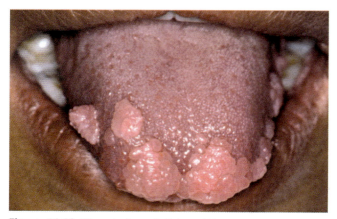

Figura 10.13 Hiperplasia epitelial multifocal. As lesões podem demonstrar uma superfície papilar mais pálida, como demonstrado na língua desta criança. (Cortesia do Dr. Román Carlos.)

as cristas epiteliais lesionais têm a mesma profundidade que as cristas epiteliais normais. As cristas são mais largas, frequentemente confluentes, e, às vezes, em formato de clava. Alguns queratinócitos superficiais apresentam coilocitose semelhante àquela vista em outras infecções por HPV. Outros, ocasionalmente, demonstram um núcleo alterado que se assemelha a uma figura mitótica (**célula mitosoide**) (Figura 10.15). Partículas semelhantes a vírus foram observadas ultraestruturalmente tanto no citoplasma quanto nos núcleos de células da camada espinhosa, e a presença do HPV foi demonstrada pela hibridização *in situ* do DNA, imuno-histoquímica e PCR.

Tratamento e prognóstico

Regressão espontânea tem sido relatada após meses ou anos e relaciona-se à raridade da doença em adultos. A excisão cirúrgica conservadora pode ser realizada para diagnóstico, questões estéticas ou para lesões sujeitas a traumas recorrentes. As lesões também podem ser removidas por crioterapia, *laser* de dióxido de carbono (CO_2) ou eletrocoagulação. Tratamentos alternativos incluem ácido tricloroacético, betainterferon tópico, alfainterferon sistêmico ou intralesional e imiquimode tópico. A recidiva (após tratamento ou regressão espontânea) é possível. Parece não haver potencial de transformação maligna.

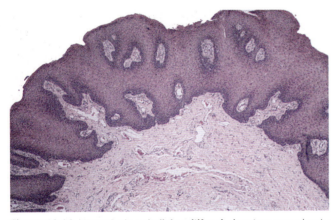

Figura 10.14 Hiperplasia epitelial multifocal. Acantose proeminente do epitélio com cristas epiteliais largas e alongadas. A superfície levemente papilar observada aqui pode ou não estar presente.

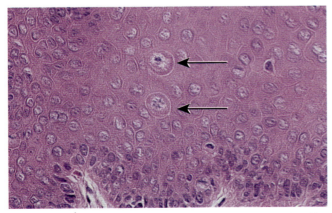

Figura 10.15 Hiperplasia epitelial multifocal. Células mitosoides (*setas*) contêm núcleos alterados neste epitélio pavimentoso estratificado maduro e bem diferenciado.

PAPILOMAS NASOSSINUSAIS (PAPILOMAS SCHNEIDERIANOS)

Os **papilomas nasossinusais** são proliferações benignas e localizadas da mucosa nasossinusal e incluem três tipos histomorfologicamente distintos:

1. Exofítico.
2. Invertido.
3. Oncocítico.

As lesões que exibem características tanto do invertido quanto do oncocítico podem ser denominadas papilomas *mistos* ou *híbridos*. Além disso, um **papiloma queratinizado**, semelhante ao papiloma oral (ver neste capítulo), raramente pode ocorrer no vestíbulo nasal.

Coletivamente, os papilomas nasossinusais representam 10 a 25% de todas as neoplasias nasossinusais. Cerca de metade dos papilomas nasossinusais surge da parede nasal lateral; o restante, predominantemente, envolve os seios maxilares e etmoidais e o septo nasal. Múltiplas lesões podem estar presentes.

A etiopatogenia dos papilomas nasossinusais permanece incerta. Historicamente, numerosos fatores contribuintes – tais como alergia, sinusite crônica, pólipos nasais, solventes orgânicos, tabagismo ou outros poluentes atmosféricos – têm sido propostos, mas permanecem infundados. Uma associação variável com infecção por HPV tem sido relatada, com a associação mais forte com o tipo exofítico. De acordo com estudos de metanálise utilizando vários métodos de detecção de HPV, aproximadamente 39% dos papilomas nasossinusais são HPV-positivos, com taxas de prevalência de HPV para os tipos exofítico, invertido e oncocítico de 65%, 38% e 23%, respectivamente.

PAPILOMA NASOSSINUSAL EXOFÍTICO (SEPTAL; ESCAMOSO; FUNGIFORME)

O **papiloma nasossinusal exofítico** apresenta alguma semelhança com o papiloma oral, embora tenha um comportamento biológico mais agressivo e tipos epiteliais mais variados. Representa aproximadamente 20 a 25% de todos os papilomas nasossinusais. A maioria dos casos é positiva para HPV-6 ou 11.

Características clínicas

O papiloma nasossinusal exofítico surge quase exclusivamente no septo nasal e é mais comum em homens (proporção homem: mulher de 2:1 a 10:1). Ocorre principalmente em pessoas de 20 a 50 anos. Normalmente, causa obstrução nasal unilateral ou epistaxe e aparece como um nódulo de base séssil, de coloração rósea ou castanho-amarelada, com projeções superficiais papilares ou verrucosas (Figura 10.16). A maioria das lesões mede menos de 2 cm em seu maior diâmetro.

Características histopatológicas

O papiloma nasossinusal exofítico tem aparência microscópica semelhante à do papiloma oral, embora as projeções de epitélio pavimentoso estratificado semelhantes a dedos de luvas raramente sejam queratinizadas. Epitélio respiratório ou epitélio de "transição" (intermediário entre o pavimentoso e o respiratório)

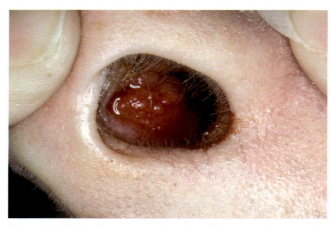

Figura 10.16 Papiloma nasossinusal exofítico. Crescimento papilar e eritematoso no septo nasal.

podem ser observados em algumas lesões. Células mucosas (células caliciformes) e microcistos intraepiteliais contendo muco, muitas vezes, estão presentes. Neutrófilos intraepiteliais ocasionalmente podem ser evidentes, bem como alterações coilocíticas focais podem ser notadas nas camadas epiteliais superficiais. As mitoses são pouco frequentes, e a displasia é rara. A lâmina própria consiste em tecido fibroso delicado com componente inflamatório mínimo, a menos que a lesão seja traumatizada.

Tratamento e prognóstico

A excisão cirúrgica completa é o tratamento de escolha para o papiloma nasossinusal exofítico. Foi relatada recorrência em aproximadamente 20 a 30% dos casos; no entanto, alguns desses casos podem refletir mais uma excisão incompleta do que uma recorrência verdadeira. A maioria dos autores considera que essa lesão tenha mínimo ou nenhum potencial para transformação maligna.

PAPILOMA NASOSSINUSAL INVERTIDO (PAPILOMA SCHNEIDERIANO INVERTIDO; PAPILOMA NASOSSINUSAL ENDOFÍTICO)

O **papiloma nasossinusal invertido** é a variante mais comum do papiloma nasossinusal, compreendendo aproximadamente 65 a 75% dos casos. É também a variante com maior potencial de destruição local e transformação maligna. A incidência estimada é de 0,2 a 1,5 caso por 100.000 pessoas por ano. Cerca de 38% dos casos são HPV-positivos, sendo os tipos 6, 11, 16 e 18 os mais prevalentes.

Estudos de genética molecular apoiam o fato de que os papilomas invertidos representem verdadeiras neoplasias de origem monoclonal (ou seja, surgindo de uma única célula progenitora). Os pesquisadores têm identificado mutações ativadoras de *EGFR* na maioria dos casos examinados, incluindo lesões com ou sem transformação maligna; tais mutações não foram encontradas em papilomas nasossinusais oncocíticos ou exofíticos. Interessantemente, mutações no *EGFR* e HPV tendem a ocorrer nos papilomas nasossinusais invertidos de maneira mutuamente exclusiva, o que sugere a possibilidade de mecanismos alternativos para o desenvolvimento da lesão e carcinogênese. Além disso, alterações no *TP53* e *CDKN2A* podem ser eventos precoces na transformação maligna.

Características clínicas e radiográficas

A idade média na apresentação é de 53 anos, com pico na quinta e na sexta décadas de vida. Há uma predileção pelo sexo masculino (2:1 a 3:1 razão homem:mulher). Os papilomas nasossinusais invertidos surgem predominantemente da parede nasal lateral ou seio paranasal, geralmente no antro. Sinais e sintomas típicos incluem obstrução nasal unilateral, epistaxe, secreção purulenta, hiposmia, dor de cabeça ou deformidade local. A lesão aparece como um crescimento nodular ou polipoide de consistência mole, de coloração rosa-acastanhada a cinza-avermelhada, muitas vezes com uma superfície cerebriforme ou "semelhante à amora". Múltiplas lesões podem estar presentes. Envolvimento bilateral ocorre em apenas cerca de 5% dos casos. A lesão tem potencial de crescimento significativo e, se negligenciada, pode estender-se para nasofaringe, orelha média, órbita ou base do crânio.

A erosão por pressão do osso subjacente é frequentemente evidente nas radiografias. Lesões sinusais primárias podem aparecer, radiograficamente, apenas como uma radiodensidade de tecidos moles ou espessamento de mucosa; o envolvimento sinusal geralmente representa uma extensão da cavidade nasal. Uma hiperostose focal demonstrada por tomografia computadorizada (TC) pode indicar o local associado à lesão, o que é importante para o planejamento cirúrgico. Além disso, a imagem por ressonância magnética (RM) pode ajudar a identificar a extensão da lesão e, muitas vezes, revela um padrão cerebriforme circinado (Figura 10.17). A perda focal desse padrão característico pode indicar uma transformação maligna.

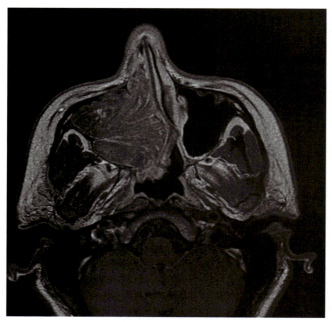

Figura 10.17 Papiloma invertido. Imagem de ressonância magnética (RM) mostrando um tumor com padrão cerebriforme circinado característico. (Cortesia do Dr. Zoran Rumboldt.)

Características histopatológicas

O papiloma nasossinusal invertido exibe microscopicamente proliferação de epitélio estratificado ou de transição em direção ao estroma (Figura 10.18). A membrana basal permanece intacta e o epitélio parece "empurrar" em direção ao tecido conjuntivo subjacente. Células caliciformes (mucosas), microcistos preenchidos por mucina, exocitose neutrofílica e microabscessos neutrofílicos são frequentemente observados dentro do epitélio. A produção de queratina é incomum, mas uma queratinização superficial pode ser vista. As mitoses são frequentemente observadas nas células basais ou parabasais, e graus variados de atipia epitelial podem ser evidentes. Projeções superficiais papilares separadas por profundas fendas podem ser observadas. O estroma consiste em tecido conjuntivo denso ou mixomatoso com ou sem células inflamatórias. Destruição do osso subjacente frequentemente é observada. Evidente queratinização superficial e presença de displasia epitelial de moderada a intensa são achados histopatológicos preocupantes que justificam um exame microscópico cuidadoso para descartar malignidade. No entanto, não há características histopatológicas que sejam preditivas e confiáveis de transformação maligna. Alguns estudos sugerem que a presença do HPV-16 ou 18 pode estar associada a um risco aumentado de transformação maligna; no entanto, a hibridização *in situ* de RNA para detecção de HPV de alto risco transcricionalmente ativo mostrou resultados negativos ou mínimos em papilomas nasossinusais invertidos com ou sem carcinoma associado. Curiosamente, um estudo recente sugere que pode haver um risco aumentado para malignidade em um subconjunto de papilomas invertidos da cavidade nasal com infecção por HPV de baixo risco transcricionalmente ativo, morfologicamente semelhante ao condiloma, e sem mutações de *EGFR*. No entanto, mais estudos são necessários.

Tratamento e prognóstico

Ao longo das últimas décadas, o tratamento de escolha tem mudado da tradicional cirurgia aberta (ou seja, maxilectomia medial com etmoidectomia por meio de rinotomia lateral ou *degloving* mediofacial) para cirurgia endoscópica transnasal. Dependendo da extensão e acessibilidade da doença, abordagens cirúrgicas externas e endoscópicas podem ser combinadas. Taxas médias de recorrência entre os estudos realizados nas últimas décadas são de aproximadamente 11 a 13% para pacientes tratados por cirurgia endoscópica ou combinada e 18% para aqueles tratados por cirurgia aberta. As recorrências geralmente são observadas dentro de 2 anos após o tratamento, mas podem acontecer muito depois. Portanto, o acompanhamento a longo prazo é essencial. O envolvimento do seio frontal e o tabagismo contínuo estão associados com risco aumentado de recorrência.

Aproximadamente 5 a 15% dos papilomas nasossinusais invertidos transformam-se em neoplasias malignas (geralmente em carcinoma espinocelular). A neoplasia maligna pode ser síncrona ou metacrônica. Quando há presença de malignidade, o tratamento geralmente consiste em cirurgia radical, com ou sem radioterapia adjuvante. De acordo com uma recente revisão sistemática e metanálise, a taxa de sobrevivência global em 5 anos é maior para o papiloma invertido associado ao carcinoma espinocelular nasossinusal quando comparado com o carcinoma espinocelular nasossinusal *de novo* (65 *versus* 56%, respectivamente).

PAPILOMA NASOSSINUSAL ONCOCÍTICO (PAPILOMA SCHNEIDERIANO ONCOCÍTICO; PAPILOMA DE CÉLULAS CILÍNDRICAS)

O **papiloma nasossinusal oncocítico** é responsável por menos de 7% dos papilomas nasossinusais. Alguns autores consideram-no uma variante do tipo invertido devido à semelhança nas características clinicopatológicas e frequência igualmente baixa do HPV. Estudos recentes detectaram mutações no gene *KRAS* na maioria dos casos examinados, incluindo alguns associados à transformação maligna; tais mutações não foram encontradas em papilomas nasossinusais invertidos ou exofíticos.

Características clínicas

O papiloma nasossinusal oncocítico ocorre mais frequentemente em adultos com mais de 50 anos. A maioria dos autores relata predominância em homens, ou nenhuma diferença significativa entre os sexos. Ocorre predominantemente em parede nasal lateral, antro maxilar e seio etmoidal. O sintoma mais comum é a obstrução nasal unilateral, e a lesão aparece como massa vermelha ou marrom com superfície multinodular.

Características histopatológicas

Microscopicamente, o papiloma nasossinusal oncocítico demonstra tanto crescimento endofítico como exofítico. Projeções superficiais papilares têm um núcleo de tecido conjuntivo fibrovascular e são cobertas por um epitélio estratificado com células colunares altas apresentando núcleos pequenos e escuros e citoplasma eosinofílico, ocasionalmente granular. A célula epitelial da lesão é semelhante a um oncócito. Os cílios podem ser vistos na superfície, e há numerosos microcistos intraepiteliais preenchidos com mucina, neutrófilos ou ambos.

Tratamento e prognóstico

O tratamento e o potencial de recorrência do papiloma nasossinusal oncocítico e do papiloma nasossinusal invertido (ver tópico anterior) são semelhantes. As taxas relatadas de transformação maligna para o papiloma nasossinusal oncocítico variam de 4 a 17%.

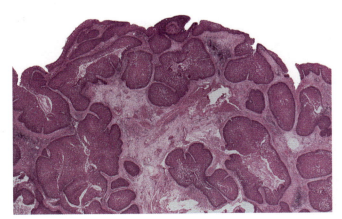

Figura 10.18 Papiloma invertido. Fotomicrografia em menor aumento apresentando proliferação de epitélio pavimentoso, com múltiplas ilhas "invertidas" de epitélio que se estendem até o tecido conjuntivo subjacente.

♦ MOLUSCO CONTAGIOSO

O **molusco contagioso** é uma lesão epitelial induzida pelo vírus do molusco contagioso (VMC), um membro do grupo poxvírus de DNA. Pelo menos 6% da população (mais em grupos de idade mais avançada) têm anticorpos para esse vírus, embora poucos desenvolvam lesões. Em adultos e adolescentes, o molusco contagioso é causado predominantemente pelo VMC-2, via contato sexual, enquanto, em crianças, é causado principalmente pelo VCM-1, por meio de contato não sexual (p. ex., luta livre, compartilhamento de roupas ou toalhas). A autoinoculação do vírus também é possível. Ambientes quentes e úmidos, como banheiros comunitários ou piscinas, podem facilitar a propagação da doença. Embora pouco frequente, casos de molusco contagioso em bebês foram relatados, aparentemente resultantes da transmissão vertical do vírus da mãe para o filho.

Após um período de incubação de 14 a 50 dias, múltiplas pápulas umbilicadas podem se desenvolver na pele ou, raramente, em membranas mucosas. A doença apresenta predileção para porções quentes da pele e locais de lesões recentes. As lesões geralmente permanecem pequenas por meses ou anos e então involuem espontaneamente. No entanto, casos exacerbados têm sido relatados em pacientes imunocomprometidos. Pacientes com dermatite atópica e doença de Darier também estão em risco para desenvolvimento de doença grave e prolongada.

Características clínicas

O molusco contagioso surge principalmente em crianças e jovens adultos. Não há predileção significativa por sexo. As lesões ocorrem predominantemente na pele de pescoço, face (particularmente pálpebras), tronco e genitália. O envolvimento oral é pouco frequente e, quando acontece, acomete lábios, mucosa jugal, palato ou gengiva. Lesões congênitas podem envolver o couro cabeludo em uma distribuição semelhante a um halo.

As lesões geralmente aparecem como múltiplas pápulas, sésseis, róseas ou branco-peroladas, de superfície lisa, medindo de 2 a 4 mm de diâmetro (Figura 10.19). Muitas lesões apresentam uma pequena reentrância central, ou tampão, de onde sai uma substância semelhante à coalhada, contendo partículas virais. A maioria das lesões é assintomática, embora seja possível uma leve sensibilidade ou prurido. Eritema e edema podem ser resultantes de trauma ou ser indicativos da resposta imunológica do hospedeiro e consequente regressão espontânea. Além disso, erupções eczematosas, ocasionalmente, podem se desenvolver nas proximidades do molusco contagioso, particularmente em pacientes com dermatite atópica. Outras possíveis complicações secundárias incluem superinfecção bacteriana e conjuntivite.

Em pacientes imunocomprometidos, as lesões podem ser incomumente grandes, verrucosas ou marcadamente hiperqueratóticas.

Características histopatológicas

O molusco contagioso aparece como uma proliferação lobular e localizada de epitélio pavimentoso estratificado (Figura 10.20). A porção central de cada lóbulo é preenchida com queratinócitos aumentados que contêm grandes inclusões virais intranucleares basofílicas chamadas **corpos de molusco** (ou **corpos de Henderson-Paterson**) (Figura 10.21). Esses corpos começam como pequenas estruturas eosinofílicas nas células logo acima da camada basal e aumentam à medida que se aproximam da superfície. Uma cratera central é formada na superfície à medida que as células da camada de queratina se desintegram para liberar seus corpos de molusco.

Tratamento e prognóstico

A maioria dos casos de molusco contagioso sofre remissão espontânea, com duração média de 6,5 a 13 meses. Para pacientes imunocompetentes, há um debate contínuo sobre se a doença deve ser tratada ou se deve regredir espontaneamente. O tratamento pode ser realizado para diminuir o risco de transmissão, prevenir a autoinoculação, fornecer alívio sintomático ou por questões estéticas.

Embora existam poucos estudos controlados sobre a eficácia do tratamento, as lesões são mais comumente removidas por curetagem ou crioterapia. A remoção química com cantaridina pode ser uma alternativa preferível para lesões em crianças. As opções adicionais de tratamento incluem laserterapia, eletrodissecação, agentes químicos (p. ex., ácido salicílico, ácido láctico, ácido tricloroacético, peróxido de benzoíla, hidróxido

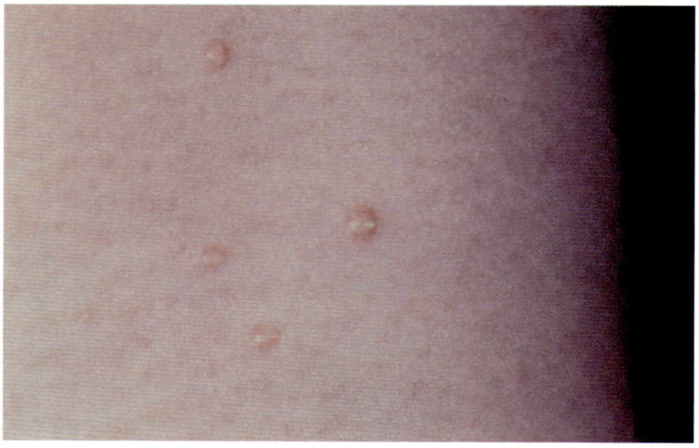

Figura 10.19 Molusco contagioso. Múltiplas pápulas de superfície lisa, com vários pequenos tampões semelhantes a queratina, são vistas no pescoço de uma criança.

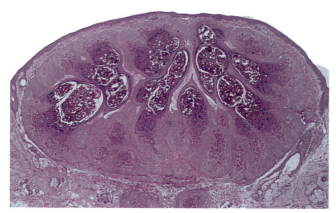

Figura 10.20 Molusco contagioso. Proliferação epitelial bem-definida demonstrando uma depressão central semelhante a uma cratera preenchida com queratinócitos alterados pelo vírus.

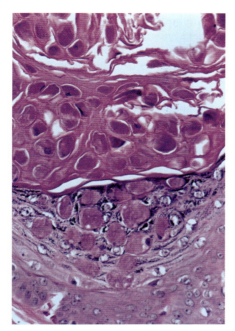

Figura 10.21 Molusco contagioso. Fotomicrografia em maior aumento mostrando queratinócitos com grandes inclusões virais basofílicas (corpos de molusco) em direção à cratera central (topo).

de potássio e podofilotoxina), tretinoína tópica, imiquimode, injeção intralesional de antígeno de *Candida* (que pode estimular uma resposta imune local e eliminação do VMC) e cimetidina oral (mais eficaz para lesões que não envolvem a pele da face).

Em pacientes imunossuprimidos com lesões resistentes, interferon alfa ou cidofovir podem ser eficazes. Além disso, em pacientes infectados pelo HIV, a terapia antirretroviral indiretamente neutraliza a infecção por VMC aumentando a contagem das células T CD4+ e melhorando a resposta imunológica.

A recorrência após a eliminação inicial do vírus foi relatada em até um terço dos pacientes. Não há potencial aparente de transformação maligna.

◆ XANTOMA VERRUCIFORME

O **xantoma verruciforme** é uma condição hiperplásica do epitélio que apresenta um característico acúmulo de histiócitos subepiteliais carregados de lipídios. É principalmente uma doença oral, mas lesões cutâneas e anogenitais também são possíveis. A causa é desconhecida. Embora o xantoma verruciforme seja uma lesão papilar, o HPV foi identificado em apenas um pequeno número de casos, e nenhum papel patogênico definitivo para esse vírus foi estabelecido. A lesão provavelmente representa uma reação incomum ou resposta imune a um trauma ou dano epitelial localizado. Essa hipótese é apoiada por casos de xantoma verruciforme que se desenvolveram em associação a distúrbios epiteliais (p. ex., líquen plano, lúpus eritematoso, epidermólise bolhosa, displasia epitelial, carcinoma espinocelular, pênfigo vulgar, disqueratoma verrucoso, doença do enxerto *versus* hospedeiro [GVHD], candidíase) e também por uma tendência de acometer a mucosa mastigatória. A lesão é histopatologicamente semelhante a outros xantomas dérmicos, mas não está intimamente associada a diabetes ou hiperlipidemia. Curiosamente, em alguns casos cutâneos e orais, pesquisadores identificaram mutações somáticas no gene *NSDHL*, que codifica a 3-beta-hidroxiesteroide desidrogenase (uma enzima essencial para a biossíntese do colesterol). Mutações germinativas nesse gene estão associadas à síndrome CHILD (hemidisplasia congênita com eritrodermia ictiosiforme e defeitos nos membros; do inglês *congenital hemidysplasia with ichthyosiform nevus and limb defects*).

Características clínicas

O xantoma verruciforme é visto preferencialmente em pessoas de meia-idade a adultos mais velhos, mas também tem sido relatado em uma ampla faixa etária (2 a 94 anos.) Há uma ligeira predileção pelo sexo masculino. Aproximadamente metade das lesões intraorais ocorre na gengiva, mas qualquer local da cavidade oral pode ser acometido.

A lesão apresenta-se como um nódulo séssil bem delimitado, de consistência amolecida, assintomático, ligeiramente elevado, de coloração branca, amarelo-esbranquiçada, rósea ou vermelha e superfície papilar ou verruciforme (Figuras 10.22 e 10.23). Raramente, nódulos achatados são vistos sem projeções superficiais. A maioria das lesões é assintomática e menor que 2 cm em seu maior diâmetro, mas exemplos grandes ou "gigantes" têm sido relatados com pouca frequência. Ocasionalmente, lesões

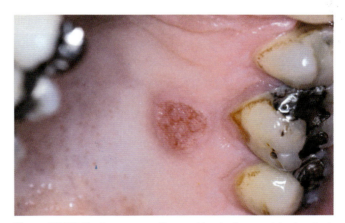

Figura 10.22 Xantoma verruciforme. Uma lesão no palato duro ligeiramente elevada, bem delimitada que demonstra uma superfície papilar ou rugosa.

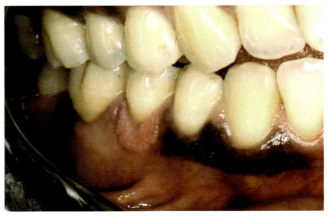

Figura 10.23 Xantoma verruciforme. Lesão gengival com superfície papilar. (Cortesia da Dra. Ashleigh Briody.)

múltiplas também têm sido descritas. Clinicamente, o xantoma verruciforme pode parecer semelhante a papiloma, verruga vulgar, condiloma acuminado ou carcinoma em estágio inicial.

Características histopatológicas

O xantoma verruciforme normalmente demonstra epitélio de superfície acantótico e papilar, recoberto por uma camada espessa de paraqueratina. Na coloração por hematoxilina e eosina (H&E), a camada de queratina geralmente exibe uma distinta coloração rosa-alaranjada (Figura 10.24). Fissuras ou criptas entre as projeções epiteliais são preenchidas por paraqueratina, e as cristas epiteliais são alongadas e profundas, de maneira uniforme. Contudo, alguns casos podem exibir uma superfície relativamente plana com mínima queratinização. A característica diagnóstica mais importante é o acúmulo de numerosos macrófagos grandes com citoplasma espumoso, que normalmente estão confinados às papilas do tecido conjuntivo. Essas células espumosas, também conhecidas como **células xantomatosas**, contêm lipídios e grânulos resistentes à diástase e positivos quando corados com ácido periódico-Schiff (PAS). As células xantomatosas exibem marcação imuno-histoquímica positiva para marcadores compatíveis com a linhagem monócitos-macrófagos, incluindo CD68, CD63, CD163 e catepsina B.

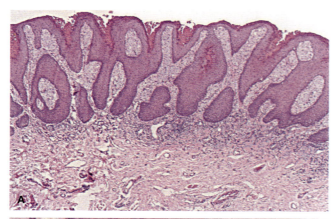

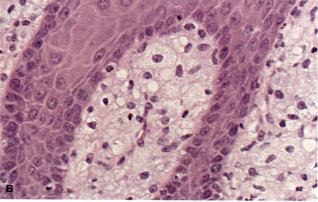

Figura 10.24 Xantoma verruciforme. A. Uma discreta aparência papilar é produzida pela hiperparaqueratose, e as cristas epiteliais são alongadas e uniformemente profundas. Observe o tampão de paraqueratina entre as projeções papilares. **B.** As papilas do tecido conjuntivo são compostas quase exclusivamente por células xantomatosas – macrófagos grandes com citoplasma espumoso.

Tratamento e prognóstico

O xantoma verruciforme é tratado com excisão cirúrgica conservadora. A recorrência após a remoção é rara e nenhuma transformação maligna foi relatada. No entanto, existem poucos casos relatados de xantoma verruciforme surgindo em associação com carcinoma *in situ* ou carcinoma espinocelular. Essa observação não implica necessariamente que o xantoma verruciforme é uma lesão potencialmente maligna; no entanto, pode indicar que lesões orais hiperqueratóticas ou displásicas podem sofrer alterações degenerativas para formar um xantoma verruciforme.

◆ QUERATOSE SEBORREICA

A **queratose seborreica** é uma lesão cutânea extremamente comum em idosos e representa uma proliferação adquirida e benigna de células basais da epiderme. Esta lesão afeta frequentemente a pele da face, mas não ocorre na boca. A causa é desconhecida, embora haja uma correlação positiva com a exposição solar crônica e, por vezes, com uma tendência hereditária (autossômica dominante). Além disso, mutações somáticas nos genes *receptor 3 do fator de crescimento fibroblástico (FGFR3)* e *fosfatidilinositol-3-quinase, subunidade catalítica alfa (PIK3CA)* podem contribuir para a patogênese dessa lesão. Em alguns casos, DNA de HPV ou DNA de poliomavírus de células de Merkel têm sido detectados, mas esses achados podem ser coincidentes. Recentemente, pesquisadores têm sugerido que a superexpressão de proteína amiloide precursora é um marcador do envelhecimento da pele danificada pelo sol e pode promover o desenvolvimento de queratoses seborreicas.

Características clínicas

As queratoses seborreicas começam a se desenvolver na pele de face, pescoço, tronco e extremidades durante a quarta década de vida, e ainda se tornam mais prevalentes a cada década que passa. As lesões geralmente são múltiplas, começando como máculas pequenas de coloração acastanhada a marrom, que são clinicamente indistinguíveis de **lentigos actínicos** (ver adiante). Posteriormente, as lesões aumentam de tamanho de forma gradual e elevam-se para formar placas bem demarcadas, com pequenas fissuras, verrucosas, serosas ou de superfícies lisas (Figuras 10.25 e 10.26). As placas parecem "aderidas à pele" e geralmente têm menos de 2 cm de diâmetro. A maioria dos casos é assintomática, embora lesões infectadas secundariamente possam causar dor, desconforto ou prurido.

A **dermatose papulosa nigra** é uma forma de queratose seborreica que ocorre em aproximadamente 30 a 77% dos negros e frequentemente tem um padrão de herança autossômica dominante. Essa condição normalmente aparece como múltiplas pápulas pequenas (1 a 4 mm), marrom-escuras a pretas, dispersas pelas regiões zigomática e periorbital (Figura 10.27).

O aparecimento repentino de numerosas queratoses seborreicas com prurido pode estar associado a neoplasias malignas internas. Esse fenômeno raro é chamado de **sinal de Leser-Trélat**. Em um fenômeno semelhante, denominado **pseudossinal de Leser-Trélat**, há desenvolvimento de queratose seborreia inflamada induzida por fármacos; medicamentos envolvidos incluem vários produtos biológicos ou agentes antineoplásicos (p. ex., adalimumabe, docetaxel, citarabina, 5-fluoruracila, cisplatina).

Características histopatológicas

A queratose seborreica consiste em uma proliferação exofítica de células epiteliais basais que exibem graus variáveis de queratinização na superfície, acantose e papilomatose (Figura 10.28). Caracteristicamente, a hiperplasia epitelial estende-se em direção superior, acima da superfície epidérmica normal. A lesão geralmente exibe invaginações profundas preenchidas por queratina, que parecem cistos em um corte transversal; portanto, são denominados **cistos córneos** ou **pseudocistos córneos** (Figura 10.29). Pigmentação de melanina frequentemente é observada no interior da camada basal.

Vários padrões histopatológicos podem ser observados na queratose seborreica. A mais comum é a forma **acantótica**, que exibe discreta papilomatose e acantose acentuada com queratinização mínima da superfície. A forma **hiperqueratótica** é caracterizada por papilomatose e hiperqueratose proeminentes com mínima acantose. A forma **adenoide** consiste em trabéculas anastomosadas de células lesionais com pouca hiperqueratose ou papilomatose. As lesões da dermatose papulosa nigra são predominantemente dos tipos adenoide e acantótica.

O trauma crônico pode alterar essas características histopatológicas para produzir **queratose seborreica irritada** (ou **queratose folicular invertida de Helwig**). Essa lesão apresenta um grau leve de proliferação para o interior do tecido conjuntivo e um infiltrado inflamatório crônico. A metaplasia escamosa das células lesionais resulta em padrões epiteliais espiralados chamados **redemoinhos escamosos**. A queratose seborreica inflamada pode exibir atipia nuclear e atividade mitótica suficientes para

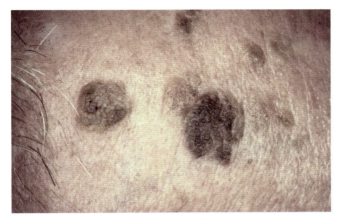

Figura 10.25 Queratose seborreica. Múltiplas placas marrons na face de um homem mais velho, que exibem superfície fissurada. As lesões foram aumentando lentamente por muitos anos.

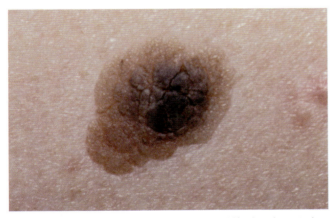

Figura 10.26 Queratose seborreica. Placa epidérmica pigmentada e crostosa.

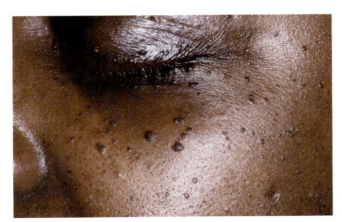

Figura 10.27 Dermatose papulosa nigra. Múltiplas pápulas pigmentadas na região malar.

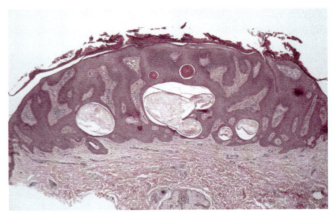

Figura 10.28 Queratose seborreica. A forma acantótica demonstra considerável acantose, hiperqueratose superficial e numerosos pseudocistos. A proliferação epidérmica se estende superiormente, acima da superfície epidérmica normal.

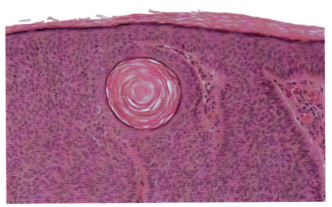

Figura 10.29 Queratose seborreica. Os pseudocistos são, na verdade, invaginações preenchidas por queratina, como visto à esquerda nesta fotomicrografia em maior aumento. As células epiteliais ao redor têm aparência basaloide.

causar confusão com o carcinoma espinocelular; no entanto, as características básicas da queratose seborreica normalmente são suficientes para permitir um diagnóstico adequado.

Tratamento e prognóstico

As queratoses seborreicas raramente são removidas, exceto por motivos estéticos ou irritação secundária. Os métodos mais comuns de remoção são crioterapia, eletrodissecação, curetagem e excisão cirúrgica. A laserterapia é mais custosa que os métodos de tratamento tradicionais, mas pode ser preferível para remoção de um grande número de lesões. Tratamentos ainda sendo investigados incluem vários agentes tópicos (p. ex., complexo nítrico-zinco, peróxido de hidrogênio a 40%, ácido tricloroacético).

A lesão não apresenta potencial de transformação maligna apreciável. No entanto, existem estudos isolados de lesões cutâneas malignas desenvolvendo-se a partir de ou adjacente a queratoses seborreicas; não está claro se tais casos são coincidentes. Raramente, os melanomas ou outros tipos de câncer de pele podem se assemelhar a queratoses seborreicas clinicamente; a dermatoscopia (uma técnica de imagem *in vivo* não invasiva para visualização de estruturas subcutâneas) pode auxiliar na diferenciação de queratoses seborreicas de outras lesões. É importante que um dermatologista ou outro médico qualificado realize tal avaliação e determine se é apropriado tratar a lesão por crioterapia ou fazer a remoção cirúrgica e submetê-la à confirmação histopatológica.

◆ HIPERPLASIA SEBÁCEA

A **hiperplasia sebácea** é uma proliferação localizada de glândulas sebáceas, com predileção pela pele da face. A causa exata é desconhecida, embora os pesquisadores levantem a hipótese de que fatores hormonais e genéticos podem ser importantes. Além disso, alguns casos relatados desenvolveram-se em associação com a administração de ciclosporina em transplantados ou em associação à terapia antirretroviral para pacientes infectados pelo HIV. Não está claro se tais casos resultam da imunossupressão ou efeitos diretos da medicação. Além disso, a hiperplasia sebácea pode surgir em associação com a *síndrome de Muir-Torre* (uma doença autossômica dominante rara caracterizada por neoplasias malignas viscerais, adenomas sebáceos, carcinomas e queratoacantomas) ou displasia ectodérmica hipoidrótica ligada ao X (ver Capítulo 16). O principal significado da hiperplasia sebácea é sua semelhança clínica com neoplasias faciais mais sérias, como o carcinoma basocelular.

Características clínicas

A hiperplasia sebácea cutânea geralmente acomete adultos com mais de 40 anos. Ocorre mais comumente na pele da face, especialmente nariz, bochechas e testa. Menos comumente, as lesões podem envolver a área genital, tórax e aréola. A condição é caracterizada por uma ou mais pápulas assintomáticas de consistência macia, de cor branca, amarela ou normal (Figura 10.30). A maioria das lesões cresce lentamente e é menor que 5 mm em seu maior diâmetro. As lesões geralmente são umbilicadas, com pequena depressão central representando a área onde os ductos dos lóbulos sebáceos desembocam. A capacidade de expressar sebo (o produto espesso e branco-amarelado da glândula sebácea) nesta pequena depressão central auxilia na distinção clínica entre hiperplasia sebácea e carcinoma basocelular.

Uma contraparte oral, que provavelmente não tem relação com a lesão cutânea, aparece como uma pápula ou nódulo de coloração branco-amarelada com aspecto de "couve-flor", geralmente envolvendo mucosa jugal ou trígono retromolar.

Características histopatológicas

Histopatologicamente, a hiperplasia sebácea é caracterizada por uma coleção de lóbulos glandulares sebáceos hiperplásicos, porém morfologicamente normais, agrupados em torno de um ou mais ductos sebáceos localizados centralmente (Figura 10.31).

Tratamento e prognóstico

Nenhum tratamento é necessário para a hiperplasia sebácea, exceto por motivos estéticos ou a menos que o carcinoma basocelular não possa ser eliminado do diagnóstico diferencial clínico. A biopsia excisional é curativa. Outros métodos de tratamento alternativo são criocirurgia, eletrodissecação, laserterapia, terapia fotodinâmica e isotretinoína.

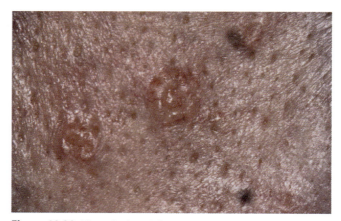

Figura 10.30 Hiperplasia sebácea. Múltiplas pápulas amolecidas na face média são umbilicadas e pequenas. O sebo, muitas vezes, pode ser expresso a partir da área de depressão central.

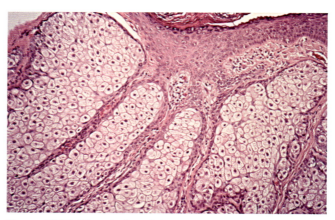

Figura 10.31 Hiperplasia sebácea. As glândulas sebáceas estão aumentadas e mais numerosas que o normal, mas não demonstram outras alterações patológicas.

◆ EFÉLIDES (SARDAS)

A **efélide** é uma mácula comum, pequena e hiperpigmentada da pele. A lesão resulta do aumento da deposição de melanina na epiderme, sem aumento do número de melanócitos. As efélides podem se tornar mais pronunciadas após a exposição solar e estão intimamente associadas a uma história de queimaduras solares dolorosas na infância. Existe predileção genética (autossômica dominante), e estudos têm demonstrado forte relação com certas variantes do *gene receptor da melanocortina 1 (MC1R)*.

Características clínicas

As efélides surgem com mais frequência no rosto, nos braços e nas costas de indivíduos de pele clara, olhos azuis, cabelos ruivos ou loiros. Não há predileção por sexo. As máculas geralmente se desenvolvem durante a primeira década de vida, raramente surgem após a adolescência, e tornam-se menos proeminentes na idade adulta.

Cada lesão aparece como uma mácula bem delimitada, de coloração marrom-clara, uniformemente arredondada ou oval, medindo menos de 3 mm de diâmetro (Figura 10.32). Há grande variabilidade no número de lesões presentes. Muitos indivíduos têm menos de 10, enquanto alguns têm centenas. A cor marrom não é tão escura quanto a observada no lentigo simples (ver a seguir), e não há elevação acima da superfície da pele, como ocorre no nevo melanocítico (ver adiante).

Características histopatológicas

As efélides exibem abundante deposição de melanina na camada basal do epitélio. Apesar do aumento da melanina, o número de melanócitos é normal ou ligeiramente reduzido. Em contraste ao lentigo simples, não há alongamento das cristas epiteliais.

Tratamento e prognóstico

Nenhum tratamento é necessário para as efélides. Por motivos estéticos, algumas lesões podem ser tratadas com crioterapia, hidroquinona, *peelings* químicos ou laserterapia. Protetores solares podem prevenir o aparecimento de novas sardas e ajudam a prevenir o escurecimento das lesões existentes.

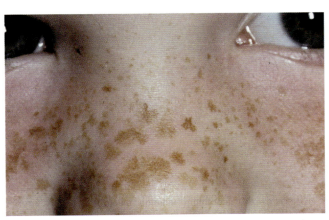

Figura 10.32 Efélides. Múltiplas máculas marrons sobre o nariz.

◆ LENTIGO ACTÍNICO (LENTIGO SOLAR; MANCHA SENIL; LENTIGO SENIL)

O **lentigo actínico** é uma mácula marrom benigna considerada uma marca registrada da pele fotodanificada. A lesão está associada tanto à exposição crônica como intermitente à luz ultravioleta (UV). Uma associação potencial com poluentes atmosféricos também foi sugerida. A lesão frequentemente surge na pele da face, mas não ocorre na boca. Afeta mais de 90% de indivíduos brancos com mais de 70 anos. A lesão raramente se desenvolve antes dos 40 anos, embora adultos jovens com histórico de queimaduras solares graves possam desenvolver múltiplos lentigos actínicos grandes na parte superior das costas. Pessoas que têm efélides faciais (sardas) na infância são propensas a desenvolver lentigos actínicos mais tarde na vida.

Alguns autores têm proposto que o lentigo actínico representa um precursor da queratose seborreica adenoide (ver anteriormente). Curiosamente, os pesquisadores notaram que pelo menos alguns casos tanto de lentigo actínico como de queratose seborreica exibem mutações nos genes *FGFR3* e *PIK3CA*.

Características clínicas

Lesões múltiplas normalmente se desenvolvem em indivíduos brancos mais velhos que têm a pele exposta ao sol, especialmente no rosto, no dorso das mãos, nos antebraços, nos ombros e na parte superior das costas (Figuras 10.33 e 10.34). As lesões podem parecer mais proeminentes em uma idade um pouco mais jovem entre os asiáticos em comparação aos brancos. As lesões individuais aparecem como máculas uniformemente pigmentadas, acastanhadas, com bordas bem delimitadas, mas irregulares. A maioria dos casos tem menos de 5 mm de diâmetro, embora algumas lesões possam medir mais de 1 cm. Lesões adjacentes podem coalescer, e novas lesões surgem continuamente com a idade. Ao contrário das efélides, nenhuma mudança na intensidade da cor é observada após a exposição à luz UV.

Características histopatológicas

As cristas epiteliais são alongadas e em forma de clava, com afinamento do epitélio acima das papilas do tecido conjuntivo (Figura 10.35). As cristas às vezes coalescem umas com as outras. Dentro de cada crista epitelial, células basais carregadas de

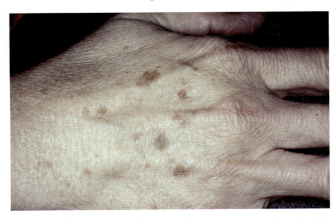

Figura 10.33 Lentigo actínico. Múltiplas lesões na pele da mão exposta ao sol de um adulto mais velho.

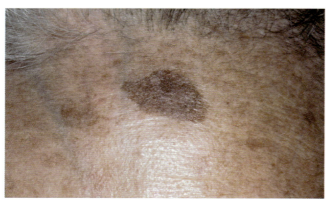

Figura 10.34 Lentigo actínico. Lesão pigmentada grande e plana na testa de um homem mais velho.

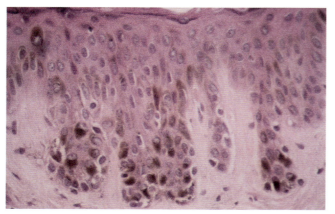

Figura 10.35 Lentigo actínico. As cristas epiteliais são alongadas e ocasionalmente entrelaçadas. Os melanócitos pigmentados (com citoplasma claro) são muitos e misturados às células da camada basal carregadas de melanina.

melanina estão entremeadas por numerosos melanócitos fortemente pigmentados. Elastose solar proeminente normalmente é observada no interior da derme.

Tratamento e prognóstico

Nenhum tratamento é necessário para o lentigo actínico, exceto por motivos estéticos. Os métodos de tratamento ablativos incluem crioterapia, laserterapia, luz pulsada de alta intensidade e *peelings* químicos. Além disso, existe uma grande variedade de terapias tópicas disponíveis, incluindo hidroquinona, tretinoína, tazaroteno, adapaleno e mequinol e tretinoína combinados. Protetores solares geralmente são recomendados como tratamento preventivo e para manutenção do sucesso do tratamento. As lesões raramente recorrem após a remoção, embora possam surgir novas lesões. O lentigo actínico não sofre transformação maligna; no entanto, a lesão representa um marcador clínico de fotodano e pode indicar risco aumentado de desenvolvimento de câncer de pele.

◆ LENTIGO SIMPLES

O **lentigo simples** é uma das várias formas de hiperplasia melanocítica cutânea benigna de causa desconhecida. Em contraste às efélides (ver anteriormente), o lentigo simples normalmente é encontrado na pele que não está exposta à luz solar, aparece com uma coloração um pouco mais escura, não escurece com a exposição solar e representa aumento tanto na produção local de melanina como no número de melanócitos. Lesões orais têm sido relatadas, mas são raras e podem ser exemplos de máculas melanóticas orais (ver a seguir).

Alguns pesquisadores acreditam que o lentigo simples represente o estágio inicial de outra lesão cutânea comum, o nevo melanocítico (ver adiante). No entanto, o lentigo simples parece não ter mutações no gene *BRAF* que são comumente encontradas nos nevos melanocíticos adquiridos convencionais. Além disso, o lentigo simples parece não ter mutações nos genes *FGFR3* e *PIK3CA*, que estão frequentemente presentes nos lentigos actínicos.

Características clínicas

O lentigo simples geralmente é observado em crianças, embora possa ocorrer em qualquer idade. A lesão típica é uma mácula bem delimitada, de cor castanha a marrom-escura, menor que 5 mm de diâmetro (Figura 10.36). Geralmente é uma lesão única, embora alguns pacientes possam apresentar diversas lesões espalhadas pela pele do tronco e extremidades. O lentigo simples atinge seu tamanho máximo em questão de meses e pode permanecer inalterado indefinidamente depois disso.

Clinicamente, lesões individuais de lentigo simples são indistinguíveis do nevo melanocítico não elevado. Quando se apresentam como lesões múltiplas, condições como lentiginose profusa, síndrome de Peutz-Jeghers (ver Capítulo 16) e síndrome LEOPARD[2] devem ser consideradas como possibilidades diagnósticas.

Características histopatológicas

O lentigo simples mostra um número aumentado de melanócitos benignos dentro da camada basal da epiderme. Esses melanócitos, muitas vezes, estão agrupados nas pontas das cristas epiteliais moderadamente alongadas. Melanina abundante é distribuída

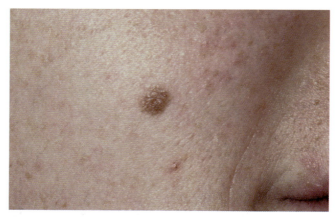

Figura 10.36 Lentigo simples. Uma lesão bem delimitada de coloração marrom uniforme é vista na face média.

---

[2]**L**entigos (múltiplos), anomalias **e**letrocardiográficas, hipertelorismo **o**cular, estenose **p**ulmonar, **a**normalidades da genitália, **r**etardo do crescimento e surdez (**d**eafness) neurossensorial.

entre os melanócitos e queratinócitos basais, bem como dentro da derme papilar em associação com melanófagos (**incontinência melânica**).

Tratamento e prognóstico

O lentigo simples pode desaparecer espontaneamente após muitos anos, mas a maioria das lesões permanece constante ao longo do tempo. O tratamento não é necessário, exceto por motivos estéticos. Os métodos de tratamento incluem excisão cirúrgica conservadora, crioterapia e laserterapia. Nenhum potencial de transformação maligna foi documentado.

◆ MELASMA (MÁSCARA DA GRAVIDEZ; CLOASMA)

Melasma é uma hiperpigmentação simétrica e adquirida da pele exposta ao sol da face e do pescoço. A etiopatogenia exata é desconhecida, mas a exposição à luz UV, influências hormonais e uma predisposição genética subjacente parecem ser fatores importantes. A condição, tradicionalmente, tem sido associada aos efeitos estimuladores da luz UV nos melanócitos; no entanto, evidências emergentes sugerem que luz visível, queratinócitos, mastócitos dérmicos, alterações na matriz extracelular e angiogênese também podem desempenhar papéis importantes no desenvolvimento da doença. O melasma classicamente está associado à gravidez. Além disso, tem sido descrita uma associação com contraceptivos orais, terapia de reposição hormonal, distúrbios nos ovários ou tireoide, disfunção hepática, desnutrição, medicamentos fototóxicos, agentes antiepilépticos, cosméticos e poluentes atmosféricos. A condição afeta mais comumente pessoas com tom da pele médio a escura – especialmente mulheres de ascendência asiática, hispânica e mediterrânea. Em alguns estudos, 30 a 40% das mulheres são acometidas pelo melasma. Nos EUA, afeta mais de 5 milhões de indivíduos.

Características clínicas

O melasma se desenvolve mais frequentemente em mulheres com idades entre 11 e 49 anos, com idade média de aproximadamente 30 a 38 anos. Os homens são afetados com pouca frequência. A condição geralmente aparece como máculas cutâneas bilaterais marrons ou acinzentadas que variam de alguns milímetros a mais de 2 cm de diâmetro (Figura 10.37). As bordas da lesão tendem a ser indefinidas e irregulares. As lesões desenvolvem-se lentamente com a exposição solar e envolvem principalmente a pele do terço médio da face, testa, lábio superior, queixo, ramo temporal e região mandibular. A condição raramente afeta locais extrafaciais, como braços, região do esterno e costas. A pigmentação pode permanecer fraca ou escurecer com o tempo.

Características histopatológicas

O melasma é caracterizado pelo aumento da deposição de melanina e, possivelmente, aumento do número de melanócitos na epiderme. Os melanócitos em geral são arredondados, cheios de pigmento e altamente dendríticos. Além disso, numerosos melanófagos (macrófagos carregados de melanina) podem ser vistos na derme, especialmente ao redor dos vasos sanguíneos.

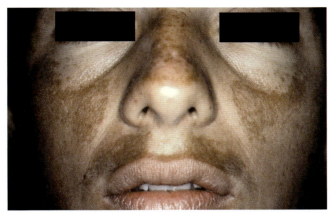

Figura 10.37 Melasma. Hiperpigmentação difusa da pele da face de uma mulher grávida.

Alguns autores notaram que características do fotoenvelhecimento (incluindo elastose solar, aumento do número de mastócitos dérmicos, aumento da vascularização e ruptura da membrana basal) são mais proeminentes na pele lesionada em comparação com a pele adjacente de aparência normal.

Tratamento e prognóstico

O melasma é difícil de tratar. Nos EUA, a primeira linha terapêutica normalmente consiste em creme tópico de combinação tripla (Tri-Luma®) contendo 4% de hidroquinona, 0,05% de tretinoína e 0,01% de acetonido de fluocinolona. Tratamentos alternativos incluem agentes tópicos duais (p. ex., hidroquinona combinado com um retinoide, corticosteroide ou ácido kójico) ou agentes tópicos únicos (p. ex., hidroquinona, retinoides ou ácido azelaico). Estudos recentes sugerem que o microagulhamento pode ser um adjuvante útil para terapias tópicas. O ácido tranexâmico oral pode ser útil em casos refratários. Resultados variáveis foram relatados com laserterapia, fototerapia, *peelings* químicos ou microdermoabrasão. Como a exposição solar é um fator etiológico importante, evitar o sol, utilizar roupas de proteção e protetores solares contendo óxido de zinco ou dióxido de titânio são cruciais para um manejo clínico eficaz. As lesões podem desaparecer após o parto ou após a interrupção do uso de contraceptivos orais. Não há potencial para transformação maligna.

◆ MÁCULA MELANÓTICA ORAL (MELANOSE FOCAL)

A **mácula melanótica oral** é uma pigmentação plana e marrom da mucosa produzida por um aumento focal na deposição de melanina e, possivelmente, um aumento concomitante no número de melanócitos. A causa permanece incerta. Ao contrário da efélide cutânea (sarda), a mácula melanótica não é dependente da exposição solar. Alguns autores têm questionado a suposta falta de associação da mácula melanótica localizada no vermelhão do lábio com a irradiação solar, por isso preferem considerá-la uma entidade distinta (**mácula melanótica labial**). As máculas melanóticas orais e labiais são as máculas orais mais comuns enviadas aos laboratórios de patologia oral para exame histopatológico.

Características clínicas

A mácula melanótica oral ocorre em uma ampla faixa etária, com média de idade no ato do diagnóstico de 42 anos, em uma proporção mulher:homem de 2:1. O vermelhão do lábio inferior é o local mais comumente envolvido (33% dos casos), seguido por mucosa jugal, gengiva e palato. Exemplos raros foram relatados na língua de recém-nascidos.

A lesão típica aparece como uma mácula solitária (17% são múltiplas) redonda ou oval, bem delimitada, de coloração uniforme castanha a marrom-escura, assintomática, com diâmetro inferior a 1 cm (Figuras 10.38 a 10.40). Lesões ocasionais podem ser azuis ou pretas. A dimensão máxima é alcançada rapidamente e permanece constante a partir de então.

Características histopatológicas

A mácula melanótica oral é caracterizada por um aumento na melanina (e talvez dos melanócitos) nas camadas basal e parabasal do epitélio pavimentoso estratificado normal (Figura 10.41). A melanina também pode ser vista livre (**incontinência melânica**) ou dentro dos melanófagos no tecido conjuntivo subepitelial. Ao contrário do lentigo actínico (ver anteriormente), a mácula melanótica normalmente não mostra cristas epiteliais alongadas.

Tratamento e prognóstico

A mácula melanótica oral geralmente é considerada uma lesão benigna sem potencial de transformação maligna. Contudo, um único caso de aparente transformação maligna de uma mácula melanótica oral foi relatado, e os melanomas iniciais podem ter aspecto clínico semelhante. Portanto, todas as máculas pigmentadas orais de início recente, tamanho grande,

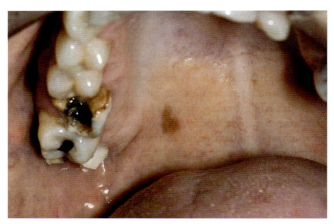

Figura 10.40 Mácula melanótica oral. Mácula marrom no palato mole. A melanose do fumante pode apresentar aparência clínica semelhante e poderia ser uma consideração no diagnóstico diferencial clínico, embora este paciente negasse qualquer história de uso de tabaco.

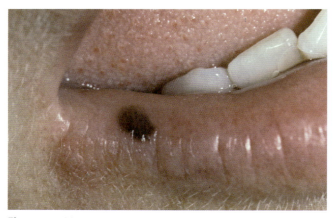

Figura 10.38 Mácula melanótica oral. Mácula pequena, única, marrom e uniformemente pigmentada no vermelhão do lábio inferior.

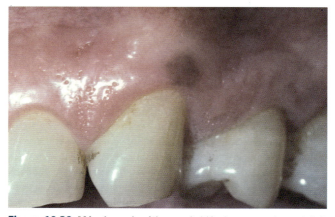

Figura 10.39 Mácula melanótica oral. Mácula marrom bem delimitada na mucosa gengival.

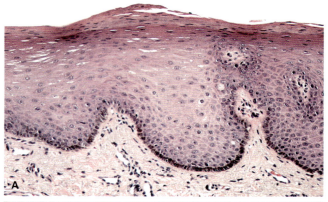

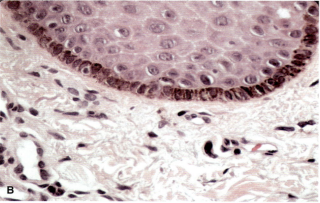

Figura 10.41 Mácula melanótica oral. A. Visualização em menor aumento evidenciando pigmentação melânica distribuída ao longo da camada basal epitelial. **B.** Visualização em maior aumento mostrando pigmento granular marrom de melanina nas células basais.

Boxe 10.1 — Pigmentação da mucosa oral por melanina.

Fisiológicas ou sindrômicas
- Pigmentação racial ou fisiológica
- Síndrome de Peutz-Jeghers
- Síndrome de McCune-Albright
- Síndrome LEOPARD (lentiginose profusa, sem melanose intraoral)
- Síndrome de Laugier-Hunziker
- Síndrome de Cronkhite-Canada
- Síndrome de Bloom
- Síndrome de Dunnigan
- Disqueratose congênita
- Síndrome da candidíase endócrina
- Incontinência pigmentar
- Síndrome oculocerebrofacial
- Síndrome de Rothmund-Thomson
- Trissomia 14 em mosaico
- Fácies incomuns, vitiligo, síndrome de paraplegia espástica
- Xeroderma pigmentoso
- Doença de Addison
- Neurofibromatose tipo I
- Complexo de Carney

Trauma crônico ou irritação ou poluente ambiental
- Trauma ou irritação crônica da mucosa (mordida crônica na mucosa jugal)
- Doença crônica autoimune (líquen plano erosivo, penfigoide)
- Melanose do fumante
- Yusho (exposição crônica a altos níveis de bifenilas policloradas [PCBs])

Medicações sistêmicas
- Cloroquina e outros derivados de quinina
- Fenolftaleína
- Estrogênio
- Medicamentos relacionados à AIDS

pigmentação irregular, tempo de duração desconhecido, ou com recente aumento de tamanho deverão ser enviadas para análise microscópica. Além disso, como o melanoma oral exibe predileção pela mucosa palatina e alveolar da maxila, é aconselhável enviar máculas pigmentadas encontradas nessas localizações para exame histopatológico. Além disso, a remoção pode ser desejável para máculas melanóticas envolvendo áreas estéticas. A biopsia excisional é o método de tratamento de escolha. Eletrocautério, ablação a *laser* ou criocirurgia são eficazes, mas o tecido não permanece viável para análise histopatológica após esses procedimentos.

Ocasionalmente, lesões pigmentadas planas que são clínica e microscopicamente semelhantes à mácula melanótica podem ocorrer em associação com uma doença sistêmica, um distúrbio genético, trauma/irritação crônica ou certos medicamentos. Uma lista dessas condições é mostrada no Boxe 10.1.

◆ MELANOACANTOMA ORAL

O **melanoacantoma oral** é uma pigmentação incomum, benigna e adquirida da mucosa oral caracterizada por melanócitos dendríticos dispersos por todo o epitélio. A lesão parece ser um processo reativo; em alguns casos, uma associação com trauma

ou irritação local foi relatada. O melanoacantoma oral parece não estar relacionado ao melanoacantoma de pele, o qual a maioria dos autores acredita ser uma variante da queratose seborreica.

Características clínicas

O melanoacantoma oral é visto principalmente na população negra, embora, em alguns casos, também tenha sido relatado em caucasianos, hispânicos e asiáticos. A lesão exibe uma predileção pelo sexo feminino e mais comumente surge durante a terceira e quarta décadas de vida. A mucosa jugal é o local mais comumente acometido. Lábios, palato, gengiva e mucosa alveolar também podem estar envolvidos. A maioria dos pacientes exibe lesões solitárias, embora o envolvimento bilateral ou multifocal seja possível. Os melanoacantomas orais normalmente são assintomáticos; no entanto, dor, ardor e prurido foram relatados em alguns casos. A lesão é lisa, plana ou levemente elevada e tem coloração de marrom-escura a preta (Figura 10.42). As lesões muitas vezes aumentam rapidamente de tamanho, e ocasionalmente atingem um diâmetro de vários centímetros dentro de algumas semanas.

Características histopatológicas

O melanoacantoma oral é caracterizado por numerosos melanócitos dendríticos benignos (células que normalmente estão confinadas na camada basal) espalhados por todo o epitélio da lesão (Figuras 10.43 e 10.44). Os melanócitos estão presentes na camada basal em número aumentado. Espongiose e acantose leve são tipicamente evidentes. Além disso, o tecido conjuntivo subjacente geralmente contém um infiltrado inflamatório crônico de leve a moderado que pode incluir eosinófilos.

Tratamento e prognóstico

Devido à taxa de crescimento alarmante do melanoacantoma oral, a biopsia incisional geralmente é indicada para descartar o melanoma. Uma vez estabelecido o diagnóstico, nenhum tratamento adicional é necessário. Em vários casos, as lesões sofreram resolução espontânea após biopsia incisional. Recorrência ou desenvolvimento de lesões adicionais têm sido relatados apenas raramente. Não há potencial para transformação maligna.

◆ NEVO MELANOCÍTICO

O termo genérico *nevo* refere-se a lesões congênitas ou malformações de desenvolvimento da pele (e mucosa). Os nevos podem surgir do epitélio superficial ou tecido conjuntivo subjacente. Os **nevos melanocíticos** representam proliferações benignas de *células névicas*. Tais proliferações se desenvolvem quando uma mutação genética inicial surge dentro de um melanócito ou célula precursora melanocítica. (Os melanócitos são células derivadas da crista neural que produzem pigmento de melanina e colonizam pele, mucosa e outros locais.) A história natural dos nevos melanocíticos normalmente inclui um período de expansão clonal seguida pela inibição de crescimento por mecanismos de proteção celular. No entanto, a progressão para o melanoma (ver mais adiante) é possível se mutações adicionais surgirem em oncogenes ou genes supressores de tumor.

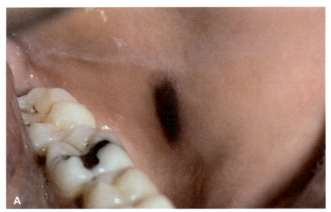
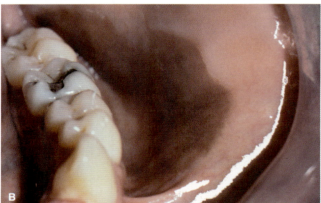
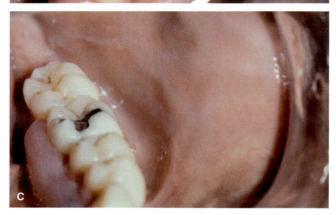

Figura 10.42 Melanoacantoma oral. A. Mácula plana fortemente pigmentada em mucosa jugal de um adulto jovem. **B.** Aparência da lesão após 2 meses de evolução, mostrando aumento acentuado. **C.** Resolução da lesão 3 meses após a biopsia incisional. (De Park SK, Neville BW: AAOMP case challenge: rapidly enlarging pigmented lesion of the buccal mucosa, *J Contemp Dent Pract* 3:69-73, 2002).

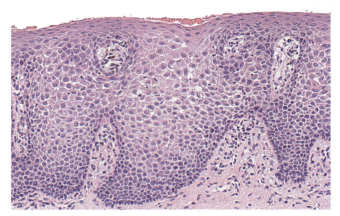

Figura 10.43 Melanoacantoma oral. Fotomicrografia em aumento intermediário mostrando acantose do epitélio. A espongiose é demonstrada por espaços intercelulares entre os queratinócitos.

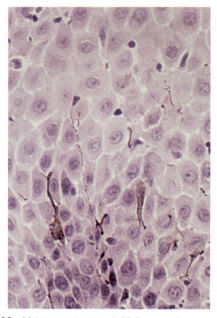

Figura 10.44 Melanoacantoma oral. Visão em maior aumento demonstrando numerosos melanócitos dendríticos estendendo-se entre as células epiteliais da camada espinhosa.

◆ NEVO MELANOCÍTICO ADQUIRIDO

NEVO MELANOCÍTICO ADQUIRIDO CONVENCIONAL (NEVO ADQUIRIDO COMUM)

Em termos gerais, os nevos melanocíticos podem ser classificados como *congênitos* (desenvolvendo-se no útero e presentes ao nascimento) ou *adquiridos* (desenvolvendo-se após o nascimento). O nevo mais comumente reconhecido é o **nevo melanocítico adquirido convencional**, tanto que o termo nevo simples é frequentemente usado como sinônimo para essa lesão pigmentada. No entanto, muitos outros tipos de nevos também são reconhecidos (Boxe 10.2). As seções a seguir discutirão os nevos melanocíticos adquiridos (incluindo os convencionais e outros subtipos) bem como os nevos congênitos.

O nevo melanocítico adquirido convencional é provavelmente o mais comum de todos os "tumores" humanos, com uma média de 10 a 40 nevos cutâneos por adulto branco. Em contrapartida, exemplos em cavidade oral são claramente incomuns. Um estudo baseado no registro nacional de patologia na Holanda relatou incidência anual de 4,35 nevos melanocíticos orais excisados por 10 milhões de habitantes. Alguns pesquisadores notaram que nevos melanocíticos orais representam apenas cerca de 0,01 a 0,2% de biopsias recebidas por laboratórios de patologia oral.

Mutações no gene *BRAF* (especialmente *BRAF* V600E) e *NRAS* foram identificadas em aproximadamente 80% e 6% dos

Boxe 10.2 Tipos de nevos.

- Nevo melanocítico
- Nevo melanocítico adquirido (p. ex., convencional, azul, de Spitz e outros subtipos)
- Nevo melanocítico congênito
- Nevo epidérmico
- Nevo sebáceo
- Nevo flâmeo (ver Capítulo 12)
- Nevo basocelular (carcinoma basocelular nevoide) (ver Capítulo 15)
- Nevo branco esponjoso (ver Capítulo 16)

nevos melanocíticos adquiridos convencionais, respectivamente; tais mutações também têm sido detectadas frequentemente em melanomas (ver neste capítulo). Essas mutações nos genes *BRAF* e *NRAS* resultam na estimulação da via de sinalização da proteinoquinase ativada por mitógeno (MAPK), que medeia a proliferação e a diferenciação celular. Além disso, o *NRAS* ativado estimula a via de sinalização da fosfatidilinositol 3-quinase (PI3 K)/Akt, que regula a proliferação, o crescimento e a sobrevivência celular. O ciclo de vida do nevo melanocítico adquirido convencional inclui quatro estágios: iniciação (desenvolvimento da mutação em uma célula progenitora), promoção (ativação e proliferação da célula progenitora mutada), senescência (parada do crescimento) e involução.

Características clínicas

Os nevos melanocíticos adquiridos convencionais começam a se desenvolver na pele durante a infância, e a maioria das lesões cutâneas está presente antes dos 35 anos. As mulheres geralmente têm mais nevos que os homens, e os brancos tendem a ter mais que asiáticos ou negros. A maioria das lesões está distribuída acima da cintura, e a região da cabeça e pescoço comumente está envolvida.

Os nevos melanocíticos adquiridos convencionais evoluem através de vários estágios de desenvolvimento: juncional, composto e intradérmico. No entanto, nem todos os nevos passam por cada estágio. O **nevo juncional** aparece clinicamente como uma mácula bem delimitada, marrom ou preta, geralmente com menos de 6 mm de diâmetro. Embora essa apresentação possa persistir na idade adulta, mais frequentemente, as células névicas proliferam durante um período de anos para produzir uma pápula macia, ligeiramente elevada, com uma superfície relativamente lisa (**nevo composto**). O grau de pigmentação diminui; a maioria das lesões parece castanha ou marrom. Conforme o tempo passa, o nevo perde gradativamente sua pigmentação, a superfície pode tornar-se um tanto papilomatosa e os pelos podem ser vistos na região central (**nevo intradérmico**) (Figuras 10.45 e 10.46). No entanto, o nevo geralmente permanece menor que 6 mm de diâmetro. A ulceração não é uma característica, a menos que a lesão seja traumatizada. Durante a idade adulta, muitos nevos melanocíticos adquiridos convencionais involuem e desaparecem; portanto, menos lesões são detectadas em idosos.

Exemplos orais de nevos melanocíticos adquiridos convencionais são claramente incomuns. A maioria surge em palato, prega mucovestibular, vermelhão do lábio, mucosa jugal ou gengiva,

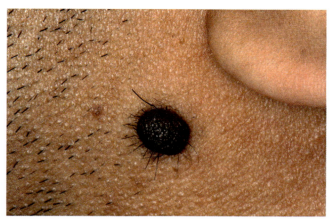

Figura 10.45 Nevo melanocítico adquirido convencional intradérmico. Nódulo marrom na pele da face com superfície papilomatosa e pelos salientes.

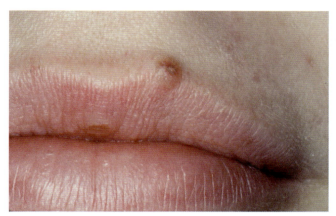

Figura 10.46 Nevo melanocítico adquirido convencional intradérmico. Pápula em forma de cúpula, bem delimitada e levemente pigmentada é vista na borda do vermelhão do lábio superior.

embora qualquer local da cavidade oral possa ser afetado (Figura 10.47). Aproximadamente dois terços dos casos são encontrados em mulheres, e a média de idade no momento do diagnóstico é de aproximadamente 35 anos. A média de tamanho da lesão é de 0,9 cm de diâmetro. Lesões intraorais têm evolução e aparência parecidas com as dos nevos cutâneos, mas podem não demonstrar superfície papilar à medida que amadurecem. Mais de um em cada cinco nevos intraorais não apresenta pigmentação clínica (Figura 10.48).

Características histopatológicas

O nevo melanocítico adquirido convencional é caracterizado por uma proliferação benigna e não encapsulada de células névicas. Zonas de diferenciação são frequentemente vistas entre células da lesão. As células névicas superficiais tendem a ser organizadas em pequenos agregados redondos (*tecas*) e geralmente são ovoides ou epitelioides, com citoplasma abundante e frequentemente com melanina. As células névicas mais profundas podem ter menos citoplasma, são raramente pigmentadas e se parecem muito com linfócitos. As células névicas mais profundas são alongadas e fusiformes, muito parecidas com as células de Schwann ou fibroblastos. Alguns autores classificaram essas variações de células

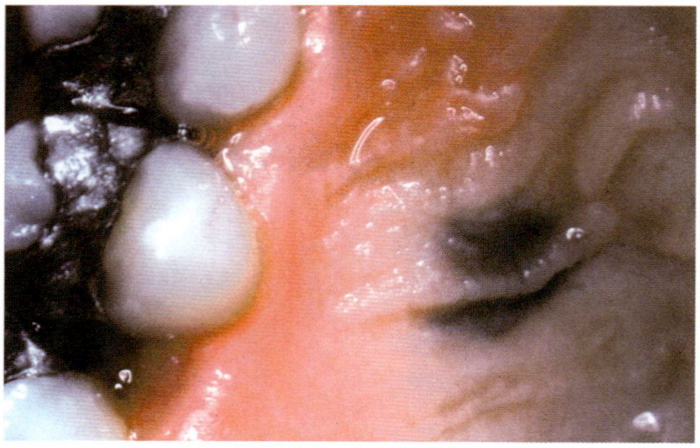

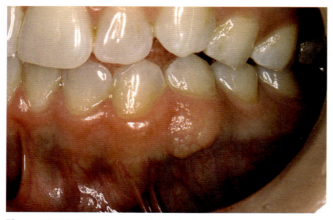

Figura 10.47 Nevo melanocítico adquirido convencional intramucoso. Lesão pigmentada na região anterior do palato duro. (Cortesia de Dr. Lewis Claman.)

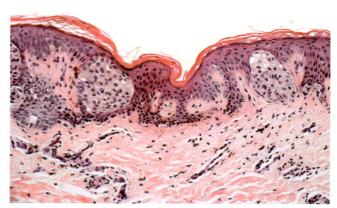

Figura 10.49 Nevo melanocítico adquirido convencional, juncional. Ninhos de células névicas melanocíticas ao longo da camada basal do epitélio.

Figura 10.48 Nevo melanocítico adquirido convencional intramucoso. Este nevo intramucoso da gengiva mandibular não é pigmentado. (Cortesia do Dr. James Jacobs.)

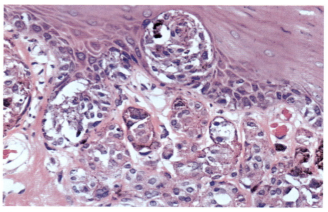

Figura 10.50 Nevo melanocítico adquirido convencional, composto. Visão em maior aumento mostrando tecas de células névicas pigmentadas dentro do epitélio e da lâmina própria superficial.

névicas como *tipo A* (epitelioide); *B* (semelhante a linfócitos) e *C* (*fusiformes*). As células névicas normalmente não têm processos dendríticos como os melanócitos.

Os nevos melanocíticos são classificados histopatologicamente de acordo com seu estágio de desenvolvimento. O **nevo juncional** representa um estágio inicial, em que as células névicas estão confinadas na junção do epitélio com o tecido conjuntivo (Figura 10.49), especialmente nas pontas das cristas epiteliais. Enquanto as células névicas proliferam, elas começam a aparecer na derme ou na lâmina própria. Quando as células névicas estão presentes ao longo da área juncional e dentro do tecido conjuntivo, a lesão é chamada de **nevo composto** (Figura 10.50). Em estágios posteriores, as células névicas são encontradas apenas dentro do tecido conjuntivo. Na pele, esse estágio é denominado **nevo intradérmico**; a sua contraparte intraoral é denominada **nevo intramucoso** (Figura 10.51). No momento do diagnóstico, a maioria dos nevos melanocíticos intraorais é classificada como nevos intramucosos.

Tratamento e prognóstico

Nenhum tratamento é indicado para o nevo melanocítico adquirido convencional cutâneo, a menos que seja esteticamente inaceitável, cronicamente traumatizado por roupas

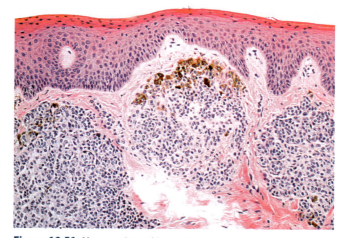

Figura 10.51 Nevo melanocítico adquirido convencional, intramucoso. Tecas de células névicas melanocíticas na lâmina própria.

ou apresente mudanças de tamanho ou cor. Na meia-idade, os nevos melanocíticos cutâneos tendem a regredir; aos 90 anos, muito poucos permanecem. Se a remoção for escolhida, a excisão cirúrgica conservadora é o tratamento de eleição; a recorrência é improvável.

O risco de transformação maligna de um nevo melanocítico adquirido convencional em melanoma cutâneo é baixo (aproximadamente 1 em 3.200 para homens e 1 em 10.800 para mulheres). Apesar disso, pacientes com um grande número (> 100) de nevos cutâneos apresentam risco aumentado para o desenvolvimento de melanoma e devem ser monitorados de perto. De acordo com uma metanálise, cerca de 30% dos melanomas cutâneos surgem em associação a nevos preexistentes, e a maioria dos melanomas associados ao nevo ocorre na pele do tronco.

Não há evidências definitivas de que nevos melanocíticos orais sejam um marcador de risco aumentado para o desenvolvimento do melanoma na mucosa oral. No entanto, os melanomas iniciais da mucosa oral podem ser clinicamente semelhantes aos nevos melanocíticos orais ou outras lesões pigmentadas benignas. Portanto, é recomendada a realização de biopsia em todos os casos inexplicáveis de lesões orais pigmentadas.

NEVO AZUL

O **nevo azul** é uma proliferação incomum e benigna de melanócitos dérmicos, geralmente em uma região mais profunda do tecido conjuntivo. Dois tipos principais são reconhecidos: (1) o nevo azul **comum** e (2) o nevo azul **celular**. O nevo azul comum é o segundo tipo mais frequentemente encontrado de nevo melanocítico na boca. A cor azul desta lesão produtora de melanina pode ser explicada pelo **efeito Tyndall**, que se refere à interação da luz com partículas em uma suspensão coloidal. No caso de um nevo azul, as partículas de melanina são profundas em relação à superfície, de modo que a luz refletida precisa atravessar o tecido sobrejacente. As cores com comprimentos de onda longos (vermelhos e amarelos) tendem a ser absorvidas mais facilmente pelo tecido; a luz azul, de comprimento de onda mais curto, é mais provável que seja refletida de volta aos olhos do observador.

A maioria dos nevos azuis é adquirida, embora as lesões congênitas sejam possíveis. Ao contrário dos nevos melanocíticos adquiridos convencionais, os nevos azuis raramente abrigam mutações no gene *BRAF*. Em vez disso, o nevo azul tende a exibir mutações ativadoras no gene *GNAQ* ou, em menor extensão, no gene *GNA11*; esses genes codificam as subunidades alfa da proteína G, importantes para a transdução de sinal de receptores de superfície celular. Mutações nos genes *GNAQ* ou *GNA11* em nevos azuis e mutações no *BRAF* em nevos melanocíticos adquiridos resultam na ativação constitutiva da via de sinalização MAPK.

Características clínicas

O nevo azul comum pode acometer qualquer localização na pele ou mucosa, mas tem predileção pelas mãos e pés (principalmente o dorso), o couro cabeludo e a face. As lesões em mucosa podem atingir a cavidade oral, a conjuntiva e, raramente, a região nasossinusal. Casos em mucosa oral quase sempre são encontrados no palato. A lesão apresenta predileção pelo sexo feminino e geralmente ocorre em crianças e adultos jovens. Em geral, aparece como uma mácula em forma de cúpula, azul ou azul-enegrecida, menor que 1 cm de diâmetro (Figura 10.52).

O nevo azul celular é encontrado com muito menos frequência que o tipo comum. Geralmente se desenvolve ao longo da segunda

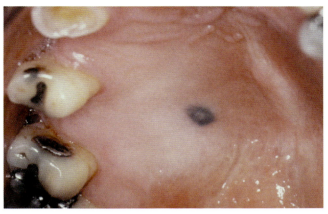

Figura 10.52 Nevo azul. Mácula em tom azul-escuro circunscrita na mucosa palatina.

à quarta década de vida, mas pode ser congênito. Mais de 50% dos nevos azuis celulares surgem na região sacrococcígea ou das nádegas, embora outras lesões cutâneas ou mucosas também possam ocorrer. Clinicamente, a lesão normalmente aparece como uma pápula ou nódulo azul-enegrecido de crescimento lento que, às vezes, atinge um tamanho de 2 cm ou mais. Alguns casos permanecem como máculas.

Características histopatológicas

Histopatologicamente, o nevo azul comum consiste em uma coleção de melanócitos alongados e delgados com prolongamentos dendríticos e numerosos grânulos de melanina. Essas células estão localizadas profundamente na derme ou lâmina própria (Figura 10.53) e geralmente se alinham paralelamente à superfície epitelial. O nevo azul celular aparece como agregado circunscrito de células fusiformes produtoras de melanina altamente celular, na derme ou submucosa. As células fusiformes dendríticas pigmentadas mais típicas são vistas na periferia da lesão. Ocasionalmente, um nevo azul é encontrado em associação com o nevo melanocítico adquirido convencional; neste caso, utiliza-se o termo **nevo combinado**.

Tratamento e prognóstico

A excisão cirúrgica conservadora, se for clinicamente indicada, é o tratamento de escolha para os nevos azuis. A recorrência é mínima com esse tratamento. A transformação maligna de nevos azuis orais ou cutâneos para o melanoma é rara, mas tem sido relatada. Como o nevo azul oral pode mimetizar clinicamente um melanoma inicial, geralmente é aconselhável a realização de biopsia de lesões pigmentadas intraorais.

NEVO DE SPITZ

Os **tumores de Spitz** representam um grupo de lesões melanocíticas incomuns caracterizadas por melanócitos grandes, fusiformes e/ou epitelioides. Embora inicialmente descrito por Spitz em 1948 como "melanoma juvenil", esses tumores são atualmente reconhecidos como um espectro de lesões que variam de benignas a malignas. Aqui nos concentraremos no **nevo de Spitz** – uma variante do nevo melanocítico adquirido benigno,

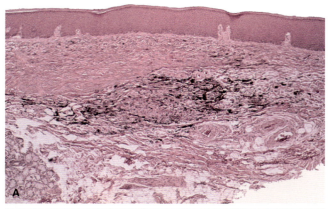
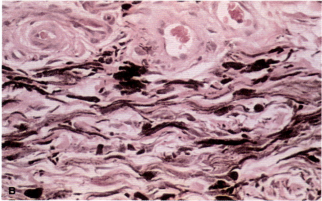

Figura 10.53 Nevo azul. **A.** Melanina abundante é vista dentro de melanócitos fusiformes localizados mais profundamente na lâmina própria, e de forma paralela à superfície epitelial. **B.** Visão em maior aumento mostrando células fusiformes fortemente pigmentadas.

que ocorre em cerca de 1% de todos os nevos melanocíticos cutâneos em crianças. Outras entidades adicionais dentro desse espectro incluem o **tumor de Spitz atípico** (uma lesão intermediária com comportamento biológico incerto) e o **melanoma de Spitz** (um subtipo raro do melanoma). O diagnóstico dos tumores de Spitz pode ser desafiador e representa uma área contínua de controvérsia.

Os achados genéticos característicos nos nevos de Spitz incluem mutações pontuais no *HRAS* (frequentemente acompanhadas por ganho do número de cópias no *HRAS* mutante devido amplificação do cromossomo 11p), rearranjos envolvendo a serina/treonina quinases *BRAF* e *MAP3K8* e rearranjos de receptores tirosinoquinases (incluindo *ROS1*, *NTRK1*, *ALK* e outros). Essas alterações resultam na ativação da via de sinalização MAPK. Enquanto os melanomas e os nevos melanocíticos adquiridos convencionais tendem a exibir ativação na via de sinalização MAPK via *BRAF* V600E e mutações em *NRAS*, os nevos de Spitz demonstram tais mutações apenas raramente.

Características clínicas

O nevo de Spitz normalmente se desenvolve na pele do rosto, pescoço ou extremidades inferiores durante a infância. Casos orais têm sido raramente relatados. Brancos são afetados mais frequentemente em comparação a negros ou asiáticos. A lesão geralmente aparece como uma pápula solitária, em forma de cúpula, rosa a marrom-avermelhada, menor que 6 mm em seu maior diâmetro. A distinção entre nevo de Spitz e melanoma é mais fácil quando a lesão ocorre em pacientes jovens e apresentam tamanho relativamente pequeno. Nevos de Spitz podem crescer rapidamente no início, mas geralmente estabilizam após cerca de 6 meses.

Características histopatológicas

A maioria dos nevos de Spitz é composta, em sua arquitetura, por uma diferenciação nas zonas superficiais para as mais profundas e boa simetria. As células da lesão são fusiformes ou ovais (epitelioides), e os dois tipos de células geralmente estão misturados. As células epitelioides podem ser multinucleadas e parecerem um tanto bizarras, muitas vezes sem coesão. Glóbulos eosinofílicos solitários ou coalescentes representam material da membrana basal (corpos de Kamino) e podem ser vistos dentro da epiderme ou na junção da epiderme e derme. Vasos sanguíneos ectásicos (dando o aspecto avermelhado a algumas lesões) e figuras mitóticas normais podem estar presentes na superfície da lesão. A imuno-histoquímica pode revelar a positividade de vários marcadores melanocíticos, como proteína S-100, HMB-45 (geralmente positivo em áreas superficiais do tumor) e melan-A (MART-1).

Tratamento e prognóstico

A excisão cirúrgica conservadora é o tratamento mais comum, e há pouca chance de recorrência após a remoção. No entanto, para lesões em crianças menores de 12 anos que apresentem características clínicas e dermatoscópicas típicas do nevo de Spitz, alguns autores defendem um acompanhamento rigoroso. Lesões não tratadas eventualmente podem sofrer involução ou conversão para outro tipo de nevo.

NEVO HALO

O **nevo halo** é um nevo melanocítico com a borda hipopigmentada, aparentemente resultante da destruição de células névicas e melanócitos pelo sistema imunológico. A causa do ataque imunológico é desconhecida, mas a regressão do nevo geralmente ocorre. A maioria dos casos se desenvolve a partir de nevos melanocíticos adquiridos, embora o desenvolvimento a partir de nevos congênitos também possa ocorrer. Alguns estudos têm sugerido possível associação com o vitiligo. Curiosamente, múltiplos nevos halo podem se desenvolver em pacientes que recentemente removeram um melanoma. Raramente, melanomas e carcinomas basocelulares também podem exibir fenômenos de halo.

Características clínicas

Os nevos halo ocorrem mais comumente na pele do tronco durante a segunda década de vida. A lesão normalmente aparece como uma pápula ou mácula pigmentada, rodeada por uma zona hipopigmentada medindo 2 a 3 mm ou mais de largura (Figura 10.54).

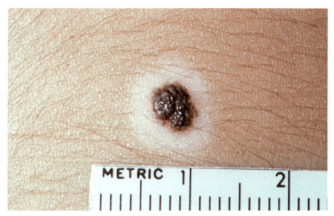

Figura 10.54 Nevo halo. Lesão marrom elevada na pele, mostrando uma área de despigmentação ao redor.

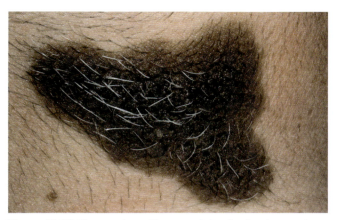

Figura 10.55 Nevo melanocítico congênito. Lesão pigmentada na pele apresentando hipertricose.

Características histopatológicas

Histopatologicamente, o nevo halo difere do nevo melanocítico adquirido apenas na presença de um intenso infiltrado inflamatório crônico.

Tratamento e prognóstico

A maioria dos nevos halo regride e não requer tratamento. Se o tratamento for realizado, a remoção cirúrgica conservadora é curativa e a recorrência é improvável.

◆ NEVO MELANOCÍTICO CONGÊNITO

O **nevo melanocítico congênito** afeta aproximadamente 1% dos recém-nascidos nos EUA. O tronco e as extremidades são mais comumente envolvidos, embora cerca de 15% das lesões surjam na região de cabeça e pescoço. O acometimento intraoral é raro. Os nevos melanocíticos congênitos geralmente são classificados de acordo com o tamanho projetado para a idade adulta, da seguinte forma: pequeno (< 1,5 cm de diâmetro), médio (1,5 a 20 cm de diâmetro) ou grande (> 20 cm de diâmetro). Lesões especialmente grandes podem ser denominadas "gigantes". Nevos melanocíticos congênitos pequenos a médios são relativamente comuns e muitas vezes exibem mutações no gene *BRAF*, enquanto lesões grandes a gigantes ocorrem apenas em cerca de 1 em 20.000 a 500.000 nascimentos e muitas vezes mostram mutações no gene *NRAS*. O crescimento de nevos congênitos tende a espelhar o crescimento da criança acometida; ao contrário dos nevos melanocíticos adquiridos convencionais, as lesões congênitas tendem a persistir na idade adulta sem regressão.

Características clínicas

Pequenos nevos melanocíticos congênitos podem parecer semelhantes a nevos melanocíticos adquiridos. Entretanto, a maioria das lesões é de média a grande – manifestando-se como máculas acastanhadas claras que, com o tempo, evoluem para placas de superfície áspera, marrom-escuras a pretas ou lesões multinodulares (Figuras 10.55 e 10.56). Uma característica comum é a **hipertricose** (excesso de pelos) na lesão, que pode se tornar mais proeminente com a idade (**nevo piloso gigante**). Um nevo

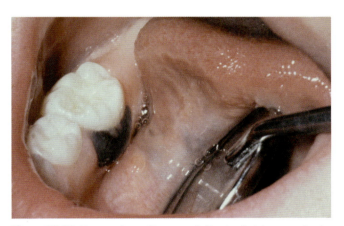

Figura 10.56 Nevo melanocítico congênito. Lesão intensamente pigmentada na gengiva mandibular lingual de uma criança de 3 anos.

congênito muito grande, às vezes, pode dar a impressão de que o paciente está usando um artigo de roupas e, portanto, pode ser denominado **nevo em calção de banho** ou **nevo em vestimenta**.

Pacientes com nevos congênitos grandes, gigantes ou múltiplos têm risco de desenvolver *melanose neurocutânea*. Esta síndrome rara e potencialmente fatal é caracterizada por nevos congênitos em associação com neoplasias melanóticas do sistema nervoso central (SNC), incluindo melanocitose leptomeníngea e melanoma. Os achados associados podem incluir convulsões, paralisia, distúrbios de aprendizagem, déficit intelectual, hidrocefalia e malformações cerebrais. A RM na primeira infância pode ajudar na triagem de pacientes em risco para esta condição.

Características histopatológicas

As características histopatológicas do nevo melanocítico congênito são semelhantes às do nevo melanocítico adquirido, e alguns pequenos nevos congênitos não podem ser distinguidos microscopicamente de nevos adquiridos. Tanto nevos congênitos como adquiridos são compostos por células névicas, que podem ter um padrão juncional, composto ou intradérmico. O nevo congênito geralmente é do tipo composto ou intradérmico. Em contraste com o nevo melanocítico adquirido, o nevo congênito, muitas vezes, se estende para níveis mais profundos da derme, com a presença de células névicas entre os feixes de colágeno.

Além disso, as células do nevo congênito frequentemente se misturam com feixes neurovasculares na derme reticular e circundam estruturas anexiais da pele (p. ex., folículos pilosos, glândulas sebáceas). Nevos melanocíticos congênitos grandes podem se estender até a gordura subcutânea.

Tratamento e prognóstico

Muitos nevos melanocíticos congênitos são removidos por finalidade estética. Revisões sistemáticas da literatura sugerem que aproximadamente 2 a 3% dos nevos congênitos grandes se transformam em melanoma. No entanto, a eficácia da excisão na redução deste risco ligeiramente elevado é desconhecida e permanece controversa. Além disso, excisão completa pode não ser viável para lesões grandes. As opções de tratamento alternativo incluem remoção cirúrgica parcial, dermoabrasão, laserterapia, crioterapia e *peelings* químicos. Acompanhamento clínico é recomendado independentemente de haver ou não tratamento.

◆ DESORDENS ORAIS POTENCIALMENTE MALIGNAS

Conforme definido pela Organização Mundial da Saúde, as **desordens orais potencialmente malignas** representam "um grupo heterogêneo de condições clinicamente definidas associadas a um risco variável de progressão para o carcinoma espinocelular oral". A verdadeira prevalência dessas desordens é difícil de determinar devido à disponibilidade limitada de estudos de base populacional. No entanto, uma recente metanálise relatou uma prevalência mundial estimada de 4,5%. O Boxe 10.3 lista os principais tipos de desordens orais potencialmente malignas, e o Boxe 10.4 fornece definições para vários termos relacionados

---

Boxe 10.3 — Desordens orais potencialmente malignas.*

- Leucoplasia
- Leucoplasia verrucosa proliferativa
- Eritroplasia
- Eritroleucoplasia
- Fibrose submucosa oral
- Queilite actínica
- Lesões palatinas associadas ao tabagismo invertido
- Queratose do tabaco sem fumaça
- Patologias liquenoides orais (incluindo doença do enxerto contra o hospedeiro oral, lúpus eritematoso oral, líquen plano oral e lesões liquenoides orais)†
- Condições hereditárias com predisposição ao câncer (incluindo anemia de Fanconi, disqueratose congênita, xeroderma pigmentoso, síndrome de Li Fraumeni, síndrome de Bloom, ataxia telangiectasia e síndrome de Cowden)

*Fontes: (1) Warnakulasuriya S, Kujan O, Aguirre-Urizar JM et al.: Oral potentially malignant disorders: a consensus report from an international seminar on nomenclature and classification, convened by the WHO Collaborating Centre for Oral Cancer, *Oral Dis* 27:1862-1880, 2021. (2) Muller S, Tilakaratne WM: Oral potentially malignant disorders. In WHO Classification of Tumours Editorial Board, editors: *World Health Organization Classification of Head and Neck Tumours*, ed 5, Lyon, France, 2022, International Agency for Research on Cancer. Disponível em: https://tumourclassification.iarc.who.int/chaptercontent/52/103. Acesso em 30 de março de 2022. †Lesões orais com características liquenoides, mas sem as características clínicas ou histopatológicas típicas do líquen plano oral.

Boxe 10.4 — Terminologia relacionada às desordens orais potencialmente malignas.

- **Desordens orais potencialmente malignas.** Um grupo heterogêneo de condições clinicamente definidas associadas a um risco variável de progressão para carcinoma espinocelular oral
- **Potencial de transformação maligna.** O risco de o câncer estar presente em uma desordem potencialmente maligna, seja no diagnóstico inicial ou no futuro (normalmente expresso em porcentagens)
- **Risco relativo.** Uma medida epidemiológica específica da associação entre a exposição a determinado fator e o risco de adquirir uma doença, expresso como uma proporção da incidência ou prevalência de uma doença entre indivíduos expostos e não expostos ao determinado fator
- **Taxa de risco.** Uma medida da frequência com que um evento (como o câncer) ocorre ao longo do tempo em um grupo, em comparação com outro grupo (p. ex., pacientes no grupo de tratamento *versus* o grupo controle em um ensaio clínico; indivíduos expostos a determinado carcinógeno em comparação com aqueles não expostos)

à nossa discussão sobre essas desordens. A desordem oral potencialmente maligna mais amplamente reconhecida é a *leucoplasia*, com prevalência mundial estimada de 4,1%. Em contraste, a sua contraparte, a *eritroplasia*, é relativamente rara (prevalência global < 1%), mas está associada a um risco muito elevado de já ser ou de se transformar em um carcinoma. As desordens orais potencialmente malignas são discutidas em mais detalhes nas seções a seguir: leucoplasia, eritroplasia, queratose do tabaco sem fumaça, fibrose submucosa oral e queilite actínica.

A frase *potencialmente maligno* refere-se ao fato de que o risco para o desenvolvimento de câncer é aumentado, mas não inevitável. Na verdade, a maioria dos pacientes com desordens orais potencialmente malignas não progride para a malignidade, embora alguns possam desenvolver o câncer ou já podem ter câncer na apresentação inicial. De acordo com uma metanálise da literatura, a taxa de transformação maligna de desordens orais potencialmente malignas é de aproximadamente 8%. No entanto, estima-se que as taxas de transformação maligna variem consideravelmente por tipo de desordem (p. ex., leucoplasia verrucosa proliferativa 44 a 100%, leucoplasia 4 a 22%, fibrose submucosa oral 4 a 6%). No que diz respeito à eritroplasia, pelo menos metade dos casos já representa um carcinoma na apresentação inicial; depois de excluir os casos já malignos, o restante apresenta principalmente *displasia de alto grau* (características microscópicas epiteliais associadas a um alto risco de progressão para carcinoma), com estimativa de taxa de transformação maligna principalmente na faixa de 14 a 50%.

Existe alguma incerteza quanto ao potencial de transformação maligna do líquen plano (ver Capítulo 16) e outras patologias liquenoides, e sua inclusão na categoria de desordens orais potencialmente malignas tem sido debatida. Considerável variação nas taxas relatadas de transformação maligna para essas condições provavelmente reflete as dificuldades em se estabelecerem critérios clínicos e histopatológicos definitivos; no entanto, o risco de transformação maligna geralmente parece ser baixo (as melhores estimativas são menores que 1 a 3% para o líquen plano e ligeiramente superiores para as chamadas lesões liquenoides orais). Alguns estudos também sugerem que a forma erosiva do líquen plano apresente maior potencial de progressão maligna em comparação com outros subtipos.

◆ LEUCOPLASIA (LEUCOQUERATOSE; ERITROLEUCOPLASIA)

Conforme definido pela Organização Mundial da Saúde, a **leucoplasia** oral (*leuco* = branco; *plasia* = formação) representa uma placa branca com um risco discutível de se transformar em câncer oral e que pode ser diagnosticada apenas excluindo-se outras doenças conhecidas. O termo é estritamente clínico e não implica uma alteração tecidual histopatológica específica. (Tal como acontece com a maioria das lesões brancas, a coloração da lesão observada clinicamente resulta do espessamento da camada superficial de *queratina*, que parece branca quando úmida, ou pelo espessamento da camada *espinhosa* [*acantose*], que mascara a vascularização normal [vermelhidão] do tecido conjuntivo subjacente.) No entanto, tanto o exame clínico quanto o microscópico podem ajudar a definir outras condições que podem se manifestar como placas brancas orais, como o líquen plano, *morsicatio buccarum* (mordiscar a bochecha cronicamente), queratose friccional, queratose do tabaco sem fumaça, estomatite nicotínica, leucoedema e nevo esponjoso branco. Portanto, a leucoplasia é um tanto incomum, pois representa um *diagnóstico por exclusão*.

Prevalência

A prevalência mundial da leucoplasia foi estimada dentro de uma faixa de 1,5 a 4,3%, com base em dados agrupados e ponderados de vários estudos. Da mesma forma, uma recente metanálise de estudos com avaliação clínica e confirmação histopatológica relatou prevalência mundial de 4,1%.

Etiologia

A causa da leucoplasia permanece desconhecida, embora existam várias hipóteses.

Tabaco

Entre os vários fatores causais propostos, o tabagismo parece ser o mais intimamente associado à leucoplasia. Mais de 80% dos pacientes com leucoplasia são fumantes, e os fumantes são muito mais propensos a ter leucoplasia do que os não fumantes. Fumantes inveterados têm maior número de lesões e lesões maiores que os fumantes ocasionais, especialmente depois de muitos anos de uso de tabaco. Além disso, as leucoplasias, muitas vezes, desaparecem ou tornam-se menores no primeiro ano sem o uso do tabaco.

O uso frequente de tabaco sem fumaça causa uma placa branca oral distinta chamada **queratose do tabaco sem fumaça** (ver adiante), que geralmente exibe um risco de transformação maligna muito baixo. Essa lesão é considerada uma disfunção oral potencialmente maligna, mas não deve ser classificada como uma verdadeira leucoplasia. Em contraste, o uso de *betel quid* (ver adiante) – com ou sem tabaco sem fumaça – está associado à leucoplasia verdadeira; esse hábito é comum em partes da Ásia.

Álcool

O álcool exerce um forte efeito sinérgico com o tabaco no desenvolvimento do câncer oral. No entanto, há evidências conflitantes se apenas o uso do álcool está associado à leucoplasia. As pessoas que usam excessivamente enxaguantes bucais com teor de álcool superior a 25% podem apresentar placas acinzentadas na mucosa oral, mas essas lesões não são consideradas leucoplasias verdadeiras.

Sanguinária

Pessoas que usam creme dental ou enxaguantes bucais contendo extrato de erva sanguinária podem desenvolver uma leucoplasia verdadeira chamada **queratose associada à sanguinária**. Essa lesão geralmente surge no vestíbulo maxilar ou na mucosa alveolar da maxila (Figura 10.57). Mais de 80% dos indivíduos com leucoplasia nas regiões vestibular da maxila ou mucosa alveolar têm histórico de utilização de produtos com sanguinária, em comparação com 3% da população normal.

O epitélio afetado pode demonstrar displasia idêntica à observada em outras leucoplasias, embora o potencial para o desenvolvimento do câncer seja incerto. A placa branca pode persistir por anos mesmo depois de o paciente parar de usar o produto.

Radiação ultravioleta

A radiação UV é um fator causal para a leucoplasia do vermelhão do lábio inferior. Essas lesões normalmente representam queilites actínicas (ver mais adiante). Pessoas imunocomprometidas, como pacientes transplantados, são especialmente propensas a desenvolver leucoplasia e carcinoma espinocelular do vermelhão do lábio inferior.

Microrganismos

Vários microrganismos têm sido implicados na etiologia da leucoplasia. O *Treponema pallidum*, por exemplo, produz glossite na fase tardia da sífilis, com ou sem o uso da popular terapia com arsênico, antes do advento dos antibióticos modernos. A língua é rígida e frequentemente apresenta extensa leucoplasia no dorso.

A sífilis terciária é rara hoje em dia, mas a infecção oral por *Candida albicans* não é. *C. albicans* pode colonizar a camada de queratina da mucosa oral, muitas vezes produzindo uma placa espessa, granular, vermelha e branca (Figura 10.58). Os termos **leucoplasia por cândida** e **hiperplasia por cândida** têm sido

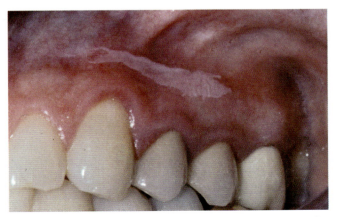

Figura 10.57 Queratose associada à sanguinária. Placa branca fina na mucosa alveolar maxilar.

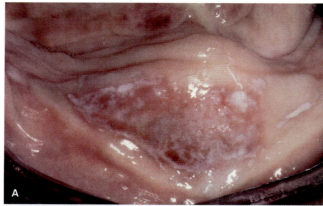
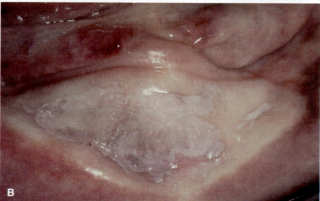

Figura 10.58 Leucoplasia por cândida. A. Placa vermelha e branca bem circunscrita na região anterior do assoalho de boca, que mostrou a presença de cândida em esfregaços citológicos. **B.** Após terapia antifúngica, o componente eritematoso foi resolvido, resultando em uma placa branca homogênea.

usados para descrever tal lesão, e a biopsia pode mostrar hiperplasia ou displasia epitelial. Não se sabe se essa levedura produz displasia ou infecta secundariamente o epitélio previamente alterado; no entanto, algumas dessas lesões desaparecem, diminuem ou tornam-se menos displásicas após terapia antifúngica. Em alguns casos, o tabagismo pode causar leucoplasia e também pode predispor o paciente a desenvolver candidíase.

Alguns estudos detectaram DNA do HPV cerca de duas a quatro vezes mais frequentemente nas leucoplasias orais do que na mucosa oral clinicamente normal; além disso, metanálises recentes relataram DNA do HPV em cerca de 20% dos casos de leucoplasias orais e 27% das displasias epiteliais orais. No entanto, a presença de DNA do HPV, por si só, não pode excluir a possibilidade de infecção coincidente (ou "expectante"). Estudos adicionais têm identificado um subconjunto de leucoplasias orais displásicas (e, mais raramente, eritroplasias) positivas para p16, por meio da imuno-histoquímica, e positivas para DNA ou mRNA de HPV de alto risco mediante hibridização *in situ* (ver adiante neste capítulo uma discussão mais aprofundada desses estudos). Esses achados sugerem que uma pequena parte de leucoplasias orais pode ser causada pelo HPV, embora estudos adicionais sejam necessários.

Avanços recentes em tecnologias de sequenciamento de alto rendimento permitiram que os pesquisadores investigassem o microbioma da cavidade oral de pacientes com leucoplasia. Embora os resultados dos estudos sejam variáveis, alguns pesquisadores observaram diminuição dos níveis de organismos comensais (como estreptococos) e aumento dos níveis de bactérias anaeróbias (como *Fusobacterium nucleatum, Prevotella intermedia* e *Porphyromonas gingivalis*) em pacientes com leucoplasia oral em comparação com indivíduos sem a lesão. Pesquisas neste campo, no entanto, ainda estão no início, e mais estudos padronizados são necessários.

Trauma ou irritação crônica

Várias lesões queratóticas, que até recentemente eram vistas como variantes da leucoplasia, agora não são mais consideradas potencialmente malignas. A estomatite nicotínica é uma alteração branca generalizada no palato que parece ser uma resposta hiperqueratótica ao calor gerado pelo fumo do tabaco (geralmente cachimbo), em vez de uma resposta aos agentes cancerígenos presentes na fumaça (ver mais adiante). Seu potencial de transformação maligna é tão baixo a ponto de ser aproximadamente igual ao da mucosa palatina normal.

Além disso, a irritação mecânica crônica pode produzir uma lesão branca com superfície queratótica rugosa, denominada **queratose friccional**. Embora o aspecto clínico dessa lesão se assemelhe à verdadeira leucoplasia, atualmente, ela é compreendida como uma resposta hiperplásica normal (semelhante a um calo na pele). Queratoses desse tipo são facilmente reversíveis após eliminação do trauma e lesões obviamente traumáticas – como linha alba (ver Capítulo 8), *morsicatio* (ver Capítulo 8) e "abrasão" gengival causada pelas escovas de dentes – não apresentam estudos de transformação maligna. As **queratoses do rebordo alveolar** (Figura 10.59) – envolvendo o trígono retromolar ou a crista alveolar edêntula – representam outra forma de queratose friccional causada pela função mastigatória ou trauma por dentadura. A queratose friccional deve ser diferenciada de lesões potencialmente malignas orais.

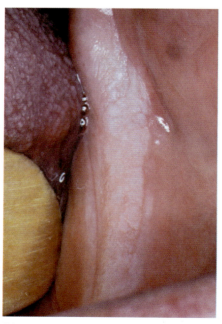

Figura 10.59 Queratose friccional. Lesão de aspecto áspero e hiperqueratótico no rebordo alveolar mandibular posterior ("queratose do rebordo alveolar"), em área edêntula traumatizada pela mastigação. Essas queratoses friccionais devem regredir quando a fonte de irritação é eliminada e não devem ser confundidas com uma leucoplasia verdadeira.

Curiosamente, um estudo recente observou uma associação entre placas brancas gengivais e a presença de corpos estranhos contendo silício. Fontes potenciais de tais partículas incluem produtos de higiene oral e materiais odontológicos. A maioria dessas leucoplasias exibiu um padrão de crescimento verrucoso; inflamação crônica e hiperortoqueratose também foram achados frequentes. A displasia epitelial também foi evidente em alguns casos. As características clinicopatológicas assemelham-se às observadas nos estágios iniciais da leucoplasia verrucosa proliferativa (ver neste capítulo).

Características clínicas

A leucoplasia oral exibe predileção pelo sexo masculino, com aproximadamente 60 a 80% dos casos ocorrendo em homens. No entanto, há uma predileção pelo sexo feminino em algumas regiões onde as mulheres utilizam mais produtos do tabaco do que os homens. A leucoplasia oral geralmente afeta pessoas com mais de 40 anos e a prevalência aumenta rapidamente com a idade. A idade média (60 anos) é semelhante à dos pacientes com câncer oral; no entanto, em alguns estudos, descobriu-se que a leucoplasia ocorreu cerca de 5 anos antes (em média) do que o carcinoma espinocelular oral.

Aproximadamente 70% das leucoplasias orais são encontradas no vermelhão do lábio, mucosa jugal e gengiva. Lesões em língua, vermelhão do lábio e assoalho oral, no entanto, são responsáveis por mais de 90% daqueles que apresentam displasia ou carcinoma. Entre usuários de *betel quid*, a mucosa jugal e a comissura são os principais locais em que a leucoplasia já pode apresentar um carcinoma. A leucoplasia apresenta-se como uma placa branca que não é removida à raspagem. A incapacidade de a lesão ser removida à raspagem é um achado clínico que ajuda a distinguir a leucoplasia de outras condições, como candidíase pseudomembranosa, queimaduras químicas ou térmicas e estomatite alérgica de contato relacionada ao dentifrício.

Lesões individuais podem ter aparência clínica variada, e suas características podem mudar com o tempo. A **leucoplasia homogênea** refere-se a lesões individuais com uma aparência relativamente uniforme por toda sua extensão. Uma lesão inicial ou leve pode se apresentar como **leucoplasia delgada e homogênea** – uma mácula ou placa branca a cinza-esbranquiçada, que pode ser translúcida, fissurada ou enrugada (Figura 10.60). Essas lesões geralmente são de consistência amolecida, com limites bem-definidos, mas ocasionalmente podem se misturar gradualmente na mucosa normal. As leucoplasias delgadas e homogêneas podem desaparecer ou continuar inalteradas, e raramente mostram displasia na biopsia. Para tabagistas que não reduzem seu hábito, no entanto, até dois terços das tais lesões aumentam e progridem para um estágio denominado **leucoplasia espessa homogênea**, caracterizada por uma placa espessa, distintamente branca, com fissuras profundas (Figuras 10.61 e 10.62). A maioria permanece indefinidamente nesse estágio, e até um terço regride ou desaparece. No entanto, algumas lesões podem progredir para desenvolver um formato de aparência não homogênea.

Um **leucoplasia não homogênea** refere-se à leucoplasia com componente granular (Figura 10.63), nodular, verrucoso/verruciforme, ulcerado ou vermelho. Notavelmente, a leucoplasia não homogênea tem um risco significativamente maior de transformação maligna (ou de já apresentar malignidade) em comparação com a leucoplasia homogênea. Uma leucoplasia não homogênea com uma mistura de áreas vermelhas e brancas pode ser denominada **eritroleucoplasia** ou **leucoplasia salpicada** (Figura 10.64). As áreas vermelhas tendem a exibir displasia de alto grau ou carcinoma microinvasivo quando observadas ao microscópico. O eritema pode resultar de um epitélio tão

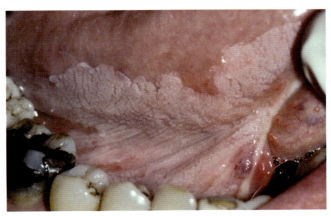

Figura 10.61 Leucoplasia espessa homogênea. Placa branca difusa e corrugada na superfície ventral direita da língua e assoalho de boca.

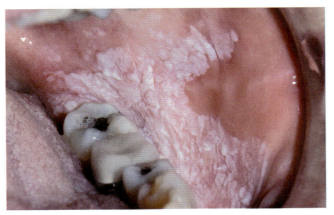

Figura 10.62 Leucoplasia espessa homogênea. Mucosa jugal esquerda exibindo extensa placa espessa e branca com fissuras associadas. Displasia epitelial moderada foi observada na avaliação histopatológica, e carcinoma espinocelular desenvolveu-se posteriormente nessa área.

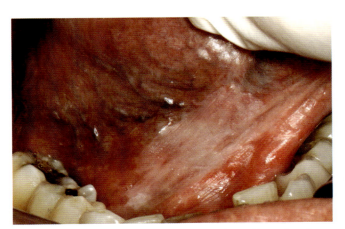

Figura 10.60 Leucoplasia delgada homogênea. Uma placa fina e branca na região ventral da língua, lado direito.

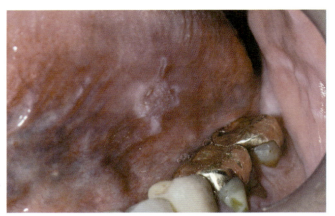

Figura 10.63 Leucoplasia não homogênea. Lesão leucoplásica focal, com superfície rugosa e granular, na borda lateral posterior da língua. A biopsia revelou carcinoma espinocelular invasivo inicial.

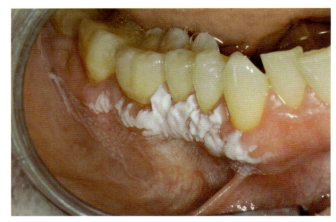

Figura 10.65 Leucoplasia verrucosa proliferativa (LVP). Placa branca extensa com superfície irregular e rugosa na gengiva vestibular e mucosa alveolar mandibular.

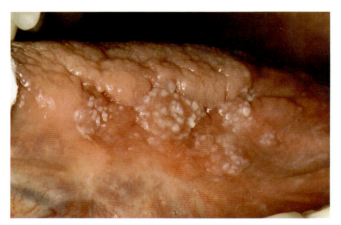

Figura 10.64 Eritroleucoplasia (leucoplasia salpicada). Placa vermelha e branca na região ventrolateral da língua.

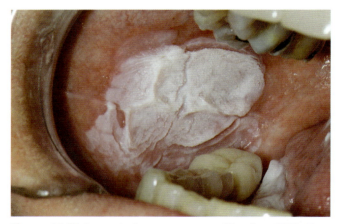

Figura 10.66 Leucoplasia verrucosa proliferativa (LVP). Placa branca grande e espessa na mucosa jugal. A leucoplasia também está presente na região ventrolateral da língua.

imaturo que já não produz queratina e/ou um epitélio atrófico que permite que a vascularização subjacente fique facilmente visível. Lesões que se tornam totalmente vermelhas na aparência clínica são conhecidas como **eritroplasias** (ver adiante).

Uma forma especial de leucoplasia de alto risco, denominada **leucoplasia verrucosa proliferativa** (**LVP**) (ou **leucoplasia proliferativa**), é caracterizada por múltiplas placas queratóticas de desenvolvimento lento e com projeções rugosas de superfície (Figuras 10.65 a 10.67). A gengiva frequentemente está envolvida, mas outras localizações também podem ser afetadas. Embora as lesões normalmente comecem como hiperqueratoses simples e planas, que são indistinguíveis da leucoplasia homogênea comum, a LVP apresenta crescimento persistente, com lesões eventualmente se tornando exofíticas e verrucosas. À medida que as lesões progridem, elas podem passar por uma fase indistinguível do **carcinoma verrucoso** (ver mais adiante), porém, mais tarde, geralmente desenvolvem displasia e transformam-se em carcinoma espinocelular (muitas vezes dentro de 8 anos do diagnóstico inicial de LVP). Essas lesões raramente regridem apesar do tratamento. Entre as variantes da leucoplasia, a LVP é incomum, apresenta uma forte predileção pelo sexo feminino (proporção homem:mulher de 1:4) e associação mínima com o uso de tabaco.

Muitas lesões leucoplásicas são uma mistura de fases ou subtipos mencionados anteriormente. As Figuras 10.68 e 10.69 fornecem uma representação clínica e gráfica de tais lesões. As biopsias devem ser realizadas em áreas da lesão com maior probabilidade de apresentar displasia ou carcinoma (*i. e.*, áreas com aparência clínica semelhante àquelas vistas à direita na Figura 10.69).

Ao longo dos anos, diversas técnicas (p. ex., corantes vitais, citologia esfoliativa, quimioluminescência, autofluorescência, ensaios de biomarcadores salivares, microscopia *in vivo*) têm sido propostas para auxiliar na identificação ou diagnóstico de lesões orais potencialmente malignas e neoplasias malignas. No entanto, atualmente, não há evidências suficientes para apoiar o uso de tais tecnologias na rotina clínica, e a avaliação clínica cuidadosa e a biopsia continuam sendo o padrão-ouro para avaliação da leucoplasia (ver Figura 10.101).

Características histopatológicas

Microscopicamente, a leucoplasia é caracterizada por um espessamento da camada de queratina (**hiperqueratose**), com ou sem aumento da camada espinhosa (**acantose**). Algumas leucoplasias demonstram hiperqueratose superficial, mas mostram atrofia

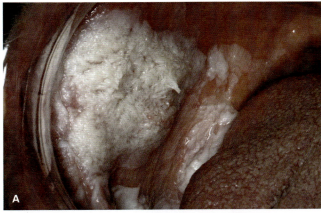

do epitélio subjacente. Frequentemente, números variáveis de células inflamatórias crônicas são notados no tecido conjuntivo subjacente.

A camada de queratina pode consistir em paraqueratina (**hiperparaqueratose**), ortoqueratina (**hiperortoqueratose**) ou uma combinação de ambos (Figura 10.70). Na paraqueratina, não há camada granulosa, e os núcleos das células epiteliais são retidos na camada de queratina. Na ortoqueratina, o epitélio apresenta a camada granulosa e não existem núcleos na camada de queratina.

A **displasia epitelial oral** representa um espectro de alterações citológicas e alterações arquiteturais no epitélio oral que são associadas a um risco de transformação em carcinoma espinocelular. Essas mudanças são evidentes ao microscópio óptico e, aparentemente, resultam do acúmulo de alterações genéticas e

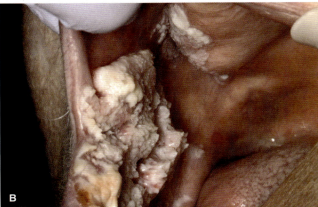

Figura 10.67 Leucoplasia verrucosa proliferativa (LVP). A. Uma mulher idosa branca desenvolveu extensa leucoplasia com projeções superficiais rugosas na mucosa jugal e rebordo alveolar mandibular. **B.** Após não cumprir a recomendação de biopsia, a mesma paciente retornou 2 anos depois com um carcinoma verrucoso.

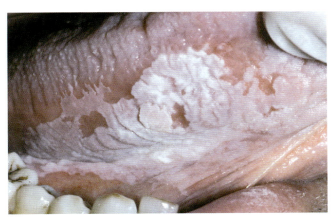

Figura 10.68 Leucoplasia. Lesão extensa nas regiões ventral e lateral da língua com áreas representando várias fases ou aspectos clínicos possíveis da leucoplasia (compare com a Figura 10.69).

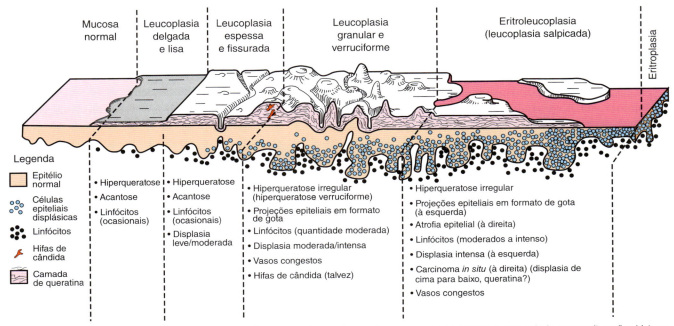

Figura 10.69 Leucoplasia. Representação esquemática que mostra as diversas fases ou aspectos clínicos da leucoplasia e suas alterações histopatológicas subjacentes. As lesões apresentam aumento no potencial de transformação maligna à medida que sua aparência clínica se aproxima daquelas mais à direita. (De Bouquot JE, Gnepp DR: Laryngeal precancer – a review of the literature, commentary and comparison with oral leukoplakia, *Head Neck* 13:488-497, 1991.)

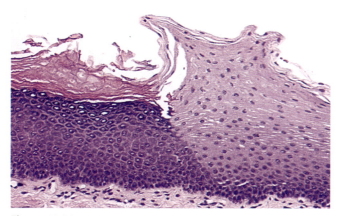

Figura 10.70 Hiperortoqueratose. Esta fotomicrografia em aumento intermediário demonstra hiperortoqueratose com uma camada granular bem-definida no lado esquerdo. O lado direito mostra epitélio paraqueratinizado normal, sem a camada granulosa.

epigenéticas subjacentes. A displasia epitelial pode ser encontrada na leucoplasia, na eritroplasia (ver próxima seção) em outros tipos de desordens orais potencialmente malignas. A proporção exata de leucoplasias orais exibindo displasia é difícil de determinar devido à variação no desenho/viés dos estudos, definições de caso e avaliação interobservador. Em estudos anteriores, displasia epitelial ou carcinoma tinham sido relatados em apenas cerca de 5 a 25% das leucoplasias orais, embora análises mais recentes, com definições de caso cuidadosas, tenham evidenciado tais mudanças em até 40 a 46% dos casos.

As alterações histopatológicas das células epiteliais displásicas são semelhantes às do carcinoma espinocelular e podem incluir o seguinte:

- Variação anormal no tamanho dos núcleos e células
- Variação anormal na forma (pleomorfismo) dos núcleos e células
- Aumento da proporção núcleo-citoplasma
- Aumento do tamanho nuclear
- Núcleos hipercromáticos (com coloração excessivamente escura)
- Aumento de número e tamanho dos nucléolos
- Disqueratose (queratinização prematura de células individuais)
- Aumento da atividade mitótica (número excessivo de mitoses)
- Figuras de mitose atípicas (p. ex., mitoses tripolares ou em forma de estrela)
- Mitoses apoptóticas.

Além disso, o epitélio displásico pode apresentar alterações arquiteturais, incluindo o seguinte:

- Cristas epiteliais em formato de gota
- Estratificação epitelial irregular
- Células basais exibindo desorganização ou perda de polaridade
- Duplicação de células da camada basal
- Mitoses altas no epitélio (da camada espinhosa para cima); mitoses em células em maturação
- Pérolas de queratina (coleções focais, redondas e concêntricas de células queratinizadas) dentro das cristas epiteliais
- Queratinização prematura generalizada
- Padrão de queratina alterado para o local da mucosa oral
- Coesão reduzida dos queratinócitos
- Arquitetura verrucosa ou papilar

- Lesões multifocais em "saltos" (áreas de queratinização espessa alternadas com áreas de epitélio não queratinizado de "aparência normal")
- Margens bem-definidas (entre áreas microscopicamente alteradas e epitélio de "aparência normal")
- Extensão das alterações displásicas para os ductos das glândulas salivares menores (Figura 10.71) (esta característica é frequentemente vista no assoalho de boca e está associada a um risco aumentado de recorrência)
- Vários padrões diferentes de displasia.

O grau de displasia epitelial refere-se à sua "gravidade" ou intensidade. Tradicionalmente, um sistema de classificação em três níveis tem sido aplicado da seguinte forma: (1) **displasia epitelial leve** (com alterações limitadas principalmente às camadas basal e parabasal) (Figura 10.72), (2) **displasia epitelial moderada** (com alterações da camada basal até a porção média da camada espinhosa) (Figura 10.73) e (3) **displasia epitelial intensa** (com alterações da camada basal até um nível acima do terço médio do epitélio) (Figura 10.74). No entanto, essa tradicional definição não reflete toda a complexidade da graduação histopatológica da displasia epitelial oral. Por exemplo, atipia citológica e distúrbios arquiteturais que estão limitados ao terço basal do epitélio, mas são especialmente marcantes ou preocupantes, podem revelar

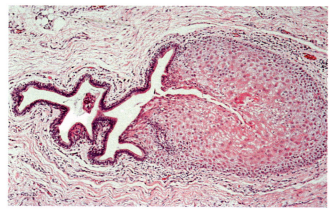

Figura 10.71 Displasia ductal. Ducto da glândula salivar exibindo metaplasia escamosa e displasia originadas de uma displasia do epitélio de superfície sobrejacente.

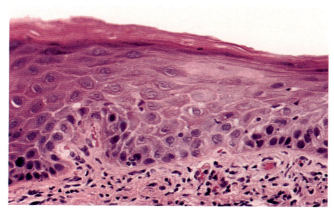

Figura 10.72 Displasia epitelial leve. Núcleos discretamente pleomórficos e hipercromáticos são observados nas camadas basal e parabasal desse epitélio pavimentoso estratificado.

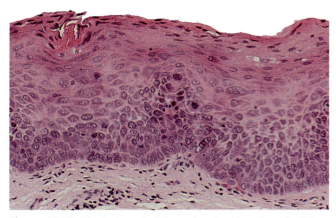

Figura 10.73 Displasia epitelial moderada. Alterações displásicas estendem-se até o terço médio do epitélio e são caracterizadas por hipercromatismo, pleomorfismo e células apinhadas.

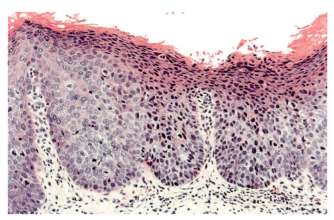

Figura 10.75 Carcinoma *in situ*. Alterações displásicas se estendem em toda a espessura do epitélio. Alguns autores incluem o carcinoma *in situ* na categoria de displasia epitelial intensa ou displasia de alto grau.

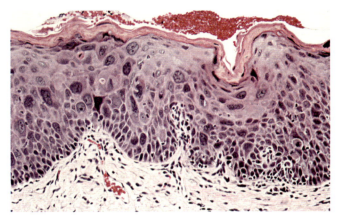

Figura 10.74 Displasia epitelial intensa. Epitélio exibindo pleomorfismo acentuado, hipercromatismo e figuras mitóticas atípicas. As células atípicas envolvem a maior parte da espessura epitelial.

uma displasia epitelial grave. Observe também que alterações arquiteturais com mínima ou nenhuma atipia citológica podem ser suficientes para atribuir a presença de displasia.

Alternativamente, alguns autores defendem um sistema binário de classificação (displasia de baixo grau *versus* displasia de alto grau). O sistema binário pode apresentar melhor reprodutibilidade em comparação com o sistema de três níveis. No entanto, validação adicional e outros estudos são necessários.

O **carcinoma *in situ*** é definido como uma displasia que envolve toda a espessura do epitélio (ou seja, estendendo-se desde a camada basal até a superfície [Figura 10.75]). Pode ou não haver uma fina camada de queratina na superfície. O epitélio pode ser hiperplásico ou atrófico. Alguns autores consideram o carcinoma *in situ* dentro da categoria de displasia epitelial intensa ou displasia de alto grau. Além disso, alguns autores consideram o carcinoma *in situ* uma lesão potencialmente maligna, enquanto outros acreditam que represente uma neoplasia maligna genuína descoberta antes da invasão. Independentemente disso, uma característica importante do carcinoma *in situ* é a ausência de invasão e, sem invasão, a metástase não ocorre. Nesse sentido, a formação de pérolas córneas é rara no carcinoma *in situ* e sua presença pode indicar um carcinoma espinocelular focal invasivo.

A leucoplasia verrucosa proliferativa exibe características microscópicas que variam de acordo com o estágio da lesão. Lesões iniciais podem aparecer como hiperqueratoses relativamente normais que são indistinguíveis de leucoplasias convencionais. Tais lesões normalmente não apresentam atipias citológicas, mas queratinização prematura e margens periféricas bem-definidas podem ser evidentes. Com o tempo, a condição progride para formar *lesões hiperqueratóticas corrugadas* com padrão arquitetural marcado por depressões/cristas ou ondulações; alternativamente, algumas lesões nessa fase podem ser relativamente planas com epitélio atrófico, mas com hiperqueratose desproporcional. A ortoqueratose geralmente predomina sobre a paraqueratose. Normalmente há mínima ou nenhuma atipia citológica; transições abruptas e lesões "em salto" alternadas entre epitélio de aparência anormal e normal podem ser evidentes. A lesão em estágio intermediário é caracterizada por uma *proliferação epitelial hiperqueratótica volumosa*. Tais lesões exibem uma superfície verrucosa a papilar, bem como crescimento exofítico e/ou endofítico com cristas epiteliais largas, bulbosas e, às vezes, coalescentes. A espessura epitelial total pode ser muitas vezes maior que o normalmente visto para um determinado local da mucosa oral. Todos os estágios citados podem apresentar um efeito secundário de um infiltrado inflamatório crônico na lâmina própria superficial; no entanto, a presença de displasia (especialmente do ponto de vista arquitetural) deve ajudar a evitar o diagnóstico incorreto do líquen plano. Além disso, uma hiperortoqueratose acentuada é o achado mais frequente em leucoplasias verrucosas proliferativas quando comparadas com o líquen plano oral. Nos estágios finais, o epitélio torna-se ainda mais volumoso e proliferativo; as lesões podem evoluir para um carcinoma verrucoso, carcinoma espinocelular papilar ou carcinoma espinocelular invasivo convencional. Embora os estágios característicos da doença tenham sido descritos anteriormente, lesões individuais nem sempre progridem de maneira gradual ao longo de cada estágio. No geral, o diagnóstico de LVP requer correlação cuidadosa dos achados clínicos e microscópicos.

Curiosamente, os pesquisadores identificaram um subconjunto de displasias epiteliais orais que apresentaram o HPV de alto risco (incluindo HPV-16 e outros tipos). Essas lesões apresentam predileção pela língua e pelo assoalho da boca, e tendem a ter características microscópicas distintas, incluindo apoptose frequente e carriorrexe. De acordo com os critérios convencionais de classificação, os achados histopatológicos, muitas vezes, são compatíveis com displasia ou carcinoma *in situ*; no entanto, como há uma escassez de dados sobre os resultados dos pacientes disponíveis neste momento, alguns autores defendem a notificação dessas lesões como "displasia associada ao HPV" sem atribuir uma classificação.

Tratamento e prognóstico

A determinação do tratamento e do prognóstico para a leucoplasia oral é guiada pelos *achados histopatológicos* (especialmente avaliação e graduação da displasia epitelial oral), bem como pelos *fatores clínicos*. A identificação de *biomarcadores* preditivos do risco de transformação maligna representa uma área ativa de pesquisa, mas permanece em investigação. A relevância desses fatores relacionados ao tratamento e prognóstico é discutida com mais detalhes adiante. Embora muitos modelos de estratificação de risco incorporando parâmetros clinicopatológicos e/ou descobertas moleculares tenham sido propostos, nenhum modelo ganhou ampla aceitação, e novas perspectivas de estudos clínicos são necessárias.

Como a leucoplasia representa apenas um termo clínico, uma biopsia é necessária para obter um diagnóstico histopatológico e orientar o manejo adequado. As biopsias devem ser feitas de áreas clinicamente mais "graves" (com características vistas à direita da Figura 10.69). Múltiplas biopsias podem ser necessárias para lesões grandes ou multifocais.

Uma leucoplasia exibindo displasia epitelial moderada ou intensa normalmente justifica a sua remoção completa, se possível, e acompanhamento clínico rigoroso (p. ex., em intervalos de 1, 3 ou 6 meses). A remoção completa pode ser realizada com igual eficácia por excisão cirúrgica, eletrocautério, criocirurgia, ou ablação a *laser*. Uma vantagem da excisão cirúrgica é que ela permite a preservação ideal do tecido para análise histopatológica, enquanto os outros métodos podem ser preferíveis em alguns casos para limitar a morbidade relacionada ao procedimento.

O manejo clínico da leucoplasia apresentando sintomas menos graves pode ser orientado por acompanhamento clínico, modificação de fatores de risco e fatores clínicos adicionais. Por exemplo, leucoplasias sem displasia ou com displasia leve e sem fatores clínicos adversos (ver adiante), muitas vezes, são tratadas de forma conservadora, pela modificação de fatores risco (p. ex., aconselhamento sobre tabaco) e com uma periodicidade de reavaliação clínica (p. ex., intervalos de 6 a 12 meses) em vez da excisão cirúrgica. Algumas leucoplasias com mínima ou nenhuma displasia podem desaparecer ou diminuir de tamanho dentro de poucos meses após a modificação do fator de risco. No entanto, se a aparência clínica de uma lesão aumenta em gravidade ao longo do tempo, então biopsias adicionais podem ser realizadas. Além disso, para lesões com displasia leve que apresentem preditores clínicos adversos, é possível considerar excisão cirúrgica e/ou acompanhamento clínico com intervalos menores.

Os fatores clínicos associados a um risco aumentado de transformação maligna da leucoplasia inclui sexo feminino, idade avançada, não tabagistas, persistência da lesão por vários anos, tamanho da lesão > 200 mm^2, doença multifocal (p. ex., leucoplasia verrucosa proliferativa), aparência não homogênea, envolvimento da região ventrolateral da língua ou assoalho

da boca e história prévia de câncer oral. Em particular, leucoplasias na região ventrolateral da língua e do assoalho de boca apresentam transformação maligna em 16 a 39% dos casos em geral, e em 47% de casos que surgem em mulheres. Além disso, leucoplasias não homogêneas geralmente apresentam um risco maior de transformação maligna em comparação com a leucoplasia homogênea, por isso, a remoção total da lesão, se possível, deve ser feita. De acordo com uma revisão sistemática de estudos observacionais, as taxas de transformação maligna para leucoplasias não homogêneas e homogêneas foram de 14,5% e 3%, respectivamente. Entre leucoplasias não homogêneas, alguns estudos descobriram que o câncer se desenvolveu em cerca de 4 a 15% das lesões granulares ou verrucosas, e em 18 a 47% das lesões eritroleucoplásicas. Em contraste, leucoplasias delgadas homogêneas raramente se tornam malignas sem demonstrar alteração clínica, e a transformação maligna ocorre em apenas cerca de 1 a 7% das leucoplasias espessas homogêneas. Notavelmente, leucoplasia verrucosa proliferativa está associada a um risco muito alto de desenvolvimento de câncer oral (> 9% ao ano) e o manejo clínico é difícil. Pacientes com essa condição normalmente são colocados sob acompanhamento rigoroso, com biopsias seriadas realizadas na tentativa de detectar o desenvolvimento precoce do câncer.

Mesmo após a remoção ou resolução aparente da leucoplasia oral, as taxas de recorrência relatadas variam de 7 a 38%, e o desenvolvimento de lesões adicionais é comum. Em particular, as leucoplasias verrucosas ou granulares apresentam uma taxa de recorrência de 83%; portanto, muitas vezes, passam por remoção adicional. Tem ocorrido alguma discordância na literatura sobre se a excisão cirúrgica da leucoplasia reduz significativamente o risco de desenvolver um carcinoma. Desse modo, mesmo após a remoção, o acompanhamento a longo prazo é extremamente importante.

A quimioprevenção como tratamento alternativo para a leucoplasia oral permanece experimental. Terapias baseadas em retinoides (p. ex., ácido 13-*cis*-retinoico, vitamina A, betacaroteno sozinho ou em combinação com vitamina C) reduziram ou eliminaram algumas lesões leucoplásicas em estudos a curto prazo. As reações tóxicas aos retinoides sistêmicos são frequentes, assim como recidiva da lesão após o término da terapia. Agentes quimiopreventivos com potencial de interesse adicional incluem medicamentos anti-inflamatórios não esteroides (como celecoxibe e cetorolaco), inibidores do receptor do fator de crescimento epidérmico (EGFR), inibidores dos pontos de controle imunológico, extratos de ervas (como extrato de chá verde e gel de framboesa preta liofilizado) e bleomicina tópico. No entanto, até o momento, não há evidências suficientes para apoiar a eficácia de tais terapias médicas na prevenção da progressão de lesões potencialmente malignas orais para carcinoma espinocelular.

O potencial de transformação da leucoplasia oral está relacionado estreitamente ao grau de displasia epitelial presente. De acordo com uma metanálise, as taxas médias de progressão maligna da leucoplasia oral com displasia leve/moderada *versus* displasia intensa/carcinoma *in situ* foram de aproximadamente 10% e 24%, respectivamente. Além disso, um estudo populacional de pacientes com leucoplasia oral relatou taxas de risco globais de 4,9 para displasia leve *versus* 15,8 para displasia grave. Uma metanálise recente encontrou um aumento seis vezes maior de risco de transformação maligna para pacientes com displasia epitelial oral de alto grau em comparação com pacientes com displasia epitelial oral de baixo grau. Outros estudos em grande escala das desordens orais potencialmente malignas relataram taxas de transformação de aproximadamente 4 a 12% para displasia leve, 9 a 18% para displasia moderada e 27 a 39% para displasia intensa. Na ausência de displasia epitelial oral, o risco de transformação maligna é geralmente baixo, mas não está completamente excluído.

Taxas gerais de transformação maligna relatadas para pacientes com leucoplasia oral variam, embora a maioria dos estudos sugira taxas na faixa de 1 a 3% ao ano. Algumas dessas variações podem ser devido ao viés de seleção dos pacientes, com taxas mais baixas normalmente relatadas entre estudos baseados na comunidade do que em estudos baseados em hospitais. Fatores adicionais de confusão incluem variações nas definições dos casos, metodologia estatística, perfis de risco dos pacientes, manejo clínico e períodos de acompanhamento. Normalmente, o acompanhamento clínico se estende por 5 a 10 anos, mas vários estudos observaram pacientes por mais de 20 anos. A transformação em carcinoma geralmente é observada de 1 a 4 anos após a leucoplasia ser inicialmente identificada, mas pode ocorrer dentro de meses ou depois de décadas.

Uma área ativa de investigação é a identificação de alterações genéticas cromossômicas e moleculares que podem auxiliar na previsão do risco de transformação maligna da leucoplasia oral. Estudos citogenéticos sugeriram que a perda de heterozigose (LOH, do inglês *loss of heterozygosity*) dos braços cromossômicos 3p e 9p é associada a um risco aumentado de transformação maligna, e LOH adicional em 4q, 8p, 11q, 13q e 17p aumenta ainda mais esse risco. Uma associação variável com a progressão para o câncer foi relatada em uma série de outras alterações – como aneuploidia de DNA, variação no número de cópias, metilação do DNA, instabilidade de microssatélites, níveis aumentados ou diminuídos de micro-RNAs, aumento da atividade da telomerase (importante para a longevidade celular), e mudanças na expressão de vários marcadores moleculares (p. ex., p53 e outros reguladores de apoptose, p16 e outros marcadores da regulação do ciclo celular, receptor do fator de crescimento epidérmico [EGFR], Notch1, metaloproteinases de matriz, fator de crescimento vascular endotelial, podoplanina, genes reguladores do reparo do DNA, marcadores de células-tronco). Curiosamente, alguns pesquisadores notaram um risco aumentado de desenvolvimento de câncer entre desordens orais potencialmente malignas com perfil "clássico" (incluindo LOH em 3p14 e 17p13 [o último *locus* incluindo *TP53*]) ou um perfil "imunológico" (incluindo regulação para baixo [*downregulation*] de um certo tipo de micro-RNA e diminuição de infiltração por células T, monócitos e células dendríticas mieloides). Além disso, diferenças nos perfis do transcriptoma para leucoplasias orais displásicas *versus* não displásicas foram identificadas, e foi observado um grupo intermediário de hiperqueratoses sem a histomorfologia displásica convencional, mas exibindo algumas semelhanças genômicas ou transcriptômicas às lesões displásicas. Apesar dos avanços recentes em pesquisas de biomarcadores e perfil molecular para pacientes com leucoplasia oral, o método padrão para prever o risco de progressão para o câncer permanece sendo a classificação histopatológica de displasia epitelial oral, juntamente com a consideração de características clínicas.

◆ ERITROPLASIA

Semelhante à leucoplasia, a **eritroplasia** é definida como uma mancha vermelha que não pode ser caracterizada clínica ou patologicamente como qualquer outra lesão. Queyrat usou originalmente o termo *eritroplasia* para descrever uma lesão vermelha potencialmente maligna no pênis. A eritroplasia oral é clínica e histopatologicamente semelhante à lesão genital. Quase todas as eritroplasias verdadeiras demonstram significativa displasia epitelial, carcinoma *in situ* ou carcinoma espinocelular invasivo. Presume-se que as causas da eritroplasia sejam as mesmas daquelas associadas ao carcinoma espinocelular oral (ver neste capítulo). A taxa de prevalência pontual estimada (número de pessoas com lesões ativas em determinado momento) de eritroplasia é de 1 por 2.500 adultos, e a prevalência relatada em várias pesquisas epidemiológicas em grande escala – muitas dos quais foram realizadas na Ásia e nos EUA – varia de 0,01 a 0,83%.

A eritroplasia também pode ocorrer em conjunto com a leucoplasia (ver neste capítulo) e tem sido encontrada concomitantemente com um grande número de carcinomas orais microinvasivos. Embora a eritroplasia seja menos comum que a leucoplasia, está associada a um risco muito maior de malignidade.

Características clínicas

A eritroplasia é predominantemente uma doença que acomete indivíduos de meia-idade a idosos, sem predileção significativa por sexo. Nos EUA, tem sido relatado um pico de prevalência entre indivíduos de 65 a 74 anos. Na Índia, o pico de prevalência está em uma faixa etária um pouco mais jovem, de 45 a 54 anos. Assoalho de boca, língua, palato mole e mucosa jugal estão entre os locais de envolvimento mais frequentemente descritos, e múltiplas lesões podem estar presentes.

A lesão se manifesta tipicamente como uma mancha ou placa eritematosa bem delimitada de consistência macia e textura aveludada ou granular (Figuras 10.76 e 10.77). Geralmente é assintomática e pode estar associada a uma leucoplasia adjacente (**eritroleucoplasia**). Algumas lesões podem estar um pouco mais rebaixadas em comparação à mucosa ao redor. A biopsia normalmente é necessária para distinguir a eritroplasia de outras condições com aspecto clínico semelhante, como mucosite inespecífica, candidíase, psoríase ou lesões vasculares.

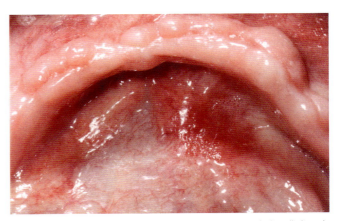

Figura 10.76 Eritroplasia. Mácula eritematosa no lado direito do assoalho de boca. A biopsia mostrou carcinoma espinocelular invasivo inicial.

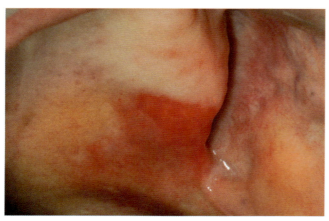

Figura 10.77 Eritroplasia. Mancha vermelha bem circunscrita na região lateral posterior de palato duro e palato mole. (De Neville BW, Chi AC, Jeter M: Diagnostic challenge: a red lesion on the palate, *J Am Dent Assoc* 137:1537-1538, 2006.)

Características histopatológicas

Na maioria dos casos, o exame histopatológico exibe displasia epitelial intensa (ver anteriormente), carcinoma *in situ* (ver anteriormente) ou carcinoma espinocelular invasivo (ver mais adiante). O epitélio deixa de produzir queratina e, muitas vezes, é atrófico, permitindo assim que a microvasculatura subjacente fique visível, resultando em uma aparência clínica vermelha. O tecido conjuntivo subjacente demonstra, frequentemente, inflamação crônica.

Tratamento e prognóstico

Lesões vermelhas da mucosa oral, especialmente as do assoalho de boca e região ventrolateral da língua, devem ser vistas com suspeita, e uma biopsia deve ser realizada. Se uma fonte de irritação puder ser identificada e removida, a biopsia pode ser adiada por 2 semanas. Esse período permite que uma lesão inflamatória, clinicamente semelhante, tenha tempo para regredir.

Tal como acontece com a leucoplasia, o tratamento da eritroplasia é guiado pelo diagnóstico histopatológico. Displasia moderada ou intensa normalmente justifica a excisão total ou ablação (ver métodos de tratamento para leucoplasia anteriormente). A excisão é preferível, pois permite a análise microscópica para descartar a presença de um carcinoma invasivo. A recorrência e o envolvimento multifocal são comuns; portanto, é sugerido um acompanhamento a longo prazo.

◆ USO DO TABACO SEM FUMAÇA E QUERATOSE DO TABACO SEM FUMAÇA (BOLSA DE RAPÉ; LESÃO DO USUÁRIO DE RAPÉ; QUERATOSE DA BOLSA DE TABACO; QUERATOSE DO TABACO DE CUSPIR)

Os três principais tipos de tabaco sem fumaça utilizados no EUA incluem tabaco de mascar, rapé seco e rapé úmido. Este último é o mais popular, representando aproximadamente 90% das vendas de tabaco sem fumaça em todo o país. Homens frequentemente mascam o tabaco realizando atividades ao ar livre; já o rapé seco é utilizado principalmente por mulheres no sul dos EUA. Usuários de tabaco sem fumaça frequentemente desenvolvem o hábito durante a adolescência.

De acordo com a *National Health Interview Survey* de 2020, aproximadamente 2,3% dos adultos (ou 5,7 milhões de indivíduos com 18 anos ou mais) nos EUA usam tabaco sem fumaça. As maiores taxas de prevalência são observadas em algumas regiões do Sudeste e estados do Meio-Oeste. Nos últimos anos, tem diminuído o consumo de tabaco sem fumaça nos EUA. Essa tendência, em parte, pode refletir o impacto de um mercado cada vez mais diversificado de produtos de tabaco (incluindo a introdução de cigarros eletrônicos como outro modo popular de administração de nicotina).

Embora a presente discussão se concentre nos principais tipos de tabaco sem fumaça nos EUA e em outros países ocidentais, várias outras formas são encontradas em todo o mundo. Por exemplo, na Índia e em outros países asiáticos, o tabaco sem fumaça pode ser combinado em um *quid*, composto de noz-de-areca, cal hidratada e outros ingredientes embrulhados em uma folha de betel. Lesões orais associadas ao uso de *betel quid* são descritas separadamente (ver a seguir). Além disso, em partes da África e do Oriente Médio, muitas pessoas usam variedades de rapé conhecidas como *toombak* (tabaco com bicarbonato de sódio) e *shammah* (tabaco com cinza e limão).

Características clínicas

Dependência e vários perigos para a saúde podem estar associados ao uso de tabaco sem fumaça, devido à pronta absorção da nicotina e outras moléculas através da mucosa oral. Uma variedade de alterações orais locais também é encontrada em usuários crônicos. Uma das alterações locais mais comuns é a recessão gengival assintomática na área de contato com o tabaco (Figura 10.78), podendo ser acompanhada pela destruição do osso alveolar. A gravidade dos danos se correlaciona com a quantidade e a duração do uso de tabaco sem fumaça. Embora a associação entre o tabaco sem fumaça e a recessão gengival seja bem conhecida, há alguma variabilidade entre os estudos na relação entre tabaco sem fumaça e perda óssea periodontal. Os pesquisadores têm sugerido que essa variabilidade pode estar relacionada ao tipo específico de tabaco sem fumaça utilizado ou uma confusão causada pelo consumo simultâneo de cigarros.

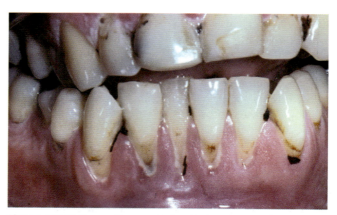

Figura 10.78 Recessão gengival relacionada ao tabaco sem fumaça. Recessão extensa da gengiva vestibular da mandíbula.

A cárie dentária também tem sido relatada como mais prevalente em usuários de tabaco sem fumaça, talvez pelo alto teor de açúcar encontrado em algumas marcas; outros estudos contestam a suscetibilidade à cárie. O uso a longo prazo pode levar a um desgaste localizado ou generalizado das superfícies oclusais e incisais, especialmente naqueles que utilizam o produto em ambientes empoeirados. Uma pigmentação extrínseca de tabaco, de coloração marrom-enegrecida, normalmente é encontrada nas superfícies dos dentes adjacentes ao tabaco. Além disso, a halitose é um achado frequente.

A **queratose do tabaco sem fumaça** se manifesta como uma placa branca ou cinza envolvendo a mucosa em contato direto com o rapé ou tabaco de mascar. Nas culturas ocidentais, afeta 15% dos usuários de tabaco de mascar e 60% dos usuários de rapé, se exemplos leves também estiverem incluídos. O desenvolvimento da lesão é influenciado mais fortemente pela duração do hábito e também pela marca do tabaco consumido, início precoce do uso de tabaco sem fumaça, total de horas de uso diário, quantidade de tabaco consumido diariamente e número de locais usados rotineiramente para colocação de tabaco. Em populações ocidentais, a queratose do tabaco sem fumaça é observada com mais frequência em homens adultos jovens e homens com mais de 65 anos; no entanto, em algumas subpopulações, a prevalência é maior entre mulheres mais velhas. Lesões únicas começam a se desenvolver logo após o início do uso intenso de tabaco e raramente surgem novas lesões em pessoas com um longo histórico de uso.

A mucosa alterada normalmente é fina e quase translúcida, com bordas indefinidas (Figura 10.79). Ocasionalmente, um leve eritema periférico está presente. À palpação, a lesão pode parecer macia e aveludada. O ato de estirar a mucosa frequentemente revela uma "bolsa" distinta (**bolsa de rapé, bolsa de tabaco**) causada por flacidez na área em que o tabaco é sempre colocado. A mucosa parece fissurada ou ondulada, de forma semelhante à areia de praia após a maré vazante. Alterações semelhantes podem ocorrer quando outros materiais volumosos (p. ex., doces mais duros, sementes de girassol e carne seca) são mantidos cronicamente no vestíbulo. Endurecimento, ulceração e dor não estão associados a essa lesão.

A queratose do tabaco sem fumaça geralmente leva de 1 a 5 anos para se desenvolver. Uma vez que ocorre, no entanto, a queratose normalmente permanece inalterada indefinidamente, a menos que o tempo de contato diário com o tabaco seja alterado. Em alguns casos, a lesão torna-se gradualmente espessa, a ponto de parecer semelhante a couro ou uma lesão nodular (Figura 10.80).

Características histopatológicas

As características histopatológicas da queratose do tabaco sem fumaça não são específicas. O epitélio pavimentoso apresenta hiperqueratose e acantose, com ou sem vacuolização intracelular ou "edema" de células superficiais ricas em glicogênio. As projeções de paraqueratina são angulares e **pontiagudas**, acima ou dentro das camadas epiteliais superficiais (Figura 10.81). Aumento da vascularização subepitelial e vasos congestos são frequentemente observados. Em alguns casos, uma deposição incomum de material eosinofílico amorfo é observada dentro do tecido conjuntivo subjacente e glândulas salivares (Figura 10.82). A displasia epitelial é incomum na queratose do tabaco sem fumaça e, quando presente, é geralmente leve. Ocasionalmente, no entanto, displasias significantes ou carcinoma espinocelular podem se desenvolver.

Tratamento e prognóstico

Deve ser fornecido aconselhamento sobre o uso de tabaco. A biopsia está indicada para lesões com características atípicas (*i. e.*, aparência clínica granular ou verruciforme, ulceração, formação de nódulos endurecidos ou hemorragia) ou que apresentem uma brancura intensa. Para lesões que não são atípicas ou intensamente brancas, a cessação do hábito leva a uma aparência normal da mucosa (geralmente dentro de 2 semanas) em 98% dos casos (Figura 10.83). Para pacientes incapazes de interromper o hábito, mascar o tabaco em um local diferente pode ser uma abordagem alternativa, mas pode resultar em alteração epitelial ou dificuldades gengivais e periodontais em dois locais em vez de um. Uma lesão que permanece após 2 semanas sem o contato com o tabaco deve ser biopsiada. O manejo depende dos achados histopatológicos. Queratoses sem displasia ou sinais de malignidade exigem

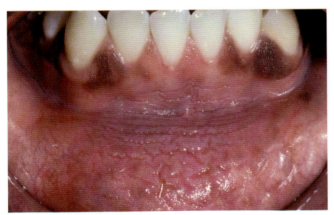

Figura 10.79 Queratose da bolsa de tabaco, leve. Lesão macia à palpação, fissurada, branco-acinzentada na mucosa labial inferior, localizada na área de colocação crônica do rapé. A melanose gengival é uma pigmentação racial não associada à queratose.

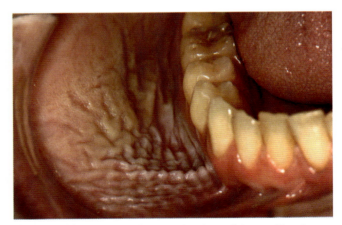

Figura 10.80 Queratose da bolsa de tabaco, intensa. Placa branca e fissurada, levemente semelhante ao couro, no vestíbulo mandibular à direita, localizada em área de colocação crônica do tabaco de mascar.

apenas acompanhamento contínuo e cessação do uso do tabaco. Considerações sobre tratamento para pacientes com displasia epitelial oral ou carcinoma espinocelular são discutidas em outros tópicos neste capítulo.

O uso crônico de tabaco sem fumaça nos EUA é considerado carcinogênico, embora o risco seja menor do que aquele associado ao tabagismo e ao uso abusivo de álcool. Carcinoma espinocelular (ver anteriormente) relacionado ao uso do tabaco sem fumaça normalmente se desenvolve após um período de latência de várias décadas. A maioria desses casos representa um carcinoma espinocelular convencional, embora também seja possível ocorrer uma variante rara, de baixo grau, conhecida como **carcinoma verrucoso** (ver mais adiante). Nos EUA, uma análise de dados das *National Health Interview Surveys* relatou uma associação entre o consumo atual de tabaco sem fumaça e o câncer da cavidade oral (taxa de risco aproximada = 9) entre indivíduos que nunca utilizaram outras formas de tabaco. Além disso, estudos de caso-controle realizados nos EUA e Europa Ocidental notaram menor risco associado com mascar tabaco e rapé úmido e maior risco associado ao rapé seco. Em particular, muitos dos estudos iniciais de transformação maligna descreveram lesões entre os usuários de rapé seco no sul dos EUA. Estudos da Suécia, no entanto, não conseguiram demonstrar um risco aumentado de câncer oral para usuários de rapé úmido sueco (também conhecido como *snus*).

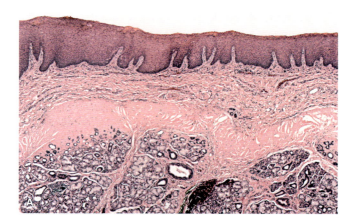

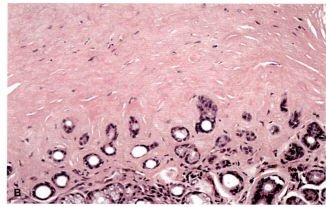

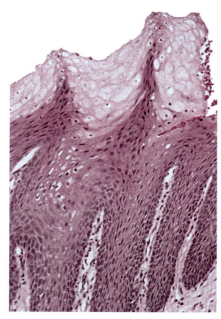

Figura 10.81 Queratose da bolsa de tabaco. Epitélio exibindo acantose, hiperparaqueratose e projeções de paraqueratina em formato de V.

Figura 10.82 Queratose da bolsa de tabaco. **A.** Visualização em menor aumento mostrando hiperqueratose leve e acantose. Observe a deposição linear de material eosinofílico amorfo na lâmina própria acima das glândulas salivares menores. **B.** Visão ampliada do material amorfo.

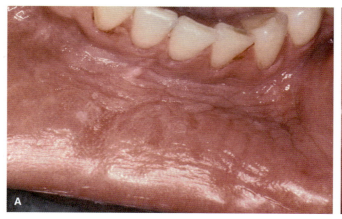
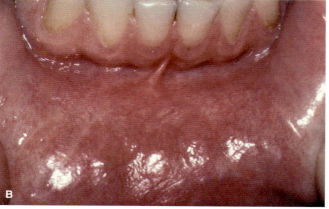

Figura 10.83 Queratose em bolsa de tabaco. **A.** Lesão moderadamente grave em região de fundo de vestíbulo anterior inferior e lábio em um rapaz de 15 anos, exibindo superfície fissurada branco-acinzentada. O paciente havia colocado rapé na área por muitos anos. **B.** Duas semanas após a cessação do hábito do tabagismo, a mucosa voltou a um estado de aparência quase normal.

◆ FIBROSE SUBMUCOSA ORAL

A **fibrose submucosa oral** é uma disfunção oral potencialmente maligna caracterizada por cicatrização crônica e progressiva da mucosa oral. Apresenta uma prevalência global estimada de aproximadamente 5% e é vista principalmente no subcontinente indiano, Sudeste Asiático, Taiwan, sul da China, Polinésia e Micronésia. Casos entre comunidades asiáticas na América do Norte, Europa e África também foram relatados.

A etiologia está ligada ao uso de *betel quid* (*paan*) e produtos relacionados – um hábito em até 20% da população mundial. O *quid* consiste em uma folha de betel enrolada em uma mistura de noz-de-areca (da palmeira *Areca catechu*), hidróxido de cálcio, possivelmente tabaco e, às vezes, adoçantes e especiarias. O hidróxido de cálcio libera alcaloides a partir da noz-de-areca para produzir sensação de euforia no usuário. Os camponeses costumam mascar *betel quid* desde crianças, frequentemente por 16 a 24 horas diárias.

A incidência anual de fibrose submucosa oral tem aumentado – especialmente entre os jovens – devido à crescente popularidade de liofilizados comerciais substitutos do *betel quid* (como *pan masala*, *gutkha* e *mawa*), convenientemente embalados em sachês. Esses produtos contêm maior concentração de noz-de-areca e podem causar fibrose submucosa oral mais rapidamente que os preparados convencionais de *betel quid*.

A fibrose parece ser induzida pela noz-de-areca, enquanto as alterações epiteliais e a carcinogênese parecem resultar principalmente do tabaco. No entanto, vários estudos sugerem que mesmo o *betel quid* sem tabaco pode ser carcinogênico, embora provavelmente menos do que quando combinado ao tabaco. Deficiência nutricional aumenta o risco e a gravidade da fibrose. Além disso, uma predisposição genética subjacente tem sido proposta com base em associações com certos tipos de antígenos leucocitários humanos (HLA) e vários polimorfismos genéticos, bem como o fato de que apenas um pequeno número de mascadores de *betel quid* ou noz-de-areca desenvolve essa patologia. Autoimunidade e outros fatores imunológicos também podem contribuir para o desenvolvimento da doença.

A patogênese da fibrose submucosa oral se baseia na hipótese de envolver a alteração do metabolismo do colágeno por componentes da noz-de-areca. Alcaloides (especialmente arecolina) e polifenóis induzem vários efeitos, como aumento da proliferação de fibroblastos, aumento da produção de colágeno e diminuição da degradação do colágeno. A arecolina também pode suprimir ou danificar células endoteliais, resultando em perda de vascularização. Além disso, existem quantidades consideráveis de cobre nos produtos de noz-de-areca. O cobre regula positivamente a lisil oxidase, que é uma enzima envolvida na reticulação de colágeno; esse processo produz fibrilas de colágeno resistentes à degradação pela colagenase. Várias citocinas e fatores de crescimento também podem promover fibrose.

Características clínicas

A fibrose submucosa oral manifesta-se frequentemente em adultos jovens usuários de *betel quid* ou produtos relacionados com noz-de-areca. A predileção por sexo relatada varia de acordo com a população. As queixas principais típicas incluem incapacidade de abrir a boca (**trismo**) e sensação de queimação generalizada oral (**estomatopirose**) com intolerância a alimentos picantes. Uma distância interincisal menor que 20 mm é considerada grave; em casos avançados, a mandíbula e a maxila podem ser inseparáveis.

Vesículas, petéquias, melanose, xerostomia e estomatopirose geralmente são os primeiros sinais e sintomas. Mucosa jugal, região retromolar e palato mole são os locais mais comumente afetados. Posteriormente, a mucosa desenvolve uma mancha pálida semelhante a mármore e rigidez progressiva (Figura 10.84). A língua pode ficar imóvel, diminuir de tamanho e tornar-se desprovida de papilas. Bandas fibrosas submucosas são palpáveis em mucosa jugal, palato mole e mucosa labial nos casos completamente desenvolvidos. Faringe, laringe e esôfago superior também podem ser acometidos com a extensão da lesão. **Leucoplasia** da superfície mucosa também é frequentemente observada (ver anteriormente).

Usuários de *betel quid* também podem apresentar uma coloração marrom-avermelhada da mucosa com a superfície irregular e que tende a descamar. Acredita-se que essa mudança específica, conhecida como **mucosa de mascadores de betel**, não seja potencialmente maligna. Além disso, alguns autores relataram **lesões liquenoides associadas ao *betel quid***, caracterizadas por estrias brancas, paralelas e onduladas, lembrando o líquen plano oral (ver Capítulo 16). Outras possíveis sequelas incluem pigmentação dentária, atrição e doença periodontal.

Características histopatológicas

A fibrose submucosa oral é caracterizada por deposição submucosa e justaepitelial de tecido conjuntivo densamente colagenizado com variável infiltrado inflamatório crônico (Figura 10.85). Além disso, lesões iniciais podem apresentar hiperplasia epitelial, hiperqueratose e vasos dilatados, enquanto lesões mais avançadas demonstram atrofia epitelial e hipovascularização, com vasos contraídos ou ocluídos. A displasia epitelial é observada em cerca de 10 a 15% dos casos analisados microscopicamente, e o carcinoma é encontrado em pelo menos 6% dos casos.

A mucosa de mascadores de betel parece histopatologicamente semelhante ao *morsicatio buccarum* (ver Capítulo 8), exceto pela superfície irregular e queratinizada recoberta por ingredientes incrustados de *betel quid*.

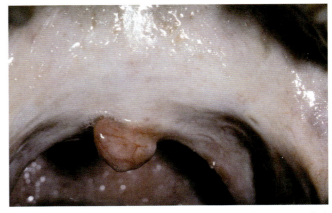

Figura 10.84 Fibrose submucosa oral. Palidez e fibrose no palato mole em um mascador de *betel quid*. A úvula manteve sua coloração normal.

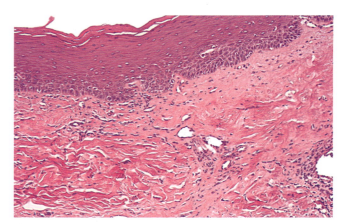

Figura 10.85 Fibrose submucosa oral. Biopsia da mucosa exibindo hiperparaqueratose, hiperplasia da camada basal e fibrose da lâmina própria.

Tratamento e prognóstico

Ao contrário da queratose da bolsa do tabaco, a fibrose submucosa oral não regride com a cessação do hábito. Os casos leves podem ser tratados com corticosteroides intralesionais para reduzir os sintomas e limitar a progressão. Os casos moderados a graves podem exigir excisão cirúrgica ou liberação das bandas fibrosas, seguida de fisioterapia ao longo da vida; no entanto, a recidiva é comum. Há evidências limitadas de vários tratamentos alternativos, como injeção intralesional de interferon gama; proteolíticos tópicos ou intralesionais (p. ex., colagenase, hialuronidase, quimotripsina, papaína); extrato de placenta humana; vitaminas e minerais; antioxidantes (p. ex., licopeno); levamisol; vasodilatadores (p. ex., pentoxifilina); e remédios ayurvédicos (p. ex., cúrcuma).

O acompanhamento frequente para avaliar o possível desenvolvimento de carcinoma espinocelular é essencial. As taxas relatadas de transformação maligna variam consideravelmente (aproximadamente 1 a 23%), provavelmente devido a diferenças no desenho dos estudos e nas coortes de pacientes. No entanto, de acordo com metanálises recentes e revisões sistemáticas da literatura, aproximadamente 4 a 6% dos pacientes com fibrose submucosa desenvolvem câncer oral, com taxa anual estimada de transformação maligna de 0,73 a 0,98%.

◆ QUEILITE ACTÍNICA

A **queilite actínica** é uma alteração potencialmente maligna comum do vermelhão do lábio inferior resultante da exposição crônica à luz UV. Sua etiopatogenia é semelhante à da **queratose actínica** da pele (ver próximo tópico). A incidência de queilite actínica aumenta com a proximidade do equador, e há predileção entre pessoas de meia-idade a idosos, homens, de pele clara. As ocupações ao ar livre estão associadas com essa condição, levando a expressões populares, tais como *lábio de agricultor* e *lábio de marinheiro*. Além disso, há maior suscetibilidade entre pacientes com certas doenças genéticas (p. ex., xeroderma pigmentoso, albinismo e porfiria cutânea tardia). Por fim, cofatores – como imunossupressão e tabagismo – podem aumentar a probabilidade de progressão para o carcinoma espinocelular.

Características clínicas

A queilite actínica raramente ocorre em pessoas com menos de 45 anos. Há forte predileção pelo sexo masculino (proporção homem:mulher de 10:1), refletindo maior atividade profissional ao ar livre e uso menos frequente de protetores labiais entre os homens em comparação com as mulheres.

A lesão se desenvolve tão lentamente que os pacientes, muitas vezes, não percebem uma alteração. Os primeiros achados clínicos incluem atrofia (caracterizada por áreas lisas, manchadas e pálidas), secura e fissuras do vermelhão do lábio inferior, com perda da definição do limite entre o vermelhão e a pele adjacente. Enquanto a lesão progride, áreas descamativas e ásperas se desenvolvem nas porções ressecadas do vermelhão. Essas áreas podem assumir um aspecto clínico leucoplásico, especialmente quando se estendem para a área úmida do lábio (Figura 10.86). O paciente pode remover a área descamada com alguma dificuldade, para tentar obter melhora clínica em poucos dias.

Eventualmente, pode ocorrer ulceração crônica (Figura 10.87). Essas ulcerações podem durar meses e sugerir progressão ao carcinoma espinocelular (Figura 10.88).

Características histopatológicas

O epitélio superficial apresenta vários graus de displasia. Geralmente há hiperqueratose, e o epitélio pode exibir atrofia ou acantose. O tecido conjuntivo subjacente invariavelmente

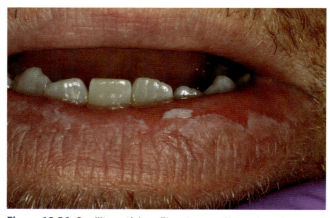

Figura 10.86 Queilite actínica. Placa branca difusa e irregular no vermelhão do lábio inferior.

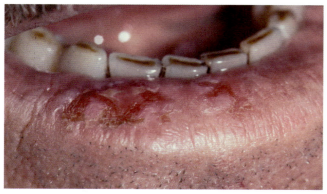

Figura 10.87 Queilite actínica. Lesões crostosas e ulceradas no vermelhão do lábio inferior.

demonstra uma faixa acelular amorfa conhecida como **elastose solar**, uma alteração induzida pela luz UV nas fibras colágenas e elásticas (Figura 10.89). Infiltrado inflamatório crônico e vasos sanguíneos dilatados também podem estar presentes.

Tratamento e prognóstico

Muitas das alterações associadas à queilite actínica são provavelmente irreversíveis, mas os pacientes devem ser encorajados a reduzir a exposição ao sol, usar um chapéu de abas largas e usar protetor solar para evitar maiores danos. Áreas de endurecimento, espessamento, ulceração ou leucoplasia devem ser submetidos à biopsia para descartar um carcinoma. Em casos clinicamente graves, sem transformação maligna óbvia, **vermelhectomia** pode ser realizada. A mucosa do vermelhão é removida, e uma porção da mucosa labial intraoral é tracionada para a frente, ou a ferida cicatriza por segunda intenção. A vantagem desta técnica é que fornece tecido para exame histopatológico, no qual áreas de carcinoma espinocelular superficialmente invasivo podem estar presentes. Os tratamentos alternativos incluem: ablação a *laser* CO_2 ou Er:YAG, eletrodissecção, crioterapia, 5-fluoruracila, imiquimode tópico, diclofenaco tópico e terapia fotodinâmica.

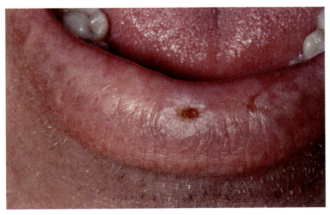

Figura 10.88 Carcinoma espinocelular surgindo em uma queilite actínica. Paciente com queilite actínica de lábio inferior, que desenvolveu uma ulceração crônica pequena. A biopsia revelou carcinoma espinocelular em fase inicial de invasão.

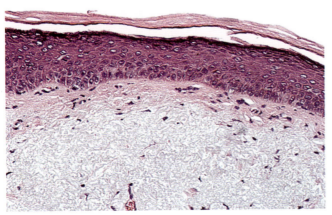

Figura 10.89 Queilite actínica. Hiperortoqueratose e atrofia epitelial. Observe a marcante elastose solar subjacente.

Recomenda-se acompanhamento a longo prazo. É claro que, se for identificado um carcinoma espinocelular, o lábio envolvido deve ser tratado adequadamente.

A taxa de transformação maligna da queilite actínica é difícil de determinar, devido à falta de estudos de seguimento de boa qualidade. Entretanto, estima-se que a queilite actínica mais que duplique o risco de um indivíduo desenvolver carcinoma espinocelular de lábio. Além disso, o risco de transformação maligna é aproximadamente 2,5 vezes maior para queilite actínica em comparação com a queratose actínica. No entanto, normalmente são necessárias várias décadas para que a queilite actínica se transforme em carcinoma espinocelular, e o carcinoma resultante geralmente é histopatologicamente bem diferenciado.

◆ QUERATOSE ACTÍNICA (QUERATOSE SOLAR)

A **queratose actínica** é uma lesão potencialmente maligna cutânea comum, causada pela exposição crônica e intensa à radiação UV. Um fenômeno semelhante, a **queilite actínica**, está associado com os danos causados pelo sol no vermelhão do lábio inferior (ver seção anterior). A exposição à luz UV pode produzir mutações em vários genes, como o gene supressor de tumor *TP53*. Fatores de risco adicionais para o desenvolvimento da queratose actínica incluem pele clara, idade avançada, calvície masculina grave, imunossupressão, exposição ao arsênico e certas anomalias genéticas (p. ex., albinismo, síndrome de Rothmund-Thompson, síndrome de Cockayne, xeroderma pigmentoso [ver Capítulo 16] e síndrome de Bloom). Análise genômica recente sugere associações com mutações nos genes *IRF4*, *MC1R* e *TYR*, que têm funções relacionadas à pigmentação e à carcinogênese. Além disso, estudos recentes sugerem que a infecção pelo HPV pode ser um cofator em alguns casos, especialmente naqueles que surgem em indivíduos imunossuprimidos.

A queratose actínica afeta mais de 50% dos adultos brancos que tiveram exposição solar significativa ao longo da vida. Nos EUA, as taxas de prevalência relatadas variam de 14 a 27% para homens e 6 a 10% para mulheres. De acordo com a *National Ambulatory Medical Care Survey*, mais de 47 milhões de consultas médicas foram realizadas nos EUA, durante um período de 10 anos, para o diagnóstico de queratose actínica. Outro estudo relatou que a queratose actínica é responsável por mais de 5 milhões de consultas médicas por ano no EUA.

Características clínicas

A queratose actínica raramente ocorre em pessoas com menos de 40 anos. Os locais comuns de envolvimento incluem face, pescoço, dorso das mãos, antebraços e couro cabeludo de indivíduos calvos. As lesões mais frequentemente são múltiplas (aparentemente, devido à *cancerização de campo* induzida por UV [ver mais adiante]), embora lesões solitárias também sejam possíveis. Muitos pacientes são assintomáticos, mas sensibilidade, dor ou prurido são possíveis. As lesões aparecem como placas irregulares e lamelares, que variam de coloração normal a branca, cinza ou marrom, e podem ser sobrepostas a um fundo eritematoso (Figura 10.90). A camada de queratina descama com vários graus de dificuldade. À palpação, apresenta uma textura áspera, "semelhante a uma lixa", e algumas lesões podem ser mais facilmente sentidas do que vistas. Cada lesão normalmente é menor que 7 mm de diâmetro, mas algumas lesões podem atingir 2 cm ou mais. A maioria das lesões é minimamente elevada acima da superfície da pele, embora lesões ocasionais produzam tanta queratina que um **corno cutâneo** central (ou **chifre de queratina**) pode ser evidente (Figura 10.91). Outras lesões de pele, tais como verruga vulgar ou queratose seborreica, também podem produzir cornos cutâneos.

Características histopatológicas

Histopatologicamente, a queratose actínica é caracterizada por hiperparaqueratose e acantose (Figura 10.92). O epitélio frequentemente exibe cristas epiteliais em forma de lágrima e, por definição, algum grau de displasia epitelial está presente. Quando existe displasia na espessura total do epitélio, isso é denominado **queratose actínica bowenoide**. Acantólise suprabasilar pode ser observada, bem como melanose e infiltrado inflamatório liquenoide. A derme exibe uma faixa pálida e basofílica de fibras colágenas e elásticas danificadas pelo sol (**elastose solar**). Nesta faixa de tecido conjuntivo danificado pelo sol, há aumento de quatro vezes na quantidade de fibras elásticas, e a espessura dessa faixa aumenta conforme ocorre maior exposição solar. Números variáveis de células inflamatórias crônicas estão normalmente presentes.

Tratamento e prognóstico

As medidas preventivas incluem evitar a exposição ao sol, usar roupas de proteção e protetor solar. Embora estudos sugiram que mais da metade das queratoses actínicas regrida espontaneamente, o tratamento é recomendado devido à natureza potencialmente maligna da lesão. Para lesões solitárias, o tratamento mais comum é a crioterapia; opções de tratamento adicionais incluem curetagem, eletrodissecção, excisão cirúrgica e laserterapia. Lesões multifocais ou campos da pele danificados pelo sol com risco de desenvolvimento de lesões podem ser tratadas com agentes tópicos (p. ex., 5-fluoruracila, imiquimode, diclofenaco, retinoides e mebutato de ingenol), *peelings* químicos, laserterapia, ou terapia fotodinâmica. Alternativamente, a crioterapia pode ser combinada com aplicação mais ampla de agentes tópicos. A recorrência é rara, mas regiões adjacentes às áreas da pele danificadas pelo sol estão em risco de desenvolvimento de câncer ou queratoses actínicas adicionais. O acompanhamento a longo prazo, portanto, é recomendado.

A taxa estimada de transformação maligna para lesões únicas varia consideravelmente (0,025 a 16% ao ano), mas geralmente é considerada baixa. No entanto, o risco aumenta significativamente para um paciente que apresente um grande número de lesões ao longo de um período prolongado. Estudos longitudinais sugerem que o câncer pode se desenvolver, em média, dentro de 2 anos, e a regressão espontânea pode ocorrer em cerca de 20% das lesões dentro de 12 meses.

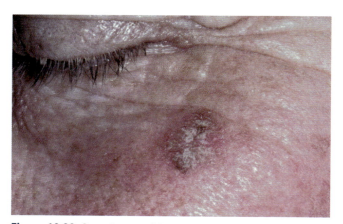

Figura 10.90 Queratose actínica. Uma placa na pele da face com superfície áspera semelhante a uma lixa.

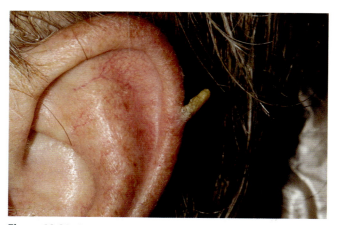

Figura 10.91 Queratose actínica. Lesão cutânea envolvendo a hélice da orelha. Este exemplo exibe uma projeção proeminente na superfície, denominada *corno cutâneo*, que ocorre devido a um acúmulo de queratina.

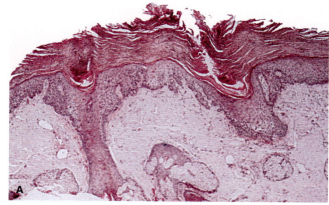

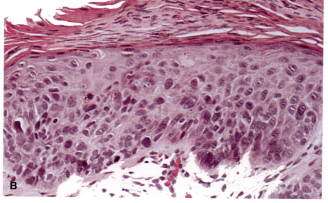

Figura 10.92 Queratose actínica. A. Quantidade excessiva de paraqueratina é observada na superfície epidérmica. **B.** Visão em maior aumento mostrando hipercromatismo e pleomorfismo das células epidérmicas.

◆ ESTOMATITE NICOTÍNICA

Uma das alterações mais comuns da mucosa do palato duro, a **estomatite nicotínica**, tornou-se menos comum pela perda da popularidade de se fumar charuto e cachimbo. Embora essa lesão hiperqueratótica esteja associada ao tabagismo, não parece ter uma natureza potencialmente maligna, talvez porque se desenvolva como resposta ao calor e não aos produtos químicos da fumaça do tabaco. Em particular, o cachimbo parece gerar mais calor no palato do que outras formas de fumar. Alterações semelhantes também podem ser produzidas pelo uso prolongado de bebidas extremamente quentes. Além disso, estudos recentes têm sugerido uma associação potencial com o uso de cigarro eletrônico.

Em algumas culturas sul-americanas e asiáticas, cigarros enrolados à mão e charutos são fumados com a extremidade acesa dentro da boca. Esse hábito de "fumar invertido" produz uma queratose palatina acentuada, ou **palato do fumante invertido**, que tem potencial significativo para desenvolver displasia ou carcinoma.

Características clínicas

A estomatite nicotínica afeta mais comumente homens com mais de 45 anos. A mucosa do palato, com exposição prolongada ao calor, torna-se difusamente cinzenta ou branca; numerosas pápulas ligeiramente elevadas são observadas, geralmente com centros vermelhos puntiformes (Figuras 10.93 e 10.94). Essas pápulas representam inflamação das glândulas salivares menores e seus orifícios ductais.

A queratina no palato pode se tornar tão espessa que uma fissura ou aparência de "lama seca" pode aparecer. A brancura também pode envolver a gengiva marginal e as papilas interdentais, e hiperqueratose da mucosa jugal ocasionalmente é vista. Pigmentação marrom ou preta pode estar presente nos dentes.

Características histopatológicas

A estomatite nicotínica é caracterizada por hiperqueratose e acantose do epitélio palatino e infiltrado inflamatório leve no tecido conjuntivo subepitelial e glândulas mucosas (Figura 10.95).

Metaplasia escamosa dos ductos excretores geralmente é vista, e um exsudato inflamatório pode ser notado dentro do lúmen do ducto. Nos casos das pápulas elevadas, epitélio ductal hiperplásico pode ser visto perto do orifício. O grau de hiperplasia epitelial e hiperqueratose parece correlacionar-se positivamente com a duração e o nível de exposição ao calor. Displasia epitelial raramente é observada.

Tratamento e prognóstico

A estomatite nicotínica é completamente reversível, mesmo quando está presente há muitas décadas. O palato geralmente retorna ao normal dentro de 1 a 2 semanas após a cessação do tabagismo. Embora essa lesão não seja potencialmente maligna e não necessite de tratamento, o paciente deve ser encorajado a parar de fumar (e outras áreas de alto risco devem ser examinadas de perto). Qualquer lesão branca da mucosa palatina que persista após 1 mês de cessação do hábito deve ser considerada uma verdadeira leucoplasia e tratada adequadamente (ver anteriormente).

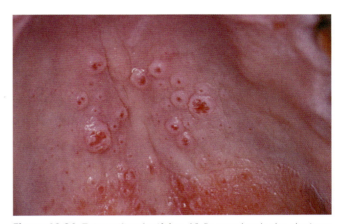

Figura 10.94 Estomatite nicotínica. Visão aproximada das aberturas ductais inflamadas das glândulas salivares envolvidas no palato duro. Observe o anel branco queratótico na borda de muitos dos ductos inflamados.

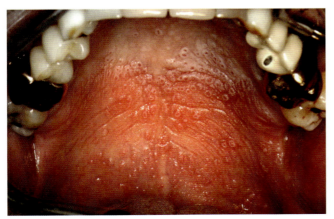

Figura 10.93 Estomatite nicotínica. Mucosa palatina mostrando alteração branca e numerosas pápulas dispersas com centros pontilhados vermelhos.

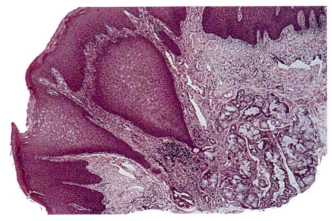

Figura 10.95 Estomatite nicotínica. Há hiperqueratose e acantose do epitélio palatino. Observe a metaplasia escamosa dos ductos das glândulas salivares menores.

◆ QUERATOACANTOMA

O **queratoacantoma** é uma proliferação epitelial autolimitada com forte semelhança clínica e histopatológica com o **carcinoma espinocelular** bem diferenciado. Na verdade, muitos dermatopatologistas consideram que o queratoacantoma representa um carcinoma espinocelular extremamente bem diferenciado. As lesões cutâneas provavelmente surgem do epitélio dos folículos pilosos. Lesões intraorais têm sido relatadas, mas são raras; na verdade, alguns autores não aceitam o queratoacantoma como doença intraoral.

A exposição à luz ultravioleta parece ser um importante fator de risco, com a maioria das lesões solitárias surgindo na pele exposta ao sol de adultos mais velhos. Potenciais fatores contribuintes adicionais incluem irradiação X, exposição ao alcatrão, imunossupressão, certos medicamentos (p. ex., inibidores de *BRAF*, inibidores da via Hedgehog e inibidores de PD-1), materiais exógenos (p. ex., tatuagens e preenchimentos estéticos), trauma (p. ex., queimaduras e procedimentos cirúrgicos), outras doenças de pele (p. ex., líquen plano e psoríase) e infecção por HPV ou poliomavírus humano 6. Lesões semelhantes ao queratoacantoma foram produzidas em animais pela aplicação cutânea de carcinógenos.

Parece haver uma predisposição hereditária para lesões múltiplas, e as lesões ocorrem com maior frequência em certas condições hereditárias atribuídas a defeitos no reparo do DNA, incluindo a **síndrome de Muir-Torre** (neoplasias sebáceas, queratoacantomas e carcinomas gastrintestinais) e **xeroderma pigmentoso** (ver Capítulo 16).

Vários mecanismos patogenéticos subjacentes foram propostos, incluindo alterações na via de sinalização do Wnt, expressão do inibidor de quinase dependente de ciclina p27, ativação da via da MAP quinase e mutações no *HRAS*. Vários estudos demonstraram que queratoacantomas e carcinomas espinocelulares normalmente exibem perfis genéticos distintos.

Características clínicas

O queratoacantoma apresenta predileção pelo sexo masculino, com um pico entre 65 e 71 anos. Quase 95% das lesões solitárias envolvem a pele exposta ao sol e 8% de todos os casos envolvem a borda externa do vermelhão dos lábios, com igual frequência nos lábios superior e inferior.

O queratoacantoma apresenta-se como um nódulo firme, bem delimitado, séssil, em forma de cúpula, com um tampão central de queratina (Figuras 10.96 e 10.97), embora as lesões relatadas como queratoacantomas intraorais geralmente não apresentem um tampão central. A porção externa do nódulo normalmente tem cor e textura normais, mas pode ser eritematosa. O tampão de queratina central é amarelado, marrom ou preto e tem formato irregular, superfície crostosa, muitas vezes verruciforme. A maioria das lesões é assintomática, embora prurido e sensibilidade leve sejam possíveis.

A evolução do queratoacantoma pode ser dividida em três fases: (1) fase de crescimento, (2) fase estacionária e (3) fase de involução. Durante a fase de crescimento, o aumento rápido de tamanho é típico, com a lesão geralmente atingindo um diâmetro de 1 a 2 cm em 6 semanas (Figura 10.98).

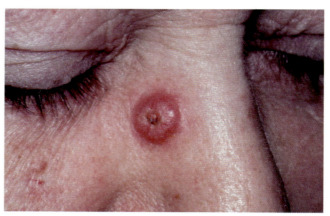

Figura 10.96 Queratoacantoma. Nódulo assintomático bem delimitado na pele do nariz de uma mulher idosa. O nódulo demonstra um tampão central de queratina.

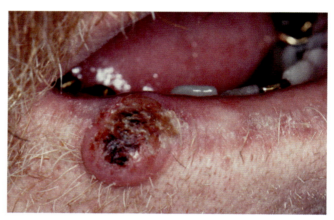

Figura 10.97 Queratoacantoma. Esta lesão, localizada na borda externa do vermelhão do lábio, demonstra um proeminente núcleo ou tampão de queratina.

Esta característica crucial ajuda a distingui-lo de um carcinoma espinocelular de crescimento mais lento. A lesão estabiliza durante a fase estacionária, que geralmente tem duração semelhante à fase de crescimento. A maioria das lesões regride espontaneamente dentro de 6 a 12 meses do seu início, frequentemente deixando uma cicatriz com uma depressão. A regressão dos queratoacantomas é um fenômeno curioso; alguns pesquisadores relatam que essa regressão é uma resposta imune citotóxica ao tumor ou inativação da via de sinalização Wnt. Alguns autores também têm descrito um subconjunto de lesões (denominado *queratoacantoma abortivo*) que involuem após apenas 4 a 6 semanas.

Existem diversas outras variantes, incluindo o *queratoacantoma gigante* (maior que 2 a 3 cm de diâmetro), o *queratoacantoma centrífugo marginado* (caracterizado por crescimento contínuo periférico e cicatriz central), o *queratoacantoma subungueal* (envolvendo o leito ungueal) e o *queratoacantoma mucoso* (envolvendo as mucosas oral, nasal, genital, ocular ou outras). Essas variantes, muitas vezes, não regridem.

Além disso, o aparecimento precoce de queratoacantomas múltiplos tem sido descrito em associação com duas condições raras e hereditárias: a **síndrome de Ferguson-Smith** (**múltiplos**

CAPÍTULO 10 Patologia Epitelial 389

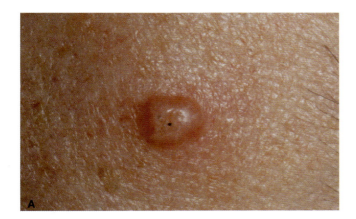

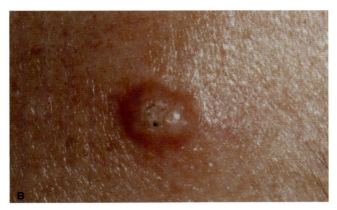

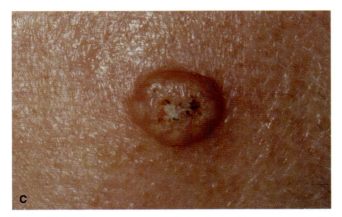

Figura 10.98 Queratoacantoma. A. Aparência clínica na apresentação inicial. Observe pequena invaginação central cheia de queratina. B. Mesma lesão, 1 semana após, mostrando ligeiro aumento. C. Mesma lesão mostrando crescimento adicional, 3 semanas após a apresentação inicial. As três fotografias foram tiradas com a mesma ampliação. (Cortesia do Dr. John Lovas.)

epiteliomas autolimitados) e **síndrome de Witten-Zak**. A primeira é caracterizada por lesões nodulares e afeta principalmente pacientes de ascendência escocesa; esta última normalmente exibe uma mistura de lesões de tamanhos variados. Em contrapartida, a **síndrome de Grzybowski** não hereditária (**queratoacantomas eruptivos generalizados**) se manifesta mais tarde na vida como centenas ou milhares de pequenas pápulas pruriginosas na pele e no trato digestivo superior e pode estar associada a neoplasias malignas internas.

Características histopatológicas

Como o padrão arquitetônico geral é crucial para o diagnóstico do queratoacantoma, uma biopsia incisional grande ou excisional com inclusão de pele adjacente clinicamente normal é recomendada para adequada interpretação histopatológica.

O exame microscópico em menor aumento mostra um padrão geralmente simétrico. O epitélio na periferia do tumor parece normal; no centro da cratera, no entanto, um ângulo agudo característico (ou "contraforte") é formado entre o epitélio sobrejacente e a lesão. A cratera está preenchida por queratina e o epitélio na base da cratera prolifera em direção ao tecido conjuntivo (Figura 10.99), muitas vezes com uma pronunciada resposta inflamatória crônica. Essa proliferação normalmente não se estende para além das glândulas sudoríparas em lesões de pele ou em áreas subjacentes musculares em lesões no vermelhão do lábio. As células tumorais parecem maduras, ainda que acentuada disqueratose (produção anormal de queratina) normalmente seja encontrada. Lesões em estágio avançado mostram consideravelmente mais queratinização em regiões mais profundas da neoplasia do que as lesões iniciais; as ilhas tumorais profundas geralmente contêm células aumentadas com citoplasma rosa pálido e "vítreo". Invasões vascular e perineural têm sido raramente relatadas; embora preocupantes, tais características não indicam necessariamente um pior prognóstico. A migração de eosinófilos ou neutrófilos para o epitélio, com resultante formação de microabscessos, é frequentemente encontrada. Lesões em regressão tendem a achatar-se, tornam-se ocas e exibem uma faixa subjacente de fibrose.

Numerosos estudos imuno-histoquímicos comparando queratoacantoma e carcinoma espinocelular foram relatados, mas nenhum marcador confiável para distinguir essas duas lesões foi identificado.

Tratamento e prognóstico

Devido à dificuldade clínica e histopatológica na distinção entre queratoacantoma e carcinoma espinocelular, muitos pesquisadores defendem a excisão da lesão sem aguardar pela regressão espontânea. Além disso, o tratamento precoce pode evitar cicatrizes significativas. Aproximadamente 4 a 8% das lesões recorrem após a excisão. Embora a excisão cirúrgica convencional seja a

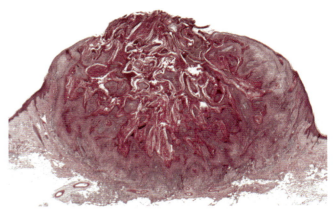

Figura 10.99 Queratoacantoma. Visão microscópica em menor aumento mostrando extensa proliferação epitelial com tampão de queratina central.

preferida, as terapias alternativas incluem criocirurgia (reservada para lesões iniciais pequenas); eletrodissecação e curetagem; cirurgia micrográfica de Mohs (especialmente para lesões grandes ou que envolvam áreas estéticas); laserterapia; terapia fotodinâmica; injeção intralesional de vários agentes (p. ex., 5-fluoruracila, bleomicina, metotrexato, interferon alfa); e agentes tópicos (p. ex., imiquimode, 5-fluoruracila). Além disso, retinoides sistêmicos podem ser utilizados sozinhos ou em combinação com o tratamento local para pacientes com lesões múltiplas ou especialmente grandes.

Comportamento agressivo e transformação em carcinoma têm sido relatados em uma pequena proporção de queratoacantomas – particularmente aqueles que ocorrem no contexto de imunossupressão. No entanto, as estreitas semelhanças histopatológicas entre essa lesão e o carcinoma espinocelular, às vezes, tornam difícil descartar a possibilidade de interpretação microscópica incorreta.

◆ CARCINOMA ESPINOCELULAR (CARCINOMA DE CÉLULAS ESCAMOSAS, CARCINOMA EPIDERMOIDE)[3]

Nos EUA, aproximadamente um em cada dois homens e uma em cada três mulheres desenvolverão uma neoplasia maligna (exceto câncer de pele não melanoma) em algum momento da vida. Para o ano de 2022, foi estimado que mais de 1,9 milhão de novos casos de câncer foram diagnosticados nos EUA, além de cerca de 5,4 milhões de cânceres de pele não melanoma. Embora a taxa relativa de sobrevivência ao câncer em 5 anos seja aproximadamente 68%, o câncer ainda causa mais de 609 mil mortes a cada ano nos EUA e representa a segunda principal causa de morte após as doenças cardíacas. De 1930 a 1991, a taxa anual de mortalidade por câncer (excluindo o câncer pele não melanoma) aumentou e atingiu um pico de 215 por 100.000 habitantes. Essa tendência refletiu um aumento na incidência do câncer de pulmão, bem como uma diminuição da mortalidade em idade precoce por outras patologias comuns, como as doenças cardiovasculares e infecções. Desde 1991, no entanto, a taxa de mortalidade anual por câncer diminuiu para cerca de 144 por 100.000 habitantes. Em parte, esse declínio está relacionado à diminuição no consumo de tabaco e mortes por câncer de pulmão; além disso, melhorias na detecção e no tratamento resultaram em diminuição de mortes por câncer de mama, câncer colorretal e câncer de próstata.

Mudanças epidemiológicas significativas também ocorreram no câncer de cabeça e pescoço nas últimas décadas. Nos EUA e em outras nações desenvolvidas, a diminuição do uso do tabaco resultou em menor incidência anual de câncer de laringe e assoalho de boca. Em contrapartida, houve aumento significativo na prevalência de câncer na orofaringe associado à infecção por HPV.

O **carcinoma espinocelular (CEC)** representa mais de 90% das neoplasias malignas orais. As estatísticas do câncer oral podem ser difíceis de avaliar, devido a variações na terminologia e nos relatos clínicos. Nesta seção, usaremos o termo "oral" para nos referirmos à cavidade oral (incluindo a mucosa intraoral e vermelhão do lábio), bem como a orofaringe. No entanto, alguns autores preferem usar o termo "oral" quando se referem apenas à cavidade oral. O carcinoma espinocelular envolvendo mucosa intraoral, vermelhão do lábio e orofaringe apresenta diferentes fatores de risco, características clínicas, perfis moleculares e comportamento biológico, embora uma distinção clara entre esses locais nem sempre seja feita. Além disso, os registros de câncer e os pesquisadores frequentemente relatam os cânceres de cavidade oral e faringe conjuntamente (entre os cânceres de faringe, as lesões de orofaringe normalmente superam aqueles decorrentes da nasofaringe e hipofaringe). Assim, nos EUA, os cânceres da cavidade oral e da faringe combinados são responsáveis por menos de 3% de todos os cânceres recém-diagnosticados (excluindo cânceres de pele não melanoma e carcinomas *in situ* para todos os locais, exceto bexiga urinária) e representam o oitavo tipo de câncer mais comum nos homens. Cerca de 54.000 casos novos de câncer da cavidade oral e faringe são diagnosticados anualmente, e esses tipos de câncer são responsáveis por aproximadamente 11.200 mortes por ano.[4]

Nos EUA, os homens em geral têm uma proporção muito maior de incidência anual de câncer da cavidade oral e faringe do que as mulheres, com uma proporção de homens para mulheres de aproximadamente 2,7:1. De acordo com o Surveillance, Epidemiology, and End Results (SEER) Program para os anos 2000 a 2019, a incidência anual por idade tem crescido em um ritmo mais rápido para os homens do que para as mulheres (0,7 *versus* 0,4% de variação anual, respectivamente). No entanto, entre adultos jovens e pacientes pediátricos, as taxas de incidência anual recentes são semelhantes para ambos os sexos.

O risco de incidência do câncer da cavidade oral e faringe aumenta com a idade, especialmente entre os homens. De acordo com os dados do Programa SEER, a taxa de incidência de 5 anos padronizada por idade para o câncer de cavidade oral e faringe, de 2014 a 2018, foi de 3 por 100.000 para homens com menos de 50 anos, 43 por 100.000 para homens de 50 a 64 anos, e 67 por 100.000 para homens com 65 anos ou mais. Entre indivíduos com 50 anos ou mais, a incidência foi maior para homens brancos do que para homens negros, considerando que taxas de incidência semelhantes foram observadas para homens brancos e negros com menos de 50 anos.

Nos EUA, de 2000 a 2019, a incidência padronizada por idade de câncer de cavidade oral e faringe aumentou em 1% ao ano. Durante esse período, houve um aumento anual notável de 3,1% no número de cânceres orofaríngeos recém-diagnosticados. Esse crescimento nos casos de câncer de orofaringe foi impulsionado por fatores associados aos cânceres relacionados ao HPV (ver discussão da etiologia adiante), que exibem uma predileção pelas tonsilas palatinas e base da língua. No início dos anos 2000, o câncer de orofaringe relacionado ao HPV foi caracterizado como uma epidemia que afeta principalmente homens brancos

---

[3]N.R.T.: A tradução do termo *squamous cell carcinoma* tem sido realizada de três maneiras distintas no Brasil (carcinoma espinocelular, carcinoma de células escamosas e carcinoma epidermoide), sem um consenso entre os pesquisadores do país de qual seria a mais correta. Por esse motivo, a revisão técnica optou por utilizar o termo carcinoma espinocelular, uma das formas de tradução mais utilizadas no país em diferentes centros, e consagrada entre diversos profissionais da saúde.

[4]N.R.T.: Para dados atualizados sobre a estimativa de câncer no Brasil, consultar: Lima SCS, Martins LFL, Oliveira JFP, et al. Estimativa de Incidência de Câncer no Brasil, 2023-2025. *Revista Brasileira de Cancerologia* 2023; 69(1): e-21370. Disponível em: https://rbc.inca.gov.br/index.php/revista/article/view/3700.

de meia-idade. Contudo, com o envelhecimento dessa coorte original, a incidência do câncer de orofaringe tem aumentado significativamente entre homens idosos e de meia-idade nas últimas duas décadas.

Nos EUA, de 2009 a 2018, o aumento da incidência também foi observado para carcinomas oriundos da língua (dois terços anteriores). Curiosamente, em muitas nações desenvolvidas, o aumento da incidência do câncer de língua foi observado entre indivíduos com menos de 45 anos; além disso, em algumas regiões, este grupo de pacientes exibiu uma incomum predileção pelo sexo feminino. A causa dessa tendência é incerta. Tais casos, muitas vezes, não estão associados com os fatores de risco tradicionais do uso de tabaco e álcool, e a língua – ao contrário da base da língua – é um local pouco frequente para carcinomas HPV-positivos.

O carcinoma do vermelhão do lábio é um pouco diferente do carcinoma intraoral. Apresenta fisiopatologia mais semelhante ao carcinoma espinocelular da pele exposta ao sol. De acordo com os dados do SEER para 2015 a 2019, a taxa de incidência geral de câncer de lábio ajustada por idade em 5 anos (incluindo lesões da mucosa labial e do vermelhão labial) nos EUA é de 0,5 por 100.000 habitantes. A incidência aumenta com a idade, com taxas de aproximadamente 5,6 por 100.000 para homens e 1,9 por 100.000 para mulheres, entre indivíduos com 75 anos ou mais. Os homens brancos são mais comumente afetados, embora tenha ocorrido diminuição considerável na incidência de câncer de lábio nesse grupo nas últimas décadas; esta tendência pode estar relacionada a um declínio no número de homens brancos que trabalham ao ar livre. Entre mulheres e homens não brancos, o carcinoma de lábio é pouco frequente. A baixa incidência entre as mulheres pode estar relacionada a poucas atividades laborais ao ar livre e uso prevalente de protetores labiais. Em indivíduos não brancos, a pigmentação racial pode fornecer proteção contra exposição solar.

A incidência mundial do câncer de cavidade oral é de aproximadamente 378.000 casos por ano, com taxas especialmente altas relatadas na Melanésia, Centro-Sul da Ásia, Austrália/Nova Zelândia e Europa Central/Oriental. Grande parte dos casos de câncer de cavidade oral é encontrada em nações de renda média. Notavelmente, a Ásia é responsável por aproximadamente dois terços dos casos recentemente diagnosticados de câncer de cavidade oral a cada ano. Para o câncer de orofaringe, a incidência mundial é de 98.000 casos por ano, com as taxas mais altas relatadas em Europa Ocidental, Norte da Europa, América do Norte, Europa Central/Oriental e Austrália/Nova Zelândia. Variações excepcionalmente amplas na incidência do câncer oral e mortalidade entre regiões provavelmente resultam de diferenças nos hábitos da população, expectativa de vida, educação preventiva e precisão na notificação de doenças. Apesar das dificuldades envolvidas na interpretação de tais dados, essas descobertas foram úteis na identificação de possíveis fatores causais.

Etiologia do câncer oral

A causa do carcinoma espinocelular oral é multifatorial. Fatores extrínsecos e intrínsecos podem estar envolvidos, e mais do que um único fator pode ser necessário para produzir essa neoplasia. Fatores *extrínsecos* incluem tabagismo, álcool, papilomavírus humano (especialmente para o câncer de orofaringe) e luz solar (apenas para cânceres do vermelhão do lábio). Fatores *intrínsecos* incluem condições sistêmicas, tais como desnutrição ou anemia por deficiência de ferro. A hereditariedade não parece desempenhar um papel causal importante, embora algumas condições hereditárias raras (p. ex., disqueratose congênita [ver Capítulo 16] e anemia de Fanconi) tenham sido associadas a risco aumentado para o desenvolvimento do carcinoma espinocelular. Curiosamente, um estudo recente em todo o genoma relatou a associação entre cânceres da cavidade oral e faringe a certos HLA e outros locais de suscetibilidade.

Fumo de tabaco

Mais de 1 bilhão de pessoas fumam tabaco atualmente no mundo. Nas últimas três décadas, a prevalência do tabagismo diminuiu, embora o crescimento populacional tenha resultado em um aumento no número total de fumantes. De acordo com o *Global Burden of Disease Study* de 2019, o tabagismo foi responsável por aproximadamente 7,7 milhões de mortes, e foi o principal fator de risco para a morte entre os homens. Nos EUA, o tabagismo atingiu a sua maior popularidade durante a década de 1940, quando pelo menos 65% dos homens brancos fumavam e outros subgrupos populacionais estavam começando a fumar em larga escala. Hoje, menos de 20% dos adultos nos EUA usam produtos de tabaco, e menos de 13% fumam cigarros. Embora tenha havido diminuição global na prevalência do tabagismo, serão necessários esforços intensivos para atender aos objetivos do US Department of Health and Human Services' Healthy People, de reduzir a prevalência do tabagismo até o ano de 2030 para 5% ou menos.

A fumaça do tabaco contém mais de 70 substâncias cancerígenas, incluindo hidrocarbonetos aromáticos policíclicos (como benzo[*a*]pireno), *N*-nitrosaminas, aminas aromáticas, formaldeído, acetaldeído e benzeno. Além disso, fumar produz radicais livres e oxidantes que promovem a destruição e neutralizam os efeitos protetores dos antioxidantes endógenos (tais como glutationa-S-transferase, glutationa redutase e superóxido dismutase).

Muitas evidências clínicas indiretas implicam o tabagismo no desenvolvimento do carcinoma espinocelular oral. A proporção de fumantes (80%) entre pacientes com carcinoma oral é cerca de quatro vezes maior do que entre a população geral. Para pacientes que pararam de fumar, o risco de desenvolver câncer oral diminui ao longo do tempo; aproximadamente 10 anos após a cessação, a incidência do câncer oral aproxima-se da de indivíduos que nunca fumaram. O risco de um segundo carcinoma primário do trato aerodigestivo superior é de duas a seis vezes maior para pacientes tratados com câncer oral que continuaram a fumar do que para aqueles que pararam após o diagnóstico.

De acordo com uma metanálise de estudos observacionais sobre tabagismo e câncer em diversas regiões do mundo, o risco combinado de câncer oral é aproximadamente três vezes maior entre fumantes do que entre não fumantes. Além disso, o risco relativo (risco do fumante para desenvolver câncer oral em comparação com o de um não fumante) é dependente da dose. É de pelo menos 5 para pessoas que fumam 40 cigarros por dia, mas aumenta para até 17 para pessoas que fumam 80 ou mais cigarros diariamente. O risco também aumenta quanto mais tempo uma pessoa fuma. Além disso, estudos sugerem que fumar charuto ou cachimbo está associado a um risco semelhante ou maior de desenvolver câncer oral em comparação ao cigarro.

Na Índia, é comum fumar *bidi* (cigarros pequenos, enrolados à mão, constituídos por tabaco em flocos enrolados em temburni ou folha de tendu), e isso está associado a um risco aproximadamente três vezes maior de câncer oral em comparação ao fumar cigarro. O maior risco de todos, provavelmente, é encontrado em certas culturas indianas e sul-americanas, nas quais a prática do tabagismo invertido é popular, especialmente entre as mulheres. No fumo invertido, a ponta acesa de um charuto artesanal ou cigarro é mantido dentro da boca. Nas regiões onde o fumo invertido é praticado, até 50% de todas as neoplasias orais são encontradas no palato duro, local geralmente poupado pela doença.

Tabaco sem fumaça

O tabaco sem fumaça é utilizado em uma ampla variedade de formas por mais de 350 milhões de indivíduos em todo o mundo. Mais de 80% desses indivíduos residem na Ásia, incluindo países onde o tabaco sem fumaça é frequentemente incorporado em um *betel quid* (ver próxima seção). Com base na avaliação de artigos científicos publicados, a International Agency for Research on Cancer concluiu que o tabaco sem fumaça – utilizado sozinho ou com *betel quid* – é cancerígeno para humanos. Entre revisões sistemáticas e metanálises do uso de tabaco sem fumaça na literatura mundial, as razões de probabilidade de desenvolvimento do câncer oral mais relatadas variam de aproximadamente 4 a 8 no Sudeste Asiático, e menos de 1 a 5 nas Américas e na Europa. Além disso, uma recente análise agrupada de dados de pesquisas nacionais de saúde nos EUA relatou associação entre uso de tabaco sem fumaça e câncer na cavidade oral (com uma taxa de risco aproximada de 9) entre indivíduos que nunca tinham usado outras formas de tabaco. Variação no risco relatado pode ser influenciada pela metodologia do estudo, bem como pelos tipos de tabaco sem fumaça utilizados. Uma metanálise recente de estudos de várias regiões do mundo relatou que o risco de câncer oral entre os usuários de produtos *betel quid* pode ser mais que o dobro em comparação aos usuários de rapé oral. Nos EUA, estudos sugerem menor risco associado ao rapé úmido e ao mascar tabaco, e um risco mais elevado associado ao rapé seco. Esse aparente aumento do risco associado ao rapé seco é apoiado por pesquisas clinicopatológicas que encontraram uma alteração anormal da proporção homem:mulher para carcinoma oral (> 1,0:1,5) em áreas geográficas, como o sudeste dos EUA, onde o hábito é mais popular entre as mulheres. Além disso, aproximadamente 50% de todos os cânceres orais em usuários de tabaco sem fumaça ocorrem no local onde o tabaco é habitualmente colocado.

Betel quid (paan)

O *betel quid* (ou *paan*) é uma combinação de substâncias naturais (*i. e.*, nozes-de-areca, folha de betel, hidróxido de cálcio e, por vezes, folha de tabaco) mascadas devido a seus efeitos psicoestimulantes. A carcinogenicidade do *betel quid*, tradicionalmente, tem sido atribuída ao tabaco, embora a noz-de-areca também pareça ser carcinogênica. Além disso, substitutos de betel comercialmente liofilizados (p. ex., *pan masala* e *gutkha*) embalados em sachês tornaram-se cada vez mais populares.

O risco de câncer oral estimado por várias revisões sistemáticas e metanálises varia de cerca de 6 a 9 vezes para os usuários de *paan* e *gutkha*. Entre os usuários de *betel quid* na Ásia, o risco de desenvolver câncer bucal ao longo da vida é de incríveis 8%. Notavelmente, até 80% dos carcinomas espinocelulares orais no subcontinente indiano e Taiwan estão associados ao uso de *betel quid*. Esse hábito também está associado ao desenvolvimento de desordens epiteliais potencialmente malignas, como a leucoplasia. Cerca de 600 milhões de pessoas em todo o mundo mascam esses *quids* regularmente.

Álcool

Desde 1998, a International Agency for Research on Cancer classificou o álcool como carcinogênico para o trato aerodigestivo superior, incluindo cavidade oral, orofaringe, hipofaringe, laringe e esôfago. Em particular, o álcool em combinação com o tabaco é um fator de risco significativo para o desenvolvimento do câncer oral, com um risco relativo relatado de 15 ou mais entre os grandes consumidores de ambas as substâncias. Além disso, mesmo após o controle do uso de tabaco, estudos têm relatado risco aumentado de 2 a 14 vezes para o desenvolvimento do câncer entre indivíduos que têm o hábito de beber em excesso (frequentemente definidos como indivíduos que consomem mais de quatro bebidas alcoólicas ou aproximadamente 50 g de álcool por dia). O risco geralmente parece ser dependente da dose e do tempo.

Evidência indireta do papel do álcool no desenvolvimento do câncer oral inclui o fato de que aproximadamente um terço dos homens com câncer oral tem o hábito de beber em excesso, enquanto menos de 10% da população em geral pode ser classificada como tal. Da mesma forma, a cirrose hepática é encontrada em pelo menos 20% dos pacientes do sexo masculino com câncer oral.

O papel exato do álcool na carcinogênese oral não está bem compreendido, embora vários mecanismos tenham sido propostos. O etanol nas bebidas alcoólicas é metabolizado em acetaldeído, que é um conhecido carcinógeno. Além disso, impurezas cancerígenas – como hidrocarbonetos aromáticos policíclicos e nitrosaminas – podem estar presentes em algumas bebidas alcoólicas. Além disso, o álcool pode ajudar a solubilizar outras substâncias cancerígenas e pode aumentar a permeabilidade do epitélio oral a esses compostos. Deficiências nutricionais e imunossupressão associadas ao consumo excessivo de álcool também podem ser fatores contribuintes.

Há muito debate na literatura sobre o potencial de enxaguatórios bucais contendo álcool aumentarem o risco de câncer oral. Estudos epidemiológicos de alta qualidade são limitados, e os resultados inconsistentes entre os estudos não conseguiram estabelecer uma ligação definitiva.

Exposições ocupacionais e poluentes ambientais

Alguns estudos têm relatado risco aumentado de câncer oral em trabalhadores da indústria de produtos de madeira cronicamente expostos a certos produtos químicos, como ácido fenoxiacético. Tais trabalhadores também apresentam risco aumentado de carcinoma nasal e nasofaríngeo. Além disso, há evidências limitadas e inconsistentes para o risco elevado de câncer oral entre metalúrgicos, eletricistas, encanadores, maquinistas, pintores e outros indivíduos com exposição ocupacional a solventes ou poeira metálica.

Nas regiões de Taiwan, com uma incidência particularmente elevada de câncer oral, os pesquisadores relataram níveis elevados de poluentes de metais pesados (p. ex., níquel, cromo e arsênico) no solo agrícola, e aumento das concentrações sanguíneas de alguns desses metais em pacientes afetados.

Radiação

Os efeitos da radiação UV nos lábios são discutidos em outro local (queilite actínica, ver anteriormente). Curiosamente, vários casos epidemiológicos e outros estudos em larga escala relataram associação entre câncer de lábio e certos medicamentos anti-hipertensivos (p. ex., hidroclorotiazida, hidroclorotiazida-triantereno, nifedipino). Uma associação semelhante também foi observada em pacientes com cânceres de pele não melanoma. Embora sejam necessários mais estudos para estabelecer a causalidade direta, foi levantada a hipótese de que tais medicamentos podem atuar como fotossensibilizadores e podem potencializar o desenvolvimento de câncer de pele ou lábio induzido por UV.

Além disso, é bem conhecido que a **irradiação X** diminui a reação imunológica e produz anormalidades cromossômicas. Na verdade, a radioterapia na área de cabeça e pescoço aumenta o risco de desenvolvimento posterior de uma nova neoplasia maligna oral primária, seja um carcinoma ou sarcoma. Esse efeito é dependente da dose, mas mesmo a radioterapia de baixa dose para patologias benignas pode aumentar um pouco o risco local. Embora tenha havido controvérsia sobre se a radiografia dentária pode representar um risco aumentado de desenvolvimento de diferentes neoplasias, exames de imagem da cavidade oral não têm sido associados ao carcinoma oral.

Deficiências de vitaminas/ minerais e fatores dietéticos

A **deficiência de ferro**, especialmente a forma crônica e grave conhecida como **síndrome de Plummer-Vinson** ou **de Paterson-Kelly** (ver Capítulo 17), está associada a um risco elevado de carcinoma espinocelular do esôfago, orofaringe e região posterior da boca. As neoplasias malignas se desenvolvem mais cedo do que em pacientes sem anemia ferropriva. A deficiência de ferro pode causar prejuízo na imunidade mediada por células. Além disso, como o epitélio do trato digestivo superior tem uma superfície com relativamente alta taxa de renovação, a perda rápida de enzimas dependentes do ferro pode levar a alterações degenerativas, incluindo atrofia da mucosa e **redes esofágicas** (entrelaçamento de feixes de fibras no tecido cicatricial), com maior suscetibilidade à transformação maligna.

A **deficiência de vitamina A** produz queratinização excessiva da pele e das membranas mucosas, e os pesquisadores têm sugerido que esta vitamina pode ajudar a prevenir o pré-câncer e o câncer oral. Alguns pesquisadores acreditam que os níveis sanguíneos de retinol e a quantidade de betacaroteno ingerido na dieta são inversamente proporcionais ao risco de carcinoma espinocelular oral e da leucoplasia. A terapia a longo prazo com ácidos retinoicos e betacaroteno também foi associada à regressão de pelo menos algumas lesões leucoplásicas e a uma redução concomitante na gravidade da displasia nessas lesões.

Vários estudos epidemiológicos sugerem que a ingestão elevada de frutas e vegetais diminui o risco de vários tipos de câncer, incluindo o câncer oral. Esse achado pode estar relacionado aos efeitos protetores não apenas da vitamina A, mas também de várias outras substâncias (p. ex., vitaminas C e E, folato, flavonoides, fibra, licopeno e fitoesteróis) presentes nos vegetais. No entanto, o tabaco e o álcool podem representar fatores de confusão, pois os usuários pesados de tabaco e álcool, muitas vezes, consomem pequenas quantidades de frutas e vegetais. Ainda, estudos sugerem que gorduras animais e carne processada ou salgada podem aumentar o risco de câncer oral.

Poucos estudos têm relatado um risco aumentado de câncer oral com o consumo de mate quente (um chá de ervas consumido principalmente em partes da América do Sul e Central). Além disso, tem havido interesse nos potenciais efeitos de proteção do chá verde, café e seus polifenóis associados. No entanto, mais estudos são necessários para confirmar e explicar as propriedades carcinogênicas ou protetoras de tais bebidas.

Bactérias

O potencial de a microflora da cavidade oral contribuir à carcinogênese representa uma área crescente de investigação científica. Mecanismos propostos pelos quais as bactérias orais podem contribuem para o desenvolvimento do câncer oral incluem o seguinte: (1) produção de um microambiente inflamatório que aumenta a proliferação celular e inibe a apoptose, (2) interrupção de imunovigilância e (3) metabolismo dos carcinógenos relacionados ao tabaco e ao álcool (p. ex., conversão do etanol no carcinógeno acetaldeído). Estudos utilizando métodos tradicionais de cultura e técnicas moleculares têm sugerido associação potencial entre câncer oral e espécies de *Prevotella*, *Fusobacterium*, *P. gingivalis*, *Capnocytophaga gingivalis* e certos estreptococos. Além disso, estudos epidemiológicos têm sugerido associações com má higiene oral, condição dentária precária e doença periodontal. Mais recentemente, houve aumento nos estudos que examinam o microbioma de pacientes com câncer oral ou desordens orais potencialmente malignas. Os pesquisadores levantaram a hipótese de que mudanças na composição de comunidades microbianas complexas podem ser mais importantes que os patógenos bacterianos individuais no desenvolvimento do câncer. Embora a maioria desses estudos tenha encontrado mudanças significativas na flora bacteriana entre pacientes com a doença em comparação com os controles, há uma heterogeneidade considerável em perfis microbianos relatados em todos os estudos. Pesquisas futuras com padronização metodológica são necessárias.

Embora raramente vista hoje em dia, a sífilis terciária tem sido associada com um risco quatro vezes maior de desenvolvimento de carcinoma em dorso de língua. Este risco pode ser devido às propriedades carcinogênicas dos agentes arsenicais e outros metais pesados que eram usados para tratar a sífilis antes do advento da terapia antibiótica moderna.

Cândida

A candidíase hiperplásica (ver Capítulo 6) é frequentemente citada como uma condição potencialmente maligna oral. Como esta lesão se manifesta clinicamente como uma placa branca que não pode ser removida, também foi chamada de *leucoplasia por Candida*. Infelizmente, a distinção tanto clínica como histopatológica entre uma candidíase hiperplásica verdadeira e uma leucoplasia preexistente com candidíase sobreposta é muito difícil. Experimentalmente, algumas cepas de *C. albicans* produziram lesões hiperqueratóticas no dorso da língua de rato sem quaisquer outros fatores contribuintes. Outros estudos demonstraram que certas cepas podem produzir nitrosaminas (carcinógenos que podem ativar certos proto-oncogenes) ou podem converter etanol no carcinógeno acetaldeído. Além disso, a regulação positiva de citocinas pró-inflamatórias pode promover a proliferação celular e inibir a apoptose. Estudos recentes do microbioma oral sugerem que as interações entre bactérias complexas e comunidades fúngicas podem promover o desenvolvimento do câncer. Diminuição da diversidade e aumento da quantidade de certos fungos (como *Candida*, *Hannaella* e *Gibberrella*) podem ser vistos em pacientes com câncer oral em comparação com indivíduos saudáveis. No entanto, as evidências para a promoção da carcinogênese oral por fungos são largamente circunstanciais.

Vírus oncogênicos

Os vírus oncogênicos (produtores de tumores) podem desempenhar papel importante em uma grande variedade de cânceres. A integração viral no material genético hospedeiro pode resultar em crescimento e proliferação celular anormais. Os vírus oncogênicos podem imortalizar a célula do hospedeiro, facilitando assim a transformação maligna. No passado, adenovírus, vírus Epstein-Barr (EBV), herpes-vírus simples (HSV), papilomavírus humano (HPV) e retrovírus (p. ex., vírus da imunodeficiência humana [HIV]) foram sugeridos por desempenhar um papel no desenvolvimento do carcinoma oral. No entanto, o HPV e o HIV são os únicos ainda implicados. O HPV é discutido aqui; o carcinoma espinocelular oral no cenário da infecção pelo HIV é discutido na seção sobre imunossupressão e também no Capítulo 7.

O HPV é tradicionalmente conhecido pelo seu papel no desenvolvimento de cânceres da região anogenital (especialmente no colo uterino, mas também no ânus, na vulva, na vagina e no pênis). Além disso, nas últimas décadas, uma forte ligação entre HPV e carcinoma de orofaringe foi estabelecida, e a orofaringe suplantou o colo uterino como o local mais comum para desenvolvimento de câncer atribuível ao HPV nos EUA. A hipótese para essa mudança epidemiológica resulta de um aumento na prática de sexo oral e um declínio no uso do tabaco. Aumentos significativos na incidência de câncer de orofaringe HPV-positivos também têm sido relatados em outras nações desenvolvidas. A proporção de cânceres de orofaringe atribuíveis à infecção por HPV é estimada em aproximadamente 70% nos EUA e 40% globalmente. Em contraste, apenas um pequeno número de carcinomas da cavidade oral foi atribuído à infecção por HPV.

Os tipos de HPV de alto risco (ver anteriormente) são os mais associados à displasia e ao carcinoma espinocelular. Em particular, a detecção de HPV-16 em células epiteliais orais esfoliadas ou amostras de enxaguatórios bucais está associada a um risco quase quatro vezes maior de câncer de cavidade oral e um risco 22 vezes maior de câncer de orofaringe. Os pesquisadores têm proposto que a infecção oral persistente pelo HPV-16 e outros tipos de HPV de alto risco aumenta o risco de desenvolvimento eventual de câncer de orofaringe. O HPV-16 foi identificado em mais de 90% dos casos de carcinomas espinocelulares de orofaringe positivos para HPV. Da mesma forma, em carcinomas espinocelulares de cavidade oral HPV-positivos, o HPV-16 parece ser o tipo mais comum, embora possa haver maior diversidade de tipos de HPV de alto risco em cânceres da cavidade oral comparados aos da orofaringe. A maioria dos estudos sobre carcinomas espinocelulares de orofaringe e cavidade oral HPV-positivos foca

na detecção do HPV-16 e outros tipos de alto risco pertencentes ao gênero *Alphapapillomavirus*; no entanto, recentes pesquisas utilizando o sequenciamento de próxima geração sugeriram também um possível papel para certos *Betapapillomavirus* e tipos de *Gammapapillomavirus*.

Metanálises da literatura publicada mais recentemente estimaram a prevalência de DNA do HPV em carcinomas de células escamosas orais variando de 13 a 58%; mesmo assim, a presença de DNA do HPV não é indicativa de infecção por HPV transcricionalmente ativa e não consegue diferenciar entre infecção biologicamente relevante *versus* efeito *bystander*. Em vez disso, a detecção de mRNA de HPV E6/E7 de alto risco é considerada a melhor evidência da infecção pelo HPV como causa provável do desenvolvimento do carcinoma. Os principais mecanismos pelos quais se acredita que o HPV contribua à carcinogênese estão ligados a produtos dos oncogenes virais E6 e E7: (1) a proteína E6 promove a degradação da proteína supressora de tumor p53 e (2) E7 aumenta a degradação da proteína supressora de tumor pRb, que leva à regulação positiva de p16 e à regulação negativa de ciclina D1. Usando ensaios para DNA de HPV de alto risco e mRNA de E6/E7, um estudo retrospectivo multicêntrico na América do Norte relatou que apenas 6% dos carcinomas espinocelulares da cavidade oral analisados podem ser atribuídos à infecção por HPV. Da mesma forma, um estudo em larga escala de amostras arquivadas de 29 países utilizando ensaios para DNA de HPV de alto risco e mRNA de E6 ou p16 relatou que a fração atribuível ao HPV para cânceres de cavidade oral seja de aproximadamente 4%. Além disso, de acordo com uma metanálise de 44 países utilizando tais ensaios, aproximadamente 16% dos carcinomas espinocelulares da cavidade oral podem ser atribuídos à infecção por HPV. No geral, em contraste com os cânceres da orofaringe, apenas um pequeno número de casos de cânceres da cavidade oral parece estar relacionado ao HPV.

Os perfis de risco característicos para pacientes nos EUA com carcinoma espinocelular da orofaringe positivo para HPV *versus* negativo para HPV apresentam algumas semelhanças, mas também diferenças significantes. Em ambos os grupos de pacientes, há uma predileção pelo sexo masculino. No entanto, em comparação com casos negativos para HPV, casos positivos apresentam maior predileção por indivíduos brancos e indivíduos de nível socioeconômico mais elevado. Durante o início dos anos 2000, o carcinoma espinocelular de orofaringe HPV-positivo foi caracterizado como uma doença acometendo principalmente indivíduos de meia-idade, com média de idade mais jovem no momento do diagnóstico, em comparação com o grupo HPV-negativo. No entanto, desde aquela época, a idade média no momento do diagnóstico do câncer de orofaringe tem aumentado; acredita-se que essa tendência de envelhecimento seja impulsionada preferencialmente por grupos HPV-positivos, embora alguns pesquisadores tenham proposto que ambos os grupos podem estar envelhecendo. Além disso, uma mudança contínua em direção a uma população mais idosa de pacientes com câncer de orofaringe positivos para HPV foi prevista nas próximas duas décadas, com base na baixa cobertura vacinal contra HPV em coortes mais velhas. Comparado com tumores HPV-negativos, tumores HPV-positivos são mais fortemente associados a certos parâmetros do comportamento sexual (p. ex., aumento do número de parceiros sexuais ao longo da vida, idade precoce no início da vida sexual, aumento da intensidade da exposição sexual oral [medido por anos de vida sexual ativa, ou pelo número de parceiros sexuais por 10 anos desde o início da vida sexual]). Além disso, entre indivíduos que não usam tabaco ou álcool, o carcinoma HPV-positivo é mais prevalente que o HPV-negativo. No entanto, pacientes com carcinoma espinocelular orofaríngeo HPV-positivo geralmente têm algum histórico de uso de tabaco e álcool, e recentes estudos de base populacional nos EUA demonstraram número de casos significativamente maior de cânceres de orofaringe positivos para HPV entre fumantes do que naqueles que nunca fumaram.

As razões subjacentes à marcada predileção do carcinoma espinocelular de orofaringe HPV-positivo pelas tonsilas palatinas e linguais são incertas. No entanto, explicações propostas incluem: (1) o epitélio reticular especializado que reveste as criptas tonsilares representa uma zona de fraqueza, com uma membrana basal descontínua permissiva à infecção viral e à invasão tumoral; (2) as invaginações profundas das criptas tonsilares atuam como reservatório de patógenos (incluindo HPV); e (3) a diminuição da resposta das células T (devido à ligação de PD-L1 nas células epiteliais ao receptor PD-1 nas células T) protege as tonsilas da estimulação antigênica crônica, mas também favorece a persistência viral e o desenvolvimento do câncer.

Imunossupressão

A imunossupressão pode desempenhar um papel no desenvolvimento de pelo menos algumas neoplasias malignas do trato aerodigestivo superior. Sem vigilância e ataque imunológico eficazes, pensa-se que as células malignas não podem ser reconhecidas e destruídas em uma fase inicial. Pessoas com infecção pelo HIV e aqueles que estão sob terapia imunossupressora para neoplasias malignas ou transplante de órgãos apresentam risco aumentado para o desenvolvimento do carcinoma espinocelular oral e outras neoplasias malignas de cabeça e pescoço, especialmente quando o tabagismo e o uso abusivo de álcool estão presentes.

Oncogenes e genes supressores de tumor

A base molecular da carcinogênese envolve mutações ou mudanças epigenéticas em duas grandes classes de genes: proto-oncogenes e genes supressores de tumor. Proto-oncogenes podem ser transformados em oncogenes ativados por agentes ambientais (p. ex., vírus, irradiação e carcinógenos químicos) ou alterações herdadas. Oncogenes ativados promovem divisão celular e estão envolvidos na iniciação e progressão de uma ampla variedade de neoplasias malignas. Genes supressores de tumor, por outro lado, inibem a divisão celular e, indiretamente, permitem a produção de neoplasias malignas quando eles se tornam inativados ou mutados.

Tradicionalmente, a maioria dos autores propõe que o acúmulo sequencial de diversas mutações genéticas é necessário antes que uma célula expresse um fenótipo maligno. Por outro lado, com base em análises recentes do transcriptoma, número de cópias e/ou sequenciamento ultraprofundo, alguns pesquisadores detectaram resultados bastante aleatórios nas alterações moleculares em lesões potencialmente malignas orais. Estudos adicionais são necessários para conciliar tais descobertas.

As mutações genéticas comumente identificadas em carcinomas espinocelulares de cabeça e pescoço incluem anormalidades nos oncogenes *RAS*, *MYC*, *EGFR* e *PIK3CA* e nos genes supressores de tumor *TP53*, *RB1*, *CDKN2A* e *E-caderina*. Mutações também podem ser observadas em genes que funcionam como oncogenes e genes supressores de tumor (p. ex., *FAT1*, *NOTCH1*). Alterações genéticas podem resultar em desregulação de várias vias (p. ex., aquelas que envolvem Wnt/betacatenina, PI3K/Akt/mTOR, JAK/STAT, RAS/RAF/MAPK e TGF-beta) importantes para as principais funções (p. ex., controle do ciclo celular, proliferação e sobrevivência celular). Carcinomas espinocelulares de cabeça e pescoço associados com uso de tabaco e álcool geralmente apresentam *TP53* mutado, superexpressão de pRb (codificado pelo RB1), diminuição da expressão de p16 (codificado pela CDKN2A) e amplificação do 3q26/28 e 11q13/22. Em contraste, os casos associados ao HPV normalmente exibem expressão de *TP53* do tipo selvagem, baixos níveis de pRb e níveis aumentados de p16. Alterações adicionais que tendem a ser encontradas em tumores HPV-positivos incluem aquelas envolvendo *PIK3CA*, *TRAF3*, *E2F1*, genes relacionados ao sistema imunológico (p. ex., *HLA-A/B*) e genes que codificam FGF e as proteínas sinalizadoras JAK/STAT.

Trauma ou irritação crônica

O papel potencial do trauma ou irritação crônicos na promoção do câncer oral é controverso. Queratoses friccionais (ver anteriormente), dentes quebrados ou afiados e o uso de próteses totais não estão associados a um risco significativamente aumentado de câncer. No entanto, alguns estudos relataram um risco acentuadamente aumentado de câncer da cavidade oral entre indivíduos com próteses totais mal adaptadas (razão de chances estimada de 3,9) – mesmo depois de controlar os fatores de confusão, como uso de tabaco, álcool e *betel quid*. Não está claro se esse risco aumentado pode refletir a influência dos efeitos diretos de um ambiente inflamatório (com oxidação associada a estresse) ou, possivelmente, microbiota alterada na promoção da carcinogênese. Alternativamente, esse risco aparente pode resultar da diminuição das oportunidades de detecção clínica das desordens orais potencialmente malignas devido ao infrequente atendimento odontológico profissional.

Características clínicas e radiográficas

Carcinoma da cavidade oral

Indivíduos com carcinoma espinocelular da cavidade oral são, em sua maioria, homens mais velhos que tiveram consciência da lesão 4 a 8 meses antes de procurar ajuda profissional (8 a 24 meses entre grupos socioeconômicos mais baixos). Durante a fase inicial de crescimento, a sensibilidade dolorosa é mínima, o que pode explicar o atraso na busca por atendimento profissional. Se o profissional de saúde não suspeita de uma lesão maligna, semanas ou meses podem decorrer antes que uma biopsia seja realizada. O carcinoma espinocelular da cavidade oral tem uma apresentação clínica variada, incluindo as seguintes:

- Exofítica (aumento de volume; vegetante, papilífera e verruciforme)
- Endofítica (invasiva, escavada e ulcerada)
- Leucoplásica (mancha branca) (Figura 10.100)
- Eritroplásica (mancha vermelha)
- Eritroleucoplásica (mancha vermelha e branca combinadas) (Figura 10.101).

Os exemplos *leucoplásicos* e *eritroplásicos* são provavelmente casos iniciais que ainda não produziram aumento de volume ou ulceração, e as características clínicas são idênticas às descritas para leucoplasia e eritroplasia (ver anteriormente).

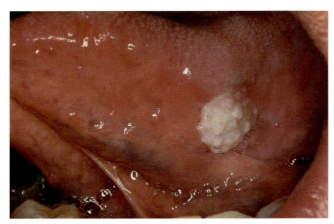

Figura 10.100 Carcinoma espinocelular. Lesão leucoplásica com superfície granular na região ventrolateral esquerda da língua. (Cortesia do Dr. Larry Cunningham.)

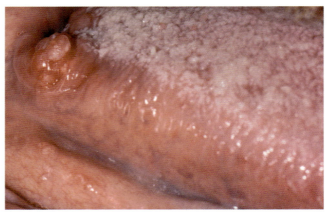

Figura 10.102 Carcinoma espinocelular. Uma lesão exofítica em borda posterolateral da língua demonstra superfície nodular e mínima produção de queratina superficial. É indolor e endurecida.

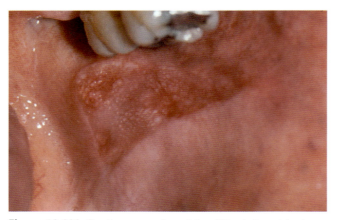

Figura 10.101 Carcinoma espinocelular. Eritroplasia salpicada na mucosa jugal posterior esquerda. Exame citológico negativo para atipia epitelial, mas a biopsia incisional revelou carcinoma espinocelular invasivo. (De Chi AC, Ravenel MC: AAOMP case challenge: a "speckled" lesion, *J Contemp Dent* Pract 6:168-172, 2005.)

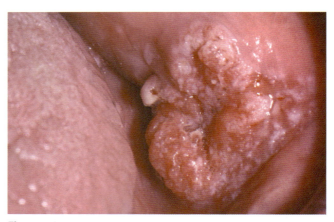

Figura 10.103 Carcinoma espinocelular. Uma lesão exofítica na mucosa jugal mostra uma superfície rugosa e irregular com áreas de eritema, mescladas com pequenas áreas brancas de queratina. A ulceração superficial é evidente.

Uma lesão *exofítica* normalmente tem uma superfície irregular, vegetante, papilífera ou verruciforme, e sua cor pode variar de normal a branca ou vermelha, dependendo da quantidade de queratina e vascularização (Figuras 10.102 e 10.103). A superfície é frequentemente ulcerada e a lesão parece dura (**endurecida**) à palpação (Figura 10.104).

O padrão de crescimento *endofítico* tem uma área central deprimida, de formato irregular, ulcerada, com borda elevada, ao redor de mucosa rosada, vermelha ou branca (Figura 10.105). A borda elevada resulta da invasão do tumor para baixo e lateralmente sob o epitélio adjacente. Granulomas traumáticos, infecções fúngicas profundas, tuberculose, sífilis terciária e lesões orais da granulomatose com poliangiite (granulomatose de Wegener) ou doença de Crohn podem apresentar um quadro clínico semelhante.

A destruição do osso subjacente, quando presente, pode ser dolorosa ou completamente indolor; aparece nas radiografias como uma área radiolucente "roída por traças", com margens mal definidas ou irregulares (uma aparência semelhante à osteomielite) (Figura 10.106). A invasão perineural pode causar parestesia.

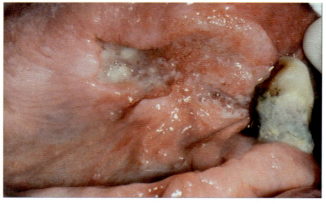

Figura 10.104 Carcinoma espinocelular. Lesão ulcerada crônica na superfície ventral direita da língua. A margem anterior, elevada, mostrou-se endurecida à palpação.

Carcinoma do vermelhão do lábio

O carcinoma do vermelhão do lábio normalmente é encontrado em pessoas de pele clara e que relatam exposição crônica à radiação UV do sol. Setenta por cento dos indivíduos afetados exercem ocupações que envolvem atividades ao ar livre. Geralmente está

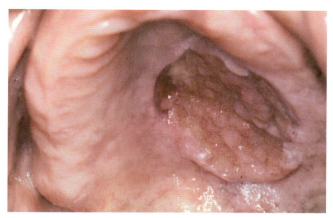

Figura 10.105 Carcinoma espinocelular. Lesão ulcerada ou endofítica no palato duro demonstra bordas elevadas e um leito de úlcera necrótico. Este câncer era assintomático, embora tivesse destruído parcialmente o osso palatino subjacente.

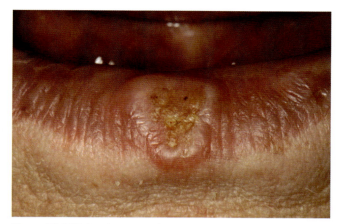

Figura 10.107 Carcinoma espinocelular. Nódulo ulcerado e crostoso no vermelhão do lábio inferior. Os fatores de risco neste paciente foram exposição solar e imunossupressão devido ao transplante de medula óssea.

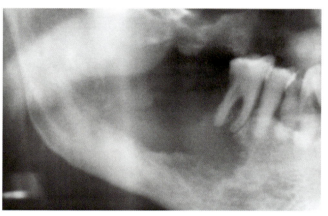

Figura 10.106 Carcinoma espinocelular. O envolvimento ósseo é caracterizado por uma radiolucência irregular, "roída por traças", com margens irregulares – um aspecto semelhante ao da osteomielite.

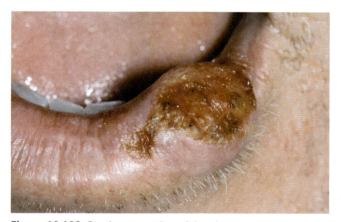

Figura 10.108 Carcinoma espinocelular. Aumento de volume ulcerado no vermelhão do lábio inferior.

associada à **queilite actínica** (ver anteriormente) e pode surgir no local em que o paciente mantém um cigarro, charuto ou cachimbo. Quase 90% das lesões estão localizadas no lábio inferior.

O típico carcinoma do vermelhão se manifesta como uma ulceração endurecida, crostosa, exsudativa, assintomática, que geralmente tem menos de 1 cm no seu maior diâmetro no momento do diagnóstico (Figuras 10.107 e 10.108). Essa neoplasia geralmente cresce lentamente, e a maioria dos pacientes está ciente de um "problema" na área por 12 a 16 meses antes do diagnóstico. A metástase é um evento tardio; no momento do diagnóstico, menos de 10% dos pacientes apresentam metástases em linfonodos, geralmente na região submentoniana. A invasão perineural pode resultar em extensão do tumor para a mandíbula através do forame mentoniano. Embora esse tumor normalmente seja diagnosticado e tratado em um estágio inicial, a negligência do paciente pode resultar em considerável destruição do tecido normal (Figura 10.109).

Carcinoma intraoral

Nos EUA, os locais mais comuns para o carcinoma intraoral são a língua (geralmente região posterolateral e superfícies ventrais) e assoalho de boca. Outros locais de acometimento (em ordem

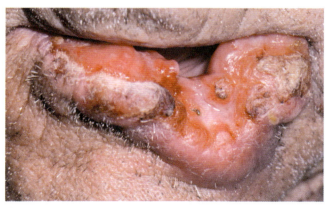

Figura 10.109 Carcinoma espinocelular. A negligência do paciente pode resultar em envolvimento extenso, mesmo em um local facilmente visível, como o vermelhão do lábio. Essa lesão ulcerativa do lábio inferior estava presente por mais de 1 ano antes do diagnóstico.

decrescente de frequência) são as mucosas gengival/alveolar, mucosa jugal, mucosa labial e palato duro.

O carcinoma da língua é responsável por mais de 50% dos cânceres intraorais nos EUA (Figura 10.110). Dois terços dos carcinomas linguais aparecem como tumores endurecidos e assintomáticos ou úlceras na borda lateral posterior; 20% ocorrem na borda lateral anterior ou superfícies ventrais; e apenas 4% ocorrem no dorso. Por motivos desconhecidos, a língua representa um local cada vez mais comum de acometimento em pacientes jovens.

De todos os carcinomas intraorais, as lesões do assoalho da boca são as mais prováveis de surgir a partir de uma leucoplasia ou eritroplasia preexistentes (Figura 10.111). O assoalho da boca também representa o local do câncer de boca mais frequentemente associado ao desenvolvimento de uma segunda malignidade primária, seja em outro local do trato aerodigestivo ou em um órgão distante. Carcinomas do assoalho de boca surgem mais frequentemente na região da linha média perto do freio.

Os carcinomas gengivais e alveolares são geralmente assintomáticos e surgem mais frequentemente na mucosa queratinizada da região posterior da mandíbula (Figura 10.112). Curiosamente, entre os carcinomas intraorais, as lesões gengivais são menos associadas ao tabaco e têm maior predileção pelo sexo feminino. Carcinomas gengivais e alveolares têm propensão especial para mimetizar lesões inflamatórias e reativas benignas comuns, tais como granuloma piogênico, gengivite (Figura 10.113), doença periodontal e peri-implantite. Tumores gengivais, muitas vezes, destroem o osso subjacente e causam mobilidade dentária. A lesão pode passar despercebida até após a extração do dente, quando prolifera para fora do alvéolo imitando o tecido de granulação hiperplásico de uma epúlide granulomatosa (ver Capítulo 12).

Os cânceres que se desenvolvem em uma área edêntula podem "envolver" a borda de uma prótese total se assemelhando à hiperplasia fibrosa inflamatória (epúlide fissurada) (Figura 10.114). Tumores do rebordo alveolar maxilar podem se estender até o palato duro. Alguns estudos sugerem que carcinomas envolvendo

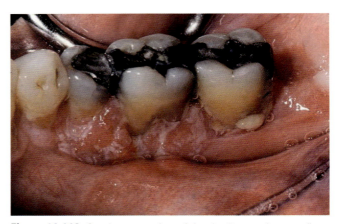

Figura 10.112 Carcinoma espinocelular. Lesão granular vermelha e branca na gengiva lingual posterior da mandíbula.

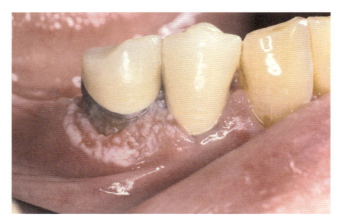

Figura 10.113 Carcinoma espinocelular. Uma alteração superficial inócua da gengiva, com superfície pedregosa, foi interpretada como inflamatória até o desenvolvimento de queratoses brancas multifocais.

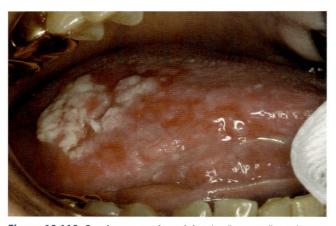

Figura 10.110 Carcinoma espinocelular. Lesão vermelha e branca difusa na borda lateral posterior da língua.

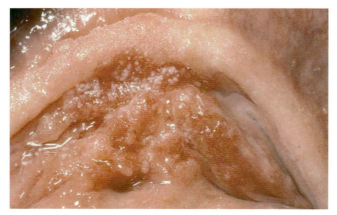

Figura 10.111 Carcinoma espinocelular. Lesão granular vermelha e branca na região anterior do assoalho de boca.

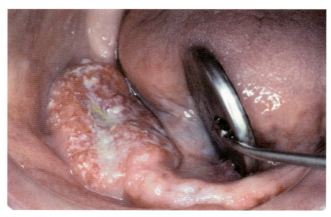

Figura 10.114 Carcinoma espinocelular. Uma lesão exofítica com superfície irregular e pedregosa. Há indentação linear ao longo da região vestibular, resultado da pressão da prótese inferior do paciente. O osso alveolar subjacente foi destruído.

a mucosa maxilar podem ser mais agressivos do que se supunha anteriormente, com aproximadamente 30% dos casos apresentando metástase oculta em linfonodos cervicais.

Da mesma maneira, alguns pesquisadores sugerem que os carcinomas de mucosa jugal podem ser mais agressivos do que se suspeitava anteriormente, com taxas de recorrência locorregional relatadas variando de 30 a 80%. A mucosa jugal é um local especialmente comum para o carcinoma intraoral em regiões do mundo onde o uso de *betel quid* é prevalente.

Carcinomas do trígono retromolar podem se espalhar para numerosas estruturas adjacentes, incluindo orofaringe, mucosa jugal, rebordo alveolar e rafe pterigomandibular (Figura 10.115). A invasão da rafe pterigomandibular pode levar ao envolvimento da base do crânio, espaço mastigatório e assoalho de boca.

Carcinoma orofaríngeo

O carcinoma orofaríngeo acomete a parede posterior do palato mole, região das tonsilas palatinas (ou seja, tonsilas palatinas, fossa tonsilar e pilares) e base da língua (incluindo as tonsilas linguais). Em particular, as tonsilas palatinas e a base da língua são os locais favoritos para os tumores HPV-positivos, e a maioria dos carcinomas de orofaringe nos EUA atualmente é atribuída à infecção por HPV (Figura 10.116 A).

Os carcinomas de orofaringe podem se manifestar como uma placa eritematosa, aumento de volume ulcerado ou sensação de plenitude na parte de trás da garganta. Lesões pequenas nas criptas tonsilares podem não ser clinicamente visíveis. Muitos pacientes apresentam sintomas mínimos no momento de diagnóstico. Carcinomas de orofaringe positivos para HPV tendem a metastatizar relativamente cedo, e não é incomum que pacientes tenham uma lesão primária pequena, clinicamente evidente ou um tumor oculto, mas com metástase cervical proeminente (Figura 10.117).

Entre os pacientes com carcinoma HPV-positivo, as queixas mais comuns na apresentação inicial são de aumento de volume cervical seguido de dor de garganta e **disfagia** (dificuldade em engolir). Em contraste, entre pacientes com carcinoma HPV-negativo, as queixas mais comuns são dor de garganta seguida por disfagia e aumento de volume cervical. Outras descobertas possíveis em pacientes com câncer de orofaringe podem incluir *globus* **faríngeo** (sensação de caroço) e **odinofagia** (dor ao engolir). A dor pode ser surda ou aguda e frequentemente é referida ao ouvido.

Metástase

A metástase do carcinoma espinocelular oral ocorre, em grande parte, por via linfática para os linfonodos cervicais. Com base na localização anatômica, os linfonodos cervicais

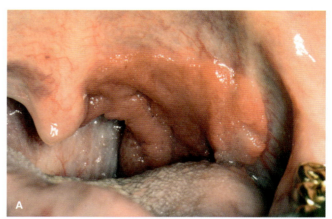

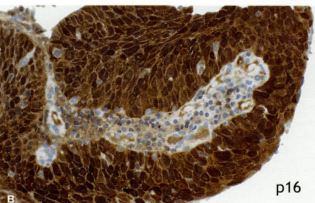

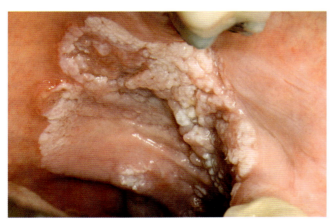

Figura 10.115 Carcinoma espinocelular. Carcinoma do trígono retromolar com extensão para a orofaringe (incluindo palato mole e pilar anterior). A leucoplasia associada também se estende anteriormente ao longo da mucosa jugal.

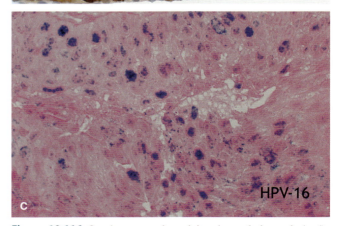

Figura 10.116 Carcinoma espinocelular de orofaringe. A. Lesão eritroplásica grande envolvendo o palato mole esquerdo e a região tonsilar. **B.** A imuno-histoquímica mostrou marcação positiva para p16, que é um marcador de infecção transcricionalmente ativa por papilomavírus humano (HPV) de alto risco entre os carcinomas espinocelulares de orofaringe. **C.** Hibridização *in situ* (ISH) demonstra a presença intranuclear de DNA do HPV-16.

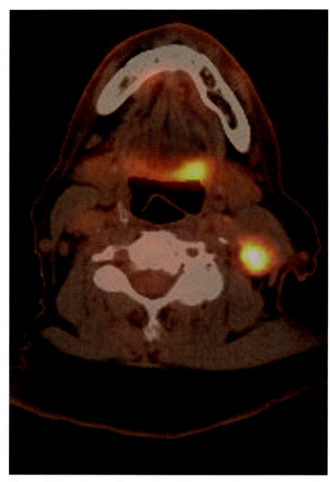

Figura 10.117 Carcinoma espinocelular de orofaringe com metástase regional. Tomografia computadorizada por emissão de pósitrons (PET/CT) de um paciente com carcinoma espinocelular de orofaringe positivo para papilomavírus. As imagens destacam um tumor primário relativamente pequeno (T1) na base da língua/região tonsilar e uma metástase em linfonodo cervical proeminente na lateral do pescoço. (Cortesia do Dr. Terry Day).

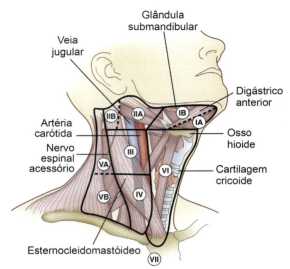

Figura 10.118 Carcinoma espinocelular, locais potenciais para metástase em linfonodo cervical. O diagrama mostra níveis de linfonodos no pescoço onde metástases podem ser encontradas:
I. Linfonodos submentuais/submandibulares.
   IA. Linfonodos submentuais.
   IB. Linfonodos submandibulares.
II. Linfonodos jugulares superiores.
   IIA. Anterior (medial) ao plano vertical definido pelo nervo acessório vertebral.
   IIB. Posterior (lateral) ao plano vertical definido pelo nervo acessório vertebral.
III. Linfonodos jugulares médios.
IV. Linfonodos jugulares inferiores.
V. Linfonodos do trígono posterior.
   VA. Linfonodos superiores que se estendem da base do crânio até a parte inferior da cartilagem cricoide.
   VB. Linfonodos inferiores que se estendem da parte inferior da cartilagem cricoide até a clavícula.
VI. Linfonodos do compartimento anterior (central).
VII. Linfonodos mediastinais superiores.
(De Thyroid. In Townsend CM, Daniel Beauchamp R, Mark Evers B, Mattox KL, Sabiston DC, editors: *Sabiston textbook of surgery: the biological basis of modern surgical practice*, 2022, Elsevier, pp 159-169.)

são divididos em sete níveis, conforme mostrado na Figura 10.118. A metástase regional é mais frequentemente ipsilateral do que contralateral ou bilateral. Os carcinomas de cavidade oral mais frequentemente metastatizam para os linfonodos nos níveis I a III. Os carcinomas de orofaringe tendem a metastatizar para os linfonodos nos níveis II e III. O envolvimento de outros grupos de linfonodos cervicais é possível também; além disso, os tumores orofaríngeos podem metastatizar para os linfonodos retrofaríngeos.

Ao exame clínico, um linfonodo cervical que contém um carcinoma metastático é geralmente de firme a duro como pedra, indolor e aumentado (Figura 10.119). Se as células malignas perfurarem a cápsula do linfonodo e invadirem os tecidos circundantes, então o linfonodo parecerá "fixo" ou não será facilmente móvel. A **extensão extranodal** (tumor metastático presente dentro dos limites do linfonodo e estendendo-se através da cápsula para o tecido conjuntivo circunjacente, com ou sem reação estromal associada) é um fator prognóstico adverso para carcinomas intraorais e do vermelhão do lábio. Essa característica está incorporada aos sistemas de classificação de estadiamento (ver a próxima seção) para esses tumores.

Metástases a distância também podem ocorrer – especialmente para os pulmões, fígado e ossos. Curiosamente, estudos recentes observaram que carcinomas de orofaringe positivos para HPV pós-tratamento ocasionalmente metastatizam para locais distantes atípicos (p. ex., rins, pele, músculo esquelético, linfonodos axilares).

A metástase não é um evento precoce para os carcinomas de cavidade oral. No entanto, devido ao atraso no diagnóstico, aproximadamente 20 a 30% dos pacientes apresentam metástases cervicais evidentes no diagnóstico (60% em relatos de centros médicos de atenção terciária). Em contraste, os tumores da orofaringe são propensos a metástases precoces, com mais de 50% das pessoas afetadas exibindo metástase linfonodal e 10% exibindo metástase a distância ao diagnóstico. Além disso, em aproximadamente 10 a 40% dos pacientes com carcinoma oral e orofaríngeo que se apresentam sem metástase cervical aparente, descobre-se, posteriormente, que apresentavam metástase *oculta* em linfonodo (subclínica).

Estadiamento

O sistema *tumor-linfonodo-metástase* (*TNM*) é usado para o **estadiamento**, ou para descrever a extensão do câncer no corpo. O estadiamento é essencial para orientar o tratamento do

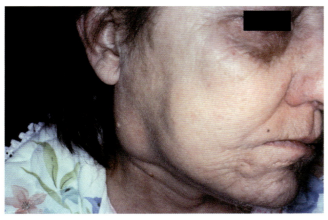

Figura 10.119 Carcinoma espinocelular. Metástases nos linfonodos cervicais apresentam-se como aumentos firmes e indolores como vistos nesta paciente com metástase em um linfonodo jugular superior proveniente de um carcinoma da região posterolateral da língua.

paciente e determinar o prognóstico. O sistema TNM inclui três parâmetros básicos:

1. T – Tamanho do tumor primário, em centímetros.
2. N – Envolvimento de linfonodos regionais.
3. M – Metástase a distância.

O *estadiamento clínico* tem como base informações obtidas a partir de procedimentos (p. ex., exame físico, exames de imagem e biopsia incisional) realizados antes do tratamento definitivo inicial de um câncer, enquanto *o estadiamento patológico* pode ser determinado após informações adicionais obtidas do exame anatomopatológico de um tumor primário ressecado cirurgicamente e linfonodos regionais. As Tabelas 10.2 a 10.7 resumem o sistema de classificação e estadiamento tumor-linfonodo-metástase (TNM) e grupos de estágios prognósticos correspondentes para os carcinomas da cavidade oral (incluindo a mucosa labial intraoral), cabeça e pele do pescoço (incluindo o vermelhão do lábio) e orofaringe. Em geral, quanto maior for o estágio, pior

Tabela 10.2 Sistema de estadiamento tumor-linfonodo-metástase (TNM) para carcinoma da cavidade oral (incluindo mucosa labial).

	Tumor primário (T)
TX	Tumor primário não pode ser avaliado
Tis	Carcinoma *in situ*
T1	Tumor de 2 cm ou menos, com profundidade de invasão (PDI) não superior a 5 mm
T2	Tumor de 2 cm ou menos, com PDI maior que 5 mm, mas não superior a 10 mm ou tumor maior que 2 cm, mas não superior a 4 cm, com PDI não superior a 10 mm
T3	Tumor maior que 2 cm, mas não maior que 4 cm, com PDI maior que 10 mm ou tumor maior que 4 cm, com PDI não maior que 10 mm
T4a	Doença local moderadamente avançada: Tumor maior que 4 cm, com PDI maior que 10 mm *ou* tumor que invade apenas estruturas adjacentes (p. ex., invade osso cortical da mandíbula ou maxila, ou envolve o seio maxilar ou a pele da face) *Nota*: A erosão superficial do osso ou do alvéolo dentário por carcinoma primário de gengiva não é suficiente para classificá-lo como um tumor T4
T4b	Doença local muito avançada: Tumor invade o espaço mastigatório, as placas pterigoides ou a base do crânio e/ou envolve a artéria carótida interna
	Envolvimento clínico de linfonodos regionais (Nc)*
NX	Os linfonodos regionais não podem ser avaliados
N0	Nenhuma metástase para linfonodo regional
N1	Metástase em um único linfonodo ipsilateral com 3 cm ou menos em seu maior diâmetro, e extensão extranodal (EEN) negativa
N2	Metástase em linfonodo único ipsilateral, maior que 3 cm, mas não superior a 6 cm em seu maior diâmetro, e EEN negativa; *ou* metástases em múltiplos linfonodos ipsilaterais, nenhum com mais de 6 cm em seu maior diâmetro, e EEN negativa; *ou* metástases em linfonodos bilaterais ou contralaterais, nenhum com mais de 6 cm em seu maior diâmetros, e EEN negativa
N2a	Metástase em linfonodo único ipsilateral, com mais de 3 cm, mas não mais que 6 cm em seu maior diâmetro, e EEN negativa
N2b	Metástases em múltiplos linfonodos ipsilaterais, nenhum com mais de 6 cm em seu maior diâmetro, e EEN negativa
N2c	Metástases em linfonodos bilaterais ou contralaterais, nenhuma com mais de 6 cm em seu maior diâmetros, e EEN negativa
N3	Metástase em linfonodo com mais de 6 cm em seu maior diâmetro e EEN negativa; *ou* metástase em qual(is)quer linfonodo(s) e EEN clinicamente evidente
N3a	Metástase em linfonodo com mais de 6 cm em seu maior diâmetro e EEN negativa
N3b	Metástase em qual(is)quer linfonodo(s) e EEN clinicamente evidente
	Metástases a distância (M)
M0	Ausência de metástases a distância
M1	Metástases a distância

PDI, profundidade de invasão; EEN, extensão extranodal. *Nota: Uma designação de "U" ou "L" pode ser usada para qualquer categoria N para indicar metástase acima da borda inferior da cricoide (U) ou abaixo da borda inferior da cricoide (L). (De Lip and Oral Cavity. In Edge SB, Byrd DR, Compton CC et al., editors, *AJCC Cancer Staging Manual*, ed 7, New York, 2010, Springer, pp 29-40; Pharynx. In Edge SB, Byrd DR, Compton CC et al., editors, *AJCC Cancer Staging Manual*, ed 7, New York, 2010, Springer, pp 41-56.)

402 CAPÍTULO 10 Patologia Epitelial

Tabela 10.3 Estadiamento tumor-linfonodo-metástase (TNM) para carcinoma cutâneo da região de cabeça e pescoço (incluindo carcinoma do vermelhão do lábio).

Tumor primário (T)

TX	Tumor primário não pode ser avaliado
Tis	Carcinoma *in situ*
T1	Tumor com 2 cm ou menos em seu maior diâmetro
T2	Tumor com mais de 2 cm, mas não mais que 4 cm em seu maior diâmetro
T3	Tumor com mais de 4 cm em seu maior diâmetro *ou* pequena invasão óssea *ou* invasão perineural* *ou* invasão profunda**
T4	Tumor com invasão macroscópica do osso cortical/medula, invasão da base do crânio e/ou invasão de forames da base do crânio
T4a	Tumor com invasão macroscópica do osso cortical/medula
T4b	Tumor com invasão da base do crânio e/ou invasão de forames da base do crânio

Envolvimento clínico de linfonodos regionais (Nc)***

NX	Os linfonodos regionais não podem ser avaliados
N0	Sem metástase em linfonodos regionais
N1	Metástase em linfonodo único ipsilateral, com 3 cm ou menos em seu maior diâmetro, e EEN negativa
N2	Metástase em linfonodo único ipsilateral, maior que 3 cm, mas não maior que 6 cm em seu maior diâmetro, e EEN negativa; *ou* metástases em múltiplos linfonodos ipsilaterais, nenhum com mais de 6 cm em seu maior diâmetro, e EEN negativa; *ou* metástases em linfonodos bilaterais ou contralaterais, nenhum com mais de 6 cm em seu maior diâmetro e EEN negativa
N2a	Metástase em linfonodo único ipsilateral, com mais de 3 cm, mas não mais de 6 cm em seu maior diâmetro, e EEN negativa
N2b	Metástases em múltiplos linfonodos ipsilaterais, nenhum com mais de 6 cm em seu maior diâmetro, e EEN negativa
N2c	Metástases em linfonodos bilaterais ou contralaterais, nenhuma com mais de 6 cm em seu maior diâmetro e EEN negativa
N3	Metástase em linfonodo com mais de 6 cm em seu maior diâmetro e EEN negativa; *ou* metástase em qual(is)quer linfonodo(s) e EEN evidente clinicamente
N3a	Metástase em linfonodo com mais de 6 cm em seu maior diâmetro e EEN negativa
N3b	Metástase em qual(is)quer linfonodo(s) e EEN clinicamente evidente

Metástases a distância

M0	Ausência de metástases a distância
M1	Metástases a distância presente

EEN, extensão extranodal. *A invasão perineural para classificação T3 é definida como células tumorais dentro da bainha de um nervo situado mais profundamente na derme ou medindo 0,1 mm ou mais em seu calibre, ou apresentando envolvimento clínico ou radiográfico sem invasão ou transgressão da base do crânio. **Invasão profunda é definida como invasão além da gordura subcutânea ou apresentando medida da camada granular do epitélio normal adjacente até a base do tumor maior que 6 mm. ***Nota: Uma designação "U" ou "L" pode ser usada para qualquer categoria N para indicar metástase acima da borda inferior da cricoide (U) ou abaixo da borda inferior da cricoide (L). (De Califano JA, Lydiatt WM, Nehal KS et al.: Cutaneous carcinoma of the head and neck. In Amin MB, Edge SB, Greene FL et al., editors, *AJCC cancer staging manual*, ed 8, Chicago, 2018, American College of Surgeons, pp. 171-181.)

o prognóstico. Em outras palavras, uma lesão em estágio IV está associada a um prognóstico muito pior do que uma lesão em estágio I. Observe que diferentes sistemas de classificação e estadiamento TNM são utilizados para carcinomas de orofaringe associados ao HPV e carcinomas de orofaringe não associados ao HPV (ver seção "Características histopatológicas" para uma discussão sobre marcação imuno-histoquímica de p16 na determinação do *status* do HPV, e ver seção sobre tratamento e prognóstico para uma discussão sobre o *status* do HPV como um fator prognóstico-chave para carcinoma de orofaringe). Para carcinomas da cavidade oral, a categoria T também é baseada no tamanho do tumor primário, assim como *profundidade de invasão* (conforme determinado microscopicamente pela medida da distância do nível da membrana basal do epitélio superficial normal adjacente até o ponto mais profundo de invasão tumoral).

O *estadiamento resumido* (ou *SEER*) representa um sistema simplificado frequentemente utilizado para registros de tumores. Este sistema de estadiamento usa categorias básicas para descrever a disseminação do tumor (incluindo disseminação local, regional e a distância). A Tabela 10.8 mostra as taxas de sobrevivência pelo estadiamento SEER para pacientes com câncer da cavidade oral e faringe nos EUA.

CAPÍTULO 10 Patologia Epitelial

Tabela 10.4 Estadiamento tumor-linfonodo-metástase (TNM) para carcinoma de orofaringe associado ao HPV (p16-positivo).

Tumor primário (T)

T0	Tumor primário não identificado
T1	Tumor com 2 cm ou menos em seu maior diâmetro
T2	Tumor com mais de 2 cm, mas não maior que 4 cm em seu maior diâmetro
T3	Tumor com mais de 4 cm em seu maior diâmetro *ou* extensão à superfície lingual da epiglote
T4	Doença local moderadamente avançada: tumor invade laringe, músculo extrínseco da língua, pterigóideo medial, palato duro, mandíbula ou além

Envolvimento clínico de linfonodos regionais (Nc)

NX	Os linfonodos regionais não podem ser avaliados
N0	Sem metástase em linfonodos regionais
N1	Metástase em um ou mais linfonodos ipsilaterais, nenhum maior que 6 cm
N2	Metástase em linfonodos contralaterais ou bilaterais, nenhum maior que 6 cm
N3	Linfonodo(s) maiores que 6 cm

Metástases a distância

M0	Ausência de metástases a distância
M1	Metástases a distância presentes

De O'Sullivan B, Lydiatt WM, Haughey BH et al.: HPV-mediated oropharyngeal cancer. In Amin MB, Edge SB, Greene FL et al., editors, *AJCC cancer staging manual*, ed 8, Chicago, 2018, American College of Surgeons, pp. 113-122.

Tabela 10.5 Estadiamento tumor-linfonodo-metástase (TNM) para carcinoma orofaríngeo p16-negativo.

Tumor primário (T)

TX	Tumor primário não pode ser avaliado
Tis	Carcinoma *in situ*
T1	Tumor de 2 cm ou menor em seu maior diâmetro
T2	Tumor maior que 2 cm, mas não maior que 4 cm em seu maior diâmetro
T3	Tumor maior que 4 cm em seu maior diâmetro *ou* extensão à superfície lingual da epiglote
T4a	Doença local moderadamente avançada: tumor invade laringe, músculo extrínseco da língua, pterigóideo medial, palato duro ou mandíbula*
T4b	Doença local muito avançada: tumor invade o músculo pterigóideo lateral, placas pterigoides, nasofaringe lateral ou base do crânio e/ou envolve a artéria carótida

Envolvimento clínico de linfonodos regionais (Nc)**

NX	Os linfonodos regionais não podem ser avaliados
N0	Sem metástase em linfonodo regional
N1	Metástase em um único linfonodo ipsilateral, com 3 cm ou menos em seu maior diâmetro e EEN negativa
N2	Metástase em linfonodo único ipsilateral maior que 3 cm, mas não maior que 6 cm em seu maior diâmetro, e EEN negativa; *ou* metástases em múltiplos linfonodos ipsilaterais, nenhum maior que 6 cm em seu maior diâmetro, e EEN negativa; *ou* em linfonodos bilaterais ou contralaterais, nenhum maior que 6 cm em maior dimensão, e EEN negativa
N2a	Metástase em nódulo único ipsilateral maior que 3 cm, mas não maior que 6 cm em seu maior diâmetro, e EEN negativa
N2b	Metástases em múltiplos linfonodos ipsilaterais, nenhum maior que 6 cm em seu maior diâmetro, e EEN negativa
N2c	Metástases em linfonodos bilaterais ou contralaterais, nenhum maior que 6 cm em seu maior diâmetro, e EEN negativa
N3	Metástase em linfonodo maior que 6 cm em seu maior diâmetro e EEN negativa; *ou* metástase em linfonodo(s) e EEN positiva clinicamente evidente
N3a	Metástase em linfonodo maior que 6 cm em seu maior diâmetro e EEN negativa
N3b	Metástase em qualquer linfonodo(s) e EEN positiva clinicamente evidente

Metástases a distância

M0	Ausência de metástases a distância
M1	Metástases a distância presentes

EEN, extensão extranodal. *A extensão de tumores primários da base da língua para a superfície lingual da epiglote e valécula epiglótica não constitui invasão da laringe. **Uma designação de "U" ou "L" pode ser usada para qualquer categoria N para indicar metástase acima da borda inferior da cricoide (U) ou abaixo da borda inferior da cricoide (L). De Oropharynx (p16-) and Hypopharynx. In Amin MB, Edge SB, Greene FL et al., editors, *AJCC Cancer Staging Manual*, ed 8, Chicago, 2018, American College of Surgeons, pp. 123-136.

Tabela 10.6 — Estágios prognósticos para carcinoma de cavidade oral e carcinoma cutâneo de cabeça e pescoço.

Carcinoma da cavidade oral		Carcinoma cutâneo de cabeça e pescoço (incluindo carcinoma de vermelhão do lábio)	
Estágios	Classificação TNM	Estágios	Classificação TNM
Estágio 0	Tis N0 M0	Estágio 0	Tis N0 M0
Estágio I	T1 N0 M0	Estágio I	T1 N0 M0
Estágio II	T2 N0 M0	Estágio II	T2 N0 M0
Estágio III	T3 N0 M0 T1 N1 M0 T2 N1 M0 T3 N1 M0	Estágio III	T3 N0 M0 T1 N1 M0 T2 N1 M0 T3 N1 M0
Estágio IVA	T4a N0 M0 T4a N1 M0 T1 N2 M0 T2 N2 M0 T3 N2 M0 T4a N2 M0	Estágio IV	T1 N2 M0 T2 N2 M0 T3 N2 M0 Qualquer T N3 M0 T4 qualquer N M0 Qualquer T Qualquer N M1
Estágio IVB	Qualquer T N3 M0 T4b Qualquer N M0		
Estágio IVC	Qualquer T Qualquer N M1		

De Ridge JA, Lydiatt WM, Patel SG et al.: Oral cavity. In Amin MB, Edge SB, Greene FL et al., editors, *AJCC cancer staging manual*, ed 8, Chicago, 2018, American College of Surgeons, pp. 79-94. Califano JA, Lydiatt WM, Nehal KS et al.: Cutaneous Carcinoma of the Head and Neck. In Amin MB, Edge SB, Greene FL et al., editors, *AJCC cancer staging manual*, ed 8, Chicago, 2018, American College of Surgeons, pp. 171-181.

Tabela 10.7 — Estágios prognósticos para carcinoma de orofaringe.

Carcinoma de orofaringe não associado ao HPV (p16-negativo)		Carcinoma de orofaringe associado ao HPV (p16-positivo)	
Estágios	Classificação TNM	Estágios	Classificação TNM
Estágio 0	Tis N0 M0	Estágio 0	Não aplicável
Estágio I	T1 N0 M0	Estágio I	T0 N0 M0 T1 N0 M0 T2 N0 M0 T0 N1 M0 T1 N1 M0 T2 N1 M0
Estágio II	T2 N0 M0	Estágio II	T0 N2 M0 T1 N2 M0 T2 N2 M0 T3 N0 M0 T3 N1 M0 T3 N2 M0
Estágio III	T3 N0 M0 T1 N1 M0 T2 N1 M0 T3 N1 M0 T4 N1 M0	Estágio III	T0 N3 M0 T1 N3 M0 T2 N3 M0 T3 N3 M0 T4 N0 M0 T4 N1 M0 T4 N2 M0 T4 N3 M0
Estágio IVA	T4a N0 M0 T4a N1 M0 T1 N2 M0 T2 N2 M0 T3 N2 M0 T4a N2 M0	Estágio IV	Qualquer T Qualquer N M1
Estágio IVB	Qualquer T N3 M0 T4b Qualquer N M0		
Estágio IVC	Qualquer T Qualquer N M1		

De O'Sullivan B, Lydiatt WM, Haughey BH et al.: HPV-mediated oropharyngeal cancer. In Amin MB, Edge SB, Greene FL et al., editors, *AJCC cancer staging manual*, ed 8, Chicago, 2018, American College of Surgeons, pp. 113-122. Lydiatt WM, Ridge JA, Patel SA et al.: Oropharynx (p16-) and hypopharynx. In Amin MB, Edge SB, Greene FL et al., editors, *AJCC Cancer Staging Manual*, ed 8, Chicago, 2018, American College of Surgeons, pp. 123-136.

| Tabela 10.8 | Taxas de sobrevivência relativa em 5 anos para câncer de cavidade oral e faringe pelo estágio SEER*. |

Estágio SEER no diagnóstico	Taxa de sobrevivência relativa estimada em 5 anos					
	Cavidade oral e faringe	Lábio	Língua	Assoalho de boca	Orofaringe**
Localizado	85%	93%	83%	73%	82%
Regional	68%	65%	69%	41%	76%
Distante	40%	33%	41%	23%	48%
Todos os estágios	67%	91%	68%	52%	71%

*Baseada em dados da *Surveillance Epidemiology and End Results* (SEER) para pacientes diagnosticados entre 2011-2017. Fonte: Surveillance Research Program, National Cancer Institute. SEER*Explorer: an interactive website for SEER cancer statistics, http://seer.cancer.gov/explorer. Accessed November 23, 2021. **A sobrevivência do carcinoma da orofaringe está relacionada ao *status* de HPV do tumor. Alguns centros relataram taxas de sobrevida global em 5 anos de 54 a 89% para carcinomas de orofaringe HPV(+) e 33 a 65% para tumores HPV(–).

Características histopatológicas

O carcinoma espinocelular normalmente surge de um epitélio displásico e é caracterizado histopatologicamente por ilhas invasivas e cordões de células epiteliais malignas. No primeiro momento da invasão, os adjetivos *superficialmente invasivos* ou *microinvasivos* são frequentemente usados. As características da displasia epitelial são discutidas com mais detalhes na seção sobre leucoplasia (ver anteriormente).

A invasão é representada pela extensão irregular do epitélio através da membrana basal e para dentro do tecido conjuntivo subepitelial. Células epiteliais individuais, lençóis ou ilhas de células proliferam para dentro do tecido conjuntivo, sem adesão ao epitélio superficial. A neoplasia invade e destrói o tecido normal e pode se estender profundamente no tecido adiposo, músculo ou osso subjacente. As células neoplásicas podem romper o perineuro que envolve os feixes nervosos (**invasão perineural**) ou podem invadir o lúmen das veias ou vasos linfáticos (**invasão vascular**) (Figura 10.120). Encontra-se, muitas vezes, uma forte resposta celular inflamatória ou imunológica invadindo o epitélio, e necrose pode estar presente. A neoplasia pode induzir uma fibrose densa (**desmoplasia**) e a formação de novos vasos sanguíneos (**angiogênese**).

As células da neoplasia geralmente apresentam citoplasmas abundantes e eosinofílicos com núcleos grandes e frequentemente **hipercromáticos**, além de um aumento da relação núcleo-citoplasma. Vários graus de pleomorfismo celular e nuclear são vistos. O produto normal do epitélio pavimentoso é a queratina, e **pérolas de queratina** (focos arredondados de camadas concêntricas de células queratinizadas) podem ser produzidas dentro do epitélio neoplásico. Células individuais também podem sofrer queratinização.

Carcinomas espinocelulares HPV-positivos da orofaringe são bastante distintos porque tendem a surgir de um tipo de epitélio especializado ("epitélio reticulado") que reveste as criptas tonsilares. Esses tumores não estão associados a displasia ou queratinização do epitélio superficial, e muitas vezes há uma transição abrupta entre o epitélio superficial adjacente e o tumor endofítico originado das criptas. Características indicativas de pré-malignidade no epitélio reticulado não são bem definidas. Os carcinomas espinocelulares de orofaringe HPV-positivos apresentam características remanescentes do epitélio reticulado de onde geralmente surgem, tendem a ser não queratinizados

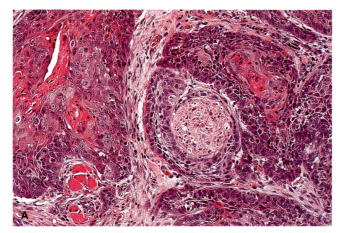

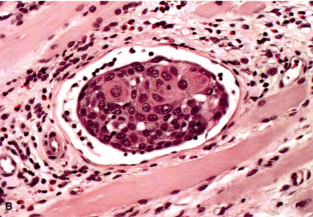

Figura 10.120 Carcinoma espinocelular. **A.** Invasão perineural. A neoplasia rompeu o perineuro que envolve esta fibra nervosa. **B.** Angioinvasão. A neoplasia está presente no lúmen deste vaso.

com células basaloides características. Os coilócitos geralmente não são evidentes. As ilhas e ninhos neoplásicos invasivos geralmente são rodeados por células linfoides, e a presença de infiltrado inflamatório linfocitário na lesão é um achado variável. Geralmente não se observa desmoplasia estromal proeminente. A degeneração cística pode ser evidente no tumor primário e é uma característica comum em metástases em linfonodos cervicais. Características semelhantes podem ser vistas em tumores HPV-positivos envolvendo locais da região de cabeça e pescoço sem ser a orofaringe (como cavidade oral, laringe e hipofaringe). Variantes microscópicas infrequentes no grupo HPV-positivo – que não seja na orofaringe – incluem tipos verrucosos exofíticos e queratinizantes convencionais.

A **gradação** histopatológica do carcinoma espinocelular é baseada no grau de semelhança com as células epiteliais normais e a quantidade de produção de queratina. As lesões normalmente são avaliadas em uma escala de três pontos (graus I a III). As neoplasias menos diferenciadas recebem os graus mais altos. O grau histopatológico de um tumor está relacionado, de alguma forma, ao seu comportamento biológico. Em outras palavras, uma neoplasia madura o suficiente para se assemelhar ao seu tecido de origem, muitas vezes, cresce em um ritmo um pouco mais lento e metastatiza mais tarde em seu curso clínico. Esse tumor é chamado de *baixo grau*, *grau I* ou *bem diferenciado* (Figura 10.121). Em contraste, um tumor com pleomorfismo acentuado e pouca ou nenhuma produção de queratina pode ser tão imaturo que se torna difícil identificar o tecido de origem. Nesses casos, estudos imuno-histoquímicos (p. ex., para citoqueratinas, p63, p40) podem ser necessários para definir a origem epitelial. Esses tumores geralmente crescem rapidamente, metastatizam precocemente e são denominados *alto grau*, *grau III/IV*, *pouco diferenciado* ou *anaplásico* (Figura 10.122). Um tumor com aparência microscópica entre esses dois extremos é chamado de *moderadamente diferenciado* (Figura 10.123).

A gradação histopatológica é realizada para carcinomas espinocelulares convencionais da cavidade oral e para carcinomas espinocelulares de orofaringe negativos para HPV, mas não para variantes tumorais que apresentam um potencial biológico intrínseco (p. ex., carcinomas espinocelular de orofaringe positivos para HPV, carcinoma verrucoso, carcinoma de células fusiformes, carcinoma adenoescamoso, carcinoma basaloide escamoso).

A gradação é um processo um tanto subjetivo, dependendo da área analisada do tumor e dos critérios individuais de avaliação do patologista. Além disso, o estadiamento clínico se correlaciona muito melhor com o prognóstico do que a classificação microscópica. No passado, os pesquisadores propuseram sistemas de avaliação histopatológica com múltiplos parâmetros para tentar fornecer critérios mais objetivos que se correlacionassem com o prognóstico. Variáveis como padrão de invasão, espessura do tumor, grau de queratinização, pleomorfismo nuclear, resposta inflamatória linfocitária e taxa mitótica foram incluídas em tais sistemas de classificação. No entanto, não existe um acordo generalizado sobre o uso de tais métodos.

Para o carcinoma espinocelular de orofaringe, o *status* de HPV é especialmente importante na determinação do prognóstico, e sistemas de estadiamento foram desenvolvidos para neoplasias HPV-positivas *versus* neoplasias HPV-negativas. Os carcinomas

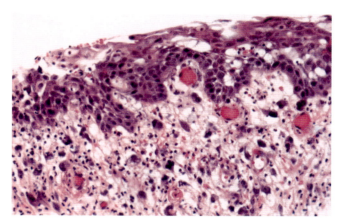

Figura 10.122 Carcinoma espinocelular indiferenciado. As numerosas células pleomórficas dentro da lâmina própria representam um carcinoma anaplásico.

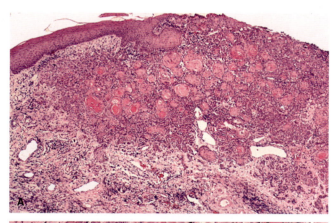

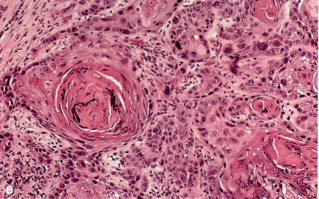

Figura 10.121 Carcinoma espinocelular bem diferenciado. A. Fotomicrografia em menor aumento mostrando ilhas de células epiteliais malignas invadindo a lâmina própria. **B.** Visualização em maior aumento mostrando células epiteliais displásicas com a formação de pérolas de queratina.

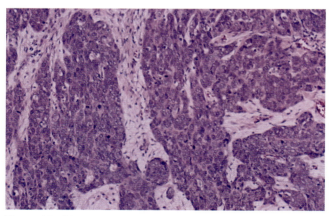

Figura 10.123 Carcinoma espinocelular moderadamente diferenciado. Embora nenhuma queratinização seja vista nesta visualização em aumento intermediário, essas células malignas ainda são facilmente reconhecíveis como sendo de origem epitelial.

espinocelulares de orofaringe HPV-positivos tendem a metastatizar para linfonodos cervicais relativamente cedo durante o curso da doença. No entanto, casos positivos para HPV tendem a ter resultados melhores de tratamento em comparação com casos negativos para HPV.

Para os carcinomas espinocelulares de orofaringe recém-diagnosticados, o *status* do HPV normalmente é avaliado por meio da expressão imuno-histoquímica de p16 como marcador para infecção por HPV de alto risco transcricionalmente ativa (ver Figura 10.116 B). (A base molecular para esta descoberta é que a superexpressão de p16 resulta da desestabilização do gene supressor de tumor pRB [proteína de retinoblastoma] pela oncoproteína E7 do HPV.) Um resultado positivo é definido por pelo menos 70% de expressão nuclear e citoplasmática de p16 com moderada a forte intensidade. Além disso, no caso de linfonodo cervical com carcinoma espinocelular metastático de origem desconhecida, a imunorreatividade para p16 pode ser útil no direcionamento da busca pelo tumor primário na orofaringe. As vantagens da imuno-histoquímica para p16 incluem sua relação custo-benefício, ampla disponibilidade e facilidade de uso em tecidos fixados em formol e emblocados em parafina. Outros tipos de teste de HPV (p. ex., hibridização *in situ* de DNA ou RNA [ISH] [ver Figura 10.116 C], expressão do mRNA dos oncogenes E6 e E7 por reação da cadeia de polimerase via transcriptase reversa [RT-PCR]) são geralmente mais caros e não tão amplamente disponíveis, mas podem ser realizados em certos casos. Por exemplo, alguns autores recomendam ISH para confirmação do *status* do HPV em casos positivos para p16. Essa recomendação é baseada em estudos recentes nos quais 8 a 33% dos carcinomas espinocelulares de orofaringe examinados foram considerados positivos para p16, mas negativos para DNA de HPV. Os pacientes desse subtipo apresentam pior prognóstico comparados àqueles com neoplasia p16-positiva/DNA de HPV-positiva.

Ao contrário dos carcinomas espinocelulares de orofaringe, a imuno-histoquímica para p16 realizada em carcinomas espinocelulares de cavidade oral apresenta baixo valor preditivo positivo para infecção por HPV transcricionalmente ativa e não é útil para prognóstico. Além disso, existem apenas dados limitados em relação à expressão de HPV E6 e E7 de alto risco em carcinomas espinocelulares da cavidade oral, sem correlação significativa com o prognóstico até o momento. No geral, a imuno-histoquímica para p16 ou o teste específico para HPV não são recomendados para carcinomas espinocelulares de cabeça e pescoço fora da orofaringe devido à falta de evidências atuais para apoiar o significado prognóstico de tais achados.

Tratamento e prognóstico

O estadiamento clínico orienta o tratamento do carcinoma espinocelular. A maioria dos carcinomas do vermelhão do lábio é detectada precocemente e tratada por excisão cirúrgica com excelentes resultados. A cirurgia pode ser realizada por excisão convencional ou cirurgia micrográfica de Mohs. Casos mais avançados podem ser tratados por radioterapia ou cirurgia combinada com rádio ou quimioterapia. No ato do diagnóstico, menos de 10% de todos os carcinomas do vermelhão do lábio tinham metástase; portanto, o esvaziamento cervical raramente é indicado. No entanto, uma exceção notável é o

carcinoma espinocelular do vermelhão do lábio superior, que apresenta um alto risco de metástase em linfonodos regionais (aparentemente relacionado com a extensa rede linfática nessa localização). Felizmente, o carcinoma espinocelular raramente ocorre no vermelhão do lábio superior. Curiosamente, estudos recentes também sugerem que os carcinomas espinocelulares envolvendo o vermelhão do lábio apresentam maior risco de metástase em comparação com aqueles limitados à pele adjacente do vermelhão do lábio.

Para o carcinoma espinocelular intraoral, lesões em estágio inicial geralmente são tratadas com cirurgia; radioterapia pode ser uma alternativa para pacientes com lesões inoperáveis. Opções de tratamento para pacientes com doença moderadamente avançada incluem cirurgia e ensaios clínicos; após a cirurgia, tratamento *adjuvante* com radioterapia pode ser considerado. As características adversas que podem indicar a necessidade de terapia adjuvante incluem margens cirúrgicas próximas ou positivas, extensão extranodal, estadiamento patológico T3 ou T4, estadiamento patológico N2 ou N3, linfonodos nos níveis IV ou V do pescoço, invasão perineural e invasão linfovascular. Para indivíduos com neoplasias muito avançadas, as opções de tratamento incluem ensaios clínicos, radioterapia, terapia sistêmica, terapia sistêmica de *indução* (inicial) seguida por radiação ou radiação combinada a terapia sistêmica adicional, cuidados de suporte e tratamento paliativo.

Em pacientes com carcinoma intraoral, o envolvimento de linfonodo cervical é evidente no ato do diagnóstico em aproximadamente 30% de casos. Além disso, aproximadamente em 10 a 40% dos pacientes apresentam-se inicialmente sem metástase cervical aparente, posteriormente descobrindo-se uma metástase regional cervical oculta. No entanto, o risco de metástase regional varia consideravelmente de acordo com a localização. No passado, o **esvaziamento cervical radical** (remoção em bloco dos linfáticos do trígono lateral do pescoço, juntamente com estruturas não linfáticas, incluindo a veia jugular interna, glândula submandibular, músculo esternocleidomastóideo e nervo acessório espinal) foi o tratamento padrão-ouro para pacientes com metástase em linfonodo cervical evidente clinicamente ou suspeita. No entanto, ao longo das últimas décadas, o **esvaziamento cervical radical modificado** (semelhante ao esvaziamento cervical radical, mas com preservação de estruturas não linfáticas) e o **esvaziamento cervical seletivo** (remoção apenas de grupos de linfonodos cervicais selecionados) ganharam espaço; essas técnicas estão associadas com uma diminuição da morbidade e, dependendo da extensão da doença, muitas vezes permitem um controle comparável ao do esvaziamento cervical radical clássico. Achados histopatológicos (p. ex., número e tamanho de linfonodos positivos e extensão extranodal) em um esvaziamento cervical seletivo podem ajudar na determinação de necessidade de radiação pós-operatória com ou sem terapia sistêmica. A preferência atual entre alguns autores é classificar o esvaziamento cervical como *completos* (incluindo todos os grupos de linfonodos de um esvaziamento cervical radical clássico, independentemente de as estruturas não linfáticas estarem ou não preservadas) ou *seletivos*. Outra técnica, a **biopsia do linfonodo-sentinela** (biopsia do primeiro linfonodo da cadeia linfática que pode receber drenagem do tumor), pode ser útil para identificar pacientes com metástases cervicais ocultas. Além disso, a medição microscópica da *profundidade de invasão* do tumor primário é preditiva de metástase oculta em linfonodos cervicais e pode ser considerada ao determinar a necessidade de um esvaziamento cervical seletivo *eletivo*.

No que diz respeito à radioterapia, a *radioterapia de intensidade modulada (IMRT)* representa uma técnica que tem como alvo apenas a área da lesão, minimizando danos aos vizinhos tecidos. Além disso, a *braquiterapia* (colocação de pequenas partículas radioativas) pode ser realizada em centros de tratamento experientes para aplicações selecionadas (p. ex., grandes tumores intraorais superficiais ou neoplasias labiais para os quais a remoção cirúrgica causaria significante morbidade funcional ou estética).

Agentes sistêmicos para o tratamento de lesões intraorais, orofaríngeas e outros carcinomas espinocelulares de cabeça e pescoço incluem o seguinte: (1) medicamentos quimioterápicos, incluindo compostos contendo platina (p. ex., cisplatina e carboplatina), 5-fluoruracila e taxanos (p. ex., paclitaxel e docetaxel); (2) terapia-alvo, incluindo cetuximabe (anticorpo monoclonal dirigido contra o receptor do fator de crescimento epidérmico [EGFR]) e tipifarnibe (inibidor da farnesiltransferase que recebeu recentemente a designação de terapia inovadora pela Food and Drug Administration para pacientes com tumores HRAS-mutantes recorrentes ou metastáticos); e (3) inibidores do ponto de controle imunológico (p. ex., pembrolizumabe, nivolumabe) (às vezes considerado para pacientes com recorrência, doença irressecável ou metastática). Em particular, a cisplatina é o agente de primeira linha para pacientes que recebem quimiorradioterapia adjuvante (pós-operatória) para o tratamento de carcinomas espinocelulares das mucosas da região de cabeça e pescoço (exceto aqueles que envolvem a nasofaringe).

Quimioterapia de *indução* ou *neoadjuvante* pode ser administrada inicialmente para reduzir os tumores antes da terapia adicional. Para cânceres de cabeça e pescoço locorregionalmente avançados, alguns pesquisadores têm defendido essa abordagem para melhorar a preservação de órgãos, reduzir a necessidade de radioterapia adjuvante e diminuir o risco de metástase a distância. No entanto, estudos sugerem que essa abordagem pode não resultar em um impacto significativo na sobrevida geral do paciente ou no controle da doença.

Para carcinoma espinocelular de orofaringe, as opções do tratamento geralmente incluem cirurgia ou radioterapia para neoplasias em estágio inicial, terapia de modalidade combinada para as neoplasias mais avançadas e ensaios clínicos. Notavelmente, avanços em técnicas cirúrgicas minimamente invasivas – tais como a cirurgia robótica transoral (TORS) e a microcirurgia transoral a *laser* (TLMS) – permitiram redução da morbidade em comparação com o tratamento por cirurgia aberta convencional, e ainda produzem resultados favoráveis em pacientes com neoplasias em estágio inicial. A TORS ou a TLMS podem ser seguidas por radioterapia adjuvante ou radiação combinada e terapia sistêmica. Para pacientes com carcinoma espinocelular de orofaringe positivo para HPV, áreas de interesse nos ensaios clínicos incluem radioterapia ou protocolos de quimiorradioterapia (com o objetivo de reduzir a morbidade associada ao tratamento, mantendo taxas de sobrevivência aceitáveis) e vacinas contra o HPV (como aquelas direcionadas ao HPV-16 E6 e/ou E7).

Após o tratamento do câncer de cabeça e pescoço, os pacientes devem ser colocados em acompanhamento para monitoramento da recorrência do tumor ou desenvolvimento adicional de tumor primário. Até dois terços de pacientes com carcinoma espinocelular de cabeça e pescoço apresentam recorrência, com a maioria dos casos ocorrendo nos primeiros 2 anos após a conclusão do tratamento inicial. Além do exame clínico e de imagem, o acompanhamento pode incluir aconselhamento nutricional, aconselhamento sobre o uso de tabaco e álcool, reabilitação de fala/deglutição e avaliação da saúde bucal. A reavaliação normalmente é realizada dentro de poucos meses (ou antes, se necessário) durante os primeiros 5 anos, e pelo menos anualmente depois disso.

Com base nos dados do SEER, a taxa de sobrevida relativa estimada em 5 anos para cânceres de cavidade oral e faringe nos EUA, no período compreendido entre 2011 e 2017, é de aproximadamente 67%. Notavelmente, há uma disparidade na taxa de sobrevivência de 5 anos para pacientes brancos em comparação com pacientes negros (69% *versus* 51%, respectivamente); em parte, esse achado pode refletir uma predileção do carcinoma de orofaringe HPV-positivo por homens brancos, o que leva a resultados mais favoráveis em comparação com a doença HPV-negativa.

O prognóstico varia consideravelmente de acordo com o estágio do tumor e locais de acometimento (ver Tabela 10.8). Como a maioria dos carcinomas do vermelhão do lábio é diagnosticada em um estágio inicial, a taxa de sobrevida relativa global em 5 anos é excelente (aproximadamente 91%). Em contraste, carcinomas intraorais e orofaríngeos são frequentemente diagnosticados em estágios posteriores, com taxas de sobrevida relativa em 5 anos significativamente menores (p. ex., 52% para lesões no assoalho da boca e 71% para lesões orofaríngeas).

Para o carcinoma de orofaringe, o tumor ser positivo para HPV é um fator prognóstico favorável. Comparado com pacientes com tumores HPV-negativos, aqueles com tumores HPV-positivos normalmente apresentam melhor resposta a quimioterapia e/ou radioterapia, com redução de aproximadamente 60% no risco de morte e aumento de 30% na taxa de sobrevida absoluta em 5 anos. (No entanto, como a idade média do grupo HPV-positivo tem aumentado, tem havido aumento gradual na mortalidade na última década.) A taxa de sobrevida favorável para pacientes com carcinoma espinocelular de orofaringe HPV-positivo pode refletir uma biologia tumoral subjacente única, incluindo uma resposta apoptótica intacta mediada por p53 à radiação, regulação positiva das proteínas de reparo do DNA, uma tendência para menores alterações genômicas, um microambiente imunológico distinto e falta de cancerização de campo (ver próxima seção). Ao contrário do carcinoma espinocelular de orofaringe, o carcinoma espinocelular da cavidade oral não exibe uma correlação clara entre o *status* do HPV no tumor e o prognóstico.

Pesquisas atuais visam estratificar os pacientes de câncer de cabeça e pescoço em subgrupos com base no *status* do HPV, localização anatômica, perfil de expressão gênica e análise de agrupamentos para determinar um tratamento personalizado e melhor prognóstico. Estudos que avaliam a utilidade prognóstica de marcadores moleculares (p. ex., p53, survivina) são abundantes, mas faltam evidências suficientes para aplicação clínica de rotina.

Com base nos dados do SEER, a taxa de mortalidade padronizada por idade em 5 anos para cânceres da cavidade oral e faringe combinados nos EUA, para os anos de 2015 a 2019, foi de 2,5 por 100.000 habitantes. Estes achados representam uma melhoria acentuada em relação à taxa de mortalidade padronizada por idade em 1975, que era de 4,3 por 100.000 habitantes. No entanto, a mortalidade aumentou 0,4% ao ano de 2010 a 2019, aparentemente devido a um aumento nas mortes por neoplasias relacionadas ao HPV. Notavelmente, houve aumento anual de 2,1% na mortalidade por câncer de orofaringe com base na incidência entre os homens, em comparação com uma diminuição anual de 1,2% entre mulheres de 2006 a 2017, de acordo com dados do National Center for Health Statistics e do SEER Program. Essa tendência crescente na mortalidade no sexo masculino parece refletir um aumento do número de homens diagnosticados com câncer de orofaringe em idade avançada e em estágios avançados da doença. Presumivelmente, os idosos podem ter comorbidades que complicam o tratamento.

Áreas atuais de interesse em pesquisas para abordar a mortalidade por câncer de faringe incluem melhorias em prevenção, diagnóstico precoce e tratamento. Em particular, esforços recentes de prevenção do câncer de orofaringe concentraram-se sobre a vacinação contra HPV. Nos EUA em 2020, a FDA concedeu aprovação acelerada para adicionar a vacina para o HPV recombinante 9-valente como forma de prevenção contra cânceres de orofaringe e de cabeça e pescoço. Estudos confirmatórios pós-aprovação estavam em andamento enquanto este capítulo estava sendo escrito. Infelizmente, as taxas de imunização têm sido relativamente baixas, com apenas 59% dos adolescentes dos EUA entre 13 e 17 anos recebendo as doses recomendadas da vacina em 2020. Notavelmente, mais da metade dos casos de câncer de orofaringe diagnosticados nos EUA de 2001 a 2017 ocorreu no Sudeste e Centro-Oeste, onde muitos estados têm algumas das taxas de vacinação contra o HPV mais baixas do país. No entanto, alguns estudos dos EUA relataram observações encorajadoras, incluindo diminuição recente na incidência absoluta do câncer de orofaringe entre jovens brancos do sexo masculino e reduções recentes no número de infecções orais por HPV.

A prevenção secundária do câncer de orofaringe positivo para HPV por meio do rastreamento é complicada pela falta de uma lesão potencialmente maligna bem definida na região tonsilar. Métodos de rastreio do câncer de orofaringe concebidos para certos grupos de pacientes incluem testes utilizando enxaguatórios orais/gargarejo para detecção do DNA de HPV de alto risco e testes sanguíneos para detecção de anticorpos e DNA do HPV-16. Não obstante, novas pesquisas são necessárias para demonstrar a utilidade clínica de tais testes de triagem, e a aprovação da FDA não foi concedida. Além disso, alguns pesquisadores propuseram modelos de predição de risco para cânceres da orofaringe ou outros tipos de câncer da região de cabeça e pescoço com base em vários parâmetros, tais como idade, sexo, raça, tabagismo, uso de álcool, escolaridade, número de parceiros sexuais ao longo da vida e *status* de HPV de alto risco. No entanto, mais estudos são necessários.

Carcinomas múltiplos

Pacientes com um carcinoma de cavidade oral, orofaringe ou outras mucosas da região de cabeça e pescoço, pulmões e esôfago apresentam risco aumentado de desenvolver carcinomas primários posteriormente, sendo concomitantes (síncronos) ou, mais comumente, posteriores (metacrônicos). De acordo com uma análise conjunta de dados, na verdade, cerca de um terço das mortes de pacientes com carcinoma espinocelular de cabeça e pescoço é atribuído às segundas malignidades primárias. De acordo com uma análise conjunta de dados de 13 centros de registro de câncer, aproximadamente 3 a 7% dos pacientes com carcinoma espinocelular de cabeça e pescoço desenvolvem, por ano, uma neoplasia maligna primária adicional, com um risco cumulativo de 36% em 20 anos. Outros estudos estimaram o risco anual na faixa de 2 a 3%. Além disso, análises de dados do SEER para pacientes com carcinoma espinocelular de cabeça e pescoço nos EUA demonstraram que o risco de uma segunda malignidade primária é maior para aqueles com tumores que surgem em locais fora da orofaringe (que, em sua maioria, não são positivos para HPV) em comparação com aqueles que surgem na orofaringe (que são predominantemente positivos para HPV).

Supõe-se que essa tendência para o desenvolvimento de múltiplos cânceres nas mucosas resulte da *cancerização de campo* – um processo pelo qual a exposição a agentes cancerígenos, como tabaco e álcool, cria um campo difuso de células epiteliais alteradas com maior potencial de transformação maligna. Análises moleculares de vários marcadores, incluindo LOH, alterações de microssatélites, mutações genéticas no gene supressor de tumor *TP53* e inativação do cromossomo X, identificaram alterações genéticas compartilhadas entre o tecido neoplásico e o tecido adjacente de aparência clinicamente normal em um terço a metade dos casos examinados. Além disso, os pesquisadores mostraram que uma proporção significativa dos segundos tumores primários se desenvolve a partir da mesma lesão precursora pré-neoplásica ou do mesmo "campo", com os casos restantes representando neoplasias que se desenvolveram de forma independente. Além disso, os pesquisadores propuseram que grupos de clones celulares podem desenvolver mutações adicionais e dar origem a subclones, em um processo conhecido como *divergência clonal*, o que explicaria a heterogeneidade genética tipicamente observada entre esses tumores. Interações entre clones mutantes e o microambiente parecem desempenhar papel importante na cancerização de campo e também na carcinogênese.

Curiosamente, as neoplasias malignas atribuídas à infecção por HPV não parecem estar associadas à cancerização de campo. No entanto, existem estudos emergentes de pacientes com carcinoma espinocelular de cabeça e pescoço positivo para o HPV que desenvolveram tumores primários adicionais. Uma recente análise combinando uma revisão sistemática da literatura, os dados do SEER e relatórios institucionais descobriu que vários tumores estavam presentes em aproximadamente 0,5 a 2,5% dos indivíduos com carcinomas espinocelulares de cabeça e pescoço mediados por HPV. Em particular, esse grupo de indivíduos, muitas vezes, exibiu tumores tonsilares bilaterais pequenos e sincrônicos. O mecanismo subjacente a esse fenômeno é desconhecido, embora as teorias propostas incluam o seguinte: (1) disseminação intra-hospedeiro da infecção por HPV através de vias linfáticas, hematogênicas, ou via salivar; (2) infecção de diferentes locais anatômicos por diferentes cepas de HPV; (3) infecção de diferentes locais anatômicos pela mesma cepa de HPV, na exposição inicial ou subsequente; e (4) metástase linfática intraorofaríngea de células tumorais.

◆ CARCINOMA VERRUCOSO (TUMOR DE ACKERMAN)

O **carcinoma verrucoso** é uma variante de baixo grau do carcinoma espinocelular oral. Em 1948, Ackerman descreveu essa lesão em detalhes, embora o termo *carcinoma verrucoso* tenha sido utilizado em 1944 em uma série de casos relatados por Burford, Ackerman e Robinson. Ackerman postulou que algumas dessas lesões podiam estar associadas ao uso do tabaco sem fumaça, pois 11 de seus 31 pacientes eram "mascadores de tabaco". No entanto, não houve menção ao tipo de tabaco sem fumaça usado e nenhuma menção se algum desses pacientes também fumava tabaco. Além da mucosa oral, o carcinoma verrucoso foi identificado em vários locais extraorais, incluindo mucosa da laringe, vulvovaginal, peniana, anorretal, nasossinusal e mucosa esofágica, bem como pele da mama, axila, canal auditivo e planta dos pés. Os casos extraorais são não relacionados ao uso do tabaco. Vários pesquisadores identificaram DNA de HPV dos tipos 6, 11, 16 e 18 em uma minoria de carcinomas verrucosos, embora a possibilidade de que esses casos representem uma infecção coincidente por HPV não possa ser excluída.

O carcinoma verrucoso representa menos de 1 a 16% de todos os carcinomas espinocelulares orais, dependendo da popularidade local do uso de tabaco sem fumaça. A única avaliação epidemiológica desse tumor em uma cultura ocidental relatou uma taxa de incidência média anual de uma a três lesões orais por 1 milhão de indivíduos a cada ano. Entre as neoplasias malignas de cabeça e pescoço registradas no banco de dados do SEER, de 1973 a 2015, apenas 0,5% dos casos foram diagnosticados como carcinoma verrucoso.

Alguns carcinomas verrucosos orais surgem em pessoas que usam cronicamente tabaco de mascar, rapé ou *betel quid*. Casos também ocorrem naqueles que combinam hábitos (ou seja, tabaco sem fumaça, tabagismo e álcool), fumam exclusivamente tabaco, ou não têm fatores de risco identificáveis. Apesar disso, os números exatos são difíceis de avaliar porque os pacientes, muitas vezes, negam seus hábitos. O carcinoma espinocelular tem maior probabilidade de se desenvolver entre os consumidores de tabaco sem fumaça do que essa variante de baixo grau.

Características clínicas

O carcinoma verrucoso é encontrado predominantemente em indivíduos mais velhos (idade média aproximada: 65 a 70 anos). A maioria dos estudos relata predileção pelo sexo masculino ou distribuição igualitária entre sexo masculino e feminino; no entanto, em áreas em que as mulheres usam frequentemente rapé, os casos em mulheres podem predominar. Os locais mais comuns de acometimento da mucosa oral incluem vestíbulo mandibular, mucosa jugal, gengiva, língua e palato duro. A área envolvida geralmente corresponde ao local de colocação do tabaco. Em grupos culturais que mantêm o tabaco no fundo do vestíbulo superior ou embaixo da língua, esses locais são acometidos com mais frequência.

O carcinoma verrucoso oral geralmente é extenso no momento do diagnóstico, e não é incomum que um tumor esteja presente por 2 a 3 anos antes do diagnóstico definitivo. A lesão se manifesta como uma placa difusa, bem delimitada, indolor e espessa com projeções papilares ou verrucosas na superfície (Figuras 10.124 e 10.125). As lesões são tipicamente brancas, mas também podem aparecer avermelhadas ou rosadas. A cor depende da quantidade de queratina produzida e do grau de resposta inflamatória do hospedeiro ao tumor. Quando não tratadas, as lesões podem destruir estruturas subjacentes, como ossos, cartilagens, músculos e glândulas salivares. Linfonodos cervicais aumentados em pacientes com carcinoma verrucoso geralmente representam alterações reativas inflamatórias em vez de metástases em linfonodos.

Leucoplasia ou **queratose da bolsa de tabaco** podem ser observadas em superfícies mucosas adjacentes, e o carcinoma verrucoso é uma lesão que pode se desenvolver a partir da LVP, uma disfunção oral potencialmente maligna de alto risco (ver anteriormente). A LVP e o carcinoma verrucoso podem ter sido relatados no passado pelo nome **papilomatose oral florida**.

Características histopatológicas

O carcinoma verrucoso tem uma aparência microscópica enganosamente benigna; é caracterizado por grandes cristas epiteliais largas e alongadas que parecem "empurrar" o tecido conjuntivo subjacente (Figura 10.126). As lesões geralmente

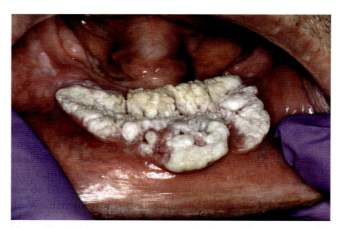

Figura 10.124 Carcinoma verrucoso. Extensa lesão branca e papilar em mucosa labial inferior e rebordo alveolar mandibular. (Cortesia da Dra. Ashleigh Briody.)

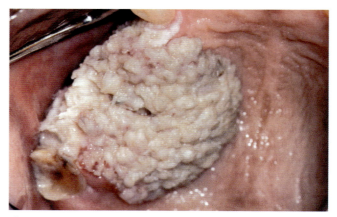

Figura 10.125 Carcinoma verrucoso. Lesão grande, exofítica e papilar na crista alveolar maxilar.

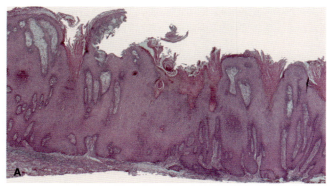

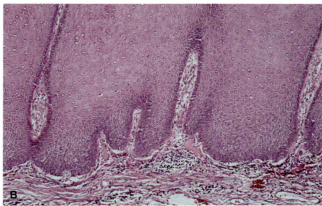

Figura 10.126 Carcinoma verrucoso. A. Fotomicrografia em menor aumento mostrando acentuada hiperplasia epitelial com superfície irregular, papilar e com a formação de tampão de queratina. **B.** Visão em maior aumento mostrando cristas epiteliais bulbosas sem displasia significativa.

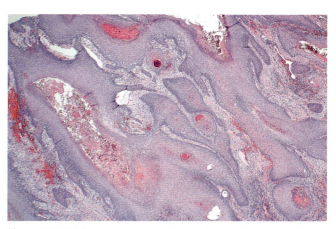

Figura 10.127 Carcinoma *cuniculatum*. Um carcinoma bem diferenciado caracterizado por invaginações cheias de queratina que penetram profundamente o tecido conjuntivo. Este padrão de crescimento complexo e infiltrativo difere das projeções epiteliais amplas e que parecem "empurrar", observadas no carcinoma verrucoso.

mostram abundante produção de queratina (geralmente paraqueratina), originando uma superfície papilar ou verruciforme. A paraqueratina normalmente preenche as depressões (**fendas de paraqueratina**) entre as projeções da superfície. Essas projeções podem ser longas e pontiagudas ou curtas e embotadas. As células epiteliais da lesão geralmente não apresentam atipia celular. Frequentemente, há um infiltrado inflamatório intenso no tecido conjuntivo subjacente. Às vezes, esse infiltrado exibe características "liquenoides" (ou seja, um infiltrado inflamatório crônico em faixa na região subepitelial).

O diagnóstico histopatológico do carcinoma verrucoso requer uma biopsia incisional adequada. Como as células, individualmente, não são muito displásicas, o patologista deve avaliar a configuração histomorfológica geral da lesão para fazer o diagnóstico. Amostras adequadas também são importantes, pois o carcinoma espinocelular convencional se desenvolve simultaneamente em até 20% dos carcinomas verrucosos.

O diagnóstico diferencial microscópico pode incluir o *carcinoma cuniculatum* – outra variante bem diferenciada do carcinoma espinocelular sem atipia celular significativa. Essa variante é caracterizada por ilhas tumorais profundamente infiltrativas com criptas ramificadas e cheias de queratina que lembram "tocas de coelho" e um infiltrado inflamatório muitas vezes difuso (Figura 10.127). No carcinoma *cuniculatum*, o componente endofítico predomina, e a superfície é levemente exofítica, papilar ou pedregosa. Em contraste, o carcinoma verrucoso apresenta uma forma mais proeminente e um componente exofítico verrucoso. Além disso, alguns exemplos do carcinoma *cuniculatum* apresentam franca infiltração óssea, produzindo uma lesão lítica "roída por traças" nas radiografias, enquanto o carcinoma verrucoso normalmente não causa destruição ou, no máximo, uma reabsorção por pressão do osso subjacente. Ambas as variantes geralmente apresentam um prognóstico favorável.

Tratamento e prognóstico

O tratamento de escolha é a excisão cirúrgica. A cirurgia geralmente não precisa ser tão extensa quanto a exigida para um carcinoma espinocelular de tamanho semelhante. Se um aumento dos linfonodos cervicais for clinicamente evidente, então um esvaziamento cervical pode ser realizado, embora a maioria desses casos acabe por representar linfadenopatia reativa em vez de metástase. Aproximadamente 90% dos pacientes estarão livres da doença 5 anos após a cirurgia, mas alguns pacientes necessitarão de pelo menos um procedimento cirúrgico adicional durante esse período. As falhas do tratamento geralmente ocorrem em pacientes com os envolvimentos mais extensos ou naqueles incapazes de tolerar uma cirurgia extensa por causa de doenças sistêmicas não relacionadas. Uma causa adicional da falha do tratamento é a incapacidade inicial de identificar um carcinoma espinocelular convencional focal e simultâneo; nesses casos, devem ser tratados como carcinomas espinocelulares convencionais.

A radioterapia é uma modalidade alternativa de tratamento primário, mas proporciona um controle local pior e, portanto, é considerada menos eficaz que a cirurgia. Além disso, a radioterapia tem sido impopular devido a relatórios publicados sobre o desenvolvimento de carcinoma indiferenciado ou anaplásico após o tratamento. No entanto, análises mais recentes sugerem que esta ameaça é exagerada. Em um limitado número de casos, a regressão tumoral após quimioterapia, radioquimioterapia ou terapia fotodinâmica tem sido relatada, embora essas alternativas de tratamento exijam mais estudos.

◆ CARCINOMA DE CÉLULAS FUSIFORMES (CARCINOMA SARCOMATOIDE; CARCINOMA POLIPOIDE; CARCINOSSARCOMA; PSEUDOSSARCOMA)

O **carcinoma de células fusiformes** é uma variante rara do carcinoma espinocelular, caracterizada por epitélio superficial displásico em conjunto com células fusiformes invasivas. Essa neoplasia pode ser indistinguível de sarcomas do tecido conjuntivo ou outras neoplasias malignas de células fusiformes quando avaliada por microscopia óptica de rotina. O carcinoma de células fusiforme do trato aerodigestivo superior está intimamente associado ao uso de tabaco e álcool. Alguns casos desenvolvem-se após a radioterapia para tratamento de um carcinoma espinocelular mais diferenciado, um fenômeno conhecido como **desdiferenciação**. HPV transcricionalmente ativo tem sido detectado raramente nessa variante.

No passado, pensava-se que essa lesão bifásica fosse uma neoplasia de "colisão" entre um carcinoma e um sarcoma; no entanto, as evidências atuais apoiam uma origem monoclonal para ambos os componentes tumorais. Microscopia eletrônica, análise imuno-histoquímica e estudos de genética molecular sugerem que as células lesionais sofrem uma mudança de um fenótipo epitelial pavimentoso para um fenótipo semelhante ao mesenquimal (*transição epiteliomesenquimal*), com diminuição da adesão intercelular e aumento do comportamento infiltrativo.

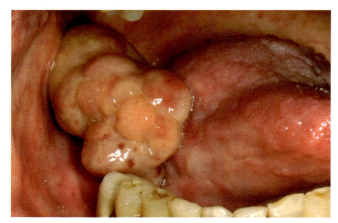

Figura 10.128 Carcinoma de células fusiformes. Grande aumento de volume polipoide surgindo da superfície lateral direita da língua.

Características clínicas

O carcinoma de células fusiformes tende a surgir em indivíduos mais velhos e afeta mais homens do que mulheres. A lesão pode desenvolver-se em qualquer parte do trato aerodigestivo superior, com predileção pela laringe e cavidade oral. Boca, língua, mucosa alveolar, assoalho de boca e lábio inferior são os locais comuns, mas outras áreas podem ser acometidas.

Em contraste com outros cânceres orais, o carcinoma de células fusiformes normalmente aparece como um aumento de volume polipoide pediculado, mas ocasionalmente pode aparecer como um nódulo séssil e vegetante (Figura 10.128). A superfície muitas vezes é ulcerada. Dor e parestesia são características proeminentes. As lesões no lábio inferior parecem ter uma propensão especial para se disseminar ao longo dos nervos através do forame mentoniano para dentro do canal mandibular.

Características histopatológicas

O carcinoma de células fusiformes é composto predominantemente por fascículos de células anaplásicas fusiformes (Figura 10.129). Algumas células fusiformes podem ter características epiteliais óbvias, mas outras se assemelham fortemente a células mesenquimais atípicas. Em raras ocasiões, uma diferenciação óssea, cartilaginosa ou muscular pode ser vista. Muitas figuras mitóticas estão frequentemente presentes. O quadro geral é semelhante ao de um fibrossarcoma anaplásico (ver Capítulo 12), exceto pelo frequentemente imperceptível elemento epitelial.

O componente epitelial geralmente consiste em displasia ou carcinoma *in situ* do epitélio superficial sobrejacente, mas pode aparecer como ilhas de epitélio atípico entre as células

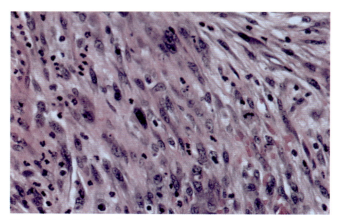

Figura 10.129 Carcinoma de células fusiformes. Feixes de células fusiformes pleomórficas que representam células epiteliais anaplásicas.

fusiformes. Transição direta entre os dois tipos de células pode ser vista. Devido à frequente ulceração superficial, pode ser difícil distinguir um componente neoplásico superficial. Neoplasias com infiltrado inflamatório proeminente podem mimetizar um tecido de granulação. Lesões metastáticas podem apresentar apenas células fusiformes, apenas células epiteliais ou uma combinação de ambas.

Podem ser necessários cortes seriados para encontrar áreas de carcinoma espinocelular, e técnicas imuno-histoquímicas podem ser particularmente úteis na distinção desse tumor de neoplasias malignas de células fusiformes mesenquimais. A maioria das neoplasias mesenquimais expressa vimentina, mas não marcadores epiteliais. Em contraste, a maioria dos carcinomas de células fusiformes é positiva para anticorpos direcionados contra pelo menos um marcador epitelial (como citoqueratinas, p63 com ou sem p40 e/ou antígeno epitelial de membrana [EMA]). Quase todos os casos expressam vimentina; a imunorreatividade para outros marcadores mesenquimais é possível, mas altamente variável.

Tratamento e prognóstico

A tratamento de escolha para o carcinoma de células fusiforme oral é a cirurgia radical, com esvaziamento cervical quando linfonodos clinicamente positivos estão presentes. O benefício da radioterapia e/ou quimioterapia não está claro. Entretanto, a radioterapia adjuvante pode ser administrada em pacientes que apresentem metástases em linfonodos ou margens cirúrgicas positivas para o tumor. De acordo com dados do SEER, nos EUA, no período compreendido entre 2004 e 2009, a taxa de sobrevivência específica da doença em 3 anos era de aproximadamente 50% para lesões orais; no entanto, outros estudos têm relatado taxas de sobrevivência tão baixas quanto 24%. Fatores prognósticos negativos incluem crescimento endofítico (em vez de polipoide) e origem a partir de um carcinoma previamente irradiado. Comparado ao carcinoma espinocelular convencional, o carcinoma de células fusiformes parece ter o pior prognóstico entre os tumores da cavidade oral, mas um prognóstico mais favorável entre as neoplasias de laringe. O prognóstico mais favorável para casos em laringe pode acontecer devido a sua detecção precoce por causa dos sintomas das lesões glóticas polipoides.

◆ CARCINOMA ADENOESCAMOSO

O **carcinoma adenoescamoso** é uma variante rara do carcinoma espinocelular, caracterizada histopatologicamente por uma combinação de um adenocarcinoma com o carcinoma espinocelular. Na cabeça e pescoço, essa variante ocorre com mais frequência na laringe. Cavidade oral, trato nasossinusal, orofaringe, hipofaringe e outros locais também podem ser afetados. Esta lesão geralmente é considerada como uma entidade clinicopatológica distinta, embora alguns autores no passado achassem que, na verdade, era um **carcinoma mucoepidermoide** de alto grau (ver Capítulo 11). A histogênese não é totalmente compreendida. Tem sido considerada uma origem a partir dos ductos excretores das glândulas salivares menores, do epitélio pavimentoso de superfície, ou a partir de ambos. O uso de tabaco e álcool tem sido implicado como fator causal. Além disso, o HPV transcricionalmente ativo tem sido identificado em alguns casos envolvendo orofaringe e cavidade nasal.

Características clínicas

O carcinoma adenoescamoso apresenta predileção pelo sexo masculino e geralmente ocorre em adultos mais velhos. Na cavidade oral, a lesão pode envolver a língua, o assoalho da boca e outras superfícies mucosas. Clinicamente, se apresenta como uma lesão nodular, de base séssil, variavelmente dolorosa com ou sem ulceração. A maioria dos pacientes apresenta metástase em linfonodos cervicais no momento do diagnóstico.

Características histopatológicas

O carcinoma adenoescamoso aparece como uma mistura de um carcinoma espinocelular na superfície e um adenocarcinoma subjacente. O componente glandular tende a ser mais proeminente em porções mais profundas do tumor. Colorações especiais de mucicarmim ou Alcian Blue revelam mucina intracitoplasmática na maioria dos casos, tornando a diferenciação de um carcinoma mucoepidermoide mais difícil. No entanto, características que podem ajudar na distinção do carcinoma mucoepidermoide incluem o seguinte: presença de displasia ou carcinoma *in situ* no epitélio superficial, diferenciação epitelial evidente (como formação de pérolas de queratina e pontes intercelulares) e focos

adenocarcinomatosos discretos encontrados principalmente mais profundamente no tumor. Além disso, as translocações *MAML2* podem ser detectadas no carcinoma mucoepidermoide, mas não foram observadas no carcinoma adenoescamoso. O carcinoma espinocelular exibindo acantólise ou degeneração pseudoglandular também pode ser considerado no diagnóstico diferencial, mas essa lesão não apresenta produção intracitoplasmática de mucina e geralmente forma estruturas semelhantes a glândulas com contorno irregular, em vez de contornos lisos e arredondados.

Os componentes escamosos e glandulares apresentam imunorreatividade para anticorpos direcionados contra citoqueratinas de alto peso molecular. Além disso, o componente epitelial pode expressar p63, enquanto o componente glandular pode expressar CK7, CAM 5.2 e CEA. Normalmente não há imunorreatividade para CK20.

Tratamento e prognóstico

O carcinoma adenoescamoso normalmente é tratado com excisão cirúrgica radical, às vezes complementada com radioterapia e quimioterapia. Uma revisão de casos previamente relatados em região de cabeça e pescoço observou recorrência local em 36%, metástase regional em 47% e metástase a distância em 25%; nesses casos, 44% dos pacientes morreram por causa da doença. De acordo com dados do SEER nos EUA, de 1973 a 2012, as taxas de sobrevivência global e específica da doença em 5 anos são de 30% e 50%, respectivamente. O carcinoma adenoescamoso geralmente tem sido considerado uma variante agressiva do carcinoma espinocelular. No entanto, ao se equipararem variáveis como localização anatômica, dados demográficos do paciente, estágio, tratamento e/ou *status* do HPV, alguns estudos sugerem que os resultados para os pacientes com carcinoma adenoescamoso podem não ser substancialmente diferentes daqueles pacientes com carcinoma espinocelular convencional.

◆ CARCINOMA BASALOIDE ESCAMOSO

O carcinoma basaloide escamoso é uma variante rara do carcinoma espinocelular que surge principalmente no trato aerodigestivo superior. O uso pesado de tabaco e álcool parece representar o principal fator de risco. Além disso, o HPV pode desempenhar papel importante na etiopatogenia de um subconjunto de carcinomas basaloides escamosos – particularmente aqueles que surgem na orofaringe.

Características clínicas

O carcinoma basaloide escamoso tende a ocorrer em indivíduos mais velhos (idade média de aproximadamente 60 anos) e surge mais comumente em homens do que em mulheres. Os locais mais frequentemente envolvidos na região de cabeça e pescoço incluem orofaringe, laringe, cavidade oral e hipofaringe. Os tumores da cavidade oral geralmente surgem no assoalho da boca, embora outros locais também possam ser afetados. A lesão apresenta-se clinicamente como um nódulo vegetante ou uma úlcera que podem ser dolorosos ou interferir na deglutição (**disfagia**). A maioria dos casos é diagnosticada em um estágio clínico avançado.

Características histopatológicas

Como o próprio nome indica, o carcinoma basaloide escamoso tem dois componentes microscópicos. O primeiro é um carcinoma espinocelular bem ou moderadamente diferenciado, muitas vezes com ulceração na superfície, origem multifocal e áreas de carcinoma *in situ*. O segundo componente mais profundo é um epitélio basaloide invasivo arranjado em ilhas, cordões e lóbulos semelhantes a glândulas. Este tumor mais profundo geralmente mostra células periféricas em paliçada, necrose central e ocasional diferenciação epidermoide (Figura 10.130). Este componente parece semelhante ao carcinoma basocelular, carcinoma adenoide cístico, adenocarcinoma de células basais ou carcinoma neuroendócrino. A interface entre os dois componentes é nítida e distinta, mas uma transição gradual entre as células epidermoides e basaloides pode ser ocasionalmente observada. As ilhas neoplásicas podem ser circundadas por estroma hialinizado e dispostas em um padrão de "quebra-cabeça". Espaços microcísticos preenchidos por material de lâmina basal PAS-positivo podem estar entremeados nas ilhas tumorais.

Tratamento e prognóstico

O tratamento geralmente consiste em cirurgia, muitas vezes seguida de radioterapia ou quimiorradioterapia. Estudos baseados nos dados de registro de câncer nos EUA para casos de cabeça e pescoço relataram taxas de sobrevida em 5 e 10 anos de aproximadamente 64% e 52%, respectivamente. Este tumor geralmente tem sido considerado uma neoplasia maligna agressiva. No entanto, várias pesquisas mais recentes notaram que o carcinoma basaloide escamoso pode ter um resultado semelhante em comparação com o carcinoma espinocelular convencional ao comparar variáveis como estágio clínico, localização anatômica e *status* do HPV. Portanto, relatos de prognósticos ruins para o carcinoma basaloide escamoso podem, em parte, refletir uma tendência de esses pacientes serem diagnosticados com a doença em estágio avançado. Além disso, estudos sugerem que os carcinomas basaloides escamosos da orofaringe frequentemente apresentam HPV, com sobrevida significativamente melhor entre os casos positivos para HPV em comparação com os casos negativos para HPV. Assim, relatos conflitantes na literatura em relação ao prognóstico podem refletir as diferenças em distribuição anatômica e *status* do HPV no tumor entre as coortes estudadas.

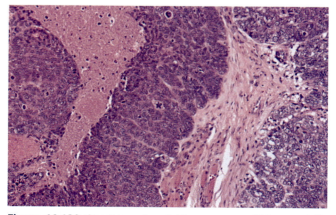

Figura 10.130 Carcinoma basaloide escamoso. Nota-se epitélio pavimentoso basaloide exibindo alto índice mitótico e necrose tumoral.

◆ CARCINOMA DO SEIO MAXILAR

O **carcinoma do seio maxilar** ou antro é uma neoplasia maligna incomum de causa desconhecida. Não parece estar relacionado a sinusite ou pólipos nasais. Ao contrário do carcinoma espinocelular em outros locais da cabeça e do pescoço, os carcinomas espinocelulares dos seios paranasais têm sido associados apenas fracamente com o uso do tabaco. Uma forte relação causal com a exposição ocupacional à poeira da madeira e couro tem sido estabelecida para a ocorrência rara do adenocarcinoma nasossinusal do tipo intestinal. Além disso, o HPV pode ser um fator etiológico em alguns casos, havendo detecção do HPV de alto risco transcricionalmente ativo em aproximadamente 25% dos carcinomas espinocelulares nasossinusais examinados.

Os carcinomas do seio maxilar representam apenas cerca de 3% de todos os carcinomas de cabeça e pescoço; entretanto, entre os carcinomas de seios paranasais, o seio maxilar é o local mais comumente afetado (representando 80% das lesões). A maioria das lesões permanece assintomática ou mimetiza sinusite por longos períodos, enquanto o tumor cresce e preenche o seio maxilar. Portanto, o diagnóstico pode não ser feito até que a lesão tenha perfurado o osso ao redor.

Os carcinomas espinocelulares são a maioria dos casos de carcinomas do seio maxilar. No entanto, outros carcinomas podem surgir nessa localização, tais como: adenocarcinoma nasossinusal, **carcinoma indiferenciado nasossinusal (SNUC)** (ver próxima seção), carcinoma neuroendócrino (pequenas células indiferenciadas), adenocarcinoma de glândula salivar e carcinoma nasossinusal linfoepitelial. Exemplos raros de carcinomas recentemente descritos (p. ex., carcinoma NUT, carcinoma nasossinusal deficiente em SWI/SNF, carcinoma multifenotípico relacionado ao HPV) também podem envolver essa localização.

Características clínicas e radiográficas

O carcinoma do seio maxilar afeta principalmente idosos, com uma ligeira predileção pelo sexo masculino. Mais de 80% dos casos são avançados (estágio III ou IV) no momento do diagnóstico. Os pacientes geralmente se queixam de congestão nasal crônica unilateral ou notam uma ulceração ou aumento de volume no palato duro ou osso alveolar (Figura 10.131). Quando a segunda divisão do nervo trigêmeo está envolvida, dor intensa ou parestesia do terço médio da face ou maxila podem ocorrer, talvez simulando uma dor de dente. Os dentes adjacentes podem ficar soltos e as radiografias dentárias muitas vezes revelam uma destruição da lâmina dura e osso circundante em "roído por traça". A radiografia panorâmica mostra um seio velado com destruição de sua parede óssea; no entanto, a extensão do tumor é melhor visualizada por tomografia computadorizada ou ressonância magnética.

Se o tumor perfurar a parede lateral do seio, aumento de volume facial unilateral e dor geralmente estão presentes. Se a extensão for medial, obstrução nasal e hemorragia são comuns. O envolvimento superior resulta em deslocamento ou protrusão do globo ocular. Aproximadamente 9 a 14% dos pacientes têm metástase em linfonodos cervicais no momento do diagnóstico. A metástase a distância é incomum até o final da progressão de doença.

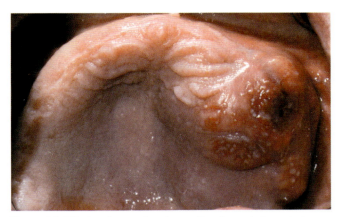

Figura 10.131 Carcinoma do seio maxilar. A neoplasia produziu uma protuberância na crista alveolar maxilar posterior, e a mucosa superficial está começando a ulcerar.

Características histopatológicas

Embora o seio maxilar seja revestido por epitélio respiratório, a maioria dos carcinomas do seio maxilar consiste em **carcinomas espinocelulares**, geralmente pouco ou moderadamente diferenciados. Os carcinomas espinocelulares do trato nasossinusal podem ser subclassificados em: queratinizantes, não queratinizantes ou, ainda, variantes menos frequentes (tais como basaloide, papilar, adenoescamosa, de células fusiformes e verrucoso).

Tratamento e prognóstico

O tratamento depende do tipo e estágio do tumor. A maioria dos pacientes é tratada por ressecção cirúrgica, que pode ser combinada com radioterapia e/ou quimioterapia. O esvaziamento cervical pode ser realizado em pacientes com metástases regionais. Indivíduos com doença irressecável devem considerar participação em ensaios clínicos experimentais; opções de tratamento para esses pacientes normalmente incluem radioterapia e/ou quimioterapia. De acordo com dados do SEER nos EUA para 2010 até 2016, as taxas de sobrevivência relativa em 5 anos para o câncer de cavidade nasal e seios paranasais são de 82% para pacientes com doença localizada, 52% para pacientes com metástase regional, 43% para pacientes com metástases a distância e 58% para todos os estágios do tumor combinados. De acordo com o National Cancer Database, de 2004 a 2012, a sobrevivência média para indivíduos com câncer de seio maxilar é de 29 meses. A morte entre pacientes com carcinoma de seio maxilar geralmente ocorre devido à destruição local e à incapacidade de controlar a doença primária. Alguns pesquisadores sugeriram que os carcinomas nasossinusais HPV-positivos podem apresentar melhores resultados clínicos em comparação com casos HPV-negativos; no entanto, mais estudos são necessários.

♦ CARCINOMA INDIFERENCIADO NASOSSINUSAL

O **carcinoma indiferenciado nasossinusal (SNUC)** é uma neoplasia rara, altamente agressiva da cavidade nasal e seios paranasais da face. Compreende menos de 3% das neoplasias malignas nasossinusais. O tumor foi inicialmente descrito em 1986, e menos de 400 casos foram relatados.

Tem havido alguma discordância se o SNUC constitui uma entidade clinicopatológica distinta ou se é um diagnóstico de exclusão. A recente identificação de mutações no *IDH2* em uma proporção significativa de casos, combinada com as descrições anteriores do SNUC baseadas na histomorfologia e na imunofenotipagem, apoiaria a classificação como uma entidade patológica distinta. Os tumores dentro desta categoria geralmente não devem apresentar as seguintes características: (1) diferenciação celular epidermoide, glandular ou de outras linhagens específicas; (2) vírus Epstein-Barr ou papilomavírus humano; (3) diferenciação neuroendócrina definida; e (4) genótipos específicos diferentes das mutações nos oncogenes *IDH*.

Na literatura anterior, esses tumores provavelmente foram classificados como carcinomas anaplásicos ou neuroblastomas olfatórios de alto grau. Nos anos mais recentes, a definição do SNUC tem sido ainda mais refinada. Técnicas avançadas de perfil molecular levaram à identificação de novos tipos de tumores excluídos desta categoria. Essas entidades recentemente descritas, que foram diferenciadas do SNUC, incluem as seguintes neoplasias malignas agressivas: *carcinoma NUT* (definido por translocações balanceadas envolvendo o gene *NUTM1* no cromossomo 15q14), *carcinoma multifenotípico relacionado ao HPV* (associado ao HPV-33 e outros tipos de HPV de alto risco) e *carcinoma nasossinusal deficiente em SWI/SNF* (i. e., um *carcinoma nasossinusal deficiente em SMARCB1 [INI-1]* caracterizado pela inativação do *SMARCB1* e a perda resultante de expressão da proteína nuclear INI-1, *carcinoma nasossinusal deficiente em SMARCA4* caracterizado pela inativação de *SMARCA4* e perda resultante da expressão de SMARCA4). SMARCB1 e SMARCA4 representam componentes do complexo SWI/SNF, que estão envolvidos na remodelação da cromatina.

A histogênese e a etiopatogenia do SNUC são pobremente compreendidas. Alguns pesquisadores teorizaram que a célula de origem pode estar relacionada à membrana de Schneider ou ao epitélio olfatório. Além das características mutações nos genes *IDH2*, muitos casos apresentam alterações simultâneas nos genes da via *SOX9, SOX2, PI3K*, bem como nos genes *KIT, TP53, MYC* e vários outros genes. Existe apenas uma fraca associação com o tabagismo. Em alguns casos, os pacientes desenvolveram o SNUC secundário à radioterapia para tratamento de carcinoma de nasofaringe ou retinoblastoma.

Características clínicas e radiográficas

O SNUC ocorre em uma ampla faixa etária (da terceira a nona décadas), com idade média de apresentação na sexta década de vida. A proporção homem:mulher é de aproximadamente 2:1 a 3:1.

Essa neoplasia é bem conhecida pelo desenvolvimento rápido de uma lesão localmente extensa. Normalmente aparece como um grande aumento de volume que pode envolver múltiplas regiões do trato nasossinusal, incluindo cavidade nasal, seio maxilar e seios etmoidais. Além disso, extensão para locais contíguos – como nasofaringe, órbita e cavidade craniana – é comum. A invasão inferior na cavidade oral também é possível. Muitas vezes, há desenvolvimento rápido de múltiplos sintomas nasossinusais, incluindo obstrução ou secreção nasal, epistaxe, aumento de volume e dor. O envolvimento orbital pode levar a proptose, inchaço, diplopia e perda de visão. Paralisias de nervos cranianos também são comuns.

A extensão do tumor é melhor avaliada por TC ou RM, que tipicamente revela uma grande massa nasossinusal expansiva, com destruição óssea e invasão de estruturas adjacentes (Figura 10.132).

Características histopatológicas

O SNUC é caracterizado por trabéculas, ninhos, ilhas e lençóis de células poligonais com pouco citoplasma e núcleos pleomórficos, que variam de hipercromáticos a vesiculares. Nenhuma diferenciação epidermoide ou glandular deve ser observada. As figuras mitóticas são numerosas. Necrose tumoral, apoptose e a invasão linfovascular geralmente são proeminentes. Invasão linfovascular e invasão perineural, muitas vezes, são observadas. O epitélio superficial que recobre a neoplasia pode apresentar displasia ou carcinoma *in situ*. Marcações imuno-histoquímicas para citoqueratinas (como AE1/AE3 e citoqueratinas de baixo peso molecular) ou antígeno epitelial de membrana (EMA), normalmente são positivas. São necessários exame histopatológico cuidadoso, amplo painel imuno-histoquímico e, às vezes, estudos moleculares para descartar outras patologias, tais como carcinoma espinocelular pouco diferenciado, neuroblastoma olfatório, carcinoma espinocelular não queratinizante indiferenciado nasofaríngeo, carcinoma neuroendócrino, carcinoma NUT, carcinoma nasossinusal deficiente em *SMARCB1*, carcinoma nasossinusal deficiente em *SMARCA4*, melanoma, linfoma, sarcoma sinovial, sarcoma de Ewing e rabdomiossarcoma alveolar.

Tratamento e prognóstico

A maioria dos pacientes apresenta doença localmente avançada. Nesses casos, a abordagem padrão é uma terapia multimodal agressiva, incluindo ressecção cirúrgica, radioterapia e/ou quimioterapia. A doença irressecável é tratada por quimiorradioterapia definitiva. Quando a possibilidade de ressecção cirúrgica é questionável, alguns autores defendem a quimioterapia de indução a fim de diminuir o tamanho do tumor antes do tratamento. Estudos clínicos são necessários para avaliar se pacientes com tumores *IDH*-mutantes podem se beneficiar de tratamento direcionado aos inibidores de IDH.

O prognóstico é geralmente ruim, embora vários centros tenham relatado resultados melhores com abordagens modernas de tratamento. Uma análise dos dados do SEER nos EUA, de 1973 a 2010, relatou taxas gerais de sobrevivência relativa em 5 e 10 anos de cerca de 35% e 31%, respectivamente; a sobrevida média global foi de 22 meses. No entanto, um recente estudo multicêntrico colaborativo na França observou 62% na taxa geral de sobrevivência entre sua coorte de pacientes, com a maioria exibindo doença avançada na apresentação. A recorrência local é comum e é a principal causa de morbidade e mortalidade. A metástase é possível, geralmente para linfonodos cervicais, ossos, fígado ou cérebro. Alguns estudos sugerem que casos exibindo mutações de *IDH2* podem ter resultados mais favoráveis em comparação com aqueles sem tais mutações.

◆ CARCINOMA NASOFARÍNGEO

O **carcinoma nasofaríngeo** representa um grupo de neoplasias malignas que surgem do epitélio de revestimento da nasofaringe, rico em tecido linfoide; neoplasias semelhantes são encontradas na tonsila palatina e base da língua. Essas três localizações anatômicas são chamadas coletivamente de **anel de Waldeyer**.

O carcinoma nasofaríngeo é relativamente incomum. De acordo com dados globais coletados pela International Agency for Research on Cancer, estimaram-se aproximadamente 133 mil novos casos de câncer de nasofaringe no ano 2020, o que representou apenas cerca de 0,7% de todos os cânceres diagnosticados nesse período. A taxas de incidência anual padronizada por idade variaram de menos de 1 por 100.000 pessoas nas Américas e na Europa, para 5 por 100.000 pessoas no Sudeste Asiático. Nos homens do sul da China, no entanto, a taxa é surpreendente, cerca de 25 por 100.000. Entre os homens do sul da China que migram para os EUA, a taxa é intermediária, o que sugere possíveis interações de um agente causador ambiental com a genética do hospedeiro. Taxas intermediárias também são observadas entre muitos povos indígenas do Sudeste Asiático (incluindo tailandeses, vietnamitas, malaios e filipinos), inuítes do Alasca e Canadá, e árabes do norte da África.

Tanto fatores genéticos quanto ambientais têm sido implicados na etiopatogenia do carcinoma nasofaríngeo. Estudos genômicos identificaram vários genes de suscetibilidade, particularmente genes HLA residindo na região MHC do cromossomo 6p21. O principal fator de risco ambiental é a infecção pelo vírus Epstein-Barr (EBV). Alguns estudos também citam como fatores contribuintes: dietas deficientes em vitamina C, consumo de peixe salgado contendo N-nitrosaminas carcinogênicas e tabagismo. No entanto, o risco de desenvolvimento de carcinoma para determinado nível de exposição ao tabaco é menor na nasofaringe do que em outras partes do trato aerodigestivo superior. Além disso, pesquisadores detectaram HPV de alto risco em um pequeno grupo de carcinomas nasofaríngeos com predileção por indivíduos brancos.

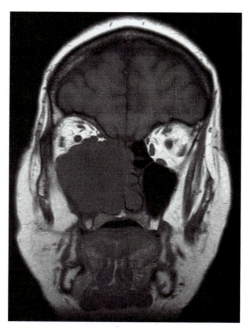

Figura 10.132 Carcinoma indiferenciado nasossinusal (SNUC). Imagem de ressonância magnética (RM) ponderada em T1 mostrando uma grande massa destrutiva preenchendo o seio maxilar direito com extensão para o interior da região orbital e cavidade nasal. (Cortesia do Dr. Zoran Rumboldt.)

Características clínicas

O carcinoma nasofaríngeo ocorre em todas as faixas etárias, com pico entre as idades de 40 e 59 anos em regiões com alta incidência. Nas regiões de baixa incidência, há um pico modesto durante adolescência/idade adulta jovem e um pico mais elevado após 65 anos. A doença ocorre cerca de duas a três vezes mais comumente em homens do que em mulheres.

O tumor primário tende a surgir na fossa de Rosenmuller (um recesso profundo na parede nasofaríngea posterolateral). A lesão, muitas vezes, é pequena e difícil de detectar, mesmo por endoscopia. Em regiões onde o carcinoma nasofaríngeo é endêmico, a medição plasmática de DNA do EBV pode ser associada à endoscopia e à RM para detecção da doença em estágio inicial nos pacientes assintomáticos. Teste sorológico também pode ajudar no diagnóstico. O primeiro sinal de doença para 50 a 60% dos pacientes é um linfonodo cervical aumentado, de consistência firme a endurecida, que representa um tumor metastático (Figura 10.133). Os sintomas relacionados ao ouvido são descritos por pouco menos da metade dos pacientes. Se o tumor obstruir a tuba auditiva, as queixas apresentadas podem ser otite média serosa unilateral, otalgia ou perda auditiva. Epistaxe, obstrução nasal e dor faríngea podem estar presentes também. A neoplasia pode invadir através do forame lácero no cérebro, produzindo sintomas no SNC, ou pode envolver nervos cranianos na região, causando sintomas específicos relacionados a esses nervos. O envolvimento dos músculos pterigoides pode produzir dor facial com limitação do movimento da mandíbula, mimetizando um distúrbio da articulação temporomandibular. Significativamente, 5 a 10% dos pacientes também apresentam metástases a distância no momento do diagnóstico.

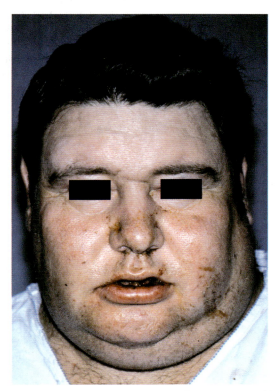

Figura 10.133 Carcinoma nasofaríngeo. Este paciente inicialmente apareceu com um carcinoma metastático na região lateral esquerda do pescoço. Avaliação adicional revelou um tumor primário da nasofaringe. (Cortesia do Dr. D. E. Kenady.)

Características histopatológicas

O cirurgião, muitas vezes, tem dificuldade em encontrar a lesão primária, e múltiplos espécimes de biopsia da mucosa da nasofaringe podem ser necessários para identificação do tumor e conclusão do diagnóstico. O carcinoma nasofaríngeo inclui os seguintes tipos histopatológicos:

1. Carcinoma espinocelular queratinizante.
2. Carcinoma espinocelular não queratinizante (incluindo variantes diferenciadas e indiferenciadas).
3. Carcinoma espinocelular basaloide.

Quando mais de um tipo histopatológico está presente, o tumor é classificado de acordo com o tipo predominante.

As características histopatológicas do **carcinoma espinocelular queratinizante** são idênticas às do carcinoma espinocelular de outras regiões da cabeça e pescoço (ver neste capítulo). A queratinização deve ser evidente ao microscópico óptico.

O **carcinoma espinocelular não queratinizante** representa o tipo mais comum de carcinoma nasofaríngeo. Esse grupo pode ser ainda categorizado como *diferenciado* e *indiferenciado*, embora esses subtipos não tenham significado clínico ou prognóstico. As células tumorais do **carcinoma espinocelular não queratinizante diferenciado** são relativamente maduras e de natureza um tanto epidermoide, mas não produzem queratina. Amplas faixas de interconexão de células ovais ou redondas são organizadas em padrões plexiformes e papilíferos. O **carcinoma espinocelular não queratinizado indiferenciado** consiste em lençóis de células indiferenciadas com margens indistintas, muito pouco citoplasma e núcleos grandes e vesiculares (Figura 10.134). Essas células tumorais estão frequentemente misturadas com as células linfoides normalmente encontradas nessa localização anatômica. O termo **linfoepitelioma** (ou **carcinoma linfoepitelial**) tem sido usado para descrever esta variante, porque foi uma vez considerada uma neoplasia maligna originada de ambos os tecidos, epitelial e linfoide. No entanto, essa terminologia deve ser desencorajada, pois o tecido linfoide não é parte do processo neoplásico. Esses tumores indiferenciados podem ser difíceis de distinguir do linfoma apenas pela análise microscópica de rotina, por isso, estudos imuno-histoquímicos são frequentemente realizados para demonstrar citoqueratinas nas células do carcinoma. Neoplasias ocasionais mostram diferenciação neuroendócrina.

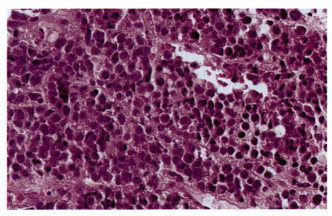

Figura 10.134 Carcinoma nasofaríngeo. Neoplasia pouco diferenciada exibindo lençol de células tumorais arredondadas.

O **carcinoma basaloide escamoso** é muito raro na nasofaringe. Esse tipo de tumor é discutido em uma seção separada (ver anteriormente).

O tipo queratinizante compreende menos de 20% dos casos de carcinoma em nasofaringe em todo o mundo e é encontrado mais frequentemente em áreas não endêmicas do que endêmicas. Em contraste, o tipo não queratinizante compreende a maioria (mais de 95%) dos casos em regiões endêmicas. Além disso, o tipo não queratinizante está intimamente associado à infecção por EBV (como melhor demonstrado pela hibridização *in situ* para RNA codificado por EBV [EBER]), enquanto o *status* de EBV é variável no tipo basaloide escamoso queratinizante. Entre o pequeno grupo de casos positivos para HPV, o tipo queratinizante é encontrado com mais frequência do que o tipo não queratinizante. Curiosamente, de acordo com uma análise dos dados do SEER, nos EUA, de 1973 a 2015, a incidência anual do câncer nasofaríngeo em geral tem diminuído, mas houve aumento acentuado na incidência anual do tipo não queratinizante.

Tratamento e prognóstico

Devido à inacessibilidade da nasofaringe e da importante radiossensibilidade do carcinoma nasofaríngeo, a radioterapia é a base do tratamento. A doença em estágio inicial geralmente é tratada apenas com radioterapia. No entanto, a maioria dos pacientes apresenta doença locorregionalmente avançada. As evidências atuais apoiam, nesses casos, terapia sistêmica à base de platina e radioterapia, associadas a quimioterapia adjuvante ou de indução. A participação em pesquisas clínicas é encorajada para pacientes com doença locorregionalmente avançada ou com metástases a distância. Terapias-alvo e imunoterapia (p. ex., inibidores do ponto de controle imunológico, vacinação contra o EBV, terapia adotiva com células T) estão atualmente em investigação.

Nos EUA, as taxas relativas de sobrevivência em 5 anos para pacientes com doença localizada, regional e distante são 85%, 71% e 49%, respectivamente. Para todos os estágios combinados, a taxa relativa de sobrevivência em 5 anos é de 61%. Um estudo retrospectivo em grande escala realizado na Ásia para validação do atual sistema de estadiamento TNM relatou taxas de sobrevida global em 5 anos de 98% para doença em estágio I, 92% para doença em estágio II, 83% para doença em estágio III e 71% para doença em estágio IV. Quando tratado com radioterapia, o tipo não queratinizante apresenta uma taxa de controle local mais alta, mas um risco maior de metástase, em comparação com o tipo queratinizante. No EUA, foram observadas taxas de sobrevivência mais elevadas entre pacientes ásio-americanos em comparação com outros grupos étnicos. Fatores prognósticos favoráveis adicionais incluem idade inferior a 40 anos, sexo feminino e títulos baixos de DNA circulante do EBV (determinados no pré-tratamento e pós-tratamento por PCR em tempo real). O significado prognóstico da positividade para HPV atualmente não é claro. Pessoas tratadas para carcinoma nasofaríngeo também apresentam risco aumentado de desenvolver uma segunda malignidade primária em mucosas da região de cabeça e pescoço.

◆ CARCINOMA BASOCELULAR

O **carcinoma basocelular** representa o câncer de pele mais comum, bem como o mais comum de todos os cânceres. É uma neoplasia maligna epitelial localmente invasiva, de disseminação lenta, que surge das células basais da pele e de seus anexos. Aproximadamente 80% dos casos são encontrados na pele da região de cabeça e pescoço.

A incidência anual é difícil de determinar porque o carcinoma basocelular normalmente não é relatado nos registros de câncer. No entanto, os pesquisadores estimam que 5,4 milhões de cânceres de pele não melanomas (carcinomas basocelulares e espinocelulares; "cânceres de queratinócitos") tenham sido tratados em mais de 3,3 milhões de pessoas nos EUA em 2012. A incidência mundial do carcinoma basocelular varia consideravelmente por região, alternando de < 1 por 100.000 pessoas-ano na África até > 1.000 por 100.000 pessoas-ano na Austrália. O risco geralmente aumenta com idade, proximidade do equador e pigmentação mais clara da pele. Além disso, a incidência tem aumentado em muitos países ao redor do mundo; em parte, essa tendência pode ser em virtude do envelhecimento da população, embora alguns pesquisadores relatem também um aumento desproporcional entre adultos jovens (especialmente mulheres).

Este câncer resulta principalmente da exposição à radiação UV – exposição intermitente especialmente intensa, mas também exposição cumulativa. Queimaduras solares frequentes e tendência para sardas na infância estão associadas a um risco aumentado. Fatores de risco adicionais incluem atividade ocupacional ao ar livre, tratamento com psoraleno e ultravioleta A (PUVA) (frequentemente usado para psoríase), bronzeamento artificial, incapacidade de se bronzear, presença de nevos nas extremidades, exposição à radiação ionizante, imunossupressão e ingestão de arsênico. Variações alélicas em genes relacionados ao reparo do DNA, pigmentação, supressão tumoral, ou outras funções (p. ex., o gene *receptor de melanocortina 1* [*MC1R*], *TP53*) também podem conferir maior suscetibilidade. Além disso, diversas genodermatoses estão associadas ao carcinoma basocelular, incluindo síndrome do carcinoma basocelular nevoide (ver Capítulo 15), xeroderma pigmentoso (ver Capítulo 16), albinismo, síndrome de Rombo, síndrome de Bazex Dupré-Christol, síndrome de Bloom, síndrome de Werner, síndrome de Rothmund-Thomson, síndrome de Muir-Torre, síndrome de Cowden (ver Capítulo 16), síndrome de Brooke-Spiegler, bem como o subtipo Dowling-Meara da epidermólise bolhosa simples (ver Capítulo 16).

Estudos de genética molecular mostraram que a desregulação da via de sinalização hedgehog é um evento inicial crítico no desenvolvimento do carcinoma basocelular. Mutações que inativam o gene *patched 1* (*PTCH1*) no cromossomo 9q22 foram identificadas tanto em casos esporádicos quanto em pacientes com a síndrome do carcinoma basocelular nevoide. Mutações em outros genes que participam dessa via (p. ex., *SMO*; *supressor de fusão* [*SUFU*]; *PTCH2*) podem ser encontradas também em casos esporádicos. Essas mutações resultam em ativação da sinalização hedgehog e aumento da proliferação celular. Além disso, mutações no *TP53* são encontradas em cerca de 60% dos carcinomas basocelulares esporádicos e podem representar um evento posterior no desenvolvimento do tumor. Estudos bem documentados de carcinoma basocelular oral são raros. Muitos dos casos descritos na literatura, na verdade, representam neoplasias salivares ou odontogênicas mal diagnosticadas.

Características clínicas

O carcinoma basocelular afeta mais frequentemente adultos brancos, especialmente aqueles com pele clara. Embora a maioria dos pacientes tenha mais de 40 anos no momento do diagnóstico, algumas lesões são detectadas já na segunda década de vida, especialmente em pacientes com cabelos ruivos ou loiros e olhos azuis ou verdes. Os homens são afetados cerca de duas vezes mais que as mulheres; porém, entre pacientes jovens, há uma predileção feminina (possivelmente devido ao uso de bronzeamento artificial). Aproximadamente 80% das lesões ocorrem na região de cabeça e pescoço, com o restante envolvendo o tronco e os membros. Lesões que surgem na área dos lábios com mais frequência envolvem a pele adjacente ao vermelhão do lábio superior; tumores do vermelhão do lábio superior são mais frequentes do que tumores no vermelhão do lábio inferior.

A variante clinicopatológica mais comum, o **carcinoma basocelular nodular** (**noduloulcerativo**), começa como uma pápula firme, indolor que aumenta lentamente e desenvolve uma depressão central umbilicada. Vasos sanguíneos telangiectásicos geralmente são evidentes dentro da borda arredondada que circunda a depressão central (Figuras 10.135 e 10.136). Quando a lesão é pressionada, um aspecto perolado opalescente característico é detectado. Uma ulceração expansiva geralmente se desenvolve na região da depressão central, e o paciente pode relatar sangramento intermitente seguido de cicatrização. As lesões não tratadas continuam a aumentar lentamente, havendo ulceração e destruição das estruturas subjacentes – daí o termo **úlcera roedora** (Figura 10.137). Destruição de osso ou cartilagem subjacentes podem ocorrer, mas a metástase é extremamente rara.

Diversas outras variantes foram descritas. O **carcinoma basocelular pigmentado** representa um tumor noduloulcerativo colonizado por melanócitos benignos (Figura 10.138). A produção de melanina confere a essa lesão uma coloração bronzeada, marrom, preta ou mesmo azulada, e geralmente o pigmento não é distribuído uniformemente, como seria em um nevo melanocítico (ver anteriormente).

O **carcinoma basocelular esclerosante (em forma de morfeia)** é uma lesão insidiosa que muitas vezes mimetiza um tecido cicatricial. A pele sobrejacente tem aparência pálida e atrófica, e a lesão é firme à palpação com limites mal definidos. Uma ligeira elevação pode ser notada nas bordas do tumor. Na maioria das vezes, um alto grau de invasão ocorreu antes que o paciente tenha consciência da neoplasia.

O **carcinoma basocelular superficial** ocorre principalmente na pele do tronco e extremidades. Muitas vezes, as lesões são múltiplas e surgem como manchas bem demarcadas, eritematosas e escamosas, que podem ser confundidas clinicamente com

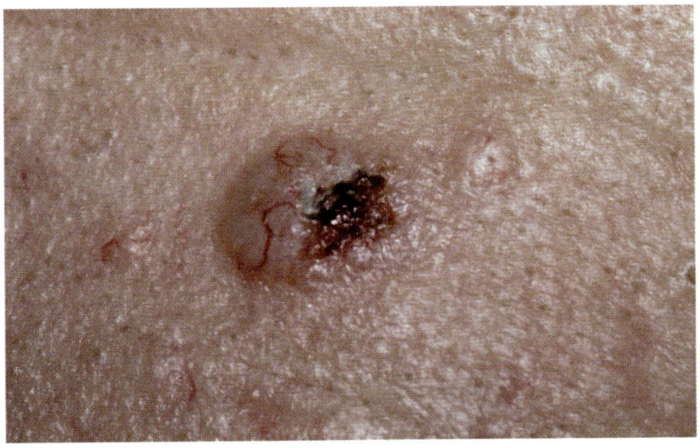

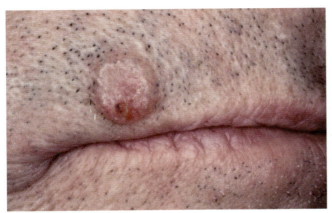

Figura 10.135 Carcinoma basocelular. Carcinoma basocelular noduloulcerativo inicial na região frontal mostrando bordas elevadas e ulceração focal. Vasos sanguíneos telangiectásicos finos podem ser vistos na superfície.

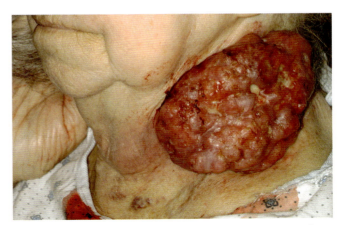

Figura 10.137 Carcinoma basocelular. Esta neoplasia foi negligenciada por muitos anos e tornou-se excepcionalmente grande. (Cortesia do Dr. Terry Day.)

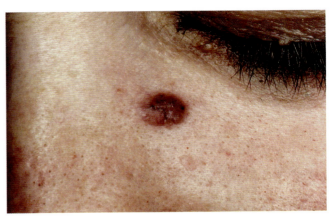

Figura 10.136 Carcinoma basocelular. Lesão noduloulcerativa no lábio superior demonstrando telangiectasia e pequena ulceração.

Figura 10.138 Carcinoma basocelular. Carcinoma basocelular pigmentado na bochecha.

psoríase ou eczema. Uma borda fina, elevada, "em forma de fio" é vista nas margens.

Alguns pesquisadores acreditam que os carcinomas basocelulares associados à síndrome do carcinoma basocelular nevoide (ver Capítulo 15) devem ser colocados em uma categoria separada. Essas lesões desenvolvem-se tanto em pessoas expostas ao sol como em áreas protegidas da pele, e podem chegar a centenas em um único paciente. Os tumores associados a esta síndrome geralmente não produzem significativa destruição tecidual.

Características histopatológicas

O carcinoma basocelular apresenta considerável diversidade histopatológica e inclui os seguintes padrões microscópicos: noduloulcerativo (nodulocístico), pigmentado, queratótico, adenoide, superficial, infiltrativo, esclerosante (em forma de morfeia) e micronodular. Os carcinomas basocelulares noduloulcerativo, pigmentados e relacionados à síndrome são compostos por células basaloides ovoides uniformes, intensamente pigmentadas, com núcleos de tamanho médio e pouco citoplasma (Figura 10.139). As células estão dispostas em ilhas e cordões bem demarcados, que parecem surgir da camada de células basais da epiderme e invadem em direção ao tecido conjuntivo subjacente. Ilhas epiteliais normalmente demonstram células em paliçada na periferia; frequentemente, uma zona clara de retração artefatual é vista entre as ilhas epiteliais e o tecido conjuntivo. Embora a maioria dessas neoplasias não apresente diferenciação, algumas exibem áreas de produção de queratina, diferenciação sebácea ou cordões entrelaçados de células neoplásicas que lembram a formação de ductos ("adenoide"). A necrose das ilhas epiteliais pode produzir uma aparência cística. Danos actínicos na forma da **elastose solar** quase sempre são observados no estroma adjacente.

O carcinoma basocelular pigmentado demonstra melanócitos dendríticos dentro das ilhas neoplásicas, e melanófagos podem ser vistos no estroma adjacente. Tanto o tipo infiltrativo como o esclerosante exibem cordões finos de células basaloides infiltrativas; o último tipo também mostra uma área densamente colagenizada ao fundo. O carcinoma basocelular superficial inclui lóbulos de células tumorais que parecem "gotejar" da epiderme em um padrão multifocal. O carcinoma basocelular micronodular apresenta ninhos neoplásicos pequenos e redondos

com menos de 0,15 mm de diâmetro (ou aproximadamente do tamanho de um bulbo de folículo capilar). Ocasionalmente, o carcinoma basocelular é visto misturado a um carcinoma espinocelular primário independentemente da pele. A neoplasia de "colisão" resultante é denominada **carcinoma basoescamoso**. Alguns autores consideram o carcinoma basoescamoso um simples carcinoma basocelular com metaplasia escamosa abundante.

Alguns estudos sugerem que a expressão imuno-histoquímica de Ber-EP4 (uma glicoproteína de superfície celular preferencialmente expressa no carcinoma basocelular cutâneo) pode ajudar a distinguir casos extremamente raros de carcinoma basocelular intraoral de um ameloblastoma periférico.

Tratamento e prognóstico

As seguintes condições estão associadas ao aumento do risco de recorrência entre os carcinomas basocelulares cutâneos da região de cabeça e pescoço:

- Lesões de qualquer tamanho envolvendo bochechas, testa, couro cabeludo e pescoço
- Para lesões envolvendo locais anatômicos diferentes dos anteriores: (1) tamanho igual ou superior a 6 mm ou (2) tamanho inferior a 6 mm, mas incapaz de permitir margens clinicamente livres de tumor de pelo menos 4 mm
- Bordas clínicas indefinidas
- Tipos micronodulares, infiltrativos e esclerosantes
- Invasão perineural
- Lesões recorrentes
- Lesões que surgem em indivíduos imunossuprimidos ou em um local prévio à radioterapia.

Lesões com baixo risco de recorrência normalmente são tratadas por excisão cirúrgica de rotina ou eletrodissecação e curetagem, incluindo margens de 4 mm de pele de aparência clinicamente normal, além da lesão visível. Esses métodos resultam em uma taxa de cura de 95 a 98%. Lesões de cabeça e pescoço com alto risco de recorrência geralmente são tratadas pela **cirurgia micrográfica de Mohs**. Esta técnica utiliza uma avaliação intraoperatória de amostras cirúrgicas congeladas, especialmente mapeadas e marcadas, para garantir a remoção completa do tumor. A radioterapia pode ser uma opção para pacientes incapazes de tolerar a cirurgia.

Tratamentos alternativos – como 5-fluoruracila tópica, imiquimode tópico, terapia fotodinâmica ou crioterapia vigorosa – podem ser eficazes para pacientes com carcinomas basocelulares superficiais e de baixo risco. No entanto, essas alternativas estão associadas a taxas baixas, mas aceitáveis, de cura. Medicamentos tópicos podem produzir resultados estéticos superiores. Pacientes com carcinomas basocelulares de alto risco, para os quais a cirurgia curativa e a radiação não são viáveis, podem ser tratados com inibidores da via hedgehog desenvolvidos recentemente (tais como vismodegibe ou sonidegib). Vários outros medicamentos visando à terapia-alvo estão em desenvolvimento.

A recorrência de um carcinoma basocelular adequadamente tratado é incomum, e a metástase é excepcionalmente rara. Casos de metástases incomuns podem ser tratados com inibidores da via hedgehog ou uso *off-label* de inibidores PD-1. Em pacientes com doença incontrolável, a morte geralmente resulta da invasão local de estruturas vitais. No entanto, com a detecção precoce e o advento da cirurgia de Mohs, tal resultado é incomum hoje em dia.

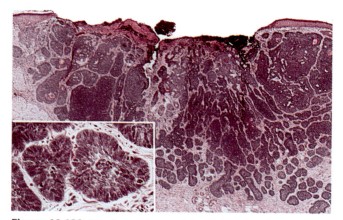

Figura 10.139 Carcinoma basocelular. Fotomicrografia em menor aumento mostrando ulceração da superfície epidérmica associada a uma invasão tumoral composta por células epiteliais hipercromáticas. O *detalhe* mostra ilhas de epitélio basofílico com paliçada na periferia.

Pacientes com história de carcinoma basocelular devem ser avaliados periodicamente. Há uma probabilidade estimada de 44% de um segundo carcinoma basocelular e 6% de chance de um carcinoma espinocelular cutâneo se desenvolver dentro de 3 anos após o tratamento do tumor inicial. Alguns estudos sugerem que a nicotinamida oral pode ser um agente quimiopreventivo eficaz para pacientes com alto risco de desenvolver cânceres de pele não melanoma adicionais.

◆ CARCINOMA DE CÉLULAS DE MERKEL (TUMOR DE CÉLULAS DE MERCKEL; CARCINOMA NEUROENDÓCRINO DA PELE; CARCINOMA DE PEQUENAS CÉLULAS DA PELE; CARCINOMA TRABECULAR DE PELE; TUMOR DE TOKER)

O **carcinoma de células de Merkel** é uma neoplasia maligna rara e agressiva com características neuroendócrinas. Ocorre mais frequentemente em idosos, na pele da região de cabeça e pescoço. A etiopatogenia está relacionada à infecção pelo poliomavírus de células de Merkel (MCPyV) e/ou exposição crônica à luz UV. Os MCPyV são encontrados em até 80% dos casos na América do Norte e Europa, enquanto a maioria dos casos que ocorre em regiões do hemisfério sul com alta exposição à luz UV (como a Austrália) é negativa para o vírus. Tumores negativos para MCPyV tendem a demonstrar uma assinatura molecular UV (ou seja, preponderância de transições C para T ou CC para TT em locais de dipirimidina), mutações recorrentes em *TP53* e *RB1* e uma carga mutacional globalmente mais elevada que os tumores positivos para MCPyV. Além disso, a imunossupressão é um fator de risco, com aumento na frequência de carcinoma de células de Merkel observada entre transplantados, pacientes recebendo terapia imunossupressora para doenças autoimunes, pacientes com outras neoplasias malignas subjacentes (especialmente leucemia linfocítica crônica) e pacientes com infecção pelo HIV.

Nos EUA, apenas cerca de 2.000 casos de carcinoma de células de Merkel são diagnosticados anualmente. No entanto, a incidência tem aumentado nas últimas décadas neste e em outros países — uma tendência que pode ser causada pelo envelhecimento da população, expectativa de vida prolongada de indivíduos imunossuprimidos e melhora do diagnóstico e registro de câncer.

A célula exata que origina essa neoplasia é incerta. Tradicionalmente, pensava-se que surgisse de células de Merkel (células mecanorreceptoras encontradas principalmente na pele, mas também em outros locais, incluindo mucosa oral). No entanto, esta teoria parece improvável, dado que as células de Merkel são terminalmente diferenciadas e residem principalmente na camada basal da epiderme, enquanto a maioria dos carcinomas de células de Merkel consiste em tumores de base dérmica sem um componente intraepitelial. Uma possível origem de células-tronco mesenquimais dérmicas, células-tronco epidérmicas, fibroblastos ou células B primitivas também foi proposta.

Casos intraorais e de vermelhão de lábio foram relatados raramente. No entanto, algumas neoplasias neuroendócrinas orais diagnosticadas anteriormente como carcinomas de células de Merkel, na verdade, podem ser mais semelhantes aos carcinomas neuroendócrinos de pequenas células de alto grau, da mucosa do trato aerodigestivo superior. Esse último tipo de tumor está intimamente associado ao uso abusivo de tabaco e ao álcool, não está associado à exposição à luz UV ou MCPyV, exibe características microscópicas semelhantes ao carcinoma de pequenas células do pulmão e pode se comportar de forma ainda mais agressiva que o carcinoma de células de Merkel.

Características clínicas

Aproximadamente 82% dos casos são diagnosticados em pacientes na sétima à nona década de vida. O tumor afeta principalmente brancos (96% dos casos) e apresenta predominância no sexo masculino. Ocorre principalmente em áreas expostas ao sol de indivíduos de pele clara, com predileção pela pele da face, membros superiores e ombros. O vermelhão do lábio é também suscetível (Figura 10.140). As lesões extracutâneas são raras e podem envolver as mucosas oral, nasal, faríngea, laríngea, esofágica e genital. O tumor geralmente aparece como um nódulo assintomático, de crescimento rápido, liso e em forma de cúpula, com vasos superficiais proeminentes (**telangiectasia**). Alguns autores usaram a sigla **AEIOU** (**a**ssintomático, **e**xpansão rápida, **i**munossupressão, *old age* (velhice), pele clara exposta aos raios **u**ltravioleta) para resumir os achados clínicos relevantes. A lesão normalmente é vermelha, violácea ou rosa, e varia em tamanho de 0,5 a 5,0 cm. Uma aparência clínica muitas vezes inofensiva pode causar atraso no diagnóstico. Aproximadamente 27% dos casos demonstram metástase em linfonodos no momento do diagnóstico. Em cerca de 14% dos casos, há metástase de origem primária desconhecida, presumivelmente devido à regressão do tumor primário. Além disso, os chamados carcinomas neuroendócrinos de alto grau das glândulas salivares (especialmente as parótidas) podem representar metástase de um carcinoma cutâneo de células de Merkel oculto ou que regrediu.

Características histopatológicas

O carcinoma de células de Merkel consiste em lençóis, nódulos, ninhos e trabéculas de células basofílicas redondas de tamanho pequeno a moderado, que se infiltram em derme e subcutâneo

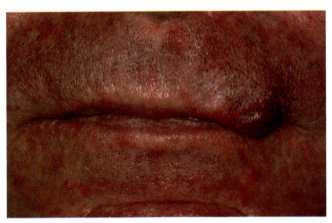

Figura 10.140 Carcinoma de células de Merkel. Nódulo vermelho na borda do vermelhão do lábio superior. (De Chang JYF, Stewart JM, Cheng YSL et al.: Upper lip nodule, *Oral Surg Oral Med Oral Pathol Oral Radiol Endod* 105:549-553, 2008.)

(Figura 10.141). O envolvimento epidérmico é pouco frequente. As células tumorais normalmente exibem núcleos sobrepostos, cromatina finamente granular ("sal e pimenta"), citoplasma escasso, bordas celulares indistintas, atividade mitótica rápida e frequente apoptose. Lesões positivas para MCPyV tendem a ter células pequenas a médias, com núcleos uniformemente redondos, enquanto os casos negativos para MCPyV geralmente apresentam núcleos irregulares e alongado ou células grandes com citoplasma claro. Grânulos intracitoplasmáticos argirófilos podem ser demonstrados pela coloração de Grimelius, e coloração imuno-histoquímica para citoqueratina 20 (CK20) geralmente mostra um padrão de "ponto perinuclear". Imunopositividade para marcadores neuroendócrinos (p. ex., cromogranina A, sinaptofisina, enolase neurônio-específica e CD56), neurofilamento e SATB2 também pode ser útil no estabelecimento do diagnóstico. Em aproximadamente 60 a 80% dos casos, MCPyV pode ser detectado por PCR para DNA viral ou imuno-histoquímica (usando o clone CMB24) para antígeno T grande MCPyV. Falta de imunorreatividade para o fator de transcrição 1 da tireoide (TTF-1) pode ajudar a excluir o carcinoma metastático de pequenas células do pulmão, que pode ter características histomorfológicas semelhantes. O diagnóstico diferencial microscópico também pode incluir melanoma amelanótico, neuroblastoma olfatório metastático e outras neoplasias malignas de "células redondas". Estudos imuno-histoquímicos e exame físico completo podem ajudar na exclusão dessas outras entidades. Além disso, os carcinomas de células de Merkel podem ocorrer em combinação com outras neoplasias, especialmente queratose actínica e carcinoma espinocelular invasivo ou *in situ*.

Tratamento e prognóstico

O tratamento e o prognóstico são orientados pelo estadiamento. Cirurgia (ou seja, excisão ampla local ou cirurgia micrográfica de Mohs) é a base do tratamento e muitas vezes é combinada com radioterapia adjuvante. A dissecção dos linfonodos é realizada quando nódulos clinicamente palpáveis são encontrados. A biopsia do linfonodo-sentinela normalmente é realizada para determinar se a dissecção regional e/ou radiação de linfonodos são indicadas em pacientes com nódulos clinicamente negativos. A participação em testes clínicos é recomendada para pacientes com metástase regional ou a distância. Imunoterapia de *checkpoint* usando inibidores PD-1 ou PD-L1, recentemente, substituiu a quimioterapia como tratamento de primeira linha para a doença avançada.

A recorrência se desenvolve em 55% dos casos, mais comumente dentro dos linfonodos que drenam a lesão. O monitoramento de títulos de anticorpos contra as oncoproteínas MCPyV pode ajudar na detecção precoce de doença recorrente. Além disso, aproximadamente 25% dos pacientes com carcinoma de células de Merkel desenvolvem outras neoplasias malignas (p. ex., carcinomas espinocelular da pele, neoplasias malignas hematológicas ou adenocarcinomas da mama ou ovário). Portanto, os pacientes devem ser acompanhados de perto.

Nos EUA, uma análise recente de dados do National Cancer Database relatou taxas de sobrevida global em 5 anos de 51% para pacientes com doença localizada, 35% para pacientes com metástase regional e 14% para pacientes com metástase a distância. São preditores positivos de sobrevivência: sexo feminino, envolvimento de membros superiores e idade inferior a 70 anos. Lesões primárias em mucosas apresentam pior prognóstico do que as lesões cutâneas primárias mais comuns. Da mesma forma, lesões labiais podem ter um prognóstico pior que aquelas que surgem com mais frequência em outros locais da região de cabeça e pescoço. Fatores prognósticos adversos adicionais incluem imunossupressão e tumores negativos para MCPyV.

◆ MELANOMA (MELANOMA MALIGNO; MELANOCARCINOMA)

O **melanoma** é uma neoplasia maligna de origem melanocítica que pode surgir *de novo* ou a partir de uma lesão melanocítica benigna preexistente. A maioria dos casos ocorre na pele, embora as lesões em mucosas também sejam possíveis. A exposição à radiação UV da luz solar é um fator etiológico importante para o melanoma, que apresenta incidência aumentada entre os indivíduos brancos, à medida que se aproximam do equador. Danos agudos e intermitentes causados pelo sol podem ser de maior importância causal do que a exposição crônica. Lesões em mucosa oral, é claro, não estão relacionadas à exposição solar.

Os fatores de risco para melanoma cutâneo incluem pele clara, cabelos e olhos claros, tendência a queimaduras solares ou sardas, história de queimaduras solares graves na infância, trabalhos em ambientes internos, com hábitos recreativos ao ar livre, história pessoal ou familiar de melanoma, história pessoal de nevo displásico ou nevo congênito gigante, história pessoal de nevos convencionais excessivos (> 100) e presença de nevos convencionais nas extremidades. Associação com a realização de bronzeamento artificial, várias neoplasias malignas na infância e terapia imunossupressora para transplante de órgãos também têm sido propostos.

O melanoma representa o terceiro câncer de pele mais comum. O melanoma invasivo representa menos de 5% do total de casos de câncer de pele, mas a maioria das mortes por câncer de pele. Nos EUA, para o ano de 2022, a American Cancer Society estimou que mais de 99 mil novos casos de lesões cutâneas de melanomas invasivos seriam diagnosticados, e mais de 7.000 pessoas morreriam da doença. Contudo, nos últimos anos, as taxas de mortalidade diminuíram nos EUA em cerca de 4% ao ano, em média, devido aos avanços no tratamento. De acordo

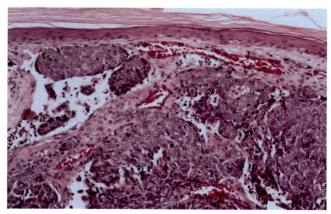

Figura 10.141 Carcinoma de células de Merkel. Um lençol de células basofílicas indiferenciadas é visto abaixo da superfície epidérmica.

com a estimativa mais recente do SEER Program, 1 em cada 50 pessoas nos EUA será diagnosticada com melanoma cutâneo durante a vida. Com base nos dados do SEER de 2015 a 2019, as taxas de incidência anual de melanoma cutâneo ajustadas por idade são de aproximadamente 28 por 100.000 homens e 17 por 100.000 mulheres. As maiores taxas de incidência são observadas entre homens, idosos e brancos; no entanto, as mulheres são afetadas com mais frequência do que os homens entre os pacientes mais jovens. Nas últimas várias décadas, aumentos dramáticos na incidência de melanoma foram relatados em todo o mundo. Alguns pesquisadores afirmam que essa tendência reflete o aumento do número de biopsias em pele e melhora no diagnóstico da doença em estágio inicial. No entanto, outros pesquisadores demonstraram maior frequência da doença tanto em estágio inicial como tardio e, assim, propõem que haja um verdadeiro aumento na taxa da doença.

De acordo com o *National Cancer Database Report on Cutaneous and Noncutaneous Melanoma*, 91,2% de todos os melanomas surgem na pele, enquanto os melanomas oculares, os que acometem mucosa e de outras localizações primárias desconhecidas representam 5,2%, 1,3% e 2,2% de casos, respectivamente. Quase 25% dos melanomas cutâneos surgem na região de cabeça e pescoço, 40% nas extremidades e o restante no tronco. Mais da metade dos melanomas da mucosa ocorre em cabeça e pescoço (incluindo região oral e regiões nasossinusais).

O melanoma da mucosa oral é muito raro, representando apenas cerca de 0,26 a 0,5% de todos os cânceres da cavidade oral. Vários relatórios sugerem que o melanoma de mucosa é mais frequente em certos países, como Japão e Uganda; no entanto, outros pesquisadores sugeriram que a verdadeira incidência anual do melanoma de mucosa não é maior nesses países, mas apenas parece assim devido à incidência comparativamente baixa de melanoma cutâneo nesses grupos raciais. Associações potenciais com uso de tabaco, traumas crônicos e outros fatores foram sugeridas por alguns autores, mas permanecem sem fundamento.

Houve muitas descobertas sobre alterações genéticas recorrentes em melanomas, incluindo aquelas envolvendo as vias de sinalização MAPK e PI3K/Akt. Em particular, pesquisadores identificaram quatro tipos principais de anormalidades genéticas somáticas: (1) mutações em *BRAF* (identificadas em cerca de metade dos melanomas cutâneos, especialmente *BRAF* V600E em tumores que surgem no tronco e extremidades inferiores de pacientes mais jovens); (2) mutações no *NRAS* (identificadas em aproximadamente 20% dos melanomas cutâneos, especialmente aqueles na região de cabeça e pescoço de pacientes mais velhos); (3) perda de *NF1* (identificada em cerca de 10% dos melanomas cutâneos e fortemente associado a exposição solar grave, idade avançada e tumores desmoplásicos); e (4) "tipo selvagem triplo" (sem as três mutações mencionadas anteriormente, mas exibindo alterações em *KIT*, *GNAQ*, *GNA11* ou outros genes) (como melanomas envolvendo mucosa e pele acral). Além desses tipos principais de mutações condutoras, alterações subsequentes normalmente se desenvolvem em vários outros genes, como *CDKN2A*, *PTEN*, *TERT*, *ARID2* e *TP53*. Curiosamente, os melanomas da mucosa tendem a ter uma carga geral menor de mutações somáticas em comparação a lesões cutâneas.

Estudos de genética molecular com foco específico nos melanomas da mucosa são limitados. Em diversas investigações de pequena escala, foram observadas mutações frequentes no *KIT*.

Existem alguns estudos de mutações infrequentes em outros genes (p. ex., *NRAS*, *FMNL2*, *BAP1*). Ao contrário do melanoma cutâneo, o melanoma da mucosa oral raramente apresenta mutações em *BRAF*. Entre alguns parentes propensos ao melanoma, os pesquisadores identificaram várias mutações germinativas que conferem um alto risco para o desenvolvimento de melanoma. Em particular, melanomas hereditários frequentemente estão associados a mutações no *CDKN2A*, e os pesquisadores identificaram vários outros locais de suscetibilidade.

Características clínicas

Os melanomas cutâneos desenvolvem-se mais comumente em adultos brancos. Embora a lesão ocorra em uma ampla faixa etária, a maioria dos casos surge em indivíduos de 45 a 84 anos, com idade média de 61 anos no momento do diagnóstico. Existe uma predileção pelo sexo feminino entre pacientes com menos de 40 anos (possivelmente relacionada ao uso de bronzeamento artificial); em contraste, a predileção pelo sexo masculino é vista entre pacientes mais velhos. O local primário mais frequente nos homens é nas costas, enquanto, nas mulheres, as extremidades inferiores são as mais comumente afetadas. Como existem muitas semelhanças clínicas entre o melanoma cutâneo e sua contraparte benigna, o nevo melanocítico, um sistema de avaliação clínica "ABCDE" foi desenvolvido para ajudar a distinguir essas duas entidades (Boxe 10.5). Encaminhamento para avaliação clínica e realização de dermatoscopia por um dermatologista devem ser considerados para pacientes com lesões exibindo tais características atípicas.

A partir de dados clinicopatológicos, epidemiológicos e achados genéticos, o sistema de classificação do melanoma da Organização Mundial da Saúde (Boxe 10.6) delineia 9 "caminhos" (ou subtipos) e três categorias principais: (1) melanomas tipicamente surgindo na pele com danos solares cumulativos (vias I-III) (incluindo melanoma de disseminação superficial e melanoma lentigo maligno), (2) melanomas não consistentemente associados com dano solar cumulativo (vias IV-IX) (incluindo melanoma lentiginoso acral e melanoma lentiginoso da mucosa) e (3) melanomas que podem surgir em qualquer via (incluindo melanoma nodular). Em particular, os seguintes subtipos de melanoma são descritos a seguir:

1. Melanoma de disseminação superficial.
2. Melanoma nodular.
3. Melanoma lentigo maligno.
4. Melanoma acral.
5. Melanoma de mucosa.

Boxe 10.5 Características clínicas "ABCDE" do melanoma.

- **A**ssimetria (devido ao seu padrão de crescimento descontrolado)
- **B**ordas irregulares (muitas vezes serrilhadas)
- Variação de **c**ores (que oscilam de tons de marrom a preto, branco, vermelho e azul, dependendo da quantidade e profundidade da pigmentação de melanina)
- **D**iâmetro maior que 6 mm
- **E**volução (lesões que tiveram alteração em relação a tamanho, formato, cor, superfície ou sintomas ao longo do tempo)

> **Boxe 10.6** Classificação do melanoma (modificada da classificação da Organização Mundial da Saúde de 2018).*
>
> A. Melanomas tipicamente associados ao DSC
> - Via I: melanoma de disseminação superficial/melanoma de baixo DSC
> - Via II: melanoma lentigo maligno/melanoma com alto DSC
> - Via III: melanoma desmoplásico
>
> B. Melanomas não consistentemente associados ao DSC
> - Via IV: melanoma de Spitz
> - Via V: melanoma acral
> - Via VI: melanoma de mucosa
> - Via VII: melanoma surgindo em um nevo congênito
> - Via VIII: melanoma surgindo em um nevo azul
> - Via IX: melanoma uveal
>
> C. Melanomas que surgem em qualquer via
> - Melanoma nodular
> - Melanoma nevoide
>
> DSC, dano solar cumulativo (avaliado pelo grau de elastose solar na biopsia).
> *Modificado de Elder DE, Barnhill RL, Bastian BC et al.: Melanocytic tumor classification and the pathway concept of melanoma pathogenesis. In Elder DE, Massi D, Scolyer RA et al., editors: *WHO classification of skin tumours*, ed 4, Lyon, 2018, IARC, pp. 66-71.

é profundamente pigmentado, embora, às vezes, as células do melanoma sejam tão pouco diferenciadas que não podem mais produzir melanina, resultando em um **melanoma amelanótico** não pigmentado.

Melanoma lentigo maligno

O **melanoma lentigo maligno**, que representa 5 a 10% dos melanomas cutâneos, desenvolve-se a partir de uma lesão precursora chamada **lentigo maligno** (**sarda de Hutchinson**). O lentigo maligno ocorre quase exclusivamente em áreas da pele fortemente expostas ao sol de idosos de pele clara, particularmente na região do terço médio da face, e representa um **melanoma *in situ*** em sua fase de crescimento puramente radial.

A lesão aparece como uma mácula grande e de expansão lenta, com bordas irregulares e uma variedade de cores, incluindo castanho, marrom, preto e até branco (Figura 10.143). Pacientes geralmente indicam que a lesão esteve presente e expandiu-se lentamente lateralmente durante anos. A duração média da fase de crescimento radial é de 15 anos. A aparência de nodularidade dentro de um lentigo maligno sinaliza o início da fase de crescimento invasivo ou vertical e a transição para o melanoma lentigo maligno.

Os melanomas tendem a exibir dois padrões direcionais de crescimento: (1) a **fase de crescimento radial** e (2) a **fase de crescimento vertical**. Nos estágios iniciais, a fase de crescimento radial tende a predominar no melanoma lentigo maligno, melanoma de disseminação superficial e melanoma lentiginoso acral. Nessas lesões, os melanócitos malignos têm propensão para espalhar-se horizontalmente através da camada basal da epiderme. Eventualmente, no entanto, as células malignas começam a invadir o tecido conjuntivo subjacente, iniciando assim a fase vertical de crescimento. No melanoma nodular, a fase de crescimento radial é muito curta ou inexistente, e a fase de crescimento vertical predomina.

Melanoma de disseminação superficial

O **melanoma de disseminação superficial** é o subtipo mais comum do melanoma, representando 70% das lesões cutâneas (Figura 10.142). As localizações mais frequentes são a área interescapular dos homens e a parte posterior das pernas das mulheres. A lesão se manifesta como uma mácula ou placa com uma variedade de cores (ou seja, amarela-acastanhada, marrom, cinza, preto, azul, branco e rosa). Normalmente, a lesão é menor que 3 cm em seu maior diâmetro no momento do diagnóstico, mas pode ser várias vezes maior. Clinicamente, a invasão é indicada pelo aparecimento de nódulos superficiais ou endurecimento, e geralmente ocorre dentro de 1 ano após a descoberta da mácula precursora. Lesões satélites podem se desenvolver ao redor da lesão primária.

Melanoma nodular

O **melanoma nodular** representa 15% dos melanomas cutâneos, e um terço dessas lesões se desenvolve na região de cabeça e pescoço. Acredita-se que o melanoma nodular comece quase imediatamente sua fase de crescimento vertical; portanto, normalmente aparece como uma elevação nodular que invade rapidamente o tecido conjuntivo. O melanoma nodular geralmente

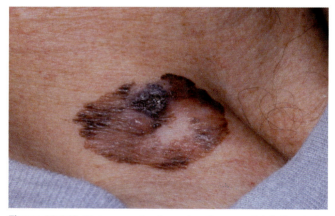

Figura 10.142 Melanoma de disseminação superficial. Esta lesão no pescoço demonstra os sinais de alerta ABCDE do melanoma: **A**ssimetria, **B**ordas irregulares, variação de **C**ores, **D**iâmetro maior que 6 mm e **E**voluindo para um tamanho maior. (Cortesia do Dr. Mark Bowden.)

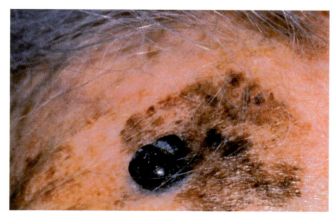

Figura 10.143 Melanoma lentigo maligno. Lesão pigmentada de evolução lenta na pele da face em um homem idoso.

Melanoma acral (melanoma lentiginoso acral)

O **melanoma acral** se desenvolve em áreas glabras (ou sem pelos), tais como palmas das mãos, solas dos pés e área subungueal. Representa o subtipo mais frequente de melanoma em indivíduos de ascendência africana ou asiática. A lesão normalmente começa como uma mácula ou mancha escura com margens irregulares (*melanoma lentiginoso acral*); uma fase de crescimento nodular invasivo pode se desenvolver após vários meses a anos.

Melanoma da mucosa

O **melanoma da mucosa** tende a surgir na mucosa da cavidade nasossinusal, cavidade oral, trato urogenital, região anorretal e conjuntiva, embora várias outras localizações primárias sejam possíveis. Lesões precoces na fase de crescimento radial (*melanomas lentiginosos da mucosa*) geralmente parecem planas. No entanto, muitos casos não são reconhecidos até que se tornem nodulares. É importante ressaltar que o melanoma da mucosa é muito mais agressivo do que sua contraparte cutânea.

O melanoma da mucosa oral se desenvolve mais frequentemente da quinta à sétima décadas de vida. A maioria dos estudos tem relatado ligeira predileção pelo sexo masculino ou nenhuma predileção por sexo. Aproximadamente 70 a 80% dos melanomas orais são encontrados no palato duro ou na região alveolar maxilar. Pelo menos um em cada três pacientes com melanoma oral tem história de mácula pigmentada na região do tumor por algum tempo antes do diagnóstico de melanoma. A lesão normalmente começa como uma mácula marrom a preta com bordas irregulares (Figuras 10.144 e 10.145). No entanto, algumas lesões contêm pouco pigmento e exibem uma coloração normal da mucosa ou uma aparência vascular. A mácula estende-se lateralmente, e uma massa lobulada e exofítica se desenvolve quando o crescimento vertical é iniciado (Figura 10.146). A ulceração pode se desenvolver precocemente, mas muitas lesões não estão ulceradas no momento do diagnóstico. Dor é incomum, exceto em lesões ulceradas, e a maioria das lesões permanece relativamente macia à palpação. O osso adjacente pode mostrar evidência radiográfica de destruição irregular ou "roída por traças". No momento do diagnóstico, metástase em linfonodo cervical é evidente em cerca de um terço dos casos, e a metástase a distância é observada em cerca de um quarto dos casos.

Além disso, o melanoma ocasionalmente afeta a glândula parótida, geralmente como um depósito metastático do couro cabeludo, conjuntiva ou tumor paranasal.

Características histopatológicas

Nos melanomas cutâneos e orais, os melanócitos atípicos inicialmente são vistos na junção entre o epitélio e o tecido conjuntivo. A partir desse local, eles têm potencial para proliferar por todo o epitélio, lateralmente ao longo da camada basal, e para baixo no tecido conjuntivo. Nos estágios iniciais, melanócitos atípicos são vistos dispersos entre as células epiteliais basais ou como ninhos dentro da camada basal. Os melanócitos atípicos estão maiores em tamanho, com graus variados de pleomorfismo nuclear e hipercromatismo.

No melanoma de disseminação superficial, a *disseminação pagetoide* frequentemente é observada (ou seja, células tumorais únicas infiltrando-se nas camadas superficiais do epitélio) (Figura 10.147). Esse padrão microscópico se assemelha ao encontrado em um adenocarcinoma intraepitelial, conhecido como *doença de Paget de pele*.

A disseminação das células neoplásicas ao longo da camada basal do epitélio superficial constitui a fase de crescimento radial. A disseminação lateral observada antes da invasão da camada subjacente de tecido conjuntivo é característica do melanoma

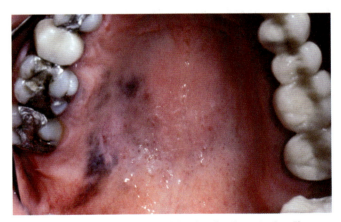

Figura 10.145 Melanoma oral. Mancha de pigmentação difusa na região lateral direita do palato duro. (Cortesia do Dr. Len Morrow.)

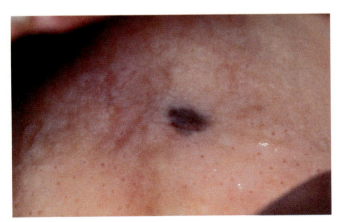

Figura 10.144 Melanoma oral. Esta discreta área de pigmentação, medindo aproximadamente 5 mm de diâmetro, foi descoberta na região posterior do palato duro de uma mulher de meia-idade durante um exame bucal de rotina. A biopsia revelou melanoma *in situ*.

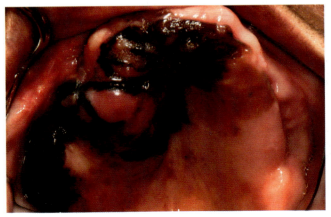

Figura 10.146 Melanoma oral. Tumor extenso e pigmentado do palato e rebordo alveolar maxilar. Um componente exofítico é evidente.

de disseminação superficial, melanoma lentigo maligno, melanoma lentiginoso acral e melanoma lentiginoso da mucosa. No melanoma lentiginoso da mucosa e melanoma lentiginoso acral, muitos dos melanócitos têm processos dendríticos proeminentes (Figura 10.148).

A fase de crescimento vertical é caracterizada por melanócitos invadindo o tecido conjuntivo. No melanoma nodular, essa fase de crescimento vertical ocorre no início do curso da doença. Nenhum crescimento radial pode ser observado no epitélio suprajacente além das margens da invasão tumoral (Figura 10.149). As células tumorais geralmente são fusiformes ou epitelioides, pleomórficas, dispostas frouxamente em cordões ou lençóis pobremente agregados. Lesões orais mostram invasão de vasos linfáticos e sanguíneos com mais frequência do que lesões de pele. Tem sido relatado, inequivocamente, que vários melanomas da mucosa contêm osso e cartilagem, uma característica que pode causar confusão diagnóstica com adenoma pleomórfico, carcinoma sarcomatoide, osteossarcoma e condrossarcoma mesenquimal.

Aproximadamente 10% dos melanomas orais são amelanóticos. A falta de produção de melanina pode causar confusão diagnóstica com vários outros tumores indiferenciados vistos na microscopia óptica. Estudos imuno-histoquímicos mostrando reatividade para proteína S-100, HMB-45, SOX10 e MART-1 (Melan-A) podem auxiliar no diagnóstico.

Tratamento e prognóstico

A profundidade da invasão é um importante fator prognóstico para o melanoma. O sistema de Clark confere um "nível" correspondente para a região mais profunda que foi invadida por células tumorais (Tabela 10.9). A classificação mais recente de

Tabela 10.9 Classificação de Clark para melanoma cutâneo.

Definição de Clark para o nível de invasão tumoral	Classificação de Clark
Células confinadas ao epitélio	Nível I
Células penetrando a derme papilar	Nível II
Células preenchendo a derme papilar	Nível III
Células que se estendem até a derme reticular	Nível IV
Células que invadem o tecido gorduroso subcutâneo	Nível V

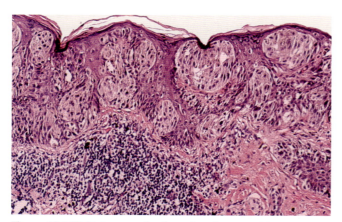

Figura 10.147 Melanoma de disseminação superficial. A fase de crescimento radial é caracterizada pela disseminação de melanócitos atípicos ao longo da camada basal da epiderme. Observe também a presença de melanócitos individuais invadindo o epitélio mais superficialmente.

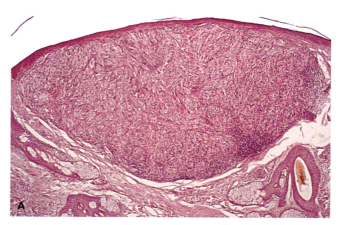

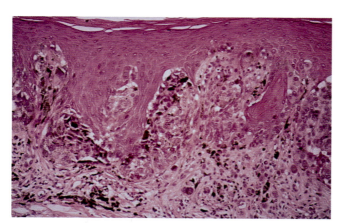

Figura 10.148 Melanoma lentiginoso da mucosa. Este melanoma palatino mostra numerosos melanócitos atípicos na porção basilar do epitélio com invasão da lâmina própria superficial. Esta imagem representa a amostra da biopsia da Figura 10.145.

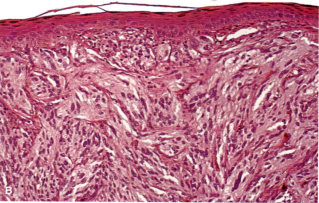

Figura 10.149 Melanoma nodular. A. Fotomicrografia em menor aumento mostrando aumento de volume nodular de melanócitos malignos invadindo a derme. Observe a falta de crescimento radial na epiderme adjacente. **B.** Fotomicrografia em maior aumento mostrando melanócitos fusiformes atípicos.

Breslow, no entanto, correlaciona-se mais precisamente com o prognóstico e é baseada na medição da distância do topo da camada de células granulares até o ponto mais profundo identificável de invasão tumoral.

O estadiamento clínico do melanoma cutâneo é realizado utilizando-se um sistema de classificação TNM que leva em conta a espessura do tumor pela classificação de Breslow, ulceração, metástase em linfonodo regional, metástase linfática regional não nodal e metástase a distância (Tabela 10.10). Além disso, o nível sérico de lactato desidrogenase (LDH) é considerado na subclassificação de casos com metástases a distância.

Tabela 10.10 Sistema de classificação tumor-linfonodo-metástase (TNM) e grupos de estadiamento clínico/prognóstico para melanoma cutâneo.

Tumor primário (T)		
Categoria T	**Espessura (mm)**	***Status* da ulceração**
TX	NA (a espessura do tumor primário não pode ser avaliada [p. ex., diagnóstico por curetagem])	NA
T0	NA (nenhuma evidência de tumor primário [p. ex., tumor primário desconhecido ou que regrediu])	NA
Tis	NA (melanoma *in situ*)	NA
T1	≤ 1,0 mm	Desconhecido ou não especificado
T1a	< 0,8 mm	Sem ulceração
T1b	< 0,8 mm 0,8 a 1,0 mm	Com ulceração Com ou sem ulceração
T2	> 1,0 a 2,0 mm	Desconhecido ou não especificado
T2a	> 1,0 a 2,0 mm	Sem ulceração
T2b	> 1,0 a 2,0 mm	Com ulceração
T3	> 2,0 a 4,0 mm	Desconhecido ou não especificado
T3a	> 2,0 a 4,0 mm	Sem ulceração
T3b	> 2,0 a 4,0 mm	Com ulceração
T4	> 4,0 mm	Desconhecido ou não especificado
T4a	> 4,0 mm	Sem ulceração
T4b	> 4,0 mm	Com ulceração
Envolvimento de linfonodos regionais e/ou metástase linfática (N)		
Categoria N	**Nº de linfonodos regionais metastáticos**	**Presença de metástase em trânsito, satélite e/ou microssatélite**
NX	Os linfonodos regionais não podem ser avaliados (p. ex., biopsia de linfonodo-sentinela não realizada, linfonodos regionais previamente removidos por outro motivo)	Não
N0	Não detectados	Não
N1	1 linfonodo Nenhum	Não Sim
N1a	1 linfonodo clinicamente oculto (ou seja, detectado por biopsia de linfonodo-sentinela)	Não
N1b	1 linfonodo clinicamente detectado	Não
N1c	Nenhum	Sim
N2	2 a 3 linfonodos 1 linfonodo	Não Sim
N2a	2 a 3 linfonodos clinicamente ocultos (ou seja, detectados por biopsia de linfonodo-sentinela)	Não
N2b	2 a 3 linfonodos, pelo menos um dos quais foi detectado clinicamente	Não
N2c	1 linfonodo clinicamente oculto ou clinicamente detectado	Sim

(continua)

Tabela 10.10 — Sistema de classificação tumor-linfonodo-metástase (TNM) e grupos de estadiamento clínico/prognóstico para o melanoma cutâneo. (Continuação)

Envolvimento de linfonodos regionais e/ou metástase linfática (N)

Categoria N	Nº de linfonodos regionais metastáticos	Presença de metástase em trânsito, satélite e/ou microssatélite
N3	4 linfonodos ou mais 2 linfonodos ou mais Qualquer número de linfonodos "emaranhados"	Não Sim Sim ou não
N3a	4 ou mais linfonodos clinicamente ocultos (ou seja, detectados por biopsia dos linfonodos-sentinela)	Não
N3b	4 ou mais linfonodos, dos quais pelo menos 1 foi detectado clinicamente; ou qualquer número de linfonodos emaranhados	Não
N3c	2 ou mais linfonodos clinicamente ocultos ou detectados clinicamente; e/ou qualquer número de linfonodos emaranhados	Sim

Metástases a distância

Categoria M	Localização anatômica	Nível sérico de lactato desidrogenase
M0	Nenhuma evidência de metástase a distância	NA
M1	Evidência de metástase a distância	
M1a M1a (0) M1a (1)	Metástase a distância para pele, tecidos moles, incluindo músculos e/ou linfonodos não regionais	Não registrado ou não especificado Não elevado Elevado
M1b M1b (0) M1b (1)	Metástase a distância para o pulmão com ou sem os locais M1a da doença	Não registrado ou não especificado Não elevado Elevado
M1c M1c (0) M1c (1)	Metástase a distância para locais viscerais fora do SNC com ou sem locais M1a ou M1b da doença	Não registrado ou não especificado Não elevado Elevado
M1d M1d (0) M1d (1)	Metástase a distância para o SNC com ou sem os locais M1a, M1b ou M1c da doença	Não registrado ou não especificado Não elevado Elevado

Grupo de estágio clínico	Classificação TNM
Estágio 0	Tis N0 M0
Estágio IA	T1a N0 M0
Estágio IB	T1b N0 M0 T2a N0 M0
Estágio IIA	T2b N0 M0 T3a N0 M0
Estágio IIB	T3b N0 M0 T4a N0 M0
Estágio IIC	T4b N0 M0
Estágio III	Qualquer T ≥ N1 M0
Estágio IV	Qualquer T Qualquer N M1

SNC, sistema nervoso central. NA, não aplicável. Metástase *em trânsito* é definida como metástases dérmicas e/ou subcutâneas clinicamente evidentes que ocorrem além de 2 cm do melanoma primário na região entre a bacia linfonodal regional e primária. A metástase *satélite* é definida como metástase cutânea e/ou subcutânea clinicamente visível que ocorre dentro de 2 cm e de forma descontínua do melanoma primário. Metástase *microssatélite* é definida como metástase microscópica cutânea e/ou subcutânea localizada adjacente ou profundamente em relação a um melanoma primário; as células tumorais metastáticas devem ser descontínuas do tumor primário e não separadas apenas por fibrose ou inflamação, o que poderia representar regressão do tumor interveniente. (De Gershenwald JE, Scolyer RA, Hess KR et al.: Melanoma of the skin. In Amin MB, Edge SB, Greene FL et al., editors, *AJCC cancer staging manual*, ed 8, New York, 2018, American College of Surgeons, pp. 565-585.)

A excisão cirúrgica ampla é a base do tratamento para pacientes com neoplasias ressecáveis. Evidências atuais indicam que uma margem de 1 cm é adequada para tumores cutâneos com espessura de 1 mm ou menos. Para tumores de pele com espessura superior a 1 mm, mas não superior a 2 mm, margens entre 1 e 2 cm são recomendadas. Tumores cutâneos mais espessos que 2 mm normalmente requerem excisão com 2 cm de margem.

A dissecção de linfonodos geralmente é realizada em pacientes com metástase regional clinicamente evidente, na ausência de metástase a distância. Como metástases linfonodais regionais são frequentemente ocultas, a biopsia de linfonodo-sentinela (biopsia do primeiro linfonodo da bacia linfática a receber drenagem do tumor) geralmente é realizada para detectar metástases que não são evidentes no exame clínico ou de imagem. Se a biopsia do linfonodo-sentinela for positiva, a linfadenectomia pode ser realizada. Tratamento adicional após a cirurgia pode incluir imunoterapia, terapia-alvo, quimioterapia ou radioterapia.

Recentes descobertas sobre o papel do sistema imunológico no câncer e na base molecular do melanoma têm levado a novas abordagens terapêuticas, especialmente para pacientes com doença avançada. Agentes imunoterápicos recentemente desenvolvidos incluem os inibidores do ponto de controle do sistema imunológico contra antígeno 4 do linfócito T citotóxico (CTLA-4), proteína de morte celular programada-1 (PD-1) ou proteína de morte celular programada ligante-1 (PDL-1) (como imiplimabe, pembrolizumabe, nivolumabe e atezolizumabe). Esses agentes representam importantes melhorias no arsenal de imunoterapia, que também inclui agentes mais antigos, como interleucina-2 e interferon alfa. Para o melanoma metastático com mutação no *BRAF*, terapia-alvo recentemente aprovada inclui inibidores de BRAF (como vemurafenibe e dabrafenibe), que podem ser usados isoladamente ou em combinação com inibidores de MEK. Para pacientes com melanomas mucosos ou acrais exibindo certos tipos de mutações de *KIT*, terapia-alvo com moléculas pequenas inibidoras de KIT (como imatinibe, sunitinibe, sorafenibe ou nilotinibe) pode ser benéfica. Esses desenvolvimentos recentes na imunoterapia e na terapia gênica aumentaram a sobrevida significativamente para pacientes com melanoma cutâneo avançado.

Principalmente como resultado dos esforços de educação pública, as características clínicas do melanoma cutâneo são tão amplamente conhecidas que a maioria das lesões é descoberta e tratada em uma fase inicial. Com base em dados do SEER de 2011 a 2017, a taxa de sobrevida relativa em 5 anos para pacientes com melanoma cutâneo localizado é de aproximadamente 99%, enquanto pacientes com metástases regionais ou distantes apresentam taxas de sobrevida de aproximadamente 68% e 30%, respectivamente (Tabela 10.11). No entanto, nos anos mais recentes, com grandes avanços no tratamento, muitos centros relataram taxas de sobrevida de 5 anos superiores a 50% para pacientes com metástase a distância.

Além do estágio do tumor, vários outros fatores prognósticos têm sido observados para o melanoma cutâneo. Características microscópicas adversas incluem aumento da atividade mitótica e mínimo ou ausente infiltrado inflamatório linfocitário no tumor. Por motivos que não estão claros, os melanomas cutâneos no tronco e cabeça e pescoço apresentam pior prognóstico do que aqueles nas extremidades. Em particular, entre as lesões de cabeça e pescoço, aquelas que surgem no couro cabeludo

Tabela 10.11	Taxas gerais de sobrevivência relativa em 5 anos para melanoma cutâneo pelo estadiamento SEER.*
Estágio SEER no momento do diagnóstico	**Taxa de sobrevivência relativa estimada em 5 anos**
Localizado	99%
Regional	68%
A distância	30%**
Todos os estágios	93%

*Com base em Surveillance Epidemiology and End Results (SEER) 18 area data para pacientes diagnosticados entre 2011 e 2017. Fonte: Surveillance Research Program, National Cancer Institute. SEER*Explorer: an interactive website for SEER cancer statistics, http://seer.cancer.gov/explorer. Acesso em 23 de novembro de 2021. **Nos anos mais recentes, com a introdução de novos medicamentos imunoterapêuticos e terapia-alvo, muitos centros relataram taxas de sobrevivência de 5 anos de 50% ou mais para pacientes com metástases a distância.

e pescoço estão associadas à diminuição nas taxas de sobrevivência. Em contraste, fatores prognósticos favoráveis incluem idade inferior a 20 anos e sexo feminino. O acompanhamento após o tratamento é importante não apenas para monitorar a possibilidade de metástases, mas também porque, em 3 a 5% desses pacientes, um segundo melanoma primário eventualmente irá se desenvolver.

Para melanomas mucosos da região de cabeça e pescoço, a classificação TNM leva em conta a extensão anatômica do tumor primário (ou seja, confinado à mucosa ou invadindo estruturas), metástase em linfonodos regionais e metástase a distância (Tabela 10.12). Como as lesões em mucosa da região de cabeça e pescoço normalmente exibem comportamento agressivo, elas são classificadas, no mínimo, como estágio III. Para pacientes com neoplasias ressecáveis, a cirurgia radical é indicada e, muitas vezes, é seguida por radiação adjuvante com ou sem agentes sistêmicos (ou seja, imunoterapia, terapia-alvo, quimioterapia). Pacientes com doença muito avançada devem considerar fortemente participação em pesquisas clínicas experimentais. Alguns ensaios clínicos mostraram resultados promissores com imunoterápicos recentemente desenvolvidos ou terapia-alvo; no entanto, as respostas a tais agentes geralmente são mais limitadas entre melanomas mucosos do que cutâneos, e mais estudos são necessários.

O prognóstico do melanoma da mucosa oral é extremamente pobre. A maioria dos autores relata taxas de sobrevida em 5 anos na faixa de apenas cerca de 10 a 25%, e a sobrevida global mediana raramente excede 2 anos após o diagnóstico inicial. A morte geralmente acontece devido às metástases a distância, em vez de falta de controle local. O mau prognóstico do melanoma da mucosa oral parece estar relacionado à dificuldade em se conseguir uma ressecção ampla, além de haver uma tendência para metástases precoces. Pacientes mais jovens apresentam melhor sobrevida do que os mais velhos e pacientes com lesões amelanóticas parecem ter um prognóstico particularmente ruim. Lesões nodulares geralmente têm um prognóstico pior do que as lesões maculares, e a ulceração parece ser um fator prognóstico adverso. No entanto, a profundidade de invasão e a presença de ulceração não são tão intimamente correlacionadas com o prognóstico de melanomas da mucosa em comparação com os melanomas cutâneos.

Tabela 10.12	Sistema de classificação tumor-linfonodo-metástase (TNM) e grupos prognósticos para melanoma mucoso de cabeça e pescoço.
Tumor primário (T)	
T3	Tumores limitados à mucosa e aos tecidos moles imediatamente subjacentes, independentemente da espessura ou maior dimensão (p. ex., doença nasal polipoide; lesões pigmentadas ou não pigmentadas da cavidade oral, faringe ou laringe)
T4	Doença moderadamente avançada ou muito avançada
T4a	Doença moderadamente avançada Tumor envolvendo tecidos moles profundos, cartilagem, osso ou pele sobrejacente
T4b	Doença muito avançada Tumor envolvendo cérebro, dura-máter, base do crânio, nervos cranianos inferiores (IX, X, XI e XII), espaço mastigatório, artéria carótida, espaço pré-vertebral ou estruturas mediastinais
Linfonodos regionais (N)	
NX	Os linfonodos regionais não podem ser avaliados
N0	Sem metástases em linfonodos regionais
N1	Metástases em linfonodos regionais presentes
Metástases a distância (M)	
M0	Sem metástase a distância
M1	Metástase a distante presente
Grupos prognósticos*	
Estágio III	T3 N0 M0
Estágio IVA	T4a N0 M0 T3-4a N1 M0
Estágio IVB	T4b qualquer N M0
Estágio IVC	Qualquer T Qualquer N M1

*Os grupos prognósticos mostrados aqui são da 7ª edição do *AJCC Cancer Staging Manual*. Nenhum grupo prognóstico foi proposto na 8ª edição. (De: Mucosal melanoma of the head and neck. In Edge SB, Byrd DR, Compton CC et al., editors: *AJCC cancer staging manual*, ed 7, New York, 2010, Springer, pp. 97-100. Mucosal melanoma of the head and neck. In Amin MB, Edge SB, Greene FL et al., editors: *AJCC Cancer Staging Manual*, ed. 8, Chicago, 2018, American College of Surgeons, pp. 163-170.)

◆ BIBLIOGRAFIA

Lesões epiteliais benignas associadas ao papilomavírus humano

Ali A, Lassi ZS, Kapellas K, et al.: A systematic review and meta-analysis of the association between periodontitis and oral high-risk human papillomavirus infection, *J Public Health (Oxf)* 43: e610–e619, 2021.

Betz SJ: HPV-related papillary lesions of the oral mucosa: a review, *Head Neck Pathol* 13:80–90, 2019.

D'Souza G, Clemens G, Strickler HD, et al.: Long-term persistence of oral HPV over 7 years of follow-up, *JNCI Cancer Spectr* 4:pkaa047, 2020.

Graham SV: The human papillomavirus replication cycle, and its links to cancer progression: a comprehensive review, *Clin Sci (Lond)* 131:2201–2221, 2017.

Markowitz LE, Gee J, Chesson H, et al.: Ten years of human papillomavirus vaccination in the United States, *Acad Pediatr* 18(2S): S3–S10, 2018.

McBride AA: Human papillomaviruses: diversity, infection and host interactions, *Nat Rev Microbiol* 20:95–108, 2022.

Mena M, Taberna M, Monfil L, et al.: Might oral human papillomavirus (HPV) infection in healthy individuals explain differences in HPV-attributable fractions in oropharyngeal cancer? A systematic review and meta-analysis, *J Infect Dis* 219: 1574–1585, 2019.

Meites E, Gee J, Unger E, et al.: Human papillomavirus, In Hall E, Wodi AP, Hamborsky J, et al., editors: *Epidemiology and prevention of vaccine-preventable diseases*, ed 14, Washington, D.C., 2021, Public Health Foundation. (chapter 11).

Meites E, Szilagyi PG, Chesson HW, et al.: Human papillomavirus vaccination for adults: updated recommendations of the Advisory Committee on Immunization Practices, *MMWR Morb Mortal Wkly Rep* 68:698–702, 2019.

Petrosky E, Bocchini JA Jr, Hariri S, et al.: Use of 9-valent human papillomavirus (HPV) vaccine: updated HPV vaccination recommendations of the Advisory Committee on Immunization Practices, *MMWR Morb Mortal Wkly Rep* 64:300–304, 2015.

Quinlan JD: Human papillomavirus: screening, testing, and prevention, *Am Fam Physician* 104:152–159, 2021.

Sanders AE, Slade GD, Patton LL: National prevalence of oral HPV infection and related risk factors in the U.S. adult population, *Oral Dis* 18:430–441, 2012.

Shigeishi H, Sugiyama M: Risk factors for oral human papillomavirus infection in healthy individuals: a systematic review and meta-analysis, *J Clin Med Res* 8:721–729, 2016.

Sonawane K, Suk R, Chiao EY, et al.: Oral human papillomavirus infection: differences in prevalence between sexes and concordance with genital human papillomavirus infection, NHANES 2011 to 2014, *Ann Intern Med* 167:714–724, 2017.

Syrjänen S: Oral manifestations of human papillomavirus infections, *Eur J Oral Sci* 126(Suppl. 1):49–66, 2018.

Syrjänen S, Rintala M, Sarkola M, et al.: Oral human papillomavirus infection in children during the first 6 years of life, Finland, *Emerg Infect Dis* 27:759-766, 2021.

Tam S, Fu S, Xu L, et al.: The epidemiology of oral human papillomavirus infection in healthy populations: a systematic review and meta-analysis, *Oral Oncol* 82:91-99, 2018.

Taylor S, Bunge E, Bakker M, et al.: The incidence, clearance and persistence of non-cervical human papillomavirus infections: a systematic review of the literature, *BMC Infect Dis* 16:293, 2016.

Villa A, Patton LL, Giuliano AR, et al.: Summary of the evidence on the safety, efficacy, and effectiveness of human papillomavirus vaccines: umbrella review of systematic reviews, *J Am Dent Assoc* 151:245-254.e24, 2020.

Wierzbicka M, Klussmann JP, San Giorgi MR, et al.: Oral and laryngeal HPV infection: incidence, prevalence and risk factors, with special regard to concurrent infection in head, neck and genitals, *Vaccine* 39:2344-2350, 2021.

Wood ZC, Bain CJ, Smith DD, et al.: Oral human papillomavirus infection incidence and clearance: a systematic review of the literature, *J Gen Virol* 98:519-526, 2017.

Papiloma

Abbey LM, Page DG, Sawyer DR: The clinical and histopathologic features of a series of 464 oral squamous cell papillomas, *Oral Surg Oral Med Oral Pathol* 49:419-428, 1980.

Ballestas SA, Shelly S, Soriano RM, et al.: Trends in recurrent respiratory papillomatosis treatment, *Acta Otorrinolaringol Esp (Engl Ed)* 72:109-120, 2021.

Bao Z, Yang X, Shi L, et al.: Clinicopathologic features of oral squamous papilloma and papillary squamous cell carcinoma: a study of 197 patients from eastern China, *Ann Diagn Pathol* 16:454-458, 2012. Carneiro TE, Marinho SA, Verli FD, et al.: Oral squamous papilloma: clinical, histologic, and immunohistochemical analysis, *J Oral Sci* 51:367-372, 2009.

Derkay CS, Bluher AE: Update on recurrent respiratory papillomatosis, *Otolaryngol Clin North Am* 52:669-679, 2019.

Donà MG, Pichi B, Rollo F, et al.: Mucosal and cutaneous human papillomaviruses in head and neck squamous cell papillomas, *Head Neck* 39:254-259, 2017.

Gillison ML, Alemany L, Snijders PJF, et al.: Human papillomavirus and diseases of the upper airway: head and neck cancer and respiratory papillomatosis, *Vaccine* 30(Suppl. 5):F34-F54, 2012.

Kerge S, Vuorinen J, Hurme S, et al.: Benign proliferative epithelial lesions of oral mucosa are infrequently associated with α-, β-, or γ human papillomaviruses, *Laryngoscope Investig Otolaryngol* 4:43-48, 2018.

Rosenberg T, Philipsen BB, Mehlum CS, et al.: Therapeutic use of the human papillomavirus vaccine on recurrent respiratory papillomatosis: a systematic review and meta-analysis, *J Infect Dis* 219:1016-1025, 2019.

Syrjänen S, Syrjänen K: HPV-associated benign squamous cell papillomas in the upper aero-digestive tract and their malignant potential, *Viruses* 13:1624, 2021.

Trzcinska A, Zhang W, Gitman M, et al.: The prevalence, anatomic distribution and significance of HPV genotypes in head and neck squamous papillomas as detected by real-time PCR and Sanger sequencing, *Head Neck Pathol* 14:428-434, 2020.

Welschmeyer A, Berke GS: An updated review of the epidemiological factors associated with recurrent respiratory papillomatosis, *Laryngoscope Investig Otolaryngol* 6:226-233, 2021.

Verruga vulgar

Betz SJ: HPV-related papillary lesions of the oral mucosa: a review, *Head Neck Pathol* 13:80-90, 2019.

Green TL, Eversole LR, Leider AS: Oral and labial verruca vulgaris: clinical, histologic, and immunohistochemical evaluation, *Oral Surg Oral Med Oral Pathol* 62:410-416, 1986.

Kwok CS, Gibbs S, Bennett C, et al.: Topical treatment for cutaneous warts, *Cochrane Database Syst Rev* 9:CD001781, 2012.

Kwok CS, Holland R, Gibbs S: Efficacy of topical treatments for cutaneous warts: a meta-analysis and pooled analysis of randomized controlled trials, *Br J Dermatol* 165:233-246, 2011.

Mulhem E, Pinelis S: Treatment of nongenital cutaneous warts, *Am Fam Physician* 84:288-293, 2011.

Ringin SA: The effectiveness of cutaneous wart resolution with current treatment modalities, *J Cutan Aesthet Surg* 13:24-30, 2020.

Silverberg NB: Pediatric warts: update on interventions, *Cutis* 103(26-30):E2-E4, 2019.

Soenjoyo KR, Chua BWB, Wee LWY, et al.: Treatment of cutaneous viral warts in children: a review, *Dermatol Ther* 33, 2020, e14034.

Condiloma acuminado

Barton S, Wakefield V, O'Mahony C, et al.: Effectiveness of topical and ablative therapies in treatment of anogenital warts: a systematic review and network meta-analysis, *BMJ Open* 9: e027765, 2019.

Blomberg M, Friis S, Munk C, et al.: Genital warts and risk of cancer: a Danish study of nearly 50,000 patients with genital warts, *J Infect Dis* 205:1544-1553, 2012.

Bossart S, Gabutti MP, Seyed Jafari SM, et al.: Nonavalent human papillomavirus vaccination as alternative treatment for genital warts, *Dermatol Ther* 33:e13771, 2020.

Chaturvedi HT, Chaturevedi C: Oral condyloma acuminatum with changes in excretory duct of minor salivary gland: an unusual case report and review of literature, *J Oral Maxillofac Pathol* 24:588, 2020.

Giraldo P, Gonc¸alves AKS, Pereira SAS, et al.: Human papillomavirus in the oral mucosa of women with genital human papillomavirus lesions, *Eur J Obstet Gynecol Reprod Biol* 126:104-106, 2006.

Henley JD, Summerlin DJ, Tomich CE: Condyloma acuminatum and condyloma-like lesions of the oral cavity: a study of 11 cases with an intraductal component, *Histopathology* 44:216-221, 2004.

Thurgar E, Barton S, Karner C, et al.: Clinical effectiveness and cost-effectiveness of interventions for the treatment of anogenital warts: systematic review and economic evaluation, *Health Technol Assess* 20(v-vi):1-486, 2016.

Tyros G, Mastraftsi S, Gregoriou S, et al.: Incidence of anogenital warts: epidemiological risk factors and real-life impact of human papillomavirus vaccination, *Int J STD AIDS* 32:4-13, 2021.

Workowski KA, Bachmann LH, Chan PA, et al.: Sexually transmitted infections treatment guidelines, 2021, *MMWR Recomm Rep* 70:1-187, 2021.

Hiperplasia epitelial multifocal

Bendtsen SK, Jakobsen KK, Carlander AF, et al.: Focal epithelial hyperplasia, *Viruses* 13:1529, 2021.

Cuberos V, Perez J, Lopez CJ, et al.: Molecular and serological evidence of the epidemiological association of HPV 13 with focal epithelial hyperplasia: a case-control study, *J Clin Virol* 37:21-26, 2006.

González-Losa MR, Suarez-All'en RE, Canul-Canche J, et al.: Multifocal epithelial hyperplasia in a community in the Mayan area of Mexico, *Int J Dermatol* 50:304-309, 2011.

González LV, Gaviria AM, Sanclemente G, et al.: Clinical, histopathological and virological findings in patients with focal epithelial hyperplasia from Colombia, *Int J Dermatol* 44:274-279, 2005.

Ledesma-Montes C, Garcés-Ortíz M, Hernández-Guerrero JC: Clinicopathological and immunocytochemical study of multifocal epithelial hyperplasia, *J Oral Maxillofac Surg* 65:2211-2217, 2007.

Ledesma-Montes C, Mendez-Mendoza A: Unusually high incidence of multifocal epithelial hyperplasia in children of the Nahuatl population of Mexico, *Indian J Dermatol Venereol Leprol* 83:663-666, 2017.

Ledesma-Montes C, Vega-Memije E, Garcés-Ortíz M, et al.: Multifocal epithelial hyperplasia. Report of nine cases, *Med Oral Patol Oral Cir Bucal* 10:394-401, 2005.

Lopez-Villanueva ME, Conde-Ferráez L, Ayora-Talavera G, et al.: Human papillomavirus 13 in a Mexican Mayan community with multifocal epithelial hyperplasia: could saliva be involved in household transmission? *Eur J Dermatol* 21:396-400, 2011.

Said AK, Leao JC, Fedele S, et al.: Focal epithelial hyperplasia—an update, *J Oral Pathol Med* 42:435-442, 2013.

Schwartz Z, Magro C, Nuovo G: The molecular-based differentiation of Heck's disease from its mimics including oral condyloma and white sponge nevus, *Ann Diagn Pathol* 43:151402, 2019.

Sethi S, Ali A, Ju X, et al.: An update on Heck's disease-a systematic review, *J Public Health (Oxf)* 27:fdaa256, 2021.

Witkop CJ Jr, Niswander JD: Focal epithelial hyperplasia in Central and South American Indians and Latinos, *Oral Surg Oral Med Oral Pathol* 20:213-217, 1965.

Papiloma nasossinusal

Bishop JA: OSPs and ESPs and ISPs, oh my! An update on sinonasal (Schneiderian) papillomas, *Head Neck Pathol* 11:269-277, 2017.

Brown NA, Plouffe KR, Yilmaz O, et al.: *TP53* mutations and *CDKN2A* mutations/deletions are highly recurrent molecular alterations in the malignant progression of sinonasal papillomas, *Mod Pathol* 34:1133-1142, 2021.

Bugter O, Monserez DA, van Zijl FVWJ, et al.: Surgical management of inverted papilloma; a single-center analysis of 247 patients with long follow-up, *J Otolaryngol Head Neck Surg* 46:67, 2017.

Chawla A, Shenoy J, Chokkappan K, et al.: Imaging features of sinonasal inverted papilloma: a pictorial review, *Curr Probl Diagn Radiol* 45:347-353, 2016.

Coutinho G, Marques J, Leal M, et al.: Surgical outcomes of sinonasal inverted papilloma: a 17 year review, *Braz J Otorhinolaryngol* 86:315-320, 2020.

Ding R, Sun Q, Wang Y: Association between human papilloma virus infection and malignant sinonasal inverted papilloma, *Laryngoscope* 131:1200-1205, 2021.

Hongo T, Yamamoto H, Jiromaru R, et al.: Clinicopathologic significance of *EGFR* mutation and HPV infection in sinonasal squamous cell carcinoma, *Am J Surg Pathol* 45:108-118, 2021.

Hyams VJ: Papillomas of the nasal cavity and paranasal sinuses: a clinicopathological study of 315 cases, *Ann Otol Rhinol Laryngol* 80:192-206, 1971.

Goudakos JK, Blioskas S, Nikolaou A, et al.: Endoscopic resection of sinonasal inverted papilloma: systematic review and meta-analysis, *Am J Rhinol Allergy* 32:167-174, 2018.

Gupta R, Rady PL, Sikora AG, et al.: The role of human papillomavirus in the pathogenesis of sinonasal inverted papilloma: a narrative review, *Rev Med Virol* 31:e2178, 2021.

Kim JS, Kwon SH: Recurrence of sinonasal inverted papilloma following surgical approach: a meta-analysis, *Laryngoscope* 127:52-58, 2017.

Lawson W, Schlecht NF, Brandwein-Gensler M: The role of the human papillomavirus in the pathogenesis of Schneiderian inverted papillomas: an analytic overview of the evidence, *Head Neck Pathol* 2:49-59, 2008.

Lee JJ, Peterson AM, Embry TW, et al.: Survival outcomes of de novo vs inverted papilloma-associated sinonasal squamous cell carcinoma: a systematic review and meta-analysis, *JAMA Otolaryngol Head Neck Surg* 147:350-359, 2021.

Mehrad M, Stelow EB, Bishop JA, et al.: Transcriptionally active HPV and targetable *EGFR* mutations in sinonasal inverted papilloma: an association between low-risk HPV, condylomatous morphology, and cancer risk? *Am J Surg Pathol* 44:340-346, 2020.

Vor P, der Holte A, Fangk I, et al.: Prognostic factors and risk factors for development and recurrence of sinonasal papillomas: potential role of different HPV subtypes, *Eur Arch Otorhinolaryngol* 277:767-775, 2020.

Peng R, Thamboo A, Choby G, et al.: Outcomes of sinonasal inverted papilloma resection by surgical approach: an updated systematic review and meta-analysis, *Int Forum Allergy Rhinol* 9:573-581, 2019.

Re M, Gioacchini FM, Bajraktari A, et al.: Malignant transformation of sinonasal inverted papilloma and related genetic alterations: a systematic review, *Eur Arch Otorhinolaryngol* 274:2991-3000, 2017.

Stepp WH, Farzal Z, Kimple AJ, et al.: HPV in the malignant transformation of sinonasal inverted papillomas: a meta-analysis, *Int Forum Allergy Rhinol* 11:1461-1471, 2021.

Syrjänen K, Syrjänen S: Detection of human papillomavirus in sinonasal papillomas: systematic review and meta-analysis, *Laryngoscope* 123:181-192, 2013.

Udager AM, McHugh JB, Betz BL, et al.: Activating *KRAS* mutations are characteristic of oncocytic sinonasal papilloma and associated sinonasal squamous cell carcinoma, *J Pathol* 239:394-398, 2016.

Udager AM, McHugh JB, Goudsmit CM, et al.: Human papillomavirus (HPV) and somatic *EGFR* mutations are essential, mutually exclusive oncogenic mechanisms for inverted sinonasal papillomas and associated sinonasal squamous cell carcinomas, *Ann Oncol* 29:466-471, 2018.

Wang H, Li H, Hu L, et al.: *EGFR* and *KRAS* mutations in Chinese patients with sinonasal inverted papilloma and oncocytic papilloma, *Histopathology* 75:274-281, 2019.

Weindorf SC, Brown NA, McHugh JB, et al.: Sinonasal papillomas and carcinomas: a contemporary update with review of an emerging molecular classification, *Arch Pathol Lab Med* 143:1304-1316, 2019.

Molusco contagioso

Fornatora ML, Reich RF, Gray RG, et al.: Intraoral molluscum contagiosum: report of a case and review of the literature, *Oral Surg Oral Med Oral Pathol Oral Radiol Endod* 92:318-320, 2001.

Lee R, Schwartz RA: Pediatric molluscum contagiosum: reflections on the last challenging poxvirus infection, part 1, *Cutis* 86:230-236, 2010.

Lee R, Schwartz RA: Pediatric molluscum contagiosum: reflections on the last challenging poxvirus infection, part 2, *Cutis* 86:287-292, 2010.

Leung AKC, Barankin B, Hon KLE: Molluscum contagiosum: an update, *Recent Pat Inflamm Allergy Drug Discov* 11:22-31, 2017.

Meza-Romero R, Navarrete-Dechent C, Downey C: Molluscum contagiosum: an update and review of new perspectives in etiology, diagnosis, and treatment, *Clin Cosmet Investig Dermatol* 12:373-381, 2019.

Oslo A, Deslandes E, Saada V, et al.: Clinical characteristics of molluscum contagiosum in children in a private dermatology practice in the greater Paris area, France: a prospective study in 661 patients, *Dermatol* 222:314-320, 2011.

van der Wouden JC, Koning S, Katz KA: Interventions for nongenital molluscum contagiosum in persons without immune deficiency, *JAMA Dermatol* 154:203-204, 2018.

van der Wouden JC, van der Sande R, Kruithof EJ, et al.: Interventions for cutaneous molluscum contagiosum, *Cochrane Database Syst Rev* 5:CD004767, 2017.

Xantoma verruciforme

Bar O, Elad S, Avni B, et al.: Oral verruciform xanthoma in chronic graft-versus-host disease patients, *Support Care Cancer* 29:79-84, 2021.

Barrett AW, Boyapati RP, Bisase BS, et al.: Verruciform xanthoma of the oral mucosa: a series of eight typical and three anomalous cases, *Int J Surg Pathol* 27:492-498, 2019.

Belknap AN, Islam MN, Bhattacharyya I, et al.: Oral verruciform xanthoma: a series of 212 cases and review of the literature, *Head Neck Pathol* 14:742-748, 2020.

Farahani SS, Treister NS, Khan Z, et al.: Oral verruciform xanthoma associated with chronic graft-versus-host disease: a report of five cases and a review of the literature, *Head Neck Pathol* 5:193-198, 2011.

Getz GI, Parag-Sharma K, Reside J, et al.: Identification of *NSDHL* mutations associated with CHILD syndrome in oral verruciform xanthoma, *Oral Surg Oral Med Oral Pathol Oral Radiol* 128:60-69, 2019.

Ide F, Obara K, Yamada H, et al.: Cellular basis of verruciform xanthoma: immunohistochemical and ultrastructural characterization, *Oral Dis* 14:150-157, 2008.

Mehra S, Li L, Fan CY, et al.: A novel somatic mutation of the 3beta-hydroxysteroid dehydrogenase gene in sporadic cutaneous verruciform xanthoma, *Arch Dermatol* 141:1263-1267, 2005.

Nowparast B, Howell FV, Rick GM: Verruciform xanthoma: a clinicopathologic review and report of fifty-four cases, *Oral Surg Oral Med Oral Pathol* 51:619-625, 1981.

Philipsen HP, Reichart PA, Takata T, et al.: Verruciform xanthoma—biological profile of 282 oral lesions based on a literature survey with nine new cases from Japan, *Oral Oncol* 39:325-336, 2003.

Tamiolakis P, Theofilou VI, Tosios KI, et al.: Oral verruciform xanthoma: report of 13 new cases and review of the literature, *Med Oral Patol Oral Cir Bucal* 23:e429-e435, 2018.

Theofilou VI, Sklavounou A, Argyris PP, et al.: Oral verruciform xanthoma within lichen planus: a case report and literature review, *Case Rep Dent* 2018:1615086, 2018.

Queratose seborreica

Izikson L, Sober AJ, Mihm MC, et al.: Prevalence of melanoma clinically resembling seborrheic keratosis: analysis of 9204 cases, *Arch Dermatol* 138:1562-1566, 2002.

Moscarella E, Brancaccio G, Briatico G, et al.: Differential diagnosis and management on seborrheic keratosis in elderly patients, *Clin Cosmet Investig Dermatol* 14:395-406, 2021.

Sun MD, Halpern AC: Advances in the etiology, detection, and clinical management of seborrheic keratosis, *Dermatology* 238:205-217, 2022.

Wade TR, Ackerman AB: The many faces of seborrheic keratoses, *J Dermatol Surg Oncol* 5:378-382, 1979.

Wollina U: Recent advances in managing and understanding seborrheic keratosis, *F1000Res* 8:F1000 Faculty Rev-1520, 2019.

Hiperplasia sebácea

Azevedo RS, Almeida OP, Netto JN, et al.: Comparative clinicopathological study of intraoral sebaceous hyperplasia and sebaceous adenoma, *Oral Surg Oral Med Oral Pathol Oral Radiol Endod* 107:100-104, 2009.

Daley TD: Intraoral sebaceous hyperplasia: diagnostic criteria, *Oral Surg Oral Med Oral Pathol* 75:343-347, 1993.

Dent CD, Hunter WE, Svirsky JA: Sebaceous gland hyperplasia: case report and literature review, *J Oral Maxillofac Surg* 53:936-938, 1995.

Eisen DB, Michael DJ: Sebaceous lesions and their associated syndromes: part I, *J Am Acad Dermatol* 61:549-560, 2009.

Hussein L, Perrett CM: Treatment of sebaceous gland hyperplasia: a review of the literature, *J Dermatolog Treat* 13:1-12, 2020.

Efélide

Bastiaens M, ter Huurne J, Gruis N, et al.: The melanocortin-1-receptor gene is the major freckle gene, *Human Mol Genet* 10:1701-1708, 2001.

Bastiaens MT, Westendorp RG, Vermeer BJ, et al.: Ephelides are more related to pigmentary constitutional host factors than solar lentigines, *Pigment Cell Res* 12:316-322, 1999.

Bliss JM, Ford D, Swerdlow AJ, et al.: Risk of cutaneous melanoma associated with pigmentation characteristics and freckling: systematic overview of 10 case-control studies, *Int J Cancer* 62:367-372, 1995. Plensdorf S, Martinez J: Common pigmentation disorders, *Am Fam Physician* 15(79):109-116, 2009.

Lentigo actínico

Derancourt C, Bourdon-Lanoy E, Grob JJ, et al.: Multiple large solar lentigos on the upper back as clinical markers of past severe sunburn: a case-control study, *Dermatology* 214:25-31, 2007.

Hafner C, Stoehr R, van Oers JM, et al.: *FGFR3* and *PIK3CA* mutations are involved in the molecular pathogenesis of solar lentigo, *Br J Dermatol* 160:546-551, 2009.

Holm-Schou AS, Philipsen PA, Idorn LW, et al.: Lifetime UVR dose and skin cancer risk, determined by their common relation to solar lentigines, *Anticancer Res* 40:557-564, 2020.

Nakamura M, Morita A, Seit'e S, et al.: Environment-induced lentigines: formation of solar lentigines beyond ultraviolet radiation, *Exp Dermatol* 24:407-411, 2015.

Ortonne JP, Pandya AG, Lui H, et al.: Treatment of solar lentigines, *J Am Acad Dermatol* 54:S262-S271, 2006.

Peng F, Xue CH, Hwang SK, et al.: Exposure to fine particulate matter associated with senile lentigo in Chinese women: a cross-sectional study, *J Eur Acad Dermatol Venereol* 31:355-360, 2017.

Lentigo simples

Buchner A, Merrell PW, Hansen LS, et al.: Melanocytic hyperplasia of the oral mucosa, *Oral Surg Oral Med Oral Pathol* 71:58-62, 1991.

Cuda JD, Moore FJ, Busam KJ: Lentigo simplex, In Kang S, Amagai M, Bruckner AL, et al., editors: *Fitzpatrick's dermatology*, ed 9, New York, 2019, McGraw-Hill. Available at: https:// accessmedicine-mhmedical-com.libraryaccess.elpaso.ttuhsc.edu/ content.aspx?book id¼2570&sectionid¼210,434,921. (Accessed 8 November 2021.)

Gorlin RJ, Andersen RC, Blaw M: Multiple lentigines syndrome, *Am J Dis Child* 117:652-662, 1969.

Hafner C, Stoehr R, van Oers JM, et al.: The absence of *BRAF*, *FGFR3*, and *PIK3CA* mutations differentiates lentigo simplex from melanocytic nevus and solar lentigo, *J Invest Dermatol* 129:2730-2735, 2009.

Melasma

Bailey AJM, Li HO, Tan MG, et al.: Microneedling as an adjuvant to topical therapies for melasma: a systematic review and meta-analysis, *J Am Acad Dermatol* 86:797-810, 2022.

Kwon SH, Hwang YJ, Lee SK, et al.: Heterogeneous pathology of melasma and its clinical implications, *Int J Mol Sci* 17:824, 2016.

Lee AY: Recent progress in melasma pathogenesis, *Pigment Cell Melanoma Res* 28:648-660, 2015.

Lee BW, Schwartz RA, Janniger CK: Melasma, *G Ital Dermatol Venereol* 152:36-45, 2017.

McKesey J, Tovar-Garza A, Pandya AG: Melasma treatment: an evidence-based review, *Am J Clin Dermatol* 21:173-225, 2020.

Passeron T, Picardo M: Melasma, a photoaging disorder, *Pigment Cell Melanoma Res* 31:461-465, 2018.

Rajanala S, Maymone MBC, Vashi NA: Melasma pathogenesis: a review of the latest research, pathological findings, and investigational therapies, *Dermatol Online J* 25:13030/qt47b7r28c, 2019.

Mácula melanótica oral

Albuquerque DM, Cunha JL, Roza AL, et al.: Oral pigmented lesions: a retrospective analysis from Brazil, *Med Oral Patol Oral Cir Bucal* 26:e284-e291, 2021.

Axéll T: A prevalence study of oral mucosal lesions in an adult Swedish population, *Odontol Revy Supply* 36:1-103, 1976.

Bouquot JE: Common oral lesions found during a mass screening examination, *J Am Dent Assoc* 112:50-57, 1986.

Buchner A, Hansen LS: Melanotic macule of the oral mucosa: a clinicopathologic study of 105 cases, *Oral Surg Oral Med Oral Pathol* 48:244-249, 1979.

Buchner A, Merrell PW, Carpenter WM: Relative frequency of solitary melanocytic lesions of the oral mucosa, *J Oral Pathol Med* 33:550-557, 2004.

Kahn M, Weathers DR, Hoffman JG: Transformation of a benign oral pigmentation to primary oral mucosal melanoma, *Oral Surg Oral Med Oral Pathol Oral Radiol Endod* 100:454-459, 2005.

Kaugars GE, Heise AP, Riley WT, et al.: Oral melanotic macules: a review of 353 cases, *Oral Surg Oral Med Oral Pathol* 76:59-61, 1993.

Rosebush MS, Briody AN, Cordell KG: Black and brown: non- neoplastic pigmentation of the oral mucosa, *Head Neck Pathol* 13:47-55, 2019.

Shen ZY, Liu W, Bao ZX, et al.: Oral melanotic macule and primary oral malignant melanoma: epidemiology, location involved, and clinical implications, *Oral Surg Oral Med Oral Pathol Oral Radiol Endod* 112:e21-e25, 2011.

Tavares TS, Meirelles DP, de Aguiar MCF, et al.: Pigmented lesions of the oral mucosa: a cross-sectional study of 458 histopathological specimens, *Oral Dis* 24:1484-1491, 2018.

Melanoacantoma oral

Cantudo-Sanagustín E, Guti'errez-Corrales A, Vigo-Martínez M, et al.: Pathogenesis and clinicohistopathological caracthe- ristics [sic] of melanoacanthoma: a systematic review, *J Clin Exp Dent* 8: e327-e336, 2016.

Chandler K, Chaudhry Z, Kumar N, et al.: Melanoacanthoma: a rare cause of oral hyperpigmentation, *Oral Surg Oral Med Oral Pathol Oral Radiol Endod* 84:492-494, 1997.

Datta A, Lamba AK, Tandon S, et al.: A unique presentation of gingival melanoacanthoma: case report and review of literature, *Cureus* 12:e7315, 2020.

Fornatora ML, Reich RF, Haber S, et al.: Oral melanoacanthoma: a report of 10 cases, review of literature, and immunohistochemical analysis of HMB-45 reactivity, *Am J Dermatopathol* 25:12-15, 2003.

Galindo-Moreno P, Padial-Molina M, Gómez-Morales M, et al.: Multifocal oral melanoacanthoma and melanotic macula in a patient after dental implant surgery, *J Am Dent Assoc* 142: 817-824, 2011.

Gonçalves IM, Gomes DQ, Pereira JV, et al.: Clinical and histopathological study of the oral multifocal melanoacanthoma: a case report, *J Clin Exp Dent* 11:e391-e394, 2019.

Heine BT, Drummond JF, Damm DD, et al.: Bilateral oral melanoacanthoma, *Gen Dent* 44:451-452, 1996.

Yarom N, Hirshberg A, Buchner A: Solitary and multifocal oral melanoacanthoma, *Int J Dermatol* 46:1232-1236, 2007.

Nevo melanocítico

Alikhan A, Ibrahimi OA, Eisen DB: Congenital melanocytic nevi: where are we now? Part I. Clinical presentation, epidemiology, pathogenesis, histology, malignant transformation, and neurocutaneous melanosis, *J Am Acad Dermatol* 67:495.e1-495.e17, 2012.

Amerigo-Góngora M, Machuca-Portillo G, Torres-Lagares D, et al.: Clinicopathological and immunohistochemical analysis of oral melanocytic nevi and review of the literature, *J Stomatol Oral Maxillofac Surg* 118:151-155, 2017.

Aouthmany M, Weinstein M, Zirwas MJ, et al.: The natural history of halo nevi: a retrospective case series, *J Am Acad Dermatol* 67:582-586, 2012.

Bauer J, Garbe C: Risk estimation for malignant transformation of melanocytic nevi, *Arch Dermatol* 140:127, 2004.

Bett BJ: Large or multiple congenital melanocytic nevi: occurrence of cutaneous melanoma in 1008 persons, *J Am Acad Dermatol* 52:793-797, 2005.

Brown A, Sawyer JD, Neumeister MW: Spitz nevus: review and update, *Clin Plast Surg* 48:677-686, 2021.

Buchner A, Hansen LS: Pigmented nevi of the oral mucosa: a clinicopathologic study of 36 new cases and review of 155 cases from the literature. Part I: a clinicopathologic study of 36 new cases, *Oral Surg Oral Med Oral Pathol* 63:566-572, 1987.

Buchner A, Hansen LS: Pigmented nevi of the oral mucosa: a clinicopathologic study of 36 new cases and review of 155 cases from the literature. Part II: analysis of 191 cases, *Oral Surg Oral Med Oral Pathol* 63:676-682, 1987.

Buchner A, Leider AS, Merrell PW, et al.: Melanocytic nevi of oral mucosa: a clinicopathologic study of 130 cases from northern California, *J Oral Pathol Med* 19:197-201, 1990.

Dhanuthai K, Theungtin N, Theungtin N, et al.: Pigmented oral lesions: a multicenter study, *Eur J Dent* 16:315-319, 2022.

Dorji T, Cavazza A, Nappi O, et al.: Spitz nevus of the tongue with pseudoepitheliomatous hyperplasia: report of three cases of a pseudomalignant condition, *Am J Surg Pathol* 26:774-777, 2002.

Eggen CAM, Lommerts JE, van Zuuren EJ, et al.: Laser treatment of congenital melanocytic naevi: a systematic review, *Br J Dermatol* 178:369-383, 2018.

Ferreira L, Jham B, Assi R, et al.: Oral melanocytic nevi: a clinicopathologic study of 100 cases, *Oral Surg Oral Med Oral Pathol Oral Radiol* 120:358-367, 2015.

Grichnik JM, Ross AL, Schneider SL, et al.: How, and from which cell sources, do nevi really develop? *Exp Dermatol* 23:310-313, 2014.

Hanna A, Rawal SY, Anderson KM, et al.: The epithelioid blue nevus: a rare intraoral nevomelanocytic tumor, *J Oral Maxillofac Pathol* 15:88-90, 2011.

Hauschild A, Egberts F, Garbe C, et al.: Melanocytic nevi, *J Dtsch Dermatol Ges* 9:723-734, 2011.

Ibrahimi OA, Alikhan A, Eisen DB: Congenital melanocytic nevi: where are we now? Part II. Treatment options and approach to treatment, *J Am Acad Dermatol* 67:515.e1-515.e13, 2012.

Lallas A, Apalla Z, Ioannides D, et al.: Update on dermoscopy of Spitz/ Reed naevi and management guidelines by the International Dermoscopy Society, *Br J Dermatol* 177:645-655, 2017.

Lee HY, Na SY, Son YM, et al.: A malignant melanoma associated with a blue nevus of the lip, *Ann Dermatol* 22:119-124, 2010.

Li CC, Harrist TJ, Noonan VL, et al.: Intraoral Spitz nevus: case report and literature review, *Oral Surg Oral Med Oral Pathol Oral Radiol* 117:e320-e324, 2014.

Liu W, Wang Y, Du G, et al.: Potential association between oral mucosal nevus and melanoma: a preliminary clinicopathologic study, *Oral Dis*, 2023. Online ahead of print March 28, 2020.

Marangon Júnior H, Souza PE, Soares RV: Oral congenital melanocytic nevus: a rare case report and review of the literature, *Head Neck Pathol* 9:481–487, 2015.

Meleti M, Mooi WJ, Casparie MK, et al.: Melanocytic nevi of the oral mucosa—no evidence of an increased risk for oral malignant melanoma: an analysis of 119 cases, *Oral Oncol* 43:976–981, 2007. Menezes FD, Mooi WJ: Spitz tumors of the skin, *Surg Pathol Clin* 10:281–298, 2017.

Moustafa D, Blundell AR, Hawryluk EB: Congenital melanocytic nevi, *Curr Opin Pediatr* 32:491–497, 2020.

Natarajan E: Black and brown oro-facial mucocutaneous neoplasms, *Head Neck Pathol* 13:56–70, 2019.

Nedelcu RI, Zurac SA, Brˆınzea A, et al.: Morphological features of melanocytic tumors with depigmented halo: review of the literature and personal results, *Rom J Morphol Embryol* 56(2 Suppl):659–663, 2015.

Ojha J, Akers JL, Akers JO, et al.: Intraoral cellular blue nevus: report of a unique histopathologic entity and review of the literature, *Cutis* 80:189–192, 2007.

Pampena R, Kyrgidis A, Lallas A, et al.: A meta-analysis of nevus-associated melanoma: prevalence and practical implications, *J Am Acad Dermatol* 77:938–945, 2017.

Price HN: Congenital melanocytic nevi: update in genetics and management, *Curr Opin Pediatr* 28:476–482, 2016.

Requena C, Requena L, Kutzner H, et al.: Spitz nevus: a clinicopathological study of 349 cases, *Am J Dermatopathol* 31:107–116, 2009. Roh MR, Eliades P, Gupta S, et al.: Genetics of melanocytic nevi, *Pigment Cell Melanoma Res* 28:661–672, 2015.

Sainz-Gaspar L, Sánchez-Bernal J, Noguera-Morel L, et al.: Spitz nevus and other Spitzoid tumors in children—part 1: clinical, histopathologic, and immunohistochemical features, *Actas Dermosifiliogr (Engl Ed)* 111:7–19, 2020.

Sainz-Gaspar L, Sánchez-Bernal J, Noguera-Morel L, et al.: Spitz nevus and other Spitzoid tumors in children—part 2: cytogenetic and molecular features. Prognosis and treatment, *Actas Dermosifiliogr (Engl Ed)* 111:20–25, 2020.

Schaffer JV: Update on melanocytic nevi in children, *Clin Dermatol* 33:368–386, 2015.

Shain A, Bastian B: From melanocytes to melanomas, *Nat Rev Cancer* 16:345–358, 2016.

Sugianto JZ, Ralston JS, Metcalf JS, et al.: Blue nevus and "malignant blue nevus:" a concise review, *Semin Diagn Pathol* 33:219–224, 2016.

Shumway BS, Rawal YB, Allen CM, et al.: Oral atypical cellular blue nevus: an infiltrative melanocytic proliferation, *Head Neck Pathol* 7:171–177, 2013.

Tavares TS, Da Costa AAS, Aguiar MCF, et al.: Differential diagnoses of solitary and multiple pigmented lesions of the oral mucosa: evaluation of 905 specimens submitted to histopathological examination, *Head Neck* 43:3775–3787, 2021.

Weedon D, Little JH: Spindle and epithelioid cell nevi in children and adults: a review of 211 cases of the Spitz nevus, *Cancer* 40:217–225, 1977.

Wang DG, Huang FR, Chen W, et al.: Clinicopathological analysis of acquired melanocytic nevi and a preliminary study on the possible origin of nevus cells, *Am J Dermatopathol* 42:414–422, 2020.

Xavier RL, Vasconcelos MG, Galvão HC, et al.: Intra-oral Spitz naevus: a case report, *Clinics (Sao Paulo)* 63:140–142, 2008.

Yeh I: New and evolving concepts of melanocytic nevi and melanocytomas, *Mod Pathol* 33(Suppl. 1):1–14, 2020.

Zembowicz A: Blue nevi and related tumors, *Clin Lab Med* 37:401–415, 2017.

Desordens orais potencialmente malignas

González-Moles MÁ, Ramos-García P, Warnakulasuriya S: An appraisal of highest quality studies reporting malignant transformation of oral lichen planus based on a systematic review, *Oral Dis* 27:1908–1918, 2021.

Idrees M, Kujan O, Shearston K, Farah CS: Oral lichen planus has a very low malignant transformation rate: a systematic review and meta-analysis using strict diagnostic and inclusion criteria, *J Oral Pathol Med* 50:287–298, 2021.

Iocca O, Sollecito TP, Alawi F, et al.: Potentially malignant disorders of the oral cavity and oral dysplasia: a systematic review and meta-analysis of malignant transformation rate by subtype, *Head Neck* 42:539–555, 2020.

Mello FW, Miguel AFP, Dutra KL, et al.: Prevalence of oral potentially malignant disorders: a systematic review and meta-analysis, *J Oral Pathol Med* 47:633–640, 2018.

Muller S, Tilakaratne WM: Oral potentially malignant disorders, In WHO classification of tumours editorial board, editor: *World Health Organization Classification of Head and Neck Tumours*, ed 5, Lyon, France, 2022, International Agency for Research on Cancer. Available at: https://tumourclassification.iarc.who.int/chaptercontent/52/103. (Accessed 30 March 2022.)

Ramos-García P, González-Moles MÁ, Mello FW, et al.: Malignant transformation of oral proliferative verrucous leukoplakia: a systematic review and meta-analysis, *Oral Dis* 27:1896–1907, 2021.

Ramos-García P, González-Moles MÁ, Warnakulasuriya S: Oral cancer development in lichen planus and related conditions-3.0 evidence level: a systematic review of systematic reviews, *Oral Dis* 27:1919–1935, 2021.

Speight PM, Khurram SA, Kujan O: Oral potentially malignant disorders: risk of progression to malignancy, *Oral Surg Oral Med Oral Pathol Oral Radiol* 125:612–627, 2018.

Warnakulasuriya S: Oral potentially malignant disorders: a comprehensive review on clinical aspects and management, *Oral Oncol* 102:104550, 2020.

Warnakulasuriya S, Kujan O, Aguirre-Urizar JM, et al.: Oral potentially malignant disorders: a consensus report from an international seminar on nomenclature and classification, convened by the WHO Collaborating Centre for Oral Cancer, *Oral Dis* 27:1862–1880, 2021.

Leucoplasia

Abadie WM, Partington EJ, Fowler CB, et al.: Optimal management of proliferative verrucous leukoplakia: a systematic review of the literature, *Otolaryngol Head Neck Surg* 153:504–511, 2015.

Aguirre-Urizar JM, Lafuente-Ibáñez de Mendoza I, Warnakulasuriya S: Malignant transformation of oral leukoplakia: systematic review and meta-analysis of the last 5 years, *Oral Dis* 27:1881–1895, 2021.

Arduino PG, Surace A, Carbone M, et al.: Outcome of oral dysplasia: a retrospective hospital-based study of 207 patients with a long follow-up, *J Oral Pathol Med* 38:540–544, 2009.

Awadallah M, Idle M, Patel K, et al.: Management update of potentially premalignant oral epithelial lesions, *Oral Surg Oral Med Oral Pathol Oral Radiol* 125:628–636, 2018.

Bagan JV, Jim'enez-Soriano Y, Diaz-Fernandez JM, et al.: Malignant transformation of proliferative verrucous leukoplakia to oral squamous cell carcinoma: a series of 55 cases, *Oral Oncol* 47:732–735, 2011.

Bouquot JE, Gorlin RJ: Leukoplakia, lichen planus and other oral keratoses in 23,616 white Americans over the age of 35 years, *Oral Surg Oral Med Oral Pathol* 61:373-381, 1986.

Bouquot J, Kurland L, Weiland L: Leukoplakia of the head and neck: characteristics of 568 lesions with 6720 person-years of follow-up, *Oral Surg Oral Med Oral Pathol Oral Radiol Endod* 88:202, 1999.

Bouquot JE, Whitaker SB: Oral leukoplakia—rationale for diagnosis and prognosis of its clinical subtypes or phases, *Quintessence Int* 25:133-140, 1994.

Brouns E, Baart J, Karagozoglu KH, et al.: Malignant transformation of oral leukoplakia in a well-defined cohort of 144 patients, *Oral Dis* 20:e19-e24, 2014.

Cabay RJ, Morton TH, Epstein JB: Proliferative verrucous leukoplakia and its progression to oral carcinoma: a review of the literature, *J Oral Pathol Med* 36:255-261, 2007.

Celentano A, Glurich I, Borgnakke WS, et al.: World Workshop on Oral Medicine VII: prognostic biomarkers in oral leukoplakia and proliferative verrucous leukoplakia—a systematic review of retrospective studies, *Oral Dis* 27:848-880, 2021.

Chaturvedi AK, Udaltsova N, Engels EA, et al.: Oral leukoplakia and risk of progression to oral cancer: a population-based cohort study, *J Natl Cancer Inst* 112:1047-1054, 2020.

Chi AC, Lambert PR 3rd, Pan Y, et al.: Is alveolar ridge keratosis a true leukoplakia? A clinicopathologic comparison of 2153 lesions, *J Am Dent Assoc* 138:641-651, 2007.

de la Cour CD, Sperling CD, Belmonte F, et al.: Prevalence of human papillomavirus in oral epithelial dysplasia: systematic review and meta-analysis, *Head Neck* 42:2975-2984, 2020.

Eversole LR, Eversole GM, Kopcik J: Sanguinaria-associated oral leukoplakia: comparison with other benign and dysplastic leukoplakic lesions, *Oral Surg Oral Med Oral Pathol Oral Radiol Endod* 89:455-464, 2000.

Evren I, Brouns ER, Wils LJ, et al.: Annual malignant transformation rate of oral leukoplakia remains consistent: a long-term follow-up study, *Oral Oncol* 110:105014, 2020.

Farah CS: Molecular, genomic and mutational landscape of oral leukoplakia, *Oral Dis* 27:803-812, 2021.

Farah CS, Fox SA: Dysplastic oral leukoplakia is molecularly distinct from leukoplakia without dysplasia, *Oral Dis* 25:1715-1723, 2019.

Feller L, Lemmer J: Oral leukoplakia as it relates to HPV infection: a review, *Int J Dent* 2012:540561, 2012.

Ferreira L, Peng HH, Cox DP, et al.: Investigation of foreign materials in gingival lesions: a clinicopathologic, energy-dispersive microanalysis of the lesions and in vitro confirmation of pro- inflammatory effects of the foreign materials, *Oral Surg Oral Med Oral Pathol Oral Radiol* 128:250-267, 2019.

Field EA, McCarthy CE, Ho MW, et al.: The management of oral epithelial dysplasia: the Liverpool algorithm, *Oral Oncol* 51:883-887, 2015.

Foy JP, Bertolus C, Ortiz-Cuaran S, et al.: Immunological and classical subtypes of oral premalignant lesions, *Oncoimmunology* 7: e1496880, 2018.

Gurizzan C, Lorini L, Bossi P: Oral potentially malignant disorders: new insights for future treatment, *Curr Opin Otolaryngol Head Neck Surg* 29:138-142, 2021.

Holmstrup P, Vedtofte P, Reibel J, et al.: Long-term treatment outcome of oral premalignant lesions, *Oral Oncol* 42:461-474, 2006.

Hsue SS, Wang WC, Chen CH, et al.: Malignant transformation in 1458 patients with potentially malignant oral mucosal disorders: a follow-up study based in a Taiwanese hospital, *J Oral Pathol Med* 36:25-29, 2007.

Jayaprakesh V, Reid M, Hatton E, et al.: Human papillomavirus type 16 and 18 in epithelial dysplasia of oral cavity and oropharynx: a meta-analysis, 1985-2010, *Oral Oncol* 47:1048-1054, 2011.

Kaugars GE, Burns JC, Gunsolley JC: Epithelial dysplasia of the oral cavity and lips, *Cancer* 62:2166-2170, 1988.

Kerr AR, Lodi G: Management of oral potentially malignant disorders, *Oral Dis* 27:2008-2025, 2021.

Khanal S, Trainor PJ, Zahin M, et al.: Histologic variation in high grade oral epithelial dysplasia when associated with high-risk human papillomavirus, *Oral Surg Oral Med Oral Pathol Oral Radiol* 123:566-585, 2017.

Kumar A, Cascarini L, McCaul JA, et al.: How should we manage oral leukoplakia? *Br J Oral Maxillofac Surg* 51:377-383, 2013.

Lee JJ, Hung CH, Cheng SJ, et al.: Carcinoma and dysplasia in oral leukoplakias in Taiwan: prevalence and risk factors, *Oral Surg Oral Med Oral Pathol Oral Radiol Endod* 110:472-480, 2006.

Lerman MA, Almazrooa S, Lindeman N, et al.: HPV-16 in a distinct subset of oral epithelial dysplasia, *Mod Pathol* 30:1646-1654, 2017.

Lingen MW, Abt E, Agrawal N, et al.: Evidence-based clinical practice guideline for the evaluation of potentially malignant disorders in the oral cavity: a report of the American Dental Association, *J Am Dent Assoc* 148:712-727, 2017.

Lingen MW, Tampi MP, Urquhart O, et al.: Adjuncts for the evaluation of potentially malignant disorders in the oral cavity: diagnostic test accuracy systematic review and meta-analysis—a report of the American Dental Association, *J Am Dent Assoc* 148:797-813, 2017.

Lingen M, Vigneswaran N, Kujan O, et al.: Oral epithelial dysplasia, In WHO classification of tumours editorial board, editor: *World Health Organization Classification of Head and Neck Tumours*, ed 5, Lyon, France, 2022, International Agency for Research on Cancer. Available at: https://tumourclassification.iarc.who.int/chaptercontent/52/106. (Accessed 30 March 2022.)

Liu W, Shi LJ, Wu L, et al.: Oral cancer development in patients with leukoplakia—clinicopathological factors affecting outcome, *PLoS ONE* 7:e34773, 2012.

Lodi G, Franchini R, Warnakulasuriya S, et al.: Interventions for treat- ing oral leukoplakia to prevent oral cancer, *Cochrane Database Syst Rev* 7:CD001829, 2016.

Lodi G, Sardella A, Bez C, et al.: Interventions for treating oral leukoplakia, *Cochrane Database Syst Rev* 4:CD001829, 2006.

Macey R, Walsh T, Kerr AR, et al.: Diagnostic tests for oral cancer and potentially malignant disorders in patients presenting with clinically evident lesions, *Cochrane Database Syst Rev* 7:CD010276, 2021.

Mascarenhas AK, Allen CM, Moeschberger ML: The association between Viadent use and oral leukoplakia—results of a matched case-control study, *J Public Health Dent* 62:158-162, 2002.

Mehanna HM, Rattay T, Smith J, et al.: Treatment and follow-up of oral dysplasia—a systematic review, *Head Neck* 31:1600-1609, 2009.

Müller S: Oral epithelial dysplasia, atypical verrucous lesions and oral potentially malignant disorders: focus on histopathology, *Oral Surg Oral Med Oral Pathol Oral Radiol* 125:591-602, 2018.

Muller S, Tilakaratne WM: Oral potentially malignant disorders, In WHO classification of tumours editorial board, editor: *World Health Organization Classification of Head and Neck Tumours*, ed 5, Lyon, France, 2022, International Agency for Research on Cancer. Available at: https://tumourclassification.iarc.who.int/chaptercontent/52/103. (Accessed 30 March 2022.)

Nankivell P, Mehanna H: Oral dysplasia: biomarkers, treatment, and follow-up, *Curr Oncol Rep* 13:145-152, 2011.

Napier SS, Speight PM: Natural history of potentially malignant oral lesions and conditions: an overview of the literature, *J Oral Pathol Med* 37:1-10, 2008.

Odell EW: Aneuploidy and loss of heterozygosity as risk markers for malignant transformation in oral mucosa, *Oral Dis* 27:1993-2007, 2021.

Odell E, Kujan O, Warnakulasuriya S, et al.: Oral epithelial dysplasia: recognition, grading and clinical significance, *Oral Dis* 27:1947-1976, 2021.

Perdomo-Lara SJ, Buenahora MR, Álvarez E, et al.: Human papilloma virus genotypes in dysplasia and epithelial hyperplasia of oral cavity using the luminex xmap technology. A multicenter study, *Med Oral Patol Oral Cir Bucal* 25:e61-e70, 2020.

Petti S: Pooled estimate of world leukoplakia prevalence: a systematic review, *Oral Oncol* 39:770-780, 2003.

Pietrobon G, Tagliabue M, Stringa LM, et al.: Leukoplakia in the oral cavity and oral microbiota: a comprehensive review, *Cancers (Basel)* 13:4439, 2021.

Robledo-Sierra J, Ben-Amy DP, Varoni E, et al.: World Workshop on Oral Medicine VII: targeting the oral microbiome part 2: current knowledge on malignant and potentially malignant oral disorders, *Oral Dis* 25(Suppl. 1):28-48, 2019.

Rosin MP, Cheng X, Poh C, et al.: Use of allelic loss to predict malignant risk for low-grade oral epithelial dysplasia, *Clin Cancer Res* 6:357-362, 2000.

Roza ALOC, Kowalski LP, William WN Jr, et al.: Oral leukoplakia and erythroplakia in young patients: a systematic review, *Oral Surg Oral Med Oral Pathol Oral Radiol* 131:73-84, 2021.

Shepman KP, van der Meij EH, Smeele LE, et al.: Malignant transformation of oral leukoplakia: a follow-up study of a hospital-based population of 166 patients with oral leukoplakia from The Netherlands, *Oral Oncol* 34:270-275, 1998.

Shiu MN, Chen TH, Chang SH, et al.: Risk factors for leukoplakia and malignant transformation to oral carcinoma: a leukoplakia cohort in Taiwan, *Br J Cancer* 82:1871-1874, 2000.

Silverman S Jr, Gorsky M: Proliferative verrucous leukoplakia: a follow-up study of 54 cases, *Oral Surg Oral Med Oral Pathol Oral Radiol Endod* 84:154-157, 1997.

Silverman S Jr, Gorsky M, Lozada F: Oral leukoplakia and malignant transformation: a follow-up study of 257 patients, *Cancer* 53:563-568, 1984.

Syrjänen S, Lodi G, von Bültizingslöwen I, et al.: Human papillomaviruses in oral carcinoma and oral potentially malignant disorders: a systematic review, *Oral Dis* 17(Suppl. 1):58-72, 2011.

Thompson LDR, Fitzpatrick SG, Müller S, et al.: Proliferative verrucous leukoplakia: an expert consensus guideline for standard-ized assessment and reporting, *Head Neck Pathol* 15:572-587, 2021.

Tilakaratne WM, Jayasooriya PR, Jayasuriya NS, et al.: Oral epithelial dysplasia: causes, quantification, prognosis, and management challenges, *Periodontol* 2000(80):126-147, 2009.

Villa A, Celentano A, Glurich I, et al.: World Workshop on Oral Medicine VII: prognostic biomarkers in oral leukoplakia: a systematic review of longitudinal studies, *Oral Dis* 25(Suppl. 1):64-78, 2019.

Villa A, Menon RS, Kerr AR, et al.: Proliferative leukoplakia: proposed new clinical diagnostic criteria, *Oral Dis* 24:749-760, 2018.

Waldron CA, Shafer WG: Leukoplakia revisited: a clinicopathologic study of 3256 oral leukoplakias, *Cancer* 36:1386-1392, 1975.

Walsh T, Warnakulasuriya S, Lingen MW, et al.: Clinical assessment for the detection of oral cavity cancer and potentially malignant disorders in apparently healthy adults, *Cochrane Database Syst Rev* 12, 2021, CD010173.

Warnakulasuriya S, Ariyawardana A: Malignant transformation of oral leukoplakia: a systematic review of observational studies, *J Oral Pathol Med* 45:155-166, 2016.

Warnakulasuriya S, Kovacevic T, Madden P, et al.: Factors predicting malignant transformation in oral potentially malignant disorders among patients accrued over a 10-year period in South East England, *J Oral Pathol Med* 40:677-683, 2011.

Woo SB: Oral epithelial dysplasia and premalignancy, *Head Neck Pathol* 13:423-439, 2019.

Yan F, Reddy PD, Nguyen SA, et al.: Grading systems of oral cavity pre-malignancy: a systematic review and meta-analysis, *Eur Arch Otorhinolaryngol* 277:2967-2976, 2020.

Yang EC, Tan MT, Schwarz RA, et al.: Noninvasive diagnostic adjuncts for the evaluation of potentially premalignant oral epithelial lesions: current limitations and future directions, *Oral Surg Oral Med Oral Pathol Oral Radiol* 125:670-681, 2018.

Eritroplasia

Amagasa T, Yokoo E, Sata K, et al.: A study of the clinical characteristics and treatment of oral carcinoma in situ, *Oral Surg Oral Med Oral Pathol* 60:50-55, 1985.

Bouquot JE, Ephros H: Erythroplakia: the dangerous red mucosa, *Pract Periodontics Aesth Dent* 7:59-68, 1995.

de Azevedo AB, Dos Santos TCRB, Lopes MA, et al.: Oral leukoplakia, leukoerythroplakia, erythroplakia and actinic cheilitis: analysis of 953 patients focusing on oral epithelial dysplasia, *J Oral Pathol Med* 50:829-840, 2021.

Hashibe M, Mathew B, Kuruvilla B, et al.: Chewing tobacco, alcohol and the risk of erythroplakia, *Cancer Epidemiol Biomarkers Prev* 9:639-645, 2000.

Holmstrup P: Oral erythroplakia-what is it? *Oral Dis* 24:138-143, 2018.

Muller S, Tilakaratne WM: Oral potentially malignant disorders, In WHO classification of tumours editorial board, editor: *World Health Organization Classification of Head and Neck Tumours*, ed 5, Lyon, France, 2022, International Agency for Research on Cancer. Available at: https://tumourclassification.iarc.who.int/chaptercontent/52/103. (Accessed 30 March 2022.)

Reichart PA, Philipsen HP: Oral erythroplakia—a review, *Oral Oncol* 41:551-561, 2005.

Shafer WG, Waldron CA: Erythroplakia of the oral cavity, *Cancer* 36:1021-1028, 1975.

Villa A, Villa C, Abati S: Oral cancer and oral erythroplakia: an update and implication for clinicians, *Aust Dent J* 56:253-256, 2011.

Woo SB: Oral epithelial dysplasia and premalignancy, *Head Neck Pathol* 13:423-439, 2019.

Queratose do tabaco sem fumaça

Araghi M, Galanti MR, Lundberg M, et al.: No association between moist oral snuff (snus) use and oral cancer: pooled analysis of nine prospective observational studies, *Scand J Public Health* 49:833-840, 2021.

Bergström J, Keilani H, Lundholm C, et al.: Smokeless tobacco (snuff) use and periodontal bone loss, *J Clin Periodontol* 33:549-554, 2006.

Chu YH, Tatakis DN, Wee AG: Smokeless tobacco use and periodon-tal health in a rural male population, *J Periodontol* 81:848-854, 2010.

Cornelius ME, Loretan CG, Wang TW, et al.: Tobacco product use among adults—United States, 2020, *MMWR Morb Mortal Wkly Rep* 71:397-405, 2022.

Delnevo CD, Hrywna M, Miller Lo EJ, et al.: Examining market trends in smokeless tobacco sales in the United States: 2011–2019, *Nicotine Tob Res* 23:1420–1424, 2021.

Gentzke AS, Wang TW, Cornelius M, et al.: Tobacco product use and associated factors among middle and high school students—National Youth Tobacco Survey, United States, 2021, *MMWR Surveill Summ* 71:1–29, 2022.

Inoue-Choi M, Shiels MS, McNeel TS, et al.: Contemporary associations of exclusive cigarette, cigar, pipe, and smokeless tobacco use with overall and cause-specific mortality in the United States, *JNCI Cancer Spectr* 3:pkz036, 2019.

Müller S: Frictional keratosis, contact keratosis and smokeless tobacco keratosis: features of reactive white lesions of the oral mucosa, *Head Neck Pathol* 13:16–24, 2019.

Muthukrishnan A, Warnakulasuriya S: Oral health consequences of smokeless tobacco use, *Indian J Med Res* 148:35–40, 2018.

Rodu B: Smokeless tobacco and oral cancer: a review of the risks and determinants, *Crit Rev Oral Biol Med* 15:252–263, 2004.

Tomar SL, Hecht SS, Jaspers I, et al.: Oral health effects of combusted and smokeless tobacco products, *Adv Dent Res* 30:4–10, 2019.

Walsh PM, Epstein JB: The oral effects of smokeless tobacco, *J Can Dent Assoc* 66:22–25, 2000.

Warnakulasuriya KA, Ralhan R: Clinical, pathological, cellular and molecular lesions caused by oral smokeless tobacco—a review, *J Oral Pathol Med* 36:63–77, 2007.

Fibrose submucosa oral

Angadi PV, Rehka KP: Oral submucous fibrosis: a clinicopathologic review of 205 cases in Indians, *Oral Maxillofac Surg* 15:15–19, 2011.

Hazarey VK, Erlewad DM, Mundhe KA, et al.: Oral submucous fibrosis: study of 1000 cases from central India, *J Oral Pathol Med* 36:12–17, 2007.

Iocca O, Sollecito TP, Alawi F, et al.: Potentially malignant disorders of the oral cavity and oral dysplasia: a systematic review and meta-analysis of malignant transformation rate by subtype, *Head Neck* 42:539–555, 2020.

Isaac U, Issac JS, Ahmed Khoso N: Histopathologic features of oral submucous fibrosis: a study of 35 biopsy specimens, *Oral Surg Oral Med Oral Pathol Oral Radiol Endod* 106:556–560, 2008.

Kujan O, Mello FW, Warnakulasuriya S: Malignant transformation of oral submucous fibrosis: a systematic review and meta-analysis, *Oral Dis* 27:1936–1946, 2021.

More CB, Jatti Patil D, Rao NR: Medicinal management of oral submucous fibrosis in the past decade—a systematic review, *J Oral Biol Craniofac Res* 10:552–568, 2020.

Peng Q, Li H, Chen J, et al.: Oral submucous fibrosis in Asian countries, *J Oral Pathol Med* 49:294–304, 2020.

Ray JG, Chatterjee R, Chaudhuri K: Oral submucous fibrosis: a global challenge. Rising incidence, risk factors, management, and research priorities, *Periodontol* 2000(80):200–212, 2019.

Ray JG, Ranganathan K, Chattopadhyay A: Malignant transformation of oral submucous fibrosis: overview of histopathological aspects, *Oral Surg Oral Med Oral Pathol Oral Radiol* 122:200–209, 2016.

Reichart PA, Warnakulasuriya S: Oral lichenoid contact lesions induced by areca nut and betel quid chewing: a mini review, *J Investig Clin Dent* 3:163–166, 2012.

Shen YW, Shih YH, Fuh LJ, et al.: Oral submucous fibrosis: a review on biomarkers, pathogenic mechanisms, and treatments, *Int J Mol Sci* 21:7231, 2020.

Tilakaratne WM, Ekanayaka RP, Warnakulasuriya S: Oral submucous fibrosis: a historical perspective and a review on etiology and pathogenesis, *Oral Surg Oral Med Oral Pathol Oral Radiol* 122:178–191, 2016.

Warnakulasuriya S, Kerr AR: Oral submucous fibrosis: a review of the current management and possible directions for novel therapies, *Oral Surg Oral Med Oral Pathol Oral Radiol* 122:232–241, 2016.

World Health Organization International Agency for Research on Cancer: *IARC monographs on the evaluation of carcinogenic risks to humans, betel-quid and areca-nut chewing and some areca-nut-derived nitrosamines*, vol 85, Lyon, France, 2004, IARC Press.

Estomatite nicotínica

Bardellini E, Amadori F, Conti G, et al.: Oral mucosal lesions in electronic cigarettes consumers versus former smokers, *Acta Odontol Scand* 76:226–228, 2018.

Ortiz GM, Pierce AM, Wilson DF: Palatal changes associated with reverse smoking in Filipino women, *Oral Dis* 2:232–237, 1996.

Rossie KM, Guggenheimer J: Thermally induced "nicotine" stomatitis: a case report, *Oral Surg Oral Med Oral Pathol* 70:597–599, 1990.

Saunders WH: Nicotine stomatitis of the palate, *Ann Otol Rhinol Laryngol* 67:618–627, 1958.

Schwartz DL: Stomatitis nicotina of the palate: report of two cases, *Oral Surg Oral Med Oral Pathol* 20:306–315, 1965.

Queratose actínica

Criscione VD, Weinstock MA, Naylor M, et al.: Actinic keratoses: natural history and risk of malignant transformation in the Veteran Affairs topical tretinoin chemoprevention trial, *Cancer* 115:2523–2530, 2009.

Eisen DB, Asgari MM, Bennett DD, et al.: Guidelines of care for the management of actinic keratosis, *J Am Acad Dermatol* 85: e209–e233, 2021.

Galati L, Brancaccio RN, Robitaille A, et al.: Detection of human papillomaviruses in paired healthy skin and actinic keratosis by next generation sequencing, *Papillomavirus Res* 9:100196, 2020.

Guorgis G, Anderson CD, Lyth J, et al.: Actinic keratosis diagnosis and increased risk of developing skin cancer: a 10-year cohort study of 17,651 patients in Sweden, *Acta Derm Venereol* 100:adv00128, 2020.

Gupta AK, Cooper EA, Feldman SR, et al.: A survey of office visits for actinic keratosis as reported by NAMCS, 1990–1999. National Ambulatory Medical Care Survey, *Cutis* 70(Suppl. 2):8–13, 2002.

Gupta AK, Paquet M, Villanueva E, et al.: Interventions for actinic keratoses, *Cochrane Database Syst Rev* 12:CD004415, 2012.

Moscarella E, Di Brizzi EV, Casari A, et al.: Italian expert consensus paper on the management of patients with actinic keratoses, *Dermatol Ther* 33:e13992, 2020.

Rosso JD, Armstrong AW, Berman B, et al.: Advances and considerations in the management of actinic keratosis: an expert consensus panel report, *J Drugs Dermatol* 20:888–893, 2021.

Siegel JA, Korgavkar K, Weinstock MA: Current perspective on actinic keratosis: a review, *Br J Dermatol* 177:350–358, 2017.

Queilite actínica

Bakirtzi K, Papadimitriou I, Andreadis D, et al.: Treatment options and post-treatment malignant transformation rate of actinic cheilitis: a systematic review, *Cancers (Basel)* 13:3354, 2021.

Dancyger A, Heard V, Huang B, et al.: Malignant transformation of actinic cheilitis: a systematic review of observational studies, *J Investig Clin Dent* 9:e12343, 2018.

de Castro AT, Fonsêca TC, Cabral MG, et al.: Epithelial dysplasia in actinic cheilitis: microscopic study of 70 cases from Brazil, *Head Neck Pathol* 15:566–571, 2021.

Jadotte YT, Schwartz RA: Solar cheilosis: an ominous precursor: part I. Diagnostic insights, *J Am Acad Dermatol* 66:173-184, 2012. Jadotte YT, Schwartz RA: Solar cheilosis: an ominous precursor: part II.

Therapeutic perspectives, *J Am Acad Dermatol* 66:187-198, 2012. Kaugars GE, Pillion T, Svirsky JA, et al.: Actinic cheilitis: a review of 152 cases, *Oral Surg Oral Med Oral Pathol Oral Radiol Endod* 88:181-186, 1999.

Lai M, Pampena R, Cornacchia L, et al.: Treatments of actinic cheilitis: a systematic review of the literature, *J Am Acad Dermatol* 83:876-887, 2020.

Markopoulos A, Albanidou-Farmaki E, Kayavis I: Actinic cheilitis: clinical and pathologic characteristics in 65 cases, *Oral Dis* 10:212-216, 2004.

Salgueiro AP, de Jesus LH, de Souza IF, et al.: Treatment of actinic cheilitis: a systematic review, *Clin Oral Investig* 23:2041-2053, 2019.

Silva LVO, de Arruda JAA, Abreu LG, et al.: Demographic and clinicopathologic features of actinic cheilitis and lip squamous cell carcinoma: a Brazilian multicentre study, *Head Neck Pathol* 14:899-908, 2020.

Trager MH, Farmer K, Ulrich C, et al.: Actinic cheilitis: a systematic review of treatment options, *J Eur Acad Dermatol Venereol* 35:815-823, 2021.

Queratoacantoma

Chen YK, Lin LM, Lin CC, et al.: Keratoacanthoma of the tongue: a diagnostic problem, *Otolaryngol Head Neck Surg* 128:581-582, 2003.

de Visscher JG, van der Wal JE, Starink TM, et al.: Giant keratoacanthoma of the lower lip. Report of a case of spontaneous regression, *Oral Surg Oral Med Oral Pathol Oral Radiol Endod* 81:193-196, 1996.

Janette A, Pecaro B, Lonergan M, et al.: Solitary intraoral keratoacanthoma: report of a case, *J Oral Maxillofac Surg* 54:1026-1030, 1996.

Kwiek B, Schwartz RA: Keratoacanthoma (KA): an update and review, *J Am Acad Dermatol* 74:1220-1233, 2016.

Li J, Wang K, Gao F, et al.: Array comparative genomic hybridization of keratoacanthomas and squamous cell carcinomas: different patterns of genetic aberrations suggest two distinct entities, *J Invest Dermatol* 132:2060-2066, 2012.

Mandrell JC, Santa Cruz DJ: Keratoacanthoma: hyperplasia, benign neoplasm, or a type of squamous cell carcinoma? *Semin Diagn Pathol* 26:150-163, 2009.

Nirenberg A, Steinman H, Dixon A: Keratoacanthoma: update on the debate, *Am J Dermatopathol* 43:305-307, 2021.

Ra SH, Su A, Li X, et al.: Keratoacanthoma and squamous cell carcinoma are distinct from a molecular perspective, *Mod Pathol* 28:799-806, 2015.

Selmer J, Skov T, Spelman L, et al.: Squamous cell carcinoma and keratoacanthomas are biologically distinct and can be diagnosed by light microscopy: a review, *Histopathology* 69:535-541, 2016.

Tisack A, Fotouhi A, Fidai C, et al.: A clinical and biological review of keratoacanthoma, *Br J Dermatol* 185:487-498, 2021.

Weedon D, Brooks D, Malo J, et al.: Abortive keratoacanthoma: a hitherto unrecognised variant, *Pathology* 42:661-663, 2010.

Carcinoma espinocelular

Aceves Argemí R, González Navarro B, Ochoa García-Seisdedos P, et al.: Mouthwash with alcohol and oral carcinogenesis: systematic review and meta-analysis, *J Evid Based Dent Pract* 20:101407, 2020.

Adjei Boakye E, Buchanan P, Hinyard L, et al.: Incidence and risk of second primary malignant neoplasm after a first head and neck squamous cell carcinoma, *JAMA Otolaryngol Head Neck Surg* 144:727-737, 2018.

Agalliu I, Gapstur S, Chen Z, et al.: Associations of oral α-, β-, and γ-human papillomavirus types with risk of incident head and neck cancer, *JAMA Oncol* 2:599-606, 2016.

American Cancer Society: Cancer facts & figs. 2022, Atlanta, 2022, American Cancer Society, pp. 1-80.

Ang KK, Harris J, Wheeler R, et al.: Human papillomavirus and survival of patients with oropharyngeal cancer, *N Engl J Med* 363:24-35, 2010.

Asthana S, Labani S, Kailash U, et al.: Association of smokeless tobacco use and oral cancer: a systematic global review and meta-analysis, *Nicotine Tob Res* 21:1162-1171, 2019.

Asthana S, Vohra P, Labani S: Association of smokeless tobacco with oral cancer: a review of systematic reviews, *Tob Prev Cessat* 5:34, 2019.

Bagnardi V, Rota M, Botteri E, et al.: Alcohol consumption and site-specific cancer risk: a comprehensive dose-response meta-analysis, *Br J Cancer* 112:580-593, 2015.

Balachandra S, Kusin SB, Lee R, et al.: Blood-based biomarkers of human papillomavirus-associated cancers: a systematic review and meta-analysis, *Cancer* 127:850-864, 2021.

Bigelow EO, Seiwert TY, Fakhry C: Deintensification of treatment for human papillomavirus-related oropharyngeal cancer: current state and future directions, *Oral Oncol* 105:104652, 2020.

Bishop JA, Ma XJ, Wang H, et al.: Detection of transcriptionally active high risk HPV in patients with head and neck squamous cell carcinoma as visualized by a novel E6/E7 mRNA in situ hybridization method, *Am J Surg Pathol* 36:1874-1882, 2012.

Bishop JA, Montgomery EA, Westra WH: Use of p40 and p63 immunohistochemistry and human papillomavirus testing as ancillary tools for the recognition of head and neck sarcomatoid carcinoma and its distinction from benign and malignant mesenchymal processes, *Am J Surg Pathol* 38:257-264, 2014.

Boffetta P, Hayes RB, Sartori S, et al.: Mouthwash use and cancer of the head and neck: a pooled analysis from the International Head and Neck Cancer Epidemiology Consortium, *Eur J Cancer Prev* 25:344-348, 2016.

Bouquot JE: Common oral lesions found during a mass screening examination, *J Am Dent Assoc* 112:50-57, 1986.

Braakhuis BJM, Leemans CR, Brakenhoff RH: Expanding fields of genetically altered cells in head and neck squamous carcinogenesis, *Semin Cancer Biol* 15:113-120, 2005.

Brandwein-Gensler M, Teixeira MS, Lewis CM, et al.: Oral squamous cell carcinoma: histologic risk assessment, but not margin status, is strongly predictive of local disease-free and overall survival, *Am J Surg Pathol* 29:167-178, 2005.

Bravi F, Lee YA, Hashibe M, et al.: Lessons learned from the INHANCE consortium: an overview of recent results on head and neck cancer, *Oral Dis* 27:73-93, 2021.

Brugere J, Guenel P, Leclerc A, et al.: Differential effects of tobacco and alcohol in cancer of the larynx, pharynx, and mouth, *Cancer* 57:391-395, 1986.

Bulsara VM, Worthington HV, Glenny AM, et al.: Interventions for the treatment of oral and oropharyngeal cancers: surgical treatment, *Cochrane Database Syst Rev* 12:CD006205, 2018.

Califano JA, Lydiatt WM, Nehal KS, et al.: Cutaneous carcinoma of the head and neck, In Amin MB, Edge SB, Greene FL, et al., editors: *AJCC cancer staging manual*, ed 8, Chicago, 2018, American College of Surgeons, pp 171-181. (chapter 15).

Cancer Genome Atlas Network: Comprehensive genomic characterization of head and neck squamous cell carcinomas, *Nature* 17:576–582, 2015.

Castellsagué X, Alemany L, Quer M, et al.: HPV involvement in head and neck cancers: comprehensive assessment of biomarkers in 3680 patients, *J Natl Cancer Inst* 108:djv403, 2016.

Centers for Disease Control and Prevention: An update on cancer deaths in the United States. Atlanta: *United States Department of Health and Human Services*, 2022, Centers for Disease Control and Prevention, Division of Cancer Prevention and Control. Available at: https://www.cdc.gov/cancer/dcpc/research/update-on-cancer-deaths/index.htm. (Accessed 17 March 2022.)

Chakravarthy A, Henderson S, Thirdborough SM, et al.: Human papillomavirus drives tumor development throughout the head and neck: improved prognosis is associated with an immune response largely restricted to the oropharynx, *J Clin Oncol* 34:4132–4141, 2016.

Chaturvedi AK, D'Souza G, Gillison ML, et al.: Burden of HPV-positive oropharynx cancers among ever and never smokers in the U.S. population, *Oral Oncol* 60:61–67, 2016.

Chaturvedi AK, Engels EA, Pfeiffer RM, et al.: Human papillomavirus and rising oropharyngeal cancer incidence in the United States, *J Clin Oncol* 29:4294–4301, 2012.

Chaturvedi AK, Graubard BI, Broutian T, et al.: Effect of prophylactic human papillomavirus (HPV) vaccination on oral HPV infections among young adults in the United States, *J Clin Oncol* 36:262–267, 2018.

Chaturvedi AK, Graubard BI, Broutian T, et al.: Prevalence of oral HPV infection in unvaccinated men and women in the United States, 2009–2016, *JAMA* 322:977–979, 2019.

Chi AC, Day TA, Neville BW: Oral cavity and oropharyngeal squa- mous cell carcinoma—an update, *CA Cancer J Clin* 65:401–421, 2015.

Chuang SC, Scelo G, Tonita JM, et al.: Risk of second primary cancer among patients with head and neck cancers: a pooled analysis of 13 cancer registries, *Int J Cancer* 123:2390–2396, 2008.

Cianfriglia F, Di Gregorio DA, Manieri A: Multiple primary tumours in patients with oral squamous cell carcinoma, *Oral Oncol* 35:157–163, 1999.

Cline BJ, Simpson MC, Gropler M, et al.: Change in age at diagnosis of oropharyngeal cancer in the United States, 1975–2016, *Cancers (Basel)* 12:3191, 2020.

Coca-Pelaz A, Rodrigo JP, Suárez C, et al.: The risk of second primary tumors in head and neck cancer: a systematic review, *Head Neck* 42:456–466, 2020.

Cohen N, Fedewa S, Chen AY: Epidemiology and demographics of the head and neck cancer population, *Oral Maxillofac Surg Clin North Am* 30:381–395, 2018.

Cornelius ME, Loretan CG, Wang TW, et al.: Tobacco product use among adults—United States, 2020, *MMWR Morb Mortal Wkly Rep* 71:397–405, 2022.

Craig SG, Anderson LA, Schache AG, et al.: Recommendations for determining HPV status in patients with oropharyngeal cancers under TNM8 guidelines: a two-tier approach, *Br J Cancer* 120:827–833, 2019.

Curtius K, Wright NA, Graham TA: An evolutionary perspective on field cancerization, *Nat Rev Cancer* 18:19–32, 2018.

Damgacioglu H, Sonawane K, Zhu Y, et al.: Oropharyngeal cancer incidence and mortality trends in all 50 states in the US, 2001–2017, *JAMA Otolaryngol Head Neck Surg* 148:155–165, 2022.

Dasanayake AP, Silverman AJ, Warnakulasuriya S: Maté drinking and oral and oro-pharyngeal cancer: a systematic review and meta-analysis, *Oral Oncol* 46:82–86, 2010.

Day AT, Fakhry C, Tiro JA, et al.: Considerations in human papillomavirus-associated oropharyngeal cancer screening: a review, *JAMA Otolaryngol Head Neck Surg* 146:656–664, 2020.

D'Cruz AK, Vaish R, Dhar H: Oral cancers: current status, *Oral Oncol* 87:64–69, 2018.

Di Cosola M, Cazzolla AP, Charitos IA, et al.: *Candida albicans* and oral carcinogenesis. A brief review, *J Fungi (Basel)* 7:476, 2021.

Divaris K, Olshan AF, Smith J: Oral health and risk for head and neck squamous cell carcinoma: the Carolina Head and Neck Cancer Study, *Cancer Causes Control* 21:567–575, 2010.

Drake VE, Fakhry C, Windon MJ, et al.: Timing, number, and type of sexual partners associated with risk of oropharyngeal cancer, *Cancer* 127:1029–1038, 2021.

Ellington TD, Henley SJ, Senkomago V, et al.: Trends in incidence of cancers of the oral cavity and pharynx - United States 2007–2016, *MMWR Morb Mortal Wkly Rep* 69:433–438, 2020.

Fakhry C, Lacchetti C, Rooper LM, et al.: Human papillomavirus test- ing in head and neck carcinomas: ASCO clinical practice guideline endorsement summary of the CAP guideline, *J Oncol* 36:3152–3161, 2018.

Fakhry C, Westra WH, Li S, et al.: Improved survival of patients with human papillomavirus-positive head and neck squamous cell carcinoma in a prospective trial, *J Natl Cancer Inst* 100:261–269, 2010.

Farah CS: Molecular landscape of head and neck cancer and implications for therapy, *Ann Transl Med* 9:915, 2021.

Ferlay J, Ervik M, Lam F, et al.: *Global Cancer Observatory: cancer today*, Lyon, France, 2022, International Agency for Research on Cancer. Available at: https://gco.iarc.fr/today. (Accessed 17 March 2022.)

Fukuzawa K, Noguchi Y, Yoshikawa T, et al.: High incidence of synchronous cancer of the oral cavity and the upper gastrointestinal tract, *Cancer Lett* 144:145–151, 1999.

Gan SJ, Dahlstrom KR, Peck BW, et al.: Incidence and pattern of second primary malignancies in patients with index oropharyngeal cancers versus index nonoropharyngeal head and neck cancers, *Cancer* 119:2593–2601, 2013.

Gandini S, Botteri E, Iodice S: Tobacco smoking and cancer: a meta-analysis, *Int J Cancer* 122:155–164, 2008.

Gandini S, Negri E, Boffetta P, et al.: Mouthwash and oral cancer risk—quantitative meta-analysis of epidemiologic studies, *Ann Agric Environ Med* 19:173–180, 2012.

GBD: Tobacco Collaborators: Spatial, temporal, and demographic patterns in prevalence of smoking tobacco use and attributable disease burden in 204 countries and territories, 1990–2019: a systematic analysis from the Global Burden of Disease Study 2019, *Lancet* 397(2337–2360):2021, 2019.

Gillison ML, Alemany L, Snijders PJF, et al.: Human papillomavirus and diseases of the upper airway: head and neck cancer and respiratory papillomatosis, *Vaccine* 30(Suppl. 5):F34–F54, 2012.

Gillison ML, Chaturvedi AK, Anderson WF, et al.: Epidemiology of human papillomavirus-positive head and neck squamous cell carcinoma, *J Clin Oncol* 33:3235–3242, 2015.

Gillison ML, D'Souza G, Westra W, et al.: Distinct risk factor profiles for human papillomavirus type 16-positive and human papillomavirus type 16-negative head and neck cancers, *J Natl Cancer Inst* 100:407–420, 2008.

Goldstein BY, Chang SC, Hashibe M, et al.: Alcohol consumption and cancer of the oral cavity and pharynx from 1988 to 2009: an update, *Eur J Cancer Prev* 19:431–465, 2010.

Golusinski P, Corry J, Poorten VV, et al.: De-escalation studies in HPV-positive oropharyngeal cancer: how should we proceed? *Oral Oncol* 123:105620, 2021.

Ha PK, Califano JA: The molecular biology of mucosal field cancerization of the head and neck, *Crit Rev Oral Biol Med* 14:363-369, 2003.

Hayes RB, Ahn J, Fan X, et al.: Association of oral microbiome with risk for incident head and neck squamous cell cancer, *JAMA Oncol* 4:358-365, 2018.

Hecht SS, Hatsukami DK: Smokeless tobacco and cigarette smoking: chemical mechanisms and cancer prevention, *Nat Rev Cancer* 22:143-155, 2022.

Hjortdal O, Naess A, Berner A: Squamous cell carcinomas of the lower lip, *J Craniomaxillofac Surg* 23:34-37, 1995.

Ho AL, Brana I, Haddad R, et al.: Tipifarnib in head and neck squamous cell carcinoma with *HRAS* mutations, *J Clin Oncol* 39:1856-1864, 2021.

Hostiuc S, Ionescu IV, Drima E: Mouthwash use and the risk of oral, pharyngeal, and laryngeal cancer. A meta-analysis, *Int J Environ Res Public Health* 18:8215, 2021.

Hoxhaj I, Hysaj O, Vukovic V, et al.: Occurrence of metachronous second primary cancer in head and neck cancer survivors: a systematic review and meta-analysis of the literature, *Eur J Cancer Care (Engl)* 29:e13255, 2020.

Hussein AA, Helder MN, de Visscher JG, et al.: Global incidence of oral and oropharynx cancer in patients younger than 45 years versus older patients: a systematic review, *Eur J Cancer* 82:115-127, 2017.

IARC: *Working Group on the Evaluation of Carcinogenic Risks to Humans: IARC monographs on the evaluation of carcinogenic risks to humans, Alcohol drinking*, vol. 44, Lyon, France, 1988, IARC Press.

IARC: *Working Group on the Evaluation of Carcinogenic Risks to Humans: IARC monographs on the evaluation of carcinogenic risks to humans, Personal habits and indoor combustions*, vol. 100E, Lyon, France, 2012, IARC Press.

International Agency for Research on Cancer: *Lip, oral cavity (GLOBOCAN 2020 fact sheet)*, Lyon, France, 2020, IARC. Available at: https://gco.iarc.fr/today/data/factsheets/cancers/1-Lip-oral-cavity-fact-sheet.pdf. (Accessed 22 April 2022.)

International Agency for Research on Cancer: *Oropharynx (GLOBOCAN 2020 fact sheet)*, Lyon, France, 2020, IARC. Available at: https://gco.iarc.fr/today/data/factsheets/cancers/3-Oropharynx-fact-sheet.pdf. (Accessed 22 April 2022.)

Koyfman SA, Ismaila N, Crook D, et al.: Management of the neck in squamous cell carcinoma of the oral cavity and oropharynx: ASCO clinical practice guideline, *J Clin Oncol* 37:1753-1774, 2019.

La Vecchia C: Mouthwash and oral cancer risk: an update, *Oral Oncol* 45:198-200, 2009.

Lechner M, Liu J, Masterson L, et al.: HPV-associated oropharyngeal cancer: epidemiology, molecular biology and clinical management, *Nat Rev Clin Oncol* 19:306-327, 2022.

Lee YA, Al-Temimi M, Ying J, et al.: Risk prediction models for head and neck cancer in the US population from the INHANCE Consortium, *Am J Epidemiol* 189:330-342, 2020.

Leemans CR, Snijders PJF, Brakenhoff RH: The molecular landscape of head and neck cancer, *Nat Rev Cancer* 18:269-282, 2018.

Lesseur C, Diergaarde B, Olshan AF, et al.: Genome-wide association analyses identify new susceptibility loci for oral cavity and pharyngeal cancer, *Nat Genet* 48:1544-1550, 2016.

Lewis JS Jr: p16 immunohistochemistry as a standalone test for risk stratification in oropharyngeal squamous cell carcinoma, *Head Neck Pathol* 6(Suppl. 1):S75-S82, 2012.

Liederbach E, Kyrillos A, Wang CH, et al.: The national landscape of human papillomavirus-associated oropharynx squamous cell carcinoma, *Int J Cancer* 140:504-512, 2017.

Lingen MW, Xiao W, Schmitt A, et al.: Low etiologic fraction for high-risk human papillomavirus in oral cavity squamous cell carcinoma, *Oral Oncol* 49:1-8, 2013.

Lubek JE, Clayman L: An update on squamous carcinoma of the oral cavity, oropharynx, and maxillary sinus, *Oral Maxillofacial Surg Clin N Am* 24:307-316, 2012.

Lubin JH, Purdue M, Kelsey K, et al.: Total exposure and exposure rate effects for alcohol and smoking and risk of head and neck cancer: a pooled analysis of case-control studies, *Am J Epidemiol* 170:937-947, 2009.

Lydiatt WM, Ridge JA, Patel SA, et al.: Oropharynx (p16-) and hypo-pharynx, In Amin MB, Edge SB, Greene FL, et al., editors: *AJCC cancer staging manual*, ed 8, Chicago, 2018, American College of Surgeons, pp 123-136. (chapter 11).

Makarev E, Schubert AD, Kanherkar RR, et al.: *In silico* analysis of pathways activation landscape in oral squamous cell carcinoma and oral leukoplakia, *Cell Death Discov* 3:17022, 2017.

Maserejian NN, Joshipura KJ, Rosner BA, et al.: Prospective study of alcohol consumption as risk of oral premalignant lesions in men, *Cancer Epidemiol Biomarkers Prev* 15:774-781, 2006.

Miranda-Filho A, Bray F: Global patterns and trends in cancers of the lip, tongue and mouth, *Oral Oncol* 102:104551, 2020.

Mirghani H, Amen F, Moreau F, et al.: Do high-risk human papillomaviruses cause oral cavity squamous cell carcinoma? *Oral Oncol* 51:229-236, 2015.

Manoharan S, Nagaraja V, Eslick GD: Ill-fitting dentures and oral cancer: a meta-analysis, *Oral Oncol* 50:1058-1061, 2014.

Morales DR, Pacurariu A, Slattery J, et al.: Association between hydrochlorothiazide exposure and different incident skin, lip and oral cavity cancers: a series of population-based nested case-control studies, *Br J Clin Pharmacol* 86:1336-1345, 2020.

Morse DE, Psoter WJ, Cleveland D, et al.: Smoking and drinking in relation to oral cancer and oral epithelial dysplasia, *Cancer Causes Control* 18:919-929, 2007.

National Comprehensive Cancer Network: *NCCN Clinical Practice Guidelines in Oncology (NCCN Guidelines): Head and Neck Cancers Version 2.2022, Plymouth Meeting, PA*, 2022, National Comprehensive Cancer Network. Available at: http://www.nccn.org/professionals/physician_gls/pdf/head-and-neck.pdf. (Accessed 24 April 2022.)

Nauta IH, Rietbergen MM, van Bokhoven AAJD, et al.: Evaluation of the eighth TNM classification on p16-positive oropharyngeal squamous cell carcinomas in the Netherlands and the importance of additional HPV DNA testing, *Ann Oncol* 29:1273-1279, 2018.

Ndiaye C, Mena M, Alemany L, et al.: HPV DNA, E6/E7 mRNA, and p16[INK4a] detection in head and neck cancers: a systematic review and meta-analysis, *Lancet Oncol* 15:1319-1331, 2014.

Ng JH, Iyer NG, Tan MH, et al.: Changing epidemiology of oral squamous cell carcinoma of the tongue: a global study, *Head Neck* 39:297-304, 2017.

Neville BW, Day TA: Oral cancer and precancerous lesions, *CA Cancer J Clin* 52:195-215, 2002.

O'Sullivan B, Lydiatt WM, Haughey BH, et al.: HPV-mediated oropharyngeal cancer, In Amin MB, Edge SB, Greene FL, et al., editors: *AJCC cancer staging manual*, ed 8, Chicago, 2018, American College of Surgeons, pp 113-122. (chapter 10).

Pan C, Issaeva N, Yarbrough WG: HPV-driven oropharyngeal cancer: current knowledge of molecular biology and mechanisms of carcinogenesis, *Cancers Head Neck* 3:12, 2018.

Parmar A, Macluskey M, Mc Goldrick N, et al.: Interventions for the treatment of oral cavity and oropharyngeal cancer: chemotherapy, *Cochrane Database Syst Rev* 12:CD006386, 2021.

Patel SC, Carpenter WR, Tyree S, et al.: Increasing incidence of oral tongue squamous cell carcinoma in young white women, age 18 to 44 years, *J Clin Oncol* 29:1488-1494, 2011.

Petti S: Lifestyle risk factors for oral cancer, *Oral Oncol* 43:340-350, 2009.

Pingali C, Yankey D, Elam-Evans LD, et al.: National, regional, state, and selected local area vaccination coverage among adolescents aged 13-17 years—United States, 2020, *MMWR Morb Mortal Wkly Rep* 70:1183-1190, 2021.

Rettig EM, Fakhry C, Khararjian A, et al.: Age profile of patients with oropharyngeal squamous cell carcinoma, *JAMA Otolaryngol Head Neck Surg* 144:538-539, 2018.

Ridge JA, Lydiatt WM, Patel SG, et al.: Oral cavity, In Amin MB, Edge SB, Greene FL, et al., editors: *AJCC cancer staging manual*, ed 8, Chicago, 2018, American College of Surgeons, pp 79-94. (chapter 7).

Robledo-Sierra J, Ben-Amy DP, Varoni E, et al.: World Workshop on Oral Medicine VII: targeting the oral microbiome part 2: current knowledge on malignant and potentially malignant oral disorders, *Oral Dis* 25(Suppl. 1):28-48, 2019.

Rodu B: Smokeless tobacco and oral cancer: a review of the risks and determinants, *Crit Rev Oral Biol Med* 15:252-263, 2004.

Rooper LM, Windon MJ, Hernandez T, et al.: HPV-positive squamous cell carcinoma of the larynx, oral cavity, and hypopharynx: clinicopathologic characterization with recognition of a novel warty variant, *Am J Surg Pathol* 44:691-702, 2020.

Satgunaseelan L, Allanson BM, Asher R, et al.: The incidence of squamous cell carcinoma of the oral tongue is rising in young non-smoking women: an international multi-institutional analysis, *Oral Oncol* 110:104875, 2020.

SEER*Explorer: an interactive website for SEER cancer statistics [Internet]. Surveillance Research Program, National Cancer Institute. Available at: https://seer.cancer.gov/explorer/. (Accessed 17 March 2022.)

Senkomago V, Henley SJ, Thomas CC, et al.: Human papillomavirus-attributable cancers—United States, 2012-2016, *MMWR Morb Mortal Wkly Rep* 68:724-728, 2019.

Siegel RL, Miller KD, Fuchs HE, et al.: Cancer statistics, 2022, *CA Cancer J Clin* 72:7-33, 2022.

Sinha DN, Gupta PC, Kumar A, et al.: The poorest of poor suffer the greatest burden from smokeless tobacco use: a study from 140 countries, *Nicotine Tob Res* 20:1529-1532, 2018.

Slaughter DP: The multiplicity of origin of malignant tumors: a collective review, *Internat Abstr Surg* 79:89-98, 1944.

Stransky N, Egloff AM, Tward AD, et al.: The mutational landscape of head and neck squamous cell carcinoma, *Science* 333:1157-1160, 2011.

Strober W, Shishido S, Wood B, et al.: Two for the price of one: prevalence, demographics and treatment implications of multiple HPV mediated head and neck cancers, *Oral Oncol* 100:104475, 2020.

Su CC, Tsai KY, Hsu YY, et al.: Chronic exposure to heavy metals and risk of oral cancer in Taiwanese males, *Oral Oncol* 46:586-590, 2010.

Su Mun L, Wye Lum S, Kong Yuiin Sze G, et al.: Association of microbiome with oral squamous cell carcinoma: a systematic review of the metagenomic studies, *Int J Environ Res Public Health* 18:7224, 2021.

Syrjänen S, Lodi G, von Bültizingslöwen I, et al.: Human papillomaviruses in oral carcinoma and oral potentially malignant disorders: a systematic review, *Oral Dis* 17(Suppl. 1):58-72, 2011.

Tota JE, Best AF, Zumsteg ZS, et al.: Evolution of the oropharynx cancer epidemic in the United States: moderation of increasing incidence in younger individuals and shift in the burden to older individuals, *J Clin Oncol* 37:1538-1546, 2019.

Tota JE, Gillison ML, Katki HA, et al.: Development and validation of an individualized risk prediction model for oropharynx cancer in the US population, *Cancer* 125:4407-4416, 2019.

Tramacere I, Negri E, Bagnardi V, et al.: A meta-analysis of alcohol drinking and oral and pharyngeal cancers. Part 2: results by subsites, *Oral Oncol* 46:720-726, 2010.

Trosman SJ, Koyfman SA, Ward MC, et al.: Effect of human papillomavirus on patterns of distant metastatic failure in oropharyngeal squamous cell carcinoma treated with chemoradiotherapy, *JAMA Otolaryngol Head Neck Surg* 141:457-462, 2015.

U.S. Department of Health and Human Services, Office of Disease Prevention and Health Promotion: *Healthy People 2030*, Washington, DC, 2010, U.S. Department of Health and Human Services. Available at: https://health.gov/healthypeople/objectives-and-data/browse-objectives/tobacco-use/reduce-current-cigarette-smoking-adults-tu-02. (Accessed 23 March 2022.)

Vallianou N, Kounatidis D, Christodoulatos GS, et al.: Mycobiome and cancer: what is the evidence? *Cancers (Basel)* 13:3149, 2021.

Van Dyne EA, Henley SJ, Saraiya M, et al.: Trends in human papillomavirus-associated cancers—United States, 1999-2015, *MMWR Morb Mortal Wkly Rep* 67:918-924, 2018.

van Oijen MG, Leppers VD, Straat FG, et al.: The origins of multiple squamous cell carcinomas in the aerodigestive tract, *Cancer* 88:884-893, 2000.

Wang DM, Kraft S, Rohani P, et al.: Association of nodal metastasis and mortality with vermilion vs cutaneous lip location in cutaneous squamous cell carcinoma of the lip, *JAMA Dermatol* 154:701-707, 2018.

Westra WH: The morphologic profile of HPV-related head and neck squamous carcinoma: implications for diagnosis, prognosis, and clinical management, *Head Neck Pathol* 6(Suppl. 1):S48-S54, 2012.

Windon MJ, D'Souza G, Rettig EM, et al.: Increasing prevalence of human papillomavirus-positive oropharyngeal cancers among older adults, *Cancer* 124:2993-2999, 2018.

Wood HM, Conway C, Daly C, et al.: The clonal relationships between pre-cancer and cancer revealed by ultra-deep sequencing, *J Pathol* 237:296-306, 2015.

World Health Organization International Agency for Research on Cancer: *IARC monographs on the evaluation and carcinogenic risks to humans, Betel-quid and areca-nut chewing and some areca-nut-derived nitrosamines*, vol. 85, Lyon, France, 2004, IARC Press.

Zhang Y, Fakhry C, D'Souza G: Projected association of human papillomavirus vaccination with oropharynx cancer incidence in the US, 2020-2045, *JAMA Oncol* 7:e212907, 2021.

Zhang WB, Peng X: Cervical metastases of oral maxillary squamous cell carcinoma: a systematic review and meta-analysis, *Head Neck* 38(Suppl. 1):E2335-E2342, 2016.

Zumsteg ZS, Cook-Wiens G, Yoshida E, et al.: Incidence of oropharyngeal cancer among elderly patients in the United States, *JAMA Oncol* 2:1617-1623, 2016.

Carcinoma verrucoso

Ackerman LV: Verrucous carcinoma of the oral cavity, *Surgery* 23:670-678, 1948.

Alonso JE, Kuan EC, Arshi A, et al.: A population-based analysis of verrucous carcinoma of the oral cavity, *Laryngoscope* 128:393-397, 2018.

Arduino PG, Carrozzo M, Pagano M, et al.: Verrucous oral carcinoma: clinical findings and treatment outcomes in 74 patients in North- west Italy, *Minerva Stomatol* 57:335–341, 2008.

Burford WN, Ackerman LV, Robinson HBG: Symposium on twenty cases of benign and malignant lesions of the oral cavity, from the Ellis Fischel State Cancer Hospital, Columbia, Missouri, *Am J Orthod Oral Surg* 30:353–372, 1944.

Davidova LA, Fitzpatrick SG, Bhattacharyya I, et al.: Lichenoid characteristics in premalignant verrucous lesions and verrucous carcinoma of the oral cavity, *Head Neck Pathol* 13:573–579, 2019.

Farag AF, Abou-Alnour DA, Abu-Taleb NS: Oral carcinoma cuniculatum, an unacquainted variant of oral squamous cell carcinoma: a systematic review, *Imaging Sci Dent* 48:233–244, 2018.

Koch BB, Trask DK, Hoffman HT, et al.: National survey of head and neck verrucous carcinoma: patterns of presentation, care, and outcome, *Cancer* 92:110–120, 2001.

McCoy JM, Waldron CA: Verrucous carcinoma of the oral cavity: a review of forty-nine cases, *Oral Surg Oral Med Oral Pathol* 52:623–629, 1981.

Medina JE, Dichtel W, Luna MA: Verrucous-squamous carcinomas of the oral cavity: a clinicopathologic study of 104 cases, *Arch Otolaryngol* 110:437–440, 1984.

Mohan S, Pai SI, Bhattacharyya N: Adjuvant radiotherapy is not supported in patients with verrucous carcinoma of the oral cavity, *Laryngoscope* 127:1334–1338, 2017.

Naik AN, Silverman DA, Rygalski CJ, et al.: Postoperative radiation therapy in oral cavity verrucous carcinoma, *Laryngoscope* 132:1953–1961, 2022.

Padilla RJ, Murrah VA: Carcinoma cuniculatum of the oral mucosa: a potentially underdiagnosed entity in the absence of clinical correlation, *Oral Surg Oral Med Oral Pathol Oral Radiol* 118:684–693, 2014.

Peng Q, Wang Y, Quan H, et al.: Oral verrucous carcinoma: from multifactorial etiology to diverse treatment regimens (Review), *Int J Oncol* 49:59–73, 2016.

Walvekar RP, Chaukar DA, Deshpande MS, et al.: Verrucous carcinoma of the oral cavity: a clinical and pathological study of 101 cases, *Oral Oncol* 45:47–51, 2009.

Wang N, Huang M, Lv H: Head and neck verrucous carcinoma: a population-based analysis of incidence, treatment, and prognosis, *Medicine (Baltimore)* 99:e18660, 2020.

Yadav S, Bal M, Rane S, et al.: Carcinoma cuniculatum of the oral cavity: a series of 6 cases and review of literature, *Head Neck Pathol* 16:213–223, 2022.

Carcinoma de células fusiformes

Batsakis JG, Suarez P: Sarcomatoid carcinomas of the upper aerodigestive tracts, *Adv Anat Pathol* 7:282–293, 2000.

Bice TC, Tran V, Merkley MA, et al.: Disease-specific survival with spindle cell carcinoma of the head and neck, *Otolaryngol Head Neck Surg* 153:973–980, 2015.

Ding L, Bi ZF, Yuan H, et al.: Sarcomatoid carcinoma in the head and neck: a population-based analysis of outcome and survival, *Laryngoscope* 131:E489–E499, 2021.

Gerry D, Fritsch VA, Lentsch EJ: Spindle cell carcinoma of the upper aerodigestive tract: an analysis of 341 cases with comparison to conventional squamous cell carcinoma, *Ann Otol Rhinol Laryngol* 123:576–583, 2014.

Lewis JS Jr: Spindle cell lesions—neoplastic or non-neoplastic? Spindle cell carcinoma and other atypical spindle cell lesions of the head and neck, *Head Neck Pathol* 2:103–110, 2008.

Prieto-Granada CN, Xu B, Alzumaili B, et al.: Clinicopathologic features and outcome of head and neck mucosal spindle cell squamous cell carcinoma, *Virchows Arch* 479:729–739, 2021.

Romañach MJ, Azevedo RS, Carlos R, et al.: Clinicopathological and immunohistochemical features of oral spindle cell carcinoma, *J Oral Pathol Med* 39:335–341, 2010.

Spector ME, Wilson KF, Light E, et al.: Clinical and pathologic predictors of recurrence and survival in spindle cell squamous cell carcinoma, *Otolaryngol Head Neck Surg* 145:242–247, 2011.

Viswanathan S, Rahman K, Pallavi S, et al.: Sarcomatoid (spindle cell) carcinoma of the head and neck mucosal region: a clinicopathologic review of 103 cases from a tertiary referral cancer centre, *Head Neck Pathol* 4:265–275, 2010.

Watson RF, Chernock RD, Wang X, et al.: Spindle cell carcinomas of the head and neck rarely harbor transcriptionally-active human papillomavirus, *Head Neck Pathol* 7:250–257, 2013.

Carcinoma adenoescamoso

Fiacchini G, Benettini G, Tricò D, et al.: Human papillomavirus-related head and neck adenosquamous carcinoma: a systematic review and individual patient data meta-analysis, *Oral Oncol* 119:105252, 2021.

Kass JI, Lee SC, Abberbock S, et al.: Adenosquamous carcinoma of the head and neck: molecular analysis using CRTC-MAML FISH and survival comparison with paired conventional squamous cell carcinoma, *Laryngoscope* 125:E371–E376, 2015.

Keelawat S, Liu CZ, Roehm PC, et al.: Adenosquamous carcinoma of the upper aerodigestive tract: a clinicopathologic study of 12 cases and review of the literature, *Am J Otolaryngol* 23:160–168, 2002.

Lee RJ, Lin T, Lee SA, et al.: Importance of tumor extent in adenosquamous carcinoma of the head and neck: a retrospective cohort study, *Oral Surg Oral Med Oral Pathol Oral Radiol* 124:114–120, 2017.

Masand RP, El-Mofty SK, Ma XJ, et al.: Adenosquamous carcinoma of the head and neck: relationship to human papillomavirus and review of the literature, *Head Neck Pathol* 5:108–116, 2011.

Mehrad M, Trinkaus K, Lewis JS Jr: Adenosquamous carcinoma of the head and neck: a case-control study with conventional squamous cell carcinoma, *Head Neck Pathol* 10:486–493, 2016.

Schick U, Pusztaszeri M, Betz M, et al.: Adenosquamous carcinoma of the head and neck: report of 20 cases and review of the literature, *Oral Surg Oral Med Oral Pathol Oral Radiol* 116:313–320, 2013.

Sheahan P, Toner M, Timon CVI: Clinicopathologic features of head and neck adenosquamous carcinoma, *ORL J Otorhinolaryngol Relat Spec* 67:10–15, 2005.

Yoshimura Y, Mishimma K, Ohara S, et al.: Clinical characteristics of oral adenosquamous carcinoma: report of a case and an analysis of the reported Japanese cases, *Oral Oncol* 39:309–315, 2003.

Carcinoma basaloide escamoso

Banks ER, Frierson HF Jr, Mills SE, et al.: Basaloid squamous cell carcinoma of the head and neck: a clinicopathologic and immuno- histochemical study of 40 cases, *Am J Surg Pathol* 16:939–946, 1992.

Begum S, Westra WH: Basaloid squamous cell carcinoma of the head and neck is a mixed variant that can be further resolved by HPV status, *Am J Surg Pathol* 32:1044–1050, 2008.

Chernock RD, Lewis JS Jr, Zhang Q, et al.: Human papillomavirus positive basaloid squamous cell carcinomas of the upper aerodigestive tract: a distinct clinicopathologic and molecular subtype of basaloid squamous cell carcinoma, *Hum Pathol* 41:1016–1023, 2010.

Coletta RD, Cotrim P, Almeida OP, et al.: Basaloid squamous carcinoma of oral cavity: a histologic and immunohistochemical study, *Oral Oncol* 38:723-729, 2002.

Ereño C, Gaafar A, Garmendia M, et al.: Basaloid squamous cell car- cinoma of the head and neck, *Head Neck Pathol* 2:83-91, 2008. Fritsch VA, Lentsch EJ: Basaloid squamous cell carcinoma of the head and neck: location means everything, *J Surg Oncol* 109:616-622, 2014.

Gootee J, Patel M, Aurit S, et al.: The importance of adjuvant treatment and primary anatomical site in head and neck basaloid squa- mous cell carcinoma survival: an analysis of the National Cancer Database, *Clin Transl Oncol* 22:2264-2274, 2020.

Ide F, Shimoyama T, Horie N, et al.: Basaloid squamous cell carcinoma of the oral mucosa: a new case and review of 45 cases in the literature, *Oral Oncol* 38:120-124, 2002.

Jacobi C, Ayx I, Fritsche K, et al.: Potential impact of human papilloma virus on survival of basaloid squamous carcinoma of the head and neck, *Oncotarget* 6:3462-3470, 2015.

Linton OR, Moore MG, Brigance JS, et al.: Prognostic significance of basaloid squamous cell carcinoma in head and neck cancer, *JAMA Otolaryngol Head Neck Surg* 139:1306-1311, 2013.

Schuch LF, Nóbrega KHS, Gomes APN, et al.: Basaloid squamous cell carcinoma: a 31-year retrospective study and analysis of 214 cases reported in the literature, *Oral Maxillofac Surg* 24:103-108, 2020.

Shen W, Sakamoto N, Yang L: Cause-specific mortality prediction model for patients with basaloid squamous cell carcinomas of the head and neck: a competing risk analysis, *J Cancer* 9:4009-4017, 2018.

Carcinoma do seio maxilar

American Cancer Society: *Nasal cavity (nose) and paranasal sinus cancer*, 2022, https://www.cancer.org/cancer/nasal-cavity-and-paranasal-sinus-cancer.html. (Accessed 28 February 2022.)

Kılıç S, Kılıç SS, Kim ES, et al.: Significance of human papillomavirus positivity in sinonasal squamous cell carcinoma, *Int Forum Allergy Rhinol* 7:980-989, 2017.

Lewis JS Jr: Sinonasal squamous cell carcinoma: a review with emphasis on emerging histologic subtypes and the role of human papilloma-virus, *Head Neck Pathol* 10:60-67, 2016.

National Comprehensive Cancer Network: *NCCN Clinical Practice Guidelines in Oncology (NCCN Guidelines®): Head and Neck Cancers Version 1.2022, Plymouth Meeting, PA*, 2022, National Comprehensive Cancer Network. Available at: https://www.nccn.org/professionals/physician_gls/pdf/head-and-neck.pdf. (Accessed 28 February 2022.)

Robin TP, Jones BL, Gordon OM, et al.: A comprehensive comparative analysis of treatment modalities for sinonasal malignancies, *Cancer* 123:3040-3049, 2017.

Svajdler M, Nemcova J, Dubinsky P, et al.: Significance of transcriptionally-active high-risk human papillomavirus in sinona- sal squamous cell carcinoma: case series and a meta-analysis, *Neoplasma* 67:1456-1463, 2020.

Vazquez A, Khan MN, Blake DM, et al.: Sinonasal squamous cell carcinoma and the prognostic implications of its histologic variants: a population-based study, *Int Forum Allergy Rhinol* 5:85-91, 2015.

Wang Y, Yang R, Zhao M, et al.: Retrospective analysis of 98 cases of maxillary sinus squamous cell carcinoma and therapeutic exploration, *World J Surg Oncol* 18:90, 2020.

Carcinoma nasossinusal indiferenciado

Abdelmeguid AS, Bell D, Hanna EY: Sinonasal undifferentiated carcinoma, *Curr Oncol Rep* 21:26, 2019.

Agaimy A, Bishop JA: SWI/SNF-deficient head and neck neoplasms: an overview, *Semin Diagn Pathol* 38:175-182, 2021.

Agaimy A, Franchi A, Lund VJ, et al.: Sinonasal undifferentiated carcinoma (SNUC): from an entity to morphologic pattern and back again—a historical perspective, *Adv Anat Pathol* 27:51-60, 2020.

Baraban E, Tong CCL, Adappa ND, et al.: A subset of sinonasal undifferentiated carcinoma is associated with transcriptionally active high-risk human papillomavirus by in situ hybridization: a clinical and pathologic analysis, *Hum Pathol* 101:64-69, 2020.

Chambers KJ, Lehmann AE, Remenschneider A, et al.: Incidence and survival patterns of sinonasal undifferentiated carcinoma in the United States, *J Neurol Surg B Skull Base* 76:94-100, 2015.

de Bonnecaze G, Verillaud B, Chaltiel L, et al: Clinical characteristics and prognostic factors of sinonasal undifferentiated carcinoma: a multicenter study, *Int Forum Allergy Rhinol* 8:1065-1072, 2018.

Dogan S, Chute DJ, Xu B, et al.: Frequent *IDH2* R172 mutations in undifferentiated and poorly-differentiated sinonasal carcinomas, *J Pathol* 242:400-408, 2017.

Jo VY, Chau NG, Hornick JL, et al.: Recurrent *IDH2* R172X mutations in sinonasal undifferentiated carcinoma, *Mod Pathol* 30:650-659, 2017.

Mito JK, Bishop JA, Sadow PM, et al.: Immunohistochemical detection and molecular characterization of *IDH*-mutant sinonasal undifferentiated carcinomas, *Am J Surg Pathol* 42:1067-1075, 2018.

Morand GB, Anderegg N, Vital D, et al.: Outcome by treatment modality in sinonasal undifferentiated carcinoma (SNUC): a case-series, systematic review and meta-analysis, *Oral Oncol* 75:28-34, 2017.

Riobello C, López-Hernández A, Cabal VN, et al.: IDH2 mutation analysis in undifferentiated and poorly differentiated sinonasal carcinomas for diagnosis and clinical management, *Am J Surg Pathol* 44:396-405, 2020.

Carcinoma nasofaríngeo

American Cancer Society: Nasopharyngeal cancer: https:// www.cancer.org/cancer/nasopharyngeal-cancer.html. (Accessed 17 February 2022.)

Argirion I, Zarins KR, Ruterbusch JJ, et al.: Increasing incidence of Epstein-Barr virus-related nasopharyngeal carcinoma in the United States, *Cancer* 26:121-130, 2020.

Bossi P, Chan AT, Licitra L, et al.: Nasopharyngeal carcinoma: ESMO-EURACAN clinical practice guidelines for diagnosis, treatment and follow-up, *Ann Oncol* 32:452-465, 2021.

KCA C, JKS W, King A, et al.: Analysis of plasma Epstein-Barr virus DNA to screen for nasopharyngeal cancer, *N Engl J Med* 377:513-522, 2017.

Chang ET, Ye W, Zeng YX, et al.: The evolving epidemiology of nasopharyngeal carcinoma, *Cancer Epidemiol Biomarkers Prev* 30:1035-1047, 2021.

Chen YP, Chan ATC, Le QT, et al.: Nasopharyngeal carcinoma, *Lancet* 394:64-80, 2019.

Du M, Nair R, Jamieson L, et al.: Incidence trends of lip, oral cavity, and pharyngeal cancers: global burden of disease 1990-2017, *J Dent Res* 99:143-151, 2020.

National Comprehensive Cancer Network: *NCCN Clinical Practice Guidelines in Oncology (NCCN Guidelines®: Head and Neck Cancers Version 3.2021, Plymouth Meeting, PA*, 2021, National Comprehensive Cancer Network. Available at: http://www.nccn.org/professionals/physician_gls/pdf/head-and-neck.pdf. (Accessed 24 November 2021.)

Pan JJ, Ng WT, Zong JF, et al.: Proposal for the 8th edition of the AJCC/UICC staging system for nasopharyngeal cancer in the era of intensity-modulated radiotherapy, *Cancer* 122:546-558, 2016.

Sung H, Ferlay J, Siegel RL, et al.: Global cancer statistics 2020: GLOBOCAN estimates of incidence and mortality worldwide for 36 cancers in 185 countries, *CA Cancer J Clin* 71:209-249, 2021.

Tham T, Machado R, Russo DP, et al.: Viral markers in nasopharyngeal carcinoma: a systematic review and meta-analysis on the detection of p16^{INK4a}, human papillomavirus (HPV), and Ebstein-Barr virus (EBV), *Am J Otolaryngol* 42:102762, 2021.

Tham T, Teegala S, Bardash Y, et al.: Is human papillomavirus and p16 expression associated with survival outcomes in nasopharyngeal cancer?: a systematic review and meta-analysis, *Am J Otolaryngol* 39:764-770, 2018.

Wotman M, Oh EJ, Ahn S, et al.: HPV status in patients with nasopharyngeal carcinoma in the United States: a SEER database study, *Am J Otolaryngol* 40:705-710, 2019.

Zhou L, Shen N, Li G, et al.: The racial disparity of nasopharyngeal carcinoma based on the database analysis, *Am J Otolaryngol* 40:102288, 2019.

Carcinoma basocelular

Bath-Hextall FJ, Perkins W, Bong J, et al.: Interventions for basal cell carcinoma of the skin, *Cochrane Database Syst Rev* 1:CD003412, 2007.

Bauer A, Diepgen TL, Schmitt J: Is occupational solar ultraviolet irradiation a relevant risk factor for basal cell carcinoma? A systematic review and meta-analysis of the epidemiological literature, *Br J Dermatol* 165:612-625, 2011.

Chen AC, Martin AJ, Choy B, et al.: A phase 3 randomized trial of nicotinamide for skin-cancer chemoprevention, *N Engl J Med* 373:1618-1626, 2015.

Del Rosario RN, Barr RJ, Jensen JL, et al.: Basal cell carcinoma of the buccal mucosa, *Am J Dermatopathol* 23:203-205, 2001.

Firnhaber JM: Basal cell and cutaneous squamous cell carcinomas: diagnosis and treatment, *Am Fam Physician* 102:339-346, 2020.

Kilgour JM, Jia JL, Sarin KY: Review of the molecular genetics of basal cell carcinoma; inherited susceptibility, somatic mutations, and targeted therapeutics, *Cancers (Basel)* 13:3870, 2021.

Koutlas IG, Koch CA, Vickers RA, et al.: An unusual ostensible example of intraoral basal cell carcinoma, *J Cutan Pathol* 36:464-470, 2009.

Lomas A, Leonardi-Bee J, Bath-Hextall F: A systematic review of worldwide incidence of nonmelanoma skin cancer, *Br J Dermatol* 166:1069-1080, 2012.

National Cancer Institute: *Skin cancer treatment (PDQ®)—health professional version*, Bethesda, MD, 2022, National Cancer Institute. Available at: https://www.cancer.gov/types/skin/hp/ skin-treatment-pdq.

National Comprehensive Cancer Network: *NCCN Clinical Practice Guidelines in Oncology (NCCN Guidelines®): Basal Cell Skin Cancer Version 2.2022, Plymouth Meeting, PA*, 2022, National Comprehensive Cancer Network. Available at: http://www.nccn. org/ professionals/physician_gls/pdf/nmsc.pdf. (Accessed 29 April 2022.)

Nehal KS, Bichakjian CK: Update on keratinocyte carcinomas, *N Engl J Med* 379:363-374, 2018.

Peris K, Fargnoli MC, Garbe C, et al.: Diagnosis and treatment of basal cell carcinoma: European consensus-based interdisciplinary guidelines, *Eur J Cancer* 118:10-34, 2019.

Queen D, Knackstedt T, Polacco MA, et al.: Characteristics of non-melanoma skin cancers of the cutaneous perioral and vermilion lip treated by Mohs micrographic surgery, *J Eur Acad Dermatol Venereol* 33:305-311, 2019.

Rogers HW, Weinstock MA, Feldman SR, et al.: Incidence esti- mate of nonmelanoma skin cancer (keratinocyte carcinomas) in the U.S. population, 2012, *JAMA Dermatol* 151:1081-1086, 2015.

Shumway BS, Kalmar JR, Allen CM, et al.: Basal cell carcinoma of the buccal mucosa in a patient with nevoid basal cell carcinoma syndrome, *Int J Surg Pathol* 19:348-354, 2011.

Thomson J, Hogan S, Leonardi-Bee J, et al.: Interventions for basal cell carcinoma of the skin, *Cochrane Database Syst Rev* 11:CD003412, 2020.

Verkouteren JAC, Ramdas KHR, Wakkee M, et al.: Epidemiology of basal cell carcinoma: scholarly review, *Br J Dermatol* 177:359-372, 2017.

Carcinoma de células de Merckel

Albores-Saavedra J, Batich K, Chable-Montero F, et al.: Merkel cell carcinoma demographics, morphology, and survival based on 3870 cases: a population based study, *J Cutan Pathol* 37:20-27, 2010.

American Cancer Society: *Merkel cell skin cancer*, 2022b. Available at: https://www.cancer.org/cancer/merkel-cell-skin-cancer.html. (Accessed 6 December 2021.)

Bichakjian CK, Nghiem P, Johnson T, et al.: Merkel cell carcinoma, In Amin MB, Edge SB, Greene FL, et al., editors: *AJCC cancer staging manual*, ed 8, Chicago, 2018, American College of Surgeons, pp 568-581. (chapter 46).

Feng H, Shuda M, Chang Y, et al.: Clonal integration of a polyomavirus in human Merkel cell carcinoma, *Science* 319:1096-1100, 2008.

Harms PW, Harms KL, Moore PS, et al.: The biology and treatment of Merkel cell carcinoma: current understanding and research priorities, *Nat Rev Clin Oncol* 15:763-776, 2018.

Harms KL, Healy MA, Nghiem P, et al.: Analysis of prognostic factors from 9387 Merkel cell carcinoma cases forms the basis for the new 8th edition AJCC staging system, *Ann Surg Oncol* 23:3564-3571, 2016.

Hendrikx SMGA, de Wilde PCM, Kaanders JHAM, et al.: Merkel cell carcinoma in the oral cavity: a case presentation and review of the literature, *Oral Oncol* 41:202-206, 2005.

Islam MN, Chehal H, Smith MH, et al.: Merkel cell carcinoma of the buccal mucosa and lower lip, *Head Neck Pathol* 12:279-285, 2018.

Kervarrec T, Tallet A, Miquelestorena-Standley E, et al.: Morphologic and immunophenotypical features distinguishing Merkel cell polyomavirus-positive and negative Merkel cell carcinoma, *Mod Pathol* 32:1601-1616, 2019.

National Comprehensive Cancer Network: *NCCN Clinical Practice Guidelines in Oncology (NCCN Guidelines®): Merkel Cell Carcinoma Version 1.2022, Plymouth Meeting, PA*, 2021, National Comprehensive Cancer Network. Available at: http://www.nccn. org/ professionals/physician_gls/pdf/mcc.pdf. (Accessed 3 December 2021.)

Sun L, Cliften PF, Duncavage EJ, et al.: UV signature mutations reclassify salivary high-grade neuroendocrine carcinomas as occult metastatic cutaneous Merkel cell carcinomas, *Am J Surg Pathol* 43:682-687, 2019.

Tetzlaff MT, Nagarajan P: Update on Merkel cell carcinoma, *Head Neck Pathol* 12:31-43, 2018.

Yom SS, Rosenthal DI, El-Naggar AK, et al.: Merkel cell carcinoma of the tongue and head and neck oral mucosal sites, *Oral Surg Oral Med Oral Pathol Oral Radiol Endod* 101:761-768, 2006.

Walsh NM, Cerroni L: Merkel cell carcinoma: a review, *J Cutan Pathol* 48:411-421, 2021.

Melanoma

Aguas SC, Quarracino MC, Lence AN, et al.: Primary melanoma of the oral cavity: ten cases and review of 177 cases from literature, *Med Oral Patol Oral Cir Bucal* 14:E265-E271, 2009.

American Cancer Society: Cancer facts & figs. 2022, Atlanta, 2022, American Cancer Society, pp. 1-78.

Bansal SP, Dhanawade SS, Arvandekar AS, et al.: Oral amelanotic melanoma: a systematic review of case reports and case series, *Head Neck Pathol* 16:513-524, 2022.

Barriera-Silvestrini P, Iacullo J, Knackstedt TJ: American Joint Committee on Cancer staging and other platforms to assess prognosis and risk, *Clin Plast Surg* 48:599-606, 2021.

Bobos M: Histopathologic classification and prognostic factors of melanoma: a 2021 update, *Ital J Dermatol Venerol* 156:300-321, 2021.

Chatzistefanou I, Kolokythas A, Vahtsevanos K, et al.: Primary mucosal melanoma of the oral cavity: current therapy and future directions, *Oral Surg Oral Med Oral Pathol Oral Radiol* 122:17-27, 2016.

Chen F, Zhang Q, Wang Y, et al.: *KIT, NRAS, BRAF* and *FMNL2* mutations in oral mucosal melanoma and a systematic review of the literature, *Oncol Lett* 15:9786-9792, 2018.

de Castro MS, Reis BSA, Nogueira DA, et al.: Primary oral melanoma: a clinicopathologic review and case presentation, *Quintessence Int* 48:815-827, 2017.

Dzwierzynski WW: Melanoma risk factors and prevention, *Clin Plast Surg* 48:543-550, 2021.

Elder DE, Barnhill RL, Bastian BC, et al.: Melanocytic tumour classification and the pathway concept of melanoma pathogenesis, In Elder DE, Massi D, Scolyer RA, et al., editors: *WHO classification of skin tumours*, ed 4, Lyon, 2018, IARC, pp 66-71.

Elder DE, Bastian BC, Cree IA, et al.: The 2018 World Health Organization classification of cutaneous, mucosal, and uveal melanoma: detailed analysis of 9 distinct subtypes defined by their evolutionary pathway, *Arch Pathol Lab Med* 144:500-522, 2020.

Gershenwald JE, Scolyer RA, Hess KR, et al.: Melanoma of the skin, In Amin MB, Edge SB, Greene FL, et al., editors: *AJCC cancer staging manual*, ed 8, Chicago, 2018, American College of Surgeons, pp 565-585. (chapter 47).

Hsieh R, Nico MM, Camillo CM, et al.: Mutational status of *NRAS* and *BRAF* genes and protein expression analysis in a series of primary oral mucosal melanoma, *Am J Dermatopathol* 39: 104-110, 2017.

Jing G, Wu Y, Song H, et al.: Primary malignant melanoma of the lip: a report of 48 cases, *J Oral Maxillofac Surg* 73:2232-2240, 2015. Kahn M, Weathers DR, Hoffman JG: Transformation of a benign oral pigmentation to primary oral mucosal melanoma, *Oral Surg Oral Med Oral Pathol Oral Radiol Endod* 100:454-459, 2005.

Leonardi GC, Falzone L, Salemi R, et al.: Cutaneous melanoma: from pathogenesis to therapy (review), *Int J Oncol* 52:1071-1080, 2018.

Lourenzo SV, Sangüeza M, Sotto MN, et al.: Primary oral mucosal melanoma: a series of 35 new cases from South Africa, *Am J Dermatopathol* 31:323-330, 2009.

Lydiatt WM, Brandwein-Weber M, Kraus DH, et al.: Mucosal melanoma of the head and neck, In Amin MB, Edge SB, Greene FL, et al., editors: *AJCC cancer staging manual*, ed 8, Chicago, 2018, American College of Surgeons, pp 163-170. (chapter 14).

Lyu J, Wu Y, Li C, et al.: Mutation scanning of *BRAF, NRAS, KIT,* and *GNAQ/GNA11* in oral mucosal melanoma: a study of 57 cases, *J Oral Pathol Med* 45:295-301, 2016.

Maldonado-Mendoza J, Ramírez-Amador V, Anaya-Saavedra G, et al.: CD117 immunoexpression in oral and sinonasal mucosal melanoma does not correlate with somatic driver mutations in the MAPK pathway, *J Oral Pathol Med* 48:382-388, 2019.

Malinoski H, Reddy R, Cohen DM, et al.: Oral melanomas: a case series of a deadly neoplasm, *J Oral Maxillofac Surg* 77:1832-1836, 2019.

Massand S, Neves RI: Emerging therapies in the treatment of advanced melanoma, *Clin Plast Surg* 48:713-733, 2021.

Nassar KW, Tan AC: The mutational landscape of mucosal melanoma, *Semin Cancer Biol* 61:139-148, 2020.

National Cancer Institute: *Melanoma treatment (PDQ®)—health professional version*, Bethesda, MD, 2022, National Cancer Institute. Available at: https://www.cancer.gov/types/skin/hp/melanoma-treatment-pdq#_1.

National Cancer Institute SEER Program: *Cancer stat facts*, Bethesda, MD, 2022, National Cancer Institute. Available at: https://seer.cancer.gov/statfacts/html/melan.html. (Accessed 1 December 2021.)

National Comprehensive Cancer Network: *NCCN Clinical Practice Guidelines in Oncology (NCCN Guidelines®): Head and Neck Cancers Version 3.2021, Plymouth Meeting, PA*, 2021, National Comprehensive Cancer Network. Available at: http://www.nccn.org/professionals/physician_gls/pdf/head-and-neck.pdf. (Accessed 24 November 2021.)

National Comprehensive Cancer Network: *NCCN Clinical Practice Guidelines in Oncology (NCCN Guidelines®): Melanoma: Cutaneous Version 2.2021, Plymouth Meeting, PA*, 2021, National Comprehensive Cancer Network. Available at: http://www.nccn. org/professionals/physician_gls/pdf/cutaneous_melanoma.pdf. (Accessed 24 November 2021.)

Nisi M, Izzetti R, Gennai S, et al.: Oral mucosal melanoma, *J Craniofac Surg* 33:830-834, 2022.

Oranges CM, Sisti G, Nasioudis D, et al.: Hard palate melanoma: a population-based analysis of epidemiology and survival outcomes, *Anticancer Res* 38:5811-5817, 2018.

Öztürk Sari Ş, Yilmaz İ, Taşkin OÇ, et al.: *BRAF, NRAS, KIT, TERT, GNAQ/GNA11* mutation profile analysis of head and neck mucosal melanomas: a study of 42 cases, *Pathology* 49:55-61, 2017.

Patel PB, Wright JM, Kang DR, et al.: Longitudinal clinicopathologic data of the progression of oral mucosal melanoma-report of 2 cases and literature review, *Oral Surg Oral Med Oral Pathol Oral Radiol* 126:e21-e30, 2018.

Paulson KG, Gupta D, Kim TS, et al.: Age-specific incidence of melanoma in the United States, *JAMA Dermatol* 156:57-64, 2020.

Rambhia PH, Stojanov IJ, Arbesman J: Predominance of oral mucosal melanoma in areas of high mechanical stress, *J Am Acad Dermatol* 80:1133-1135, 2019.

Rapini RP, Golitz LE, Greer RO, et al.: Primary malignant melanoma of the oral cavity: a review of 177 cases, *Cancer* 55:1543-1551, 1985.

Rawal YB, Dodson TB, Bal HS: Oral melanoma: relevance to the dental team members, *J Am Dent Assoc* 148:113-119, 2017.

SEER*Explorer: an interactive website for SEER cancer statistics [Internet]. Surveillance Research Program, National Cancer Institute. Available at: https://seer.cancer.gov/explorer/. (Accessed 3 May 2022.)

Shain A, Bastian B: From melanocytes to melanomas, *Nat Rev Cancer* 16:345-358, 2016.

Siegel RL, Miller KD, Fuchs HE, et al.: Cancer statistics, 2022, *CA Cancer J Clin* 72:7–33, 2022.

Smith MH, Bhattacharyya I, Cohen DM, et al.: Melanoma of the oral cavity: an analysis of 46 new cases with emphasis on clinical and histopathologic characteristics, *Head Neck Pathol* 10:298–305, 2016.

Soares CD, Carlos R, Andrade BAB, et al.: Oral amelanotic melanomas: clinicopathologic features of 8 cases and review of the literature, *Int J Surg Pathol* 29:263–272, 2021.

Song H, Wang L, Lyu J, et al.: Loss of nuclear BAP1 expression is associated with poor prognosis in oral mucosal melanoma, *Oncotarget* 8:29080–29090, 2017.

Toussi A, Mans N, Welborn J, et al.: Germline mutations predisposing to melanoma, *J Cutan Pathol* 47:606–616, 2020.

Urso C: Melanocytic skin neoplasms: what lesson from genomic aberrations? *Am J Dermatopathol* 41:623–629, 2019.

Wu Y, Wang L, Ma X, et al.: The existence of early stage oral mucosal melanoma: a 10-year retrospective analysis of 170 patients in a single institute, *Oral Oncol* 87:70–76, 2018.

Yamada SI, Kurita H, Kamata T, et al.: Clinical investigation of 38 cases of oral mucosal melanoma: a multicentre retrospective analysis in Japan, *Australas J Dermatol* 58:e223–e227, 2017.

11

Patologia das Glândulas Salivares

◆ APLASIA/HIPOPLASIA DA GLÂNDULA SALIVAR

A **aplasia ou hipoplasia da glândula salivar** é um distúrbio de desenvolvimento raro que afeta uma ou mais glândulas salivares maiores. Esta condição pode ocorrer de forma isolada, embora a agenesia das glândulas seja geralmente um componente de diversas síndromes (Boxe 11.1).

Características clínicas e radiográficas

A aplasia/hipoplasia da glândula salivar tem sido relatada mais frequentemente em homens do que em mulheres, com uma relação de 2:1. Alguns indivíduos são afetados por agenesia de todas as quatro glândulas maiores (ambas as glândulas parótidas e as glândulas submandibulares), mas alguns podem ter ausência de apenas uma a três das quatro glândulas. Mesmo na ausência das quatro glândulas, a face muitas vezes permanece com a mesma aparência, porque os sítios são preenchidos por gordura e tecido conjuntivo. Intraoralmente, as saídas dos ductos das glândulas estão ausentes. Alguns pacientes podem apresentar ausência das glândulas lacrimais ou dos pontos lacrimais.

Como pode ser previsto, o sintoma de maior significância associado à aplasia da glândula salivar é a intensa hipossalivação com seus problemas decorrentes (ver mais adiante). A língua pode se apresentar espessada, e os pacientes apresentam um risco elevado de desenvolvimento de cáries e erosão dentária (Figura 11.1). Entretanto, algum grau de lubrificação pode estar presente por causa da ação contínua das glândulas salivares menores. A ausência das glândulas salivares maiores pode ser confirmada por meio da cintilografia com pertecnetato de tecnécio-99m, de tomografia computadorizada (TC), imagem por ressonância magnética (RM) ou ultrassonografia.

A síndrome lacrimo-aurículo-dento-digital (LADD) é um distúrbio autossômico dominante causado por uma mutação em um dos seguintes genes: fator de crescimento de fibroblastos 10 (*FGF10*), receptor do fator de crescimento de fibroblastos 2 (*FGFR2*) ou receptor do fator de crescimento de fibroblastos 3 (*FGFR3*). É caracterizada pela aplasia ou hipoplasia das glândulas lacrimais e salivares, orelhas com inserções baixas, perda de pelos e anomalias dentárias e digitais. As características dentárias podem incluir a hipodontia, a microdontia e moderada hipoplasia de esmalte.

Tratamento e prognóstico

O manejo do paciente é direcionado para a compensação da deficiência de saliva, sendo frequentemente necessário o uso de substitutos salivares. Se algum tecido glandular residual funcional estiver presente, medicamentos sialagogos (como a pilocarpina ou a cevimelina) podem ser usados para aumentar a produção de saliva. O fluxo salivar também pode ser estimulado pelo uso de chicletes sem açúcar ou balas azedas. Cuidados dentários preventivos regulares são importantes para evitar as cáries relacionadas com a xerostomia e a perda de esmalte.

◆ MUCOCELE (FENÔMENO DE EXTRAVASAMENTO DE MUCO)

A **mucocele** é uma lesão comum da mucosa oral resultante da ruptura de um ducto de glândula salivar e do extravasamento de mucina para dentro dos tecidos moles vizinhos. Geralmente, este extravasamento é resultante de um trauma local, embora em muitos casos não haja história de trauma associado. De forma contrária aos cistos do ducto salivar (ver adiante), a mucocele não é um cisto verdadeiro, já que não apresenta revestimento epitelial interno. Entretanto, alguns autores têm incluído os cistos do ducto salivar em seus relatos de séries de casos, algumas vezes sob a classificação de *mucocele de retenção* ou *cisto de retenção mucoso*. Devido ao fato de essas duas entidades exibirem características clínicas e histopatológicas distintas, elas são discutidas em tópicos separados neste capítulo.

Características clínicas

As mucoceles geralmente se apresentam como aumentos de volume mucosos arredondados que podem ter seu tamanho variando de 1 a 2 mm a alguns centímetros (Figuras 11.2 a 11.4). São mais comuns em crianças e adultos jovens, talvez pelo fato de indivíduos mais jovens estarem mais propensos a traumas, os quais induzem o extravasamento de mucina. Entretanto, as mucoceles têm sido relatadas em pacientes de todas as idades, desde bebês até adultos mais velhos. A mucina extravasada abaixo da superfície mucosa geralmente confere uma coloração azulada à lesão, embora mucoceles profundas possam ser normocrômicas. Caracteristicamente, a lesão é flutuante, mas algumas mucoceles são firmes à palpação. O tempo de evolução relatado para a

> **Boxe 11.1** Condições associadas à aplasia/hipoplasia das glândulas salivares.
>
> - Disostose mandibulofacial (Síndrome de Treacher Collins) (ver Capítulo 1)
> - Displasia ectodérmica (ver Capítulo 16)
> - Espectro oculo-aurículo-vertebral (microssomia hemifacial; síndrome de Goldenhar)
> - Síndrome lacrimo-aurículo-dento-digital (LADD)
> - Síndrome de Down

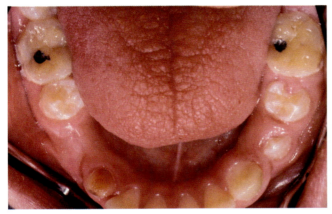

Figura 11.1 Aplasia de glândula salivar. Língua seca e rugosa e erosão de esmalte difusa em uma criança com aplasia de glândulas salivares maiores.

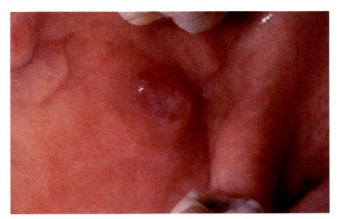

Figura 11.3 Mucocele. Nódulo em região posterior da mucosa jugal.

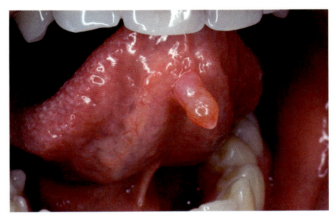

Figura 11.4 Mucocele. Lesão exofítica na região anterior de ventre da língua.

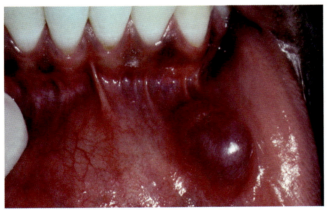

Figura 11.2 Mucocele. Nódulo azulado em lábio inferior.

Tabela 11.1 Localização das mucoceles.

Localização	Número de casos	Porcentagem de todos os casos
Lábio inferior	1.405	81,9
Assoalho de boca	99	5,8
Ventre de língua	86	5,0
Mucosa jugal	82	4,8
Palato	23	1,3
Região retromolar	9	0,5
Indeterminada	11	0,6
Lábio superior	0	0,0
Total	**1.715**	**100**

Dados obtidos de Chi AC, Lambert PR 3rd, Richardson MS, et al: Oral mucoceles: a clinicopathologic review of 1,824 cases, including unusual variants, *J Oral Maxillofac Surg* 69:1086-1093, 2011.

lesão pode variar de poucos dias a diversos anos; a maioria dos pacientes relata que a lesão está presente há diversos dias ou semanas. Muitos pacientes relatam a história de um aumento de volume recorrente que se rompe periodicamente e libera seu conteúdo fluido.

O lábio inferior é o sítio de acometimento mais comum para a mucocele; um recente grande estudo com 1.715 casos relatou que 81,9% dos casos ocorreram nesta localização (Tabela 11.1). As mucoceles de lábio inferior geralmente são encontradas lateralmente à linha média. Localizações menos comuns incluem o assoalho da boca (rânulas: 5,8%), a região anterior do ventre da língua (das glândulas de Blandin-Nuhn: 5,0%), a mucosa jugal (4,8%), o palato (1,3%) e o trígono retromolar (0,5%). As mucoceles raramente se desenvolvem no lábio superior.

Nos estudos de grandes séries de casos, resumidos na Tabela 11.1, nenhum único exemplo foi localizado no lábio superior. Isso se opõe ao fato de as neoplasias de glândula salivar, que não são incomuns no lábio superior, serem distintamente incomuns no lábio inferior.

Como observado, o palato e a região retromolar são localizações incomuns das mucoceles. Entretanto, uma interessante variante, a **mucocele superficial**, pode se desenvolver nestas áreas e ao longo da mucosa jugal posterior. As mucoceles superficiais se apresentam como vesículas distendidas únicas ou múltiplas que medem 1 a 4 mm de diâmetro (Figura 11.5). As lesões geralmente se rompem, deixando úlceras rasas dolorosas que cicatrizam em poucos dias. Episódios repetidos na mesma localização não são incomuns. Alguns pacientes relatam o desenvolvimento das lesões próximo ao horário das refeições. Também tem sido relatada a ocorrência de mucoceles superficiais em associação a doenças liquenoides, como o líquen plano, erupções liquenoides relacionadas com drogas e a doença do enxerto contra o hospedeiro (DECH). A aparência vesicular é criada pela natureza superficial do extravasamento de mucina, que causa a separação entre o epitélio e o tecido conjuntivo. O patologista deve ter conhecimento dessa lesão para não confundi-la microscopicamente com uma doença vesiculobolhosa, especialmente o penfigoide benigno das membranas mucosas.

Características histopatológicas

No exame microscópico, a mucocele exibe uma área de mucina extravasada, circundada por tecido de granulação reacional (Figuras 11.6 e 11.7). A inflamação usualmente inclui numerosos histiócitos espumosos (macrófagos). Em alguns casos, um ducto salivar rompido pode ser identificado desembocando dentro da área. As glândulas salivares menores adjacentes geralmente contêm um infiltrado inflamatório crônico e ductos dilatados.

Tratamento e prognóstico

Algumas mucoceles são lesões autolimitantes que se rompem e cicatrizam sozinhas. Entretanto, muitas dessas lesões são de natureza crônica, e a excisão cirúrgica local é necessária. Para minimizar o risco e a recorrência, o cirurgião deve remover qualquer glândula salivar menor que possa estar localizada dentro da lesão quando a área for excisada. O tecido excisado deve ser submetido à avaliação microscópica para confirmar o diagnóstico e descartar a possibilidade de neoplasias de glândula salivar. O prognóstico é excelente, embora mucoceles ocasionais possam recorrer, necessitando ser submetidas à nova excisão cirúrgica, especialmente se as glândulas subjacentes não tiverem sido

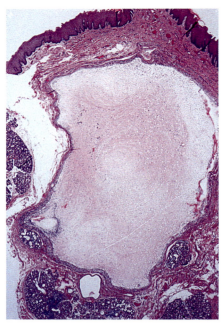

Figura 11.6 Mucocele. Cavidade preenchida por mucina semelhante a um cisto. Glândulas salivares menores estão presentes abaixo e lateralmente à mucina extravasada.

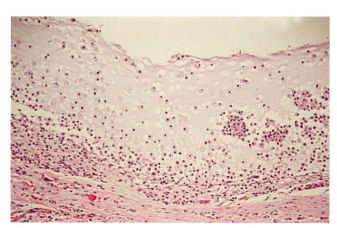

Figura 11.7 Mucocele. Vista em maior aumento exibindo mucina extravasada associada a um tecido de granulação que contém histiócitos espumosos.

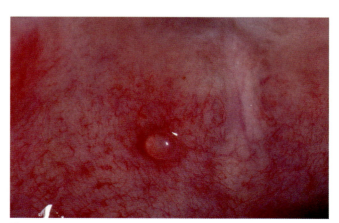

Figura 11.5 Mucocele superficial. Lesão semelhante à vesícula no palato mole.

removidas. As mucoceles na parte anterior ventral da língua parecem ter uma taxa de recorrência mais alta, o que provavelmente se deve à localização anatômica mais profunda das glândulas de Blandin-Nuhn.

◆ RÂNULA

Rânula é um termo usado para mucoceles que ocorrem no assoalho de boca. Este nome é derivado da palavra em latim *rana*, que significa "rã", pois o aumento de volume pode lembrar o ventre translúcido de uma rã. O termo *rânula* também tem sido usado para descrever outros aumentos de volume semelhantes no assoalho de boca, incluindo cistos do ducto salivar verdadeiro, cistos dermoides e higromas císticos. Entretanto, o melhor uso do termo é para as reações de extravasamento de muco (mucoceles).

A glândula sublingual apresenta uma anatomia complexa. A menor glândula sublingual é constituída, na verdade, por 15 a 30 glândulas menores, cada uma secretando através de um pequeno ducto de Rivinus para a prega sublingual. Alguns indivíduos têm uma glândula sublingual maior com um ducto excretor (ducto de Bartholin) que ou se une ao ducto de Wharton ou desemboca próximo à carúncula lingual. Ao contrário da glândula submandibular, a glândula sublingual produz um fluxo contínuo de muco, mesmo na ausência de estimulação neural, o que contribui para a sua capacidade de produzir rânula após a ruptura de um de seus múltiplos ductos.

Características clínicas

Em geral, a rânula se apresenta como um aumento de volume arredondado flutuante, de coloração azulada, no assoalho bucal (Figura 11.8), embora lesões profundas possam apresentar coloração normal da mucosa. As rânulas são vistas mais frequentemente em crianças e adultos jovens. Geralmente, essas lesões se desenvolvem como grandes massas que preenchem o assoalho bucal e elevam a língua, tendendo a ser maiores que as mucoceles nas outras localizações intraorais. Em geral, a rânula se localiza lateralmente à linha média, uma característica que pode auxiliar no diagnóstico diferencial do cisto dermoide da linha média (ver Capítulo 1). Assim como outras mucoceles, as rânulas podem se romper e liberar seu conteúdo mucinoso e, então, formam-se novamente.

Uma variante clínica não usual, a **rânula cervical** ou **mergulhante**, ocorre quando a mucina extravasada disseca através do músculo milo-hioide e produz o aumento de volume dentro do pescoço (Figura 11.9). Um aumento de volume concomitante no assoalho bucal pode ou não estar presente. Se não houver lesão bucal, o diagnóstico clínico de rânula pode não ser considerado. Exames imaginológicos podem auxiliar no diagnóstico de rânula mergulhante e na determinação da origem da lesão. Imagens de TC, RM ou ultrassonografia de rânulas mergulhantes originárias da glândula sublingual podem exibir uma discreta extensão da lesão dentro do espaço sublingual, conhecida como "sinal de cauda", embora essa característica nem sempre esteja presente.

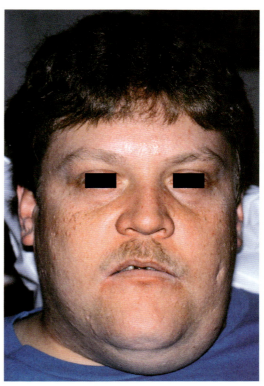

Figura 11.9 Rânula mergulhante. Aumento de volume de consistência amolecida no pescoço.

Características histopatológicas

A aparência microscópica da rânula é semelhante à da mucocele em outras localizações clínicas. A mucina extravasada incita à formação de um tecido de granulação reacional que normalmente contém histiócitos espumosos.

Tratamento e prognóstico

O tratamento da rânula consiste na remoção da glândula sublingual e/ou marsupialização. A marsupialização (descompressão) consiste na remoção da porção superior da lesão intraoral, que geralmente pode ser bem-sucedida para rânulas pequenas e superficiais. Entretanto, a marsupialização frequentemente não é bem-sucedida em rânulas grandes, em que a maioria dos autores enfatiza que é importante considerar a remoção da glândula acometida para a prevenção de recorrências da lesão. Se a glândula for removida, a dissecção meticulosa do limite da lesão pode não ser necessária para sua resolução, mesmo para as rânulas mergulhantes. Caso seja possível a identificação da porção específica da glândula sublingual que originou a lesão, a excisão parcial da glândula pode ser bem-sucedida.

◆ CISTOS DO DUCTO SALIVAR (CISTO DE RETENÇÃO MUCOSO; CISTO DUCTAL MUCOSO; SIALOCISTO)

O **cisto do ducto salivar** é uma cavidade delimitada por epitélio que surge a partir do tecido da glândula salivar. Ao contrário das mucoceles, que são mais comuns (ver anteriormente), é um

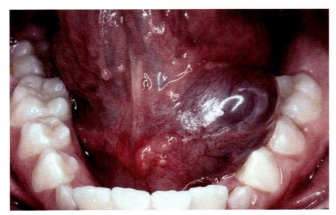

Figura 11.8 Rânula. Aumento de volume azulado no lado esquerdo do assoalho de boca.

cisto de desenvolvimento verdadeiro delimitado por epitélio que é separado dos ductos salivares normais adjacentes. A causa deste cisto é incerta.

Uma dilatação semelhante a um cisto dos ductos salivares pode ocorrer secundariamente a uma obstrução ductal (p. ex., tampão mucoso), que cria uma pressão intraluminal aumentada. Alguns autores classificam tais lesões como cistos do ducto salivar (ou *cistos de retenção de muco*), embora outros acreditem que elas representem ectasia ductal salivar, em vez de verdadeiros cistos de desenvolvimento.

Características clínicas

Os cistos do ducto salivar usualmente ocorrem em adultos e podem surgir tanto dentro das glândulas salivares maiores quanto das menores. Os cistos das glândulas salivares maiores são mais comuns dentro da glândula parótida, apresentando-se como aumentos de volume assintomáticos de crescimento lento. Os cistos intraorais podem ocorrer em qualquer localização onde haja glândula salivar menor, sendo os locais mais frequentes de desenvolvimento o assoalho da boca, a mucosa jugal e os lábios (Figura 11.10). Geralmente, essas lesões se assemelham às mucoceles e são caracterizadas por aumentos de volume flutuantes de consistência amolecida, que podem apresentar coloração azulada, dependendo da profundidade do cisto abaixo da mucosa de superfície. Alguns cistos podem ser relativamente firmes à palpação. Os cistos do assoalho bucal, geralmente, surgem adjacentes ao ducto submandibular e, por vezes, apresentam coloração âmbar.

Em raras ocasiões, observa-se que os pacientes desenvolvem uma proeminente ectasia dos ductos excretores de muitas das glândulas salivares menores por toda a mucosa oral. Tais lesões têm sido denominadas *cistos de retenção mucosos*, embora provavelmente representem uma dilatação ductal multifocal. Individualmente, as lesões geralmente se apresentam como nódulos dolorosos que demonstram orifícios ductais dilatados na superfície mucosa. Pode ser observada a drenagem de muco ou pus por esses ductos dilatados.

Características histopatológicas

O revestimento epitelial do cisto de ducto salivar é variável, podendo ser representado por epitélio cuboidal, colunar ou pavimentoso atrófico, circundando uma secreção fluida ou mucoide no lúmen (Figura 11.11). A ectasia ductal cística secundária à obstrução salivar é caracterizada por metaplasia oncocítica do epitélio de revestimento do ducto. Este epitélio, geralmente, demonstra crescimentos papilares para dentro do lúmen do cisto, semelhante, de certa forma, a um pequeno tumor de Warthin (ver mais adiante), mas sem a presença do estroma linfoide proeminente (Figura 11.12). Caso as proliferações sejam muito exuberantes, essas lesões são, algumas vezes, diagnosticadas como **cistoadenomas papilares**, embora muitas não sejam neoplasias verdadeiras. Individualmente, as lesões dos pacientes com múltiplos "cistos de retenção mucosos" também exibem uma proeminente metaplasia oncocítica do delimitante epitelial.

Tratamento e prognóstico

Os cistos de ducto salivar isolados são tratados com excisão cirúrgica conservadora. Para cistos em glândulas salivares maiores, a remoção parcial ou total da glândula pode ser necessária.

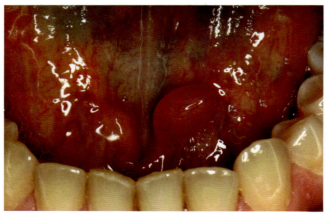

Figura 11.10 Cisto do ducto salivar. Aumento de volume nodular sobreposto ao ducto de Wharton.

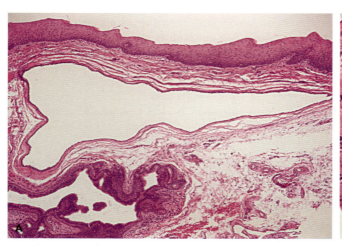
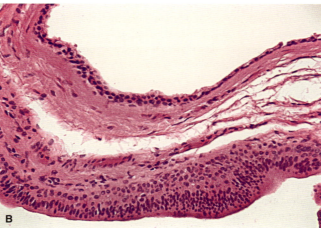

Figura 11.11 Cisto do ducto salivar. A. Fotomicrografia em menor aumento exibindo um cisto abaixo da superfície mucosa. **B.** Maior aumento da cavidade cística *(parte superior da foto)* delimitada por epitélio cuboidal fino. Adjacente ao cisto, há um ducto excretor de glândula salivar delimitado por epitélio colunar *(parte inferior da foto)*.

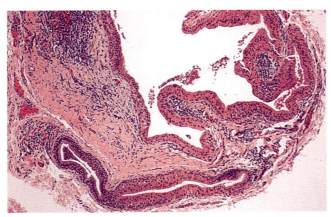

Figura 11.12 Ectasia oncocítica do ducto de glândula salivar. Esse ducto dilatado é delimitado por oncócitos colunares eosinofílicos que exibem projeções papilares para dentro do lúmen do ducto. Tais lesões podem se desenvolver secundariamente a uma obstrução ductal.

Em geral, a lesão não deverá ter recidiva. Para os pacientes com envolvimento multifocal, medicamentos sialagogos podem ser úteis na estimulação do fluxo salivar, prevenindo, assim, o acúmulo de mucina extravasada dentro dos ductos excretores dilatados.

♦ SIALOLITÍASE (CÁLCULO SALIVAR; PEDRAS SALIVARES)

Sialólitos são estruturas calcificadas que se desenvolvem dentro do sistema de ductos das glândulas salivares. Pesquisadores acreditam que eles surjam pela deposição de sais de cálcio ao redor de um ninho de debris dentro do lúmen do ducto. Esses debris podem incluir muco espesso, bactérias, células epiteliais ductais ou corpos estranhos. A causa dos sialólitos é incerta, mas sua formação pode ser promovida pela sialoadenite crônica e pela obstrução parcial. Seu desenvolvimento não está relacionado com nenhum desequilíbrio sistêmico no metabolismo de cálcio e fósforo.

Características clínicas e radiográficas

Na maioria das vezes, o sialólito se desenvolve dentro do sistema ductal da glândula submandibular, representando 80% dos casos; a formação de cálculos dentro do sistema da glândula parótida é menos frequente. O longo, tortuoso e ascendente ducto da glândula submandibular (Wharton) e sua secreção mucoide espessa podem ser responsáveis por sua maior tendência à formação de cálculo salivar. Os sialólitos também podem se formar dentro das glândulas salivares menores, mais comumente nas glândulas do lábio superior e da mucosa jugal. Os cálculos salivares podem ocorrer em qualquer faixa etária, mas comumente ocorrem em adultos jovens e adultos de meia-idade.

A sialolitíase das glândulas salivares maiores frequentemente causa episódios esporádicos de dor ou de aumento de volume da glândula afetada, especialmente durante as refeições. A gravidade dos sintomas é variável, dependendo do grau de obstrução e da quantidade de pressão negativa resultante produzida dentro da glândula. Se o cálculo é localizado próximo à porção terminal do ducto, massa endurecida pode ser palpada abaixo da mucosa (Figura 11.13).

No exame radiográfico, a sialolitíase se apresenta como massa radiopaca. Entretanto, nem todos os sialólitos são visíveis em radiografias convencionais (provavelmente devido ao grau de calcificação de algumas lesões). Tais lesões podem ser descobertas em qualquer localização ao longo do ducto ou dentro da própria glândula (Figura 11.14). Os cálculos da porção terminal do ducto submandibular são mais bem demonstrados nas radiografias oclusais. Em radiografias panorâmicas ou periapicais, a calcificação pode aparecer superposta à mandíbula, e muito cuidado deve ser tomado para não que não sejam confundidas com lesões intraósseas (Figura 11.15). Múltiplos cálculos parotídeos podem simular radiograficamente linfonodos parotídeos calcificados, como os observados na tuberculose. A sialografia, a ultrassonografia e a tomografia computadorizada podem ser úteis no estudo imaginológico da sialolitíase. A sialoendoscopia diagnóstica também pode ser uma ferramenta valiosa na avaliação e no diagnóstico de obstruções ductais. Nessa técnica, um endoscópio em miniatura é inserido dentro do orifício ductal, permitindo a visualização de quaisquer cálculos, estenoses ou adesões no sistema ductal.

A sialolitíase das glândulas salivares menores geralmente é assintomática, mas pode produzir aumento de volume local ou dor na glândula afetada (Figura 11.16). Geralmente, uma pequena radiopacidade pode ser visualizada em uma radiografia com contraste para tecido mole.

Características histopatológicas

Na análise macroscópica, o sialólito se apresenta como massa dura, de formato arredondado, oval ou cilíndrico. Normalmente, apresenta coloração amarela, embora possa apresentar

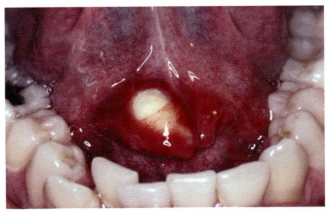

Figura 11.13 Sialolitíase. Massa dura no orifício do ducto de Wharton.

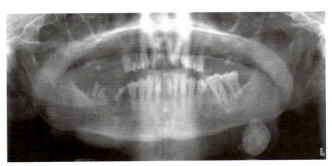

Figura 11.14 Sialolitíase. Massa radiopaca localizada no ângulo esquerdo da mandíbula. (Cortesia do Dr. Roger Bryant.)

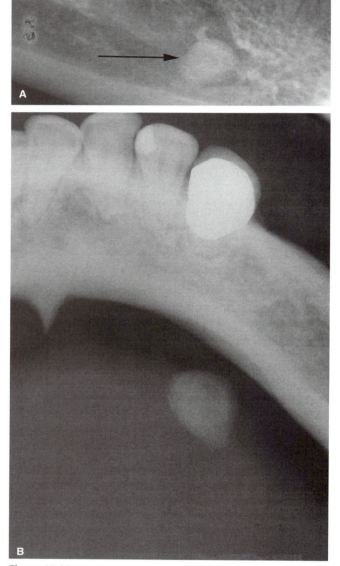

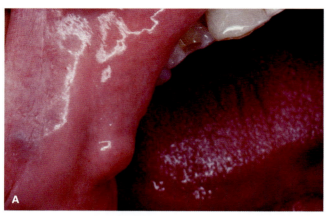

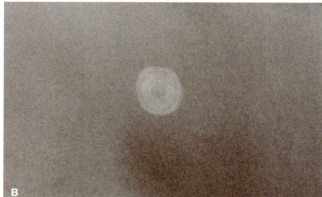

Figura 11.16 Sialolitíase. A. Sialólito em glândula salivar menor se apresentando como um nódulo endurecido no lábio superior. **B.** A radiografia do tecido mole da mesma lesão revelou massa calcificada concêntrica.

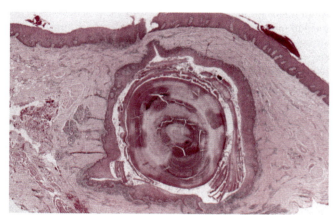

Figura 11.15 Sialolitíase. A. Radiografia periapical mostrando uma discreta radiopacidade *(seta)* superposta ao corpo da mandíbula. Deve-se ter muito cuidado para não confundir tais lesões com patologias intraósseas. **B.** Radiografia oclusal do mesmo paciente mostrando o cálculo radiopaco no ducto de Wharton.

Figura 11.17 Sialolitíase. Massa calcificada intraductal exibindo laminações concêntricas. O ducto exibe metaplasia escamosa.

coloração branca ou castanho-clara. Cálculos submandibulares tendem a ser maiores que os da glândula parótida ou das glândulas menores. Usualmente, os sialólitos são solitários, embora ocasionalmente dois ou mais cálculos possam ser descobertos durante a cirurgia.

Microscopicamente, as massas calcificadas exibem laminações concêntricas que podem circundar um ninho amorfo de debris (Figura 11.7). Caso o ducto associado também seja removido, geralmente ele irá exibir metaplasia escamosa, oncocítica ou mucosa. Também é evidente a inflamação periductal. Frequentemente, a obstrução ductal está ligada a uma sialoadenite aguda ou crônica da glândula associada.

Tratamento e prognóstico

Pequenos sialólitos das glândulas salivares maiores podem, algumas vezes, ser tratados de forma conservadora, com massagens suaves, na tentativa de ordenhar o cálculo em direção ao orifício de saída do ducto. Os sialagogos (substâncias que estimulam o fluxo salivar), a aplicação local de calor e o aumento da ingestão de líquidos podem também promover a saída do cálculo. Sialoendoscopia (com remoção por cesta) e litotripsia são técnicas mais recentes que podem ser eficazes na remoção de sialólitos das glândulas maiores. Essas técnicas minimamente invasivas têm baixa morbidade e podem evitar a necessidade de remoção da glândula.

Sialólitos maiores geralmente precisam ser removidos cirurgicamente, às vezes com a assistência da sialendoscopia. Caso ocorra um importante dano inflamatório dentro da glândula acometida, esta também deverá ser removida. O melhor tratamento para os sialólitos das glândulas salivares menores é a excisão cirúrgica, incluindo a excisão das glândulas associadas.

◆ SIALOADENITE

A inflamação das glândulas salivares (**sialoadenite**) pode ser oriunda de diversas causas infecciosas e não infecciosas. A infecção viral mais comum é a caxumba (ver Capítulo 7), embora diversos outros vírus possam causar infecções das glândulas salivares, incluindo Coxsackie A, ECHO, coriomeningite, parainfluenza, vírus da imunodeficiência humana (HIV) e citomegalovírus (CMV) (em recém-nascidos). A maioria das infecções bacterianas surge como resultado de obstrução ductal ou de decréscimo do fluxo salivar, permitindo a disseminação retrógrada das bactérias através do sistema ductal. O bloqueio do ducto pode ser causado por sialolitíase (ver anteriormente), estreitamentos congênitos ou por compressão pela presença de neoplasia contígua. A diminuição do fluxo salivar pode ser resultante de desidratação, debilitações ou de medicações que inibem as secreções.

Uma das causas mais comuns de sialoadenite é uma cirurgia recente (especialmente a cirurgia abdominal), após a qual pode surgir uma parotidite (*caxumba cirúrgica*), pelo fato de o paciente ter sido mantido sem alimentação e ingestão de fluidos (NPO) e de ter recebido atropina durante o procedimento cirúrgico. Outras medicações que produzem hipossalivação como efeito colateral também podem predispor os pacientes a tal infecção. A maioria dos casos de sialoadenite bacteriana aguda adquirida na população é causada por *Staphylococcus aureus* ou por outras espécies de estreptococos. Infecções adquiridas em hospital são também mais frequentemente associadas ao *S. aureus*, mas também podem ser causadas por uma variedade de outras espécies, incluindo *Eikenella corrodens*, *Escherichia coli*, *Fusobacterium*, *Haemophilus influenzae*, *Klebsiella*, *Prevotella*, *Proteus* e *Pseudomonas*. Causas não infecciosas de inflamação das glândulas salivares incluem síndrome de Sjögren (ver adiante), sarcoidose (ver Capítulo 9), radioterapia externa (ver Capítulo 8), radioiodoterapia para doenças da tireoide e diversos alérgenos.

Características clínicas e radiográficas

A sialoadenite bacteriana aguda é mais comum na glândula parótida e é bilateral em 10 a 25% dos casos. A glândula afetada se apresenta edemaciada e dolorida, e a pele sobrejacente pode se apresentar quente e eritematosa (Figura 11.18). Podem estar presentes febre baixa associada e trismo. Uma drenagem purulenta geralmente é observada a partir do orifício do ducto quando a glândula é massageada (Figura 11.19).

A obstrução ductal persistente ou recorrente (mais comumente causada por sialólitos) pode levar à sialoadenite crônica.

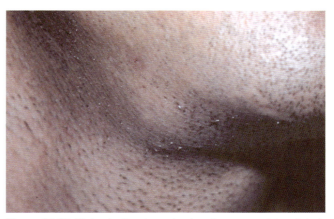

Figura 11.18 Sialoadenite. Aumento de volume com sintomatologia dolorosa na glândula submandibular.

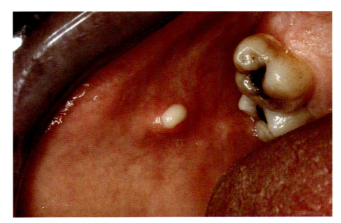

Figura 11.19 Sialoadenite. Observa-se a saída de um exsudato purulento do ducto de Stensen quando a glândula parótida é massageada.

Edemas periódicos e dor ocorrem dentro da glândula afetada, aparecendo próximo ao horário das refeições, quando o fluxo salivar é estimulado. Geralmente, a sialografia mostra sialectasia (dilatação ductal) próxima à área de obstrução (Figura 11.20). Na parotidite crônica, o ducto de Stensen pode mostrar um padrão característico na sialografia conhecido como "em forma de linguiça", que reflete a combinação de dilatações ductais com estreitamento ductal decorrente da formação de cicatrizes. A sialoadenite crônica também pode ocorrer nas glândulas salivares menores, possivelmente como resultado de bloqueio do fluxo ductal ou de trauma local.

A **parotidite juvenil recorrente** é a doença inflamatória das glândulas salivares mais comum em crianças dos EUA e a segunda doença desse tipo mais comum no mundo (a primeira é a caxumba). É caracterizada por episódios recorrentes de aumento não supurativo da glândula parótida unilateral ou bilateral, geralmente se iniciando entre os 3 e 6 anos. A causa exata é desconhecida, embora malformações ductais congênitas, fatores genéticos, alterações imunológicas ou maloclusão dentária tenham sido sugeridos como possíveis fatores contribuintes. Embora geralmente haja múltiplas recorrências, em geral a condição se resolve durante a puberdade.

A **sialoadenite necrosante subaguda** é uma forma de inflamação das glândulas salivares que ocorre comumente em adolescentes

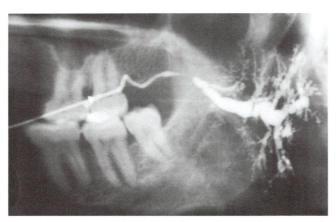

Figura 11.20 Sialoadenite crônica. Sialografia da parótida mostrando dilatação ductal próxima a uma área de obstrução. (Cortesia do Dr. George Blozis.)

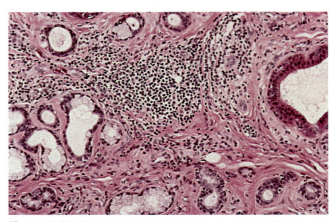

Figura 11.21 Sialoadenite crônica esclerosante. Infiltrado inflamatório crônico com atrofia acinar associada, dilatação ductal e fibrose.

e adultos jovens. A lesão usualmente envolve as glândulas salivares menores do palato duro e do palato mole, apresentando-se como um nódulo doloroso, recoberto por mucosa eritematosa intacta. Ao contrário da sialometaplasia necrosante (ver adiante), essa lesão não ulcera ou libera tecido necrótico. Causas alérgicas ou infecciosas têm sido consideradas para esta condição.

Características histopatológicas

Em pacientes com sialoadenite aguda, observa-se um acúmulo de neutrófilos dentro do sistema ductal e acinar. A sialoadenite crônica é caracterizada por infiltração difusa ou focal do parênquima glandular por linfócitos e plasmócitos. A atrofia dos ácinos é comum, bem como a dilatação ductal. Se houver a presença de fibrose associada, o termo **sialoadenite crônica esclerosante** é utilizado (Figura 11.21).

A sialoadenite necrosante subaguda é caracterizada por um intenso infiltrado inflamatório misto constituído por neutrófilos, linfócitos, histiócitos e eosinófilos. Há perda da maioria das células acinares, e a maior parte das remanescentes exibe necrose. Os ductos tendem a ser atróficos e não apresentam hiperplasia ou metaplasia escamosa.

Tratamento e prognóstico

Os pacientes com sialoadenite devem ser submetidos a uma investigação com radiografia panorâmica para averiguar a presença de um sialólito. Estudos de imagem adicionais, como a ultrassonografia, a TC e a RM, podem também auxiliar. Se for observada uma drenagem purulenta no orifício de saída do ducto da glândula salivar, devem ser realizados cultura bacteriana e outros estudos sensíveis.

O tratamento da sialoadenite aguda inclui antibioticoterapia apropriada e reidratação do paciente para estimular o fluxo salivar. A drenagem cirúrgica pode ser necessária se houver formação de abscesso. Embora este esquema terapêutico seja geralmente eficiente, uma taxa de mortalidade tão alta quanto 20 a 50% foi relatada em pacientes debilitados, em decorrência da disseminação da infecção e sepse.

O manejo da sialoadenite crônica depende da gravidade da condição e varia de uma terapia conservadora até a intervenção cirúrgica. A conduta inicial geralmente inclui antibióticos, analgésicos, sialagogos e massagem glandular. Casos iniciais que se desenvolvem secundariamente à obstrução ductal podem responder à remoção do sialólito ou de outras causas de bloqueio. Entretanto, se houver sialectasia, os ductos dilatados podem levar à estase das secreções e predispor a glândula à formação futura de sialólito. A sialoendoscopia e a irrigação ductal geralmente são utilizadas para dilatar os estreitamentos e eliminar os sialólitos e os tampões mucosos. Se necessário, pode ser introduzido um *stent* temporário no ducto da glândula salivar. Se os métodos conservadores não forem capazes de controlar a sialoadenite crônica, a remoção cirúrgica da glândula afetada pode ser necessária.

A sialoendoscopia com irrigação de solução salina mostrou ser uma técnica útil para pacientes com parotidite juvenil recorrente, geralmente reduzindo drasticamente o número de episódios de recorrência até que a desordem se resolva na puberdade. A sialoadenite necrosante subaguda é uma condição autolimitante que usualmente se resolve duas semanas após o diagnóstico, sem que seja necessária a realização de tratamento.

◆ QUEILITE GLANDULAR

A **queilite glandular** é uma condição inflamatória rara das glândulas salivares menores. A causa é incerta, embora diversos fatores etiológicos tenham sido sugeridos, incluindo o dano actínico, o tabaco, a sífilis, a má higiene e a hereditariedade.

Características clínicas

A queilite glandular ocorre frequentemente no vermelhão do lábio inferior, embora tenham sido relatados raros casos no lábio superior e no palato. Como resultado de hipertrofia e inflamação das glândulas, os indivíduos afetados apresentam edema e eversão do lábio inferior (Figura 11.22). As aberturas dos ductos das glândulas salivares menores se apresentam inflamadas e dilatadas, e a pressão nas glândulas pode levar à produção de secreções mucopurulentas das aberturas ductais. A condição tem sido mais relatada em homens de meia-idade e idosos, apesar de terem sido descritos casos em mulheres e crianças. Entretanto, alguns dos casos da infância podem representar outras entidades, como a queilite esfoliativa (ver Capítulo 8).

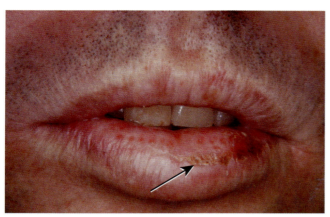

Figura 11.22 Queilite glandular. Lábio inferior proeminente com inflamação nas aberturas dos ductos das glândulas salivares menores. Um carcinoma espinocelular precoce se desenvolveu no lado esquerdo do paciente, lateralmente à linha média (seta). (Cortesia do Dr. George Blozis.)

A queilite glandular tem sido classificada em três tipos, baseados na gravidade da doença:
1. Simples.
2. Superficial supurativa (síndrome de Baelz).
3. Supurativa profunda (queilite granulomatosa apostematosa).

Os dois últimos tipos representam estágios progressivos da doença com envolvimento bacteriano; eles podem ser caracterizados por inflamação crescente, supuração, ulceração e edema do lábio.

Características histopatológicas

Os achados microscópicos da queilite glandular podem incluir a sialoadenite crônica, a dilatação ductal com acúmulo de mucina e a metaplasia oncocítica. Em alguns casos, alterações displásicas concomitantes podem ser observadas no epitélio da mucosa de revestimento.

Tratamento e prognóstico

O tratamento de escolha na maioria dos casos de queilite glandular persistente associada a dano actínico é a vermelhectomia (queiloplastia), que usualmente produz um resultado estético satisfatório. Tem sido observado que alguns casos têm sido associados ao desenvolvimento de carcinoma espinocelular do lábio. Pelo fato de o dano actínico ter sido relacionado com muitos casos de queilite glandular, é provável que a mesma radiação solar seja responsável pela transformação maligna.

◆ SIALORREIA (PTIALISMO)

A **sialorreia,** ou a salivação excessiva, é uma condição incomum que possui diversas causas. A sialorreia menor pode resultar de uma irritação local, como úlceras aftosas ou próteses removíveis mal adaptadas. Pacientes com próteses novas geralmente apresentam produção excessiva de saliva, até que se acostumem com a prótese. A hipersecreção de saliva esporádica, ou "indisposição aquosa", pode ocorrer como sistema tampão protetor para neutralizar os ácidos gástricos em indivíduos com refluxo gastroesofágico. A salivação excessiva raramente se desenvolve em mulheres grávidas (*ptialismo gravidarum*), às vezes em associação com hiperêmese da gravidez. A sialorreia é uma característica clínica bem conhecida da raiva ou do envenenamento por metais pesados (ver Capítulo 8). Geralmente, ocorre como uma consequência de certos medicamentos como agentes antipsicóticos, especialmente a clozapina, e agonistas colinérgicos usados no tratamento da demência do tipo Alzheimer e a miastenia *gravis*.

O escorrimento salivar (baba) pode ser um problema para pacientes com deficiência intelectual, pacientes que foram submetidos à cirurgia de ressecção da mandíbula ou que apresentam diversas doenças neurológicas, como paralisia cerebral, doença de Parkinson ou esclerose lateral amiotrófica (ELA). Nessas situações, o escorrimento salivar não é causado pela superprodução de saliva, mas, sim, pelo deficiente controle neuromuscular.

Além disso, há um segundo grupo de pacientes que se queixam de escorrimento salivar; entretanto, nenhuma evidência clínica óbvia de produção excessiva de saliva é observada, e os pacientes não apresentam nenhuma das causas conhecidas de sialorreia. A análise da personalidade tem sugerido que a queixa de sialorreia em pacientes até então saudáveis não apresenta qualquer base orgânica, mas pode estar associada a elevados níveis de neuroticismo e tendência à dissimulação.

Características clínicas

Normalmente, o excesso de produção de saliva determina excesso de baba e engasgo, que podem causar constrangimentos sociais. Em crianças com deficiências intelectuais ou paralisia cerebral, o fluxo salivar descontrolado pode levar ao desenvolvimento de úlceras ao redor da boca, queixo e pescoço, que podem se tornar infectadas secundariamente. A presença constante de manchas nas roupas e nos lençóis pode ser um problema para os pais e para os cuidadores desses pacientes.

Tratamento e prognóstico

Alguns casos de sialorreia são transitórios ou discretos, e nenhum tratamento é necessário. Para indivíduos com sialorreia associada à doença do refluxo gastroesofágico, o manejo médico do refluxo pode ser benéfico.

Para o escorrimento salivar persistente e intenso, a intervenção terapêutica pode estar indicada. A fonoaudiologia pode ser usada para melhorar o controle neuromuscular, mas a cooperação do paciente é necessária. Medicações anticolinérgicas podem reduzir a produção de saliva, mas podem produzir efeitos adversos inaceitáveis. A escopolamina transdérmica tem sido testada com algum sucesso, porém não deve ser usada em crianças mais jovens que 10 anos. A injeção intraglandular de toxina botulínica (tipo A ou B) tem se mostrado eficaz na redução das secreções salivares, com duração de ação que varia de 6 semanas a 6 meses. A ablação salivar também foi realizada por meio de injeção guiada por imagem de sulfato de tetradecilsódio e etanol nas glândulas.

Diversas técnicas cirúrgicas têm sido utilizadas para o controle do escorrimento salivar intenso em indivíduos com controle neuromuscular deficiente:

- Realocação dos ductos submandibulares para a base da língua ou fossa tonsilar (algumas vezes junto com a excisão das glândulas submandibulares)

- Realocação dos ductos da parótida
- Excisão da glândula submandibular e ligação do ducto da parótida
- Ligação dos ductos das glândulas submandibular e parótida.

◆ XEROSTOMIA

A **xerostomia** é a sensação subjetiva de boca seca; pode ser associada à hipofunção da glândula salivar. Diversos fatores e diversas causas têm um papel na causa da xerostomia, sendo eles: (1) origem de desenvolvimento: aplasia de glândula salivar; (2) relacionadas a perda de água/metabólitos: deficiência de ingestão de líquidos, hemorragia e vômito/diarreia; (3) de origem iatrogênica: medicações, radioterapia da região de cabeça e pescoço e quimioterapia; (4) relacionadas à doenças sistêmicas: síndrome de Sjögren, diabetes melito, diabetes insípido, sarcoidose, amiloidose, infecção pelo vírus da imunodeficiência humana (HIV), hepatite C, DECH e desordens psicogênicas; (5) fatores locais: mastigação diminuída, fumo e respiração bucal. A xerostomia é um problema comum que tem sido relatado em 25% dos idosos. No passado, as queixas de boca seca em pacientes idosos geralmente eram atribuídas às consequências previsíveis do envelhecimento. Entretanto, hoje é aceito que quaisquer reduções na função salivar, associadas à idade, são moderadas e, provavelmente, não são associadas a qualquer redução da função salivar. Ao contrário, a xerostomia em idosos possivelmente é um resultado de outros fatores, em especial medicações. Tem sido relatado que mais de 500 substâncias produzem a xerostomia como efeito colateral, incluindo 63% dos 200 medicamentos mais frequentemente prescritos nos EUA. Uma lista dos medicamentos mais comuns e associados à xerostomia é fornecida na Tabela 11.2. Essas substâncias específicas não somente são conhecidas por produzir boca seca, mas também a prevalência de xerostomia aumenta em relação ao número total de medicamentos de que o indivíduo faz uso, independentemente do fato de a medicação individual ser xerogênica ou não.

Características clínicas[1]

O exame do paciente demonstra uma redução da secreção salivar, e a saliva residual se apresenta de forma espumosa ou espessa, formando fios de saliva na boca. A mucosa parece seca, e o clínico pode notar que a luva de procedimento adere à superfície mucosa. Geralmente, o dorso da língua é fissurado e com atrofia das papilas filiformes (ver Figura 11.1). O paciente pode se queixar de dificuldades para mastigar e deglutir, podendo até mesmo relatar que os alimentos aderem à mucosa oral durante a alimentação. Entretanto, os achados clínicos nem sempre correspondem aos sintomas do paciente. Alguns pacientes com queixa de boca seca podem apresentar fluxo salivar adequado e lubrificação normal da cavidade oral. Por exemplo, pacientes com síndrome da ardência bucal, às vezes, descreverão sintomas de boca seca, apesar de terem um fluxo aparentemente adequado de saliva durante o exame. Tais queixas podem estar relacionadas à neuropatia sensorial oral

---

[1]N.R.T.: O autor usa em alguns momentos do texto xerostomia como sinônimo de hipossalivação, mas nós entendemos que xerostomia é a sensação subjetiva de boca seca e hipossalivação é a diminuição efetiva da quantidade de saliva.

Tabela 11.2	**Medicamentos que podem produzir xerostomia.**
Classe de medicamentos	**Exemplos**
Agentes anti-histamínicos	Difenidramina Clorfeniramina
Agentes descongestionantes	Pseudoefedrina Loratadina
Agentes antidepressivos	Amitriptilina Citalopram Duloxetina Floxetina Paroxetina Sertralina Bupropiona
Agentes antipsicóticos	Derivados da fenotiazina Haloperidol Quetiapina
Agentes ansiolíticos e sedativos	Diazepam Lorazepam Alprazolam
Agentes anti-hipertensivos	Reserpina Metildopa Clorotiazida Furosemida Metoprolol Bloqueadores de canais de cálcio
Agentes anticolinérgicos/antimuscarínicos	Atropina Escopolamina Oxibutinina Solifenacina Tolterodina

que subjaz a essa condição (ver Capítulo 18). Contrariamente, alguns pacientes que clinicamente aparentam ter boca seca não apresentam queixas. O grau de produção de saliva pode ser avaliado pela medição do fluxo salivar tanto em repouso quanto estimulado.

Existe um aumento da prevalência de candidíase oral em pacientes com xerostomia, em decorrência da redução na limpeza e da atividade antimicrobiana normalmente promovida pela saliva. Além disso, esses pacientes são mais suscetíveis a cáries dentárias, especialmente as cáries cervicais e as cáries de raiz. Esse problema tem sido associado mais frequentemente à radioterapia e, algumas vezes, é chamado *cáries de radiação*, mas deveria ser mais apropriadamente denominado *cáries associadas à xerostomia* (ver Capítulo 8).

Tratamento e prognóstico

O tratamento da xerostomia é difícil e, geralmente, não é satisfatório. As salivas artificiais, *sprays* hidratantes ou géis podem ajudar o paciente a ter maior conforto, bem como a ingestão de goles de água ao longo de todo o dia. Além disso, balas sem açúcar podem ser usadas na tentativa de estimular o fluxo salivar. Nos últimos anos, o uso de dispositivos intraorais eletroestimuladores miniaturizados tem sido relatado como bem-sucedido na melhoria dos sintomas de boca seca. Se a secura é secundária à medicação utilizada pelo paciente, pode ser considerada a suspensão do uso ou a modificação da dose em consulta com o médico do paciente; também pode ser tentada a substituição do medicamento.

A pilocarpina sistêmica é um agonista parassimpaticomimético que pode ser usado como sialagogo. Em doses de 5 a 10 mg, 3 a 4 vezes/dia, pode ser um eficaz promotor da secreção salivar. A sudorese excessiva é um efeito colateral, enquanto problemas mais sérios, como aumento da frequência cardíaca e aumento da pressão arterial, são menos comuns. O cloridrato de cevimelina, um agonista colinérgico com afinidade com receptores muscarínicos M_3, tem mostrado ser um sialagogo efetivo. Tanto a pilocarpina quanto a cevimelina são contraindicados em pacientes com glaucoma de ângulo agudo.

Devido ao elevado potencial de desenvolvimento de cáries dentárias nos pacientes com xerostomia, são recomendadas visitas frequentes ao dentista. A aplicação de flúor tópico, tanto no consultório quanto em casa, pode ser feita para prevenir a cárie dentária, enquanto o uso de enxaguatórios bucais com clorexidina reduz a formação de biofilme.

◆ DOENÇA RELACIONADA À IgG4

No final dos anos 1800, Johann Von Mikulicz-Radecki descreveu o caso de uma paciente com aumento bilateral indolor, não usual, das glândulas lacrimais e de todas as glândulas salivares, causado por um intenso infiltrado inflamatório crônico. Essa apresentação clínica ficou conhecida como **doença de Mikulicz**. Casos semelhantes de aumento das glândulas parótidas e das glândulas lacrimais causados por outras doenças (p. ex., tuberculose, sarcoidose e linfoma) são considerados como sendo diferentes da doença de Mikulicz e foram denominados **síndrome de Mikulicz**. Entretanto, esses dois termos se tornaram tão confusos e ambíguos, que não devem ser mais usados.

Embora a verdadeira natureza da condição de seu paciente original seja incerta, alguns exemplos da antes chamada doença de Mikulicz provavelmente apresentavam lesões linfoepiteliais benignas associadas à síndrome de Sjögren (ver a seguir). Entretanto, acredita-se que outros exemplos deveriam ser hoje classificados como **doença relacionada à IgG4**, uma doença fibroinflamatória recentemente descrita.

A doença relacionada à IgG4 foi, inicialmente, reconhecida como um processo inflamatório esclerosante do pâncreas, sob a denominação "pancreatite autoimune". Posteriormente, essa condição foi relacionada com níveis elevados de IgG4, bem como com presença de plasmócitos positivos para IgG4 dentro dos tecidos pancreáticos. A natureza sistêmica da doença relacionada à IgG4 foi estabelecida quando foi reconhecido que uma variedade de lesões inflamatórias em outros órgãos, incluindo as glândulas salivares e lacrimais, representava a mesma doença.

A patogênese da doença relacionada à IgG4 é incerta, embora tanto os linfócitos T auxiliares tipo 2 quanto os linfócitos B tenham sido sugeridos por estarem envolvidos. A IgG4 é realmente considerada uma molécula anti-inflamatória e antialérgica, e seu aumento provavelmente representa um fenômeno secundário em vez de um fator causal. Normalmente, a IgG4 compreende menos de 5% da IgG total do corpo. No entanto, nesta condição, as concentrações séricas de IgG4 policlonal podem atingir níveis até 25 vezes maiores do que os níveis normais, embora 20 a 40% dos pacientes apresentem níveis de IgG4 dentro do limite normal. Desordens alérgicas como a asma, a rinite alérgica e a dermatite atópica são comuns.

Características clínicas

A doença relacionada à IgG4 ocorre principalmente em adultos de meia-idade e idosos, com média de idade de aproximadamente 60 anos. Os homens são mais afetados que as mulheres, embora relatos do Japão tenham mostrado uma predileção pelo sexo feminino. A região de cabeça e pescoço é o segundo local mais acometido por essa condição, sendo o pâncreas o local mais acometido. O envolvimento orbital pode ser caracterizado por pálpebras edemaciadas, inflamação lacrimal, protrusão ocular, dor e diplopia. O envolvimento do nervo óptico pode levar à perda visual permanente. A sialoadenite relacionada à IgG4 ocorre com maior frequência na glândula submandibular e apenas raramente envolve a glândula parótida e as glândulas salivares menores (Figura 11.23). Os pacientes apresentam aumento unilateral ou bilateral da glândula submandibular, variando de 1,5 cm a 5 cm, que frequentemente simula um processo neoplásico.

Pelo fato de a doença relacionada à IgG4 poder afetar qualquer tecido ou órgão do corpo, a gravidade e o curso da doença dependem do local específico de envolvimento. A pancreatite pode levar a icterícia obstrutiva, perda de peso e desconforto abdominal. A colangite esclerosante pode resultar em falência hepática. Outras complicações incluem a aortite abdominal com a formação de aneurisma, o pseudotumor inflamatório do rim, a inflamação da tireoide (tireoidite de Riedel) e a linfadenopatia.

Características histopatológicas

O exame microscópico de uma glândula submandibular afetada revela uma sialoadenite crônica esclerosante, caracterizada por um intenso infiltrado linfoplasmocitário, folículos linfoides hiperplásicos e atrofia acinar. A imuno-histoquímica deve revelar um aumento no número de plasmócitos positivos para IgG4 (mais de 30 a 50 por campo em maior aumento); além disso, a relação de plasmócitos positivos para IgG4 para plasmócitos positivos para IgG total deve ser superior a 40%. A proeminente fibrose interlobular resulta em um padrão estoriforme quando a glândula é observada em pequeno aumento (Figura 11.24).

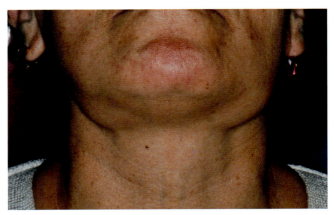

Figura 11.23 Doença relacionada à IgG4. Aumento bilateral das glândulas submandibulares. (Cortesia do Dr. Benjamin Martinez.)

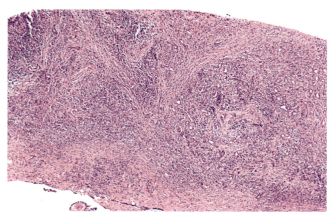

Figura 11.24 Doença relacionada à IgG4. Inflamação linfoplasmocitária difusa na glândula submandibular com fibrose interlobular associada. (Cortesia do Dr. Benjamin Martinez.)

Outro achado comum é a flebite obliterante, que pode ser evidenciada com colorações para fibras elásticas. De modo geral, esse padrão tem sido, por vezes, denominado **tumor de Küttner**. A biopsia da glândula salivar labial tem sido sugerida como um procedimento minimamente invasivo para o diagnóstico da sialadenite relacionada à IgG4; no entanto, sua sensibilidade para o diagnóstico é considerada muito baixa.

Tratamento e prognóstico

A doença relacionada à IgG4 frequentemente requer tratamento imediato e agressivo com corticosteroides sistêmicos para prevenir danos ou falência do órgão. Os agentes poupadores de glicocorticoides, como azatioprina, micofenolato de mofetila e metotrexato, também podem ser utilizados. A maioria dos pacientes apresenta uma resposta rápida à terapia imunossupressora, tendo um prognóstico favorável. Para pacientes com doença recorrente, a depleção de células B com rituximabe pode ser eficaz. Lesões da glândula submandibular ou pseudotumores orbitais altamente fibrosos são às vezes tratados por ressecção cirúrgica.

◆ SÍNDROME DE SJÖGREN

A **síndrome de Sjögren** é uma doença autoimune crônica sistêmica que envolve principalmente as glândulas salivares e lacrimais, resultando em xerostomia (boca seca) e xeroftalmia (secura ocular). Os efeitos nos olhos geralmente são chamados de **queratoconjuntivite *sicca*** (*sicca* significa "seca"), e a apresentação clínica de xerostomia e xeroftalmia é, às vezes, também chamada *síndrome sicca*. Duas formas da doença são reconhecidas:

1. Síndrome de Sjögren *primária* (somente síndrome *sicca* isolada; nenhuma outra doença autoimune está presente).
2. Síndrome de Sjögren *secundária* (o paciente manifesta a síndrome *sicca* adicionalmente a outra doença autoimune associada).

A causa da síndrome de Sjögren é desconhecida. Embora não seja uma doença hereditária por si só, há fortes evidências de influência genética. Exemplos de síndrome de Sjögren têm sido relatados em gêmeos ou em dois ou mais membros da mesma família. Parentes de pacientes acometidos têm uma elevada frequência de outras doenças autoimunes. Uma variedade de genes candidatos tem sido implicada na patogênese, incluindo aqueles relacionados a certos antígenos de histocompatibilidade (HLAs), resposta ao interferon e função dos linfócitos B. Pesquisadores têm sugerido que os vírus, como o vírus Epstein-Barr (EBV) ou o vírus linfotrópico de células T humano (HTLV), podem ter um papel patogenético na síndrome de Sjögren, mas as evidências para isso ainda são especulativas.

Características clínicas e radiográficas

A síndrome de Sjögren é considerada a segunda doença autoimune mais comum, após a artrite reumatoide. Embora a prevalência exata dependa do critério clínico utilizado, estimativas atuais demonstram uma prevalência populacional de 1% (0,1 a 4,8%), com uma proporção mulher:homem de 9:1. É observada predominantemente em adultos de meia-idade, mas raros exemplos têm sido descritos em crianças. Os critérios de classificação adotados em 2016 pelo American College of Rheumatology and European League Against Rheumatism são apresentados no Boxe 11.2.

Quando a condição é associada a outra doença do tecido conjuntivo, é chamada *síndrome de Sjögren secundária*. Ela pode estar associada a qualquer outra doença autoimune, mas a associação mais comum é à artrite reumatoide. Cerca de 15% dos pacientes com artrite reumatoide têm síndrome de Sjögren. Adicionalmente, a síndrome de Sjögren secundária pode se desenvolver em 30% dos pacientes com lúpus eritematoso sistêmico (LES).

O principal sintoma oral é a xerostomia, que é causada pelo decréscimo das secreções salivares; entretanto, a intensidade dessa secura pode variar de paciente para paciente. A saliva pode se apresentar espumosa, com perda do reservatório usual de saliva no assoalho da boca. Os pacientes acometidos podem se queixar de dificuldades durante a deglutição, de alterações de paladar ou de dificuldades em usar próteses removíveis. A língua geralmente se torna fissurada e exibe atrofia das papilas (Figura 11.25). A mucosa oral pode se apresentar vermelha e dolorida, usualmente como resultado de uma candidíase secundária. As úlceras causadas por próteses e a queilite angular são comuns. A falta da ação de limpeza da saliva predispõe o paciente a cáries, especialmente as cervicais.

Cerca de um terço até metade dos pacientes apresenta aumento firme e difuso das glândulas salivares maiores durante o curso da doença (Figura 11.26). Geralmente, esse aumento é bilateral, podendo ser indolor ou levemente doloroso, e pode ser de natureza intermitente ou persistente. Quanto maior a gravidade da doença, maior a probabilidade de ocorrer aumento das glândulas salivares maiores. Além disso, a redução do fluxo salivar põe esses indivíduos em risco elevado de sialoadenite bacteriana retrógrada.

Embora não seja diagnóstico, a sialografia geralmente revela sialectasia pontual e perda da arborização normal do sistema ductal, demonstrando um padrão de "árvore sem galhos, carregada de frutos" (Figura 11.27). A cintilografia com pertecnetato de tecnécio-99m radioativo demonstra baixa captação e atraso na eliminação do isótopo. A ultrassonografia pode revelar múltiplas áreas hipoecoicas ou anecoicas nas glândulas parótida e submandibular.

O termo **queratoconjuntivite *sicca*** descreve não somente a redução de produção de lágrimas pelas glândulas lacrimais, mas

> **Boxe 11.2** Critérios de classificação do American College of Rheumatology/European League Against Rheumatism para síndrome de Sjögren primária.

A classificação da **síndrome de Sjögren** primária se aplica a um indivíduo que preenche um ou mais critérios de inclusão, não apresenta nenhuma das condições listadas como critérios de exclusão e tem uma pontuação total de ≥ 4 quando os pesos dos seguintes itens de critérios são somados:

Item:	Peso/Pontuação
Glândula salivar labial com sialoadenite linfocítica focal e escore de foco ≥ 1 foco/4 mm²	3
Positivo para Anti-SSA/Ro	3
Escore de coloração ocular ≥ 5 (ou escore de van Bijsterveld ≥ 4) em pelo menos um olho*	1
Teste de Schirmer ≤ 5 mm/5 minutos em pelo menos um olho*	1
Taxa de fluxo salivar não estimulada ≤ 1 ml/minuto (conforme descrito por Navazesh e Kumar)*	1

Critérios de inclusão – o paciente apresenta pelo menos um sintoma de secura ocular ou oral, definido como uma resposta positiva a pelo menos uma das seguintes perguntas:
(1) Você tem, diariamente, olhos secos persistentes e que incomodam por mais de 3 meses?
(2) Você tem uma sensação recorrente de areia ou cascalho nos olhos?
(3) Você usa lágrima artificial mais de três vezes por dia?
(4) Você tem uma sensação diária de boca seca por mais de 3 meses?
(5) Você frequentemente ingere líquidos para ajudar a engolir alimentos secos?
-ou-
Um paciente em quem haja suspeita de síndrome de Sjögren (SS) pelo questionário de Índice de Atividade da Doença de SS da European League Against Rheumatism (pelo menos um domínio com um item positivo).
Critérios de exclusão – paciente com diagnóstico prévio de qualquer uma das seguintes condições, o que exclui o diagnóstico de SS e a participação em estudos ou ensaios terapêuticos de SS devido a características clínicas sobrepostas ou interferência nos testes de critérios:
(1) Histórico de tratamento com radioterapia na região de cabeça e pescoço
(2) Infecção ativa pelo vírus da hepatite C (com confirmação por PCR)
(3) Síndrome da imunodeficiência adquirida (AIDS)
(4) Sarcoidose
(5) Amiloidose
(6) Doença do enxerto contra o hospedeiro
(7) Doença relacionada à IgG4

*Pacientes que normalmente estão tomando medicamentos anticolinérgicos devem ser avaliados quanto a sinais objetivos de hipofunção salivar e secura ocular após um intervalo suficiente sem esses medicamentos para que esses componentes sejam uma medida válida de secura oral e ocular.
Fonte: Shiboski CH, Shiboski SC, Seror R, et al: 2016 American College of Rheumatology/European League Against Rheumatism classification criteria for primary Sjögren's syndrome. A consensus and data-driven methodology involving three international patient cohorts, *Ann Rheum Dis* 76:9–16, 2017.

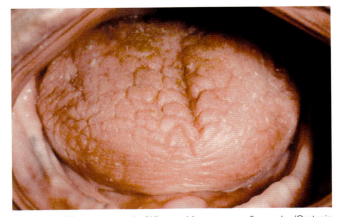

Figura 11.25 Síndrome de Sjögren. Língua seca e fissurada. (Cortesia do Dr. David Schaffner.)

também o efeito patológico nas células epiteliais da superfície ocular. Assim como na xerostomia, a gravidade da xeroftalmia pode variar drasticamente de um paciente para o outro. A inflamação lacrimal causa uma redução da camada aquosa do filme de lágrima; entretanto, a produção de mucina é normal e pode resultar em secreção mucoide. Os pacientes geralmente se queixam da sensação de arranhadura, de ter areia ou ter a presença persistente de um corpo estranho nos olhos. Desenvolvem-se defeitos no epitélio de superfície ocular, que podem resultar em visão embaçada e, algumas vezes, em dor latejante. As manifestações oculares são menos intensas no período da manhã, ao acordar, e se tornam mais pronunciadas ao longo do dia.

Um método simples para confirmar a redução da secreção lacrimal é a realização do teste de Schirmer. Um pedaço de papel-filtro estéril e padronizado é colocado sobre a margem da pálpebra inferior, para que a ponta com abas seja inserida no terço inferior da pálpebra. A produção de lágrima é avaliada, medindo-se o tamanho da porção úmida do papel-filtro. Valores menores que 5 mm (após um período de 5 minutos) são considerados anormais. Além disso, a possibilidade de dano à superfície córnea e conjuntival pode ser avaliada com uma lâmpada de fenda após o uso dos corantes rosa bengala e lissamina verde.

A síndrome de Sjögren é uma doença sistêmica, e o processo inflamatório pode também afetar vários outros tecidos do corpo. A pele geralmente é seca, bem como as mucosas nasal e vaginal. A fadiga é relativamente comum, e algumas vezes pode ocorrer depressão. Outros possíveis problemas associados incluem a linfoadenopatia, a colangite biliar primária, o fenômeno de Raynaud, a nefrite intersticial, a fibrose pulmonar intersticial, a vasculite e as neuropatias periféricas (Boxe 11.3).

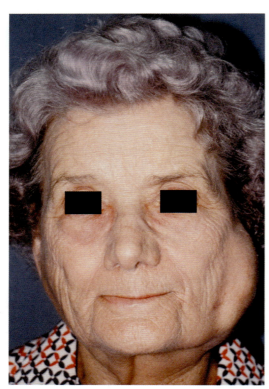

Figura 11.26 Síndrome de Sjögren. Lesão linfoepitelial benigna da glândula parótida. (Cortesia do Dr. David Schaffner.)

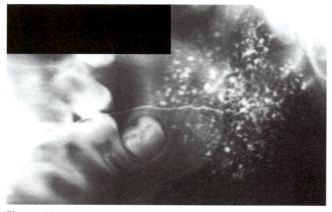

Figura 11.27 Síndrome de Sjögren. Sialografia da parótida demonstrando atrofia e sialectasia pontual ("árvore carregada de frutos, sem galhos"). (Cortesia do Dr. George Blozis.)

Achados laboratoriais

Em pacientes com síndrome de Sjögren, a velocidade de hemossedimentação muitas vezes é elevada, e os níveis de imunoglobulinas (Ig) séricas, especialmente IgG, são altos. Uma variedade de autoanticorpos pode ser produzida e, embora nenhum seja especificamente diagnóstico, sua presença pode ser um importante auxiliar no diagnóstico. A positividade para o fator reumatoide (FR) é encontrada em aproximadamente 60% dos casos, independentemente de o paciente ter ou não artrite reumatoide. Anticorpos antinucleares (ANAs) também estão presentes em 75 a 85% dos pacientes. Em particular, dois autoanticorpos nucleares – anti-SS-A (anti-Ro) e antiSS-B (anti-La) – podem ser encontrados, especialmente em pacientes com síndrome de Sjögren primária. O anticorpo anti-SS-A tem sido detectado em aproximadamente 50 a 76% dos pacientes, enquanto o anti-SS-B tem sido detectado em 30 a 60% desses indivíduos.

Características histopatológicas

O principal achado microscópico da síndrome de Sjögren é uma infiltração linfocítica nas glândulas salivares, que leva à destruição das unidades acinares. Lesões mais avançadas resultam em um padrão conhecido como **lesão linfoepitelial benigna (sialoadenite mioepitelial)**. Embora os ácinos sejam destruídos, o epitélio ductal persiste. As células ductais e as células mioepiteliais circundantes se tornam hiperplásicas, formando grupos característicos de células, conhecidos como *ilhas epimioepiteliais*, ao longo de toda a proliferação linfoide (Figura 11.28). Centros germinativos podem ou não ser observados. A infiltração linfocítica das glândulas menores também ocorre, embora as ilhas epimioepiteliais raramente sejam vistas nesta localização.

Algumas vezes, a biopsia das glândulas salivares menores do lábio inferior é utilizada como procedimento diagnóstico da síndrome de Sjögren. É feita uma incisão de 1,5 a 2 cm na mucosa labial clinicamente normal, paralela ao vermelhão do lábio e lateral à linha média, permitindo a coleta de cinco ou mais

Boxe 11.3	Manifestações sistêmicas da síndrome de Sjögren.
Local	**Frequência**
Constitucional	
Fadiga	70 a 80%
Musculoesqueléticas	
Artralgia	38 a 75%
Artrite	10 a 30%
Miosite inflamatória	2%
Hematológicas	
Anemia (geralmente leve)	30 a 60%
Trombocitopenia	5 a 13%
Hipergamaglobulinemia	20 a 50%
Taxa de sedimentação de eritrócitos elevada	20%
Linfoma não Hodgkin (risco ao longo da vida)	5 a 10%
Gastrointestinais	
Disfagia	65%
Refluxo gastroesofágico	60%
Diarreia crônica	9%
Constipação	23%
Anormalidades nas enzimas hepáticas	10 a 40%
Renal	
Nefrite intersticial	5%
Pulmonares	
Infecções recorrentes do trato respiratório	10 a 35%
Tosse crônica	60%
Doença pulmonar intersticial	3 a 11%
Dermatológicas	
Xerose (pele seca)	50%
Fenômeno de Raynaud	15 a 30%
Vasculite cutânea	10%
Eritema anular	10%
Neurológicas (incluindo neuropatias periféricas, neuropatias cranianas, disfunção cognitiva, mielite transversa)	20%

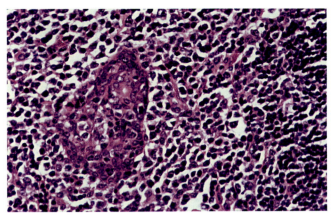

Figura 11.28 Lesão linfoepitelial benigna na síndrome de Sjögren. Infiltrado linfocítico na glândula parótida com uma ilha epimioepitelial associada.

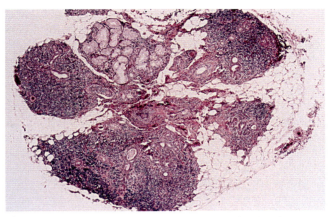

Figura 11.29 Síndrome de Sjögren. Biopsia de glândula salivar menor exibindo múltiplos focos linfocíticos.

glândulas acessórias. Essas glândulas são, então, examinadas para a identificação de agregados inflamatórios crônicos focais, compostos por 50 ou mais linfócitos e plasmócitos. Esses agregados devem ser próximos a ácinos aparentemente normais e devem ser encontrados de forma consistente na maioria das glândulas da amostra. Foi sugerida a seguinte fórmula:

$$\text{Índice de focos} = \frac{\text{Número de agregados inflamatórios} \times 4}{\text{área (mm}^2\text{) de parênquima de glândula salivar}}$$

O índice de focos calcula o número de agregados inflamatórios por área de 4 mm² de tecido glandular. Um índice de foco ≥ 1 (p. ex., um ou mais focos de 50 ou mais células por área de 4 mm² de tecido glandular) é considerado condizente com o diagnóstico de síndrome de Sjögren (Figura 11.29). Quanto maior o número de focos (mais de 12 ou focos confluentes), maior é a correlação com o diagnóstico. A natureza focal dessa inflamação crônica entre os ácinos aparentemente normais é um padrão fortemente sugestivo; em contrapartida, o achado de inflamação difusa com dilatação ductal e fibrose (sialoadenite crônica esclerosante) não é condizente com o diagnóstico de síndrome de Sjögren.

Embora a biopsia das glândulas salivares labiais tenha se tornado um teste bastante utilizado no diagnóstico da síndrome de Sjögren, ela não é 100% confiável. Alguns pacientes diagnosticados com a síndrome não apresentam inflamação significativa nas glândulas salivares labiais; de modo contrário, o exame das glândulas salivares labiais removidas incidentalmente de pacientes não portadores de síndrome de Sjögren pode exibir infiltrados linfocíticos focais. Tem sido demonstrado que pacientes fumantes portadores da síndrome de Sjögren têm uma baixa frequência de focos linfocíticos anormais em suas amostras de glândulas salivar. Também é importante que um patologista experiente nessa análise examine as biopsias de glândulas salivares labiais. Um estudo demonstrou que pouco mais da metade das amostras de glândula labial exigiu uma revisão diagnóstica após ter sido revista por um segundo patologista.

Outros autores defendem a biopsia incisional da glândula parótida através da região auricular posterior/inferior em vez da biopsia de glândula salivar labial. Um estudo demonstrou que essa técnica é mais sensível na demonstração das alterações inflamatórias que sustentam o diagnóstico de síndrome de Sjögren; entretanto, outros autores acreditam que tal técnica não confere nenhum benefício melhor do que a biopsia de glândula salivar labial. A biopsia da glândula parótida pode permitir ao clínico avaliar uma glândula aumentada para o desenvolvimento de um linfoma e descartar a possibilidade de sialoadenose ou sarcoidose.

Tratamento e prognóstico

O principal tratamento do paciente com síndrome de Sjögren é o de suporte. A secura ocular é mais bem tratada com o uso periódico de lágrima artificial. Géis ou pomadas oculares mais espessos podem ser utilizados à noite para um alívio mais duradouro. Para doenças oculares mais graves, corticosteroides tópicos a curto prazo ou ciclosporina a 0,05% podem ser prescritos para diminuir a inflamação ocular. Além disso, a FDA recentemente aprovou a lifitegrast tópica para o tratamento dos sintomas de olho seco.

Salivas artificiais estão disponíveis para o tratamento da xerostomia; balas ou chicletes sem açúcar podem auxiliar na manutenção da lubrificação bucal. Medicamentos sialagogos, como a pilocarpina e a cevimelina, podem ser úteis para estimular o fluxo salivar se houver a presença de tecido glandular viável. Medicamentos que sabidamente diminuem as secreções devem ser evitados, caso isso seja possível. Devido ao risco aumentado de cáries dentárias, aplicações diárias de flúor podem ser indicadas em pacientes dentados. A terapia antifúngica geralmente é necessária para o tratamento da candidíase secundária.

Pacientes com síndrome de Sjögren apresentam um risco de 5 a 10% de desenvolvimento de linfomas, o que é estimado ser de 15 a 20 vezes maior do que a população normal. Essas neoplasias podem surgir no parênquima glandular ou nos linfonodos. Com o advento das técnicas modernas de patologia molecular para detectar a monoclonalidade das células B (p. ex., hibridização *in situ*, reação em cadeia da polimerase [PCR]), muitos infiltrados de glândula salivar, que anteriormente acreditava-se tratar de lesões linfoepiteliais benignas, são agora diagnosticados como linfomas. Essas neoplasias são, predominantemente, linfomas não Hodgkin de células B de baixo grau do tecido linfoide associado à mucosa (p.ex., **linfomas MALT,** linfomas de células B extranodais de zona marginal), embora ocasionalmente linfomas de alto grau possam se desenvolver, o que demonstra um comportamento mais agressivo. Os fatores prognósticos de risco de desenvolvimento de linfomas incluem o aumento persistente da glândula parótida, linfadenopatia, esplenomegalia, neutropenia, baixos níveis de C4 do sistema complemento, crioglobulinemia e púrpura. A detecção de rearranjos gênicos das imunoglobulinas nas biopsias de glândulas salivares labiais pode provar ser um marcador útil na predição do desenvolvimento de linfomas.

◆ SIALOADENOSE (SIALOSE)

A **sialoadenose** é uma doença não inflamatória incomum caracterizada pelo aumento de volume das glândulas salivares, particularmente envolvendo as glândulas parótidas. A condição é frequentemente associada a um problema sistêmico, que pode ser de origem endócrina, nutricional ou neurogênica (Boxe 11.4). As condições associadas mais conhecidas são o diabetes melito, a má nutrição generalizada, o alcoolismo e a bulimia.

Acredita-se que estas condições resultem na desregulação da inervação autônomica dos ácinos salivares, causando ciclos secretores intracelulares aberrantes. Isso leva a um acúmulo excessivo de grânulos secretores, com marcado aumento das células acinares. Além disso, a reduzida inervação das células mioepiteliais pode levar à atrofia dos miofilamentos de suporte ao redor das células acinares.

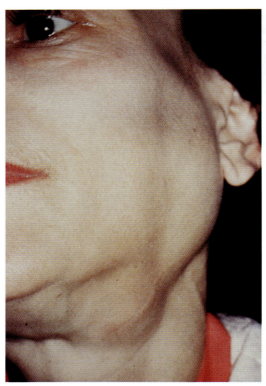

Figura 11.30 Sialoadenose. Aumento das glândulas parótida e submandibular secundário ao alcoolismo. (Cortesia do Dr. George Blozis.)

Características clínicas e radiográficas

Geralmente, a sialoadenose se apresenta como um aumento de volume de evolução lenta das glândulas parótidas, que pode ou não ser doloroso (Figura 11.30). A condição geralmente é bilateral, mas também pode ser unilateral. Em alguns pacientes, as glândulas submandibulares podem ser afetadas, mas o envolvimento das glândulas salivares menores é distintamente raro. A redução da secreção salivar pode ocorrer. A sialografia exibe um padrão de "árvore sem folhas", que se acredita ser causado pela compressão dos finos ductos pelas células acinares hipertróficas.

Características histopatológicas

O exame microscópico revela a hipertrofia das células acinares, algumas vezes duas a três vezes maiores do que o tamanho normal. Os núcleos são deslocados para a porção basal da célula, e o citoplasma é rico em grânulos de zimogênio. Pode haver atrofia acinar e infiltração gordurosa nos casos associados a diabetes de longo tempo ou alcoolismo. Não é observado infiltrado inflamatório significativo.

Tratamento e prognóstico

Geralmente, a conduta clínica de sialoadenose é insatisfatória devido à necessidade de controle da doença de base. Casos moderados podem causar poucos problemas. Se o edema se tornar um problema estético, pode, então, ser realizada a parotidectomia. Recentemente, foi relatado que a pilocarpina tem efeito benéfico na redução do aumento da glândula salivar em pacientes bulímicos.

Boxe 11.4 Condições associadas à sialoadenose.

Desordens endócrinas
- Diabetes melito
- Diabetes *insipidus*
- Acromegalia
- Hipotireoidismo
- Gravidez

Condições nutricionais
- Desnutrição geral
- Alcoolismo
- Cirrose
- Anorexia nervosa
- Bulimia

Medicações neurogênicas
- Fármacos anti-hipertensivos
- Fármacos psicotrópicos
- Fármacos simpaticomiméticos usadas no tratamento da asma

◆ HIPERPLASIA ADENOMATOIDE DAS GLÂNDULAS SALIVARES MENORES

Características clínicas

A **hiperplasia adenomatoide** é uma lesão rara das glândulas salivares menores, caracterizada por um aumento localizado que simula uma neoplasia. Esse pseudotumor ocorre mais frequentemente no palato duro ou no palato mole, embora tenha sido relatado em outras localizações onde existem glândulas salivares menores. A patogênese da hiperplasia adenomatoide é incerta, mas especula-se que o trauma local possa ser um possível fator etiológico. Ocorre mais comumente entre a quarta e a sexta década de vida. Grande parte dos casos se apresenta como um aumento de volume séssil e indolor, que pode ser macio ou firme à palpação. Usualmente, é normocrômico, embora poucas lesões sejam vermelhas ou azuladas.

Características histopatológicas

O exame microscópico demonstra um agregado lobular com ácinos mucosos de aparência relativamente normal que se apresentam em número maior do que normalmente seria encontrado na área. Algumas vezes, essas glândulas parecem estar aumentadas em tamanho. Em alguns casos, as glândulas estão localizadas próximo à superfície mucosa. Ocasionalmente, pode ser observada uma inflamação crônica, mas é usualmente moderada e localizada.

Tratamento e prognóstico

Pelo fato de a apresentação clínica da hiperplasia adenomatoide simular uma neoplasia, a biopsia é necessária para estabelecer o diagnóstico. Uma vez que o diagnóstico tenha sido estabelecido, nenhum tratamento é indicado, e a lesão tende a não recorrer.

O patologista deve ser cauteloso ao fazer um diagnóstico de hiperplasia adenomatoide sem uma boa correlação clínica. Ocasionalmente, a tentativa de biopsia de uma neoplasia de glândula salivar verdadeira pode coletar somente tecido de glândula salivar normal adjacente, que pode ser interpretado erroneamente como hiperplasia adenomatoide. A boa comunicação entre o clínico e o patologista é de extrema importância.

◆ SIALOMETAPLASIA NECROSANTE

A **sialometaplasia necrosante** é uma condição inflamatória incomum, localmente destrutiva, das glândulas salivares. Embora sua causa seja incerta, a maioria dos autores acredita que seja resultado de uma isquemia do tecido glandular, que leva ao infarto local. A importância dessa lesão reside no fato de ela simular um processo maligno, tanto clinicamente quanto microscopicamente.

Diversos potenciais fatores predisponentes têm sido sugeridos, incluindo os seguintes:

- Lesões traumáticas
- Anestesias odontológicas
- Próteses mal adaptadas
- Infecções do trato respiratório superior
- Neoplasias adjacentes
- Cirurgias prévias
- Transtornos alimentares com episódios de compulsão alimentar e purgação.

Pesquisadores têm sugerido que estes fatores podem ter um papel no comprometimento do suprimento sanguíneo das glândulas envolvidas, resultando em necrose isquêmica. Entretanto, muitos casos ocorrem sem que nenhum fator predisponente conhecido esteja presente.

Características clínicas

A sialometaplasia necrosante se desenvolve principalmente nas glândulas salivares do palato; mais de 75% de todos os casos ocorrem na região posterior. O palato duro é mais afetado do que o palato mole. Cerca de dois terços dos casos que acometem o palato são unilaterais, sendo o restante bilateral ou de localização na linha média. A sialometaplasia necrosante também tem sido relatada em outras glândulas salivares menores e, ocasionalmente, na glândula parótida. As glândulas submandibulares e sublinguais raramente são afetadas. Embora essa condição possa ocorrer em qualquer faixa etária, a sialometaplasia necrosante é mais comum em adultos; a idade média de acometimento é 46 anos. Os homens são duas vezes mais afetados que as mulheres.

Inicialmente, a condição se apresenta como um aumento de volume não ulcerado, geralmente associado a dor e parestesia (Figura 11.31). Dentro de 2 a 3 semanas, o tecido necrótico é perdido, permanecendo uma úlcera crateriforme que pode variar de menos de 1 cm a mais de 5 cm de diâmetro (Figura 11.32). O paciente pode relatar que "uma parte do meu palato saiu". Nesta etapa, a dor diminui. Em raras ocasiões, pode haver a destruição do osso palatino subjacente.

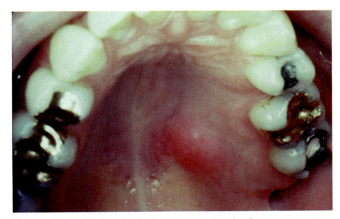

Figura 11.31 Sialometaplasia necrosante. Lesão precoce mostrando um aumento de volume na região posterior lateral do palato duro. (De Allen CM, Camisa C: Diseases of the mouth and lips. In Sams WM, Lynch P, editors: *Principles of dermatology*. New York, 1990, Churchill Livingstone.)

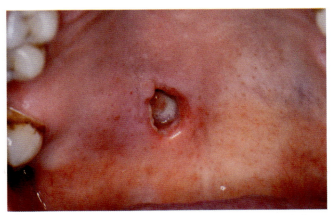

Figura 11.32 Sialometaplasia necrosante. Estágio tardio exibindo um defeito crateriforme na região posterior do palato.

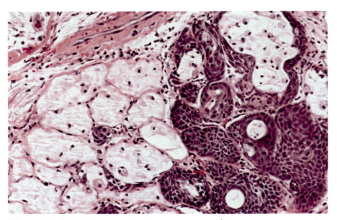

Figura 11.33 Sialometaplasia necrosante. Ácinos mucosos necróticos *(esquerda)* e metaplasia escamosa ductal adjacente *(direita)*.

Características histopatológicas

Microscopicamente, a sialometaplasia necrosante é caracterizada pela necrose acinar em lesões precoces, seguida por metaplasia escamosa dos ductos salivares associada (Figura 11.33). Embora as células acinares mucosas sejam necróticas, a arquitetura lobular das glândulas envolvidas ainda é preservada – uma importante característica histopatológica. Pode haver liberação de mucina, com uma resposta inflamatória associada. A metaplasia escamosa dos ductos glandulares pode ser exuberante e produzir um padrão erroneamente diagnosticado como carcinoma espinocelular ou carcinoma mucoepidermoide. A frequente associação da hiperplasia pseudoepiteliomatosa do epitélio de revestimento pode levar à falsa impressão de uma lesão maligna. Na maioria dos casos, entretanto, a proliferação epitelial tem uma aparência citológica não agressiva. Nos casos difíceis de distinguir de um carcinoma, a baixa imunorreatividade para a proteína p53 e para o Ki-67 pode ajudar a sustentar o diagnóstico de sialometaplasia necrosante.

Tratamento e prognóstico

Devido à aparência clínica preocupante da sialometaplasia necrosante, a biopsia geralmente é indicada para excluir a possibilidade de uma lesão maligna. Uma vez que o diagnóstico tenha sido estabelecido, nenhum tratamento específico é indicado ou necessário. A lesão se resolve espontaneamente, com tempo médio de cicatrização de 5 a 6 semanas.

Em raras ocasiões, a sialometaplasia necrosante tem sido descrita ocorrendo adjacentemente a neoplasias de glândulas salivares. Portanto, deve-se ter cuidado para garantir que essa necrose glandular não esteja mascarando a presença de uma verdadeira neoplasia adjacente.

NEOPLASIAS DE GLÂNDULAS SALIVARES

◆ CONSIDERAÇÕES GERAIS

As neoplasias de glândula salivar constituem uma importante área no campo da patologia oral e maxilofacial. Apesar de serem tumores incomuns, não são raros. A incidência anual das neoplasias de glândula salivar ao redor do mundo varia de cerca de 1,0 a 6,5 casos por 100.000 indivíduos. Embora as neoplasias de tecido mole (p. ex., hemangioma), os linfomas e as metástases possam ocorrer nas glândulas salivares, a discussão neste capítulo é limitada às neoplasias primárias epiteliais.

Diferentes neoplasias de glândula salivar têm sido identificadas e categorizadas de forma ordenada, mas confusa. Além disso, o esquema de classificação é dinâmico, que muda conforme os clínicos aprendem mais sobre tais lesões. O Boxe 11.5 inclui as neoplasias atualmente reconhecidas. Algumas das neoplasias desta lista não serão especificamente discutidas, pois sua raridade as coloca fora do contexto deste texto.

Um grande número de pesquisadores tem publicado seus achados acerca das neoplasias de glândula salivar, mas, geralmente, a comparação desses estudos é difícil. Alguns estudos têm sido limitados somente às glândulas salivares maiores ou não incluem todas as localizações de glândulas salivares menores. Adicionalmente,

Boxe 11.5 Classificação das neoplasias de glândula salivar.

Benignas
- Adenoma pleomórfico (tumor misto)
- Mioepitelioma
- Adenoma de células basais
- Adenoma canalicular
- Tumor de Warthin (cistoadenoma papilar linfomatoso)
- Oncocitoma
- Adenoma sebáceo
- Linfadenoma sebáceo
- Papilomas ductais
  - Sialoadenoma papilífero
  - Papiloma intraductal
  - Papiloma ductal invertido
- Cistoadenoma papilar

Malignas
- Tumores mistos malignos
  - Carcinoma ex-adenoma pleomórfico
  - Carcinossarcoma
  - Tumor misto metastatizante
- Carcinoma mucoepidermoide
- Carcinoma de células acinares
- Carcinoma adenoide cístico
- Adenocarcinoma polimorfo
- Adenocarcinoma de células basais
- Carcinoma epitelial-mioepitelial
- Carcinoma secretor
- Adenocarcinoma microssecretor
- Adenocarcinoma microcístico esclerosante
- Carcinoma do ducto salivar
- Carcinoma mioepitelial
- Cistoadenocarcinoma
- Adenocarcinoma sebáceo
- Linfoadenocarcinoma sebáceo
- Adenocarcinoma de células claras
- Carcinoma oncocítico
- Carcinoma epidermoide
- Lesão linfoepitelial maligna (carcinoma linfoepitelial)
- Carcinoma neuroendócrino de pequenas células
- Carcinoma neuroendócrino de grandes células
- Carcinoma indiferenciado
- Sialoblastoma
- Adenocarcinoma, não especificado (SOE)

os sistemas de classificação estão sempre evoluindo e dificultam a avaliação de estudos antigos, especialmente quando os pesquisadores fazem a comparação com análises mais recentes. Apesar dessas dificuldades, a comparação desses estudos ainda é de extrema importância, pois fornece grande visão geral das neoplasias de glândula salivar. Uma avaliação de vários estudos mostrou uma tendência quase coerente (com poucas variações), no que se refere às neoplasias de glândula salivar.

As Tabelas 11.3 e 11.4 resumem cinco grandes séries de neoplasias epiteliais de glândulas salivares primárias, analisadas por sítio de ocorrência e frequência das lesões, respectivamente. Algumas variações entre estudos podem representar diferenças no critério diagnóstico, nas diferenças geográficas ou na referência dos casos observados. (Alguns centros possivelmente tendem a receber mais lesões malignas por serem centros de referência.)

A localização mais comum das neoplasias de glândula salivar é a glândula parótida, representando 61 a 80% de todos os casos. Felizmente, uma porcentagem relativamente baixa das neoplasias de parótida é maligna, variando de 15 a 32% dos casos. De forma geral, dois terços a três quartos de todas as neoplasias de glândula salivar ocorrem na glândula parótida, e dois terços a três quartos dessas neoplasias de parótida são benignas.

A Tabela 11.5 resume quatro grandes séries de estudos de neoplasias de glândula parótida. O adenoma pleomórfico é, indubitavelmente, a neoplasia mais comum (45 a 63% de todos os casos na glândula parótida). Os tumores de Warthin são também comuns; eles representam 8 a 22% dos casos. Uma variedade de neoplasias malignas pode ocorrer, sendo, de modo geral, o carcinoma mucoepidermoide o mais frequente. Embora dois estudos prévios tenham sugerido uma baixa frequência dessa neoplasia na Grã-Bretanha, uma série de casos mais recente mostrou números de prevalência equivalentes a outros países.

Aproximadamente 10% de todas as neoplasias de glândula salivar ocorrem na glândula submandibular, mas a frequência de neoplasias malignas nesta glândula é aproximadamente o dobro da frequência observada na glândula parótida, variando de 26 a 45%. Entretanto, como mostrado na Tabela 11.6, o adenoma pleomórfico ainda é a neoplasia mais comum e representa 53 a 72% de todas as neoplasias. Ao contrário de sua ocorrência na glândula parótida, o tumor de Warthin não é usual na glândula submandibular, representando cerca de 1% de todas as neoplasias. O carcinoma adenoide cístico é a neoplasia maligna mais comum, variando de 11 a 17% de todos os casos.

As neoplasias da glândula submandibular são raras, compreendendo cerca de 1% de todas as neoplasias de glândula salivar. Entretanto, 70 a 97% das neoplasias das glândulas sublinguais são malignas.

As neoplasias das várias pequenas glândulas salivares menores representam 9 a 28% de todas as neoplasias, o que faz desse grupo a segunda localização mais comum. A Tabela 11.7 resume os achados de cinco grandes estudos de neoplasias de glândula salivar menor. Infelizmente, na maioria dos estudos uma proporção relativamente elevada (de 38 a 54%) dessas neoplasias é maligna. Exceto as raras neoplasias de glândula sublingual, pode-se afirmar que, quanto menor a glândula, maior a probabilidade de desenvolvimento de neoplasia maligna.

Assim como observado nas glândulas salivares maiores, o adenoma pleomórfico é a neoplasia de glândula salivar menor mais comum, representando cerca de 33 a 41% de todos os casos. O carcinoma mucoepidermoide é a neoplasia de glândula salivar menor mais frequente, representando 13 a 23% de todas as neoplasias. O carcinoma adenoide cístico e o adenocarcinoma polimorfo também são reconhecidos como neoplasias malignas de glândula salivar menor relativamente comuns.

O palato é a localização mais frequente das neoplasias de glândula salivar menor, correspondendo a 42 a 57% de todos os casos (Tabela 11.8). A maioria deles ocorre na região lateral posterior do palato duro ou do palato mole, a qual apresenta uma grande concentração de glândulas. A Tabela 11.9 mostra a prevalência relativa das várias neoplasias de palato.

Tabela 11.3 Sítios de ocorrência das neoplasias de glândulas salivares epiteliais primárias.

Autor (ano)	Número de casos	Parótida	Submandibular	Sublingual	Menor
Eveson e Cawson (1985a)	2.410	73%	11%	0,3%	14%
Seifert et al. (1986)	2.579	80%	10%	1,0%	9%
Ellis et al. (1991)	13.749	64%	10%	0,3%	23%
Tian et al. (2010)	6.982	61%	10%	1,0%	28%
Gao et al. (2017)	7.190	63%	10%	2,6%	25%

Tabela 11.4 Frequência das neoplasias malignas de glândulas salivares nas diferentes localizações.

Autor (ano)	Número de casos	Parótida	Submandibular	Sublingual	Menor
Eveson e Cawson (1985a)	2.410	15%	37%	86%	46%
Seifert et al. (1986)	2.579	20%	45%	90%	45%
Ellis et al. (1991)	13.749	32%	41%	70%	49%
Tian et al. (2010)	6.982	18%	26%	95%	62%
Gao et al. (2017)	7.190	22%	36%	93%	62%

Patologia das Glândulas Salivares

Tabela 11.5 Neoplasias da glândula parótida.

	Gao et al. (China, 2017)	Tian et al. (China, 2010)	Ellis et al. (EUA, 1991)	Eveson e Cawson (Grã-Bretanha, 1985)
Número total de casos	4.505	4.264	8.222	1.756
Neoplasias benignas				
Adenoma pleomórfico	45,4%	49,9%	53,0%	63,3%
Tumor de Warthin	20,6%	22,4%	7,7%	14,0%
Oncocitoma	0,7%	0,5%	1,9%	0,9%
Adenoma de células basais	7,2%	5,8%	1,4%	-
Outras neoplasias benignas	3,8%	3,4%	3,7%	7,1%*
TOTAL	77,7%	82,1%	67,7%	85,3%
Neoplasias malignas				
Carcinoma mucoepidermoide	7,2%	4,3%	9,6%	1,5%
Adenocarcinoma de células acinares	2,5%	3,2%	8,6%	2,5%
Carcinoma adenoide cístico	2,8%	1,8%	2,0%	2,0%
Tumor misto maligno	2,4%	2,3%	2,5%	3,2%
Carcinoma espinocelular	0,7%	0,7%	2,1%	1,1%
Outras neoplasias malignas	6,7%	5,6%	7,5%	4,4%
TOTAL	22,3%	17,9%	32,3%	14,7%

*Inclui todos os "outros adenomas monomórficos".

Tabela 11.6 Neoplasias das glândulas submandibulares.

	Gao et al, (China, 2017)	Tian et al, (China, 2010)	Ellis et al, (EUA, 1991)	Eveson e Cawson (Grã-Bretanha, 1985a)
Número total de casos	713	663	1,235	257
Neoplasias benignas				
Adenoma pleomórfico	61,4%	72,2%	53,3%	59,5%
Tumor de Warthin	0,6%	0,6%	1,3%	0,8%
Oncocitoma	0,1%	0,2%	1,5%	0,4%
Adenoma de células basais	0,7%	0,3%	1,0%	-
Outros tumores benignos	1,4%	0,6%	1,7%	1,9%*
TOTAL	64,2%	73,9%	58,8%	62,6%
Neoplasias malignas				
Carcinoma mucoepidermoide	5,3%	4,2%	9,1%	1,6%
Adenocarcinoma de células acinares	0,6%	1,1%	2,7%	0,4%
Carcinoma adenoide cístico	15,0%	11,2%	11,7%	16,8%
Tumor misto maligno	3,2%	4,1%	3,5%	7,8%
Carcinoma espinocelular	0,1%	1,1%	3,4%	1,9%
Outras neoplasias malignas	11,5%	4,5%	10,8%	8,9%
TOTAL	35,8%	26,1%	41,2%	37,4%

*Inclui todos os "outros adenomas monomórficos",

Tabela 11.7 Neoplasias das glândulas salivares menores.

	da Silva et al. (Brasil, 2018)	Jones et al. (Reino Unido, 2008)	Pires et al. (EUA, 2007)	Ellis et al. (EUA, 1991)	Waldron et al. (EUA, 1988)
Número total de casos	1.114	455	546	3.355	426
Neoplasias benignas					
Adenoma pleomórfico	35,5%	40,4%	33,2%	38,1%	40,8%
Adenoma "monomórfico" (canalicular e adenoma de células basais)	3,0%	15,2%	9,2%	4,5%	10,8%
Outros tumores benignos	7,7%	6,6%	13,5%	8,8%	5,9%
TOTAL	46,2%	62,2%	55,9%	51,3%	57,5%
Neoplasias malignas					
Carcinoma mucoepidermoide	18,0%	13,0%	22,9%	21,5%	15,3%
Adenocarcinoma de células acinares*	1,6%	1,3%	3,8%	3,5%	3,5%
Carcinoma adenoide cístico	12,6%	11,4%	6,4%	7,7%	9,4%
Tumor misto maligno	1,4%	2,4%	0,4%	1,7%	1,4%
Adenocarcinoma polimorfo	13,9%	6,2%	5,1%	2,2%	11,0%
Outras neoplasias malignas	6,2%	3,5%	5,5%	12,1%	1,9%
TOTAL	53,8%	37,8%	44,1%	48,7%	42,5%

*Os valores de incidência para o carcinoma de células acinares são provavelmente elevados por serem, muitas vezes, anteriores ao reconhecimento do carcinoma secretor, o qual apresenta características semelhantes.

Tabela 11.8 Localização das neoplasias de glândulas salivares menores.

Autor (ano)	Número de casos	Palato	Lábios	Mucosa jugal	Retromolar	Assoalho de boca	Língua	Outros
Waldron et al. (1988)	426	42%	22%	15%	5%	5%	1%	9%
Ellis et al. (1991)	3.355	44%	21%	12%	2%	3%	5%	12%
Buchner et al. (2007)	380	54%	22%	14%	5%	3%	1%	0%
Jones et al. (2008)	455	51%	24%	12%	2%	2%	2%	8%
da Silva et al. (2018)	1.114	57%	15%	13%	4%	2%	3%	6%

Os lábios são a segunda localização mais comum das neoplasias de glândula salivar menor (15 a 24% dos casos), seguidos da mucosa jugal (12 a 15% dos casos). As neoplasias de lábio são mais comuns no lábio superior, representando 74 a 87% de todas as neoplasias de lábio (Tabela 11.10). Embora as mucoceles sejam comumente encontradas no lábio inferior, este é, surpreendentemente, um sítio raro para as neoplasias de glândula salivar.

Diferenças significativas na porcentagem das neoplasias malignas e na frequência relativa das várias neoplasias podem ser observadas nas diferentes localizações de glândulas salivares menores. Assim como mostrado na Tabela 11.11, 41 a 51% das neoplasias do palato e 30 a 59% das neoplasias de mucosa jugal são malignas, de forma semelhante à prevalência geral de malignidade em todas as localizações de glândulas salivares menores combinadas. Entretanto, no lábio superior somente 9 a 25% das neoplasias são malignas, devido à elevada prevalência do adenoma canalicular, que tem uma especial afinidade com esta localização. De forma contrária, embora as neoplasias de lábio inferior sejam incomuns, 43 a 86% são malignas (principalmente o carcinoma mucoepidermoide). Mais de 95% das neoplasias da região retromolar são malignas, também devido ao predomínio de carcinomas mucoepidermoides. Infelizmente, a maioria das neoplasias do assoalho de boca e da língua são malignas.

Tabela 11.9 — Neoplasias de glândulas salivares do palato.

	da Silva et al. (Brasil, 2018)	Gao et al. (China, 2017)	Buchner et al. (EUA, 2007)	Pires et al. (EUA, 2006)	Ellis et al. (EUA, 1991)
Número total de casos	631	1.105	206	181	1.478
Neoplasias benignas					
Adenoma pleomórfico	42,8%	39,0%	46,6%	39,8%	48,2%
Outras neoplasias benignas	5,9%	6,8%	10,2%	13,2%	5,0%
TOTAL	48,7%	45,8%	56,8%	53,0%	53,2%
Neoplasias malignas					
Carcinoma mucoepidermoide	17,1%	18,2%	18,9%	23,8%	20,7%
Adenocarcinoma de células acinares*	1,1%	2,0%	0,0%	2,2%	1,4%
Carcinoma adenoide cístico	13,0%	17,2%	8,7%	7,7%	8,3%
Tumor misto maligno	1,6%	4,9%	0,5%	0,0%	2,4%
Adenocarcinoma polimorfo	14,4%	2,5%	10,2%	6,1%	3,0%
Outras neoplasias malignas	4,1%	9,4%	4,9%	7,2%	11,0%
TOTAL	51,3%	54,2%	43,2%	47,0%	46,8%

*Os valores de incidência para o carcinoma de células acinares são provavelmente elevados por serem anteriores ao reconhecimento do carcinoma secretor, o qual apresenta características semelhantes.

Tabela 11.10 — Localização das neoplasias de glândula salivar de lábio.

Autor (ano)	Número de casos	Lábio superior	Lábio inferior
Waldron et al. (1988)	93	85%	15%
Neville et al. (1988)	103	84%	16%
Ellis et al. (1991)	536	77%	23%
Pires et al. (2007)	144	74%	26%
Jones et al. (2008)	107	87%	13%
da Silva et al. (2018)	163	82%	18%

A patologia das neoplasias de glândulas salivares foi revolucionada ao longo da última década pela identificação de uma variedade de mutações genéticas nessas neoplasias. Não apenas essas anormalidades genéticas nos ajudam a entender a patogênese desses tumores, mas a especificidade de tais mutações, muitas vezes, desempenha um papel crítico na ajuda ao estabelecimento do diagnóstico final e no subsequente tratamento. A Tabela 11.12 lista várias anormalidades genéticas associadas a diversas neoplasias de glândulas salivares.

◆ ADENOMA PLEOMÓRFICO (TUMOR MISTO BENIGNO)

O **adenoma pleomórfico**, ou **tumor misto benigno**, é a neoplasia de glândula salivar mais comum. Ele representa cerca de 45 a 63% das neoplasias da parótida, 53 a 72% dos tumores da glândula submandibular, e 33 a 41% dos de glândula salivar menor.

Os adenomas pleomórficos são tumores epiteliais caracterizados por uma mistura de células ductais, células semelhantes a células mioepiteliais e metaplasia mesenquimal. Uma marcada diversidade microscópica pode existir de uma neoplasia para a outra, bem como em diferentes áreas de um mesmo tumor. Os termos *adenoma pleomórfico* e *tumor misto* representam tentativas de descrever as características histopatológicas não usuais dessa lesão, mas nenhuma delas é completamente precisa. Embora o padrão celular seja variável, raramente as células individuais são realmente pleomórficas. (Entretanto, uma pequena atipia focal é aceitável.) De forma semelhante, embora a neoplasia apresente um componente "estromal" proeminente semelhante ao mesênquima, ele não é verdadeiramente uma neoplasia mista derivada de mais de uma camada germinativa. Análises citogenéticas mostraram translocações em aproximadamente 70% dos adenomas pleomórficos, primeiramente envolvendo o *gene do adenoma pleomórfico 1 (PLAG1)* ou o gene HMGA (*proteína 2 do grupo de alta mobilidade*).

Tabela 11.11 Neoplasias de glândula salivar menor intraoral: porcentagem de tumores malignos por localização.

Autor (ano)	Palato	Lábio superior	Lábio inferior	Mucosa jugal	Retromolar	Assoalho de boca	Língua
Waldron et al. (1988)	42%	14%	86%	46%	91%	80%	75%
Ellis et al. (1991)	47%	22%	60%	50%	90%	88%	86%
Buchner et al. (2007)	43%	9%	56%	37%	95%	69%	60%
Jones et al. (2009)	41%	15%	43%	30%	88%	75%	71%
da Silva et al. (2018)	51%	25%	48%	59%	93%	64%	89%

Tabela 11.12 Anormalidades genéticas de várias neoplasias das glândulas salivares.

Neoplasia	Mutação/translocação/rearranjo gênico associado	Nota
Adenoma pleomórfico	Rearranjo do gene *PLAG1* ou *HMGA2*	
Adenoma de células basais	Mutação do *CTNNB1*	
Sialoadenoma papilífero	Mutação do *BRAF* V600E	Não visto em variantes oncocíticas
Carcinoma mucoepidermoide	Fusão do gene *MAML2* com *CRTC1* ou *CRTC3*	
Carcinoma secretor	Fusão gênica *ETV6::NTRK3*	As fusões *ETV6::RET* ou *ETV6::MET* são menos comuns
Carcinoma ex-adenoma pleomórfico	Rearranjo gênico *PLAG1* ou *HMGA2*	
Carcinoma adenoide cístico	Fusão gênica *MYB::NFIB*	
Adenocarcinoma polimorfo	Mutação no *hotspot* de *PRKD1*	
Adenocarcinoma cribriforme da glândula salivar	Rearranjo dos genes *PRKD1*, *PRKD2* ou *PRKD3*	
Carcinoma de células claras	Rearranjo do gene *EWSR1*	
Adenocarcinoma microssecretor	Fusão gênica *MEF2C::SS18*	

Características clínicas e radiográficas

Independentemente do sítio de origem, o adenoma pleomórfico se apresenta como um aumento de volume firme, indolor e de crescimento lento (Figuras 11.34 a 11.36). O paciente pode ter notado a presença da lesão há muitos meses ou anos, antes de procurar um diagnóstico. Pode ocorrer em qualquer faixa etária, porém é mais comum em adultos jovens e adultos de meia-idade, entre as idades de 30 e 60 anos. O adenoma pleomórfico é também a neoplasia de glândula salivar menor primária mais comum na infância. Há uma discreta predileção pelo sexo feminino.

A maioria dos adenomas pleomórficos da glândula parótida ocorre no lobo superficial e se apresenta como um aumento de volume no ramo da mandíbula, à frente da orelha. A dor e a paralisia do nervo facial são raras. Inicialmente, o tumor é móvel, mas se torna menos móvel com seu crescimento. Se negligenciada, a lesão pode crescer até atingir proporções grotescas. Cerca de 10% dos tumores mistos da glândula parótida se desenvolvem no lobo profundo da glândula, abaixo do nervo facial (Figura 11.37). Algumas vezes, essas lesões crescem medialmente, entre o ramo ascendente e o ligamento estilomandibular, resultando

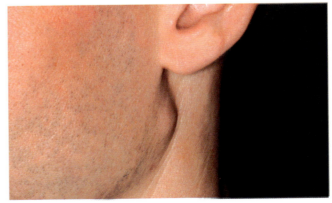

Figura 11.34 Adenoma pleomórfico. Pequeno nódulo firme localizado abaixo do lóbulo da orelha esquerda, na glândula parótida. (Cortesia do Dr. Mike Hansen.)

em uma lesão com formato de haltere, que se apresenta como aumento de volume na parede lateral da faringe ou no palato mole. Em raras ocasiões, adenomas pleomórficos bilaterais têm sido relatados, desenvolvendo-se em padrão sincrônico ou metacrônico.

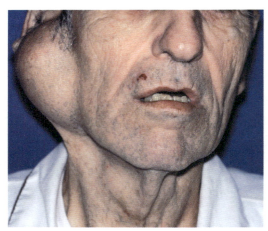

Figura 11.35 Adenoma pleomórfico. Lesão de crescimento lento da glândula parótida.

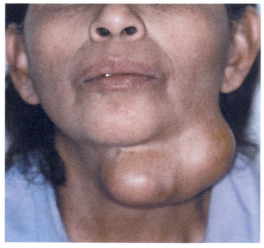

Figura 11.36 Adenoma pleomórfico. Neoplasia da glândula submandibular. (Cortesia do Dr. Román Carlos.)

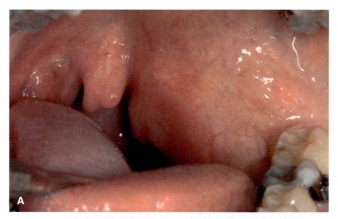

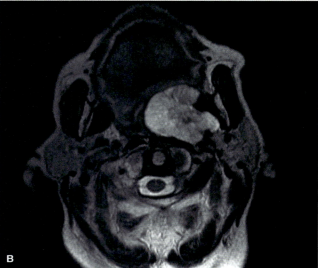

Figura 11.37 Adenoma pleomórfico. A. Grande tumor do lobo profundo da glândula parótida, que resultou em um aumento de volume firme na região lateral do palato duro. **B.** Imagem por ressonância magnética (MR), em corte axial, com contraste, de um tumor do lobo profundo da glândula parótida. (Cortesia do Dr. Terry Day.)

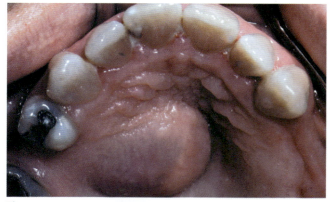

Figura 11.38 Adenoma pleomórfico. Massa de consistência firme no palato duro, lateral à linha média.

O palato é a localização mais comum dos adenomas pleomórficos, representando aproximadamente 50 a 65% dos exemplos intraorais. Esta localização é seguida pelo lábio superior (19 a 27%) e pela mucosa jugal (13 a 17%). As neoplasias de palato quase sempre são encontradas na região lateral posterior do palato, apresentando-se como um aumento de volume de formato arredondado e de superfície lisa (Figuras 11.38). Se a lesão for traumatizada, uma ulceração secundária pode ocorrer. Naturalmente, a mucosa do palato duro é fortemente aderida a ele, e, por isso, as neoplasias desta localização não são móveis, embora as da mucosa labial ou da mucosa jugal sejam frequentemente móveis (Figura 11.39).

Características histopatológicas

O adenoma pleomórfico é uma lesão normalmente encapsulada e bem circunscrita (Figura 11.40). Entretanto, a cápsula pode ser incompleta ou exibir infiltração pelas células neoplásicas. Essa falta de encapsulação completa é mais comum nos tumores de glândula salivar menor, especialmente ao longo da porção superficial daqueles do palato, abaixo da superfície epitelial.

O parênquima da lesão é composto de uma mistura de epitélio glandular e células semelhantes ao mioepitélio dentro de um fundo semelhante ao mesênquima. A proporção dos elementos epiteliais e do componente semelhante ao mesênquima é altamente variável dentre as diferentes neoplasias. Algumas consistem

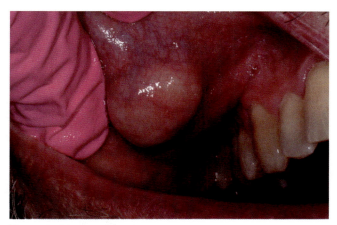

Figura 11.39 Adenoma pleomórfico. Massa nodular no lábio superior direito/mucosa jugal. (Cortesia do Dr. Manuel LaRosa).

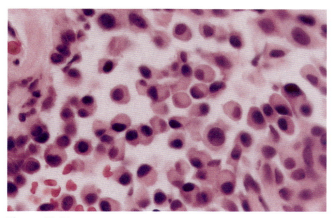

Figura 11.41 Adenoma pleomórfico. Células mioepiteliais plasmocitoides.

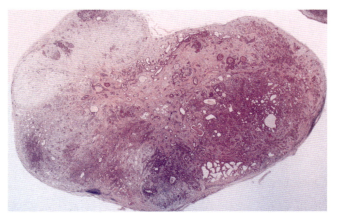

Figura 11.40 Adenoma pleomórfico. Vista em menor aumento mostrando massa tumoral bem circunscrita e encapsulada. O padrão de variação microscópica é evidente mesmo neste aumento.

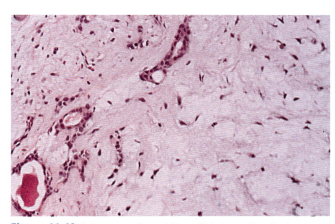

Figura 11.42 Adenoma pleomórfico. Estruturas ductais (*esquerda*) com fundo mixomatoso associado (*direita*).

quase que inteiramente em um fundo "estromal". Outras são altamente celulares, com poucas alterações de fundo.

Geralmente, o epitélio forma ductos e estruturas císticas, ou pode ocorrer na forma de ilhas ou cordões de células. Células escamosas produtoras de queratina ou células produtoras de muco também podem ser vistas. As células mioepiteliais geralmente perfazem uma grande porcentagem das células neoplásicas e exibem morfologia variável, por vezes podendo se apresentar como células anguladas ou fusiformes. Algumas células mioepiteliais são arredondadas e apresentam núcleo excêntrico e citoplasma eosinofílico hialinizado, lembrando plasmócitos (Figura 11.41). Essas células mioepiteliais plasmocitoides características são mais proeminentes nas neoplasias oriundas de glândulas salivares menores.

Acredita-se que as alterações "estromais" características sejam produzidas pelas células mioepiteliais. Um extenso acúmulo de material mucoide pode ocorrer por entre as células neoplásicas, resultando em um fundo mixomatoso (Figura 11.42). Nessas áreas, a degeneração vacuolar das células pode produzir uma aparência condroide (Figura 11.43). Em muitas neoplasias, o estroma exibe áreas de alterações eosinofílicas e hialinizadas (Figura 11.44). Algumas vezes, gordura ou material osteoide pode também ser observado.

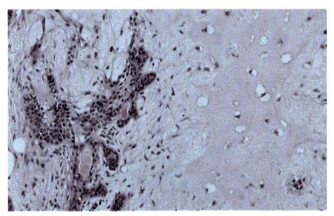

Figura 11.43 Adenoma pleomórfico. Material condroide (*direita*) adjacente ao epitélio ductal e às células mioepiteliais.

Ocasionalmente, as neoplasias de glândula salivar podem ser compostas quase que exclusivamente por células mioepiteliais, sem componentes ductais. Geralmente, tais lesões são chamadas **mioepiteliomas**, embora provavelmente representem um espectro terminal dos adenomas pleomórficos.

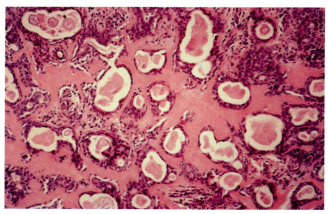

Figura 11.44 Adenoma pleomórfico. Muitos dos ductos e células mioepiteliais são circundados por um fundo eosinofílico alterado que exibe hialinização.

Tratamento e prognóstico

O melhor tratamento dos adenomas pleomórficos é a excisão cirúrgica. Para lesões localizadas no lobo superficial da glândula parótida, a parotidectomia superficial com identificação e preservação do nervo facial tradicionalmente tem sido recomendada, embora alguns cirurgiões possam optar por uma parotidectomia superficial parcial menos agressiva ou uma dissecção extracapsular. No entanto, a enucleação local deve ser evitada, pois a neoplasia pode não ser completamente removida ou a cápsula pode ser violada, resultando na permanência de células no leito tumoral. Para lesões localizadas no lobo profundo da glândula parótida, a parotidectomia total geralmente é necessária, se possível com a preservação do nervo facial. Os adenomas pleomórficos das glândulas submandibulares são mais bem tratados pela remoção total da glândula com a neoplasia. Os do palato duro são, geralmente, excisados abaixo do periósteo, incluindo a mucosa sobrejacente. Em outros sítios orais, em geral a lesão é facilmente enucleada através de incisão local.

Com a remoção cirúrgica adequada, o prognóstico é excelente, com uma taxa de cura de mais de 95%. O risco de recorrência parece ser menor para os adenomas pleomórficos de glândula salivar menor. A enucleação conservadora dos tumores da glândula parótida resulta em recorrência, tornando difícil o manejo desses casos, devido à disseminação multifocal do leito neoplásico primário. Em tais casos, as múltiplas recorrências não são raras, e pode ser necessária a radioterapia adjuvante. Os tumores com aparência predominantemente mixoide são mais suscetíveis à recorrência do que aqueles com outros padrões microscópicos.

Uma complicação potencial é a transformação maligna, resultando em um **carcinoma ex-adenoma pleomórfico** (ver mais adiante). O provável risco de transformação maligna é pequeno, mas pode ocorrer em aproximadamente 3 a 4% de todos os casos. O risco aumenta com o tempo de evolução da neoplasia.

◆ ONCOCITOMA (ADENOMA OXIFÍLICO)

O **oncocitoma** é uma neoplasia benigna das glândulas salivares, composta de grandes células epiteliais conhecidas como **oncócitos**. O prefixo *onco-* é derivado da palavra grega *onkoustai*, que significa *inchar*. O citoplasma granular aumentado dos oncócitos é devido ao acúmulo excessivo de mitocôndrias. A metaplasia oncocítica focal dos ductos salivares e das células acinares é um achado comum relacionado com a idade dos pacientes; os oncócitos são incomuns em indivíduos com idade abaixo dos 50 anos, mas podem ser encontrados em praticamente todos os indivíduos na faixa etária dos 70 anos. Adicionalmente às glândulas salivares, os oncócitos também têm sido identificados em outros órgãos, especialmente na tireoide, na paratireoide e nos rins. O oncocitoma é uma neoplasia rara, representando aproximadamente 1% de todas as neoplasias de glândula salivar.

Características clínicas

O oncocitoma é uma neoplasia predominantemente de pacientes idosos, com pico de prevalência na oitava década de vida. Não é observada predileção por sexo. Os oncocitomas ocorrem primariamente nas glândulas salivares maiores, especialmente na glândula parótida, representando cerca de 85 a 90% de todos os casos. Os oncocitomas de glândulas salivares menores são extremamente raros.

Apresentam-se como aumentos de volume de crescimento lento, indolores e firmes à palpação, que raramente ultrapassam 4 cm de diâmetro. Os oncocitomas de glândula parótida geralmente são encontrados no lobo superficial e são clinicamente indistinguíveis de outras neoplasias benignas. Ocasionalmente, podem ocorrer lesões bilaterais, embora possam representar exemplos de **oncocitose** (**hiperplasia oncocítica multinodular**) (ver próximo tópico).

Características histopatológicas

Geralmente, o oncocitoma é um tumor bem circunscrito, composto por lençóis de grandes células poliédricas (oncócitos), com abundante citoplasma eosinofílico granular (Figura 11.45). Por vezes, essas células formam um padrão alveolar ou glandular. Tais células apresentam núcleo central que pode variar de um núcleo pequeno e hipercromático a um núcleo grande e vesicular. Um pequeno estroma está presente, usualmente na forma de finos septos fibrovasculares. Pode também ser observado um infiltrado linfocítico associado.

A granulação presente nessas células corresponde a uma abundância de mitocôndrias, que pode ser demonstrada por microscopia eletrônica. Tais grânulos podem ser identificados

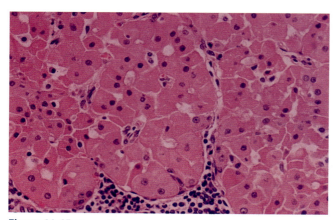

Figura 11.45 Oncocitoma. Lençol de grandes oncócitos eosinofílicos.

na microscopia de luz, por meio da coloração especial pela hematoxilina ácida fosfotúngstica (PTAH). As células também contêm glicogênio, evidenciado por meio da coloração positiva pela técnica do ácido periódico de Schiff (PAS) e negativa para o PAS com digestão de diastase.

Os oncocitomas podem conter um número variável de células com citoplasma claro; em raras circunstâncias, estas células claras podem compor a maioria da lesão, dificultando a distinção de um adenocarcinoma salivar de células claras de baixo grau ou carcinoma metastático renal.

Tratamento e prognóstico

O melhor tratamento para os oncocitomas é a excisão cirúrgica. Na glândula parótida, usualmente há a necessidade de parotidectomia parcial (lobotomia) para evitar a violação da cápsula neoplásica. Quando possível, o nervo facial deve ser preservado. Para oncocitomas de glândula submandibular, o tratamento consiste na remoção total da glândula, já os das glândulas salivares menores devem ser removidos com uma pequena margem de tecido normal circunvizinho.

Após a remoção, o prognóstico é bom, com baixa taxa de recorrência. Entretanto, os oncocitomas das glândulas sinonasais podem ser localmente agressivos e têm sido considerados como uma malignidade de baixo grau. Raros exemplos de oncocitomas histopatologicamente malignos (**carcinomas oncocíticos**) foram relatados. Infelizmente, estes carcinomas têm um prognóstico relativamente ruim.

♦ ONCOCITOSE (HIPERPLASIA ONCOCÍTICA NODULAR)

A metaplasia oncocítica é a transformação das células ductais e acinares em oncócitos. Tais células são incomuns antes dos 50 anos; entretanto, tão logo os indivíduos envelhecem, oncócitos ocasionais são achados comuns nas glândulas salivares. A metaplasia oncocítica focal pode também ser uma característica de outras neoplasias de glândula salivar. O termo **oncocitose** se refere tanto à proliferação quanto ao acúmulo de oncócitos dentro das glândulas salivares. Tal condição pode simular uma neoplasia, tanto clinicamente quanto microscopicamente, mas também pode ser considerada mais um processo metaplásico do que um processo neoplásico.

Características clínicas

A oncocitose é encontrada primariamente na glândula parótida; entretanto, em raras circunstâncias, pode envolver a glândula submandibular ou as glândulas salivares menores. Essa lesão pode ser um achado incidental em um tecido de glândula salivar até então normal, mas pode ser suficientemente extensa para produzir um aumento de volume clinicamente detectável. Geralmente, a proliferação é multifocal e nodular, mas, algumas vezes, toda a glândula pode ser substituída por oncócitos (**oncocitose hiperplásica difusa**). Assim como outras proliferações oncocíticas, a oncocitose ocorre mais frequentemente em idosos.

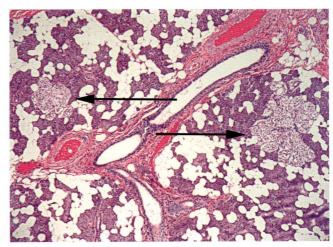

Figura 11.46 Oncocitose. Coleções multifocais de oncócitos claros (*setas*) na glândula parótida.

Características histopatológicas

Em geral, o exame microscópico revela uma coleção nodular focal de oncócitos dentro da glândula salivar. As células aumentadas são poliédricas e exibem um citoplasma granular eosinofílico abundante, resultado da proliferação das mitocôndrias. Ocasionalmente, essas células podem ter um citoplasma claro, resultante do acúmulo de glicogênio (Figura 11.46). A natureza multifocal da proliferação pode ser confundida com a observada em metástases, especialmente quando os oncócitos têm aparência clara.

Tratamento e prognóstico

A oncocitose é uma condição benigna que, em geral, é descoberta acidentalmente. Nenhum tratamento é necessário, e o prognóstico é excelente.

♦ TUMOR DE WARTHIN (CISTOADENOMA PAPILAR LINFOMATOSO)

O **tumor de Warthin** é uma neoplasia benigna que ocorre quase exclusivamente na glândula parótida. Embora seja menos comum que o adenoma pleomórfico, é o segundo tumor benigno mais comum da glândula parótida, representando de 7,7 a 22,4% de todas as neoplasias de parótida em grandes levantamentos (ver Tabela 11.5). No entanto, vários artigos da Europa central relataram um aumento na incidência do tumor de Warthin nos últimos anos, ultrapassando a do adenoma pleomórfico naquela região. O nome **adenolinfoma** também tem sido utilizado para este tumor, mas deve ser evitado por superenfatizar o componente linfoide, podendo dar a impressão errada de que a lesão seja um tipo de linfoma. A análise dos componentes epitelial e linfoide do tumor de Warthin tem mostrado que ambos são policlonais; isto sugere que esta lesão pode não representar uma neoplasia verdadeira, mas deve ser classificada como um processo semelhante à neoplasia. Apenas 10% dos tumores apresentam alterações genéticas.

A patogênese do tumor de Warthin é incerta. A hipótese sugere que tais tumores podem se originar de tecido glandular heterotópico encontrado dentro dos linfonodos da glândula parótida. Entretanto, pesquisadores têm também sugerido que esses tumores podem se desenvolver de uma proliferação do epitélio do ducto da glândula salivar associado à formação secundária de tecido linfoide. Diversos estudos têm demonstrado uma forte associação entre o desenvolvimento desse tumor e o tabaco. Os tabagistas têm um risco oito vezes maior de desenvolver o tumor de Warthin do que os não fumantes. Recentemente, a obesidade também foi mostrada como outro potencial fator de risco.

Características clínicas

O tumor de Warthin geralmente se apresenta como um aumento de volume nodular de crescimento lento e indolor na glândula parótida (Figura 11.47). As lesões podem ser firmes ou flutuantes à palpação. O tumor ocorre mais frequentemente na cauda da parótida, próximo ao ângulo da mandíbula, e pode ser notado muitos meses antes de o paciente procurar tratamento. Uma característica única é a tendência de ocorrer bilateralmente, o que pode ser notado em 5 a 17% dos casos relatados. A maioria dos tumores bilaterais não ocorre simultaneamente, mas é metacrônica (ocorrendo em momentos distintos).

Em raras instâncias, o tumor de Warthin tem sido relatado na glândula submandibular ou nas glândulas salivares menores. Entretanto, devido ao fato de o componente linfoide ser geralmente pouco pronunciado nesses sítios extraparotídeos, o patologista deve ter cautela para evitar um diagnóstico exagerado de uma lesão mais bem classificada como cistoadenoma papilar ou de um cisto do ducto salivar com metaplasia oncocítica ductal.

O tumor de Warthin geralmente ocorre em adultos idosos, com um pico de prevalência entre a sexta e a sétima décadas de vida. Observa-se menor frequência desse tumor em melanodermas, quando comparados com indivíduos caucasianos. A maioria dos estudos demonstra marcante prevalência no sexo masculino, com alguns estudos recentes mostrando uma proporção homem:mulher maior que 10:1. Entretanto, mais recentemente, pesquisadores mostraram uma proporção mais balanceada entre os sexos. Por ter sido associado ao tabagismo, essa mudança de relação homem:mulher pode ser um reflexo no aumento da prevalência de mulheres tabagistas ao longo das últimas décadas. Essa associação ao tabagismo pode explicar o fato de esse tumor ocorrer, com frequência, bilateralmente, já que quaisquer efeitos tumorigênicos do tabaco podem ser manifestados em ambas as glândulas parótidas.

Características histopatológicas

O tumor de Warthin tem um dos padrões histopatológicos mais distintos quando comparado a quaisquer outras neoplasias do corpo. Embora o termo **cistoadenoma papilar linfomatoso** seja complexo, ele descreve precisamente as características microscópicas marcantes desta lesão.

O tumor é composto por uma mistura de epitélio ductal e um estroma linfoide (Figuras 11.48 e 11.49). O epitélio é de natureza oncocítica, formando colunas uniformes de células que circundam espaços císticos. As células apresentam citoplasma

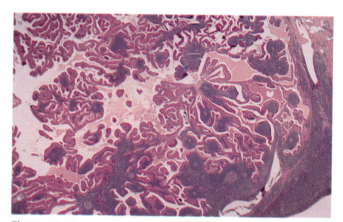

Figura 11.48 Tumor de Warthin. Vista em pequeno aumento mostrando uma neoplasia cística e papilar com estroma linfoide.

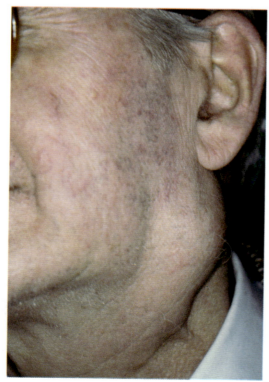

Figura 11.47 Tumor de Warthin. Aumento de volume na cauda da glândula parótida. (Cortesia do Dr. George Blozis.)

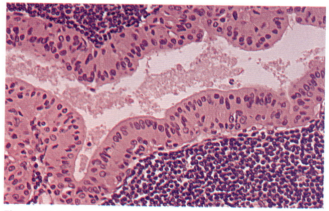

Figura 11.49 Tumor de Warthin. Vista em grande aumento exibindo delimitação epitelial com dupla camada de oncócitos com estroma linfoide adjacente.

eosinofílico abundante e levemente granular e são arranjadas em dupla camada. A camada interna luminal consiste em células colunares altas com núcleo central, levemente hipercorado e alinhado em paliçada. Abaixo da camada interna está presente uma segunda camada de células cuboidais ou poligonais com núcleo mais vesicular. O epitélio delimitante exibe múltiplas projeções papilares que se projetam para dentro dos espaços císticos. Áreas focais de metaplasia escamosa ou de prosoplasia das células mucosas podem ser observadas. O epitélio é mantido por um estroma linfoide que, frequentemente, exibe formação de centros germinativos.

Tratamento e prognóstico

O tratamento de escolha da maioria dos pacientes com tumor de Warthin é a remoção cirúrgica. O procedimento geralmente é realizado com facilidade devido à localização superficial da lesão. Alguns cirurgiões preferem a ressecção local com a remoção mínima de tecido circunjacente; outros optam pela parotidectomia superficial para evitar a violação da cápsula e pela tentativa de diagnóstico não ter sido obtida na fase pré-operatória. Se um diagnóstico confiável de tumor de Warthin for realizado de um crescimento de glândula parótida não suspeito por meio de punção aspirativa por agulha fina, alguns clínicos podem optar pelo tratamento conservador do paciente com controles periódicos em vez da cirurgia.

Foi relatada uma taxa de recorrência de 2 a 6% após a cirurgia. Entretanto, muitos autores acreditam que o tumor frequentemente tem natureza multicêntrica; desse modo, é difícil determinar se essas são recorrências verdadeiras ou sítios de tumores secundários. Tumores malignos de Warthin (**carcinoma ex-cistoadenoma papilar linfomatoso**) têm sido relatados, embora sejam extremamente raros.

◆ ADENOMA MONOMÓRFICO

O termo **adenoma monomórfico** foi usado originalmente para descrever um grupo de neoplasias benignas de glândula salivar que demonstrava um padrão histopatológico mais uniforme do que o adenoma pleomórfico. Em alguns sistemas de classificação, uma variedade de neoplasias foi incluída sob a denominação geral de adenoma monomórfico, incluindo o tumor de Warthin, o oncocitoma, o adenoma de células basais e o adenoma canalicular. Outros autores têm usado este termo mais especificamente como um sinônimo para o adenoma de células basais ou para o adenoma canalicular. Por causa de sua natureza ambígua, o termo *adenoma monomórfico* provavelmente deve ser evitado, e cada tumor mencionado deve ser referenciado por sua nomenclatura mais específica.

◆ ADENOMA CANALICULAR

O **adenoma canalicular** é uma neoplasia incomum que ocorre quase que exclusivamente nas glândulas salivares menores. Devido a seu padrão microscópico uniforme, o adenoma canalicular também tem sido chamado de *adenoma monomórfico*. Entretanto, por este termo também ser aplicado a outras neoplasias, seu uso provavelmente deve ser descontinuado. Do mesmo modo, o termo **adenoma de células basais,** algumas vezes, tem sido usado como sinônimo, mas deve ser evitado porque se refere a uma outra neoplasia com características clínicas distintas (ver próximo tópico). Com base em seu perfil imuno-histoquímico, o adenoma canalicular pode surgir a partir de células luminais do ducto intercalado.

Características clínicas

O adenoma canalicular exibe uma marcante predileção pelo lábio superior, com 66 a 78% dos casos ocorrendo nesta localização. Representa a primeira ou a segunda neoplasia mais comum (junto com o adenoma pleomórfico) do lábio superior. A mucosa jugal é a segunda localização mais comum. A ocorrência em outras glândulas salivares menores é incomum, e os adenomas canaliculares da glândula parótida são raros.

A neoplasia ocorre com maior frequência em idosos, com um pico de prevalência na sétima década de vida. Há uma predileção bem definida pelo sexo feminino, variando de 1,5 a 1,8 mulher para cada homem acometido.

O adenoma canalicular se apresenta como um aumento de volume indolor, de crescimento lento, que usualmente varia de alguns milímetros a 2 cm (Figura 11.50). Pode ser firme ou discretamente flutuante à palpação. A mucosa que o recobre pode ter coloração normal ou azulada, podendo a lesão ser confundida com uma mucocele. Entretanto, as mucoceles de lábio superior são raras. Em algumas circunstâncias, têm sido observadas lesões multifocais, com múltiplos tumores separados no lábio superior ou na mucosa jugal.

Características histopatológicas

O padrão microscópico do adenoma canalicular é de natureza monomórfica. Esse padrão é caracterizado por cordões compostos por única camada de células epiteliais colunares ou cuboides com núcleos fortemente basofílicos (Figura 11.51). Em algumas áreas, colunas de células paralelas adjacentes podem ser vistas, resultando em uma aparência de dupla camada dos cordões neoplásicos. Tais células delimitam estruturas ductais, por vezes formando longos canais. Geralmente, formam-se grandes espaços císticos, e o epitélio pode demonstrar projeções papilares para dentro do lúmen cístico. Pequenos grupos de células metaplásicas, conhecidos como "bolas escamosas" ou "mórulas", às vezes

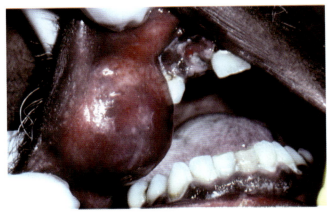

Figura 11.50 **Adenoma canalicular.** Aumento de volume no lábio superior. (Cortesia do Dr. John Fantasia.)

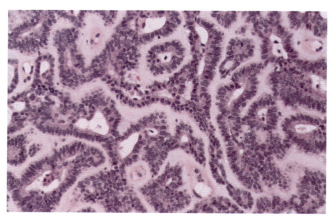

Figura 11.51 Adenoma canalicular. Células colunares uniformes formando estruturas ductais semelhantes a canais.

são encontrados nos espaços císticos. As células neoplásicas são suportadas por um estroma de tecido conjuntivo frouxo com vascularização proeminente. Ao contrário dos adenomas pleomórficos, alterações de estroma, como metaplasia condroide, não ocorrem. Uma fina cápsula fibrosa geralmente circunda o tumor, embora ilhas satélites possam ser observadas circundando a glândula salivar em aproximadamente 13 a 24% dos casos, o que explica a tendência à ocorrência de tumores multifocais.

Tratamento e prognóstico

O melhor tratamento para o adenoma canalicular é a excisão cirúrgica local. A recorrência é incomum e pode, na verdade, estar representando os casos de natureza multifocal.

◆ ADENOMA DE CÉLULAS BASAIS

O **adenoma de células basais** é uma neoplasia benigna de glândula salivar que tem seu nome derivado da aparência basaloide das células neoplásicas. É incomum e representa apenas 1 a 4% de todas as neoplasias de glândula salivar. Por causa de sua aparência histopatológica uniforme, ele geralmente tem sido classificado como um dos adenomas monomórficos. Entretanto, como mencionado previamente, este termo deve ser evitado devido à sua definição imprecisa e frequentemente confusa. Adicionalmente, estudos ultraestruturais e imuno-histoquímicos têm demonstrado que os adenomas de células basais não são, necessariamente, compostos por somente um tipo de célula, mas algumas vezes por uma combinação de células epiteliais do ducto salivar e de células mioepiteliais. O adenoma de células basais exibe algumas semelhanças histopatológicas com o adenoma canalicular; no passado, estes dois termos às vezes eram usados como sinônimos. Entretanto, as diferenças clínicas e histopatológicas garantem que sejam considerados como entidades distintas.

Características clínicas

Ao contrário do adenoma canalicular, o adenoma de células basais se localiza preferencialmente na parótida, com cerca de 75% de todos os casos ocorrendo nesta localização. Entretanto, as glândulas menores representam a segunda localização mais comum, especificamente as glândulas do lábio superior e da mucosa jugal. Pode ocorrer em qualquer idade, mas é mais comum em adultos de meia-idade e em idosos, com um pico de prevalência na sétima década de vida, e parece ser mais comum em mulheres, com alguns estudos demonstrando uma proporção mulher:homem de 2:1.

Clinicamente, o adenoma de células basais se apresenta como massa móvel, de crescimento lento, semelhante ao adenoma pleomórfico. A maioria das lesões tem menos de 3 cm de diâmetro. As lesões de parótida usualmente são localizadas dentro do lobo superficial.

Um subtipo, o **adenoma de células basais membranoso**, merece menção especial. Essa forma parece ser hereditária e, geralmente, ocorre em associação a neoplasias de anexos cutâneos, como os **cilindromas dérmicos** e os **tricoepiteliomas (síndrome de Brooke-Spiegler)**. Múltiplas lesões bilaterais podem se desenvolver dentro das glândulas parótidas. Por essas neoplasias geralmente apresentarem semelhança histopatológica com as de pele, elas são chamadas **tumores análogos dérmicos**.

Características histopatológicas

O adenoma de células basais geralmente é encapsulado ou bem circunscrito. O subtipo mais comum é a variante sólida, que consiste em múltiplas ilhas e cordões de células epiteliais suportadas por uma pequena quantidade de estroma fibroso. As células periféricas dessas ilhas são arranjadas em paliçada e têm formato variando do cuboide ao colunar, semelhante aos aspectos histopatológicos do carcinoma de células basais. Essas células periféricas são frequentemente hipercromáticas; as células da porção central das ilhas tendem a ter o núcleo palidamente corado. As células centrais ocasionalmente formam arranjos concêntricos ou pérolas de queratina.

O subtipo trabecular exibe finos cordões epiteliais (Figura 11.52). O subtipo tubular é caracterizado pela formação de pequenas estruturas ductiformes arredondadas. Alguns adenomas de células basais apresentam zonas com padrão cribriforme que podem simular um carcinoma adenoide cístico. Frequentemente, observa-se uma mistura dos subtipos histopatológicos. A expressão imuno-histoquímica da β-catenina nuclear no adenoma de células basais pode ajudar a distinguir esse tumor do carcinoma adenoide cístico. Um estudo recente descobriu que 60% dos adenomas de células basais apresentavam mutações no gene *CTNNB1*.

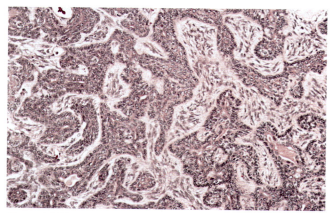

Figura 11.52 Adenoma de células basais. Neoplasia parotídea exibindo cordões de células basaloides arranjadas em um padrão trabecular.

O adenoma de células basais membranoso exibe múltiplas e grandes ilhas lobulares, que se apresentam dispostas em um padrão de quebra-cabeça. Essas ilhas são circundadas por uma fina camada de material hialino, que representa a membrana basal reduplicada. Estruturas hialinas arredondadas são também encontradas por entre as células epiteliais. O aspecto microscópico é semelhante ao do cilindroma dérmico, uma das neoplasias de pele ao qual frequentemente está associado.

Tratamento e prognóstico

O tratamento do adenoma de células basais é semelhante ao do adenoma pleomórfico e consiste na completa remoção cirúrgica. As recorrências são raras para a maioria dos subtipos histopatológicos. Entretanto, o subtipo membranoso apresenta uma taxa de recorrência de 25 a 37%, possivelmente relacionada com a sua natureza multifocal.

A contraparte maligna do adenoma de células basais é o **adenocarcinoma de células basais**. A maioria dos adenocarcinomas de células basais surge *de novo*, mas alguns casos se desenvolvem da transformação maligna de um adenoma de células basais preexistente. Felizmente, tais tumores apresentam um prognóstico relativamente bom; embora a recorrência local seja comum, o tumor raramente causa metástase ou resulta em morte.

◆ PAPILOMAS DUCTAIS (SIALOADENOMA PAPILÍFERO; PAPILOMA INTRADUCTAL; PAPILOMA DUCTAL INVERTIDO)

Um número representativo de neoplasias de glândula salivar pode ser caracterizado microscopicamente por um padrão papilomatoso, sendo a mais comum o tumor de Warthin (cistoadenoma papilar linfomatoso). O **sialoadenoma papilífero**, o **papiloma intraductal** e o **papiloma ductal invertido** são três neoplasias de glândulas salivares raras que também mostram características papilomatosas únicas.

Também deve ser mencionado que, ocasionalmente, um papiloma (ver Capítulo 10) da mucosa oral poderá surgir no local de saída do ducto de uma glândula salivar menor no epitélio de superfície. Devido a esta localização, tal papiloma também pode apresentar raras células mucosas dentro do crescimento papilar exofítico, e, por vezes, tais lesões têm sido chamadas de *papilomas ductais*. Entretanto, deve-se enfatizar que essas lesões são papilomas de superfície, e não neoplasias primárias de glândula salivar.

Características clínicas

O sialoadenoma papilífero ocorre quase exclusivamente nas glândulas salivares menores, especialmente no palato (80% de todos os casos), embora também tenham sido relatados casos na parótida. Usualmente, é visto em adultos de meia-idade e idosos e em uma proporção 1,7:1 entre homens e mulheres. A neoplasia se apresenta como um crescimento exofítico de superfície papilar, semelhante clinicamente ao papiloma (Figura 11.53).

O papiloma intraductal é uma lesão mal definida, que geralmente é confundida com outras lesões de glândula salivar, como o cistoadenoma papilar. Geralmente, ocorre em adultos e é mais comum nas glândulas salivares menores, onde se apresenta como um aumento de volume submucoso.

O papiloma ductal invertido é raro e tem sido descrito somente nas glândulas salivares menores de adultos. O lábio inferior e o fundo de vestíbulo inferior são as localizações mais comuns de ocorrência. Essas lesões usualmente se apresentam como nódulos assintomáticos que, algumas vezes, podem mostrar edentações na mucosa de superfície (Figura 11.54).

Características histopatológicas

Em menor aumento, o sialoadenoma papilífero se assemelha, de alguma forma, ao papiloma, exibindo múltiplas projeções exofíticas papilares que são revestidas por epitélio pavimentoso estratificado. Este epitélio é contíguo à proliferação papilar do epitélio ductal encontrado na superfície e se estende inferiormente em profundidade para dentro do tecido conjuntivo (Figura 11.55). São formados múltiplos lumens ductais, delimitados por uma camada dupla de células, consistindo em uma camada luminal de células colunares altas e uma camada basal de pequenas células cuboides. Essas células ductais geralmente possuem aparência oncocítica. Caracteristicamente, está presente um infiltrado inflamatório, composto por plasmócitos, linfócitos e neutrófilos.

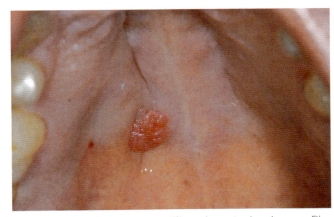

Figura 11.53 Sialoadenoma papilífero. Aumento de volume exofítico papilar no palato. (Cortesia do Dr. Peter Lyu.)

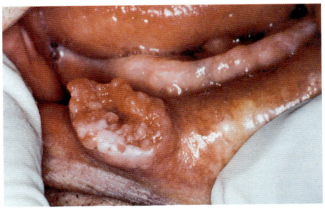

Figura 11.54 Papiloma ductal invertido. Aumento de volume exofítico com projeções papilares centrais na mucosa labial inferior. (Cortesia da Dra. Amy Bogardus.)

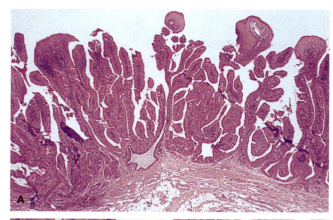

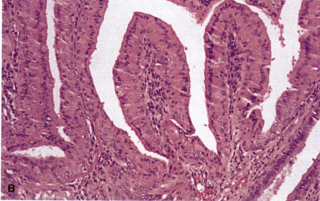

Figura 11.55 **Sialoadenoma papilífero. A.** Vista em pequeno aumento mostrando neoplasia de superfície papilar com estruturas ductais associadas presentes na lâmina própria superficial. **B.** Vista em grande aumento evidenciando áreas císticas internamente revestidas por epitélio papilar oncocítico.

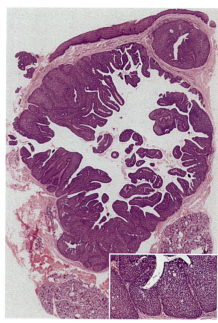

Figura 11.56 **Papiloma ductal invertido.** Proliferação papilar intraductal abaixo da superfície mucosa. Vista em grande aumento evidenciando as células epidermoides e as células mucosas (*detalhe*). (Cortesia do Dr. Dean K. White.)

Devido à sua semelhança microscópica, o sialadenoma papilífero tem sido considerado um análogo do siringocistoadenoma papilífero cutâneo. Esse conceito é apoiado pela descoberta consistente de mutações *BRAF* V600E no sialadenoma papilífero clássico, que também foram identificadas em 52% dos casos de siringocistoadenoma papilífero. No entanto, as variantes oncocíticas do sialadenoma papilífero não apresentam essa mutação, sugerindo que esse padrão pode representar uma lesão ou subtipo distintamente diferente.

O papiloma intraductal exibe estruturas dilatadas unicísticas, localizadas abaixo da mucosa. É delimitado por uma camada única ou por uma dupla camada de células epiteliais cuboides ou colunares que apresentam múltiplas projeções papilares para dentro do lúmen cístico. Contrariamente, o papiloma ductal invertido é composto por uma proliferação de epitélio pavimentoso, com múltiplas projeções papilares espessas e bulbosas, que preenchem o lúmen ductal (Figura 11.56). Este epitélio pode ser contíguo à mucosa, comunicando-se com a superfície por meio de pequenas aberturas na forma de poros. Embora essa lesão tenha origem primariamente no epitélio pavimentoso estratificado, geralmente as células que delimitam o lúmen das projeções papilares apresentam formato cuboide ou colunar, com esparsas células produtoras de muco. Análises de hibridização *in situ* mostraram positividade para o papilomavírus humano (HPV) dos tipos 6 e 11 tanto na superfície quanto no epitélio invertido de alguns papilomas ductais invertidos.

Tratamento e prognóstico

O melhor tratamento para as três formas de papiloma ductal é a remoção cirúrgica conservadora. As recorrências são raras.

◆ CARCINOMA MUCOEPIDERMOIDE

O **carcinoma mucoepidermoide** é uma das neoplasias malignas de glândula salivar mais comuns. Devido a seu potencial biológico altamente variável, essa lesão era originalmente chamada de **tumor mucoepidermoide**. O termo reconhecia um primeiro grupo com características malignas e um segundo grupo que aparentemente se comportava como uma lesão benigna, com prognóstico favorável. Entretanto, pesquisadores reconheceram, posteriormente, que até mesmo os tumores mucoepidermoides de baixo grau ocasionalmente podiam exibir um comportamento maligno; desse modo, o termo *carcinoma mucoepidermoide* é a denominação preferencial.

A patogênese dessa neoplasia é incerta, embora a exposição à radiação possa ser fator de risco. Séries recentes relataram que 59 a 86% dos carcinomas mucoepidermoides mostrarão rearranjos em *MAML2*, resultando na produção de fusões gênicas *CRTC1::MAML2* ou *CRTC3::MAML2*. Tais rearranjos gênicos foram identificados com mais frequência em tumores de grau baixo e intermediário.

Características clínicas

A maioria das grandes séries de casos demonstra que o carcinoma mucoepidermoide é a neoplasia maligna mais comum das glândulas salivares, representando 4 a 10% de todas as neoplasias das glândulas salivares maiores e 13 a 23% das glândulas salivares menores. Frequentemente, ocorre em uma ampla variação etária, desde a segunda até a sétima década de vida. Raramente, essa lesão é vista na primeira década de vida. Entretanto, o carcinoma mucoepidermoide é a neoplasia maligna de glândula salivar mais comum em crianças.

O carcinoma mucoepidermoide é mais comum na parótida e, usualmente, apresenta-se como um aumento de volume assintomático. A maioria dos pacientes percebe a presença da lesão com 1 ano ou menos de evolução, embora existam relatos de aumentos de volume com muitos anos de duração. Pode se desenvolver dor ou paralisia do nervo facial, geralmente associadas a lesões de alto grau. As glândulas salivares menores constituem a segunda localização preferencial, especialmente o palato (Figura 11.57). As neoplasias de glândula salivar menor também se apresentam como aumentos de volume assintomáticos, que algumas vezes são flutuantes e apresentam coloração azulada ou vermelha, podendo ser confundidas clinicamente com mucocele. Embora o lábio inferior, o assoalho de boca, a língua e a região retromolar sejam localizações incomuns para as neoplasias de glândula salivar, o carcinoma mucoepidermoide é a neoplasia de glândula salivar mais comum em cada uma destas localizações (Figura 11.58). Lesões intraósseas também podem se desenvolver nos ossos maxilares (ver a seguir).

Características histopatológicas

Como o nome sugere, o *carcinoma mucoepidermoide* é composto de uma mistura de células produtoras de muco e células epidermoides (Figuras 11.59 a 11.61). As células mucosas apresentam formato variado, mas contêm um abundante citoplasma espumoso que se cora positivamente com colorações para mucina. As células epidermoides são distinguidas por apresentar características de células epiteliais, geralmente demonstrando formato poligonal, citoplasma eosinofílico abundante e pontes intercelulares, mas raramente queratinização evidente. Além disso, é típica a presença de um terceiro tipo de célula – a célula intermediária –, e acredita-se que seja uma célula progenitora tanto para as células mucosas quanto para as células epidermoides. As células intermediárias variam em aparência desde células pequenas e basaloides ("maternais") a células ovoides levemente aumentadas com citoplasma escasso e palidamente eosinofílico. Algumas neoplasias também exibem um número variável de células claras, que algumas vezes podem ser predominantes (Figura 11.62). Não é incomum a presença de um infiltrado linfoide associado que pode ser tão proeminente que, em alguns casos, a lesão pode ser confundida com uma metástase dentro de um linfonodo.

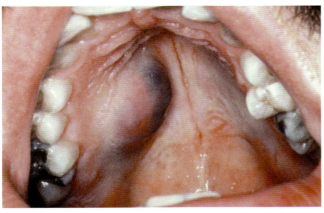

Figura 11.57 Carcinoma mucoepidermoide. Aumento de volume com pigmentação azulada na região lateral posterior do palato duro. (Cortesia do Dr. James F. Drummond.)

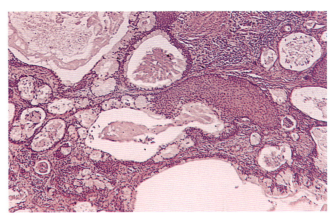

Figura 11.59 Carcinoma mucoepidermoide. Vista em pequeno aumento evidenciando uma neoplasia moderadamente bem diferenciada que exibe espaços ductais e císticos circundados por células epidermoides e mucosas.

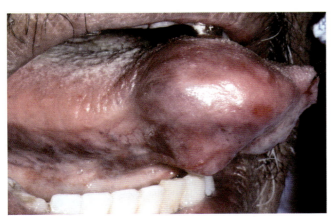

Figura 11.58 Carcinoma mucoepidermoide. Aumento de volume na língua.

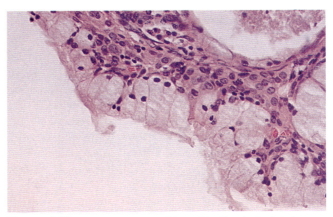

Figura 11.60 Carcinoma mucoepidermoide. Essa lesão de baixo grau exibe numerosas grandes células mucosas circundando um espaço cístico.

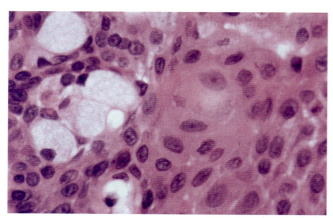

Figura 11.61 Carcinoma mucoepidermoide. Vista em grande aumento exibindo um lençol de células epidermoides e células produtoras de muco focais (*esquerda*).

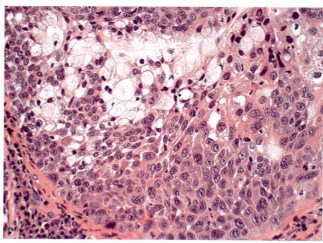

Figura 11.63 Carcinoma mucoepidermoide. Vista em grande aumento evidenciando um lençol de células epiteliais epidermoides pleomórficas permeadas por células mucosas e intermediárias.

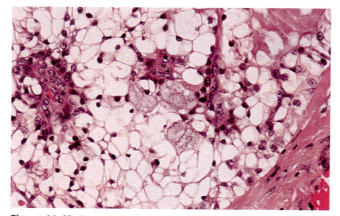

Figura 11.62 Carcinoma mucoepidermoide. Carcinoma mucoepidermoide de células claras.

Outras variantes do carcinoma mucoepidermoide podem demonstrar numerosos oncócitos ou esclerose proeminente do estroma tumoral.

Tradicionalmente, os carcinomas mucoepidermoides têm sido classificados em três graus histopatológicos, com base nos seguintes critérios:

1. Quantidade de formação cística.
2. Grau de atipia celular.
3. Número relativo de células mucosas, epidermoides e intermediárias.

Neoplasias de **baixo grau** exibem proeminente formação cística, atipia celular mínima e uma proporção relativamente elevada de células mucosas. As de **alto grau** consistem em ilhas sólidas de células epidermoides e intermediárias que podem demonstrar considerável pleomorfismo e atividade mitótica (Figura 11.63). As células produtoras de muco podem ser infrequentes, e algumas vezes pode ser difícil distinguir o tumor do carcinoma espinocelular.

As neoplasias de **grau intermediário** exibem características que se situam entre as de baixo grau e as de alto grau. Ocorre formação cística, mas é menos proeminente do que a observada nas de baixo grau. Todos os três principais tipos celulares estão presentes, mas geralmente o intermediário pode predominar. A atipia celular pode ou não ser observada.

Entretanto, alguns autores relataram que a proporção relativa desses três tipos celulares não é necessariamente correlacionada com o prognóstico. Para superar essa questão, dois grupos experientes propuseram esquemas de avaliação baseados em parâmetros microscópicos, aos quais foram atribuídos valores para determinar o grau da neoplasia (Tabela 11.13).

Tratamento e prognóstico

O tratamento do carcinoma mucoepidermoide é determinado pela localização, pelo grau histopatológico e estágio clínico do tumor. Geralmente, os de parótida, em estágio inicial, podem ser tratados pela parotidectomia subtotal com preservação do nervo facial. Neoplasias avançadas podem necessitar de remoção total da glândula parótida, com remoção do nervo facial. As de glândula submandibular são tratadas pela remoção total da glândula. Os carcinomas mucoepidermoides das glândulas salivares menores são, usualmente, tratados por excisão cirúrgica. Para neoplasias de baixo grau, pode ser necessária somente uma pequena remoção da margem de tecido normal circunjacente, enquanto para neoplasias de alto grau ou para lesões grandes deve ser realizada uma ampla ressecção, semelhante à necessária aos carcinomas espinocelulares. Se houver envolvimento ósseo, este deve também ser excisado.

O esvaziamento cervical radical é indicado a pacientes com evidência clínica de metástase e pode também ser considerado para pacientes com grandes lesões ou para as de alto grau. A radioterapia pós-operatória pode também ser usada para os mais agressivos.

O prognóstico depende do grau e do estadiamento. Pacientes com neoplasias de baixo grau geralmente apresentam bom prognóstico. Recorrências locais ou a presença de metástases regionais são incomuns para a maioria dos sítios primários, em que cerca de 90 a 98% dos pacientes são curados. O prognóstico para os pacientes com neoplasias de grau intermediário é apenas ligeiramente pior do que para os de baixo grau. O prognóstico para os pacientes com neoplasias de alto grau é reservado, com

Tabela 11.13	Carcinoma mucoepidermoide: comparação de dois sistemas de gradação.
Parâmetro	**Valor**
Auclair et al. (1992)	
Componente intracístico <20%	2
Presença de invasão neural	2
Presença de necrose	3
Quatro ou mais mitoses por 10 campos em grande aumento	3
Presença de anaplasia	4
Grau	**Escore total de pontos**
Baixo	0 a 4
Intermediário	5 a 6
Alto	7 a 14
Brandwein et al. (2001)	
Componente intracístico <25%	2
Fronte tumoral invade em pequenos cordões e ilhas	2
Atipia nuclear pronunciada	2
Invasão linfática ou vascular	3
Invasão óssea	3
Mais de quatro mitoses por 10 campos em grande aumento	3
Disseminação perineural	3
Necrose	3
Grau	**Escore total de pontos**
I	0
II	2 a 3
III	4 ou mais

De Auclair PL, Goode RK, Ellis GL: Mucoepidermoid carcinoma of intraoral salivary glands: evaluation and application of grading criteria in 143 cases, *Cancer* 69:2021-2030, 1992; Brandwein MS, Ivanov K, Wallace DI, et al: Mucoepidermoid carcinoma: a clinicopathologic study of 80 patients with special reference to histological grading. *Am J Surg Pathol* 25:835-845, 2001.

uma taxa de sobrevivência de somente 30 a 64%. Historicamente, os tumores que apresentam genes de fusão *CRTC1::MAML2* ou *CRTC3::MAML2* têm mostrado um prognóstico melhor do que os tumores sem tais translocações. No entanto, alguns artigos recentes questionaram a significância prognóstica desses achados.

Por motivos desconhecidos, carcinomas mucoepidermoides submandibulares estão associados a piores prognósticos do que os de parótida. Os carcinomas mucoepidermoides das glândulas salivares menores geralmente apresentam um bom prognóstico, provavelmente devido à maioria ser representada por lesões de baixo grau ou de grau intermediário. Entretanto, os de língua, assoalho da boca e orofaringe são menos previsíveis e podem apresentar um comportamento mais agressivo.

◆ CARCINOMA MUCOEPIDERMOIDE INTRAÓSSEO (CARCINOMA MUCOEPIDERMOIDE CENTRAL)

Em raras ocasiões, as neoplasias de glândula salivar podem se originar centralmente nos ossos gnáticos. O **carcinoma mucoepidermoide intraósseo** é a neoplasia de glândula salivar mais comum e mais bem reconhecida, o que representa cerca de 2 a 3% de todos os carcinomas mucoepidermoides. Entretanto, tem sido relatado o desenvolvimento de outras neoplasias de glândula salivar intraósseas, incluindo o carcinoma adenoide cístico, os tumores mistos benignos e malignos, o adenocarcinoma de células acinares, o carcinoma epitelial-mioepitelial e o adenoma monomórfico.

Diversas hipóteses têm sido propostas para explicar a patogênese das neoplasias de glândula salivar intraósseas. Uma das teorias sugere que as lesões se originam de tecido de glândula salivar ectópico que tenha sido aprisionado dentro dos ossos gnáticos. Entretanto, a descoberta de tecido glandular ectópico é incomum em biopsia dos ossos maxilares; desse modo, tal teoria parece ser uma proposição improvável para a maioria das neoplasias de glândula salivar intraósseas. Algumas neoplasias da maxila podem se originar de glândulas do revestimento epitelial do seio maxilar, mas isto geralmente é difícil de ser comprovado ou negado. A origem mais provável da maioria das neoplasias intraósseas é o epitélio odontogênico. As células produtoras de muco são comuns nos epitélios de revestimento cístico, especialmente no cisto dentígero (ver Capítulo 15). Além disso, muitos carcinomas mucoepidermoides intraósseos se desenvolvem em associação a um dente impactado ou a um cisto odontogênico.

Características clínicas e radiográficas

Os carcinomas mucoepidermoides intraósseos são mais comuns em adultos de meia-idade e acometem mulheres duas vezes mais do que os homens. São mais comuns na mandíbula do que na maxila, sendo observados mais frequentemente na área de molares e de ramo da mandíbula. O sintoma mais frequentemente apresentado é o abaulamento da cortical, embora algumas lesões possam ser descobertas como um achado acidental em radiografias. Dor, trismo e parestesia são sintomas relatados com menos frequência nessas lesões.

Geralmente, as radiografias revelam tanto radiolucências uniloculares quanto multiloculares com bordas bem definidas (Figura 11.64). Entretanto, alguns casos são caracterizados por uma área mais irregular e mal definida de destruição óssea. Alguns casos estão associados a dentes inclusos; por conseguinte, podem sugerir clinicamente um cisto ou um tumor odontogênico.

Características histopatológicas

A aparência microscópica do carcinoma mucoepidermoide intraósseo é semelhante à observada em sua contraparte de tecidos moles. A maioria é representada por lesões de baixo grau, embora carcinomas mucoepidermoides de alto grau também tenham sido relatados dentro dos ossos maxilares.

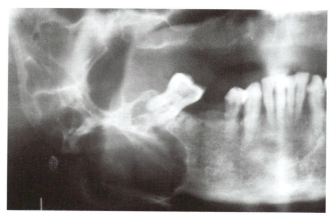

Figura 11.64 Carcinoma mucoepidermoide intraósseo. Lesão multilocular na região posterior da mandíbula. (Cortesia do Dr. Joseph F. Finelli.)

Tratamento e prognóstico

A principal modalidade de tratamento de pacientes com carcinoma mucoepidermoide intraósseo é a cirurgia; a radioterapia adjuvante pode ser algumas vezes usada. A ressecção cirúrgica radical oferece mais chances de cura do que procedimentos mais conservadores, como a enucleação ou a curetagem. A taxa de recorrência local associada ao tratamento conservador é de 40%, contrastando com uma taxa de 11 a 13% para o tratamento mais radical. As metástases têm sido relatadas em cerca de 9% dos casos. De forma geral, o prognóstico é muito bom; cerca de 10% dos pacientes morrem, geralmente como resultado da recorrência local do tumor.

♦ ADENOCARCINOMA DE CÉLULAS ACINARES

O **adenocarcinoma de células acinares** é uma neoplasia maligna de glândulas salivares com células que exibem diferenciação acinar serosa. Devido ao fato de estas neoplasias não apresentarem um comportamento agressivo e de serem associadas a um bom prognóstico, foi primeiramente denominado **tumor de células acinares**, uma denominação não específica que não indicava se a lesão era benigna ou maligna. Entretanto, por muitas dessas lesões causarem metástase ou recorrerem e levarem à morte, hoje acredita-se que os carcinomas de células acinares devam ser considerados neoplasias malignas.

Muitos casos, previamente relatados como carcinoma de células acinares, mas pobres em grânulos de zimogênio, deveriam ser atualmente reclassificados como exemplos da recentemente descrita neoplasia de glândula salivar – carcinoma secretor (ver próximo tópico). Isso é especialmente verdadeiro para os carcinomas de células acinares que ocorrem em sítios não parotídeos. Desse modo, a revisão da literatura e dos dados sobre o carcinoma de células acinares anteriores a 2010 é realizada de forma mais difícil.

Características clínicas

Cerca de 85 a 90% dos adenocarcinomas de células acinares ocorrem na parótida, um achado lógico, tendo em vista esta ser a maior glândula salivar e a única inteiramente composta por elementos serosos (Figura 11.65). Muitos estudos têm mostrado que tais neoplasias perfazem 2 a 3% de todas as neoplasias de glândula parótida, embora um estudo tenha mostrado que representa 8,6% de todas as neoplasias de parótida (ver Tabela 11.5). Essa neoplasia é muito menos comum na glândula submandibular, onde representa somente 2,7 a 5%. Cerca de 9% de todos os adenocarcinomas de células acinares relatados se desenvolvem nas glândulas salivares menores, sendo a mucosa jugal, os lábios e o palato as localizações mais comuns. De modo geral, cerca de 1,3 a 3,8% de todas as neoplasias de glândula salivar já relatadas foram diagnosticadas como adenocarcinomas de células acinares, embora provavelmente muitos desses casos devam ser atualmente reclassificados como carcinoma secretor.

A lesão ocorre em uma grande variação de faixa etária, com um pico de prevalência relativamente uniforme que se estende da segunda à sétima décadas de vida; a faixa média gira em torno dos 40 aos 50 anos. Usualmente, apresenta-se como um aumento de volume de crescimento lento, e a lesão frequentemente está presente muitos meses ou anos antes de um diagnóstico ser realizado, podendo ser assintomática, embora tenha sido relatada dor associada ou sensibilidade em alguns casos. A paralisia do nervo facial é um sinal infrequente, mas é prognóstico de neoplasias de parótida.

Características histopatológicas

Os adenocarcinomas de células acinares apresentam aparência microscópica altamente variável. A lesão geralmente é bem circunscrita e, algumas vezes, pode até mesmo se apresentar encapsulada; entretanto, alguns exibem um padrão de crescimento infiltrativo. As células mais características são aquelas com aparência de células serosas, com abundante citoplasma granular basofílico e núcleo excêntrico arredondado e hipercorado. Estas células têm aparência bastante uniforme, e a atividade mitótica é incomum. Outras células podem ser semelhantes às células do ducto intercalado, e algumas neoplasias também apresentam células com citoplasma claro e vacuolado. Em raras ocasiões, a lesão pode apresentar características de transformação para alto grau, incluindo o pleomorfismo, a atividade mitótica aumentada e a necrose.

Diversos padrões de crescimento foram descritos. A variante **sólida** consiste em numerosas células acinares bem diferenciadas, arranjadas em padrão semelhante ao tecido normal da glândula parótida (Figuras 11.66 e 11.67). Na variante **microcística,**

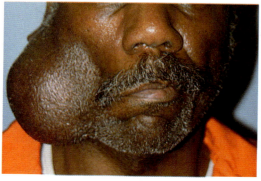

Figura 11.65 Carcinoma de células acinares. Grande aumento de volume firme na glândula parótida direita.

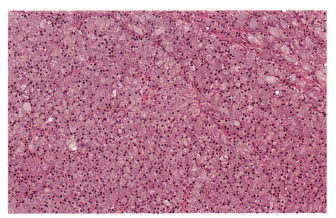

Figura 11.66 Carcinoma de células acinares. Tumor de glândula parótida demonstrando um lençol de células acinares serosas granulares e basofílicas.

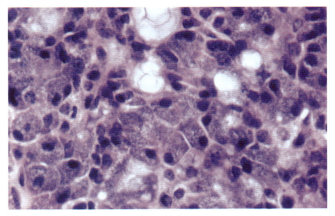

Figura 11.67 Carcinoma de células acinares. Vista em grande aumento das células serosas com citoplasma basofílico granular.

múltiplos espaços císticos são criados, podendo conter material mucinoso ou eosinofílico. Na variante **papilar-cística**, são formadas grandes áreas císticas, delimitadas por um epitélio que contém projeções papilares para dentro dos espaços císticos. A variante **folicular** tem uma aparência semelhante ao tecido tireoidiano. A presença de um infiltrado linfoide, algumas vezes com formação de centros germinativos, não é incomum.

O carcinoma de células acinares apresenta reação imuno-histoquímica positiva para DOG1, o que pode ser útil para distingui-lo de outros tumores salivares, especialmente o carcinoma secretor. Além disso, a imunomarcação nuclear para NR4A3 recentemente foi relatada como um marcador sensível e específico para o carcinoma de células acinares.

Tratamento e prognóstico

O melhor tratamento para os adenocarcinomas de células acinares confinados ao lobo superficial da glândula parótida é a lobotomia; para os presentes no lobo profundo, geralmente é necessária a realização de parotidectomia total. Caso o nervo facial esteja envolvido, ele pode ter de ser sacrificado. Os adenocarcinomas de células acinares de glândula submandibular são tratados pela remoção total da glândula, e os de glândula salivar menor são tratados pela excisão cirúrgica com margem de segurança. O esvaziamento cervical não é indicado, a menos que haja evidência clínica de doença metastática. A radioterapia adjuvante pode ser considerada para a doença local não controlada.

O carcinoma de células acinares é associado a um dos melhores prognósticos gerais dentre as neoplasias malignas das glândulas salivares. Aproximadamente 10 a 20% dos pacientes têm recorrências locais, e as metástases acontecem em 8 a 11% dos pacientes. No entanto, o tumor às vezes apresenta um curso prolongado, com recorrências observadas anos ou décadas após o tratamento inicial. Cerca de 10% dos pacientes com tumores de baixo e intermediário grau morrerão de sua doença; no entanto, os tumores de alto grau apresentam um prognóstico muito pior, com uma taxa de mortalidade de aproximadamente 60%.

◆ CARCINOMA SECRETOR (CARCINOMA ANÁLOGO AO CARCINOMA SECRETOR MAMÁRIO)

O **carcinoma secretor** é uma neoplasia maligna de glândula salivar recentemente reconhecida, com características histopatológicas e moleculares semelhantes às do carcinoma secretor da mama. Ambos apresentam uma translocação cromossômica, t(12;15)(p13;q25), que resulta na formação de um gene de fusão *ETV6::NTRK3*. Recentemente, alguns exemplos têm sido associados a outras anormalidades moleculares, como *ETV6::RET, ETV6::MET* ou outros parceiros de fusão desconhecidos. Previamente ao seu reconhecimento em 2010, muitos exemplos de carcinoma análogo ao carcinoma secretor mamário foram diagnosticados como carcinoma de células acinares, que apresenta características semelhantes à microscopia de luz (ver legenda da Figura 11.68).

Características clínicas

A localização de origem mais comum dos carcinomas secretores é a glândula parótida, com 68% dos casos relatados ocorrendo nessa localização. As glândulas salivares menores (24%) e a

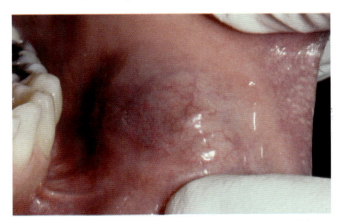

Figura 11.68 Carcinoma secretor. Aumento de volume azulado na mucosa jugal anterior, que poderia clinicamente ser confundido com uma mucocele. (Essa neoplasia foi originalmente diagnosticada como carcinoma de células acinares antes de o carcinoma secretor ser reconhecido como uma entidade distinta. Essa mesma imagem foi utilizada para ilustrar o carcinoma de células acinares na terceira edição deste livro!)

glândula submandibular (8%) são localizações menos frequentes. Os lábios, o palato e a mucosa jugal são as localizações intraorais mais comuns (Figura 11.68). A idade média é de 47 anos, e foi relatada uma discreta prevalência de ocorrência mais frequentemente no sexo masculino do que no feminino. Usualmente, a lesão se apresenta como um aumento de volume indolor, de crescimento lento, que pode ter sido percebido pelo paciente há meses ou anos. Exemplos ocasionais têm sido associados a algum grau de desconforto.

Características histopatológicas

O carcinoma secretor de origem nas glândulas salivares mostra características microscópicas semelhantes às observadas no carcinoma secretor da mama. As células tumorais geralmente apresentam núcleo uniforme e vesiculado, circundado por um citoplasma levemente granular ou vacuolado. Essas células se arranjam de forma variada, formando estruturas sólidas, tubulares, microcísticas ou macrocísticas. Grandes espaços císticos podem exibir projeções papilares das células neoplásicas, com aparência de "cabeça de prego" (Figura 11.69). As figuras mitóticas geralmente são raras. No entanto, exemplos ocasionais podem mostrar transformação de alto grau caracterizada por pleomorfismo nuclear, mitoses atípicas, invasão perineural e necrose.

As células podem apresentar imunopositividade difusa para a proteína S-100, para vimentina e mamoglobina. A translocação *ETV6* e o gene de fusão podem ser confirmados por hibridização *in situ* fluorescente (FISH), reação em cadeia da polimerase com transcrição reversa (RT-PCR) ou sequenciamento de próxima geração (NGS). Estudos recentes mostraram que a imuno-histoquímica pan-Trk pode identificar de forma confiável tumores com a fusão *ETV6::NTRK3*.

Tratamento e prognóstico

Embora os dados de tratamento e prognóstico sejam limitados, o carcinoma secretor parece ser uma neoplasia maligna de baixo grau, geralmente com um prognóstico favorável. Entretanto, exemplos com transformação de alto grau podem demonstrar um curso mais agressivo, com recorrência local do tumor e/ou metástases resultando na morte do paciente. Na maioria das vezes, o tratamento consiste em ressecção cirúrgica, por vezes suplementada por radioterapia adjuvante, especialmente para tumores mais agressivos. Tem sido sugerido que tumores com características moleculares menos frequentes e incomuns podem estar associados a um prognóstico pior.

◆ TUMORES MISTOS MALIGNOS (CARCINOMA EX-ADENOMA PLEOMÓRFICO; CARCINOMA EX-TUMOR MISTO; CARCINOSSARCOMA; TUMOR MISTO METASTATIZANTE)

Os **tumores mistos malignos** representam a contraparte maligna do tumor misto benigno ou adenoma pleomórfico. Essas neoplasias incomuns constituem 2 a 4% de todas as neoplasias de glândula salivar e podem ser divididas em três categorias:

1. Carcinoma ex-adenoma pleomórfico (carcinoma ex-tumor misto).
2. Carcinossarcoma.
3. Tumor misto metastatizante.

O mais comum desses tumores é o **carcinoma ex-adenoma pleomórfico**, que é caracterizado pela transformação maligna do componente epitelial de um adenoma pleomórfico benigno. O **carcinossarcoma** é um tumor "misto" raro com a presença de ambos os componentes carcinomatoso e sarcomatoso. O **tumor misto metastatizante** apresenta características histopatológicas idênticas às do adenoma pleomórfico (tumor misto). Apesar de sua aparência benigna, a lesão metastiza. O tumor metastático também apresenta uma aparência microscópica benigna, geralmente semelhante à da lesão primária.

Características clínicas

Carcinoma ex-adenoma pleomórfico

Existem evidências bastante convincentes de que o carcinoma ex-adenoma pleomórfico representa uma transformação maligna dentro de uma lesão benigna prévia. Primeiramente, a média de idade dos pacientes é de cerca de 10 a 15 anos acima da média de idade dos pacientes com adenoma pleomórfico. É mais comum em adultos de meia-idade e em idosos, com um pico de prevalência da sexta à oitava décadas de vida. Além disso, os pacientes podem relatar que a lesão está presente por muitos anos, algumas vezes apresentando um rápido crescimento recente, com dor e ulceração. Entretanto, alguns tumores podem ter curta duração. As características histopatológicas, que serão discutidas posteriormente, também sustentam a transformação maligna de um adenoma pleomórfico. Tem sido observado que o risco de transformação maligna em um adenoma pleomórfico aumenta com sua duração.

Mais de 80% dos casos de carcinoma ex-adenoma pleomórfico têm sido relatados nas glândulas salivares maiores, principalmente na glândula parótida (Figura 11.70). Aproximadamente dois terços dos tumores de glândula salivar menor ocorrem no palato (Figura 11.71). Embora a dor ou o crescimento rápido

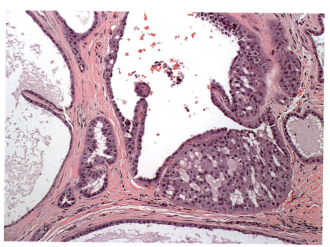

Figura 11.69 Carcinoma secretor. Vista em médio aumento mostrando espaços císticos papilares e pequenas ilhas neoplásicas.

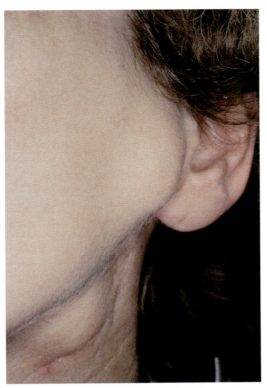

Figura 11.70 Carcinoma ex-adenoma pleomórfico. Aumento de volume da glândula parótida.

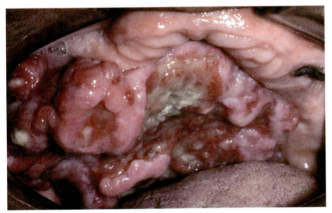

Figura 11.71 Carcinoma ex-adenoma pleomórfico. Aumento de volume exofítico granular e ulcerado preenchendo a abóbada palatina.

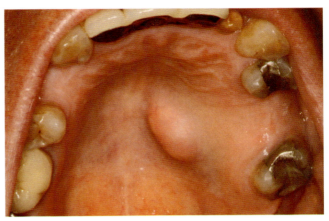

Figura 11.72 Carcinoma ex-adenoma pleomórfico. Massa nodular de superfície lisa na região posterior esquerda do palato duro.

não sejam incomuns, muitos casos se apresentam como um aumento de volume indolor, indistinguível de uma neoplasia benigna (Figura 11.72). As neoplasias de parótida podem produzir paralisia do nervo facial.

Carcinossarcoma

O carcinossarcoma é um tumor extremamente raro. A maioria dos casos tem sido relatada na parótida, mas a lesão também tem sido relatada na submandibular e nas glândulas salivares menores. Os sinais e sintomas clínicos são semelhantes aos do carcinoma ex-adenoma pleomórfico. Alguns pacientes apresentam uma história prévia de adenoma pleomórfico, embora outros casos pareçam se originar *de novo*.

Tumor misto metastatizante

O tumor misto metastatizante também é uma lesão bastante rara. Assim como os outros tumores malignos mistos, a maioria dos casos se origina na parótida, mas a lesão primária também pode ocorrer na glândula submandibular ou nas glândulas salivares menores. As metástases têm sido encontradas com maior frequência nos ossos ou nos pulmões, mas também podem ocorrer em outros sítios, como os linfonodos regionais, a pele ou o fígado. A maioria dos pacientes apresenta uma história prévia de um adenoma pleomórfico excisado muitos anos antes. Muitas vezes, o tumor primário exibe múltiplas recorrências antes que a metástase ocorra.

Características histopatológicas

Carcinoma ex-adenoma pleomórfico

O carcinoma ex-adenoma pleomórfico exibe uma aparência microscópica variável. Geralmente, podem ser encontradas áreas de adenoma pleomórfico que podem constituir uma grande parte ou somente uma pequena parte da lesão. Entretanto, em alguns casos podem ser necessárias grandes amostras para identificar o componente benigno. Dentro da neoplasia, observam-se áreas de transformação maligna do componente epitelial, caracterizadas pelo pleomorfismo celular e pela atividade mitótica anormal (Figura 11.73). Tal alteração é mais frequente na forma de um adenocarcinoma pobremente diferenciado (como um carcinoma do ducto salivar), mas outros padrões também podem se desenvolver, incluindo o carcinoma mioepitelial, o adenocarcinoma polimorfo, o carcinoma mucoepidermoide e o carcinoma adenoide cístico.

Baseado no padrão de crescimento, o carcinoma ex-adenoma pleomórfico pode ser dividido em três subcategorias: *invasivo*, *minimamente invasivo* ou *não invasivo*. O carcinoma ex-adenoma pleomórfico invasivo apresenta células neoplásicas penetrando mais de 1,5 mm a cápsula tumoral para os tecidos adjacentes. Os minimamente invasivos mostram invasão extracapsular medindo 1,5 mm ou menos. Lesões invasivas podem ser descobertas como pequenos focos malignos dentro do centro de um adenoma pleomórfico encapsulado, mas sem violação da cápsula. Devido ao fato de tais neoplasias apresentarem um prognóstico comprovadamente melhor do que as invasivas, elas têm sido denominadas **carcinoma *in situ* ex-tumor misto** ou **carcinoma ex-adenoma pleomórfico intracapsular.**

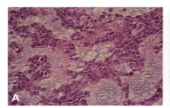
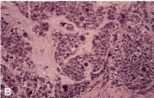

Figura 11.73 Carcinoma ex-adenoma pleomórfico. A. Médio aumento exibindo porção benigna da neoplasia mostrando lençóis de células mioepiteliais plasmocitoides permeadas por um fundo mixomatoso. **B.** Porção maligna evidenciando células epiteliais com núcleo pleomórfico.

Carcinossarcoma

O carcinossarcoma é um tumor bifásico que apresenta tanto áreas de componente carcinomatoso quanto áreas de componente sarcomatoso. O componente epitelial geralmente consiste em um adenocarcinoma pouco diferenciado ou em um carcinoma indiferenciado. A porção sarcomatosa geralmente predomina no tumor e se apresenta na forma de um condrossarcoma, mas pode também apresentar características de um osteossarcoma, um fibrossarcoma, um lipossarcoma, um rabdomiossarcoma ou um fibro-histiocitoma maligno. Em algumas lesões, há a evidência da origem a partir de um tumor misto benigno.

Tumor misto metastatizante

O tumor misto metastatizante apresenta características de um adenoma pleomórfico, tanto nos sítios primários quanto nos sítios metastáticos. Alterações malignas não são observadas histopatologicamente.

Tratamento e prognóstico

Carcinoma ex-adenoma pleomórfico

Geralmente, o melhor tratamento para o carcinoma ex-adenoma pleomórfico invasivo é a ampla excisão cirúrgica, possivelmente em conjunto com o esvaziamento cervical local e a radioterapia adjuvante. O prognóstico é reservado; a taxa geral de sobrevida em 5 anos varia de 25 a 69%, mas esta taxa salta para 10 a 35% em 15 anos. O prognóstico é relacionado com o subtipo histopatológico do componente maligno. Um estudo mostrou que os carcinomas bem diferenciados, como os adenocarcinomas polimorfos, apresentam uma taxa de sobrevivência em 5 anos próxima dos 90%. Entretanto, o prognóstico é muito pior para pacientes com lesões pouco diferenciadas ou que tenham invadido mais de 6 mm além da cápsula residual ou da neoplasia benigna residual. Contrariamente, o prognóstico de casos de carcinoma ex-adenoma pleomórfico não invasivo ou minimamente invasivo é semelhante ao do adenoma pleomórfico. Entretanto, raros exemplos de metástase ou de morte por neoplasia já foram documentados para esses últimos subtipos.

Carcinossarcoma

Os carcinossarcomas são tratados pela excisão cirúrgica radical, que pode ser combinada com a radioterapia e com a quimioterapia. O prognóstico é pobre, com cerca de 60% dos pacientes morrendo por causa da recorrência local ou doença metastática.

Tumor misto metastatizante

O tratamento para o tumor misto metastatizante consiste na excisão cirúrgica tanto da lesão primária quanto da metástase. Tem sido relatada uma taxa de mortalidade de aproximadamente 40%.

◆ CARCINOMA ADENOIDE CÍSTICO

O **carcinoma adenoide cístico** é uma das neoplasias malignas de glândula salivar mais comuns e mais bem reconhecidas. Devido à suas características histopatológicas distintas, a lesão foi originalmente denominada **cilindroma**, sendo este termo ainda utilizado algumas vezes como sinônimo para esta neoplasia. Entretanto, o uso do termo *cilindroma* deve ser evitado porque ele não representa sua natureza maligna e também pelo fato de o mesmo termo ser utilizado para uma neoplasia de anexos cutâneos que possui apresentação clínica e prognóstico marcadamente distintos. Mais de 80% dos carcinomas adenoides císticos apresentarão a superexpressão do oncogene *MYB*, frequentemente em associação com uma translocação cromossômica, t(6;9)(q22-23;p23-24), resultando no gene de fusão *MYB::NFIB*.

Características clínicas e radiográficas

O carcinoma adenoide cístico pode ocorrer em qualquer glândula salivar, mas aproximadamente 60% se desenvolvem dentro das várias glândulas salivares menores. A glândula parótida é o segundo local mais comum, seguida pela glândula submandibular. O palato é o local mais comum para tumores das glândulas menores (Figuras 11.74 e 11.75). Exemplos raros intraósseos também foram relatados nos maxilares. Entretanto, podem ser observadas diferenças distintas entre as várias glândulas salivares. Na glândula parótida, o carcinoma adenoide cístico é relativamente raro, representando somente 2% de todas as neoplasias. Na glândula submandibular, ele representa 11 a 17%, sendo a neoplasia maligna mais comum. Também é relativamente comum dentre as neoplasias de glândula salivar de palato, representando 8 a 17%. Essa lesão é mais comum em adultos de meia-idade e é rara em indivíduos com idade abaixo dos 20 anos. Há uma ligeira predileção pelo sexo feminino.

O carcinoma adenoide cístico geralmente se apresenta como um aumento de volume de crescimento lento. A dor é o achado

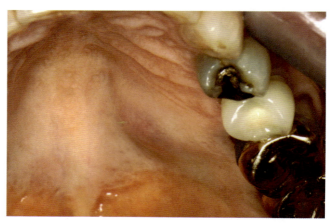

Figura 11.74 Carcinoma adenoide cístico. Edema nodular discreto do palato duro à esquerda.

clínico mais comum e mais importante, ocorrendo ocasionalmente na fase precoce do curso da doença, antes que haja um aumento de volume clinicamente detectável. Os pacientes geralmente se queixam de dor incômoda, constante e de baixo grau, que aumenta de intensidade gradativamente. O carcinoma adenoide cístico de parótida pode causar paralisia do nervo facial. Aqueles originados no palato podem apresentar superfície lisa ou ulcerada. O carcinoma adenoide cístico que se origina no palato ou no seio maxilar geralmente exibe características radiográficas evidentes de destruição óssea (Figura 11.76).

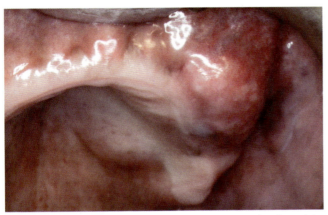

Figura 11.75 Carcinoma adenoide cístico. Aumento de volume doloroso no palato duro e rebordo alveolar superior. (Cortesia do Dr. George Blozis.)

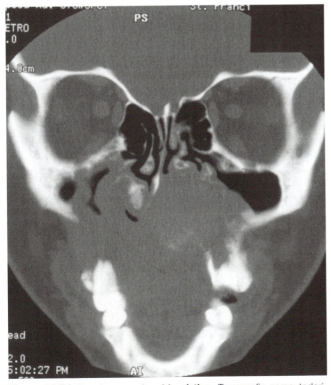

Figura 11.76 Carcinoma adenoide cístico. Tomografia computadorizada (TC) do aumento de volume tumoral do palato evidenciando uma extensa destruição do palato duro com extensão da neoplasia para dentro da cavidade nasal e para ambos os seios maxilares. (Cortesia do Dr. Kevin Riker.)

Características histopatológicas

O carcinoma adenoide cístico é composto por uma mistura de células mioepiteliais abluminais e células ductais luminais que pode apresentar um arranjo variado (Figura 11.77). São reconhecidos três principais padrões histopatológicos: (1) cribriforme, (2) tubular e (3) sólido. Usualmente, observa-se uma combinação desses padrões, e a neoplasia é classificada com base no padrão predominante.

O **padrão cribriforme** é o de aparência mais bem reconhecida, sendo caracterizado pela presença de ilhas de células epiteliais basaloides que contêm múltiplos espaços cilíndricos, semelhantes a espaços císticos, lembrando um queijo suíço. Esses espaços geralmente contêm material mucoide levemente basofílico, um produto eosinofílico hialinizado ou uma combinação da aparência mucoide-hialinizada. Algumas vezes, o material hialinizado também circunda essas ilhas cribriformes (Figura 11.78), ou pequenos cordões tumorais podem estar permeados pelo material hialino. As células neoplásicas são pequenas e cuboides, exibindo um núcleo basofílico e um citoplasma pequeno. Essas células têm uma aparência uniforme, e a atividade mitótica é raramente vista. O patologista deve estar atento para o fato de que outras neoplasias de glândula salivar, especialmente o adenocarcinoma polimorfo, também podem exibir áreas com padrão cribriforme.

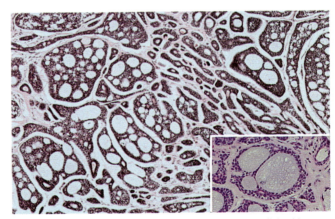

Figura 11.77 Carcinoma adenoide cístico. Ilhas de células hipercromáticas formando estruturas cribriformes e tubulares. O *detalhe* mostra uma vista em grande aumento de uma pequena ilha cribriforme.

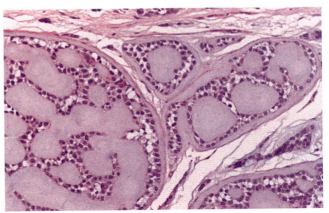

Figura 11.78 Carcinoma adenoide cístico. As células neoplásicas são circundadas por material hialinizado.

No **padrão tubular,** as células neoplásicas são semelhantes, mas podem se arranjar como múltiplos pequenos ductos ou túbulos dentro de um estroma hialinizado. O lúmen tubular pode ser revestido por uma a diversas camadas de células, e, algumas vezes, tanto a camada de células ductais quanto a de células mioepiteliais podem ser identificadas.

A **variante sólida** consiste em grandes ilhas ou lençóis celulares que demonstram pouca tendência para a formação de ductos ou cistos. Ao contrário dos padrões cribriforme e tubular, podem ser observados pleomorfismo celular, atividade mitótica, bem como focos de necrose no centro das ilhas neoplásicas.

Um achado característico do carcinoma adenoide cístico é a tendência à invasão perineural (Figura 11.79), que provavelmente corresponde ao achado clínico de dor nesses pacientes. Por vezes, as células parecem se arranjar em forma de espiral ao redor dos feixes nervosos. Entretanto, a invasão perineural não é um achado patognomônico do carcinoma adenoide cístico, podendo também ser observada em outras neoplasias malignas de glândula salivar, especialmente o adenocarcinoma polimorfo.

A positividade das reações imuno-histoquímicas para CD43 e c-kit (CD117) nos carcinomas adenoides císticos tem sido relatada como uma característica útil para o diagnóstico, que pode ajudar na distinção entre ele e o adenocarcinoma polimorfo, o carcinoma de células basais e o adenoma canalicular. No entanto, outros autores questionaram a utilidade da imunomarcação para c-kit. A combinação de imunomarcação para p63 e p40 tem se mostrado útil na diferenciação entre o carcinoma adenoide cístico e o adenocarcinoma polimorfo (ver próximo tópico). As células mioepiteliais do carcinoma adenoide cístico quase sempre são positivas para ambos os marcadores, enquanto as células lesionais do adenocarcinoma polimorfo são tipicamente positivas para p63, mas negativas para p40. Além disso, o índice de proliferação celular Ki-67 no carcinoma adenoide cístico é significativamente maior do que o observado no adenocarcinoma polimorfo (21,4 *versus* 2,4%). Em casos em que o diagnóstico é incerto, testes moleculares para confirmar a rearranjo de *MYB* podem ser úteis.

Tratamento e prognóstico

O carcinoma adenoide cístico é uma neoplasia implacável que tende à recidiva local e eventual metástase a distância. Em geral, a excisão cirúrgica é o tratamento primário de escolha. A radioterapia adjuvante pode melhorar ligeiramente a sobrevida do paciente em alguns casos, especialmente para tumores em estágio avançado. Pelo fato de as metástases para linfonodos regionais serem incomuns (6 a 19% dos casos), geralmente o esvaziamento cervical não é indicado. No entanto, a dissecção cervical eletiva pode ser indicada para pacientes com maior risco de metástase local, como aqueles com tumores maiores, T3 ou T4, ou tumores da língua.

Devido à tendência a recidivas tardias e a metástases, a taxa de sobrevida em 5 anos apresenta um significado limitado e não equivale à cura da neoplasia. A taxa de sobrevida em 5 anos pode chegar a 68 a 89%, mas essa taxa continua a diminuir ao longo do tempo. Atualmente, a sobrevida em 10 anos é de aproximadamente 60 a 68%, e em 20 anos somente 25 a 40% dos pacientes ainda estão vivos. Neoplasias com padrão histopatológico sólido são associadas a um prognóstico pior do que o observado para os padrões cribriforme ou tubular. A presença de invasão perineural também está associada a um pior prognóstico. De acordo com a localização, o prognóstico é pior para as neoplasias que se desenvolvem no seio maxilar e na glândula submandibular. As melhores taxas de sobrevivência são observadas em pacientes jovens do sexo feminino, que apresentam a lesão localizada no momento do diagnóstico. A análise de ploidia de DNA do tumor pode ajudar a predizer o prognóstico do carcinoma adenoide cístico; tem sido demonstrado que pacientes com diploidia têm um prognóstico significativamente melhor do que os com tumores aneuploides. Também foi sugerido que tumores que mostram fusão *MYB::NFIB* podem ter um prognóstico ligeiramente pior.

A morte geralmente resulta de recorrência local ou de metástases a distância. Lesões no palato ou no seio maxilar podem invadir a base do crânio e se disseminar. As metástases eventualmente ocorrem em aproximadamente 40 a 50% dos pacientes, frequentemente envolvendo os pulmões, os ossos e o cérebro.

◆ ADENOCARCINOMA POLIMORFO (ADENOCARCINOMA POLIMORFO DE BAIXO GRAU)

O **adenocarcinoma polimorfo** foi inicialmente descrito em 1983. Antes de sua identificação como uma entidade distinta, exemplos dessa neoplasia foram classificados como adenoma pleomórfico, como uma forma inespecífica de adenocarcinoma ou, algumas vezes, como um carcinoma adenoide cístico. Entretanto, uma vez reconhecida como entidade específica, ficou comprovado que essa lesão apresenta características clinicopatológicas distintas e é uma das neoplasias de glândula salivar menor mais comum. Este tumor originalmente foi denominado *adenocarcinoma polimorfo de baixo grau* porque geralmente se comporta como uma malignidade de baixo grau. No entanto, exemplos ocasionais têm mostrado transformação de alto grau; portanto, a designação "baixo grau" foi removida do nome no esquema de classificação mais recente da OMS. Estudos moleculares recentes mostraram que mais de 70% dos adenocarcinomas polimorfos exibem mutações de ponto *PRKD1*.

Características clínicas

O adenocarcinoma polimorfo é um tumor quase que exclusivo das glândulas salivares menores. Entretanto, raros exemplos também têm sido relatados nas glândulas maiores, tanto surgindo

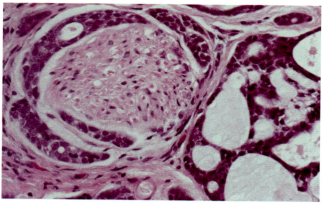

Figura 11.79 **Carcinoma adenoide cístico.** Invasão perineural.

de novo quanto como componente maligno de um carcinoma ex-adenoma pleomórfico. Sessenta e cinco por cento dos casos ocorrem no palato duro ou no palato mole (Figura 11.80), sendo o lábio superior e a mucosa jugal as outras localizações mais comuns. É mais comum em idosos, tendo um pico de prevalência da sexta à oitava décadas de vida. Dois terços de todos os casos ocorrem em mulheres.

O tumor se apresenta mais comumente como um aumento de volume indolor, que pode estar presente por um longo período de tempo, com crescimento lento. Ocasionalmente, está associado a sangramento ou desconforto. Tumores no palato às vezes apresentam uma superfície áspera e irregular devido à hiperplasia papilar do epitélio sobrejacente. O tumor pode erodir ou infiltrar o osso subjacente.

Em 1999, um grupo raro e distinto de tumores das glândulas salivares conhecidos como **adenocarcinoma cribriforme** foi identificado na parte posterior da língua. Atualmente, há debate sobre se essas lesões representam um tumor único ou simplesmente uma variante do adenocarcinoma polimorfo (*adenocarcinoma polimorfo, tipo cribriforme*). Esses tumores têm sido associados a fusões genéticas de *PRKD1*, *PRKD2* ou *PRKD3*. Desde sua descrição inicial, esse tumor também foi identificado em outros locais de glândulas salivares menores, bem como em raros exemplos na glândula parótida.

Características histopatológicas

As células neoplásicas do adenocarcinoma polimorfo têm uma aparência enganadoramente uniforme. As células apresentam formato arredondado a poligonal, bordos celulares indefinidos e citoplasma pálido a eosinofílico. O núcleo pode ser arredondado, ovoide ou fusiforme; usualmente, esses núcleos são palidamente corados, embora possam ser mais basofílicos em algumas áreas. As células podem exibir diferentes padrões de crescimento, de onde vem o termo *polimorfo*. As células podem crescer em padrão sólido ou formar cordões, ductos ou grandes espaços císticos. Em alguns tumores, pode ser produzido um padrão cribriforme semelhante ao "queijo suíço", simulando um carcinoma adenoide cístico (Figura 11.81). A presença de figuras de mitose é incomum.

Em pequeno aumento, a neoplasia, algumas vezes, aparenta ser bem circunscrita. Entretanto, as células periféricas usualmente são infiltrativas, invadindo o tecido adjacente em padrão de fileira única (Figura 11.82). A extensão para o osso subjacente ou para o músculo esquelético pode ser observada. Frequentemente, o estroma é de natureza mucoide ou pode demonstrar hialinização. A invasão perineural é comum – outra característica que pode levar à confusão diagnóstica com o carcinoma adenoide cístico (Figura 11.83). Entretanto, a distinção entre essas duas neoplasias é importante devido ao fato de seus prognósticos serem diferentes.

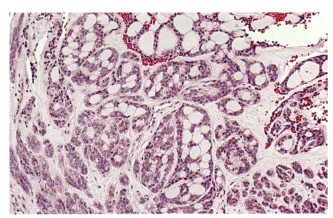

Figura 11.81 Adenocarcinoma polimorfo. Esta vista em médio aumento evidencia o arranjo cribriforme das células tumorais uniformes com núcleo palidamente corado.

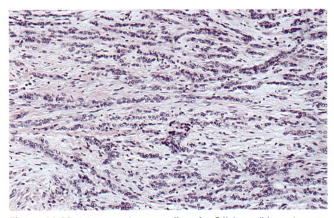

Figura 11.82 Adenocarcinoma polimorfo. Células palidamente coradas que se infiltram como cordões em fileira única.

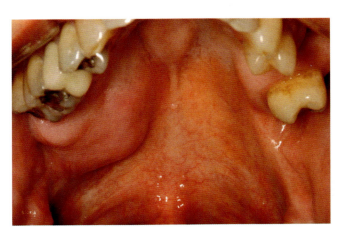

Figura 11.80 Adenocarcinoma polimorfo. Aumento de volume ulcerado na região lateral posterior do palato duro. (Cortesia do Dr. Kevin Riker.)

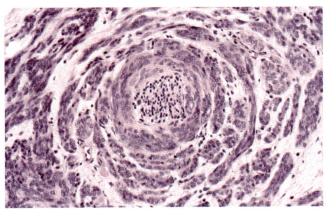

Figura 11.83 Adenocarcinoma polimorfo. Invasão perineural.

As reações imuno-histoquímicas podem ser de grande auxílio na distinção entre o adenocarcinoma polimorfo e outras neoplasias de glândula salivar que ele pode simular. A expressão negativa para a proteína glial fibrilar ácida (GFAP) pode auxiliar na diferenciação entre o adenocarcinoma polimorfo e o adenoma pleomórfico, que é, quase sempre, fortemente positivo para GFAP. Imunomarcações para p40 e p63 podem ser valiosas para distinguir o adenocarcinoma polimorfo do carcinoma adenoide cístico. O adenocarcinoma polimorfo quase sempre será positivo para p63, mas negativo para p40, enquanto o carcinoma adenoide cístico será positivo para ambos os marcadores em quase 90% dos casos. Quando comparado com o carcinoma adenoide cístico, o adenocarcinoma polimorfo apresenta expressão significativamente mais fraca de CD43 e c-kit (CD117). No entanto, outros autores têm questionado a imunomarcação para c-kit.

Os adenocarcinomas cribriformes são caracterizados por uma população uniforme de células basaloides que podem formar estruturas sólidas, microcísticas, cribriformes e glomeruloides. As células caracteristicamente apresentam núcleos vesiculares a opticamente claros, semelhantes ao padrão encontrado no carcinoma papilífero da tireoide.

Tratamento e prognóstico

O melhor tratamento para o adenocarcinoma polimorfo é a excisão cirúrgica ampla, algumas vezes incluindo a ressecção do osso subjacente. A metástase para linfonodos regionais é relativamente incomum, ocorrendo em 9 a 17% dos pacientes. Desse modo, o esvaziamento cervical não é justificável na maioria dos casos, a menos que haja evidência clínica de metástase cervical. As metástases a distância são raras, ocorrendo em apenas 2 a 4% dos pacientes.

Em geral, o prognóstico é bom. As recorrências têm sido relatadas em 9 a 32,5% de todos os pacientes, mas normalmente isso pode ser controlado com a reexcisão da lesão. A morte em decorrência da neoplasia é rara, mas pode ocorrer secundariamente à extensão direta para estruturas vitais. A identificação microscópica de invasão perineural parece não afetar o prognóstico.

O adenocarcinoma cribriforme está associado a uma alta taxa de metástase linfonodal regional, que pode ocorrer em até 72% dos casos. Portanto, o esvaziamento cervical parece apropriado na maioria dos casos, bem como uma possível radioterapia. No entanto, as metástases a distância são incomuns, e a taxa de sobrevida global ainda é relativamente boa.

◆ ADENOCARCINOMA SALIVAR NÃO ESPECIFICADO

Apesar de uma grande variedade de neoplasias malignas de glândulas salivares ter sido identificada e categorizada, algumas ainda desafiam o critério de classificação existente. Estas usualmente são denominadas **adenocarcinomas salivares não especificados** (SOE).

Características clínicas e histopatológicas

Devido a esses adenocarcinomas representarem um grupo diverso de neoplasias, é difícil fazer generalizações acerca de suas características clínicas e histopatológicas. Assim como muitas neoplasias de glândula salivar, estas parecem ser mais comuns na parótida, seguida pelas glândulas menores e a submandibular (Figuras 11.84 e 11.85). Elas podem se apresentar como aumentos de volume assintomáticos ou causar dor ou paralisia do nervo facial. A aparência microscópica é altamente variável, mas demonstra características de uma neoplasia maligna de glândula salivar com evidente pleomorfismo celular, um padrão de crescimento infiltrativo, ou ambos. Tais neoplasias exibem um amplo espectro de diferenciação, variando de bem diferenciadas com baixo grau de malignidade a neoplasias malignas pouco diferenciadas de alto grau.

À medida que essas neoplasias forem mais bem estudadas, será possível classificar algumas delas em categorias específicas e separadas, permitindo uma análise mais definitiva de suas características clínicas e microscópicas.

Tratamento e prognóstico

Devido à sua diversidade, é difícil predizer o prognóstico do adenocarcinoma salivar (SOE), mas pacientes com lesões bem diferenciadas, em estágio precoce, parecem ter um bom prognóstico. A taxa de sobrevida é melhor para os de glândula salivar menor do que para aqueles adenocarcinomas salivares não

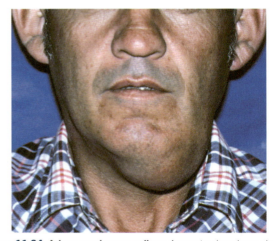

Figura 11.84 Adenocarcinoma salivar. Aumento de volume da glândula submandibular.

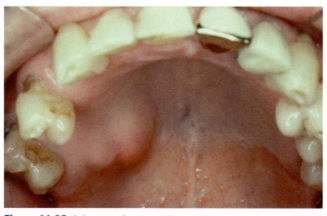

Figura 11.85 Adenocarcinoma salivar. Aumento de volume na região lateral posterior do palato duro.

especificados de glândula salivar maior. A taxa de sobrevida em 10 anos, relatada para neoplasias de parótida, varia de 26 a 55%; em oposição, um estudo relatou uma taxa de sobrevida de 76% para as intraorais.

◆ BIBLIOGRAFIA

Aplasia de glândula salivar

Brotto D, Manara R, Vio S, et al.: Salivary glands abnormalities in oculo-auriculo-vertebral spectrum, *Clin Oral Invest* 22:395–400, 2018.

Chadi MJ, Georges GS, Albert F, et al.: Major salivary gland aplasia and hypoplasia in Down syndrome: review of the literature and report of a case, *Clin Case Rep* 5:939–944, 2017.

Hajianpour MJ, Bombei H, Lieberman SM, et al.: Dental issues in lacrimo-auriculo-dento-digital syndrome. An autosomal dominant condition with clinical and genetic variability, *J Am Dent Assoc* 148:157–163, 2017.

Seymen F, Koruyucu M, Toptanci IR, et al.: Novel FGF10 mutation in autosomal dominant aplasia of lacrimal and salivary glands, Clin Oral Invest 21:167–172, 2017.

Taji SS, Savage N, Holcombe T, et al.: Congenital aplasia of the major salivary glands: literature review and case report, *Pediatr Dent* 33:113–118, 2011.

Togni L., Mascitti M., Santarelli A., et al: Unusual conditions impairing saliva secretion: developmental anomalies of salivary glands, Front Physiol 10:855. https://doi.org/10.3389/fphys.2019.00855.

Mucocele

Baurmash HD: Mucoceles and ranulas, *J Oral Maxillofac Surg* 61:369–378, 2003.

Campana F, Sibaud V, Chauvel A, et al.: Recurrent superficial mucoceles associated with lichenoid disorders, *J Oral Maxillofac Surg* 64:1830–1833, 2006.

Chi AC, Lambert PR 3rd, Richardson MS, et al.: Oral mucoceles: a clinicopathologic review of 1,824 cases, including unusual variants, *J Oral Maxillofac Surg* 69:1086–1093, 2011.

Choi YJ, Byun JS, Choi JK, et al.: Identification of predictive variables for the recurrence of oral mucocele, *Med Oral Patol Oral Cir Bucal* 24:e231–e235, 2019.

Eveson JW: Superficial mucoceles: pitfall in clinical and microscopic diagnosis, *Oral Surg Oral Med Oral Pathol* 66:318–322, 1988.

Jinbu Y, Kusama M, Itoh H, et al.: Mucocele of the glands of Blandin-Nuhn: clinical and histopathologic analysis of 26 cases, *Oral Surg Oral Med Oral Pathol Oral Radiol Endod* 95:467–470, 2003.

Joshi SR, Pendyala GS, Choudhari S, et al.: Mucocele of the glands of Blandin-Nuhn in children: a clinical, histopathologic, and retrospective study, *N Am J Med Sci* 4:379–383, 2012.

Rânula

Baurmash HD: Mucoceles and ranulas, *J Oral Maxillofac Surg* 61:369–378, 2003.

Chung YS, Cho Y, Kim BH: Comparison of outcomes of treatment for ranula: a proportion meta-analysis, *Br J Oral Maxillofac Surg* 57:620–626, 2019.

Harrison JD: Modern management and pathophysiology of ranula: literature review, *Head Neck* 32:1310–1320, 2010.

Jain P: Plunging ranulas and prevalence of the "tail sign" in 126 consecutive cases, *J Ultrasound Med* 39:273–278, 2020.

Kurabayashi T, Ida M, Yasumoto M, et al.: MRI of ranulas, *Neuroradiology* 42:917–922, 2000.

McGurk M, Eyeson J, Thomas B, et al.: Conservative treatment of oral ranula by excision with minimal excision of the sublingual gland: histological support for a traumatic etiology, *J Oral Maxillofac Surg* 66:2050–2057, 2008.

Zhao Y-F, Jia Y, Chen X-M, et al.: Clinical review of 580 ranulas, *Oral Surg Oral Med Oral Pathol Oral Radiol Endod* 98:281–287, 2004.

Cisto do ducto salivar

Eversole LR: Oral sialocysts, *Arch Otolaryngol* 113:51–56, 1987.

Takeda Y, Yamamoto H: Salivary duct cyst: its frequency in a certain Japanese population group (Tohoku districts), with special reference to adenomatous proliferation of the epithelial lining, *J Oral Sci* 43:9–13, 2001.

Stojanov IJ, Malik UA, Woo SB: Intraoral salivary duct cyst: clinical and histopathologic features of 177 cases, *Head Neck Pathol* 11:469–476, 2017.

Sialolitíase

Fabie JE, Kompelli AR, Naylor TM, et al.: Gland-preserving surgery for salivary stones and the utility of sialendoscopes, *Head Neck* 41:1320–1327, 2019.

Guenzel T, Hoch S, Heinze N, et al.: Sialendoscopy plus laser lithotripsy in sialolithiasis of the submandibular gland in 64 patients: a simple and safe procedure, *Auris Nasus Larynx* 46:797–802, 2019.

Huoh KC, Eisele DW: Etiologic factors in sialolithiasis, *Otolaryngol Head Neck Surg* 145:935–939, 2011.

Jensen JL, Howell FV, Rick GM, et al.: Minor salivary gland calculi: a clinicopathologic study of forty-seven new cases, *Oral Surg Oral Med Oral Pathol* 47:44–50, 1979.

Sigismund PE, Zenk J, Koch M, et al.: Nearly 3,000 salivary stones: some clinical and epidemiologic aspects, *Laryngoscope* 125:1879–1882, 2015.

Sproll C, Naujoks C, Holtmann H, et al.: Removal of stones from the superficial lobe of the submandibular gland (SMG) via an intraoral endoscopy-assisted sialolithotomy, *Clin Oral Invest* 23:4145–4156, 2019.

Zenk J, Bozzato A, Winter M, et al.: Extracorporeal shock wave lithotripsy of submandibular stones: evaluation after 10 years, *Ann Otol Rhinol Laryngol* 113:378–383, 2004.

Zenk J, Koch M, Klintworth N, et al.: Sialendoscopy in the diagnosis and treatment of sialolithiasis: a study on more than 1000 patients, *Otolaryngol Head Neck Surg* 147:858–863, 2012.

Sialoadenite

Carlson ER: Diagnosis and management of salivary gland infections, *Oral Maxillofac Surg Clin N Am* 21:293–312, 2009.

Cung TD, Lai W, Svider PF, et al.: Sialendoscopy in the management of radioiodine induced sialadenitis: a systematic review, *Ann Otol Rhinol Laryngol* 126:768–773, 2017.

Fattahi TT, Lyu PE, Van Sickels JE: Management of acute suppurative parotitis, *J Oral Maxillofac Surg* 60:446–448, 2002.

Fowler CB, Brannon RB: Subacute necrotizing sialadenitis: report of 7 cases and a review of the literature, *Oral Surg Oral Med Oral Pathol Oral Radiol Endod* 89:600–609, 2000.

Gillespie MB, Intaphan J, Nguyen SA: Endoscopic-assisted management of chronic sialadenitis, *Head Neck* 33:1346–1351, 2011.

Hernandez S, Busso C, Walvekar RR: Parotitis and sialendoscopy of the parotid gland, *Otolaryngol Clin N Am* 49:381–393, 2016.

Ko YC, Philipone E, Florin W, et al.: Subacute necrotizing sialadenitis: a series of three cases and literature review, *Head Neck Pathol* 10:425–428, 2016.

Patel A, Karlis V: Diagnosis and management of pediatric salivary gland infections, *Oral Maxillofac Surg Clin N Am* 21:345–352, 2009.

Suresh L, Aguirre A: Subacute necrotizing sialadenitis: a clinicopathological study, *Oral Surg Oral Med Oral Pathol Oral Radiol Endod* 104:385–390, 2007.

Queilite glandular

Carrington PR, Horn TD: Cheilitis glandularis: a clinical marker for both malignancy and/or severe inflammatory disease of the oral cavity, *J Am Acad Dermatol* 54:336–337, 2006.

Nico MMS, Nakano de Melo J, Lourenço SV: Cheilitis glandularis: a clinicopathological study in 22 patients, *J Am Acad Dermatol* 62:233–238, 2010.

Reiter S, Vered M, Yarom N, et al.: Cheilitis glandularis: clinico-histopathological diagnostic criteria, *Oral Dis* 17:335–339, 2011.

Stoopler ET, Carrasco L, Stanton DC, et al.: Cheilitis glandularis: an unusual histopathologic presentation, *Oral Surg Oral Med Oral Pathol Oral Radiol Endod* 95:312–317, 2003.

Sialorreia

Begley KA, Braswell LE, Noritz GH, et al.: Salivary gland ablation: introducing an interventional radiology treatment alternative in the management of sialorrhea, *Pediatr Radiol* 50:869–876, 2020.

Bronshtein M, Gover A, Beloosesky R, et al.: Characteristics and outcomes of ptyalism gravidarum, *Isr Med Assoc J* 20:573–575, 2018.

Calim OF, Hassouna HN, Yildirim YS: Pediatric sialorrhea: submandibular duct rerouting and intraparotid botulinum toxin A injection with literature review, *Ann Otol Rhinol Laryngol* 128:104–112, 2019.

Freudenreich O: Drug-induced sialorrhea, *Drugs Today* 41:411–418, 2005.

Jost WH, Bäumer T, Laskawi R, et al.: Therapy of sialorrhea with botulinum neurotoxin, *Neurol Ther* 8:273–288, 2019.

Lamey P-J, Clifford TJ, El-Karim IA, et al.: Personality analysis of patients complaining of sialorrhoea, *J Oral Pathol Med* 35:307–310, 2006.

Merello M: Sialorrhoea and drooling in patients with Parkinson's disease: epidemiology and management, *Drugs Aging* 25:1007–1019, 2008.

Petracca M, Guidubaldi A, Ricciardi L, et al.: Botulinum toxin A and B in sialorrhea: long-term data and literature overview, *Toxicon* 107:129–140, 2015.

Shirley WP, Hill JS, Woolley AL, et al.: Success and complications of four-duct ligation for sialorrhea, *Int J Pediatr Otorhinolaryngol* 67:1–6, 2003.

Xerostomia

Alajbeg I, Falcão DP, Tran SD, et al.: Intraoral electrostimulator for xerostomia relief: a long-term multicenter, open-label, uncontrolled, clinical study, *Oral Surg Oral Med Oral Pathol Oral* Radiol 113:773–781, 2012.

Cheng CQ, Xu H, Liu L, et al.: Efficacy and safety of pilocarpine for radiation-induced xerostomia in patients with head and neck cancer: a systematic review and meta-analysis, *J Am Dent Assoc* 147:236–243, 2016.

Fox PC: Salivary enhancement therapies, *Caries Res* 38:241–246, 2004.

Jensen SB, Pedersen AML, Vissink A, et al.: A systematic review of salivary gland hypofunction and xerostomia induced by cancer therapies: management strategies and economic impact, *Support Care Cancer* 18:1061–1079, 2010.

Mercadante V, Al Hamad A, Lodi G, et al.: Interventions for the management of radiotherapy-induced xerostomia and hyposalivation: a systematic review and meta-analysis, *Oral Oncol* 66:64–74, 2017.

Jose A, Siddiqi M, Cronin M, et al.: A randomized clinical trial in subjects with dry mouth evaluating subjective perceptions of an experimental oral gel, and oral rinse and a mouth spray compared to water, *Am J Dent* 29:58–64, 2016.

Porter SR, Scully C, Hegarty AM: An update of the etiology and management of xerostomia, *Oral Surg Oral Med Oral Pathol Oral Radiol Endod* 97:28–46, 2004.

Rao RS, Akula R, Satyanarayana TS, et al.: Recent advances of pacemakers in treatment of xerostomia: a systematic review, *J Int Soc Prev Community Dent* 9:311–315, 2019.

Scully C: Drug effects on salivary glands: dry mouth, *Oral Dis* 9:165–176, 2003.

Wolff A, Joshi RK, Ekström J, et al.: A guide to medications inducing salivary gland dysfunction, xerostomia, and subjective sialorrhea: a systemic review sponsored by the World Workshop on Oral Medicine VI, *Drugs R D* 17:1–28, 2017.

Doença relacionada à IgG4

Bhatti RM, Stelow EB: IgG4-related disease of the head and neck, *Adv Anat Pathol* 20:10–16, 2013.

Deshpande V, Zen Y, Chan JKC, et al.: Consensus statement on the pathology of IgG4-related disease, *Mod Pathol* 25:1181–1192, 2012.

Fragoulis GE, Zampeli E, Moutsopoulos HM: IgG4-related sialadenitis and Sjögren syndrome, *Oral Dis* 23:152–156, 2017.

Johnston J, Allen JE: IgG4-related disease in the head and neck, *Curr Opin Otolaryngol Head Neck Surg* 26:403–408, 2018.

Penfold CN: Mikulicz syndrome, *J Oral Maxillofac Surg* 43:900–905, 1985.

Stone JH, Zen Y, Deshpande V: IgG4-related disease, *N Engl J Med* 366:539–551, 2012.

Takano K, Yamamoto M, Takahashi H, et al.: Recent advances in knowledge regarding head and neck manifestations of IgG4-related disease, *Auris Nasus Larynx* 44:7–17, 2017.

Síndrome de Sjögren

Baer AN, Walitt B: Sjögren syndrome and other causes of sicca in older adults, *Rheum Dis Clin North Am* 44:419–436, 2018.

Daniels TE: Labial salivary gland biopsy in Sjögren's syndrome: assessment as a diagnostic criterion in 362 suspected cases, *Arthritis Rheum* 27:147–156, 1984.

Daniels TE, Cox D, Shiboski CH, et al.: Associations between salivary gland histopathologic diagnoses and phenotypic features of Sjögren's syndrome (SS) among 1726 registry participants, *Arthritis Rheum* 63:2021–2030, 2011.

Fisher BA, Jonsson R, Daniels T, et al.: Standardisation of labial salivary gland histopathology in clinical trials in primary Sjögren's syndrome, *Ann Rheum Dis* 76:1161–1168, 2017.

Fox RI: Sjögren's syndrome, *Lancet* 366:321–331, 2005.

Jonsson MV, Theander E, Jonsson R: Predictors for the development of non-Hodgkin lymphoma in primary Sjögren's syndrome, *Presse Med* 41:e511–e516, 2012.

Jordan R, Diss TC, Lench NJ, et al.: Immunoglobulin gene rearrangements in lymphoplasmacytic infiltrates of labial salivary glands in Sjögren's syndrome. A possible predictor of lymphoma development, *Oral Surg Oral Med Oral Pathol Oral Radiol Endod* 79:723–729, 1995.

Kroese FGM, Haacke EA, Bombardieri M: The role of salivary gland histopathology in primary Sjögren's syndrome: promises and pitfalls, *Clin Exp Rheumatol* 36:s222–s233, 2018.

Manthorpe R, Benoni C, Jacobsson L, et al.: Lower frequency of focal lip sialadenitis (focus score) in smoking patients. Can tobacco diminish the salivary gland involvement as judged by histological examination and anti-SSA/Ro and anti-SSB/La antibodies in Sjögren's syndrome, *Ann Rheum Dis* 59:54–60, 2000.

Mariette X, Criswell LA: Primary Sjögren's syndrome, *N Engl J Med* 378:931–939, 2018.

Navazesh M, Kumar SKS: Measuring salivary flow. Challenges and opportunities, *JADA* 139:35S–40S, 2008.

Ramos-Casals M, Tzioufas AG, Stone JH, et al.: Treatment of primary Sjögren syndrome: a systematic review, *JAMA* 304:452–460, 2010.

Routsias JG, Goules JD, Charalampakis G, et al.: Malignant lymphoma in primary Sjögren's syndrome: an update on the pathogenesis and treatment, *Semin Arthritis Rheum* 43:178–186, 2013.

Shiboski CH, Shiboski SC, Seror R, et al.: 2016 American College of Rheumatology/European League Against Rheumatism classification criteria for primary Sjögren's syndrome. A consensus and data-driven methodology involving three international patient cohorts, *Ann Rheum Dis* 76:9–16, 2017.

Spijkervet FKL, Haacke E, Kroese FGM, et al.: Parotid gland biopsy, the alternative way to diagnose Sjögren syndrome, *Rheum Dis Clin N Am* 42:485–499, 2016.

Vivino FB, Bunya VY, Massaro-Giodorno G, et al.: Sjögren's syndrome: an update on disease pathogenesis, clinical manifestations and treatment, *Clin Immunol* 203:81–121, 2019.

Vivino FB, Gala I, Hermann GA: Change in final diagnosis on second evaluation of labial minor salivary gland biopsies, *J Rheumatol* 29:938–944, 2002.

Whitcher JP, Shiboski CH, Shiboski SC, et al.: A simplified quantitative method for assessing keratoconjunctivitis sicca from the Sjögren's Syndrome International Registry, *Am J Ophthalmol* 149:405–415, 2010.

Sialoadenose

Garcia BG, Ferrer AD, Jimenez ND, et al.: Bilateral parotid sialadenosis associated with long-standing bulimia: a case report and literature review, *J Maxillofac Oral Surg* 17:117–121, 2018.

Guggenheimer J, Close JM, Eghtesad B: Sialadenosis in patients with advanced liver disease, *Head Neck Pathol* 3:100–105, 2009.

Ihrler S, Rath C, Zengel P, et al.: Pathogenesis of sialadenosis: possible role of functionally deficient myoepithelial cells, *Oral Surg Oral Med Oral Pathol Oral Radiol Endod* 110:218–223, 2010.

Mignogna MD, Fedele S, Lo Russo L: Anorexia/bulimia-related sialadenosis of palatal minor salivary glands, *J Oral Pathol Med* 33:441–442, 2004.

Scully C, Bagán JV, Eveson JW, et al.: Sialosis: 35 cases of persistent parotid swelling from two countries, *Br J Oral Maxillofac Surg* 46:468–472, 2008.

Hiperplasia adenomatoide

Arafat A, Brannon RB, Ellis GL: Adenomatoid hyperplasia of mucous salivary glands, *Oral Surg Oral Med Oral Pathol* 52:51–55, 1981.

Barrett AW, Speight PM: Adenomatoid hyperplasia of oral minor salivary glands, *Oral Surg Oral Med Oral Pathol Oral Radiol Endod* 79:482–487, 1995.

Buchner A, Merrell PW, Carpenter WM, et al.: Adenomatoid hyperplasia of minor salivary glands, *Oral Surg Oral Med Oral Pathol* 71:583–587, 1991.

Giansanti JS, Baker GO, Waldron CA: Intraoral, mucinous, minor salivary gland lesions presenting clinically as tumors, *Oral Surg Oral Med Oral Pathol* 32:918–922, 1971.

Sialometaplasia necrosante

Abrams AM, Melrose RJ, Howell FV: Necrotizing sialometaplasia: a disease simulating malignancy, *Cancer* 32:130–135, 1973.

Brannon RB, Fowler CB, Hartman KS: Necrotizing sialometaplasia: a clinicopathologic study of sixty-nine cases and review of the literature, *Oral Surg Oral Med Oral Pathol* 72:317–325, 1991.

Kaplan I, Alterman M, Kleinman S, et al.: The clinical, histologic, and treatment spectrum in necrotizing sialometaplasia, *Oral Surg Oral Med Oral Pathol Oral Radiol* 114:577–585, 2012.

Schöning H, Emshoff R, Kreczy A: Necrotizing sialometaplasia in two patients with bulimia and chronic vomiting, *Int J Oral Maxillofac Surg* 27:463–465, 1998.

Zhurakivska K, Maiorano E, Nocini R, et al.: Necrotizing sialometaplasia can hide the presence of salivary gland tumors: a case series, *Oral Dis* 25:1084–1090, 2019.

Neoplasias de glândulas salivares: considerações gerais

Andreasen S, Bjørndal K, Agander TK, et al.: Tumors of the sublingual gland: a national clinicopathologic study of 29 cases, *Eur Arch Otorhinolaryngol* 273:3847–3856, 2016.

Bishop JA, Thompson LDR, Wakely PE Jr, et al.: *Tumors of the salivary glands*, Arlington, 2021, American Registry of Pathology.

Buchner A, Merrell PW, Carpenter WM: Relative frequency of intraoral minor salivary gland tumors: a study of 380 cases from northern California and comparison to reports from other parts of the world, *J Oral Pathol Med* 36:207–214, 2007.

da Silva LP, Serpa MS, Viveiros SK, et al.: Salivary gland tumors in a Brazilian population: a 20-year retrospective and multicentric study of 2292 cases, *J Craniomaxillofac Surg* 46:2227–2233, 2018.

Ellies M, Schaffranietz F, Arglebe C, et al.: Tumor of the salivary glands in childhood and adolescence, *J Oral Maxillofac Surg* 64:1049–1058, 2006.

Ellis GL, Auclair PL: *Tumors of the salivary glands*, AFIP atlas of tumor pathology, 4th series, Silver Spring MD, 2008, ARP Press.

Ellis GL, Auclair PL, Gnepp DR: *Surgical pathology of the salivary glands*, Philadelphia, 1991, WB Saunders.

Eveson JW, Cawson RA: Salivary gland tumours: a review of 2410 cases with particular reference to histological types, site, age, and sex distribution, *J Pathol* 146:51–58, 1985a.

Eveson JW, Cawson RA: Tumours of the minor (oropharyngeal) salivary glands: a demographic study of 336 cases, *J Oral Pathol* 14:500–509, 1985b.

Gao M, Hao Y, Huang MX, et al.: Salivary gland tumours in a northern Chinese population: a 50-year retrospective study of 7190 cases, *Int J Oral Maxillofac Surg* 46:343–349, 2017.

Gnepp DR, Skalova A, Di Palma S, et al.: Salivary glands, In Gnepp DR, Bishop JA, editors: *Gnepp's diagnostic surgical pathology of the head and neck*, ed 3, 2021, Elsevier, pp 432–605.

Hay AJ, Migliacci J, Zanoni DK, et al.: Minor salivary gland tumors of the head and neck – Memorial Sloan Kettering experience: incidence and outcomes by site and histological type, *Cancer* 125:3354–3366, 2019.

Jones AV, Craig GT, Speight PM, et al.: The range and demographics of salivary gland tumours diagnosed in a UK population, *Oral Oncol* 44:407–417, 2008.

Neville BW, Damm DD, Weir JC, et al.: Labial salivary gland tumors: an analysis of 103 cases, *Cancer* 61:2113–2116, 1988.

Pires FR, Pringle GA, de Almeida OP, et al.: Intra-oral minor salivary gland tumors: a clinicopathological study of 546 cases, *Oral Oncol* 43:463–470, 2007.

Seifert G, Miehlke A, Haubrich J, et al.: *Diseases of the salivary glands. Pathology—diagnosis—treatment—facial nerve surgery*, New York, 1986, George Thieme Verlag.

Sentani K, Ogawa I, Ozasa K, et al.: Characteristics of 5015 salivary gland neoplasms registered in the Hiroshima Tumor Tissue Registry over a period of 39 years, *J Clin Med* 8:566, 2019.

Spiro RH: Salivary neoplasms: overview of a 35-year experience with 2,807 patients, *Head Neck Surg* 8:177–184, 1986.

Tian Z, Li L, Wang L, et al.: Salivary gland neoplasms in oral and maxillofacial regions: a 23-year retrospective study of 6982 cases in an eastern Chinese population, *Int J Oral Maxillofac Surg* 39:235–242, 2010.

Waldron CA, El-Mofty SK, Gnepp DR: Tumors of the intraoral minor salivary glands: a demographic and histologic study of 426 cases, *Oral Surg Oral Med Oral Pathol* 66:323–333, 1988.

Yih W-Y, Kratochvil FJ, Stewart JCB: Intraoral minor salivary gland neoplasms: review of 213 cases, *J Oral Maxillofac Surg* 63:805–810, 2005.

Adenoma pleomórfico

Carlson ER, McCoy JM: Margins for benign salivary gland neoplasms of the head and neck, *Oral Maxillofac Surg Clin N Am* 29:325–340, 2017.

Dombrowski ND, Wolter NE, Irace AL, et al.: Pleomorphic adenoma of the head and neck in children: presentation and management, *Laryngoscope* 129:2603–2609, 2019.

Manor E, Joshua BZ, Brennan PA, et al.: Chromosomal aberrations in minor salivary gland pleomorphic adenoma, *J Oral Maxillofac Surg* 70:2798–2801, 2012.

Mendenhall WM, Mendenhall CM, Werning JW, et al.: Salivary gland pleomorphic adenoma, *Am J Clin Oncol* 31:95–99, 2008.

Sciubba JJ, Brannon R: Myoepithelioma of salivary glands: report of 23 cases, *Cancer* 47:562–572, 1982.

Silva SJ, Costa GT, Brant Filho AC, et al.: Metachronous bilateral pleomorphic adenoma of the parotid gland, *Oral Surg Oral Med Oral Pathol Oral Radiol Endod* 101:333–338, 2006.

Stennert E, Guntinas-Lichius O, Klussman JP, et al.: Histopathology of pleomorphic adenoma in the parotid gland: a prospective unselected series of 100 cases, *Laryngoscope* 111:2195–2200, 2001.

Triantafyllou A, Thompson LDR, Devaney KO, et al.: Functional histology of salivary gland pleomorphic adenoma: an appraisal, *Head Neck Pathol* 9:387–404, 2015.

Oncocitoma e oncocitose

Brandwein MS, Huvos AG: Oncocytic tumors of major salivary glands: a study of 68 cases with follow-up of 44 patients, *Am J Surg Pathol* 15:514–528, 1991.

Capone RB, Ha PK, Westra WH, et al.: Oncocytic neoplasms of the parotid gland: a 16-year institutional review, *Otolaryngol Head Neck Surg* 126:657–662, 2002.

Damm DD, White DK, Geissler RH Jr, et al.: Benign solid oncocytoma of intraoral minor salivary glands, *Oral Surg Oral Med Oral Pathol* 67:84–86, 1989.

Goode RK, Corio RL: Oncocytic adenocarcinoma of salivary glands, *Oral Surg Oral Med Oral Pathol* 65:61–66, 1988.

Rooper LM, Onenerk M, Siddiqui MT, et al.: Nodular oncocytic hyperplasia: can cytomorphology allow for preoperative diagnosis of a nonneoplastic salivary disease? *Cancer Cytopathol* 125:627–634, 2017.

Thompson LD, Wenig BM, Ellis GL: Oncocytomas of the submandibular gland: a series of 22 cases and a review of the literature, *Cancer* 78:2281–2287, 1996.

Zhan KY, Lentsch EJ: Oncocytic carcinoma of the major salivary glands: a population-based study of 278 cases, *Head Neck* 38:E1984–E1989, 2016.

Zhou C-X, Gao Y: Oncocytoma of the salivary glands: a clinicopathologic and immunohistochemical study, *Oral Oncol* 45:e232–e238, 2009.

Zhou C-X, Shi D-Y, Ma D-Q, et al.: Primary oncocytic carcinoma of the salivary glands: a clinicopathologic and immunohistochemical study of 12 cases, *Oral Oncol* 46:773–778, 2010.

Tumor de Warthin

Fantasia JE, Miller AS: Papillary cystadenoma lymphomatosum arising in minor salivary glands, *Oral Surg Oral Med Oral Pathol* 52:411–416, 1981.

Franzen AM, Franzen CK, Guenzel T, et al.: Increased incidence of Warthin tumours of the parotid gland: a 42-year evaluation, *Eur Arch Otorhinolaryngol* 275:2593–2598, 2018.

Honda K, Kashima K, Daa T, et al.: Clonal analysis of the epithelial component of Warthin's tumor, *Hum Pathol* 31:1377–1380, 2000.

Kadletz L, Grasl S, Perisanidis C, et al.: Rising incidences of Warthin's tumors may be linked to obesity: a single-institution experience, *Eur Arch Otorhinolaryngol* 276:1191–1196, 2019.

Klussmann JP, Wittekindt C, Preuss SF, et al.: High risk for bilateral Warthin tumor in heavy smokers—review of 185 cases, *Acta Otolaryngol* 126:1213–1217, 2006.

Martins C, Fonseca I, Roque L, et al.: Cytogenetic characterisation of Warthin's tumour, *Oral Oncol* 33:344–347, 1997.

Psychogios G, Vlastos I, Thölken R, et al.: Warthin's tumor seems to be the most common benign neoplasm of the parotid gland in Germany, *Eur Arch Otorhinolaryngol* 277:2081–2084, 2020.

Takezawa K, Jackson C, Gnepp DR, et al.: Molecular characterization of Warthin tumor, *Oral Surg Oral Med Oral Pathol Oral Radiol Endod* 85:569–575, 1998.

Teymoortash A, Werner JA: Tissue that has lost its track: warthin's tumour, *Virchows Arch* 446:585–588, 2005.

Thangarajah T, Reddy VM, Castellanos-Arango F, et al.: Current controversies in the management of Warthin tumour, *Postgrad Med J* 85:3–8, 2009.

van der Wal JE, Davids JJ, van der Waal I: Extraparotid Warthin's tumours—report of 10 cases, *Br J Oral Maxillofac Surg* 31:43–44, 1993.

Veder LL, Kerrebijn JDF, Smedts FM, et al.: Diagnostic accuracy of fine-needle aspiration cytology in Warthin tumors, *Head Neck* 32:1635–1640, 2010.

Xu W, Lu H, Zhu Y, et al.: Warthin's tumour in oral and maxillofacial regions: an 18-year retrospective study of 1084 cases in an eastern-Chinese population, *Int J Oral Maxillofac Surg* 47:913–917, 2018.

Adenoma canalicular

Daley TD, Gardner DG, Smout MS: Canalicular adenoma: not a basal cell adenoma, *Oral Surg Oral Med Oral Pathol* 57:181–188, 1984.

Gardner DG, Daley TD: The use of the terms monomorphic adenoma, basal cell adenoma, and canalicular adenoma as applied to salivary gland tumors, *Oral Surg Oral Med Oral Pathol* 56:608–615, 1983.

Neville BW, Damm DD, Weir JC, et al.: Labial salivary gland tumors: an analysis of 103 cases, *Cancer* 61:2113–2116, 1988.

Peraza AJ, Wright J, Gómez R: Canalicular adenoma: a systemic review, *J Craniomaxillofac Surg* 45:1754–1758, 2017.

Rousseau A, Mock D, Dover DG, et al.: Multiple canalicular adenomas: a case report and review of the literature, *Oral Surg Oral Med Oral Pathol Oral Radiol Endod* 87:346–350, 1999.

Suarez P, Hammond HL, Luna MA, et al.: Palatal canalicular adenoma: report of 12 cases and review of the literature, *Ann Diagn Pathol* 2:224–228, 1998.

Thompson LDR, Bauer JL, Chiosea S, et al.: Canalicular adenoma: a clinicopathologic and immunohistochemical analysis of 67 cases with a review of the literature, *Head Neck Pathol* 9:181–195, 2015.

Yoon AJ, Beller DE, Woo VL, et al.: Bilateral canalicular adenomas of the upper lip, *Oral Surg Oral Med Oral Pathol Oral Radiol Endod* 102:341–343, 2006.

Adenoma de células basais

Batsakis JG, Brannon RB: Dermal analogue tumours of major salivary glands, *J Laryngol* 95:155–164, 1981.

Ellis GL, Wiscovitch JG: Basal cell adenocarcinomas of the major salivary glands, *Oral Surg Oral Med Oral Pathol* 69:461–469, 1990.

Lee YH, Huang WC, Hsieh MS: CTNNB1 mutations in basal cell adenoma of the salivary gland, *J Formos Med Assoc* 117:894–901, 2018.

Li BB, Zhou CX, Jia SN: Basal cell adenoma of salivary glands with a focal cribriform pattern: clinicopathologic and immunohistochemical study of 19 cases of a potential pitfall for diagnosis, *Ann Diagn Pathol* 18:5–9, 2014.

Machado de Sousa SO, Soares de Araújo N, Corrêa L, et al.: Immunohistochemical aspects of basal cell adenoma and canalicular adenoma of salivary glands, *Oral Oncol* 37:365–368, 2001.

Muller S, Barnes L: Basal cell adenocarcinoma of the salivary glands: report of seven cases and review of the literature, *Cancer* 78:2471–2477, 1996.

Tian Z, Hu Y, Wang L, et al.: An unusual cribriform variant of salivary basal cell tumours: a clinicopathological study of 22 cases, *Histopathology* 61:921–929, 2012.

Wilson TC, Robinson RA: Basal cell adenocarcinoma and basal cell adenoma of the salivary glands: a clinicopathologic review of seventy tumors with comparison of morphologic features and growth control indices, *Head Neck Pathol* 9:205–213, 2015.

Papilomas salivares

Abrams AM, Finck FM: Sialadenoma papilliferum: a previously unreported salivary gland tumor, *Cancer* 24:1057–1063, 1969.

Brannon RB, Sciubba JJ, Giulani M: Ductal papillomas of salivary gland origin: a report of 19 cases and a review of the literature, *Oral Surg Oral Med Oral Pathol Oral Radiol Endod* 92:68–77, 2001.

Fowler CB, Damm DD: Sialadenoma papilliferum: analysis of seven new cases and review of the literature, *Head Neck Pathol* 12:193–201, 2018.

Gomes APN, Sobral APV, Loducca SVL, et al.: Sialadenoma papilliferum: immunohistochemical study, *Int J Oral Maxillofac Surg* 33:621–624, 2004.

Haberland-Carrodeguas C, Fornatora ML, Reich RF, et al.: Detection of human papillomavirus DNA in oral inverted ductal papillomas, *J Clin Pathol* 56:910–913, 2003.

Hsieh MS, Bishop JA, Wang YP, et al.: Salivary sialadenoma papilliferum consists of two morphologically, immunophenotypically, and genetically distinct subtypes, *Head Neck Pathol* 14:489–496, 2020.

Kubota N, Suzuki K, Kawai Y, et al.: Inverted ductal papilloma of minor salivary gland: case report with immunohistochemical study and literature review, *Pathol Int* 56:457–461, 2006.

Nakaguro M, Urano M, Ogawa I, et al.: Histopathologic evaluation of minor salivary gland papillary-cystic tumours: focus on genetic alterations in sialadenoma papilliferum and intraductal papillary mucinous neoplasm, *Histopathol* 76:411–422, 2020.

Sala-Pérez S, España-Tost A, Vidal-Bel A, et al.: Inverted ductal papilloma of the oral cavity secondary to lower lip trauma. A case report and literature review, *J Clin Exp Dent* 5:e112–e116, 2013.

de Sousa SO, Sesso A, de Araújo NS, et al.: Inverted ductal papilloma of minor salivary gland origin: morphological aspects and cytokeratin expression, *Eur Arch Otorhinolaryngol* 252:370–373, 1995.

Tomonao A, Kishino M, Masuda T, et al.: Intraductal papilloma arising from sublingual minor salivary gland: case report and immunohistochemical study, *Oral Surg Oral Med Oral Pathol Oral Radiol Endod* 107:e34–e37, 2009.

White DK, Miller AS, McDaniel RK, et al.: Inverted ductal papilloma: a distinctive lesion of minor salivary gland, *Cancer* 49:519–524, 1982.

Carcinoma mucoepidermoide

Auclair PL, Goode RK, Ellis GL: Mucoepidermoid carcinoma of intraoral salivary glands, *Cancer* 69:2021–2030, 1992.

Birkeland AC, Foltin SK, Michmerhuizen NL, et al.: Correlation of CRTC1/3-MAML2 fusion status, grade and survival in mucoepidermoid carcinoma, *Oral Oncol* 68:5–8, 2017.

Brandwein MS, Ivanov K, Wallace DI, et al.: Mucoepidermoid carcinoma: a clinicopathologic study of 80 patients with special reference to histological grading, *Am J Surg Pathol* 25:835–845, 2001.

Cipriani NA, Lusardi JJ, McElherne J, et al.: Mucoepidermoid carcinoma: a comparison of histologic grading systems and relationship to MAML2 rearrangement and prognosis, *Am J Surg Pathol* 43:885–897, 2019.

Dombrowski ND, Wolter NE, Irace AL, et al.: Mucoepidermoid carcinoma of the head and neck in children, *Int J Pediatr Otorhinolaryngol* 120:93–99, 2019.

Goode RK, Auclair PL, Ellis GL: Mucoepidermoid carcinoma of the major salivary glands: clinical and histopathologic analysis of 234 cases with evaluation of grading criteria, *Cancer* 82:1217–1224, 1998.

Hicks J, Flaitz C: Mucoepidermoid carcinoma of salivary glands in children and adolescents: assessment of proliferation markers, *Oral Oncol* 36:454–460, 2000.

Kolokythas A, Connor S, Kimgsoo D, et al.: Low-grade mucoepidermoid carcinoma of the intraoral minor salivary glands with cervical metastasis: report of 2 cases and review of the literature, *J Oral Maxillofac Surg* 68:1396–1399, 2010.

McHugh CH, Roberts DB, El-Naggar AK, et al.: Prognostic factors in mucoepidermoid carcinoma of the salivary glands, *Cancer* 118:3928–3936, 2012.

Navale P, Rooper LM, Bishop JA, et al.: Mucoepidermoid carcinoma of the oropharynx: a tumor type with a propensity for regional metastasis unrelated to histologic grade, *Human Pathol* 93:1–5, 2019.

Schwarz S, Stiegler C, Müller M, et al.: Salivary gland mucoepidermoid carcinoma is a clinically, morphologically and genetically heterogeneous entity: a clinicopathological study of 40 cases with emphasis on grading, histological variants and presence of the t(11;19) translocation, *Histopathology* 58:557–570, 2011.

Shafique K, Zhang PJ, Montone KT, et al.: Pathologic grading of mucoepidermoid carcinomas of the salivary gland and its effect on clinicopathologic follow-up: an institutional experience, *Human Pathol* 98:89–97, 2020.

Terauchi M, Michi Y, Hirai H, et al.: Prognostic factors in mucoepidermoid carcinoma of the minor salivary glands: a single-center retrospective study, *Oral Surg Oral Med Oral Pathol Oral Radiol* 131:209–216, 2021.

Védrine PO, Coffinet L, Temam S, et al.: Mucoepidermoid carcinoma of salivary glands in the pediatric age group: 18 clinical cases, including 11 second malignant neoplasms, *Head Neck* 28:827–833, 2006.

Carcinoma mucoepidermoide intraósseo

Bell D, Lewis C, El-Naggar AK, et al.: Primary intraosseous mucoepidermoid carcinoma of the jaw: reappraisal of the MD

Anderson Cancer Center experience, *Head Neck* 38:E1312–E1317, 2016.

Brookstone MS, Huvos AG: Central salivary gland tumors of the maxilla and mandible: a clinicopathologic study of 11 cases with an analysis of the literature, *J Oral Maxillofac Surg* 50:229–236, 1992.

Browand BC, Waldron CA: Central mucoepidermoid tumors of the jaws, *Oral Surg Oral Med Oral Pathol* 40:631–643, 1975.

Li Y, Li LJ, Huang J, et al.: Central malignant salivary gland tumors of the jaw: retrospective clinical analysis of 22 cases, *J Oral Maxillofac Surg* 66:2247–2253, 2008.

Pires FR, Paes de Almeida O, Lopes MA, et al.: Central mucoepidermoid carcinoma of the mandible: report of four cases with long-term follow-up, *Int J Oral Maxillofac Surg* 32:378–382, 2003.

Waldron CA, Koh ML: Central mucoepidermoid carcinoma of the jaws: report of four cases with analysis of the literature and discussion of the relationship to mucoepidermoid, sialodontogenic, and glandular odontogenic cysts, *J Oral Maxillofac Surg* 48:871–877, 1990.

Zhou CX, Chen XM, Li TJ: Central mucoepidermoid carcinoma: a clinicopathologic and immunohistochemical study of 39 Chinese patients, *Am J Surg Pathol* 36:18–26, 2012.

Adenocarcinoma de células acinares

Biron VL, Lentsch EJ, Gerry DR, et al.: Factors influencing survival in acinic cell carcinoma: a retrospective analysis of 2061 patients, *Head Neck* 37:870–877, 2015.

Bishop JA, Yonescu R, Batista D, et al.: Most nonparotid "acinic cell carcinomas" represent mammary analog secretory carcinomas, *Am J Surg Pathol* 37:1053–1057, 2013.

Chintakuntlawar AV, Shon W, Erickson-Johnson M, et al.: High-grade transformation of acinic cell carcinoma: an inadequately treated entity? *Oral Surg Oral Med Oral Pathol Oral Radiol* 121:542–549, 2016.

Chiosea SI, Griffith C, Assaad A, et al.: The profile of acinic cell carcinoma after recognition of mammary analog secretory carcinoma, *Am J Surg Pathol* 36:343–350, 2012.

Ellis GL, Corio RL: Acinic cell adenocarcinoma: a clinicopathologic analysis of 294 cases, *Cancer* 52:542–549, 1983.

Haller F, Skálová A, Ihrler S, et al.: Nuclear NR4A3 immunostaining is a specific and sensitive novel marker for acinic cell carcinoma of the salivary glands, *Am J Surg Pathol* 43:1264–1272, 2019.

Lei Y, Chiosea SI: Re-evaluating historic cohort of salivary acinic cell carcinoma with new diagnostic tools, *Head Neck Pathol* 6:166–170, 2012.

Michal M, Skálová A, Simpson RHW, et al.: Well-differentiated acinic cell carcinoma of salivary glands associated with lymphoid stroma, *Hum Pathol* 28:595–600, 1997.

Omlie JE, Koutlas IG: Acinic cell carcinoma of minor salivary glands: a clinicopathologic study of 21 cases, *J Oral Maxillofac Surg* 68:2053–2057, 2010.

Scherl C, Kato MG, Erkul E, et al.: Outcomes and prognostic factors for parotid acinic cell carcinoma: a National Cancer Database study of 2362 cases, *Oral Oncol* 82:53–60, 2018.

Schwarz S, Zenk J, Müller M, et al.: The many faces of acinic cell carcinomas of the salivary glands: a study of 40 cases relating histological and immunohistochemical subtypes to clinical parameters and prognosis, *Histopathology* 61:395–408, 2012.

Thompson LD, Aslam MN, Stall JN, et al.: Clinicopathologic and immunophenotypic characterization of 25 cases of acinic cell carcinoma with high-grade transformation, *Head Neck Pathol* 10:152–160, 2016.

Carcinoma secretor

Bell D, Ferrarotto R, Liang L, et al.: Pan-Trk immunohistochemistry reliably identifies ETV6-NTRK3 fusion in secretory carcinoma of the salivary gland, *Virchows Archiv* 476:295–305, 2020.

Bishop JA: Unmasking MASC: bringing to light the unique morphologic, immunohistochemical and genetic features of the newly recognized mammary analogue secretory carcinoma of salivary glands, *Head Neck Pathol* 7:35–39, 2013.

Boon E, Valstar MH, van der Graaf WTA, et al.: Clinicopathological characteristics and outcome of 31 patients with ETV6-NTRK3 fusion gene confirmed (mammary analogue) secretory carcinoma of salivary glands, *Oral Oncol* 82:29–33, 2018.

Guilmette J, Dias-Santagata D, Nosé V, et al.: Novel gene fusions in secretory carcinoma of the salivary glands: enlarging the ETV6 family, *Human Pathol* 83:50–58, 2019.

Kratochvil FJ III, Stewart JCB, Moore SR: Mammary analog secretory carcinoma of salivary glands: a report of 2 cases in the lips, *Oral Surg Oral Med Oral Pathol Oral Radiol* 114:630–635, 2012.

Skálová A, Vanecek T, Martinek P, et al.: Molecular profiling of mammary analog secretory carcinoma revealed a subset of tumors harboring a novel ETV6-RET translocation: report of 10 cases, *Am J Surg Pathol* 42:234–246, 2018.

Skálová A: Mammary analogue secretory carcinoma of salivary gland origin: an update and expanded morphologic and immunohistochemical spectrum of recently described entity, *Head Neck Pathol* 7:S30–S36, 2013.

Skálová A, Vanecek T, Sima R, et al.: Mammary analogue secretory carcinoma of salivary glands, containing the ETV6-NTRK3 fusion gene: a hitherto undescribed salivary gland tumor entity, *Am J Surg Pathol* 34:599–608, 2010.

Xu B, Haroon Al Rasheed MR, Antonescu CR, et al.: Pan-Trk immunohistochemistry is a sensitive and specific ancillary tool for diagnosing secretory carcinoma of the salivary gland and detecting ETV6-NTRK3 fusion, *Histopathol* 76:375–382, 2020.

Tumores mistos malignos

Antony J, Gopalan V, Smith RA, et al.: Carcinoma ex pleomorphic adenoma: a comprehensive review of clinical, pathological and molecular data, *Head Neck Pathol* 6:1–9, 2012.

Auclair PL, Ellis GL: Atypical features in salivary gland mixed tumors: their relationship to malignant transformation, *Mod Pathol* 9:652–657, 1996.

Brandwein M, Huvos AG, Dardick I, et al.: Noninvasive and minimally invasive carcinoma ex mixed tumor: a clinicopathologic and ploidy study of 12 patients with major salivary tumors of low (or no?) malignant potential, *Oral Surg Oral Med Oral Pathol Oral Radiol Endod* 81:655–664, 1996.

Gnepp DR: Malignant mixed tumors of the salivary glands: a review, *Pathol Annu* 28(Pt 1):279–328, 1993.

Gupta A, Koochakzadeh S, Neskey DM, et al.: Salivary carcinosarcoma: an extremely rare and highly aggressive malignancy, *Laryngoscope* 130:E335–E339, 2020.

Hu YH, Zhang CY, Xia RH, et al.: Prognostic factors of carcinoma ex pleomorphic adenoma of the salivary glands, with emphasis on the widely invasive carcinoma: a clinicopathologic analysis of 361 cases in a Chinese population, *Oral Surg Oral Med Oral Pathol Oral Radiol* 122:598–608, 2016.

Katabi N, Gomez D, Klimstra DS, et al.: Prognostic factors of recurrence in salivary carcinoma ex pleomorphic adenoma, with emphasis on the carcinoma histologic subtype: a clinicopathologic study of 43 cases, *Hum Pathol* 41:927–934, 2010.

Knight J, Ratnasingham K: Metastasising pleomorphic adenoma: systematic review, *Int J Surg* 19:137–145, 2015.

Lewis JE, Olsen KD, Sebo TJ: Carcinoma ex pleomorphic adenoma: pathologic analysis of 73 cases, *Hum Pathol* 32:596–604, 2001.

LiVolsi VA, Perzin KH: Malignant mixed tumors arising in salivary glands. I. Carcinomas arising in benign mixed tumor: a clinicopathologic study, *Cancer* 39:2209–2230, 1977.

Nouraei SAR, Ferguson MS, Clarke PM, et al.: Metastasizing pleomorphic salivary adenoma, *Arch Otolaryngol Head Neck Surg* 132:788–793, 2006.

Spiro RH, Huvos AG, Strong EW: Malignant mixed tumor of salivary origin: a clinicopathologic study of 146 cases, *Cancer* 39:388–396, 1977.

Tortoledo ME, Luna MA, Batsakis JG: Carcinomas ex pleomorphic adenoma and malignant mixed tumors, *Arch Otolaryngol* 110:172–176, 1984.

Ye P, Gao Y, Mao C, et al.: Carcinoma ex pleomorphic adenoma: is it a high-grade malignancy? *J Oral Maxillofac Surg* 74:2093–2104, 2016.

Carcinoma adenoide cístico

Araújo VC, Loducca SVL, Sousa SOM, et al.: The cribriform features of adenoid cystic carcinoma and polymorphous low-grade adenocarcinoma: cytokeratin and integrin expression, *Ann Diagn Pathol* 5:330–334, 2001.

Atallah S, Casiraghi O, Fakhry N, et al.: A prospective multicentre REFCOR study of 470 cases of head and neck adenoid cystic carcinoma: epidemiology and prognostic factors, *Eur J Cancer* 130:241–249, 2020.

Bhayani MK, Yener M, El-Naggar A, et al.: Prognosis and risk factors for early-stage adenoid cystic carcinoma of the major salivary glands, *Cancer* 118:2872–2878, 2012.

Coca-Pelaz A, Rodrigo JP, Bradley PJ, et al.: Adenoid cystic carcinoma of the head and neck – an update, *Oral Oncol* 51:652–661, 2015.

Darling MR, Schneider JW, Phillips VM: Polymorphous low-grade adenocarcinoma and adenoid cystic carcinoma: a review and comparison of immunohistochemical markers, *Oral Oncol* 38:641–645, 2002.

Ellington CL, Goodman M, Kono SA, et al.: Adenoid cystic carcinoma of the head and neck: incidence and survival trends based on the 1973–2007 Surveillance, Epidemiology, and End Results data, *Cancer* 118:4444–4451, 2012.

Enamorado I, Lakhani R, Korkmaz H, et al.: Correlation of histopathological variants, cellular DNA content, and clinical outcome in adenoid cystic carcinoma of the salivary glands, *Otolaryngol Head Neck Surg* 131:646–650, 2004.

Han J, Gu T, Yang X, et al.: Primary intraosseous adenoid cystic carcinoma of the mandible: a comprehensive review and analysis of four new cases with emphasis on morphologic, immunophenotypic, and molecular characteristics, *Oral Surg Oral Med Oral Pathol Oral Radiol* 123:365–373, 2017.

Ju J, Li Y, Chai J, et al.: The role of perineural invasion on head and neck adenoid cystic carcinoma prognosis: a systematic review and meta-analysis, *Oral Surg Oral Med Oral Pathol Oral Radiol* 122:691–701, 2016.

Lloyd S, Yu JB, Wilson LD, et al.: Determinants and patterns of survival in adenoid cystic carcinoma of the head and neck, including an analysis of adjuvant radiation therapy, *Am J Clin Oncol* 34:76–81, 2011.

Penner CR, Folpe AL, Budnick SD: C-kit expression distinguishes salivary gland adenoid cystic carcinoma from polymorphous low-grade adenocarcinoma, *Mod Pathol* 15:687–691, 2002.

Rettig EM, Tan M, Ling S, et al.: MYB rearrangement and clinicopathologic characteristics in head and neck adenoid cystic carcinoma, *Laryngoscope* 125:E292–E299, 2015.

Skálová A, Simpson RH, Lehtonen H, et al.: Assessment of proliferative activity using the MIB1 antibody help to distinguish polymorphous low grade adenocarcinoma from adenoid cystic carcinoma of salivary glands, *Pathol Res Pract* 193:695–703, 1997.

Suárez C, Barnes L, Silver CE, et al.: Cervical lymph node metastasis in adenoid cystic carcinoma of oral cavity and oropharynx, *Auris Nasus Larynx* 43:477–484, 2016.

Woo VL, Bhuiya T, Kelsch R: Assessment of CD43 expression in adenoid cystic carcinomas, polymorphous low-grade adenocarcinomas, and monomorphic adenomas, *Oral Surg Oral Med Oral Pathol Oral Radiol Endod* 102:495–500, 2006.

Xiao R, Sethi RKV, Feng AL, et al.: The role of elective neck dissection in patients with adenoid cystic carcinoma of the head and neck, *Laryngoscope* 129:2094–2104, 2019.

Adenocarcinoma polimorfo

Araújo VC, Loducca SVL, Sousa SOM, et al.: The cribriform features of adenoid cystic carcinoma and polymorphous low-grade adenocarcinoma: cytokeratin and integrin expression, *Ann Diagn Pathol* 5:330–334, 2001.

Batsakis JG, Pinkston GR, Luna MA, et al.: Adenocarcinomas of the oral cavity: a clinicopathologic study of terminal duct carcinomas, *J Laryngol Otol* 97:825–835, 1983.

Castle JT, Thompson LDR, Frommelt RA, et al.: Polymorphous low grade adenocarcinoma: a clinicopathologic study of 164 cases, *Cancer* 86:207–219, 1999.

Chi AC, Neville BW: Surface papillary epithelial hyperplasia (rough mucosa) is a helpful clue for identification of polymorphous low-grade adenocarcinoma, *Head Neck Pathol* 9:244–252, 2015.

Curran AE, White DK, Damm DD, et al.: Polymorphous low-grade adenocarcinoma versus pleomorphic adenoma of minor salivary glands: resolution of a diagnostic dilemma by immunohistochemical analysis with glial fibrillary acidic protein, *Oral Surg Oral Med Oral Pathol Oral Radiol Endod* 91:194–199, 2001.

Evans HL, Luna MA: Polymorphous low-grade adenocarcinoma: a study of 40 cases with long-term follow up and an evaluation of the importance of papillary areas, *Am J Surg Pathol* 24:1319–1328, 2000.

Freedman PD, Lumerman H: Lobular carcinoma of intraoral minor salivary glands, *Oral Surg Oral Med Oral Pathol* 56:157–165, 1983.

Mimica X, Katabi N, McGill MR, et al.: Polymorphous adenocarcinoma of salivary glands, *Oral Oncol* 95:52–58, 2019.

Penner CR, Folpe AL, Budnick SD: C-kit expression distinguishes salivary gland adenoid cystic carcinoma from polymorphous low-grade adenocarcinoma, *Mod Pathol* 15:687–691, 2002.

Sebastião APM, Pareja F, Kumar R, et al.: Genomic analysis of recurrences and high-grade forms of polymorphous adenocarcinoma, *Histopathol* 75:193–201, 2019.

Sebastião APM, Xu B, Lozada JR, et al.: Histologic spectrum of polymorphous adenocarcinoma of the salivary gland harbor genetic alterations affecting PRKD genes, *Mod Pathol* 33:65–73, 2020.

Seethala RR, Johnson JT, Barnes EL, et al.: Polymorphous low-grade adenocarcinoma: the University of Pittsburgh experience, *Arch Otolaryngol Head Neck Surg* 136:385–392, 2010.

Vander Poorten V, Triantafyllou A, Skálová A, et al.: Polymorphous adenocarcinoma of the salivary glands: reappraisal and update, *Eur Arch Otorhinolaryngol* 275:1681–1695, 2018.

Woo VL, Bhuiya T, Kelsch R: Assessment of CD43 expression in adenoid cystic carcinomas, polymorphous low-grade adenocarcinomas, and monomorphic adenomas, *Oral Surg Oral Med Oral Pathol Oral Radiol Endod* 102:495–500, 2006.

Xu B, Aneja A, Ghossein R, et al.: Predictors of outcome in the phenotypic spectrum of polymorphous low grade adenocarcinoma (PLGA) and cribriform adenocarcinoma of salivary gland (CASG): retrospective study of 69 patients, *Am J Surg Pathol* 40:1526–1537, 2016.

Xu B, Barbieri AL, Bishop JA, et al.: Histologic classification and molecular signature of polymorphous adenocarcinoma (PAC) and cribriform adencarcinoma of salivary gland (CASG). An international interobserver study, *Am J Surg Pathol* 44:545–552, 2020.

Adenocarcinoma salivar não especificado

Li J, Wang BY, Nelson M, et al.: Salivary adenocarcinoma, not otherwise specified: a collection of orphans, *Arch Pathol Lab Med* 128:1385–1394, 2004.

Matsuba HM, Mauney M, Simpson JR, et al.: Adenocarcinomas of major and minor salivary gland origin: a histopathologic review of treatment failure patterns, *Laryngoscope* 98:784–788, 1988.

Spiro RH, Huvos AG, Strong EW: Adenocarcinoma of salivary origin: clinicopathologic study of 204 patients, *Am J Surg* 144:423–431, 1982.

Stene T, Koppang HS: Intraoral adenocarcinomas, *J Oral Pathol* 10:216–225, 1981.

Wahlberg P, Anderson H, Biörklund A, et al.: Carcinoma of the parotid and submandibular glands—a study of survival in 2465 patients, *Oral Oncol* 38:706–713, 2002.

12

Neoplasias de Tecidos Moles

Lesões de tecidos moles de origem mesenquimal que acometem a região oral e maxilofacial incluem tanto proliferações reacionais semelhantes a tumores, como verdadeiras neoplasias. Praticamente, cada tipo diferente de tecido conjuntivo origina uma série de neoplasias benignas e malignas, refletindo mutações que impulsionam a diferenciação em direção a vários tipos de tecidos, o que resulta em uma classificação complexa para essas lesões. Além disso, nosso conhecimento sobre essas neoplasias está se expandindo rápida e continuamente, especialmente à medida que aprendemos mais sobre as mudanças moleculares/genéticas que estão na base de muitas dessas lesões (ver Tabela 12.1). A discussão neste capítulo enfatizará algumas das neoplasias mais comuns ou mais importantes que podem ocorrer na região oral e de cabeça e pescoço.

◆ FIBROMA (FIBROMA DE IRRITAÇÃO; FIBROMA TRAUMÁTICO; HIPERPLASIA FIBROSA FOCAL; NÓDULO FIBROSO)

O **fibroma** é a "neoplasia" mais comum da cavidade oral. Entretanto, é questionado se, na maioria das situações, ele representa uma neoplasia verdadeira. Talvez, ele possa representar uma hiperplasia reacional do tecido conjuntivo fibroso em resposta a irritação ou trauma local.

Características clínicas

Embora o fibroma possa ocorrer em qualquer lugar da boca, a localização mais comum é a mucosa jugal, ao longo da linha de oclusão. Presumivelmente, isto é uma consequência do trauma da mordida na bochecha (Figuras 12.1 e 12.2). A mucosa labial, a língua e a gengiva também são localizações comuns (Figuras 12.3 e 12.4). Além disso, é provável que muitos fibromas gengivais representem a maturação fibrosa de um granuloma piogênico preexistente. Normalmente, a lesão se apresenta como um nódulo de superfície lisa e coloração rosada, similar à coloração da mucosa normal. Em pacientes negros, o aumento de volume pode demonstrar uma pigmentação cinza-acastanhada. Em alguns casos, a superfície pode se apresentar branca em decorrência da hiperqueratose, resultante da irritação contínua. Muitos fibromas são sésseis, embora alguns sejam pediculados. Seus tamanhos podem variar de pequenas lesões, com apenas poucos milímetros de diâmetro, a grandes aumentos de volume com muitos centímetros de diâmetro; entretanto, a maioria dos

Tabela 12.1	**Anormalidades genéticas de diversos tumores de tecido mole.**
Neoplasia	**Mutação/translocação/ rearranjo no gene associado**
Tumor fibroso solitário	Fusão *NAB2::STAT6*
Hemangiopericitoma tipo sinonasal	Mutação *CTNNB1*
Fibromatose tipo desmoide	Mutação *CTNNB1*
Hemangioma congênito	Mutação *GNAQ* ou *GNA11*
Malformação vascular capilar	Mutação *GNAQ* ou *PI3KCA*
Malformação venosa	Mutação *TIE2 (TEK)*, *PIK3CA* ou *MAP3K3*
Malformação arteriovenosa	Mutação *MAP2K1*
Malformação linfática	Mutação *PIK3CA*
Tumor condromixoide ectomesenquimal	Fusão *RREB1::MKL2*
Rabdomiossarcoma embrionário	Perda de heterozigose do cromossomo 11p15.5
Rabdomiossarcoma alveolar	Fusão *PAX3::FOXO1* ou *PAX7::FOXO1*
Rabdomiossarcoma de células fusiformes/ esclerosante (congênito/ infantil)	Fusões de genes envolvendo *VGLL2*, *SRF* e *TEAD1*
Rabdomiossarcoma de células fusiformes/ esclerosante (adultos)	Mutação *MYOD1*
Sarcoma sinovial monofásico	Fusão *SS18::SSX2*
Sarcoma sinovial bifásico	Fusão *SS18::SSX1*
Sarcoma de partes moles alveolar	Fusão *ASPSCR1::TFE3*

fibromas tem 1,5 cm ou menos de diâmetro. A lesão em geral não produz sintomas, a menos que ocorram ulcerações traumáticas secundárias em sua superfície. Os fibromas são mais comuns da quarta à sexta década de vida, e a proporção homem:mulher dos casos submetidos à biopsia é de 1:2.

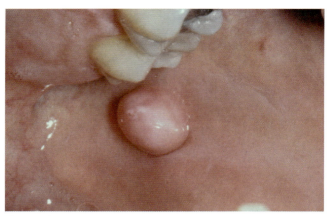

Figura 12.1 Fibroma. Nódulo de coloração rosa na região posterior da mucosa jugal, próximo ao nível da linha oclusal.

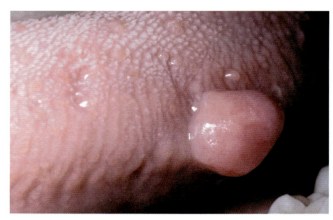

Figura 12.3 Fibroma. Lesão na borda lateral da língua.

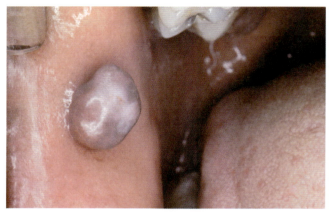

Figura 12.2 Fibroma. Paciente negro com um nódulo de superfície lisa e pigmentada na mucosa jugal, próximo à comissura labial.

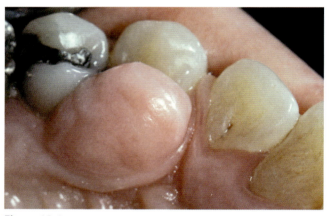

Figura 12.4 Fibroma. Aumento do volume nodular de superfície lisa e coloração rosa na gengiva palatina entre o canino e o primeiro pré-molar.

A **hiperplasia do freio** é um tipo comum de hiperplasia fibrosa que ocorre mais frequentemente no freio labial superior. Tais lesões se apresentam como pequenos crescimentos exofíticos assintomáticos aderidos à fina superfície do freio (Figura 12.5). Um estudo com crianças de 5 a 13 anos encontrou uma prevalência de 17,1% de hiperplasias do freio.

Características histopatológicas

O exame microscópico do fibroma revela um aumento de volume nodular de tecido conjuntivo fibroso, recoberto por epitélio pavimentoso estratificado (Figuras 12.6 e 12.7). Este tecido conjuntivo é, em geral, denso e colagenizado, embora, em alguns casos, seja de natureza frouxa. A lesão não é encapsulada, e o tecido conjuntivo se mistura gradualmente ao tecido conjuntivo vizinho. Os feixes colágenos podem estar arranjados de forma irradiada, circular, ou aleatoriamente. O epitélio de superfície geralmente demonstra atrofia das cristas epiteliais devido ao aumento de volume do tecido subjacente. Entretanto, a superfície pode exibir hiperqueratose secundária a um trauma. Pode ser observada inflamação difusa, principalmente abaixo da superfície epitelial. Em geral, esta inflamação é crônica e consiste principalmente em linfócitos e plasmócitos.

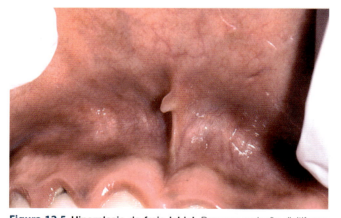

Figura 12.5 Hiperplasia de freio labial. Pequena projeção digitiforme de tecido ligada ao freio labial superior.

Tratamento e prognóstico

O fibroma é tratado pela excisão cirúrgica conservadora. A recidiva é extremamente rara. Entretanto, é importante que o tecido excisado seja encaminhado para exame microscópico, já que outras neoplasias benignas e malignas podem simular a aparência clínica de um fibroma.

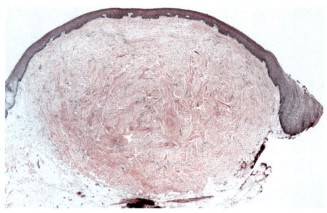

Figura 12.6 Fibroma. Visão em pequeno aumento exibindo um aumento de volume nodular exofítico de tecido conjuntivo fibroso denso.

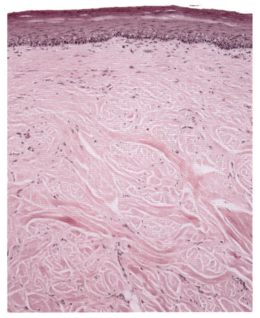

Figura 12.7 Fibroma. Visão em grande aumento demonstrando a presença de colágeno denso abaixo da superfície epitelial.

Pelo fato de as hiperplasias do freio serem pequenos crescimentos inócuos que são facilmente diagnosticados clinicamente, geralmente nenhum tratamento é necessário.

◆ FIBROMA DE CÉLULAS GIGANTES

O **fibroma de células gigantes** é uma neoplasia com características clinicopatológicas distintas. Ao contrário do fibroma, ele não parece estar associado à irritação crônica. O fibroma de células gigantes representa aproximadamente 2 a 5% de todas as proliferações fibrosas da cavidade oral submetidas à biopsia.

Características clínicas

O fibroma de células gigantes apresenta-se como um nódulo assintomático, séssil ou pediculado, que em geral apresenta menos de 1 cm de tamanho (Figura 12.8). A superfície da lesão é normalmente papilífera, podendo a lesão ser clinicamente confundida com um papiloma (Figura 12.9). Comparada ao fibroma de irritação, comum, a lesão em geral ocorre em pacientes jovens. Em cerca de 60% dos casos, é diagnosticada nas três primeiras décadas de vida. Alguns estudos têm sugerido uma discreta predileção pelo sexo feminino. Aproximadamente 50% dos casos ocorrem na gengiva, sendo a gengiva inferior duas vezes mais afetada que a gengiva superior. A língua e o palato também são localizações comuns.

A papila **retrocanina** é uma lesão de desenvolvimento microscopicamente similar que ocorre na gengiva lingual do canino mandibular. Frequentemente, é bilateral e se apresenta como pequena pápula de coloração rosa, medindo menos de 5 mm de diâmetro (Figura 12.10). A presença da papila retrocanina é relativamente comum, tendo sido relatada em 25 a 99% das crianças e adultos jovens. A prevalência em idosos cai para 6 a 19%, sugerindo que a papila retrocanina representa uma variação anatômica normal que desaparece com a idade.

Características histopatológicas

O exame microscópico do fibroma de células gigantes revela um aumento de volume do tecido conjuntivo fibroso, que em geral é arranjado frouxamente (Figura 12.11). A característica

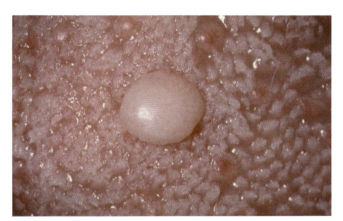

Figura 12.8 Fibroma de células gigantes. Nódulo exofítico no dorso da língua.

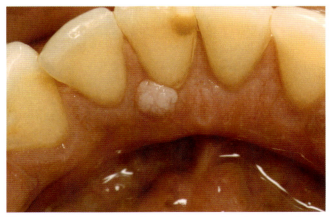

Figura 12.9 Fibroma de células gigantes. Crescimento papilar na região lingual da gengiva mandibular. Devido à superfície áspera, essa lesão pode ser facilmente confundida com um papiloma.

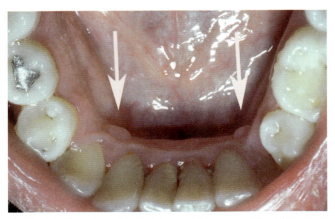

Figura 12.10 Papila retrocanina. Lesões papulares bilaterais na gengiva lingual, na região de caninos mandibulares (*setas*).

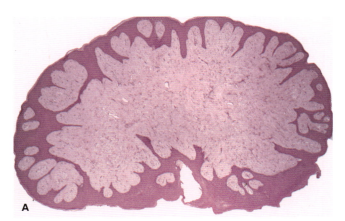

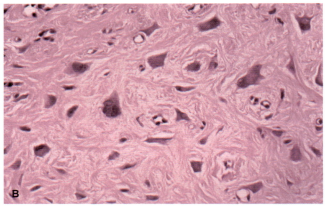

Figura 12.11 Fibroma de células gigantes. A. Visão em pequeno aumento exibindo um aumento de volume nodular de tecido conjuntivo denso, revestido por epitélio pavimentoso estratificado. Note o alongamento das projeções papilares do epitélio. **B.** Visão em grande aumento exibindo múltiplos fibroblastos grandes com formato estrelário e multinucleados.

marcante é a presença de numerosos fibroblastos grandes e de formato estrelário, no tecido conjuntivo superficial. Essas células contêm vários núcleos. Frequentemente, a superfície da lesão é irregular ("pedregosa"). Geralmente, o epitélio de revestimento é fino e atrófico, embora as cristas epiteliais possam se apresentar finas e alongadas.

Tratamento e prognóstico

O fibroma de células gigantes é tratado pela excisão cirúrgica conservadora. A recorrência é rara. Devido à sua aparência característica, a papila retrocanina deve ser reconhecida clinicamente e não necessita ser excisada.

♦ HIPERPLASIA FIBROSA INFLAMATÓRIA (EPÚLIDE FISSURADA; TUMOR POR TRAUMA DE DENTADURA; EPÚLIDE POR DENTADURA)

A **hiperplasia fibrosa inflamatória** é uma hiperplasia de tecido conjuntivo fibroso, semelhante a uma neoplasia, que se desenvolve em associação às bordas de uma prótese total ou parcial mal adaptada. Embora o simples termo *epúlide* seja, algumas vezes, usado como sinônimo de epúlide fissurada, *epúlide* é, na verdade, um termo genérico que pode ser aplicado a qualquer aumento da gengiva ou do rebordo alveolar. Desse modo, alguns autores defendem a não utilização deste termo, preferindo denominar a lesão *hiperplasia fibrosa inflamatória* ou utilizar outras denominações descritivas. Entretanto, o termo *epúlide fissurada* ainda é usado e bem entendido pela maioria dos clínicos. Outros exemplos de epúlide incluem a **epúlide de células gigantes** (**lesão periférica de células gigantes**) (ver adiante), a **epúlide fibrosa ossificante** (**fibroma ossificante periférico**) (ver adiante) e a **epúlide congênita** (ver mais adiante).

Características clínicas

Tipicamente, a hiperplasia fibrosa inflamatória se apresenta como uma única prega ou múltiplas pregas de tecido hiperplásico no vestíbulo alveolar (Figuras 12.12 e 12.13). Mais frequentemente, duas pregas de tecido estão presentes, e as bordas da prótese associada se encaixam perfeitamente dentro da fissura entre as pregas. O tecido redundante em geral é firme e fibroso, embora algumas lesões se apresentem eritematosas e ulceradas, semelhantes ao granuloma piogênico. Ocasionalmente, casos de hiperplasia fibrosa inflamatória apresentam áreas de hiperplasia papilomatosa inflamatória em sua superfície (ver a seguir). O tamanho da lesão pode variar de hiperplasias localizadas

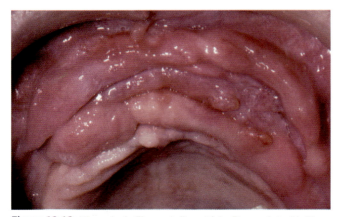

Figura 12.12 Hiperplasia fibrosa inflamatória. Pregas de tecido hiperplásico no vestíbulo maxilar anterior.

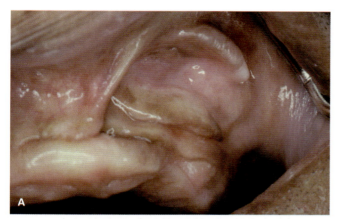

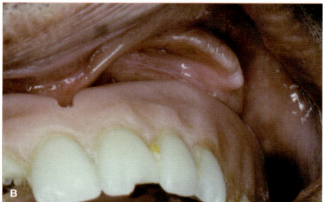

Figura 12.13 Hiperplasia fibrosa inflamatória. A. Várias pregas de tecido hiperplásico no vestíbulo maxilar. **B.** Prótese mal adaptada se ajusta na fissura entre duas das pregas. (Cortesia do Dr. William Bruce.)

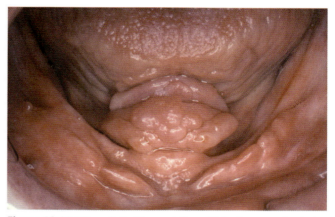

Figura 12.14 Hiperplasia fibrosa inflamatória. Pregas redundantes de tecido originárias do assoalho bucal, associadas a uma prótese mandibular.

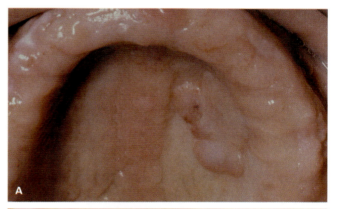

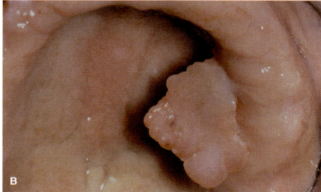

Figura 12.15 Pólipo fibroepitelial. Massa tecidual plana originada no palato duro abaixo de uma prótese removível superior; note sua natureza pediculada. Devido às suas bordas denteadas, esta lesão é também conhecida como *fibroma por dentadura semelhante a uma folha*. Uma hiperplasia papilomatosa inflamatória associada é vista na linha média do palato.

menores que 1 cm a grandes lesões que envolvem a maior parte da extensão do vestíbulo. A hiperplasia fibrosa inflamatória em geral se desenvolve na face vestibular do rebordo alveolar, embora lesões ocasionais possam ser vistas na face lingual do rebordo alveolar inferior (Figura 12.14).

A hiperplasia fibrosa inflamatória ocorre mais comumente em adultos de meia-idade e em idosos, como seria esperado para uma lesão relacionada com o uso de prótese. Pode ocorrer tanto na maxila quanto na mandíbula. A porção anterior dos ossos maxilares é mais afetada do que as porções posteriores. Há uma pronunciada predileção pelo sexo feminino; a maioria dos estudos mostra que dois terços a três quartos dos casos submetidos à biopsia ocorrem em mulheres.

Outra hiperplasia fibrosa similar, mas menos comum, é o **pólipo fibroepitelial** ou **fibroma por dentadura semelhante à folha**, que ocorre no palato duro abaixo de uma prótese superior. Essa lesão se apresenta como massa plana de coloração rosa, aderida ao palato por um estreito pedículo (Figura 12.15). Em geral, a massa aplainada é intimamente próxima ao palato e se assenta em uma discreta depressão. Entretanto, é facilmente levantada com uma sonda exploradora, o que demonstra sua natureza pediculada. Os bordos da lesão geralmente são recortados, lembrando uma folha.

Características histopatológicas

O exame microscópico da hiperplasia fibrosa inflamatória revela uma hiperplasia do tecido conjuntivo fibroso. Geralmente, múltiplas pregas e sulcos ocorrem no local onde a prótese traumatiza o tecido (Figura 12.16). O epitélio de revestimento frequentemente é hiperparaqueratinizado e demonstra hiperplasia irregular das cristas epiteliais. Em alguns casos, o epitélio exibe hiperplasia papilomatosa inflamatória (ver a seguir) ou hiperplasia pseudoepiteliomatosa (pseudocarcinomatosa). Áreas focais de ulceração não são raras, especialmente na base das fissuras entre as pregas. Um infiltrado inflamatório crônico variável está presente. Algumas vezes, podem estar presentes eosinófilos ou ocorrer a formação

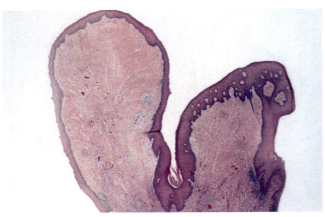

Figura 12.16 Hiperplasia fibrosa inflamatória. Fotomicrografia em pequeno aumento demonstrando pregas de tecido conjuntivo fibrovascular hiperplásico, revestidas por epitélio pavimentoso estratificado.

de folículos linfoides. Se as glândulas salivares menores estiverem incluídas no espécime, em geral exibirão sialadenite crônica.

Em raras situações, observa-se a formação de tecido osteoide ou condroide. Essa aparência incomum, conhecida como **metaplasia óssea e condromatosa**, é um fenômeno reativo, causado pela irritação crônica da prótese mal-adaptada (ver Capítulo 8). A natureza irregular desse osso ou cartilagem pode ser microscopicamente alterada, e o patologista não deve confundi-la com um sarcoma.

O pólipo fibroepitelial associado à dentadura apresenta um estreito núcleo de tecido conjuntivo, revestido por epitélio pavimentoso estratificado. Assim como na hiperplasia fibrosa inflamatória, o epitélio de revestimento pode estar hiperplásico.

Tratamento e prognóstico

O tratamento da hiperplasia fibrosa inflamatória ou do pólipo fibroepitelial consiste na remoção cirúrgica, com o exame microscópico do tecido removido. A prótese mal-adaptada deve ser refeita ou corrigida para prevenir a recidiva da lesão.

◆ HIPERPLASIA PAPILAR INFLAMATÓRIA (PAPILOMATOSE POR DENTADURA)

A **hiperplasia papilar inflamatória** é um crescimento de tecido reacional que em geral, embora nem sempre, desenvolve-se abaixo da dentadura. Alguns autores classificam essa lesão como parte de um espectro de estomatites por dentadura (ver Capítulo 6). Embora a patogênese exata seja desconhecida, a condição frequentemente parece estar relacionada com os seguintes fatores:

- Prótese removível mal-adaptada
- Má higiene da prótese removível
- Uso da prótese removível 24 horas por dia.

Aproximadamente 20% dos pacientes que usam próteses removíveis 24 horas por dia têm hiperplasia papilar inflamatória. A *Candida* também tem sido sugerida como uma possível causa, mas qualquer participação provável parece incerta.

Características clínicas

A hiperplasia papilar inflamatória em geral ocorre no palato duro, abaixo da base de uma dentadura (Figuras 12.17 e 12.18). Lesões iniciais podem envolver somente a abóbada palatina, embora casos avançados acometam toda a superfície do palato. Menos frequentemente, tal hiperplasia se desenvolve no rebordo alveolar inferior edêntulo ou na superfície de uma hiperplasia fibrosa inflamatória. Em raras ocasiões, a condição ocorre no palato de pacientes que não fazem uso de dentadura, especialmente em indivíduos respiradores bucais ou que apresentem a abóbada palatina alta. A hiperplasia papilar inflamatória associada à *Candida* também tem sido relatada em pacientes dentados com infecção pelo vírus da imunodeficiência humana (HIV).

A hiperplasia papilar inflamatória em geral é assintomática. A mucosa é eritematosa e apresenta superfície "pedregosa" ou papilar. Muitos casos estão associados à estomatite por dentadura.

Características histopatológicas

A mucosa, na hiperplasia papilar inflamatória, exibe numerosos crescimentos papilares na superfície, que são recobertos por epitélio pavimentoso estratificado hiperplásico (Figura 12.19). Em casos avançados, essa hiperplasia tem aparência pseudoepiteliomatosa, e o patologista não deve confundi-la com um carcinoma espinocelular (Figura 12.20). O tecido conjuntivo pode variar de frouxo e edematoso a densamente colagenizado.

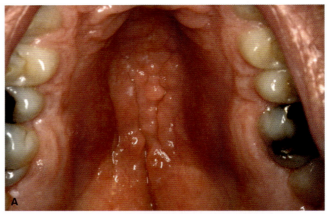

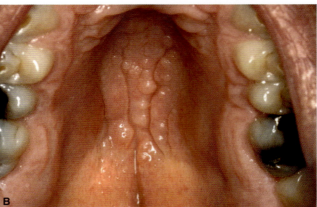

Figura 12.17 Hiperplasia papilar inflamatória com candidíase secundária. A. Aparência eritematosa e granulosa do palato duro. **B.** Resolução do eritema após terapia antifúngica.

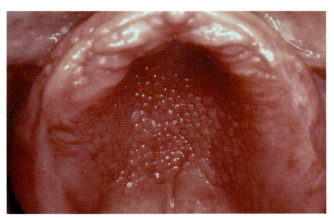

Figura 12.18 Hiperplasia papilar inflamatória. Um caso avançado exibindo lesões papilares mais pronunciadas no palato duro.

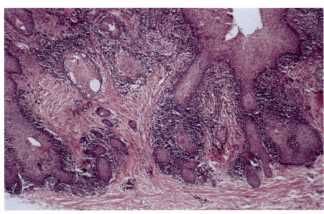

Figura 12.20 Hiperplasia papilar inflamatória. Visão em maior aumento exibindo hiperplasia pseudoepiteliomatosa do epitélio. Este epitélio tem uma aparência que não deve ser confundida com carcinoma.

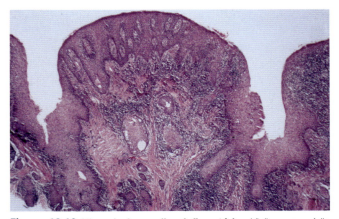

Figura 12.19 Hiperplasia papilar inflamatória. Visão em médio aumento exibindo hiperplasia fibrosa e epitelial resultando em projeções papilares na superfície. Um intenso infiltrado inflamatório crônico está presente.

Em geral, é visto um infiltrado inflamatório crônico, que consiste em linfócitos e plasmócitos. Menos frequentemente, leucócitos polimorfonucleares também estão presentes. Se as glândulas salivares subjacentes estiverem presentes, elas geralmente exibem sialadenite esclerosante.

Tratamento e prognóstico

Para muitas lesões precoces de hiperplasia papilar inflamatória, a remoção da dentadura pode permitir a remissão do eritema e do edema, e os tecidos podem retornar à sua aparência próxima ao normal. A condição também pode mostrar melhora após o uso de terapia antifúngica tópica ou sistêmica. Para casos mais avançados e para lesões colagenizadas, muitos clínicos preferem excisar o tecido hiperplásico antes de confeccionar uma nova dentadura. Diversos métodos cirúrgicos têm sido usados, incluindo os seguintes:

- Excisão cirúrgica parcial ou total com bisturi
- Curetagem
- Eletrocirurgia
- Criocirurgia
- Cirurgia a *laser*

Após a cirurgia, a dentadura preexistente do paciente pode ser reembasada com um condicionador tecidual temporário, que age como um tampão palatino e promove mais conforto ao paciente. Após a cicatrização, o paciente deve ser encorajado a remover a prótese durante a noite e a mantê-la limpa.

◆ FIBRO-HISTIOCITOMA

Os **fibro-histiocitomas** são um grupo diverso de neoplasias que exibem diferenciação fibroblástica e histiocítica, embora a exata origem celular seja incerta. Devido à natureza variável dessas lesões, uma gama de termos tem sido usada para descrevê-las, incluindo **dermatofibroma, hemangioma esclerosante, fibroxantoma** e **fibrose nodular subepidérmica**. Ao contrário de outros crescimentos fibrosos previamente discutidos neste capítulo, o fibro-histiocitoma em geral é considerado uma neoplasia verdadeira.

Características clínicas

O fibro-histiocitoma pode se desenvolver praticamente em qualquer localização do corpo. A localização mais comum é a pele das extremidades, onde a lesão é chamada *dermatofibroma*. Os tumores da região oral e perioral são raros, e é provável que muitos exemplos relatados anteriormente devam ser reclassificados atualmente como *tumor fibroso solitário* (ver próximo tópico). Raras lesões intraósseas dos maxilares também têm sido relatadas. O fibro-histiocitoma oral tende a ocorrer em adultos de meia-idade e em idosos, sendo as lesões de pele mais frequentes em adultos jovens. Em geral, a lesão se apresenta como um aumento de volume indolor e pode ter seu tamanho variando de poucos milímetros a vários centímetros de diâmetro (Figura 12.21). Neoplasias profundas tendem a ser maiores.

Características histopatológicas

Microscopicamente, o fibro-histiocitoma é caracterizado por uma proliferação de fibroblastos com formato fusiforme e núcleo vesicular (Figuras 12.22 e 12.23). Frequentemente, as margens da neoplasia não são bem definidas. As células neoplásicas são

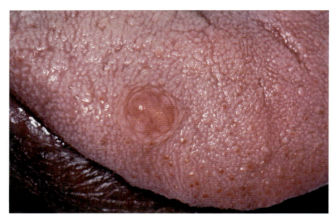

Figura 12.21 Fibro-histiocitoma. Aumento de volume nodular no dorso da língua.

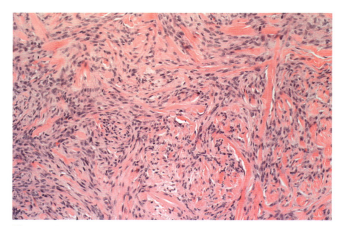

Figura 12.22 Fibro-histiocitoma. Visão em médio aumento de uma lesão de pele (*dermatofibroma*) exibindo células de formato fusiforme arranjadas em um padrão estoriforme.

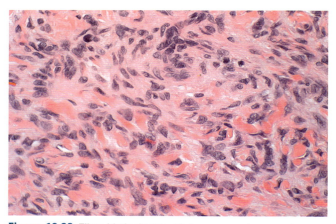

Figura 12.23 Fibro-histiocitoma. Visão em grande aumento mostrando células de formato fusiforme com núcleo vesicular.

arranjadas em fascículos curtos e entrelaçados, padrão este conhecido como *estoriforme*, devido à sua semelhança com a aparência irregular e em espiral de uma esteira de palha. Células redondas semelhantes a histiócitos, células xantomatosas contendo lipídios, ou células gigantes multinucleadas podem ocasionalmente ser vistas, bem como linfócitos dispersos. O estroma pode demonstrar áreas de alteração mixoide ou de hialinização focal.

Tratamento e prognóstico

O tratamento de escolha é a excisão cirúrgica local. A recidiva é incomum, especialmente para as lesões superficiais. Lesões maiores dos tecidos moles profundos têm um elevado potencial de recidiva.

◆ TUMOR FIBROSO SOLITÁRIO

O **tumor fibroso solitário** foi inicialmente descrito como uma neoplasia pleural que se acreditava ser originada das células mesoteliais ou de fibroblastos mesoteliais. Entretanto, exemplos dessa neoplasia foram posteriormente identificados em outros sítios anatômicos, incluindo a região de cabeça e pescoço. O termo **hemangiopericitoma** foi originalmente usado para uma neoplasia rara dos tecidos moles que, presumivelmente, era derivada dos pericitos (células com prolongamentos que circundam as células endoteliais dos capilares). Entretanto, a origem pericítica ainda é questionável, e existe um consenso de que a maioria dos chamados hemangiopericitomas representam variantes celulares dentro do espectro do tumor fibroso solitário. Em nível molecular, foi demonstrado que os tumores fibrosos solitários apresentam uma translocação cromossômica recorrente, resultando na fusão dos genes *NAB2* e *STAT6*.

Além disso, uma neoplasia microscopicamente semelhante ao padrão "hemangiopericitoma-*like*" do tumor fibroso solitário foi reconhecida no trato sinonasal. Essa neoplasia mostra diferenciação miogênica do tipo pericítico, e acredita-se que represente uma entidade separada, conhecida como **hemangiopericitoma do tipo sinonasal (glomangiopericitoma; miopericitoma)**. Estudos recentes demonstraram que este tumor abriga mutações no gene *CTNNB1*, que codifica a β-catenina.

Características clínicas

Os tumores fibrosos solitários têm sido relatados principalmente em adultos e são raros em crianças. A lesão frequentemente é descrita como massa submucosa ou profunda de tecido mole, de crescimento lento, indolor, que é facilmente removida dos tecidos circunjacentes (Figura 12.24). Os tumores fibrosos solitários da cavidade oral são mais comuns na mucosa jugal, representando aproximadamente 45% dos casos. Outros locais comuns na região de cabeça e pescoço incluem o trato sinonasal e a órbita.

O hemangiopericitoma do tipo sinonasal ocorre principalmente em adultos de meia-idade ou idosos. Os sintomas presentes mais comuns incluem obstrução nasal e epistaxe.

Características histopatológicas

Os tumores fibrosos solitários são em geral lesões bem delimitadas que exibem uma aparência microscópica variada. Em uma extremidade do espectro, as células neoplásicas se apresentam dispostas proximamente e circundando canais vasculares revestidos por endotélio – por esta razão – o conceito de hemangiopericitoma. As células são dispostas aleatoriamente e mostram núcleos redondos a ovoides e bordas citoplasmáticas

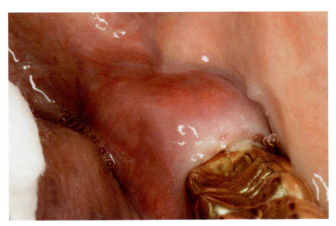

Figura 12.24 Tumor fibroso solitário. Massa nodular no trígono retromolar esquerdo. (Cortesia da Dra. Caroline Bissonnette.)

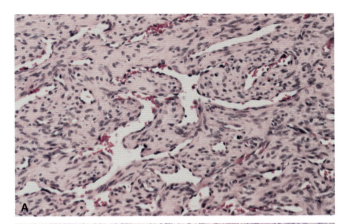
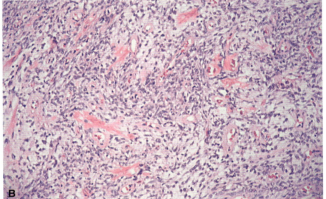
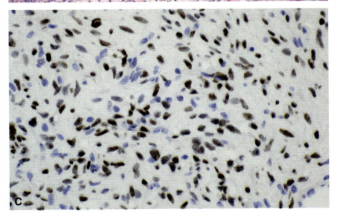

indistintas. Frequentemente, os vasos sanguíneos mostram uma ramificação irregular que resulta em uma aparência característica de "chifre de veado" e "galhada" (Figura 12.25 A).

Na outra extremidade do espectro, as células são mais fusiformes e arranjadas em pequenos fascículos ou em um padrão desorganizado ("padrão sem padrão") (Figura 12.25 B). Frequentemente, a neoplasia demonstra zonas hipocelulares e hipercelulares alternadas com graus variáveis de alterações mixoides. Feixes de colágeno hialinizados proeminentes são observados nas áreas hipocelulares. Estudos imuno-histoquímicos mostram que as células são positivas para CD34, bcl-2 e STAT6, em quase todos os casos (ver Figura 12.25 C).

A identificação de quatro ou mais mitoses em 10 campos de grande aumento sugere uma neoplasia de crescimento rápido que é capaz de produzir metástase. A presença de necrose também sugere malignidade. Entretanto, é difícil predizer microscopicamente se o tumor fibroso solitário vai se comportar de forma benigna ou maligna.

Os hemangiopericitomas do tipo sinonasal têm um padrão fusocelular mais proeminente, com as células arranjadas de maneira mais ordenada. Figuras de mitose são raras ou ausentes. O componente vascular é menos complexo, e menos colágeno intersticial é encontrado entre as células neoplásicas. A maioria dos exemplos expressa actina de músculo liso e β-catenina nuclear, porém, em contraste com o tumor fibroso solitário, as células são em geral negativas para STAT6, CD34 e bcl-2.

Tratamento e prognóstico

Para o tumor fibroso solitário com aparência histopatológica benigna, o tratamento de escolha é a excisão local. A cirurgia mais extensa é necessária para aqueles com características de malignidade. As lesões de boca em geral se comportam como lesões benignas, embora 10% dos tumores fibrosos solitários extrapleurais tenham demonstrado comportamento maligno. Portanto, um acompanhamento a longo prazo dos pacientes que apresentam essa lesão é recomendado.

Normalmente, o hemangiopericitoma do tipo sinonasal tem prognóstico favorável, com índice de recorrência de aproximadamente 17%. Raros exemplos de neoplasias localmente agressivas ou metastáticas têm sido reportados.

Figura 12.25 Tumor fibroso solitário. A. Vasos em padrão de "chifre de veado" circundados por células arranjadas aleatoriamente. **B.** Proliferação fibrosa celular moderada ("padrão sem padrão") com vascularidade proeminente, áreas levemente mixoides e escassos ninhos de colágeno denso. **C.** Imuno-histoquímica demonstra forte positividade nuclear para STAT6.

◆ FIBROMATOSE (FIBROMATOSE TIPO DESMOIDE)

As **fibromatoses** são um amplo grupo de proliferações fibrosas que apresentam comportamento biológico e padrão histopatológico intermediário entre as lesões fibrosas benignas e o fibrossarcoma. Diferentes formas de fibromatose são reconhecidas no corpo e, geralmente, são nomeadas com base em suas características clinicopatológicas particulares. Nos tecidos moles da região de cabeça e pescoço, essas lesões são frequentemente chamadas **fibromatoses juvenis agressivas**, **fibromatoses tipo desmoide** ou **desmoides extra-abdominais**. Lesões semelhantes dentro do osso são chamadas **fibromas desmoplásicos** (ver Capítulo 14). Indivíduos com polipose adenomatoide familiar e síndrome de Gardner (ver Capítulo 14) apresentam risco elevado de desenvolvimento de **fibromatose tipo desmoide**. As mutações ativadoras do gene *CTNNB1* (localizado no cromossomo 3p21) são detectadas em aproximadamente 85% dos casos.

Características clínicas e radiográficas

A fibromatose de tecidos moles da região de cabeça e pescoço se apresenta como um aumento de volume firme, indolor, que pode exibir um crescimento rápido e insidioso (Figura 12.26). A lesão ocorre mais frequentemente em crianças ou em adultos jovens, daí o termo **fibromatose juvenil**. Entretanto, já foram relatados casos em adultos de meia-idade. Os locais mais comuns na região de cabeça e pescoço são o seio maxilar e a região dos tecidos moles paramandibulares, embora a lesão possa ocorrer em praticamente qualquer localização. A lesão pode crescer até atingir um tamanho considerável, resultando em grande deformidade facial. A destruição do osso adjacente pode ser observada em radiografias e outros exames imaginológicos.

Características histopatológicas

A fibromatose dos tecidos moles é caracterizada por uma proliferação de células fusiformes, arranjadas em fascículos paralelos, associada a uma quantidade variável de colágeno (Figura 12.27). Em geral, as lesões são mal circunscritas e infiltram-se nos tecidos adjacentes. O hipercromatismo e o pleomorfismo celular podem não ser observados. A imuno-histoquímica para actina de músculo liso (AML) pode ser positiva, o que pode ser confundido com outras lesões que apresentam diferenciação miofibroblástica. No entanto, as fibromatoses do tipo desmoide tipicamente mostram forte positividade para β-catenina nos núcleos celulares.

Tratamento e prognóstico

Devido à sua natureza localmente agressiva, o tratamento de eleição da fibromatose é a excisão ampla que inclua uma margem generosa de tecido normal adjacente. A quimioterapia e a radioterapia adjuvantes têm sido utilizadas algumas vezes para

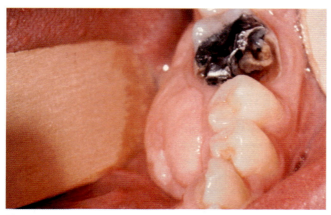

Figura 12.26 Fibromatose. Proliferação localmente agressiva de tecido conjuntivo fibroso na mucosa gengival mandibular lingual.

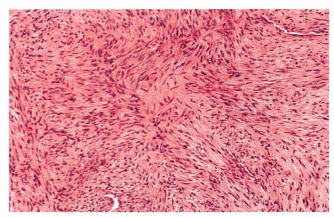

Figura 12.27 Fibromatose. Fascículos de células fibroblásticas que demonstram pouco pleomorfismo.

lesões não totalmente ressecadas e para as recidivas. Tem sido relatada uma taxa de recidiva de 30% para as fibromatoses orais e periorais, mas uma elevada taxa de recidiva tem sido notada para outras localizações da região de cabeça e pescoço. As metástases não ocorrem.

♦ MIOFIBROMA (MIOFIBROMATOSE)

O **miofibroma** é uma neoplasia rara de células fusiformes que consiste em miofibroblastos (*i.e.*, células com características tanto de músculo liso quanto de fibroblastos). Por tais células também serem identificadas em outras proliferações fibromatosas, elas não são específicas dessa lesão. A maioria dos miofibromas ocorre como uma lesão solitária, mas alguns pacientes desenvolvem um processo multicêntrico, conhecido como **miofibromatose**.

Características clínicas e radiográficas

Embora os miofibromas sejam neoplasias raras, eles demonstram uma predileção pela região de cabeça e pescoço. Lesões solitárias se desenvolvem mais frequentemente nas quatro primeiras décadas de vida, com uma média de idade de 23 anos. A localização oral mais comum é a mandíbula, seguida pela mucosa alveolar/gengiva, mucosa jugal e língua. Normalmente, os miofibromas se apresentam como um aumento de volume que, algumas vezes, exibe crescimento rápido (Figura 12.28). Miofibromas intraósseos produzem imagens radiolucentes que tendem a ser mal definidas, embora algumas possam ser bem definidas ou multiloculares (Figura 12.29). A miofibromatose multicêntrica afeta principalmente recém-nascidos e bebês, que podem apresentar lesões cutâneas, subcutâneas, musculares, ósseas e viscerais. O número de miofibromas pode variar de alguns a mais de 100.

Características histopatológicas

Os miofibromas são compostos por feixes entrelaçados de células fusiformes com núcleo alongado e extremidades rombas e citoplasma eosinofílico (Figura 12.30 A). Os fascículos nodulares podem se alternar com zonas mais celulares, conferindo uma aparência bifásica à neoplasia. Mitoses esparsas não são incomuns.

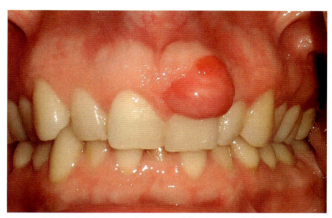

Figura 12.28 Miofibroma. Massa nodular de superfície lisa na gengiva vestibular superior. (Cortesia do Dr. John Duckworth.)

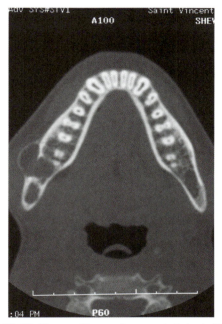

Figura 12.29 Miofibroma. Tomografia computadorizada (TC) exibindo um aumento de volume lítico expansivo na região posterior da mandíbula, no lado esquerdo da figura. (Cortesia do Dr. Timothy Armanini.)

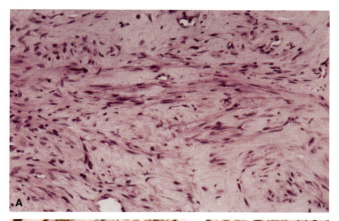

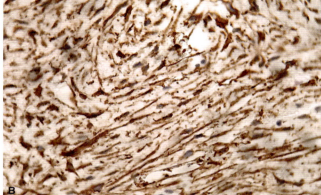

Figura 12.30 Miofibromatose. A. Proliferação de células fusiformes com característica tanto de fibroblastos quanto de músculo liso. **B.** Imuno-histoquímica mostrando forte positividade para actina de músculo liso.

Geralmente, a lesão é mais vascular em sua porção central, com uma aparência semelhante à do hemangiopericitoma. As células tumorais são positivas para actina de músculo liso e actina músculo-específica na imuno-histoquímica (ver Figura 12.30 B), mas são negativas para desmina e β-catenina.

Tratamento e prognóstico

Os miofibromas solitários são em geral tratados pela excisão cirúrgica. Uma pequena porcentagem das lesões irá recidivar após o tratamento, mas pode ser controlada com a reexcisão. Miofibromas multifocais, originários dos tecidos moles e do osso, raramente recorrem após a remoção cirúrgica. Entretanto, a miofibromatose envolvendo as vísceras ou órgãos vitais em bebês pode ser mais agressiva e, algumas vezes, fatal dentro de alguns dias após o nascimento.

◆ MUCINOSE ORAL FOCAL

A **mucinose oral focal** é um aumento de volume semelhante a um tumor incomum, que se acredita representar a contraparte oral de uma mucinose cutânea focal ou de um cisto cutâneo mixoide. A causa é desconhecida, embora a lesão possa resultar da superprodução de ácido hialurônico pelos fibroblastos.

Características clínicas

A mucinose oral focal é mais comum em adultos jovens e exibe uma predileção pelo sexo feminino, tendo uma relação de 2:1 com o sexo masculino. A gengiva é o local mais comum, correspondendo a mais da metade de todos os casos. O palato duro é a segunda localização mais comum. Em geral, a lesão se apresenta como um aumento de volume nodular, séssil ou pediculado e indolor, que exibe coloração igual à da mucosa normal (Figura 12.31). A superfície é lisa e não ulcerada, embora casos ocasionais apresentem aparência lobulada. Seu tamanho varia de poucos milímetros a mais de 2 cm de diâmetro. Geralmente, o paciente tem conhecimento da presença do aumento de volume por muitos meses ou anos antes de ser realizado o diagnóstico.

Características histopatológicas

O exame microscópico da mucinose oral focal revela uma área bem localizada, mas não encapsulada, de tecido conjuntivo frouxo, mixomatoso, circundada por tecido conjuntivo denso

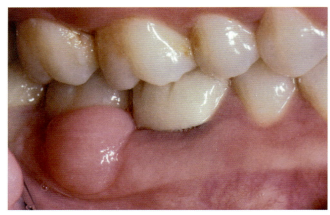

Figura 12.31 Mucinose oral focal. Aumento de volume nodular originário da gengiva entre o primeiro e o segundo molar inferior.

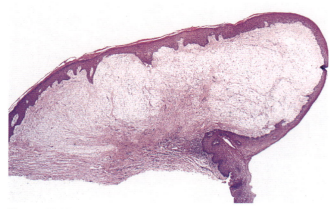

Figura 12.32 Mucinose oral focal. Visão em pequeno aumento exibindo um aumento de volume nodular de tecido conjuntivo frouxo mixomatoso.

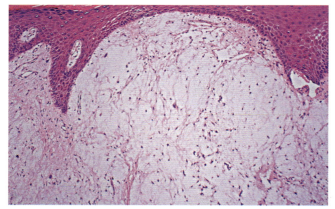

Figura 12.33 Mucinose oral focal. Visão em maior aumento demonstrando a alteração mixomatosa.

colagenizado (Figuras 12.32 e 12.33). A lesão é, em geral, encontrada imediatamente abaixo do epitélio de superfície e, geralmente, causa achatamento das cristas epiteliais. Os fibroblastos dentro da área mucinosa podem ser ovoides, fusiformes ou estrelários e podem demonstrar processos fibrilares delicados. Poucos capilares são vistos dentro da lesão, especialmente quando comparados com o denso colágeno da superfície. De forma semelhante, pouca ou nenhuma inflamação é observada, embora seja frequentemente notado um infiltrado linfocítico perivascular dentro do tecido conjuntivo colagenoso circunjacente. A reticulina não é evidente na lesão, e colorações especiais sugerem que o produto mucinoso seja ácido hialurônico.

Tratamento e prognóstico

A mucinose oral focal é tratada pela excisão cirúrgica e tende a não recidivar.

◆ GRANULOMA PIOGÊNICO (HEMANGIOMA CAPILAR LOBULAR)

O **granuloma piogênico** é um crescimento nodular da cavidade oral que, tradicionalmente, tem sido considerado como tendo natureza não neoplásica. No entanto, alguns granulomas piogênicos com padrão de crescimento endotelial lobular (conhecidos como hemangiomas capilares lobulares) atualmente são categorizados como tumores vasculares no esquema de classificação da International Society for the Study of Vascular Anomalies (ver Boxe 12.2).

Embora originalmente se teorizasse que fosse causado por organismos piogênicos, atualmente acredita-se que o granuloma piogênico não esteja relacionado com a infecção. Contrariamente, essa lesão deve representar uma resposta tecidual relacionada a uma irritação local, má higiene ou fatores hormonais. Apesar de seu nome, não é um granuloma verdadeiro.

Características clínicas

O granuloma piogênico é um aumento de volume, com superfície lisa ou lobulada, que em geral é pediculado, embora algumas lesões sejam sésseis (Figuras 12.34 a 12.36). A superfície é, normalmente, ulcerada e varia do rosa ao vermelho ao roxo, dependendo da idade da lesão. Granulomas piogênicos jovens têm aparência altamente vascular, enquanto lesões mais antigas tendem a se tornar mais colagenizadas e apresentar coloração rosa. Seu tamanho pode variar de pequenos crescimentos, com poucos milímetros, a grandes lesões que podem medir vários centímetros de diâmetro. O crescimento é indolor, embora em geral sangre facilmente devido à sua grande vascularização. Os granulomas piogênicos podem exibir um crescimento rápido, o que pode alarmar tanto o paciente quanto o clínico, que poderão temer uma lesão maligna.

Os granulomas piogênicos orais mostram uma marcante predileção pela gengiva, representando 75 a 85% dos casos. Em muitos pacientes, a irritação e a inflamação gengivais resultantes da má higiene oral podem ser fatores precipitadores. No entanto, a variante microscópica lobular (hemangioma capilar lobular) tende a ocorrer com mais frequência nos lábios, língua e mucosa jugal. Não é incomum uma história de trauma antes do desenvolvimento da lesão, especialmente para os granulomas piogênicos extragengivais. As lesões são ligeiramente mais comuns na gengiva superior do que na gengiva inferior, sendo as áreas anteriores mais frequentemente afetadas do que as posteriores. Essas lesões são mais comuns na face vestibular da gengiva do que na face lingual, e algumas lesões se estendem por entre os dentes, envolvendo tanto a gengiva vestibular quanto a lingual.

Embora o granuloma piogênico possa se desenvolver em qualquer faixa etária, ele é mais comum em crianças e adultos jovens. Muitos estudos também demonstram uma predileção pelo sexo feminino, possivelmente devido aos efeitos vasculares dos hormônios femininos. Os granulomas piogênicos da gengiva frequentemente acometem mulheres grávidas, por isso os termos *tumor gravídico* ou *granuloma gravídico* geralmente são usados.

Tais lesões podem começar a se desenvolver durante o primeiro trimestre, e sua incidência aumenta a partir do sétimo mês de gravidez. O crescimento gradual no desenvolvimento dessas lesões durante a gravidez pode estar relacionado com o aumento dos níveis de estrogênio e progesterona conforme a progressão da gravidez. Após a gravidez, com o retorno dos níveis hormonais normais, alguns desses granulomas piogênicos regridem sem tratamento ou sofrem maturação fibrosa e lembram um fibroma (Figura 12.37).

A **epúlide granulomatosa** é um termo usado para descrever crescimentos de tecido de granulação que, algumas vezes, surgem em alvéolos dentários pós-extração (Figura 12.38). Essas lesões lembram granulomas piogênicos e, em geral, representam um tecido de granulação reacional ao sequestro ósseo no alvéolo dentário.

Características histopatológicas

O exame microscópico do granuloma piogênico mostra uma proliferação altamente vascular, semelhante ao tecido de granulação (Figuras 12.39 e 12.40). Numerosos canais, pequenos e grandes, delimitados por endotélio, são formados e se apresentam obliterados por hemácias. Em alguns exemplos, esses vasos são organizados em agregados lobulares — por isso, o termo *hemangioma capilar lobular*. Em geral, a superfície é ulcerada e substituída por uma espessa membrana fibrinopurulenta. É evidente um infiltrado inflamatório misto de neutrófilos,

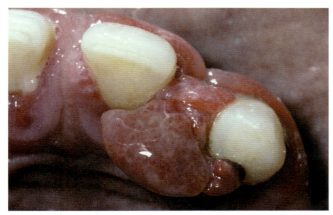

Figura 12.34 Granuloma piogênico. Aumento de volume eritematoso e hemorrágico que se originou na gengiva em região anterior da maxila.

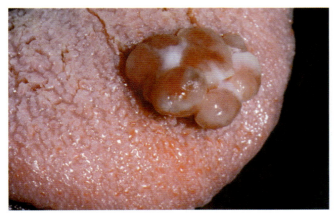

Figura 12.35 Granuloma piogênico. Aumento de volume lobulado e ulcerado no dorso da língua.

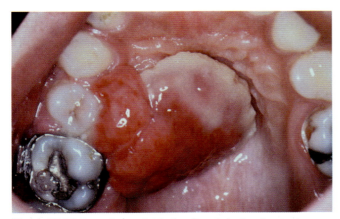

Figura 12.36 Granuloma piogênico. Grande lesão não usual que se originou da gengiva palatina, associada a uma banda ortodôntica. A paciente estava grávida.

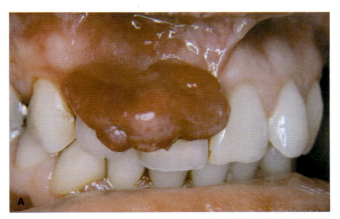

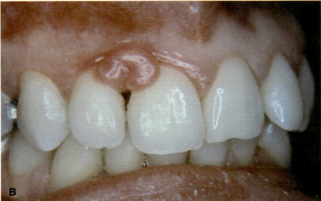

Figura 12.37 Granuloma piogênico. A. Grande aumento de volume gengival em uma mulher grávida pouco antes do nascimento do bebê. **B.** O aumento de volume reduziu de tamanho e entrou em maturação fibrosa 3 meses após o nascimento do bebê. (Cortesia do Dr. George Blozis.)

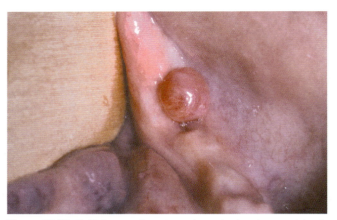

Figura 12.38 Epúlide granulomatosa. Aumento de volume nodular de tecido de granulação que se desenvolveu em um local de extração recente.

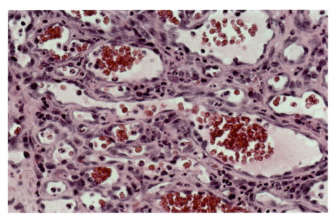

Figura 12.40 Granuloma piogênico. Visão em grande aumento exibindo vasos sanguíneos capilares e inflamação difusa.

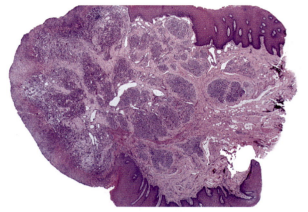

Figura 12.39 Granuloma piogênico. Visão em pequeno aumento exibindo um aumento de volume exofítico de tecido de granulação, com superfície ulcerada. Note a proliferação endotelial lobular na região mais profunda do tecido conjuntivo.

plasmócitos e linfócitos. Os neutrófilos são mais prevalentes próximo à superfície ulcerada, enquanto as células inflamatórias crônicas são encontradas profundamente no espécime. Lesões antigas podem ter áreas com aparência mais fibrosa. De fato, muitos fibromas gengivais provavelmente representam granulomas piogênicos que sofreram maturação fibrosa.

Tratamento e prognóstico

O tratamento dos pacientes com granuloma piogênico consiste na excisão cirúrgica conservadora, que em geral é curativa. O espécime deve ser submetido a exame microscópico para afastar o diagnóstico de lesões mais graves. Para lesões gengivais, a excisão deve ser estendida para a região subperióstica, e os dentes adjacentes devem ser raspados de modo eficaz, para remover qualquer fonte de irritação contínua. Uma taxa de recorrência de 3 a 15% tem sido relatada na maioria dos estudos. Em raras situações, são notadas múltiplas recidivas.

Em geral, o tratamento deve ser postergado para lesões que se desenvolveram durante a gravidez, a menos que se apresentem problemas funcionais ou estéticos significativos. A taxa de recidiva é alta para os granulomas piogênicos removidos durante a gravidez, e algumas lesões irão se resolver espontaneamente após o parto.

◆ LESÃO PERIFÉRICA DE CÉLULAS GIGANTES

A **lesão periférica de células gigantes** é um crescimento semelhante a um tumor relativamente comum na cavidade oral. Provavelmente, não representa uma neoplasia verdadeira, mas sim uma lesão reacional causada por irritação local ou trauma. No passado, era geralmente chamado de *granuloma reparativo de células gigantes*, mas qualquer natureza reparadora parece ser duvidosa. Alguns pesquisadores acreditam que as células gigantes apresentam características imuno-histoquímicas de osteoclastos, enquanto outros autores têm sugerido que a lesão é formada pelo sistema fagocítico mononuclear. A lesão periférica de células gigantes apresenta características microscópicas muito semelhantes às da **lesão central de células gigantes** (ver Capítulo 14), e alguns patologistas acreditam que ela possa representar a contraparte de tecido mole desta lesão óssea central.

Características clínicas e radiográficas

A lesão periférica de células gigantes ocorre exclusivamente na gengiva ou no rebordo alveolar edêntulo, apresentando-se como um aumento de volume nodular de coloração que varia do vermelho ao vermelho-azulado (Figuras 12.41 e 12.42). Exemplos também foram relatados surgindo adjacentemente a implantes dentários. A maioria das lesões tem menos de 2 cm de diâmetro, embora grandes lesões sejam vistas ocasionalmente. A lesão pode ser séssil ou pediculada e pode ou não ser ulcerada. A aparência clínica é semelhante ao granuloma piogênico da gengiva (ver anteriormente), embora a lesão periférica de células gigantes seja geralmente mais azul-arroxeada, comparada ao vermelho brilhante de um granuloma piogênico.

A lesão periférica de células gigantes pode aparecer em praticamente qualquer idade, especialmente da primeira à sexta década de vida. A idade média, indicada em grandes estudos de séries de casos, varia dos 31 aos 46 anos. Aproximadamente 55% dos casos ocorrem em mulheres. A lesão pode se desenvolver tanto na região anterior como na região posterior da gengiva ou do rebordo alveolar, sendo a mandíbula mais afetada do que a maxila (razão = 3:2). Embora a lesão periférica de células gigantes se desenvolva dentro dos tecidos moles, algumas vezes pode ser observada uma reabsorção em forma de "taça" do osso

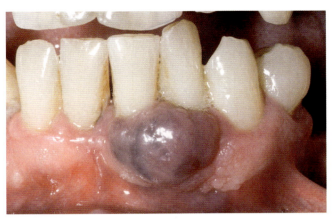

Figura 12.41 Lesão periférica de células gigantes. Aumento de volume nodular de coloração azul-arroxeada na gengiva mandibular.

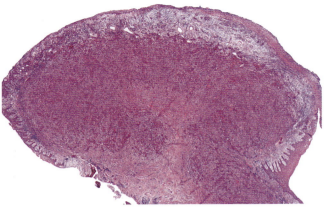

Figura 12.43 Lesão periférica de células gigantes. Visão em pequeno aumento exibindo uma proliferação nodular de células gigantes multinucleadas dentro da gengiva.

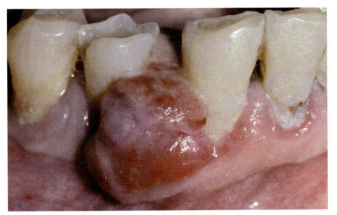

Figura 12.42 Lesão periférica de células gigantes. Aumento de volume ulcerado na gengiva mandibular.

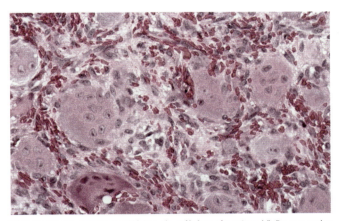

Figura 12.44 Lesão periférica de células gigantes. Visão em maior aumento exibindo diversas células gigantes multinucleadas, permeadas por células mesenquimais ovoides e fusiformes e hemorragia.

alveolar subjacente. Nestes casos, pode ser difícil determinar se o aumento de volume se origina de uma lesão periférica ou de uma lesão central de células gigantes que rompeu a cortical óssea, invadindo os tecidos moles gengivais.

Características histopatológicas

O exame microscópico da lesão periférica de células gigantes mostra uma proliferação de células gigantes multinucleadas, permeadas por células mesenquimais volumosas ovoides e fusiformes (Figuras 12.43 e 12.44). As células gigantes podem conter somente poucos núcleos ou várias dúzias. Algumas dessas células podem apresentar núcleos grandes e vesiculosos, enquanto outras demonstram núcleos pequenos e picnóticos. As figuras de mitose são bastante comuns nas células mesenquimais. Caracteristicamente, observa-se uma hemorragia abundante em toda a lesão, que geralmente resulta no depósito de pigmento de hemossiderina, especialmente na periferia da lesão.

A superfície da mucosa de revestimento se encontra ulcerada em 50% dos casos. Geralmente, uma zona de tecido conjuntivo denso separa a proliferação de células gigantes da superfície da mucosa. Frequentemente, estão presentes células inflamatórias agudas e crônicas. Áreas de formação de osso reacional ou de calcificações distróficas não são incomuns.

Tratamento e prognóstico

O tratamento da lesão periférica de células gigantes consiste na excisão cirúrgica local, abaixo do osso subjacente. Os dentes adjacentes devem ser cuidadosamente raspados para remover qualquer fonte de irritação e minimizar o risco de recidiva. É relatada recidiva em aproximadamente 10 a 18% dos casos, e a reexcisão deve ser feita.

Em raras ocasiões, lesões indistinguíveis das lesões periféricas de células gigantes têm sido vistas em pacientes com hiperparatireoidismo (ver Capítulo 17). Elas aparentemente representam os chamados tumores marrons osteoclásticos associados a essa doença endócrina. Embora os tumores marrons do hiperparatireoidismo sejam mais propensos a serem intraósseos e a imitar uma lesão central de células gigantes, essa doença endócrina também precisa ser considerada em pacientes com lesões periféricas de células gigantes.

◆ FIBROMA OSSIFICANTE PERIFÉRICO (EPÚLIDE FIBROIDE OSSIFICANTE; FIBROMA PERIFÉRICO COM CALCIFICAÇÃO)

O **fibroma ossificante periférico** é um crescimento gengival relativamente comum que é considerado mais como uma lesão de natureza reacional do que de natureza neoplásica. A patogênese desta lesão é incerta. Devido às suas semelhanças clínicas e histopatológicas, os pesquisadores acreditam que alguns fibromas ossificantes periféricos se iniciem como granulomas piogênicos que sofrem maturação fibrosa e subsequente calcificação. Entretanto, nem todos os fibromas ossificantes periféricos podem se desenvolver dessa maneira. O produto mineralizado provavelmente se origina de células do periósteo ou do ligamento periodontal.

Existe uma confusão considerável sobre a nomenclatura dessa lesão, e diversos termos têm sido usados para descrever suas características histopatológicas. No passado, os termos *fibroma odontogênico periférico* (ver Capítulo 15) e *fibroma ossificante periférico*, geralmente, eram utilizados como sinônimos, mas o fibroma odontogênico periférico é agora considerado uma entidade distinta e separada. Além disso, apesar da similaridade dos nomes, o fibroma ossificante periférico não representa a contraparte de tecido mole do fibroma ossificante central (fibroma cemento-ossificante; ver Capítulo 14).

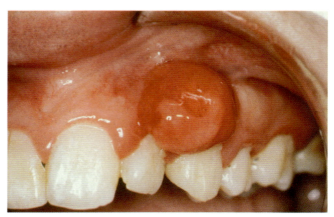

Figura 12.45 Fibroma ossificante periférico. Essa massa avermelhada e ulcerada da gengiva maxilar recidivou duas vezes. Estas lesões ulceradas são facilmente confundidas com o granuloma piogênico.

Características clínicas

O fibroma ossificante periférico ocorre exclusivamente na gengiva. Apresenta-se como um nódulo, séssil ou pediculado, que em geral se origina da papila interdental (Figuras 12.45 e 12.46). A coloração varia do vermelho ao rosa, e a superfície é frequentemente, mas nem sempre, ulcerada. O crescimento provavelmente se inicia como uma lesão ulcerada. As lesões mais antigas comumente mostram a cicatrização da úlcera e uma superfície intacta. Lesões vermelhas ulceradas são confundidas com os granulomas piogênicos, enquanto as cor-de-rosa, não ulceradas, são clinicamente semelhantes aos fibromas. Muitas lesões medem menos de 2 cm, embora ocasionalmente possam ocorrer grandes lesões. As lesões geralmente estão presentes por muitas semanas ou meses, antes de o diagnóstico ser feito.

O fibroma ossificante periférico é uma lesão predominantemente de adolescentes e adultos jovens, com um pico de prevalência entre os 10 e os 19 anos. Quase dois terços de todos os casos ocorrem em mulheres. Há uma discreta predileção pela maxila, e mais de 50% de todos os casos ocorrem na região de incisivos e caninos. Em geral, os dentes não são afetados, podendo raramente ocorrer migração e perda dos dentes adjacentes.

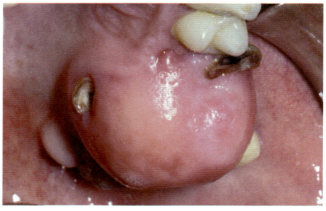

Figura 12.46 Fibroma ossificante periférico. Aumento de volume de coloração rosa, não ulcerado, que se origina na gengiva maxilar. As raízes residuais do primeiro molar estão presentes.

Características histopatológicas

O padrão microscópico básico do fibroma ossificante periférico é de uma proliferação de fibroblastos associada à formação de material mineralizado (Figuras 12.47 e 12.48). Se o epitélio estiver ulcerado, a superfície é coberta por uma membrana fibrinopurulenta com uma zona de tecido de granulação subjacente. O componente fibroblástico profundo geralmente é celular, especialmente nas áreas de mineralização. Em alguns casos, a proliferação fibroblástica e a mineralização associada representam somente um pequeno componente de um grande aumento de volume semelhante a um fibroma ou a um granuloma piogênico.

O tipo de componente mineralizado é variável e pode consistir em osso, material cementoide ou calcificações distróficas. Frequentemente, observa-se uma combinação desses materiais. Em geral, o osso é do tipo imaturo e trabecular, embora lesões antigas possam apresentar osso lamelar maduro. Não é incomum a presença de trabéculas de osteoide não mineralizado. Menos frequentemente, são formadas gotas ovoides de material cementoide basofílico.

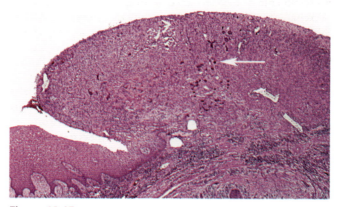

Figura 12.47 Fibroma ossificante periférico. Aumento de volume gengival ulcerado mostrando focos de mineralização inicial (*seta*).

As calcificações distróficas são caracterizadas por múltiplos grânulos, pequenos glóbulos ou grandes aumentos de volume irregulares de material basofílico mineralizado. Tais calcificações distróficas são mais comuns em lesões iniciais ulceradas, enquanto as lesões mais antigas, não ulceradas, comumente exibem osso bem formado ou cemento. Em alguns casos, células gigantes multinucleadas podem ser encontradas, em geral em associação ao material mineralizado.

CAPÍTULO 12 Neoplasias de Tecidos Moles

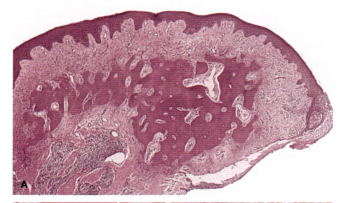

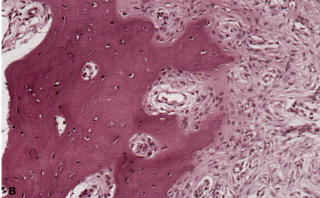

Figura 12.48 Fibroma ossificante periférico. A. Aumento de volume fibroso não ulcerado de gengiva, exibindo formação de osso em sua porção central. **B.** Visão em maior aumento exibindo trabéculas ósseas adjacentes ao tecido conjuntivo fibroso.

Tratamento e prognóstico

O tratamento de escolha para o fibroma ossificante periférico é a excisão cirúrgica local, com o envio do espécime para o exame histopatológico. A excisão do aumento de volume deve ser feita subperiosticamente, já que as recidivas são mais comuns se a base da lesão permanecer. Além disso, os dentes adjacentes devem ser vigorosamente raspados para eliminar qualquer possível irritação. Técnicas cirúrgicas periodontais, como os retalhos reposicionados ou enxertos de tecido conjuntivo, podem ser necessárias para reparar esteticamente os defeitos gengivais, particularmente na região anterior da maxila. Embora a excisão seja em geral curativa, uma taxa de recidiva de 8 a 16% tem sido relatada.

◆ LIPOMA

O **lipoma** é uma neoplasia benigna de gordura. Embora represente a neoplasia mesenquimal mais comum, muitos casos ocorrem no tronco e nas porções proximais das extremidades. Os lipomas da região oral e maxilofacial são muito menos frequentes, representando somente 1 a 4% dos lipomas. Sua patogênese é incerta, mas eles parecem ser mais comuns em indivíduos obesos. O metabolismo dos lipomas é completamente independente da gordura corpórea normal. Se a ingestão de calorias for reduzida, os lipomas não reduzem de tamanho, embora a gordura normal do corpo possa ser perdida.

Características clínicas

Geralmente, os lipomas orais são aumentos de volume nodulares, de superfície lisa e consistência macia, que podem ser sésseis ou pediculados (Figuras 12.49 e 12.50). Normalmente, a lesão é assintomática, sendo, em geral, percebida muitos meses ou anos antes do diagnóstico. Muitos lipomas têm tamanho menor que 3 cm, mas ocasionalmente as lesões podem se tornar maiores. Embora seja detectada clinicamente uma cor amarelada, lesões profundas podem apresentar coloração rosa. A mucosa jugal e o vestíbulo bucal são as localizações intraorais mais comuns, representando 50% de todos os casos. Alguns casos na mucosa jugal podem não representar neoplasias verdadeiras, mas sim uma herniação do coxim gorduroso através do músculo bucinador, que pode ocorrer, após um trauma local, em crianças ou, após cirurgia de remoção dos terceiros molares, em pacientes mais velhos. Os sítios de ocorrência menos comuns incluem a língua, o assoalho da boca e os lábios. A maioria dos pacientes tem 40 anos ou mais, sendo os lipomas incomuns em crianças. Os lipomas da região oral e maxilofacial têm demonstrado uma distribuição equilibrada entre os sexos, na maioria dos estudos.

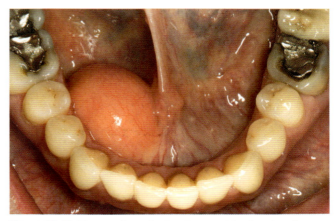

Figura 12.49 Lipoma. Aumento de volume nodular de coloração amarelada e consistência mole no assoalho bucal. (Cortesia do Dr. Michael Tabor.)

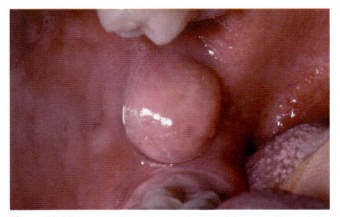

Figura 12.50 Lipoma. Aumento de volume nodular na região posterior da mucosa jugal.

Características histopatológicas

A maioria dos lipomas orais é composta por adipócitos maduros que pouco se diferenciam microscopicamente do tecido adiposo normal circunjacente (Figuras 12.51 e 12.52). Em geral, a neoplasia é bem circunscrita e pode apresentar uma fina cápsula fibrosa. Pode ser observado um distinto arranjo lobular das células. Em raras ocasiões, pode ocorrer, dentro de um lipoma, uma metaplasia cartilaginosa ou óssea central.

Tem sido descrito um número de variantes microscópicas. A mais comum delas é o **fibrolipoma**, que é caracterizado pela presença de maior componente fibroso, misturado aos lóbulos de células adiposas. As outras variantes são raras.

O **angiolipoma** consiste em uma mistura de células adiposas maduras e numerosos pequenos vasos sanguíneos. O **lipoma de células fusiformes** demonstra uma quantidade variável de células fusiformes de aparência uniforme em conjunto com um componente lipomatoso típico. As células fusiformes apresentam marcação imuno-histoquímica positiva para CD34. Alguns lipomas de células fusiformes exibem um fundo mucoide (*lipoma mixoide*) e podem ser confundidos com um lipossarcoma mixoide. Os **lipomas pleomórficos** são caracterizados pela presença de células fusiformes mais células gigantes hipercromáticas e bizarras, sendo difícil sua diferenciação de um lipossarcoma pleomórfico. Os **lipomas intramusculares (infiltrantes)** geralmente são situados mais profundamente e apresentam um padrão de crescimento infiltrativo por entre as fibras do músculo esquelético. O termo **sialolipoma** foi criado para descrever lesões que secundariamente aprisionam tecido de glândulas salivares.

Lipomas orais traumatizados podem mostrar alterações celulares degenerativas que podem ser confundidas com uma forma de lipossarcoma bem diferenciado conhecida como *tumor lipomatoso atípico*. A expressão imuno-histoquímica negativa para MDM2 e CDK4 pode ajudar a evitar o diagnóstico de tais tumores como neoplasias malignas de baixo grau.

Tratamento e prognóstico

Os lipomas são tratados pela excisão local conservadora, sendo as recidivas raras. A maioria das variantes microscópicas não afeta o prognóstico. Os lipomas intramusculares apresentam uma elevada taxa de recidiva devido a seu padrão de crescimento infiltrativo, mas essa variante é rara na região oral e maxilofacial.

◆ NEUROMA TRAUMÁTICO (NEUROMA DE AMPUTAÇÃO)

O **neuroma traumático** não é uma neoplasia verdadeira, mas a proliferação reacional do tecido neural após uma transecção ou outro dano ao feixe nervoso. Depois de um nervo ter sofrido dano ou lesão, a porção proximal tende a se regenerar e a restabelecer a inervação do segmento distal pelo crescimento dos axônios através dos tubos de células de Schwann proliferantes. Se esses elementos regeneradores encontram um tecido cicatricial ou não podem restabelecer a inervação por outro motivo, um aumento de volume pode se desenvolver no local da lesão.

Características clínicas e radiográficas

Tipicamente, os neuromas traumáticos da mucosa oral se apresentam como nódulos não ulcerados de superfície lisa. Podem se desenvolver em qualquer localização, mas são mais comuns na região do forame mentoniano, na língua e no lábio inferior (Figuras 12.53 e 12.54). Frequentemente, pode ser elucidada uma história prévia de trauma. Algumas lesões se desenvolvem após exodontias ou outros procedimentos cirúrgicos. Neuromas traumáticos intraósseos podem se apresentar como um defeito radiolucente nas radiografias orais. Alguns casos podem também ocorrer em outras localizações na região de cabeça e pescoço, sendo estimado que os neuromas traumáticos do nervo auricular maior acometam 5 a 10% dos pacientes submetidos à cirurgia de adenomas pleomórficos de parótida.

Os neuromas traumáticos podem ocorrer em qualquer idade, mas são diagnosticados mais frequentemente em adultos de meia-idade. Eles aparentam ser ligeiramente mais comuns em mulheres. Muitos neuromas traumáticos são associados a alterações das sensações nervosas que podem variar de anestesia a disestesia até uma dor evidente. Embora a dor seja considerada uma característica marcante dessa lesão, estudos indicam que somente de um quarto a um terço dos neuromas traumáticos

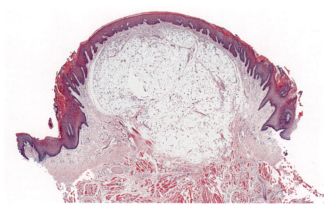

Figura 12.51 Lipoma. Visão em pequeno aumento de uma lesão de língua mostrando um aumento de volume de tecido adiposo maduro.

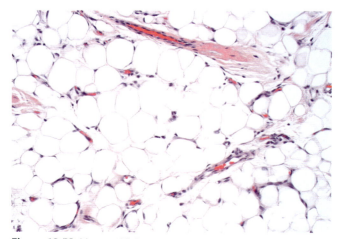

Figura 12.52 Lipoma. Visão em grande aumento mostrando a similaridade das células neoplásicas com a gordura normal.

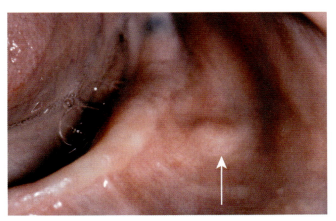

Figura 12.53 Neuroma traumático. Nódulo doloroso do nervo mentoniano saindo do forame mentoniano (*seta*).

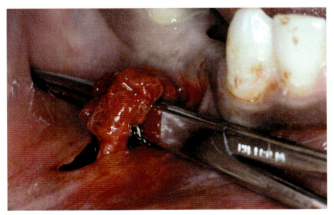

Figura 12.54 Neuroma traumático. Note a proliferação nodular irregular ao longo do nervo mentoniano que está sendo exposta no momento da cirurgia.

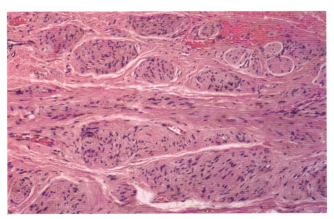

Figura 12.55 Neuroma traumático. Visão em pequeno aumento mostrando um arranjo desorganizado dos feixes nervosos, permeado por tecido conjuntivo fibroso denso.

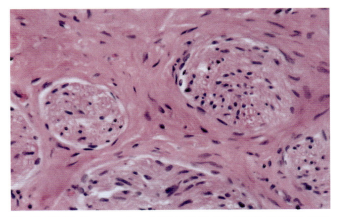

Figura 12.56 Neuroma traumático. Visão em grande aumento mostrando os feixes nervosos seccionados transversalmente, permeados por tecido conjuntivo fibroso denso.

orais é doloroso. Essa dor pode ser intermitente ou constante e varia de uma leve sensibilidade ou queimação a uma dor forte e irradiada. Os neuromas do nervo mentoniano são frequentemente dolorosos, especialmente quando comprimidos por próteses ou pela palpação.

Características histopatológicas

O exame microscópico dos neuromas traumáticos mostra uma proliferação aleatória de feixes nervosos maduros, mielinizados e não mielinizados, dentro de um estroma de tecido conjuntivo, que tem sua natureza variando de densamente colagenizado a mixomatoso (Figuras 12.55 e 12.56). Um infiltrado inflamatório crônico associado pode estar presente. Os neuromas traumáticos com presença de inflamação são comumente mais dolorosos do que aqueles sem inflamação significativa.

Tratamento e prognóstico

O tratamento de escolha para o paciente com neuroma traumático é a excisão cirúrgica, incluindo uma pequena porção do feixe nervoso envolvido. A maioria das lesões não recidiva; no entanto, a dor persiste ou retorna posteriormente em alguns casos.

◆ NEUROMA ENCAPSULADO EM PALIÇADA (NEUROMA CIRCUNSCRITO SOLITÁRIO)

O **neuroma encapsulado em paliçada** é uma neoplasia benigna neural com características clínicas e histopatológicas distintas. Representa uma das neoplasias neurais superficiais mais comuns, especialmente na região de cabeça e pescoço. A causa é incerta, mas alguns autores especulam que o trauma pode ter um importante papel na etiologia. Geralmente, é considerado mais uma lesão reativa do que neoplasia verdadeira.

Características clínicas

O neuroma encapsulado em paliçada exibe marcante predileção pela face, representando cerca de 90% dos casos relatados. O nariz e a bochecha são as localizações específicas mais comuns. A lesão é mais frequentemente diagnosticada entra a quinta e a sétima década de vida, embora geralmente esteja presente por muitos meses ou anos. A lesão se apresenta como um nódulo ou uma pápula de superfície lisa, indolor e arredondada, que em geral não excede 1 cm em seu maior diâmetro.

Os neuromas encapsulados em paliçada orais não são incomuns, embora muitos provavelmente sejam diagnosticados microscopicamente como neurofibromas ou neurilemomas. A lesão ocorre mais frequentemente em palato duro (Figura 12.57), gengiva e mucosa labial, embora possa ocorrer em outras localizações orais.

Características histopatológicas

Os neuromas encapsulados em paliçada se apresentam bem circunscritos e geralmente são encapsulados (Figura 12.58), embora esta cápsula seja incompleta, especialmente ao longo da porção superficial da lesão. Algumas lesões têm aparência lobulada e consistem em fascículos entrelaçados, moderadamente celularizados de células fusiformes, compatíveis com as células de Schwann. O núcleo é ondulado e pontiagudo, sem nenhum pleomorfismo ou atividade mitótica. Embora os núcleos exibam uma orientação paralela similar dentro dos fascículos, o arranjo em paliçada mais definido e os corpos de Verocay típicos do padrão Antoni A do schwannoma não são em geral vistos. Colorações especiais revelam a presença de numerosos axônios no parênquima (um achado não observado no schwanoma), e as células exibem positividade imuno-histoquímica para a proteína S-100 (Figura 12.59). A imunorreatividade negativa para a proteína fibrilar acídica glial (GFAP) pode ser útil na distinção do neuroma encapsulado em paliçada de outras neoplasias neurais. Como o neuroma encapsulado em paliçada não se apresenta sempre encapsulado e as células em geral não se dispõem verdadeiramente em paliçada, alguns patologistas preferem o termo **neuroma solitário circunscrito** como o que melhor descreve essa lesão.

Tratamento e prognóstico

O tratamento do neuroma encapsulado em paliçada consiste na excisão cirúrgica local conservadora. A recidiva é rara. Entretanto, o reconhecimento específico dessa lesão é importante, e ela não está associada à neurofibromatose ou à neoplasia endócrina múltipla tipo 2B (MEN).

◆ NEURILEMOMA (SCHWANNOMA)

O **neurilemoma** é uma neoplasia benigna neural com origem nas células de Schwann. É uma lesão relativamente incomum, embora 25 a 48% de todos os casos ocorram na região de cabeça e pescoço. Os neurilemomas bilaterais do nervo vestibuloauditivo são característicos de uma condição hereditária, a **neurofibromatose tipo II (NF2)**. Neurilemomas múltiplos também ocorrem em outra doença genética conhecida como **schwannomatose** (Tabela 12.2).

Características clínicas e radiográficas

O neurilemoma solitário é uma neoplasia de crescimento lento e encapsulado que surge em associação com um tronco nervoso.

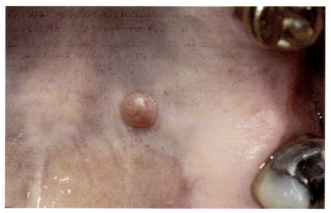

Figura 12.57 Neuroma encapsulado em paliçada. Pequeno nódulo assintomático na região lateral do palato duro.

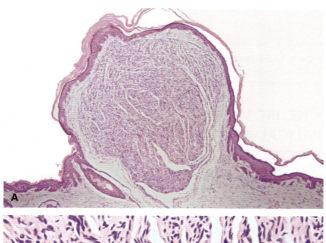

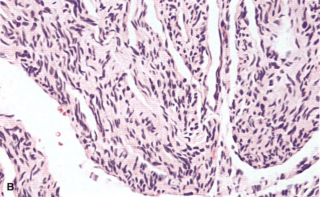

Figura 12.58 Neuroma encapsulado em paliçada. A. Visão em pequeno aumento mostrando uma proliferação nodular e bem circunscrita de tecido neural. **B.** Visão em maior aumento demonstrando as células fusiformes com núcleo ondulado.

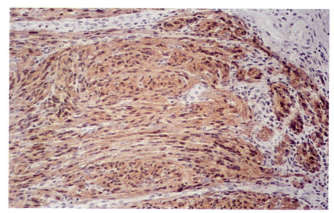

Figura 12.59 Neuroma encapsulado em paliçada. Reação imuno-histoquímica exibindo a intensa positividade das células fusiformes para a proteína S-100.

Com o crescimento, ele empurra o nervo para o lado. Em geral, o aumento de volume é assintomático, embora, em algumas situações, possa ocorrer sensibilidade ou dor. A lesão é mais comum em adultos jovens e de meia-idade, podendo variar em tamanho, de poucos milímetros a muitos centímetros.

A língua e os lábios são as localizações mais comuns dos neurilemomas orais, embora possam ocorrer em praticamente qualquer localização da boca (Figura 12.60). Algumas vezes, o neurilemoma pode surgir centralmente no osso e produzir expansão óssea. Casos intraósseos são mais comuns na região posterior da mandíbula e se apresentam radiograficamente como lesões radiolucentes uniloculares ou multiloculares. A dor e a parestesia não são raras nos tumores intraósseos.

A NF2 é uma condição autossômica dominante, causada pela mutação de um gene supressor tumoral (*NF2*) no cromossomo 22, que codifica uma proteína denominada *merlin*. Adicionalmente aos neurilemomas bilaterais ("neuromas acústicos") do nervo vestibular, os pacientes também desenvolvem neurilemomas, nos nervos periféricos, e meningiomas e gliomas, no sistema nervoso central (SNC). Ocasionalmente, neurofibromas e pigmentação café com leite cutânea podem ser observados. Sintomas característicos incluem surdez progressiva sensorineural, tontura e zumbido.

A schwannomatose é relacionada com uma mutação dos genes *SMARCB1* e *LZTR1* no cromossomo 22. Os pacientes desenvolvem neurilemomas múltiplos e dolorosos em diversos locais, porém sem envolvimento do nervo auditivo-vestibular.

Características histopatológicas

Em geral, o neurilemoma é uma neoplasia encapsulada que demonstra dois padrões microscópicos em quantidades variáveis: (1) **Antoni A** e (2) **Antoni B**. O padrão Antoni A é caracterizado por fascículos paralelos de células de Schwann fusiformes. Estas células geralmente formam um arranjo em paliçada ao redor de uma área acelular eosinofílica central, conhecida como **corpos de Verocay** (Figura 12.61). Os corpos de Verocay consistem em membrana basal reduplicada e processos citoplasmáticos. O padrão Antoni B é menos celular e menos organizado, e as células fusiformes são arranjadas aleatoriamente dentro de um estroma frouxo e mixomatoso. Os neuritos não podem ser demonstrados dentro do parênquima neoplásico. As células neoplásicas exibem uma positividade difusa contra a proteína S-100.

Alterações degenerativas podem ser vistas em algumas lesões antigas (**neurilemomas anciãos**). Essas alterações consistem em hemorragia, depósito de hemossiderina, inflamação, fibrose e atipia nuclear. Entretanto, essas neoplasias são benignas, e o patologista deve ter cuidado para não confundir tais alterações com evidências de um sarcoma. Outra variante rara é o **neurilemoma plexiforme**, o qual é caracterizado macro e microscopicamente por um padrão de crescimento multinodular e plexiforme. Essas lesões ocasionalmente são associadas a NF2 ou schwannomatose.

Tratamento e prognóstico

O neurilemoma solitário é tratado pela excisão cirúrgica, e a lesão não deve recidivar. A transformação maligna não ocorre ou é extremamente rara.

Os neurilemomas vestibulares em pacientes com NF2 são de difícil manejo. A remoção cirúrgica é indicada para lesões grandes e assintomáticas, mas isso pode resultar em surdez total e risco de danos ao nervo facial. A radiocirurgia estereotáxica pode ser considerada para pacientes idosos ou debilitados, bem como para indivíduos que se negam a ser submetidos à cirurgia tradicional. O bevacizumabe, um anticorpo monoclonal direcionado contra o fator de crescimento endotelial vascular (VEGF)-A, pode ajudar a induzir a redução do tumor e melhorar a audição em até metade dos pacientes afetados.

◆ NEUROFIBROMA

O **neurofibroma** é o tipo mais comum de neoplasia de nervo periférico e se origina de uma mistura de tipos celulares, incluindo as células de Schwann e os fibroblastos perineurais.

Características clínicas e radiográficas

Os neurofibromas podem se originar como lesões solitárias ou como componentes da neurofibromatose (ver a seguir). Os neurofibromas solitários são mais comuns em adultos jovens e se apresentam como lesões indolores, amolecidas e de crescimento lento, que variam em tamanho, de pequenos nódulos a grandes aumentos de volume. A pele é a localização mais frequente dos neurofibromas, mas lesões da cavidade oral não são incomuns (Figura 12.62). A língua, o palato e a gengiva são as localizações intraorais mais comuns. Em raras ocasiões, o neurofibroma pode ter localização intraóssea, produzindo uma imagem radiográfica radiolucente uniloculada ou multiloculada, que pode ser bem delimitada ou mal definida (Figura 12.63).

Características histopatológicas

Geralmente, o neurofibroma solitário é bem circunscrito, especialmente quando a proliferação ocorre no perineuro do nervo envolvido. Os neurofibromas que proliferam fora do perineuro podem não aparecer bem delimitados e tendem a se misturar ao tecido conjuntivo adjacente.

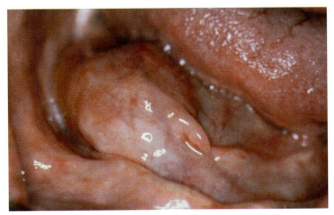

Figura 12.60 Neurilemoma. Aumento de volume nodular no assoalho bucal. (Cortesia do Dr. Art A. Gonty.)

Tabela 12.2 Síndromes hereditárias neurais e neuroendócrinas.

Síndrome	Padrão de herança	Mutação gênica	Frequência	Achados clínicos comuns ou significantes
Neurofibromatose tipo 1 (NF1)	Autossômica dominante	Gene *NF1* (cromossomo 17q11.2)	1 em cada 2.500 a 3.000 nascimentos	Neurofibromas (especialmente do tipo plexiforme) Pigmentação café com leite Sardas axilares e inguinais Nódulos de Lisch na íris Glioma óptico Epilepsia Hipertensão Tumor maligno da bainha de nervo periférico (8 a 13% dos pacientes)
Neurofibromatose tipo 2 (NF2)	Autossômica dominante	Gene *NF2* (cromossomo 22q12.2)	1 em cada 25.000 a 87.000 nascimentos	Schwannomas bilaterais ("neuromas acústicos") do nervo vestibular (VIII nervo craniano) Meningioma craniano e espinal Outros schwannomas do nervo craniano e espinal Schwannomas cutâneos Cataratas subcapsulares Pigmentação café com leite (menos comum que na NF1) Neurofibromas cutâneos (incomum)
Schwannomatose	Autossômica dominante (embora a maioria dos casos tenha sido esporádica)	Gene *SMARCB1* ou gene *LZTR1* (cromossomo 22q11)	1 em cada 40.000 nascimentos	Neurilemomas múltiplos não cutâneos (sem envolvimento do VIII nervo craniano) Dor crônica associada aos neurilemomas
Neoplasia endócrina múltipla tipo 1 (NEM1)	Autossômica dominante	gene *MEN1* (cromossomo 11q13)	1 em 20.000 a 40.000 nascimentos	Tumores paratireoidianos Tumores de ilhotas pancreáticas Tumores da hipófise anterior Tumores adrenocorticais
Neoplasia endócrina múltipla tipo 2A (NEM2A)	Autossômica dominante	Proto-oncogene *RET* (cromossomo 10q11.2)	1 em 36.000 a 125.000 nascimentos	
NEM2A clássica		95% dos casos causados por mutações nos códons 609, 611, 618, 620 e 634		CMT (90%) Feocromocitoma (30%) Hiperparatireoidismo primário (10%)
NEM2A com amiloidose liquenoide cutânea		Mais frequentemente causada por mutação no códon 634; ocasionalmente associada a variantes dos códons 611 e 804		CMT (95%) Feocromocitoma (50%) Hiperparatireoidismo primário (15%)
NEM2A com a doença de Hirschsprung		Causada pela mutação nos códons 609, 611, 618 e 620		CMT (80%) Feocromocitoma (20%) Hiperparatireoidismo primário (5%)
Carcinoma medular de tireoide familiar		Associado a mutações em vários códons (p. ex., 533, 768, 804)		Os pacientes desenvolvem apenas CMT Raramente desenvolvem outros tumores neuroendócrinos
Neoplasia endócrina múltipla tipo 2B (NEM2B)	Autossômica dominante	Proto-oncogene *RET* (cromossomo 10q.11.2; mais frequentemente no códon M918T [95%]; 5% no códon A883F)	1 em 400.000 a 4.000.000 nascimentos	CMT (100%) Feocromocitoma (50%) Neuromas de mucosa oral (88%) Ganglioneuromatose intestinal (67%) Hábito marfanoide (73%) Hipertrofia do nervo córneo (45%) Alacrima ("choro sem lágrimas") (40%)

CMT, carcinoma medular de tireoide.

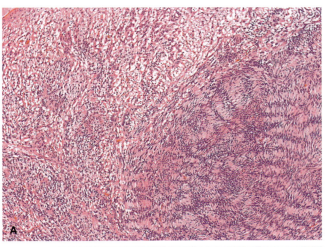

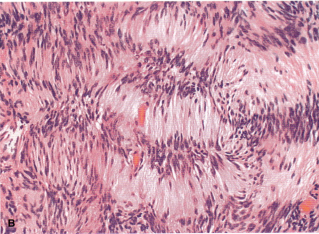

Figura 12.61 Neurilemoma. A. Visão em pequeno aumento mostrando um tecido Antoni A bem organizado (*à direita*) com tecido Antoni B mixoide e menos organizado adjacente (*à esquerda*). **B.** Células de Schwann do tecido Antoni A em um arranjo em paliçada ao redor das zonas acelulares conhecidas como corpos de Verocay.

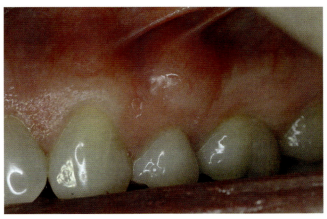

Figura 12.62 Neurofibroma. Nódulo, de superfície lisa, na gengiva superior e mucosa alveolar. (Cortesia do Dr. Neal Lemmerman.)

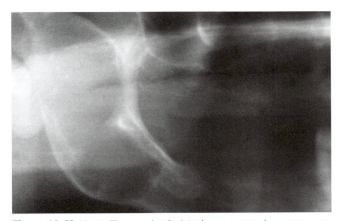

Figura 12.63 Neurofibroma. Lesão intraóssea ocupando o ramo mandibular direito. (Cortesia do Dr. Paul Allen.)

O neurofibroma é composto de feixes entrelaçados de células fusiformes que, geralmente, exibem núcleo ondulado (Figuras 12.64 e 12.65). Essas células se encontram associadas a delicados feixes colágenos e a quantidades variadas de matriz mixoide. Os mastócitos tendem a ser numerosos e podem ser uma característica auxiliar no diagnóstico. Pequenos axônios, esparsamente distribuídos, podem ser evidenciados utilizando-se colorações de prata. Na reação imuno-histoquímica, as células neoplásicas exibem uma dispersa marcação positiva para a proteína S-100.

Tratamento e prognóstico

O tratamento dos neurofibromas solitários é a excisão cirúrgica local, e a recidiva é rara. Qualquer paciente com uma lesão diagnosticada como neurofibroma deve ser avaliado clinicamente para a possibilidade de **neurofibromatose** (ver próximo tópico). A transformação maligna dos neurofibromas solitários pode ocorrer, embora o risco pareça ser remoto, especialmente quando comparado com os pacientes portadores de neurofibromatose.

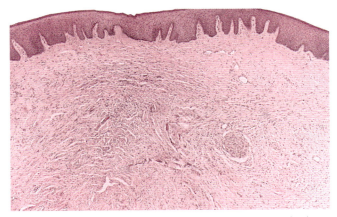

Figura 12.64 Neurofibroma. Visão em pequeno aumento revelando um aumento de volume neoplásico celular abaixo da superfície epitelial.

◆ NEUROFIBROMATOSE TIPO 1 (DOENÇA DE VON RECKLINGHAUSEN DA PELE)

A **neurofibromatose tipo 1** é uma condição hereditária relativamente comum, estimada ocorrer em 1 a cada 2.500 a 3.000 nascimentos (ver Tabela 12.2). Diversas formas de neurofibromatose são reconhecidas, mas o tipo mais comum é a **neurofibromatose tipo 1 (NF1)**, que é aqui discutida.

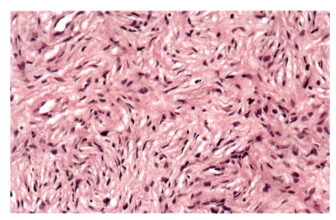

Figura 12.65 Neurofibroma. Visão em maior aumento mostrando células fusiformes com núcleo ondulado.

Boxe 12.1 Critérios diagnósticos para a neurofibromatose tipo 1 (NF1).*

A. Os critérios diagnósticos para NF1 são preenchidos em um indivíduo que não tenha um parente diagnosticado com NF1 ou se o paciente apresentar duas ou mais das seguintes características:
  1. Seis ou mais máculas café com leite medindo mais de 5 mm em seu maior diâmetro, em indivíduos em idade pré-puberal, e medindo mais de 15 mm em seu maior diâmetro, em indivíduos em idade pós-puberal[†]
  2. Sardas nas regiões axilar ou inguinal[†]
  3. Dois ou mais neurofibromas de qualquer tipo *ou* um neurofibroma plexiforme
  4. Glioma óptico
  5. Dois ou mais nódulos de Lisch (hamartomas da íris) identificados por exame com lâmpada de fenda ou duas ou mais anormalidades coroidais, definidas como nódulos brilhantes e irregulares na imagem da tomografia de coerência óptica/reflectância infravermelha
  6. Uma lesão óssea distintiva como a displasia esfenoide,[‡] abaulamento anterolateral da tíbia ou pseudoartrose de um osso longo
  7. Uma variante patogênica heterozigótica de *NF1* com uma fração de cariante alélica de 50% em tecido aparentemente normal, como os leucócitos

B. Uma criança cujo pai ou mãe apresente os critérios diagnósticos especificados em A deve ser diagnosticada com NF1 caso um ou mais critérios listados em A esteja presente

*De Legius E, Messiaen L, Wolkenstein P, et al: Revised diagnostic criteria for neurofibromatosis type 1 and Legius syndrome: an international consensus recommendation, Genet Med 23:1506–1513, 2021.
[†]Caso apenas as máculas café com leite ou as sardas estejam presentes, o diagnóstico provavelmente é de NF1, mas a pessoa pode, excepcionalmente, apresentar um diagnóstico alternativo, como síndrome de Legius. Pelo menos uma das características pigmentares (máculas café com leite ou sardas) deve ser bilateral.
[‡]A displasia da asa do esfenoide não é um critério separado em caso de neurofibroma plexiforme orbital ipsolateral.

Esta forma da doença, também conhecida como **doença de von Recklinghausen da pele**, representa cerca de 85 a 97% dos casos e é herdada de forma autossômica dominante (embora 50% dos pacientes não tenham história familiar e aparentemente representem novas mutações). Isso é causado por uma ampla variedade de mutações germinativas do *gene NF1*, que está localizado na região cromossômica 17q11.2 e é responsável por uma proteína supressora tumoral conhecida como *neurofibromina*. O tipo e a gravidade das manifestações clínicas dependem muito do local específico da mutação no gene *NF1*. Microdeleções do gene *NF1* e mutações de certos códons do *NF1* estão associadas a características clínicas mais graves, enquanto outras mutações do *NF1* conferem um fenótipo clínico muito mais leve. Portanto, os testes genéticos são importantes para determinar a mutação específica presente.

Características clínicas e radiográficas

Os critérios diagnósticos atuais para a NF1 estão resumidos no Boxe 12.1. Os pacientes apresentam múltiplos neurofibromas que podem ocorrer em qualquer lugar do corpo, mas são mais comuns na pele. Os neurofibromas cutâneos podem variar de pequenas pápulas a nódulos moles maiores, que muitas vezes demonstram o sinal do "botão" (a capacidade de ser invaginado no tecido subcutâneo pela ponta do dedo indicador e depois reaparecer quando a pressão é liberada) (Figura 12.66). A variante plexiforme do neurofibroma, que se assemelha a uma "bolsa de vermes" (*bag of worms*), é considerada patognomônica para a NF1. Alguns neurofibromas plexiformes podem evoluir para massas grandes, flácidas e pendulares (**elefantíase neuromatosa**), que podem apresentar aumento de pigmentação e hipertricose (Figura 12.67).

As neoplasias podem estar presentes ao nascimento, mas, geralmente, começam a aparecer durante a puberdade e continuam a se desenvolver lentamente ao longo da vida adulta. O crescimento acelerado pode ser visto durante a gravidez. Há uma grande variabilidade na expressão da doença. Alguns pacientes apresentam apenas poucos neurofibromas, enquanto outros têm centenas ou milhares de lesões. Entretanto, dois terços dos pacientes são afetados pela doença em uma forma relativamente leve.

Outro achado característico é a presença de pigmentação **café com leite** (*café au lait*) na pele (Figura 12.68). Essas manchas aparecem como máculas de coloração amarelo-parda a castanho-escura e variam em diâmetro de 1 a 2 mm a vários centímetros. Na NF1, essa pigmentação tem bordas regulares ("costa da Califórnia"), em contraste com a borda irregular ("costa do Maine") das manchas café com leite que podem ocorrer na displasia fibrosa poliostótica (ver Capítulo 14). A pigmentação está, em geral, presente ao nascimento ou pode se desenvolver durante o primeiro ano de vida. Sardas axilares (**sinal de Crowe**) ou de outras zonas intertriginosas são também um sinal patognomônico.

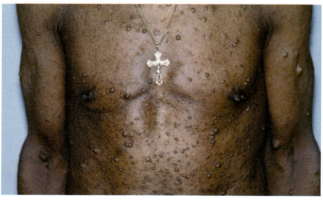

Figura 12.66 Neurofibromatose tipo 1. Múltiplas lesões no tronco e nos braços.

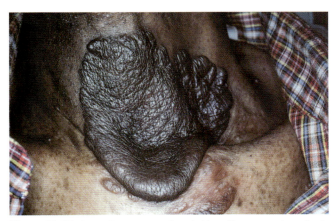

Figura 12.67 Neurofibromatose tipo 1. Neurofibroma em formato de saco na região inferior do pescoço.

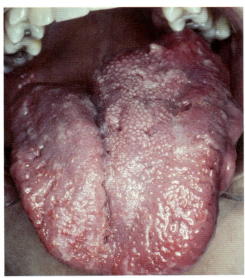

Figura 12.69 Neurofibromatose tipo 1. Envolvimento intraoral caracterizado pelo aumento unilateral da língua.

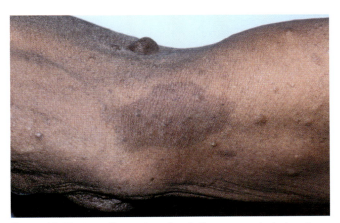

Figura 12.68 Neurofibromatose tipo 1. O mesmo paciente descrito na Figura 12.66. Notar a pigmentação café com leite no braço.

Os **nódulos de Lisch** são manchas translúcidas de coloração acastanhada, encontradas em quase todos os indivíduos afetados. O problema médico mais comum é a hipertensão, que pode se desenvolver secundariamente à coarctação da aorta, a um feocromocitoma ou a uma estenose da artéria renal. Outras possíveis alterações incluem a presença de neoplasias do SNC, macrocefalia, deficiência intelectual, tonturas, baixa estatura e escoliose.

Estudos indicam que manifestações orais podem ocorrer em 72 a 92% dos casos, especialmente se um exame clínico e radiográfico detalhado for realizado. O achado mais comumente descrito é o aumento das papilas fungiformes, que tem sido relatado em até 50% dos pacientes; entretanto, a especificidade deste achado para a neurofibromatose é desconhecida. Somente cerca de 25 a 37% dos pacientes irão desenvolver neurofibromas intraorais (Figura 12.69). Os achados radiográficos podem incluir aumento do forame mandibular, aumento ou ramificação do canal mandibular, aumento da densidade óssea, concavidade na superfície medial do ramo e aumento da dimensão da chanfradura coronoide. Frequentemente, a análise cefalométrica mostra uma diminuição do comprimento da mandíbula, da maxila e da base do crânio.

Foram descritas diversas variantes clínicas incomuns de NF1. Em algumas ocasiões, a condição pode se apresentar com envolvimento unilateral que, na região de cabeça e pescoço, pode mimetizar a hiperplasia hemifacial (ver Capítulo 1). Tais exemplos podem representar a *NF1 em mosaico*, sendo causados por uma mutação somática pós-zigótica mais tarde no desenvolvimento embrionário (em vez de uma mutação germinativa), o que resulta em áreas de envolvimento mais limitadas. Em pacientes com NF1 em mosaico, o risco de transmissão para a prole pode variar de 0 a 50%, dependendo do grau em que as gônadas podem ser afetadas pela mutação.

Vários pacientes com NF1 foram descritos com lesão central de células gigantes na mandíbula. Além disso, a síndrome de Legius e a síndrome de Noonan podem apresentar características clínicas sobrepostas à NF1.

Tratamento e prognóstico

Não existe terapia específica para a NF1, sendo o tratamento geralmente direcionado para a prevenção ou manejo das complicações. Os neurofibromas faciais podem ser removidos por motivos estéticos. A dermoabrasão e o *laser* de dióxido de carbono (CO_2) têm sido usados com sucesso em lesões extensas. Pacientes com NF1 e alargamento hemifacial proeminente podem requerer cirurgias estéticas remodeladoras.

Uma das complicações mais temidas é o desenvolvimento de câncer, mais frequentemente um **tumor maligno da bainha do nervo periférico (neurofibrossarcoma; schwannoma maligno)**, que tem sido relatado em 8 a 13% dos casos. Essas neoplasias são mais comuns no tronco e nas extremidades, embora o envolvimento da região de cabeça e pescoço seja visto ocasionalmente (Figuras 12.70 a 12.72). A taxa de sobrevida em 5 anos para os tumores malignos da bainha do nervo periférico associados à NF1 é de 15 a 50%. Outras neoplasias malignas também têm sido associadas à NF1, incluindo as do SNC, feocromocitomas, leucemias, rabdomiossarcomas e tumor de Wilms. A expectativa de vida média dos indivíduos com NF1 é de 8 a 15 anos mais curta que a da população geral, principalmente pela relação com as doenças vasculares e neoplasias malignas.

Nos últimos anos, tem havido um considerável interesse em Joseph (não John) Merrick, o chamado Homem Elefante. Embora Merrick tenha sido erroneamente considerado portador de NF1, atualmente aceita-se que sua terrível aparência desfigurante não foi causada pela neurofibromatose, e sim por ele

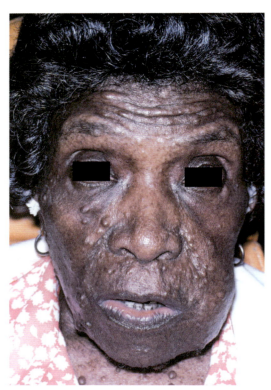

Figura 12.70 Neurofibromatose tipo 1. Tumor maligno da bainha do nervo periférico na bochecha esquerda de uma paciente com neurofibromatose tipo 1. (De Neville BW, Hann J, Narang R, ET AL: Oral neurofibrosarcoma associated with neurofibromatosis type I, *Oral Surg Oral Med Oral Pathol* 72:456-461,1991.)

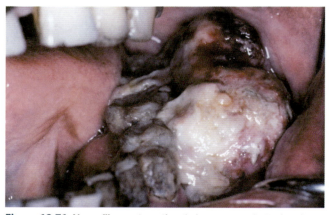

Figura 12.71 Neurofibromatose tipo 1. A mesma paciente descrita na Figura 12.70. Note a aparência intraoral do tumor maligno da bainha do nervo periférico no vestíbulo bucal mandibular. A paciente veio a óbito devido a esta lesão. (De Neville BW, Hann J, Narang R et al: Oral neurofibrossarcoma associated with neurofibromatosis type I. *Oral Surg Oral Med Oral Pathol* 72:456-461, 1991.)

ser portador de uma condição rara, conhecida como **síndrome de Proteus**. Devido ao fato de os pacientes com NF1 temerem adquirir uma aparência clínica semelhante, deve ser reafirmado que eles apresentam uma condição diferente. A frase "doença do Homem Elefante" é incorreta e enganosa, devendo ser evitada. O aconselhamento genético é extremamente importante para todos os pacientes com neurofibromatose.

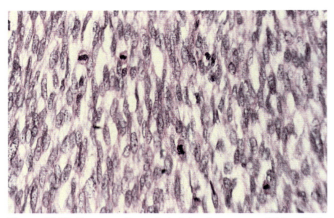

Figura 12.72 Tumor maligno da bainha do nervo periférico. Visão em grande aumento de uma neoplasia intraoral que se desenvolveu em um paciente com neurofibromatose tipo 1. Há uma proliferação de células fusiformes com numerosas figuras mitóticas.

♦ NEOPLASIA ENDÓCRINA MÚLTIPLA TIPO 2B

As **síndromes das neoplasias endócrinas múltiplas (NEM)** são um grupo raro de doenças autossômicas dominantes caracterizadas pela presença de neoplasias ou hiperplasias dos tecidos neuroendócrinos (ver Tabela 12.2). NEM tipo 1 é causada por mutações do gene *MEN1* localizado no cromossomo 11. Os indivíduos afetados podem desenvolver uma variedade de tumores das glândulas paratireoides, ilhotas pancreáticas, hipófise anterior e córtex adrenal. A NEM2 é causada por mutações em vários locais do proto-oncogene *RET* (REarranged during Transfection) no cromossomo 10, que predispõem os pacientes ao desenvolvimento de carcinoma medular da tireoide (CMT). Dois subtipos distintos são reconhecidos: NEM2A e NEM2B.

O tipo 2A da NEM abrange uma família de distúrbios com quatro fenótipos (NEM2A clássica; NEM2A com amiloidose cutânea liquenoide; NEM2A com doença de Hirschsprung; e síndrome de CMT familiar). Pacientes com NEM2A clássica têm risco aumentado para CMT (mais de 90% dos pacientes), feocromocitomas adrenais e hiperparatireoidismo primário. A NEM2A com amiloidose cutânea liquenoide é caracterizada pela mesma tríade de tumores neuroendócrinos, mais a presença de lesões pruriginosas na região escapular que mostram deposição de amiloide. Pacientes com NEM2A com doença de Hirschsprung também têm ausência congênita de células ganglionares neurais na parede do cólon, o que resulta em constipação grave e risco de desenvolver dilatação anormal do cólon (megacólon). Indivíduos com síndrome de CMT familiar devem desenvolver apenas CMT com pouco ou nenhum risco para outros tumores neuroendócrinos. No entanto, como o acompanhamento a longo prazo desses pacientes às vezes revela o desenvolvimento eventual de feocromocitomas e hiperparatireoidismo primário, a relevância desta quarta categoria de NEM2A recentemente tem sido questionada.

Mais de 95% dos casos de NEM tipo 2B são causados por uma mutação germinativa no códon 918 (M918T) do proto-oncogene *RET*, embora poucos exemplos tenham sido descritos com mutação no códon 883 (A883F). Além dos CMT e feocromocitomas, os pacientes desenvolvem também neuromas mucosos que envolvem especialmente a mucosa oral. Como as manifestações orais são proeminentes apenas na NEM tipo 2B, o restante da discussão está limitado a esta condição.

Características clínicas

Em geral, os pacientes com NEM tipo 2B apresentam corpo com constituição marfanoide, caracterizada por membros finos e alongados, com desgaste muscular. A face é estreita, mas os lábios são espessos e protuberantes por causa da proliferação difusa de feixes nervosos. Algumas vezes, a pálpebra superior é evertida, devido ao espessamento da placa tarsal (Figura 12.73). Pequenos neuromas pediculados podem ser observados na conjuntiva, na margem da pálpebra ou na córnea.

Normalmente, os neuromas da mucosa oral são o primeiro sinal da condição e podem ser detectados durante a infância. Tais neuromas se apresentam como pápulas ou nódulos indolores, amolecidos, que afetam principalmente os lábios e a região anterior da língua, mas também podem ser vistos na mucosa jugal, na gengiva e no palato (Figura 12.74). Neuromas bilaterais da comissura labial são característicos.

Os feocromocitomas das glândulas adrenais se desenvolvem em pelo menos 50% de todos os pacientes e se tornam mais prevalentes com o aumento da idade. Essas neoplasias neuroendócrinas são frequentemente bilaterais ou multifocais. As células neoplásicas secretam catecolaminas, resultando em sintomas como sudorese profusa, diarreia intratável, dores de cabeça, rubor, palpitações cardíacas e hipertensão. Além disso, aproximadamente 67% dos pacientes com NEM tipo 2B desenvolverão ganglioneuromatose do trato gastrintestinal, a qual pode resultar em distensão abdominal, megacólon, constipação e diarreia. A hipertrofia do nervo corneano e a alacrima ("choro sem lágrimas") também podem ser observadas.

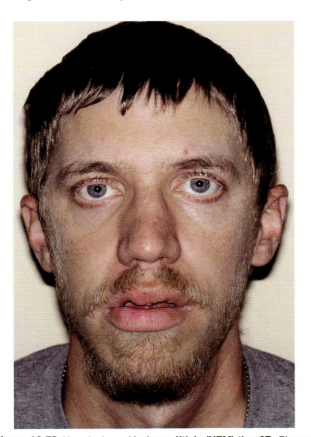

Figura 12.73 Neoplasia endócrina múltipla (NEM) tipo 2B. Observe o rosto estreito e os lábios espessos e protuberantes.

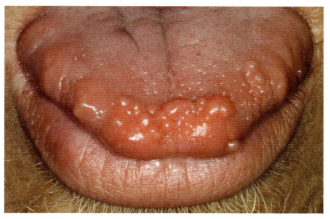

Figura 12.74 Neoplasia endócrina múltipla (NEM) tipo 2B. Múltiplos neuromas ao longo da margem anterior da língua.

O aspecto mais marcante desta condição é o desenvolvimento de CMT, que ocorre praticamente em todos os casos. Essa neoplasia agressiva se origina das células parafoliculares (células C) da glândula tireoide, que são responsáveis pela produção de calcitonina. O CMT aparece precoce e silenciosamente, e, sem tireoidectomia profilática antes de 1 ano de vida, a maioria dos pacientes desenvolverá metástases durante a infância ou adolescência.

Valores laboratoriais

Se o CMT estiver presente, os níveis séricos ou urinários de calcitonina estarão elevados. Um aumento nos níveis de calcitonina pode anunciar o início da neoplasia, e a calcitonina também pode ser monitorada para detectar recorrências locais ou metástases após o tratamento. Os feocromocitomas podem resultar no aumento dos níveis de ácido vanilmandélico (AVM) urinário e aumento da proporção epinefrina:norepinefrina.

Características histopatológicas

Os neuromas da mucosa são caracterizados pela marcante hiperplasia dos feixes nervosos em um tecido aparentemente normal ou em um tecido conjuntivo frouxo (Figuras 12.75 e 12.76). Tipicamente, observa-se um espessamento proeminente do perineuro.

Tratamento e prognóstico

O prognóstico para pacientes com NEM tipo 2B se baseia no reconhecimento precoce das lesões orais. Devido ao prognóstico extremamente ruim do CMT, a glândula tireoide deve ser removida o quanto antes – preferencialmente dentro do primeiro ano de vida. A taxa de sobrevida de 10 anos após o diagnóstico para pacientes com NEM tipo 2B é de 75% (em comparação com 97% para pacientes com NEM tipo 2A). Tem sido sugerido que pacientes com a mutação A883F do proto-oncogene *RET* podem desenvolver uma forma menos agressiva de CMT do que pacientes com a mutação M918T. Inibidores de multiquinase com atividade anti-RET (p. ex., vandetanibe, cabozantinibe) recentemente têm mostrado alguma promessa no tratamento de pacientes com CMT que não são elegíveis para cirurgia, mas têm doença sintomática ou progressiva. Os pacientes também devem ser observados para o desenvolvimento de feocromocitomas, pois estes podem resultar em uma crise hipertensiva com risco à vida, especialmente se for realizada cirurgia com anestesia geral.

◆ TUMOR NEUROECTODÉRMICO MELANOCÍTICO DA INFÂNCIA

O **tumor neuroectodérmico melanocítico da infância** é uma neoplasia rara pigmentada que, em geral, ocorre durante o primeiro ano de vida. De forma geral, aceita-se que essa lesão tenha origem na crista neural. No passado, entretanto, uma variedade de tecidos era sugerida como possível origem. Isso inclui o epitélio odontogênico e a retina, o que resultou em vários termos antigos para esta entidade, como **ameloblastoma pigmentado**, **tumor análogo da retina** e **progonoma melanótico**. Por esses nomes não serem precisos, eles não devem mais ser utilizados.

Características clínicas e radiográficas

O tumor neuroectodérmico melanocítico da infância quase sempre aparece em crianças durante o primeiro ano de vida, sendo somente 9% dos casos diagnosticados após os 12 meses de idade. Há uma grande predileção pela maxila, representando cerca de 62% dos casos relatados. As localizações menos relatadas incluem o crânio (16%), a mandíbula (8%), o epidídimo e os testículos (5%) e o cérebro (4%). (No entanto, as porcentagens para locais que não sejam a maxila podem ser artificialmente altas, pois os tumores que ocorrem em locais menos comuns provavelmente são mais propensos a serem submetidos e aceitos para publicação.) Observa-se uma discreta predileção pelo sexo masculino.

A lesão é mais comum na região anterior da maxila, onde se apresenta como um aumento de volume expansivo, de crescimento rápido, que frequentemente exibe coloração azul ou negra (Figura 12.77). A neoplasia geralmente destrói o osso subjacente e pode estar associada ao deslocamento dos dentes em desenvolvimento (Figura 12.78). Em alguns casos, pode haver uma reação osteogênica associada, que exibe um padrão radiográfico de "raios de sol", podendo ser confundida com o osteossarcoma.

Valores laboratoriais

Elevados níveis de ácido vanilmandélico (AVM) são geralmente encontrados na urina dos pacientes com o tumor neuroectodérmico melanocítico da infância. Uma vez ressecado o tumor,

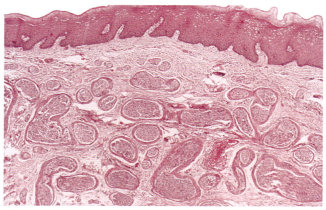

Figura 12.75 Neoplasia endócrina múltipla (NEM) tipo 2B. Visão em pequeno aumento de um neuroma da mucosa oral exibindo marcada hiperplasia dos feixes nervosos.

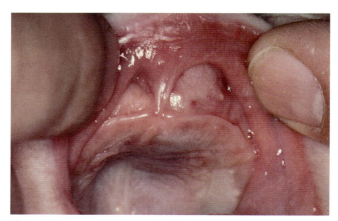

Figura 12.77 Tumor neuroectodérmico melanocítico da infância. Criança com uma lesão expansiva na maxila anterior. (De Steinberg B, Shuler C, Wilson S: Melanotic neuroectodermal tumor of infancy: evidence for multicentricity, *Oral Surg Oral Med Oral Pathol* 66:666-669, 1988.)

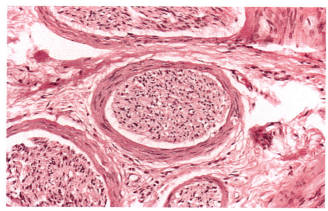

Figura 12.76 Neoplasia endócrina múltipla (NEM) tipo 2B. Visão em grande aumento do mesmo neuroma descrito na Figura 12.75. Note o espessamento proeminente do perineuro.

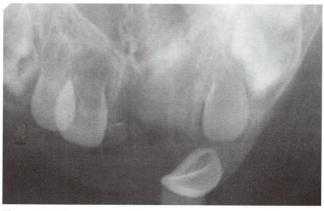

Figura 12.78 Tumor neuroectodérmico melanocítico da infância. Destruição radiolucente na região anterior da maxila, associada ao deslocamento dos dentes em desenvolvimento. (Cortesia do Dr. Len Morrow.)

esses níveis podem retornar ao normal. Este achado sustenta a hipótese da origem na crista neural, devido a outras neoplasias originárias desse tecido (p. ex., feocromocitoma, neuroblastoma) geralmente secretarem hormônios semelhantes à norepinefrina, que são metabolizados em AVM e excretados na urina.

Características histopatológicas

A lesão consiste em uma população celular bifásica que forma cordões, túbulos ou estruturas alveolares permeadas por um estroma densamente colagenizado (Figuras 12.79 e 12.80). As estruturas alveolares e tubulares são delimitadas por células epitelioides cuboides que apresentam núcleo vesicular e grânulos castanho-escuros de pigmento de melanina. O segundo tipo celular é de aparência neuroblástica e consiste em pequenas células redondas, com núcleo hipercromático e pouco citoplasma. Essas células crescem em cordões frouxos e são frequentemente circundadas por grandes células produtoras de pigmento. As figuras mitóticas são raras.

Devido aos achados microscópicos característicos, a imuno-histoquímica normalmente não é necessária para o diagnóstico. Entretanto, as grandes células epitelioides são, normalmente, positivas para citoqueratina, HMB-45 e enolase neurônio-específica. Além disso, as pequenas células são em geral positivas para enolase neurônio-específica e sinaptofisina.

Tratamento e prognóstico

Apesar do crescimento rápido e do potencial de destruição óssea, a maioria dos tumores neuroectodérmicos melanocíticos da infância é benigna. O melhor tratamento para essa lesão é a remoção cirúrgica. Alguns clínicos preferem a simples curetagem, embora outros defendam que uma margem cirúrgica de 5 mm de tecido normal seja incluída no espécime removido. A recidiva tem sido relatada em cerca de 20% dos casos. A idade no momento do diagnóstico é um fator importante na previsão do risco de recorrência; bebês diagnosticados durante os primeiros 2 meses de vida têm uma taxa de recorrência significativamente maior do que crianças diagnosticadas após os 4,5 meses. Adicionalmente, cerca de 7% dos casos relatados, principalmente casos localizados no cérebro ou no crânio, mostraram um comportamento maligno, resultando em metástase e morte. Embora essa estimativa de 7% seja provavelmente elevada (devido ao fato de casos malignos não usuais serem mais frequentemente relatados), é subestimada a natureza potencialmente grave dessa neoplasia e a necessidade de avaliação clínica e acompanhamento clínico dos pacientes acometidos.

♦ PARAGANGLIOMA (TUMOR DO CORPO CAROTÍDEO; QUEMODECTOMA; TUMOR DO GLOMO JUGULAR; TUMOR DO GLOMO TIMPÂNICO)

Os paragânglios são tecidos especializados, originários da crista neural, que são associados aos nervos autócrinos e aos gânglios por todo o corpo. Algumas dessas células agem como quimiorreceptores, como os do corpo carotídeo (localizado na bifurcação da carótida), que podem detectar alterações no pH sanguíneo ou na tensão de oxigênio e, subsequentemente, causar alterações na respiração e na frequência cardíaca. As neoplasias que se originam dessas estruturas são coletivamente chamadas **paragangliomas**, com o termo preferencialmente sendo seguido pelo sítio anatômico em que está localizado. Desse modo, as do corpo carotídeo são apropriadamente conhecidas como **paragangliomas do corpo carotídeo (tumores do corpo carotídeo)**. Outros exemplos na cabeça e no pescoço incluem **paragangliomas da orelha média (tumores glômicos jugulares; tumores glômicos timpânicos), paragangliomas vagais** e **paragangliomas laríngeos**.

A maioria dos paragangliomas de cabeça e pescoço ocorre como lesões esporádicas, embora 30 a 40% dos casos estejam associados a mutações germinativas herdadas em genes que codificam subunidades ou cofatores da enzima succinato desidrogenase. Cinco síndromes hereditárias associadas ao paraganglioma (PGL1-5) foram reconhecidas, todas com padrão de herança autossômica dominante. Entretanto, PGL1 e PGL2 exibem um efeito dependente da origem da mutação, condizente com *imprinting* materno do gene da doença. Embora o gene possa ser herdado tanto da mãe quanto do pai, apenas a transmissão paterna resultará no desenvolvimento de neoplasias no filho.

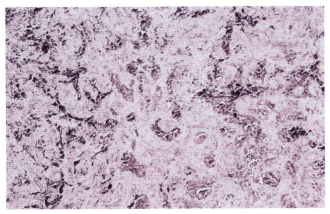

Figura 12.79 Tumor neuroectodérmico melanocítico da infância. Visão em menor aumento mostrando ninhos de células epitelioides dentro de um estroma fibroso.

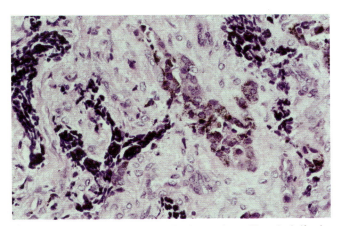

Figura 12.80 Tumor neuroectodérmico melanocítico da infância. Visão em maior aumento de um ninho da neoplasia exibindo dois tipos celulares: (1) células arredondadas pequenas e hipercromáticas e (2) células epitelioides grandes com núcleo vesiculado. Também estão presentes pequenos focos de melanina.

Portanto, o traço pode parecer pular gerações dentro da família. O desenvolvimento de paragangliomas de cabeça e pescoço também tem sido raramente descrito em outras condições genéticas, como na neurofibromatose tipo 1, na NEM tipo 2 e na síndrome de von Hippel-Lindau.

Características clínicas e radiográficas

Embora os paragangliomas sejam raros, a região de cabeça e pescoço é a localização mais comum dessas lesões. Neoplasias isoladas e negativas para mutações mostram uma razão de mulheres:homens afetados de 4:1, enquanto as neoplasias positivas para mutações têm a mesma distribuição entre sexos. Os paragangliomas em geral ocorrem em adultos de meia-idade (média de idade de 41 a 47 anos), embora casos associados à herança genética tendam a se desenvolver em pacientes mais de uma década mais jovens. Os casos hereditários têm chance maior de serem multicêntricos; cerca de 37% desses pacientes desenvolverão mais de um paraganglioma.

O tipo mais comum é o paraganglioma do corpo carotídeo, o qual se desenvolve na bifurcação das artérias carótidas interna e externa (Figuras 12.81 e 12.82). Aparece como aumento de volume assintomático, de crescimento lento, na região lateral superior do pescoço, abaixo do ângulo da mandíbula. É visto mais frequentemente em pacientes que moram em grandes altitudes, indicando que alguns casos podem se originar da hiperplasia crônica do corpo carotídeo em resposta aos baixos níveis de oxigênio. A angiografia pode ajudar em sua localização e demonstrar sua natureza vascular.

Paragangliomas da orelha média são os outros tipos mais comuns dessas neoplasias. Os sintomas mais relatados incluem vertigem, zumbido, perda de audição e paralisia de nervos cranianos.

Características histopatológicas

O paraganglioma é caracterizado por células epitelioides redondas ou poligonais, organizadas em ninhos ou *zellballen* (Figura 12.83). A arquitetura geral é similar à do paragânglio normal, exceto pelo fato de que os *zellballen* são maiores e de formato mais irregular. Esses ninhos consistem essencialmente em células principais, que demonstram núcleo central vesicular e citoplasma granular e eosinofílico. Essas células são positivas para marcadores neuroendócrinos, como a cromogranina e a sinaptofisina. A perda da expressão do SDHB é indicativa de um tipo hereditário de paraganglioma. As células principais são circundadas por uma camada achatada de células sustentaculares, que são imunorreativas para a proteína S-100. A neoplasia é vascular e pode estar circundada por uma fina cápsula fibrosa.

Tratamento e prognóstico

O tratamento dos paragangliomas pode incluir a cirurgia, a radioterapia, ou ambas, dependendo da extensão e da localização. Os paragangliomas localizados no corpo carotídeo geralmente são tratados pela excisão cirúrgica, com manutenção do tronco vascular. Se a artéria carótida estiver envolvida, a sua remoção também poderá ser necessária, seguida de enxerto vascular. Embora a maioria dos paragangliomas do corpo carotídeo possa ser controlada com cirurgia, complicações vasculares podem levar a

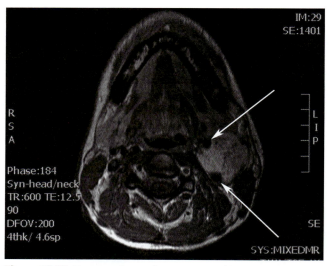

Figura 12.82 Paraganglioma do corpo carotídeo. Mesma paciente da Figura 12.81. A imagem de ressonância magnética mostra um tumor na bifurcação da carótida. As *setas* indicam os ramos interno e externo da artéria carótida. (Cortesia do Dr. Terry Day.)

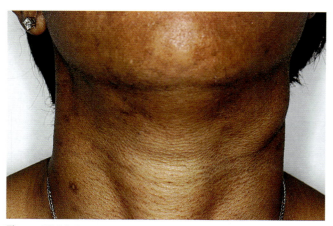

Figura 12.81 Paraganglioma do corpo carotídeo. Lesão extensa no lado esquerdo do pescoço produzindo um aumento de volume externo visível. (Cortesia do Dr. Terry Day.)

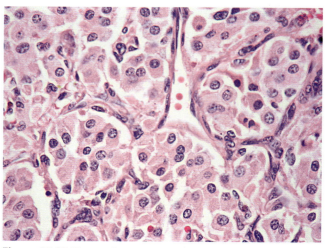

Figura 12.83 Tumor do corpo carotídeo. Arranjo em ninhos das células tumorais.

morbidade e mortalidade cirúrgicas consideráveis, como hemorragia intraoperatória, infarto e instabilidade da pressão sanguínea. A radioterapia pode ser utilizada para tumores irressecáveis ou como tratamento adjuvante.

Devido à sua localização próxima à base do cérebro, os paragangliomas da orelha média são mais difíceis de tratar. Perda auditiva e outros déficits dos nervos cranianos são complicações pós-cirúrgicas comuns dos paragangliomas jugulares. Portanto, a radioterapia deve ser considerada para o tratamento primário dessas lesões. A radiocirurgia estereotáxica (tratamento *gamma knife*) tem mostrado promessa no tratamento de paragangliomas da orelha média primários ou recorrentes em pacientes que não são candidatos adequados para cirurgia. Tumores estáveis podem exigir apenas acompanhamento ativo.

Aproximadamente 6% dos paragangliomas geram metástases, tanto para linfonodos regionais como para locais distantes. O risco varia de 2% para tumores tanto da orelha média quanto da laringe, para 4 a 6% para tumores do corpo carotídeo, e até 16% para tumores vagais. Infelizmente, é difícil predizer quais irão se comportar de maneira maligna com base nos achados microscópicos. Entretanto, o risco é muito maior para pacientes com mutações SDHB (síndrome 4 do paraganglioma), na qual o índice de malignidade varia de 30 a 50%.

◆ TUMOR DE CÉLULAS GRANULARES

O **tumor de células granulares** é uma neoplasia benigna de tecido mole incomum que apresenta predileção pela cavidade oral. Originalmente, acreditava-se que essa lesão fosse de origem muscular esquelética e por isso era chamada de mioblastoma de células granulares. No entanto, hoje a maioria dos pesquisadores acredita que esse tumor seja derivado de células de Schwann, às vezes sendo chamado de **schwannoma/neurofibroma de células granulares**. No entanto, esse tumor apresenta características clinicopatológicas características, e tumor de **células granulares** é a designação preferida.

Características clínicas e radiográficas

Os tumores de células granulares são mais comuns na cavidade oral do que na pele. A língua é a localização mais comum, representando de um terço à metade de todos os casos. As lesões de língua ocorrem mais na superfície dorsal. Os lábios e a mucosa jugal são os outros locais intraorais mais comuns. A neoplasia ocorre mais frequentemente da quarta à sexta década de vida, sendo rara em crianças. Há uma predileção pelo sexo feminino, com uma proporção de 3:1.

Tipicamente, o tumor de células granulares é um nódulo séssil assintomático que, em geral, mede 2 cm ou menos (Figuras 12.84 e 12.85). Geralmente, a lesão é observada por muitos meses ou anos, embora, algumas vezes, o paciente desconheça sua presença. O aumento de volume apresenta coloração rosada, mas alguns tumores de células granulares podem exibir coloração amarela. O tumor de células granulares é em geral solitário, embora possam ocorrer lesões múltiplas, separadas, especialmente em pacientes negros.

Características histopatológicas

O tumor de células granulares é composto por células grandes e poligonais com abundante citoplasma eosinofílico pálido e granular e núcleos hipercorados ou vesiculares (Figura 12.86). Em geral, as células apresentam-se arranjadas em camadas, mas podem estar agrupadas em cordões e ninhos. As células exibem margens indistintas, resultando em uma aparência sincicial. A lesão não é encapsulada e frequentemente se mistura ao tecido conjuntivo adjacente. Parece haver uma transição das fibras musculares esqueléticas para o tumor de células granulares, achado este que levou os investigadores à sugestão de uma origem muscular para a lesão.

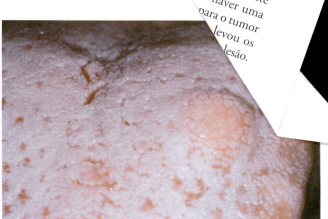

Figura 12.84 Tumor de células granulares. Nódulo submucoso no dorso da língua.

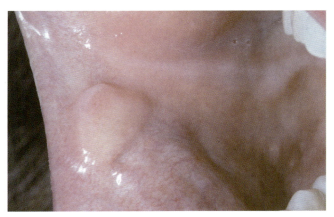

Figura 12.85 Tumor de células granulares. Aumento de volume nodular na mucosa jugal próximo à comissura.

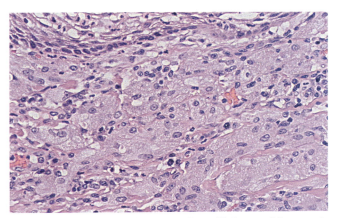

Figura 12.86 Tumor de células granulares. Visão em médio aumento mostrando células poligonais com abundante citoplasma granular.

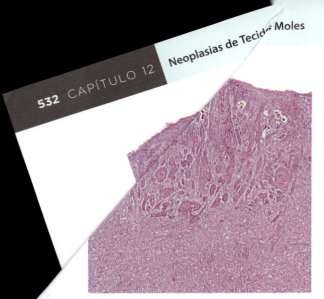

Figura 12.87 Tumor de células granulares. Intensa hiperplasia pseudoepiteliomatosa (pseudocarcinomatosa) recobrindo o tumor de células granulares. Estes casos podem facilmente ser confundidos com o carcinoma epidermoide.

Menos frequentemente, alguns observaram grupos de células granulares envelopando pequenos feixes nervosos. A análise imuno-histoquímica revela positividade para a proteína S-100 – um achado sugestivo, mas não diagnóstico, da origem neural. As células neoplásicas também são positivas para CD-68, calretinina e enolase neurônio-específica.

Um achado microscópico importante é a presença de acantose ou de hiperplasia pseudoepiteliomatosa (pseudocarcinomatosa) no epitélio de superfície, relatada em mais de 50% dos casos (Figura 12.87). Embora essa hiperplasia ocorra em grau menor, em alguns casos pode ser tão marcante que resulta em um diagnóstico errôneo de carcinoma espinocelular e uma subsequente cirurgia de câncer desnecessária. O patologista deve ter o conhecimento dessa possibilidade, especialmente quando diante de pequenas amostras superficiais de biopsia ou de espécimes do dorso de língua – uma localização não usual para o câncer de boca.

Foram descritos raros exemplos de tumores de células granulares negativos para S-100. No entanto, tais lesões podem representar uma neoplasia não neural distinta.

Tratamento e prognóstico

O melhor tratamento para o tumor de células granulares é a excisão local conservadora, sendo a recidiva incomum, mesmo quando a lesão não é removida em sua totalidade. Exemplos extremamente raros de tumores de células granulares malignos foram relatados.

◆ EPÚLIDE CONGÊNITA (EPÚLIDE CONGÊNITA DO RECÉM-NASCIDO; LESÃO DE CÉLULAS GRANULARES CONGÊNITA)

A **epúlide congênita** é uma lesão incomum de tecidos moles que ocorre quase exclusivamente no rebordo alveolar de recém-nascidos. Geralmente, é conhecida pelo termo redundante **epúlide congênita do recém-nascido**. Raros casos têm sido descritos na língua, e por isso alguns autores preferem utilizar o termo **lesão de células granulares congênita**, já que nem todos os casos estão presentes como uma *epúlide* no rebordo alveolar. Essa lesão também tem sido chamada **tumor de células granulares gengival do recém-nascido**, termo que deve ser evitado. Embora guarde uma semelhança microscópica com o tumor de células granulares (discutido anteriormente), essa lesão exibe diferenças ultraestruturais e imuno-histoquímicas que garantem sua classificação como uma entidade distinta e separada. Entretanto, a histogênese dessa neoplasia ainda é incerta.

Características clínicas

Tipicamente, a epúlide congênita se apresenta como um aumento de volume polipoide de superfície lisa e coloração que varia do rosa ao vermelho, no rebordo alveolar de um recém-nascido (Figura 12.88). A maioria dos casos apresenta 2 cm ou menos de tamanho, embora tenham sido relatadas lesões maiores que 7,5 cm. Ocasionalmente, a lesão pode ser detectada ainda na vida intrauterina, por meio da ultrassonografia ou ressonância magnética. Em 10% dos casos, há o desenvolvimento de lesões múltiplas. Raros casos localizados na língua foram descritos em crianças que também apresentavam lesões no rebordo alveolar.

A epúlide congênita é duas a três vezes mais comum no rebordo maxilar do que no mandibular. Ocorre com mais frequência lateralmente à linha média, na região de desenvolvimento de incisivos e caninos. Exibe marcante predileção pelo sexo feminino, sugerindo uma influência hormonal em seu desenvolvimento, embora não tenham sido detectados receptores de estrogênio e progesterona. Aproximadamente 90% dos casos ocorrem em mulheres.

Características histopatológicas

A epúlide congênita é caracterizada pela presença de grandes células arredondadas, com abundante citoplasma granular eosinofílico e núcleo basofílico com formato variando do redondo ao oval (Figuras 12.89 e 12.90). Em lesões antigas, essas células podem se tornar alongadas e separadas por tecido conjuntivo fibroso. Ao contrário dos tumores de células granulares, o epitélio de revestimento nunca apresenta hiperplasia pseudoepiteliomatosa (pseudocarcinomatosa), mas exibe atrofia das cristas epiteliais. Além disso, também em contraste com o tumor de células granulares, a análise imuno-histoquímica para a proteína S-100 é negativa nas células neoplásicas.

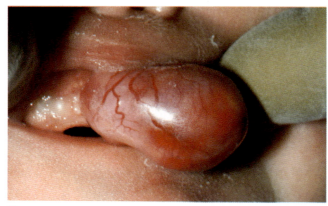

Figura 12.88 Epúlide congênita. Aumento de volume polipoide no rebordo alveolar anterossuperior em um recém-nascido.

Tratamento e prognóstico

A epúlide congênita é em geral tratada pela excisão cirúrgica. Nunca foram relatadas recidivas da lesão, mesmo que esta tenha sido removida de forma incompleta.

Após o nascimento, aparenta cessar seu crescimento e pode até diminuir de tamanho. Eventuais regressões completas já foram relatadas em alguns pacientes, mesmo sem tratamento (Figura 12.91).

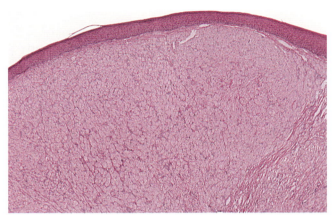

Figura 12.89 Epúlide congênita. Fotomicrografia em pequeno aumento mostrando um nódulo neoplásico. Note a atrofia das cristas epiteliais.

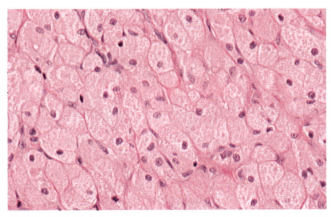

Figura 12.90 Epúlide congênita. Visão em maior aumento das células arredondadas com abundante citoplasma granular.

♦ HEMANGIOMA E MALFORMAÇÕES VASCULARES

Recentemente, um grande progresso tem sido feito na classificação e no entendimento das lesões, neoplásicas ou não, de origem vascular. Um esquema de classificação modificado dessas alterações vasculares é apresentado no Boxe 12.2.

O termo **hemangioma** historicamente foi usado usado para descrever uma variedade de malformações vasculares de desenvolvimento. Atualmente, no entanto, esse termo é reservado para tumores vasculares benignos caracterizados por proliferação do endotélio, enquanto o termo **malformação vascular** é usado para anomalias estruturais dos vasos sanguíneos com renovação normal das células endoteliais. Dois principais tipos de hemangioma são reconhecidos: **hemangiomas infantis** e **hemangiomas congênitos**. Hemangiomas infantis são os tumores benignos mais comuns da infância, ocorrendo em 4 a 5% das crianças. Eles exibem uma fase de crescimento rápido com proliferação de células endoteliais, seguida de involução gradual. A maioria dos hemangiomas infantis não pode ser reconhecida ao nascer, mas surge posteriormente durante as primeiras semanas de vida. Por outro lado, os hemangiomas congênitos são tumores muito

Boxe 12.2 Classificação das anomalias vasculares.

Tumores vasculares

Hemangioma Infantil
Hemangioma congênito
   Hemangioma congênito não involutivo (HCNI)
   Hemangioma congênito de involução rápida (HCIR)
   Hemangioma congênito de involução parcial (HCIP)
   Granuloma piogênico (hemangioma capilar lobular)
Hemangioendotelioma kaposiforme
Angioma em tufo
Hemangioendotelioma epitelioide
Angiossarcoma

Malformações vasculares

Simples
   Malformação capilar
   Malformação venosa
   Malformação linfática
   Malformação arteriovenosa
Malformações combinadas

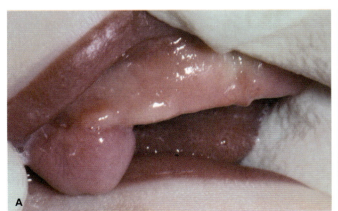
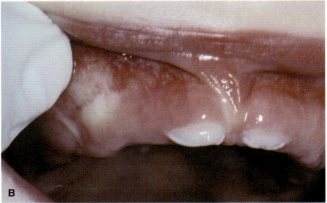

Figura 12.91 Epúlide congênita. A. Nódulo no rebordo alveolar maxilar. Em vez de ser excisada, a lesão foi controlada clinicamente. **B.** Aparência clínica da criança com 1 ano. O aumento de volume desapareceu sem tratamento. (Cortesia do Dr. Erwin Turner.)

mais raros que estão presentes desde o nascimento; eles podem ou não sofrer involução e são subclassificados como *hemangioma congênito de involução rápida [HCIR]*, *hemangioma congênito não involutivo [HCNI]* e *hemangioma congênito de involução parcial [HCIP]*. Estudos moleculares mostraram que todos os três subtipos de hemangioma congênito podem abrigar mutações pontuais em *GNAQ* ou *GNA11*.

Em comparação, as malformações vasculares geralmente estão presentes ao nascer, mas persistem ao longo da vida. Elas podem ser categorizadas de acordo com o tipo de vaso envolvido (capilar, venosa ou arteriovenosa) e de acordo com as características hemodinâmicas (baixo fluxo ou alto fluxo). As malformações vasculares têm sido associadas a uma ampla variedade de mutações genéticas, incluindo *GNAQ, PI3KCA, TIE2 (TEK), MAP3K3* e *MAP2K1* (ver Tabela 12.1).

Características clínicas e radiográficas

Hemangioma

Os hemangiomas infantis são muito mais comuns em mulheres do que em homens (razão de 3:1 a 5:1), e ocorrem com mais frequência em pessoas brancas do que em outros grupos raciais. A localização mais comum é a região de cabeça e pescoço, representando 60% de todos os casos. Oitenta por cento dos hemangiomas ocorrem como lesões únicas, mas 20% dos pacientes acometidos irão apresentar lesões múltiplas.

Hemangiomas infantis raramente estão presentes ao nascimento, embora mácula pálida com telangiectasias filiformes possa ser notada na pele. Durante as primeiras semanas de vida, o hemangioma irá demonstrar um desenvolvimento rápido, que ocorre de forma mais veloz do que o crescimento geral da criança. Tumores superficiais da pele se apresentam como aumentos de volume de superfície bosselada, com coloração vermelho-clara ("hemangioma em morango") (Figuras 12.92 e 12.93). São firmes e borrachosos à palpação, e o sangue não pode ser evacuado com a aplicação de pressão. Tumores profundos podem se apresentar somente como crescimentos com coloração azulada.

A fase proliferativa inicial em geral se estende por 6 a 12 meses, após a qual o hemangioma cresce proporcionalmente ao crescimento da criança, seguido de involução lenta. A cor se altera gradualmente para uma coloração roxo-escura, e a lesão aparenta ser menos firme à palpação. Aos 5 anos, grande parte da coloração vermelha é perdida. Cerca de metade dos hemangiomas irá exibir uma resolução completa aos 5 anos, com 90% se resolvendo aos 9 anos. Após a regressão completa do hemangioma, a pele normal será restabelecida em cerca de 50% dos pacientes. Entretanto, mais de 40% dos indivíduos afetados irão exibir alterações permanentes, como atrofia, cicatrizes, rugas ou telangiectasias.

Hemangiomas congênitos, que estão totalmente desenvolvidos no nascimento, são igualmente divididos entre ambos os sexos. Hemangiomas congênitos de involução rápida mostram regressão precoce, com involução completa entre 9 e 14 meses de vida. Hemangiomas congênitos não involutivos crescem proporcionalmente com a criança e não passam por involução.

Complicações ocorrem em cerca de 20% dos hemangiomas. O problema mais comum é a ulceração, que pode ocorrer com ou sem infecção secundária. Embora possa ser notada hemorragia, não é comum uma grande perda sanguínea. Os hemangiomas

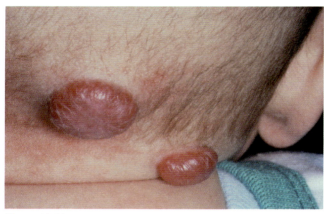

Figura 12.92 Hemangioma. Bebê com dois aumentos de volume nodulares vermelhos na região posterior do escalpo e no pescoço (hemangioma em "morango").

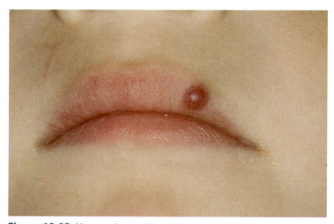

Figura 12.93 Hemangioma. Massa nodular vermelha no vermelhão do lábio superior em uma criança de 4 anos. (Cortesia da Dra. Lynn Wallace.)

que ocorrem em áreas cruciais podem ser associados a maior morbidade. Hemangiomas perioculares geralmente resultam em ambliopia (diminuição da visão), estrabismo ou astigmatismo. Pacientes com hemangiomas cutâneos múltiplos ou grandes hemangiomas faciais apresentam um elevado risco de ocorrência simultânea de hemangiomas viscerais. Hemangiomas no pescoço e na região laríngea podem levar à obstrução das vias respiratórias.

Grandes hemangiomas segmentais cervicofaciais podem ser componentes de uma síndrome bem reconhecida – **síndrome PHACE(S)**. Essa síndrome apresenta as seguintes características:

- Anomalias da fossa cerebral **P**osterior (em geral malformação de Dandy-Walker)
- **H**emangioma (geralmente hemangioma segmentar cervical)
- **A**nomalias arteriais
- Defeitos **C**ardíacos e **C**oarctação da aorta
- Anomalias oculares (***E**ye*)
- Fenda esternal (***S**ternal*) ou rafe **S**upraumbilical.

O **fenômeno de Kasabach-Merritt** é uma coagulopatia grave que tem sido associada a duas lesões vasculares raras e potencialmente agressivas, conhecidas como *hemangioma em tufos* e *hemangioendotelioma kaposiforme*. Essa doença é caracterizada por trombocitopenia grave e hemorragia decorrente da agregação plaquetária dentro da lesão. A taxa de mortalidade é elevada, com 20 a 30% dos casos.

Malformações vasculares

As malformações vasculares estão presentes ao nascimento e persistem ao longo da vida. As manchas tipo "vinho do Porto" são malformações capilares relativamente comuns que ocorrem em 0,3% dos recém-nascidos. São mais comuns na face, particularmente ao longo da região inervada pelo nervo trigêmeo. Na síndrome de Sturge-Weber, estão presentes lesões intracranianas associadas (próximo tópico) (ver adiante). As manchas em "vinho do Porto" são lesões maculares de coloração variando do rosa ao roxo, que crescem proporcionalmente ao paciente. Geralmente, a lesão escurece ou se torna nodular, devido à ectasia vascular, com o envelhecimento do paciente.

As **malformações venosas** de baixo fluxo compreendem um grande espectro de lesões, desde pequenas ectasias isoladas a crescimentos complexos, que envolvem múltiplos tecidos e órgãos. Elas estão presentes ao nascimento, embora nem sempre possam ser imediatamente aparentes. As malformações venosas são azuis e facilmente compressivas (Figura 12.94). Em geral, crescem proporcionalmente ao paciente, mas podem aumentar de volume de forma dependente ou com o aumento da pressão venosa. A trombose secundária e a formação de flebólitos podem ocorrer.

As **malformações arteriovenosas** são lesões de alto fluxo, resultantes de uma comunicação persistente direta entre a artéria e a veia. Embora estejam presentes ao nascimento, elas podem não ser notadas até a fase tardia da infância ou até a vida adulta. Devido ao rápido fluxo vascular através dessas lesões, uma trepidação palpável ou difusa geralmente é notada. A pele sobrejacente tipicamente se apresenta quente ao toque. Os sintomas apresentados podem incluir dor, sangramento e ulceração da pele.

Malformações vasculares intraósseas

Os "hemangiomas" intraósseos também podem ocorrer e, provavelmente, representam malformações venosas ou arteriovenosas. Nos ossos gnáticos, tais lesões são detectadas mais frequentemente durante as três primeiras décadas de vida. São discretamente mais comuns em mulheres do que em homens, e sua ocorrência é três vezes mais frequente na mandíbula do que na maxila. A lesão pode ser completamente assintomática, embora alguns casos sejam associados à dor e ao edema. A mobilidade dentária e o sangramento através do sulco gengival podem ocorrer. Uma pulsação ou uma trepidação podem ser aparentes à ausculta e à palpação.

A aparência radiográfica das malformações vasculares intraósseas é variável. Comumente, essas lesões exibem defeitos radiolucentes multiloculares. As loculações individuais podem ser pequenas (aparência de favos de mel) ou grandes (aparência de bolhas de sabão). Em outros casos, a lesão pode se apresentar como área radiolucente ou como radiolucência bem definida semelhante a um cisto (Figura 12.95). Grandes malformações podem causar expansão cortical, e, ocasionalmente, é produzido um padrão radiográfico em "raios de sol" (Figura 12.96). A angiografia pode auxiliar na demonstração da natureza vascular da lesão (Figura 12.97).

Características histopatológicas

Hemangiomas infantis precoces são caracterizados por numerosas células endoteliais volumosas e lumens vasculares geralmente indistintos (Figuras 12.98 e 12.99). Neste estágio, tais lesões geralmente são microscopicamente conhecidas como hemangiomas *juvenis* ou *celulares*. Devido à sua natureza celular, essas lesões também têm sido chamadas de **hemangioendoteliomas juvenis**, embora este termo deva ser evitado, já que o termo hemangioendotelioma também é usado para designar outras neoplasias vasculares de potencial maligno intermediário. Com a maturação da lesão, as células endoteliais se tornam achatadas, e os pequenos espaços vasculares capilares são mais evidentes (Figura 12.100).

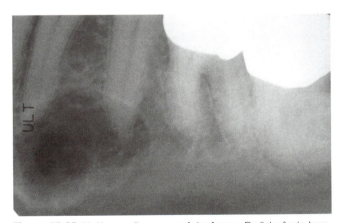

Figura 12.95 Malformação venosa intraóssea. Radiolucência bem-circunscrita que contém trabéculas finas.

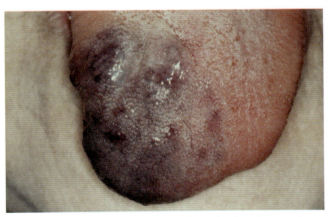

Figura 12.94 Malformação venosa. Aumento de volume azul-arroxeado na região anterior da língua.

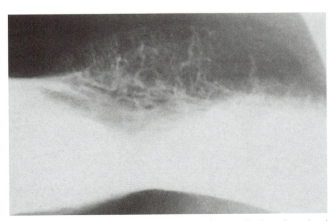

Figura 12.96 Malformação venosa intraóssea. Radiografia oclusal demonstrando a destruição cortical e a reação periosteal em "raios de sol", lembrando um osteossarcoma.

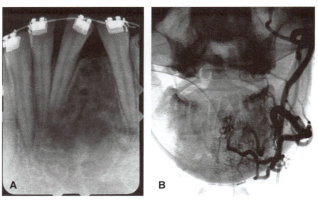

Figura 12.97 Malformação venosa intraóssea. A. Radiografia periapical exibindo radiolucência expansiva e mosqueada na mandíbula, na região de incisivos. Hemorragia pulsátil foi observada quando da realização da biopsia. **B.** Angiograma exibindo uma proliferação vascular entre os incisivos inferiores. (Cortesia do Dr. Larry Cunningham e do Dr. Jason Ford.)

Com a involução do hemangioma, os espaços vasculares se tornam proeminentes e são substituídos por tecido conjuntivo fibroso e gorduroso.

As malformações vasculares não exibem proliferação ativa das células endoteliais, e os canais vasculares lembram o vaso de origem. Desse modo, as malformações capilares podem ser similares ao estágio capilar do hemangioma, enquanto as malformações venosas podem exibir vasos mais dilatados (Figura 12.101). Devido às suas semelhanças, muitas malformações vasculares são incorretamente categorizadas como *hemangiomas*. As malformações arteriovenosas mostram uma mistura de artérias de parede espessa e veias, em conjunto com vasos capilares.

O GLUT1 é um marcador imuno-histoquímico geralmente positivo no hemangioma da infância. Em contraste, esse marcador é negativo em outras lesões vasculares de desenvolvimento e anomalias listadas no Boxe 12.2 (HCIR, HCSI, PICH, angioma em tufos, hemangioendotelioma kaposiforme, granuloma piogênico e malformações vasculares).

Tratamento e prognóstico

Pelo fato de a maioria dos hemangiomas da infância sofrer involução, o manejo dessas lesões geralmente consiste em uma "negligência acompanhada". É importante educar os pais que, embora seja observado um rápido crescimento, a regressão irá ocorrer.

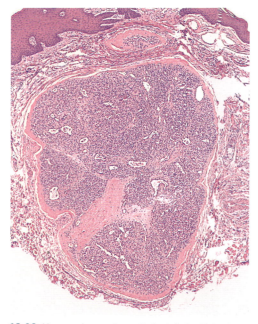

Figura 12.98 Hemangioma juvenil (celular). Fotomicrografia em pequeno aumento mostrando massa celular bem circunscrita de células endoteliais arranjadas em agregados lobulares.

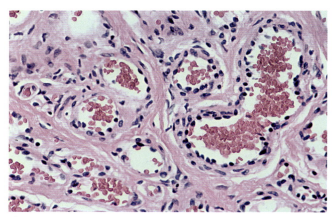

Figura 12.100 Hemangioma capilar. Fotomicrografia em grande aumento demonstrando vasos bem formados com tamanhos de capilares.

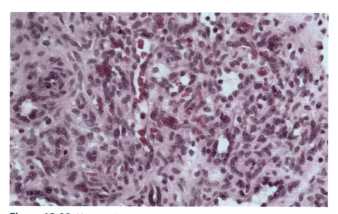

Figura 12.99 Hemangioma juvenil (celular). Visão em grande aumento mostrando uma proliferação endotelial altamente celular formando ocasionais lumens vasculares indistintos.

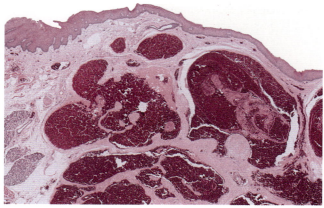

Figura 12.101 Malformação venosa. Fotomicrografia em pequeno aumento mostrando múltiplos vasos sanguíneos grandes e dilatados.

Para hemangiomas com complicação ou para os que representam ameaças à vida, a terapia farmacológica com o betabloqueador propranolol tem se tornado o tratamento de primeira linha nos últimos anos. Corticosteroides sistêmicos podem também ajudar a reduzir o tamanho da lesão, porém essa conduta é associada a um potencial maior de risco do que a terapia com propranolol. Corticosteroides intralesionais ou tópicos também têm sido usados para lesões menores bem localizadas e problemáticas. A vincristina intravenosa (IV) pode ser considerada como fármaco de escolha para lesões complicadas que não são responsivas a outras terapias. O maleato de timolol tópico pode ser eficaz para hemangiomas infantis finos ou superficiais.

A remoção cirúrgica raramente é garantida para hemangiomas da infância, embora a excisão possa ser eficaz para as lesões localizadas e pediculadas que demonstram ulceração ou sangramento recorrente. O manejo cirúrgico precocemente na infância também pode ser considerado em situações nas quais um reparo cirúrgico eventual possa ser requerido e a cicatriz possa ser facilmente escondida. As lesões que ocorrem nas pálpebras superiores e afetam a visão também podem ser candidatas à cirurgia.

Os *lasers* de corante pulsado podem ser eficazes no tratamento das manchas em "vinho do Porto". O manejo das malformações venosas depende do tamanho, da localização e das complicações associadas à lesão. Pequenas malformações estáveis podem não requerer tratamento. Lesões grandes e problemáticas podem ser tratadas com uma combinação de escleroterapia e excisão cirúrgica. A escleroterapia envolve a injeção de agentes esclerosantes, como o etanol a 95%, sulfato de tetradecil sódico, ou oleato de etanolamina, diretamente dentro da lesão para induzir fibrose. A escleroterapia sozinha pode ser suficiente para pequenas lesões; para grandes lesões, a ressecção cirúrgica posterior pode ser acompanhada de um pequeno risco de sangramento após a escleroterapia.

O tratamento de malformações arteriovenosas é mais desafiador e também depende do tamanho da lesão e do grau de envolvimento de estruturas vitais. Para os casos que requerem ressecção, a embolização guiada por radiografia geralmente é realizada 24 a 48 horas antes da cirurgia, para minimizar a perda sanguínea.

As malformações vasculares dos ossos gnáticos são potencialmente perigosas devido ao risco de sangramento grave, que pode ocorrer espontaneamente ou durante a manipulação cirúrgica. A aspiração por agulha de qualquer lesão intraóssea não diagnosticada antes da biopsia é uma precaução para excluir a possibilidade de malformação vascular. Hemorragias graves e até mesmo fatais têm ocorrido após biopsias incisionais ou extrações dentárias na área de tais lesões.

◆ SÍNDROME DE STURGE-WEBER (ANGIOMATOSE ENCEFALOTRIGEMINAL; ANGIOMATOSE DE STURGE-WEBER)

A **angiomatose de Sturge-Weber** é uma condição rara de desenvolvimento, não hereditária, caracterizada pela proliferação vascular hamartomatosa envolvendo os tecidos do cérebro e da face. A malformação capilar associada a essa síndrome tem sido relacionada a mutações somáticas dos genes *GNAQ* e *PI3K*, resultando em ativação aberrante das vias de sinalização MAPK e/ou PI3K. Tem sido sugerido que essas mutações embriológicas resultam em falha na regressão e maturação adequada do plexo venoso cefálico primitivo durante o primeiro trimestre de gestação. A incidência da síndrome de Sturge-Weber é estimada em 1 em cada 20.000 a 50.000 nascidos vivos.

Características clínicas e radiográficas

Pacientes com angiomatose de Sturge-Weber nascem com malformações vasculares capilares da face, conhecidas como **manchas em "vinho do Porto"** ou **nevo flâmeo**, devido à sua cor profundamente roxa. Essa mancha em "vinho do Porto" em geral tem distribuição unilateral, ao longo de um ou mais ramos do nervo trigêmeo. Ocasionalmente, os pacientes têm envolvimento bilateral ou lesões em "vinho do Porto" adicionais em qualquer região do corpo. O risco da condição ocorre principalmente em pacientes com envolvimento ao longo da distribuição do ramo oftálmico do nervo trigêmeo (V1) (Figuras 12.102 e 12.103). Aproximadamente 15 a 20% das crianças com manchas em "vinho do Porto" envolvendo a distribuição do V1 terão a síndrome de Sturge-Weber.

Adicionalmente ao nevo em "vinho do Porto" facial, os indivíduos acometidos também apresentam angiomas leptomeníngeos que se sobrepõem ao córtex cerebral ipsilateral. Tal angiomatose meníngea em geral é associada a uma doença convulsiva e, geralmente, resulta em limitação intelectual ou hemiplegia contralateral. Outros problemas em potencial incluem: migrânea, episódios semelhantes a infarto, deficiência do hormônio do crescimento e hipotireoidismo central. Estudos de imagem do cérebro podem revelar a presença de calcificações giriformes em "linhas de trem" no lado afetado (Figura 12.104). O envolvimento ocular pode se manifestar como glaucoma e malformações vasculares de conjuntiva, esclera, coroide e retina.

O envolvimento intraoral da síndrome de Sturge-Weber é comum, resultando em alterações hipervasculares na mucosa ipsilateral (Figura 12.105). A gengiva pode exibir uma discreta hiperplasia vascular ou uma grande proliferação hemangiomatosa que pode ser semelhante a um granuloma piogênico. A hiperplasia gengival pode ser atribuída ao aumento do componente vascular, ao tratamento com fenitoína, usada para controlar crises epilépticas, ou a ambos. A destruição do osso alveolar tem sido relatada em raros casos.

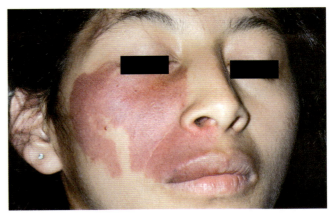

Figura 12.102 Mancha em "Vinho do Porto". Nevo flâmeo na região malar em uma paciente não portadora da síndrome de Sturge-Weber. A menos que a lesão vascular inclua a região inervada pelo ramo oftálmico do nervo trigêmeo, em geral o paciente não apresenta envolvimento do sistema nervoso central (SNC).

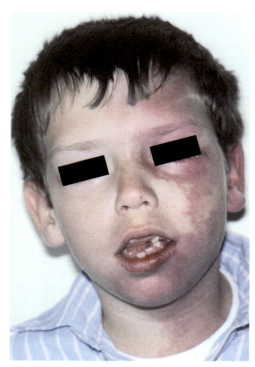

Figura 12.103 Síndrome de Sturge-Weber. Mancha em "vinho do porto" no lado esquerdo da face, incluindo o envolvimento ao longo do ramo oftálmico do nervo trigêmeo. O paciente também apresentava deficiência intelectual e epilepsia.

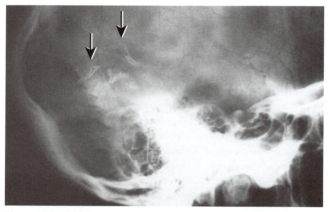

Figura 12.104 Síndrome de Sturge-Weber. Radiografia de crânio mostrando as calcificações em "linha de trem" (setas). (Cortesia do Dr. Reg Munden.)

Características histopatológicas

O nevo em "vinho do Porto" é caracterizado pelo excessivo número de vasos sanguíneos dilatados na derme média e profunda. As lesões intraorais exibem dilatação vascular semelhante. Lesões gengivais proliferativas podem lembrar um granuloma piogênico.

Tratamento e prognóstico

O tratamento e o prognóstico da angiomatose de Sturge-Weber dependem da natureza e da gravidade das manifestações clínicas. Normalmente, os nevos em "vinho do Porto" faciais podem ser

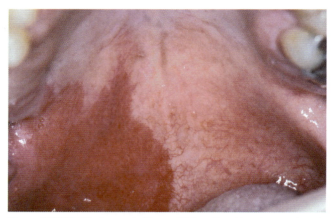

Figura 12.105 Síndrome de Sturge-Weber. Envolvimento vascular unilateral do palato mole.

resolvidos com o uso de *laser* de luz pulsante de curta duração. A excisão cortical das lesões meníngeas angiomatosas pode ser necessária em alguns casos. Os pacientes com epilepsia intratável e limitação intelectual progressiva podem, eventualmente, requerer um tratamento neurocirúrgico mais extenso, incluindo lobotomia ou hemisferectomia.

Os nevos em "vinho do Porto" que afetam a gengiva podem dificultar o uso de fio dental e a escovação dentária. Muito cuidado deve ser tomado na realização de procedimentos cirúrgicos nas áreas afetadas da boca, devido à intensa hemorragia que pode ocorrer. O tratamento a *laser* também pode ser útil na remoção de lesões orais hiperplásicas.

◆ ANGIOFIBROMA NASOFARÍNGEO

O **angiofibroma nasofaríngeo** é uma rara lesão vascular e fibrosa que ocorre somente na nasofaringe. Embora seja microscopicamente benigna, frequentemente exibe comportamento destrutivo e agressivo. Pode representar mais uma malformação vascular do que uma neoplasia verdadeira.

Características clínicas e radiográficas

Os angiofibromas nasofaríngeos ocorrem quase exclusivamente em homens. A lesão é extremamente rara em mulheres, tanto que o diagnóstico em mulheres deve ser encarado com certa desconfiança e ser cuidadosamente reavaliado. A lesão também exibe uma grande predileção por adolescentes entre 10 e 17 anos, geralmente tendo sido chamada *angiofibroma nasofaríngeo juvenil*. Entretanto, raros exemplos também têm sido relatados em adultos jovens e em pacientes mais velhos. Devido à sua ocorrência quase exclusiva em meninos adolescentes, pode haver uma influência hormonal, embora anormalidades endócrinas definitivas não tenham sido detectadas. Foram descritos casos ocasionais de angiofibroma nasofaríngeo em pacientes com polipose adenomatosa familiar.

A obstrução nasal unilateral (80%) e a epistaxe (60%) são sintomas precoces comuns. A lesão parece ter origem na fossa pterigopalatina e se expande medialmente para dentro da cavidade nasal através do forame esfenopalatino. Alguns casos irão apresentar extensão para os seios paranasais, para a órbita, para o seio cavernoso ou para a fossa craniana média. A invasão para a cavidade oral ou para a mucosa jugal raramente tem sido relatada. Os estudos de tomografia computadorizada (TC) e imagem de ressonância magnética (RM) são adjuvantes úteis para visualizar a extensão da lesão e o grau de destruição tecidual. O arqueamento anterior da parede posterior do seio maxilar (sinal de Holman-Miller) é um achado característico (Figura 12.106). Os angiogramas podem ser usados para confirmar a natureza vascular da lesão (Figura 12.107).

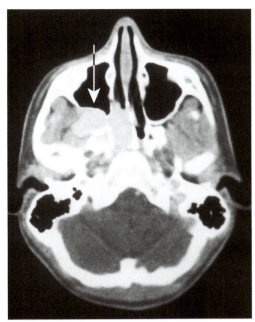

Figura 12.106 Angiofibroma nasofaríngeo. Tomografia computadorizada (TC) com contraste mostrando uma lesão de nasofaringe e fossa pterigoide, com arqueamento anterior característico da parede posterior do seio maxilar direito (seta). (Cortesia da Dra. Pamela Van Tassel.)

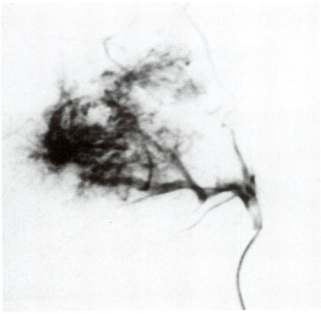

Figura 12.107 Angiofibroma nasofaríngeo. Angiograma de subtração digital da artéria carótida externa demonstrando o intenso fluxo vascular da neoplasia. (Cortesia da Dra. Pamela Van Tassel.)

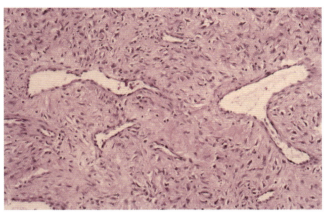

Figura 12.108 Angiofibroma nasofaríngeo. Tecido conjuntivo fibroso moderadamente celular com vasos sanguíneos proeminentes.

Características histopatológicas

O angiofibroma nasofaríngeo consiste em tecido conjuntivo denso que contém numerosos vasos sanguíneos dilatados com paredes finas e tamanhos variados (Figura 12.108). O componente vascular é mais proeminente na periferia do tumor, especialmente em lesões de pacientes mais jovens.

Tratamento e prognóstico

O tratamento primário do angiofibroma nasofaríngeo consiste na excisão cirúrgica. Dependendo da extensão da lesão, isso pode ser realizado via cirurgia endoscópica, rinotomia lateral, procedimento via "*degloving*" mediofacial, acesso pela fossa infratemporal ou ressecção craniofacial combinada. A embolização pré-operatória da lesão auxilia no controle da perda sanguínea. A radioterapia geralmente é reservada a lesões recorrentes e extensas com suprimento vascular não usual ou extensão intracraniana.

Nos estudos mais recentes, a taxa de recidiva varia de 20 a 40%. Tais recidivas são, em geral, retratadas com cirurgia adicional e radioterapia. A transformação maligna para fibrossarcoma raramente tem sido relatada e, provavelmente, é associada à radioterapia prévia.

♦ MALFORMAÇÕES LINFÁTICAS (LINFANGIOMA; HIGROMA CÍSTICO)

Os **linfangiomas** são crescimentos benignos hamartomatosos, semelhantes a neoplasias dos vasos linfáticos. Assim como outras malformações vasculares, é duvidoso que essas lesões sejam neoplasias verdadeiras; ao contrário, elas devem representar malformações do desenvolvimento originárias de sequestros de tecido linfático que não se comunica normalmente com o resto do sistema linfático.

Os linfangiomas podem ser classificados em três tipos:

1. **Macrocístico** – composto de espaços semelhantes a cistos medindo 2 cm de diâmetro ou mais.
2. **Microcístico** – composto por canais vasculares menores medindo menos de 2 cm de diâmetro.
3. **Misto** – composto da combinação dos espaços macrocísticos e microcísticos.

Os subtipos são, provavelmente, variantes do mesmo processo, e o tamanho dos vasos pode depender da natureza dos tecidos circunjacentes. Linfangiomas macrocísticos ("higroma cístico") frequentemente ocorrem no pescoço, onde os tecidos conjuntivos frouxos adjacentes permitem maior expansão dos vasos. As lesões microcísticas são mais frequentes na boca, onde o tecido conjuntivo denso circunjacente e os músculos esqueléticos limitam a expansão vascular.

Características clínicas

Os linfangiomas têm marcada predileção pela região de cabeça e pescoço, representando cerca de 50 a 75% de todos os casos (Figura 12.109). Cerca de metade de todas as lesões é notada ao nascimento, e cerca de 90% se desenvolvem por volta dos 2 anos.

Os linfangiomas cervicais são mais comuns no trígono posterior e se apresentam como massas amolecidas flutuantes. Ocorrem menos frequentemente no trígono anterior, embora as lesões nesta localização resultem mais comumente em dificuldades respiratórias ou disfagia, caso atinjam grandes tamanhos. Ocasionalmente, os linfangiomas cervicais se estendem para o mediastino ou superiormente para a cavidade oral. Tais crescimentos podem se tornar exuberantes e medir 15 cm ou mais. O rápido crescimento pode ocorrer secundariamente a uma infecção do trato respiratório superior, presumivelmente devido a produção aumentada de linfa, bloqueio da drenagem linfática ou infecção secundária da lesão.

Os linfangiomas orais podem ocorrer em diversas localizações, mas são mais comuns nos dois terços anteriores da língua, onde podem resultar em macroglossia (Figuras 12.110 e 12.111). Em geral, a lesão é localizada superficialmente e demonstra uma superfície pedregosa que se assemelha a um grupo de vesículas translucentes. A superfície se assemelha a ovos de rã ou pudim de tapioca. A hemorragia secundária dentro dos espaços linfáticos pode fazer com que algumas dessas "vesículas" se tornem arroxeadas. Lesões profundas se apresentam como aumentos de volume amolecidos mal definidos.

Pequenos linfangiomas menores que 1 cm ocorrem no rebordo alveolar em cerca de 4% dos recém-nascidos negros. Essas lesões geralmente ocorrem bilateralmente no rebordo mandibular e exibem uma distribuição homem:mulher de 2:1. Muitos desses linfangiomas alveolares aparentemente se resolvem espontaneamente, por não serem observados em indivíduos mais velhos.

Características histopatológicas

Os linfangiomas são compostos de vasos linfáticos que podem mostrar dilatação discreta (microcística) (Figuras 12.112 e 12.113) ou estruturas macroscópicas semelhantes a cistos (macrocística) (Figura 12.114). Geralmente, os vasos infiltram-se difusamente nos tecidos moles vizinhos e podem demonstrar agregados linfoides em suas paredes. O endotélio delimitante é fino, e os espaços contêm fluido proteináceo e ocasionais linfócitos. Alguns canais também podem conter hemácias, o que gera incerteza se eles representam vasos linfáticos ou sanguíneos. Embora muitos destes representem hemorragia secundária dentro do vaso

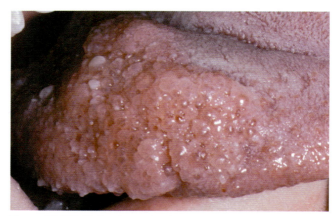

Figura 12.110 Linfangioma. Aparência pedregosa e semelhante a vesículas na margem lateral direita da língua.

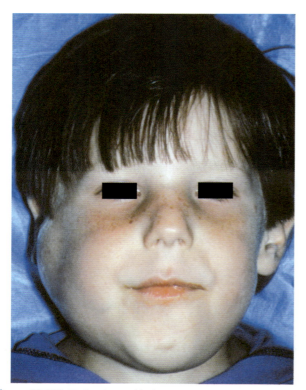

Figura 12.109 Linfangioma. Menino com higroma cístico envolvendo primariamente o lado direito da face. (Cortesia do Dr. Frank Kendrick.)

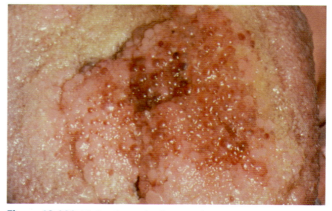

Figura 12.111 Linfangioma. Lesão na região dorsal da língua exibindo coloração arroxeada, que pode ser causada por hemorragia secundária ou por um componente hemangiomatoso associado.

CAPÍTULO 12 Neoplasias de Tecidos Moles 541

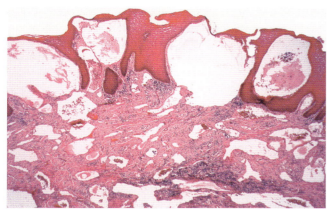

Figura 12.112 Linfangioma cavernoso. Lesão de língua mostrando vasos linfáticos dilatados abaixo do epitélio e na profundidade do tecido conjuntivo.

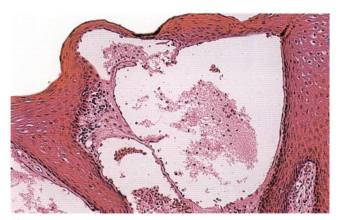

Figura 12.113 Linfangioma cavernoso. Fotomicrografia em grande aumento mostrando os vasos linfáticos dilatados preenchidos por linfa imediatamente abaixo do epitélio de superfície atrófico.

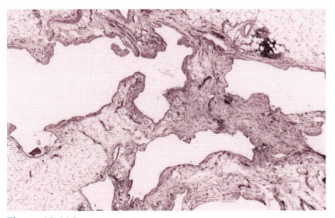

Figura 12.114 Higroma cístico. Lesão de pescoço mostrando vasos linfáticos marcadamente dilatados.

linfático, alguns podem, na verdade, ser exemplos de malformações vasculares mistas compostas de vasos linfáticos e sanguíneos.

Nos linfangiomas intraorais, os vasos linfáticos são localizados logo abaixo do epitélio de superfície e, geralmente, substituem as papilas conjuntivas. Esta localização superficial resulta em aparência clínica semelhante a vesículas translucentes. Entretanto, observa-se a extensão desses vasos para dentro do tecido conjuntivo profundo e para a musculatura esquelética.

Tratamento e prognóstico

O tratamento dos linfangiomas de cabeça e pescoço depende do tamanho, da localização e do subtipo da anomalia. Lesões menores não associadas a alterações estéticas e funcionais podem ser mais bem manejadas por acompanhamento apenas. Por exemplo, alguns clínicos não recomendam tratamento de lesões sem abaulamento da língua, devido à dificuldade de remoção e alto risco de recorrência. É rara a regressão espontânea das malformações linfáticas, porém tem sido reportada em aproximadamente 3% dos casos.

Quando necessário, geralmente o tratamento consiste em excisão cirúrgica, escleroterapia percutânea ou uma combinação dos dois. A remoção cirúrgica total pode não ser possível em todos os casos, devido ao grande tamanho ou envolvimento de estruturas vitais. A recorrência após a cirurgia é comum, especialmente para linfangiomas microcísticos da cavidade oral, devido à sua natureza infiltrativa. Linfangiomas da região cervical são frequentemente bem delimitados e têm um baixo índice de recorrência.

Nos últimos anos, a escleroterapia percutânea tem provado ser uma alternativa de sucesso quando comparada à cirurgia para muitos linfangiomas. Os agentes esclerosantes mais utilizados incluem doxiciclina, OK-432 e bleomicina. A escleroterapia apresenta mais sucesso em linfangiomas macrocísticos, com mais de 80% dos pacientes mostrando resolução clínica completa ou resposta substancial. Menor taxa de sucesso é obtida nos tipos misto e microcístico.

O prognóstico é bom para a maioria dos pacientes, embora lesões maiores do pescoço ou da língua possam resultar em obstrução aérea e morte.

◆ LEIOMIOMA

Os leiomiomas são neoplasias benignas de músculo liso que comumente ocorrem no útero, no trato gastrintestinal e na pele. Os leiomiomas da cavidade oral são raros. Provavelmente, muitos deles têm sua origem na musculatura lisa dos vasos.

Existem três tipos, listados a seguir:

1. Leiomiomas sólidos.
2. Leiomiomas vasculares (angiomiomas ou angioleiomiomas).
3. Leiomiomas epitelioides (leiomioblastomas).

Quase todos os leiomiomas orais são do tipo sólido ou do tipo vascular; angiomiomas representam cerca de 75% de todos os casos orais. Exemplos raros de hamartomas de desenvolvimento, compostos principalmente de músculo liso (hamartoma leiomiomatoso), também têm sido descritos na cavidade oral.

Características clínicas e radiográficas

O leiomioma oral pode ocorrer em qualquer idade e, em geral, apresenta-se como um nódulo mucoso firme e de crescimento lento (Figura 12.115). Muitas lesões são assintomáticas, embora ocasionalmente os leiomiomas possam ser dolorosos. Tipicamente, os leiomiomas sólidos apresentam coloração normal, igual à da mucosa, embora angiomiomas possam exibir uma tonalidade azulada. As localizações mais comuns são os lábios, a língua, o palato e a mucosa jugal, que, juntos, representam 80% dos casos. Casos intraósseos extremamente raros podem se apresentar como lesões radiolucentes uniloculares dos ossos gnáticos.

Hamartomas leiomiomatosos orais ocorrem mais frequentemente na gengiva palatina anterior, na região da papila incisiva ou na linha média do dorso da língua (Figura 12.116). Se a lesão estiver presente ao nascimento, pode ser confundida com uma epúlide congênita (ver anteriormente). A maioria dos outros exemplos é descoberta durante a infância ou adolescência. A lesão aparece como um nódulo liso, séssil ou pediculado, que geralmente tem menos de 1 cm de diâmetro.

Características histopatológicas

Os leiomiomas sólidos são neoplasias bem circunscritas que consistem em feixes entrelaçados de células musculares fusiformes (Figuras 12.117 e 12.118). Os núcleos são alongados, palidamente corados e com terminação romba. A presença de figuras mitóticas é incomum. Raros exemplos com ossificação extensa foram relatados.

Os angiomiomas também são lesões bem circunscritas que demonstram múltiplos vasos sanguíneos tortuosos, com paredes espessas, devido à hiperplasia de seu revestimento de músculo liso (Figura 12.119). Podem ser encontrados feixes entrelaçados de músculo liso por entre os vasos, algumas vezes entremeados ao tecido adiposo. Como o nome sugere, o leiomioma epitelioide é composto primariamente mais por células epitelioides do que por células fusiformes. Hamartomas leiomiomatosos consistem em feixes entrelaçados de células fusiformes eosinofílicas que podem se misturar ao colágeno circundante.

Caso haja dúvidas diagnósticas, as colorações especiais e a imuno-histoquímica podem auxiliar na confirmação da diferenciação do músculo liso. O músculo liso se cora em vermelho brilhante pela coloração tricrômica de Masson (Figura 12.120).

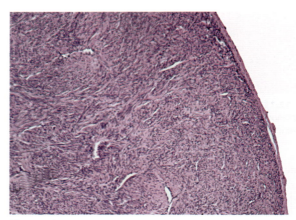

Figura 12.117 Leiomioma. Visão em pequeno aumento mostrando uma lesão celular bem circunscrita de células musculares lisas de morfologia fusiforme.

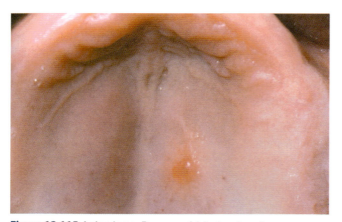

Figura 12.115 Leiomioma. Pequeno nódulo de coloração rosa-avermelhada na região posterior do palato duro, lateral à linha média.

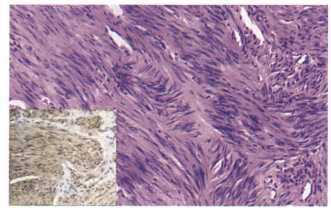

Figura 12.118 Leiomioma. Visão em grande aumento mostrando células fusiformes com núcleo de extremidade romba. A análise imuno-histoquímica mostra forte positividade para actina de músculo liso (*quadro em destaque*).

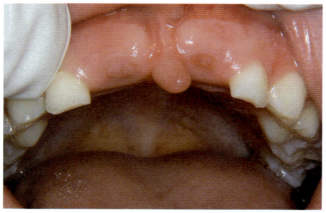

Figura 12.116 Hamartoma leiomiomatoso oral. Pequeno crescimento papular na linha média da crista alveolar maxilar anterior de um menino de 7 anos. (Cortesia do Dr. Lon Doles.)

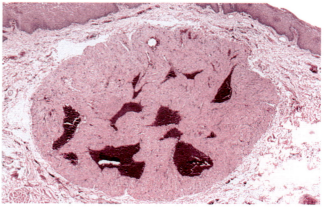

Figura 12.119 Angiomioma. Lesão bem circunscrita exibindo vasos sanguíneos proeminentes circundados por músculo liso.

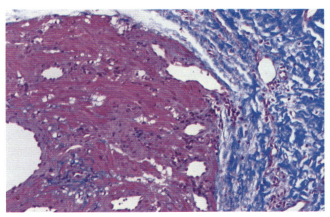

Figura 12.120 Angiomioma. Coloração de tricrômico de Masson demonstrando feixes de músculo liso (*em vermelho*) com colágeno normal adjacente (em *azul*).

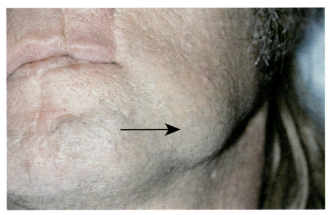

Figura 12.121 Rabdomioma adulto. Nódulo (*seta*) na bochecha esquerda. (Cortesia do Dr. Craig Little.)

Geralmente, a análise imuno-histoquímica revela positividade das células neoplásicas para vimentina e actina de músculo liso, podendo também ser observada positividade para desmina.

Tratamento e prognóstico

Os leiomiomas orais são tratados pela excisão cirúrgica local. A lesão não costuma recidivar.

◆ RABDOMIOMA

As neoplasias benignas do músculo esquelético são chamadas **rabdomiomas**. O termo *rabdomioma* é também usado para descrever lesões hamartomatosas do coração que geralmente são associadas à esclerose tuberosa (ver Capítulo 16). Apesar da grande quantidade de músculo esquelético espalhado pelo corpo, as neoplasias benignas de músculo esquelético são extremamente raras. Entretanto, tais rabdomiomas extracardíacos exibem uma forte predileção pela região de cabeça e pescoço. Os rabdomiomas de cabeça e pescoço podem ser subclassificados em duas grandes categorias: (1) rabdomiomas do tipo adulto e (2) rabdomiomas fetais.

Características clínicas

Rabdomiomas do tipo adulto

Os rabdomiomas do tipo adulto da região de cabeça e pescoço ocorrem em pacientes de meia-idade e idosos, sendo cerca de 80% dos casos encontrados em homens. As localizações mais frequentes são a faringe, a cavidade oral e a laringe. As lesões intraorais são mais comuns no assoalho bucal, no palato mole e na base da língua. A lesão se apresenta como um nódulo ou tumor que pode atingir muitos centímetros antes de ser descoberto (Figuras 12.121 e 12.122). As lesões de laringe e faringe geralmente levam à obstrução das vias respiratórias. Algumas vezes, a neoplasia é de natureza multinodular, com dois ou mais nódulos discretos encontrados na mesma localização anatômica. De 3 a 15% dos rabdomiomas do adulto são multicêntricos, com lesões distintas e separadas ocorrendo em localizações diferentes.

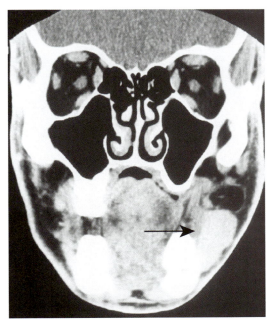

Figura 12.122 Rabdomioma adulto. Tomografia computadorizada (TC) da mesma lesão descrita na Figura 12.121. Note a massa (*seta*) lateral ao corpo esquerdo da mandíbula. (Cortesia do Dr. Craig Little.)

Rabdomiomas fetais

Os rabdomiomas fetais geralmente ocorrem em crianças, embora alguns também se desenvolvam em adultos. Há uma predileção pelo sexo masculino. As localizações mais comuns são a face e a região periauricular.

Características histopatológicas

Rabdomiomas do tipo adulto

O rabdomioma do tipo adulto é composto de lóbulos bem circunscritos de grandes células poligonais, que exibem um abundante citoplasma eosinofílico granular (Figura 12.123). Essas células geralmente mostram uma vacuolização periférica que resulta em aparência de "teia de aranha" do citoplasma. Células focais com estriações transversas podem ser identificadas na maioria dos casos (Figura 12.124). Embora seja raramente

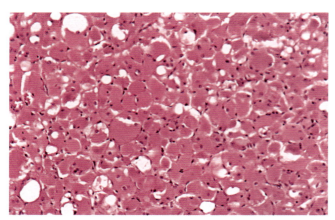

Figura 12.123 Rabdomioma adulto. Visão em médio aumento mostrando uma neoplasia uniforme, composta por células redondas e poligonais com vacuolização focal.

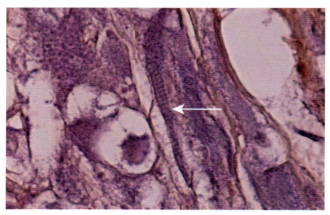

Figura 12.124 Rabdomioma adulto. Coloração com hematoxilina ácida fosfotúngstica (PTAH) que demonstra estriações transversais focais em algumas células (*seta*).

necessária para o diagnóstico, a imuno-histoquímica irá mostrar a positividade das células neoplásicas para mioglobina, desmina e actina músculo-específica.

Rabdomiomas fetais

O rabdomioma fetal apresenta uma aparência menos madura e consiste em células musculares fusiformes, arranjadas de maneira desorganizada, que, algumas vezes, são encontradas dentro de um estroma mixoide. Algumas lesões podem exibir uma considerável celularidade e um moderado pleomorfismo, que as torna facilmente confundidas com os rabdomiossarcomas.

Tratamento e prognóstico

O tratamento de ambas as variantes de rabdomioma consiste na excisão cirúrgica local. A recorrência tem sido relatada em 10 a 42% dos casos, porém estes números estão provavelmente associados a sua remoção incompleta.

◆ TUMOR CONDROMIXOIDE ECTOMESENQUIMAL

O **tumor condromixoide ectomesenquimal** é uma neoplasia intraoral benigna rara, identificada pela primeira vez em 1995.

A histogênese desse tumor é incerta, embora se sugira que possa originar-se de uma célula ectomesenquimal indiferenciada da crista neural ou de uma célula mioepitelial de tecido mole. A maioria dessas lesões tem sido relacionada aos genes de fusão *RREB1::MKL2*; um subconjunto menor apresentou rearranjos do gene *EWSR1*.

Características clínicas

Mais de 90% dos tumores condromixoides ectomesenquimais ocorrem na região anterior do dorso da língua, embora raros exemplos também tenham sido relatados na base da língua, em outros locais de tecido mole oral e na mandíbula. O tumor acomete uma ampla faixa etária, sendo mais comumente diagnosticado entre a terceira e a sexta décadas de vida. Nenhuma predileção por sexo foi identificada. A lesão geralmente se apresenta como massa nodular indolor que pode medir desde menos de 1 cm até vários centímetros de diâmetro (Figura 12.125).

Características histopatológicas

O tumor condromixoide ectomesenquimal pode apresentar uma aparência microscópica altamente variável. Em menor aumento, o tumor tipicamente demonstra um padrão de crescimento lobular circunscrito, embora alguns casos possam demonstrar infiltração focal no músculo esquelético adjacente. As células podem ser poligonais a fusiformes ou estreladas, com núcleos ovoides e citoplasma eosinofílico de pálido a levemente basofílico. São notados graus variados de celularidade, incluindo lençóis celulares densos intercalados com zonas de células dispostas de forma frouxa, exibindo uma aparência mixoide (Figura 12.126). Podem ser encontradas alterações estromais hialinizadas ou condroides focais. A imuno-histoquímica geralmente mostra que as células tumorais são positivas para a proteína glial fibrilar ácida (GFAP) e para a proteína S100.

Tratamento e prognóstico

O tratamento deve consistir em excisão cirúrgica conservadora. A recorrência raramente tem sido relatada.

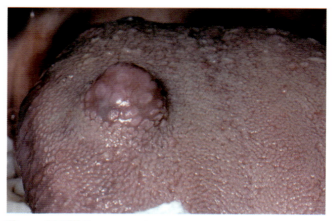

Figura 12.125 Tumor condromixoide ectomesenquimal. Massa nodular na língua dorsal direita. (De Kannan R, Damm DD, White DK, et al: Ectomesenchymal chondromyxoid tumor of the anterior tongue: a report of three cases, *Oral Surg Oral Med Oral Pathol Oral Radiol Endod* 82:417–422, 1996.)

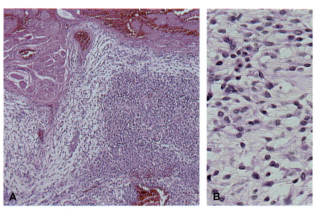

Figura 12.126 Tumor condromixoide ectomesenquimal. A. Vista em menor aumento mostrando um tumor circunscrito com áreas celulares (*direita*) e zonas mixoides menos celulares (*esquerda*). **B.** Vista em maior aumento demonstrando células fusiformes/estreladas em um fundo mixoide.

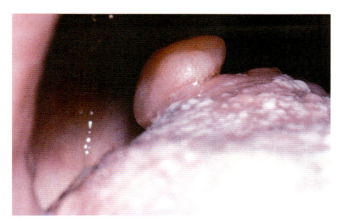

Figura 12.127 Coristoma ósseo. Nódulo duro pediculado na região posterior do dorso da língua. (Cortesia do Dr. Michael Meyrowitz.)

♦ CORISTOMAS ÓSSEOS E CARTILAGINOSOS

O **coristoma** é um crescimento semelhante a uma neoplasia de tecido microscopicamente normal em uma localização anormal. Vários tipos diferentes de tecido podem ocorrer na boca como coristomas. Isto inclui a mucosa gástrica, o tecido glial e os aumentos de volume de glândulas sebáceas. Entretanto, os coristomas mais frequentemente observados na cavidade oral são os que consistem em osso, cartilagem, ou ambos. Algumas vezes, essas lesões têm sido chamadas de **osteomas de tecido mole** ou **condromas de tecido mole**, mas o termo *coristoma* é o mais adequado, por elas não aparentarem ser verdadeiras neoplasias.

Características clínicas

Os coristomas ósseos e cartilaginosos mostram uma grande predileção pela língua, representando 85% dos casos. A localização mais comum é a região posterior da língua, próximo ao forame cego, embora raros casos tenham sido relatados em outras partes da língua e em outras localizações orais. Em geral, essa lesão se apresenta como um nódulo firme, séssil ou pediculado, de superfície lisa, medindo entre 0,5 e 2,0 cm de diâmetro (Figura 12.127). Muitos pacientes desconhecem a presença da lesão, embora alguns se queixem de náusea ou disfagia.

Características histopatológicas

O exame microscópico dos coristomas revela um aumento de volume bem circunscrito de osso denso lamelar ou cartilagem madura, circundado por tecido conjuntivo denso (Figura 12.128). Algumas vezes, observa-se uma combinação de osso e cartilagem. O osso apresenta sistema de canais de Havers bem desenvolvido e, ocasionalmente, demonstra medula gordurosa ou hematopoética central.

Tratamento e prognóstico

Os coristomas ósseos e cartilaginosos são mais bem tratados pela excisão cirúrgica local. Não foram relatadas recidivas.

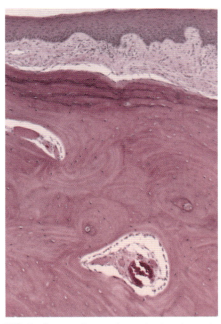

Figura 12.128 Coristoma ósseo. Aumento de volume denso de osso lamelar abaixo do epitélio de superfície.

SARCOMAS DE TECIDOS MOLES

Felizmente, os sarcomas de tecidos moles são raros na região oral e maxilofacial, sendo responsáveis por menos de 1% dos cânceres nesta área. Devido à sua relativa raridade, uma discussão detalhada de cada neoplasia vai além da alçada deste livro. Entretanto, uma revisão dessas entidades está incluída na seção seguinte.

♦ FIBROSSARCOMA

O **fibrossarcoma** é uma neoplasia maligna de fibroblastos. Há algum tempo, o fibrossarcoma era considerado o sarcoma de tecido mole mais comum. No entanto, o diagnóstico de fibrossarcoma raramente é feito atualmente, pois muitos tumores de células fusiformes, com características microscópicas semelhantes, foram reclassificados em categorias separadas e distintas. O fibrossarcoma é mais comum nas extremidades, com somente 10 a 19% dos casos ocorrendo na região de cabeça e pescoço.

Características clínicas

Os fibrossarcomas se apresentam mais como aumentos de volume de crescimento lento que podem atingir tamanhos consideráveis antes de produzir dor (Figura 12.129). Eles podem se desenvolver em qualquer idade e em qualquer localização na região de cabeça e pescoço. Alguns casos têm sido relatados no nariz e nos seios paranasais, onde frequentemente resultam em sintomas obstrutivos. O desenvolvimento de fibrossarcoma após radioterapia na região de cabeça e pescoço também foi descrito.

Características histopatológicas

O *fibrossarcoma do tipo adulto* normalmente é um diagnóstico de exclusão, sendo usado para sarcomas de células fusiformes que não se enquadram microscopicamente dentro de outras categorias reconhecidas. Exemplos de fibrossarcomas bem diferenciados consistem em fascículos de células fusiformes que classicamente formam um padrão de "espinha de peixe" (Figura 12.130). As células exibem pequena variação de tamanho e forma, embora um número variável de figuras mitóticas possa ser identificado. Em neoplasias pouco diferenciadas, as células são menos organizadas e podem se apresentar redondas ou ovoides, exibindo um discreto pleomorfismo com uma atividade mitótica mais evidente. Fibrossarcomas de alto grau tendem a produzir menos colágeno do que os bem diferenciados. Marcadores imuno-histoquímicos devem ser negativos, exceto para vimentina e actina de músculo liso focal.

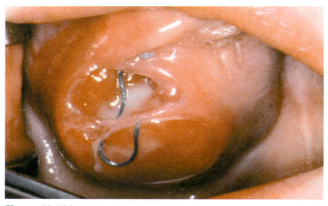

Figura 12.129 Fibrossarcoma. Criança com um grande aumento de volume no palato duro e rebordo alveolar superior. (Cortesia do Dr. John McDonald.)

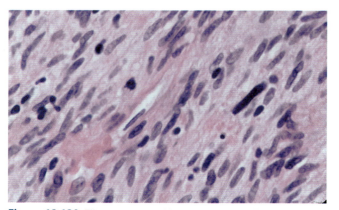

Figura 12.130 Fibrossarcoma. Massa celular de células fusiformes demonstrando leve pleomorfismo.

Além dos tumores clássicos do tipo adulto, a classificação de "fibrossarcoma" inclui uma série de variantes, incluindo o *mixofibrossarcoma*, o *sarcoma fibromixoide de baixo grau*, o *fibrossarcoma epitelioide esclerosante* e o *fibrossarcoma juvenil/infantil*.

Tratamento e prognóstico

Normalmente, o tratamento de escolha é a excisão cirúrgica, incluindo uma ampla margem de tecido normal adjacente. A recidiva é observada em cerca de metade dos casos, e as taxas de sobrevida em 5 anos variam de 40 a 70%.

◆ SARCOMA PLEOMÓRFICO INDIFERENCIADO (FIBRO-HISTIOCITOMA MALIGNO)

O termo **fibro-histiocitoma maligno** foi introduzido nos anos 1960, a fim de descrever um grupo de sarcomas que exibia características tanto fibroblásticas quanto histiocíticas. Esse conceito rapidamente ganhou aceitação, e o fibro-histiocitoma maligno logo se tornou o sarcoma de tecidos moles mais comumente diagnosticado em adultos. Entretanto, pesquisadores atualmente têm questionado esse conceito porque, devido à ajuda da imuno-histoquímica e de estudos moleculares, a maioria das neoplasias anteriormente classificadas como fibro-histiocitoma maligno pode ser reclassificada em outras categorias, como lipossarcoma, leiomiossarcoma, rabdomiossarcoma, mixofibrossarcoma, melanoma e carcinoma anaplásico. Entretanto, ainda existe um grupo heterogêneo de neoplasias dessa família, cuja linha de diferenciação não pode ser determinada. Atualmente, o termo **sarcoma pleomórfico indiferenciado** é recomendado para essas lesões.

Características clínicas

Sarcomas pleomórficos indiferenciados ocorrem principalmente em pacientes de idade avançada. A queixa mais comum é a massa expansiva que pode ou não ser dolorosa ou ulcerada. Os tecidos profundos do tronco e das extremidades são as localizações mais frequentes. As lesões da cavidade nasal e dos seios paranasais produzem sintomas obstrutivos.

Características histopatológicas

Diversos padrões histopatológicos têm sido descritos. A variante mais clássica é o tipo pleomórfico-estoriforme, o qual é caracterizado por fascículos curtos de células fusiformes volumosas, dispostas em um padrão estoriforme, misturados com áreas de células gigantes pleomórficas (Figura 12.131).

Tratamento e prognóstico

O sarcoma pleomórfico indiferenciado é considerado uma neoplasia agressiva que, em geral, é tratada pela excisão cirúrgica radical. Aproximadamente 40% dos pacientes com sarcoma pleomórfico indiferenciado de cabeça e pescoço terão recidiva local, e quase 30% irão desenvolver metástases. A taxa de sobrevida geral em 5 anos é de 52 a 55%.

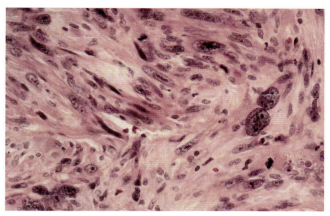

Figura 12.131 Sarcoma pleomórfico indiferenciado. Neoplasia de células fusiformes demonstrando pleomorfismo acentuado e mitoses dispersas.

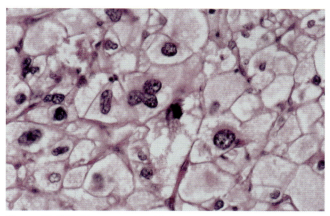

Figura 12.132 Lipossarcoma. Visão em grande aumento mostrando lipoblastos vacuolados com núcleo pleomórfico.

◆ LIPOSSARCOMA

O **lipossarcoma** é uma neoplasia maligna de origem nos adipócitos. Atualmente, é considerado o sarcoma de tecido mole mais comum e representa 15 a 25% de todas as malignidades de tecido mole em adultos. As localizações mais comuns são a coxa, o retroperitônio e a região inguinal. Os lipossarcomas da região de cabeça e pescoço são raros, compreendendo apenas 3% de todos desse grupo.

Características clínicas

Os lipossarcomas são vistos principalmente em adultos; a média de idade para as lesões de cabeça e pescoço é de 57 anos. Tipicamente, o lipossarcoma se apresenta como um aumento de volume mal definido, de crescimento lento e consistência amolecida, que pode aparecer com coloração normal ou amarela. A dor e a sensibilidade são incomuns; quando presentes, em geral são características tardias. O pescoço é a localização mais comum dos lipossarcomas da região de cabeça e pescoço. As localizações orais mais frequentes são a língua e a bochecha.

Características histopatológicas

A maioria dos lipossarcomas pode ser dividida em três grandes categorias:
1. Lipossarcoma bem diferenciado/tumor lipomatoso atípico.
2. Lipossarcoma de células redondas/mixoide.
3. Lipossarcoma pleomórfico.
4. Lipossarcoma desdiferenciado.

A variante **bem diferenciada** é a mais comum na cavidade oral, representando 67% de todos os casos. As lesões lembram os lipomas, mas demonstram lipoblastos dispersos e células estromais hipercromáticas atípicas (Figura 12.132). Como o lipossarcoma bem diferenciado em tecido mole superficial exibe um comportamento de baixo grau, essas lesões frequentemente são referidas como *tumores lipomatosos atípicos*. A marcação imuno-histoquímica positiva para CDK4 e MDM2 pode ajudar a distinguir o lipossarcoma bem diferenciado/tumor lipomatoso atípico de lesões lipomatosas benignas. Em casos mais difíceis, a demonstração da amplificação do gene *MDM2* por hibridização *in situ* por fluorescência (FISH) pode ajudar a confirmar o diagnóstico.

Os **lipossarcomas mixoides** demonstram proliferação de lipoblastos em um estroma mixoide que contém uma rica rede capilar. O **lipossarcoma de células redondas** é uma forma mais agressiva do lipossarcoma mixoide, com células arredondadas menos diferenciadas.

Os **lipossarcomas pleomórficos** exibem um grande pleomorfismo celular e células gigantes bizarras. Os **lipossarcomas desdiferenciados** são caracterizados pela combinação de lipossarcoma bem diferenciado com um pobremente diferenciado, com alterações sarcomatosas não lipogênicas. Estas características podem coexistir na mesma neoplasia, ou as alterações de indiferenciação podem se desenvolver em uma lesão recorrente ou em uma metástase.

Tratamento e prognóstico

O tratamento de escolha para a maioria dos lipossarcomas localizados em qualquer região do corpo é a excisão radical. Apesar disso, pelo menos 50% de todos os lipossarcomas recidivam. As taxas de sobrevida em 5 anos variam de 59 a 70%. Há uma taxa de sobrevida em 10 anos de aproximadamente 50%. O subtipo histopatológico é extremamente importante para o prognóstico, sendo este muito pior para os tipos pleomórficos do que para os mixoides e bem diferenciados.

Em contraste, o prognóstico para os lipossarcomas orais é mais favorável devido ao predomínio do subtipo bem diferenciado e devido à maioria deles serem pequenos quando diagnosticados. A recidiva local tem sido relatada em 15 a 20% dos casos, sendo raras metástases e morte decorrentes dessa neoplasia.

◆ TUMOR MALIGNO DA BAINHA DO NERVO PERIFÉRICO (SCHWANNOMA MALIGNO; NEUROFIBROSSARCOMA; SARCOMA NEUROGÊNICO)

A principal neoplasia maligna de origem em nervo periférico é preferencialmente chamada **tumor maligno da bainha do nervo periférico**. Esta neoplasia representa aproximadamente 5 a 10%

dos sarcomas de tecidos moles, com um quarto a metade dos casos ocorrendo em pacientes com neurofibromatose tipo 1 (ver anteriormente). Essa lesão é mais comum na porção proximal das extremidades e no tronco; cerca de 15% dos casos ocorrendo na região de cabeça e pescoço.

Características clínicas e radiográficas

Os tumores malignos da bainha do nervo periférico são mais comuns em adultos jovens. A média de idade dos pacientes com neurofibromatose (29 a 36 anos) é cerca de uma década a menos do que a média dos pacientes sem esta condição (40 a 46 anos). Manifesta-se clinicamente como um aumento de volume expansivo que, algumas vezes, exibe crescimento rápido. É comum a dor associada ou um déficit nervoso.

Os tumores malignos da bainha do nervo periférico orais podem ocorrer em qualquer localização, mas os sítios mais comuns são a maxila e a mandíbula, os lábios e a mucosa jugal (ver Figuras 12.70 e 12.71). O exame radiográfico das lesões intraósseas da mandíbula pode revelar um alargamento do canal mandibular ou do forame mentoniano, com ou sem destruição irregular do osso circunjacente.

Características histopatológicas

O tumor maligno da bainha do nervo periférico exibe fascículos de células fusiformes atípicas que, geralmente, lembram as células do fibrossarcoma do tipo adulto (ver Figura 12.72). Entretanto, frequentemente essas células apresentam um formato mais irregular, com núcleo ondulado ou em forma de vírgula. Além dos fascículos paralelos, também podem estar presentes áreas mixoides menos celulares. Em alguns casos, pode haver a presença de elementos heterólogos, que incluem a diferenciação para músculo esquelético (**tumor de Triton**), cartilagem, osso ou estruturas glandulares.

Geralmente, o diagnóstico definitivo da origem neural é difícil, especialmente na ausência de neurofibromatose. A positividade imuno-histoquímica para a proteína S-100 ou SOX10 é um achado útil, mas estas são encontradas somente em 50 a 60% dos casos e podem ser focais. Além disso, esses marcadores não são específicos para origem neural e, às vezes, podem ser demonstrados em outras neoplasias malignas de células fusiformes.

Tratamento e prognóstico

O tratamento dos tumores malignos da bainha do nervo periférico consiste na excisão cirúrgica radical, possivelmente em conjunto com radioterapia e quimioterapia adjuvantes. O prognóstico geralmente é ruim, com a sobrevida doença-específica variando de 39 a 60%, em 5 anos, e 26 a 45%, em 10 anos. Alguns estudos têm sugerido que os pacientes com neurofibromatose tipo 1 têm pior prognóstico do que os pacientes que apresentam casos esporádicos, embora outros estudos não tenham mostrado diferença significativa entre esses dois grupos. Tumores que são negativos para a proteína S-100 têm sido relatados como tendo um prognóstico significativamente pior.

◆ NEUROBLASTOMA OLFATÓRIO (ESTESIONEUROBLASTOMA)

O **neuroblastoma olfatório** é uma neoplasia neuroectodérmica rara da região superior da cavidade nasal que exibe algumas semelhanças com os neuroblastomas vistos em outras regiões do corpo. Acredita-se que essa lesão se origine das células neuroepiteliais sensoriais olfatórias.

Características clínicas e radiográficas

Ao contrário dos neuroblastomas usuais, o neuroblastoma olfatório é raro em pacientes com menos de 10 anos. Em vez disso, é mais comum em adultos, com média de idade de 45 a 56 anos no momento do diagnóstico. O neuroblastoma olfatório se origina na região superior da cavidade nasal, próximo ao platô cribriforme. Daí, estende-se para os seios paranasais (especialmente o seio etmoidal), para a órbita e para a fossa craniana anterior (Figura 12.133). Os sintomas mais comuns são obstrução nasal, anosmia, epistaxe e dor.

Características histopatológicas

Os neuroblastomas olfatórios consistem em pequenas células basofílicas, de formato redondo a ovoide, arranjadas em lençóis e lóbulos (Figura 12.134). Pode ser observada a formação de rosetas e pseudorrosetas, além de áreas de delicado material neurofibrilar. As células tumorais geralmente expressarão marcadores neuroendócrinos, como cromogranina, sinaptofisina e CD56.

Tratamento e prognóstico

O tratamento do neuroblastoma olfatório consiste na excisão cirúrgica, geralmente acompanhada de radioterapia adjuvante.

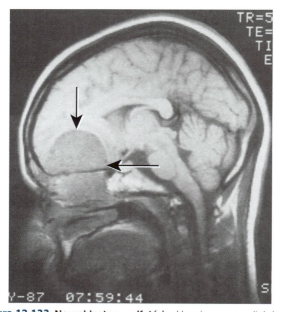

Figura 12.133 Neuroblastoma olfatório. Uma imagem sagital de ressonância magnética (IRM) ponderada em T1 mostrando uma neoplasia preenchendo a cavidade nasal superior e o seio etmoidal, com extensão para a fossa craniana anterior (*setas*). (Cortesia da Dra. Pamela Van Tassel.)

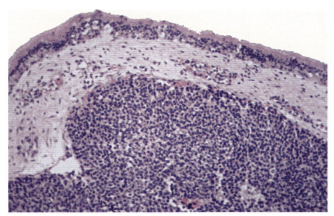

Figura 12.134 Neuroblastoma olfatório. Lençol de pequenas células basofílicas adjacentes ao epitélio sinonasal (*em cima*).

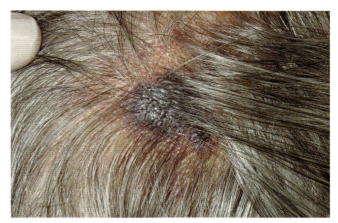

Figura 12.135 Angiossarcoma. Lesão azul-violácea levemente elevada localizada no couro cabeludo. (Cortesia do Dr. Terry Day).

Frequentemente, é realizado um acesso cirúrgico craniofacial combinado. A quimioterapia adjuvante também tem demonstrado melhorar a sobrevida.

O prognóstico depende do grau histopatológico e do estágio clínico do tumor. A sobrevida global em 5 anos é de aproximadamente 75%, e a sobrevida livre de doença é de 60%. Aos 10 anos, essas taxas de sobrevida diminuem para 60% e 40%, respectivamente. A morte geralmente resulta de recorrência local; a metástase ocorre em aproximadamente 20% dos casos e está associada a um prognóstico extremamente ruim.

◆ ANGIOSSARCOMA

O **angiossarcoma** é uma rara neoplasia maligna do endotélio vascular que pode se originar ou dos vasos sanguíneos ou dos vasos linfáticos. Embora represente apenas 1% de todos os sarcomas, cerca da metade de todos os casos ocorrem na região de cabeça e pescoço, sendo o couro cabeludo e a testa os locais mais comuns. No entanto, exemplos intraorais são extremamente raros.

O termo **hemangioendotelioma** é usado para descrever neoplasias vasculares com características microscópicas intermediárias entre as observadas nos hemangiomas e nos angiossarcomas. Tais neoplasias também são raras e consideradas de malignidade intermediária.

Características clínicas

Os angiossarcomas cutâneos de região de cabeça e pescoço são mais comuns em pacientes idosos. Lesões iniciais geralmente se assemelham a uma simples escoriação, que pode levar a um atraso no diagnóstico. Entretanto, a lesão continua a crescer, resultando em uma superfície elevada, nodular ou ulcerada (Figura 12.135). Muitos casos aparentam ter natureza multifocal. Os angiossarcomas orais têm sido relatados em diversos locais, sendo a gengiva e a língua as duas localizações mais comuns.

Características histopatológicas

O angiossarcoma é caracterizado por uma proliferação infiltrativa de vasos sanguíneos, delimitados por endotélio, que forma uma rede anastomosada (Figura 12.136). As células endoteliais se apresentam hipercromáticas e atípicas e, geralmente, tendem a

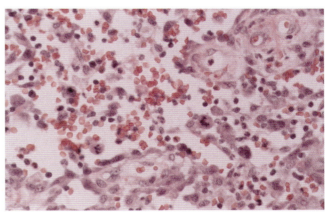

Figura 12.136 Angiossarcoma. Espaços vasculares sinusoidais revestidos por células endoteliais pleomórficas.

se empilhar dentro do lúmen vascular. Pode ser vista uma elevada atividade mitótica. Estudos imuno-histoquímicos mostram que, na maioria dos casos, as células neoplásicas são positivas para CD31 e ERG, enquanto a positividade para o CD34 é observada menos frequentemente.

Tratamento e prognóstico

Em geral, o tratamento consiste na excisão cirúrgica radical, na radioterapia, ou em ambas. O prognóstico para o angiossarcoma da região de cabeça e pescoço é ruim, com taxas de sobrevida global relatadas em 5 e 10 anos de apenas 26,5% e 16,9%, respectivamente. No entanto, angiossarcomas da cavidade oral e das glândulas salivares podem ter um prognóstico um pouco melhor. Uma revisão recente mostrou que 50% dos pacientes com angiossarcoma intraoral morreram de sua doença.

◆ SARCOMA DE KAPOSI

O **sarcoma de Kaposi** é uma rara neoplasia vascular, descrita inicialmente em 1872 por Moritz Kaposi, um dermatologista húngaro. Antes do advento da síndrome da imunodeficiência adquirida (AIDS) epidêmica, essa neoplasia era rara. No entanto, no início dos anos 1980, o sarcoma de Kaposi se tornou bastante comum devido à sua propensão ao desenvolvimento em indivíduos infectados pelo vírus da imunodeficiência humana (HIV). Desde a introdução da terapia antirretroviral combinada (cART) na última metade da década de 1990, a prevalência do sarcoma de Kaposi relacionado à AIDS no mundo ocidental declinou.

O sarcoma de Kaposi é causado pela infecção com o herpes-vírus humano 8 (HHV8; herpes-vírus associado ao sarcoma de Kaposi [KSHV]). Acredita-se que a lesão se origine de células endoteliais, as quais podem expressar marcadores para diferenciação tanto linfática quanto de vasos sanguíneos. São reconhecidas quatro apresentações clínicas:

1. Clássica.
2. Endêmica (africana).
3. Iatrogênica (associada a transplante).
4. Relacionada à AIDS.

As três primeiras formas são discutidas aqui, e o sarcoma de Kaposi relacionado à AIDS é apresentado na seção sobre doenças relacionadas ao HIV (ver Capítulo 7).

Características clínicas

Tipo clássico

O **sarcoma de Kaposi clássico** é principalmente uma doença da vida adulta tardia, e 90% dos casos ocorrem em homens. Como a exposição ao HHV-8 ocorre com muito mais frequência em algumas áreas do mundo, a prevalência do sarcoma de Kaposi também é muito maior nessas regiões, como no Mediterrâneo, leste da Europa e África equatorial central. Múltiplas máculas e pápulas azul-arroxeadas estão presentes na pele das extremidades inferiores (Figura 12.137). Essas lesões crescem lentamente por muitos anos e se desenvolvem como nódulos indolores. As lesões orais são raras e mais frequentemente acometem o palato. Alguns relatos sugerem que os pacientes com sarcoma de Kaposi apresentam uma elevada prevalência de malignidades linforreticulares, mas outras análises questionam a significância desta associação.

Tipo endêmico

Antes do advento do HIV/AIDS, o sarcoma de Kaposi endêmico já havia sido reconhecido como uma neoplasia relativamente comum em pacientes adultos jovens e crianças na África

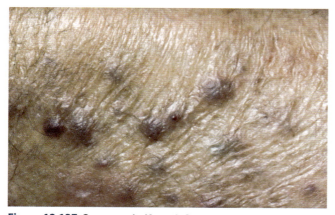

Figura 12.137 Sarcoma de Kaposi. Sarcoma de Kaposi clássico em um homem idoso, apresentando-se como máculas e placas no membro inferior.

Subsaariana. O curso da doença pode ter grande variação; alguns pacientes desenvolvem lesões cutâneas indolentes, semelhantes ao padrão observado no sarcoma de Kaposi clássico, enquanto outros exibem lesões mais agressivas que envolvem tecidos mais profundos, ossos e vísceras. Uma forma linfadenopática particularmente agressiva também é reconhecida em crianças, a qual é caracterizada por crescimento rápido nos linfonodos, ocasionalmente lesões viscerais e envolvimento cutâneo esparso. Embora o sarcoma de Kaposi endêmico costumasse ser o tipo mais comum da doença visto na África, o sarcoma de Kaposi relacionado à AIDS é atualmente considerado mais frequente.

Tipo iatrogênico

O **sarcoma de Kaposi iatrogênico (associado a transplante)** ocorre em pacientes que receberam transplante de órgãos. Afeta 0,5% dos pacientes transplantados renais, em geral muitos meses a alguns anos após a realização do transplante. Provavelmente, está relacionado com a perda da imunidade celular, a partir da terapia imunossupressora administrada para prevenir a rejeição do órgão. Assim como no sarcoma de Kaposi clássico, os casos iatrogênicos são mais comuns em indivíduos de ascendência mediterrânea e do leste europeu; entretanto, tal doença pode seguir um curso mais agressivo.

Características histopatológicas

Caracteristicamente, o sarcoma de Kaposi evolui através de três estágios:

1. Mancha (macular).
2. Placa.
3. Nodular.

O **estágio macular** é caracterizado por proliferação de minúsculos vasos sanguíneos. Isto resulta em uma rede vascular irregular, denteada, que circunda vasos preexistentes. Algumas vezes, estruturas normais, como folículos pilosos ou vasos sanguíneos preexistentes, podem aparecer projetadas dentro desses novos vasos (sinal do promontório). As células endoteliais lesionais têm uma aparência branda e podem estar associadas a linfócitos e plasmócitos dispersos.

O **estágio de placa** mostra uma proliferação adicional desses canais vasculares em conjunto com o desenvolvimento de um componente de células fusiformes. Pequenos glóbulos hialinos podem ser observados dentro ou adjacentes às células tumorais.

No **estágio nodular**, há um aumento do número de células fusiformes formando aumentos de volume nodulares que lembram um fibrossarcoma ou outros sarcomas de células fusiformes (Figuras 12.138 e 12.139). Entretanto, estão presentes numerosos eritrócitos extravasados, e podem ser identificados espaços vasculares semelhantes a fendas.

Outras variantes microscópicas do sarcoma de Kaposi incluem os subtipos semelhantes ao linfangioma, telangiectásicos, desmoplásicos, linfangiectásicos, equimóticos e anaplásicos.

Tratamento e prognóstico

O tratamento do sarcoma de Kaposi depende do subtipo clínico e do estágio da doença. Para lesões cutâneas na forma clássica da doença, geralmente pode ser usada a radioterapia (como

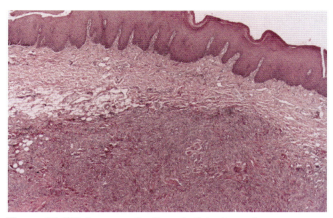

Figura 12.138 Sarcoma de Kaposi. Fotomicrografia em pequeno aumento mostrando uma lesão de células fusiformes no tecido conjuntivo.

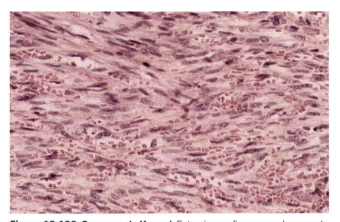

Figura 12.139 Sarcoma de Kaposi. Fotomicrografia em grande aumento mostrando células fusiformes e fendas vasculares mal definidas.

a radioterapia com feixe de elétrons). Para as lesões orais, a radioterapia deve ser usada com cautela, devido ao desenvolvimento de mucosite grave incomum. A excisão cirúrgica pode ser realizada para o controle de lesões individuais da pele ou mucosa. A quimioterapia sistêmica também pode ser útil. A injeção intralesional de vimblastina é usada para controlar lesões individuais.

O prognóstico é variável, dependendo da forma da doença e do estado imunológico do paciente. A forma clássica da doença é lentamente progressiva, e apenas 10 a 20% dos pacientes desenvolvem lesões disseminadas. A média de sobrevida é de 10 a 15 anos, e os pacientes geralmente morrem de causas não relacionadas. Alguns pacientes que apresentam a forma endêmica da doença desenvolvem lesões indolentes de comportamento semelhante ao sarcoma de Kaposi clássico não africano. Entretanto, as outras formas endêmicas africanas são mais agressivas, e o prognóstico é ruim. A forma linfadenopática segue um curso particularmente fulminante, resultando em geral na morte do paciente dentro de 2 a 3 anos. Em pacientes transplantados, a doença também pode ser um pouco mais agressiva; no entanto, os tumores podem regredir se a terapia imunossupressora do paciente puder ser trocada da ciclosporina para rapamicina, que se pensa ter atividade antitumoral.

◆ LEIOMIOSSARCOMA

O **leiomiossarcoma** é uma neoplasia maligna, com diferenciação em músculo liso, que representa de 5 a 10% dos sarcomas de tecidos moles. As localizações mais comuns são a parede uterina e o trato gastrintestinal. Os leiomiossarcomas da cavidade oral são raros.

Características clínicas

Em geral, os leiomiossarcomas são mais comuns em adultos de meia-idade e em idosos. Entretanto, os da região oral e maxilofacial ocorrem em uma grande variação de idade, sem predileção por nenhum grupo etário. Eles foram relatados em vários locais, mas cerca de um terço de todos os casos orais surgem na mandíbula. A aparência clínica não é específica, em geral se apresentando como um aumento de volume expansivo que pode ou não ser doloroso (Figura 12.140). Pode ocorrer ulceração secundária na superfície da mucosa.

Características histopatológicas

O exame microscópico do leiomiossarcoma mostra fascículos de células fusiformes com abundante citoplasma eosinofílico e núcleo com terminação romba, em formato de charuto (Figura 12.141). Algumas neoplasias podem ser compostas

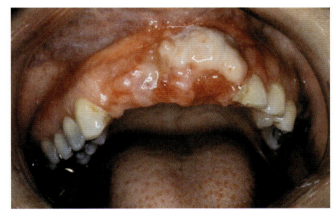

Figura 12.140 Leiomiossarcoma. Aumento de volume ulcerado no rebordo alveolar anterior. (Cortesia do Dr. Jim Weir.)

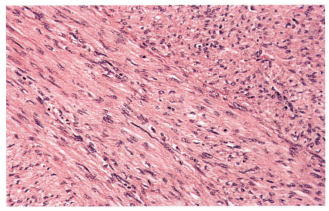

Figura 12.141 Leiomiossarcoma. Visão em médio aumento mostrando uma proliferação de células fusiformes pleomórficas.

principalmente de células epitelioides redondas que apresentam ou citoplasma eosinofílico ou citoplasma claro (leiomiossarcoma epitelioide). O grau de pleomorfismo varia de um caso para outro, mas as neoplasias de músculo liso com a presença de cinco ou mais mitoses por 10 campos de grande aumento devem ser consideradas potencialmente malignas. A presença de glicogênio dentro das células pode ser demonstrada com o corante ácido periódico de Schiff (PAS), e o citoplasma aparece vermelho brilhante com o corante tricrômico de Masson. A análise imuno-histoquímica em geral revela a presença de um ou mais dos seguintes marcadores miogênicos: actina de músculo liso, actina músculo-específica (HHF 35), desmina, miosina de músculo liso (SMMS) e h-caldesmon.

Tratamento e prognóstico

O tratamento do leiomiossarcoma consiste, principalmente, na excisão cirúrgica radical, algumas vezes seguida de quimioterapia ou radioterapia adjuvantes. O prognóstico para tumores de cabeça e pescoço depende do grau de diferenciação, com potencial para recorrência local e metástase a distância. Uma revisão do banco de dados do programa Surveillance, Epidemiology, and End Results (SEER) mostrou uma taxa de sobrevida específica da doença em 5 anos de 87,6% para pacientes com tumores bem diferenciados, em comparação com 52,7% para pacientes com tumores pouco diferenciados.

◆ RABDOMIOSSARCOMA

O **rabdomiossarcoma** é uma neoplasia maligna caracterizada pela diferenciação em músculo esquelético. Essas neoplasias são mais comuns em crianças, representando 50% dos sarcomas de tecidos moles na infância. Em contraste, os rabdomiossarcomas representam somente 2 a 5% dos sarcomas de tecidos moles em adultos. A localização mais frequente é a região de cabeça e pescoço, que representa 26% dos casos. O trato genitourinário é a segunda localização mais comum.

Quatro subtipos principais de rabdomiossarcoma são reconhecidos:

- Embrionário
- Alveolar
- Pleomórfico
- Fusiforme/esclerosante.

A discussão aqui será limitada principalmente aos subtipos embrionário e alveolar, que compreendem a maioria dos casos.

Características clínicas

O rabdomiossarcoma ocorre principalmente durante a primeira década de vida, mas também pode ocorrer em adolescentes e em adultos jovens. É raro em indivíduos com idade superior a 45 anos, e aproximadamente 60% dos casos ocorrem em homens. Os rabdomiossarcomas embrionários são mais comuns nos 10 primeiros anos de vida e representam cerca de 60% dos casos. Os rabdomiossarcomas alveolares ocorrem mais frequentemente em indivíduos entre os 10 e os 25 anos, representando aproximadamente 30% dos casos. Os rabdomiossarcomas pleomórficos representam menos de 5% dos casos e mostram um pico de prevalência em pacientes com idade superior aos 40 anos. Os rabdomiossarcomas de células fusiformes e esclerosantes anteriormente eram classificados como lesões separadas e distintas. No entanto, suas características microscópicas e moleculares sobrepostas sugerem que sejam entidades relacionadas. Eles representam de 5 a 10% dos rabdomiossarcomas.

Muitas lesões de cabeça e pescoço são do tipo embrionário ou alveolar, com os rabdomiossarcomas pleomórficos ocorrendo mais nas extremidades. Rabdomiossarcomas fusiformes/esclerosantes em crianças são observados em vários locais, mas casos em adultos mostram uma predileção pela região de cabeça e pescoço.

Frequentemente, o rabdomiossarcoma exibe um aumento de volume infiltrativo, indolor, que pode crescer rapidamente (Figuras 12.142 e 12.143). Na região de cabeça e pescoço, a face e a órbita são as localizações mais frequentes, seguidas pela cavidade nasal. O palato é a localização intraoral mais comum, e algumas lesões parecem surgir no seio maxilar e invadir a cavidade oral. Alguns rabdomiossarcomas embrionários podem se originar dentro de uma cavidade, como a vagina e a orofaringe, demonstrando um crescimento exofítico polipoide que lembra um cacho de uvas. O termo *rabdomiossarcoma botrioide* (semelhante a cacho de uva) tem sido usado para essas lesões.

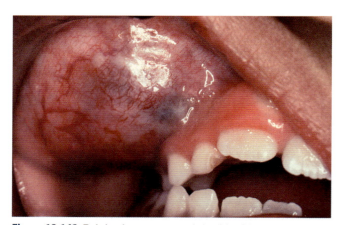

Figura 12.142 Rabdomiossarcoma embrionário. Criança com aumento de volume da maxila do lado direito. (Cortesia do Dr. Robert Achterberg.)

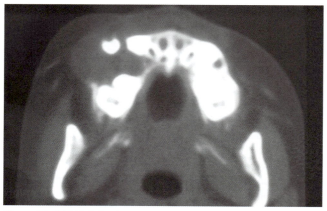

Figura 12.143 Rabdomiossarcoma embrionário. Tomografia computadorizada (TC) do paciente da Figura 12.142 mostrando uma lesão lítica e expansiva na maxila. (Cortesia do Dr. Robert Achterberg.)

Características histopatológicas

Tipo embrionário

O rabdomiossarcoma embrionário lembra diversos estágios da embriogênese do músculo esquelético. Casos pouco diferenciados podem ser de difícil diagnóstico e consistem em pequenas células redondas ou ovais, com núcleo hipercromático e citoplasma indistinto (Figura 12.144). Podem ser vistas zonas celulares e mixoides alternadas. As lesões bem diferenciadas mostram rabdomioblastos com formato redondo a ovoide, com citoplasma distintamente eosinofílico e material fibrilar ao redor do núcleo. Algumas neoplasias exibem rabdomioblastos bem diferenciados, alongados em forma de cinto, porém estriações transversas raramente são encontradas (Figura 12.145).

O subtipo **botrioide** do rabdomiossarcoma embrionário é esparsamente celular e apresenta um estroma mixoide exuberante. Em geral, é vista, abaixo da superfície mucosa, uma celularidade aumentada ou a tão conhecida *camada de câmbio*.

A análise imuno-histoquímica para a presença de desmina, miogenina, MyoD1 e actina músculo-específica pode ajudar na confirmação da natureza muscular da neoplasia. Entretanto, a intensidade da marcação imuno-histoquímica pode variar, dependendo do grau de diferenciação rabdomioblástica.

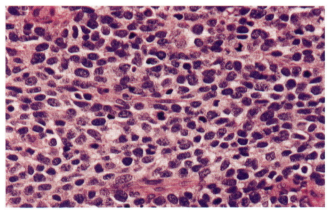

Figura 12.144 Rabdomiossarcoma embrionário. Visão em médio aumento mostrando um lençol de pequenas células redondas com núcleos hipercromáticos.

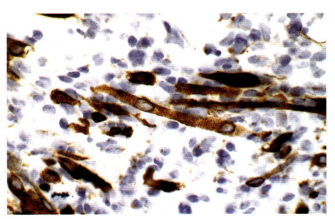

Figura 12.145 Rabdomiossarcoma embrionário. Essa neoplasia exibe rabdomioblastos em forma de cinto que são positivos para desmina na imuno-histoquímica. Note as estriações transversais.

Tipo alveolar

São reconhecidas as variantes clássica e sólida do rabdomiossarcoma alveolar. O padrão clássico é caracterizado por agregados de células redondas a ovais pouco diferenciadas, separados por um septo fibroso. Essas células exibem perda central de coesividade, resultando em um padrão alveolar. As células periféricas desses agregados aderem às paredes do septo em uma camada única. As células centrais parecem flutuar livremente dentro dos espaços alveolares. As mitoses são comuns, e também podem ser vistas células gigantes multinucleadas. Em contraste, a variante sólida do rabdomiossarcoma alveolar exibe áreas de células redondas basofílicas, sem septo fibrovascular.

Estudos moleculares e citogenéticos têm uma grande importância no diagnóstico do rabdomiossarcoma. Duas translocações cromossômicas distintas foram identificadas no rabdomiossarcoma alveolar: *PAX3::FOXO1* e *PAX7::FOXO1*. O rabdomiossarcoma embrionário frequentemente mostra perda de heterozigosidade no cromossomo 11p15.5. As formas congênitas/infantis do rabdomiossarcoma fusiforme/esclerosante são caracterizadas por fusões gênicas envolvendo *VGLL2*, *SRF* e *TEAD1*, enquanto o "rabdomiossarcoma esclerosante" em adultos frequentemente apresenta mutações no *MYOD1*.

Tratamento e prognóstico

Antes de 1960, o prognóstico para os pacientes com rabdomiossarcoma era extremamente ruim, com mais de 90% dos pacientes morrendo. Com o advento das terapias multimodais, o prognóstico melhorou sensivelmente.

O tratamento consiste na excisão cirúrgica combinada com quimioterapia com vários agentes (vincristina, actinomicina D e ciclofosfamida). Também é usada a radioterapia pós-operatória, exceto para rabdomiossarcomas localizados que tenham sido ressecados na cirurgia inicial. A taxa de sobrevida global em 5 anos para o rabdomiossarcoma embrionário de cabeça e pescoço é de 63%, embora o índice para as variantes botrioides (95%) seja muito melhor. A taxa de sobrevida global em 5 anos para o rabdomiossarcoma alveolar de cabeça e pescoço é de apenas 35%. As formas congênitas/infantis de rabdomiossarcoma fusiforme/esclerosante têm uma taxa de sobrevida global em 5 anos de 75%; no entanto, essa taxa de sobrevida cai para 30% para aqueles com mutações no *MYOD1*.

◆ SARCOMA SINOVIAL

O **sarcoma sinovial** é uma neoplasia maligna incomum que representa 5 a 10% das neoplasias de tecidos moles. Ocorre principalmente próximo às grandes articulações e bursas, especialmente nas extremidades, embora a maioria dos autores concorde que a lesão provavelmente não se origine da sinóvia. Embora frequentemente tenha localização para-articular, raramente ocorre dentro da cápsula articular. Em alguns casos, origina-se em áreas sem nenhuma relação com estruturas sinoviais. Os sarcomas sinoviais da região de cabeça e pescoço são raros (somente 1,9 a 3,7% dos casos), e muitos destes aparentemente não estão relacionados com as áreas articulares.

Mais de 90% dos sarcomas sinoviais exibem uma translocação recíproca balanceada envolvendo a fusão do gene *SS18* no cromossomo 18 com o gene *SSX1* ou *SSX2* (ou, raramente, *SSX4*) no cromossomo X. A detecção desta translocação pode auxiliar no diagnóstico, avaliando as margens da lesão e confirmando a presença de doença metastática.

Características clínicas

Os sarcomas sinoviais ocorrem mais frequentemente em adolescentes e adultos jovens (idade média = 33,5 anos), e há uma discreta predileção pelo sexo masculino. A apresentação mais comum é a de um aumento de volume de crescimento expansivo e gradual que, geralmente, está associado a dor ou sensibilidade. Os sarcomas sinoviais da região de cabeça e pescoço são mais comuns nas áreas paravertebral e parafaríngea. Frequentemente, produzem sintomas de disfagia, dispneia ou rouquidão. Raros exemplos intraorais foram relatados em língua, bochecha e outros locais.

Características histopatológicas

Dois padrões principais de sarcoma sinovial são reconhecidos: bifásico e monofásico. Sarcomas sinoviais bifásicos geralmente estão associados a fusões gênicas *SS18::SSX1* e são caracterizados por uma combinação de células fusiformes e células epiteliais. Em geral, há um predomínio das células fusiformes, produzindo um padrão semelhante ao fibrossarcoma. Dentro do fundo de células fusiformes, encontram-se grupos de células epiteliais cuboides ou colunares que circundam espaços semelhantes a glândulas ou formam ninhos, cordões ou espirais (Figura 12.146). São vistas calcificações em cerca de 30% dos casos.

Sarcomas sinoviais monofásicos tipicamente mostram fusões gênicas *SS18::SSX2* e são mais comuns do que as formas bifásicas do tumor. Microscopicamente, consistem principalmente ou inteiramente em células fusiformes, o que pode dificultar a distinção de outras neoplasias malignas de células fusiformes. No entanto, muitos exemplos demonstram células focais com características epitelioides e/ou imunomarcação positiva para citoqueratina e antígeno de membrana epitelial. A imunorreatividade nuclear para TLE1 também é um marcador de triagem útil. No entanto, testes genéticos moleculares para o transcrito do gene de fusão *SS18::SSX2* frequentemente são necessários para confirmar o diagnóstico. Raros exemplos de sarcomas sinoviais monofásicos com predominância epitelial também foram relatados.

Tratamento e prognóstico

O tratamento do sarcoma sinovial consiste na excisão cirúrgica radical, frequentemente com radioterapia e quimioterapia adjuvantes associadas. O prognóstico é reservado porque o tumor tem uma alta taxa de recorrência e metástase. As taxas de sobrevida global em 5 anos relatadas variam de 56 a 76%. Uma série recente de sarcomas sinoviais de cabeça e pescoço mostrou taxas de sobrevida específica da doença de 79% em 5 anos e 68% em 10 anos.

◆ SARCOMA ALVEOLAR DE PARTES MOLES

O **sarcoma alveolar de partes moles** é uma neoplasia rara, de histogênese incerta, que compreende de 0,5 a 1% de todos os sarcomas de partes moles. A análise molecular dessa neoplasia mostra uma translocação genética característica, der (17)t(X;17) (p11.2;q25), a qual resulta no gene de fusão *ASPSCR1::TFE3*.

Características clínicas

O sarcoma alveolar de partes moles geralmente é uma massa de crescimento lento e indolor que é mais comum em adolescentes e adultos jovens, entre 15 e 35 anos. A extremidade inferior é o local mais frequente, especialmente a região anterior da coxa. No entanto, exemplos que se desenvolvem em lactentes e crianças pequenas são mais comuns na região de cabeça e pescoço; a órbita e a língua são os locais mais comuns em cabeça e pescoço. Durante as duas primeiras décadas de vida, o sarcoma alveolar de partes moles mostra uma predileção pelo sexo feminino de aproximadamente 2:1. Entretanto, os casos que se desenvolvem após os 30 anos são mais comuns em homens.

Características histopatológicas

Os sarcomas alveolares de partes moles são compostos por grupos de grandes células poligonais que se arranjam ao redor dos espaços alveolares centrais (Figura 12.147 A). Essas células apresentam abundante citoplasma eosinofílico e granular e um a diversos núcleos vesiculados. As mitoses são raras. Colorações especiais revelam a presença de cristais PAS-positivos diástase-resistentes, que são altamente característicos desse tumor. À microscopia eletrônica, esses cristais se apresentam como estruturas romboides, poligonais ou em forma de vara com um padrão regular em veneziana.

A análise imuno-histoquímica demonstra uma forte positividade para o fator de transcrição TFE3 nos núcleos das células neoplásicas (ver Figura 12.147 B). O diagnóstico pode ser confirmado pela identificação do gene de fusão *ASPSCR1::TFE3*, por meio da reação em cadeia da polimerase-transcriptase reversa (RT-PCR) ou hibridização *in situ* fluorescente (FISH).

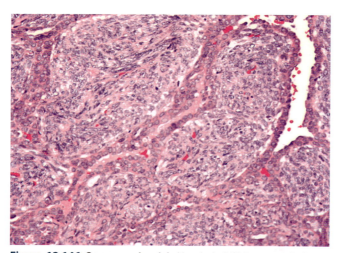

Figura 12.146 Sarcoma sinovial. Neoplasia bifásica consistindo em células fusiformes, permeadas por células epiteliais cuboides e colunares, que delimitam espaços semelhantes à glândula.

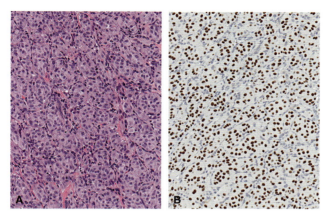

Figura 12.147 Sarcoma alveolar de partes moles. A. Agregados alveolares de células grandes e poligonais contendo citoplasma granular. **B.** Imuno-histoquímica mostrando forte positividade nuclear para TFE3. (Cortesia do Dr. Mark Lingen.)

Tratamento e prognóstico

A maioria dos pacientes com sarcoma alveolar de partes moles é tratada com excisão cirúrgica radical, frequentemente em conjunto com a radioterapia e a quimioterapia. O prognóstico é ruim, geralmente resultando em metástases tardias. Um estudo relatou uma taxa de sobrevida em 5 anos de 60%, mas a taxa de sobrevida em 20 anos caiu para somente 15%. Outra série mostrou uma taxa de sobrevida em 5 anos livre de doença em 71% dos pacientes com doença localizada, comparada com somente 20% dos pacientes que apresentam doença metastática. Entretanto, o prognóstico para as crianças parece ser melhor do que para os adultos. As neoplasias linguais e orbitais têm elevadas taxas de sobrevida, possivelmente devido ao seu pequeno tamanho quando do diagnóstico e à idade precoce dos pacientes.

◆ METÁSTASES PARA OS TECIDOS MOLES ORAIS

As neoplasias metastáticas para a cavidade oral são incomuns e representam aproximadamente 1% das malignidades orais. Tais metástases podem ocorrer no osso (ver Capítulo 14) ou nos tecidos moles orais. O mecanismo pelo qual as metástases podem se disseminar para a cavidade oral ainda é mal compreendido. Neoplasias malignas primárias de tecidos adjacentes podem ser capazes de se disseminar por via linfática; entretanto, esse mecanismo não pode explicar as metástases das neoplasias das regiões inferiores do corpo, que são quase certamente de origem hematogênica e deveriam ser filtradas pelos pulmões. Uma possível explicação para as metástases hematogênicas para a região de cabeça e pescoço, especialmente na ausência de metástases pulmonares, é o **plexo de Batson**, um plexo venoso vertebral sem válvulas que deve permitir a disseminação retrógrada das células neoplásicas, vencendo a filtração pulmonar.

Características clínicas

A localização mais comum de metástases para os tecidos moles orais é a gengiva, que representa 54% de todos os casos. A segunda localização mais comum é a língua, que representa 22,5% dos casos. Em geral, a lesão se apresenta como um nódulo ou tumor que, geralmente, lembra um crescimento hiperplásico ou reativo, como um granuloma piogênico (Figuras 12.148 a 12.150). Ocasionalmente, a lesão apresenta superfície ulcerada. Os dentes adjacentes podem apresentar mobilidade pela destruição do osso alveolar. A presença de dentes pode ter um importante papel na preferência de metástases para a gengiva. Uma vez que as células malignas alcancem a cavidade oral, a rica rede vascular dos tecidos gengivais inflamados ou de um local de extração pode servir como um local fértil para o crescimento adicional.

As metástases para os tecidos orais são mais comuns em homens e mais frequentes em adultos de meia-idade e em idosos. Quase todas as neoplasias malignas de qualquer parte do corpo são capazes de realizar metástases para a cavidade oral, e tem sido relatada uma grande variedade que se disseminou para a boca. (Entretanto, provavelmente há na literatura uma tendência a relatar os casos não usuais.) Nos casos relatados, o câncer de pulmão é responsável por mais de um terço das metástases teciduais em homens, seguido pelo carcinoma renal e pelo melanoma. Embora o câncer de próstata seja comum em homens, as metástases dessa neoplasia têm uma afinidade com o osso e raramente ocorrem nos tecidos moles orais. Para as mulheres, o câncer de mama representa quase 25% de todos os casos, seguido pelas malignidades dos órgãos genitais, rins, pulmões e ossos.

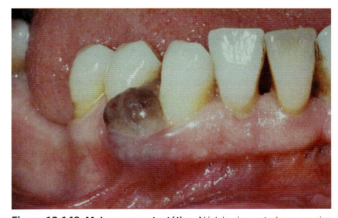

Figura 12.148 Melanoma metastático. Nódulo pigmentado na gengiva mandibular.

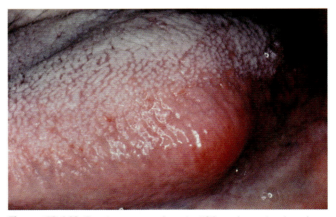

Figura 12.149 Carcinoma renal metastático. Aumento de volume nodular na margem lateral da língua. (Cortesia do Dr. Mark Bowden.)

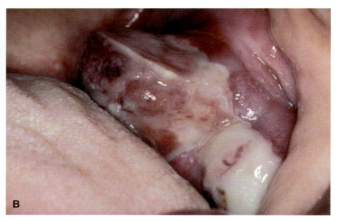

Figura 12.150 Adenocarcinoma de cólon metastático. A. Aumento de volume focal na região retromolar esquerda. **B.** O mesmo paciente quatro semanas depois. Note o considerável aumento da lesão.

Na maioria dos casos já se tem conhecimento da neoplasia primária quando a lesão metastática é descoberta. Entretanto, em 25% dos pacientes, a lesão oral é o primeiro sinal de doença maligna.

Características histopatológicas

A aparência microscópica da neoplasia metastática deve ser semelhante à de origem (Figura 12.151). Muitos casos representam carcinomas, sendo raros os sarcomas metastáticos na região oral.

Tratamento e prognóstico

O prognóstico para os pacientes com neoplasias metastáticas é geralmente ruim, já que frequentemente outros sítios metastáticos também estão presentes. O manejo das lesões orais é, em geral, paliativo e deve ser coordenado com todo o tratamento do paciente.

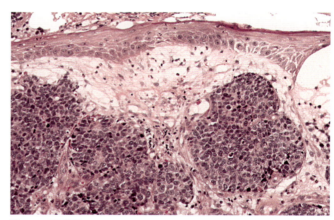

Figura 12.151 Carcinoma de pulmão metastático. Agregados de células epiteliais malignas abaixo da superfície do epitélio.

◆ BIBLIOGRAFIA

Fibroma e fibroma de células gigantes

Brannon RB, Pousson RR: The retrocuspid papillae: a clinical evaluation of 51 cases, *J Dent Hyg* 77:180–184, 2003.

Gonsalves WC, Chi AC, Neville BW: Common oral lesions: part II. Masses and neoplasia, *Am Fam Physician* 75:509–512, 2007.

Houston GD: The giant cell fibroma: a review of 464 cases, *Oral Surg Oral Med Oral Pathol* 53:582–587, 1982.

Kuo RC, Wang YP, Chen HM, et al.: Clinicopathological study of oral giant cell fibromas, *J Formos Med Assoc* 108:725–729, 2009.

Magnusson BC, Rasmusson LG: The giant cell fibroma: a review of 103 cases with immunohistochemical findings, *Acta Odontol Scand* 53:293–296, 1995.

Safadi RA, Shaweesh AI, Hamasha AA, et al.: The significance of age group, gender and skin complexion in relation to the clinical distribution of developmental oral mucosal alterations in 5-13 yearold children, *J Stomatol Oral Maxillofac Surg* 119:122–128, 2018.

Savage NW, Monsour PA: Oral fibrous hyperplasias and the giant cell fibroma, *Aust Dent J* 30:405–409, 1985.

Souza LB, Andrade ES, Miguel MC, et al.: Origin of stellate giant cells in oral fibrous lesions determined by immunohistochemical expression of vimentin, HHF-35, CD68 and factor XIIIa, *Pathology* 36:316–320, 2004.

Weathers DR, Callihan MD: Giant cell fibroma, *Oral Surg Oral Med Oral Pathol* 37:374–384, 1974.

Hiperplasia fibrosa inflamatória

Buchner A, Begleiter A, Hansen LS: The predominance of epulis fissuratum in females, *Quintessence Int* 15:699–702, 1984.

Canger EM, Celenk P, Kayipmaz S: Denture-related hyperplasia: a clinical study of a Turkish population group, *Braz Dent J* 20:243–248, 2009.

Coelho CMP, Zucoloto S, Lopes RA: Denture-induced fibrous inflammatory hyperplasia: a retrospective study in a school of dentistry, *Int J Prosthodont* 13:148–151, 2000.

Cutright DE: Osseous and chondromatous metaplasia caused by dentures, *Oral Surg Oral Med Oral Pathol* 34:625–633, 1972.

Cutright DE: The histopathologic findings in 583 cases of epulis fissuratum, *Oral Surg Oral Med Oral Pathol* 37:401–411, 1974.

Hiperplasia papilomatosa inflamatória

Antonelli JR, Panno FV, Witko A: Inflammatory papillary hyperplasia: supraperiosteal excision by the blade-loop technique, *Gen Dent* 46:390–397, 1998.

Bhaskar SN, Beasley JD III, Cutright DE: Inflammatory papillary hyperplasia of the oral mucosa: report of 341 cases, *J Am Dent Assoc* 81:949–952, 1970.

Budtz-Jørgensen E: Oral mucosal lesions associated with the wearing of removable dentures, *J Oral Pathol* 10:65–80, 1981.

Cutright DE: Morphogenesis of inflammatory papillary hyperplasia, *J Prosthet Dent* 33:380–385, 1975.

Reichart PA, Schmidt-Westhausen A, Samaranayake LP, et al.: *Candida*-associated palatal papillary hyperplasia in HIV infection, *J Oral Pathol Med* 23:403–405, 1994.

Salonen MAM, Raustia AM, Oikarinen KS: Effect of treatment of palatal inflammatory papillary hyperplasia with local and systemic antifungal agents accompanied by renewal of complete dentures, *Acta Odontol Scand* 54:87–91, 1996.

Vaz Goulart MC, Lara VS: Inflammatory papillary hyperplasia of the palate: quantitative analysis of Candida albicans and its negative correlation with microscopic and demographic aspects, *Int J Prosthodont* 24:235–237, 2011.

Fibro-histiocitoma

Gleason BC, Fletcher CDM: Deep "benign" fibrous histiocytoma: clinicopathologic analysis of 69 cases of a rare tumor indicating occasional metastatic potential, *Am J Surg Pathol* 32:354–362, 2008.

Gray PB, Miller AS, Loftus MJ: Benign fibrous histiocytoma of the oral/perioral regions: report of a case and review of 17 additional cases, *J Oral Maxillofac Surg* 50:1239–1242, 1992.

Heo M-S, Cho H-J, Kwon K-J, et al.: Benign fibrous histiocytoma in the mandible, *Oral Surg Oral Med Oral Pathol Oral Radiol Endod* 97:276–280, 2004.

Kirschnick LB, Schuch LF, Silveira FM, et al.: Benign fibrous histiocytoma of the oral and maxillofacial region: a systematic review, *Oral Surg Oral Med Oral Pathol Oral Radiol* 133:e43–e56, 2022.

Thompson SH, Shear M: Fibrous histiocytomas of the oral and maxillofacial regions, *J Oral Pathol* 13:282–294, 1984.

Tumor fibroso solitário

Bauer JL, Miklos AZ, Thompson LDR: Parotid gland solitary fibrous tumor: a case report and clinicopathologic review of 22 cases from the literature, *Head Neck Pathol* 6:21–31, 2012.

Cox DP, Daniels T, Jordan RCK: Solitary fibrous tumor of the head and neck, *Oral Surg Oral Med Oral Pathol Oral Radiol Endod* 110:79–84, 2010.

Goldblum JR, Folpe AL, Weiss SW: Solitary fibrous tumor (hemangiopericytoma), In Goldblum JR, Folpe AL, Weiss SW, editors: *Enzinger and Weiss's soft tissue tumors*, ed 7, Philadelphia, 2020, Elsevier, pp 1133–1147.

Nunes FB, Sant'Ana MSP, Silva AMB, et al.: Solitary fibrous tumour of the oral cavity: an update, *J Oral Pathol Med* 49:14–20, 2020.

O'Regan EM, Vanguri V, Allen CM, et al.: Solitary fibrous tumor of the oral cavity: clinicopathologic and immunohistochemical study of 21 cases, *Head Neck Pathol* 3:106–115, 2009.

Smith MH, Islam NM, Bhattacharyya I, et al.: STAT6 reliably distinguishes solitary fibrous tumors from myofibromas, *Head Neck Pathol* 12:110–117, 2018.

Smith SC, Gooding WE, Elkins M, et al.: Solitary fibrous tumors of the head and neck. A multi-institutional clinicopathologic study, *Am J Surg Pathol* 41:1642–1656, 2017.

Thompson LDR, Miettinen M, Wenig BM: Sinonasal-type hemangiopericytoma: a clinicopathologic and immunophenotypic analysis of 104 cases showing perivascular myoid differentiation, *Am J Surg Pathol* 27:737–749, 2003.

Yang XJ, Zheng JW, Ye WM, et al.: Malignant solitary fibrous tumors of the head and neck: a clinicopathological study of nine consecutive patients, *Oral Oncol* 45:678–682, 2009.

Fibromatose

Al-Saraf A, Yassan L, Cipriani NA, et al.: Desmoid-type fibromatosis of the tongue, *Head Neck Pathol* 10:527–529, 2016.

Flucke U, Tops BBJ, van Diest PJ, et al.: Desmoid-type fibromatosis of the head and neck region in the paediatric population: a clinicopathological and genetic study of seven cases, *Histopathology* 64:769–776, 2014.

Fowler CB, Hartman KS, Brannon RB: Fibromatosis of the oral and paraoral region, *Oral Surg Oral Med Oral Pathol* 77:373–386, 1994.

Gnepp DR, Henley J, Weiss S, et al.: Desmoid fibromatosis of the sinonasal tract and nasopharynx: a clinicopathologic study of 25 cases, *Cancer* 78:2572–2579, 1996.

Kruse AL, Luebbers HT, Grätz KW, et al.: Aggressive fibromatosis of the head and neck: a new classification based on a literature review over 40 years (1968-2008), *Oral Maxillofac Surg* 14:227–232, 2010.

Wang W, Koirala U, Ma S, et al.: Age-based treatment of aggressive fibromatosis in the head and neck region, *J Oral Maxillofac Surg* 72:311–321, 2014.

Wilks DJ, Mowatt DJ, Merchant W, et al.: Facial paediatric desmoid fibromatosis: a case series, literature review and management algorithm, *J Plast Reconstr Aesthet Surg* 65:564–571, 2012.

Miofibroma (miofibromatose)

Abramowicz S, Simon LE, Kozakewich HP, et al.: Myofibromas of the jaws in children, *J Oral Maxillofac Surg* 70:1880–1884, 2012.

Foss RD, Ellis GL: Myofibromas and myofibromatosis of the oral region: a clinicopathologic analysis of 79 cases, *Oral Surg Oral Med Oral Pathol Oral Radiol Endod* 89:57–65, 2000.

Jones AC, Freedman PD, Kerpel SM: Oral myofibromas: a report of 13 cases and review of the literature, *J Oral Maxillofac Surg* 52:870–875, 1994.

Lingen MW, Mostofi RS, Solt DB: Myofibromas of the oral cavity, *Oral Surg Oral Med Oral Pathol Oral Radiol Endod* 80:297–302, 1995.

Sedghizadeh PP, Allen CM, Kalmar JR, et al.: Solitary central myofibroma presenting in the gnathic region, *Ann Diagn Pathol* 8:284–289, 2004.

Smith MH, Reith JD, Cohen DM, et al.: An update on myofibromas and myofibromatosis affecting the oral regions with report of 24 new cases, *Oral Surg Oral Med Oral Pathol Oral Radiol* 124:62–75, 2017.

Vered M, Allon I, Buchner A, et al.: Clinico-pathologic correlations of myofibroblastic tumor of the oral cavity. II. Myofibroma and myofibromatosis of the oral soft tissues, *J Oral Pathol Med* 36:304–314, 2007.

Mucinose focal oral

Aldred MJ, Talacko AA, Ruljancich K, et al.: Oral focal mucinosis: report of 15 cases and review of the literature, *Pathology* 35:393–396, 2003.

Buchner A, Merrell PW, Leider AS, et al.: Oral focal mucinosis, *Int J Oral Maxillofac Surg* 19:337–340, 1990.

Soda G, Baiocchini A, Bosco D, et al.: Oral focal mucinosis of the tongue, *Pathol Oncol Res* 4:304–307, 1998.

Silva Cunha JL, Leite AA, de Castro AT, et al.: Oral focal mucinosis: a multi-institutional study and literature review, *J Cutan Pathol* 48:24–33, 2021.

Tomich CE: Oral focal mucinosis: a clinicopathologic and histochemical study of eight cases, *Oral Surg Oral Med Oral Pathol* 38:714–724, 1974.

Granuloma piogênico

Cardoso JA, Spanemberg JC, Cherubini K, et al.: Oral granuloma gravidarum: a retrospective study of 41 cases in southern Brazil, *J Appl Oral Sci* 21:215–218, 2013.

Epivatianos A, Antoniades D, Zaraboukas T, et al.: Pyogenic granuloma of the oral cavity: comparative study of its clinicopathological and immunohistochemical features, *Pathol Int* 55:391–397, 2005.

Gordón-Núñez MA, de Vasconcelos CM, Benevenuto TG, et al.: Oral pyogenic granuloma: a retrospective analysis of 293 cases in a Brazilian population, *J Oral Maxillofac Surg* 68:2185–2188, 2010.

Kerr DA: Granuloma pyogenicum, *Oral Surg Oral Med Oral Pathol* 4:158–176, 1951.

Mills SE, Cooper PH, Fechner RE: Lobular capillary hemangioma: the underlying lesion of pyogenic granuloma: a study of 73 cases from the oral and nasal mucous membranes, *Am J Surg Pathol* 4:471–479, 1980.

Ribeiro JL, Moraes RM, Carvalho BFC, et al.: Oral pyogenic granuloma: an 18-year retrospective clinicopathological and immunohistochemical study, *J Cutan Pathol* 48:863–869, 2021.

Toida M, Hasegawa T, Watanabe F, et al.: Lobular capillary hemangioma of the oral mucosa: clinicopathological study of 43 cases with a special reference to immunohistochemical characterization of the vascular elements, *Pathol Int* 53:1–7, 2003.

Zain RB, Khoo SP, Yeo JF: Oral pyogenic granuloma (excluding pregnancy tumor)—a clinical analysis of 304 cases, *Singapore Dent J* 20:8–10, 1995.

Lesão periférica de células gigantes

Chrcanovic BR, Gomes CC, Gomez RS: Peripheral giant cell granuloma: an updated analysis of 2824 cases reported in the literature, *J Oral Pathol Med* 47:454–459, 2018.

Giansanti JS, Waldron CA: Peripheral giant cell granuloma: review of 720 cases, *J Oral Surg* 17:787–791, 1969.

Katsikeris N, Kakarantza-Angelopoulou E, Angelopoulos AP: Peripheral giant cell granuloma: clinicopathologic study of 224 new cases and review of 956 reported cases, *Int J Oral Maxillofac Surg* 17:94–99, 1988.

Lester SR, Cordell KG, Rosebush MS, et al.: Peripheral giant cell granulomas: a series of 279 cases, *Oral Surg Oral Med Oral Pathol Oral Radiol* 118:475–482, 2014.

Limongelli L, Tempesta A, Lauritano D, et al.: Peripheral giant cell granuloma of the jaws as first sign of primary hyperparathyroidism: a case series, *J Clin Med* 9:4042, 2020.

Morais TM, Soares CD, Aguirre-Urizar JM, et al.: Peri-implant peripheral giant cell lesions: report of 13 new cases and comparative histological and immunohistochemical analysis with peripheral and central giant cell lesions, *Med Oral Patol Oral Cir Buccal* 24:e739–e745, 2019.

Smith BR, Fowler CB, Svane TJ: Primary hyperparathyroidism presenting as a "peripheral" giant cell granuloma, *J Oral Maxillofac Surg* 46:65–69, 1988.

Fibroma ossificante periférico

Buchner A, Hansen LS: The histomorphologic spectrum of peripheral ossifying fibroma, *Oral Surg Oral Med Oral Pathol* 63:452–461, 1987.

Childers ELB, Morton I, Fryer CE, et al.: Giant peripheral ossifying fibroma: a case report and clinicopathologic review of 10 cases from the literature, *Head Neck Pathol* 7:356–360, 2013.

Cuisia ZE, Brannon RB: Peripheral ossifying fibroma—a clinical evaluation of 134 pediatric cases, *Pediatr Dent* 23:245–248, 2001.

Kenney JN, Kaugars GE, Abbey LM: Comparison between the peripheral ossifying fibroma and peripheral odontogenic fibroma, *J Oral Maxillofac Surg* 47:378–382, 1989.

Lázare H, Peteiro A, Perez Sayáns M, et al.: Clinicopathological features of peripheral ossifying fibroma in a series of 41 patients, *Br J Oral Maxillofac Surg* 57:1081–1085, 2019.

Walters JD, Will JK, Hatfield RD, et al.: Excision and repair of the peripheral ossifying fibroma: a report of 3 cases, *J Periodontol* 72:939–944, 2001.

Zain RB, Fei YJ: Fibrous lesions of the gingiva: a histopathologic analysis of 204 cases, *Oral Surg Oral Med Oral Pathol* 70:466–470, 1990.

Lipoma

Cunha JLS, de Sousa SF, Mota CP, et al.: Sialolipomas of minor salivary glands: a multi-institutional study and literature review, *J Oral Pathol Med* 50:210–219, 2021.

Darling MR, Daley TD: Intraoral chondroid lipoma: a case report and immunohistochemical investigation, *Oral Surg Oral Med Oral Pathol Oral Radiol Endod* 99:331–333, 2005.

Furlong MA, Fanburg-Smith JC, Childers ELB: Lipoma of the oral and maxillofacial region: site and subclassification of 125 cases, *Oral Surg Oral Med Oral Pathol Oral Radiol Endod* 98:441–450, 2004.

Garavaglia J, Gnepp DR: Intramuscular (infiltrating) lipoma of the tongue, *Oral Surg Oral Med Oral Pathol* 63:348–350, 1987.

Horie N, Shimoyama T, Kaneko T, et al.: Traumatic herniation of the buccal fat pad, *Pediatr Dent* 23:249–252, 2001.

Lau SK, Bishop JA, Thompson LDR: Spindle cell lipoma of the tongue: a clinicopathologic study of 8 cases and review of the literature, *Head Neck Pathol* 9:253–259, 2015.

Perez-Sayáns M, Blanco-Carrión A, Oliveira-Alves MG, et al.: Multicentre retrospective study of 97 cases of intraoral lipoma, *J Oral Pathol Med* 48:499–504, 2019.

Pires FR, Souza L, Arruda R, et al.: Intraoral soft tissue lipomas: clinicopathological features from 91 cases diagnosed in a single oral pathology service, *Med Oral Patol Oral Cir Bucal* 26:e90–e96, 2021.

Starkman SJ, Olsen SM, Lewis JE, et al.: Lipomatous lesions of the parotid gland: analysis of 70 cases, *Laryngoscope* 123:651–656, 2013.

Stojanov IJ, Mariño-Enriquez A, Bahri N, et al.: Lipomas of the oral cavity: utility of MDM2 and CDK4 in avoiding overdiagnosis as atypical lipomatous tumor, *Head Neck Pathol* 13:169–176, 2019.

Studart-Soares EC, Costa FWG, Sousa FB, et al.: Oral lipomas in a Brazilian population: a 10-year study and analysis of 450 cases reported in the literature, *Med Oral Patol Oral Cir Bucal* 15:e691–e696, 2010.

Neuroma traumático

Lee EJ, Calcaterra TC, Zuckerbraun L: Traumatic neuromas of the head and neck, *Ear Nose Throat J* 77:670–676, 1998.

Peszkowski MJ, Larsson Å: Extraosseous and intraosseous oral traumatic neuromas and their association with tooth extraction, *J Oral Maxillofac Surg* 48:963–967, 1990.

Sist TC Jr, Greene GW: Traumatic neuroma of the oral cavity: report of thirty-one new cases and review of the literature, *Oral Surg Oral Med Oral Pathol* 51:394–402, 1981.

Tamiolakis P, Chrysomali E, Sklavounou-Andrikopoulou A, et al.: Oral neural tumors: clinicopathologic analysis of 157 cases and review of the literature, *J Clin Exp Dent* 11:e721–e731, 2019.

Vora AR, Loescher AR, Craig GT, et al.: A light microscopical study on the structure of traumatic neuromas of the human lingual nerve, *Oral Surg Oral Med Oral Pathol Oral Radiol Endod* 99:395–403, 2005.

Neuroma encapsulado em paliçada

Chauvin PJ, Wysocki GP, Daley TD, et al.: Palisaded encapsulated neuroma of oral mucosa, *Oral Surg Oral Med Oral Pathol* 73:71–74, 1992.

Koutlas IG, Scheithauer BW: Palisaded encapsulated ("solitary circumscribed") neuroma of the oral cavity: a review of 55 cases, *Head Neck Pathol* 4:15–26, 2010.

Leblebici C, Savli TC, Yeni B, et al.: Palisaded encapsulated (solitary circumscribed) neuroma: a review of 30 cases, *Int J Surg Pathol* 27:506–514, 2019.

Magnusson B: Palisaded encapsulated neuroma (solitary circumscribed neuroma) of the oral mucosa, *Oral Surg Oral Med Oral Pathol Oral Radiol Endod* 82:302–304, 1996.

Neurilemoma (schwannoma) e neurofibroma

Alotaiby FM, Fitzpatrick S, Upadhyaya J, et al.: Demographic, clinical and histopathological features of oral neural neoplasms: a retrospective study, *Head Neck Pathol* 13:208–214, 2019.

Butler RT, Patel RM, McHugh JB: Head and neck schwannomas: 20-year experience of a single institution excluding cutaneous and acoustic sites, *Head Neck Pathol* 10:286–291, 2016.

Campos MS, Fontes A, Marocchio LS, et al.: Clinicopathologic and immunohistochemical features of oral neurofibroma, *Acta Odontol Scand* 70:577–582, 2012.

Chi AC, Carey J, Muller S: Intraosseous schwannoma of the mandible: a case report and review of the literature, *Oral Surg Oral Med Oral Pathol Oral Radiol Endod* 96:54–65, 2003.

Chi AC, Neville BW, Cheng L: Plexiform schwannoma of the oral cavity: report of eight cases and a review of the literature, *Head Neck Pathol* 15:288–297, 2021.

Ellis GL, Abrams AM, Melrose RJ: Intraosseous benign neural sheath neoplasms of the jaws: report of seven new cases and review of the literature, *Oral Surg Oral Med Oral Pathol* 44:731–743, 1977.

Ferner RE: Neurofibromatosis 1 and neurofibromatosis 2: a twenty-first century perspective, *Lancet Neurol* 6:340–351, 2007.

Hoa M, Slattery WH 3rd: Neurofibromatosis 2, *Otolaryngol Clin North Am* 45:315–332, 2012.

Liu HL, Yu SY, Li GKH, et al.: Extracranial head and neck schwannnomas: a study of the nerve of origin, *Eur Arch Otorhinolaryngol* 268:1343–1347, 2011.

Marocchio LS, Oliveira DT, Pereira MC, et al.: Sporadic and multiple neurofibromas in the head and neck region: a retrospective study of 33 years, *Clin Oral Investig* 11:165–169, 2007.

Merker VL, Esparza S, Smith MJ, et al.: Clinical features of schwannomatosis: a retrospective analysis of 87 patients, *Oncologist* 17:1317–1322, 2012.

Tamiolakis P, Chrysomali E, Sklavounou-Andrikopoulou A, et al.: Oral neural tumors: clinicopathologic analysis of 157 cases and review of the literature, *J Clin Exp Dent* 11:e721–e731, 2019.

Tamura R: Current understanding of neurofibromatosis type 1, 2, and schwannomatosis, *Int J Mol Sci* 22:5850, 2021. https://doi.org/10.3390/ijms22115850.

Thompson LDR, Koh SS, Lau SK: Tongue schwannoma: a clinicopathologic study of 19 cases, *Head Neck Pathol* 14:571–576, 2020.

Neurofibromatose tipo 1

D'Ambrosio JA, Langlais RP, Young RS: Jaw and skull changes in neurofibromatosis, *Oral Surg Oral Med Oral Pathol* 66:391–396, 1988.

Edwards PC, Fantasia JE, Saini T, et al.: Clinically aggressive central giant cell granulomas in two patients with neurofibromatosis 1, *Oral Surg Oral Med Oral Pathol Oral Radiol Endod* 102:765–772, 2006.

Heervä E, Peltonen S, Pirttiniemi P, et al.: Short mandible, maxilla and cranial base are common in patients with neurofibromatosis 1, *Eur J Oral Sci* 119:121–127, 2011.

Hivelin M, Wolkenstein P, Lepage C, et al.: Facial aesthetic unit remodeling procedure for neurofibromatosis type 1 hemifacial hypertrophy: report on 33 consecutive adult patients, *Plast Reconstr Surg* 125:1197–1207, 2010.

Ingham S, Huson SM, Moran A, et al.: Malignant peripheral nerve sheath tumours in NF1: improved survival in women and in recent years, *Eur J Cancer* 47:2723–2728, 2011.

Jouhilahti EM, Visnapuu V, Soukka T, et al.: Oral soft tissue alterations in patients with neurofibromatosis, *Clin Oral Invest* 16:551–558, 2012.

Lee L, Yan Y-H, Pharoah MJ: Radiographic features of the mandible in neurofibromatosis: a report of 10 cases and review of the literature, *Oral Surg Oral Med Oral Pathol Oral Radiol Endod* 81:361–367, 1996.

Legius E, Messiaen L, Wolkenstein P, et al.: Revised diagnostic criteria for neurofibromatosis type I and Legius syndrome: an international consensus recommendation, *Genet Med* 23:1506–1513, 2021.

Ly KI, Blakeley JO: The diagnosis and management of neurofibromatosis type 1, *Med Clin N Am* 103:1035–1054, 2019.

Neville BW, Hann J, Narang R, et al.: Oral neurofibrosarcoma associated with neurofibromatosis type I, *Oral Surg Oral Med Oral Pathol* 72:456–461, 1991.

Shapiro SD, Abramovitch K, Van Dis ML, et al.: Neurofibromatosis: oral and radiographic manifestations, *Oral Surg Oral Med Oral Pathol* 58:493–498, 1984.

Visnapuu V, Peltonen S, Ellilä T, et al.: Periapical cemental dysplasia is common in women with NF1, *Eur J Med Genet* 50:274–280, 2007.

Visnapuu V, Peltonen S, Tammisalo T, et al.: Radiographic findings in the jaws of patients with neurofibromatosis 1, *J Oral Maxillofac Surg* 70:1351–1357, 2012.

Wilson BN, John AM, Handler MZ, et al.: Neurofibromatosis type 1: new developments in genetics and treatment, *J Am Acad Dermatol* 84:1667–1676, 2021.

Neoplasia endócrina múltipla tipo 2B

Carney JA: Familial multiple endocrine neoplasia: the first 100 years, *Am J Surg Pathol* 29:254–274, 2005.

Castinetti F, Moley J, Mulligan L, et al.: A comprehensive review on MEN2B, *Endocr Relat Cancer* 25:T29–T39, 2018.

Coyle D, Friedmacher F, Puri P: The association between Hirschspring's disease and multiple endocrine neoplasia type 2a: a systematic review, *Pediatr Surg Int* 30:751–756, 2014.

Jasim S, Ying AK, Waguespack SG, et al.: Multiple endocrine neoplasia type 2B with a RET proto-oncogene A883F mutation displays a more indolent form of medullary thyroid carcinoma compared with a RET M918T mutation, *Thyroid* 21:189–192, 2011.

Mathiesen JS, Effraimidis G, Rossing M, et al.: Multiple endocrine neoplasia type 2: a review, *Semin Cancer Biol* 79:163–179, 2022.

Moline J, Eng C: Multiple endocrine neoplasia type 2: an overview, *Genet Med* 13:755–764, 2011.

Tumor melanótico neuroectodérmico da infância

Barrett AW, Morgan M, Ramsay AD, et al.: A clinicopathologic and immunohistochemical analysis of melanotic neuroectodermal tumor of infancy, *Oral Surg Oral Med Oral Pathol Oral Radiol Endod* 93:688–698, 2002.

Chaudhary A, Wakhlu A, Mittal N, et al.: Melanotic neuroectodermal tumor of infancy: 2 decades of clinical experience with 18 patients, *J Oral Maxillofac Surg* 67:47–51, 2009.

Kruse-Lösler B, Gaertner C, Bürger H, et al.: Melanotic neuroectodermal tumor of infancy: systematic review of the literature and presentation of a case, *Oral Surg Oral Med Oral Pathol Oral Radiol Endod* 102:204–216, 2006.

Rachidi S, Sood AJ, Patel KG, et al.: Melanotic neuroectodermal tumor of infancy: a systematic review, *J Oral Maxillofac Surg* 73:1946–1956, 2015.

Paraganglioma

Boedeker CC, Hensen EF, Neumann HPH, et al.: Genetics of hereditary head and neck paragangliomas, *Head Neck* 36:907–916, 2014.

Capatina C, Ntali G, Karavitaki N, et al.: The management of head-and-neck paragangliomas, *Endocr Relat Cancer* 20:R291–R305, 2013.

Gandía-González ML, Kusak ME, Moreno NM, et al.: Jugulotympanic paragangliomas treated with Gamma Knife radiosurgery: a single-center review of 58 cases, *J Neurosurg* 121:1158–1165, 2014.

Offergeld C, Brase C, Yaremchuk S, et al.: Head and neck paragangliomas: clinical and molecular genetic classification, *Clinics* 67:19–28, 2012.

Valero C, Ganly I: Paragangliomas of the head and neck, *J Oral Pathol Med* 18, 2022. https://doi.org/10.1111/jop.13286.

Williams MD: Paragangliomas of the head and neck: an overview from diagnosis to genetics, *Head Neck Pathol* 11:278–287, 2017.

Tumor de células granulares

Brannon RB, Anand PM: Oral granular cell tumors: an analysis of 10 new pediatric and adolescent cases and a review of the literature, *J Clin Pediatr Dent* 29:69–74, 2004.

Collins BM, Jones AC: Multiple granular cell tumors of the oral cavity: report of a case and review of the literature, *J Oral Maxillofac Surg* 53:707–711, 1995.

Ibáñez L, de Mendoza I, López Ortega K, et al.: Oral granular cell tumour: a multicentric study of 56 cases and a systematic review, *Oral Dis* 26:573–589, 2020.

Rawal YB, Dodson TB: S-100 negative granular cell tumor (so-called primitive polypoid non-neural granular cell tumor) of the oral cavity, *Head Neck Pathol* 11:404–412, 2017.

Rejas RA, Campos MS, Cortes AR, et al.: The neural histogenetic origin of the oral granular cell tumor: an immunohistochemical evidence, *Med Oral Patol Oral Cir Bucal* 16:e6–e10, 2011.

Vered M, Carpenter WM, Buchner A: Granular cell tumor of the oral cavity: updated immunohistochemical profile, *J Oral Pathol Med* 38:150–159, 2009.

Epúlide congênita

Bhatia SK, Goyal A, Ritwik P, et al.: Spontaneous regression of a congenital epulis in a newborn, *J Clin Pediatr Dent* 37:297–299, 2013.

Childers ELB, Fanburg-Smith JC: Congenital epulis of the newborn: 10 new cases of a rare oral tumor, *Ann Diagn Pathol* 15:157–161, 2011.

Damm DD, Cibull ML, Geissler RH, et al.: Investigation into the histogenesis of congenital epulis of the newborn, *Oral Surg Oral Med Oral Pathol* 76:205–212, 1993.

Kumar P, Kim HHS, Zahtz GD, et al.: Obstructive congenital epulis: prenatal diagnosis and perinatal management, *Laryngoscope* 112:1935–1939, 2002.

Lack EE, Worsham GF, Callihan MD, et al.: Gingival granular cell tumors of the newborn (congenital "epulis"): a clinical and pathologic study of 21 patients, *Am J Surg Pathol* 5:37–46, 1981.

Vered M, Dobriyan A, Buchner A: Congenital granular cell epulis presents an immunohistochemical profile that distinguishes it from the granular cell tumor of the adult, *Virchows Arch* 454:303–310, 2009.

Ye Y, Tang R, Liu B, et al.: Prenatal diagnosis and multidisciplinary management: a case report of congenital granular cell epulis and literature review, *J Int Med Res* 49:1–9, 2021.

Hemangioma e malformações vasculares

Adams DM, Lucky AW: Cervicofacial vascular anomalies. I. Hemangiomas and other benign vascular tumors, *Semin Pediatr Surg* 15:124–132, 2006.

Du Z, Liu J-L, You Y-H, et al.: Genetic landscape of common venous malformations in the head and neck, *J Vasc Surg Venous Lymphat Disord* 9:1007–1016, 2021.

Fernandes D-T, Elias RA, Santos-Silva A-R, et al.: Benign oral vascular lesions treated by sclerotherapy with ethanolamine oleate: a retrospective study of 43 patients, *Med Oral Patol Oral Cir Bucal* 23:e180–e187, 2018.

Greene AK: Management of hemangiomas and other vascular tumors, *Clin Plast Surg* 38:45–63, 2011.

Greene AK, Goss JA: Vascular anomalies: from a clinicopathologic to a genetic framework, *Plast Reconstr Surg* 141:709e–717e, 2018.

Hogeling M: Propanolol for infantile hemangiomas: a review, *Curr Derm Rep* 1:179–185, 2012.

Huoh KC, Rosbe KW: Infantile hemangiomas of the head and neck, *Pediatr Clin N Am* 60:937–949, 2013.

Krowchuk DP, Frieden IJ, Mancini AJ, et al.: Clinical practice guideline for the management of infantile hemangiomas, *Pediatrics* 143:e20183475, 2019.

Kwon EKM, Seefeldt M, Drolet BA: Infantile hemangiomas: an update, *Am J Clin Dermatol* 14:111–123, 2013.

Lee A: Patel: Systematic review of pediatric mandibular arteriovenous malformations, *Int J Pediatr Otorhinolaryngol* 150:110942, 2021. https://doi.org/10.1016/j.ijporl.2021.110942.

Olsen GM, Nackers A, Drolet BA: Infantile and congenital hemangiomas, *Semin Pediatr Surg* 29(5):150969, 2020. https://doi.org/10.1016/j.sempedsurg.2020.150969.

Rudnick EF, Chen EY, Manning SC, et al.: PHACES syndrome: otolaryngic considerations in recognition and management, *Int J Pediatr Otorhinolaryngol* 73:281–288, 2009.

Taleb R, Koutlas IG, Argyris PP: Immunohistochemical and histochemical characterization of intraosseous arteriovenous malformations of the jaws: analysis of 16 cases with emphasis on GLUT-1 immunophenotype, *Oral Surg Oral Med Oral Pathol Oral Radiol* 124:165–174, 2017.

Zlotogorski A, Buchner A, Kaffe I, et al.: Radiological features of central haemangioma of the jaws, *Dentomaxillofac Radiol* 34:292–296, 2005.

Síndrome de Sturge-Weber

Dowling MB, Zhao Y, Darrow DH: Orodental manifestations of facial port-wine stains, *J Am Acad Dermatol* 67:687–693, 2012.

Lo W, Marchuk DA, Ball KL, et al.: Updates and future horizons on the understanding, diagnosis, and treatment of Sturge-Weber syndrome brain involvement, *Dev Med Child Neurol* 54:214–223, 2012.

Nguyen V, Hochman M, Mihm MC Jr, et al.: The pathogenesis of port wine stain and Sturge Weber syndrome: complex interactions between genetic alterations and aberrant MAPK and PI3K activation, *Int J Mol Sci* 20:2243, 2019. https://doi.org/10.3390/ijms20092243.

Sabeti S, Ball KL, Burkhart C, et al.: Consensus statement for the management and treatment of port-wine birthmarks in Sturge-Weber syndrome, *JAMA Dermatol* 157:98–104, 2021.

Shirley MD, Tang H, Gallione CJ, et al.: Sturge-Weber syndrome and port-wine stains caused by somatic mutation in *GNAQ*, *N Engl J Med* 368:1971–1979, 2013.

Sudarsanam A, Ardern-Holmes SL: Sturge-Weber syndrome: from the past to the present, *Eur J Paediatr Neurol* 18:257–266, 2014.

Angiofibroma nasofaríngeo

Bales C, Kotapka M, Loevner LA, et al.: Craniofacial resection of advanced juvenile nasopharyngeal angiofibroma, *Arch Otolaryngol Head Neck Surg* 128:1071–1078, 2002.

Boghani Z, Husain Q, Kanumuri VV, et al.: Juvenile nasopharyngeal angiofibroma: a systematic review and comparison of endoscopic, endoscopic-assisted, and open resection in 1047 cases, *Laryngoscope* 123:859–869, 2013.

Lee JT, Chen P, Safa A, et al.: The role of radiation in the treatment of advanced juvenile angiofibroma, *Laryngoscope* 112:1213–1220, 2002.

Leong SC: A systematic review of surgical outcomes for advanced juvenile nasopharyngeal angiofibroma with intracranial involvement, *Laryngoscope* 123:1125–1131, 2013.

Lloyd G, Howard D, Phelps P, et al.: Juvenile angiofibroma: the lessons of 20 years of modern imaging, *J Laryngol Otol* 113:127–134, 1999.

López F, Triantafyllou A, Snyderman CH, et al.: Nasal juvenile angiofibroma: current perspectives with emphasis on management, *Head Neck* 39:1033–1045, 2017.

Marshall AH, Bradley PJ: Management dilemmas in the treatment and follow-up of advanced juvenile nasopharyngeal angiofibroma, *ORL J Otorhinolaryngol Relat Spec* 68:273–278, 2006.

Linfangioma

Cahill AM, Nijs E, Ballah D, et al.: Percutaneous sclerotherapy in neonatal and infant head and neck lymphatic malformations: a single center experience, *J Pediatr Surg* 46:2083–2095, 2011.

Cheng J: Doxycycline sclerotherapy in children with head and neck lymphatic malformations, *J Pediatr Surg* 50:2143–2146, 2015.

Jian X-C: Surgical management of lymphangiomatous or lymphangiohemangiomatous macroglossia, *J Oral Maxillofac Surg* 63:15–19, 2005.

Levin LS, Jorgenson RJ, Jarvey BA: Lymphangiomas of the alveolar ridges in neonates, *Pediatrics* 58:881–884, 1976.

Okazaki T, Iwatani S, Yanai T, et al.: Treatment of lymphangioma in children: our experience of 128 cases, *J Pediatr Surg* 42:386–389, 2007.

Okazaki T, Iwatani S, Yanai T, et al.: Treatment of lymphangioma in children: our experience of 128 cases, *J Pediatr Surg* 42:386–389, 2007.

Tiwari P, Pandey V, Bera RN, et al.: Bleomycin sclerotherapy in lymphangiomas of the head and neck region: a prospective study, *Int J Oral Maxillofac Surg* 50:619–626, 2021.

Waner M: O TM: Multidisciplinary approach to the management of lymphatic malformations of the head and neck, *Otolaryngol Clin N Am* 51:159–172, 2018.

Wiegand S, Elvazi B, Zimmermann AP, et al.: Sclerotherapy of lymphangiomas of the head and neck, *Head Neck* 33:1649–1655, 2011.

Leiomioma

de Araújo GR, Costa SFDS, Mesquita RA, et al.: Leiomyoma and leiomyosarcoma (primary and metastatic) of the oral and maxillofacial region: a clinicopathological and immunohistochemical study of 27 cases, *Head Neck Pathol* 16:294–303, 2022.

Damm DD, Neville BW: Oral leiomyomas, *Oral Surg Oral Med Oral Pathol* 47:343–348, 1979.

Frietas da Silva DM, Fernandes IA, Wu A, et al.: Oral leiomyomatous hamartoma of the anterior maxillary gingiva, *Clin Adv Periodontics* 6:190–194, 2016.

Gueiros LA, Romañach MJ, Pires-Soubhia AM, et al.: Angioleiomyoma affecting the lips: report of 3 cases and review of the literature, *Med Oral Patol Oral Cir Bucal* 16:e482–e487, 2011.

Koutlas IG, Manivel JC: Epithelioid leiomyoma of the oral mucosa, *Oral Surg Oral Med Oral Pathol Oral Radiol Endod* 82:670–673, 1996.

Liang H, Frederiksen NL, Binnie WH, et al.: Intraosseous leiomyoma: systematic review and report of one case, *Dentomaxillofac Radiol* 32:285–290, 2003.

Montague LJ, Fitzpatrick SG, Islam NM, et al.: Extensively ossifying oral leiomyoma: a rare histologic finding, *Head Neck Pathol* 8:311-316, 2014.

Rabdomioma

Cai Z, Thomas J, Alava I 3rd, et al.: Fetal type rhabdomyoma of the soft palate in an adult patient: report of one case and review of the literature, *Head Neck Pathol* 13:182–187, 2019.

Cleveland DB, Chen SY, Allen CM, et al.: Adult rhabdomyoma: a light microscopic, ultrastructural, virologic, and immunologic analysis, *Oral Surg Oral Med Oral Pathol* 77:147–153, 1994.

Kapadia SB, Meis JM, Frisman DM, et al.: Adult rhabdomyoma of the head and neck: a clinicopathologic and immunophenotypic study, *Hum Pathol* 24:608–617, 1993.

Kapadia SB, Meis JM, Frisman DM, et al.: Fetal rhabdomyoma of the head and neck: a clinicopathologic and immunophenotypic study of 24 cases, *Hum Pathol* 24:754–765, 1993.

Khalaf MG, Haddad R, Akiki M, et al.: Multifocal adult rhabdomyoma of the head and neck: case report and systematic review of the literature, *Int J Oral Maxillofac Surg* 50:327–334, 2021.

Khalaf MG, Haddad R, Akiki M, et al.: Multifocal adult rhabdomyoma of the head and neck: case report and systematic review of the literature, *Int J Oral Maxillofac Surg* 50:327–334, 2021.

Tumor condromixoide ectomesenquimal

Allen CM: The ectomesenchymal chondromyxoid tumor: a review, *Oral Dis* 14:390–395, 2008.

Argyris PP, Bilodeau EA, Yancoskie AE, et al.: A subset of ectomesenchymal chondromyxoid tumours of the tongue show EWSR1 rearrangements and are genetically linked to soft tissue myoepithelial neoplasms: a study of 11 cases, *Histopathology* 69:607–613, 2016.

Bubola J, Hagen K, Blanas N, et al.: Expanding awareness of the distribution and biologic potential of ectomesenchymal chondromyxoid tumor, *Head Neck Pathol* 15:319–322, 2021.

Dickson BC, Antonescu CR, Argyris PP, et al.: Ectomesenchymal chondromyxoid tumor: a neoplasm characterized by recurrent RREB1-MKL2 fusions, *Am J Surg Pathol* 42:1297–1305, 2018.

Smith BC, Ellis GL, Meis-Kindblom JM, et al.: Ectomesenchymal chondromyxoid tumor of the anterior tongue: nineteen cases of a new clinicopathologic entity, *Am J Surg Pathol* 19:519–530, 1995.

Coristomas ósseos e cartilaginosos

Abdelsayed RA, Wetherington RW, Bent JP III, et al.: Glial choristoma of the tongue: a case report and review of the literature, *Oral Surg Oral Med Oral Pathol Oral Radiol Endod* 87:215–222, 1999.

Chou L, Hansen LS, Daniels TE: Choristomas of the oral cavity: a review, *Oral Surg Oral Med Oral Pathol* 72:584–593, 1991.

Norris O, Mehra P: Chondroma (cartilaginous choristoma) of the tongue: report of a case, *J Oral Maxillofac Surg* 70:643–646, 2012.

Supiyaphun P, Sampatanakul P, Kerekhanjanarong V, et al.: Lingual osseous choristoma: a study of eight cases and review of the literature, *Ear Nose Throat J* 77:316–318, 320, 325, 1998.

Sarcomas de partes moles

Goldblum JR, Folpe AL, Weiss SW: *Enzinger and Weiss's soft tissue tumors*, ed 7, Philadelphia, 2020, Elsevier.

Huh WW, Fitzgerald N, Mahajan A, et al.: Pediatric sarcomas and related tumors of the head and neck, *Cancer Treat Rev* 37:431–439, 2011.

Mendenhall WM, Mendenhall CM, Werning JW, et al.: Adult head and neck soft tissue sarcomas, *Head Neck* 27:916–922, 2005.

Moreira DGL, da Silva LP, de Morais EF, et al.: The occurrence and pattern of head and neck sarcomas: a comprehensive cancer center experience, *Eur Arch Otorhinolaryngol* 277:1473–1480, 2020.

Shellenberger TD, Sturgis EM: Sarcomas of the head and neck region, *Curr Oncol Rep* 11:135–142, 2009.

Fibrossarcoma

Bahrami A, Folpe AL: Adult-type fibrosarcoma: a reevaluation of 163 putative cases diagnosed at a single institution over a 48-year period, *Am J Surg Pathol* 34:1504–1513, 2010.

Baranov E, Hornick JL: Soft tissue special issue: fibroblastic and myofibroblastic neoplasms of the head and neck, *Head Neck Pathol* 14:43–58, 2020.

Mark RJ, Sercarz JA, Tran L, et al.: Fibrosarcoma of the head and neck: the UCLA experience, *Arch Otolaryngol Head Neck Surg* 117:396–401, 1991.

Zhu W, Hu F, Zhao T, et al.: Clinical characteristics of radiation-induced sarcoma of the head and neck: review of 15 cases and 323 cases in the literature, *J Oral Maxillofac Surg* 74:283–291, 2016.

Sarcoma pleomórfico indiferenciado

Clark DW, Moore BA, Patel SR, et al.: Malignant fibrous histiocytoma of the head and neck region, *Head Neck* 33:303–308, 2011.

Hardison SA, Davis PL 3rd, Browne JD: Malignant fibrous histiocytoma of the head and neck: a case series, *Am J Otolaryngol* 34:10–15, 2013.

Matushansky I, Charytonowicz E, Mills J, et al.: MFH classification: differentiating undifferentiated pleomorphic sarcoma in the 21st century, *Expert Rev Anticancer Ther* 9:1135–1144, 2009.

Nascimento AF, Raut CP: Diagnosis and management of pleomorphic sarcomas (so-called "MFH") in adults, *J Surg Oncol* 97:330–339, 2008.

Nguyen A, Vaudreuil A, Haun P, et al.: Clinical features and treatment of fibrous histiocytomas of the tongue: a systematic review, *Int Arch Otorhinolaryngol* 22:94–102, 2018.

Lipossarcoma

Cheng J, Yu H, Wang L, et al.: Primary oral and maxillofacial liposarcoma: a clinicopathological and immunohistochemical study of eleven cases, *Arch Med Sci* 8:316–323, 2012.

Fanburg-Smith JC, Furlong MA, Childers ELB: Liposarcoma of the oral and salivary gland region: a clinicopathologic study of 18 cases with emphasis on specific sites, morphologic subtypes, and clinical outcome, *Mod Pathol* 15:1020–1031, 2002.

Gerry D, Fox NF, Spruill LS, et al.: Liposarcoma of the head and neck: analysis of 318 cases with comparison to non-head and neck sites, *Head Neck* 36:393–400, 2014.

Nascimento AF, McMenamin ME, Fletcher CDM: Liposarcomas/atypical lipomatous tumors of the oral cavity: a clinicopathologic study of 23 cases, *Ann Diagn Pathol* 6:83–93, 2002.

Pontes FSC, de Souza LL, Vulcão ENC: Liposarcoma of oral cavity: systematic review of cases reported to date and analysis of prognostic factors, *Head Neck* 42:2626–2634, 2020.

Tumor maligno da bainha do nervo periférico

Ma C, Ow A, Shan OH, et al.: Malignant peripheral nerve sheath tumours in the head and neck region: retrospective analysis of clinicopathological features and treatment outcomes, *Int J Oral Maxillofac Surg* 43:924–932, 2014.

Martinez Devesa P, Mitchell TE, Scott I, et al.: Malignant peripheral nerve sheath tumors of the head and neck: two cases and a review of the literature, *Ear Nose Throat J* 85:392–396, 2006.

Minovi A, Basten O, Hunter B, et al.: Malignant peripheral nerve sheath tumors of the head and neck: management of 10 cases and literature review, *Head Neck* 29:439–445, 2007.

Stucky CCH, Johnson KN, Gray RJ, et al.: Malignant peripheral nerve sheath tumors (MPNST): the Mayo Clinic experience, *Ann Surg Oncol* 19:878–885, 2012.

Zou C, Smith KD, Liu J, et al.: Clinical, pathological, and molecular variables predictive of malignant peripheral nerve sheath tumor outcome, *Ann Surg* 249:1014–1022, 2009.

Neuroblastoma olfatório

Bak M, Wein RO: Esthesioneuroblastoma: a contemporary review of diagnosis and management, *Hematol Oncol Clin North Am* 26:1185–1207, 2012.

Bell D, Saade R, Roberts D, et al.: Prognostic utility of Hyams histological grading and Kadish-Morita staging systems for esthesioneuroblastoma outcomes, *Head Neck Pathol* 9:51–59, 2015.

Faragalla H, Weinreb I: Olfactory neuroblastoma: a review and update, *Adv Anat Pathol* 16:322–331, 2009.

Fiani B, Quadri SA, Cathel A, et al.: Esthesioneuroblastoma: a comprehensive review of diagnosis, management, and current treatment options, *World Neurosurg* 126:194–211, 2019.

Ow TJ, Bell D, Kupferman ME, et al.: Esthesioneuroblastoma, *Neurosurg Clin N Am* 24:51–65, 2013.

Angiossarcoma

Albores-Saavedra J, Schwartz AM, Henson DE, et al.: Cutaneous angiosarcoma: analysis of 434 cases from the Surveillance, Epidemiology, and End Results Program, 1973-2007, *Ann Diagn Pathol* 15:93–97, 2011.

Chi AC, Weathers DR, Folpe AL, et al.: Epithelioid hemangioendothelioma of the oral cavity: report of two cases and review of the literature, *Oral Surg Oral Med Oral Pathol Oral Radiol Endod* 100:717–724, 2005.

Di Battista M, Darling MR, Scrivener E, et al.: Histologic and immunopathologic variability in primary intraoral angiosarcoma: a case report and review of the literature, *Head Neck Pathol* 14:1139–1148, 2020.

Fanburg-Smith JC, Furlong MA, Childers ELB: Oral and salivary gland angiosarcoma: a clinicopathologic study of 29 cases, *Mod Pathol* 16:263–271, 2003.

Favia G, Lo Muzio L, Serpico R, et al.: Angiosarcoma of the head and neck with intra-oral presentation: a clinico-pathological study of four cases, *Oral Oncol* 38:757–762, 2002.

Lee KC, Chuang S-K, Philipone EM, et al.: Characteristics and prognosis of primary head and neck angiosarcomas: a surveillance, epidemiology, and end results program (SEER) analysis of 1250 cases, *Head Neck Pathol* 13:378–385, 2019.

Perez MC, Padhya TA, Messina JL, et al.: Cutaneous angiosarcoma: a single-institution experience, *Ann Surg Oncol* 20:3391–3397, 2013.

Sarcoma de Kaposi

Agaimy A, Mueller SK, Harrer T, et al.: Head and neck Kaposi sarcoma: clinicopathological analysis of 11 cases, *Head Neck Pathol* 12:511–516, 2018.

Brenner B, Weissmann-Brenner A, Rakowsky E, et al.: Classical Kaposi sarcoma: prognostic factor analysis of 248 patients, *Cancer* 95:1982–1987, 2002.

Bunn BK, Carvalho Mde V, Louw M, et al.: Microscopic diversity in oral Kaposi sarcoma, *Oral Surg Oral Med Oral Pathol Oral Radiol* 115:241–248, 2013.

Fatahzadeh M: Kaposi sarcoma: review and medical management update, *Oral Surg Oral Med Oral Pathol Oral Radiol* 113:2–16, 2012.

Flaitz CM, Jin Y-T, Hicks MJ, et al.: Kaposi's sarcoma-associated herpesvirus-like DNA sequences (KSHV/HHV-8) in oral AIDS-Kaposi's sarcoma: a PCR and clinicopathologic study, *Oral Surg Oral Med Oral Pathol Oral Radiol Endod* 83:259–264, 1997.

Guedes PTL, Pontes FSC, Prado-Ribeiro AC, et al.: HIV-positive patients with oral Kaposi's sarcoma: an overall survival analysis of 31 patients, *Oral Surg Oral Med Oral Pathol Oral Radiol* 131:702–710, 2021.

Hosseini-Moghaddam SM, Soleimanirahbar A, Mazzulli T, et al.: Post renal transplantation Kaposi's sarcoma: a review of its epidemiology, pathogenesis, diagnosis, clinical aspects, and therapy, i14:338–345, 2012.

Leiomiossarcoma

de Araújo GR, Costa SFDS, Mesquita RA, et al.: Leiomyoma and leiomyosarcoma (primary and metastatic) of the oral and maxillofacial region: a clinicopathological and immunohistochemical study of 27 cases, *Head Neck Pathol* 16:294–303, 2022.

Eppsteiner RW, DeYoung BR, Milhem MM, et al.: Leiomyosarcoma of the head and neck: a population-based analysis, *Arch Otolaryngol Head Neck Surg* 137:921–924, 2011.

Ko E: Primary oral leiomyosarcoma: a systemic review and update, *J Oral Pathol Med* 48:780–787, 2019.

Schütz A, Smeets R, Driemel O, et al.: Primary and secondary leiomyosarcoma of the oral and perioral region—clinicopathological and immunohistochemical analysis of a rare entity with a review of the literature, *J Oral Maxillofac Surg* 71:1132–1142, 2013.

Sedghizadeh PP, Angiero F, Allen CM, et al.: Post-irradiation leiomyosarcoma of the maxilla: report of a case in a patient with prior radiation treatment for retinoblastoma, *Oral Surg Oral Med Oral Pathol Oral Radiol Endod* 97:726–731, 2004.

Vilos GA, Rapidis AD, Lagogiannis GD, et al.: Leiomyosarcomas of the oral tissues: clinicopathologic analysis of 50 cases, *J Oral Maxillofac Surg* 63:1461–1477, 2005.

Rabdomiossarcoma

Hicks J, Flaitz C: Rhabdomyosarcoma of the head and neck in children, *Oral Oncol* 38:450–459, 2002.

Iatrou I, Theologie-Lygidakis N, Schoinohoriti O, et al.: Rhabdomyosarcoma of the maxillofacial region in children and adolescents: report of 9 cases and literature review, *J Craniomaxillofac Surg* 45:831–838, 2017.

Kaste SC, Hopkins KP, Bowman LC: Dental abnormalities in long-term survivors of head and neck rhabdomyosarcoma, *Med Pediatr Oncol* 25:96–101, 1995.

Lee RJ, Lee KK, Lin T, et al.: Rhabdomyosarcoma of the head and neck: impact of demographic and clinicopathologic factors on survival, *Oral Surg Oral Med Oral Pathol Oral Radiol* 124:271–279, 2017.

Parham DM, Barr FG: Classification of rhabdomyosarcoma and its molecular basis, *Adv Anat Pathol* 20:387–397, 2013.

Pontes FSC, de Oliveira JI, de Souza LL, et al.: Clinicopathological analysis of head and neck rhabdomyosarcoma: a series of 10 cases and literature review, *Med Oral Patol Oral Cir Bucal* 23:e188–e197, 2018.

Turner JH, Richmon JD: Head and neck rhabdomyosarcoma: a critical analysis of population-based incidence and survival data, *Otolaryngol Head Neck Surg* 145:967–973, 2011.

Sarcoma sinovial

Al-Daraji W, Lasota J, Foss R, et al.: Synovial sarcoma involving the head: analysis of 36 cases with predilection to the parotid and temporal regions, *Am J Surg Pathol* 33:1494–1503, 2009.

Ferrari A, Gronchi A, Casanova M, et al.: Synovial sarcoma: a retrospective analysis of 271 patients of all ages treated at a single institution, *Cancer* 101:627–634, 2004.

Owosho AA, Estilo CL, Rosen EB, et al.: A clinicopathological study on SS18 fusion positive head and neck synovial sarcomas, *Oral Oncol* 66:46–51, 2017.

Salcedo-Hernández RA, Lino-Silva LS, Luna-Ortiz K: Synovial sarcoma of the head and neck: comparative analysis with synovial sarcoma of the extremities, *Auris Nasus Larynx* 40:476–480, 2013.

Stanbouly D, Litman E, Lee KC, et al.: Synovial sarcoma of the head & neck: a review of reported cases in the literature, *J Stomatol Oral Maxillofac Surg* 122:505–510, 2021.

Sarcoma alveolar de partes moles

Argyris PP, Reed RC, Manivel JC, et al.: Oral alveolar soft part sarcoma in childhood and adolescence: report of two cases and review of literature, *Head Neck Pathol* 7:40–49, 2013.

Fanburg-Smith JC, Miettinen M, Folpe AL, et al.: Lingual alveolar soft part sarcoma; 14 cases: novel clinical and morphological observations, *Histopathology* 45:526–537, 2004.

Folpe AL, Deyrup AT: Alveolar soft-part sarcoma: a review and update, *J Clin Pathol* 59:1127–1132, 2006.

Portera CA Jr, Ho V, Patel SR, et al.: Alveolar soft part sarcoma: clinical course and patterns of metastasis in 70 patients treated at a single institution, *Cancer* 91:585–591, 2001.

Wang HW, Qin XJ, Yang WJ, et al.: Alveolar soft part sarcoma of the oral and maxillofacial region: clinical analysis in a series of 18 patients, *Oral Surg Oral Med Oral Pathol Oral Radiol* 119:396–401, 2015.

Metástases para os tecidos moles orais

Allon I, Pessing A, Kaplan I, et al.: Metastatic tumors to the gingiva and the presence of teeth as a contributing factor: a literature analysis, *J Periodontol* 85:132–139, 2014.

Hirshberg A, Shnaiderman-Shapiro A, Kaplan I, et al.: Metastatic tumours to the oral cavity—pathogenesis and analysis of 673 cases, *Oral Oncol* 44:743–752, 2008.

Irani S: Metastasis to the oral soft tissues: a review of 412 cases, *J Int Soc Prevent Community Dent* 6:393–401, 2016.

Lim S-Y, Kim S-A, Ahn S-G, et al.: Metastatic tumours to the jaws and oral soft tissues: a retrospective analysis of 41 Korean patients, *Int J Oral Maxillofac Surg* 35:412–415, 2006.

13
Doenças Hematológicas

◆ HIPERPLASIA LINFOIDE

O tecido linfoide desenvolve um importante papel no reconhecimento e processamento de antígenos estranhos, tais como vírus, fungos e bactérias. Adicionalmente, o tecido linfoide tem uma função protetora por intermédio de uma variedade de mecanismos diretos e indiretos. Em resposta aos desafios antigênicos, as células linfoides proliferam e aumentam seu número para combater o agente agressor com mais eficácia. Essa proliferação resulta no aumento do tecido linfoide, que é visto clinicamente como a **hiperplasia linfoide**.

Características clínicas

A hiperplasia linfoide pode afetar os linfonodos, o tecido linfoide do anel de Waldeyer ou os agregados de tecido linfoide que são, normalmente, espalhados na cavidade oral, particularmente na orofaringe, no palato mole, na borda lateral da língua e no assoalho de boca. Quando a hiperplasia linfoide afeta os linfonodos, em geral o local drenado por eles pode ser identificado como fonte de infecção ativa ou recente. Na região de cabeça e pescoço, a cadeia cervical anterior de linfonodos é a mais comumente envolvida, ainda que qualquer linfonodo na região possa ser afetado.

Em infecções agudas, a linfadenopatia aparece como nódulos aumentados, doloridos, relativamente moles e móveis. Condições inflamatórias crônicas produzem nódulos aumentados, elásticos, indolores e móveis. Às vezes, a diferenciação clínica entre esses linfonodos inflamatórios crônicos e os linfomas pode ser difícil, e a história de um processo inflamatório precedente e a ausência de um aumento progressivo são pistas úteis, consistentes com um processo reativo. Outra condição, entretanto, que deve ser considerada no diagnóstico diferencial de múltiplos linfonodos persistentemente aumentados e indolores é a infecção pelo vírus da imunodeficiência humana (HIV) (ver Capítulo 7).

O tamanho das tonsilas é variável de pessoa para pessoa, mas o tecido linfoide é, normalmente, mais proeminente em indivíduos jovens, geralmente atingindo seu tamanho máximo no início da segunda década de vida e diminuindo gradualmente depois. Alguns pacientes apresentam tonsilas tão grandes, que parecem ocluir as vias respiratórias (as chamadas "tonsilas que se beijam"). Frequentemente, esses pacientes não apresentam sintomas e ignoram o problema. Contanto que as tonsilas estejam simétricas e assintomáticas (Figura 13.1), provavelmente elas estão normais para um paciente em particular. Assimetria tonsilar é um sinal potencialmente sério que deve ser avaliado a fim de descartar a presença de neoplasia metastática ou linfoma.

Agregados linfoides intraorais hiperplásicos aparecem como discretos aumentos de volume submucosos, indolores, em geral com menos de 1 cm de diâmetro, que podem ter coloração normal ou rosa-escuro, quando mais profundos; podem apresentar coloração amarelo-alaranjada se a coleção de linfócitos estiver mais próxima à superfície (Figuras 13.2 e 13.3). A hiperplasia linfoide comumente envolve a porção posterolateral da língua, onde pode parecer um tanto preocupante. O aumento de volume é geralmente simétrico bilateralmente, o que ajuda a diferenciá-lo de uma neoplasia maligna.

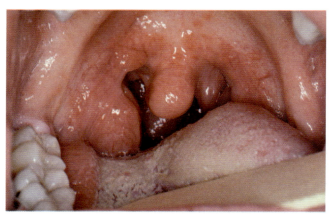

Figura 13.1 Hiperplasia linfoide. A grande tonsila observada neste paciente representa uma hiperplasia benigna das células linfoides. Se significativa assimetria for observada, investigações adicionais devem ser realizadas para eliminar a possibilidade de linfoma.

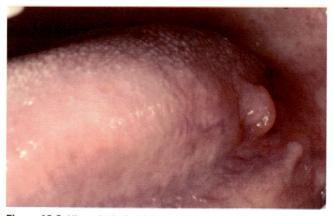

Figura 13.2 Hiperplasia linfoide. A pápula de superfície lisa na margem posterolateral da língua representa um agregado linfoide aumentado. A lesão exibe uma cor mais clara como resultado do acúmulo de linfócitos, os quais são leucócitos. (Cortesia do Dr. Dean White.)

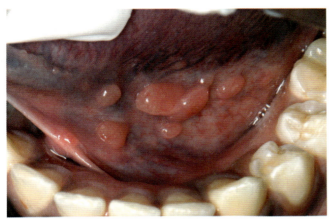

Figura 13.3 Hiperplasia linfoide. Múltiplos agregados linfoides proeminentes no assoalho bucal.

O linfonodo da mucosa jugal também pode se tornar hiperplásico e se manifestar como um nódulo indolor, solitário, móvel, geralmente menor que 1 cm em diâmetro, no interior da bochecha. Com menos frequência, a hiperplasia linfoide pode ter aspecto mais difuso, envolvendo a porção posterior do palato duro e produzindo aumento de volume esponjoso de crescimento lento, indolor, mantendo a superfície mucosa intacta e com pequena mudança na coloração. Essas lesões palatinas podem ser clinicamente impossíveis de distinguir de um linfoma extranodal e poderiam, portanto, necessitar de realização de biopsia.

Características histopatológicas

As características microscópicas da hiperplasia linfoide incluem lençóis de pequenos linfócitos bem diferenciados entremeados a numerosas coleções claramente demarcadas de linfoblastos reativos, chamadas de **centros germinativos**. As células que constituem os centros germinativos são, essencialmente, linfócitos B transformados que podem apresentar numerosas mitoses. Macrófagos também podem ser identificados pela presença de material fagocitado (**corpos tingíveis**) em seus citoplasmas ao englobar os restos de núcleos dos linfócitos em proliferação. Em algumas situações, estudos imuno-histoquímicos e ensaios de clonalidade podem ser realizados para excluir a possibilidade de linfoma folicular.

Tratamento e prognóstico

Uma vez que o diagnóstico de hiperplasia linfoide é confirmado, nenhum tratamento é requerido, pois se trata de um processo benigno. Em pacientes nos quais a hiperplasia linfoide palatina interfira no uso de uma prótese dentária, a excisão total da lesão é recomendada.

◆ HEMOFILIA

A hemofilia (*hemo* = sangue; *filia* = afinidade) representa uma variedade de doenças hemorrágicas associadas a uma deficiência genética em qualquer um dos fatores da coagulação sanguínea (Tabela 13.1). Essa condição era comum em certas famílias reais europeias, com a mutação inicial do gene para o fator IX afetando a rainha Victoria da Inglaterra, que então passou para seus descendentes. A análise de DNA dos remanescentes da família real russa (czarina Alexandra era neta da Rainha Victoria) confirmou a mutação do gene do fator IX, que resultou em hemofilia B. Por ser uma condição hereditária ligada ao X, uma grande proporção de membros do sexo masculino dessas famílias tinha hemofilia.

Antes das transfusões de sangue e a terapia de reposição dos fatores de coagulação, muitos desses pacientes morriam como resultado direto ou de complicações de hemorragia não controlada. Como a **hemofilia A** (deficiência do fator VIII) é a forma de hemofilia mais comum e reconhecida, representando de 80 a 85% das diáteses sanguíneas associadas à deficiência de um fator de coagulação específico, a maior parte da discussão terá como foco esta entidade. Estima-se que a prevalência nos EUA seja de 1 em cada 10.000 pessoas (ou 1 em cada 5.000 homens).

Como previamente mencionado, a deficiência do fator IX ou **hemofilia B (doença de Christmas)** também pode ser encontrada. A hemofilia B é parecida com a hemofilia A em sua apresentação, sendo transmitida por meio de padrão hereditário ligado ao cromossomo X. A hemofilia B é muito menos comum que a hemofilia A, ocorrendo com prevalência de 1 em cada 60.000 (ou 1 em cada 30.000 homens). O termo *doença de Christmas* foi obtido do sobrenome da primeira pessoa, um menino canadense, identificado com hemofilia B em 1952.

Outra doença de coagulação que é algumas vezes observada, a **doença de von Willebrand**, é o resultado de uma deficiência genética de uma glicoproteína plasmática chamada de **fator de von Willebrand**. Esta glicoproteína auxilia na adesão plaquetária ao local do sangramento e também se liga ao fator VIII, atuando como molécula carreadora. A doença de von Willebrand é uma condição genética heterogênea, com vários subtipos atualmente identificados, e pode ser transmitida em um padrão autossômico dominante ou recessivo. É a doença hemorrágica hereditária mais comum, afetando cerca de 1 em cada 800 a 1.000 pessoas. Entretanto, muitos casos de doença de von Willebrand são brandos e podem ser clinicamente insignificantes.

Características clínicas

A hemofilia A é uma doença ligada ao cromossomo X. Mulheres carregam o traço, mas a doença se expressa principalmente em homens. Aproximadamente 1 em cada 5.000 homens nasce com

Tabela 13.1 Comparação das doenças hemorrágicas herdadas mais comumente encontradas.

Tipo	Defeito	Herança	Achados
Hemofilia A (hemofilia clássica)	Deficiência do fator VIII	Recessiva ligada o X	TTP anormal
Hemofilia B (doença de Christmas)	Deficiência do fator IX	Recessiva ligada ao X	TTP anormal
Doença de von Willebrand	Fator de von Willebrand e plaquetas anormais	Autossômica dominante	PFA e TTP anormais

PFA, teste de função plaquetária (substitui o tempo de sangramento); TTP, tempo de tromblopastina parcial.

essa doença genética, com cerca de 30% dos casos representando novas mutações. A falha na hemostasia normal após circuncisão é um dos primeiros sinais de que a alteração hemorrágica está presente.

A gravidade do distúrbio hemorrágico depende da extensão da deficiência do fator de coagulação. A hemofilia A é uma doença heterogênea causada por qualquer uma das várias mutações associadas ao gene para o fator VIII. Como as mutações ocorrem em diferentes locais do gene (mais de 2.000 mutações diferentes já foram identificadas), observa-se um espectro clínico na deficiência do fator VIII. Isto resulta em graus variáveis na expressão da doença, com mutações que afetam porções mais significativas ou maiores do gene para o fator VIII, causando doença mais grave. Nem todos os pacientes têm ausência absoluta de um fator de coagulação em particular; de fato, a deficiência pode ser um percentual em relação ao valor normal em determinado paciente. Por exemplo, um paciente com apenas 25% dos níveis normais de fator VIII pode ter função normal sob a maior parte das circunstâncias; um com menos de 5% comumente manifesta grande tendência para se ferir sob o menor trauma.

Em bebês, lacerações orais e equimoses que envolvem os lábios e a língua são uma ocorrência frequente como resultado de quedas e batidas comuns nessa faixa etária. Se não forem tratadas apropriadamente, tais lacerações podem resultar em grande perda sanguínea nos pacientes mais gravemente afetados. Às vezes, hemorragias profundas ocorrem durante atividades habituais e podem envolver os músculos, tecidos moles e articulações sustentadoras de peso (**hemartrose**), especialmente os joelhos (Figura 13.4). O resultado de tal sangramento incontrolável é a formação de tecido cicatricial à medida que o corpo reabsorve o sangue extravasado. Isto frequentemente causa uma deformidade incapacitante nas articulações dos joelhos secundária a artrite e anquilose. Algumas vezes, o tecido hemorrágico resulta na formação de um aumento de volume, o qual tem sido chamado de **pseudotumor de hemofilia**. Tais lesões já foram relatadas nas regiões orais. Na maioria dos casos, os pseudotumores da hemofilia ocorrem em pacientes afetados pela hemofilia A, mas essas lesões também foram descritas, embora raramente, na hemofilia B e na doença de von Willebrand.

Um aumento no tempo de coagulação (retardo na coagulação sanguínea) é observado como característica marcante nesse grupo de condições. Hemorragia incontrolável ou demorada pode ser o resultado de qualquer laceração; isto inclui incisões cirúrgicas, exodontias e curetagem periodontal (Figura 13.5). A contagem de plaquetas, teste de função plaquetária (PFA – um teste *in vitro* da função plaquetária que tem substituído o tempo de sangramento), o tempo de protrombina (TP) e o tempo de tromboplastina parcial (TTP) devem ser solicitados como testes de triagem para qualquer paciente com possível doença hemorrágica.

Tratamento e prognóstico

O tratamento das deficiências dos fatores de coagulação consiste essencialmente na terapia de reposição com o fator de coagulação apropriado. O tratamento será instituído ou não, dependendo da gravidade da deficiência do fator de coagulação.

Pacientes que apresentem mais de 25% do valor normal de fator VIII podem ter função normal. Para pacientes com hemofilia

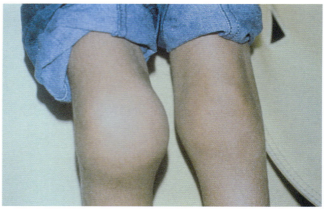

Figura 13.4 Hemofilia. O aumento dos joelhos deste paciente com deficiência de fator VIII se deve a episódios repetidos de sangramento dentro das articulações (hemartrose). Resultaram em inflamação e formação de cicatriz.

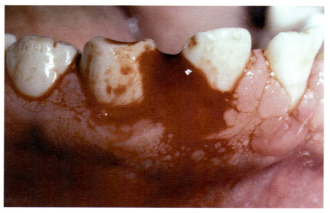

Figura 13.5 Hemofilia. Hemorragia em um paciente com deficiência de fator IX ocorreu após curetagem periodontal de rotina.

branda (5 a 40% dos níveis normais de fator VIII), geralmente nenhum tratamento é necessário para atividades normais. Se estiver indicada a realização de procedimento cirúrgico, a terapia de reposição do fator de coagulação pode ser indicada.

Para pacientes com deficiências graves (<1% dos níveis normais de fator VIII), injeções com o fator de coagulação devem ser efetuadas assim que o episódio hemorrágico ocorrer, a fim de prevenir complicações, como a deformidade excessiva das articulações dos joelhos.

O uso de ácido acetilsalicílico (AAS) é rigorosamente contraindicado devido a seus efeitos adversos na função das plaquetas no sangue. Hemorragia grave pode ocorrer se esses pacientes usarem tais medicamentos.

O aconselhamento genético deve ser feito a esses pacientes e suas famílias a fim de ajudá-los na compreensão do mecanismo de herança genética. Utilizando-se técnicas moleculares, as mulheres que são portadoras podem ser detectadas. Além disso, fetos do sexo masculino afetados já podem ser identificados, e a gravidade da mutação do fator VIII pode ser avaliada.

Esses pacientes devem ser encorajados à manutenção de excelente cuidado dentário, a fim de prevenir complicações orais que possam requerer cirurgias. Se for necessária a cirurgia oral ou periodontal, a consulta com o médico do paciente é mandatória. Geralmente, o paciente é preparado para o procedimento por meio da administração de fator de coagulação imediatamente antes da cirurgia. Se o procedimento cirúrgico for extenso, podem ser necessárias doses posteriores adicionais de fator de coagulação. Além disso, o ácido épsilon aminocaproico (AEAC), um agente antifibrinolítico que inibe a degeneração do coágulo, deve ser administrado 1 dia antes da cirurgia e continuado por mais 7 a 10 dias. Uma terapia alternativa para pacientes que tenham níveis de fator VIII maiores que 5% é o uso de desmopressina (1-desamino-8-D-arginina; DDAVP), a qual pode ser administrada imediatamente antes da cirurgia, pelas vias intravenosa, subcutânea ou intranasal. Esse medicamento causa a liberação do fator VIII acoplado, produzindo um aumento temporário dos níveis plasmáticos do fator da coagulação. A desmopressina também pode ser usada para manejar a maioria dos pacientes afetados pelo tipo 1 da doença de von Willebrand, o qual representa aproximadamente 70 a 80% dos casos desta condição.

Apesar de já ter salvado muitas vidas, a terapia de reposição de fatores de coagulação resultou em complicações trágicas para muitos dos pacientes. A crioprecipitação, método tradicional de concentração de fatores de coagulação do plasma, também resultou na concentração de vários vírus, incluindo o vírus da hepatite e o vírus da imunodeficiência humana (HIV). Estima-se que mais de 40% dos pacientes afetados pela hemofilia A e B nos EUA estejam infectados com o vírus da hepatite C. Além disso, cerca de 80 a 90% dos pacientes hemofílicos tratados com doses múltiplas de crioprecipitado de fator VIII foram infectados pelo HIV, e muitos deles podem desenvolver a síndrome da imunodeficiência adquirida (AIDS). Os métodos de preparo dos fatores de coagulação foram modificados, a fim de eliminar o risco de adquirir o HIV; hepatites A, B e C; e parvovírus. A tecnologia do DNA recombinante proporciona uma fonte de fator VIII que é manufaturada pela inserção do gene do fator VIII humano dentro de uma bactéria, que, então, sintetizará a proteína. Por essa razão, tal produto pode agora ser manufaturado sem contaminação por qualquer organismo viral. Atualmente, jovens afetados pela hemofilia sofrem mínimo risco de contrair essas infecções resultantes de suas terapias de reposição dos fatores de coagulação.

Entretanto, outros problemas devem ser ocasionalmente enfrentados. Aproximadamente 25 a 30% dos pacientes com hemofilia A grave podem desenvolver anticorpos dirigidos contra o fator VIII, e esta é uma complicação muito séria. Como os anticorpos reagem à molécula do fator VIII, o resultado é a inibição da atividade do fator de coagulação, e esses pacientes são, mais uma vez, confrontados com a perspectiva de sangramento descontrolado. Pacientes com deficiência do fator IX podem desenvolver anticorpos inibitórios para o fator IX de maneira similar, mas parece que isso ocorre com muito menos frequência. Tentativas de induzir tolerância imunológica podem ajudar alguns indivíduos, embora geralmente o cuidado mais imediato seja centralizado no desvio da porção da cascata de coagulação relacionada com o fator VIII pela administração do fator recombinante VIIa ou complexo protrombínico ativado. Mais recentemente, foi desenvolvido um anticorpo monoclonal biespecífico chamado emicizumabe. O emicizumabe atua essencialmente como um substituto do fator VIII ativo, formando uma ligação entre o fator IX ativo e o fator X, resultando na ativação do fator X, o que permite que o processo de coagulação prossiga. No entanto, esses métodos necessários para contornar os anticorpos inibidores são caros. Centros de pesquisa em hemofilia estão atualmente focados no desenvolvimento de terapia gênica que corrigirá a condição em nível molecular.

◆ DEFICIÊNCIA DE PLASMINOGÊNIO (CONJUNTIVITE LENHOSA; HIPOPLASMINOGENEMIA)

A deficiência de plasminogênio é uma condição autossômica recessiva rara, causada por qualquer uma das várias mutações do gene responsável pela produção de plasminogênio, o precursor da plasmina. Na cascata de coagulação, fatores são ativados, levando ao desenvolvimento de um coágulo; entretanto, simultaneamente proteínas do soro, como o plasminogênio, são convertidas em plasmina, a qual é responsável pela degradação do coágulo. Sem a formação da plasmina, o coágulo tende a crescer e persistir, apesar de já ter cumprido sua função hemostática original. O resultado da deficiência de plasminogênio é um acúmulo de fibrina, depositado como placas irregulares e nódulos que afetam primariamente as superfícies mucosas. O envolvimento da mucosa conjuntival é caracterizado pela formação de placas firmes e espessas, para as quais tem sido usado o termo *conjuntivite lenhosa* (lenhosa significa "semelhante à madeira"). Apesar de esta condição ter sido inicialmente descrita no século XIX, foi nos anos 1990 que uma explicação para a maioria dos casos foi fornecida. Lesões semelhantes foram produzidas em ratos geneticamente modificados para criar mutações *knockout* no gene do plasminogênio.

Características clínicas

O aspecto mais chamativo da deficiência de plasminogênio é o desenvolvimento de placas firmes, espessas, amareladas a eritematosas e de nódulos que envolvem principalmente a mucosa conjuntival da pálpebra superior. A condição é detectada durante a primeira década de vida, mas as lesões também podem se desenvolver mais tarde. Apesar de ser uma condição autossômica recessiva, há uma tendência de a doença se apresentar com maior frequência em mulheres, embora a razão para isso seja desconhecida.

Além das lesões conjuntivais, outras mucosas podem ser afetadas, incluindo as mucosas oral, laríngea e vaginal. Em uma série recente com 50 mulheres afetadas, lesões oculares foram documentadas em 80%, lesões gengivais em 34%, lesões no aparelho respiratório em 16%, e lesões vaginais em 8%. O envolvimento da mucosa laríngea frequentemente inclui as cordas vocais, o que causa voz áspera e rouca. A oclusão das vias respiratórias por massa de fibrina raramente tem sido descrita.

As lesões orais por deficiência de plasminogênio envolvem primariamente as gengivas, apresentando pápulas ulceradas irregulares e nódulos com superfície irregular (Figura 13.6). Essas lesões podem ser poucas em número ou podem estar distribuídas difusamente pelos quatro quadrantes, tendendo a aumentar e diminuir em gravidade.

Características histopatológicas

As características microscópicas das lesões associadas a essa condição podem ser muito confusas para o patologista que não está familiarizado com a doença. O acúmulo de fibrina aparece como camadas difusas de material eosinofílico acelular que apresenta semelhança ao amiloide (Figura 13.7). Colorações especiais para amiloide (como o vermelho Congo) são negativas, porque este material se trata de fibrina. A confirmação de que o material eosinofílico é fibrina pode ser obtida utilizando-se o método de coloração histoquímica de Fraser-Lendrum. Podem-se notar números variáveis de células inflamatórias, e tecido de granulação é geralmente visualizado junto aos depósitos de fibrina.

Tratamento e prognóstico

O tratamento da deficiência de plasminogênio continua sendo um problema. Danos às mucosas, incluindo traumas cirúrgicos, devem ser minimizados, a fim de reduzir a probabilidade de acúmulo de fibrina. Deve-se encorajar a prática cuidadosa de higiene oral para reduzir o efeito da inflamação local. Relatos esporádicos descrevem resolução das lesões conjuntivais com o uso tópico ou sistêmico de plasminogênio; entretanto, este agente não está disponível comercialmente. Alguns pacientes apresentam regressão espontânea de suas lesões com o passar do tempo. A heparina tópica, combinada com prednisona, tem ajudado no controle das lesões gengivais em alguns pacientes. Alternativamente, é eficaz no tratamento dessas lesões a excisão cirúrgica dos nódulos gengivais, seguida de baixa dose sistêmica de doxiciclina, uso de enxaguatório bucal com clorexidina e varfarina sistêmica. Atualmente, essas podem ser as duas abordagens mais razoáveis para tratar as lesões orais, embora ensaios clínicos bem-sucedidos em humanos utilizando reposição de plasminogênio tenham sido publicados, e aguardem aprovação pela U.S. Food and Drug Administration (FDA). No futuro, a terapia gênica pode ser viável. Curiosamente, esses pacientes não têm qualquer problema relacionado com a formação intravascular de trombos, e suas expectativas de vida não parecem estar diminuídas.

◆ ANEMIA

Anemia é um termo genérico tanto para um decréscimo no volume de hemácias (hematócrito) como para a concentração de hemoglobina. Essa doença pode ser resultado de inúmeros fatores, incluindo a diminuição da produção de hemácias ou um aumento da sua destruição ou perda. Estudos de laboratório, como a contagem de hemácias no sangue (RBCs, do inglês *red blood cells*), hematócrito, concentração de hemoglobina, volume corpuscular médio (VCM), hemoglobina corpuscular média (HCM) e a concentração de hemoglobina corpuscular média (CHCM), podem auxiliar na identificação da causa da anemia.

Mais do que uma doença propriamente dita, a anemia é, muitas vezes, sinal de uma doença de base, como deficiências renais, hepatopatias, condições inflamatórias crônicas, neoplasias malignas ou deficiência de vitaminas ou minerais. As diversas causas e a complexidade da anemia são apresentadas no Boxe 13.1.

Características clínicas

Os sintomas da anemia estão relacionados com a redução da capacidade de transporte de oxigênio pelo sangue, o que é resultado do número reduzido de hemácias. Sintomas como cansaço, cefaleia ou delírio estão muitas vezes presentes.

A palidez das mucosas pode ser observada em casos graves de anemia. A conjuntiva palpebral é, muitas vezes, o local onde essa palidez é mais facilmente observável, mas a mucosa oral pode demonstrar sinais semelhantes.

Tratamento e prognóstico

O tratamento da anemia depende da determinação da causa de base e da correção do problema, se for possível.

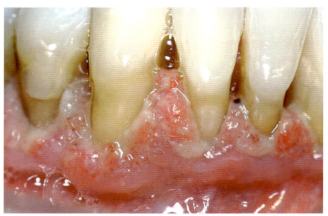

Figura 13.6 Deficiência de plasminogênio. As placas ulceradas e pápulas observadas na gengiva deste paciente com deficiência de plasminogênio representam acúmulos de fibrina. (Cortesia do Dr. Kenneth Rasenberger.)

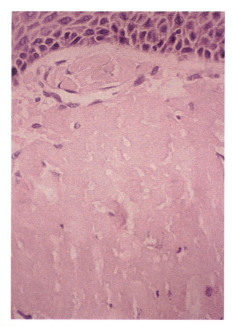

Figura 13.7 Deficiência de plasminogênio. Esta fotomicrografia em grande aumento mostra epitélio de superfície atrofiado e uma coleção de material eosinofílico relativamente acelular que se assemelha superficialmente a amiloide, mas é realmente fibrina.

Boxe 13.1 — Causas de anemia.

Anemias associadas a distúrbios no metabolismo do ferro
- Anemia por deficiência de ferro
- Anemias sideroblásticas

Anemias megaloblásticas
- Deficiência de cobalamina (B_{12}) (anemia perniciosa)
- Deficiência de ácido fólico

Anemia associada a doenças crônicas
- Anemia por infecção crônica (endocardite infecciosa, tuberculose, osteomielite, abscesso pulmonar e pielonefrite)
- Anemia por doenças inflamatórias do tecido conjuntivo (artrite reumatoide, lúpus eritematoso, sarcoidose, arterite temporal e enterite regional)
- Anemia associada à malignidade
  - Secundária a sangramento crônico
  - Anemia mieloftísica
- Anemia por uremia
- Anemia por insuficiência endócrina
- Anemia por doença hepática

Anemias hemolíticas
- Causas extrínsecas
  - Esplenomegalia
  - Anticorpos contra hemácias
  - Trauma na circulação
  - Efeitos tóxicos diretos (vários microrganismos, sais de cobre e veneno de certas cobras)
- Anormalidades da membrana
  - Anemia das células "espiculadas"
  - Hemoglobinúria paroxística noturna
  - Esferocitose hereditária
  - Eliptocitose hereditária
- Distúrbios do interior da hemácia
  - Defeitos na via Embden-Meyerhof
  - Defeitos na derivação da hexose-monofosfato

Distúrbios da hemoglobina
- Anemia de células falciformes
- Talassemias

◆ ANEMIA FALCIFORME

A **anemia falciforme** é uma das mais graves doenças genéticas relacionadas com a síntese de hemoglobina (**hemoglobinopatias**). Devido à mutação que leva à substituição de uma molécula de timina por uma de adenina no DNA, o códon é alterado para codificar o aminoácido valina, em vez de ácido glutâmico na cadeia β-globina da hemoglobina. Isto resulta em uma molécula de hemoglobina que, na forma desoxigenada, é propensa à agregação molecular e polimerização. Consequentemente, as RBCs dos pacientes com anemia falciforme têm forte tendência a se deformar para uma forma rígida e curva (em forma de foice), em vez da forma normal de disco bicôncavo. Como os genes para a síntese de hemoglobina são codominantes, se apenas um alelo é afetado, então apenas 40 a 50% da hemoglobina do paciente será anormal. Tal paciente é um simples portador, tendo o chamado **traço falcêmico**, uma condição que não apresenta manifestações clínicas na maioria das circunstâncias rotineiras. Entretanto, algumas falciformações podem ser provocadas sob certas circunstâncias, particularmente em baixas tensões de oxigênio associadas a exercícios ou altitudes elevadas.

Esse gene anormal tem persistido na raça humana talvez porque ele confira um certo grau de resistência à malária. Como resultado, o gene é visto, com mais frequência, em populações africanas, mediterrâneas e asiáticas que residem em áreas onde a malária é endêmica. Nos EUA, cerca de 2,5 milhões de pessoas (aproximadamente 8% da população negra) carrega este traço.

Infelizmente, em pacientes que herdam dois alelos que codificam a hemoglobina falciforme, as hemácias contêm primariamente hemoglobina falciforme, o que resulta em uma condição chamada de **doença falciforme**. Nos EUA, cerca de 1 em cada 350 a 400 indivíduos negros nasce com esta doença. Tais pacientes são, muitas vezes, suscetíveis a problemas associados à morfologia anormal das hemácias. As hemácias falciformes são mais frágeis do que as normais, permanecendo apenas 12 a 16 dias na circulação (apenas um décimo de vida das hemácias normais), e elas tendem a bloquear os capilares por causa de sua forma e propriedades aderentes. Como resultado, esses pacientes têm anemia hemolítica crônica e muitas dificuldades relacionadas com redução do fluxo sanguíneo para órgãos e tecidos, o que produz isquemia, infarto e necrose tecidual.

Características clínicas e radiográficas

Praticamente, qualquer tecido ou órgão pode ser afetado pela doença falciforme. O espectro clínico de envolvimento pode variar tremendamente, com cerca de um terço dos pacientes exibindo manifestações graves. Talvez o sinal mais dramático dessa doença seja a **crise falciforme**, uma situação na qual o desenvolvimento da forma "em foice" das hemácias se torna grave. Hipoxia, infecção, hipotermia ou desidratação podem precipitar uma crise; entretanto, na maioria das crises não há fator predisponente identificável. Pacientes que passam por uma crise sofrem dor extrema por isquemia e infarto do tecido afetado. Os ossos longos, pulmões e abdome estão entre os locais mais afetados, e cada episódio dura de 3 a 10 dias. O envolvimento pulmonar, conhecido como **síndrome torácica aguda**, é particularmente grave, e uma grande pesquisa indicou que esta é frequentemente precipitada por embolismo gorduroso ou pneumonia comunitária. Alguns pacientes podem ter essas crises mensalmente; outros podem passar até 1 ano ou mais sem problemas. Muitas vezes, a crise é acompanhada de febre; assim, a infecção deve ser considerada no diagnóstico diferencial.

Pacientes com doença falciforme são suscetíveis a infecções, especialmente as causadas por *Streptococcus pneumoniae*, provavelmente devido à destruição do baço na infância por repetidos infartos. Tais infecções são a causa mais comum de morte entre as crianças afetadas pela doença falciforme nos EUA.

Outros problemas incluem atrasos no crescimento e desenvolvimento, na maioria dos pacientes. Função renal alterada e anormalidades oculares se desenvolvem secundariamente aos danos causados pelos episódios vasoclusivos nas redes capilares destes órgãos. Se o paciente tem sobrevida maior, eventualmente pode se desenvolver insuficiência renal. Além disso, aproximadamente 5 a 8% desses pacientes irão sofrer lesões no sistema nervoso central (SNC) por meio de um acidente vascular encefálico (AVE), o qual ocorre por volta dos 8 anos.

As características das radiografias orais da doença falciforme não são específicas. Consistem em um padrão trabecular reduzido na mandíbula devido à hematopoese aumentada nos espaços medulares. Ocasionalmente, um aspecto de "cabelo em pé" é observado na radiografia do crânio, apesar de ser menos proeminente do que aquele observado na talassemia (Figura 13.8). Outras alterações orais que têm sido relatadas incluem aumento na prevalência de osteomielite da mandíbula, parestesia prolongada do nervo mandibular e necrose pulpar assintomática.

Características histopatológicas

Na doença falciforme homozigótica, o esfregaço de sangue periférico demonstra uma distorção curva peculiar das hemácias, lembrando o formato de foice ou bumerangue.

Tratamento e prognóstico

O paciente que passa por uma crise falciforme deve receber tratamento de suporte, incluindo reposição de fluidos, repouso e terapia analgésica apropriada (geralmente preparações com narcóticos). É importante, mas muitas vezes difícil, eliminar a possibilidade de infecção. A síndrome torácica aguda ou infarto cerebral podem necessitar de tratamento com transfusão de hemácias.

Atualmente, todos os 50 estados norte-americanos realizam exames de triagem para identificação desta doença da hemoglobina como parte do sistema de cuidados em saúde de recém-nascidos, a fim de identificar os indivíduos afetados o quanto antes para que o tratamento adequado possa ser instituído. Para crianças com diagnóstico de doença falciforme, a terapia profilática contínua com penicilina é indicada até pelo menos os 5 anos. Além disso, a criança deve receber vacinas pneumocócicas polivalentes. Situações que poderiam precipitar uma crise, como exercício extenuante, desidratação ou exposição ao frio, devem ser evitadas. Por quase duas décadas, a hidroxiureia foi aprovada para o tratamento de adultos com doença relativamente grave. Este fármaco aumenta a forma fetal da hemoglobina (hemoglobina F), a qual pode inibir a polimerização da hemoglobina S e também reduzir a aderência das hemácias às paredes dos vasos. Infelizmente, a hidroxiureia apresenta vários efeitos colaterais e deve ser usada com critério. Nos últimos anos, três novos agentes foram aprovados pela FDA para redução do número de episódios de crise em pacientes com doença falciforme. Cada um desses medicamentos tem um mecanismo de ação diferente e é bastante custoso. Disponível em 2017, o pó oral de L-glutamina precisa ser misturado com água e tomado 2 vezes/dia por pacientes com mais de 5 anos. O mecanismo de ação é incerto, mas o medicamento pode causar a diminuição do dano oxidativo nas hemácias falciformes. Crizanlizumabe-tmca e voxelotor foram ambos aprovados em 2019. O crizanlizumabe-tmca é um anticorpo monoclonal dirigido contra a P-selectina, uma proteína associada aos mecanismos fisiopatológicos da crise falciforme. Esse medicamento é administrado a pacientes com mais de 15 anos como uma infusão intravenosa mensal. O voxelotor pode ser administrado como um comprimido diário a pacientes com mais de 11 anos e reduz a falcização das hemácias, inibindo a polimerização da hemoglobina S. Os níveis de hemoglobina também aumentam em pacientes que tomam este medicamento.

O transplante de medula óssea cura a doença, mas é um procedimento com múltiplas complicações potenciais e é primariamente usado em pacientes gravemente afetados que tenham um irmão doador com antígeno de histocompatibilidade (HLA) compatível. Somente cerca de 18% dos pacientes com anemia falciforme preenchem este critério. A terapia gênica é outra abordagem potencial para curar a anemia falciforme, e vários ensaios clínicos estão atualmente em andamento. Até o momento, apenas um paciente foi relatado como tendo passado por uma inserção bem-sucedida do gene da β-globina corrigido no genoma de suas células-tronco hematopoéticas por meio do lentivírus, resultando na resolução da doença falciforme. No entanto, esse tratamento não está isento de riscos, como ilustrado por um relatório recente descrevendo o desenvolvimento de leucemia mieloide aguda em uma mulher que passou pelo mesmo procedimento. Embora a inserção do gene corrigido em si não tenha sido considerada responsável pelo desenvolvimento da malignidade, outros fatores relacionados à própria anemia falciforme e ao protocolo de transplante podem ter desempenhado um papel.

Quando é necessária a cirurgia, se possível, utiliza-se anestesia local. Se for indicada a anestesia geral, devem ser tomadas precauções para evitar condições que possam induzir uma crise, como hipoxia, estase vascular, acidose, infecção, redução na temperatura corporal ou desidratação.

Para pacientes que apresentem o traço falciforme ou a doença, o aconselhamento genético é apropriado. Técnicas de diagnóstico por DNA têm sido usadas por vários anos para o diagnóstico da doença no feto, permitindo considerações sobre a interrupção da gravidez. A avaliação molecular do DNA de uma única célula, obtida de um embrião que foi fertilizado *in vitro*, tem permitido a seleção de um embrião não afetado para implantação uterina. Para pais que são portadores do traço falcêmico, este é um método para assegurar que sua prole não tenha a doença falciforme.

Apesar de o índice de mortalidade da doença falciforme em países desenvolvidos ter diminuído dramaticamente ao longo dos últimos anos, o prognóstico é variável devido ao amplo espectro da atividade da doença. Aqueles que são gravemente afetados, muitas vezes apresentam grande incapacidade devido às múltiplas complicações da doença e têm baixa expectativa de vida.

◆ TALASSEMIA

A talassemia representa um grupo de doenças da síntese de hemoglobina que são caracterizadas pela redução da síntese das cadeias de α ou β-globina da molécula da hemoglobina.

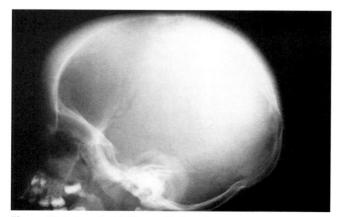

Figura 13.8 Anemia falciforme. Radiografia lateral de crânio revela um padrão trabecular alterado, exibindo um discreto grau do aspecto de "cabelo em pé" dos ossos cranianos. (Cortesia do Dr. Reg Munden.)

Semelhantes aos portadores de traço falcêmico, as pessoas que carregam o traço para uma das formas de talassemia parecem ser mais resistentes à malária; observa-se mais frequência desses genes nas populações mediterrâneas, africanas, indianas e do Sudeste Asiático. Como os casos iniciais foram documentados na região do Mar Mediterrâneo, foi dado o nome de *talassemia*, derivado da palavra grega *thalassa*, que significa "mar". Considera-se que as talassemias estão entre as condições hereditárias mais comuns em seres humanos.

A compreensão da estrutura e síntese da hemoglobina é útil na explicação da fisiopatologia destas condições. A molécula da hemoglobina é um tetrâmero composto por duas cadeias α e duas cadeias β; se uma destas cadeias não for produzida em quantidades adequadas, a taxa normal de hemoglobina também não pode ser produzida. Além disso, as cadeias de globina em excesso se acumulam na hemácia, comprometendo sua estrutura e função. Essas hemácias anormais são reconhecidas pelo baço e selecionadas para destruição (**hemólise**). Além disso, há evidência de eritropoese ineficaz causada por morte celular prematura de hemácias precursoras na medula óssea, devido à ativação de mecanismos apoptóticos. O resultado final é que o paciente tem anemia microcítica hipocrômica.

Como dois genes codificam a cadeia β e quatro genes codificam a cadeia α, o nível de gravidade nessas condições pode variar consideravelmente. A gravidade depende de qual alteração genética específica está presente e se existe hetero ou homozigose. Nos heterozigotos, quantidades adequadas de hemoglobina normal podem ser produzidas, e o paciente afetado apresenta poucos sinais ou sintomas. Nos homozigotos, entretanto, os problemas são, muitas vezes, graves ou mesmo fatais. Além disso, variações na gravidade da apresentação da doença podem ser um reflexo da alteração específica do código genético, porque mais de 200 mutações diferentes já foram documentadas apenas para a β-talassemia.

Características clínicas e radiográficas

β-talassemia

Se apenas um gene defeituoso para a molécula de β-globina for herdado (**talassemia menor**), geralmente nenhuma manifestação clínica estará presente.

Quando dois genes defeituosos para a molécula de β-globina são herdados, o paciente é afetado com **talassemia maior**, também chamada de **anemia de Cooley** ou **anemia do Mediterrâneo**. A doença é, geralmente, detectada durante o primeiro ano de vida porque uma anemia microcítica hipocrômica grave se desenvolve quando a síntese de hemoglobina fetal cessa após 3 a 4 meses de vida. As hemácias produzidas são extremamente frágeis e sobrevivem por apenas alguns dias na circulação periférica.

Em uma tentativa de manter a oxigenação adequada, o índice de hematopoese (apesar de ser ineficaz) fica muito aumentado (mais de 30 vezes o normal), resultando em hiperplasia massiva da medula óssea, assim como hepatoesplenomegalia e linfadenopatia pela hematopoese extramedular. A hiperplasia da medula óssea pode afetar especialmente os maxilares, produzindo um padrão trabecular alterado e alargamento doloroso da maxila e da mandíbula (Figura 13.9). Isto resulta em um aspecto facial característico de "esquilo" e causa redução de tamanho ou obliteração dos seios paranasais. Bossa frontal também está presente, e uma radiografia de crânio pode demonstrar aparência proeminente de "cabelo em pé" na calvária (Figura 13.10). Observa-se um atraso generalizado no amadurecimento do paciente. Atraso no desenvolvimento da dentição também tem sido descrito, com os dentes apresentando um atraso médio de aproximadamente 1 ano, comparado com a população correspondente.

Sem tratamento, a hipoxia tecidual piora, e graves infecções bacterianas com pneumococos muitas vezes se desenvolvem. Eventualmente, ocorre insuficiência cardíaca; muitos pacientes morrem com cerca de 1 ano de vida, como resultado de infecção ou problemas cardíacos.

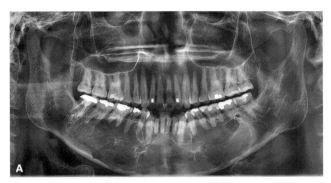
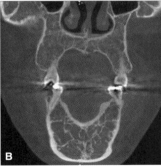

Figura 13.9 Talassemia. A. Radiografia panorâmica de um homem de 42 anos com β-talassemia mostra aumento mandibular, marcada alteração radiolucente e trabéculas delicadas. **B.** Imagem de TC, corte coronal, mostra alterações similares nos maxilares. (**A.** Cortesia da Dra. Nicole S. Pheifer. **B.** Cortesia do Dr. Andrew P. Wightman.)

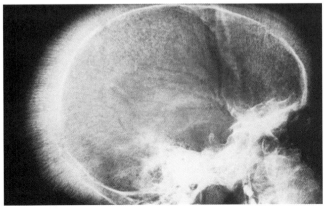

Figura 13.10 Talassemia. Radiografia lateral de crânio retratando a aparência característica de "cabelo em pé" em um paciente com talassemia.

α–Talassemia

Como quatro genes para a α-globina podem ser afetados, a **α-talassemia** tem um espectro mais amplo de envolvimento do que a β-talassemia. Essa condição é causada pela deleção no *locus* do gene da α-globina.

Com a alteração de apenas um gene, nenhuma doença pode ser detectada. Com a herança de dois genes alterados, a condição é conhecida como **traço de α-talassemia**. Esses pacientes têm nível brando de anemia, e microcitose geralmente sem significado clínico. Com três genes alterados, aplica-se o termo **doença da hemoglobina H (HbH)**. Os pacientes têm problemas com anemia hemolítica e esplenomegalia. Para pacientes com hemólise grave, pode-se indicar a esplenectomia.

O estado homozigótico, no qual todos os quatro genes são anormais, causa edema fetal grave e generalizado, uma condição que tem recebido o termo de **hidropisia fetal**. A hidropisia fetal não é específica para α-talassemia e pode ser vista como a manifestação de outras doenças, como incompatibilidade grave de Rh. Bebês com α-talassemia afetados por este problema morrem algumas horas após o nascimento.

Tratamento e prognóstico

Hoje, a talassemia maior é tratada principalmente por transfusões sanguíneas. Estas devem ser administradas a cada 2 a 3 semanas para simular o estado hematológico normal. Infelizmente, com repetidas transfusões de sangue, a sobrecarga de ferro inevitavelmente se desenvolve, devido às infusões constantes de hemácias exógenas. É uma condição grave, e muitas vezes a morte se deve à **hemocromatose**, uma deposição anormal de ferro pelos tecidos do corpo. O coração, fígado e glândulas endócrinas são particularmente afetados pelo acúmulo tóxico de ferro. Para combater esse problema, um agente quelante do ferro, a deferoxamina (disponível comercialmente como *desferroxamina*), deve ser administrado. Se tal terapia for usada, os pacientes com β-talassemia podem ter expectativa de vida relativamente normal; entretanto, podem surgir problemas com a aceitação do paciente, pois esse medicamento deve ser infundido, seja por via parenteral ou subcutânea, ao longo de várias horas por pelo menos 250 noites por ano. Se não for obtido um controle adequado dos níveis de ferro, a adição de um quelante de ferro administrado por via oral, como deferiprona ou deferasirox, muitas vezes é considerada. A deferiprona utilizada sozinha não é tão efetiva como a desferroxamina, mas o número de infusões semanais de desferroxamina pode ser reduzido quando combinado com deferiprona. Estudos hematológicos são feitos semanalmente devido ao desenvolvimento de agranulocitose em 1% dos pacientes que utilizam deferiprona. O deferasirox não parece ter grandes efeitos colaterais. Todos esses agentes quelantes de ferro são caros, embora os medicamentos orais usados em combinação sejam mais econômicos, porque a adesão do paciente é melhor e os custos relacionados com a infusão são eliminados. O transplante de células-tronco hematopoéticas também tem sido usado com certo sucesso por indivíduos relativamente jovens, que têm poucos danos aos órgãos e contam com doador HLA-compatível.

Os médicos podem agora identificar a α-talassemia, por meio de hidropisia fetal concomitante (historicamente considerada como uma condição fatal), *in utero* por testes moleculares, e podem ser fornecidas ao feto transfusões intrauterinas pela veia umbilical. Já foi relatado um índice de sobrevida de 80% para esses bebês, apesar de que eles irão requerer terapia transfusional ao longo da vida ou transplante de células-tronco hematopoéticas. O diagnóstico pré-natal também está disponível para β-talassemia.

Para pacientes que desenvolveram aparência facial anormal causada pela talassemia, pode ser realizada a correção cirúrgica em muitos casos. A prevenção da talassemia também é desejável, tanto pelo exame do traço genético quanto pelo diagnóstico pré-natal.

◆ ANEMIA APLÁSICA

A **anemia aplásica** é uma doença hematológica rara, que ameaça a vida, e caracterizada pela falha na produção de números adequados de todos os tipos de células sanguíneas (pancitopenia) pelas células precursoras hematopoéticas da medula óssea. Há evidências que sustentam o conceito de que a maioria dos casos de anemia aplásica representa uma doença imunomediada causada por linfócitos T citotóxicos que atacam as células hematopoéticas na medula óssea. Como resultado, as células-tronco hematopoéticas não parecem passar por maturação normal, apesar dos níveis normais ou aumentados de citocinas, como o fator estimulador de colônias de granulócito e macrófago (GM-CSF), o qual normalmente induz a produção e maturação de vários tipos de leucócitos.

Apesar de o fator desencadeante para a destruição imunomediada das células hematopoéticas ser desconhecido, alguns casos de anemia aplásica estão associados à exposição a certas toxinas ambientais (p.ex., benzeno), ao tratamento com certos fármacos (especialmente o antibiótico cloranfenicol) ou a infecções com certos vírus (particularmente os da hepatite não A, não B, não C, não G). É possível que a resposta imune anormal seja iniciada por tais estímulos exógenos em certos casos. Alguns distúrbios genéticos, como a **anemia de Fanconi** e a **disceratose congênita** (ver Capítulo 16), também estão associados ao aumento da frequência de anemia aplásica.

Características clínicas

Como todos os elementos formadores do sangue estão diminuídos em pacientes com anemia aplásica, os sintomas iniciais podem estar relacionados com uma ou várias deficiências. A deficiência de hemácias produz sinais e sintomas relacionados com a capacidade reduzida de transporte de oxigênio pelo sangue; portanto, os pacientes podem sofrer fadiga, tontura, taquicardia ou fraqueza. A deficiência de plaquetas (trombocitopenia) é vista como tendência a formação de hematomas e sangramento, os quais afetam vários locais. Hemorragias na retina e no cérebro são algumas das manifestações mais devastadoras dessa tendência a sangramento. A deficiência de leucócitos (neutropenia, leucopenia ou granulocitopenia) é a maior complicação dessa doença, predispondo o paciente a infecções bacterianas e fúngicas que, frequentemente, são causa de morte.

Os achados orais relacionados com a trombocitopenia incluem hemorragia gengival (Figura 13.11), petéquias na mucosa oral, púrpura e equimose. A mucosa oral pode parecer pálida devido ao número reduzido de hemácias. As ulcerações orais associadas à infecção, particularmente aquelas que envolvem os tecidos gengivais, podem estar presentes. Eritema mínimo é, geralmente, associado à periferia das úlceras. Hiperplasia gengival também tem sido relatada em associação à anemia aplásica.

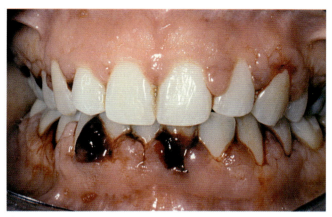

Figura 13.11 Anemia aplásica. Hiperplasia gengival difusa com hemorragia sulcular.

Características histopatológicas

A amostra de biopsia de medula óssea geralmente mostra a medula relativamente acelular com extensa infiltração gordurosa. As características histopatológicas de uma ulceração oral em um paciente com anemia aplásica mostram numerosos microrganismos em associação à ausência de células inflamatórias no leito da úlcera.

Diagnóstico

O diagnóstico de anemia aplásica é geralmente estabelecido por estudos laboratoriais. A pancitopenia é caracterizada por pelo menos dois dos seguintes achados:

- Menos de 500 granulócitos/$\mu\ell$
- Menos de 20.000 plaquetas/$\mu\ell$
- Menos de 20.000 reticulócitos/$\mu\ell$.

Tratamento e prognóstico

O curso dos pacientes com anemia aplásica é imprevisível. Para as formas mais brandas da doença, a recuperação espontânea da medula pode ocorrer em alguns casos; a progressão da anemia aplásica grave pode ser observada em outros. Geralmente, em casos graves, as chances de recuperação espontânea são pequenas. Se uma toxina ambiental ou substância em particular estiverem associadas ao processo, a remoção do agente agressor pode resultar em recuperação.

O tratamento é inicialmente de suporte. São ministrados antibióticos apropriados para as infecções, e transfusões de concentrados de hemácias ou plaquetas são administradas para tratamento sintomático da anemia e dos problemas hemorrágicos, respectivamente.

A terapia definitiva da anemia aplásica consiste em substituir a medula defeituosa por medula normal, tanto por transplante de medula óssea como por transplante de células-tronco do sangue periférico de um doador compatível. Os pacientes devem ser cuidadosamente selecionados; pacientes com menos de 50 anos e aqueles com doadores HLA-compatíveis (geralmente um irmão) têm melhor prognóstico, mas infelizmente apenas cerca de 30% dos pacientes preenchem tais critérios.

Para aqueles pacientes que não teriam boas possibilidades com o transplante de medula óssea devido à sua idade avançada ou por não terem doador compatível, a terapia com imunossupressores é recomendada. A globulina antitimócito, combinada com ciclosporina, produz resposta na maioria desses pacientes. Comparando com os resultados de tratamentos de apenas 35 anos atrás, o prognóstico para essa condição melhorou notavelmente. No passado, para pacientes com anemia aplásica grave, tratados apenas com antibióticos e transfusões, a taxa de mortalidade era maior que 80% no primeiro ano após o diagnóstico. Atualmente, pode-se obter sobrevida a longo prazo de 85% tanto com o transplante de medula óssea como com a terapia imunossupressora. Entretanto, mesmo que a doença esteja controlada, esses pacientes permanecem sob risco de aplasia medular recorrente e têm risco aumentado de leucemia aguda.

◆ NEUTROPENIA

O termo **neutropenia** se refere a uma diminuição do número de neutrófilos circulantes abaixo do valor de $1,5 \times 10^9/\ell$ em um adulto. Muitas vezes, está associada ao aumento da suscetibilidade às infecções bacterianas. Os médicos devem estar atentos a essa doença, pois a infecção da mucosa oral pode ser o sinal inicial da doença. Vários grupos étnicos, incluindo pacientes da África e Oriente Médio, apresentarão contagens de neutrófilos que caracterizariam a neutropenia (até $1,2 \times 10^9/\ell$), porém esses indivíduos são saudáveis. Tais achados receberam o nome de **neutropenia étnica benigna** e parecem não ter efeito na saúde do paciente porque as contagens de neutrófilos respondem às agressões bacterianas.

Uma diminuição no número de neutrófilos pode ser provocada por vários mecanismos, a maioria dos quais envolve redução da produção ou aumento da destruição dessas importantes células inflamatórias. Quando se notam infecções em bebês e a neutropenia é detectada, o problema é geralmente resultado de anormalidade congênita ou genética, como **síndrome de Schwachman-Diamond, disceratose congênita** (ver Capítulo 16), **síndrome da cartilagem capilar ou neutropenia congênita grave**. Se a neutropenia for detectada mais tarde, isso, geralmente, representa uma das formas adquiridas. Muitas neutropenias congênitas têm causa desconhecida; entretanto, outras são claramente associadas a várias causas. Uma produção diminuída de neutrófilos e de outros elementos do sangue pode ser resultado de destruição da medula óssea por neoplasias malignas, como leucemia (ver neste capítulo), ou por doenças metabólicas, como a doença de Gaucher (ver Capítulo 17), ou osteopetrose (ver Capítulo 14). Vários tipos diferentes de neoplasias malignas, incluindo linfoma de Hodgkin e não Hodgkin, melanoma, carcinoma de células renais e leucemia de grandes linfócitos T granulares (Figura 13.12), foram relatados como desencadeadores da destruição de neutrófilos por vários mecanismos autoimunes.

Muitos medicamentos podem afetar a produção de neutrófilos, seja mediante efeitos tóxicos diretos nas células progenitoras da medula óssea ou desencadeando mecanismos autoimunes que destroem os neutrófilos. Tais medicamentos incluem os seguintes:

- Agentes quimioterápicos anticâncer (p. ex., mostarda nitrogenada, bussulfano, clorambucil, ciclofosfamida)
- Antibióticos (p. ex., penicilinas e sulfonamidas)
- Fenotiazinas

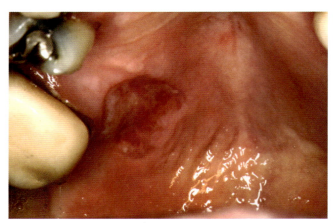

Figura 13.12 Neutropenia. Úlcera neutropênica no palato vista em um paciente com leucemia de grandes linfócitos granulares, uma forma rara de leucemia que induz a uma diminuição grave de neutrófilos.

- Tranquilizantes
- Diuréticos.

A neutropenia também pode ser manifestação tardia da terapia com rituximabe, ocorrendo em média de 4 a 5 semanas após o tratamento. Deficiências nutricionais de vitamina B_{12} ou folato, que podem ser consequência de síndromes de má-absorção, podem inibir a produção de neutrófilos.

Uma variedade de infecções virais e bacterianas não somente pode reduzir a produção de neutrófilos, mas também parece aumentar sua destruição nos focos de infecção. Os mecanismos autoimunes de destruição de neutrófilos também podem ser induzidos por infecções virais ou bacterianas. As infecções virais que podem estar implicadas incluem as seguintes:

- Hepatites A e B
- Rubéola
- Sarampo
- Vírus sincicial respiratório
- Varicela
- HIV.

Numerosas infecções bacterianas, como tifo, tuberculose, brucelose e tularemia, também podem causar neutropenia. O aumento da destruição de neutrófilos por mecanismo autoimune também ocorre em doenças como o lúpus eritematoso sistêmico (LES), em que autoanticorpos direcionados contra os neutrófilos são produzidos.

Características clínicas

A maioria dos pacientes com neutropenia apresenta alguma forma de infecção bacteriana, em vez de infecções virais ou fúngicas, particularmente se outros elementos do sistema imunológico (linfócitos, plasmócitos e monócitos) ainda estiverem intactos. *Staphylococcus aureus* e organismos gram-negativos parecem causar a maioria dos problemas em pacientes com neutropenia. A supuração e a formação de abscesso, normalmente associadas a tais infecções, podem ser marcadamente reduzidas pela falta de neutrófilos. Os focos mais comuns de infecção incluem a orelha média, a cavidade oral e a área perirretal. Entretanto, quando as contagens de neutrófilos caem para menos de $0,5 \times 10^9/\ell$, infecções pulmonares podem se desenvolver.

As lesões orais da neutropenia consistem em ulcerações que, geralmente, envolvem a mucosa gengival, provavelmente devido à colonização bacteriana maciça dessa área e aos traumatismos crônicos. Essas úlceras não apresentam a periferia eritematosa (ver Figura 13.12), embora esse achado seja variável. A perda óssea periodontal prematura com esfoliação da dentição decídua tem sido descrita.

Características histopatológicas

Uma biopsia de amostra de ulceração neutropênica geralmente mostra número reduzido ou ausência de neutrófilos. Invasão bacteriana do tecido hospedeiro pode ser visível em alguns casos.

Tratamento e prognóstico

Infecções relacionadas com neutropenia são tratadas com antibioticoterapia apropriada. O paciente deve ser encorajado a manter excelente higiene oral, a fim de reduzir a carga bacteriana na cavidade oral. Estudos utilizando fator estimulador de colônias de granulócito humano recombinante (G-CSF; filgrastim; pegfilgrastim), uma citocina que promove o crescimento e diferenciação de neutrófilos, têm demonstrado ótimos resultados. Pacientes com neutropenia grave apresentam aumento nas contagens de neutrófilos e resolução das infecções após tratamento com esse agente. O uso profilático de filgrastim ou pegfilgrastim reduz o risco de neutropenia febril em pacientes que estão recebendo regime quimioterápico antineoplásico. Em pacientes que não respondem ao G-CSF, pode-se considerar um transplante de células-tronco hematopoéticas, dependendo da gravidade da neutropenia e das infecções subsequentes.

◆ AGRANULOCITOSE

A **agranulocitose** é uma condição na qual as células da série granulocítica, particularmente os neutrófilos, estão ausentes. Como em outras doenças dos elementos formadores do sangue, a agranulocitose pode ocorrer como resultado de diminuição da produção ou aumento da destruição ou uso destas células. Apesar de alguns casos serem idiopáticos, a maioria é induzida pela exposição a um de vários fármacos. Algumas substâncias, como os agentes quimioterápicos anticancerígenos, induzem agranulocitose pela inibição da divisão normal e maturação das células-tronco hematopoéticas. Em outros casos, os fármacos precipitam uma reação imunológica que resulta na destruição de granulócitos. Raramente, a agranulocitose pode ser uma síndrome congênita (**agranulocitose congênita**, **síndrome de Kostmann**) que resulta de um nível reduzido da citocina que age como G-CSF.

Características clínicas

A agranulocitose se desenvolve poucos dias após a ingestão da substância agressora. Devido à falta de granulócitos (especialmente neutrófilos), muitas vezes se desenvolvem infecções bacterianas, e os pacientes podem apresentar sinais e sintomas de mal-estar, dor de garganta, edema, febre, calafrio, dor óssea, pneumonia e choque. As contagens de hemácias e plaquetas são geralmente normais ou apenas levemente diminuídas.

Lesões orais são comuns e incluem ulcerações necróticas, profundas e perfuradas em mucosa jugal, língua e palato. As gengivas são especialmente suscetíveis à infecção, muitas vezes lembrando o padrão de gengivite necrosante (GN) (ver Capítulo 4).

Características histopatológicas

O exame microscópico de uma das ulcerações orais da agranulocitose demonstra abundância de organismos bacterianos, tanto na superfície como no interior do tecido. A resposta inflamatória do hospedeiro é relativamente esparsa, com poucos granulócitos, particularmente neutrófilos, observados no leito da úlcera.

Tratamento e prognóstico

Se o médico acredita que um medicamento em particular causou a agranulocitose, a medicação deve ser descontinuada assim que possível. Em muitos casos, a contagem de granulócitos retorna ao normal em 10 a 14 dias após a interrupção do agente agressor. Em pacientes que apresentam agranulocitose secundária à quimioterapia para câncer, a higiene oral deve ser meticulosa para promover um ambiente oral impecável. Além disso, o uso de enxaguatórios bucais que contenham clorexidina parece reduzir a gravidade das lesões orais. Infecções ativas são tratadas com medicações antibióticas adequadas.

Se a agranulocitose estiver relacionada com o tratamento de câncer, a contagem de leucócitos geralmente retorna ao normal após algumas semanas. Para pacientes nos quais a contagem de granulócitos não se recupera, a administração de G-CSF ou do GM-CSF pode ser benéfica. A taxa de mortalidade para esta condição era de 20 a 30% no passado, apesar de o tratamento com citocina e os mais novos antibióticos de amplo espectro terem melhorado a perspectiva para esses pacientes.

◆ NEUTROPENIA CÍCLICA (HEMATOPOESE CÍCLICA)

A **neutropenia cíclica** é uma doença hematológica idiopática rara, caracterizada por reduções periódicas regulares na população de neutrófilos dos pacientes afetados. A causa determinante parece ser uma mutação no gene da elastase de neutrófilo (*ELA-2* ou *ELANE*), resultando em parada no desenvolvimento de neutrófilos no estágio de promielócitos dentro da medula. Essa mutação também está associada à apoptose prematura das células mieloides precursoras. A frequência estimada dessa doença na população é de cerca de 1 em 1 milhão. Apesar de um padrão de herança autossômica dominante ter sido descrito em alguns poucos casos, a maioria dos casos de neutropenia cíclica é isolada.

Os sintomas geralmente começam na infância e têm uma tendência a se correlacionar com as contagens de neutrófilos. Quando a contagem de neutrófilos está em seu nadir (*i.e.*, no ponto mais baixo), o paciente apresenta infecções. À medida que a contagem de neutrófilos aumenta em direção à normalidade, os sinais e sintomas diminuem. Contagens muito baixas de neutrófilos geralmente estão presentes por 3 a 6 dias, e os níveis de monócitos e eosinófilos sanguíneos estão aumentados quando a contagem de neutrófilos está diminuída. Mesmo quando a contagem de neutrófilos atinge seu pico, os níveis estão, muitas vezes, mais baixos que o normal.

Características clínicas e radiográficas

Os sinais e sintomas da neutropenia cíclica ocorrem em episódios uniformemente espaçados, os quais geralmente apresentam um ciclo de 21 dias. Os pacientes reclamam de episódios recorrentes de febre, anorexia, linfadenopatia cervical, mal-estar, faringite e ulcerações na mucosa oral. Outras áreas de mucosa gastrintestinal, incluindo cólon, reto e ânus, podem ser afetadas por ulcerações recorrentes.

As ulcerações orais se desenvolvem em qualquer superfície da mucosa oral que seja exposta ao menor trauma, particularmente lábios, língua, mucosa jugal e orofaringe (Figura 13.13). Um halo eritematoso está variavelmente presente na periferia das úlceras. A gengiva é a região mais gravemente afetada. Perda óssea periodontal grave com grande recessão gengival e mobilidade dentária são também características (Figura 13.14).

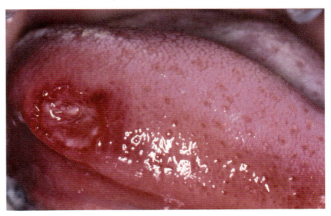

Figura 13.13 Neutropenia cíclica. Ulceração na margem lateral da língua é típica de lesões associadas à neutropenia cíclica. (De Allen CM, Camisa C: Diseases of the mouth and lips. In: Sams WM, Lynch P, editors: *Principles and practice of dermatology*, ed 2, New York, 1996, Churchill Livingstone.)

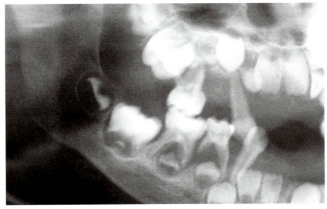

Figura 13.14 Neutropenia cíclica. A neutropenia cíclica é uma das várias condições que podem produzir perda óssea prematura, como mostrado nas regiões inter-radiculares dos molares decíduos mandibulares.

Diagnóstico

O diagnóstico de neutropenia cíclica deve ser estabelecido por exames de sangue completos sequenciais (tipicamente 3 vezes/semana, durante 6 a 8 semanas) para determinar se os níveis do ciclo de desenvolvimento dos neutrófilos estão ocorrendo. A contagem de neutrófilos deve ser inferior a $500/mm^3$ por 3 a 5 dias, durante cada um dos, pelo menos, três ciclos sucessivos para fechar o diagnóstico.

Características histopatológicas

As características histopatológicas da neutropenia cíclica são similares àquelas de outras ulcerações neutropênicas e granulocitopênicas, se a biopsia for realizada durante o nadir da contagem de neutrófilos.

Tratamento e prognóstico

O tratamento de suporte do paciente com neutropenia cíclica inclui terapia antibiótica para infecções que possam ocorrer enquanto a contagem de neutrófilos estiver em seu nível mais baixo. Infelizmente, essa abordagem não pode ser considerada como um tratamento permanente. Outros métodos que têm sido usados com sucesso incluem esplenectomia, terapia com corticosteroides e suplementação nutricional. Estudos têm demonstrado que a administração do fator estimulador de colônia de granulócito (G-CSF) várias vezes por semana parece corrigir a falta da produção de neutrófilos. Esse tratamento resulta em diminuição no tempo de neutropenia de 5 dias para 1 dia, o que melhora o curso clínico da doença. Os ciclos são reduzidos de 18 a 21 dias para 11 a 13 dias, e a gravidade da mucosite e da infecção é reduzida.

Cuidados de suporte, na forma de excelente higiene oral, devem ser mantidos para reduzir o número e a gravidade das infecções orais e melhorar o prognóstico das estruturas periodontais. Felizmente, para muitos desses pacientes, a gravidade dos sintomas relacionados com a neutropenia cíclica parece diminuir após a segunda década de vida, apesar de os ciclos de neutrófilos continuarem.

◆ TROMBOCITOPENIA

A **trombocitopenia** é uma doença hematológica caracterizada por um número reduzido de plaquetas circulantes (elementos derivados de megacariócitos precursores na medula óssea). As plaquetas são necessárias para hemostasia e formação do coágulo. Uma contagem de plaquetas entre 200.000 e $400.000/mm^3$ é considerada normal. A diminuição nas plaquetas pode ser resultado do seguinte:

- Produção reduzida
- Destruição aumentada
- Sequestro no baço.

PRODUÇÃO PLAQUETÁRIA REDUZIDA

A redução da produção de plaquetas pode ser resultado de várias causas, como infiltração da medula óssea por células malignas ou efeitos tóxicos dos agentes quimioterápicos para câncer. Em tais casos, diminuições nos outros elementos formadores do sangue são também observáveis.

DESTRUIÇÃO PLAQUETÁRIA AUMENTADA

O aumento da destruição de plaquetas pode ser causado por uma reação imunológica que é, muitas vezes, precipitada por qualquer uma das mais de 100 substâncias diferentes; a heparina é um dos agentes mais agressivos. Esse tipo de reação é idiossincrásico e, por isso, não relacionado com a dose da medicação. Similarmente, autoanticorpos dirigidos contra as plaquetas, especificamente certas glicoproteínas de superfície, podem, em raras ocasiões, ser induzidos por infecções virais ou vacinações. Além disso, certas doenças sistêmicas podem apresentar trombocitopenia como um componente, como lúpus eritematoso sistêmico e infecção por HIV. O aumento da destruição também pode ocorrer devido ao consumo aumentado de plaquetas associado à formação anormal de coágulos sanguíneos. Isto ocorre em pacientes com condições como a **púrpura trombocitopênica trombótica (PTT)**. Essa grave doença de coagulação é causada por uma deficiência em uma metaloproteinase responsável pela clivagem do fator de von Willebrand (ADAMTS13), o que desencadeia a formação de numerosos trombos dentro de pequenos vasos sanguíneos. Essa condição é, geralmente, causada por anticorpos direcionados contra ADAMTS13, mas PTT também pode raramente ser herdada como uma doença autossômica recessiva quando as mutações do gene de ADAMTS13 estão presentes.

SEQUESTRO NO BAÇO

Sob condições normais, um terço da população de plaquetas é sequestrado no baço. Consequentemente, condições que causam esplenomegalia (p. ex., hipertensão portal secundária à doença hepática, aumento esplênico secundário à infiltração tumoral, esplenomegalia associada à doença de Gaucher) também causam a retirada de grandes quantidades de plaquetas da circulação. A despeito da causa, o resultado para o paciente é um distúrbio hemorrágico, pois o número normal de plaquetas não está disponível para hemostasia adequada.

Características clínicas

A evidência clínica de trombocitopenia não é geralmente observada até que os níveis de plaquetas caiam para menos de $100.000/mm^3$. A gravidade do envolvimento está diretamente relacionada com a extensão da redução de plaquetas. Muitas vezes, a condição é inicialmente detectada pela presença de lesões orais. Eventos traumáticos menores ocorrem continuamente na mucosa oral durante a mastigação e a deglutição. Os pequenos capilares que são danificados durante este processo são normalmente selados por trombos microscópicos. Em um paciente com trombocitopenia, entretanto, os trombos não são apropriadamente formados. Isto resulta em um extravasamento de sangue a partir dos pequenos vasos. Clinicamente, há produção de lesões hemorrágicas puntiformes, conhecidas como **petéquias**. Se uma quantidade maior de sangue for extravasada, então o resultado será uma **equimose** ou contusão (Figura 13.15). Com quantidades maiores de sangue extravasado, um **hematoma** (*hemat* = sangue; *oma* = tumor) se desenvolverá (Figura 13.16). Hemorragia gengival espontânea muitas vezes ocorre nesses pacientes, assim como sangramentos em locais sob pequenos traumas.

Eventos hemorrágicos similares ocorrem ao longo do corpo. Com trombocitopenia grave (<10.000 plaquetas/mm^3), sangramentos

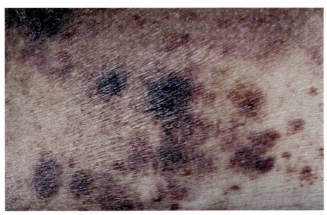

Figura 13.15 Trombocitopenia. As contusões (púrpuras) vistas no antebraço deste paciente são um resultado da contagem de plaquetas reduzida secundária à mielodisplasia, um distúrbio pré-leucêmico da medula óssea.

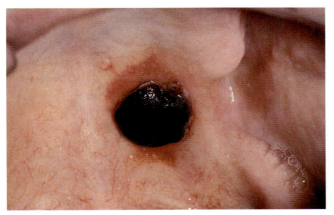

Figura 13.16 Trombocitopenia. Esta lesão palatina escura representa um hematoma causado por falta de coagulação normal, característica de trombocitopenia.

abundantes no trato gastrintestinal ou urinário podem ser fatais. Epistaxe está muitas vezes presente nesses pacientes, e a hemoptise indica hemorragia pulmonar significativa. Hemorragia intracraniana é também uma complicação potencialmente fatal da trombocitopenia grave.

A **púrpura trombocitopênica imune (PTI)** ou **trombocitopenia imune**, que também é chamada de púrpura trombocitopênica idiopática ou trombocitopenia idiopática, pode se apresentar como um processo agudo ou crônico. A PTI aguda ocorre durante a infância, normalmente após uma infecção viral não específica. Os sintomas da trombocitopenia aparecem rapidamente e podem ser graves. A maioria dos casos, entretanto, resolve-se espontaneamente em 4 a 6 semanas, e 90% dos pacientes se recuperam em 3 a 6 meses. A PTI crônica afeta, com mais frequência, mulheres entre 20 e 40 anos. Autoanticorpos direcionados contra antígenos da superfície das plaquetas resultam em sequestro e destruição das plaquetas no baço. Consequentemente, muitos desses pacientes respondem à esplenectomia.

Características histopatológicas

A biopsia gengival pode ser realizada com finalidade diagnóstica em pacientes com suspeita de PTT. Aproximadamente 30 a 40% dessas amostras revelam a presença de depósitos de fibrina nos pequenos vasos. Esses depósitos são mais rapidamente visualizados após coloração dos cortes histológicos pelo método do ácido periódico de Schiff (PAS).

Tratamento e prognóstico

Se o médico acredita que a trombocitopenia está relacionada com algum fármaco, este deve ser descontinuado imediatamente. Na maioria dos casos, a contagem de plaquetas retorna ao normal após vários dias. Transfusões de plaquetas e terapia com corticosteroides podem ser necessárias se ocorrer hemorragia que ameace a vida. Como previamente mencionado, muitas vezes a PTI se resolve espontaneamente, mas casos mais graves podem requerer terapia com corticosteroides ou terapia com imunoglobulina intravenosa (IVIG). Bons resultados têm sido documentados com rituximabe (que tem como alvo os linfócitos B) ou com agonistas do receptor de trombopoetina (que estimulam os megacariócitos a produzir mais plaquetas). A esplenectomia é geralmente reservada para os casos de PTI que são refratários ao tratamento médico. Para algumas formas de trombocitopenia, como a PTT, o prognóstico do paciente é reservado. No passado, a condição era quase uniformemente fatal, apesar de a perspectiva ter melhorado desde que transfusões para troca de plasma, combinadas com corticosteroides ou rituximabe, tornaram-se disponíveis. Mais de 70% desses pacientes agora sobrevivem com tratamento adequado.

◆ POLICITEMIA VERA (POLICITEMIA PRIMÁRIA; POLICITEMIA RUBRA VERA; ERITROCITOSE PRIMÁRIA ADQUIRIDA)

A **policitemia vera** é uma doença hematológica idiopática rara, mais bem definida como um aumento na massa de hemácias. Entretanto, a produção descontrolada de plaquetas e granulócitos é, muitas vezes, observada concomitantemente, e a maioria das autoridades sente que esta condição representa uma doença mieloproliferativa não agressiva. Pesquisadores acreditam que a superprodução esteja relacionada com o comportamento anormal de uma única célula tronco-medular progenitora, a qual começa a se multiplicar independentemente dos hormônios regulatórios normais, como a eritropoetina. Isto dá origem a um grupo ou clone de células desreguladas que, então, produz o número excessivo destes elementos formadores do sangue de 2 a 3 vezes acima do nível normal. Estas células geralmente funcionam de maneira normal.

Características clínicas

A policitemia vera afeta adultos mais idosos. A idade média do diagnóstico é aos 60 anos. Apenas 5% dos casos são diagnosticados antes dos 40 anos. Não se observa predileção por sexo, e as estimativas de incidência anual dessa condição nos EUA são de aproximadamente 20 casos por milhão de habitantes. Uma mutação adquirida de um dos genes para a tirosina quinase, o Janus quinase 2 (*JAK2*), desempenha um papel crucial nessa doença, pois mais de 95% dos pacientes com policitemia vera têm demonstrado tal mutação.

Os sintomas iniciais da doença não são específicos e incluem os seguintes:

- Cefaleia
- Fraqueza
- Tontura
- Sonolência
- Distúrbios visuais
- Sudorese
- Perda de peso
- Dispneia
- Dor epigástrica.

Uma aparência ruborizada pode ser evidente ao exame físico. Uma queixa característica, descrita em cerca de 40% dos pacientes afetados, é o prurido generalizado (coceira), particularmente após o banho, sem evidência de *rash* cutâneo.

Os problemas causados pela formação de trombos, que seriam esperados com o aumento da viscosidade do sangue e o aumento do número de plaquetas, incluem ataques isquêmicos transitórios, AVE e infartos do miocárdio. Hipertensão e esplenomegalia também são comuns.

Um evento vascular periférico peculiar, chamado **eritrome-lalgia**, afeta as mãos e os pés. Os pacientes apresentam sensação de queimação dolorosa, acompanhada por eritema e calor. Isto pode eventualmente levar à oclusão trombótica dos vasos que suprem os dígitos. O resultado pode ser gangrena digital e ne-crose. A eritromelalgia é, provavelmente, causada por excesso de plaquetas, e seu início parece ser precipitado por exercícios, por períodos em pé ou temperaturas quentes.

Estranhamente, esses pacientes podem ter também problemas relacionados com sangramento excessivo. Muitas vezes, acon-tecem episódios de epistaxe e equimoses. Hemorragia gengival tem sido descrita.

Tratamento e prognóstico

Com o diagnóstico inicial de policitemia vera, é feita uma tentativa imediata para reduzir a massa de hemácias. O primeiro tratamento é geralmente a flebotomia, com cerca de 500 mℓ de sangue re-movido diariamente, até o hematócrito atingir menos de 45%. Se os eventos trombóticos forem um problema imediato, então o tratamento com baixas doses de AAS deve ser iniciado. Se houver dificuldade em controlar os níveis de plaquetas, o cloridrato de anagrelida, um inibidor seletivo da maturação dos megacariócitos e da produção de plaquetas, pode ser prescrito. Anti-histamínicos são usados para ajudar no controle da sensação de prurido.

O controle a longo prazo pode incluir flebotomia intermitente, bem como o medicamento quimioterápico relativamente leve, a hidroxiureia. A hidroxiureia é um agente quimioterápico que pode não apresentar um risco aumentado de leucemia, contudo, porque age como um antimetabólito e não parece ter qualquer propriedade mutagênica. Se o paciente não puder tolerar a hidro-xiureia, ou se uma resposta inadequada for observada, o tratamento com medicamentos recentemente desenvolvidos que têm como alvo a via JAK2, como interferon peguilado e ruxolitinibe, pode ser apropriado. Para casos resistentes, a terapia mielossupressora também tem sido recomendada, embora um risco aumentado de leucemia esteja associado a alguns medicamentos quimiote-rápicos. Porém, em 2 a 10% dos pacientes com policitemia vera se desenvolve a leucemia aguda.

De maneira geral, o prognóstico é razoável; pacientes com policitemia vera sobrevivem de 10 a 12 anos, após o diagnóstico, se forem tratados. Como a idade média na época do diagnóstico é de 60 anos, a maioria dos pacientes afetados não parece ter um índice de mortalidade mais alto que os não afetados.

◆ LEUCEMIA

A **leucemia** representa vários tipos de malignidade na derivação das células-tronco hematopoéticas. A doença começa com a trans-formação maligna de uma das células-tronco, que, inicialmente, prolifera na medula óssea e, eventualmente, extravasa para o sangue periférico do paciente afetado. Os problemas começam quando as células leucêmicas se superpõem às células de defesa e às hemácias precursoras normais. Nos EUA, aproximadamente 3,4% de todos os cânceres são leucemias, e 3,8% das mortes por câncer podem ser atribuídas a essa doença.

As leucemias são classificadas de acordo com sua histogênese e comportamento clínico. Assim, as categorias principais seriam **aguda** ou **crônica** (referindo-se ao curso clínico) e mieloide ou **linfocítica/linfoblástica** (referindo-se à origem histogenética). As leucemias mieloides podem se diferenciar em vários caminhos distintos; logo, produzem células malignas que, geralmente, mostram características de granulócitos ou monócitos e, menos frequentemente, de hemácias ou megacariócitos.

As leucemias agudas, se não tratadas, seguem um curso agres-sivo e, frequentemente, resultam em morte do paciente dentro de poucos meses. As leucemias crônicas tendem a seguir um curso mais indolente, apesar de o resultado final ser o mesmo. Um dos maiores sucessos no tratamento do câncer tem sido alcançado na leucemia linfoblástica aguda infantil, uma condição que costumava ser fatal, mas que agora é possível ser controlada.

As leucemias são o resultado de uma combinação de fatores ambientais e genéticos. Certas síndromes estão associadas a um risco aumentado. Essas doenças genéticas incluem as seguintes:

- Síndrome de Down
- Síndrome de Bloom
- Neurofibromatose tipo 1
- Síndrome de Schwachman
- Síndrome de ataxia-telangiectasia
- Síndrome de Klinefelter
- Anemia de Fanconi
- Síndrome de Wiskott-Aldrich.

Além disso, certos tipos de leucemia mostram anomalias cro-mossômicas específicas. A primeira anomalia a ser detectada foi encontrada em pacientes **com leucemia mieloide crônica**, e esta neoplasia foi caracterizada por uma alteração genética chamada **cro-mossomo Filadélfia**. Essa anomalia representa uma translocação do material cromossômico entre os braços longos dos cromossomos 22 e 9. Esse rearranjo do material genético ocorre pela fusão do gene *BCR* (*breakpoint cluster region*) com o oncogene Abelson (*ABL*), produzindo um gene inteiramente novo: *BCR-ABL*. Este gene é continuamente transcrito, e o produto proteico resultante, uma tirosina quinase, causa a proliferação descontrolada das células leucêmicas. A identificação de tais mecanismos patogenéticos tem aberto um campo inteiramente novo de quimioterapia que tem como alvo os mecanismos moleculares específicos da carcinogênese. Uma variedade de outras alterações genéticas nas células-tronco da medula óssea tem sido associada às **síndromes mielodisplásicas**, um grupo de doenças que parecem representar estágios iniciais na evolução da **leucemia mieloide aguda**. À medida que as alterações genéticas se acumulam nas células-tronco, as chances de o paciente desenvolver leucemia aumentam.

Alguns agentes ambientais estão associados a um risco aumentado de leucemia, mas sua contribuição para o aparecimento da leucemia parece ser menor que 5%. Exposições a pesticidas, benzeno e produtos químicos semelhantes ao benzeno têm sido associadas a um risco aumentado de desenvolver leucemia. A radiação ionizante também tem sido implicada; isto foi documentado pelo aumento da frequência de leucemia mieloide crônica nos sobreviventes das explosões de bombas atômicas em Hiroshima e Nagasaki durante a Segunda Guerra Mundial. Também tem sido mostrado que vírus produzem leucemia, apesar de este não ser um achado comum. O mais estudado é o retrovírus conhecido como *vírus do linfoma/leucemia de células T humano tipo 1 (HTLV-1)*, o qual é transmitido pelo sangue contaminado de indivíduos infectados para não infectados. Esse vírus pode causar uma forma relativamente rara de neoplasia maligna de linfócitos T, a qual pode se apresentar como uma leucemia ou como um linfoma não Hodgkin (ver mais adiante). A maioria dos casos tem sido identificada em partes do Caribe, África Central e sudoeste do Japão.

À medida que o conhecimento sobre esse grupo de doenças aumenta, o fato de as leucemias serem diversas e complexas não pode ser negligenciado. Por exemplo, 11 subtipos diferentes de leucemia mieloide aguda foram agora identificados, e para cada subtipo há um enfoque de tratamento e prognóstico diferentes. Devido à complexidade desta área, a discussão é limitada aos aspectos da leucemia que estão mais diretamente relacionados com a região oral e de cabeça e pescoço.

Características clínicas

Se todos os tipos de leucemia forem considerados, esta condição ocorre a uma taxa de 13 casos para cada 100.000 habitantes anualmente. Os homens são ligeiramente mais afetados do que as mulheres. As leucemias mieloides geralmente afetam a população adulta; a **leucemia mieloide aguda** afeta maior faixa etária, a qual inclui crianças. A idade média dos pacientes diagnosticados com **leucemia mieloide crônica** é de aproximadamente 59 anos. A **leucemia linfoblástica aguda**, em contraste, ocorre predominantemente em crianças e representa uma das malignidades mais comuns da infância. A **leucemia linfocítica crônica**, o tipo mais comum de leucemia, afeta principalmente idosos.

Muitos dos sinais e sintomas clínicos da leucemia estão relacionados com a grande redução nos números de leucócitos e hemácias normais, um fenômeno que resulta da substituição das células-tronco hematopoéticas normais pela proliferação maligna (**anemia mieloftísica**). Devido à contagem reduzida de hemácias e à subsequente redução na capacidade de transporte de oxigênio do sangue, os pacientes se queixam de fadiga, cansaço e dispneia após esforço leve. As células malignas também podem se infiltrar em outros órgãos e causar esplenomegalia, hepatomegalia e linfadenopatia.

Pacientes leucêmicos também podem se queixar de equimoses e sangramento, problemas causados pela falta de plaquetas sanguíneas (**trombocitopenia**), resultantes da expulsão de megacariócitos da medula. Petéquias hemorrágicas na região posterior do palato duro e palato mole podem ser observadas e acompanhadas por hemorragia gengival espontânea, especialmente com contagens de plaquetas menores que 10.000 a 20.000/mm^3. Como os distúrbios na diferenciação das células-tronco acompanham as síndromes mielodisplásicas, a trombocitopenia está frequentemente presente nesses pacientes, e a hemorragia gengival tem sido relatada nesse cenário. Complicações hemorrágicas graves podem resultar de sangramento no SNC ou pulmões.

Febre associada a uma infecção pode ser o sinal inicial do processo leucêmico. Infecções perirretais, pneumonia, infecções do trato urinário e septicemia são comuns. Os microrganismos que estão envolvidos incluem bactérias gram-negativas, cocos gram-positivos e certas espécies de *Candida*.

Ulceração da mucosa oral está frequentemente presente como resultado da habilidade prejudicada do hospedeiro em combater a microbiota normal. Geralmente, a mucosa gengival é a mais gravemente afetada, devido à abundância de bactérias normalmente presentes em volta dos dentes. As úlceras neutropênicas produzidas são lesões profundas, perfuradas, com base necrótica cinza-esbranquiçada. A candidíase oral é frequentemente uma complicação da leucemia, envolvendo difusamente a mucosa oral. Infecções herpéticas são as lesões virais mais comuns e podem envolver qualquer área da mucosa oral em vez de estarem confinadas à mucosa queratinizada, como em pacientes imunocompetentes.

Ocasionalmente, as células leucêmicas infiltram-se nos tecidos moles orais e produzem um aumento de volume difuso, esponjoso, indolor, que pode ser ulcerado ou não. Isto ocorre mais frequentemente com os tipos mielomonocíticos de leucemia e pode resultar em aumento gengival difuso (Figuras 13.17 e 13.18) ou em um crescimento proeminente semelhante a um tumor (Figura 13.19). O aumento de volume causado pela coleção de células leucêmicas é conhecido como **sarcoma mieloide**, designação que substituiu os termos mais antigos, **sarcoma granulocítico** e **tumor mieloide extramedular**. Historicamente, a proliferação de células leucêmicas era chamada *cloroma*, porque frequentemente mostra-se esverdeada (*chlor* = verde; *oma* = tumor) nas secções recém-cortadas. Outras manifestações orais incluem infiltração dos tecidos periapicais, simulando uma doença inflamatória periapical clínica e radiograficamente.

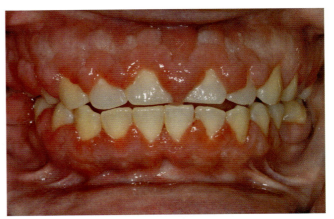

Figura 13.17 Leucemia. Aumento de volume gengival difuso, como retratado nesta fotografia, pode ocorrer em pacientes leucêmicos, particularmente naqueles com leucemia monocítica. (Cortesia do Dr. Spencer Shoff.)

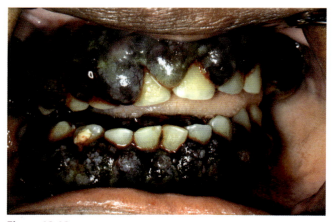

Figura 13.18 Leucemia. Extenso aumento de volume hemorrágico das gengivas maxilar e mandibular. (Cortesia do Dr. Michael Tabor.)

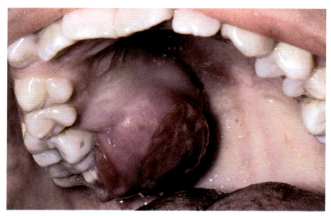

Figura 13.19 Leucemia. O nódulo de tecido mole ulcerado do palato duro representa as células leucêmicas que proliferaram nesta área.

Características histopatológicas

O exame microscópico dos tecidos afetados pela leucemia mostra infiltração difusa e destruição dos tecidos hospedeiros normais por lençóis de células pouco diferenciadas com características mielomonocíticas ou linfoides.

Diagnóstico

O diagnóstico é, geralmente, estabelecido pela confirmação da presença de células leucêmicas pouco diferenciadas no sangue periférico e na medula óssea. A biopsia de medula óssea é, normalmente, realizada em conjunto com estudos do sangue periférico, porque alguns pacientes podem passar por uma fase aleucêmica, na qual células atípicas estão ausentes da circulação. A classificação do tipo de leucemia requer estabelecimento do imunofenótipo pela utilização de marcadores imuno-histoquímicos, a fim de identificar os antígenos de superfície celulares expressos pelas células tumorais. A confirmação imuno-histoquímica de certas enzimas características (p.ex., mieloperoxidase, lisozima) é necessária para identificar e classificar as leucemias mieloides. Além disso, a caracterização citogenética e molecular das células lesionais é necessária. Em muitos casos, os resultados desses estudos são definitivos, porque tanto o tratamento quanto o prognóstico do paciente são diretamente afetados.

Tratamento e prognóstico

Embora uma discussão detalhada esteja além do escopo deste texto, o tratamento de um paciente com leucemia tipicamente consiste em várias formas de quimioterapia; o tipo de leucemia dita o regime quimioterápico. Na maioria dos casos, o motivo da quimioterapia é destruir tantas células atípicas quanto for possível em um curto período, consequentemente, induzindo a remissão. Por esta razão, a técnica tem sido denominada **quimioterapia de indução**. Esta fase da quimioterapia requer altas doses de agentes quimioterápicos tóxicos; o paciente frequentemente sofre vários efeitos colaterais durante o tratamento. Uma vez que a remissão tenha sido induzida, este estado deve ser mantido. Este é o propósito da **quimioterapia de manutenção**, a qual requer doses mais baixas de agentes quimioterápicos administrados por um longo período.

Se a fusão *BCR-ABL* for identificada nas células leucêmicas do paciente com leucemia mieloide crônica, então o tratamento com um inibidor da tirosina quinase será apropriado. O primeiro inibidor da tirosina quinase a ser desenvolvido e comercializado foi o mesilato de imatinibe, e uma grande proporção de pacientes responderá de forma positiva a essa terapia. O imatinibe deve ser tomado continuamente, pois a recidiva se desenvolve rapidamente se o fármaco for interrompido. Infelizmente, mais de 100 diferentes mutações foram identificadas nesse gene fusionado; consequentemente, 33% dos pacientes com leucemia mieloide crônica serão resistentes ao imatinibe. Foram desenvolvidos inibidores adicionais da tirosina quinase BCR-ABL, como dasatinibe, nilotinibe e bosutinibe, que podem ser usados como terapia de primeira, segunda ou terceira linha. A leucemia linfocítica crônica é considerada curável somente pelo tratamento com transplante alogênico de células-tronco hematopoéticas, um procedimento que apresenta seus próprios riscos e pode ser considerado em pacientes com menos de 60 anos. A maioria dos pacientes consegue uma boa resposta quando tratados com agentes quimioterápicos tradicionais, que são combinados com anticorpos monoclonais dirigidos contra um dos antígenos da superfície celular de linfócitos B. O rituximabe, que é um anticorpo CD20, tem sido eficaz no controle dessa doença; entretanto, outros anticorpos monoclonais contra superfície celular dos linfócitos B estão sendo investigados. A terapia com fármacos pode ser combinada com a terapia de radiação para o SNC porque os agentes quimioterápicos frequentemente não cruzam de maneira efetiva a barreira hematencefálica. Assim, as células leucêmicas podem sobreviver neste local e causar recidiva da leucemia. A infusão intratecal direta do agente quimioterápico pode ser realizada para burlar a barreira hematencefálica. Se a estratégia alcançar sucesso na indução da remissão, então o transplante de medula óssea pode ser considerado como uma opção terapêutica, particularmente para os tipos de leucemia que tendem a recidivar. Tal opção é reservada para pacientes com menos de 45 anos, porque a taxa de sucesso é menos favorável em pacientes mais velhos.

O tratamento de suporte é necessário se esses pacientes sobreviverem à leucemia. Para pacientes com sangramento, as transfusões com plaquetas podem ser necessárias. Se anemia grave estiver presente, o concentrado de hemácias pode ser requerido. Infecções devem ser avaliadas com respeito ao organismo causador, e antibióticos apropriados devem ser prescritos. O suporte deve ser mantido sob uma perspectiva oral, porque muitos desses pacientes sofrem com infecções da mucosa oral durante o curso de sua doença. Uma excelente higiene oral deve ser estimulada e uma investigação minuciosa de qualquer queixa oral deve ser realizada tão logo seja possível, a fim de prevenir infecções orais potencialmente graves.

O prognóstico de um paciente depende de algumas variáveis, incluindo o tipo de leucemia, a idade do paciente e as alterações citogenéticas associadas à doença. Em crianças com **leucemia linfoblástica aguda**, aproximadamente 90% são agora consideradas curadas após o tratamento apropriado. Em um adulto com o mesmo diagnóstico, apesar de a taxa inicial de indução da remissão ser de 80%, a taxa de sobrevida em 5 anos é, geralmente, muito mais baixa na maioria dos casos relatados.

Pacientes com menos de 60 anos com **leucemia mieloide aguda** apresentam atualmente taxa de sobrevida em 5 anos de aproximadamente 40%. Essa forma de leucemia em um paciente com mais de 60 anos tem um prognóstico pior, com menos de 10% de chance da sobrevida observada na população. Similarmente, pacientes com história prévia de mielodisplasia têm prognóstico desfavorável.

Embora um período indolente seja enfrentado na **leucemia mieloide crônica**, eventualmente as células neoplásicas passam por um processo conhecido como **transformação blástica**, no qual elas se tornam menos diferenciadas, proliferam e causam a morte do paciente dentro de 3 a 6 meses. No passado, a taxa de sobrevida de 5 anos para a leucemia mieloide crônica era de 20%. Hoje, a maioria dos centros está relatando taxas de sobrevida de 5 anos de aproximadamente 80%, uma melhora dramática, presumivelmente devido ao efeito da terapia com o inibidor da tirosina quinase. Fatores adicionais que podem desempenhar um papel no aumento da sobrevida incluem o diagnóstico da doença em estágio inicial e a disponibilidade de melhores cuidados de suporte. Tentativas de controlar a leucemia mieloide crônica por transplante de medula óssea de um doador HLA-compatível têm resultado em taxas de sobrevida em 5 anos de 60 a 70% em pacientes mais jovens com esta doença. Esta pode ser uma opção para aqueles pacientes que não respondem à terapia com o inibidor da tirosina quinase.

A **leucemia linfocítica crônica** é considerada incurável, mas seu curso é altamente variável e depende do estágio da doença. Pacientes com doença limitada têm uma média de tempo de sobrevida de mais de 10 anos. Aqueles com doença avançada sobrevivem, em média, apenas 2 anos.

◆ HISTIOCITOSE DAS CÉLULAS DE LANGERHANS (HISTIOCITOSE X; DOENÇA DAS CÉLULAS DE LANGERHANS; HISTIOCITOSE IDIOPÁTICA; GRANULOMA EOSINOFÍLICO; GRANULOMA DAS CÉLULAS DE LANGERHANS

O termo *histiocitose X* foi apresentado como designação coletiva para um espectro de doenças clinicopatológicas, caracterizadas pela proliferação de células semelhantes a histiócitos, que são acompanhadas por números variáveis de eosinófilos, linfócitos, plasmócitos e células gigantes multinucleadas. As células histiocíticas distintas presentes nessa lesão foram identificadas

como células de Langerhans, e a condição é agora designada como **histiocitose de células de Langerhans**. Em pessoas com menos de 15 anos, aproximadamente 5 casos por milhão são diagnosticados anualmente; no entanto, em adultos, a incidência cai para 1 por milhão.

As células de Langerhans são células mononucleares dendríticas normalmente encontradas em epiderme, mucosa, linfonodos e medula óssea. Essas células processam e apresentam antígenos aos linfócitos T. Por muitos anos, os pesquisadores têm discutido se a histiocitose das células de Langerhans representa uma condição não neoplásica ou uma neoplasia verdadeira. Estudos que examinam a clonalidade dessas células demonstraram proliferação monoclonal, um achado mais consistente com um processo neoplásico. Mutações em *BRAF* ou *MAP2K1* foram identificadas em 40 a 60% das lesões de histiocitose das células de Langerhans, e essas alterações moleculares foram implicadas na divisão celular descontrolada relacionada a várias outras neoplasias. Investigadores sugeriram que as apresentações clínicas variadas dessa condição podem estar relacionadas ao estágio do desenvolvimento da célula de Langerhans no qual a mutação *BRAF* ou *MAP2K1* ocorre. Quando a mutação ocorre cedo no processo de maturação, resulta em uma doença mais agressiva e disseminada; se a mutação ocorre nas fases posteriores da maturação, desenvolve-se uma lesão mais localizada e benigna.

Características clínicas e radiográficas

O espectro clinicopatológico considerado sob a designação de histiocitose das células de Langerhans inclui:

- Granuloma eosinofílico monostótico ou poliostótico do osso — lesões ósseas solitárias ou múltiplas sem envolvimento visceral
- Histiocitose disseminada crônica – doença envolvendo osso, pele e vísceras (**doença de Hand-Schüller-Christian**)
- Histiocitose disseminada aguda – uma doença com proeminente envolvimento cutâneo, visceral e da medula óssea, que ocorre principalmente em bebês (**doença de Letterer-Siwe**).

É difícil categorizar muitos pacientes dentro de uma dessas designações clássicas pela sobreposição de características clínicas. A frequentemente citada tríade de Hand-Schüller-Christian — lesões ósseas, exoftalmia e diabetes insípido — está presente em apenas poucos pacientes com a doença disseminada crônica. Acredita-se que as designações clássicas da doença de Hand-Schüller-Christian e Letterer-Siwe não têm nenhum propósito útil e deveriam ter seu uso interrompido. Muitos casos descritos como doença de Letterer-Siwe na literatura antiga provavelmente incluíram infecções obscuras, síndromes de imunodeficiências e lesões histiocíticas malignas. A histiocitose de células de Langerhans pulmonar também tem sido descrita, mas provavelmente não está relacionada com a condição que afeta os maxilares. Os pacientes que desenvolvem a histiocitose de células de Langerhans pulmonar são, geralmente, adultos com histórico de tabagismo, e estudos de clonalidade sugerem que este é provavelmente um processo reativo. A Histiocyte Society, a fim de melhor definir as categorias de prognóstico da histiocitose de células de Langerhans, propôs a seguinte classificação:

- Envolvimento de um órgão — tipicamente pele e osso
  - Doença unifocal
  - Doença multifocal

- Envolvimento de vários órgãos
  - Sem disfunção de órgão
  - Disfunção de órgão
    - Baixo risco (pele, osso, linfonodos e/ou hipófise)
    - Alto risco (pulmão, fígado, baço e/ou medula óssea).

Apesar de a histiocitose de células de Langerhans poder ser encontrada em pacientes de uma variada faixa etária, mais de 50% de todos os casos são vistos em pacientes com menos de 15 anos. Embora alguns estudos tenham relatado predileção por homens, ambos os sexos parecem ser igualmente afetados. Lesões ósseas, tanto solitárias como múltiplas, são a apresentação clínica mais comum. As lesões podem ser encontradas em quase qualquer osso, mas crânio, costelas, vértebras e mandíbula estão entre os locais mais frequentes. Crianças com menos de 10 anos apresentam mais lesões cranianas e femorais; pacientes com mais de 20 anos apresentam mais lesões em costelas, cintura escapular e mandíbula. Pacientes adultos com lesões ósseas solitárias ou múltiplas podem ter linfadenopatia, mas geralmente não têm envolvimento visceral.

Os ossos maxilares são afetados em 10 a 20% de todos os casos. Dor surda e sensibilidade acompanham as lesões ósseas. Radiograficamente, as lesões aparecem como áreas radiolucentes circunscritas sem margem cortical, com aspecto de "saca-bocados", mas, ocasionalmente, radiolucência mal definida é vista. Envolvimento ósseo na mandíbula geralmente ocorre nas áreas posteriores, e uma aparência "escavada" característica pode ser evidente quando o osso alveolar superficial é destruído. A destruição óssea e a mobilidade dentária resultantes podem lembrar uma periodontite grave (Figura 13.20). Envolvimento alveolar extenso causa aparência de dentes "flutuando no ar" (Figura 13.21).

Lesões mucosas ulcerativas ou proliferativas ou um aumento de volume gengival podem se desenvolver se a doença perfurar o osso (Figura 13.22). Ocasionalmente, esse processo pode envolver apenas os tecidos moles orais. Lesões também podem ocorrer dentro do corpo da mandíbula ou maxila, onde podem simular uma condição inflamatória periapical.

Características histopatológicas

As lesões ósseas de pacientes com histiocitose de células de Langerhans mostram infiltração difusa de células mononucleares grandes, de coloração pálida, que lembram histiócitos. Tais células têm margens citoplasmáticas indistintas e núcleos vesiculares arredondados ou denteados. Números variáveis de eosinófilos estão entremeados às células semelhantes a histiócitos (Figura 13.23). Plasmócitos, linfócitos e células gigantes multinucleadas são frequentemente vistos, e áreas de necrose e hemorragia podem estar presentes.

A identificação das células de Langerhans é necessária para confirmar o diagnóstico. Como as células de Langerhans não podem ser diferenciadas de outros histiócitos por colorações histológicas de rotina, métodos adicionais de diagnóstico são requeridos. A microscopia eletrônica tem sido o padrão-ouro por muitos anos porque, ultraestruturalmente, as células de Langerhans contêm estruturas citoplasmáticas em forma de bastonete, conhecidas como **grânulos de Birbeck**, os quais as diferenciam de outros fagócitos mononucleares (Figura 13.24). Procedimentos imuno-histoquímicos são agora utilizados para identificar as células de Langerhans devido

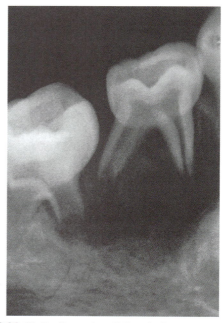

Figura 13.21 Histiocitose de células de Langerhans. Radiografia periapical mostrando grande perda óssea envolvendo os dentes mandibulares de uma jovem, resultando em aparência de dentes "flutuando no ar".

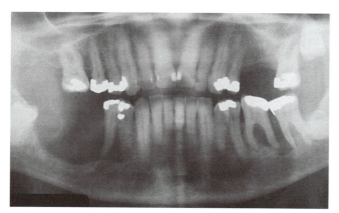

Figura 13.20 Histiocitose das células de Langerhans. Perda óssea na região de molares mandibulares que lembra periodontite avançada. (Cortesia do Dr. James White.)

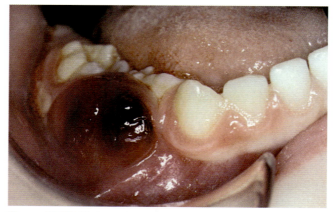

Figura 13.22 Histiocitose de células de Langerhans. Fotografia clínica da mesma paciente mostrada na Figura 13.21. A lesão perfurou o osso e produziu este aumento de volume no tecido mole.

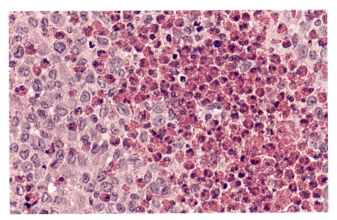

Figura 13.23 Histiocitose de células de Langerhans. Há um infiltrado difuso de células de Langerhans de coloração pálida entremeadas com numerosos eosinófilos granulares vermelhos.

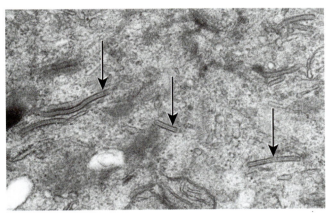

Figura 13.24 Histiocitose de células de Langerhans. Eletromicrografia mostrando corpos de Birbeck em forma de bastonetes (*setas pretas*) no citoplasma de uma célula de Langerhans. (Cortesia de Richard Geissler.)

à sua imunorreatividade a anticorpos dirigidos contra CD-1a ou CD-207 (langerina), e ambos são marcadores específicos da histiocitose de células de Langerhans, quando vistos em um correto contexto clínico.

Tratamento e prognóstico

Porque essa condição é relativamente rara, as recomendações de tratamento são muitas vezes baseadas em experiências anedóticas, em vez de ensaios clínicos randomizados. A maioria dos pacientes com acometimento oral tem a doença de um único local afetando os maxilares, embora outras lesões ósseas possam estar presentes. Lesões ósseas acessíveis, como da maxila e mandíbula, geralmente são tratadas por curetagem. Baixas doses de radiação podem ser usadas para lesões ósseas menos acessíveis, apesar de o potencial para indução de malignidade secundária a esse tratamento ser uma preocupação em pacientes mais jovens. Injeções intralesionais com agentes corticosteroides também têm sido relatadas como eficazes em alguns pacientes com lesões ósseas localizadas. Com pouca frequência, a aparente regressão espontânea da histiocitose das células de Langerhans localizada tem sido relatada. O prognóstico para lesões ósseas na ausência de envolvimento visceral é geralmente bom; entretanto, progressão ou disseminação da doença podem ocorrer, particularmente em pacientes que têm três ou mais ossos afetados.

Quando múltiplos órgãos estão envolvidos, o padrão de baixo risco é associado a morbidade considerável, mas a mortalidade é consideravelmente menor do que a de pacientes com padrão de alto risco. Devido à relativa raridade dos casos disseminados, os protocolos de tratamento continuam a ser aprimorados. A quimioterapia com agente único, usando prednisolona, etoposídeo, vincristina ou ciclosporina, tem produzido boa resposta em uma grande porcentagem pacientes, apesar de a recorrência ser vista em mais da metade dos casos. Uma combinação de vincristina e prednisona, administrada ao longo de 1 ano, parece reduzir o risco de recidiva, particularmente em crianças. Lesões em adultos, entretanto, respondem muito melhor à citarabina de baixa dose (ara-C).

O envolvimento de múltiplos órgãos, padrão de alto risco, visto em lactentes e crianças jovens, pode não responder a essas abordagens mais conservadoras, e vários agentes quimioterápicos são utilizados nessa situação. Além disso, o transplante de células-tronco hematopoéticas pode ser uma opção. Os pacientes que apresentam melhora do quadro com a quimioterapia de indução durante as primeiras 6 semanas têm um prognóstico muito melhor (cerca de 90% de sobrevida) em comparação com aqueles que não respondem. Neste grupo, apenas 20 a 35% sobreviveram historicamente. Medicamentos que visam especificamente à via *BRAF*, como vemurafenibe e dabrafenibe, têm mostrado resultados iniciais promissores em ensaios de tratamento experimental examinando seu impacto na histiocitose das células de Langerhans multifocal de alto risco. Em geral, o prognóstico é mais sombrio para pacientes nos quais o primeiro sinal da doença se desenvolve em uma idade muito baixa, e um pouco melhor para pacientes mais velhos à época do surgimento da doença.

◆ LINFOMA DE HODGKIN (DOENÇA DE HODGKIN)

O **linfoma de Hodgkin** é uma neoplasia maligna linfoproliferativa, apesar de, por muitos anos, a natureza exata do processo ter sido pouco entendida. A dificuldade na compreensão do caráter dessa condição é refletida no termo relativamente evasivo *doença de Hodgkin*, o qual foi usado por décadas e ainda pode ser ouvido hoje. Talvez uma razão para que o linfoma de Hodgkin não tenha sido facilmente compreendido é que, diferentemente da maioria das neoplasias malignas, as células neoplásicas (**células de Reed-Sternberg**) somam apenas cerca de 0,1 a 2% das células nos linfonodos aumentados que caracterizam tal condição. Evidências atuais com relação à histogênese das células de Reed-Sternberg apontam para uma origem no linfócito B. A doença pode causar a morte se a terapia adequada não for instituída, apesar de seu tratamento ser um dos maiores sucessos na história da terapia para câncer durante os últimos 30 anos. Nos EUA, o linfoma de Hodgkin é aproximadamente 10 vezes menos comum que o linfoma não Hodgkin; aproximadamente 8.500 casos são diagnosticados anualmente. Apesar de a causa da doença ser desconhecida, estudos epidemiológicos e moleculares têm correlacionado a infecção pelo vírus Epstein-Barr (EBV) a uma porcentagem dessas lesões.

Características clínicas

O linfoma de Hodgkin quase sempre começa nos linfonodos, e qualquer grupo deles é suscetível. Os locais mais comuns de apresentação inicial são os linfonodos cervicais e supraclaviculares (70 a 75%) ou os linfonodos axilares ou do mediastino (5 a 10% cada). Inicialmente, a doença aparece, em menos de 5% das vezes, nos linfonodos abdominais e inguinais.

De modo geral, observa-se predileção por homens, e um padrão bimodal é notado com respeito à idade do paciente à época do diagnóstico. Um pico é observado entre os 15 e 35 anos; outro pico é visto após os 50 anos.

O sinal comum é a identificação pelo paciente de um aumento de volume discreto, indolor, ampliando-se de maneira persistente na região de um linfonodo (Figura 13.25). Nos estágios iniciais, os linfonodos envolvidos são móveis; à medida que a doença progride, os linfonodos se tornam intricados e fixos aos tecidos circundantes. Se não tratada, a doença se espalha para outros grupos de linfonodos e, eventualmente, envolve o baço e outros tecidos extralinfáticos, como ossos, fígado e pulmões. O envolvimento oral tem sido relatado, mas é raro. Em cerca de 30 a 40% dos pacientes com doença de Hodgkin, outros sinais e sintomas sistêmicos podem estar presentes, como perda de peso, febre, suores noturnos e prurido generalizado (coceira). A ausência desses sinais e sintomas é considerada melhor em termos de prognóstico para o paciente, e essa informação é usada do estadiamento da doença. Pacientes que não têm qualquer sinal sistêmico são agrupados na categoria A; e aqueles com sinais sistêmicos, na categoria B.

O estadiamento do linfoma de Hodgkin é importante para o planejamento do tratamento e para estimar o prognóstico de determinado paciente. O procedimento para estadiamento inclui a confirmação do diagnóstico patológico, anamnese e exame físico cuidadosos, tomografias computadorizadas (TC) ou ressonância magnética (RM) do abdome e tórax, radiografias de tórax e estudos hematológicos de rotina (p. ex., contagem sanguínea total, bioquímica do soro, taxa de sedimentação de hemácias). A avaliação da extensão do envolvimento da doença usando exames de tomografia por emissão de pósitrons com (^{18}F)-fluorodesoxiglicose (FDG PET/CT) agora faz parte do protocolo padrão, especialmente em grandes instituições. A glicose radiomarcada é administrada por via intravenosa, e as células do linfoma de Hodgkin metabolizam esse composto em muito maior extensão do que os tecidos normais, identificando assim os locais onde o tumor está presente. Procedimentos de estadiamento que eram usados no passado, como linfangiografia, cintilografia com gálio, biopsia da medula óssea, laparotomia exploratória e esplenectomia, muitas vezes não são necessários hoje em dia. Um resumo do sistema de estadiamento para o linfoma de Hodgkin é apresentado na Tabela 13.2.

Características histopatológicas

Duas formas principais de linfoma de Hodgkin são reconhecidas: (1) linfoma de Hodgkin nodular com predominância linfocitária e (2) linfoma de Hodgkin clássico, e o último está dividido em cinco subtipos. Apesar de este grupo de doenças ter certas características em comum, técnicas de biologia molecular e imuno-histoquímicas atuais têm permitido distinções entre os vários tipos. As características comuns incluem substituição da arquitetura normal do linfonodo por um infiltrado de células inflamatórias difuso, frequentemente misto, que é entremeado por células linfoides neoplásicas grandes e atípicas. No caso do linfoma de Hodgkin clássico, a célula atípica é conhecida como **célula de Reed-Sternberg** (Figura 13.26).

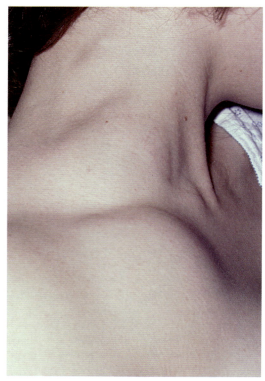

Figura 13.25 Linfoma de Hodgkin. Os proeminentes aumentos de volumes cervical e supraclavicular representam o linfoma de Hodgkin.

Tabela 13.2	Sistema Ann Arbor para classificação do linfoma de Hodgkin.
Estágio	Características determinantes
I	Envolvimento de uma única cadeia linfonodal (I) ou de um único órgão ou local extralinfático (I$_E$)
II	Envolvimento de duas ou mais cadeias linfonodais do mesmo lado do diafragma (II) ou uma ou mais regiões de linfonodos com um local extralinfático (II$_E$)
III	Envolvimento de cadeias linfonodais em ambos os lados do diafragma (III), possivelmente com um local ou órgão extralinfático (III$_E$), baço (III$_S$) ou ambos (III$_{SE}$)
IV	Envolvimento difuso ou disseminado de um ou mais órgãos extralinfáticos (identificados por símbolos), com ou sem envolvimento de linfonodos associados A: Ausência de sinais sistêmicos B: Presença de febre, suores noturnos e/ou perda inexplicável de 10% ou mais do peso corporal durante o período de 6 meses antes do diagnóstico

Adaptada de Gobbi PG, Ferreri AJM, Ponzoni M, et al: Hodgkin lymphoma, *Crit Rev Oncol Hematol* 85:216-237, 2013.

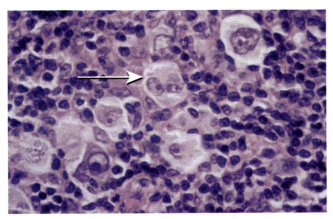

Figura 13.26 Linfoma de Hodgkin. Esta fotomicrografia em grande aumento mostra a célula de Reed-Sternberg (seta) característica do linfoma de Hodgkin, identificada por seu núcleo de "olho de coruja".

A célula de Reed-Sternberg é tipicamente binucleada ("núcleos de olhos de coruja"), apesar de poder ser multinucleada ("moedas em um prato"), com nucléolos proeminentes. A célula maligna no linfoma de Hodgkin nodular com predominância de linfócitos é a *popcorn cell* (célula-pipoca), a qual é assim denominada devido à semelhança do núcleo a uma pipoca. O patologista deve ver um desses tipos de células atípicas diferentes para fazer o diagnóstico de linfoma de Hodgkin, apesar de sua presença não implicar diagnóstico, pois células similares podem ser vistas em certas infecções virais, especialmente na mononucleose infecciosa. Para resumir, o linfoma de Hodgkin é atualmente classificado da seguinte maneira:

- Linfoma de Hodgkin nodular com predominância linfocitária, ou
- Linfoma de Hodgkin clássico (compreendendo cinco subtipos histopatológicos):
  1. Rico em linfócitos.
  2. Esclerose nodular.
  3. Celularidade mista.
  4. Depleção linfocitária.
  5. Inclassificável.

Estes nomes descrevem a característica histopatológica mais proeminente de cada tipo, e as características epidemiológicas específicas e o prognóstico estão associados a cada tipo.

O linfoma de Hodgkin **nodular com predominância linfocitária** constitui 4 a 5% de todos os casos de linfoma de Hodgkin nos EUA. No passado, esta forma era provavelmente combinada com o subtipo rico em linfócitos, mas a presença das células-pipoca características é uma pista significativa para o diagnóstico.

O linfoma de Hodgkin clássico **rico em linfócitos** representa cerca de 6% de todos os casos. Lençóis de pequenos linfócitos com poucas células de Reed-Sternberg caracterizam esta forma.

O subtipo **esclerose nodular** soma entre 60 e 80% dos casos e ocorre com mais frequência em mulheres durante a segunda década de vida. Esse tipo recebe tal nome devido aos feixes fibrosos que se estendem da cápsula do linfonodo para dentro do tecido lesional. As células de Reed-Sternberg na forma esclerose nodular parecem residir nos espaços vazios e, portanto, são chamadas de *células lacunares*.

A forma **celularidade mista** responde por cerca de 15 a 30% dos casos e é caracterizada por uma mistura de pequenos linfócitos, plasmócitos, eosinófilos e histiócitos com abundância de células de Reed-Sternberg.

O subtipo **depleção linfocitária**, o tipo mais agressivo, soma menos de 1% dos casos nos relatos recentes. Antes das modernas técnicas de imuno-histoquímica, muitos exemplos de linfomas de grandes células ou linfomas de células T anaplásicas foram, sem dúvida nenhuma, incluídos nesta categoria. Nessa forma de linfoma de Hodgkin, numerosas células de Reed-Sternberg gigantes e bizarras estão presentes, com poucos linfócitos.

Ocasionalmente, exemplos de linfoma de Hodgkin que realmente não se encaixam nos critérios de nenhum dos subtipos conhecidos são encontrados, e estes são designados como **inclassificáveis**.

Tratamento e prognóstico

O tratamento do linfoma de Hodgkin depende do estágio de envolvimento. No passado, pacientes que tinham doença limitada (estágios I e II) recebiam apenas radioterapia local. Tendências recentes no tratamento, entretanto, combinam campos de radioterapia menos extensos com regimes quimioterápicos com múltiplos agentes, para maximizar o controle da doença e minimizar as complicações da terapia a longo prazo. Pacientes nos estágios III ou IV da doença requerem quimioterapia; a radioterapia é usada conjuntamente se houver envolvimento do mediastino ou doença residual. Por muitos anos, um regime conhecido como **MOPP** (mecloretamina, vincristina [Oncovin®], procarbazina, prednisona) foi usado para tratar o linfoma de Hodgkin. Como efeitos colaterais podem estar associados a essa quimioterapia a longo prazo, outros regimes, conhecidos como **ABVD** (doxorrubicina [Adriamycin®], bleomicina, vimblastina, dacarbazina [DTIC]) e **BEACOPP** (bleomicina, etoposídeo, doxorrubicina [Adriamycin®], ciclofosfamida, vincristina [Oncovin®], procarbazina, prednisona), são agora usados com mais frequência porque apresentam menos complicações.

Antes de a terapia moderna do câncer ser desenvolvida para o linfoma de Hodgkin, a taxa de sobrevida em 5 anos era de apenas 5%. O prognóstico para essa doença é bastante bom hoje; os melhores resultados do tratamento ocorrem naqueles que se apresentam em estágios iniciais. Pacientes nos estágios I e II da doença frequentemente têm taxa de sobrevida em 10 anos sem recidiva de 80 a 90%; aqueles nos estágios III e IV da doença apresentam 55 a 75% de taxa de sobrevida em 10 anos.

O subtipo histopatológico do linfoma de Hodgkin também influencia a resposta à terapia. No passado, pesquisadores acreditavam que o subtipo depleção linfocitária tinha pior prognóstico quando comparado aos outros subtipos. Entretanto, com novos estudos imuno-histoquímicos, os clínicos acreditam que muitos desses casos foram diagnosticados incorretamente. Agora, na maioria dos casos, o estágio da doença tem papel mais importante na determinação do prognóstico do paciente do que o subtipo histopatológico.

Após 15 anos de tratamento, a mortalidade do paciente ocorre com mais frequência devido a complicações do tratamento: por neoplasia maligna secundária ou doença cardiovascular. Atualmente, as pesquisas focam no desenvolvimento de regimes terapêuticos que continuem tendo uma taxa de cura superior, enquanto o risco de complicações relacionadas com o tratamento diminui.

◆ LINFOMA NÃO HODGKIN

Os **linfomas não Hodgkin** incluem um grupo diverso e complexo de malignidades de histogênese e diferenciação linforreticulares. Na maioria dos casos, eles surgem inicialmente nos linfonodos e tendem a crescer como aumentos de volume sólidos. Isso contrasta com as leucemias linfocíticas (ver anteriormente), as quais começam na medula óssea e são caracterizadas por uma grande proporção de células malignas que circulam no sangue periférico. Os linfomas não Hodgkin mais comumente se originam de células da série dos linfócitos B, com cerca de 85% das neoplasias linfoides em europeus e americanos tendo esta derivação. Lesões com uma derivação de linfócitos T são menos comuns, enquanto linfomas derivados de histiócitos verdadeiros são ainda mais raros.

A aparência microscópica das células lesionais era usada no passado para classificar os linfomas em *linfocítico* ou *histiocítico*. Com o desenvolvimento de técnicas imunológicas modernas, entretanto, agora já se sabe que muitas das lesões que foram classificadas como *histiocíticas* eram de fato neoplasias compostas de linfócitos B transformados. No início dos anos 1980, um grupo de patologistas americanos criou um esquema de classificação conhecido como *Working Formulation for Clinical Use* (Formulação Prática para Uso Clínico), o qual ainda pode ser aplicado nos EUA. Com base nessa classificação, os linfomas foram agrupados de maneira geral em três categorias:

1. Baixo grau.
2. Grau intermediário.
3. Alto grau.

Infelizmente, a *Working Formulation* tem demonstrado ser limitada em sua utilização e precisão. Muitas lesões que foram recém-definidas não estão incluídas nessa classificação. Por essas razões, um grupo de estudo internacional, no início dos anos 1990, criou um novo método de categorização dos linfomas, conhecido como a classificação REAL (do inglês *Revised European-American Lymphoma*). Com esse sistema, uma combinação de características histopatológicas, marcadores de superfície celular imunológicos e estudos de rearranjos gênicos são utilizados para organizar esse grupo de linfomas. Outras revisões do sistema de classificação de linfomas da Organização Mundial da Saúde (OMS) surgem periodicamente, conforme o conhecimento sobre essa área desafiadora da patologia é acumulado (Boxe 13.2). Essa classificação é mais precisa do que a *Working Formulation*, e atualmente a maioria dos patologistas nos EUA categoriza os linfomas de acordo com o sistema REAL modificado, apesar de alguns dos mais sofisticados estudos moleculares não estarem disponíveis nos laboratórios menores.

Mais de 77.000 casos de linfoma não Hodgkin são diagnosticados nos EUA anualmente; um pouco mais de um quarto desse número morrerá da doença a cada ano. A incidência desse tipo de câncer tem diminuído ligeiramente nos EUA na última década. A prevalência dos linfomas é maior em pacientes que têm alterações imunológicas, como imunodeficiências congênitas (p. ex., síndrome de Bloom, síndrome de Wiskott-Aldrich, e imunodeficiência variável comum), AIDS, transplantes de órgãos e doença autoimune (p. ex., síndrome de Sjogren, lúpus eritematoso sistêmico e artrite reumatoide).

Os vírus podem desempenhar algum papel na patogênese de pelo menos algumas dessas lesões. Por exemplo, o EBV tem

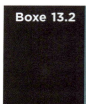

Boxe 13.2 Classificação das neoplasias hematopoéticas e linfoides, modificada da classificação *Revised European-American Lymphoma* (REAL)/Organização Mundial da Saúde (OMS).

Neoplasias de células B

I. Neoplasia de células B precursoras: leucemia linfoblástica aguda de célula B precursora/LBL
II. Neoplasias de células B periféricas (maduras)
    A. Leucemia linfocítica crônica de células B/linfoma linfocítico de pequenas células
    B. Leucemia pró-linfocítica de células B
    C. Linfoma linfoplasmocítico/imunocitoma
    D. Linfoma das células do manto
    E. Linfoma folicular
    F. Linfoma de células B da zona marginal extranodal do tipo tecido MALT
    G. Linfoma de células B da zona marginal nodal (± células B monocitoides)
    H. Linfoma da zona marginal esplênico (± linfócitos vilosos)
    I. Leucemia de células pilosas
    J. Plasmocitoma/mieloma de plasmócitos
    K. Linfoma difuso de grandes células B
    L. Linfoma de Burkitt

Neoplasias de células T e de células NK

I. Neoplasia de células T precursoras: leucemia linfoblástica aguda de células T precursoras/LBL
II. Neoplasias de células T periféricas (madura) e de células NK
    A. Leucemia linfocítica crônica de células T/leucemia pró-linfocítica
    B. Leucemia de grandes linfócitos T granulares
    C. Micose fungoide/síndrome de Sézary
    D. Linfoma de células T periféricas não especificadas
    E. Linfoma hepatoesplênico de células T gama/delta
    F. Linfoma subcutâneo de células T semelhante à paniculite
    G. Linfoma angioimunoblástico de células T
    H. Linfoma de células NK/T extranodal do tipo nasal
    I. Linfoma de células T intestinal tipo enteropatia
    J. Linfoma/leucemia de células T do adulto (vírus T-linfotrópico humano [HTLV-1+])
    K. Linfoma anaplásico de grandes células, tipo sistêmico primário
    L. Linfoma anaplásico de grandes células, tipo cutâneo primário
    M. Leucemia de células NK agressiva

LBL, linfoma linfoblástico; MALT, tecido linfoide associado à mucosa; NK, do inglês *natural killer*.

sido implicado, mas não comprovado, como sendo um agente etiopatogênico no linfoma de Burkitt (ver anteriormente), um tipo de linfoma B de pequenas células não clivadas de alto grau. O EBV está relacionado com o desenvolvimento de várias condições linfoproliferativas (**conhecidas como doenças linfoproliferativas associadas ao EBV**) que variam de processos reativos, benignos até condições malignas. Algumas delas ocorrem em um cenário de imunossenescência (diminuição da função do sistema imunológico com a idade), outras são relacionadas a medicamentos imunossupressores (Figura 13.27), imunossupressão após transplante de medula óssea ou de órgãos sólidos, ou em associação à

CAPÍTULO 13 Doenças Hematológicas 587

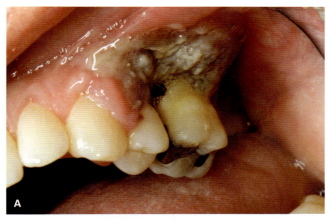

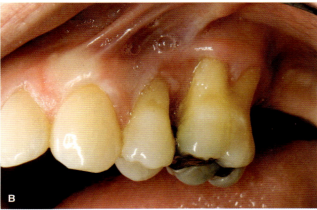

Figura 13.27 Desordem linfoproliferativa associada ao vírus Epstein-Barr (EBV). A. Esta mulher de 42 anos, tratada por hepatite autoimune com micofenolato de mofetila, desenvolveu úlceras gengivais dolorosas. **B.** Resolução da lesão após interrupção da imunossupressão e início da terapia com rituximabe.

AIDS (ver Capítulo 7). O herpes-vírus humano 8 (HHV-8) não tem sido associado apenas ao sarcoma de Kaposi, mas também ao linfoma primário de cavidades e a alguns casos de linfoma plasmoblástico. Foi demonstrado que um retrovírus humano chamado HTLV-1 causa uma forma agressiva de linfoma de células T periférico entre certas populações do Caribe, África Central e sudoeste do Japão.

Demonstrou-se que mesmo bactérias induzem a formação do chamado **linfoma de tecido linfoide associado à mucosa (MALT**, do inglês *mucosa-associated lymphoid tissue*) do estômago. O tratamento antibiótico da infecção por *Helicobacter pylori* na parede do estômago resulta em completa regressão deste linfoma de baixo grau.

Características clínicas e radiográficas

O linfoma não Hodgkin ocorre primariamente em adultos, apesar de crianças poderem ser afetadas, particularmente pelos linfomas intermediários mais agressivos e pelos de alto grau. A condição se desenvolve predominantemente nos linfonodos, mas os chamados linfomas extranodais também são encontrados. Nos EUA, aproximadamente 20 a 40% dos linfomas se desenvolvem em um sítio extranodal, mas, em países asiáticos como Coreia e Japão, perto de metade de todos os linfomas são extranodais.

Na apresentação nodal, o paciente geralmente nota um aumento de volume indolor com crescimento lento por meses. A lesão envolve uma coleção de linfonodos locais, como os cervicais, axilares ou inguinais; um ou dois nódulos móveis são observados inicialmente. À medida que a malignidade progride, os linfonodos se tornam mais numerosos e fixos às estruturas adjacentes ou emaranhados uns aos outros (Figura 13.28). Gradualmente, o processo envolve outros grupos de linfonodos, e ocorre a invasão dos tecidos normais adjacentes.

Na cavidade oral, o linfoma geralmente aparece como uma doença extranodal. Apesar de as lesões orais do linfoma serem frequentemente um componente de doença disseminada, às vezes têm origem nos tecidos orais e não se espalharam para outros locais. A malignidade pode se desenvolver nos tecidos moles orais ou centralmente nos maxilares. As lesões de tecidos moles aparecem como aumentos de volume indolores e difusos; afetam mais comumente o vestíbulo oral, o palato duro posterior ou a gengiva (Figuras 13.29 e 13.30). Tais aumentos de volume têm uma consistência esponjosa. A lesão pode aparecer eritematosa ou púrpura, podendo estar ulcerada ou não. Pacientes com prótese total que faz contato com o local da lesão frequentemente reclamam que sua prótese não encaixa mais por estar muito apertada.

O linfoma intraósseo pode causar leve dor ou desconforto, o que pode ser confundido com uma odontalgia. O paciente pode reclamar de parestesia, particularmente nas lesões mandibulares (a chamada síndrome do queixo dormente). As radiografias geralmente mostram radiolucência mal definida ou irregular, apesar de, nos estágios iniciais, as mudanças radiográficas poderem ser sutis ou inexistentes. Se não tratado, o processo causa expansão do osso, eventualmente perfurando a tábua cortical e produzindo

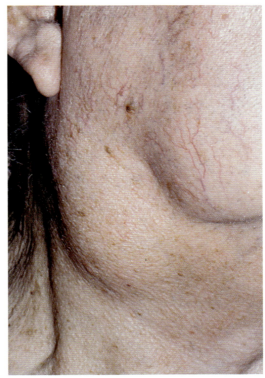

Figura 13.28 Linfoma não Hodgkin. O aumento de volume endurecido e indolor do linfonodo na região laterocervical representa uma apresentação comum de linfoma.

um aumento de volume no tecido mole. Tais lesões têm sido confundidas com abscessos dentários, apesar de não estar presente dor muito significativa na maioria dos casos.

O estadiamento clínico para determinar o quanto a doença se disseminou é um fator importante na determinação do prognóstico para um paciente em particular. A avaliação do estadiamento deve incluir anamnese, exame físico, contagem de sangue total, estudos da função hepática, TC das regiões pélvica e abdominal e biopsia da medula óssea. As imagens por PET/CT também são muito úteis no estadiamento, mas essa técnica geralmente está disponível apenas em centros médicos maiores. A PET/CT também é utilizado para avaliar a resposta ao tratamento, além do estadiamento. Devido às informações obtidas com a imagem de TC ou PET/CT, estudos como radiografias de tórax, linfangiografia e estadiamento laparoscópico não são realizados rotineiramente hoje em dia. O sistema de estadiamento do linfoma de Hodgkin (ver Tabela 13.2) tem sido adotado para uso nos linfomas não Hodgkin.

Características histopatológicas

Os linfomas não Hodgkin são histopatologicamente caracterizados por uma proliferação de células aparentemente linfocíticas que podem mostrar graus variáveis de diferenciação, dependendo do tipo de linfoma. As lesões de baixo grau consistem em pequenos linfócitos bem diferenciados. As lesões de alto grau tendem a ser compostas por células menos diferenciadas. Todos os linfomas crescem como grandes e infiltrativos lençóis celulares, relativamente uniformes, que mostram pouca ou nenhuma evidência de necrose do tecido lesado (Figuras 13.31 e 13.32). Em algumas lesões, particularmente aquelas com origem nos linfócitos B, uma vaga semelhança com a formação de centro germinativo pode ser vista (*i.e.*, um padrão *nodular* ou *folicular*). Outros linfomas não mostram evidência de tal diferenciação, e esse padrão é chamado de *difuso*. Se o linfoma se inicia em um linfonodo, ele destrói sua arquitetura normal. Um linfoma extranodal destrói o tecido hospedeiro adjacente normal por infiltração ao longo da área. Na cavidade oral, o linfoma difuso de grandes células B, o qual é considerado um linfoma de alto grau, é o diagnóstico mais comum, compreendendo aproximadamente 60% dos casos.

O cuidado padrão exige que estudos imuno-histoquímicos e citogenéticos sejam realizados para um tumor diagnosticado como linfoma. Em geral, tais estudos podem ser bastante complexos e, portanto, estão além do alcance desta obra.

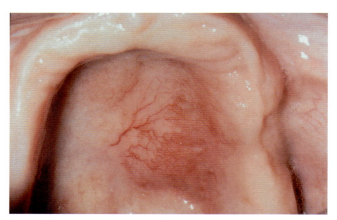

Figura 13.29 Linfoma não Hodgkin. Uma das localizações frequentes do linfoma extranodal na área de cabeça e pescoço é o palato, onde o tumor aparece como um aumento de volume indolor, esponjoso. Observe os vasos telangiectásicos sobrepostos, uma característica frequentemente vista em malignidades.

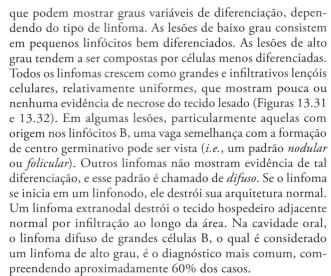

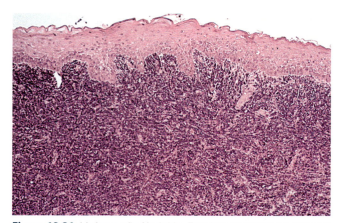

Figura 13.31 Linfoma não Hodgkin. Esta fotomicrografia em pequeno aumento mostra infiltração difusa do tecido conjuntivo subepitelial pelo linfoma.

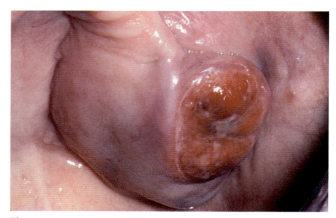

Figura 13.30 Linfoma não Hodgkin. Aumento de volume ulcerado na maxila posterior esquerda.

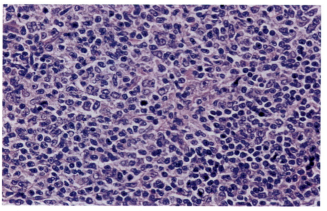

Figura 13.32 Linfoma não Hodgkin. Esta fotomicrografia em grande aumento mostra células lesionais do linfoma, consistindo em população de células pouco diferenciadas da série linfocítica com mínimo citoplasma.

Tratamento e prognóstico

O tratamento de um paciente com linfoma não Hodgkin é baseado em vários fatores, incluindo o tipo, o estágio e o grau do linfoma, o estado geral de saúde do paciente e a história médica passada do paciente. A saúde do paciente deve ser considerada, pois muitos regimes quimioterápicos são bastante debilitantes. A intervenção cirúrgica não é indicada.

Sendo a maioria dos linfomas não Hodgkin de diferenciação de células B, muitas estratégias de tratamento agora incorporam anticorpos monoclonais direcionados contra CD20, um antígeno de superfície de células B, como parte do regime quimioterápico para linfomas de baixo e de alto grau. O rituximabe é um dos agentes mais comumente utilizados (ver Figura 13.27), embora muitos outros estejam disponíveis. Novos anticorpos monoclonais contra CD20 e outros antígenos de superfície linfoide estão continuamente sendo desenvolvidos e avaliados em ensaios clínicos.

Os linfomas de **baixo grau** (indolentes) são talvez os mais controversos em termos de tratamento. Algumas autoridades não recomendam nenhum tratamento em particular, porque essas lesões têm crescimento lento e tendem a recidivar, apesar da quimioterapia. Como os linfomas de baixo grau surgem em idosos e a média de sobrevida sem tratamento é de 8 a 10 anos, muitos oncologistas no passado optariam por uma estratégia de "observar e esperar", tratando o paciente apenas se os sintomas se desenvolvessem. Com o desenvolvimento da terapia com rituximabe, no entanto, a sobrevivência média desses pacientes agora é de 15 anos. Infelizmente, aproximadamente 40% dos linfomas de baixo grau se transformam em um linfoma de alto grau, levando o paciente a óbito. Como esses linfomas de baixo grau têm sido considerados "incuráveis", novos tratamentos estão sendo investigados.

Para os linfomas de **alto grau** (agressivo), o tratamento da doença localizada pode consistir em radiação mais quimioterapia. Com a doença mais avançada e disseminada, a quimioterapia isolada é geralmente implementada. A quimioterapia com múltiplos agentes é usada rotineiramente, e novas combinações que incluem medicamentos recentemente desenvolvidos, como inibidores de proteassomo e análogos da talidomida, estão sendo continuamente avaliadas. O transplante autólogo de células-tronco hematopoéticas ou o transplante alogênico de medula óssea também pode ser utilizado em algumas situações. Nos últimos anos, a taxa de resposta de muitos linfomas de alto grau apresentou melhora significativa, embora a taxa de cura geralmente não seja alta. Pacientes com alguns linfomas de alto grau podem ter uma taxa de sobrevivência de 60% em 5 anos após o diagnóstico e tratamento.

♦ MICOSE FUNGOIDE (LINFOMA DE CÉLULA T CUTÂNEO)

Pela nomenclatura, pode-se pensar que a **micose fungoide** é uma infecção fúngica. Os primeiros dermatologistas que reconheceram a micose fungoide souberam que não era este o caso; entretanto, ainda pensaram que a doença se parecia com uma condição fúngica. Assim, este termo persistiu. Na realidade, esta condição representa um linfoma derivado de linfócitos T, especialmente do linfócito T auxiliar (CD4+). Com técnicas diagnósticas modernas, os clínicos agora sabem que há vários tipos de linfomas cutâneos, cada um apresentando padrões de diferenciação em linfócitos T ou linfócitos B específicos. Apesar de a micose fungoide ser o mais comum desses linfomas cutâneos, ela ainda é uma malignidade relativamente rara; somente cerca de 1.300 novos casos são diagnosticados nos EUA, anualmente. Essa condição exibe uma propriedade peculiar chamada **epidermotropismo** (*i.e.*, uma propensão para invadir a epiderme). O envolvimento oral, apesar de infrequente, também pode estar presente.

Características clínicas

A micose fungoide é uma condição que, geralmente, afeta homens adultos de meia-idade; há uma relação homem:mulher de 2:1, e a média de idade à época do diagnóstico é de 55 a 60 anos. Afro-americanos parecem ser acometidos aproximadamente 1,5 vez mais frequentemente do que qualquer outro grupo étnico. A doença progride, passando por três estágios, geralmente por vários anos.

O primeiro estágio, conhecido como **estágio eczematoso (eritematoso)**, é frequentemente mal interpretado como psoríase cutânea, devido às placas eritematosas, escamosas e bem demarcadas que caracterizam essas lesões. Os pacientes podem reclamar de prurido. Com o tempo, as placas eritematosas evoluem para lesões ligeiramente elevadas, vermelhas (**estágio de placa**). Estas placas tendem a crescer e se tornar pápulas distintas e nódulos. Nesta fase, a doença entrou no **estágio de tumor** (Figura 13.33). O envolvimento visceral também é visto neste ponto.

Aproximadamente 60 casos de micose fungoide com envolvimento oral foram relatados. Os locais mais comumente afetados são a língua, palatos duro e mole e gengiva (Figura 13.34). A mucosa jugal, amígdalas, lábios, seios e nasofaringe também podem ser afetados. As lesões orais se manifestam como placas eritematosas e endurecidas ou nódulos normalmente ulcerados. Geralmente, essas lesões aparecem mais tarde no curso da doença e se desenvolvem depois das lesões cutâneas.

A **síndrome de Sézary** é uma expressão agressiva da micose fungoide que representa essencialmente uma leucemia dermatopática de células T. O paciente apresenta eritrodermia esfoliativa generalizada, bem como linfadenopatia, hepatomegalia e

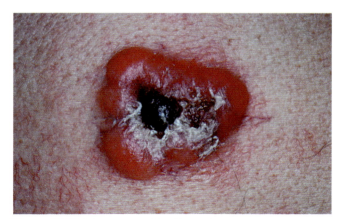

Figura 13.33 Micose fungoide. No estágio de tumor da doença, pacientes com micose fungoide têm nódulos ulcerados na pele. (De Damm DD, White DK, Cibull ML. et al. Mycosis fungoides: initial diagnosis via palatal biopsy with discussion of diagnostic advantages of plastic embedding. *Oral Surg Oral Med Oral Pathol*, 58:413-419,1984.)

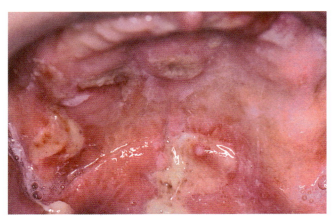

Figura 13.34 Micose fungoide. As lesões palatinas ulceradas representam um raro exemplo de envolvimento da mucosa oral pela micose fungoide.

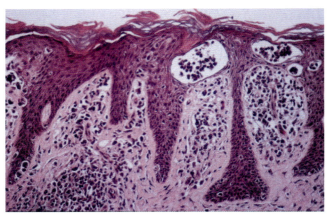

Figura 13.35 Micose fungoide. Esta fotomicrografia em aumento médio de uma lesão cutânea de micose fungoide mostra infiltração do epitélio por infiltrado maligno que forma microabscessos de Pautrier.

esplenomegalia. Os pulmões, rins e SNC também podem estar envolvidos. Esta condição segue um curso fulminante e resulta na morte do paciente dentro de um curto período de tempo; a sobrevida média para essa forma da doença é de 2 a 3 anos.

Características histopatológicas

Estágio eczematoso

Os estágios iniciais da micose fungoide podem ser difíceis de diagnosticar histopatologicamente, devido às mudanças sutis que caracterizam as lesões iniciais. Um padrão de alteração epitelial semelhante à psoríase é visível, com produção de paraqueratina e alongamento das cristas interpapilares epiteliais. Células linfocíticas, ligeiramente atípicas e espalhadas, podem ser vistas nas papilas do tecido conjuntivo, porém tais aspectos são, frequentemente, confundidos com um processo inflamatório.

Estágio de placa

Com o desenvolvimento do estágio de placa, surge um padrão mais facilmente identificável microscopicamente. O exame do epitélio superficial revela infiltração por células linfocíticas atípicas, algumas vezes chamadas *células de micose* ou *células de Sézary*. Esses linfócitos atípicos formam pequenos agregados intraepiteliais chamados *microabscessos de Pautrier* (Figura 13.35). As células lesionais têm núcleo atípico devido ao enrugamento da membrana nuclear, o que resulta no chamado *núcleo cerebriforme*. Esta característica pode ser mais bem apreciada quando vista em secções microscópicas semifinas especiais, incluídas em resina plástica (Figura 13.36). O diagnóstico da micose fungoide pode ser confirmado pela demonstração de positividade para CD4 (um marcador de superfície celular para células T auxiliares) na população de células lesionais. Além disso, a pesquisa de rearranjo no gene do receptor de células T deve identificar uma população monoclonal de linfócitos T. Um infiltrado misto de eosinófilos, histiócitos e plasmócitos pode ser observado no tecido conjuntivo subepitelial.

Estágio de tumor

À medida que a condição progride para o estágio de tumor, a infiltração difusa da derme e epiderme por células linfocíticas atípicas torna mais fácil a identificação do processo maligno.

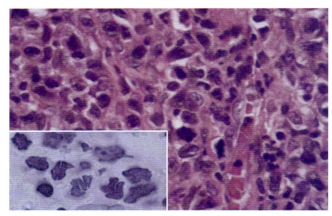

Figura 13.36 Micose fungoide. Esta fotomicrografia em grande aumento de um espécime de biopsia oral revela as atípicas células linfoides malignas da micose fungoide, que exibem morfologia cerebriforme (*em destaque*).

Outros tipos de linfoma entrariam no diagnóstico diferencial histopatológico.

Estudos imuno-histoquímicos demonstrando um fenótipo T auxiliar, combinados com pesquisas de rearranjo no gene do receptor de células T, ajudam na distinção do infiltrado maligno de outros linfomas e estabelecem o diagnóstico de micose fungoide. Exames do sangue periférico de um paciente com síndrome de Sézary mostram células linfoides atípicas circulantes.

Tratamento e prognóstico

Mostarda nitrogenada tópica, carmustina tópica, corticosteroides tópicos superpotentes, bexaroteno tópico (um retinoide sistêmico), imiquimode, terapia com feixe de elétrons ou fotoquimioterapia (**PUVA** [8-metoxi-**p**soraleno + **u**ltra**v**ioleta **A**]) são efetivos no controle da micose fungoide durante os primeiros estágios. Em último caso, se as formas tópicas de terapia falham, a quimioterapia agressiva é necessária, particularmente se houver envolvimento visceral. Novos agentes que podem ser adicionados ao regime quimioterápico incluem os anticorpos monoclonais (alentuzumabe; mogamulizumabe), os chamados inibidores de histona desacetilase (HDAC) (vorinostate e romidepsina), certos compostos retinoides (incluindo bexaroteno sistêmico) e compostos de interferon específicos. Se a síndrome de Sézary se desenvolve, a fotoforese extracorpórea ou a quimioterapia é usada como modalidade de tratamento. A fotoforese extracorpórea envolve a remoção de uma pequena quantidade de sangue do paciente e separação das células vermelhas das brancas. As hemácias são imediatamente devolvidas ao paciente. Os leucócitos são misturados com a substância fotoativa 8-metoxipsoraleno e irradiados fora do corpo (extracorpóreo) com ultravioleta A. Esses leucócitos alterados são, então, infundidos de volta no paciente. Muitos desses leucócitos alterados sofrem apoptose, mas o procedimento também pode ajudar a gerar uma resposta imunológica do paciente contra os próprios linfócitos anormais. O transplante de células-tronco alogênicas também pode ser uma opção para pacientes com doença avançada que não responderam a outros tratamentos.

Apesar de a micose fungoide não ser considerada curável, a doença geralmente é lentamente progressiva. Se a condição for identificada em estágio inicial, a sobrevida média global pode variar de 20 a 35 anos, e o paciente pode morrer de causas não relacionadas ao linfoma. Uma vez que a doença progride para além do envolvimento cutâneo, o curso se torna bem pior. Em estágios mais avançados, a taxa média de sobrevida global geralmente varia de 2 a 5 anos, com o paciente geralmente falecendo de falência de órgãos ou sepse.

◆ LINFOMA DE BURKITT

O **linfoma de Burkitt** é uma malignidade originada nos linfócitos B que representa um linfoma indiferenciado. Seu nome provém do médico missionário Denis Burkitt, quem primeiro documentou o processo. No relato original, esse tipo de linfoma foi descrito em crianças africanas jovens e parecia ter uma predileção pelos ossos gnáticos. Como foi frequentemente observado na região da África subsaariana, o termo **linfoma de Burkitt africano** tem sido aplicado à doença. Atualmente, é conhecido que a prevalência tem aumentado em outras áreas do mundo, como no Nordeste do Brasil e em Nova Guiné, e alguns investigadores agora se referem às neoplasias que aparecem nessas áreas de prevalência aumentada como **linfoma de Burkitt endêmico**. O exame de tecido de neoplasias de casos africanos levou à descoberta do EBV por virologistas em 1964. Ainda que o mecanismo seja desconhecido, a patogênese do linfoma de Burkitt endêmico é sem dúvida relacionada com o EBV, pois mais de 90% das células tumorais mostram expressão de antígeno nuclear EBV e os pacientes afetados têm titulação elevada de anticorpos para EBV. Infecção por malária também desenvolve um papel no linfoma de Burkitt endêmico, pois pacientes com alta titulação de anticorpos contra *Plasmodium falciparum,* o organismo que causa a malária, são mais propensos a desenvolver a malignidade. Lesões com uma histomorfologia similar, comumente chamadas **linfoma de Burkitt americano** ou **esporádico**, têm sido observadas em outros países onde a neoplasia costuma ser primeiramente detectada como um aumento de volume abdominal. Alguns linfomas relacionados com o HIV também podem ter características microscópicas do linfoma de Burkitt, e essas lesões têm sido designadas como **linfoma de Burkitt associado à imunodeficiência**. Linfomas similares têm sido descritos em outros contextos de imunodeficiências, como em pacientes que receberam aloenxertos ou que apresentam alguma síndrome de imunodeficiência congênita. Foram descritas translocações cromossômicas citogenéticas características, que também podem ser responsáveis pela transformação neoplásica, em todas as três formas de linfoma de Burkitt.

Características clínicas e radiográficas

Cerca de 50 a 70% dos casos de linfoma de Burkitt endêmico se apresentam nos ossos gnáticos. A malignidade geralmente afeta crianças (pico de prevalência por volta dos 7 anos) que vivem na África Central, e uma predileção por homens é normalmente relatada. Os segmentos posteriores dos ossos gnáticos são mais comumente afetados, e a maxila é mais comumente envolvida que a mandíbula (uma razão de 2:1). Às vezes, todos os quatro quadrantes dos ossos gnáticos mostram envolvimento pela lesão.

A tendência para envolvimento dos ossos gnáticos parece estar relacionada com a idade; cerca de 90% dos pacientes de 3 anos têm lesões nos ossos gnáticos, em contraste com apenas 25% dos pacientes com mais de 15 anos. O linfoma de Burkitt esporádico tende a afetar maiores faixas etárias, mais do que o africano. Apesar de a região abdominal ser afetada, as lesões nos ossos gnáticos têm sido relatadas em linfomas de Burkitt esporádicos (Figura 13.37).

O crescimento da neoplasia pode produzir aumento de volume facial e proptose. Dor, sensibilidade e parestesia são geralmente mínimas, apesar de grande mobilidade dentária poder estar presente devido à destruição agressiva do osso alveolar. Esfoliação prematura dos dentes decíduos e aumento da gengiva ou do processo alveolar também podem ser vistos.

As características radiográficas são consistentes com um processo maligno e incluem destruição radiolucente do osso, com margens irregulares e mal definidas (Figura 13.38). Esse processo pode começar como vários sítios pequenos, os quais eventualmente aumentam e coalescem. O desaparecimento da lâmina dura tem sido mencionado como um estágio inicial do linfoma de Burkitt.

Características histopatológicas

O linfoma de Burkitt representa histopatologicamente um linfoma de células B não clivadas, pequenas e indiferenciadas. A lesão invade sob a forma de grandes lençóis de células neoplásicas que exibem núcleos redondos com citoplasma mínimo. Cada núcleo frequentemente tem vários nucléolos proeminentes, e

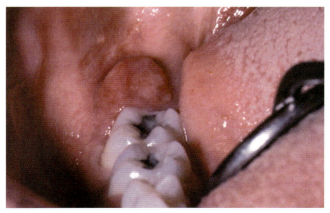

Figura 13.37 Linfoma de Burkitt. O paciente teve linfoma de Burkitt americano documentado envolvendo a região abdominal. O aumento de volume retromolar representa o envolvimento oral pela malignidade.

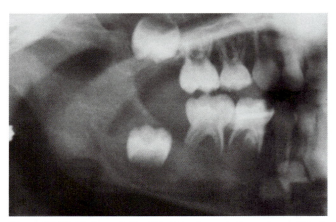

Figura 13.38 Linfoma de Burkitt. Esta criança de 4 anos teve evidência de destruição óssea com mobilidade dentária nos quatro quadrantes dos ossos gnáticos. Observe a perda óssea mal definida. (Cortesia do Dr. Gregory Anderson.)

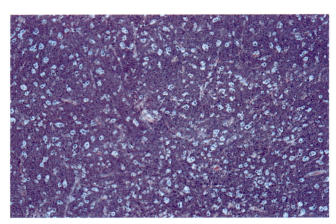

Figura 13.39 Linfoma de Burkitt. Esta fotomicrografia em pequeno aumento mostra a aparência clássica de "céu estrelado", um padrão causado por células histiocíticas com citoplasma abundante ("estrelas") postas contra um fundo de células malignas do linfoma intensamente coradas ("céu à noite").

numerosas mitoses são vistas. Estudos imuno-histoquímicos, usando marcadores que identificam células em proliferação (p. ex., Ki-67), indicam que quase 100% das células neoplásicas estão em processo de replicação. Observando-se a lesão em pequeno aumento, um padrão clássico de "céu estrelado" é frequentemente visualizado – um fenômeno causado pela presença de macrófagos dentro do tecido tumoral (Figura 13.39). Esses macrófagos têm citoplasma abundante e microscopicamente parecem menos intensamente corados em comparação ao processo circundante. Assim, essas células tendem a se destacar como "estrelas" contra o "céu escuro" das células linfoides neoplásicas intensamente hipercromáticas (Figura 13.40).

Como as características histopatológicas do linfoma de Burkitt podem ser similares a alguns casos de linfoma difuso de grandes células B, recomenda-se que, além dos estudos imuno-histoquímicos, a análise genética molecular do tecido tumoral deva ser realizada. Tal distinção é importante porque essas duas malignidades recebem tratamentos diferentes. O linfoma de Burkitt é caracterizado por uma de várias translocações específicas, a mais comum sendo t(8;14) (q24;q32), que resulta em superexpressão do oncogene *c-myc*, um evento que presumivelmente conduz à proliferação neoplásica.

Tratamento e prognóstico

O linfoma de Burkitt é uma malignidade agressiva que, geralmente, resulta na morte do paciente dentro de 4 a 6 meses, após o diagnóstico, se não for tratado. No passado, mesmo com tratamento, o prognóstico para o linfoma de Burkitt era ruim, com um tempo médio de sobrevida de apenas 10,5 meses.

Recentemente, protocolos quimioterápicos intensivos e multiagentes, que enfatizam o uso de altas doses de ciclofosfamida, têm mostrado uma taxa de sobrevida livre de eventos (sem evidência de recorrência) de 85 a 95%, 3 a 5 anos após o tratamento para pacientes mais jovens, especialmente aqueles com doença relativamente precoce, estágio I ou II. Adultos tendem a ter menos tolerância à quimioterapia multiagente intensiva; no entanto, um grande estudo controlado mostrou que a adição do anticorpo monoclonal rituximabe a um regime

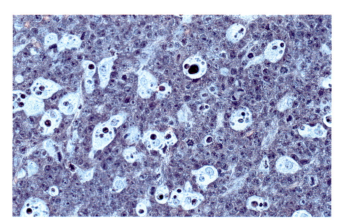

Figura 13.40 Linfoma de Burkitt. Esta fotomicrografia em grande aumento mostra as células lesionais escuras, pequenas, indiferenciadas, com numerosos histiócitos.

quimioterápico multiagente menos agressivo pode melhorar a taxa de sobrevida livre de eventos em 3 anos em adultos com linfoma de Burkitt para 75%, em comparação com 62% para aqueles pacientes que receberam quimioterapia sem rituximabe. Infelizmente, o linfoma de Burkitt recidivante tem um prognóstico muito ruim.

◆ LINFOMA DE CÉLULAS NK/T EXTRANODAL TIPO NASAL (LINFOMA DE CÉLULAS T ANGIOCÊNTRICO; GRANULOMA LETAL DA LINHA MÉDIA; RETICULOSE POLIMÓRFICA; LESÃO ANGIOCÊNTRICA IMUNOPROLIFERATIVA)

O **linfoma de células NK/T extranodal tipo nasal** é uma rara malignidade caracterizada clinicamente por destruição agressiva e implacável das estruturas da linha média do palato e fossa nasal. Por muitas décadas, a natureza desse processo foi controversa, um fato que pode ser percebido pela grande variedade de termos pelos quais tem sido designado. Atualmente, muitos dos casos relatados como "granuloma letal da linha média", no passado, representavam uma variedade de doenças imunológicas (p. ex., granulomatose de Wegener) e infecciosas (p. ex., sífilis terciária). O termo **granuloma letal da linha média** deve ser usado apenas como uma designação descritiva de uma condição destrutiva da linha média, e uma avaliação diagnóstica minuciosa, incluindo biopsia e cultura, é necessária para fazer o diagnóstico definitivo. Uma vez que outras causas de destruição da linha média tenham sido eliminadas, o consenso entre a maioria dos investigadores é que esta doença deve ser classificada como um *linfoma de células T/natural killer (NK)*, com base em estudos citogenéticos, imunológicos e moleculares modernos. O EBV desenvolve papel na patogênese dessa malignidade, e, de acordo com o critério da OMS, evidências do EBV *in situ* em células lesionais são necessárias para o diagnóstico. A dificuldade para distinguir entre essas doenças destrutivas pode ser estimada pelo fato de a **granulomatose linfomatoide**, a qual até recentemente era considerada parte do espectro do linfoma das células T, ter sido determinada agora como uma proliferação de linfócitos B dirigida pelo EBV.

Mesmo que o linfoma de células NK/T extranodal não tenha as características microscópicas clássicas do linfoma, ele se comporta de maneira maligna e responde aos mesmos tratamentos aos quais os linfomas respondem. Por razões que não estão esclarecidas, essa condição é vista com mais frequência em populações da Ásia, da Guatemala e do Peru.

Características clínicas

O linfoma de células NK/T extranodal é observado em adultos. Os sinais e sintomas iniciais são localizados na região nasal e incluem obstrução nasal ou epistaxe. Dor pode acompanhar os sintomas nasais. O aumento de volume do palato mole ou do palato duro posterior precede a formação de uma ulceração profunda, necrótica, a qual geralmente ocupa a linha média. Esta ulceração aumenta e destrói os tecidos palatinos, o que cria uma fístula oronasal (Figura 13.41). Infecção secundária pode complicar o curso da doença, e hemorragia que ameaça a vida é um problema potencial em alguns casos.

Características histopatológicas

O exame histopatológico mostra infiltrado misto de várias células inflamatórias, frequentemente dispostas ao redor dos vasos sanguíneos (angiocêntrico) (Figura 13.42). O processo parece invadir e destruir o tecido normal da área. A necrose está frequentemente presente em algumas áreas da lesão, presumivelmente secundária à infiltração dos vasos sanguíneos pelas células neoplásicas. Células linfocíticas angulares, de médias a grandes com aparência atípica são em geral identificadas como um componente do infiltrado celular. As avaliações imuno-histoquímicas desse infiltrado mostram que as células grandes atípicas marcam com anticorpos dirigidos contra antígenos de células NK (como o CD56) ou antígenos de linfócito T (como o CD3). Sondas de RNA que codificam o EBV (EBER) mostram marcação de quase todas as células neoplásicas. Estudos genéticos moleculares mostram rearranjos do gene monoclonal do receptor do linfócito T, compatíveis com uma malignidade linforreticular, naquelas lesões com diferenciação em células T, em vez das células NK.

Tratamento e prognóstico

Sem tratamento, o linfoma de células NK/T extranodal é um processo implacável, progressivo e altamente destrutivo, que leva à morte do paciente por infecção secundária, hemorragia massiva ou infiltração de estruturas vitais na área. Lesões que estão localizadas geralmente respondem à radioterapia, uma característica similar àquela do linfoma de células T em outros locais. Tratamento com 40 a 50 Gy parece controlar a doença, ainda que 30% desses pacientes apresentem disseminação da lesão. Da mesma forma, quimioterapia multiagente que inclui antraciclinas resulta em recidiva. Terapia de radiação simultânea ou sequencial, em conjunto com um regime quimioterápico multifármacos que inclui um composto de platina ou asparaginase peguilada, é agora recomendada. Taxas de sobrevida de 5 anos têm sido relatadas, variando de 65 a 85%. Para pacientes com doença disseminada, a combinação de quimioterapia está indicada, e um prognóstico menos favorável pode ser esperado, com 30 a 50% de sobrevida em 5 anos geralmente relatada.

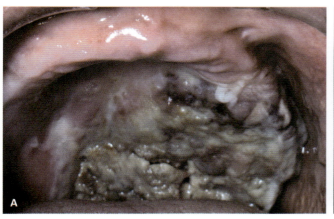
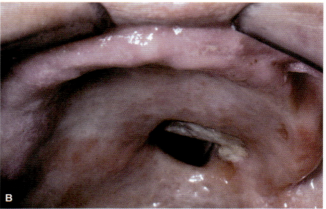

Figura 13.41 Linfoma de células NK/T extranodal tipo nasal. A. Este homem de 62 anos teve uma lesão palatina destrutiva que provou ser um linfoma de células T, e a avaliação mostrou envolvimento de linfonodo cervical também. **B.** Resolução da lesão 1 mês depois, após quimioterapia com múltiplos agentes.

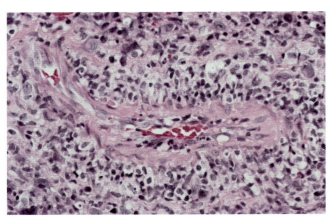

Figura 13.42 Linfoma de células NK/T extranodal tipo nasal. Esta fotomicrografia em médio aumento mostra células linfoides atípicas infiltrando-se na parede e preenchendo o lúmen de um vaso sanguíneo. Tal padrão é chamado *angiocêntrico* (i.e., em volta dos vasos sanguíneos).

◆ MIELOMA MÚLTIPLO

O **mieloma múltiplo** é uma malignidade relativamente incomum, com origem nos plasmócitos, e que frequentemente parece ter origem multicêntrica dentro do osso. A causa dessa condição é desconhecida, embora algumas vezes um plasmocitoma (ver a seguir) possa evoluir para um mieloma múltiplo. Essa doença representa cerca de 1% de todas as malignidades e 10 a 15% das malignidades hematológicas. Se a doença metastática for excluída, então o mieloma múltiplo soma cerca de 50% de todas as malignidades que envolvem o osso. Cerca de 32.000 casos são diagnosticados anualmente nos EUA.

Os plasmócitos anormais que compõem essa lesão são monoclonais. As células anormais provavelmente surgem de uma única célula precursora maligna que sofreu divisão mitótica descontrolada e se espalhou pelo corpo. Como a neoplasia se desenvolve a partir de uma única célula, todas as células-filhas que compõem o tecido patológico têm a mesma composição genética e produzem as mesmas proteínas. Estas proteínas são os componentes da imunoglobulina que o plasmócito produziria normalmente, apesar de, no caso desta malignidade, as imunoglobulinas não serem normais ou funcionais. Os sinais e sintomas desta doença resultam da proliferação descontrolada das células neoplásicas e da produção desordenada de seus produtos proteicos.

Características clínicas e radiográficas

O mieloma múltiplo é uma doença de adultos, com homens sendo levemente mais afetados que as mulheres. A idade média no diagnóstico é entre 60 e 70 anos e raramente é diagnosticado antes dos 40 anos. Por razões que ainda não foram compreendidas, a doença ocorre duas vezes mais em melanodermas que em caucasianos, fazendo com que esta seja a malignidade hematológica mais comum entre os melanodermas nos EUA.

Dor óssea, particularmente na coluna lombar, é o sintoma mais característico. Alguns pacientes sofrem fraturas causadas por destruição neoplásica do osso. Eles também podem reclamar de fadiga como consequência de anemia mieloftísica. Petéquias hemorrágicas na pele e na mucosa oral podem ser vistas se a produção de plaquetas tiver sido afetada. Pode estar presente febre como resultado de neutropenia com suscetibilidade aumentada às infecções. Calcificações metastáticas podem envolver os tecidos moles, e acredita-se serem causadas por hipercalcemia secundária à osteólise relacionada à neoplasia.

Radiograficamente, múltiplas lesões radiolucentes em "saca-bocados" bem definidas ou lesões radiolucentes irregulares podem ser vistas no mieloma múltiplo (Figura 13.43). Isto pode ser especialmente evidente em uma radiografia de crânio. Embora qualquer osso possa ser afetado, tem sido relatado que os maxilares são envolvidos em cerca de 30% dos casos. As áreas radiolucentes do osso contêm proliferações de plasmócitos anormais que caracterizam o mieloma múltiplo.

A insuficiência renal pode ser um sinal presente nesses pacientes, porque os rins ficam sobrecarregados com o excesso de proteínas de cadeia leve circulantes, originadas das células neoplásicas. Esses produtos de cadeia leve, que são encontrados na urina de 30 a 50% de pacientes com mieloma múltiplo, são chamados de **proteínas de Bence Jones**, por causa do médico inglês que primeiro as descreveu em detalhes.

Aproximadamente 10 a 15% dos pacientes com mieloma múltiplo apresentam depósitos de amiloide (ver Capítulo 17) em vários tecidos moles do corpo, e esta pode ser a manifestação inicial da doença. Os depósitos de amiloide ocorrem devido ao acúmulo anormal de proteínas de cadeia leve. Um estudo recente descobriu que aproximadamente 3% dos pacientes recém-diagnosticados com mieloma múltiplo apresentaram deposição de amiloide na mucosa oral. A língua é o local oral mais comumente afetado, geralmente apresentando aumento difuso e firme. Um padrão nodular também pode envolver a língua, e às vezes os nódulos estão ulcerados. Outra área comumente afetada é a pele periorbital, com os depósitos de amiloide aparecendo como lesões semelhantes a placas, firmes e cerosas (ver Figura 17.7).

Características histopatológicas

O exame histopatológico do mieloma múltiplo mostra camadas difusas e monótonas de células plasmocitoides neoplásicas, variavelmente diferenciadas, que invadem e substituem o tecido hospedeiro normal (Figura 13.44). Atividade mitótica pode ser vista com alguma frequência. A monoclonalidade da população de plasmócitos pode ser demonstrada usando-se anticorpos dirigidos contra os componentes de cadeia leve lambda e *kappa* da molécula da imunoglobulina. Em uma proliferação neoplásica de plasmócitos, praticamente todas as células marcarão apenas um desses anticorpos. Em contraste, um infiltrado de plasmócitos

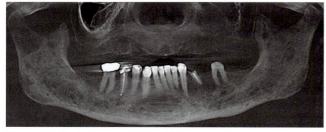

Figura 13.43 Mieloma múltiplo. Mieloma múltiplo afetando a mandíbula. A doença produziu radiolucência múltipla, pequena e em "saca-bocados". (Cortesia do Dr. Matthew D'Addario.)

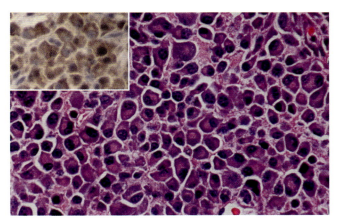

Figura 13.44 Mieloma múltiplo. Esta fotomicrografia em grande aumento revela camadas de plasmócitos malignos com núcleos excêntricos e cromatina nuclear pontilhada. Estudos imuno-histoquímicos (*em destaque*) mostram uma reação uniforme das células lesionais para anticorpos dirigidos contra cadeias leves *kappa*, indicando proliferação neoplásica monoclonal.

reativos mostrará um misto de plasmócitos produzindo lambda e *kappa*. Ocasionalmente, depósitos de amiloide podem ser observados em associação às células neoplásicas. Como outros tipos de amiloide, esse material parece homogêneo, eosinofílico e relativamente acelular. Ele cora metacromaticamente com cristal violeta e mostra afinidade pelo vermelho Congo, demonstrando birrefringência maçã-verde ao ser examinado com luz polarizada. Um espécime de biopsia de medula óssea de um paciente com mieloma múltiplo deve mostrar pelo menos 10% de plasmócitos atípicos na população de células da medula.

Diagnóstico

Apesar de os achados histopatológicos e radiográficos serem fortemente sugestivos de diagnóstico de mieloma múltiplo, exames do soro ou urina pela eletroforese de proteínas devem ser realizados. Se uma anormalidade for detectada, então se deve confirmar pela imunoeletroforese de proteínas, que é um teste mais sensível, como um parâmetro adicional para estabelecer o diagnóstico. A imunoeletroforese de proteínas do soro e da urina deve mostrar a presença da proteína do mieloma (proteína M). Isto representa uma superprodução massiva de uma imunoglobulina anormal pelos clones neoplásicos dos plasmócitos; assim, essa característica recebe o nome de **gamopatia monoclonal**. Esta proteína monoclonal consiste em dois polipeptídeos de cadeia pesada da mesma classe de imunoglobulina (IgA, IgG, IgM, IgD ou IgE) e um dos dois polipeptídeos de cadeia leve da mesma classe (*kappa* ou lambda). Ocasionalmente, as células neoplásicas produzem apenas o componente de cadeia leve.

Tratamento e prognóstico

Os objetivos do tratamento relacionado com o mieloma múltiplo incluem não apenas o controle da malignidade, mas também o conforto do paciente e o prolongamento de sua sobrevida. As tentativas iniciais para controlar o mieloma múltiplo geralmente consistem em quimioterapia. Várias combinações de agentes quimioterápicos estão disponíveis, e a escolha do regime a ser usado em um paciente especificamente depende, muitas vezes, do perfil citogenético de suas células de mieloma. O perfil citogenético identifica a presença ou ausência de várias translocações cromossômicas, deleções ou trissomias no tumor do paciente, o que prevê um risco baixo, padrão, intermediário ou alto de progressão da malignidade. Uma discussão detalhada do tratamento do mieloma múltiplo está além do escopo deste texto; no entanto, os medicamentos usados para tratar essa doença geralmente incluem um corticosteroide (geralmente dexametasona ou prednisona) além de um ou mais medicamentos, como um agente alquilante (melfalano ou ciclofosfamida), um agente imunomodulador (talidomida, lenalidomida ou pomalidomida), um inibidor de proteassomo (bortezomibe, carfilzomibe ou ixazomibe) ou um anticorpo monoclonal (elotuzumabe, daratumumabe ou isatuximabe). Geralmente, esta neoplasia maligna responde à terapia multifármacos; no entanto, a recidiva é comum, e então o transplante autólogo de células-tronco é realizado. Regimes quimioterápicos mais agressivos, assim como o transplante alogênico de medula óssea, podem ser considerados em pacientes com idade inferior a 55 a 65 anos, sem outros comprometimentos de saúde, mas estes indivíduos são minoria entre os pacientes com mieloma múltiplo. A radioterapia é útil apenas como tratamento paliativo de lesões ósseas dolorosas. Qualquer um dos vários compostos bisfosfonatos (clodronato, pamidronato ou ácido zoledrônico) pode ser prescrito para reduzir a possibilidade de fratura relacionada com o mieloma com sua dor concomitante, mas esses medicamentos não parecem aumentar a sobrevida. Uma pequena porcentagem desses pacientes pode sofrer a complicação da osteonecrose dos maxilares associada aos bisfosfonatos (ver Capítulo 8), e muitos centros de oncologia insistem que os pacientes com mieloma realizem um exame oral completo para identificar e resolver quaisquer condições potenciais que possam predispor à infecção na mandíbula.

Embora improvável que o mieloma múltiplo seja curado, o prognóstico varia consideravelmente de acordo com os indivíduos afetados. Uma variedade de fatores desenvolve um papel no prognóstico, sendo que, em pacientes jovens, o prognóstico tende a ser melhor do que em pacientes mais velhos. Pacientes com outras doenças sistêmicas têm pior prognóstico, assim como pacientes que apresentam lesões mais espalhadas e pacientes que não respondem bem ao tratamento inicial. Como mencionado anteriormente, o prognóstico também depende de certas características cromossômicas e genéticas moleculares, com lesões hiperdiploides sendo mais agressivas, assim como aquelas com certas translocações cromossômicas.

Pacientes que estão na categoria de risco padrão podem esperar uma média de sobrevida de 6 a 7 anos após o diagnóstico, enquanto aqueles de alto risco podem esperar uma média de sobrevida de 2 a 3 anos. Estes números, apesar de não muito animadores à primeira vista, são muito melhores quando comparados com apenas duas ou três décadas atrás, quando a sobrevida de 10% em 5 anos era típica.

◆ PLASMOCITOMA

O **plasmocitoma** é uma proliferação unifocal, monoclonal e neoplásica de plasmócitos que, geralmente, apresenta-se dentro do osso. Poucas vezes, ele pode ser visto em tecido mole e, nesse caso, usa-se o termo **plasmocitoma extramedular**. Alguns pesquisadores acreditam que essa lesão represente a parte menos agressiva de um espectro de neoplasias de plasmócitos que se estendem até o **mieloma múltiplo**. Portanto, o plasmocitoma é importante, já que pode, em última instância, dar origem ao problema mais sério do mieloma múltiplo.

Características clínicas e radiográficas

O plasmocitoma geralmente é detectado em homens adultos, com uma idade média de 55 anos ao diagnóstico. A relação homem:mulher é de 2:1. A maioria das lesões se apresenta centralmente em um único osso, sendo a coluna o lugar mais frequentemente afetado. Aproximadamente um terço dos casos é relatado nesta localização. Os sintomas iniciais geralmente estão relacionados com aumento de volume e dor no osso; ocasionalmente, porém, essa lesão é detectada em um exame radiográfico de rotina. O plasmocitoma extramedular aparece como um aumento de volume de tecido mole indolor pouco evidente e bem circunscrito. Uma predileção ainda maior por homens é vista nessa lesão, com uma relação homem:mulher de aproximadamente 3:1. Aproximadamente 25% dos plasmocitomas extramedulares se desenvolvem na região de cabeça e pescoço, e tais lesões têm sido relatadas em amígdalas, nasofaringe, seios paranasais, nariz e glândula parótida.

Radiograficamente, a lesão pode ser vista como uma radiolucência unilocular bem definida, sem evidência de margens escleróticas, ou como uma radiolucência irregular semelhante à aparência de mieloma múltiplo (Figura 13.45). Nenhuma outra lesão deve ser identificável por meio de um exame radiográfico do esqueleto usando RM, PET/CT e um exame físico cuidadoso, no entanto.

Características histopatológicas

As características histopatológicas do plasmocitoma são idênticas àquelas do mieloma múltiplo. Lençóis de plasmócitos mostram níveis variados de diferenciação. Estudos imuno-histoquímicos demonstram que esses plasmócitos são monoclonais. Aproximadamente 25 a 50% desses pacientes também mostram gamopatia monoclonal na avaliação pela imunoeletroforese de proteínas do soro, apesar de a quantidade de proteínas anormais ser muito menor que aquela observada no mieloma múltiplo. O plasmocitoma solitário também se diferencia do mieloma múltiplo quando nenhuma evidência de infiltração de plasmócitos deve estar visível em uma biopsia de medula óssea e o paciente não deve mostrar sinais de anemia, hipercalcemia ou insuficiência renal. Imuno-histoquimicamente, o plasmocitoma extramedular parece se diferenciar de sua contraparte intraóssea porque mostra decréscimo ou falta de imunorreatividade para anticorpos dirigidos contra ciclina D1 e CD56.

Tratamento e prognóstico

Os plasmocitomas são geralmente tratados com radioterapia, e uma dose de 40 Gy é direcionada ao sítio neoplásico. Poucas lesões têm sido excisadas cirurgicamente com bons resultados, apesar de este não ser o tratamento preferido na maioria dos casos. A PET/CT é tipicamente utilizada para determinar a eficácia da terapia, com base na redução marcada da atividade metabólica no local do tumor. Infelizmente, quando os pacientes com plasmocitoma do osso são observados a longo prazo, a maioria eventualmente desenvolve mieloma múltiplo. De 65 a 85% dos pacientes apresentam evidências de doença disseminada até 10 anos após o diagnóstico inicial. No entanto, praticamente todos esses pacientes desenvolverão mieloma múltiplo até 15 anos após o diagnóstico. O plasmocitoma extramedular parece ter um prognóstico muito melhor, com apenas 30% desses pacientes mostrando progressão para mieloma múltiplo e 70% tendo um período livre de doença de 10 anos após o tratamento.

◆ BIBLIOGRAFIA

Hiperplasia linfoide

Jham BC, Binmadi NO, Scheper MA, et al.: Follicular hyperplasia of the palate: case report and literature review, *J Craniomaxillofac Surg* 37:79–82, 2009.

Kolokotronis A, Dimitrakopoulos I, Asimaki A: Follicular lymphoid hyperplasia of the palate: report of a case and review of the literature, *Oral Surg Oral Med Oral Pathol Oral Radiol Endod* 96:172–175, 2003.

Menasce LP, Shanks JH, Banerjee SS, et al.: Follicular lymphoid hyperplasia of the hard palate and oral mucosa: report of three cases and a review of the literature, *Histopathology* 39:353–358, 2001.

Wright J, Dunsworth A: Follicular lymphoid hyperplasia of the hard palate: a benign lymphoproliferative process, *Oral Surg Oral Med Oral Pathol* 55:162–168, 1983.

Hemofilia

Almazrooa S, Binmadi N, Khalifa H, et al.: A progressively enlarging swelling in the mandible, *Oral Surg Oral Med Oral Pathol Oral Radiol* 123:283–287, 2017.

Argyris PP, Anim SO, Koutlas IG: Maxillary pseudotumor as initial manifestation of von Willebrand disease, type 2: report of a rare case and literature review, *Oral Surg Oral Med Oral Pathol Oral Radiol* 121:e27–e31, 2016.

Ben-Ami T, Revel-Vilk S: The use of DDAVP in children with bleeding disorders, *Pediatr Blood Cancer* 60:S42–S43, 2013.

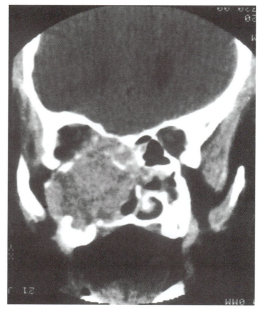

Figura 13.45 Plasmocitoma. Esta tomografia computadorizada (TC) retrata um plasmocitoma solitário envolvendo o seio maxilar esquerdo e a cavidade nasal.

Berntorp E, Shapiro AD: Modern haemophilia care, *Lancet* 379:1447–1456, 2012.

Bhat R, Cabey W: Evaluation and management of congenital bleeding disorders, *Hematol Oncol Clin North Am* 31:1105–1122, 2017.

Blanco-Carrion J, Liñares-Gonzalez A, Batalla-Vazquez P, et al.: Morbidity and economic complications following mucogingival surgery in a hemophiliac HIV-infected patient: a case report, *J Periodontol* 75:1413–1416, 2004.

Chattopadhyay PK, Nagori SA, Menon RP, et al.: Hemophilic pseudotumor of the mandible in a patient with hemophilia B, *Oral Maxillofac Surg* 21:467–469, 2017.

Cox DP, Solar A, Huang J, et al.: Pseudotumor of the mandible as first presentation of hemophilia in a 2-year-old male: a case report and review of jaw pseudotumors of hemophilia, *Head Neck Pathol* 5:226–232, 2011.

Croteau SE: Evolving complexity in hemophilia management, *Pediatr Clin North Am* 65:407–425, 2018.

Doyle AJ, Back DL, Austin S: Characteristics and management of the haemophilia-associated pseudotumours, *Haemophilia* 26:33–40, 2020.

Escobar MA, Brewer A, Caviglia H, et al.: Recommendations on multidisciplinary management of elective surgery in people with haemophilia, *Haemophilia* 24:693–702, 2018.

Evatt BL: The AIDS epidemic in haemophilia patients II: pursuing absolute viral safety of clotting factor concentrates 1985-1988, *Haemophilia* 18:649–654, 2012.

Federici AB, Berntorp E, Lee CA: The 80th anniversary of von Willebrand's disease: history, management and research, *Haemophilia* 12:563–572, 2006.

Fijnvandraat K, Cnossen MH, Leebeek FWG, et al.: Diagnosis and management of haemophilia, *Br Med J* 344, 2012, e2707.

Gröner A: Pathogen safety of plasma-derived products—Haemate/Humate-P, *Haemophilia* 14(Suppl 5):54–71, 2008.

Heiland M, Weber M, Schmelzle R: Life-threatening bleeding after dental extraction in a hemophilia A patient with inhibitors to factor VIII: a case report, *J Oral Maxillofac Surg* 61:1350–1353, 2003.

Izumi Y, Taniguchi T, Maruyama Y, et al.: Effective periodontal treatment in a patient with type IIA von Willebrand's disease: report of a case, *J Periodontol* 70:548–553, 1999.

Kizilocak H, Young G: Diagnosis and treatment of hemophilia, *Clin Adv Hematol Oncol* 17:344–351, 2019.

Laguna P, Klukowska A: Management of oral bleedings with recombinant factor VIIa in children with haemophilia A and inhibitor, *Haemophilia* 11:2–4, 2005.

Lofqvist T, Nilsson IM, Berntorp E, et al.: Haemophilia prophylaxis in young patients—a long-term follow-up, *J Intern Med* 241:395–400, 1997.

Mahlangu J: Emicizumab for the prevention of bleeds in hemophilia A, *Expert Opin Biol Ther* 19:753–761, 2019.

Mannucci PM: Treatment of von Willebrand's disease, *N Engl J Med* 351:683–694, 2004.

O'Brien SH, Saini S: von Willebrand disease in pediatrics: evaluation and management, *Hematol Oncol Clin North Am* 33:425–438, 2019.

Perrin GQ, Herzog RW, Markusic DM: Update on clinical gene therapy for hemophilia, *Blood* 133:407–414, 2019.

Pruthi RK: Hemophilia: a practical approach to genetic testing, *Mayo Clin Proc* 80:1485–1499, 2005.

Rogaev EI, Grigorenko AP, Faskhutdinova G, et al.: Genotype analysis identifies the cause of the "Royal Disease", *Science* 326:817, 2009.

Smith JA: Hemophilia: what the oral and maxillofacial surgeon needs to know, *Oral Maxillofac Surg Clin North Am* 28:481–489, 2016.

Swystun LL, James PD: Genetic diagnosis in hemophilia and von Willebrand disease, *Blood Rev* 31:47–56, 2017.

van Galen KPM, Engelen ET, Mauser-Bunschoten EP, et al.: Antifibrinolytic therapy for preventing oral bleeding in patients with haemophilia or Von Willebrand disease undergoing minor oral surgery or dental extractions, *Cochrane Database* Syst Rev (12):CD011385, 2015. https://doi.org/10.1002/14651858.CD011385.pub2.

Deficiência de plasminogênio

Celkan T: Plasminogen deficiency, *J Thromb Thrombolysis* 43:132–138, 2017.

Chi AC, Prichard E, Richardson MS, et al.: Pseudomembranous disease (ligneous inflammation) of the female genital tract, peritoneum, gingiva, and paranasal sinuses associated with plasminogen deficiency, *Ann Diagn Pathol* 13:132–139, 2009.

Cohen J, Cohen S, Cymberknoh MC, et al.: Laryngeal obstruction in congenital plasminogen deficiency, *Pediatr Pulmonol* 47:923–925, 2012.

Fine G, Bauer K, Al-Mohaya M, et al.: Successful treatment of ligneous gingivitis with warfarin, *Oral Surg Oral Med Oral Pathol Oral Radiol Endod* 107:77–80, 2009.

Gokbuget AY, Mutlu S, Scully C, et al.: Amyloidaceous ulcerated gingival hyperplasia: a newly described entity related to ligneous conjunctivitis, *J Oral Pathol Med* 26:100–104, 1997.

Mehta R, Shapiro AD: Plasminogen deficiency, *Haemophilia* 14:1261–1268, 2008.

Sadasivan A, Ramesh R, Mathew DG: Ligneous periodontitis in a patient with type 1 plasminogen deficiency: a case report and review of the literature, *Case Rep Dent*, 2020, 5680535. https://doi.org/10.1155/2020/5680535.

Schuster V, Seregard S: Ligneous conjunctivitis, *Surv Ophthalmol* 48:369–388, 2003.

Scully C, Gokbuget AY, Allen C, et al.: Oral lesions indicative of plasminogen deficiency (hypoplasminogenemia), *Oral Surg Oral Med Oral Pathol Oral Radiol Endod* 91:334–337, 2001.

Shapiro AD, Nakar C, Parker JM, et al.: Plasminogen replacement therapy for the treatment of children and adults with congenital plasminogen deficiency, *Blood* 131:1301–1310, 2018.

Shapiro AD, Menegatti M, Palla R, et al.: An international registry of patients with plasminogen deficiency (HISTORY), *Haematologica* 105:554–561, 2020.

Sivolella S, De Biagi M, Sartori MT, et al.: Destructive membranous periodontal disease (ligneous gingivitis): a literature review, *J Periodontol* 83:465–476, 2012.

Tefs K, Gueorguieva M, Klammt J, et al.: Molecular and clinical spectrum of type I plasminogen deficiency: a series of 50 patients, *Blood* 108:3021–3026, 2006.

Tu Y, Gonzalez-Gronow M, Kolomeyer AM, et al.: Adult-onset ligneous conjunctivitis with detection of a novel plasminogen gene mutation and anti-plasminogen IgA antibody: a clinicopathologic study and review of literature, *Semin Ophthalmol* 31:526–531, 2016.

Watts P, Suresh P, Mezer E, et al.: Effective treatment of ligneous conjunctivitis with topical plasminogen, *Am J Ophthalmol* 133:451–455, 2002.

Anemia

Cullis JO: Diagnosis and management of anaemia of chronic disease: current status, *Br J Haematol* 154:289–300, 2011.

Green R: Anemias beyond B12 and iron deficiency: the buzz about other B's, elementary, and nonelementary problems, *Hematology Am Soc Hematol Educ Program* 2012:492–498, 2012.

598 CAPÍTULO 13 Doenças Hematológicas

Groopman JE, Itri LM: Chemotherapy-induced anemia in adults: incidence and treatment, *J Natl Cancer Inst* 91:1616–1634, 1999.

Halwachs-Baumann G: Diagnosis of anaemia: old things rearranged, *Wien Med Wochensschr* 162:478–488, 2012.

Koury MJ, Rhodes M: How to approach chronic anemia, *Hematology Am Soc Hematol Educ Program* 2012:183–190, 2012.

Powell DJ, Achebe MO: Anemia for the primary care physician, *Prim Care* 43:527–542, 2016.

Remuzzi G, Ingelfinger JR: Correction of anemia—payoffs and problems, *N Engl J Med* 355:2144–2146, 2006.

Richards T: Anaemia in hospital practice, *Br J Hosp Med* 73:571–575, 2012.

Tefferi A: Anemia in adults: a contemporary approach to diagnosis, *Mayo Clin Proc* 78:1274–1280, 2003.

Vieth JT, Lane DR: Anemia, *Hematol Oncol Clin North Am* 31:1045–1060, 2017.

Anemia falciforme

Blair HA: Crizanlizumab: first approval, *Drugs* 80:79–84, 2020.

Carden MA, Little J: Emerging disease-modifying therapies for sickle cell disease, *Haematologica* 104:1710–1719, 2019.

Goyal S, Tisdale J, SchmidtM, et al.: Acute myeloid leukemia case after gene therapy for sickle cell disease, *N Engl J Med* 386:138–147, 2022.

Hamdoun E, Davis L, McCrary SJ, et al.: Bilateral mental nerve neuropathy in an adolescent during sickle cell crises, *J Child Neurol* 27:1028–1041, 2012.

Hoppe C, Neumayr L: Sickle cell disease: monitoring, current treatment, and therapeutics under development, *Hematol Oncol Clin North Am* 33:355–371, 2019.

Houwing ME, de Pagter PJ, van Beers EJ, et al.: Sickle cell disease: clinical presentation and management of a global health challenge, *Blood Rev* 37, 2019, 100580.

Meier ER: Treatment options for sickle cell disease, *Pediatr Clin North Am* 65:427–443, 2018.

Pecker LH, Lanzkron S: Sickle cell disease, *Ann Intern Med* 174:ITC1–ITC16, 2021.

Piel FB, Steinberg MH, Rees DC: Sickle cell disease, *N Engl J Med* 376:1561–1573, 2017.

Ribeil J-A, Hacein-Bey-Abina S, Payen E, et al.: Gene therapy in a patient with sickle cell disease, *N Engl J Med* 376:848–855, 2017.

Souza SFC, de Carvalho HLCC, Costa CPS, et al.: Association of sickle cell haemoglobinopathies with dental and jaw bone abnormalities, *Oral Dis* 24:393–403, 2018.

Sundd P, Gladwin MT, Novelli EM: Pathophysiology of sickle cell disease, *Annu Rev Pathol* 14:263–292, 2019.

Vanderhave KL, Perkins CA, Scannell B, et al.: Orthopaedic manifestations of sickle cell disease, *J Am Acad Orthop Surg* 26:94–101, 2018.

Vichinsky E, Hoppe CC, Ataga KI, et al.: A phase 3 randomized trial of voxelotor in sickle cell disease, *N Engl J Med* 381:509–519, 2019.

Watanabe M, Saito N, Nadgir RN, et al.: Craniofacial bone infarcts in sickle cell disease: clinical and radiological manifestations, *J Comput Assist Tomogr* 37:91–97, 2013.

Talassemia

Akcalı A, Yıldıza MS, Akcalıc Z, et al.: Periodontal condition of patients with Thalassemia Major: a systematic review and meta-analysis, *Arch Oral Biol* 102:113–121, 2019.

Bollig C, Schell LK, Rücker G, et al.: Deferasirox for managing iron overload in people with thalassaemia, *Cochrane Database Syst Rev* (8):CD007476, 2017. https://doi.org/10.1002/14651858.CD007476.pub3.

Cannell H: The development of oral and facial signs in beta-thalassaemia major, *Br Dent J* 164:50–51, 1988.

Hazza'a AM, Al-Jamal G: Radiographic features of the jaws and teeth in thalassemia major, *Dentomaxillofac Radiol* 35:283–288, 2006.

Higgs DR, Engel JD, Stamatoyannopoulos G: Thalassaemia, *Lancet* 379:373–383, 2012.

Javid B, Said-Al-Naief N: Craniofacial manifestations of β-thalassemia major, *Oral Surg Oral Med Oral Pathol Oral Radiol* 119:e33–e40, 2015.

Khandros E, Kwiatkowski JL: Beta thalassemia: monitoring and new treatment approaches, *Hematol Oncol Clin North Am* 33:339–353, 2019.

Taher AT, Weatherall DJ, Cappellini MD: Thalassaemia, *Lancet* 391:155–167, 2018.

Taher AT, Musallam KM, Cappellini MD: Thalassaemia, *N Engl J Med* 384:727–743, 2021.

Tyler PA, Madani G, Chaudhuri R, et al.: The radiological appearances of thalassaemia, *Clin Radiol* 61:40–52, 2006.

Viprakasit V, Ekwattanakit S: Clinical classification, screening and diagnosis for thalassemia, *Hematol Oncol Clin North Am* 32:193–211, 2018.

Anemia aplásica

Agnihotri R, Bhat KM, Bhat GS, et al.: Periodontal management of a patient with severe aplastic anemia: a case report, *Spec Care Dentist* 29:141–144, 2009.

Clucas DB, Fox LC, Wood EM, et al.: Revisiting acquired aplastic anaemia: current concepts in diagnosis and management, *Intern Med J* 49:152–159, 2019.

Comito RR, Badu LA, Forcello N: Nivolumab-induced aplastic anemia: a case report and literature review, *J Oncol Pharm Pract* 25:221–225, 2019.

Luker J, Scully C, Oakhill A: Gingival swelling as a manifestation of aplastic anemia, *Oral Surg Oral Med Oral Pathol* 71:55–56, 1991.

Sepúlveda E, Brethauer U, Rojas J, et al.: Oral manifestations of aplastic anemia in children, *J Am Dent Assoc* 137:474–478, 2006.

Scheinberg P: Recent advances and long-term results of medical treatment of acquired aplastic anemia: are patients cured? *Hematol Oncol Clin North Am* 32:609–618, 2018.

Wang L, Liu H: Pathogenesis of aplastic anemia, *Hematology* 24:559–566, 2019.

Young NS: Aplastic anemia, *N Engl J Med* 379:1643–1656, 2018.

Neutropenia

Afzal W, Owlia MB, Hasni S, et al.: Autoimmune neutropenia updates: etiology, pathology, and treatment, *South Med J* 110:300–307, 2017.

Antonio AG, Alcantara PCC, Ramos MEB, et al.: The importance of dental care for a child with severe congenital neutropenia: a case report, *Spec Care Dentist* 30:261–265, 2010.

Atallah-Yunes SA, Ready A, Newburger PE: Benign ethnic neutropenia, *Blood Rev* 37:100586, 2019. https://doi.org/10.1016/j.blre.2019.06.003.

Barilà G, Calabretto G, Teramo A, et al.: T cell large granular lymphocyte leukemia and chronic NK lymphocytosis, *Best Pract Res Clin Haematol* 32:207–216, 2019.

Mehta HM, Malandra M, Corey SJ: G-CSF and GM-CSF in neutropenia, *J Immunol* 195:1341–1349, 2015. https://doi.org/10.4049/jimmunol.1500861.

Palmblad J, Nilsson CC, H€oglund P, et al.: How we diagnose and treat neutropenia in adults, *Expert Rev Hematol* 9:479–487, 2016.

Palmblad J, Siersma V, Lind B, et al.: Age-related prevalence and clinical significance of neutropenia—isolated or combined with other cytopenias: real world data from 373,820 primary care individuals, *Am J Hematol* 95:521–528, 2020.

White L, Ybarra M: Neutropenic fever, *Hematol Oncol Clin North Am* 31:981–993, 2017.

Ye Y, Carlsson G, Wondimu B, et al.: Mutations in the *ELANE* gene are associated with development of periodontitis in patients with severe congenital neutropenia, *J Clin Immunol* 31:936–945, 2011.

Zaromb A, Chamberlain D, Schoor R, et al.: Periodontitis as a manifestation of chronic benign neutropenia, *J Periodontol* 77:1921–1926, 2006.

Zecha JAEM, Raber-Durlacher JE, Laheij AMGA, et al.: The impact of the oral cavity in febrile neutropenia and infectious complications in patients treated with myelosuppressive chemotherapy, *Support Care Cancer* 27:3667–3679, 2019.

Agranulocitose

Carey PJ: Drug-induced myelosuppression: diagnosis and management, *Drug Saf* 26:691–706, 2003.

di Fonzo H, Villegas Gutsh M, Castroagudin A, et al.: Agranulocytosis induced by vancomycin. Case report and literature review, *Am J Case Rep* 19:1053–1056, 2018.

Johnston A, Uetrecht J: Current understanding of the mechanisms of idiosyncratic drug-induced agranulocytosis, *Expert Opin Drug Metab Toxicol* 11:243–257, 2015.

Kurago ZB, Kerr AR, Narayana N: Clinical pathologic conference case 5: agranulocytosis, *Head Neck Pathol* 5:286–291, 2011.

Tewari S, Tewari S, Sharma RK, et al.: Necrotizing stomatitis: a possible periodontal manifestation of deferiprone-induced agranulocytosis, *Oral Surg Oral Med Oral Pathol Oral Radiol Endod* 108:e13–e19, 2009.

Vicente N, Cardoso L, Barros L, et al.: Antithyroid drug-induced agranulocytosis: state of the art on diagnosis and management, *Drugs R D* 17:91–96, 2017.

Neutropenia cíclica

Aota K, Kani K, Yamanoi T, et al.: Management of tooth extraction in a patient with ELANE gene mutation-induced cyclic neutropenia. A case report, *Medicine* 98(39):e17372, 2019.

Aprikyan AAG, Liles WC, Boxer LA, et al.: Mutant elastase in pathogenesis of cyclic and severe congenital neutropenia, *J Pediatr Hematol Oncol* 24:784–786, 2002.

Baer PN, Iacono VJ: Cyclic neutropenia: report of a case with a 15-year follow-up, *Periodontal Clin Investig* 16:14–19, 1994.

Chen X, Peng W, Zhang Z, et al.: ELANE gene mutation-induced cyclic neutropenia manifesting as recurrent fever with oral mucosal ulcer. A case report, *Medicine* 97(10):e0031, 2018.

Jung S, Gies V, Korganow A-S, et al.: Primary immunodeficiencies with defects in innate immunity: focus on orofacial manifestations, *Front Immunol* 11:1065, 2020.

Nakai Y, Ishihara C, Ogata S, et al.: Oral manifestations of cyclic neutropenia in a Japanese child: case report with a 5-year follow-up, *Pediatr Dent* 25:383–388, 2003.

Pernu HE, Pajari UH, Lanning M: The importance of regular dental treatment in patients with cyclic neutropenia: follow-up of 2 cases, *J Periodontol* 67:454–459, 1996.

Trombocitopenia

Cooper N, Ghanima W: Immune thrombocytopenia, *N Engl J Med* 381:945–955, 2019.

Dou X, Yang R: Current and emerging treatments for immune thrombocytopenia, *Expert Rev Hematol* 12(9):723–732, 2019. https://doi.org/10.1080/17474086.2019.1636644.

Hong X, Wang X, Wang Z: A rare case report of acyclovir-induced immune thrombocytopenia with tongue hematomas as the first sign, and a literature review, *BMC Pharmacol Toxicol* 18:12, 2017.

Kappler S, Ronan-Bentle S, Graham A: Thrombotic microangiopathies (TTP, HUS, HELLP), *Hematol Oncol Clin North Am* 31:1081–1103, 2017.

Kim TO, Despotovic JM: Primary and secondary immune cytopenias: evaluation and treatment approach in children, *Hematol Oncol Clin North Am* 33:489–506, 2019.

Loirat C, Coppo P, Veyradier A: Thrombotic thrombocytopenic purpura in children, *Curr Opin Pediatr* 25:216–224, 2013.

Pandy M, Yarlagadda L: Drug-induced thrombocytopenia: a less known interaction, *Blood Coagul Fibrinolysis* 23:778–780, 2012.

Thompson CC, Tacke RB, Woolley LH, et al.: Purpuric oral and cutaneous lesions in a case of drug-induced thrombocytopenia, *J Am Dent Assoc* 105:465–467, 1982.

Policitemia vera

Marchioli R, Ginazzi G, Specchia G, et al.: Cardiovascular events and intensity of treatment in polycythemia vera, *N Engl J Med* 368:22–33, 2013.

McMullin MF, Harrison CN, Ali S, et al.: A guideline for the diagnosis and management of polycythaemia vera. A British Society for Haematology Guideline, *Br J Haematol* 184:176–191, 2019.

Rumi E, Baratè C, Benevolo G, et al.: Myeloproliferative and lymphoproliferative disorders: state of the art, *Hematol Oncol* 38:121–128, 2020.

Spivak JL: How I treat polycythemia vera, *Blood* 134:341–352, 2019.

Leucemia

Boras VV, Juras DV, Aurer I, et al.: Gingival ulcerations in a patient with acute myeloid leukemia: a case report and literature review, *Acta Clin Croat* 58:556–560, 2019.

Chapple ILC, Saxby MS, Murray JA: Gingival hemorrhage, myelodysplastic syndromes, and acute myeloid leukemia: a case report, *J Periodontol* 70:1247–1253, 1999.

Coltro G, Patnaik MM: Chronic myelomonocytic leukemia: insights into biology, prognostic factors, and treatment, *Curr Oncol Rep* 21:101, 2019. https://doi.org/10.1007/s11912-019-0855-6.

Foran JM, Shammo JM: Clinical presentation, diagnosis, and prognosis of myelodysplastic syndromes, *Am J Med* 125:S6–S13, 2012.

Francisconi CF, Caldas RJ, Martins LJO, et al.: Leukemic oral manifestations and their management, *Asian Pac J Cancer Prev* 17:911–915, 2016.

Hallek M, Shanafelt TD, Eichhorst B: Chronic lymphocytic leukaemia, *Lancet* 391:1524–1537, 2018.

Hollsberg P, Hailer DA: Pathogenesis of diseases induced by human lymphotropic virus type I infection, *N Engl J Med* 328:1173–1182, 1993.

Ishikawa S, Kato Y, Kabasawa T, et al.: A case of myeloid sarcoma of the mandibular gingiva as extramedullary relapse of acute myeloid leukemia, *Oral Maxillofac Surg* 24:121–126, 2020.

Kaplan JA: Leukemia in children, *Pediatr Rev* 40:319–331, 2019. https://doi.org/10.1542/pir.2018-0192.

Menasce LP, Banerjee SS, Beckett E, et al.: Extra-medullary myeloid tumour (granulocytic sarcoma) is often misdiagnosed: a study of 26 cases, *Histopathology* 34:391–398, 1999.

Papamanthos MK, Kolokotronis AD, Skulakis HE, et al.: Acute myeloid leukaemia diagnosed by intra-oral myeloid sarcoma, *Head Neck Pathol* 4:132–135, 2010.

Peters SM, Han C, Yoon AJ, et al.: Chronic lymphocytic leukemia in association with a ranula: a report and review of the literature, *Oral Surg Oral Med Oral Pathol Oral Radiol* 123:e160–e163, 2017.

Peterson DE, Gerad H, Williams LT: An unusual instance of leukemic infiltrate: diagnosis and management of periapical tooth involvement, *Cancer* 51:1716–1719, 1983.

Rhee D, Myssiorek D, Zahtz G, et al.: Recurrent attacks of facial nerve palsy as the presenting sign of leukemic relapse, *Laryngoscope* 112:235–237, 2002.

Rose-Inman H, Kuehl D: Acute leukemia, *Hematol Oncol Clin North Am* 31:1011–1028, 2017.

Shallisa RM, Wang R, Davidoff A, et al.: Epidemiology of the classical myeloproliferative neoplasms: the four corners of an expansive and complex map, *Blood Rev* 42:100706, 2020. https://doi.org/10.1016/j.blre.2020.100706.

Short NJ, Rytting ME, Cortes JE: Acute myeloid leukaemia, *Lancet* 392:593–606, 2018.

Sollecito TP, Draznin J, Parisi E, et al.: Leukemic gingival infiltrate as an indicator of chemotherapeutic failure following monoclonal antibody therapy: a case report, *Spec Care Dentist* 23:108–110, 2003.

Soverini S, Bassan R, Lion T: Treatment and monitoring of Philadelphia chromosome-positive leukemia patients: recent advances and remaining challenges, *J Hematol Oncol* 12:39, 2019. https://doi.org/10.1186/s13045-019-0729-2.

Stoopler ET, Pinto A, Alawi F, et al.: Granulocytic sarcoma: an atypical presentation in the oral cavity, *Spec Care Dentist* 24:65–69, 2004.

Vibhute P, Carneiro E, Genden E, et al.: Palatal enlargement in chronic lymphocytic leukemia, *AJNR Am J Neuroradiol* 27:1649–1650, 2006.

Vural F, Ozcan MA, Ozsan GH, et al.: Gingival involvement in a patient with CD56+ chronic myelomonocytic leukemia, *Leuk Lymphoma* 45:415–418, 2004.

Histiocitose de células de Langerhans

Abla O, Rollins B, Ladisch S: Langerhans cell histiocytosis: progress and controversies, *Br J Haematol* 187:559–562, 2019.

Allen CE, Merad M, McClain KL: Langerhans-cell histiocytosis, *N Engl J Med* 379:856–868, 2018.

Annibali S, Cristalli MP, Solidani M, et al.: Langerhans cell histiocytosis: oral/periodontal involvement in adult patients, *Oral Dis* 15:596–601, 2009.

Bedran NR, Carlos R, Benevenuto de Andrade BA, et al.: Clinicopathological and immunohistochemical study of head and neck Langerhans cell histiocytosis from Latin America, *Head Neck Pathol* 12:431–439, 2018.

Cantu MA, Lupo PJ, Bilgi M, et al.: Optimal therapy for adults with Langerhans cell histiocytosis bone lesions, *PLoS One* 7:e43257, 2012.

Cleveland DB, Goldberg KM, Greenspan JS, et al.: Langerhans' cell histiocytosis. Report of three cases with unusual oral soft tissue involvement, *Oral Surg Oral Med Oral Pathol Oral Radiol Endod* 82:541–548, 1996.

Dagenais M, Pharoah MJ, Sikorski PA: The radiographic characteristics of histiocytosis X: a study of 29 cases that involve the jaws, *Oral Surg Oral Med Oral Pathol* 74:230–236, 1992.

Donadieu J, Larabi IA, Tardieu M, et al.: Vemurafenib for refractory multisystem Langerhans cell histiocytosis in children: an international observational study, *J Clin Oncol* 37:2857–2865, 2019.

Hartman KH: A review of 114 cases of histiocytosis X, *Oral Surg Oral Med Oral Pathol* 49:38–54, 1980.

Hicks J, Flaitz CM: Langerhans cell histiocytosis: current insights in a molecular age with emphasis on clinical oral and maxillofacial pathology practice, *Oral Surg Oral Med Oral Pathol Oral Radiol Endod* 100:S42–S66, 2005.

Key SJ, O'Brien CJ, Silvester KC, et al.: Eosinophilic granuloma: resolution of maxillofacial bony lesions following minimal intervention. Report of three cases and a review of the literature, *J Craniomaxillofac Surg* 32:170–175, 2004.

Krooks J, Minkov M, Weatherall AG: Langerhans cell histiocytosis in children. History, classification, pathobiology, clinical manifestations, and prognosis, *J Am Acad Dermatol* 78:1035–1044, 2018.

Krooks J, Minkov M, Weatherall AG: Langerhans cell histiocytosis in children. Diagnosis, differential diagnosis, treatment, sequelae, and standardized follow-up, *J Am Acad Dermatol* 78:1047–1056, 2018.

Murray M, Dean J, Slater L: Multifocal oral Langerhans cell histiocytosis, *J Oral Maxillofac Surg* 69:2585–2591, 2011.

Postini AM, Andreacchio A, Boffano M, et al.: Langerhans cell histiocytosis of bone in children: a long-term retrospective study, *J Pediatr Orthop B* 21:457–462, 2012.

Putters TF, de Visscher JGAM, van Veen A, et al.: Intralesional infiltration of corticosteroids in the treatment of localized Langerhans' cell histiocytosis of the mandible. Report of known cases and three new cases, *Int J Oral Maxillofac Surg* 34:571–575, 2005.

Sahm F, Capper D, Preusser M, et al.: BRAFV600E mutant protein is expressed in cells of variable maturation in Langerhans cell histiocytosis, *Blood* 120:e28–e34, 2012.

Tran G, Huynh TN, Paller AS: Langerhans cell histiocytosis: a neoplastic disorder driven by Ras-ERK pathway mutations, *J Am Acad Dermatol* 78:579–590, 2018.

Yousem SA, Colby TV, Chen Y-Y, et al.: Pulmonary Langerhans' cell histiocytosis. Molecular analysis of clonality, *Am J Surg Pathol* 25:630–636, 2001.

Linfoma de Hodgkin

Ansell SM: Hodgkin lymphoma: 2018 update on diagnosis, risk-stratification, and management, *Am J Hematol* 93:704–715, 2018.

Bröckelmann PJ, Sasse S, Engert A: Balancing risk and benefit in early-stage classical Hodgkin lymphoma, *Blood* 131:1666–1678, 2018.

Darling MR, Cuddy KK, Rizkalla K: Hodgkin lymphoma of the oral mucosa, *Head Neck Pathol* 6:507–510, 2012.

Depaus J, Delcourt A, Andre M: Therapeutic recommendations for early stage Hodgkin lymphomas, *Br J Haematol* 184:9–16, 2019.

Gómez-Almaguer D, González-Llano O, Jiménez-Antolinez V, et al.: Treatment of classical Hodgkin's lymphoma in children and adolescents, *Expert Opin Pharmacother* 20(10):1227–1234, 2019. https://doi.org/10.1080/14656566.2019.1606212.

Herrin HK: The oral implications of Hodgkin's disease, *Gen Dent* 47:572–575, 1999.

Hodgson DC: Late effects of modern therapy for Hodgkin lymphoma, *Hematology Am Soc Hematol Educ Program* 2011:323–329, 2011.

Iyengar P, Mazloom A, Shihadeh F, et al.: Hodgkin lymphoma involving extranodal and nodal head and neck sites, *Cancer* 116:3825–3829, 2010.

Küppers R, Hansmann M-L: The Hodgkin and Reed/Sternberg cell, *Int J Biochem Cell Biol* 37:511–517, 2005.

Levinea I, Kaliszb K, Smith DA, et al.: Update on Hodgkin lymphoma from a radiologist's perspective, *Clin Imaging* 65:65–77, 2020.

van Leeuwen FE, Ng AK: Late sequelae in Hodgkin lymphoma survivors, *Hematol Oncol* 35:S60–S66, 2017.

Yencha MW: Primary parotid gland Hodgkin's lymphoma, *Ann Otol Rhinol Laryngol* 111:338–342, 2002.

Linfoma não Hodgkin

Amorim Pellicioli AC, Alves Luciano A, Carrinho Ayroza Rangel AL, et al.: Epstein-Barr virus (EBV)-associated post-transplant lymphoproliferative disorder appearing as mandibular gingival ulcers, *Oral Surg Oral Med Oral Pathol Oral Radiol* 121:e80–e86, 2016.

Ando M, Matsuzaki M, Murofushi T: Mucosa-associated lymphoid tissue lymphoma presented as diffuse swelling of the parotid gland, *Am J Otolaryngol* 26:285–288, 2005.

Armitage JO, Gascoyne JD, Lunning MA, et al.: Non-Hodgkin lymphoma, *Lancet* 390:298–310, 2017.

Bhattacharyya S, Bains APS, Sykes DL, et al.: Lymphoid neoplasms of the oral cavity with plasmablastic morphology—a case series and review of the literature, *Oral Surg Oral Med Oral Pathol Oral Radiol* 128:651–659, 2019.

Broadwater DR, Peker D: Systemic non-Hodgkin T cell lymphomas presenting in the head and neck region: an institutional experience of a rare entity, *Head Neck Pathol* 12:481–487, 2018.

Dojcinov SD, Venkataraman G, Pittaluga S, et al.: Age-related EBV-associated lymphoproliferative disorders in the Western population: a spectrum of reactive lymphoid hyperplasia and lymphoma, *Blood* 117:4726–4735, 2011.

Folk GS, Abbondanzo SL, Childers EL, et al.: Plasmablastic lymphoma: a clinicopathologic correlation, *Ann Diagn Pathol* 10:8–12, 2006.

Guerard EJ, Bishop MR: Overview of non-Hodgkin's lymphoma, *Dis Mon* 58:208–218, 2012.

Guggisberg K, Jordan RCK: Mantle cell lymphoma of the oral cavity: case series and comprehensive review of the literature, *Oral Surg Oral Med Oral Pathol Oral Radiol Endod* 109:98–104, 2010.

Hashimoto K, Nagao T, Saito T, et al.: Methotrexate-associated lymphoproliferative disorders of the tongue developing in patients with rheumatoid arthritis: a report of 2 cases and a review, *Oral Surg Oral Med Oral Pathol Oral Radiol* 119:e1–e5, 2015.

Hussein MRA: Non-Hodgkin's lymphoma of the oral cavity and maxillofacial region: a pathologist viewpoint, *Expert Rev Hematol* 11:737–748, 2018.

Kolokotronis A, Konstantinou N, Christakis I, et al.: Localized B-cell non-Hodgkin's lymphoma of the oral cavity and maxillofacial region: a clinical study, *Oral Surg Oral Med Oral Pathol Oral Radiol Endod* 99:303–310, 2005.

Mealey BL, Tunder GS, Pemble CW: Primary extranodal malignant lymphoma affecting the periodontium, *J Periodontol* 73:937–941, 2002.

Rizvi MA, Evens AM, Tallman MS, et al.: T-cell non-Hodgkin lymphoma, *Blood* 107:1255–1264, 2006.

Rodrigues-Fernandes CI, Lacerda de Souza L, Ferreira dos Santos-Costa S, et al.: Clinicopathological analysis of oral diffuse large B-cell lymphoma, NOS: a systematic review, *J Oral Pathol Med* 48:185–191, 2019.

Sánchez-Romero C, Rebelo Pontes HA, Sirotheau Corrêa Pontes F, et al.: Acute lymphoblastic leukemia/lymphoma of the oral and maxillofacial region, *Oral Surg Oral Med Oral Pathol Oral Radiol* 126:152–164, 2018.

Scherfler S, Freier K, Seeberger R, et al.: Cranio-maxillofacial non-Hodgkin's lymphoma: clinical and histological presentation, *J Craniomaxillofac Surg* 40:e211–e213, 2012.

Thaker R, Lee KC, Peters S, et al.: Asymptomatic nodule in the right cheek in a 65-year-old female, *Oral Surg Oral Med Oral Pathol Oral Radiol* 128:567–571, 2019.

Theander E, Vasaitis L, Baecklund E, et al.: Lymphoid organisation in labial salivary gland biopsies is a possible predictor for the development of malignant lymphoma in primary Sjögren's syndrome, *Ann Rheum Dis* 70:1363–1368, 2011.

Tomich CE, Shafer WG: Lymphoproliferative disease of the hard palate: a clinicopathologic entity, *Oral Surg Oral Med Oral Pathol* 39:754–768, 1975.

Triantafillidou K, Dimitrakopoulos J, Iordanidis F, et al.: Extranodal non-Hodgkin lymphomas of the oral cavity and maxillofacial region: a clinical study of 58 cases and review of the literature, *J Oral Maxillofac Surg* 70:2776–2785, 2012.

Van der Waal RIF, Huijgens PC, van der Valk P, et al.: Characteristics of 40 primary extranodal non-Hodgkin lymphomas of the oral cavity in perspective of the new WHO classification and the International Prognostic Index, *Int J Oral Maxillofac Surg* 34:391–395, 2005.

Zapater E, Bagán JV, Carbonell F, et al.: Malignant lymphoma of the head and neck, *Oral Dis* 16:119–128, 2010.

Micose fungoide

Chua MS-T, Veness MJ: Mycosis fungoides involving the oral cavity, *Australas Radiol* 46:336–339, 2002.

Damm DD, White DK, Cibull ML, et al.: Mycosis fungoides: initial diagnosis via palatal biopsy with discussion of diagnostic advantages of plastic embedding, *Oral Surg Oral Med Oral Pathol* 58:413–419, 1984.

Hata T, Aikoh T, Hirokawa M, et al.: Mycosis fungoides with involvement of the oral mucosa, *Int J Oral Maxillofac Surg* 27:127–128, 1998.

Hristov AC, Tejasvi T, Wilcox RA: Mycosis fungoides and Sézary syndrome: 2019 update on diagnosis, risk-stratification, and management, *Am J Hematol* 94:1027–1041, 2019.

Larocca C, Kupper T: Mycosis fungoides and Sézary syndrome: an update, *Hematol Oncol Clin North Am* 33:103–120, 2019.

Larocca CA, LeBoeuf NR: Overview of cutaneous T-cell lymphomas, *Hematol Oncol Clin North Am* 33:669–686, 2019.

Lovgren M-L, Scarisbrick JJ: Update on skin directed therapies in mycosis fungoides, *Chin Clin Oncol* 8(1):7, 2019. https://doi.org/10.21037/cco.2018.11.03.

May SA, Jones D, Medeiros LJ, et al.: Oral-cutaneous CD4-positive T-cell lymphoma: a study of two patients, *Am J Dermatopathol* 29:62–67, 2007.

Rosebush MS, Allen CM, Accurso BT, et al.: Oral mycosis fungoides: a report of three cases and review of the literature, *Head Neck Pathol* 13:492–499, 2019.

Sirois DA, Miller AS, Harwick RD, et al.: Oral manifestations of cutaneous T-cell lymphoma: a report of eight cases, *Oral Surg Oral Med Oral Pathol* 75:700–705, 1993.

Sultan AS, Mostoufi B, Papadimitriou JC, et al.: Large cell transformation of oral mycosis fungoides, *Head Neck Pathol* 12:247–251, 2018.

Wright JM, Balciunas BA, Muus JH: Mycosis fungoides with oral manifestations: report of a case and review of the literature, *Oral Surg Oral Med Oral Pathol* 51:24–31, 1981.

Linfoma de Burkitt

Atallah-Yunes SA, Murphy DJ, Noy A: HIV-associated Burkitt lymphoma, *Lancet Haematol* 7:e594–e600, 2020.

Casulo C, Friedberg JW: Burkitt lymphoma—a rare but challenging lymphoma, *Best Pract Res Clin Haematol* 31:279–284, 2018.

Dave SS, Fu K, Wright GW, et al.: Molecular diagnosis of Burkitt's lymphoma, *N Engl J Med* 354:2431–2442, 2006.

Draz A, Elias W, El-Sissi A, et al.: Pediatric unilateral facial swelling, *Oral Surg Oral Med Oral Pathol Oral Radiol* 123:519–523, 2017.

Dunleavy K, Little RF, Wilson WH: Update on Burkitt lymphoma, *Hematol Oncol Clin North Am* 30:1333–1343, 2016.

Hussein MRA: Non-Hodgkin's lymphoma of the oral cavity and maxillofacial region: a pathologist viewpoint, *Expert Rev Hematol* 11:737–748, 2018.

Kikuchi K, Inoue H, Miyazaki Y, et al.: Adult sporadic Burkitt lymphoma of the oral cavity: a case report and literature review, *J Oral Maxillofac Surg* 70:2936–2943, 2012.

Molyneux EM, Rochford R, Griffen B, et al.: Burkitt's lymphoma, *Lancet* 379:1234–1244, 2012.

Ribrag V, Koscielny S, Bosq J, et al.: Rituximab and dose-dense chemotherapy for adults with Burkitt's lymphoma: a randomised, controlled, open-label, phase 3 trial, *Lancet* 387:2402–2411, 2016.

Uğar DA, Bozkaya S, Karaca I, et al.: Childhood craniofacial Burkitt's lymphoma presenting as maxillary swelling: report of a case and review of literature, *J Dent Child* 73:45–50, 2006.

Walusansa V, Okuku F, Orem J: Burkitt lymphoma in UGANDA, the legacy of Denis Burkitt and an update on the disease status, *Br J Haematol* 156:757–760, 2012.

Linfoma de células NK/T extranodal, tipo nasal

Al-Hakeem DA, Fedele S, Carlos R, et al.: Extranodal NK/T-cell lymphoma, nasal type, *Oral Oncol* 43:4–14, 2007.

Allen PB, Lechowicz MJ: Management of NK/T-cell lymphoma, nasal type, *J Oncol Pract* 15:513–520, 2019.

Kim SJ, Kim WS: Treatment of localized extranodal NK/T cell lymphoma, nasal type, *Int J Hematol* 92:690–696, 2010.

Lanzel E, Syrbu SI, Hellstein JW, et al.: Destructive soft tissue mass in the maxilla/maxillary sinus, *Oral Surg Oral Med Oral Pathol Oral Radiol* 125:510–515, 2018.

Li S, Feng X, Li T, et al.: Extranodal NK/T-cell lymphoma, nasal type. A report of 73 cases at MD Anderson Cancer Center, *Am J Surg Pathol* 37:14–23, 2013.

Meng W, Zhou Y, Zhang H, et al.: Nasal-type NK/T-cell lymphoma with palatal ulcer as the earliest clinical manifestation: a case report with literature review, *Pathol Oncol Res* 16:133–137, 2010.

Mosqueda-Taylor A, Meneses-Garcia A, Zarate-Osorno A, et al.: Angiocentric lymphomas of the palate: clinico-pathological considerations in 12 cases, *J Oral Pathol Med* 26:93–97, 1997.

Sánchez-Romero C, Paes de Almeida O, Rendón Henao J, et al.: Extranodal NK/T-cell lymphoma, nasal type in Guatemala: an 86-case series emphasizing clinical presentation and microscopic characteristics, *Head Neck Pathol* 13:624–634, 2019.

Sokolowska-Wojdylo M, Florek A, Barańska-Rybak W, et al.: Natural killer/T-cell lymphoma, nasal type, masquerading as recalcitrant periodontitis in a patient with a diagnosis of Wegener's granulomatosis, *Am J Med Sci* 345:163–167, 2013.

Tse E, Kwong Y-L: The diagnosis and management of NK/T-cell lymphomas, *J Hematol Oncol* 10:85, 2017. https://doi.org/10.1186/s13045-017-0452-9.

Tse E, Kwong Y-L: NK/T-cell lymphomas, *Best Pract Res Clin Haematol* 32:253–261, 2019.

Yamaguchi M, Suzuki R, Oguchi M: Advances in the treatment of extranodal NK/T-cell lymphoma, nasal type, *Blood* 131:2528–2540, 2018.

Mieloma múltiplo

Elias HG, Scott J, Metheny L, et al.: Multiple myeloma presenting as mandibular ill-defined radiolucent lesion with numb chin syndrome: a case report, *J Oral Maxillofac Surg* 67:1991–1996, 2009.

Ferreira L, Efebera Y, Allen CM: Clinical pathologic conference case 2: a diffuse swelling of the neck, *Oral Surg Oral Med Oral Pathol Oral Radiol* 115:e36–e40, 2013.

Gandolfi S, Laubach JP, Hideshima T, et al.: The proteasome and proteasome inhibitors in multiple myeloma, *Cancer Metastasis Rev* 36:561–584, 2017.

Gerecke C, Fuhrmann S, Strifler S, et al.: The diagnosis and treatment of multiple myeloma, *Dtsch Arztebl Int* 113:470–476, 2016.

Gouvêa AF, Ribeiro ACP, León JE, et al.: Head and neck amyloidosis: clinicopathological features and immunohistochemical analysis of 14 cases, *J Oral Pathol Med* 41:178–185, 2012.

Leiba M, Jarjoura S, Abboud W, et al.: Role of oral examination in newly diagnosed multiple myeloma patients: a safe and simple way to detect light chain amyloidosis, *Oral Dis* 24:1343–1348, 2018.

Mateos M-V, San Miguel JF: Management of multiple myeloma in the newly diagnosed patient, *Hematology Am Soc Hematol Educ Program* 2017(1):498–507, 2017.

Mhaskar R, Redzepovic J, Wheatley K, et al.: Bisphosphonates in multiple myeloma: a network meta-analysis, *Cochrane Database Syst Rev* (5):CD003188, 2012.

Rajkumar SV: Multiple myeloma: 2020 update on diagnosis, risk-stratification, and management, *Am J Hematol* 95:548–567, 2020.

Rajkumar SV: Multiple myeloma: every year a new standard? *Hematol Oncol* 37(Suppl 1):62–65, 2019.

Smith D, Yong K: Multiple myeloma, *Br Med J* 346, 2013, f3863.

Tsang RW, Campbell BA, Goda JS, et al.: Radiation therapy for solitary plasmacytoma and multiple myeloma: guidelines from the International Lymphoma Radiation Oncology Group, *Int J Radiat Oncol Biol Phys* 101:794–808, 2018.

Plasmocitoma

Alwan H, Moor JW, Wright D, et al.: Extramedullary plasmacytoma of the tongue base: a case report and clinical review of head and neck plasmacytoma, *Ear Nose Throat J* 89:369–373, 2010.

Fotiou D, Dimopoulos MA, Kastritis E: How we manage patients with plasmacytomas, *Curr Hematol Malig Rep* 13:227–235, 2018.

Kremer M, Ott G, Nathrath M, et al.: Primary extramedullary plasmacytoma and multiple myeloma: phenotypic differences revealed by immunohistochemical analysis, *J Pathol* 205:92–101, 2005.

Lesmes D, Laster Z: Plasmacytoma in the temporomandibular joint: a case report, *Br J Oral Maxillofac Surg* 46:322–324, 2008.

Madruga Lombardoa E, Dal Moro Maitob FL, Heitza C, et al.: Solitary plasmacytoma of the jaws: therapeutical considerations and prognosis based on a case reports systematic survey, *Braz J Otorhinolaryngol* 84:790–798, 2018.

Majumdar S, Raghavan U, Jones NS: Solitary plasmacytoma and extramedullary plasmacytoma of the paranasal sinuses and soft palate, *J Laryngol Otol* 116:962–965, 2002.

Pham A, Mahindra A: Solitary plasmacytoma: a review of diagnosis and management, *Curr Hematol Malig Rep* 14:63–69, 2019.

Rodríguez-Caballero B, Sanchez-Santolino S, Garciá-Montesinos-Perea B: Mandibular solitary plasmacytoma of the jaw: a case report, *Med Oral Pathol Oral Cir Bucal* 16:e647–e650, 2011.

Rothfield RE, Johnson JT, Slavrides A: Extramedullary plasmacytoma of the parotid, *Head Neck* 12:352–354, 1990.

Venkatesulu B, Mallick S, Giridhar P, et al.: Pattern of care and impact of prognostic factors on the outcome of head and neck extramedullary plasmacytoma: a systematic review and individual patient data analysis of 315 cases, *Eur Arch Otorhinolaryngol* 275:595–606, 2018.

14

Patologia Óssea

◆ OSTEOGÊNESE IMPERFEITA ("DOENÇA DO OSSO QUEBRADIÇO")

A **osteogênese imperfeita** compreende um grupo heterogêneo de doenças hereditárias caracterizada pela osteopenia (baixa densidade óssea) e fragilidade óssea. Essa doença representa uma das doenças ósseas comuns hereditárias e estima-se que afete 1 em 10.000 a 15.000 nascidos vivos.

Aproximadamente 90% dos casos exibem herança de padrão autossômico dominante com mutações em um dos dois genes do colágeno tipo I: *COL1A1* e *COL1A2*. Também, existem outras variações (em particular, autossômica recessiva) causadas por mutações descobertas recentemente em genes relacionados à modificação pós-traducional, processamento e ligação cruzada do colágeno tipo I; mineralização óssea; diferenciação de osteoblastos; e outras funções do colágeno do tipo I. Casos esporádicos também são possíveis.

O colágeno do tipo I é o maior constituinte de osso, dentina, esclera, ligamento e pele; a osteogênese imperfeita pode afetar qualquer um desses tecidos. Colágeno do tipo I é uma molécula helicoidal tripla composta de cadeias de peptídeos codificados por *COL1A1* e *COL1A2*. Defeitos no processo de síntese, modificação pós-traducional (incluindo hidroxilação, ligação cruzada e quebra de peptídeo final) e envelopamento proteico resultam em um colágeno do tipo I anormal com baixa força de tensão. Consequentemente, o osso é quebradiço; em relação a fraturas, a cicatrização ocorrerá, mas estará associada à exuberante formação de calo ósseo.

A classificação das várias formas de osteogênese imperfeita continua evoluindo enquanto são feitas descobertas genéticas moleculares. Com base em descobertas clínicas e genéticas, pelo menos 18 tipos são reconhecidos pelo banco de dados Online Mendelian Inheritance in Man (OMIM). Outras autoridades preferem delinear os tipos de doenças com base em uma abordagem genética funcional. Na prática clínica, a classificação baseada apenas no fenótipo é a mais amplamente utilizada. A Tabela 14.1 resume o esquema de classificação clínica do International Skeletal Dysplasia Society (ISDS) Nosology Committee (que representa uma adaptação da classificação original de Sillence), juntamente com as mutações genéticas correspondentes e os tipos de doenças do OMIM.

Características clínicas e radiográficas

A gravidade varia de acordo com o tipo da doença, e mutações mesmo em um lócus do gene podem produzir uma extensa variação fenotípica. A doença pode ser caracterizada como leve, moderada e grave, geralmente baseada no número de fraturas ósseas, graus de deformidade dos ossos longos e da coluna vertebral, níveis de redução do crescimento e a idade em que as anormalidades se tornaram inicialmente evidentes. Por exemplo, a osteogênese imperfeita do tipo 1 – a forma mais leve e mais comum – é caracterizada por um número variável de fraturas ósseas, sem deformidade óssea significativa e crescimento normal. Em geral, as primeiras fraturas ocorrem quando o paciente começa a andar e diminuem após a puberdade. Em contrapartida, a osteogênese imperfeita do tipo 2 é a forma mais grave, caracterizada pela extrema fragilidade óssea e deformidades. A maioria dos pacientes com esse tipo da doença morre durante a gestação ou logo após o nascimento; a morte muitas vezes ocorre devido a dificuldades respiratórias advindas de múltiplas fraturas na costela e tamanho reduzido da caixa torácica.

Outros achados clínicos podem incluir esclera azulada (Figura 14.1), perda auditiva e hiperextensibilidade articular ou contraturas. Raramente, os pacientes podem desenvolver fraqueza muscular e complicações cardiopulmonares. As características radiográficas incluem osteopenia, curvatura dos ossos longos, múltiplas fraturas e um aumento do número de ossos wormianos no crânio. Os ossos wormianos são pequenos ossos suturais arranjados em um padrão de mosaico; eles também podem ser vistos em outros processos, assim como na displasia cleidocraniana (ver adiante).

As alterações dentárias que apresentam as mesmas características clínicas e radiográficas da dentinogênese imperfeita (ver Capítulo 2) também podem ser evidentes. Ambas as dentições apresentam translucidez azul, amarela ou marrom (Figura 14.2 A); entretanto, esse achado pode ser menos proeminente na dentição permanente. Os defeitos da dentina subjacente geram atrição grave, resultando em perda da dimensão vertical e provável perda dentária. Geralmente as radiografias revelam obliteração pulpar prematura (ver Figura 14.2 B), apesar de dentes em conchas raramente serem vistos. Os dentes frequentemente apresentam coroas bulbosas, constrição cervical e raízes estreitas ou em forma de espiga de milho. Outros achados dentários possíveis incluem cálculos pulpares, taurodontismo, dilaceração radicular, hipodontia e microdontia. Embora apresentem alterações dentárias similares, a osteogênese imperfeita e a dentinogênese imperfeita são doenças distintas que resultam de mutações diferentes. Portanto, os defeitos dentários associados à doença sistêmica da osteogênese imperfeita devem ser chamados **dentes opalescentes**, considerando que o termo *dentinogênese imperfeita* deveria ser reservado para pacientes com alterações isoladas nos dentes.

Tabela 14.1 Esquema de classificação da osteogênese imperfeita.

Classificação da ISDS	Fenótipo	Padrão de herança	Gene(s) mutado(s)	Tipo(s) de doença de acordo com o OMIM
OI tipo 1	Doença leve, não deformante, com esclera azul persistente	AD	COL1A1, COL1A2	I
OI tipo 2	Doença grave, letal perinatal	AD, AR	COL1A1, COL1A2, CRTAP, LEPRE1, PPIB	II, VII, VIII, IX
OI tipo 3	Doença moderada a grave, progressivamente deformante	AD, AR	COL1A1, COL1A2, IFITM5, SERPINF1, CRTAP, LEPRE1, PPIB, SERPINH1, FKBP10, TMEM38B, BMP1, WNT1, CREB3L1, SPARC, TENT5A	III, V, VI, VII, VIII, IX, X, XI, XIII, XIV, XVI, XVII, XVIII
OI tipo 4	Doença moderada, esclera normal em adultos	AD, AR	COL1A1, COL1A2, WNT1, IFITM5, CRTAP, PPIB, FKBP10, SP7	IV, V, VII, IX, XI, XII, XV
OI tipo 5	Doença moderada com calcificação de membranas interósseas e/ou formação de calo hipertrófico	AD	IFITM5	

AD, autossômico dominante; AR, *autossômico recessivo*; *BMP1*, gene do fator de crescimento ósseo 1; *COL1A1*, gene do colágeno tipo 1, alfa 1; *COL1A2*, gene do colágeno tipo 1, alfa 2; *CREB3L1*, gene 1 semelhante à proteína 3 ligada ao elemento de resposta ao AMP cíclico; *CRTAP*, gene da proteína associada à cartilagem; *FKBP10*, gene 10 da proteína de ligação FK506; *IFITM5*, gene 5 da proteína transmembrana induzida por interferon; ISDS, International Skeletal Dysplasia Society; *LEPRE1*, gene 1 da proteoglicana enriquecida em leucina e prolina; OI, osteogênese imperfeita; OMIM, Online Mendelian Inheritance in Man; *PPIB*, gene B da isomerase peptidilprolil; *SERPINF1*, gene 1 do inibidor de serpina peptidase, clado F, membro 1; *SERPINH1*, gene do inibidor de serpina peptidase; *SPARC*, gene da proteína secretada, ácida, rica em cisteína; *SP7*, gene do fator de transcrição Sp7; *TENT5A*, gene 5A da nucleotidiltransferase terminal; *TMEM38*, gene 38B da proteína transmembrana; *WNT1*, gene 1 da família de integração do tipo MMTV, membro 1.

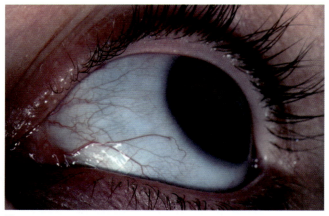

Figura 14.1 Osteogênese imperfeita. Esclera azul em paciente com osteogênese imperfeita.

Os achados craniofaciais da osteogênese imperfeita devem incluir face triangular, bossa frontal, macrocefalia relativa, vértice e base do crânio achatados e proeminência occipital. As anomalias da junção craniocervical podem resultar em compressão do tronco cerebral, apneia central e diminuição do tônus muscular. Além disso, existe um aumento da prevalência de más oclusões classe III (causadas por hipoplasia maxilar com ou sem hiperplasia mandibular), mordida cruzada, mordida aberta e desvio do septo nasal (Figura 14.2 A). Indivíduos com osteogênese imperfeita tipo 5 podem apresentar retrusão maxilar e mandibular com altura do terço inferior da face reduzida. Além disso, alguns pesquisadores observaram desenvolvimento e erupção dentária um pouco acelerados entre pacientes pediátricos com osteogênese imperfeita e sem histórico de terapia com bisfosfonatos.

Existem alguns probandos relatados com osteogênese imperfeita ocorrendo em associação com outras condições hereditárias, como a síndrome de Ehlers-Danlos (ver Capítulo 16), a síndrome de Stickler e a displasia gnatodiafisária. Esta última condição anteriormente era considerada uma variação da osteogênese imperfeita, mas atualmente é considerada uma condição distinta, caracterizada por mutações no gene *ANO5*, herança autossômica dominante, fragilidade óssea generalizada, curvatura e esclerose cortical dos ossos tubulares e lesões fibro-ósseas dos maxilares (semelhantes à displasia cemento-óssea florida ou ao cementoma gigantiforme familiar).

Diagnóstico

O diagnóstico requer correlação entre os achados clínicos, radiográficos e/ou achados no ultrassom durante o pré-natal, e o histórico familiar. Para a confirmação do diagnóstico, testes genéticos são mais sensíveis que a eletroforese para o colágeno do tipo I secretado pelos fibroblastos dérmicos cultivados. A biopsia óssea pode auxiliar em alguns casos. A concentração sérica de vitamina D, cálcio, fósforo e fosfatase alcalina costuma estar normal, apesar de posteriormente encontrar-se ligeiramente elevada.

Tratamento e prognóstico

O manuseio das fraturas ósseas e das deformidades pode ser difícil. Os principais pilares do tratamento consistem em fisioterapia, reabilitação e cirurgia ortopédica. Além disso, normalmente são administrados bisfosfonatos intravenosos (IV) em crianças nos casos da doença moderada e grave. Esse tipo de terapia

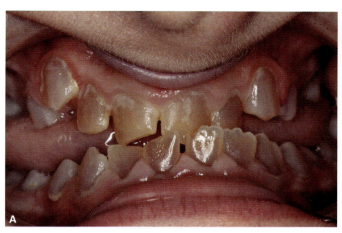
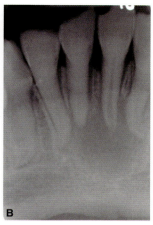

Figura 14.2 **Osteogênese imperfeita. A.** Dentes opalescentes, má oclusão de classe III e mordida aberta posterior em um paciente com osteogênese imperfeita. **B.** Radiografia periapical do mesmo paciente mostrando vários dentes com obliteração pulpar. (Cortesia do Dr. Taylor Cox.)

pode diminuir a dor, induzir a remodelação das vértebras após fraturas por compressão, melhorar o crescimento e aumentar a mobilidade. No entanto, existem dados conflitantes quanto à redução das taxas de fratura com esse tratamento. Os benefícios da terapia com bisfosfonatos para adultos e crianças com o grau leve da doença e o uso seguro a longo prazo desses medicamentos requerem mais estudos. Tratamentos em fase de estudo para osteogênese imperfeita incluem denosumabe (um anticorpo monoclonal que tem como alvo o ligante do ativador do fator nuclear *kappa* B [RANKL]), hormônio do crescimento, hormônio paratireoidiano humano recombinante (teriparatida), inibidores do fator de crescimento transformador-beta (TGF-β), inibidores de esclerostina e terapia com células-tronco.

O tratamento dentário é similar ao tratamento para a dentinogênese imperfeita (ver Capítulo 2). O sucesso na instalação de implantes tem sido relatado em poucos casos, apesar de o impacto do osso alterado no processo de osseointegração não ter sido bem estudado. Em pacientes com má oclusão grave, cirurgia ortognática e tratamento ortodôntico podem ser realizados. Como alternativa, a distração osteogênica pode ser considerada para reduzir os riscos de fraturas de procedimentos ortognáticos convencionais (p. ex., osteotomia Le Fort I). O planejamento pré-cirúrgico deve levar em consideração um aumento do risco de distúrbios hemorrágicos, malformações cardíacas e hipertermia. Intubação pode ser difícil devido ao pescoço pequeno, cifoescoliose e fragilidade da mandíbula e das vértebras cervicais. Além disso, pacientes previamente tratados com bisfosfonatos podem apresentar atraso no processo de cicatrização após a osteotomia. Embora haja preocupação quanto ao potencial dos bisfosfonatos em induzir osteonecrose dos maxilares, essa complicação ainda não foi relatada entre crianças e adultos jovens que receberam esses medicamentos para o tratamento da osteogênese imperfeita. Além disso, alguns estudos sugerem que pacientes submetidos à terapia com bisfosfonatos IV para osteogênese imperfeita estão em maior risco de impactação dentária, dentes ectópicos, cálculos pulpares e obliteração pulpar.

O prognóstico varia de acordo com os tipos da doença. Pacientes com o grau leve da doença exibem um tempo de vida normal, enquanto outros com a doença grave morrem na gestação ou no período perinatal.

◆ OSTEOPETROSE (DOENÇA DE ALBERS-SCHÖNBERG; DOENÇA DO OSSO DE MÁRMORE)

A **osteopetrose** é um grupo de doenças esqueléticas hereditárias caracterizadas pelo acentuado aumento da densidade óssea. O nome dessa doença é derivado das palavras gregas para "osso" (*osteo*) e "pedra" (*petros*). A condição é caracterizada por falha da função dos osteoclastos ou em sua diferenciação. A redução da reabsorção óssea pelos osteoclastos resulta em um osso esclerótico, ainda que frágil.

As anormalidades genéticas intrínsecas são desconhecidas em cerca de 25% dos pacientes. Mutações descobertas até os dias de hoje causam alterações nas proteínas osteoclásticas necessárias para a formação e acidificação das lacunas de reabsorção. Em particular, tais defeitos podem interferir no tráfego lisossomal/vesicular intracelular, fusão de vesículas acidificadas com a "borda franzida" (membrana celular osteoclástica dobrada em áreas de reabsorção óssea) e regulação da carga iônica através da membrana celular. Além disso, alguns pacientes têm mutações que interferem na via do RANK (receptor ativador do fator nuclear *kappa* B)/RANKL, que é importante para a osteoclastogênese.

Embora vários subtipos da doença tenham sido identificados, existem três padrões clínicos principais:

1. **Tipo autossômico recessivo infantil ("maligno").**
2. **Tipo autossômico recessivo intermediário.**
3. **Tipo autossômico dominante adulto ("benigno").**

A frequência estimada é de 1 em 250.000 nascidos vivos para os tipos recessivos e de 1 em 20.000 nascidos vivos para o tipo autossômico dominante. Um tipo muito raro recessivo ligado ao cromossomo X também foi descrito.

A Tabela 14.2 resume a classificação baseada nos fenótipos e nos correspondentes defeitos genéticos. A gravidade da doença exibe grande variação até mesmo entre os pacientes com o mesmo subtipo da doença.

Características clínicas e radiográficas

Osteopetrose infantil autossômica recessiva

Essa forma grave é diagnosticada ao nascimento ou no início da infância. Os achados comuns incluem um esqueleto esclerótico difuso, falha na medula óssea, fraturas frequentes com

Tabela 14.2 Esquema de classificação para as formas principais de osteopetrose.

Forma	Gene(s) mutado(s)	Produto(s) do gene e/ou função(ões) dos osteoclastos afetados	Fenótipo clínico
Infantil autossômica recessiva	TCIRG1	Subunidade da bomba de prótons, secreção ácida, tráfego vesicular	Grave, osteopetrorraquitismo
	CLCN7	Canal de cloreto, tráfego lisossomal, acidificação	Grave, possível neurodegeneração
	OSTM1	Função do canal de cloreto, tráfego lisossomal, acidificação	Grave, neurodegeneração
	RANK (TNFRSF11A)	Receptor de superfície celular, diferenciação de osteoclastos	Grave
	RANKL (TNFSF11)	Ligante que se liga ao receptor RANK, diferenciação de osteoclastos	Grave
	SNX10	Tráfego endolisossomal/fusão	Grave, osteopetrorraquitismo
Intermediária autossômica recessiva	PLEKHMI	Tráfego de vesículas e acidificação	Intermediário
	CAII	Acidificação	Intermediário, acidose tubular renal, calcificações cerebrais
Autossômica dominante	CLCN7	Canal de cloreto, tráfego lisossomal, acidificação	De leve a grave, raramente letal
Recessiva ligada ao X	IKBKG (NEMO)	Diferenciação e ativação de osteoclastos	Grave, imunodeficiência, displasia ectodérmica

CAII, gene II da anidrase carbônica; CLCN7, gene do cloreto de canal 7; IKBKG, gene da subunidade gama do inibidor da quinase do fator nuclear *kappa* B; NEMO, gene modulador essencial do fator nuclear *kappa* B; OSTM1, gene da osteopetrose associado à proteína transmembranar; PLEKHM1, gene do domínio de homologia de plecstrina; RANK, ativador de receptor do gene do fator nuclear *kappa* B; RANKL, ativador do receptor de gene do ligante do fator nuclear *kappa* B; TCIRG1, gene do regulador imunológico 1 das células T; TNFRSF11A, gene membro 11 da superfamília do receptor do fator de necrose tumoral (também conhecido como RANK); TNFSF11, gene membro 11 da família do ligante do fator de necrose tumoral (também conhecido como RANKL).

cicatrização defeituosa, compressão dos nervos cranianos e retardo no crescimento.

Os sinais iniciais são anemia normocítica com hepatoesplenomegalia resultantes de uma hematopoiese extramedular compensatória. Agranulocitose aumenta a suscetibilidade para infecções. O osso é denso, mas propenso a fraturas patológicas. Uma condição paradoxal denominada *osteopetrorraquitismo* muitas vezes se desenvolve; o osso alterado é incapaz de mobilizar seus estoques minerais excessivamente abundantes, o que resulta em hipocalcemia, hipofosfatemia e mineralização prejudicada do osso recém-formado. Indivíduos com osteopetrose infantil autossômica recessiva geralmente apresentam um rosto largo, hipertelorismo, nariz arrebitado, proeminência frontal e macrocefalia. A função cognitiva geralmente é normal, embora a neurodegeneração possa se desenvolver em alguns subtipos da doença. A falha na reabsorção e remodelação do crânio produz hidrocefalia e forames cranianos estreitos; a compressão dos nervos cranianos pode resultar em cegueira, surdez e paralisia facial. Osteomielite é uma complicação frequente após exodontias (Figura 14.3).

Radiograficamente, existe um aumento generalizado na densidade esquelética com defeitos na remodelação das metáfises. A distinção radiográfica entre a cortical e o osso medular é perdida (Figura 14.4). Muitas vezes, há um espessamento acentuado da calvária e da base do crânio, e pode haver um desenvolvimento inadequado dos seios paranasais. As raízes dos dentes muitas vezes são difíceis de visualizar radiograficamente, devido à densidade do osso. Além disso, falha na erupção dentária é comum.

Osteopetrose intermediária autossômica recessiva

Os pacientes acometidos frequentemente são assintomáticos ao nascimento, porém podem exibir fraturas até o final da primeira década. Anemia leve a moderada e hematopoiese extramedular são comuns, mas a falência na medula óssea é rara. Baixa estatura, prognatismo mandibular, não erupção dos dentes e osteomielite também são relatadas. Indivíduos com doença intermediária causada pela deficiência de anidrase carbônica II geralmente apresentam acidose tubular renal e calcificações cerebrais.

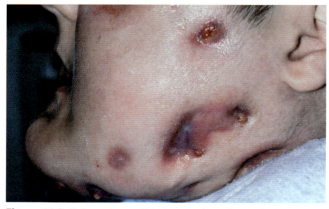

Figura 14.3 Osteopetrose. Este homem leucoderma de 24 anos de idade tem a forma infantil da osteopetrose. Ele apresenta osteomielite mandibular e múltiplas fístulas de drenagem estão presentes na sua face. (Cortesia do Dr. Dan Sarasin.)

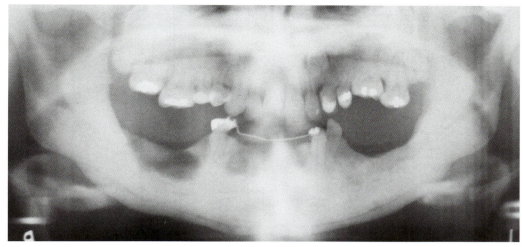

Figura 14.4 Osteopetrose. Extenso envolvimento mandibular é evidente nesta radiografia de uma mulher de 31 anos. Ela recebeu o diagnóstico de osteopetrose quando criança. Há história de múltiplas fraturas e osteomielite dos ossos gnáticos. (Cortesia do Dr. Dan Sarasin.)

Osteopetrose adulta autossômica dominante

Esse tipo mais comum é diagnosticado na adolescência ou na vida adulta e exibe manifestações menos graves. A esclerose afeta principalmente o esqueleto axial, com relativo acometimento dos ossos longos. A aplasia da medula óssea é pouco frequente, e aproximadamente 40% dos pacientes acometidos são assintomáticos. Entre os pacientes sintomáticos, os achados podem incluir dor óssea, fraturas frequentes e compressão dos nervos cranianos.

Ocasionalmente, o diagnóstico é feito durante a revisão das radiografias dentais que revelam um aumento difuso da radiopacidade do osso medular. O envolvimento mandibular pode estar associado ao aumento do risco de fraturas e osteomielite após exodontias.

Outras condições raras causam uma osteoesclerose generalizada, as quais devem ser consideradas no diagnóstico diferencial. Tais doenças incluem: hiperostose endosteal autossômica dominante (osteosclerose autossômica dominante), esteroesclerose e doença de van Buchem.

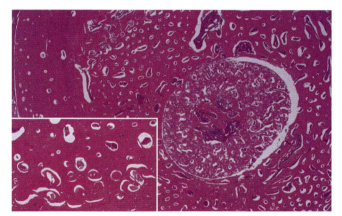

Figura 14.5 Osteopetrose. Fotomicrografia em pequeno aumento mostrando osso esclerótico que substitui o osso esponjoso normal. O detalhe mostra um padrão nodular do osso denso obliterando os espaços medulares.

Características histopatológicas

Vários padrões de formação óssea endosteal anormal têm sido descritos. São incluídos:

- Trabeculado lamelar tortuoso substituindo o osso esponjoso
- Osso amorfo globular depositado nos espaços medulares (Figura 14.5)
- Formação óssea osteofítica.

Osteoclastos podem estar aumentados, reduzidos, ou em quantidade normal; entretanto, eles não parecem ter uma função normal porque as lacunas de Howship estão ausentes ou são mínimas. Nas formas de doença rica em osteoclastos, a medula hematopoiética restante é escassa e fibrosa, e pode haver um aumento concomitante no número de osteoblastos ativados. Na doença pobre em osteoclastos, a medula residual escassa não exibe fibrose.

Tratamento e prognóstico

O tratamento é guiado pelo subtipo da doença e pelo defeito genético subjacente. Devido à variedade de complicações possíveis, o manejo pode exigir uma equipe multidisciplinar, incluindo especialistas em ortopedia, hematologia, pediatria do desenvolvimento, endocrinologia, doenças infecciosas, neurologia, neurocirurgia, otorrinolaringologia e oftalmologia. Além disso, é recomendada uma avaliação odontológica para todos os pacientes, independentemente da gravidade da doença. Cuidados preventivos com a saúde bucal são essenciais para evitar extrações ou outros procedimentos cirúrgicos que possam aumentar o risco de desenvolver osteomielite.

Para a osteopetrose autossômica dominante do adulto, não há tratamento específico disponível além do manejo das complicações da doença. Embora o prognóstico varie, a maioria dos pacientes apresenta sobrevida a longo prazo.

Em contrapartida, o prognóstico para a osteopetrose infantil autossômica recessiva não tratada é ruim, com muitos pacientes morrendo durante a primeira década de vida. Para pacientes com determinados subtipos da doença, o transplante de células-tronco hematopoiéticas alogênico (HSCT) pode ser potencialmente curativo. A razão para esse procedimento é baseada na origem hematopoiética dos osteoclastos. O HSCT deve ser realizado o mais rápido possível (antes dos 10 meses de vida) para aumentar a probabilidade de um desfecho favorável. Contudo, achar um doador compatível pode ser difícil, e considera-se o procedimento arriscado. Tratamentos alternativos incluem interferon gama-1b e corticosteroides.

Medidas de suporte incluem transfusões de sangue, analgésicos para dor óssea e estabilização de fraturas ósseas. Osteomielite nos ossos gnáticos requer uma rápida intervenção para minimizar a destruição óssea; geralmente o manejo inclui: drenagem e debridamento cirúrgico, cultura bacteriana com teste de sensibilidade e prolongada terapia antibiótica IV. A terapia hiperbárica pode ser utilizada juntamente nos casos persistentes, e a reconstrução cirúrgica pode ser necessária.

◆ DISOSTOSE CLEIDOCRANIANA (DISPLASIA CLEIDOCRANIANA; SÍNDROME DE SCHEUTHAUER-MARIE-SAINTON; DOENÇA DE MARIE-SAINTON)

Mais conhecida por suas anormalidades dentárias e claviculares, a **disostose cleidocraniana** é uma doença óssea generalizada ocasionada por mutações no gene *RUNK2* (ou *CBFA1*) no cromossomo 6p21. Este gene codifica um fator de transcrição chave para a diferenciação osteoblástica e a morfogênese esquelética. Inicialmente se acreditava que essa doença acometesse apenas os ossos membranosos (p. ex., clavículas, crânio e ossos chatos), porém atualmente se sabe que afeta também a ossificação endocondral. Estudos sugerem que *RUNX2* tenha um papel importante na odontogênese, participando da via de diferenciação dos odontoblastos, osteoclastogênese (em associação com o folículo dentário e o ligamento periodontal), na formação do órgão do esmalte e na proliferação da lâmina dentária. A interrupção nessas funções pode explicar as distintas anormalidades dentárias associadas a essa doença. A estimativa de prevalência mundial é de 1:1.000.000. Existe um padrão de herança autossômica dominante, embora mais de 40% dos casos representem mutações espontâneas. Além disso, os pesquisadores propuseram que uma forma autossômica recessiva e mosaicismo da linha germinativa sejam possíveis.

Características clínicas e radiográficas

Os defeitos ósseos envolvem principalmente a clavícula e o crânio, apesar de diversas anomalias esqueléticas poderem estar presentes (Tabela 14.3). Normalmente a clavícula é hipoplásica ou descontínua, pode ser unilateral ou bilateral; em aproximadamente 10% dos casos, as clavículas estão ausentes por completo. O pescoço dos pacientes tem uma aparência alongada, e os ombros são estreitos com marcante queda. As anormalidades da clavícula resultam em hipermobilidade e muitos pacientes podem aproximar seus ombros anteriormente (Figura 14.6).

Tabela 14.3 Principais características clínicas e radiográficas da displasia cleidocraniana.

Região anatômica	Características
Região craniofacial/oral	• Crânio grande • Bossa frontal e parietal • Braquicefalia • Hipertelorismo ocular • Nariz com ponte deprimida e base alargada • Fechamento retardado das suturas e fontanelas • Ossos vormianos • Seios paranasais pequenos ou ausentes • Palato ogival, estreito; fenda palatina • Numerosos dentes permanentes e supranumerários inclusos/variavelmente deformados • Retenção da dentição decídua; erupção retardada da dentição permanente • Mandíbula: prognatismo, trabeculação grosseira, ramos estreitos e paralelos, processos coronoides delgados e com curvatura voltada para distal, sínfise patente • Maxila hipoplásica
Tórax	• Clavículas hipoplásicas descontínuas ou ausentes • Escápula hipoplásica • Porção superior do tórax estreito • Costelas ausentes
Pelve	• Asas ilíacas hipoplásicas • Alargamento da sínfise púbica e das articulações sacroilíacas • Atraso na ossificação do osso púbico
Extremidades	• Genuvalgo (joelhos para dentro) • Pé plano (pé chato) • Braquidactilia • Dedos cônicos e curtos, polegares largos • Terminal curto das falanges • Segundos metacarpos longos • Falanges médias e curtas deformadas
Outras	• Estatura baixa • Escoliose

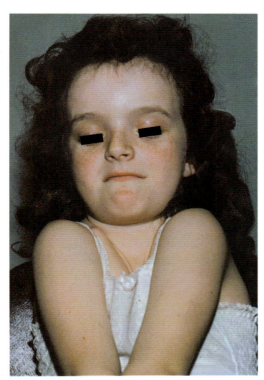

Figura 14.6 Displasia cleidocraniana. A paciente consegue quase aproximar seus ombros na frente do seu tórax. (Cortesia do Dr. William Bruce.)

Características adicionais incluem baixa estatura, peito estreito, sínfise púbica larga, braços curtos, genuvalgo (deformidade dos joelhos para dentro), pés planos e escoliose. Os achados craniofaciais incluem crânio aumentado, braquicefalia e bossa frontal e parietal pronunciada. Hipertelorismo e uma base nasal larga com depressão da ponte nasal também são notadas. Nas radiografias do crânio, as suturas e as fontanelas apresentam fechamento tardio ou podem permanecer abertas ao longo de toda a vida. Centros secundários de ossificação surgem nas linhas de sutura, e muitos ossos wormianos podem ser observados. O desenvolvimento anormal do osso temporal e da tuba auditiva podem levar a uma perda de audição neurossensorial ou por condução, ocasionando perda auditiva e infecções recorrentes da orelha média.

As manifestações nos ossos gnáticos e nos dentes são características e podem levar a um diagnóstico inicial. Com frequência, os pacientes apresentam palato ogival e estreito e um aumento da prevalência de fenda palatina. Retenção dos dentes decíduos e retardo ou completa falha na erupção dos dentes permanentes são algumas manifestações características. Pode haver espaçamento anormal na região dos incisivos inferiores devido ao alargamento do osso alveolar. Nas radiografias dentárias, o achado mais importante é a falta de erupção de vários dentes permanentes e supranumerários, que costumam apresentar alteração de forma na coroa e na raiz (Figura 14.7). Ocasionalmente, cistos dentígeros podem surgir associados a dentes inclusos. O número de dentes supranumerários pode ser imprevisível, com alguns pacientes apresentando mais de 60 dentes. Além disso, a mandíbula em geral apresenta um trabeculado grosseiro com áreas de maior densidade óssea; ramos mandibulares estreitos com bordas anterior e posterior quase paralelas; processo coronoide delgado e pontiagudo com curvatura distal. Em alguns casos, a sínfise mandibular permanece evidente. Os pacientes podem apresentar um arco zigomático fino com uma curvatura descendente e seios maxilares pequenos ou ausentes. A hipoplasia generalizada dos seios paranasais pode predispor o paciente a infecções nasais recorrentes.

Com o envelhecimento dos pacientes, diminui a altura inferior da face, o ângulo goníaco se torna mais agudo e há uma inclinação anterior da mandíbula associada ao prognatismo. Essas mudanças podem ser resultantes de um crescimento vertical inadequado da maxila e desenvolvimento de crista alveolar hipoplásica causada por atraso ou não erupção dos dentes permanentes.

Características histopatológicas

A razão para a falha na erupção dos dentes permanentes na disostose cleidocraniana é mal compreendida. Muitos estudos microscópicos relatam inexistência de cemento secundário nos dentes não irrompidos, embora outros estudos tenham contestado esta conclusão. Inclusive, foi proposta a hipótese de um aumento na densidade dos ossos mandibulares e maxilares, que apresentam padrão trabecular anormalmente grosseiro, e uma insuficiente reabsorção do osso alveolar – possivelmente resultante de células alteradas do ligamento periodontal com

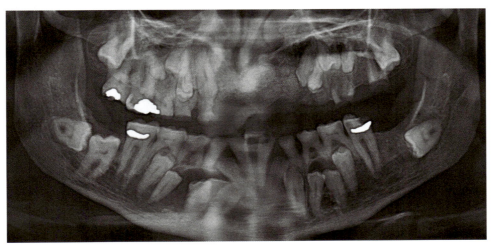

Figura 14.7 Displasia cleidocraniana. Radiografia panorâmica mostrando múltiplos dentes não irrompidos e supranumerários. (Cortesia do Dr. Samer Joudeh.)

capacidade reduzida para induzir osteoclastogênese. O desenvolvimento de dentes supranumerários tem sido teorizado como resultado de uma lâmina dental hiperativa ou persistente.

Tratamento e prognóstico

Muitos pacientes não apresentam alterações funcionais. Um indivíduo afetado pode não ter consciência da doença até que um profissional a diagnostique.

Os problemas dentários podem ser de difícil resolução e a intervenção precoce é recomendada. O tratamento geralmente envolve remover primeiramente os dentes supranumerários seguido da exposição e tracionamento ortodôntico dos dentes permanentes. As exodontias podem ser realizadas em estágios (de acordo com a extensão do desenvolvimento da raiz na dentição permanente não irrompida) ou realizadas de uma só vez. Se concluído antes da idade adulta, esse tratamento pode prevenir o encurtamento da altura inferior da face e o prognatismo mandibular. Cirurgia ortognática pode ser considerada antes do crescimento completo. Outras opções de tratamento incluem: exodontia total ou autotransplante de dentes impactados selecionados seguido por confecção de uma prótese adequada. Em vários casos, os implantes dentários foram colocados com sucesso; no entanto, mais estudos são necessários para avaliar se o osso alterado pode comprometer a osteointegração.

◆ DEFEITO OSTEOPORÓTICO FOCAL DA MEDULA

O **defeito osteoporótico focal da medula** é uma região de medula hematopoiética suficiente em tamanho para produzir uma radiolucência. Esse defeito não representa um processo patológico, mas os achados radiográficos podem ser confundidos com neoplasias ósseas ou outras doenças. A etiopatogenia é desconhecida, apesar de muitas teorias serem propostas:

- Regeneração óssea exacerbada após exodontia ou colocação de implante dentário
- Persistência da medula embrionária
- Hiperplasia medular em resposta à demanda do aumento dos eritrócitos (hemácias).

Características clínicas e radiográficas

Aproximadamente 75% dos casos ocorrem em mulheres adultas, e cerca de 70% envolvem a região posterior da mandíbula, com mais frequência em áreas edêntulas. O defeito é assintomático e não causa expansão das corticais. Muitos casos são detectados durante o exame radiográfico de rotina, demonstrando radiolucência variando de vários milímetros a vários centímetros de diâmetro. As bordas normalmente aparecem bem circunscritas em radiografias panorâmicas; no entanto, radiografias periapicais mais detalhadas podem apresentar bordas mal definidas e trabeculação central fina (Figura 14.8). Normalmente, há um defeito isolado, embora o envolvimento multifocal seja possível.

Características histopatológicas

Microscopicamente, o defeito contém células hematopoiéticas e/ou medula gordurosa (Figura 14.9). O trabeculado ósseo não mostra evidência de atividade osteoblástica ou osteoclástica anormal.

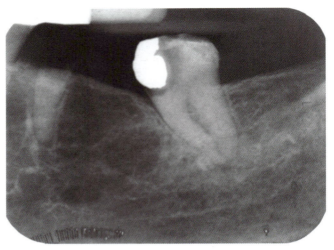

Figura 14.8 Defeito osteoporótico focal da medula. Lesão radiolucente razoavelmente bem circunscrita com trabeculações centrais no sítio de extração de um molar inferior. (Cortesia do Dr. R. Sidney Jones.)

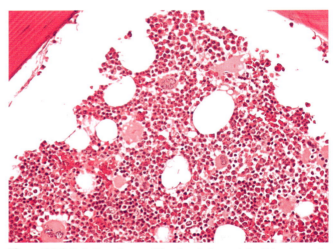

Figura 14.9 Defeito osteoporótico focal da medula. Fotomicrografia mostrando medula óssea hematopoiética normal.

Tratamento e prognóstico

Os achados radiográficos são sugestivos do diagnóstico mas não são específicos. Uma biopsia incisional muitas vezes é necessária para estabelecer o diagnóstico. Uma vez estabelecido o diagnóstico, nenhum tratamento é necessário. O prognóstico é excelente, e aparentemente não há associação com anemia e outras doenças hematológicas.

◆ OSTEOESCLEROSE IDIOPÁTICA

A **osteoesclerose idiopática** representa aumento focal da densidade óssea de causa desconhecida. Não pode ser atribuída a qualquer doença inflamatória, displásica, neoplásica ou sistêmica. Algumas autoridades consideram esta condição como representante de uma variação do desenvolvimento da arquitetura óssea normal. A osteoesclerose idiopática também tem sido denominada *ilha óssea densa, eburnação óssea, redemoinho ósseo, cicatriz óssea, enostose* e *osteopetrose periapical focal*. A seguinte discussão é centrada no envolvimento dos maxilares, embora as áreas escleróticas similares possam ocorrer em outros ossos.

Focos radiopacos similares também podem se desenvolver em áreas periapicais dos dentes não vitais ou com inflamação pulpar. Essas lesões representam uma resposta ao processo inflamatório. Estes focos reativos são denominados, **osteíte condensante** ou **osteomielite focal crônica esclerosante** (ver Capítulo 3) e não deveriam ser designados como *osteoesclerose idiopática*. Estudos do passado não faziam distinção entre as lesões idiopáticas e inflamatórias, resultando em uma terminologia confusa.

Características clínicas e radiográficas

A prevalência estimada é de 6%, com alguns pesquisadores sugerindo um ligeiro aumento de frequência em melanodermas e xantodermas. Muitos autores relatam ou uma predileção pelo sexo feminino ou nenhuma predileção por sexo significativa. De acordo com vários estudos a longo prazo, muitos exemplos de osteoesclerose idiopática podem surgir no final da primeira ou início da segunda década. A área esclerótica pode aumentar lentamente de tamanho, com o diâmetro máximo geralmente alcançado quando o paciente atinge a maturidade completa. O pico de prevalência é na terceira década de vida, com maior evidência na quarta década. Mais tarde na vida adulta, a esclerose geralmente permanece estável, diminui de tamanho ou sofre regressão completa.

A osteoesclerose idiopática é invariavelmente assintomática e não expansível. Geralmente, a condição é um achado radiográfico durante um exame de rotina. Em torno de 90% dos casos acometem a mandíbula, sendo mais comum nas regiões molares e pré-molares. Na maioria dos pacientes, apenas uma área focal esclerótica está presente, apesar de alguns pacientes terem dois ou quatro focos. Para os pacientes que apresentam envolvimento multifocal, a possibilidade de múltiplos osteomas como na síndrome de Gardner não deve ser excluída (ver mais adiante).

Radiograficamente, a esclerose idiopática se apresenta como uma área de radiopacidade bem definida, com tamanho variando de 0,2 cm a 2,0 cm de diâmetro. No entanto, bordas mal definidas, diâmetro de até 7,0 cm ou uma aparência mista radiolucente-radiopaca foram descritas raramente. A radiopacidade pode ser redonda, oval, quadrada, alongada, triangular ou irregular. Não há um contorno radiolucente, com exceção de casos incomuns envolvendo o canal mandibular. A maioria dos exemplos é uniformemente radiopaca, embora um núcleo não homogêneo às vezes possa ser evidente. A condição frequentemente está associada às raízes dentárias – a opacidade pode obscurecer uma parte da raiz, entrar em contato com a lâmina dura ou surgir em proximidade à raiz. Muitos exemplos estão associados a um ápice radicular ou ocorrem entre as raízes dos dentes, mas casos não relacionados aos dentes também são possíveis (Figura 14.10). É raro o osso esclerótico envolver e ocasionar uma impacção dentária. A reabsorção da raiz e a movimentação dentária podem ser notadas, mas são incomuns.

Características histopatológicas

A microscopia revela lamela óssea densa com medula fibrogordurosa escassa. As células inflamatórias são escassas ou ausentes.

Diagnóstico

Normalmente, o diagnóstico da osteoesclerose idiopática pode ser feito por meio da anamnese, baseado na história, nas características clínicas e nos achados radiográficos. A biopsia é justificada se houver sintomas ou expansão cortical. Embora a osteoesclerose idiopática demonstre radiográfica e histopatologicamente semelhanças com o osteoma (ver mais adiante), a falta de expansão cortical e a falha no crescimento contínuo apontam contra um processo neoplásico. A vitalidade dentária e a ausência de uma restauração profunda ou cáries ajudam a distinguir a osteoesclerose idiopática de uma osteíte condensante.

Tratamento e prognóstico

Se a lesão for descoberta durante a adolescência, radiografias periódicas são indicadas para acompanhar a estabilização. Após isso, nenhum tratamento é indicado, porque há mínima ou nenhuma tendência para que essa lesão progrida durante a vida adulta.

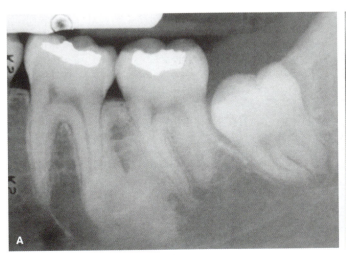 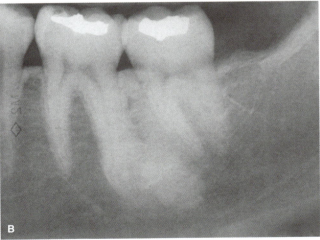

Figura 14.10 Osteoesclerose idiopática. A. Uma área assintomática de esclerose óssea é vista entre e nos ápices das raízes dos primeiros e segundos molares inferiores. **B.** Nenhuma alteração evidente pode ser vista nessa radiografia obtida 10 anos depois. (Cortesia do Dr. Michael Quinn.)

◆ OSTEÓLISE MACIÇA (DOENÇA DE GORHAM; SÍNDROME DE GORHAM-STOUT; DOENÇA DO OSSO DESAPARECIDO; DOENÇA DO OSSO FANTASMA)

A **osteólise maciça** é uma doença rara caracterizada pela espontânea e progressiva destruição de um ou mais ossos. O osso destruído é substituído por proliferação vascular e, por fim, por tecido fibroso denso sem regeneração óssea.

A etiopatogenia é desconhecida. Não existe evidência de desequilíbrio metabólico ou endócrino. Os mecanismos patogênicos que foram propostos são:

- Proliferação do tecido de granulação induzida por trauma
- Ativação induzida por trauma de um hamartoma silencioso prévio
- Fluxo sanguíneo lento através de vasos lesados dilatados, resultando em hipoxia local, pH reduzido e ativação de enzimas hidrolíticas
- Aumento da atividade osteoclástica (mediada pela interleucina-6) e aumento da sensibilidade dos precursores de osteoclastos a fatores humorais (como RANKL e fator estimulante de colônias de macrófagos [M-CSF])
- Linfangiogênese mediada pelo crescimento do fator de proliferação vascular endotelial (VEGF) e fator de crescimento derivado de plaquetas (PDGF)
- Agenesia ou disfunção das células C da tireoide.

Adicionalmente, com base em estudos genéticos moleculares em um número limitado de casos, alguns pesquisadores sugeriram um papel patogenético potencial para mutações em *TNFRSF11A*, *TREM2* e *PTEN*.

Características clínicas e radiográficas

Essa doença acomete uma variada faixa etária (1 mês de vida até 76 anos), com predileção por crianças e adultos jovens. Entre os pacientes com envolvimento da mandíbula, a idade média é de aproximadamente 32 anos, e a proporção entre homens e mulheres é de 1,7:1. Embora qualquer osso possa ser afetado, os locais comumente relatados incluem os ossos pélvicos, ombros, esqueleto craniofacial, costelas, esterno e coluna vertebral. Envolvimento multilocular e extensão para os tecidos moles podem ser evidentes.

As lesões dos ossos gnáticos envolvem a mandíbula com maior frequência. O envolvimento simultâneo de maxila e mandíbula e a extensão para locais extragnáticos adjacentes são possíveis. Cerca de metade dos pacientes são sintomáticos. Sinais e sintomas incluem mobilidade dentária, dor, má oclusão, desvio da mandíbula e deformidade clínica. Sequelas potenciais incluem fraturas patológicas e apneia obstrutiva do sono; esta última pode ocorrer secundariamente a deslocamento posterior da mandíbula após extensa osteólise. O envolvimento da articulação temporomandibular (ATM) pode ser confundido com outras condições que podem causar disfunção na ATM. A elevação da fosfatase alcalina sérica tem sido observada em cerca de um quarto dos casos relatados nos ossos gnáticos.

Radiograficamente, as primeiras mudanças consistem em foco radiolucente intramedular com variação de tamanho com margens indistintas (Figura 14.11). A perda da lâmina dura e o afinamento das placas corticais podem preceder o desenvolvimento de radiolucência óbvia. Em alguns casos, a destruição óssea pode mimetizar uma periodontite ou doença inflamatória periapical. Com a progressão, os focos radiolucentes coalescem, ampliam-se e estendem-se até a cortical do osso. Eventualmente, grandes porções do osso desaparecem (Figura 14.12).

Características histopatológicas

Microscopicamente, as lesões nos estágios iniciais da doença exibem uma proliferação vascular inespecífica entremeada por tecido conjuntivo fibroso e infiltrado inflamatório crônico (Figura 14.13). Pode haver vasos sanguíneos e/ou linfáticos, embora evidências recentes sugiram que os linfáticos predominem. Pode ser realizada imuno-histoquímica com o anticorpo D2-40 para realçar o endotélio linfático. Os canais vasculares são finos e fechados e podem variar de tamanho. Dentro do osso adjacente, as lacunas dos osteócitos podem estar aumentadas sem alteração significativa no número de osteoclastos presentes. Nos estágios tardios, existe fibrose sem regeneração óssea.

Tratamento e prognóstico

O curso clínico da osteólise maciça é variável e imprevisível. Na maioria dos casos, a destruição óssea progride por meses até alguns anos e resulta na perda completa do osso ou dos ossos acometidos. Alguns pacientes, entretanto, experimentam paralisação espontânea do processo sem a perda completa do osso acometido. Raramente, a morte resulta do comprometimento respiratório devido ao grave comprometimento torácico ou pela destruição dos corpos vertebrais ocasionada pela compressão da medula espinal.

Não há terapia padronizada, e o tratamento não é particularmente satisfatório. As lesões maxilofaciais são tratadas por meio de observação ou ressecção cirúrgica. As cirurgias de reconstrução podem ser complicadas devido à reabsorção do enxerto ósseo e osso inadequado para a fixação; consequentemente, é recomendável adiar a reconstrução até a paralisação da fase osteolítica da doença. Opções alternativas de tratamento incluem radioterapia ou medicamentos, que às vezes podem ser combinados com cirurgia. No entanto, especialmente em pacientes jovens, existem preocupações quanto ao potencial de

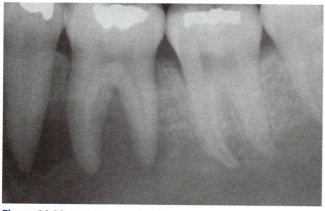

Figura 14.11 Osteólise maciça. Radiografia periapical mostrando uma lesão radiolucente mal definida associada a um dente inferior vital. Note a perda da lâmina dura. (Cortesia do Dr. John R. Cramer.)

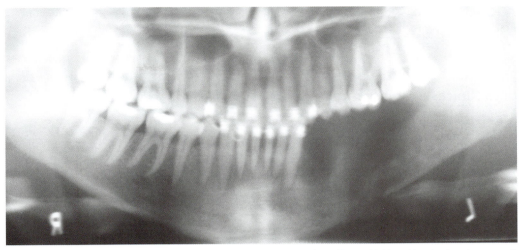

Figura 14.12 Osteólise maciça. Radiografia panorâmica do mesmo paciente mostrado na Figura 14.11, evidenciando extensa perda óssea e fratura patológica na mandíbula no lado esquerdo. Esta destruição ocorreu durante um período de oito meses. (Cortesia do Dr. John R. Cramer.)

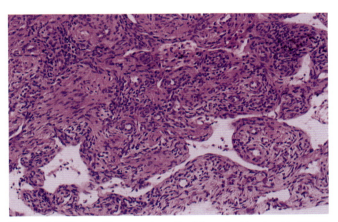

Figura 14.13 Osteólise maciça. Espécime de biopsia do mesmo paciente mostrado nas Figuras 14.11 e 14.12. O tecido conjuntivo frouxo bem vascularizado mostra um infiltrado celular inflamatório crônico difuso.

sarcoma pós-radiação e defeitos no desenvolvimento induzidos pela radiação. Os tratamentos médicos incluem bisfosfonatos, interferon alfa-2b, sirolimo, anticorpos anti-VEGF, corticosteroides, calcitonina, vitamina D e compostos contendo cálcio. No entanto, a eficácia das inúmeras intervenções terapêuticas é difícil de avaliar, porque a doença é tão rara e a condição pode se resolver espontaneamente em muitos pacientes. Portanto, são necessários estudos adicionais.

◆ DOENÇA DE PAGET DO OSSO (OSTEÍTE DEFORMANTE)

A **doença óssea de Paget** é caracterizada por reabsorção e deposição óssea anárquicas e anormais, resultando em deformidade e enfraquecimento esquelético. Representa a segunda doença metabólica mais comum, após a osteoporose e principalmente afeta adultos mais velhos com ancestrais anglo-saxônicos. Existe uma variação marcante relatada na prevalência pela região geográfica, com maiores índices no Reino Unido. A doença também ocorre frequentemente na Austrália, Nova Zelândia, leste e oeste europeu, além da América do Norte. Nos EUA, a doença afeta aproximadamente 1 a 2% da população em geral. Por razões desconhecidas, um significante declínio na incidência e gravidade da doença tem sido observado recentemente nas últimas décadas em várias regiões de alta prevalência.

A etiologia é desconhecida, mas tanto os fatores genéticos quanto os ambientais têm sido cogitados. Cerca de um terço dos pacientes tem um parente de primeiro grau com a doença e um padrão de herança autossômica dominante com penetrância incompleta tem sido observado. Cerca de 40% dos casos familiares e 5% dos casos esporádicos, mutações germinativas no gene sequestossomo 1 (*SQSTM1*) (que codifica a proteína p62) foram identificadas. Pacientes com mutação *SQSTM1* tendem a ter a doença de forma mais grave do que os que não apresentam a mutação. Mutações *SQSTM1* resultam na ativação da via de sinalização do fator nuclear *kappa* B (NF-κB) e aumento da atividade osteoclástica. Além disso, mutações raras em outros genes que afetam esta via foram detectadas em alguns pacientes com doença de Paget familiar ou distúrbios do tipo Paget. Além disso, estudos de associação genômica identificaram polimorfismos em vários genes que parecem conferir maior suscetibilidade à doença de Paget.

A possibilidade de que a doença de Paget seja resultado de uma infecção viral lenta tem recebido considerada atenção, porém uma causa viral permanece controversa. Corpos de inclusão semelhantes a nucleocapsídeos dos paramixovírus têm sido identificados em osteoclastos nos indivíduos acometidos; entretanto, as tentativas para demonstrar RNAm e proteínas a partir de paramixovírus em amostras do tecido do paciente apresentaram resultados variáveis. Nos estudos com animais, interações da infecção pelo vírus do sarampo com a mutação do *SQSTM1* podem produzir lesões ósseas semelhantes a Paget. Inclusive, a evidência circunstancial é fornecida por estudos epidemiológicos que notaram uma associação com a vida rural, sugerindo-se, assim, a possibilidade de transmissão do agente infeccioso por contato com animais de fazenda.

A principal anormalidade subjacente na doença de Paget parece estar nos osteoclastos, que estão aumentados em tamanho, número e atividade. Estudos *in vitro* sugerem que o aumento da osteoclastogênese pode resultar da hiper-responsividade dos precursores dos osteoclastos ao RANKL, fator de necrose tumoral alfa (TNF-α) e 1, 25-di-hidroxivitamina D3. Em resposta ao aumento da reabsorção óssea pelos osteoclastos, ocorre uma formação óssea acelerada, mas aleatória, pelos osteoblastos.

Características clínicas e radiográficas

A doença óssea de Paget afeta principalmente pacientes mais velhos. A frequência da doença aumenta com a idade, e a idade média ao diagnóstico tem aumentado em muitas populações. Essa condição é rara em pacientes com menos de 50 anos. Muitos estudos relatam uma predileção pelo sexo masculino.

No diagnóstico, muitos pacientes apresentam dor óssea, embora pelo menos 25% sejam assintomáticos. A forma assintomática da doença pode ser descoberta por acaso quando o exame radiográfico ou a medição de fosfatase alcalina são realizados por razões desconhecidas. A dor óssea pode ser resultado tanto da elevação da remodelação óssea quanto de complicações secundárias (p. ex., osteoartrite, estenose espinal, fraturas patológicas e pseudofraturas). A dor óssea pagética geralmente é de leve a moderada, com piora em repouso e melhora durante o movimento. Em contraste, a dor osteoartrítica secundária tende a ser intensa e exacerbada pelo movimento.

A doença surge simultaneamente em um ou mais ossos e o envolvimento fica restrito aos sítios originais ao longo do curso da doença. Região pélvica, fêmur, vértebra, crânio e tíbia são as áreas mais comuns de envolvimento. Os ossos acometidos começam a ser espessados, alargados e enfraquecidos, com o aumento do risco de fraturas. O envolvimento dos ossos de sustentação leva ao arqueamento, conferindo o que é descrito como postura simiesca. O envolvimento do crânio geralmente causa um aumento progressivo de sua circunferência. A surdez e a deficiência visual podem resultar da compressão do nervo ou outros mecanismos. Complicações cardiovasculares, incluindo calcificação arterial e insuficiência cardíaca congestiva de alto débito, também são possíveis.

O acometimento dos ossos gnáticos está presente em torno de 17% dos pacientes, com predileção pela maxila (aproximadamente 2:1). As alterações maxilares produzem alargamento do terço médio da face e podem resultar em obstrução nasal, alargamento dos cornetos, obliteração dos seios e desvio de septo. Em casos extremos, resulta em uma deformidade facial semelhante a um leão (**leontíase óssea**). As cristas alveolares tendem a permanecer simétricas, mas podem começar a alargar grosseiramente. O alargamento alveolar pode causar diastema, e os pacientes edêntulos podem relatar que a prótese não se adapta mais como antigamente por estar apertada.

Radiograficamente, nos estágios iniciais da doença, os ossos afetados exibem uma redução da radiodensidade e alteração no padrão trabeculado. Particularmente no crânio, grandes radiolucências circunscritas podem estar presentes (**osteoporose circunscrita**). Nos estágios mais tardios, formam-se áreas irregulares de esclerose óssea e tendem a se tornar confluentes. As áreas desiguais de esclerose óssea exibem a aparência de "flocos de algodão" e acentuada expansão óssea é evidente (Figuras 14.14 e 14.15). Além disso, o dente pode demonstrar hipercementose generalizada.

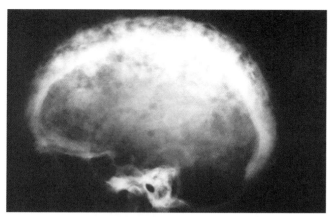

Figura 14.14 Doença de Paget. Radiografia lateral do crânio mostra aumento acentuado do crânio com neoformação óssea sobre a tábua externa do crânio e aparência de "flocos de algodão" densa e irregular. (Cortesia do Dr. Reg Munden.)

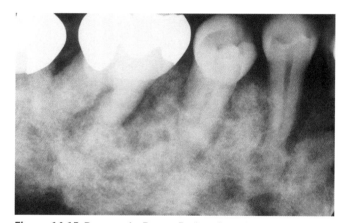

Figura 14.15 Doença de Paget. Radiografia periapical mostrando a aparência em "flocos de algodão" do osso.

Os achados radiográficos da doença de Paget podem se assemelhar a algumas displasias ósseas (ver mais adiante). Pacientes com suposto cemento ósseo que desenvolveram grandes expansões nos ossos gnáticos devem ser mais bem avaliados para descartar a doença de Paget.

Características histopatológicas

O exame microscópico mostra reabsorção e formação de osso descontroladas. Na fase de reabsorção, numerosos osteoclastos hiperativos circundam as trabéculas ósseas e tendem a estar aumentados com o aumento do número de núcleos. Em adição, tecido conjuntivo fibroso altamente vascularizado substitui o osso medular. Atrás da zona de atividade osteoclástica, há uma conversão gradual de predominante atividade osteoclástica para osteoblástica. Os osteoblastos formam bordas de osteoide ao redor de todo o trabeculado ósseo, e o osso não dispõe de um padrão lamelar organizado. Linhas de inversão basofílica indicam a junção entre alternada reabsorção e formação óssea, resultam em uma aparência de "quebra-cabeça" ou de "mosaico" (Figura 14.16). Na fase esclerótica, estão presentes grandes massas de osso denso mostrando linhas reversas proeminentes.

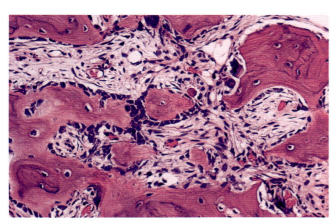

Figura 14.16 Doença de Paget. Atividade osteoblástica e osteoclástica proeminente circundando as trabéculas ósseas. Note as linhas reversas e de repouso.

Diagnóstico

O diagnóstico requer correlação entre os achados clínicos e radiográficos com os resultados dos testes laboratoriais. Além disso, a cintilografia óssea pode auxiliar a determinar a extensão da doença. Exames histopatológicos podem ser utilizados para confirmação, mas frequentemente não são necessários para o diagnóstico.

Em geral, testes laboratoriais apresentam o nível sérico de fosfatase alcalina aumentada com a taxa de cálcio e fósforo normais. Apesar de a fosfatase alcalina sérica específica do osso ser considerada o marcador mais sensível de formação óssea, ela não está disponível; assim, a fosfatase alcalina sérica total é usada na prática clínica de rotina. Quando a fosfatase alcalina total no soro é medida, as enzimas hepáticas também devem ser avaliadas para excluir a elevação da fosfatase alcalina de origem hepática.

Em pacientes com doença extensa limitada, o nível sérico da fosfatase alcalina pode estar normal. Em tais casos, pode ser de grande auxílio o acesso a marcadores específicos de formação óssea (propeptídeo N-terminal do procolágeno tipo 1 sérico) ou reabsorção (p. ex., telopeptídeo N-terminal do colágeno tipo 1 urinário).

Tratamento e prognóstico

A doença de Paget é um processo crônico e lento, porém raramente fatal. Pacientes assintomáticos com limitações da doença não requerem tratamento. Pacientes sintomáticos ou com comprometimento sistêmico recebem terapia com bisfosfonatos (p. ex., uma única infusão de ácido zoledrônico; ou administração de risedronato ou alendronato por via oral diariamente durante meses). Estudos têm demonstrado que esse tratamento tem reduzido a reabsorção óssea, induz a normalização dos níveis de fosfatase alcalina e diminui a dor nos ossos. Em particular, uma única infusão com o ácido zoledrônico é altamente eficaz no alcance da remissão prolongada da doença. Entretanto, atualmente há um número insuficiente de dados sobre a capacidade de os bisfosfonatos poderem reduzir o risco de complicações a longo prazo, tais como osteoartrite, deformidade óssea e surdez. Os medicamentos analgésicos e os anti-inflamatórios não esteroides (AINEs) podem ser úteis para o controle da dor causada secundariamente pela osteoartrite. O manejo da doença de Paget também inclui um ortopedista, bengalas ou outros dispositivos para locomoção e cirurgia ortopédica (p. ex., substituição do quadril ou de articulações). Antes das cirurgias ortopédicas envolvendo as áreas de atividade da doença, os bisfosfonatos devem ser administrados com o objetivo de reduzir os riscos de perda sanguínea excessiva.

Potenciais complicações dentárias incluem dificuldades na exodontia dos dentes com hipercementose e/ou anquilose; extensas hemorragias originadas de procedimentos cirúrgicos realizados durante a fase vascular lítica e a pobre cicatrização das feridas com alta suscetibilidade à osteomielite durante a fase avascular esclerótica. Os pacientes edêntulos podem precisar de novas próteses periodicamente para compensar o alargamento progressivo do processo alveolar. Os ossos comprometidos pela doença de Paget e a história da terapia com os bisfosfonatos geralmente são considerados fatores não favoráveis para a osteointegração dos implantes dentários, apesar de relatos de sucesso da instalação de implantes em alguns casos.

Transformações malignas do osso pagético em osteossarcoma e outros sarcomas é uma complicação rara, com um risco estimado ao longo da vida inferior a 1%. Um súbito aumento da dor ou de aumento de volume nos ossos deve gerar suspeitas da possibilidade de malignidade. Osteossarcoma nos adultos com mais de 40 anos é bastante incomum em indivíduos sem a doença de Paget. A maioria dos osteossarcomas relacionados à doença de Paget, desenvolve-se na pelve e nas extremidades dos ossos longos, enquanto o crânio e os ossos gnáticos são raramente acometidos. O osteossarcoma na doença de Paget é muito agressivo e associado a um prognóstico desfavorável.

Outra complicação rara da doença de Paget é o desenvolvimento dos tumores de células gigantes benignas e malignas (ver a seguir), mais frequentemente envolvendo o esqueleto craniofacial. Mutações hereditárias no gene *ZNF687* foram recentemente identificadas em um grupo incomum de pacientes com doença de Paget de início precoce, desenvolvimento subsequente de tumores de células gigantes e muitas vezes descendência italiana.

◆ LESÃO CENTRAL DE CÉLULAS GIGANTES (GRANULOMA DE CÉLULAS GIGANTES; TUMOR DE CÉLULAS GIGANTES)

A **lesão central de células gigantes** é uma lesão intraóssea com etiologia desconhecida. Houve muito debate ao se considerar a possibilidade de representar uma lesão reacional ou uma neoplasia benigna, com evidências crescentes favorecendo a última. No passado, existia uma hipótese de significar uma resposta reparadora a um trauma induzindo uma hemorragia; logo, foi designada como *granuloma reparador de células gigantes*. Entretanto, existe uma pequena evidência para sustentar a hipótese de resposta reparadora; portanto, a maioria dos patologistas orais e maxilofaciais prefere o termo *granuloma de células gigantes* ou o termo não tão comum *lesão de células gigantes*. Fato é que muitos exemplos demonstram o comportamento agressivo e localizado, similar a uma neoplasia benigna, e a recente identificação de mutações patogênicas apoia uma proliferação monoclonal. Em particular, estudos genéticos demonstraram mutações somáticas recorrentes em *TRPV4*, *KRAS* ou *FGFR1* em aproximadamente 70% dos casos examinados.

Essas mutações ativam a via Ras-MAPK (proteinoquinase ativada por mitógeno) e parecem ser fatores importantes no desenvolvimento da doença. Curiosamente, mutações semelhantes que estimulam esta via foram identificadas em uma série de outras condições que produzem proliferações de células gigantes na cavidade oral (Tabela 14.4). Além disso, o fibroma não ossificante – uma lesão que ocorre frequentemente na metáfise de ossos longos em indivíduos jovens – frequentemente abriga mutações ativadoras em *KRAS*, *FGFR1* e *NF1*. Esta observação levou alguns investigadores a sugerir que o fibroma não ossificante dos ossos longos e a lesão central de células gigantes dos maxilares podem representar variantes da mesma entidade.

Características clínicas e radiográficas

A lesão central de células gigantes dos ossos gnáticos pode ser encontrada em pacientes com ampla faixa etária (0 a 86 anos), embora cerca de 70% dos casos ocorram antes dos 30 anos. Existe uma predileção pelo sexo feminino, e cerca de 70% acometem a mandíbula. As lesões são mais comuns nas regiões anteriores dos ossos gnáticos, e as lesões mandibulares frequentemente cruzam a linha média. Apesar de a lesão central de células gigantes também ser relatada em vários sítios extragnáticos, é incerto se esses casos representam **tumores de células gigantes** verdadeiros (ver próximo tópico).

Baseado nas características clínicas e radiográficas, a lesão central de células gigantes dos ossos gnáticos pode ser dividida em duas categorias:

1. **Lesões não agressivas** constituem a maioria dos casos. Elas são relativamente pequenas, exibem poucos ou nenhum sintoma, demonstram crescimento lento e não mostram perfuração da cortical ou reabsorção radicular. Essas lesões são descobertas durante o exame radiográfico de rotina ou resultando na expansão indolor nos ossos gnáticos.

2. **Lesões agressivas** são caracterizadas por dor, crescimento rápido, rompimento da cortical e reabsorção radicular, deslocamento dentário e/ou parestesia. Pode se estender para o tecido mole subjacente e a ulceração da mucosa de revestimento da região é possível (Figura 14.17). Comparando com as lesões não agressivas, as lesões agressivas são grandes no momento do diagnóstico, aparecem em pacientes jovens, exibindo uma considerável tendência a recidivas.

Radiograficamente, a lesão central de células gigantes se apresenta como lesões radiolucentes uniloculares ou multiloculares, bem delimitadas, mas geralmente sem bordas corticais (Figura 14.18). A lesão pode variar de um achado radiográfico incidental de 5 mm a uma lesão destrutiva maior que 10 cm de tamanho. As lesões uniloculares pequenas podem ser confundidas com granulomas periapicais ou cistos (Figura 14.19), e lesões multiloculadas podem ter aspecto similar dos ameloblastomas. No exame de tomografia computadorizada por feixe cônico (TCFC), o osso na periferia da lesão pode demonstrar um padrão granular sutil, e exemplos multiloculares podem exibir uma mistura de septos finos e grossos.

Características histopatológicas

Microscopicamente, as lesões de células gigantes dos ossos gnáticos exibem poucas a muitas células gigantes multinucleadas em estroma mononuclear de células ovoides a fusiformes (Figura 14.20). Pesquisadores têm proposto que o componente de células fusiformes é a população celular que prolifera e recruta macrófagos-monócitos precursores, induzindo a diferenciação em osteoclastos gigantes

Tabela 14.4	**Lesões ou condições com proliferação de células gigantes na cavidade oral e mutações que ativam a via Ras-MAPK.**
Lesão ou condição	Comentários
Lesão central de células gigantes	Estudos recentes têm demonstrado mutações somáticas ativadoras recorrentes em *TRPV4*, *KRAS* ou *FGFR1* em aproximadamente 70% dos casos examinados
Lesão periférica de células gigantes (ver Capítulo 12)	Essa lesão gengival pode ser considerada o equivalente em tecido mole da lesão central de células gigantes. Em um estudo, mutações ativadoras em *KRAS* e *FGFR1* foram detectadas em cerca de 70% e 10% dos casos examinados, respectivamente. Lesões periféricas de células gigantes associadas a implantes também podem apresentar mutações em *KRAS*
Tumor marrom do hiperparatireoidismo (ver Capítulo 17)	Em um estudo, cerca de metade dos casos examinados nas mandíbulas apresentaram mutações ativadoras em *KRAS*
"RASopatias" (distúrbios da via Ras-MAPK)	Esses distúrbios são causados por mutações germinativas em genes que codificam componentes da via de sinalização Ras-MAPK. Lesões multifocais de células gigantes nos maxilares podem ocorrer em associação com várias síndromes hereditárias dentro dessa categoria, incluindo síndrome de Noonan, neurofibromatose tipo 1 (ver Capítulo 12), síndrome cardiofaciocutânea e síndrome de Noonan com múltiplos lentigos (síndrome LEOPARD)
Displasia osteoglofônica	Raro distúrbio hereditário causado por mutações em *FGFR1*. Pode manifestar lesões de células gigantes na gengiva e fibromas não ossificantes nos ossos longos. Outras características incluem craniossinostose, nanismo rizomélico, hipertelorismo, ponte nasal deprimida, hipoplasia de meia-face, bossa frontal, macroglossia, prognatismo, oligodontia ou anodontia, e dentes impactados

FGFR1, gene do receptor do fator de crescimento de fibroblastos tipo 1; *KRAS*, oncogene viral do sarcoma de rato Kirsten; LEOPARD, múltiplos lentigos, anormalidades de condução eletrocardiográfica, hipertelorismo ocular, estenose pulmonar, genitália anormal, retardo do crescimento e surdez sensorioneural; MAPK, proteína quinase ativada por mitógeno; *TRPV4*, gene do canal de cátions da subfamília V do receptor do potencial transitório.

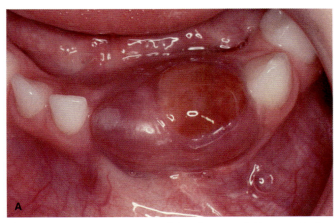
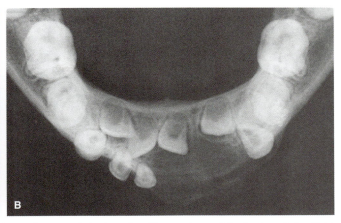

Figura 14.17 Lesão central de células gigantes. A. Um aumento de volume púrpura-azulado ulcerado está presente na crista alveolar anterior deste garoto de 4 anos. **B.** A radiografia oclusal mostra uma lesão radiolucente com expansão da cortical.

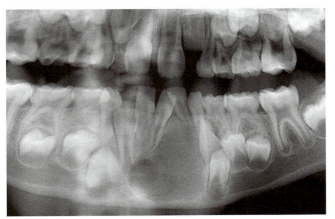
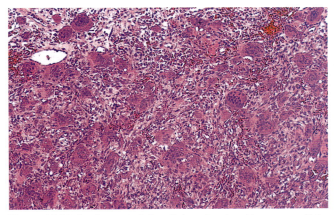

Figura 14.18 Lesão central de células gigantes. Radiografia panorâmica mostrando uma lesão radiolucente bem delimitada na região anterior da mandíbula.

Figura 14.20 Lesão central de células gigantes. Numerosas células gigantes multinucleadas em um fundo de células mesenquimais ovaladas em proliferação. Note extenso extravasamento de hemácias.

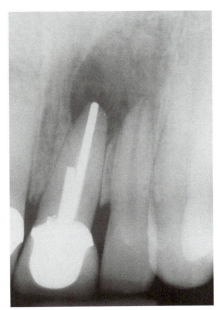

Figura 14.19 Lesão central de células gigantes. A radiografia periapical mostra uma área radiolucente envolvendo o ápice de um dente com tratamento endodôntico. Esta lesão foi diagnosticada no pré-operatório como um granuloma periapical ou cisto radicular.

pela ativação da via de sinalização do RANK/RANKL. As células gigantes podem estar focalmente agregadas, ou podem aparecer difusas por toda a lesão. Essas células variam em forma e tamanho. Algumas são pequenas e irregulares e contêm apenas alguns núcleos, enquanto outras são grandes e arredondadas e contêm 20 ou mais núcleos.

O estroma pode ser frouxamente arranjado e edematoso ou mais celularizado. Lesões mais antigas podem apresentar um estroma consideravelmente fibroso. Extravasamento de eritrócitos e a deposição de hemossiderina frequentemente são predominantes. Osso neoformado ou formação de osteoide podem estar presentes.

A correlação entre as características histopatológicas e o comportamento clínico podem permanecer discutíveis. Existem conflitos relatados considerando se a lesão agressiva de células gigantes dos ossos gnáticos pode estar associada a uma elevação do número de células gigantes, aumento de tamanho das células gigantes, uma boa superfície de área ocupada pelas células gigantes e um aumento do índice mitótico. Poucos estudos sugerem que o aumento da densidade vascular, o aumento da expressão dos marcadores de angiogênese e o aumento da expressão de metaloproteinases pode se correlacionar com agressivo comportamento clínico.

O diagnóstico diferencial microscópico inclui inúmeras outras entidades. Como as lesões de células gigantes são histopatologicamente idênticas aos tumores marrons, o hiperparatireoidismo (ver Capítulo 17) deve ser descartado em todos os casos. Além disso, áreas microscopicamente idênticas à lesão central de células gigantes foram observadas em cistos ósseos aneurismáticos (ver adiante) e entremeadas em fibromas odontogênicos centrais (ver Capítulo 15). Também foram observadas associações com lesões fibro-ósseas benignas e, mais raramente, melorreostose (uma doença óssea incomum caracterizada por hiperostose cortical com um padrão radiográfico semelhante à cera de vela derretendo e que recentemente descobriu-se abrigar mutações somáticas em *MAP2K1* ou outros genes). Além disso, lesões multifocais de células gigantes dos maxilares podem ocorrer raramente como um achado isolado ou em associação com certas condições hereditárias, incluindo querubismo (ver a seguir), síndrome de Ramon, síndrome de Jaffe-Campanacci e as chamadas "RASopatias" (ver Tabela 14.4).

Tratamento e prognóstico

Lesões centrais de células gigantes dos ossos gnáticos são geralmente tratadas com curetagem. Nas lesões recorrentes pode ser necessária curetagem adicional (em alguns momentos combinada com osteotomia periapical) ou a ressecção em bloco. Tratamentos alternativos incluem injeções intralesionais de corticosteroides, calcitonina subcutânea ou nasal, interferon alfa-2a subcutânea, imatinibe, denosumabe e bisfosfonatos. Apesar disso, mais estudos são necessários e as abordagens não cirúrgicas devem ser desejáveis quando a remoção cirúrgica ocasionar grande deformidade.

Entre os casos relatados, a taxa geral de recorrência é de aproximadamente 18%. Lesões com características clínicas e radiográficas agressivas apresentam um potencial maior de recidiva. Apesar do potencial de recorrência, o prognóstico a longo prazo é favorável.

◆ TUMOR DE CÉLULAS GIGANTES ("VERDADEIRO TUMOR DE CÉLULAS GIGANTES")

A relação entre **tumores de células gigantes,** que ocorrem no esqueleto extragnático, e as lesões de células gigantes dos ossos gnáticos é desconhecida e controversa. Muitas autoridades consideram dois grupos de lesões de entidades distintas, baseadas nas características clinicopatológicas e no comportamento biológico. Descobriu-se que tumores extragnáticos de células gigantes exibem mutações somáticas em *H3F3A* (que codifica uma proteína histona) e, menos frequentemente, *IDH1* ou *IDH2* (que codificam a isocitrato desidrogenase 1 e 2, respectivamente), enquanto não foi encontrado que lesões de células gigantes dos maxilares abriguem tais alterações. Em vez disso, estudos recentes sugerem que as mutações somáticas de *TRPV4*, *KRAS* e *FGFR1* são fatores importantes na etiopatogenia das lesões maxilares. Clinicamente, os tumores extragnáticos de células gigantes ocorrem com mais frequência nas epífises dos ossos longos. Em comparação com lesões de células gigantes dos maxilares, tumores extragnáticos são mais propensos a causar dor e tendem a ser diagnosticados em pacientes que são uma a duas décadas em média mais velhos. Alguns estudos microscópicos sugerem que o tumor de células gigantes extragnático tende a exibir um estroma mais celularizado e maior e mais

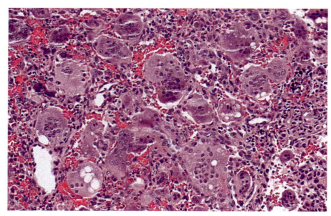

Figura 14.21 Lesão de células gigantes. Esta fotomicrografia mostra células gigantes grandes distribuídas em um tecido mesenquimal celular. Este espécime foi de uma lesão agressiva que destruiu grande parte da maxila.

uniforme distribuição das células gigantes, com um número considerável de núcleos. Não obstante, as lesões gnáticas podem exibir características microscópicas que são indistinguíveis dos tumores de células gigantes extragnáticos (Figura 14.21). No que concerne ao comportamento biológico, comparando as lesões dos ossos gnáticos, as lesões extragnáticas tendem a ser mais agressivas, com altas taxas de recidiva após a curetagem. Metástases pulmonares ("implantes pulmonares benignos") e transformação maligna foram observadas em aproximadamente 2% dos tumores extragnáticos de células gigantes.

Por outro lado, alguns pesquisadores descobriram que a lesão de células gigantes dos ossos gnáticos e os tumores de células gigantes do esqueleto extragnático são similares em muitos aspectos quando o comportamento clínico é levando em conta. Esses pesquisadores têm como hipóteses que as lesões de células gigantes tendem a ser diagnosticadas antes nos ossos gnáticos comparadas com outros sítios, simplesmente por causa da rotina de exames dentais e pelas mudanças facilmente evidentes na aparência facial.

◆ QUERUBISMO

O **querubismo** é uma condição rara de desenvolvimento dos ossos gnáticos que é geralmente herdada como um traço autossômico dominante com expressividade variável. De qualquer forma, alguns casos são representados por novas mutações. Vários pesquisadores têm relatado penetrância mais alta da doença em homens do que em mulheres, mas outros têm questionado esse achado.

A maioria dos casos é causada por mutações de ganho de função no gene no cromossomo 4p16 *SH3BP2*. Estas mutações levam a um aumento da estabilidade da proteína adaptadora 3BP2 e consequente regulação positiva de várias vias de transdução de sinal. Como resultado, o aumento da osteoclastogênese e a osteoclastos hiperativos produzem lesões ósseas líticas. Além disso, estudos de modelos em ratos, demonstrando o aumento da produção de TNF-α por macrófagos, sugerem um papel da inflamação nesta doença. No entanto, não está claro por que as lesões do querubismo acometem principalmente os ossos gnáticos. Os pesquisadores têm como hipótese que as remodelações ósseas rápidas durante a infância na fase da erupção dentária e a presença de bactérias comensais na cavidade oral possam desempenhar um papel nesta doença.

O nome *querubismo* foi dado a esta condição porque a aparência da face é semelhante à dos pequenos anjos bochechudos (querubins) retratados nas pinturas renascentistas. Embora o querubismo também tenha sido chamado de *displasia fibrosa familiar*, este termo deve ser evitado porque o querubismo não tem relação com a displasia fibrosa do osso (ver adiante).

Características clínicas e radiográficas

Esta doença normalmente se torna evidente por volta dos 2 a 9 anos, apesar de os casos leves não serem diagnosticados antes dos 10 a 12 anos. Geralmente, as alterações clínicas progridem até a puberdade e estabilizam durante a adolescência. Alguns pacientes exibem regressão lenta das lesões durante a idade adulta, mas outros continuam a experimentar mudanças ósseas marcantes e deformidades.

As bochechas rechonchudas, que dão o aspecto de face de querubim, ocorrem devido à expansão indolor e simétrica da região posterior da mandíbula (Figura 14.22). Nos estágios iniciais da doença, a linfadenopatia cervical acentuada pode ocorrer contribuindo para a aparência arredondada. Em casos graves, o envolvimento da região inferior e/ou lateral da órbita desloca os globos oculares para cima, e puxa a pálpebra inferior para baixo, expondo a margem da esclera notada abaixo da íris, produzindo o aspecto de "olhos voltados para o céu". Relatos raros de querubismo unilateral são difíceis de aceitar como verdadeiros exemplos dessa doença, a menos que exista história familiar ou uma confirmação genética.

Na mandíbula, as lesões se desenvolvem nos ângulos, ascendendo no ramo e no processo coronoide, mas os côndilos em geral são poupados. Nos casos graves, quase toda a mandíbula é afetada.

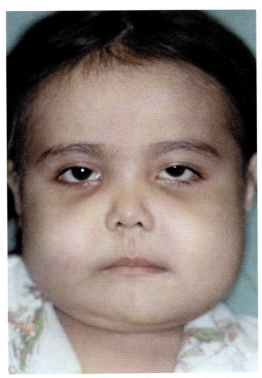

Figura 14.22 Querubismo. Esta menina mostra a face típica do querubismo, resultante de expansão mandibular bilateral e lesões maxilares. (Cortesia do Dr. Román Carlos.)

O envolvimento das tuberosidades maxilares ou a maxila inteira é possível, e existe a possibilidade de o palato apresentar o formato em V. Envolvimentos extensos dos ossos gnáticos ocasionam uma ampliação acentuada e uma distorção marcante das cristas alveolares. Adicionalmente aos efeitos estéticos, a condição pode causar deslocamento dentário, mobilidade dentária, perda prematura de dentes decíduos, dentes permanentes impactados ou ausentes (especialmente molares), prejudicar a mastigação, criar dificuldades na fala, obstruir as vias respiratórias superiores e levar à perda da visão ou audição.

Ao exame radiográfico observam-se multiloculações radiolucentes bilaterais expansivas (Figura 14.23 A). Esses aspectos radiográficos representam um diagnóstico patognomônico. Menos comumente, a lesão pode ter um aspecto unilocular. Achados adicionais incluem reabsorção das raízes dos dentes e fina camada ou rompimento da cortical. Embora o querubismo seja limitado à região craniofacial, o envolvimento das costelas foi relatado em alguns casos.

Os achados bioquímicos (incluindo cálcio e fósforo séricos) em geral são normais em pacientes com querubismo, embora a fosfatase alcalina sérica e outros marcadores de remodelação óssea possam estar elevados em pacientes com doença ativa. Se os resultados laboratoriais não sugerirem hiperparatireoidismo, então a maioria das crianças com lesões de células gigantes bilaterais nos ossos gnáticos podem representar exemplos de querubismo. Contudo, múltiplas lesões de células gigantes podem ser associadas a outras condições, incluindo a síndrome de Ramon, a síndrome de Jaffe-Campanacci e as chamadas "RASopatias" (p. ex., síndrome de Noonan, neurofibromatose tipo 1) (ver Tabela 14.4).

Características histopatológicas

Devido aos achados microscópicos do querubismo serem semelhantes aos achados das lesões de células gigantes, a correlação com os achados clínicos e radiográficos são essenciais para o diagnóstico. Ao exame microscópico se observa um tecido fibroso vascular contendo número variável de células gigantes multinucleadas e hemorragia dispersa. As células gigantes tendem a ser menores e em geral focalmente agregadas (Figura 14.24). Assim como as células gigantes na lesão central de células gigantes, as células gigantes no querubismo exibem marcadores sugestivos de origem osteoclástica. O estroma no querubismo tende a ser arranjado mais frouxamente que o visto na lesão de células gigantes. Em alguns casos, o querubismo revela depósitos eosinofílicos tipo manguito, depositados ao redor dos pequenos vasos sanguíneos. Os acúmulos eosinofílicos em forma de manguito parecem ser específicos do querubismo, porém foram descritos em apenas cerca de 28% dos casos relatados. Em lesões mais antigas do querubismo que estão em resolução, o tecido se torna mais fibroso, o número de células gigantes diminui e é vista uma nova formação óssea.

Tratamento e prognóstico

Na maior parte dos casos, a progressão da lesão cessa espontaneamente após a puberdade. De acordo com uma revisão sistemática recente da literatura, o crescimento da lesão após os 21 anos foi observado em apenas cerca de 5% dos casos relatados

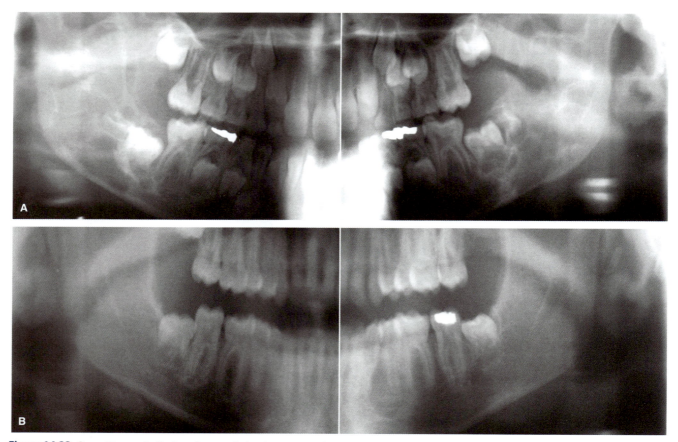

Figura 14.23 Querubismo. A. Radiografia panorâmica de um garoto leucoderma de 7 anos. Lesões radiolucentes multiloculares bilaterais podem ser vistas na região posterior da mandíbula. **B.** O mesmo paciente 6 anos depois. As lesões no ramo da mandíbula demonstram resolução significativa, mas áreas de envolvimento ainda estão presentes no corpo da mandíbula. (Cortesia do Dr. John R. Cramer.)

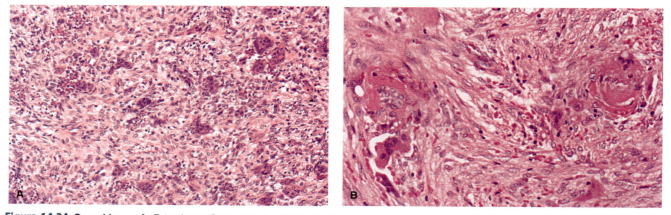

Figura 14.24 Querubismo. A. Fotomicrografia mostrando células gigantes dispersas em um fundo de tecido mesenquimal celular e hemorrágico. **B.** Visão em maior aumento mostrando os eosinófilos em forma de manguito na região perivascular.

e geneticamente confirmados. Com o tempo, alguns pacientes apresentam regressão da lesão, com as características faciais se aproximando da normalidade (Figura 14.23 B). Não obstante, o prognóstico em muitos casos pode ser difícil de prever, e a persistência das deformidades faciais ou a continuidade da progressão da doença é possível.

A abordagem conservadora para o tratamento é geralmente preferida. Os casos brandos da doença apenas podem ser observados. De qualquer forma, o tratamento na maioria das vezes é indicado para pacientes com lesões agressivas, graves deficiências funcionais ou deformidades faciais marcantes. A intervenção cirúrgica pode consistir em curetagem, recontorno, ressecção parcial ou ressecção completa. Os defeitos cirúrgicos podem ser preenchidos com osso esponjoso autógeno ou com enxerto de medula óssea. As consequências da cirurgia realizada durante a fase da atividade da doença são variáveis, com alguns pesquisadores relatando excelentes resultados e outros relatando retorno agressivo do crescimento. Geralmente, é preferível atrasar a cirurgia até a doença se tornar estática, apesar de graves comprometimentos estéticos e funcionais poderem requerer intervenção prematura. O tratamento alternativo com calcitonina, interferon, imatinibe, denosunabe ou tacrolimo tem sido relatado informalmente, porém requer estudos mais aprofundados. As tentativas para tratar o querubismo com adalimumabe (um antagonista do TNF-α), sozinho ou em combinação com bisfosfonatos, apresentaram resultados decepcionantes até agora. A radioterapia é contraindicada devido ao risco de sarcoma pós-radiação.

O manejo dentário pode incluir exodontias e extrusão ortodôntica para dentes impactados; ortodontia para má oclusão e próteses para dentes perdidos. A instalação de implantes dentários ou o autotransplante de dentes também têm sido relatados em alguns casos.

◆ CISTO ÓSSEO SIMPLES (CISTO ÓSSEO TRAUMÁTICO; CISTO ÓSSEO HEMORRÁGICO; CISTO ÓSSEO SOLITÁRIO; CAVIDADE ÓSSEA IDIOPÁTICA)

O **cisto ósseo simples** é uma cavidade óssea vazia ou com conteúdo fluido. Por causa da ausência de revestimento epitelial da lesão, representa um pseudocisto em vez de um cisto verdadeiro.

A etiopatogenia é desconhecida, e várias teorias foram propostas. Em particular, a **teoria de trauma-hemorragia** tem muitos defensores, como evidenciado pela designação vastamente usada **cisto ósseo traumático**. De acordo com essa teoria o trauma é insuficiente para causar fratura óssea que pode resultar em um hematoma intraósseo. Se o hematoma não sofrer organização e reparo, pode se liquefazer e resultar em um defeito pseudocístico. De qualquer forma, o histórico de trauma na área afetada e a presença de sangue dentro da cavidade tem sido incompatível com esses achados. Outra teoria proposta inclui obstrução venosa, bloqueio do fluido intersticial, distúrbio do crescimento ósseo local, metabolismo alterado do cálcio, necrose isquêmica da medula, desenvolvimento sinovial aberrante, infecção de baixo grau e degeneração de um tumor ósseo ou cístico. Além disso, recentemente, os pesquisadores identificaram fusões *FUS::NFATC2* ou *EWSR1::NFATC2* em um subgrupo de casos extragnáticos.

Características clínicas e radiográficas

Os cistos ósseos simples têm sido relatados em quase qualquer osso do corpo. A maioria dos casos envolve as metáfises dos ossos longos, com predileção pela porção proximal do úmero e a proximal do fêmur. Os cistos ósseos simples podem surgir nos ossos gnáticos, com marcante predominância pela mandíbula. Embora qualquer área da mandíbula possa ser envolvida, a região dos pré-molares e molares, e a região de sínfise são mais comumente acometidas. Lesões na maxila tendem a ocorrer na região anterior. Grande parte dos cistos ósseos simples é diagnosticada em pacientes jovens, com o pico na segunda década. As lesões dos ossos gnáticos não exibem predileção por sexo, enquanto as lesões extragnáticas exibem predileção pelo sexo masculino. Diferentemente das lesões extragnáticas, as lesões dos ossos gnáticos tendem a não apresentar sinais ou sintomas; assim,

a verdadeira frequência das lesões dos ossos gnáticos é sem dúvida maior do que a literatura sugere. Aproximadamente 20% dos pacientes têm aumento de volume indolor da área afetada. Dor e parestesia são notadas com pouca frequência.

Os cistos ósseos simples da mandíbula frequentemente são descobertos incidentalmente durante exames radiográficos realizados por algum outro motivo. A lesão se apresenta como uma radiolucência unilocular, bem delimitada. Entretanto, margens mal definidas e lesões multiloculares também são possíveis. O defeito pode variar de 1 a 10 cm de diâmetro. Por vezes, o defeito radiolucente demonstra projeções em forma de cúpula que se dirigem para cima entre as raízes dos dentes. Esta característica é altamente sugestiva, mas não é diagnóstica de cisto ósseo simples (Figuras 14.25 e 14.26). Em muitos casos pode ser notado um contorno

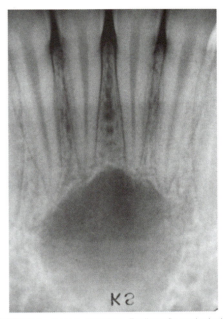

Figura 14.25 Cisto ósseo simples. Radiografia periapical mostrando uma área radiolucente na região apical anterior da mandíbula. Os dentes incisivos responderam normalmente ao teste de vitalidade pulpar e nenhuma restauração estava presente.

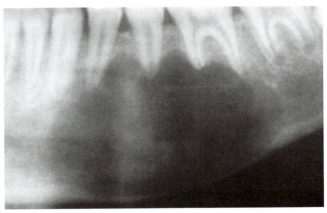

Figura 14.26 Cisto ósseo simples. Radiografia panorâmica mostrando um grande cisto ósseo simples da mandíbula em uma garota de 12 anos. O festonamento entre as raízes dos dentes na região superior do cisto é altamente sugestivo, mas não é diagnóstico de cisto ósseo simples. (Cortesia do Dr. Lon Doles.)

em forma de cone (apontado para uma ou ambas as extremidades na direção anteroposterior) que pode ser notado, particularmente quando a lesão é grande. Também são possíveis margens ovais, irregulares ou arredondadas. Os dentes que parecem estar envolvidos na lesão são em geral vitais e não deslocados. Reabsorção radicular, perda da lâmina dura, expansão cortical, afinamento ou perfuração cortical e deslocamento do canal mandibular são evidentes em uma minoria dos casos. A maioria das lesões é solitária, mas o envolvimento multilocular pode ser ocasionalmente relatado. Lesões extensas envolvendo a porção substancial do corpo da mandíbula e o ramo ascendente também são possíveis.

Cistos ósseos simples podem surgir em associação com a displasia óssea florida (ver adiante) (Figura 14.27) e outras proliferações fibrosas. Tais casos tendem a ocorrer em mulheres mais velhas.

Características histopatológicas

Nunca existe um revestimento epitelial. As paredes do defeito são forradas por uma camada fina de tecido conjuntivo fibroso vascular (Figura 14.28) ou demonstra uma proliferação fibromixomatosa espessada entremeada por trabéculas de osso reativo. Além disso, existem áreas de fibrina, eritrócitos dispersos, ocasionais células gigantes e calcificações distróficas em forma de laço (Figura 14.29). Alguns autores têm notado material amorfo, semelhante a cemento, que pode representar osteoide. A superfície óssea próxima à cavidade frequentemente mostra áreas de reabsorção (lacunas de Howship) indicativas de atividade osteoclástica prévia.

Diagnóstico

As características radiográficas do cisto ósseo simples, não são completamente específicas e ainda podem ser confundidas com uma grande variedade de lesões radiolucentes odontogênicas e não odontogênicas dos ossos gnáticos. É necessária a exploração cirúrgica para estabelecer o diagnóstico.

Como frequentemente é obtido pouco ou nenhum tecido no momento da cirurgia, o diagnóstico do cisto ósseo simples é baseado primariamente em características clínicas e radiográficas, e nos achados transoperatórios. Em aproximadamente um terço dos casos, existe uma cavidade vazia com paredes ósseas lisas e brilhantes. Em cerca de dois terços dos casos, a cavidade contém pequena quantidade de fluido serossanguinolento. O feixe neurovascular mandibular pode ser visto repousando livremente na cavidade.

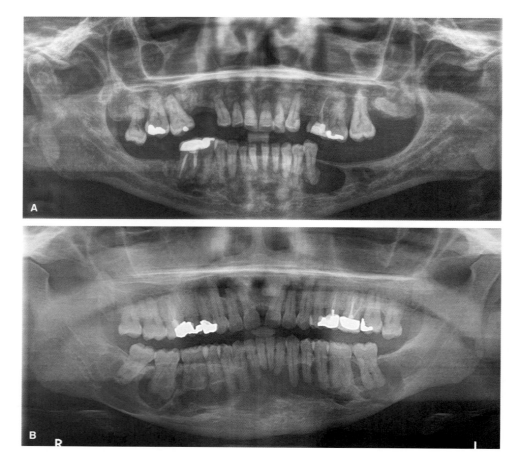

Figura 14.27 Cisto ósseo simples e displasia cemento-óssea. A. Radiografia panorâmica mostrando displasia cemento-óssea florida com formação secundária de um cisto ósseo simples na região do pré-molar mandibular esquerdo. **B.** Radiografia panorâmica mostrando displasia cemento-óssea florida com formação secundária de um grande cisto ósseo simples que se estende da região dos molares esquerdos para os molares direitos da mandíbula. (**A.** Cortesia de Fallon Berger. **B.** Cortesia do Dr. Hal Levine.)

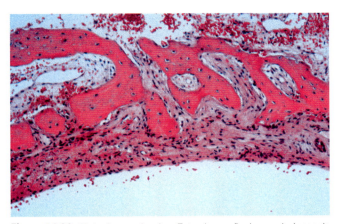

Figura 14.28 Cisto ósseo simples. Fotomicrografia da parede óssea de um cisto ósseo simples. Uma fina membrana de tecido conjuntivo vascular está adjacente ao osso e não é identificado revestimento epitelial.

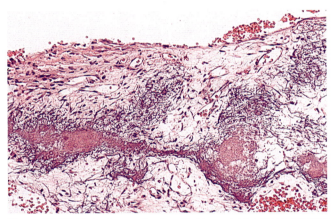

Figura 14.29 Cisto ósseo simples. Tecido conjuntivo frouxo vascular exibindo áreas de calcificação basofílica na parede de um cisto ósseo simples.

Tratamento e prognóstico

Os cistos ósseos simples dos ossos longos são tratados de forma mais agressiva, com várias combinações de curetagem, criocirurgia, descompressão, injeções intralesionais de esteroides, substituição óssea, ou injeção de osso medular e enxerto ósseo. A recorrência é relatada com taxas relativamente altas (média de 29%, variação de 12 a 48%).

Em oposição, o cisto ósseo simples dos ossos gnáticos são manuseados com exploração cirúrgica e curetagem. Durante a exploração cirúrgica, as paredes ósseas da cavidade em geral aparentam serem lisas e brilhantes, em contrapartida é prudente a curetagem e envio de uma pequena quantidade de tecido coletado para a análise histopatológica para descartar outras doenças mais sérias. A exploração cirúrgica com ou sem curetagem em geral induz a regeneração óssea; os achados radiográficos normais são evidentes de 12 a 17 meses depois da cirurgia. Radiografias periódicas são realizadas e examinadas até a completa resolução ser confirmada. Também existem relatos anedóticos de resultados favoráveis com enxertos ósseos, proteína rica em plasma ou materiais de preenchimento. A maioria dos estudos relata taxas de recorrência muito baixas (aproximadamente 1 a 2%), embora alguns relatem taxas de recorrência tão altas quanto 26%. Há um potencial aumentado de recorrência quando há múltiplas lesões ou com lesões associadas à displasia cemento-óssea. Além disso, um estudo relatou um aumento do potencial de recorrência entre lesões na mandíbula que exibem margens recortadas, reabsorção da lâmina dura, expansão óssea nodular e múltiplas cavidades. No geral, o prognóstico é excelente.

◆ CISTO ÓSSEO ANEURISMÁTICO

O **cisto ósseo aneurismático** é um acúmulo intraósseo de espaços de diversos tamanhos preenchidos por sangue e circundados por tecido conjuntivo fibroso celular e osso reativo. Uma vez que a lesão é desprovida de revestimento epitelial, representa um pseudocisto em vez de um cisto verdadeiro. O cisto ósseo aneurismático pode ser classificado como *primário* (p. ex., surgindo *de novo*) ou *secundário* (p. ex., resultante da associação com outra lesão óssea). Em casos extremamente raros, a lesão pode surgir também nos tecidos moles.

A etiopatogenia é pouco compreendida. Tradicionalmente, o cisto ósseo aneurismático tem sido considerado como resultado de um processo reativo e/ou hemodinâmica alterada. Muitos autores têm teorizado que um trauma, malformação vascular, neoplasias ou outras condições patológicas podem perturbar a hemodinâmica óssea normal, resultando em uma área de aumento da hemorragia e osteólise. Para corroborar essa hipótese é observado que aproximadamente 30% dos cistos ósseos aneurismáticos em geral e 15% dos exemplos gnáticos se formam em associação com outras lesões. Evidências citogenéticas sugerem que o cisto ósseo aneurismático primário pode ter natureza neoplásica. A maioria das lesões primárias analisadas exibe translocações recorrentes com consequente aumento da regulação da transcrição da protease 6 ubiquitina específica (*USP6*) (também conhecida como *Tre-2* ou *TRE17*), um oncogene no cromossomo 17p13. A translocação mais comumente observada é a t(16;17)(q22;p13), que resulta na fusão de *USP6* com o gene da caderina 11 (*CDH11*). Outros possíveis parceiros de fusão do *USP6* incluem o gene da proteína dedo de zinco 9 (*ZNF9*), o gene do colágeno 1A1 (*COL1A1*), o gene da proteína associada ao receptor da tireoide (*TRAP150*) e o gene da osteomodulina (*OMD*). Entretanto, as translocações *USP6* têm sido detectadas em muito poucas lesões craniofaciais até o momento. O mecanismo que aumenta a regulação do *USP6* que leva à formação do tumor é pouco compreendido. Alguns estudos sugerem que pode haver uma desregulação subsequente da proteína morfogenética óssea, resultando em maturação osteoblástica interrompida, enquanto outros observaram a indução mediada pelo NF-κB de metaloproteinases da matriz que desempenham um papel importante na angiogênese e nos processos inflamatórios.

Características clínicas e radiográficas

Os cistos ósseos aneurismáticos surgem primeiramente nos ossos longos ou na coluna vertebral, em pacientes com menos de 30 anos. Cerca de 2% dos casos envolvem os ossos gnáticos. As lesões nos ossos gnáticos acometem os pacientes jovens (pico na segunda década de vida), porém podem ocorrer ao longo de uma ampla faixa etária. A maioria dos autores relata não apresentar predileção por sexo, ou ligeira predileção pelo sexo feminino. A lesão surge mais frequentemente na mandíbula do que na maxila, com a maioria dos casos ocorrendo nos segmentos posteriores dos ossos gnáticos. Na região da mandíbula, o envolvimento do ramo ascendente e do corpo é comum, ao passo que o envolvimento dos processos condilares e do coronoide é pouco frequente.

A manifestação clínica mais usual é o rápido aumento de volume. A dor é em geral relatada; parestesia, crepitação são raramente vistas. Podem estar presentes má oclusão, mobilidade, migração ou reabsorção dos dentes envolvidos. As lesões maxilares costumam se projetar para o seio maxilar, e geralmente causam obstrução nasal, sangramento nasal, proptose e diplopia.

Estudos radiográficos mostram uma lesão radiolucente unilocular ou multilocular, associada à expansão e ao adelgaçamento acentuados da cortical (Figura 14.30). As margens da lesão são bem ou mal definidas. Há em geral um balão ou distensão do tipo *blow-out* do osso acometido. Com pouca frequência, pequenos focos radiopacos, que supostamente são pequenas trabéculas de osso reativo, são notados dentro do aspecto radiolucente da lesão.

No transoperatório, o periósteo intacto e uma fina cortical óssea são visualizados recobrindo a lesão, embora o rompimento da cortical seja possível. Quando o periósteo e a cortical óssea são removidos, a lesão apresenta aspecto de sangramento venoso escuro com uma aparência de "esponja encharcada de sangue".

Características histopatológicas

Microscopicamente, o cisto ósseo aneurismático é caracterizado por espaços preenchidos por sangue não coagulado de tamanhos variados. Esses espaços não são revestidos por endotélio ou epitélio (Figura 14.31). Os septos circundantes exibem uma proliferação de células fusiformes fibroblásticas ou miofibroblásticas com células gigantes multinucleadas, osteoide e osso primário associados. As células fusiformes abrigam rearranjos de *USP6* e *CDH11* e, assim, parecem representar o componente neoplásico em lesões primárias. Semelhante às células gigantes multinucleadas na lesão de células gigantes, as multinucleações das células gigantes no cisto ósseo aneurismático exibem um fenótipo osteoclástico, bem evidente pelos estudos de imuno-histoquímica e hibridização *in situ*. Depósitos osteoides podem se apresentar linear, nodular ou semelhante a laço. Figuras mitóticas podem ser evidentes, mas não devem ser atípicas. É notado a princípio

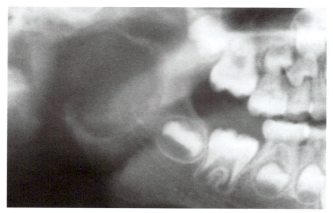

Figura 14.30 **Cisto ósseo aneurismático.** Uma grande lesão radiolucente envolvendo grande parte do ramo ascendente em um garoto de 5 anos. (Cortesia do Dr. Samuel McKenna.)

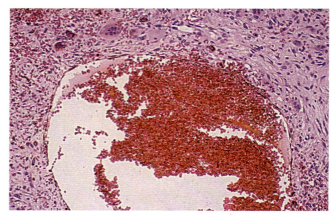

Figura 14.31 **Cisto ósseo aneurismático.** Fotomicrografia mostrando um espaço preenchido por sangue circundado por tecido conjuntivo fibroblástico. Células gigantes multinucleadas dispersas são vistas adjacentes ao espaço vascular.

que o cisto ósseo aneurismático pode estar associado a outras doenças, como fibromas cemento-ossificantes, displasia fibrosa ou lesões centrais de células gigantes.

Tratamento e prognóstico

O cisto ósseo aneurismático dos ossos gnáticos normalmente é tratado por curetagem ou enucleação, algumas vezes suplementadas por criocirurgia. A ressecção em bloco é reservada apenas para lesões extensas ou recorrentes. A embolização pré-operatória pode ser considerada para controlar o sangramento, porém, em geral é desnecessária, pois a maioria das lesões nos ossos gnáticos exibe baixo fluxo sanguíneo. Tipicamente, o defeito cirúrgico cicatriza dentro de 6 meses a 1 ano, e não é necessário enxerto ósseo. Tratamentos alternativos relatados de forma anedótica na literatura incluem denosumabe e injeção intralesional de vários agentes (p. ex., sulfato de cálcio aquoso, calcitonina com metilprednisolona, Ethibloc®). A irradiação é contraindicada.

Revisões recentes da literatura têm observado taxas de recorrência de 3 a 23% entre lesões relatadas nos maxilares. O risco de recorrência pode ser maior entre lesões secundárias em comparação com lesões primárias. Além disso, algumas recorrências relatadas podem, na verdade, representar persistência após remoção incompleta. Ocasionalmente, a recorrência também pode estar relacionada à remoção incompleta de uma lesão coexistente, como um fibroma ossificante ou osteoblastoma. Em geral, apesar das recidivas, o prognóstico a longo prazo é favorável.

◆ XANTOMA CENTRAL DOS MAXILARES (XANTOMA PRIMÁRIO DO OSSO; XANTOMA INTRAÓSSEO PRIMÁRIO; XANTOMA FIBROSO DO OSSO; FIBROXANTOMA DO OSSO)

O xantoma central dos maxilares é uma lesão rara caracterizada pela presença de macrófagos carregados de lipídios (chamados *células xantomatosas* ou *células espumosas*). Sua etiopatogenia não é clara, embora acredite-se que represente um processo reativo ou uma neoplasia benigna. Alguns pesquisadores propuseram que essa lesão resulta da fagocitose de lipídios extravasados de vasos sanguíneos após trauma local ou hemorragia. Ao contrário dos xantomas envolvendo tecidos moles ou ossos extragnáticos, os xantomas centrais dos maxilares não estão intimamente associados a distúrbios metabólicos ou endócrinos, como hiperlipidemia ou diabetes melito.

Alguns autores consideram os xantomas dos maxilares pertencentes a um espectro de condições que também inclui o fibroma não ossificante (defeito cortical fibroso) e o histiocitoma fibroso benigno. O fibroma não ossificante é uma lesão comum que surge na metáfise dos ossos longos em crianças e adolescentes; frequentemente, sofre resolução espontânea, ao contrário do xantoma central dos maxilares, que progride mais lentamente. O histiocitoma fibroso benigno raramente se desenvolve dentro do osso, com uma predileção pela pelve e ossos longos; tipicamente, exibe crescimento mais progressivo em comparação com os xantomas dos maxilares. Com base em diferenças na apresentação clinicopatológica e no comportamento, parece mais apropriado considerar o xantoma central dos maxilares como uma entidade distinta.

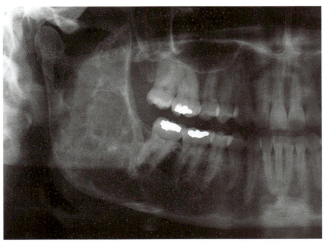

Figura 14.32 Xantoma central dos maxilares. Grande radiolucência multilocular no corpo posterior direito e ramo da mandíbula. (Cortesia do Dr. Patrick Morris.)

Características clínicas e radiográficas

O xantoma central dos maxilares foi relatado em uma ampla faixa etária, com um pico na segunda e terceira décadas de vida e sem predileção significativa por sexo. A mandíbula é afetada muito mais frequentemente do que a maxila. As lesões na mandíbula tendem a ocorrer na região posterior. A maioria dos pacientes é assintomática, embora edema e dor sejam possíveis. Alguns casos foram descobertos incidentalmente durante exame radiográfico realizado por outros motivos. Achados menos frequentes incluem mobilidade dentária e dormência do lábio inferior.

O exame radiográfico geralmente mostra uma lesão radiolucente única e unilocular, embora alguns exemplos apareçam como uma área radiolucente multilocular (Figura 14.32), área mista radiolucente e radiopaca ou uma radiopacidade "vidro fosco". O tamanho relatado da lesão varia de 1 a 11 cm (média de 2 cm). As bordas podem ser bem ou mal definidas e podem parecer escavadas ou escleróticas. Tumores maiores podem exibir expansão cortical. Achados menos frequentes incluem uma borda irregular, reabsorção ou separação das raízes dentárias adjacentes, reabsorção ou perfuração cortical, deslocamento do canal alveolar inferior e elevação do assoalho do seio maxilar.

Características histopatológicas

Macroscopicamente, o tumor geralmente se apresenta como massa macia amarelada ou grânulos amarelos. O exame microscópico mostra uma proliferação em forma de lençol de células ovoides com citoplasma abundante, espumoso ou granular, e núcleos pequenos e redondos (Figura 14.33). Ao contrário do fibroma não ossificante e do histiocitoma fibroso benigno, o xantoma central dos maxilares inclui um componente variável de tecido conjuntivo fibroso, não apresenta um padrão de crescimento estoriforme e raramente exibe células gigantes multinucleadas. Linfócitos e plasmócitos ocasionalmente podem estar presentes no fundo; no entanto, a falta de um fundo inflamatório misto proeminente ajuda a evitar a confusão com doença inflamatória periapical. Pequenas trabéculas ósseas e ossificação metaplásica ao redor de espículas ósseas também podem ser observadas.

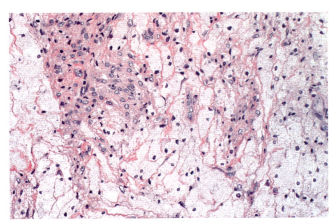

Figura 14.33 Xantoma central dos maxilares. Proliferação de células ovais com citoplasma espumoso abundante e núcleos pequenos e arredondados. Há apenas um componente de tecido conjuntivo fibroso mínimo.

As células espumosas exibem forte imunorreatividade para CD68. A expressão negativa de proteína S-100, CD1a e CD207 auxilia na distinção da histiocitose de células de Langerhans (ver Capítulo 13). O diagnóstico diferencial microscópico também inclui a doença de Erdheim-Chester e reticuloendotelioses lipídicas (ver Capítulo 17), embora essas entidades possam ser prontamente descartadas por correlação clínica.

Tratamento e prognóstico

A maioria dos casos é tratada por curetagem, enucleação ou excisão parcial. A recorrência após remoção completa foi relatada raramente.

LESÕES FIBRO-ÓSSEAS DOS OSSOS GNÁTICOS

As **lesões fibro-ósseas** são um grupo diverso de doenças caracterizadas pela substituição do osso normal por tecido fibroso contendo material mineralizado neoformado. O termo *lesão* *fibro-óssea* descreve um processo e não constitui um diagnóstico específico. Lesões que fazem parte dessa categoria podem ser lesões de desenvolvimento (hamartomas), lesões reacionais ou displásicas, ou neoplasias.

Os principais tipos de lesões fibro-ósseas dos maxilares estão listados no Boxe 14.1. Apesar de essas doenças diferirem na etiologia, elas podem apresentar muita similaridade nas características histopatológicas. Portanto, a correlação dos achados histopatológicos com o clínico e as características radiográficas são essenciais para estabelecer o diagnóstico específico. (No entanto, em alguns casos de displasia cemento-óssea, um diagnóstico presumível pode ser feito baseado nos achados clínicos e radiográficos.) Um diagnóstico específico é crucial por causa do tratamento, comportamento biológico e prognóstico dessas doenças. Algumas lesões fibro-ósseas apenas requerem o monitoramento, enquanto outras necessitam de remodelação cirúrgica ou remoção completa.

◆ DISPLASIA FIBROSA

A **displasia fibrosa** é uma condição de desenvolvimento caracterizada pela substituição do osso normal por uma proliferação de tecido conjuntivo fibroso celularizado entremeado por trabéculas ósseas irregulares. Essa condição esporádica resulta de uma mutação pós-zigótica no gene *GNAS*, que codifica a subunidade alfa da proteína G estimulatória. Tais mutações não são detectadas no fibroma ossificante ou na displasia cemento-óssea florida.

Clinicamente, a displasia fibrosa pode envolver um ou múltiplos ossos; em alguns casos, o envolvimento dos múltiplos ossos pode ocorrer em conjunto com as anormalidades cutâneas e endócrinas. Em contrapartida, se as mutações ocorrem nas células progenitoras esqueléticas em um estágio mais tardio do desenvolvimento embrionário, apenas os osteoblastos serão afetados. Se as mutações ocorrerem após a vida pós natal, os osteoblastos de apenas um osso serão afetados. Além disso, a origem paterna da mutação do alelo *GNAS* pode afetar o fenótipo, pois em certos tipos celulares (assim como os somatotrofos da hipófise) o genoma tem a expressividade apenas do alelo materno.

A ativação constitutiva da sinalização da proteína G prejudica a diferenciação das células progenitoras esqueléticas em osteoblastos e osteócitos maduros, induz um fenótipo fibroblástico anormal entre as células estromais da medula óssea, estimula a produção de melanina em melanócitos e causa hiperplasia e hiperfunção de vários tipos de células endócrinas. Além disso, osteoblastos, osteócitos e células estromais mutadas expressam em excesso interleucina (IL)-6 e RANKL, que estimulam a osteoclastogênese e podem contribuir para a expansão da lesão.

Características clínicas e radiográficas

Displasia fibrosa monostótica

Cerca de 80% dos pacientes com displasia fibrosa apresentam a doença limitada a um único osso (**displasia fibrosa monostótica**). Comumente os sítios envolvidos são os ossos craniofaciais, as costelas, o fêmur e a tíbia. Tanto homens quanto mulheres são afetados com frequência praticamente igual. A condição é diagnosticada com mais frequência durante a segunda e terceira décadas de vida. A idade média no diagnóstico para casos envolvendo os maxilares é aproximadamente de 24 a 37 anos; alguns estudos sugerem que as lesões gnáticas podem ser diagnosticadas em um grupo etário um pouco mais velho em comparação com lesões extragnáticas.

Entre os casos de envolvimento dos ossos gnáticos, a maxila é mais afetada que a mandíbula. Existe uma predileção pela região posterior. Apesar de as lesões mandibulares serem verdadeiramente monostóticas, as lesões maxilares podem se estender para os ossos adjacentes (p. ex., zigoma, esfenoide, etmoide, osso frontal, osso temporal, occipital) nesses casos em que o termo **displasia fibrosa craniofacial** é apropriado. Ausência de dor e edema unilateral são os achados clínicos mais usuais (Figura 14.34). O crescimento geralmente é lento, e muitos casos são descobertos incidentalmente durante exames radiográficos. Ocasionalmente, o crescimento pode ser bastante rápido. Os dentes envolvidos na lesão em geral permanecem firmes, mas podem ser deslocados pela massa óssea.

O achado radiográfico clássico é uma leve opacificação tipo "vidro fosco" com margens pouco definidas (Figuras 14.35 a 14.37). De qualquer forma, alguns exemplos podem parecer radiolucentes ou uma mistura de radiolucência com radiopacidade. Às vezes, há opacificação em "vidro fosco" ao redor de uma radiolucência central. Conforme o paciente envelhece, pode haver aumento da heterogeneidade da lesão ou esclerose. Padrões como marmóreo, esclerose difusa, sinal de "casca" (margem esclerótica espessa), algodão, giz, bolha de sabão e de impressão digital (Figura 14.38)

Boxe 14.1 Principais tipos de lesões fibro-ósseas dos maxilares.

Displasia fibrosa
- Displasia fibrosa monostótica
- Displasia fibrosa poliostótica
  - Isolada
  - Relacionada a síndrome (ou seja, síndrome de McCune-Albright, síndrome de Mazabraud)
- Displasia cemento-óssea
  - Displasia cemento-óssea focal
  - Displasia cemento-óssea periapical
  - Displasia cemento-óssea florida
- Fibroma ossificante
  - Fibroma cemento-ossificante
  - Fibroma ossificante juvenil
    - Variante trabecular
    - Variante psamomatoide

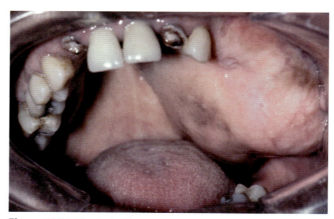

Figura 14.34 Displasia fibrosa. Aumento de volume expansível no lado esquerdo da maxila em uma mulher de 45 anos. Esta lesão estava presente havia pelo menos 20 anos.

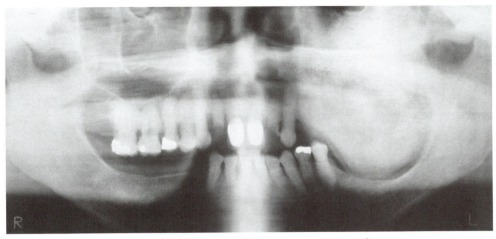

Figura 14.35 Displasia fibrosa. Radiografia panorâmica da paciente mostrada na Figura 14.34. É evidente uma radiopacidade em "vidro fosco". (Cortesia do Dr. Richard Brock.)

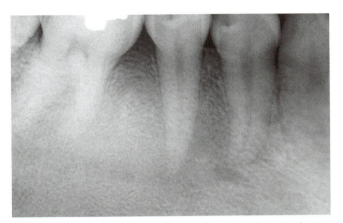

Figura 14.36 Displasia fibrosa. Radiografia periapical mostrando aparência radiográfica difusa em "vidro fosco".

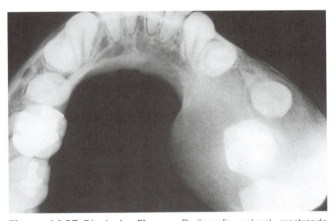

Figura 14.37 Displasia fibrosa. Radiografia oclusal mostrando expansão localizada da mandíbula e a aparência radiográfica de "vidro fosco". As margens da lesão não são bem definidas e misturam-se ao osso adjacente. (De Waldron CA, Giansanti JS. Benign fibro-osseous lesions of the jaws: a clinical-radiologic-histologic review of 65 cases. I. Fibrous dysplasia of the jaws, *Oral Surg Oral Med Oral Pathol* 35:190-201, 1973.)

são possíveis. Muitas vezes, há expansão vestibulolingual com afinamento cortical, que pode ser melhor apreciada por TC; o contorno cortical externo geralmente permanece suave, embora entalhes endosteais possam ser observados. Lesões mandibulares podem causar deslocamento do canal alveolar inferior e protuberância da borda inferior. Radiografias periapicais mostram estreitamento do espaço do ligamento periodontal e a lâmina dura mal definida que se confunde com o padrão ósseo anormal. Achados menos frequentes incluem impactação dentária e reabsorção radicular. Lesões maxilares, com frequência, causam deslocamento do assoalho do seio, superiormente, sendo comum obliterar o seio maxilar. A extensão e o envolvimento do crânio pode ser evidente (Figura 14.39). A TC é superior às radiografias convencionais para visualizar as mudanças ósseas características e determinar a extensão da doença. Além disso, a cintilografia óssea pode ajudar a detectar lesões metabolicamente ativas e julgar se não é uma doença poliostótica.

Displasia fibrosa poliostótica; síndrome de McCune-Albright

A minoria dos pacientes com displasia exibe o envolvimento de dois ou mais ossos (**displasia fibrosa poliostótica**). Muitos pacientes com a doença poliostótica são diagnosticados antes dos

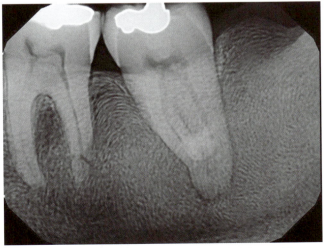

Figura 14.38 Displasia fibrosa. Radiografia mostrando o padrão em "impressão digital".

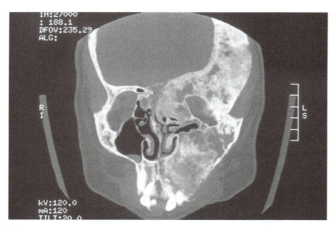

Figura 14.39 Displasia fibrosa. Imagem de tomografia computadorizada (TC) mostrando extenso envolvimento da maxila e do crânio.

em bastão de hóquei). O envolvimento craniofacial está presente em até 87% dos pacientes com doença poliostótica e pode resultar em assimetria facial (Figura 14.40), má oclusão, alterações na visão, deficiência auditiva, congestão sinusal e obstrução da via respiratória. A hipofosfatemia causada por perda de fosfatase renal é um achado comum que parece estar relacionado ao fator de crescimento de fibroblasto 23 (*FGF23*) que é liberado e produzido pelos ossos afetados.

Um pequeno subgrupo de pacientes que exibem displasia fibrosa poliostótica em associação com algumas síndromes são os seguintes:

- **Síndrome de McCune-Albright**, caracterizada por duas ou mais das seguintes características: displasia fibrosa poliostótica, pigmentação café com leite e endocrinopatias hiperfuncionantes (no passado, alguns autores usavam o termo *síndrome de Jaffe-Lichtenstein* para casos de displasia fibrosa poliostótica com pigmentação café com leite, mas sem endocrinopatia; no entanto, de acordo com a convenção atual, tais casos são considerados uma variação da síndrome de McCune-Albright)
- **Síndrome de Mazabraud**, caracterizada por displasia fibrosa poliostótica e mixomas intramusculares.

10 anos, e existe uma predileção pelo sexo feminino. O número de ossos envolvidos varia de poucos a 75% de todo o esqueleto. Os locais comumente envolvidos incluem a região craniofacial, os ossos pélvicos e o fêmur.

Os sinais e sintomas relacionados ao envolvimento dos ossos longos podem incluir dor, fraturas patológicas, claudicação, discrepância e arqueamento da perna. Exames radiográficos revelam malformação na região proximal do fêmur (conhecida como *coxa vara, deformidade em cajado de pastor ou deformidade*

A pigmentação café com leite tipicamente é vista na pele no momento ou logo após o nascimento. Consiste em máculas bem definidas e castanho-claras com margens irregulares, semelhantes a um mapa da linha costeira do Maine (Figura 14.41).

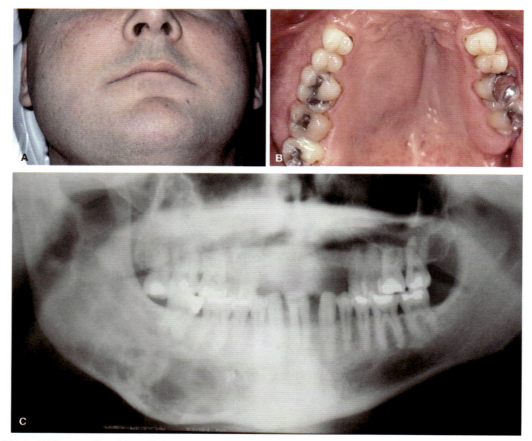

Figura 14.40 Displasia fibrosa poliostótica. Síndrome de McCune-Albright. **A.** Um homem jovem exibindo aumento de volume em maxila e mandíbula do lado direito. **B.** Fotografia intraoral mostrando expansão maxilar unilateral. **C.** Radiografia panorâmica mostrando lesões mal definidas no lado direito de ambos os ossos gnáticos.

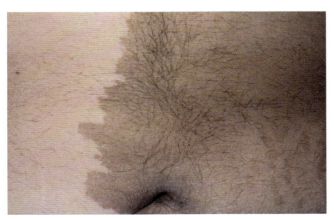

Figura 14.41 Displasia fibrosa poliostótica. Síndrome de McCune-Albright. Manchas café com leite no abdome. Este é o mesmo paciente mostrado na Figura 14.40.

Em contraste, as manchas café com leite da neurofibromatose (ver Capítulo 12) geralmente apresentam bordas lisas (como a costa da Califórnia). As lesões cutâneas na síndrome de McCune-Albright tendem a ser unilaterais e mais ou menos respeitam a linha média. Além disso, uma pigmentação semelhante nos lábios e mucosa intraoral pode ser observada; no entanto, ao contrário das lesões cutâneas, as lesões bucais tendem a se desenvolver na idade adulta e podem progredir com a idade.

Na síndrome de McCune-Albright, a anormalidade endócrina mais comum é a precocidade sexual, particularmente em mulheres. Podem ocorrer menstruação, desenvolvimento das mamas e dos pelos pubianos, que podem aparecer nos primeiros anos de vida das meninas. Outra possibilidade das endocrinopatias são hipertireoidismo, hiperparatireoidismo, hipercortisolismo neonatal e excesso de hormônios do crescimento. Em um estudo da displasia fibrosa craniofacial, principalmente ocorrendo na síndrome de McCune-Albright, pesquisadores relataram várias anormalidades dentárias, incluindo deslocamento, oligodontia, hipoplasia e hipomineralização de esmalte, taurodontia e retenção dos dentes decíduos.

Características histopatológicas

As características microscópicas normalmente mostram trabéculas de osso imaturo de formato irregular em um estroma celular fibroso (Figura 14.42). Na periferia da lesão, o osso lesionado se funde ao osso normal, não estando presente cápsula ou linha de demarcação. O trabeculado ósseo anormal tende a ser fino e desconectado, com formas alongadas e curvilíneas comparadas a caracteres chineses ou sopa de letras (frequentemente formando as letras "C", "Y" e "U"). O funcionamento dos osteoblastos é ausente ou mínimo, e as fendas peritrabeculares (artefatos devido à retração do estroma das trabéculas ósseas) são comuns. Pequenas estruturas arredondadas calcificadas podem ser vistas, mas nunca são numerosas. Nos estágios mais avançados o osso imaturo é substituído por osso lamelar com trabéculas paralelas (Figura 14.43). O padrão mais lento de calcificação na displasia fibrosa difere da mistura mais aleatória de tecido ósseo imaturo, osso lamelar e partículas arredondadas, características do fibroma ossificante e da displasia óssea.

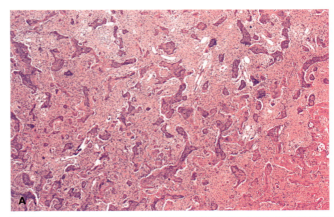

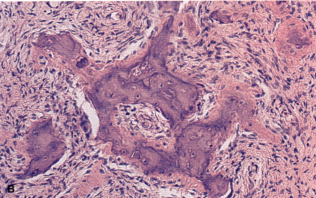

Figura 14.42 Displasia fibrosa. A. Trabéculas irregularmente formadas de osso trabecular em um estroma fibroso. **B.** Visão em aumento médio mostrando osteoide periférico sem margem osteoblástica.

A displasia fibrosa pode apresentar mais esclerose nos ossos gnáticos e crânio e outras localizações. A variação microscópica inclui um padrão pagetoide (caracterizado por trabeculado ósseo grosso e interligado) e padrão hipercelular (caracterizado por trabéculas ósseas paralelas com numerosos osteócitos e rodeados por osteoblastos polarizados). A formação secundária de cisto ósseo aneurismático foi relatada.

Testes genéticos para detectar a mutação do *GNAS* podem ser realizados no tecido lesionado ou nas amostras de sangue periférico. Tais testes são capazes de auxiliar quando o diagnóstico é incerto, mas apresentam baixa sensibilidade e não são feitos rotineiramente.

Tratamento e prognóstico

A displasia fibrosa tende a estabilizar-se quando a maturação esquelética é atingida, e uma regressão espontânea foi relatada em alguns casos. Portanto, o manejo conservador é preferível. Entretanto, algumas lesões podem apresentar crescimento contínuo nos pacientes adultos. O risco de deformação grave e de complicações é particularmente elevado entre pacientes com displasia fibrosa poliostótica difusa, em especial nos casos de síndrome de McCune-Albright com hormônio do crescimento descontrolado e em excesso.

Pacientes com mínimos distúrbios estéticos e funcionais podem não requerer tratamento cirúrgico. Para pacientes jovens com maiores alterações devido ao tamanho ou extensão da

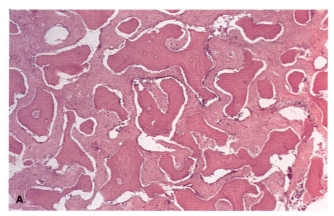
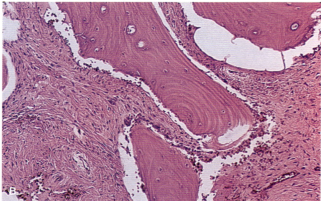

Figura 14.43 Displasia fibrosa madura. A. Esta lesão de longo tempo mostra largas trabéculas ósseas separadas em tecido conjuntivo fibroso. **B.** Note a maturação lamelar do osso.

lesão, o remodelamento cirúrgico, inclusive os procedimentos cirúrgicos estéticos e as cirurgias para redução do volume, são procedimentos que podem ser realizados. De qualquer forma, o crescimento subsequente irá requerer uma cirurgia adicional. Aproximadamente, 20 a 50% dos pacientes apresentam algum crescimento após a cirurgia para redução do volume, e o risco para um retorno ao crescimento é maior entre os pacientes jovens do que para os pacientes mais velhos. Portanto, quando possível, muitos profissionais preferem adiar a cirurgia até que a doença esteja estacionada.

Alternativamente, a remoção cirúrgica completa pode ser considerada em alguns casos, tais quais nas pequenas lesões monostóticas, lesões muito agressivas ou lesões refratárias necessitando da repetição da cirurgia para redução do volume. A combinação de tratamento ortodôntico e cirurgia ortognática pode ser realizada para a correção da má oclusão. O sucesso da instalação de implantes dentários foi reportado em muitos casos, mas estudos adicionais são necessários. Tratamentos experimentais incluem bisfosfonatos e denosumabe; esses agentes podem ajudar a dor óssea da displasia fibrosa. A radioterapia é contraindicada por causa dos riscos do sarcoma ósseo pós-irradiação.

A transformação maligna, geralmente em osteossarcoma, tem como estimativa ocorrer em menos de 1% dos pacientes com displasia fibrosa. Os riscos para a transformação são maiores entre os que apresentam história de radiação, síndrome de McCune-Albright ou síndrome de Mazabraud. O crescimento rápido da lesão, o súbito início da dor, mudanças neurossensoriais ou diferenças marcantes nas radiografias podem ser características de alerta para o clínico, de modo que o mesmo descarte a transformação maligna.

♦ DISPLASIA CEMENTO-ÓSSEA (DISPLASIA ÓSSEA)

A **displasia cemento-óssea** ocorre nas áreas de suporte dos dentes e é a lesão fibro-óssea mais comumente encontrada na prática clínica. Como as características histopatológicas compartilham muitas similaridades com a displasia fibrosa e com o fibroma ossificante, o diagnóstico correto pode ser problemático, mas é crítico para o tratamento adequado.

Alguns pesquisadores têm sugerido que a displasia cemento-óssea tem origem no ligamento periodontal, por causa da similaridade microscópica e a proximidade das estruturas. Outros acreditam que essa condição represente um defeito no remodelamento ósseo extraligamentar, que pode ser desencadeado por lesões locais, e possivelmente correlacionado a um desequilíbrio hormonal.

Ocasionalmente, cistos ósseos simples (ver anteriormente) podem surgir em associação com displasia cemento-óssea (Figura 14.27) ou outras proliferações fibro-ósseas. Pesquisadores têm sugerido que esses cistos ósseos simples podem resultar da obstrução do fluido intersticial pela proliferação fibro-óssea.

Características clínicas e radiográficas

Com base nas características clínicas e radiográficas, as displasias cemento-ósseas incluem as seguintes variações: (1) **focal**, (2) **periapical** e (3) **florida**.

Displasia cemento-óssea focal

A displasia cemento-óssea focal exibe um único sítio de envolvimento. O conceito da displasia cemento-óssea focal não foi esclarecido até meados de 1990. Até essa época, a maioria dos casos era mal diagnosticada como uma variante do fibroma ossificante.

Em torno de 90% dos casos da displasia cemento-óssea focal ocorrem em mulheres, com média de idade de aproximadamente 41 anos e predileção pela terceira à sexta década de vida. A lesão tem sido relatada ao longo de grupos étnicos; sendo mais comum em negros, seguidos de brancos do leste asiático. Em contraste com as variantes periapical e florida, a variante focal parece afetar uma grande proporção de brancos. De qualquer forma, esses achados podem ser um viés nos estudos das populações.

A displasia cemento-óssea focal envolve, mais comumente, a região posterior da mandíbula. A doença é assintomática e é detectada incidentalmente em exames radiográficos. Muitas lesões são menores do que 1,5 cm de diâmetro.

Radiograficamente, a lesão varia de completamente radiolucente a densamente radiopaca com fino halo radiolucente na periferia. Entretanto, há um misto de padrão radiolucente e radiopaco (Figura 14.44). As margens são levemente finas e irregulares, e margem esclerótica ocasionalmente pode ser observada. A condição geralmente ocorre ao redor dos ápices dentários ou em locais de extração. O afinamento ou perfuração da cortical e a reabsorção das raízes dentárias adjacentes podem

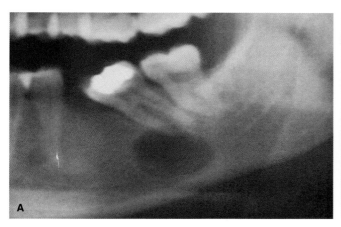
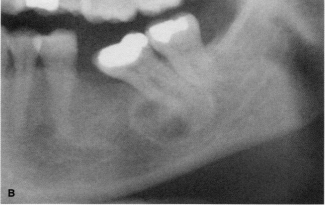

Figura 14.44 Displasia cemento-óssea focal. A. Uma área radiolucente envolve a área edêntula do primeiro molar e área apical do segundo molar. **B.** Radiografia do mesmo paciente tirada 9 anos após, mostrando um padrão misto radiolucente e radiopaco.

ser evidentes em alguns casos no exame de TCFC. A maioria dos exemplos não é expansiva, embora uma leve expansão seja possível. A lesão focal pode partir de um estágio precoce da transição para um envolvimento multifocal; especialmente em mulheres melanodermas.

Displasia cemento-óssea periapical (displasia óssea; displasia cementária periapical; cementoma periapical; displasia óssea mandibular anterior)

A displasia cemento-óssea periapical envolve predominantemente a região anterior da mandíbula. Lesões solitárias podem ocorrer, mas múltiplos focos estão presentes. Existe uma predileção marcante pelas mulheres (taxa variando de mulheres para homens de cerca de 10:1 a 14:1), cerca de 70% dos casos afetam pacientes melanodermas. Os asiáticos orientais também são frequentemente afetados. Muitos são diagnosticados inicialmente entre as idades de 30 e 50 anos, sendo o diagnóstico quase nunca feito em indivíduos jovens antes dos 20 anos. Os dentes associados às lesões são vitais e quase nunca têm restaurações.

A displasia cemento-óssea periapical é uma condição assintomática que é descoberta quando as radiografias são realizadas por outros motivos. As lesões iniciais aparecem como áreas radiolucente circunscritas envolvendo a área periapical, similar aos granulomas periapicais e aos cistos radiculares (Figura 14.45). No entanto, ao contrário da doença inflamatória periapical, a displasia cemento-óssea periapical pode produzir lesões que não estão exatamente centradas nos ápices radiculares anatômicos, conforme evidenciado pelo exame de TCFC. Em alguns casos, lesões adjacentes se fundem para formar um padrão linear de radiolucência, que envolve os ápices de vários dentes (Figura 14.46). Com o tempo, as lesões tendem a "amadurecer" e criar uma aparência mista de radiolucência e radiopacidade (Figura 14.47). O componente radiopaco pode parecer redondo, oval ou irregular. No estágio final, as lesões mostram uma calcificação densa circunscrita, com um estreito halo radiolucente. As bordas radiolucentes podem ser circundadas por margens escleróticas. O ligamento periodontal permanece intacto e a fusão com o dente é rara. A maioria das lesões exibe crescimento autolimitante, com lesões individuais raramente excedendo 1,0 cm de diâmetro. As lesões geralmente não são expansivas; no entanto, uma leve

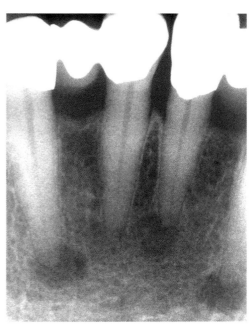

Figura 14.45 Displasia cemento-óssea focal. Radiografia periapical mostrando múltiplas lesões radiolucentes nos ápices dos dentes anteroinferiores. (Cortesia do Dr. Aaron Carner.)

expansão e afinamento ou perfuração das placas corticais às vezes podem ser observados com TCFC. Em alguns casos, a reabsorção das raízes dentárias adjacentes também pode ser demonstrada por imagens tridimensionais.

Displasia cemento-óssea florida

A displasia cemento-óssea florida aparece com envolvimento multifocal não limitado à região anterior da mandíbula. Apesar de muitos casos afetarem apenas as porções posteriores dos ossos gnáticos, o envolvimento sincrônico da região anterior da mandíbula também pode ser observado (Figura 14.48). Assim como o padrão periapical, essa forma afeta predominantemente mulheres melanodermas (em alguns estudos, mais de 90% dos pacientes), com predileção marcante por adultos de meia-idade a idosos. Também tem sido descrita uma frequência intermediária entre as populações da Ásia oriental.

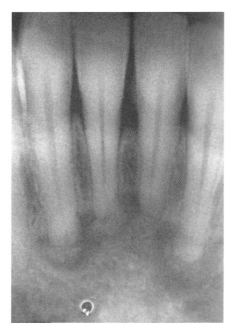

Figura 14.46 Displasia cemento-óssea periapical. Lesões em estágio tardio exibindo mineralização.

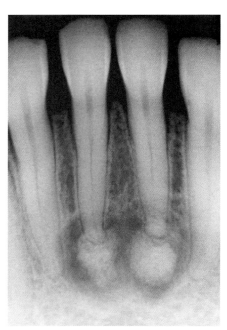

Figura 14.47 Displasia cemento-óssea periapical. Lesões em estágio tardio exibindo mineralização.

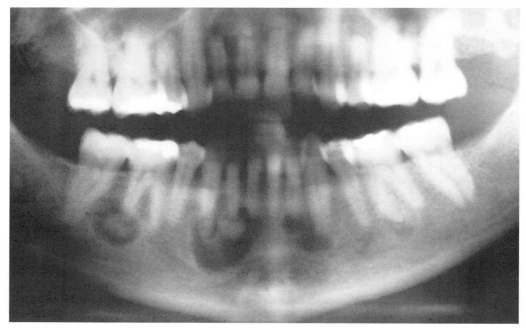

Figura 14.48 Displasia cemento-óssea florida. Lesões mistas radiolucentes e radiopacas múltiplas envolvendo as regiões anterior e posterior da mandíbula.

As lesões mostram uma tendência ao envolvimento bilateral e simétrico (Figura 14.49), e ocasionalmente podem se encontrar lesões extensas envolvendo os quatro quadrantes. Em alguns momentos a doença pode ser assintomática e descoberta apenas quando as radiografias são obtidas por algum outro motivo. Em outros casos, o paciente pode se queixar de dor surda, fístula alveolar e exposição do osso avascular na cavidade oral (Figura 14.50). Embora com rara proeminência, a expansão dos ossos gnáticos pode ser evidente.

Radiograficamente, as lesões apresentam um padrão de maturação similar ao notado nas outras duas formas de displasia cemento-óssea. De início, as lesões são predominantemente radiolucentes, mas com o tempo se tornam mistas e então com dominância radiopaca, apresentando apenas um fino halo radiolucente (ver Figura 14.49). Por vezes, uma lesão pode se tornar quase totalmente radiopaca e misturar-se com o osso adjacente de aparência normal. Tanto áreas com dentes quanto áreas edêntulas podem ser afetadas. Em geral, as radiopacidades

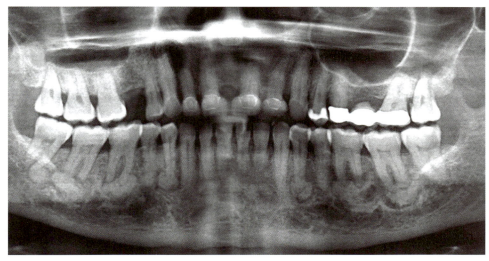

Figura 14.49 Displasia cemento-óssea florida. Múltiplas lesões mistas radiolucentes e radiopacas em toda a mandíbula. (Cortesia do Dr. Haitham Hadeed.)

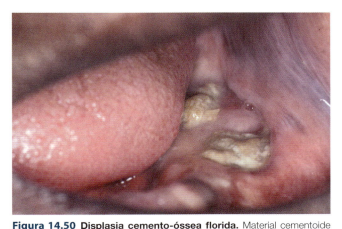

Figura 14.50 Displasia cemento-óssea florida. Material cementoide avascular amarelado começando a esfoliar pela mucosa oral.

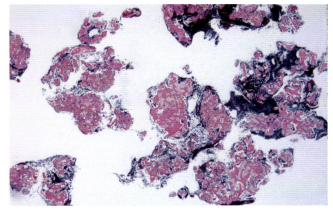

Figura 14.51 Displasia cemento-óssea. Fotomicrografia em menor aumento mostrando fragmentos de tecido conjuntivo fibroso celular contendo trabéculas ósseas dispersas.

permanecem separadas dos dentes adjacentes, por meio do espaço do ligamento periodontal intacto. Entretanto, em casos de lesões em estágio final, o material mineralizado pode se fusionar com raiz dentária produzindo ápices radiculares mais espessos circundados por área radiolucente (ou por uma aparência "semelhante à hipercementose"). O afinamento ou perfuração cortical, uma leve expansão e a reabsorção das raízes dentárias adjacentes ocasionalmente podem ser observados durante o exame de TCFC.

Características histopatológicas

Todos os três padrões da displasia cemento-óssea demonstram características histopatológicas semelhantes. Há presença de fragmentos de tecido conjuntivo celular, hemorragia entremeada pela lesão e uma mistura de osso imaturo, osso lamelar e partículas semelhantes a cemento (Figuras 14.51 e 14.52). À medida que a lesão amadurece, a proporção entre tecido conjuntivo fibroso e o material mineralizado diminui. Com o passar do tempo, as trabéculas ósseas se tornam estruturas espessas e curvilíneas, semelhantes ao formato das raízes de gengibre. No estágio radiopaco final, as trabéculas individuais se fundem para formar massas globulares escleróticas ou em formato de folha, de material cemento-ósseo desorganizado (Figura 14.53).

Diagnóstico

Em muitos casos de displasia cemento-óssea periapical ou florida, os achados distintos clínicos e radiográficos (p. ex., paciente do sexo feminino, melanoderma, com envolvimento em múltiplos quadrantes ou lesões múltiplas envolvendo os incisivos inferiores) favorecem um diagnóstico presuntivo. Em contraste, as características da displasia cemento-óssea focal são menos específicas e frequentemente necessitam de biopsia para realizar o diagnóstico.

Em particular, a distinção da displasia cemento-óssea focal do fibroma ossificante pode ser difícil. Contudo, os achados na cirurgia são muito úteis para discriminar entre essas duas lesões. Antes do estágio esclerótico final, a displasia cemento-óssea consiste em tecido arenoso que pode ser curetado mediante pequenos fragmentos durante a biopsia (Figura 14.54).

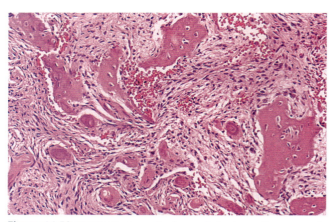

Figura 14.52 Displasia cemento-óssea. Fotomicrografia em grande aumento mostrando espículas de osso e tecido duro semelhante a cemento em um tecido conjuntivo fibroso moderadamente celular. Note a hemorragia em volta das trabéculas ósseas.

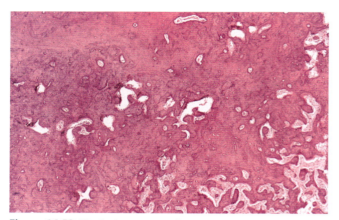

Figura 14.53 Displasia cemento-óssea. Lesões em estágio tardio mostrando massa esclerótica de material cemento-ósseo.

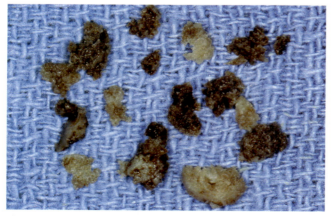

Figura 14.54 Displasia cemento-óssea. Espécime macroscópico composto de pequenos fragmentos arenosos de tecido.

Em contraste, os fibromas ossificantes tendem a se separar facilmente do osso e são removidos em uma ou várias massas grandes. Microscopicamente, ambas as lesões demonstram uma mistura de osso e partículas semelhantes a cemento; apesar de as diferenças histopatológicas serem sutis, devem ser valorizadas. As trabéculas ósseas no fibroma ossificante tendem a ser mais delicadas e demonstram pavimentação osteoblástica mais proeminente comparada às demais displasias cemento-ósseas. Além disso, as partículas cementoides na displasia cemento-óssea têm formato irregular e frequentemente exibem retração do estroma adjacente, enquanto as do fibroma ossificante são mais ovoides, e na maioria das vezes, demonstram borda em escova em íntima associação com o estroma adjacente. Embora o fibroma ossificante possa exibir hemorragia, a displasia cemento-óssea revela hemorragia livre por meio da lesão e uma vascularização sinusoidal em íntima associação com as trabéculas ósseas.

Tratamento e prognóstico

A displasia cemento-óssea não parece ser de natureza neoplásica; geralmente não requer remoção. Durante a fase predominantemente radiolucente, as lesões causam poucos problemas. No entanto, na fase esclerótica, as lesões tendem a ser hipovasculares e propensas à necrose e infecções secundárias ao mínimo estímulo. Para o paciente assintomático, o melhor manejo consiste em consultas de controle com profilaxia e reforço da higiene oral para controlar a doença periodontal e prevenir a perda dentária.

Como o início dos sintomas está geralmente associado à exposição das massas escleróticas na cavidade oral, procedimentos cirúrgicos (p. ex., biopsia ou exodontias eletivas) devem ser evitados. Em outros casos, os sintomas se iniciam após a exposição das massas escleróticas na cavidade oral como resultado de atrofia alveolar progressiva sob a prótese dentária. Portanto, os pacientes afetados devem ser encorajados a manter seus dentes. Implantes dentários nas áreas com lesão cemento-óssea geralmente não são recomendados, embora haja relatos anedóticos de colocação bem-sucedida de implantes. O manejo dos pacientes sintomáticos que desenvolveram osteomielite secundária é mais difícil. Antibióticos podem ser indicados, mas costumam não ser efetivos. Sequestro das massas semelhantes a cemento ocorre lentamente e, em seguida, por cicatrização. Saucerização do osso necrótico pode acelerar a cicatrização. Quando o cisto ósseo simples surge dentro do foco da displasia óssea, a exploração cirúrgica é necessária para se estabelecer o diagnóstico. Estes cistos ósseos simples em geral não cicatrizam tão rapidamente quanto os que ocorrem em um paciente jovem que não tem displasia óssea. Em alguns casos, os cistos persistem ou aumentam após a intervenção cirúrgica. Quando eles se enchem, o osso mantém uma aparência radiográfica anormal. Para auxiliar no reparo, o cisto e a proliferação fibro-óssea circundante costumam ser cuidadosamente curetados.

Alguns pesquisadores têm notado um subgrupo em casos raros (denominado *displasia óssea expansiva*) que exibem um crescimento progressivo, entretanto as características clínicas e patológicas são típicas da displasia cemento-óssea (Figura 14.55). Tais lesões podem ser relatadas mais frequentemente na região anterior da mandíbula em mulheres melanodermas africanas, com uma idade de início um pouco mais jovem em comparação com a displasia cemento-óssea convencional. Deslocamento dentário, perfuração cortical e extensão limitada para os tecidos moles são possíveis. Tais lesões com frequência requerem remoção cirúrgica.

Em geral, o prognóstico é bom. O desenvolvimento de sarcomas em áreas de displasia óssea foi relatado, porém são extremamente raros.

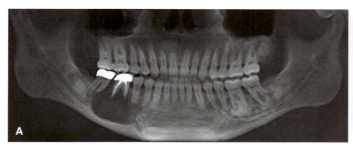 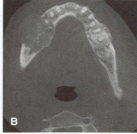

Figura 14.55 Displasia óssea expansiva. **A.** Mulher negra com displasia cemento-óssea bilateral, incluindo uma lesão expansiva no lado direito da paciente. **B.** A tomografia computadorizada (TC) mostra expansão tanto bucal quanto lingual. (Cortesia do Dr. Peter Franco.)

◆ CEMENTOMA GIGANTE FAMILIAR (DISPLASIA ÓSSEA EXPANSIVA FAMILIAR)

Embora o termo *cementoma gigantiforme* tenha sido usado no passado como sinônimo para a displasia óssea florida, a maioria dos estudiosos agora restringe o uso desse termo a uma doença hereditária rara conhecida como **cementoma gigantiforme familiar**. Essa doença extremamente rara exibe padrão autossômico dominante que demonstra alta penetrância e expressividade variável. É caracterizada por uma proliferação cemento-óssea envolvendo múltiplos quadrantes dos maxilares com início precoce e, frequentemente, expansão maciça.

Baseados nas similaridades microscópicas, alguns autores consideram o cementoma gigantiforme uma variante da displasia cemento-óssea (*displasia óssea expansiva familiar, displasia cemento-óssea florida familiar*). Comparável à displasia cemento-óssea, o cementoma gigantiforme familiar progride por meio de uma fase inicial radiolucente, uma fase intermediária mista radiolucente-radiopaca e uma fase radiopaca madura com estabilização da lesão. No entanto, uma tendência para início precoce, expansão óssea acentuada e uma fase de crescimento prolongada antes da maturação distinguem essa condição da displasia cemento-óssea. Alternativamente, com base na tendência para crescimento acentuado da lesão, outros autores preferem considerar o cementoma gigantiforme familiar uma neoplasia distinta ou um subtipo do fibroma ossificante.

Casos esporádicos com características clínicas e radiográficas similares às encontradas no cementoma gigantiforme familiar têm sido relatados usando vários termos, incluindo: *cementoma gigantiforme (não familiar), displasia óssea expansiva (não familiar), fibromas (cemento-) ossificantes múltiplos* e *fibromas ossificantes bilaterais*. Tais exemplos esporádicos parecem ser mais comuns que os familiares. Ainda permence incerto se esses casos esporádicos representam uma forma expansiva de displasia cemento-óssea, mutações espontâneas ou uma variante de fibroma ossificante. Estudos de genética molecular são necessários para desenvolver e entender a classificação apropriada para o espectro dessas problemáticas doenças.

Características clínicas e radiográficas

Diferente da displasia cemento-óssea, o cementoma familiar gigantiforme não exibe predileção por melanodermas e por sexo. Embora melanodermas possam ser acometidos, a maioria dos relatos é de famílias leucodermas ou de origem asiática. As alterações radiográficas podem iniciar o seu desenvolvimento na primeira década de vida. Na adolescência, a maioria dos pacientes exibe expansão clínica dos ossos gnáticos (Figura 14.56). Essas lesões afetam múltiplos quadrantes com envolvimento simultâneo da maxila e da mandíbula. As lesões podem crescer rápida ou lentamente. Apesar de o curso ser variável, muitos pacientes desenvolvem deformidade facial, assim como a impactação, o mau posicionamento e a má oclusão na dentição envolvida. Se não tratado, esse aumento ósseo geralmente cessa na quinta década de vida.

Radiograficamente, as lesões iniciais podem apresentar múltiplas radiolucências nas regiões periapicais, lembrando as vistas na displasia cemento-óssea. Com a progressão, os sítios afetados se expandem, substituindo o osso normal no quadrante envolvido e desenvolvendo um padrão radiopaco e radiolucente misto. Com a maturação adicional, as lesões se tornam predominantemente radiopacas, mas com frequência mantém um fino halo radiolucente. Como notado na displasia cemento-óssea, o osso afetado no estágio final é sensível ao estímulo inflamatório e torna-se necrótico frente ao menor estímulo agressor.

Alguns pesquisadores têm relatado fosfatase alcalina sérica elevada que diminui subsequentemente após a remoção cirúrgica das proliferações ósseas. Também tem sido relatada anemia em muitas mulheres afetadas com diferentes parentescos. Em uma família, duas mulheres afetadas demonstraram adenomas polipoides multifocais no útero que eram associados à hemorragia crônica e aparentemente causando anemia.

Além disso, em parentes diagnosticados com cementoma gigantiforme familiar, foram notadas fragilidade óssea e tendência à fratura dos ossos longos. De qualquer forma, alguns casos atualmente podem representar exemplos de uma nova entidade conhecida como *displasia gnatodiafisária* (uma condição autossômica dominante hereditária caracterizada por mutações no *GDD1* [ou gene anoctamina 5 (*ANO5*)], lesões fibro-ósseas difusas dos ossos gnáticos frequentemente com componente psamomatoide, fragilidade óssea e esclerose cortical dos ossos tubulares (ossos longos).

Características histopatológicas

Histopatologicamente, o cementoma gigantiforme familiar mostra características semelhantes às do fibroma cemento-ósseo e da displasia cemento-óssea florida.

Tratamento e prognóstico

Antes do final da fase esclerótica, procedimentos cirúrgicos estéticos não têm sido bem-sucedidos, pois o tecido displásico cresce com rapidez. Uma vez que as lesões sejam predominantemente

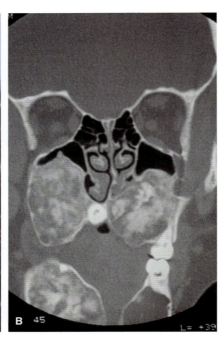

Figura 14.56 Cementoma gigantiforme familiar. Mulher jovem com grandes lesões envolvendo todos os quatro quadrantes dos ossos gnáticos. (**A.** De Abdelsayed RA, Eversole LR, Singh BS et al: Gigantiform cementoma: clinicopathologic presentation of 3 cases, *Oral Surg Oral Med Oral Pathol Oral Radiol Endod* 91:438-444, 2001; **B.** Cortesia do Dr. Rafik Abdelsayed.)

radiopacas, a remoção parcial pode levar a sequestro do osso remanescente. Por consequência, se for viável, a ressecção completa e a reconstrução são recomendadas. Como o cementoma gigantiforme pode estar associado a adenomas polipoides no útero, é prudente um exame ginecológico em todas as mulheres acometidas, especialmente naquelas com anemia.

◆ FIBROMA CEMENTO-OSSIFICANTE (FIBROMA OSSIFICANTE CONVENCIONAL; FIBROMA OSSIFICANTE; FIBROMA CEMENTIFICANTE)

Embora essa lesão possa lembrar a displasia cemento-óssea focal radiográfica e histopatologicamente, o **fibroma cemento-ossificante** é uma neoplasia verdadeira com potencial de crescimento. Esta neoplasia é relativamente rara, e muitos exemplos previamente relatados, na realidade, representam verdadeiras displasias cemento-ósseas focais.

A origem do fibroma cemento-ossificante é um tanto controversa. Com base em sua predileção por áreas com dentes nos maxilares e na capacidade de produzir uma mistura variável de trabéculas ósseas e esferas semelhantes a cemento, os pesquisadores têm sugerido que a origem é odontogênica ou a partir de células progenitoras do ligamento periodontal. No entanto, microscopicamente as neoplasias idênticas com diferenciação similar a cemento também têm sido relatadas na órbita, no osso frontal, etmoide, esfenoide e temporal ou áreas edêntulas dos maxilares, e muitos pesquisadores preferem designar o material semelhante a cemento presente no fibroma cemento-ossificante como variação do osso. De fato, alguns contêm osso e cemento e são essencialmente mineralizados e apenas podem ser distinguíveis com base na localização anatômica (p. ex., presença de cemento ao longo da superfície da raiz). Portanto, também foi proposta uma origem não odontogênica.

Nesta seção, utilizamos o termo *fibroma cemento-ossificante*. No entanto, vários termos alternativos (incluindo *fibroma ossificante*, *fibroma ossificante convencional – tipos odontogênicos e não odontogênicos*, e *fibroma cementificante*) também foram aplicados a este tumor. Além disso, alguns autores preferem o termo fibroma ossificante convencional para distinguir esta lesão do fibroma ossificante juvenil (ver a seguir).

Mutações no gene supressor de tumor *HRPT2* (ou *CDC73*) (que codifica a proteína parafibromina) foram identificadas em pacientes com uma condição rara conhecida como *síndrome do hiperpatireoidismo e tumores maxilomandibulares*. Esta doença rara de herança autossômica dominante é caracterizada por adenoma ou carcinoma de paratireoide, fibromas cemento-ossificantes das mandíbulas, cistos renais, tumores de Wilms e tumores uterinos. Além disso, os investigadores encontraram mutações em *HRPT2* em alguns poucos casos esporádicos de fibroma cemento-ossificante dos maxilares. No entanto, o papel patogenético potencial de tais mutações no fibroma cemento-ossificante ainda é pouco compreendido. Também é interessante observar que um estudo recente detectou alterações frequentes no número de cópias – especialmente envolvendo os cromossomos 7 e 12 – em fibromas cemento-ossificantes, mas não em displasia fibrosa dos maxilares.

Características clínicas e radiográficas

Os fibromas cemento-ossificantes ocorrem em uma variada faixa etária, com o maior número de casos encontrados durante a terceira e a quarta década de vida. Existe uma predileção pelo sexo feminino, com maior envolvimento da mandíbula que o da maxila. A área de pré-molares e molares inferiores é o sítio mais afetado. As lesões maxilares tendem a envolver o seio maxilar e a fossa canina.

As lesões pequenas são assintomáticas e detectadas apenas ao exame radiográfico. Lesões maiores resultam em aumento de volume indolor do osso envolvido (Figura 14.57); podem causar assimetria facial. Algumas lesões podem se tornar maciças e causar considerável deformidade. Dor e mobilidade dentária são pouco frequentes, e parestesia é rara. Muitos exemplos são únicos; de qualquer forma, lesões múltiplas sincrônicas foram raramente relatadas, sendo um achado isolado ou um componente da síndrome do hiperpatireoidismo e tumores maxilomandibulares.

Dependendo da quantidade de calcificação, o exame radiográfico mostra uma lesão bem definida que é radiolucente, mista (radiolucente e radiopaca) ou predominantemente radiopaca. Alguns exemplos exibem uma borda esclerótica. A maioria das lesões radiolucentes é unilocular. Lesões multiloculares às vezes podem representar formação simultânea de cisto ósseo aneurismático (ver anteriormente). Os fibromas ossificantes verdadeiros apresentam uma área radiopaca com um halo fino radiolucente na periferia; alguns relatos exemplificam esse padrão semelhante ao estágio final da displasia cemento-óssea focal. A expansão vestibulolingual do osso é comum, inclusive lesões extensas mandibulares demonstram um arqueamento característico da cortical inferior da mandíbula para baixo, e é possível o deslocamento inferior do canal mandibular. Os dentes adjacentes podem exibir divergência das raízes ou reabsorção das mesmas. Lesões maxilares podem deslocar o assoalho do seio.

Características histopatológicas

À exploração cirúrgica, a lesão tende a se separar facilmente do osso circundante; portanto, a lesão é normalmente enviada ao laboratório como massa ou partes consideráveis (Figura 14.58). Macroscópica e microscopicamente, muitas lesões são bem demarcadas, porém não encapsuladas. Contudo, uma cápsula fibrosa pode estar presente em alguns casos.

Ao exame microscópico, a neoplasia exibe tecido fibroso celularizado e contém material mineralizado (Figura 14.59). O componente mineralizado pode incluir uma variedade de osso osteoide e esferas basofílicas acelulares (ou semelhantes a cemento). As trabéculas ósseas variam de tamanho e frequentemente demonstram uma mistura de padrões imaturo e lamelar. Pavimentação osteoblástica e osteoide periférico estão geralmente presentes. As esférulas de material semelhante a cemento em

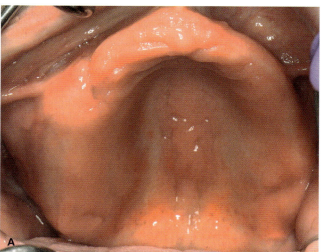
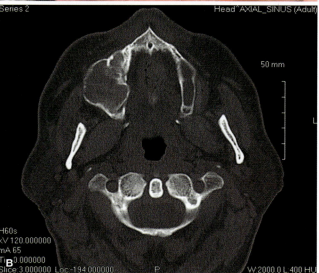

Figura 14.57 Fibroma cemento-ossificante. Foto clínica **(A)** e imagem de tomografia computadorizada (TC) **(B)** mostrando lesão extensa, expansiva na região posterior da mandíbula. (Cortesia do Dr. Greg Cobetto.)

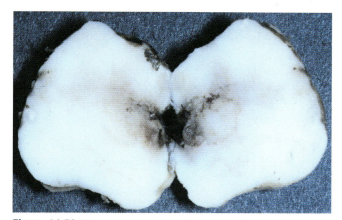

Figura 14.58 Fibroma cemento-ossificante. Visão macroscópica do espécime mostrando uma lesão bem circunscrita que foi removida em uma única peça e hemisseccionado.

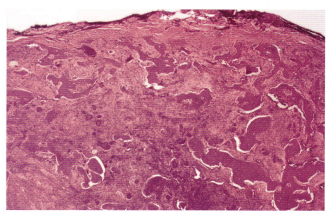

Figura 14.59 Fibroma cemento-ossificante. Esta fotomicrografia em menor aumento mostra um aumento de volume sólido bem-circunscrito. Trabéculas ósseas e glóbulos de material semelhante ao cemento podem ser vistos em um fundo de tecido conjuntivo fibroso.

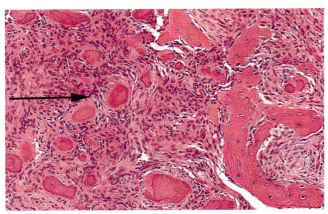

Figura 14.60 Fibroma cemento-ossificante. Fotomicrografia em maior aumento mostrando uma mistura de osso imaturo e material semelhante a cemento. Note as pequenas estruturas arredondadas demonstrando bordas periféricas em escova (seta).

geral demonstram bordas em escova que se misturam no tecido conjuntivo adjacente (Figura 14.60). Essas esferas podem ser cercadas por fibras de colágeno radiantes, lembrando as fibras de Sharpey dentro do ligamento periodontal. Sob luz polarizada, esse material semelhante a cemento pode exibir um padrão geométrico (*quilted pattern*). Hemorragia intralesional é pouco comum. A variação nos tipos de material mineralizado produzido pode ser útil na distinção entre fibroma cemento-ossificante e displasia fibrosa, que tem um padrão mais uniforme de diferenciação óssea. Raramente, a lesão pode exibir uma combinação de características do fibroma cemento-ossificante e da lesão central de células gigantes.

Tratamento e prognóstico

A natureza circunscrita do fibroma cemento-ossificante geralmente permite enucleação ou curetagem da neoplasia com relativa facilidade. Lesões grandes com considerável destruição óssea podem necessitar de ressecção cirúrgica e enxerto ósseo. A recidiva após a remoção completa da lesão é incomum, com uma taxa média de recorrência de aproximadamente 10% entre várias séries de casos relatadas. Em geral, o prognóstico é muito bom e não existe aparente potencial para a transformação maligna.

◆ FIBROMA OSSIFICANTE JUVENIL (FIBROMA OSSIFICANTE ATIVO JUVENIL; FIBROMA OSSIFICANTE AGRESSIVO JUVENIL; FIBROMA OSSIFICANTE AGRESSIVO)

O **fibroma ossificante juvenil** é uma lesão controversa que tem sido distinguida do grande grupo dos fibromas cemento-ossificantes com base em idade dos pacientes, sítios de envolvimento mais comuns e comportamento clínico. O termo inclui duas variantes clinicopatológicas distintas: (1) **trabecular** e (2) **psamomatoide**. Entre as lesões envolvendo o esqueleto craniofacial, a variante psamomatoide tem sido relatada com maior frequência que a variante trabecular.

A etiopatogenia é precariamente entendida. Em um pequeno número de casos de fibroma ossificante psamomatoide na órbita, alguns pesquisadores demonstraram a presença de pontos de quebra cromossômica não aleatórios no Xq26 e 2q33 resultando em translocação (X;2). Pesquisadores também identificaram amplificação de *MDM2* (gene E3 ubiquitina ligase) e *RASAL1* (gene ativador da proteína RAS tipo 1) em fibromas ossificantes juvenis; essas alterações podem estar associadas a um comportamento localmente agressivo e foram detectadas com uma frequência significativamente maior neste tipo de tumor em comparação com o fibroma cemento-ossificante e a displasia fibrosa craniofacial. Entre os estudos conduzidos até o momento, a falha na detecção de mutações do *GNAS* ou *HRPT2* nos fibromas ossificantes juvenis sugere que as lesões são distintas das displasias fibrosas e dos fibromas cemento-ossificantes.

Características clínicas e radiográficas

Os fibromas ossificantes juvenis mais frequentemente surgem em crianças e adolescentes e em adultos jovens; de qualquer forma, uma variada faixa etária tem sido relatada na variante psamomatoide (3 meses aos 72 anos) e na variante trabecular (1 até 33 anos). A idade média do diagnóstico fica em torno da variante trabecular (aproximadamente 12 anos *versus* 19 anos, respectivamente). A maioria dos autores relata haver uma pequena predileção pelos homens ou nenhuma predileção significativa. A variante trabecular primeiramente surge nos ossos gnáticos, enquanto a variante psamomatoide frequentemente envolve os seios paranasais e a região da órbita. Em ambas as variantes, o envolvimento gnático favorece ligeiramente a maxila.

Contudo, alguns casos exibem um crescimento lento, progressivo e considerável; outros exibem um crescimento rápido e agressivo. Pequenas lesões podem ser descobertas acidentalmente durante o exame radiográfico de rotina, enquanto as lesões maiores tendem a ocasionar aumento indolor e deformidade facial. Dor e parestesia são achados incomuns. Lesões que surgem nos seios paranasais penetram nas cavidades orbitária, nasal e craniana. Podem ocorrer obstrução nasal, epistaxe, sinusite, dor de cabeça, proptose, diplopia e resultar em cegueira. Raramente, a extensão intracraniana pode causar encefalite e meningite.

O exame radiográfico mostra lesões radiolucentes bem circunscritas ou uma mistura de radiolucência e radiopacidade (Figura 14.61). A borda esclerótica pode ser evidente em alguns casos. Opacificação homogênea tipo "vidro fosco", opacificação tipo "vidro fosco" com área radiolucente central, calcificações discretas ou o padrão multilocular de "favo de mel" também podem ser observados. Lesões agressivas causam expansão e adelgaçamento da cortical ou até mesmo rompimento da mesma. Semelhante aos fibromas cemento-ossificantes, os fibromas ossificantes periféricos produzem um deslocamento do córtex da mandíbula para baixo e deslocamento inferior do canal mandibular. Lesões dos ossos gnáticos podem causar deslocamento dentário, reabsorção da raiz e falha no desenvolvimento dentário. O envolvimento dos seios pode apresentar aspecto radiográfico de opacificação semelhante a nuvens, podendo ser confundido com sinusite.

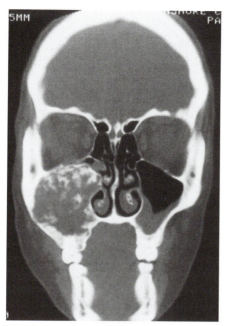

Figura 14.61 Fibroma ossificante juvenil. Tomografia computadorizada (TC) mostrando um grande lesão envolvendo a maxila esquerda e o seio maxilar de uma garota de 12 anos. Clinicamente, apresentou crescimento rápido.

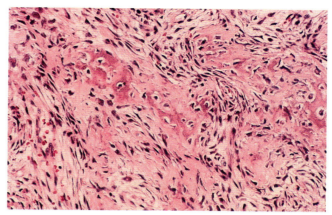

Figura 14.62 Fibroma ossificante juvenil, variante trabecular. Trabéculas ósseas celularizadas estão presentes em um estroma fibroso celular.

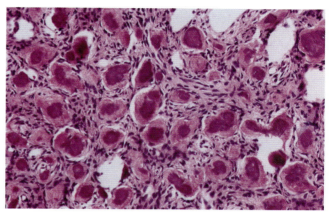

Figura 14.63 Fibroma ossificante juvenil, variante psamomatoide. Tecido conjuntivo fibroso celular contendo ossículos esféricos com centros basofílicos e margens periféricas eosinofílicas.

Características histopatológicas

Ambos os padrões são bem demarcados, porém não encapsulados. Entretanto, o componente mineralizado é muito diferente nos dois padrões. A variante trabecular mostra cordões irregulares de osteoide altamente celular contendo osteócitos volumosos e irregulares (Figura 14.62). Esses cordões são frequentemente recobertos por uma camada de osteoblastos volumosos e, em outras áreas, por osteoclastos multinucleados. Em contraste, o padrão psamomatoide forma ossículos esféricos que variam de tamanho, podendo ser redondo, oval ou concêntrico. Os ossículos normalmente aparecem basofílicos com a periferia eosinofílica de osteoide e borda em escova que se mistura no estroma circundante (Figura 14.63).

Em ambas as variantes, o produto mineralizado está inserido em um fundo de estroma fibroso. O estroma frequentemente é hipercelular, embora a celularidade possa variar. Figuras mitóticas podem ser observadas, mas não são numerosas nem atípicas. Aglomerados dispersos de células gigantes osteoclásticas são frequentemente evidentes na variante trabecular, enquanto células gigantes são um achado pouco frequente na variante psamomatosa. Na variante trabecular, o osteoide recém-formado muitas vezes se mistura imperceptivelmente com o estroma fibroso circundante. Zonas de hemorragia, células gigantes, edema e degeneração pseudocística podem se correlacionar com estrias marrons curvilíneas, grosseiramente evidentes na superfície de corte do tumor. Em ambas as variantes, a degeneração cística hemorrágica pode se assemelhar à formação de cisto ósseo aneurismático.

Tratamento e prognóstico

Para as lesões pequenas, a excisão local completa ou a curetagem cuidadosa da lesão parece ser mais adequada. A combinação de enucleação com curetagem ou osteotomia periférica pode diminuir o risco de recorrência. Para lesões maiores e mais agressivas uma ressecção mais ampla é requerida.

Ao contrário da taxa de recorrência negligenciável para fibromas cemento-ossificantes, uma taxa geral de recorrência de 21% foi relatada para fibromas ossificantes juvenis. Muitos relatos de recorrência atualmente podem representar a persistência do neoplasia após a remoção cirúrgica completa. A transformação maligna não tem sido documentada. Mortes decorrentes da lesão são extremamente raras e resultam principalmente de complicações causadas pela extensão intracraniana.

◆ OSTEOMA

Os **osteomas** são neoplasias benignas compostas de osso maduro compacto ou esponjoso. Os osteomas primariamente envolvem o esqueleto craniofacial e raramente ou nunca são diagnosticados em outros ossos. Os osteomas dos ossos gnáticos podem surgir na superfície do osso (**periosteal, periférico** ou **osteoma exofítico**) ou podem estar localizados no osso medular (**endosteal** ou **osteoma central**). **Osteomas extraesqueléticos**, localizados no músculo ou na derme (**osteoma cutâneo**), também são possíveis.

Existem algumas questões se os osteomas representam neoplasias verdadeiras, e se todas as lesões designadas como osteoma representam a mesma entidade. Alguns provavelmente resultam de lesão, um processo inflamatório ou um processo hamartomatoso. Como alguns osteomas surgem em áreas onde o músculo se insere no osso, alguns pesquisadores levantam a hipótese de que a tração muscular possa ser um fator que contribua. Com frequência, o tórus palatino, o tórus mandibular e as exostoses bucais (ver Capítulo 1) não são considerados como osteomas, embora eles sejam histopatologicamente idênticos. Como muitos osteomas são lesões pequenas e assintomáticas, há pouca informação confiável sobre sua frequência e distribuição demográfica.

Características clínicas e radiográficas

Os osteomas dos ossos gnáticos são mais detectados em adultos, com predileção pelo corpo da mandíbula e côndilo. Lesões envolvendo o corpo frequentemente são encontradas na face lingual próximos aos pré-molares e molares. Menos comumente as localizações mandibulares incluem o ângulo (particularmente a borda inferior), o processo coronoide e o ramo.

A maioria dos osteomas são solitários e assintomáticos com crescimento lento. Dor, deslocamento dentário e impacção dentária têm sido relatadas em minoria dos casos. Raramente, uma lesão pode se tornar particularmente grande e produzir marcante deformidade facial. Osteomas periosteais aparecem como pólipos ou massas sésseis na superfície do osso, enquanto os osteomas endosteais podem não ser clinicamente evidentes até eles ocasionarem uma expansão suficiente. Lesões multifocais podem surgir em associação com a síndrome de Gardner (ver a seguir). Além disso, osteomas unilaterais dos maxilares foram relatados em associação com a lipomatose encefalocraniocutânea (síndrome de Haberland).

Osteomas envolvendo o côndilo mandibular podem causar uma limitação na abertura de boca ou má oclusão, com desvio da linha média em direção ao lado não afetado. Dor e edema são possíveis. Alguns pesquisadores consideram os osteomas condilares como neoplasias verdadeiras enquanto outros os denominam *hiperostoses*. Pode ser difícil distinguir esse processo de hiperplasia condilar; entretanto, os osteomas condilares são lobulados, mas o côndilo mantém seu formato original.

Os osteomas das regiões sinusal e orbital (osteomas sino-orbitais) são ainda mais comuns do que as lesões gnáticas. Entre os seios paranasais, o seio frontal é o mais envolvido, seguido pelos seios etmoidal e maxilar. Lesões sinusais são assintomáticas, embora possam apresentar sintomatologia dolorosa, aumento de volume, sinusite e rinorreia. Osteomas na órbita podem causar proptose, diplopia e diminuição da acuidade visual. Raramente extensão intracraniana pode causar meningite, abscessos cerebrais e mucoceles intracranianas.

Radiograficamente, os osteomas geralmente aparecem como massas escleróticas circunscritas, embora lesões precoces possam parecer radiolucentes ou mistas, com áreas radiolucentes e radiopacas. Osteomas periosteais podem mostrar um padrão esclerótico uniforme ou demonstrar uma periferia esclerótica com padrão trabecular central (Figura 14.64). É difícil, se não impossível, diferenciar radiograficamente os osteomas endosteais menores da osteíte condensante, osteomielite esclerosante crônica focal ou osteoesclerose idiopática. A verdadeira natureza desses osteomas pode ser confirmada apenas pela documentação do crescimento contínuo.

Características histopatológicas

Os osteomas **compactos** (ou "**marfim**") são compostos de osso compacto de aparência normal mostrando tecido medular mínimo (Figura 14.65). Osteomas **esponjosos** são compostos de trabéculas ósseas e medula fibrogordurosa. A atividade osteoblástica pode estar levemente aumentada. Alguns osteomas sino-orbitais exibem características semelhantes ao "osteoblastoma", caracterizados por osteoblastos aumentados, osso emaranhado e estroma fibrovascular frouxamente organizado.

Tratamento e prognóstico

Pequenos osteomas assintomáticos não necessitam ser tratados, mas deveriam ser observados periodicamente. Excisão conservadora é apropriada para os osteomas grandes e sintomáticos do corpo da mandíbula. Por serem frequentemente sintomáticos, os osteomas condilares são removidos mediante cirurgia por ressecção ou condilectomia. Os osteomas sintomáticos dos seios paranasais podem ser removidos endoscopicamente, ou via abordagem cirúrgica aberta. A recidiva depois da excisão é rara, e não há relatos de transformação maligna.

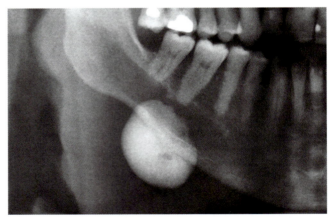

Figura 14.64 Osteoma. Radiografia panorâmica mostrando massa esclerótica, uniforme, proveniente da superfície posterior da mandíbula. (Cortesia do Dr. James Lemon.)

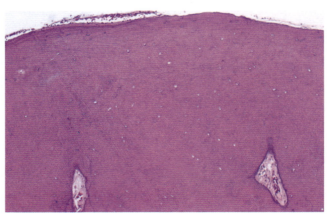

Figura 14.65 Osteoma. Este osteoma compacto é composto de osso denso, com apenas elementos medulares mínimos.

◆ SÍNDROME DE GARDNER

A **síndrome de Gardner** é uma doença rara caracterizada por pólipos intestinais, assim como várias anormalidades ósseas, na pele, nos tecidos moles e em outras localizações. Essa síndrome representa a variação da *polipose adenomatosa familial*, uma doença autossômica dominante caracterizada por mutações no gene supressor de tumor APC (*adenomatous polyposis coli*) no cromossomo 5q21 e um risco aumentado significativamente para câncer colorretal. A posição específica das mutações dentro do gene *APC* determina a gravidade da doença gastrintestinal e a natureza das descobertas extraintestinais. Tanto na polipose adenomatosa familiar clássica quanto na variante síndrome de Gardner, os pacientes desenvolvem centenas a milhares de pólipos adenomatosos colorretais, com quase 100% de progressão para câncer colorretal se não tratados. O termo *síndrome de Gardner* se refere a casos em que as manifestações extraintestinais são especialmente proeminentes. Outra variante da doença, a *polipose adenomatosa familiar atenuada*, é caracterizada por descobertas extraintestinais semelhantes, mas um número menor (de alguns a cem) de pólipos colorretais. A frequência estimada da polipose adenomatosa familiar varia de cerca de 1 em 7.000 a 1 em 31.000 nascidos vivos, embora seja difícil determinar a proporção exata de casos representados pela síndrome de Gardner ou outras variantes da doença.

Características clínicas e radiográficas

Em pacientes com a síndrome de Gardner, os pólipos colorretais se desenvolvem durante a segunda década de vida (Figura 14.66). As lesões são assintomáticas, mas podem causar diarreia, constipação, sangramento retal, anemia e dor abdominal. Os pólipos colorretais são adenomatosos (p. ex., pré-cancerosos com vários graus de displasia) e, se não tratados, acabam por se transformar em adenocarcinoma. Além disso, os pólipos frequentemente surgem no duodeno ou no fundo gástrico, embora apenas uma pequena porcentagem de pólipos nesses locais sofra transformação carcinomatosa.

Mais de 90% dos pacientes com síndrome de Gardner demonstram anomalias esqueléticas, sendo os osteomas as mais comuns delas. Os osteomas em geral são notados na puberdade e podem se tornar evidentes antes dos pólipos intestinais; de fato, a presença de múltiplos osteomas pode orientar um diagnóstico precoce para a síndrome de Gardner. Embora os osteomas possam afetar qualquer parte do esqueleto, as áreas mais comumente envolvidas são o crânio, os seios paranasais e a mandíbula. As lesões mandibulares ocorrem na região do ângulo da mandíbula e são associadas a proeminente deformidade facial. Por vezes, os osteomas do côndilo limitarão a abertura de boca. A maioria dos pacientes apresenta entre três e seis lesões ósseas. Os osteomas aparecem como radiopacidades que variam de poucos milímetros a muitos centímetros de diâmetro (Figura 14.67).

As anormalidades dentárias ocorrem em aproximadamente 22 a 30% dos pacientes e incluem odontomas, dentes supranumerários e dentes impactados. A frequência de dentes supranumerários não é nem de perto tão alta quanto a notada na displasia cleidocraniana. Hipercementose, raízes dentárias fundidas ou anormalmente longas e ausência congênita de dentes também foram relatadas em alguns indivíduos com a síndrome de Gardner.

Muitos pacientes mostram um ou vários cistos epidermoides na pele (Figura 14.68). Outros achados cutâneos incluem lipomas, fibromas, neurofibromas e leiomiomas. Tumores desmoides (neoplasias fibrosas, localmente agressivas do tecido mole) surgem em aproximadamente 10% dos pacientes. Essas lesões são mais frequentes nas mulheres do que nos homens e desenvolvem-se nas cicatrizes abdominais que se formam após a colectomia. Outras possíveis neoplasias extraintestinais incluem carcinoma de tireoide, adenoma nas glândulas adrenais ou adenocarcinoma, hepatoblastoma, adenocarcinoma pancreático, angiofibroma nasofaríngeo e neoplasias cerebrais. Além disso, as lesões pigmentadas do fundo de olho (também conhecidas como *hipertrofia congênita do epitélio pigmentar da retina*) são evidentes em cerca de 75% dos pacientes com polipose adenomatosa familiar. Essa anormalidade ocular está correlacionada com a mutação específica nos *loci* do gene *APC*.

Características histopatológicas

Histopatologicamente, os osteomas são em geral do tipo compacto. Uma lesão individual não pode ser diferenciada microscopicamente de um osteoma solitário.

Tratamento e prognóstico

O principal problema para pacientes com síndrome de Gardner é o alto risco de transformação dos pólipos intestinais em adenocarcinoma. Sem tratamento, em torno de 50% dos pacientes desenvolvem câncer colorretal por volta dos 30 anos, e a frequência da transformação maligna é de 100% próximo à quinta década. Por essa razão, a colectomia profilática é comumente recomendada. Testes clínicos têm mostrado a regressão de alguns pólipos com inibidores da ciclo-oxigenase-2 (COX-2), como o sulindaco, mas são necessários mais estudos.

Os pacientes também são monitorados para o desenvolvimento das malignidades extracolônicas ou tumores desmoides. Aconselhamento genético também é indicado. Osteomas e cistos epidermoides devem ser removidos caso haja comprometimento estético ou funcional. O manejo dentário envolve exodontias dos dentes impactados, remoção dos odontomas e tratamento protético. O movimento ortodôntico pode ser dificultado devido ao aumento da densidade óssea dos osteomas.

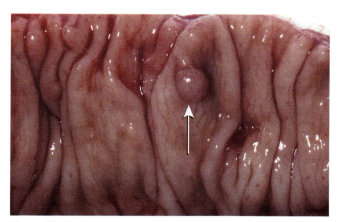

Figura 14.66 Síndrome de Gardner. Um segmento de intestino grosso removido mostrando formação de pólipo (*seta*).

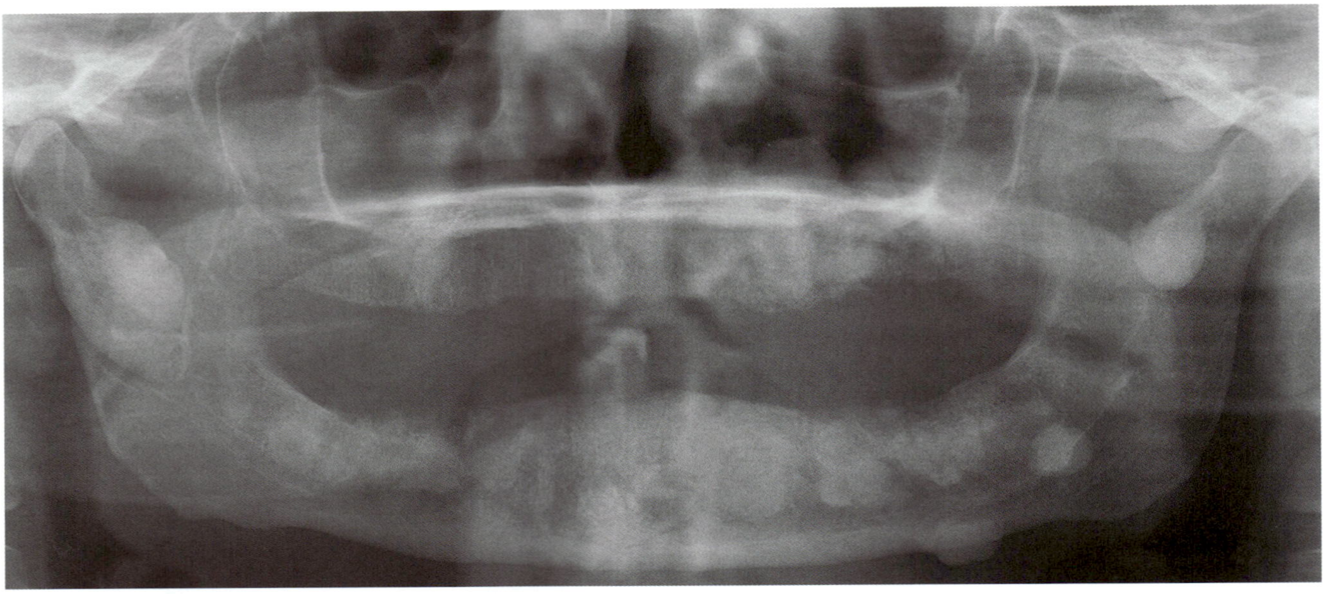

Figura 14.67 Síndrome de Gardner. Radiografia panorâmica mostrando múltiplos osteomas nos ossos gnáticos. (Cortesia do Dr. Terry Day.)

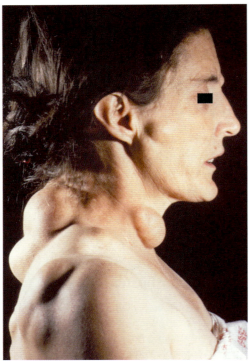

Figura 14.68 Síndrome de Gardner. Esta paciente tem múltiplos e grandes cistos epidermoides. (Cortesia do Dr. Willliam Welton.)

♦ OSTEOBLASTOMA (OSTEOMA OSTEOIDE GIGANTE) E OSTEOMA OSTEOIDE

O **osteoblastoma** e o **osteoma osteoide** são neoplasias ósseas benignas intimamente relacionadas, que se originam dos osteoblastos. Elas exibem características histopatológicas similares, mas diferem um pouco na apresentação clínica. O osteoma osteoide apresenta um potencial de crescimento mais limitado do que o osteoblastoma; tradicionalmente, as lesões são distinguidas com base no tamanho da lesão, sendo que os osteomas osteoides medem menos de 1,5 ou 2 cm de diâmetro e os osteoblastomas medem neste limiar ou acima dele. Além disso, embora ambos os tipos de lesão frequentemente causem dor, o osteoma osteoide está associado mais especificamente à dor noturna aliviada por AINEs. Esta característica pode ser explicada pela presença de um *nidus* tumoral com alta concentração de nervos periféricos e prostaglandinas.

A maioria dos pesquisadores considera estas lesões como verdadeiras neoplasias, embora alguns tenham proposto que o crescimento limitado do osteoma osteoide sugira um processo inflamatório ou um processo incomum de cicatrização. Em apoio a uma natureza neoplásica, rearranjos recorrentes de *FOS* e *FOSB* recentemente foram identificados tanto no osteoblastoma quanto no osteoma osteoide. Essas alterações genéticas compartilhadas sugerem que essas entidades podem representar variantes da mesma lesão.

Características clínicas e radiográficas

Osteoblastoma

Os osteoblastomas são raros e representam menos de 1% de todas as neoplasias ósseas. Os sítios mais afetados são a coluna vertebral, os ossos longos, a região pélvica, o tálus, os ossos faciais e os pequenos ossos das mãos e dos pés. Entre os ossos gnáticos, existe uma predileção mandibular, com muitos exemplos de envolvimento da região posterior. Aproximadamente 85% dos osteoblastomas gnáticos ocorrem antes dos 30 anos e existe uma leve predileção pelas mulheres.

Muitos osteoblastomas se apresentam com 2 a 4 cm, mas podem ser maiores que 10 cm. Dor surda, sensibilidade e aumento de volume são características comuns. Ao contrário da dor associada ao osteoma, a dor associada ao osteoblastoma em geral não é aliviada pelos AINEs. Em muitos casos, lesões dolorosas nos ossos gnáticos podem ser mal interpretadas como evidência de infecção odontogênica. Podem causar mobilidade dentária, reabsorção radicular ou deslocamento dentário.

Radiograficamente, o osteoblastoma pode aparecer como uma lesão radiolucente bem ou mal definida, ao redor das áreas radiolucentes ovais com áreas irregulares de mineralização (Figura 14.69). Alguns exemplos demonstram mineralização considerável. A esclerose reativa circundando a lesão é menos proeminente no osteoblastoma do que no osteoma osteoide. A maioria dos osteoblastomas pode surgir no osso medular, embora a origem periosteal ou intracortical seja também possível.

Um pequeno grupo de osteoblastomas (**osteoblastomas agressivos**) é caracterizado por aspectos histopatológicos mais atípicos e comportamento localmente agressivo. Essas neoplasias em geral ocorrem em pacientes com mais de 30 anos. Uma variedade de ossos, incluindo a mandíbula, pode estar envolvida. A dor é um sintoma comum e pode ser grave. Osteoblastomas agressivos exibem radiograficamente achados semelhantes dos osteoblastomas convencionais, mas tendem a ser maiores (superiores a 4 cm de diâmetro).

Osteoma osteoide

Os osteomas osteoides compreendem cerca de 3% de todas as neoplasias ósseas primárias. As lesões ocorrem mais frequentemente no fêmur e na tíbia, porém são raras nos ossos gnáticos. Os tumores gnáticos tendem a ocorrer nas regiões posteriores, com uma ligeira predominância mandibular e um pico nas segunda e terceira décadas de vida. Entretanto, as lesões extragnáticas demonstram uma predileção pelos homens, e as lesões nos ossos gnáticos não exibem predileção por sexo. O sintoma clínico mais importante é a dor que é mais grave durante a noite e aliviada por AINEs. No entanto, a dor noturna aliviada pelos AINEs tem sido documentada com mais frequência entre as lesões extragnáticas do que as lesões da mandíbula.

Radiograficamente, o osteoma osteoide aparece como uma lesão radiolucente bem circunscrita, com uma zona circundante oval (ou *nidus*) de esclerose reativa e espessura variável.

A radiolucência pode se apresentar como um nódulo capaz de conter uma radiopacidade central, resultando em aparência semelhante a um alvo (Figura 14.70). O nódulo tipicamente mede menos de 1,5 cm de diâmetro, sendo mais comum o surgimento a partir do osso cortical, apesar de origens medulares e periosteais serem possíveis. Uma reação periosteal pode ser vista ocasionalmente.

Características histopatológicas

Microscopicamente, tanto o osteoma osteoide quanto o osteoblastoma exibem trabéculas irregulares de osteoide ou osso compacto, rodeados por numerosos osteoblastos e osteoclastos dispersos. Os osteoblastos têm citoplasma amplo e núcleos hipercromáticos (Figura 14.71). O estroma consiste em tecido conjuntivo fibroso com canais vasculares dilatados dispersos e áreas de hemorragia. A vascularização tende a ser mais proeminente nos osteoblastomas do que no osteoma osteoide. Na periferia, existe uma zona mais proeminente de osso esclerótico denso no osteoma osteoide do que no osteoblastoma.

Os osteoblastomas agressivos geralmente demonstram lençóis ou camadas únicas de osteoblastos grandes (epitelioides) com atividade mitótica ocasional, osteoide em forma de renda

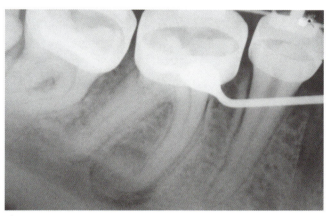

Figura 14.70 Osteoma osteoide. Lesão mista radiolucente e radiopaca, circunscrita próxima ao ápice mesial do primeiro molar inferior. O paciente tinha dor noturna leve que era aliviada com ácido acetilsalicílico. (Cortesia da Dra. Ellen Eisenberg.)

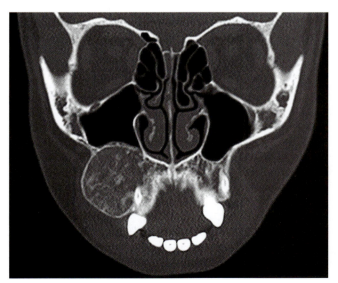

Figura 14.69 Síndrome de Gardner. Imagem de tomografia computadorizada mostrando lesão mista radiolucente e radiopaca, expansiva na maxila. (Costesia do Dr. Michael Zetz.)

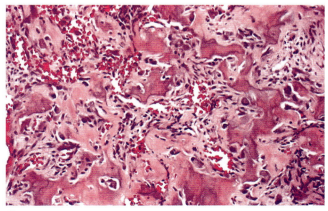

Figura 14.71 Osteoblastoma. Fotomicrografia em grande aumento mostrando trabéculas ósseas irregulares com pavimentação osteoblástica proeminente e osteoclastos.

("matriz óssea azul") e trabéculas ósseas irregulares. No entanto, a morfologia epitelioide nem sempre se correlaciona com o comportamento clínico agressivo. A diferenciação entre osteoblastoma agressivo e osteossarcoma de baixo grau pode ser muito difícil, embora o crescimento infiltrativo, marcada atipia citológica e figuras de mitose atípicas favoreçam o último. Outra variante rara de osteoblastoma é o *osteoblastoma multinodular epitelioide*, caracterizado por proliferação multinodular de osteoblastos epitelioides com ou sem matriz óssea.

A hibridização *in situ* por fluorescência (FISH) pode ser realizada para detectar rearranjos de *FOS* ou *FOSB* em osteoblastomas e osteomas osteoides. Além disso, a superexpressão de *FOS* pode ser demonstrada por imuno-histoquímica, embora a descalcificação da amostra possa diminuir a imunorreatividade.

Tratamento e prognóstico

A maioria dos osteomas osteoides e osteoblastomas dos ossos gnáticos é tratada por excisão local ou curetagem. Alguns osteomas osteoides podem regredir espontaneamente; de qualquer forma, muitos clínicos preferem a remoção cirúrgica após longo tempo de observação e o manejo da dor com AINEs. Para lesões extragnáticas, técnicas minimamente invasivas (p. ex., excisão guiada por tomografia computadorizada [TC] e ablação por radiofrequência) têm ganhado popularidade recentemente.

Recidivas após a remoção completa são incomuns; muitas recidivas relatadas podem ser atribuídas à excisão incompleta. O osteoma osteoide não exibe potencial para a transformação maligna, e o osteoblastoma sozinho raramente se transforma em osteossarcoma. Se o osteoblastoma agressivo tem exibido grande potencial de recidiva comparado ao osteoblastoma convencional é um conceito controverso, embora metástases e mortes decorrentes de osteoblastoma agressivo não tenham sido relatadas.

◆ CEMENTOBLASTOMA (CEMENTOMA VERDADEIRO)

O **cementoblastoma** é uma neoplasia benigna de cementoblastos e representa menos de 1% de todos os tumores odontogênicos. Muitos pesquisadores acreditam que essa lesão represente uma neoplasia verdadeira de cemento. Pelo fato de o cementoblastoma apresentar uma semelhança histopatológica com o osteoblastoma (ver seção anterior), muitos autores consideram o cementoblastoma uma variante do osteoblastoma. O principal fator para distinguir é se a lesão está fusionada à raiz ou não. Por causa da similaridade com o osteoblastoma, o cementoblastoma é discutido melhor aqui do que no Capítulo 15.

Características clínicas e radiográficas

Aproximadamente 80% dos casos aparecem na mandíbula primariamente surgindo na região de molares e pré-molares. Quase a metade envolve o primeiro molar permanente. Dentes impactados, inclusos ou dentes decíduos raramente podem ser acometidos. Não existe predileção por sexo. A neoplasia afeta pacientes jovens, com uma idade média de 24 anos e um pico nas segunda e terceira décadas de vida. O tamanho médio da lesão é de cerca de 2 cm (variando de 0,5 a 8 cm). Dor e aumento de volume estão presentes em cerca de 70% dos casos relatados. O dente associado responde normalmente ao teste de vitalidade pulpar, embora a perda de vitalidade seja observada em cerca de 20% dos casos. A maioria dos pesquisadores considera esta lesão inócua; no entanto, podem ser observados sinais de comportamento localmente agressivo, incluindo expansão óssea, perfuração cortical, deslocamento dos dentes adjacentes, envolvimento de vários dentes, envolvimento do seio maxilar e infiltração da câmara pulpar e raízes.

Radiograficamente, a lesão aparece em geral como massa radiopaca que está fundida a um ou mais dentes e é circundada por um fino halo radiolucente (Figura 14.72). Em casos raros, a lesão pode parecer totalmente radiolucente. O contorno da raiz ou das raízes do dente envolvido está geralmente obscurecido como resultado da reabsorção radicular e fusão da neoplasia com o dente. O deslocamento inferior do canal mandibular pode ser evidente em cerca de um quarto dos casos.

Características histopatológicas

As características histopatológicas do cementoblastoma estão bem próximas às do osteoblastoma. De qualquer forma, a primeira característica de distinção é a fusão do tumor com o dente envolvido (Figura 14.73). O exame microscópico mostra lençóis e trabéculas espessas de material mineralizado com lacunas posicionadas de

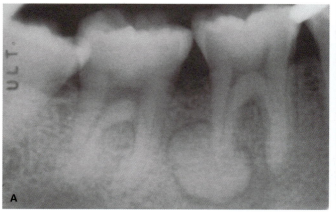
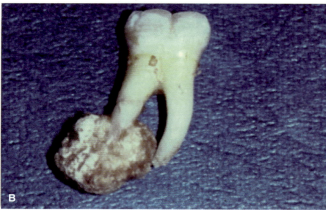

Figura 14.72 Cementoblastoma. A. Um aumento de volume densamente mineralizado é visto no ápice da raiz distal do primeiro molar. A raiz está parcialmente reabsorvida. **B.** O espécime cirúrgico mostra que o aumento de volume está preso à raiz. (Cortesia do Dr. John Wright.)

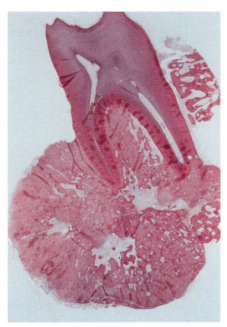

Figura 14.73 Cementoblastoma. Fotomicrografia de pequeno aumento mostrando o tumor associado às raízes do dente.

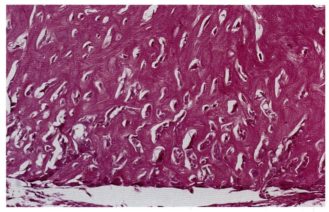

Figura 14.74 Cementoblastoma. Tecido mineralizado contendo numerosos cementoblastos volumosos.

forma irregular e linhas reversas basofílicas proeminentes. O estroma é composto de tecido fibrovascular celularizado. Há com frequência células gigantes multinucleadas, além de proeminentes células semelhantes a blastos margeando as trabéculas mineralizadas (Figura 14.74). A periferia da lesão, correspondente à zona radiolucente vista na radiografia, é composta de matriz não calcificada, que na maioria das vezes está arranjada em colunas radiais. Em poucos casos, as lesões podem se infiltrar na câmara pulpar e nos canais radiculares dos dentes envolvidos.

Tratamento e prognóstico

O tratamento consiste na extração cirúrgica dos dentes juntamente com a massa calcificada anexada. Uma possível alternativa é a excisão da massa com a amputação da raiz seguida de tratamento endodôntico do dente envolvido. Alguns pesquisadores sugerem que a extração suplementar ou a excisão com curetagem óssea podem diminuir o risco de recidiva. Lesões excepcionalmente grandes podem exigir ressecção cirúrgica. A taxa geral de recorrência é de aproximadamente 12%. Um aumento do risco de recorrência foi observado entre os casos que apresentam expansão óssea ou perfuração cortical.

◆ CONDROMA

Os **condromas** são neoplasias benignas compostas de cartilagem hialina madura. Eles compreendem aproximadamente 16% dos tumores benignos do osso e mais frequentemente surgem nos ossos curtos das mãos e dos pés. Nos ossos craniofaciais, um diagnóstico de condroma deve ser visto com grande ceticismo, pois muitos casos relatados têm apresentado recidivas e exibido um comportamento maligno. Existem apenas poucos relatos individuais e uma pequena série de condromas nos ossos gnáticos, com a maioria dos exemplos surgindo da cartilagem ou restos cartilaginosos no côndilo, maxila anterior, sínfise mandibular e processo coronoide.

Os condromas surgem predominantemente dentro do osso medular (*condromas intraósseos*), mas alguns podem se desenvolver logo abaixo do periósteo (*condromas periosteais*). A maioria dos condromas é solitária, embora múltiplas lesões (*condromatose*) possam se desenvolver nos seguintes distúrbios não hereditários:

- **Doença de Ollier** (condromatose com envolvimento predominantemente unilateral do esqueleto apendicular)
- **Síndrome de Maffucci** (condromatose com angiomas extrasqueléticos).

A condromatose difere do condroma solitário, pois parece representar um distúrbio do desenvolvimento da ossificação endocondral (ou "displasia de cartilagem"), em vez de uma verdadeira neoplasia.

Os condromas frequentemente abrigam mutações somáticas em *IDH1* e *IDH2* (genes 1 e 2 da desidrogenase do isocitrato). Eles também podem exibir mutações ou alterações estruturais em *COL2A1* e *YEATS2*. Tais anormalidades genéticas também podem ser encontradas em condrossarcomas; no entanto, alterações adicionais (como a amplificação de *CDKN2A*) podem ajudar a distinguir condrossarcomas de condromas.

Características clínicas e radiográficas

Mais de 60% dos condromas são diagnosticados na segunda, terceira ou quarta década de vida, e não existe predileção por sexo. Muitos exemplos gnáticos têm sido encontrados nos côndilos ou região anterior da maxila de pacientes adultos. Em geral, as lesões são indolores e crescem de maneira lenta. Contudo, neoplasias condilares podem causar dor, limitação de abertura de boca e desvio da linha média da mandíbula. As lesões surgem adjacentes aos dentes, podendo causar mobilidade dentária e reabsorção radicular. Radiograficamente, os condromas aparecem como radiolucências bem definidas com áreas centrais de opacificação.

Características histopatológicas

Histopatologicamente, o condroma aparece como massa lobular de cartilagem hialina madura, bem circunscrita. A cartilagem demonstra lacunas bem formadas, contendo pequenos condrócitos com citoplasma pálido e núcleos pequenos e arredondados. A distinção microscópica entre um condroma e um condrossarcoma de baixo grau dos ossos gnáticos pode ser difícil (ver adiante).

Tratamento e prognóstico

É sábio considerar que qualquer lesão nos ossos gnáticos diagnosticada como condroma pode potencialmente representar um condrossarcoma. O tratamento consiste em uma remoção cirúrgica total do tumor.

◆ FIBROMA CONDROMIXOIDE

O **fibroma condromixoide** é uma neoplasia benigna cartilaginosa rara que representa menos de 1% de todas as neoplasias ósseas primárias. Estudos citogenéticos detectaram frequentes anomalias no cromossomo 6, e a regulação positiva do gene do receptor metabotrópico de glutamato-1 (*GRM1*), localizado no cromossomo 6q24.3, parece ser um evento importante no desenvolvimento do tumor.

Características clínicas e radiográficas

Os fibromas condromixoides apresentam predileção por adultos jovens e envolvem mais comumente a região metafisária dos ossos longos, especialmente a tíbia proximal e o fêmur distal. Apenas cerca de 2% dos casos surgem nos ossos craniofaciais, onde os possíveis locais de envolvimento incluem região nasossinusal, osso occipital, osso temporal, região orbital e maxilares. Dependendo da localização do tumor, os sintomas podem incluir congestão nasossinusal, dor de cabeça, perda auditiva, zumbido, vertigem, paralisia do nervo craniano e distúrbios visuais.

Entre os relatos de lesões nos ossos gnáticos, observa-se que a idade média de diagnóstico é de aproximadamente 28 anos (variando dos 9 aos 67 anos), com o pico na segunda e terceira décadas. Não existe predileção por sexo. A lesão ocorre mais frequentemente na mandíbula do que na maxila. Os sinais e sintomas iniciais incluem aumento de volume e dor. Entretanto, alguns casos são assintomáticos, sendo detectados no exame radiográfico de rotina.

Radiograficamente, os fibromas condromixoides dos ossos gnáticos se apresentam como uma lesão radiolucente bem circunscrita com margens escleróticas. As bordas da lesão podem parecer festonadas, lobuladas ou ovais. O diâmetro máximo pode variar de 1,0 a 6,5 cm (média de 3,3 cm). A rarefação ou destruição cortical (frequentemente com um padrão hemisférico "semelhante à mordida") é comum, mas o periósteo geralmente permanece intacto. Trabeculação interna pode ser evidente, e opacidades radiopacas centrais são observadas em cerca de 10% dos casos.

Características histopatológicas

O exame microscópico mostra áreas lobuladas de células estrelárias ou fusiformes com abundante substância intercelular mixoide ou condroide. Os lóbulos exibem um aumento da celularidade na periferia. Entre os lóbulos existe tecido celular fibroso composto por células arredondadas ou fusiformes com número variável de células gigantes multinucleadas (Figura 14.75). Também podem estar presentes calcificações grosseiras e irregulares, bem como

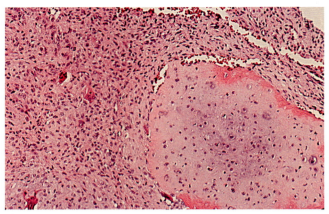

Figura 14.75 Fibroma condromixoide. Tecido conjuntivo mixoide com células gigantes dispersas e focos de diferenciação cartilaginosa.

espículas ósseas residuais. A formação focal de cartilagem hialina é rara. Ocasionalmente, grandes células pleomórficas podem causar confusão com condrossarcoma; no entanto, o condrossarcoma mostra hipercelularidade ao longo dos lóbulos tumorais e não apresenta uma aparência radiográfica benigna.

Tratamento e prognóstico

Existe uma controvérsia referente ao tratamento mais apropriado para o fibroma condromixoide. Muitos autores advogam a remoção cirúrgica conservadora, enquanto outros preferem a remoção ampla. Em geral, as lesões relativamente pequenas dos ossos gnáticos são tratadas com enucleação local ou curetagem, mas as lesões maiores necessitam de ressecção. Alguns pesquisadores têm relatado que o preenchimento dos defeitos cirúrgicos com enxerto ósseo seguido de curetagem resulta em menor taxa de recorrência do que apenas na curetagem. A radioterapia é contraindicada por causa do risco de induzir transformação maligna ou osteorradionecrose.

O fibroma condromixoide é uma neoplasia benigna, com aproximadamente 25% dos casos nos ossos longos apresentando recidiva após curetagem. Entre as neoplasias nos ossos gnáticos relatadas, a recorrência foi observada em menos de 10% dos casos.

◆ CONDROMATOSE SINOVIAL (CONDROMETAPLASIA SINOVIAL; OSTEOCONDROMATOSE SINOVIAL)

A **condromatose sinovial** é uma artropatia rara, benigna, caracterizada pelo desenvolvimento de nódulos cartilaginosos na membrana sinovial. A etiopatogenia é pouco entendida. A condromatose sinovial parece representar um fenômeno reativo secundário, um processo metaplásico. Entretanto, estudos recentes que demonstram rearranjos nos genes *FN1* (fibronectina 1) e/ou *ACVRA2* (receptor de ativina 2A) em mais da metade dos casos examinados sugerem que pode representar uma verdadeira neoplasia benigna. Podem ser subclassificadas como *condromatose sinovial primária* (p. ex., em casos em que não se identificam os fatores etiológicos) ou *condromatose sinovial* *secundária* (p. ex., casos associados a traumas, uso excessivo da articulação, doença articular inflamatória ou artropatias não inflamatórias).

A condição ocorre geralmente em três estágios. No primeiro estágio, nódulos cartilaginosos ou osteocartilaginosos se desenvolvem na membrana sinovial. Posteriormente, esses nódulos se destacam, com alguns se encontrando livres, no espaço articular, e outros permanecendo na membrana sinovial. Na fase final, os nódulos são encontrados apenas no espaço da articulação. As partículas separadas são chamadas de corpos livres.

Características clínicas e radiográficas

A doença afeta mais comumente grandes articulações tais como joelho, ombro, quadril e ombro. O envolvimento da ATM é incomum, embora nos últimos anos tenha havido um aumento no número de casos relatados, possivelmente por causa da melhora das técnicas de imagem e maior atenção à doença.

A condromatose sinovial da ATM ocorre em uma ampla faixa etária (12 a 82 anos), com média de idade no momento do diagnóstico de aproximadamente 40 a 50 anos. Em contraste, nos achados em outras articulações, há uma predileção por mulheres. A apresentação clínica não é específica e, portanto, o atraso no diagnóstico é comum. Achados típicos incluem aumento de volume periarticular, dor, crepitação, limitação da abertura bucal e desvio da mandíbula em relação à linha média. Dor de cabeça, distúrbios sensoriais e paralisia do nervo facial não são frequentes. Em raros casos, a doença pode não produzir sintomas.

O processo em geral é confinado apenas a uma articulação. Contudo, o envolvimento bilateral e a extensão extra-articular (p. ex., lesões na ATM com erosão na cabeça do côndilo, base do crânio ou estruturas intracranianas) têm sido relatados em alguns casos. Dentro da ATM, a doença inicialmente envolve os espaços superiores; entretanto, o envolvimento dos espaços inferiores é possível.

Radiograficamente, os corpos soltos na articulação podem parecer estruturas radiopacas arredondadas, de formato irregular e tamanho variável (Figura 14.76). Outros achados podem incluir irregularidade e alargamento do espaço articular e esclerose e hiperostose da fossa glenoide ou condilar. Esses achados não são diagnósticos de condromatose sinovial e podem ser vistos em outras doenças articulares degenerativas. Da mesma forma, a falha na detecção de corpos soltos nos estudos de imagem não exclui o diagnóstico de condromatose sinovial. A TC e a ressonância magnética (RM) têm sido indicadas como os procedimentos de diagnóstico por imagens mais sensíveis e demonstram muitas características da condromatose sinovial.

Características histopatológicas

Nódulos de cartilagem hialina estão presentes na sinóvia e encontram-se soltos no espaço articular. Esses podem variar de um a mais de 200 corpos livres. Os nódulos cartilaginosos se tornam calcificados e podem ossificar. Particularmente em lesões primárias, os condrócitos podem parecer atípicos com núcleos grandes, hipercromáticos e binucleados (Figura 14.77). Contudo, a correlação dos achados clínicos e radiográficos pode auxiliar em distinguir a condromatose sinovial do condrossarcoma.

Tratamento e prognóstico

A condromatose sinovial da ATM é tratada por sinovectomia parcial ou completa e pela remoção de todos os corpos soltos, em alguns momentos combinada com meniscectomia. A condilectomia é reservada para casos não usuais com grave destruição condilar. A cirurgia é realizada mais por meio de artrotomia aberta, embora a artroscopia ou artrocentese possam ser usadas para biopsia, de modo a selecionar casos para o tratamento.

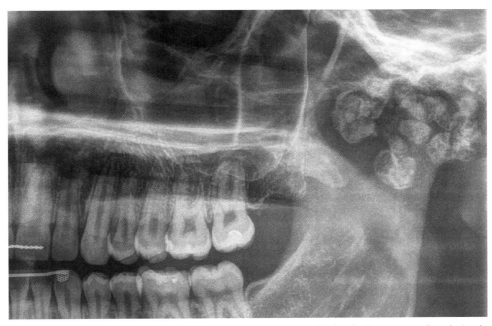

Figura 14.76 Condromatose sinovial. Tomografia computadorizada (TC) mostrando opacidades de diversos tamanhos dentro da região da articulação temporomandibular (ATM). (Cortesia do Dr. Ankur Johri.)

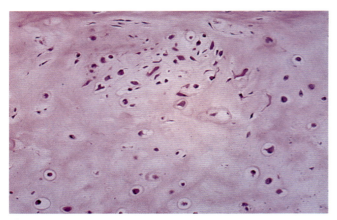

Figura 14.77 Condromatose sinovial. Fotomicrografia de um de vários nódulos removidos no momento da sinovectomia. A cartilagem mostra um certo grau de atipia e, em uma situação clínica diferente, a imagem histopatológica poderia ser interpretada como um condrossarcoma de baixo grau.

Uma abordagem mais ampla geralmente é necessária para os casos de envolvimento extra-articular.

O prognóstico é bom, com uma baixa frequência de recidiva após excisão cirúrgica, embora alguns pesquisadores tenham notado um comportamento mais agressivo e uma taxa de recorrência mais alta entre as lesões primárias comparadas às lesões secundárias. Desta maneira, exames periódicos para acompanhamento são prudentes. A transformação maligna da condromatose sinovial da ATM é extremamente rara.

◆ FIBROMA DESMOPLÁSICO

O **fibroma desmoplásico** do osso é uma neoplasia fibroblástica, benigna, localmente agressiva, que compreende menos de 1% das neoplasias ósseas primárias. Os achados clinicopatológicos e ultraestruturais sugerem que essa neoplasia representa a contraparte óssea da fibromatose do tecido mole (tumor desmoide) (ver Capítulo 12). Até o momento, existem apenas estudos genéticos limitados de fibromas desmoplásicos ósseos para identificação de mutações em *CTTNB1* e *APC*; esses genes estão envolvidos na via Wnt/betacatenina e têm sido implicados na patogênese da fibromatose de tecidos moles. Além disso, estudos imuno-histoquímicos para a expressão nuclear de betacatenina em fibromas desmoplásicos têm produzido resultados variáveis. Em poucos casos, lesões dos ossos gnáticos semelhantes ao fibroma desmoplásico têm sido relatadas em associação com esclerose tuberosa.

Características clínicas e radiográficas

Muitos fibromas desmoplásicos do osso surgem em pacientes mais jovens que 30 anos. As localizações mais comuns são mandíbula, fêmur, tíbia, rádio e ossos pélvicos.

Entre as lesões nos ossos gnáticos relatadas na literatura de língua inglesa, a variação de idade é de 6 meses a 70 anos, com média de aproximadamente 14 anos. Não há predileção por sexo. Mais de 80% dos casos acometem a mandíbula, mais frequentemente no corpo posterior, na área de ângulo e ramo. A maioria dos pacientes exibe um aumento de volume indolor com crescimento variando de lento a rápido, embora a dor tenha sido relatada em alguns casos. Limitação da abertura, má oclusão, mobilidade e deslocamento dentário, reabsorção radicular, erupção dentária retardada, disfunção da ATM, fratura patológica, proptose, obstrução nasal, infecções recorrentes e disestesias também são possíveis.

Radiograficamente, a lesão aparece como uma área radiolucente multilocular ou unilocular, com as margens mal ou bem definidas (Figura 14.78). O osso é expandido e o córtex é afinado; a reação da cortical óssea ao imitar a aparência de um osteossarcoma é rara. O rompimento da cortical e a extensão em direção aos tecidos moles pode ser evidente. Em tais casos, pode ser difícil determinar se a lesão é um fibroma desmoplásico do osso com extensão de tecido mole ou uma fibromatose do tecido mole com extensão óssea.

Características histopatológicas

A neoplasia é composta por fibroblastos pequenos e alongados com abundantes fibras colágenas (Figura 14.79). O grau de celularidade pode variar de uma área para outra em uma dada lesão e as áreas celulares podem mostrar fibroblastos mais volumosos e menos colágeno. Os fibroblastos não são atípicos e as mitoses

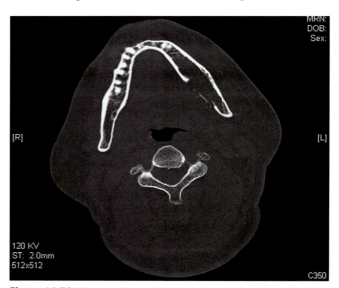

Figura 14.78 Fibroma desmoplásico. Lesão radiolucente mal definida, destrutiva no lado esquerdo da mandíbula.

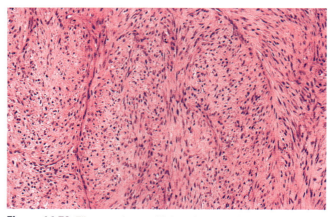

Figura 14.79 Fibroma desmoplásico. A neoplasia consiste em uma proliferação celular de fibroblastos arranjados em fascículos entrelaçados.

estão ausentes ou esparsas. Podem estar presentes espículas ósseas na interface entre a neoplasia e o osso adjacente, mas nunca são uma parte integrante da lesão. O osso reativo da periferia pode ser confundido com produção de osteoide, o que pode levar a um erro de diagnóstico com uma lesão fibro-óssea benigna ou um osteossarcoma de baixo grau. Portanto, a biopsia deve ser feita com amostras generosas do centro em vez da periferia da lesão. A imuno-histoquímica frequentemente mostra reatividade entre as células tumorais para actina de músculo liso e actina músculo-específica, e a expressão nuclear de betacatenina é variável. O índice de proliferação do Ki-67 é inferior a 5%.

Tratamento e prognóstico

Embora o fibroma desmoplásico seja considerado uma neoplasia benigna, ele em geral se comporta de maneira localmente agressiva com extensa destruição óssea e extensão do tecido mole; por consequência, pode ser necessária cirurgia radical para controlar a doença. A maioria dos casos é tratada por ressecção, entretanto enucleação ou curetagem pode ser adequada para lesões localizadas sem rompimento da cortical ou extensão para tecido mole. Relatos pontuais de pacientes tratados com quimioterapia (p. ex., vincristina, doxorrubicina, dacarbazina, actinomicina D, ciclofosfamida) têm mostrado resultados variáveis.

A taxa de recorrência é aproximadamente de 5% após ressecção, 30% após enucleação e tão alta quanto 70% após curetagem. Tendo em vista as altas taxas de recidiva, os pacientes devem ser seguidos por um mínimo de 3 anos. A longo prazo, o prognóstico é bom, mas pode estar associado a morbidade considerável. Transformação maligna é rara.

Pode ser muito difícil distinguir entre o fibroma desmoplásico do osso e o fibrossarcoma bem diferenciado. Alguns pesquisadores sugerem que todos os fibromas desmoplásicos do osso sejam considerados potencialmente malignos.

◆ OSTEOSSARCOMA (SARCOMA OSTEOGÊNICO)

O **osteossarcoma** é uma neoplasia maligna caracterizada pela produção de osso imaturo ou osteoide. Excluindo-se as neoplasias hematopoiéticas, o osteossarcoma é a lesão maligna mais comum de origem óssea. Nos EUA, aproximadamente 1.000 novos casos são diagnosticados por ano, com cerca de metade ocorrendo em crianças e adolescentes. A etiopatogenia do osteossarcoma não é completamente compreendida. Acredita-se que o tumor se origine de células-tronco mesenquimais ou de precursores osteoblásticos comprometidos. Uma forte associação com o estirão de crescimento na adolescência e as metáfises dos ossos longos sugere que o rápido crescimento ósseo e fatores hormonais podem desempenhar um papel. Fatores de risco adicionais incluem exposição à radiação, agentes alquilantes, doença óssea de Paget, (ver anteriormente) e certas síndromes hereditárias raras (p. ex., síndrome de Li-Fraumeni, retinoblastoma hereditário, síndrome de Rothmund-Thompson, síndrome de Bloom, síndrome de Werner, anemia de Diamond-Blackfan). Estudos têm demonstrado um perfil genético complexo na maioria dos osteossarcomas, com alterações detectadas em *TP53*, *RB1*, *MDM2*, *CDKN2A*, *ATRX*, *DLG2* e outros genes. Além disso, alguns pesquisadores detectaram coamplificação de *RASAL1* e *MDM2* em um subtipo de osteossarcomas maxilares de alto grau; esse achado também foi observado no fibroma ossificante juvenil (ver anteriormente).

Os osteossarcomas podem ser classificados em *central* (surgindo dentro da medula óssea), *superficial* (surgindo na região justacortical), ou muito raramente *extraesquelética* (surgindo dentro do tecido mole) (Tabela 14.5). A maioria dos casos é central. Os osteossarcomas superficiais serão discutidos na próxima seção (ver a seguir). Alguns autores consideram os osteossarcomas gnáticos como uma entidade separada, porque essas lesões exibem características e comportamento biológico distintos.

Características clínicas e radiográficas

O osteossarcoma extragnático demonstra uma distribuição etária bimodal, com o maior pico durante a adolescência e um pico menor entre adultos com mais de 60 anos. O pico inicial ocorre durante o período de maior crescimento ósseo, com a maioria dos casos surgindo nas metáfises distais do fêmur e nas metáfises proximais da tíbia. Entre os tumores envolvendo as extremidades, há uma ligeira predileção pelo sexo masculino. Nos pacientes mais velhos, o osteossarcoma é atribuído à doença óssea de Paget ou à irradiação prévia, e o esqueleto axial e os ossos chatos estão envolvidos com maior frequência. Na coluna axial e no esqueleto apendicular, a incidência ajustada à idade para o osteossarcoma nos EUA é um pouco maior entre os negros em comparação com hispânicos e brancos.

Tabela 14.5 **Tipos de osteossarcomas.**

Tipo		Grau
Central (intramedular)	Convencional: • Osteoblástico • Condroblástico • Fibroblástico	Alto
	Outras variantes raras (p. ex., telangiectásica, célula pequena, epitelioide, rico em célula gigante, tipos osteoblastoma e condroblastoma)	Alto
	Baixo grau central	Baixo
Superfície (justacortical)	Parosteal	Baixo
	Periosteal	Intermediário
	Superfície de alto grau	Alto
Extraesquelético		Baixo a alto

Cerca de 6% de todos os osteossarcomas surgem nos ossos gnáticos. As lesões não apresentam predileção significativa por sexo e ocorrem em uma ampla faixa etária, com o pico na terceira, quarta e quinta décadas de vida. A idade média é de aproximadamente 35 a 41 anos, o que gira em torno de 2 anos mais velhos que a idade média dos osteossarcomas dos ossos longos.

A maioria dos estudos relata que a mandíbula e a maxila são envolvidas com frequência aproximadamente igual ou com predileção pela mandíbula. Osteossarcomas mandibulares surgem com maior frequência no corpo, seguidos por aqueles de ângulo, sínfise e ramo. As lesões maxilares na porção inferior (crista alveolar, assoalho do seio e/ou palato) que a porção superior (zigoma, margem orbitária).

Os achados clínicos mais comuns são o aumento de volume e dor (Figuras 14.80 e 14.81). Também se notam mobilidade dos dentes, parestesia e obstrução nasal (no caso de osteossarcomas maxilares). Alguns pacientes relatam sintomas por períodos relativamente longos antes do diagnóstico, o que indica que alguns osteossarcomas dos ossos gnáticos crescem mais lentamente.

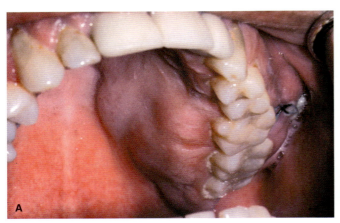
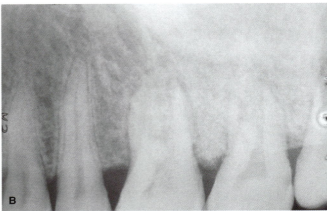

Figura 14.80 Osteossarcoma. **A.** Este paciente mostra um aumento de volume firme e doloroso na maxila no lado esquerdo de início recente. **B.** A radiografia periapical mostra uma alteração esclerótica densa no padrão ósseo. (Cortesia do Dr. Len Morrow.)

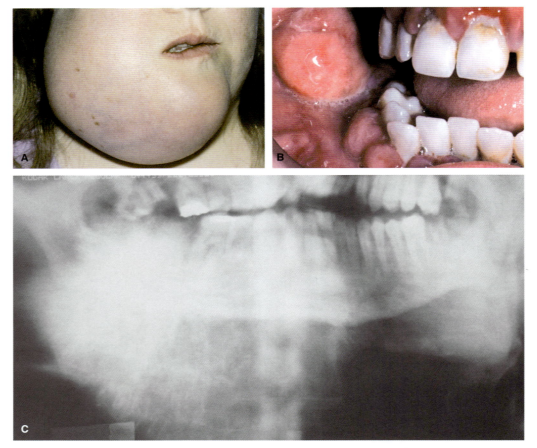

Figura 14.81 Osteossarcoma. **A.** Esta grande lesão esteve presente por muitos meses antes de o paciente procurar por tratamento. **B.** Fotografia intraoral do aumento de volume. **C.** A radiografia panorâmica mostra um padrão em "raios de sol" do trabeculado da lesão.

Os exames radiográficos podem apresentar radiopacidades, com um misto de radiolucência e radiopacidade, ou uma lesão radiolucente com bordas mal definidas (Figuras 14.80 B, 14.81 B e 14.82). A destruição cortical, a expansão cortical e a reação periosteal podem ser evidentes. Esta última pode aparecer como o "clássico" padrão de "raios de sol" (presente em cerca de 25% dos osteossarcomas dos ossos gnáticos) ou uma elevação triangular do periósteo (*triângulo de Codman*). Ocasionalmente, há reabsorção das raízes dos dentes envolvidos. Essa característica é descrita como reabsorção radicular em pico (como resultado do estreitamento pontiagudo da raiz). Alargamento simétrico do espaço do ligamento periodontal (*sinal de Garrington*) (Figura 14.83) pode ser um importante indício para realizar o diagnóstico precoce do osteossarcoma; entretanto, essa característica pode ser vista associada a outras lesões malignas. Em alguns momentos a extensão do osteossarcoma pode apresentar apenas um subtipo de variação no padrão trabecular. Tomadas radiográficas e TC frequentemente são usadas para avaliação inicial. De qualquer forma, a RM é superior primeiramente para avaliação da extensão da neoplasia.

Características histopatológicas

Apesar de os osteossarcomas dos ossos gnáticos apresentarem considerável variabilidade histopatológica, o critério microscópico essencial é a produção de osteoide por células mesenquimais malignas (Figura 14.84). Adicionalmente ao osteoide, as células neoplásicas podem produzir material condroide e tecido conjuntivo fibroso. Os achados histopatológicos podem variar desde células relativamente uniformes, redondas ou fusiformes em tumores de baixo grau até células marcadamente pleomórficas com formas nucleares e citoplasmáticas bizarras em tumores de alto grau. A quantidade de material de matriz produzida na neoplasia pode variar de forma considerável. Em alguns casos, a produção de osteoide pode ser mínima e difícil de demonstrar.

Mais de 90% dos osteossarcomas são classificados como o tipo convencional. Dependendo se há predominância de osteoide, cartilagem ou colágeno produzido, tais tumores podem ser subclassificados como osteoblásticos, condroblásticos ou fibroblásticos. Variantes menos comuns estão listadas na Tabela 14.5.

Osteossarcomas condroblásticos constituem uma proporção substancial de todos os osteossarcomas dos ossos gnáticos. Alguns exemplos podem ser compostos quase que inteiramente de cartilagem maligna crescendo em lóbulos com apenas pequenos focos de produção direta de osteoide pelas células neoplásicas (Figura 14.85). Tais lesões, no entanto, devem ser classificadas como osteossarcomas em vez de condrossarcomas. Alguns pesquisadores relataram que os osteossarcomas condroblásticos não apresentam mutações nos genes da isocitrato desidrogenase 1 (*IDH1*) e isocitrato desidrogenase 2 (*IDH2*), enquanto tais mutações são frequentes entre os condrossarcomas e condromas.

Osteossarcomas bem diferenciados de baixo grau podem mostrar pouca atipia celular e podem ser difíceis de diferenciar de lesões ósseas benignas, como a displasia fibrosa ou o fibroma ossificante. A correlação com estudos de imagem é essencial

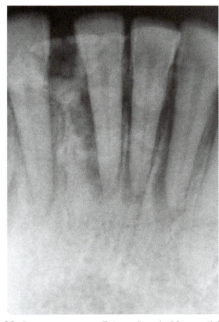

Figura 14.83 Osteossarcoma. Esta mulher de 26 anos tinha um tumor doloroso de 6 cm na região anterior da mandíbula. A radiografia periapical mostra alargamento dos espaços dos ligamentos periodontais e uma radiopacidade mosqueada superposta aos dentes. (Cortesia do Dr. Charles Ferguson.)

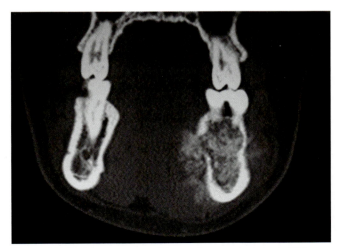

Figura 14.82 Osteossarcoma. Tomografia computadorizada (TC) mostrando uma radiopacidade mosqueada da mandíbula com destruição da cortical e uma reação periosteal em "raios de sol" focal. (Cortesia do Dr. Steve Anderson.)

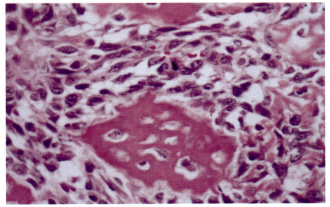

Figura 14.84 Osteossarcoma. Células neoplásicas anaplásicas formando osso celular desorganizado.

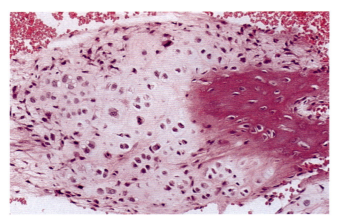

Figura 14.85 Osteossarcoma. Esta neoplasia produziu uma combinação de cartilagem e ossos malignos.

para o diagnóstico preciso. A expressão imuno-histoquímica de MDM2 e CDK4 ou demonstração de amplificação de *MDM2* por FISH também pode ajudar a distinguir um osteossarcoma de baixo grau de lesões fibro-ósseas benignas e outras noplasias benignas.

Tratamento e prognóstico

O tratamento de escolha do osteossarcoma dos ossos gnáticos é a ressecção cirúrgica. O uso de quimioterapia e/ou radioterapia para as lesões dos osteossarcomas dos ossos gnáticos é controverso, mas pode ser considerado em alguns casos (p. ex., neoplasias de ressecção questionável, margens cirúrgicas positivas e lesões recorrentes). Para osteossarcomas de alto grau dos ossos longos, o manejo consiste em quimioterapia neoadjuvante (pré-operatória) seguida de cirurgia radical e quimioterapia adjuvante (pós-operatória). Entre os pacientes com a doença localizada no momento do diagnóstico, tal tratamento tem resultado em taxa de sobrevida em 5 anos de aproximadamente 60 a 80%, comparada com a da cirurgia de menos que 20%. Entretanto, para pacientes com osteossarcoma nos ossos gnáticos, tais protocolos têm variações nos resultados, e mais estudos são necessários.

O fator prognóstico mais importante é a possibilidade de se obter a remoção cirúrgica completa inicial. Em comparação com lesões mandibulares, lesões maxilares muitas vezes são de ressecção mais difícil e apresentam um pior prognóstico. Fatores adversos adicionais incluem a exposição à radiação prévia, idade avançada e doença de Paget do osso. Curiosamente, alguns pesquisadores relataram melhor prognóstico para os osteossarcomas gnáticos do que para os osteossarcomas dos ossos longos. Esta observação pode estar relacionada a uma tendência de esses osteossarcomas exibirem uma baixa taxa de metástase, apesar de apresentarem características histopatológicas mais agressivas. No entanto, outros estudos não mostraram nenhuma taxa melhor de sobrevida entre os pacientes com osteossarcomas gnáticos.

Para pacientes com osteossarcomas das maxilares, a morte resulta com maior frequência da doença local descontrolada do que de metástases a distância. A maioria das mortes ocorre pelo descontrole da doença local dentro de 2 anos após o início do tratamento. As metástases acometem mais frequentemente os pulmões. De acordo com os dados do Surveillance, Epidemiology, and End Results (SEER) nos EUA, as taxas de sobrevida geral e específica da doença em 5 anos para osteossarcoma dos maxilares de 1973 a 2011 foram aproximadamente de 53% e 62%, respectivamente. No entanto, alguns centros relataram uma sobrevida a longo prazo superior a 80%.

OSTEOSSARCOMA PERIFÉRICO (JUSTACORTICAL)

Apesar de a maioria dos osteossarcomas surgir na medula óssea, alguns casos se originam do periósteo ou na região cortical com pequeno ou nenhum envolvimento medular. Algumas lesões superficiais envolvem os ossos longos, embora casos raros nos ossos gnáticos tenham sido relatados. Os osteossarcomas superficiais incluem os seguintes subtipos:

- Osteossarcoma parosteal
- Osteossarcoma periosteal
- Osteossarcoma superficial de alto grau.

Osteossarcoma parosteal se apresenta como um nódulo lobulado, exofítico aderido ao córtex por um tronco curto (Figura 14.86). Não há elevação do periósteo e nenhuma reação periosteal periférica. Radiografias podem demonstrar uma linha radiolucente que corresponde ao periósteo entre a neoplasia esclerótica e o córtex subjacente. O exame histopatológico mostra uma proliferação de células fusiformes semelhantes a fibroblastos com trabeculado ósseo alongado e bem desenvolvido, muitas vezes organizados em arranjo paralelo ou padrão "de lã de aço puxado". Componente cartilaginoso pode ser evidenciado em alguns exemplos. A amplificação de *CDK4* e *MDM2* foi relatada em cerca de 79% dos casos. O osteossarcoma parosteal é um osteossarcoma de baixo grau, com baixo risco de recidiva e metástase após excisão ampla. Entretanto, postergar o tratamento ou cirurgia inadequada podem fazer com que a lesão rapidamente evolua para um osteossarcoma de alto grau.

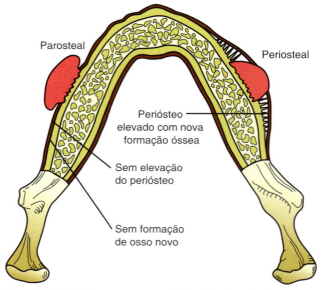

Figura 14.86 Osteossarcoma periférico (justacortical). Ilustração comparando diferentes tipos de osteossarcoma periférico. Osteossarcoma parosteal presente como um nódulo lobulado sem reação periosteal periférica. Osteossarcoma periosteal presente como um aumento de volume séssil associado à neoformação óssea periosteal.

Osteossarcoma periosteal aparece como uma lesão séssil que surge entre o córtex e a camada interior do periósteo (Figura 14.86). Assim, uma reação periosteal é radiograficamente evidente. A neoplasia perfura a superfície do periósteo e se estende para o tecido mole circundante. Ao exame histopatológico, a neoplasia demonstra células sarcomatosas primitivas com diferenciação condroblástica. A inspeção detalhada revela focos de osteoide ou formação de osso imaturo. O tratamento geralmente consiste em apenas ressecção ampla ou combinada com quimioterapia. O osteossarcoma periosteal é uma neoplasia de grau intermediário, com um prognóstico melhor que o do osteossarcoma intramedular convencional, mas pior que o do osteossarcoma parosteal.

Osteossarcoma de alto grau periférico é extremamente raro. Essa variante é similar ao osteossarcoma intramedular convencional em termos de características microscópicas e comportamento biológico.

SARCOMA ÓSSEO PÓS-IRRADIAÇÃO

O sarcoma surge no osso previamente submetido à radioterapia. É incomum, mas um fenômeno bem reconhecido. Os sarcomas ósseos têm sido relatados se desenvolvendo de 3 a 55 anos após exposição à radiação, com a latência média de cerca de 4 a 17 anos. Estudos estimam que 0,03 a 0,2% dos pacientes desenvolvem sarcomas pós-radiação ou nos tecidos moles. Dentro da região de cabeça e pescoço, o câncer nasofaríngeo representa o tipo de tumor primário mais comumente associado ao desenvolvimento de sarcoma pós-irradiação, e as localizações mais frequentes para tais sarcomas incluem a região sinusal e a mandíbula.

Alguns estudos indicam que o risco de sarcomas ósseos pós-irradiação aumenta com a dose cumulativa de radiação. As doses médias e medianas de radiação relatadas variam de 43 a 64 Gy. No entanto, a dose de radiação aplicada ao tumor primário pode ser maior do que a dose entregue à área onde um sarcoma surge posteriormente. Assim, a radiação de média a baixa dose pode ser suficiente e, possivelmente, até mais eficaz do que a radiação de alta dose para induzir o desenvolvimento de sarcomas.

O **osteossarcoma** é o tipo mais comum de sarcoma pós-irradiação, respondendo por 49 a 85% de todos os casos. Outros tipos relatados incluem sarcomas pleomórficos indiferenciados (fibro-histiocitoma maligno), fibrossarcoma e condrossarcoma. As lesões tendem a ser pobremente diferenciadas, e o prognóstico é geralmente ruim. De acordo com uma revisão sistemática de sarcomas induzidos por radiação da cabeça e pescoço, cerca de 41% dos pacientes morreram da doença após um intervalo médio de 14 meses. Outra revisão limitada a sarcomas induzidos por radiação da cavidade oral relatou uma taxa de sobrevida em 5 anos de 15%.

◆ CONDROSSARCOMA

O **condrossarcoma** é uma neoplasia maligna na qual as células neoplásicas formam cartilagem, mas não osso. O condrossarcoma tem metade da ocorrência do osteossarcoma e é duas vezes mais comum que o sarcoma de Ewing. Condrossarcomas representam cerca de 11% de todas as neoplasias malignas primárias dos ossos, mas raramente envolvem os ossos gnáticos. Aproximadamente 1 a 12% de todos os condrossarcomas surgem na região de cabeça e pescoço, e tais lesões compreendem apenas 0,1% de todas as neoplasias desta localização.

Os condrossarcomas podem se desenvolver *de novo* (*condrossarcoma primário*) ou a partir de uma neoplasia cartilaginosa benigna preexistente (*condrossarcoma secundário*). A histogênese é controversa; pesquisadores levantam a hipótese de que o condrossarcoma possa ser originado dos condrócitos, condroide embrionário ou células-tronco mesenquimais pluripotentes. É interessante que exista maior risco para condrossarcoma entre os pacientes com doença de Ollier e síndrome de Maffucci (ver anteriormente). Essas formas de condromatoses são associadas a mutações somáticas no gene isocitrato desidrogenase 1 *(IDH1)* e no gene isocitrato desidrogenase 2 *(IDH2)*; do mesmo modo, condromas e condrossarcomas do osso frequentemente exibem mutações nesses genes.

Características clínicas e radiográficas

Embora o condrossarcoma se desenvolva em uma variada faixa etária, a maioria dos pacientes é mais velha. Nos EUA, a idade média do diagnóstico é de aproximadamente 53 anos, e a proporção entre homens e mulheres é de 1,3 para 1. Os sítios mais comumente envolvidos são o íleo, fêmur e úmero.

Os condrossarcomas gnáticos exibem uma predileção pela região anterior da maxila. Em contraste, os mandibulares tendem a aparecer na região posterior. Outros possíveis locais de envolvimento na cabeça e no pescoço incluem os seios paranasais, septo nasal, base do crânio e vértebras cervicais. A maioria dos condrossarcomas de cabeça e pescoço se desenvolve dentro dos ossos ou articulações, mas aproximadamente um terço dos casos se originam na cartilagem laringotraqueal ou tecido mole. De acordo com uma revisão sistemática da literatura, os condrossarcomas dos maxilares ocorrem em uma ampla faixa etária (2 a 82 anos), com um pico na terceira década e idade média ao diagnóstico de aproximadamente 33 anos. A proporção entre homens e mulheres é de aproximadamente 1,2 para 1. Na apresentação, os sinais ou sintomas mais comumente relatados incluem aumento de volume, dor e assimetria facial. A separação ou mobilidade dentária também é possível. Achados menos frequentes incluem linfadenopatia regional e parestesia. Lesões envolvendo a articulação temporomandibular podem causar trismo. Pacientes com tumores maxilares podem desenvolver obstrução nasal, congestão, epistaxe, fotofobia ou perda visual também.

Radiograficamente, o condrossarcoma em geral se apresenta como uma lesão radiolucente com limites pouco definidos e áreas focais radiopacas (Figura 14.87). Essas áreas de focos radiopacos são causadas por calcificação ou ossificação da matriz cartilaginosa. Alguns casos mostram extensa calcificação e primariamente aparecem radiopacos. É raro haver um crescimento lobular com pouca ou nenhuma calcificação; essas lesões podem aparecer como imagens radiolucentes multiloculares imitando uma lesão benigna. A penetração da cortical pode resultar em um padrão em raio de sol similar ao visto em alguns osteossarcomas. Condrossarcomas dos ossos gnáticos podem causar reabsorção das raízes ou aumento simétrico dos espaços dos ligamentos periodontais dos dentes adjacentes.

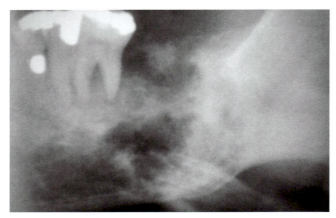

Figura 14.87 Condrossarcoma. Lesão radiolucente mal definida na região posterior da mandíbula contendo focos radiopacos. (Cortesia do Dr. Ben B. Henry.)

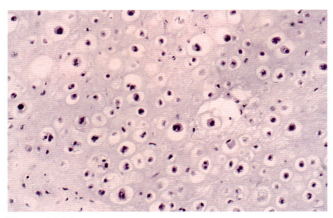

Figura 14.88 Condrossarcoma. Este condrossarcoma de grau II mostra uma variação no tamanho dos núcleos do condrócito. Ocasionais células binucleadas são vistas nas lacunas.

Os condrossarcomas tendem a ser altamente infiltrativos. Embora as imagens radiográficas sejam usadas para análise inicial, RM é o melhor método para avaliar a extensão da lesão, além disso, a TC pode ajudar demonstrando calcificações.

Características histopatológicas

Os condrossarcomas são compostos de cartilagem mostrando graus variáveis de maturação e celularidade. Na maioria dos casos, formações lacunares na matriz condroide são visíveis, embora esta característica possa ser escassa em neoplasias pouco diferenciadas e frequentemente exibem um padrão lobular de crescimento. As áreas centrais dos lóbulos demonstram maior grau de maturação, enquanto as áreas periféricas consistem em cartilagem imatura e tecido mesenquimal constituído de células arredondadas ou fusiformes. Calcificação ou ossificação podem ocorrer dentro da matriz condroide. Cartilagem neoplásica pode ser substituída por osso de maneira similar à ossificação endocondral normal. A distinção entre a formação óssea metaplásica e a produção de osteoide maligno é importante para a diferenciação entre condrossarcoma e osteossarcoma condroblástico.

Podem ser atribuídos aos condrossarcomas graus histopatológicos de I a III. Condrossarcomas de baixo grau se assemelham à cartilagem normal e podem ser de difícil distinção dos condromas ou condromatose sinovial. Com o aumento do grau de agressividade da neoplasia, há diminuição na quantidade de matriz cartilaginosa, aumento da celularidade, do tamanho e do pleomorfismo do núcleo, binucleação ou multinucleação dos condrócitos, alongamento celular, atividade mitótica e necrose. A maioria dos condrossarcomas nos ossos gnáticos é definida em graus I ou II (Figura 14.88). Em geral, os condrossarcomas da cabeça e pescoço tendem a apresentar um grau mais baixo e frequentemente são diagnosticados em estágios mais precoces em comparação com aqueles que surgem em outras regiões.

Variantes

Variantes microscópicas incomuns de condrossarcoma incluem as seguintes:

- **Condrossarcoma de células claras** é uma variante de baixo grau, exibindo células com abundante citoplasma claro; essa variante pode dificultar a diferenciação com um carcinoma de células claras metastático
- **Condrossarcoma não diferenciado** é uma variante de alto grau, evidenciando uma mistura de condrossarcoma bem diferenciado e sarcoma de alto grau. Essa variante é rara nos ossos gnáticos
- **Condrossarcoma mixoide** classicamente é descrito como uma neoplasia de tecido mole, embora as lesões intraósseas sejam possíveis. Esta variante é caracterizada pela proliferação de células com citoplasma claro, vacuolado, ou eosinofílico, em um fundo de material mucoide
- **Condrossarcoma mesenquimal** é discutido na próxima seção.

Tratamento e prognóstico

A ressecção cirúrgica é o tratamento mais efetivo para o condrossarcoma. Curetagem seguida por criocirurgia pode ser uma alternativa para os condrossarcomas de grau I confinados dentro do osso, entretanto essas técnicas são usadas para lesões de ossos longos. A radiação e a quimioterapia são menos eficazes para o condrossarcoma do que para osteossarcoma. No entanto, a radioterapia pode ser considerada para doenças irressecáveis. Além disso, para condrossarcomas de alto grau, células claras ou extracompartimentais (ou seja, que se estendem além do osso), a radioterapia pode ser administrada tanto no pré-operatório para tumores considerados irressecáveis *borderline*, quanto no pós-operatório para doença residual. Agentes sistêmicos geralmente são reservados para casos selecionados de condrossarcoma (p. ex., dasatinibe ou pazopanibe para metástases disseminadas, ivosidenibe para tumores convencionais/diferenciados com mutação em *IDH1*).

Os principais fatores para o prognóstico do condrossarcoma estão relacionados com o estágio clínico, o grau histopatológico e a pertinência da ressecção. Nos EUA, a taxa de sobrevida global relativa em 5 anos é de aproximadamente 78%. As taxas de sobrevida relativa em 5 anos para pacientes com doença localizada, metástase regional e metástase a distância são de 91%, 75% e 22%, respectivamente. Sendo a recorrência uma sequela tardia, os pacientes devem ser acompanhados por toda a vida.

Condrossarcomas de cabeça e pescoço são localmente agressivos, com baixo potencial metastático. As metástases podem ser vistas em particular entre os de alto grau. Contudo, mortes podem ocorrer devido à extensão para estruturas vitais.

Em especial, as neoplasias da maxila são frequentemente grandes no momento do diagnóstico, estão em proximidade ao sistema nervoso central e são difíceis de ressecar; portanto, são menos propensas à cura. De acordo com os dados do registro SEER, as taxas de sobrevida específica da doença em 5 anos e global para condrossarcomas de cabeça e pescoço são de 90% e 81%, respectivamente.

CONDROSSARCOMA MESENQUIMAL

O **condrossarcoma mesenquimal** é uma variante agressiva do condrossarcoma com distinto padrão histopatológico bifásico. É considerado uma neoplasia de alto grau, baseado mais no comportamento clínico do que nos achados histopatológicos. Essa variante representa apenas 2 a 9% de todos os condrossarcomas. A fusão *HEY1-NCOA2* foi identificada em aproximadamente 90% dos casos; a fusão *IRF2BP2-CDX1* também é possível. Ao contrário dos condrossarcomas convencionais, os condrossarcomas mesenquimais não apresentam mutações em *IDH1*.

Características clínicas e radiográficas

Em contraste com outros tipos de condrossarcoma, a variante mesenquimal não é comum, acomete com mais frequência os indivíduos na segunda e terceira décadas de vida e surge geralmente nos ossos gnáticos (22 a 27% dos casos). Outros sítios comumente acometidos são as costelas, o ombro, a cintura pélvica e as vértebras. Aproximadamente 30 a 60% dos casos surgem nos tecidos mole, em vez de surgirem no osso.

Aumento de volume e dor de curta duração são os sintomas mais comuns. Radiograficamente, a neoplasia demonstra uma radiolucência mal definida com ou sem pontos de calcificação (Figura 14.89). Entretanto, alguns exemplos se apresentam predominantemente radiopacos, em particular na maxila.

Características histopatológicas

O exame microscópico mostra dois elementos distintos: nódulos cartilaginosos bem diferenciados e lençóis de pequenas células indiferenciadas redondas ou fusiformes (Figura 14.90). O grau

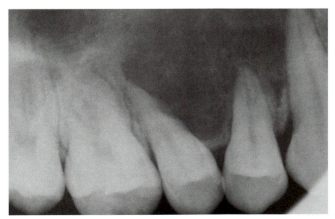

Figura 14.89 Condrossarcoma mesenquimal. Radiografia periapical mostrando uma lesão radiolucente mal definida associada à reabsorção radicular. (Cortesia do Dr. Michael Robinson.)

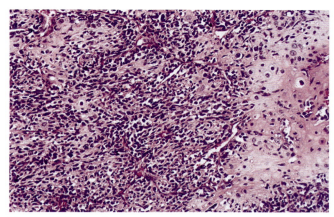

Figura 14.90 Condrossarcoma mesenquimal. Fotomicrografia de médio aumento mostrando lençóis de células basofílicas pequenas com áreas focais de diferenciação cartilaginosa (*à direita*).

de celularidade e atipia dentro do componente cartilaginoso pode variar de um condroma a um condrossarcoma de baixo grau. O componente indiferenciado pode apresentar um padrão vascular ramificado que imita o tumor fibroso solitário ("hemangiopericitoma"). Além disso, o componente indiferenciado pode parecer semelhante ao rabdomiossarcoma, sarcoma de Ewing, linfoma ou carcinoma metastático de pequenas células. As células indiferenciadas podem apresentar expressão imuno-histoquímica de CD99, SOX9 e NKX3.1, enquanto o componente cartilaginoso expressa proteína S-100.

Tratamento e prognóstico

A excisão cirúrgica com amplas margens é o tratamento mais apropriado. Alguns estudos sugerem que a suplementação com radioterapia e/ou quimioterapia pode ser benéfica, embora mais investigações sejam necessárias. Alguns indivíduos são tratados com regimes semelhantes aos utilizados para pacientes com sarcoma de Ewing (ver próxima seção). Seguimento a longo prazo é recomendado, pois recorrência local e metástases são comuns e podem ser descobertas mais de 20 anos após a terapia inicial. Metástases são mais frequentes nos pulmões. De acordo com os dados do registro SEER, as taxas de sobrevida global em 5 e 10 anos são de 51% e 43%, respectivamente; casos originários de cabeça e pescoço apresentam melhor sobrevida em comparação com aqueles que se desenvolvem em outros locais (sobrevida mediana de 95,7 meses *versus* 67,4 meses, respectivamente).

◆ SARCOMA DE EWING

O **sarcoma de Ewing** é uma neoplasia maligna composta de células indiferenciadas pequenas e redondas. Nos EUA, a taxa anual de incidência é de aproximadamente um por um milhão na população. Embora raro, o sarcoma de Ewing é a segunda neoplasia maligna primária óssea mais comum em pacientes pediátricos após o osteossarcoma. O termo *sarcoma de Ewing* (ou a *família de neoplasias do sarcoma de Ewing*) engloba sarcoma ósseo de Ewing clássico, sarcoma extraósseo de Ewing, tumor neuroectodérmico primitivo (sarcoma de Ewing com diferenciação neural) e tumor de Askin (tumor de células redondas pequenas da parede torácica). Com base nos aspectos histológicos comuns, imuno-histoquímica e características genéticas, as autoridades consideram atualmente essas entidades o mesmo tipo de tumor.

A histogênese do sarcoma de Ewing é desconhecida. Pesquisadores previamente tinham como hipótese que a neoplasia se originava na crista neural. No entanto, evidências atuais apontam uma origem a partir de células-tronco mesenquimais com limitado potencial de diferenciação neural. No nível molecular, o sarcoma de Ewing é definido por translocações cromossômicas balanceadas que resultam em fusão da proteína EWS de ligação do RNA (ou a proteína FUS intimamente relacionada) com fatores de transcrição da família ETS (p. ex., FLI1, ERG, ETV1, ETV4 e FEV). Em particular, mais de 85% dos casos demonstram a translocação t(11; 22) (q24; q12), que codifica a proteína de fusão EWS::FLI1.

Estudos moleculares recentes identificaram tipos adicionais raros de sarcomas de células redondas indiferenciadas de osso e tecido mole, incluindo sarcoma de células redondas com fusões *EWSR1–non-ETS*, sarcoma com rearranjo do gene *CIC* e sarcoma com alterações genéticas do *BCOR*. Tais tumores anteriormente eram considerados subtipos de sarcoma de Ewing (ou "sarcoma tipo Ewing"), mas atualmente são reconhecidos como entidades distintas.

Características clínicas e radiográficas

A maioria dos pacientes com sarcoma de Ewing são adolescentes, e a idade média no momento do diagnóstico é de 15 anos. Entretanto, avanços no diagnóstico molecular levaram a um aumento dos casos diagnosticados em pacientes adultos jovens. Existe uma leve predominância em homens, e a maioria dos pacientes acometidos é leucoderma. As lesões ósseas envolvem com maior frequência os ossos longos, a pelve e as costelas. Apenas 1 a 2% dos casos surgem nos ossos gnáticos ou ossos craniofaciais. As lesões extraósseas também são possíveis, mas são muito raras.

Os achados clínicos mais comuns são dor e aumento de volume. Febre, leucocitose e taxa elevada de hemossedimentação também podem estar presentes em casos avançados da doença. A neoplasia com frequência penetra o córtex, resultando em massa de tecido mole recobrindo a área afetada do osso (Figura 14.91). O envolvimento dos ossos gnáticos é mais comum na mandíbula do que na maxila e pode resultar em deslocamento dentário, mobilidade dentária, reabsorção radicular e parestesia. A linfadenopatia cervical também pode ser evidente. As apresentações clínico-radiográficas não específicas podem levar a um diagnóstico errado de infecção odontogênica ou osteomielite.

Radiograficamente, as lesões ósseas mais comuns apresentam radiolucências mal definidas, apesar de haver a mistura do padrão radiopaco e radiolucente também. A destruição ou a expansão da cortical pode ou não estar presente. A reação periosteal característica "em casca de cebola", comumente observada no sarcoma de Ewing dos ossos longos, é vista de forma rara nas lesões dos ossos gnáticos. Embora as imagens radiográficas sejam, na maioria das vezes, usadas para avaliação inicial, a TC e a RM são superiores para avaliação da extensão da lesão.

Características histopatológicas

O sarcoma de Ewing é composto de grandes lençóis contínuos de pequenas células arredondadas com limites nucleares bem delimitados e margens celulares mal definidas (Figura 14.92).

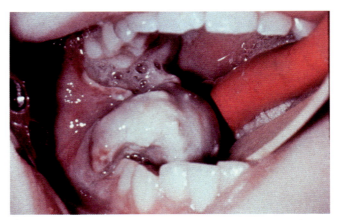

Figura 14.91 Sarcoma de Ewing. Um tumor ulcerado de crescimento rápido na região posterior da mandíbula no lado direito. (Cortesia do Dr. George Blozis.)

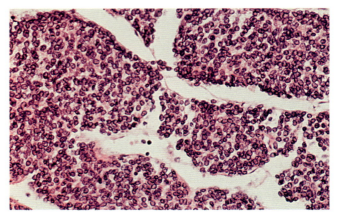

Figura 14.92 Sarcoma de Ewing. Amplos lençóis de células arredondadas e pequenas com limites nucleares bem definidos e bordas citoplasmáticas mal definidas.

Em alguns casos, ninhos de tamanhos variáveis de células neoplásicas estão separados por um septo fibrovascular, criando um padrão lobular. Grandes áreas de necrose e hemorragia são comuns. Citoplasmas claros e a formação de rosetas são achados variáveis.

O diagnóstico do sarcoma de Ewing pode ser difícil e deve ser diferenciado de outras neoplasias pediátricas de células pequenas e redondas, tais como neuroblastoma metastático, linfoma, osteossarcoma de células pequenas e rabdomiossarcoma alveolar. O carcinoma metastático de células pequenas também deve ser considerado no diagnóstico diferencial com suspeita de sarcoma de Ewing em um paciente mais velho.

Os sarcomas de Ewing exibem positividade para o ácido periódico de Schiff (PAS). A reatividade membranosa para CD99 (MIC2) e a reatividade nuclear para NKX2.2 geralmente podem ser demonstradas por imuno-histoquímica. Além disso, a expressão imuno-histoquímica de FLI1 ou ERG pode ser observada em casos que apresentam mutações *EWSR1::FLI1* ou *EWSR1::ERG*, respectivamente. A identificação de translocações cromossômicas características por reação em cadeia da polimerase em tempo real (RT-PCR) e FISH pode ajudar na confirmação do diagnóstico.

Tratamento e prognóstico

O tratamento geralmente consiste em quimioterapia multifármacos com cirurgia e/ou radioterapia. A quimioterapia sistêmica em geral é indicada, pois a doença aparentemente localizada muitas vezes está associada a micrometástases ocultas.

Com o desenvolvimento de terapias modernas multimodais, o prognóstico para os pacientes com sarcoma de Ewing tem melhorado drasticamente nas últimas décadas. Nos EUA, a taxa global de sobrevida relativa em 5 anos é de aproximadamente 61%, e as taxas de sobrevida em 5 anos para pacientes com doença localizada, metástase regional e metástase a distância na apresentação são de aproximadamente 81%, 67% e 38%, respectivamente. A presença de metástases é evidente no diagnóstico inicial e fica em torno de 25% dos pacientes. Os sítios mais comuns das metástases são os pulmões e os ossos; por razões desconhecidas, pacientes com metástases extrapulmonares tendem a ter quadro clínico pior do que as metástases confinadas nos pulmões. Há dados limitados sobre os sarcomas de Ewing gnáticos, embora as lesões nessa localização pareçam apresentar um prognóstico mais favorável em comparação com as que ocorrem nos ossos longos e pelve.

◆ NEOPLASIAS METASTÁTICAS DOS OSSOS GNÁTICOS

O **carcinoma metastático** é a forma mais comum de câncer envolvendo o osso. Os sítios primários mais comuns para os carcinomas metastáticos dos ossos são: mama, pulmões, tireoide, próstata e rins. Os ossos mais acometidos pelas metástases são vértebras, costelas, pelve e crânio.

As metástases nos ossos gnáticos são raras, mas ocorrem com maior frequência do que geralmente notadas. Em necropsias, as mandíbulas de pacientes com carcinomas primários extraorais revelaram metástases ao exame microscópico em 16% dos casos, com a maioria delas considerada clínica, radiográfica e macroscopicamente indetectável. Metástase de carcinoma para os ossos gnáticos em geral ocorre por intermédio da via hematogênica. Os sarcomas que surgem em tecidos moles ou outros ossos raramente causam metástases nos ossos gnáticos.

Características clínicas e radiográficas

Metástases nos ossos gnáticos têm sido relatadas em uma variada faixa etária, mas na maioria das vezes afetam adultos mais velhos; a idade média é de aproximadamente 43 a 52 anos, sem predileção por sexo. Existe uma predileção pela mandíbula, em especial na região de molar.

Os sinais e sintomas clínicos podem incluir dor, aumento de volume, mobilidade dentária, trismo e parestesia. Particularmente, as metástases na mandíbula com envolvimento do nervo mental podem produzir parestesia no lábio inferior e queixo (**síndrome do queixo dormente**). A raridade das mestástases dos ossos gnáticos e a apresentação clínica não específica podem levar a uma falsa impressão de um processo inflamatório. Em alguns casos, a metástase óssea é descoberta no local de exodontia com queixa de dor local ou mobilidade. Em outros casos, o paciente pode ser completamente assintomático e a lesão é descoberta acidentalmente no exame radiográfico de rotina.

Por vezes, o diagnóstico de metástase nos ossos gnáticos é a primeira indicação de que o paciente tem uma lesão maligna primária em algum outro sítio anatômico. A localização da neoplasia primária oculta pode ser difícil, requisitando extensa avaliação.

Radiograficamente, as metástases nos ossos gnáticos aparecem como lesões radiolucentes mal definidas ou "roído de traça" (Figura 14.93). No entanto, exemplos de metástases de carcinomas da próstata ou da mama podem ter aparência radiopaca ou mista. A atividade *osteolítica* (reabsorção óssea) e/ou *osteoblástica* (formação óssea) pode resultar de vários fatores de crescimento e de outras substâncias produzidas pelas células neoplásicas. Algumas lesões podem mimetizar uma doença periapical inflamatória ou doença periodontal. O rompimento da cortical, as fraturas patológicas e o alargamento do espaço do ligamento periodontal podem ser notados também (Figura 14.94). Comparando com as imagens radiográficas, a cintilografia óssea é mais sensível para a detecção de metástases ósseas.

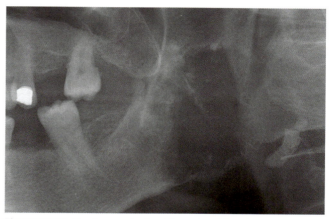

Figura 14.93 Carcinoma de tireoide metastático dos ossos gnáticos. Radiografia mostrando lesão radiolucente mal definida, destrutiva, com margens irregulares no ângulo da mandíbula. (Cortesia do Dr. Terry Day.)

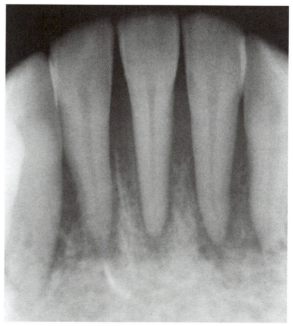

Figura 14.94 Carcinoma metastático dos ossos gnáticos. Radiografia periapical mostrando alargamento dos espaços do ligamento periodontal.

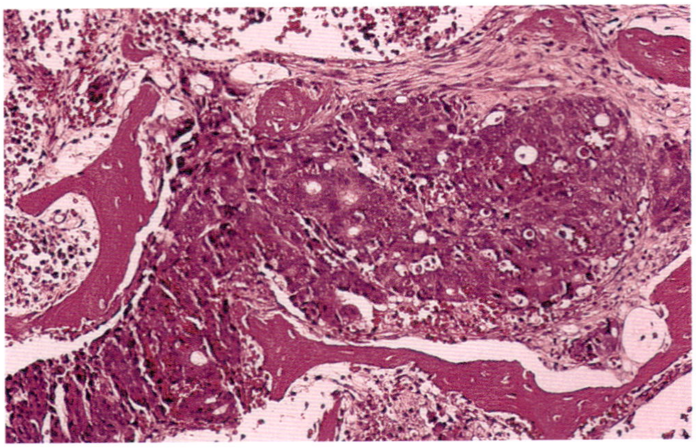

Figura 14.95 Carcinoma metastático dos ossos gnáticos. Ilhas de células malignas podem ser vistas preenchendo os espaços medulares.

Características histopatológicas

A aparência microscópica do carcinoma metastático nos ossos varia. Em alguns casos, a metástase é bem diferenciada e lembra um carcinoma de um sítio específico, tal como os rins, o cólon ou a tireoide. Mais frequentemente, os carcinomas metastáticos são pouco diferenciados e a lesão primária não é aparente (Figura 14.95). O carcinoma metastático pouco diferenciado pode ser de difícil distinção do sarcoma anaplásico, linfomas e melanoma. Em tais casos, as reações imuno-histoquímicas podem ser necessárias para estabelecer o diagnóstico. O diagnóstico definitivo requer correlações de estudos laboratoriais com a história médica, completo exame físico e estudos de imagem.

Tratamento e prognóstico

Embora um foco de metástase solitária possa ser tratado por excisão ou por radioterapia, o envolvimento dos ossos gnáticos quase sempre está associado à doença disseminada. O manejo depende do tipo específico da neoplasia primária e frequentemente é paliativo. A administração dos bisfosfonatos pode auxiliar em um progresso lento da metástase óssea, na diminuição da dor e na redução do risco de fratura. Pela definição, metástases ósseas constituem o estágio IV. Consequentemente, o prognóstico para o carcinoma metastático nos ossos gnáticos é ruim, e a maioria dos pacientes sobrevive menos de 1 ano.

◆ BIBLIOGRAFIA

Osteogênese imperfeita

Binger T, Rücker M, Spitzer WJ: Dentofacial rehabilitation by osteodistraction, augmentation and implantation despite osteogenesis imperfecta, *Int J Oral Maxillofac Surg* 35:559–562, 2006.

Dwan K, Phillipi CA, Steiner RD, et al.: Bisphosphonate therapy for osteogenesis imperfecta, Cochrane Database Syst Rev 10: CD005088, 2016.

Forlino A, Marini JC: Osteogenesis imperfecta, *Lancet* 387:1657–1671, 2016.

López-Arcas JM, Chamorro M, Del Castillo JL, et al.: Osteogenesis imperfecta and orthognathic surgery: case report and literature review, *J Oral Maxillofac Surg* 67:1128–1132, 2009.

Madhuri V, Selina A, Loganathan L, et al.: Osteogenesis imperfecta: novel genetic variants and clinical observations from a clinical exome study of 54 Indian patients, *Ann Hum Genet* 85:37–46, 2021.

Marçal FF, Ribeiro EM, Costa FWG, et al.: Dental alterations on panoramic radiographs of patients with osteogenesis imperfecta in relation to clinical diagnosis, severity, and bisphosphonate regimen aspects: a STROBE-compliant case-control study, *Oral Surg Oral Med Oral Pathol Oral Radiol* 128:621–630, 2019.

Marom R, Rabenhorst BM, Morello R: Osteogenesis imperfecta: an update on clinical features and therapies, *Eur J Endocrinol* 183: R95–R106, 2020.

Mortier GR, Cohn DH, Cormier-Daire V, et al.: Nosology and classification of genetic skeletal disorders: 2019 revision, *Am J Med Genet Part A* 179A:2393–2419, 2019.

O'Connell AC, Marini JC: Evaluation of oral problems in an osteogenesis imperfecta population, *Oral Surg Oral Med Oral Pathol Oral Radiol Endod* 87:189–196, 1999.

Palomo T, Vilaça T, Lazaretti-Castro M: Osteogenesis imperfecta: diagnosis and treatment, *Curr Opin Endocrinol Diabetes Obes* 24:381–388, 2017.

Prabhu N, Duckmanton N, Stevenson AR: The placement of osseointegrated dental implants in a patient with type IVB osteogenesis imperfecta: a 9-year follow-up, *Oral Surg Oral Med Oral Pathol Oral Radiol Endod* 103:349–354, 2007.

Reznikov N, Dagdeviren D, Tamimi F, et al.: Cone-beam computed tomography of osteogenesis imperfecta types III and IV: three dimensional evaluation of craniofacial features and upper airways, *JBMR Plus* 3:e10124, 2019.

Rizkallah J, Schwartz S, Rauch F, et al.: Evaluation of the severity of malocclusions in children affected by osteogenesis imperfecta with the peer assessment rating and discrepancy indexes, *Am J Orthod Dentofacial Orthop* 143:336–341, 2013.

Rosén A, Modig M, Larson O: Orthognathic bimaxillary surgery in two patients with osteogenesis imperfecta and a review of the literature, *Int J Oral Maxillofac Surg* 40:866–886, 2011.

Rossi V, Lee B, Marom R: Osteogenesis imperfecta: advancements in genetics and treatment, *Curr Opin Pediatr* 31:708–715, 2019.

Sillence DO, Senn A, Danks PM: Genetic heterogeneity in osteogenesis imperfecta, *J Med Genet* 16:101–116, 1979.

Tashima H, Wattanawong K, Ho CT, et al.: Orthognathic surgery considerations for patients with undiagnosed type I osteogenesis imperfecta, *J Oral Maxillofac Surg* 69:2233–2241, 2011.

Thomas IH, DiMeglio LA: Advances in the classification and treatment of osteogenesis imperfecta, *Curr Osteoporos Rep* 14:1–9, 2016.

Thuesen KJ, Gjørup H, Hald JD, et al.: The dental perspective on osteogenesis imperfecta in a Danish adult population, *BMC Oral Health* 18:175, 2018.

Vuorimies I, Arponen H, Valta H, et al.: Timing of dental development in osteogenesis imperfecta patients with and without bisphosphonate treatment, *Bone* 94:29–33, 2017.

Wannfors K, Johansson C, Donath K: Augmentation of the mandible via a "tent-pole" procedure and implant treatment in a patient with type III osteogenesis imperfecta: clinical and histologic considerations, *Int J Oral Maxillofac Implants* 24:1144–1148, 2009.

Osteopetrose

Hennekam RCM, Krantz ID, Allanson JE: Osteopetrosis, In *Gorlin's syndromes of the head and neck*, ed 5, New York, 2010, Oxford University Press, pp 245–250.

Mikami T, Miake Y, Bologna-Molina R, et al.: Ultrastructural analyses of alveolar bone in a patient with osteomyelitis secondary to osteopetrosis: a review of the literature, *J Oral Maxillofac Surg* 74:1584–1595, 2016.

Oğütcen-Toller M, Tek M, Sener I, et al.: Intractable bimaxillary osteomyelitis in osteopetrosis: review of the literature and current therapy, *J Oral Maxillofac Surg* 68:167–175, 2010.

Palagano E, Menale C, Sobacchi C, et al.: Genetics of osteopetrosis, *Curr Osteoporos Rep* 16:13–25, 2018.

Penna S, Capo V, Palagano E, et al.: One disease, many genes: implications for the treatment of osteopetrosis, *Front Endocrinol (Lausanne)* 10:85, 2019.

Rikhotso E, Reyneke JP, Ferretti C: Osteopetrosis: literature review and report of three cases, *SADJ* 63:302–307, 2008.

Satomura K, Kon M, Tokuyama R, et al.: Osteopetrosis complicated by osteomyelitis of the mandible: a case report including characterization of the osteopetrotic bone, *Int J Oral Maxillofac Surg* 36:86–93, 2007.

Teti A, Econs MJ: Osteopetroses, emphasizing potential approaches to treatment, *Bone* 102:50–59, 2017.

Younai F, Eisenbud L, Sciubba JJ: Osteopetrosis: a case report including gross and microscopic findings in the mandible at autopsy, *Oral Surg Oral Med Oral Pathol* 65:214–221, 1988.

Wu CC, Econs MJ, DiMeglio LA, et al.: Diagnosis and management of osteopetrosis: consensus guidelines from the osteopetrosis working group, *J Clin Endocrinol Metab* 102:3111–3123, 2017.

Displasia cleidocraniana

Atil F, Culhaoglu A, Kocyigit ID, et al.: Oral rehabilitation with implant-supported fixed dental prostheses of a patient with cleidocranial dysplasia, *J Prosthet Dent* 119:12–16, 2018.

Bufalino A, Paranaíba LMR, Gouvêa AF, et al.: Cleidocranial dysplasia: oral features and genetic analysis of 11 patients, *Oral Dis* 18:184–190, 2012.

D'Alessandro G, Tagariello T, Piana G: Cleidocranial dysplasia: etiology and stomatognathic and craniofacial abnormalities, *Minerva Stomatol* 59:117–127, 2010.

Farrow E, Nicot R, Wiss A, et al.: Cleidocranial dysplasia: a review of clinical, radiological, genetic implications and a guidelines proposal, *J Craniofac Surg* 29:382–389, 2018.

Kreiborg S, Jensen BL: Tooth formation and eruption- lessons learnt from cleidocranial dysplasia, *Eur J Oral Sci* 126(Suppl 1):72–80, 2018.

Pan CY, Tseng YC, Lan TH, et al.: Craniofacial features of cleidocranial dysplasia, *J Dent Sci* 12:313–318, 2017.

Roberts T, Stephen L, Beighton P: Cleidocranial dysplasia: a review of the dental, historical, and practical implications with an overview of the South African experience, *Oral Surg Oral Med Oral Pathol Oral Radiol* 115:46–55, 2013.

Sberna MT, De Angelis D, Laruffa R, et al.: Oral manifestation of cleido cranial displasia, *Minerva Stomatol* 61:421–429, 2012.

Zhu Y, Zou Y, Yu Q, et al.: Combined surgical-orthodontic treatment of patients with cleidocranial dysplasia: case report and review of the literature, *Orphanet J Rare Dis* 13:271, 2018.

Defeito osteoporótico focal da medula

Barker BF, Jensen JL, Howell FV: Focal osteoporotic marrow defects of the jaws, *Oral Surg Oral Med Oral Pathol* 38:404–413, 1974.

Crawford BE, Weathers DR: Osteoporotic marrow defects of the jaws, *J Oral Surg* 28:600–603, 1970.

Garcia NG, Barros FB, Carvalho MM, et al.: Focal osteoporotic bone marrow defect involving dental implant: a case report, *Int J Implant Dent* 1:18, 2015.

Makek M, Lello GE: Focal osteoporotic bone marrow defects of the jaws, *J Oral Maxillofac Surg* 44:268–273, 1986.

Schneider LC, Mesa ML, Fraenkel D: Osteoporotic bone marrow defect: radiographic features and pathogenic factors, *Oral Surg Oral Med Oral Pathol* 65:127–129, 1988.

Standish SM, Shafer WG: Focal osteoporotic bone marrow defects of the jaws, *J Oral Surg* 20:123–128, 1962.

Osteoesclerose idiopática

Gamba TO, Maciel NAP, Rados PV, et al.: The imaging role for diagnosis of idiopathic osteosclerosis: a retrospective approach based on records of 33,550 cases, *Clin Oral Investig* 25:1755–1765, 2021.

Geist JR, Katz JO: The frequency and distribution of idiopathic osteosclerosis, *Oral Surg Oral Med Oral Pathol* 69:388–393, 1990.

Halse A, Molven O: Idiopathic osteosclerosis of the jaws followed through a period of 20-27 years, *Int Endod J* 35:747–751, 2002.

Ledesma-Montes C, Jiménez-Farfán MD, Hernández-Guerrero JC: Idiopathic osteosclerosis in the maxillomandibular area, *Radiol Med* 124:27–33, 2019.

MacDonald D, Yu W: Incidental findings in a consecutive series of digital panoramic radiographs, *Imaging Sci Dent* 50:53–64, 2020.

MacDonald-Jankowski DS: Idiopathic osteosclerosis in the jaws of Britons and of the Hong Kong Chinese: radiology and systematic review, *Dentomaxillofac Radiol* 28:357–363, 1999.

Petrikowski CG, Peters E: Longitudinal radiographic assessment of dense bone islands of the jaws, *Oral Surg Oral Med Oral Pathol Oral Radiol Endod* 83:627–634, 1997.

Sisman Y, Ertas ET, Ertas H, et al.: The frequency and distribution of idiopathic osteosclerosis of the jaw, *Eur J Dent* 5:409–414, 2011.

Williams TP, Brooks SL: A longitudinal study of idiopathic osteosclerosis and condensing osteitis, *Dentomaxillofac Radiol* 27:275–278, 1998.

Yonetsu K, Yuasa K, Kanda S: Idiopathic osteosclerosis of the jaws: panoramic radiographic and computed tomographic findings, *Oral Surg Oral Med Oral Pathol Oral Radiol Endod* 83:517–521, 1997.

Osteólise maciça

Al-Jamali J, Glaum R, Kassem A, et al.: Gorham-Stout syndrome of the facial bones: a review of pathogenesis and treatment modalities and report of a case with a rare cutaneous manifestations, *Oral Surg Oral Med Oral Pathol Oral Radiol* 114:e23–e29, 2012.

Chrcanovic BR, Gomez RS: Gorham-Stout disease with involvement of the jaws: a systematic review, *Int J Oral Maxillofac Surg* 48:1015–1021, 2019.

Escande C, Schouman T, Françoise G, et al.: Histological features and management of a mandibular Gorham disease: a case report and review of maxillofacial cases in the literature, *Oral Surg Oral Med Oral Pathol Oral Radiol Endod* 106:e30–e37, 2008.

Gondivkar SM, Gadbail AR: Gorham-Stout syndrome: a rare clinical entity and review of literature, *Oral Surg Oral Med Oral Pathol Oral Radiol Endod* 109:e41–e48, 2010.

Heyd R, Micke O, Surholt C, et al.: Radiation therapy for Gorham-Stout syndrome: results of a national patterns-of-care study and literature review, *Int J Radiation Oncol* 8:e179–e185, 2011.

Kayada Y, Yoshiga K, Takada K, et al.: Massive osteolysis of the mandible with subsequent obstructive sleep apnea syndrome: a case report, *J Oral Maxillofac Surg* 53:1463–1465, 1995.

Mignogna MD, Fedele S, Lo Russo L, et al.: Gorham's disease of the mandible mimicking periodontal disease on radiograph, *J Clin Periodontol* 32:1022–1025, 2005.

Rossi M, Buonuomo PS, Battafarano G, et al.: Dissecting the mechanisms of bone loss in Gorham-Stout disease, *Bone* 130:115068, 2020.

Sansare K, Saalim M, Jogdand M, et al.: Radiographic extent of maxillofacial Gorham's disease and its impact on recurrence: a systematic review, *Oral Surg Oral Med Oral Pathol Oral Radiol* 132:80–92, 2021.

Zhang S, Wu D, Shi L: Gorham disease of the mandible: a report of two cases and a literature review, *Oral Surg Oral Med Oral Pathol Oral Radiol* 127:e71–e76, 2019.

Doença de Paget do osso

Carrillo R, Morales A, Rodriguez-Peralto JL, et al.: Benign fibro-osseous lesions in Paget's disease of the jaws, *Oral Surg Oral Med Oral Pathol* 71:588–592, 1991.

Cheng YSL, Wright JM, Walstad WR, et al.: Osteosarcoma arising in Paget's disease of the mandible, *Oral Oncol* 38:785–792, 2002.

Corral-Gudino L, Borao-Cengotita-Bengoa M, del Pino-Montes J, et al.: Epidemiology of Paget's disease of bone: a systematic review and meta-analysis of secular changes, *Bone* 55:347–352, 2013.

Cundy T: Paget's disease of bone, *Metabolism* 80:5–14, 2018.

Friedrich RE, Luebke AM, Amling M, et al.: Clinical and microstructural findings in Paget disease of the entire mandible, *J Oral Maxillofac Surg* 76:336–346, 2018.

Ralston SH, Corral-Gudino L, Cooper C, et al.: Diagnosis and management of Paget's disease of bone in adults: a clinical guideline, *J Bone Miner Res* 34:579–604, 2019.

Singer FR: The evaluation and treatment of Paget's disease of bone, *Best Pract Res Clin Rheumatol* 34:101506, 2020.

Tillman H: Paget's disease of bone: a clinical, radiographic and histopathologic study of 24 cases involving the jaws, *Oral Surg Oral Med Oral Pathol* 15:1225–1234, 1962.

Torres T, Tamimi F, Garcia I, et al.: Dental implants in a patient with Paget disease under bisphosphonate treatment: a case report, *Oral Surg Oral Med Oral Pathol Oral Radiol Endod* 107:387–392, 2009.

Granuloma de células gigantes

Alsufyani NA, Aldosary RM, Alrasheed RS, et al.: A systematic review of the clinical and radiographic features of hybrid central giant cell granuloma lesions of the jaws, *Acta Odontol Scand* 79:124–131, 2021.

Amary F, Berisha F, Ye H, et al.: H3F3A (histone 3.3) G34W immunohistochemistry: a reliable marker defining benign and malignant giant cell tumor of bone, *Am J Surg Pathol* 41:1059–1068, 2017.

Auclair PL, Cuenin P, Kratochvil FJ, et al.: A clinical and histomorphologic comparison of the central giant cell granuloma and the giant cell tumor, *Oral Surg Oral Med Oral Pathol* 66:197–208, 1988.

Bredell M, Rordorf T, Kroiss S, et al.: Denosumab as a treatment alternative for central giant cell granuloma: a long-term retrospective cohort study, *J Oral Maxillofac Surg* 76:775–784, 2018.

Camarini C, de Souza Tolentino E: Non-surgical treatment as an alternative for the management of central giant cell granuloma: a systematic review, *Clin Oral Investig* 26:2111–2132, 2022.

Chrcanovic BR, Gomes CC, Dos Santos TR, et al.: Clinical factors associated with the recurrence of central giant cell lesions, *J Oral Pathol Med* 48:799–802, 2019.

Chrcanovic BR, Gomes CC, Gomez RS: Central giant cell lesion of the jaws: an updated analysis of 2270 cases reported in the literature, *J Oral Pathol Med* 47:731–739, 2018.

Czerniak B: Chapter 10, Giant cell lesions, In *Dorfman and Czerniak's Bone Tumors*, ed 2, Philadelphia, 2016, Elsevier Saunders, pp 692–759.

DeLange J, van den Akker HP: Clinical and radiological features of central giant-cell lesions of the jaw, *Oral Surg Oral Med Oral Pathol Oral Radiol Endod* 99:464–470, 2005.

DeLange J, van der Akker HP, van Zanten GOV, et al.: Calcitonin therapy in central giant cell granuloma of the jaw: a randomized double-blind placebo-controlled study, *Int J Oral Maxillofac Surg* 35:791–795, 2006.

Ferretti C, Muthray E: Management of central giant cell granuloma of mandible using intralesional corticosteroids: case report and review of literature, *J Oral Maxillofac Surg* 69:2824–2829, 2011.

Gomes CC, Diniz MG, Amaral FR, et al.: The highly prevalent H3F3A mutation in giant cell tumours of bone is not shared by sporadic central giant cell lesion of the jaws, *Oral Surg Oral Med Oral Pathol Oral Radiol* 118:583–585, 2014.

Gomes CC, Diniz MG, Bastos VC, et al.: Making sense of giant cell lesions of the jaws (GCLJ): lessons learned from next-generation sequencing, *J Pathol* 250:126–133, 2020.

Gomes CC, Gayden T, Bajic A, et al.: TRPV4 and KRAS and FGFR1 gain-of-function mutations drive giant cell lesions of the jaw, *Nat Commun* 9:4572, 2018.

Guimarães LM, Gomes IP, Pereira TDSF, et al.: KRAS mutations in brown tumor of the jaws in hyperparathyroidism, *J Oral Pathol Med* 49:796–802, 2021.

Jadu FM, Pharoah MJ, Lee L, et al.: Central giant cell granuloma of the mandibular condyle: a case report and review of the literature, *Dentomaxillofac Radiol* 40:60–64, 2011.

Kang H, Jha S, Deng Z, et al.: Somatic activating mutations in MAP2K1 cause melorheostosis, *Nat Commun* 9:1390, 2018.

Kato Kaneko M, Liu X, Oki H, et al.: Isocitrate dehydrogenase mutation is frequently observed in giant cell tumor of bone, *Cancer Sci* 105:744–748, 2014.

Kruse-Lösler B, Diallo R, Gaertner C, et al.: Central giant cell granuloma of the jaws: a clinical, radiologic, and histopathologic study of 26 cases, *Oral Surg Oral Med Oral Pathol Oral Radiol Endod* 101:346–354, 2006.

Martins-Chaves RR, Guimarães LM, Pereira TDSF, et al.: KRAS mutations in implant-associated peripheral giant cell granuloma, *Oral Dis* 26:334–340, 2020.

Palmerini E, Picci P, Reichardt P, et al.: Malignancy in giant cell tumor of bone: a review of the literature, *Technol Cancer Res Treat* 18, 2019. 1533033819840000.

Peacock ZS, Resnick CM, Susarla SM, et al.: Do histologic criteria predict biologic behavior of giant cell lesions? *J Oral Maxillofac Surg* 70:2573–2580, 2012.

Reddy V, Saxena S, Aggarwal P, et al.: Incidence of central giant cell granuloma of the jaws with clinical and histological confirmation: an archival study in Northern India, *Br J Oral Maxillofac Surg* 50:668–672, 2012.

Resnick CM, Margolis J, Susarla SM, et al.: Maxillofacial and axial/appendicular giant cell lesions: unique tumor or variants of the same disease?—a comparison of phenotypic, clinical, and radiographic characteristics, *J Oral Maxillofac Surg* 68:130–137, 2010.

Richardson J, Stanbouly D, Litman E, et al.: Central giant cell granuloma of the head & neck: a case report and systematic review, *J Stomatol Oral Maxillofac Surg*, 2021. S2468-7855(21)00164-6.

Stavropoulos F, Katz J: Central giant cell granulomas: a systematic review of the radiographic characteristics with the addition of 20 new cases, *Dentomaxillofac Radiol* 31:213–217, 2002.

Schreuder WH, van den Berg H, Westermann AM, et al.: Pharmacological and surgical therapy for the central giant cell granuloma: a long-term retrospective cohort study, *J Craniomaxillofac Surg* 45:232–243, 2017.

Suárez-Roa Mde L, Reveiz L, Ruíz-Godoy Rivera LM, et al.: Interventions for central giant cell granuloma (CGCG) of the jaws, *Cochrane Database Syst Rev* (4):CD007404, 2009.

Triantafillidou K, Venetis G, Karakinaris G, et al.: Central giant cell granuloma of the jaws: a clinical study of 17 cases and a review of the literature, *Ann Otol Rhinol Laryngol* 120:167–174, 2011.

Whitaker SB, Waldron CA: Central giant cell lesions of the jaws: a clinical, radiologic and histopathologic study, *Oral Surg Oral Med Oral Pathol* 75:199–208, 1993.

Querubismo

Bar Droma E, Beck-Rosen G, Ilgiyaev A, et al.: Positive outcomes of denosumab treatment in 2 patients with cherubism, *J Oral Maxillofac Surg* 78:2226–2234, 2020.

Chrcanovic BR, Guimarães LM, Gomes CC, et al.: Cherubism: a systematic literature review of clinical and molecular aspects, *Int J Oral Maxillofac Surg* 50:43–53, 2021.

Miranda Galvis M, Faustino ISP, Ferraz FC, et al.: Orthodontic treatment in a patient with cherubism: benefits and limitations, *Spec Care Dentist* 40:291–297, 2020.

Kadlub N, Vazquez MP, Galmiche L, et al.: The calcineurin inhibitor tacrolimus as a new therapy in severe cherubism, *J Bone Miner Res* 30:878–885, 2015.

Kueper J, Tsimbal C, Olsen BR, et al.: SH3BP2-related fibro-osseous disorders of the maxilla and mandible: a systematic review, *Int J Oral Maxillofac Surg* 51:54–61, 2022.

Meng XM, Yu SF, Yu GY: Clinicopathologic study of 24 cases of cherubism, *Int J Oral Maxillofac Surg* 34:350–356, 2005.

Papadaki ME, Lietman SA, Levine MA, et al.: Cherubism: best clinical practice, *Orphanet J Rare Dis* 7(Suppl 1):S6, 2012.

Reichenberger EJ, Levine MA, Olsen BR, et al.: The role of SH3BP2 in the pathophysiology of cherubism, *Orphanet J Rare Dis* 7(Suppl 1):S5, 2012.

Roginsky VV, Ivanov AL, Ovtchinnikov IA: Familial cherubism: the experience of the Moscow Central Institute for Stomatology and Maxillo-facial Surgery, *Int J Oral Maxillofac Surg* 38:218–223, 2009.

Stoor P, Suomalainen A, Kemola W, et al.: Craniofacial and dental features in six children with cherubism, *J Craniofac Surg* 28:1806–1811, 2017.

Ueki Y, Tiziani V, Santanna C, et al.: Mutations in the gene encoding c-Abl-binding protein SH3BP2 cause cherubism, *Nat Genet* 125–126, 2001.

Cisto ósseo simples

An SY, Lee JS, Benavides E, et al.: Multiple simple bone cysts of the jaws: review of the literature and report of three cases, *Oral Surg Oral Med Oral Pathol Oral Radiol* 117:e458–e469, 2014.

Chadwick JW, Alsufyani NA, Lam EWN: Clinical and radiographic features of solitary and cemento-osseous dysplasia-associated simple bone cysts, *Dentomaxillofac Radiol* 40:230–235, 2011.

Copete MA, Kawamata A, Langlais RP: Solitary bone cyst of the jaws: radiographic review of 44 cases, *Oral Surg Oral Med Oral Pathol Oral Radiol Endod* 85:221–225, 1998.

Hung YP, Fisch AS, Diaz-Perez JA, et al.: Identification of EWSR1-NFATC2 fusion in simple bone cysts, *Histopathology* 78:849–856, 2021.

Kaugars GE, Cale AE: Traumatic bone cyst, *Oral Surg Oral Med Oral Pathol* 63:318–324, 1987.

Lima LB, de Freitas Filho SA, Barbosa de Paulo LF, et al.: Simple bone cyst: description of 60 cases seen at a Brazilian School of Dentistry and review of international literature, *Med Oral Patol Oral Cir Bucal* 25:e616–e625, 2020.

Martins-Filho PR, Santos Tde S, Araújo VL, et al.: Traumatic bone cyst of the mandible: a review of 26 cases, *Braz J Otorhinolaryngol* 78:16–21, 2012.

Perdiagão PF, Silva EC, Sakurai E, et al.: Idiopathic bone cavity: a clinical, radiographic, and histological study, *Br J Oral Maxillofac Surg* 41:407–409, 2003.

Pižem J, Šekoranja D, Zupan A, et al.: FUS-NFATC2 or EWSR1-NFATC2 fusions are present in a large proportion of simple bone cysts, *Am J Surg Pathol* 44:1623–1634, 2020.

Suei Y, Taguchi A, Nagasaki T, et al.: Radiographic findings and prognosis of simple bone cyst of the jaws, *Dentomaxillofac Radiol* 39:65–71, 2012.

Suei Y, Taguchi A, Tanimoto K: A comparative study of simple bone cysts of the jaw and extracranial bones, *Dentomaxillofac Radiol* 36:125–129, 2007.

Suei Y, Taguchi A, Tanimoto K: Simple bone cyst of the jaws: evaluation of treatment outcome by review of 132 cases, *J Oral Maxillofac Surg* 65:918–923, 2007.

Tariq MU, Din NU, Ahmad Z, et al.: Cementum-like matrix in solitary bone cysts: a unique and characteristic but yet underrecognized feature of promising diagnostic utility, *Ann Diagn Pathol* 18:1–4, 2014.

Cisto ósseo aneurismático

Alhumaid I, Abu-Zaid A: Denosumab therapy in the management of aneurysmal bone cysts: a comprehensive literature review, *Cureus* 11:e3989, 2019.

Arora SS, Paul S, Arora S, et al.: Secondary jaw aneurysmal bone cyst (JABC)—a possible misnomer? A review of literature on secondary JABCs, their pathogenesis and oncogenesis, *J Oral Pathol Med* 43:647–651, 2014.

Henriques AC, Carvalho Mde V, Miguel MC, et al.: Clinical pathological analysis of nine cases of aneurysmal bone cyst of the jaws in a Brazilian population, *Eur Arch Otorhinolaryngol* 269:971–976, 2012.

Liu Y, Zhou J, Shi J: Clinicopathology and recurrence analysis of 44 jaw aneurysmal bone cyst cases: a literature review, *Front Surg* 8:678696, 2021.

Mankin HJ, Hornicek FJ, Ortiz-Cruz E, et al.: Aneurysmal bone cyst: a review of 150 patients, *J Clin Oncol* 23:6756–6762, 2005.

McMullen PD, Bridge JA, Blair EA, et al.: Aneurysmal bone cyst of the maxillary sinus with USP6 rearrangement: case report of a rare entity and review of the literature, *Head Neck Pathol* 13:281–285, 2019.

Motamedi MH, Navi F, Eshkevari PS, et al.: Variable presentations of aneurysmal bone cysts of the jaws: 51 cases treated during a 30-year period, *J Oral Maxillofac Surg* 66:2098–2103, 2008.

Ogle OE, Santosh AB: Medication management of jaw lesions for dental patients, *Dent Clin N Am* 60:483–495, 2016.

Oliveira AM, Chou MM: The TRE17/USP6 oncogene: a riddle wrapped in a mystery inside an enigma, *Front Biosci (Schol Ed)* 4:321–334, 2012.

Rehman R, Dekhou A, Osto M, et al.: Aneurysmal bone cysts of the craniofacial origin: a systematic review, *OTO Open* 5, 2021. 2473974X211052950.

Struthers PJ, Shear M: Aneurysmal bone cyst of the jaws. I. Clinicopathologic features, *Int J Oral Surg* 13:85–91, 1984.

Struthers PJ, Shear M: Aneurysmal bone cyst of the jaws. II. Pathogenesis, *Int J Oral Surg* 13:92–100, 1984.

Sun ZJ, Sun HL, Yang RL, et al.: Aneurysmal bone cysts of the jaws, *Int J Surg Pathol* 17:311–322, 2009.

Sun ZJ, Zhao YF, Yang RL, et al.: Aneurysmal bone cysts of the jaws: analysis of 17 cases, *J Oral Maxillofac Surg* 68:2122–2128, 2010.

Xantoma central dos maxilares

Bowers LM, Cohen DM, Bhattacharyya I, et al.: The non-ossifying fibroma: a case report and review of the literature, *Head Neck Pathol* 7:203–210, 2013.

de Arruda JAA, Almeida TFA, Abreu LG, et al.: Intraosseous xanthoma of the mandible: A multi-institutional case series with a literature review, *J Oral Pathol Med* 48:935–942, 2019.

Daley T, Dunn G, Darling MR: Central xanthoma of the jaws: a clinicopathologic entity? *Oral Surg Oral Med Oral Pathol Oral Radiol* 119:92–100, 2015.

Harsanyi BB, Larsson A: Xanthomatous lesions of the mandible: osseous expression of non-X histiocytosis and benign fibrous histiocytoma, *Oral Surg Oral Med Oral Pathol* 65:551–566, 1988.

Morel D, Kelsch RD, Nolan PJ: Primary xanthoma of the mandible: report of a rare case, *Head Neck Pathol* 10:245–251, 2016.

Olson NJ, Addante RR, de Abreu FB, et al.: Central xanthoma of the jaw in association with Noonan syndrome, *Hum Pathol* 82:202–205, 2018.

Rawal YB, Chandra SR, Hall JM: Central xanthoma of the jaw bones: a benign tumor, *Head Neck Pathol* 11:192–202, 2017.

Whitehouse L, Bobinskas A, Chengot P, et al.: Intraosseous mandibular xanthomas – an interesting diagnostic dilemma? *Oral Surg* 11:213–223, 2018.

Lesões fibro-ósseas dos ossos gnáticos – aspectos gerais e classificação

Abramovitch K, Rice DD: Benign fibro-osseous lesions of the jaws, *Dent Clin N Am* 60:167–193, 2016.

Ahmad M, Gaalaas L: Fibro-osseous and other lesions of bone in the jaws, *Radiol Clin North Am* 56:91–104, 2018.

de Noronha Santos Netto J, Machado Cerri J, Miranda AM, et al.: Benign fibro-osseous lesions: clinicopathologic features from 143 cases diagnosed in an oral diagnosis setting, *Oral Surg Oral Med Oral Pathol Oral Radiol* 115:e56–e65, 2013.

El-Mofty SK: Fibro-osseous lesions of the craniofacial skeleton: an update, *Head Neck Pathol* 8:432–444, 2014.

Eversole R, Su L, El-Mofty S: Benign fibro-osseous lesions of the craniofacial complex: a review, *Head Neck Pathol* 2:177–202, 2008.

Hameed M, Horvai AE, Jordan RCK: Soft tissue special issue: gnathic fibro-osseous lesions and osteosarcoma, *Head Neck Pathol* 14:70–82, 2020.

MacDonald-Jankowski DS: Fibro-osseous lesions of the face and jaws, *Clin Radiol* 59:11–25, 2004.

Mainville GN, Turgeon DP, Kauzman A: Diagnosis and management of benign fibro-osseous lesions of the jaws: a current review for the dental clinician, *Oral Dis* 23:440–450, 2017.

Nelson BL, Phillips BJ: Benign fibro-osseous lesions of the head and neck, *Head Neck Pathol* 13:466–475, 2019.

Noffke CE, Raubenheimer EJ, MacDonald D: Fibro-osseous disease: harmonizing terminology with biology, *Oral Surg Oral Med Oral Pathol Oral Radiol* 114:388–392, 2012.

Soluk-Tekkesin M, Sinanoglu A, Selvi F, et al.: The importance of clinical and radiological findings for the definitive histopathologic diagnosis of benign fibro-osseous lesions of the jaws: study of 276 cases, *J Stomatol Oral Maxillofac Surg*, 2021. S2468-7855(21)00084-7.

Waldron CA: Fibro-osseous lesions of the jaws, *J Oral Maxillofac Surg* 51:828–835, 1993.

Displasia fibrosa

Akintoye SO, Boyce AM, Collins MT: Dental perspectives in fibrous dysplasia and McCune-Albright syndrome, *Oral Surg Oral Med Oral Pathol Oral Radiol* 116:e149–e155, 2013.

Akintoye SO, Lee JS, Feimster T, et al.: Dental characteristics of fibrous dysplasia and McCune-Albright syndrome, *Oral Surg Oral Med Oral Pathol Oral Radiol Endod* 96:275–282, 2003.

Burke AB, Collins MT, Boyce AM: Fibrous dysplasia of bone: craniofacial and dental implications, *Oral Dis* 23:697–708, 2017.

Cheng J, Wang Y, Yu H, et al.: An epidemiological and clinical analysis of craniomaxillofacial fibrous dysplasia in a Chinese population, *Orphanet J Rare Dis* 7:80, 2012.

Cheng J, Yu H, Wang D, et al.: Spontaneous malignant transformation in craniomaxillofacial fibrous dysplasia, *J Craniofac Surg* 24:141–145, 2013.

Davidova LA, Bhattacharyya I, Islam MN, et al.: An analysis of clinical and histopathologic features of fibrous dysplasia of the jaws: a series of 40 cases and review of literature, *Head Neck Pathol* 14:353–361, 2020.

de Castro LF, Ovejero D, Boyce AM: Diagnosis of endocrine disease: mosaic disorders of FGF23 excess: fibrous dysplasia/McCune-Albright syndrome and cutaneous skeletal hypophosphatemia syndrome, *Eur J Endocrinol* 182:R83–R99, 2020.

Hartley I, Zhadina M, Collins MT, et al.: Fibrous dysplasia of bone and McCune-Albright syndrome: a bench to bedside review, *Calcif Tissue Int* 104:517–529, 2019.

Javaid MK, Boyce A, Appelman-Dijkstra N, et al.: Best practice management guidelines for fibrous dysplasia/McCune-Albright syndrome: a consensus statement from the FD/MAS international consortium, *Orphanet J Rare Dis* 14:139, 2019.

Kushchayeva YS, Kushchayev SV, Glushko TY, et al.: Fibrous dysplasia for radiologists: beyond ground glass bone matrix, *Insights Imaging* 9:1035–1056, 2018.

Lee JS, FitzGibbon EJ, Chen YR, et al.: Clinical guidelines for the management of craniofacial fibrous dysplasia, *Orphanet J Rare Dis* 7(Suppl 1):S2, 2012.

MacDonald-Jankowski D: Fibrous dysplasia: a systematic review, *Dentomaxillofac Radiol* 38:196–215, 2009.

Pereira TDSF, Gomes CC, Brennan PA, et al.: Fibrous dysplasia of the jaws: integrating molecular pathogenesis with clinical, radiological, and histopathological features, *J Oral Pathol Med* 48:3–9, 2019.

Prado Ribeiro AC, Carlos R, Speight PM, et al.: Peritrabecular clefting in fibrous dysplasia of the jaws: an important histopathologic feature for differentiating fibrous dysplasia from central ossifying fibroma, *Oral Surg Oral Med Oral Pathol Oral Radiol* 114:503–508, 2012.

Ricalde P, Magliocca KR, Lee JS: Craniofacial fibrous dysplasia, *Oral Maxillofac Surg Clin N Am* 24:427–441, 2012.

Waldron CA, Giansanti JS: Benign fibro-osseous lesions of the jaws. I. Fibrous dysplasia of the jaws, *Oral Surg Oral Med Oral Pathol* 35:190–201, 1973.

Displasia cemento-óssea

Alsufyani NA, Lam EWN: Osseous (cemento-osseous) dysplasia of the jaws: clinical and radiographic analysis, *J Can Dent Assoc* 77:b70, 2011.

Alsufyani NA, Lam EWN: Cemento-osseous dysplasia of the jaw bones: key radiographic features, *Dentomaxillofac Radiol* 40:141–146, 2011.

Esfahanizadeh N, Yousefi H: Successful implant placement in a case of florid cemento-osseous dysplasia: a case report and literature review, *J Oral Implantol* 44:275–279, 2018.

Groot RH, van Merkesteyn JPR, Bras J: Diffuse sclerosing osteomyelitis and florid osseous dysplasia, *Oral Surg Oral Med Oral Pathol Oral Radiol Endod* 81:333–342, 1996.

Gumru B, Akkitap MP, Deveci S, et al.: A retrospective cone beam computed tomography analysis of cemento-osseous dysplasia, *J Dent Sci* 16:1154–1161, 2021.

Kawai T, Hiranuma H, Kishino M, et al.: Cemento-osseous dysplasia of the jaws in 54 patients: a radiographic study, *Oral Surg Oral Med Oral Pathol Oral Radiol Endod* 87:107–114, 1999.

MacDonald-Jankowski DS: Florid cemento-osseous dysplasia: a systematic review, *Dentomaxillofac Radiol* 32:141–149, 2003.

MacDonald-Jankowski DS: Focal cemento-osseous dysplasia: a systematic review, *Dentomaxillofac Radiol* 37:350–360, 2008.

Mahomed F, Altini M, Meer S, et al.: Cemento-osseous dysplasia with associated simple bone cysts, *J Oral Maxillofac Surg* 63:1549–1554, 2005.

Melrose RJ: The clinico-pathologic spectrum of cemento-osseous dysplasia, *Oral Maxillofac Clin North Am* 9:643–653, 1997.

Olgac V, Sinanoglu A, Selvi F, et al.: A clinicopathologic analysis of 135 cases of cemento-osseous dysplasia: to operate or not to operate? *J Stomatol Oral Maxillofac Surg* 122:278–282, 2021.

Raubenheimer EJ, Noffke CE, Boy SC: Osseous dysplasia with gross jaw expansion: a review of 18 lesions, *Head Neck Pathol* 10:437–443, 2016.

Schneider LC, Dolinsky HB, Grodjesk JE, et al.: Malignant spindle cell tumor arising in the mandible of a patient with florid osseous dysplasia, *Oral Surg Oral Med Oral Pathol Oral Radiol Endod* 88:69–73, 1999.

Schneider LC, Mesa ML: Differences between florid osseous dysplasia and diffuse sclerosing osteomyelitis, *Oral Surg Oral Med Oral Pathol* 70:308–312, 1990.

Su L, Weathers DR, Waldron CA: Distinguishing features of focal cemento-osseous dysplasias and cemento-ossifying fibromas. I. A pathologic spectrum of 316 cases, *Oral Surg Oral Med Oral Pathol Oral Radiol Endod* 84:301–309, 1997.

Summerlin DJ, Tomich CE: Focal cemento-osseous dysplasia: a clinicopathologic study of 221 cases, *Oral Surg Oral Med Oral Pathol* 78:611–620, 1994.

Waldron CA: Fibro-osseous lesions of the jaws, *J Oral Maxillofac Surg* 43:249–262, 1985.

Zillo Martini M, Caroli Rocha A, Lemos CA Jr, et al.: Fibro-osseous lesions associated with simple bone cysts: three case reports and review of the literature, *Minerva Stomatol* 59:671–676, 2010.

Cementoma gigante familial

Abdelsayed RA, Eversole LR, Singh BS, et al.: Gigantiform cementoma: clinicopathologic presentation of 3 cases, *Oral Surg Oral Med Oral Pathol Oral Radiol Endod* 91:438–444, 2001.

Cannon JS, Keller EE, Dahlin DC: Gigantiform cementoma: report of two cases (mother and son), *J Oral Surg* 38:65–70, 1980.

Chi AC, Collins LHC: Familial gigantiform cementoma, In WHO classification of tumours editorial board, editor: *World Health Organization Classification of Head and Neck Tumours*, ed 5, Lyon, France, 2022, International Agency for Research on Cancer. Available at: https://tumourclassification.iarc.who.int/chaptercontent/52/180. (Internet; beta version ahead of print).

Coleman H, Altini M, Kieser J, et al.: Familial florid cemento-osseous dysplasia—a case report and review of the literature, *J Dent Assoc S Afr* 51:766–770, 1996.

Finical SJ, Kane WJ, Clay RP, et al.: Familial gigantiform cementoma, *Plast Reconstr Surg* 103:949–954, 1999.

Kumar VV, Ebenezer S, Narayan TV, et al.: Clinicopathologic conference: multiquadrant expansile fibro-osseous lesion in a juvenile, *Oral Surg Oral Med Oral Pathol Oral Radiol* 113:286–292, 2012.

Ma C, Wang H, He G, et al.: Familial gigantiform cementoma: case report of an unusual clinical manifestation and possible mechanism related to "calcium steal disorder", *Medicine (Baltimore)* 95:e2956, 2016.

Moshref M, Khojasteh A, Kazemi B, et al.: Autosomal dominant gigantiform cementoma associated with bone fractures, *Am J Med Genet A* 146A:644–648, 2008.

Nel C, Yakoob Z, Schouwstra CM, et al.: Familial florid cementoosseous dysplasia: a report of three cases and review of the literature, *Dentomaxillofac Radiol* 50:20190486, 2021.

Noffke CE, Raubenheimer EJ: Expansive osseous dysplasia: report of 9 lesions in an African population sample and review of the literature, *Oral Surg Oral Med Oral Pathol Oral Radiol Endod* 111:e35–e41, 2011.

Otaify GA, Whyte MP, Gottesman GS, et al.: Gnathodiaphyseal dysplasia: Severe atypical presentation with novel heterozygous mutation of the anoctamin gene (ANO5), *Bone* 107:161–171, 2018.

Raubenheimer EJ, Noffke CE: Regarding the use of the term "cementum" in pathologic proliferations, *Head Neck Pathol* 12:629–630, 2018.

Rossbach HC, Letson D, Lacson A, et al.: Familial gigantiform cementoma with brittle bone disease, pathologic fractures, and osteosarcoma: a possible explanation of an ancient mystery, *Pediatr Blood Cancer* 44:390–396, 2005.

Shah S, Huh KH, Yi WJ, et al.: Follow-up CT findings of recurrent familial gigantiform cementoma of a female child, *Skeletal Radiol* 41:341–346, 2012.

Toffanin A, Benetti R, Manconi R: Familial florid cemento-osseous dysplasia: a case report, *J Oral Maxillofac Surg* 58:1440–1446, 2000.

Wang HW, Yu M, Qin XJ, et al.: Familial gigantiform cementoma: distinctive clinical features of a large Chinese pedigree, *Br J Oral Maxillofac Surg* 53:83–85, 2015.

Young SK, Markowitz NR, Sullivan S, et al.: Familial gigantiform cementoma: classification and presentation of a large pedigree, *Oral Surg Oral Med Oral Pathol* 68:740–747, 1989.

Fibroma cemento-ossificante

Akcam T, Altug HA, Karakoc O, et al.: Synchronous ossifying fibromas of the jaws: a review, *Oral Surg Oral Med Oral Pathol Oral Radiol* 114(Suppl 5):S120–S125, 2012.

Baumhoer D, Haefliger S, Ameline B, et al.: Ossifying fibroma of nonodontogenic origin: a fibro-osseous lesion in the craniofacial skeleton to be (re-)considered, *Head Neck Pathol*, 2021 (Epub ahead of print June 26, 2021.).

Chi AC, Collins LHC: Cemento-ossifying fibroma, In WHO Classification of Tumours Editorial Board, editor: World Health Organization Classification of Head and Neck Tumours, ed 5, Lyon, France, 2022, *International Agency for Research on Cancer*. Available at: https://tumourclassification.iarc.who.int/chaptercontent/52/162. (Internet; beta version ahead of print).

de Mesquita Netto AC, Gomez RS, Diniz MG, et al.: Assessing the contribution of HRPT2 to the pathogenesis of jaw fibrous dysplasia, ossifying fibroma, and osteosarcoma, *Oral Surg Oral Med Oral Pathol Oral Radiol* 115:359–367, 2013.

Eversole LR, Leider AS, Nelson K: Ossifying fibroma: a clinicopathologic study of 64 cases, *Oral Surg Oral Med Oral Pathol* 60:505–511, 1985.

Kaplan I, Manor I, Yahalom R, et al.: Central giant cell granuloma associated with central ossifying fibroma of the jaws: a clinicopathologic study, *Oral Surg Oral Med Oral Pathol Oral Radiol Endod* 103:e35–e41, 2007.

Kaur T, Dhawan A, Bhullar RS, et al.: Cemento-ossifying fibroma in maxillofacial region: a series of 16 cases, *J Maxillofac Oral Surg* 20:240–245, 2021.

Ma M, Liu L, Shi R, et al.: Copy number alteration profiling facilitates differential diagnosis between ossifying fibroma and fibrous dysplasia of the jaws, *Int J Oral Sci* 13:21, 2021.

MacDonald-Jankowski DS: Ossifying fibroma: a systematic review, *Dentomaxillofac Radiol* 38:495–513, 2009.

MacDonald-Jankowski DS, Li TK: Ossifying fibromas in a Hong Kong community: the clinical and radiological features and outcomes of treatment, *Dentomaxillofac Radiol* 38:514–523, 2009.

Su L, Weathers DR, Waldron CA: Distinguishing features of focal cemento-osseous dysplasias and cemento-ossifying fibromas. I. A pathologic spectrum of 316 cases, *Oral Surg Oral Med Oral Pathol Oral Radiol Endod* 84:301–309, 1997.

Titinchi F, Morkel J: Ossifying fibroma: analysis of treatment methods and recurrence patterns, *J Oral Maxillofac Surg* 74:2409–2419, 2016.

Torresan F, Iacobone M: Clinical features, treatment, and surveillance of hyperparathyroidism-jaw tumor syndrome: an up-to-date and review of the literature, *Int J Endocrinol* 2019:1761030, 2019.

Triantafillidou K, Venetis G, Karakinaris G, et al.: Ossifying fibroma of the jaws: a clinical study of 14 cases and review of the literature, *Oral Surg Oral Med Oral Pathol Oral Radiol* 114:193–199, 2012.

Waldron CA, Giansanti JS: Benign fibro-osseous lesions of the jaws. II. Benign fibro-osseous lesions of periodontal ligament origin, *Oral Surg Oral Med Oral Pathol* 35:340–350, 1973.

Woo SB: Central cemento-ossifying fibroma: primary odontogenic or osseous neoplasm? *J Oral Maxillofac Surg* 73(12 Suppl):S87–S93, 2015.

Fibroma ossificante juvenil

Chi AC, Collins LHC: Juvenile trabecular ossifying fibroma, In WHO Classification of Tumours Editorial Board, editor: *World Health Organization Classification of Head and Neck Tumours*, ed 5, Lyon, France, 2022, International Agency for Research on Cancer. Available at: https://tumourclassification.iarc.who.int/chaptercontent/52/164. (Internet; beta version ahead of print).

Chi AC, Collins LHC: Psammomatoid ossifying fibroma, In WHO Classification of Tumours Editorial Board, editor: *World Health Organization Classification of Head and Neck Tumours*, ed 5, Lyon, France, 2022, International Agency for Research on Cancer. Available at: https://tumourclassification.iarc.who.int/chaptercontent/52/163. (Internet; beta version ahead of print).

Chrcanovic BR, Gomez RS: Juvenile ossifying fibroma of the jaws and paranasal sinuses: a systematic review of the cases reported in the literature, *Int J Oral Maxillofac Surg* 49:28–37, 2020.

El-Mofty S: Psammomatoid and trabecular juvenile ossifying fibroma of the craniofacial skeleton: two distinct clinico-pathologic entities, *Oral Surg Oral Med Oral Pathol Oral Radiol Endod* 93:296–304, 2002.

Han J, Hu L, Zhang C, et al.: Juvenile ossifying fibroma of the jaw: a retrospective study of 15 cases, *Int J Oral Maxillofac Surg* 45:368–376, 2016.

Owosho AA, Hughes MA, Prasad JL, et al.: Psammomatoid and trabecular juvenile ossifying fibroma: two distinct radiologic entities, *Oral Surg Oral Med Oral Pathol Oral Radiol* 118:732–738, 2014.

Sarode SC, Sarode GS, Waknis P, et al.: Juvenile psammomatoid ossifying fibroma: a review, *Oral Oncol* 47:1110–1116, 2011.

Slootweg PJ: Juvenile trabecular ossifying fibroma: an update, *Virchows Arch* 461:699–703, 2012.

Sultan AS, Schwartz MK, Caccamese JF, et al.: Juvenile trabecular ossifying fibroma, *Head Neck Pathol* 12:567–571, 2018.

Tabareau-Delalande F, Collin C, Gomez-Brouchet A, et al.: Chromosome 12 long arm rearrangement covering MDM2 and RASAL1 is associated with aggressive craniofacial juvenile ossifying fibroma and extracranial psammomatoid fibro-osseous lesions, *Mod Pathol* 28:48–56, 2015.

Titinchi F: Juvenile ossifying fibroma of the maxillofacial region: analysis of clinico-pathological features and management, *Med Oral Patol Oral Cir Bucal* 26:e590–e597, 2021.

Urs AB, Kumar P, Arora S, et al.: Clinicopathologic and radiologic correlation of ossifying fibroma and juvenile ossifying fibroma—an institutional study of 22 cases, *Ann Diagn Pathol* 17:198–203, 2013.

Osteoma

Arslan HH, Tasli H, Cebeci S, Gerek M: The management of the paranasal sinus osteomas, *J Craniofac Surg* 28:741–745, 2017.

Bhatt G, Gupta S, Ghosh S, et al.: Central osteoma of maxilla associated with an impacted tooth: report of a rare case with literature review, *Head Neck Pathol* 13:554–561, 2019.

Dell'Aversana Orabona G, Salzano G, Iaconetta G, et al.: Facial osteomas: fourteen cases and a review of literature, *Eur Rev Med Pharmacol Sci* 19:1796–1802, 2015.

Ghita I, Brooks JK, Bordener SL, et al.: Central compact osteoma of the mandible: case report featuring unusual radiographic and computed tomographic presentations and brief literature review, *J Stomatol Oral Maxillofac Surg*, 2020. S2468-7855(20)30226-3.

Halawi AM, Maley JE, Robinson RA, et al.: Craniofacial osteoma: clinical presentation and patterns of growth, *Am J Rhinol Allergy* 27:128–133, 2013.

Herford AS, Stoffella E, Tandon R: Osteomas involving the facial skeleton: a report of 2 cases and review of the literature, *Oral Surg Oral Med Oral Pathol Oral Radiol* 115:e1–e6, 2013.

Larrea-Oyarbide N, Valmaseda-Castellón E, Berini-Aytés L, et al.: Osteomas of the craniofacial region. Review of 106 cases, *J Oral Pathol Med* 37:38–42, 2008.

McHugh JB, Mukherji SK, Lucas DR: Sino-orbital osteoma: a clinicopathologic study of 45 surgically treated cases with emphasis on tumors with osteoblastoma-like features, *Arch Pathol Lab Med* 133:1587–1593, 2009.

Ostrofsky M, Morkel JA, Titinchi F: Osteoma of the mandibular condyle: a rare case report and review of the literature, *J Stomatol Oral Maxillofac Surg* 120:584–587, 2019.

Sayan BN, Ucok C, Karasu HA, et al.: Peripheral osteoma of the oral and maxillofacial region: a study of 35 new cases, *J Oral Maxillofac Surg* 60:1299–1301, 2002.

Woldenberg Y, Nash M, Bodner L: Peripheral osteoma of the maxillofacial region. Diagnosis and management: a study of 14 cases, *Med Oral Patol Oral Cir Bucal* 10(Suppl 2):E139–E142, 2005.

Síndrome de Gardner

Boffano P, Bosco GF, Gerbino G: The surgical management of oral and maxillofacial manifestations of Gardner syndrome, *J Oral Maxillofac Surg* 68:2549–2554, 2010.

Cristofaro MG, Giudice A, Amantea A, et al.: Gardner's syndrome: a clinical and genetic study of a family, *Oral Surg Oral Med Oral Pathol Oral Radiol* 115:e1–e6, 2013.

Galiatsatos P, Foulkes WD: Familial adenomatous polyposis, *Am J Gastroenterol* 101:385–398, 2006.

Gorlin RJ, Cohen MM Jr, Hennekam RCM: Gardner syndrome, In *Gorlin's syndromes of the head and neck*, ed 5, New York, 2010, Oxford University Press, pp 526–532.

Half E, Bercovich D, Rozen P: Familial adenomatous polyposis, *Orphanet J Rare Dis* 4:22, 2009.

Jasperson KW, Patel SG, Ahnen DJ: APC-associated polyposis conditions, In Adam MP, Ardinger HH, Pagon RA, et al., editors: *GeneReviews® [Internet]*, Seattle, 2022, University of Washington, pp 1993–2022. https://www.ncbi.nlm.nih.gov/books/NBK1345/. Accessed February 15, 2022.

Lagha NB, Galeazzi JM, Chapireau D, et al.: Surgical management of osteoma associated with a familial Gardner's syndrome, *J Oral Maxiilofac Surg* 65:1234–1240, 2007.

National Cancer Institute: *Genetics of Colorectal Cancer (PDQ) (website)*, https://www.cancer.gov/types/colorectal/hp/colorectal-geneticspdq. Accessed December 26, 2020.

Pereira DL, Carvalho PA, Achatz MI, et al.: Oral and maxillofacial considerations in Gardner's syndrome: a report of two cases, *Ecancermedicalscience* 10:623, 2016.

Wijn MA, Keller JJ, Giardiello FM, et al.: Oral and maxillofacial manifestations of familial adenomatous polyposis, *Oral Dis* 13:360–365, 2007.

Osteoblastoma e osteoma osteoide

Alvares Capelozza AL, Gião Dezotti MS, Casati Alvares L, et al.: Osteoblastoma of the mandible: systematic review of the literature and report of a case, *Dentomaxillofac Radiol* 34:1–8, 2005.

Amary F, Markert E, Berisha F, et al.: FOS expression in osteoid osteoma and osteoblastoma: a valuable ancillary diagnostic tool, *Am J Surg Pathol* 43:1661–1667, 2019.

An SY, Shin HI, Choi KS, et al.: Unusual osteoid osteoma of the mandible: report of case and review of the literature, *Oral Surg Oral Med Oral Pathol Oral Radiol* 116:e134–e140, 2013.

Capodiferro S, Maiorano E, Giardina C, et al.: Osteoblastoma of the mandible: clinicopathologic study of four cases and literature review, *Head Neck* 27:616–625, 2005.

Fittall MW, Mifsud W, Pillay N, et al.: Recurrent rearrangements of FOS and FOSB define osteoblastoma, *Nat Commun* 9:2150, 2018.

Harrington C, Accurso BT, Kalmar JR, et al.: Aggressive osteoblastoma of the maxilla: a case report and review of the literature, *Head Neck Pathol* 5:165–170, 2011.

Jones AC, Prihoda TJ, Kacher JE, et al.: Osteoblastoma of the maxilla and mandible: a report of 24 cases, review of the literature, and discussion of its relationship to osteoid osteoma of the jaws, *Oral Surg Oral Med Oral Pathol Oral Radiol Endod* 102:639–650, 2006.

Kashikar S, Steinle M, Reich R, et al.: Epithelioid multinodular osteoblastoma of the mandible: a case report and review of literature, *Head Neck Pathol* 10(2):182–187, 2016.

Lam SW, Cleven AHG, Kroon HM, et al.: Utility of FOS as diagnostic marker for osteoid osteoma and osteoblastoma, *Virchows Arch* 476:455–463, 2020.

Pereira TDSF, Andrade BAB, Romañach MJ, et al.: Clinicopathologic study of 6 cases of epithelioid osteoblastoma of the jaws with immunoexpression analysis of FOS and FOSB, *Oral Surg Oral Med Oral Pathol Oral Radiol* 130:191–199, 2020.

Rawal YB, Angiero F, Allen CM, et al.: Gnathic osteoblastoma: clinicopathologic review of seven cases with long-term follow-up, *Oral Oncol* 42:123–130, 2006.

Singh A, Solomon MC: Osteoid osteoma of the mandible: a case report with review of the literature, *J Dent Sci* 12:185–189, 2017.

Cementoblastoma

Brannon RB, Fowler CB, Carpenter WM, et al.: Cementoblastoma: an innocuous neoplasm? A clinicopathologic study of 44 cases and review of the literature with special emphasis on recurrence, *Oral Surg Oral Med Oral Pathol Oral Radiol Endod* 93:311–320, 2002.

Chrcanovic BR, Gomez RS: Cementoblastoma: an updated analysis of 258 cases reported in the literature, *J Craniomaxillofac Surg* 45:1759–1766, 2017.

Jelic JS, Loftus MJ, Miller AS, et al.: Benign cementoblastoma: report of an unusual case and analysis of 14 additional cases, *J Oral Maxillofac Surg* 51:1033–1037, 1993.

Ohki K, Kumamoto H, Nitta Y, et al.: Benign cementoblastoma involving multiple maxillary teeth: report of a case with a review of the literature, *Oral Surg Oral Med Oral Pathol Oral Radiol Endod* 97:53–58, 2004.

Slootweg PJ: Cementoblastoma and osteoblastoma: a comparison of histologic features, *J Oral Pathol Med* 21:385–389, 1992.

Condroma

Czerniak B: Enchondroma.: In *Dorfman and Czerniak's bone tumors*, Philadelphia, 2016, Elsevier Saunders, pp 356–386.

Czerniak B: Enchondromatosis, In *Dorfman and Czerniak's bone tumors*, Philadelphia, 2016, Elsevier Saunders, pp 386–400.

Heitz C, Vogt BF, Bergoli RD, et al.: Chondroma in the temporo-mandibular region—case report and therapeutic considerations, *Oral Maxillofac Surg* 16:75–78, 2012.

Joseph NM, McGill KC, Horvai AE: Genomic profiling of low-grade intramedullary cartilage tumors can distinguish enchondroma from chondrosarcoma, *Am J Surg Pathol* 45:812–819, 2021.

Marchetti C, Mazzoni S, Bertoni F: Chondroma of the mandibular condyle—relapse of a rare benign chondroid tumor after 5 years' follow-up: case report, *Br J Oral Maxillofac Surg* 50:e69–e71, 2012.

Unni KK: *Dahlin's bone tumors: general aspects and data on 10,165 cases*, ed 6, Philadelphia, 2009, Lippincott-Raven, pp 22–40.

Fibroma condromixoide

De La Peña NM, Yekzaman BR, Patra DP, et al.: Craniofacial chondromyxoid fibromas: a systematic review and analysis based on anatomic locations, *World Neurosurg*, 2021. S1878-8750(21)01637-5.

Hammad HM, Hammond HL, Kurago ZB, et al.: Chondromyxoid fibroma of the jaws: case report and review of the literature, *Oral Surg Oral Med Oral Pathol Oral Radiol Endod* 85:293–300, 1998.

Khatana S, Singh V, Gupta A: Unilocular anterior mandibular swelling, *Int J Pediatr Otorhinolaryngol* 77:964–971, 2013.

Meredith DM, Fletcher CDM, Jo VY: Chondromyxoid fibroma arising in craniofacial sites: a clinicopathologic analysis of 25 cases, *Am J Surg Pathol* 42:392–400, 2018.

Müller S, Whitaker SB, Weathers DR: Chondromyxoid fibroma of the mandible: diagnostic image cytometry findings and review of the literature, *Oral Surg Oral Med Oral Pathol* 73:465–468, 1992.

Nord KH, Lilljebjörn H, Vezzi F, et al.: GRM1 is upregulated through gene fusion and promoter swapping in chondromyxoid fibroma, *Nat Genet* 46:474–477, 2014.

Romeo S, Duim RAJ, Bridge JA, et al.: Heterogeneous and complex rearrangements of chromosome arm 6q in chondromyxoid fibroma, *Am J Pathol* 177:1365–1376, 2010.

Vuletić M, Sušić M, Gabrić D: Chondromyxoid fibroma of the mandible in an older adult: a case report, *J Oral Maxillofac Surg Med Pathol* 30:523–527, 2018.

Wu CT, Inwards CY, O'Laughlin S, et al.: Chondromyxoid fibroma of bone: a clinicopathologic review of 278 cases, *Hum Pathol* 29:438–446, 1998.

Condromatose sinovial

Amary F, Perez-Casanova L, Ye H, et al.: Synovial chondromatosis and soft tissue chondroma: extraosseous cartilaginous tumor defined by FN1 gene rearrangement, *Mod Pathol* 32:1762–1771, 2019.

Cai XY, Yang C, Chen MJ, et al.: Arthroscopic management for synovial chondromatosis of the temporomandibular joint: a retrospective review of 33 cases, *J Oral Maxillofac Surg* 70:2106–2113, 2012.

Coleman H, Chandraratnam E, Morgan G, et al.: Synovial chondrosarcoma arising in synovial chondromatosis of the temporomandibular joint, *Head Neck Pathol* 7:304–309, 2013.

Gross AJ, Houston KR, Hudson JW, et al.: A multidisciplinary approach to synovial chondromatosis of the temporomandibular joint with cranial base involvement: a brief review of the literature and case report, *J Oral Maxillofac Surg* 78:1759–1765, 2020.

Guarda-Nardini L, Piccotti F, Ferronato G, et al.: Synovial chondromatosis of the temporomandibular joint: a case description with systematic literature review, *Int J Oral Maxillofac Surg* 39:745–755, 2010.

Lee LM, Zhu YM, Zhang DD, et al.: Synovial chondromatosis of the temporomandibular joint: a clinical and arthroscopic study of 16 cases, *J Craniomaxillofac Surg* 47:607–610, 2019.

Liu X, Huang Z, Zhu W, et al.: Clinical and imaging findings of temporomandibular joint synovial chondromatosis: an analysis of 10 cases and literature review, *J Oral Maxillofac Surg* 74:2159–2168, 2016.

Meng J, Guo C, Yi B, et al.: Clinical and radiographic findings of synovial chondromatosis affecting the temporomandibular joint, *Oral Surg Oral Med Oral Pathol Oral Radiol Endod* 109:441–448, 2010.

Nishiyama M, Nozawa M, Ogi N, et al.: Computed tomographic features of synovial chondromatosis of the temporomandibular joint with a few small calcified loose bodies, *Oral Radiol* 37:236–244, 2021.

Shah SB, Ramanojam S, Gadre PK, et al.: Synovial chondromatosis of temporomandibular joint: journey through 25 decades and a case report, *J Oral Maxillofac Surg* 69:2795–2814, 2011.

Sink J, Bell B, Mesa H: Synovial chondromatosis of the temporomandibular joint: clinical, cytologic, histologic, radiologic, therapeutic aspects, and differential diagnosis of an uncommon lesion, *Oral Surg Oral Med Oral Pathol Oral Radiol* 117:e269–e274, 2014.

Von Lindern JJ, Theuerkauf I, Niederhagen B, et al.: Synovial chondromatosis of the temporomandibular joint: clinical, diagnostic, and histomorphologic findings, *Oral Surg Oral Med Oral Pathol Oral Radiol Endod* 94:31–38, 2002.

Fibroma desmoplásico

Horvai AE, Jordan RC: Fibro-osseous lesions of the craniofacial bones: β-catenin immunohistochemical analysis and CTNNB1 and APC mutation analysis, *Head Neck Pathol* 8:291–297, 2014.

Kadowaki H, Oyama Y, Nishida H, et al.: A case of desmoplastic fibroma of bone with CTNNB1 point mutation, *Oral Surg Oral Med Oral Pathol Oral Radiol* 129:e230–e233, 2020.

Khatib B, Pogrel MA: Desmoplastic fibroma of the mandible in young children-a case series, *Int J Oral Maxillofac Surg* 46:173–180, 2017.

Madakshira MG, Bal A, Verma RK: Desmoplastic fibroma of the mandible: a rare gnathic bone tumor with a review of the literature, *Autops Case Rep* 27(9):e2019091, 2019.

Said-Al-Naief N, Fernandes R, Louis P, et al.: Desmoplastic fibroma of the jaw: a case report and review of literature, *Oral Surg Oral Med Oral Pathol Oral Radiol Endod* 101:82–94, 2006.

Shekhar MG, Reddy RS, Ravikanth M, et al.: Desmoplastic fibroma of the mandible: case report and review of literature, *Prim Dent Care* 18:115–118, 2011.

Suurmeijer AJH, Cleton-Jansen AM: Desmoplastic fibroma of bone, In WHO Classification Editorial Board, editor: WHO classification of tumours: soft tissue and bone tumours, ed 5, Lyon, France, 2020, *IARC Press*, pp 422–423.

Tandon S, Garg RK: Intraoral desmoplastic fibroma: a manifestation of tuberous sclerosis, *Fetal Pediatr Pathol* 31:195–201, 2012.

Woods TR, Cohen DM, Islam MN, et al.: Desmoplastic fibroma of the mandible: a series of three cases and review of literature, *Head Neck Pathol* 9:196–204, 2015.

Osteossarcoma

Amary MF, Bacsi K, Maggiani F, et al.: IDH1 and IDH2 mutations are frequent events in central chondrosarcoma and central and periosteal chondromas but not in other mesenchymal tumours, *J Pathol* 224:334–343, 2011.

American Cancer Society: *Osteosarcoma*, https://www.cancer.org/cancer/osteosarcoma.html. Accessed March 3, 2021.

Baumhoer D, Brunner P, Eppenberger-Castori S, et al.: Osteosarcomas of the jaws differ from their peripheral counterparts and require a distinct treatment approach. Experiences from the DOESAK Registry, *Oral Oncol* 50:147–153, 2014.

Bennett JH, Thomas G, Evans AW, et al.: Osteosarcoma of the jaws: a 30-year retrospective review, *Oral Surg Oral Med Oral Pathol Oral Radiol Endod* 90:323–333, 2000.

Bertin H, Gomez-Brouchet A, Rédini F: Osteosarcoma of the jaws: an overview of the pathophysiological mechanisms, *Crit Rev Oncol Hematol* 156, 2020, 103126.

Canadian Society of Otolaryngology—Head and Neck Surgery Oncology Study Group: Osteogenic sarcoma of the mandible and maxilla: a Canadian review (1980–2000), *J Otolaryngol* 33:139–144, 2004.

Chaudhary M, Chaudhary SD: Osteosarcoma of jaws, *J Oral Maxillofac Pathol* 16:233–236, 2012.

Chen YM, Shen QC, Gokavarapu S, et al.: Osteosarcoma of the mandible: a site-specific study on survival and prognostic factors, *J Craniofac Surg* 27:1929–1933, 2016.

Duong LM, Richardson LC: Descriptive epidemiology of malignant primary osteosarcoma using population-based registries, United States, 1999–2008, *J Registry Manag* 40:59–64, 2013.

Granowski-LeCornu M, Chuang SK, Kaban LB, et al.: Osteosarcoma of the jaws: factors influencing prognosis, *J Oral Maxillofac Surg* 69:2368–2375, 2011.

Guadagnolo BA, Zagars GK, Raymond AK, et al.: Osteosarcoma of the jaw/craniofacial region. Outcomes after multimodality treatment, *Cancer* 115:3252–3270, 2009.

Guérin M, Thariat J, Ouali M, et al.: A new subtype of high-grade mandibular osteosarcoma with RASAL1/MDM2 amplification, *Hum Pathol* 50:70–78, 2016.

Jafari F, Javdansirat S, Sanaie S, et al.: Osteosarcoma: a comprehensive review of management and treatment strategies, *Ann Diagn Pathol* 49:151654, 2020.

Jaffe N, Bruland OS, Bielack SS, editors: *Pediatric and adolescent osteosarcoma*, New York, 2009, Springer.

Kerr DA, Lopez HU, Deshpande V, et al.: Molecular distinction of chondrosarcoma from chondroblastic osteosarcoma through IDH1/2 mutations, *Am J Surg Pathol* 37:787–795, 2013.

Lee RJ, Arshi A, Schwartz HC, et al.: Characteristics and prognostic factors of osteosarcoma of the jaws: a retrospective cohort study, *JAMA Otolaryngol Head Neck Surg* 141:470–477, 2015.

Limbach AL, Lingen MW, McElherne J, et al.: The utility of MDM2 and CDK4 immunohistochemistry and MDM2 FISH in craniofacial osteosarcoma, *Head Neck Pathol* 14:889–898, 2020.

Luo Z, Chen W, Shen X, et al.: Head and neck osteosarcoma: CT and MR imaging features, *Dentomaxillofac Radiol* 49:20190202, 2020.

Malik F, Gleysteen JP, Agarwal S: Osteosarcoma of the jaw: report of 3 cases (including the rare epithelioid variant) with review of literature, *Oral Surg Oral Med Oral Pathol Oral Radiol* 131:e71–e80, 2021.

Mirabello L, Troisi RJ, Savage SA: Osteosarcoma incidence and survival rates from 1973 to 2004: data from the Surveillance, Epidemiology, and End Results Program, *Cancer* 115:1531–1543, 2009.

Mirabello L, Zhu B, Koster R, et al.: Frequency of pathogenic germline variants in cancer-susceptibility genes in patients with osteosarcoma, *JAMA Oncol* 6:724–734, 2020.

Paparella ML, Olvi LG, Brandizzi D, et al.: Osteosarcoma of the jaw: an analysis of a series of 74 cases, *Histopathology* 63:551–557, 2013.

Patel SG, Meyers P, Huvos AG, et al.: Improved outcomes in patients with osteogenic sarcoma of the head and neck, *Cancer* 95:1495–1503, 2002.

PDQ Pediatric Treatment Editorial Board: Osteosarcoma and undifferentiated pleomorphic sarcoma of bone treatment (PDQ®): health professional version, In *PDQ Cancer Information Summaries*, Bethesda, 2021, National Cancer Institute. https://www.ncbi.nlm.nih.gov/books/NBK65942/#_NBK65942_pubdet_. Accessed March 3, 2021.

Smeele LE, Kostense PJ, van der Waal I, et al.: Effect of chemotherapy on survival of craniofacial osteosarcoma: a systematic review of 201 patients, *J Clin Oncol* 15:363–367, 1997.

Thariat J, Julieron M, Brouchet A, et al.: Osteosarcomas of the mandible: are they different from other tumor sites? *Crit Rev Oncol Hematol* 82:280–295, 2012.

Thariat J, Schouman T, Brouchet A, et al.: Osteosarcomas of the mandible: multidisciplinary management of a rare tumor of the young adult a cooperative study of the GSF-GETO, Rare Cancer Network, GETTEC/REFCOR and SFCE, *Ann Oncol* 24:824–831, 2013.

Wang S, Shi H, Yu Q: Osteosarcoma of the jaws: demographic and CT imaging features, *Dentomaxillofac Radiol* 41:37–42, 2012.

Sarcoma ósseo pós-irradiação

Coca-Pelaz A, Mäkitie AA, Strojan P, et al.: Radiation-induced sarcomas of the head and neck: a systematic review, *Adv Ther* 38:90–108, 2021.

de Souza LL, Pontes HAR, Santos-Silva AR, et al.: Oral radiation-induced sarcomas: systematic review, *Head Neck* 42:2660–2668, 2020.

Liao LQ, Yan HH, Mai JH, et al.: Radiation-induced osteosarcoma of the maxilla and mandible after radiotherapy for nasopharyngeal carcinoma, *Chin J Cancer* 35:89, 2016.

Mavrogenis AF, Pala E, Guerra G, et al.: Post-radiation sarcomas: clinical outcome of 52 patients, *J Surg Oncol* 150:570–576, 2012.

Samartzis D, Nishi N, Hayashi M, et al.: Exposure to ionizing radiation and development of bone sarcoma: new insights based on atomic-bomb survivors of Hiroshima and Nagasaki, *J Bone Joint Surg Am* 93:1008–1015, 2011.

Sheppard DG, Libshitz HI: Post-radiation sarcomas: a review of the clinical and imaging features in 63 cases, *Clin Radiol* 56:22–29, 2001.

Condrossarcoma

Almansoori AA, Kim HY, Kim B, et al.: Chondrosarcoma of the jaw: a retrospective series, *Oral Surg Oral Med Oral Pathol Oral Radiol* 128:106–111, 2019.

American Cancer Society: *Bone cancer early detection, diagnosis, and staging*, https://www.cancer.org/cancer/bone-cancer/detectiondiagnosis-staging/survival-statistics.html. Accessed June 29, 2021.

Asioli S, Ruengwanichayakun P, Zoli M, et al.: Association of clinicopathological features with outcome in chondrosarcomas of the head and neck, *Otolaryngol Head Neck Surg* 164:807–814, 2021.

Coca-Pelaz A, Rodrigo JP, Triantafyllou A, et al.: Chondrosarcomas of the head and neck, *Eur Arch Otorhinolaryngol* 271:2601–2609, 2014.

de Souza LL, Pontes FSC, Fonseca FP, et al.: Chondrosarcoma of the jaw bones: a review of 224 cases reported to date and an analysis of prognostic factors, *Int J Oral Maxillofac Surg* 48:452–460, 2019.

Ellis MA, Gerry DR, Byrd JK: Head and neck chondrosarcomas: analysis of the Surveillance, Epidemiology, and End Results database, *Head Neck* 38:1359–1366, 2016.

Faro TF, Martins-de-Barros AV, Lima GTWF, et al.: Chondrosarcoma of the temporomandibular joint: systematic review and survival analysis of cases reported to date, *Head Neck Pathol* 15:923–934, 2021.

Garrington GE, Collett WK: Chondrosarcoma. I.: A selected literature review, *J Oral Pathol* 17:1–11, 1988.

Garrington GE, Collett WK: Chondrosarcoma. II. Chondrosarcoma of the jaws: analysis of 37 cases, *J Oral Pathol* 17:12–20, 1988.

Giuffrida AY, Burgueno JE, Koniaris LG, et al.: Chondrosarcoma in the United States (1973 to 2003): an analysis of 2890 cases from the SEER database, *J Bone Joint Surg Am* 9:1063–1072, 2009.

Hong P, Taylor SM, Trites JR, et al.: Chondrosarcoma of the head and neck: report of 11 cases and literature review, *J Otolaryngol Head Neck Surg* 38:279–285, 2009.

Nakashima Y, Unni KK, Shives TC, et al.: Mesenchymal chondrosarcoma of bone and soft tissue: a review of 111 cases, *Cancer* 57:2444–2453, 1985.

National Comprehensive Care Network: NCCN Clinical Practice Guidelines in Oncology, Bone Cancer (Version 1.2021). https://www.nccn.org/professionals/physician_gls/pdf/bone.pdf. Accessed March 12, 2021.

Pelliteri PK, Ferlito A, Fagan JJ, et al.: Mesenchymal chondrosarcoma of the head and neck, *Oral Oncol* 43:970–975, 2007.

Pontes HAR, Pontes FSC, de Abreu MC, et al.: Clinicopathological analysis of head and neck chondrosarcoma: three case reports and literature review, *Int J Oral Maxillofac Surg* 41:203–210, 2012.

Prado FO, Nishimoto IN, Perez DE, et al.: Head and neck chondrosarcoma: analysis of 16 cases, *Br J Oral Maxillofac Surg* 47:555–557, 2009.

Saito K, Unni KK, Wollan PC, et al.: Chondrosarcoma of the jaw and facial bones, *Cancer* 76:1550–1558, 1995.

Schneiderman BA, Kliethermes SA, Nystrom LM: Survival in mesenchymal chondrosarcoma varies based on age and tumor location: a survival analysis of the SEER database, *Clin Orthop Relat Res* 475:799–805, 2017.

Tien N, Chaisuparat R, Fernandes R, et al.: Mesenchymal chondrosarcoma of the maxilla: case report and literature review, *J Oral Maxillofac Surg* 65:1260–1266, 2007.

Vencio EF, Reeve CM, Unni KK, et al.: Mesenchymal chondrosarcoma of the jaw bones. Clinicopathologic study of 19 cases, *Cancer* 82:2350–2355, 1998.

Wang L, Motoi T, Khanin R, et al.: Identification of a novel, recurrent HEY1-NCOA2 fusion in mesenchymal chondrosarcoma based on a genome-wide screen of exon-level expression data, *Genes Chromosomes Cancer* 51:127–139, 2012.

Sarcoma de Ewing

Bornstein MM, von Arx T, Altermatt HJ: Loss of pulp sensitivity and pain as the first symptoms of Ewing's sarcoma in the right maxillary sinus and alveolar process: report of a case, *J Endod* 34:1549–1553, 2009.

Bosma SE, Ayu O, Fiocco M, et al.: Prognostic factors for survival in Ewing sarcoma: a systematic review, *Surg Oncol* 27:603–610, 2018.

Casaroto AR, DA Silva Sampieri MB, Soares CT, et al.: Ewing's sarcoma family tumors in the jaws: case report, immunohistochemical analysis and literature review, *In Vivo* 31:481–491, 2017.

Grünewald TGP, Cidre-Aranaz F, Surdez D, et al.: Ewing sarcoma, *Nat Rev Dis Primers* 4:5, 2018.

Hafezi S, Seethala RR, Stelow EB, et al.: Ewing's family of tumors of the sinonasal tract and maxillary bone, *Head Neck Pathol* 5:8–16, 2011.

Karimi A, Shirinbak I, Beshkar M, et al.: Ewing sarcoma of the jaws, *J Craniofac Surg* 22:1657–1660, 2011.

Ko E, Brouns EREA, Korones DN, et al.: Primary Ewing sarcoma of the anterior mandible localized to the midline, *Oral Surg Oral Med Oral Pathol Oral Radiol* 115:e46–e50, 2013.

Margaix-Muñoz M, Bagán J, Poveda-Roda R: Ewing sarcoma of the oral cavity. A review, *J Clin Exp Dent* 9:e294–e301, 2017.

National Cancer Institute: *Ewing Sarcoma Treatment (PDQ) (website)*, https://www.cancer.gov/types/bone/hp/ewing-treatment-pdq. Accessed June 29, 2021.

Rehman R, Osto M, Parry N, et al.: Ewing sarcoma of the craniofacial bones: a qualitative systematic review, *Otolaryngol Head Neck Surg*, 2021b. 1945998211022228, 2021.

Sbaraglia M, Righi A, Gambarotti M, et al.: Ewing sarcoma and Ewing-like tumors, *Virchows Arch* 476:109–119, 2020.

Whaley JT, Indelicato DJ, Morris CG, et al.: Ewing sarcoma of the head and neck, *Am J Clin Oncol* 33:321–326, 2010.

Neoplasias metastáticas dos ossos gnáticos

Akinbami BO: Metastatic carcinoma of the jaws: a review of literature, *Niger J Med* 18:139–142, 2009.

D'Silva NJ, Summerlin DJ, Cordell KG, et al.: Metastatic tumors in the jaws: a retrospective study of 114 cases, *J Am Dent Assoc* 137:1667–1672, 2006.

Hashimoto N, Kurihara K, Yamasaki H, et al.: Pathologic characteristics of metastatic carcinoma in the human mandible, *J Oral Pathol* 16:362–367, 1987.

Hirshberg A, Shnaiderman-Shapiro A, Kaplan I, et al.: Metastatic tumors to the oral cavity—pathogenesis and analysis of 673 cases, *Oral Oncol* 44:743–752, 2008.

Irani S: Metastasis to the jawbones: a review of 453 cases, *J Int Soc Prev Community Dent* 7:71–81, 2017.

Kumar GS, Manjunatha BS: Metastatic tumors to the jaws and oral cavity, *J Oral Maxillofac Pathol* 17:71–75, 2013.

15
Cistos e Tumores Odontogênicos

Os cistos e tumores odontogênicos constituem um aspecto importante na patologia oral e maxilofacial. Os cistos odontogênicos são comumente encontrados na prática odontológica. Em contraste, os tumores odontogênicos são lesões incomuns. Mesmo em um laboratório especializado em patologia oral e maxilofacial, menos de 1% de todos os espécimens recebidos são tumores odontogênicos.

CISTOS ODONTOGÊNICOS

Em raras exceções, cistos com revestimento epitelial nos ossos do corpo são vistos somente nos ossos gnáticos. Com exceção de alguns cistos que devem ser oriundos da inclusão do epitélio ao longo das linhas de fusão dos processos embrionários, a maioria dos cistos são revestidos por epitélio, que derivam do epitélio odontogênico. Eles são denominados **cistos odontogênicos**. (Os cistos não odontogênicos dos ossos gnáticos são discutidos no Capítulo 1.)

Os cistos odontogênicos são subclassificados de acordo com a sua origem como de desenvolvimento ou inflamatório. Os fatores precipitantes que iniciam a formação dos **cistos de desenvolvimento** são desconhecidos, porém essas lesões não sugerem ser resultantes de uma reação inflamatória. Os **cistos inflamatórios** são resultado de uma inflamação. O Boxe 15.1 apresenta as categorias dos cistos odontogênicos com modificações feitas de acordo com a classificação de 2022 da Organização Mundial da Saúde (OMS). (O cisto periapical é discutido no Capítulo 3.)

◆ CISTO DENTÍGERO (CISTO FOLICULAR)

O **cisto dentígero** é definido como um cisto que tem origem pela separação do folículo que circunda a coroa de um dente não erupcionado. Este é o tipo mais comum de cisto odontogênico de desenvolvimento, totalizando cerca de 20% de todos os cistos com revestimento epitelial nos ossos gnáticos. O cisto dentígero envolve a coroa de um dente incluso e está aderido ao dente em sua junção amelocementária (Figura 15.1). A patogênese desse cisto é incerta; entretanto, aparentemente se desenvolve a partir do acúmulo de fluido entre o epitélio reduzido do esmalte e a coroa do dente.

Embora a maioria dos cistos dentígeros seja considerada de desenvolvimento de acordo com a sua origem, existem alguns exemplos de cistos que parecem ter uma patogênese inflamatória. Por exemplo, tem sido sugerido em alguns casos que o cisto dentígero pode se desenvolver em volta da coroa de um dente permanente não erupcionado como resultado de uma inflamação periapical de um dente decíduo sobrejacente (Figura 15.2). Outra situação envolve um terceiro molar inferior parcialmente erupcionado que desenvolve uma lesão cística inflamatória ao longo de sua face distal ou vestibular. Embora muitas dessas lesões

Boxe 15.1 Classificação dos cistos odontogênicos.

Desenvolvimento
- Cisto dentígero
- Cisto de erupção
- Queratocisto*
- Cisto odontogênico ortoqueratinizado
- Cisto gengival (alveolar) do recém-nascido
- Cisto gengival do adulto
- Cisto periodontal lateral
- Cisto odontogênico calcificante†
- Cisto odontogênico glandular

Inflamatório
- Cisto periapical (radicular)
- Cisto periapical (radicular) residual
- Cisto da bifurcação vestibular

*Atualmente, o queratocisto odontogênico está incluído na classificação de cistos odontogênicos da Organização Mundial da Saúde (OMS) de 2022; no entanto, alguns autores e clínicos preferem classificá-lo na categoria de tumor odontogênico ("tumor odontogênico queratocístico").
†Algumas lesões odontogênicas "de células fantasma" ocorrem como crescimentos sólidos e neoplásicos que devem ser classificados como tumores odontogênicos ("tumor de células fantasma dentinogênicas" e "carcinoma odontogênico de células fantasma").

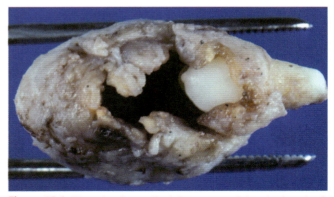

Figura 15.1 Cisto dentígero. Espécime macroscópico de cisto dentígero envolvendo um canino superior. O cisto foi cortado e aberto para demonstrar a relação do cisto com a coroa do dente.

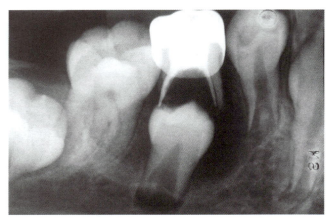

Figura 15.2 Cisto dentígero. Radiolucência bem delimitada envolvendo a coroa do segundo molar mandibular. O molar primário sobrejacente já havia passado por tratamento de canal radicular.

provavelmente surjam em decorrência da inflamação associada a uma pericoronarite recidivante, elas costumam ser diagnosticadas como exemplos de cistos dentígeros, em especial devido à impossibilidade de determinar, histopatologicamente, se o componente inflamatório é de natureza primária ou secundária. O termo **cisto paradentário** tem sido por vezes usado para se referir a essas lesões, mas o uso desse termo na literatura gera confusão, pois também já foi usado para descrever exemplos da lesão conhecida como *cisto da bifurcação vestibular* (ver adiante).

Características clínicas e radiográficas

Embora o cisto dentígero possa ocorrer em associação a qualquer dente incluso, é mais frequente o acometimento dos terceiros molares inferiores, sendo responsável por cerca de 65% de todos os casos. Outros sítios envolvidos relativamente frequentes incluem os caninos superiores, terceiros molares superiores e segundos pré-molares inferiores. É raro os cistos dentígeros acometerem os dentes decíduos não erupcionados. Por vezes, eles estão associados a dentes supranumerários ou odontomas. Foram relatados múltiplos cistos dentígeros, embora seja uma descoberta pouco frequente.

Apesar de os cistos dentígeros poderem ser encontrados em uma ampla faixa etária, eles são descobertos mais comumente nos pacientes entre os 10 e 30 anos. Têm leve predileção pelo sexo masculino, e a prevalência é maior em leucodermas do que em melanodermas. Pequenos cistos dentígeros são assintomáticos e descobertos apenas em exames radiográficos de rotina, ou quando são realizadas imagens radiográficas para determinar a falta de erupção de um dente. Cistos dentígeros podem crescer até um tamanho considerável, e amplos cistos podem estar associados à expansão óssea dolorosa na região acometida. Lesões extensas podem resultar em assimetria facial. Grandes cistos dentígeros são incomuns, e a maioria das lesões que são consideradas cistos dentígeros extensos nos exames radiográficos podem, na realidade, tratar-se de queratocisto ou ameloblastoma. Os cistos dentígeros podem estar infectados e associados a aumento de volume e dor. Tais infecções podem aparecer em cistos dentígeros associados a dentes parcialmente erupcionados ou por extensão de lesão periapical ou periodontal que acomete os dentes adjacentes.

Radiograficamente, os cistos dentígeros demonstram uma área radiolucente unilocular associada à coroa de um dente incluso (Figura 15.3). É comum que a lesão radiolucente tenha margens bem definidas e em geral com margens radiopacas, porém um cisto infectado pode apresentar margens pouco definidas. Um cisto dentígero de grandes proporções pode dar a impressão de aspecto multilocular por apresentar persistência de trabeculado ósseo dentro da imagem radiolucente (Figura 15.4). A relação cisto-coroa demonstra diversas variações radiográficas. Na variante **central**, que é a mais comum, o cisto circunda a coroa de um dente e a coroa se projeta para dentro do cisto (Figura 15.5). A variante **lateral** é em geral associada a um terceiro molar inferior impactado com inclinação mesioangular parcialmente erupcionado. O cisto cresce lateralmente ao longo da superfície radicular e circunda de forma parcial a coroa do dente (Figura 15.6). Na variante **circunferencial**, o cisto envolve a coroa e estende-se por determinada distância ao longo da raiz; com isso, uma parte da raiz aparente se encontra dentro do cisto (Figura 15.7). Raramente, os terceiros molares inferiores podem ser deslocados para a borda inferior da mandíbula ou mais acima em direção ao ramo ascendente da mandíbula. Os dentes anteriores da maxila podem ser deslocados para a cavidade nasal, e outros dentes superiores podem

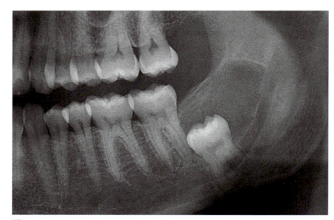

Figura 15.3 Cisto dentígero. Radiolucência unilocular envolvendo a coroa de um terceiro molar mandibular impactado. (Cortesia do Dr. William Dunlap.)

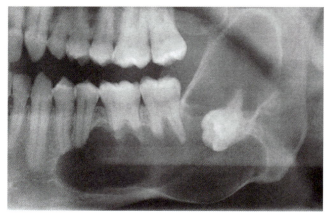

Figura 15.4 Cisto dentígero. Este cisto dentígero excepcionalmente grande mostra um padrão radiográfico um tanto multilocular. Observe a reabsorção das raízes dos molares e pré-molares adjacentes. (Cortesia do Dr. John Werther.)

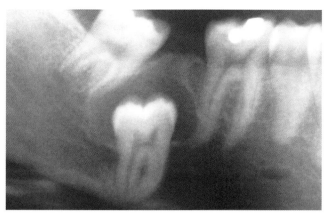

Figura 15.5 Cisto dentígero. Tipo central mostrando a coroa projetando-se na cavidade cística. (Cortesia do Dr. Stephen E. Irwin.)

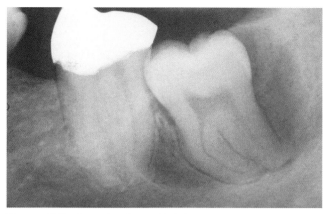

Figura 15.7 Cisto dentígero. Variedade circunferencial mostrando extensão cística ao longo das raízes mesial e distal do dente não erupcionado. (Cortesia do Dr. Richard Marks.)

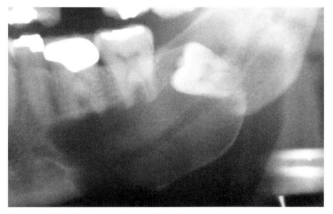

Figura 15.6 Cisto dentígero. Variedade lateral mostrando um grande cisto ao longo da raiz mesial do molar não erupcionado. Este cisto exibiu prosoplasia de células mucosas. (Cortesia do Dr. John R. Cramer.)

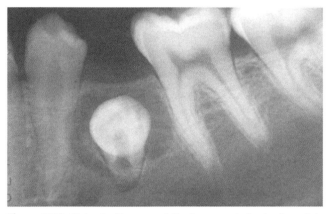

Figura 15.8 Cisto dentígero ou folículo aumentado. Lesão radiolucente envolvendo a coroa de um pré-molar mandibular não erupcionado. Para uma lesão deste tamanho, a distinção entre um cisto dentígero e um folículo aumentado — por meio radiográfico, e até mesmo histopatológico — é difícil, se não impossível. (Cortesia do Dr. Wally Austelle.)

ser movidos através do seio maxilar até o assoalho da órbita. Os cistos dentígeros podem deslocar o dente acometido alcançando distâncias consideráveis. Pode acontecer reabsorção radicular de um dente adjacente erupcionado (ver Figura 15.4).

A distinção radiográfica entre um pequeno cisto dentígero e um folículo coronário aumentado de um dente incluso é difícil, o que faz com que seja somente, na maioria das vezes, um exercício acadêmico (Figura 15.8). Para que a lesão seja considerada um cisto dentígero, alguns estudiosos acreditam que o espaço radiolucente que circunda a coroa de um dente deve ter no mínimo de 3 a 4 mm em diâmetro. Contudo, achados radiográficos não são diagnósticos definitivos para cistos dentígeros, pois queratocistos, ameloblastomas unicísticos e muitos outros tumores odontogênicos e não odontogênicos podem apresentar características radiográficas que são essencialmente idênticas às dos cistos dentígeros.

Características histopatológicas

As características histopatológicas dos cistos dentígeros variam, dependendo se o cisto está inflamado ou não. No **cisto dentígero não inflamado**, o tecido conjuntivo fibroso da parede cística é organizado frouxamente e contém substâncias compostas de glicosaminoglicanos. Pequenas ilhas ou cordões de restos epiteliais odontogênicos de aspecto inativo podem estar presentes na cápsula fibrosa. Ocasionalmente, esses restos podem ser numerosos e, algumas vezes, os patologistas que não são familiarizados com as lesões orais interpretam de maneira errada esse achado como um ameloblastoma. O revestimento epitelial consiste em duas a quatro camadas de células achatadas não queratinizadas, e a interface entre o epitélio e o tecido conjuntivo é plana (Figura 15.9).

No **cisto dentígero inflamado**, que é bastante comum, a parede fibrosa da cavidade cística tem mais colágeno, apresentando uma variação de infiltrado de inflamatório crônico. A camada epitelial pode demonstrar quantidade variável de hiperplasia com o desenvolvimento de cristas epiteliais e características escamosas mais definidas (Figura 15.10). Algumas vezes pode ser encontrada superfície queratinizada, contudo essas modificações devem ser diferenciadas daquelas observadas no queracisto. Podem-se achar áreas focais de células mucosas na camada epitelial do cisto dentígero (Figura 15.11). É raro haver células colunares ciliadas. Pequenos ninhos de células sebáceas podem ser notados raramente dentro da parede cística. Acredita-se que essas células mucosas, ciliadas e sebáceas representem a multipotencialidade do revestimento epitelial odontogênico em um cisto dentígero.

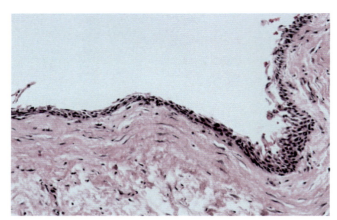

Figura 15.9 Cisto dentígero. Este cisto dentígero não inflamado demonstra uma camada fina não queratinizada do revestimento epitelial.

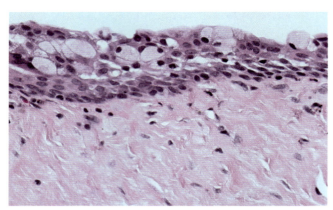

Figura 15.11 Cisto dentígero. Células mucosas esparsas podem ser observadas no revestimento epitelial.

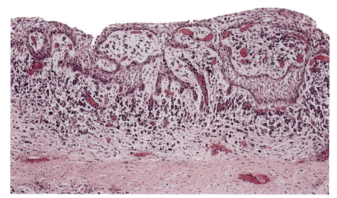

Figura 15.10 Cisto dentígero. Este cisto dentígero inflamado exibe um revestimento epitelial espesso, com cristas epiteliais hiperplásicas. A cápsula fibrosa do cisto mostra um infiltrado inflamatório crônico difuso.

O exame macroscópico da parede de um cisto dentígero pode revelar uma ou muitas áreas de espessamento na superfície do lúmen. Essas áreas devem ser examinadas microscopicamente para excluir a presença de alteração neoplásica precoce.

Como uma delgada camada de epitélio reduzido do esmalte costuma revestir o folículo dentário que envolve a coroa de um dente não erupcionado, pode ser difícil distinguir um pequeno cisto dentígero de um folículo dentário normal ou aumentado com base apenas nos aspectos microscópicos. Mais uma vez, essa distinção geralmente representa, em grande parte, um exercício acadêmico; a consideração mais importante a ser feita é assegurar que a lesão não represente uma outra lesão (p. ex., um queratocisto ou um ameloblastoma).

Tratamento e prognóstico

O tratamento mais comum para o cisto dentígero é a enucleação cuidadosa do cisto junto com a remoção do dente não erupcionado. Se a erupção do dente acometido for considerada possível, então se opta por deixar o dente na posição após a remoção parcial da parede cística. Alguns pacientes podem necessitar de tratamento ortodôntico para auxiliar no processo de erupção do dente. Extensos cistos dentígeros podem também ser tratados pela marsupialização. Esta técnica permite a descompressão do cisto, que tem como resultado a redução do tamanho do defeito ósseo. O cisto pode ser removido em momento posterior, em um procedimento cirúrgico menos extenso. Em situações em que as raízes do dente estão próximas ao nervo alveolar inferior, a coronectomia e a remoção do cisto podem ser realizadas. Este procedimento permite que as raízes permaneçam no lugar, reduzindo assim o risco de danos ao feixe neurovascular.

O prognóstico para a maior parte dos cistos dentígeros é excelente, e a recidiva é rara após a remoção completa do cisto. Entretanto, diversas complicações potenciais devem ser consideradas. Muito já foi descrito sobre a possibilidade de o revestimento de um cisto dentígero sofrer transformação neoplásica para um **ameloblastoma**. Embora sem dúvida isto possa acontecer, a frequência de tal transformação neoplásica é baixa. Dificilmente, o **carcinoma espinocelular** pode surgir do revestimento do cisto dentígero (ver mais adiante). É provável que alguns **carcinomas mucoepidermoides intraósseos** (ver Capítulo 11) se desenvolvam a partir das células mucosas no revestimento de um cisto dentígero.

♦ CISTO DE ERUPÇÃO (HEMATOMA DE ERUPÇÃO)

O **cisto de erupção** é um análogo, do tecido mole, do cisto dentígero. O cisto se desenvolve a partir do resultado da separação do folículo dentário que envolve a coroa de um dente em erupção que está recoberto pelos tecidos moles do osso alveolar sobrejacente.

Características clínicas

O cisto de erupção aparece como um pequeno aumento de volume, muitas vezes translúcido na mucosa gengival que se sobrepõe à coroa de um dente decíduo ou um dente permanente em estágio de erupção. A maioria dos exemplos é observada em crianças com menos de 10 anos. Embora o cisto possa ocorrer ao redor de qualquer dente, a lesão mais comumente tem sido associada aos incisivos centrais e primeiros molares em ambas as dentições. Em algumas ocasiões, cistos bilaterais podem ser observados. Trauma na região pode resultar em uma considerável quantidade de sangue na cavidade cística, que confere uma coloração de aspecto azulado a marrom-arroxeada. Tais lesões são, por vezes, referidas como **hematomas de erupção** (Figura 15.12).

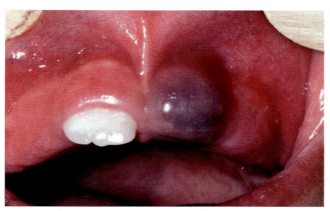

Figura 15.12 Cisto de erupção. Este aumento de volume gengival de consistência amolecida contém considerável quantidade de sangue e pode também ser designado como um hematoma de erupção.

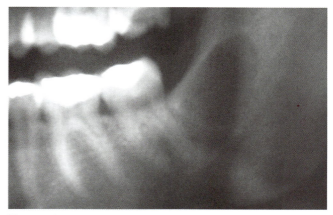

Figura 15.14 Cisto primordial. Este paciente não informou história prévia de exodontia do terceiro molar inferior. Está localizado um cisto na região do terceiro molar inferior. O cisto foi removido e enviado para avaliação histopatológica, que revelou ser um queratocisto.

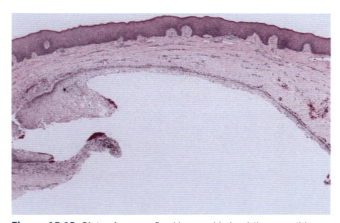

Figura 15.13 Cisto de erupção. Uma cavidade cística revestida por epitélio pode ser observada logo abaixo da mucosa de superfície.

Características histopatológicas

Cistos de erupção intactos raramente são enviados para o laboratório de patologia oral e maxilofacial e a maioria dos exemplos consiste no teto cístico que foi removido para facilitar a erupção do dente. Eles exibem o epitélio oral de superfície na porção superior. A lâmina própria mostra infiltrado inflamatório variável. A porção profunda do espécime, que representa o teto do cisto, mostra uma fina camada de epitélio pavimentoso não queratinizado (Figura 15.13).

Tratamento e prognóstico

Pode não ser necessário tratamento, pois o cisto em geral se rompe de forma espontânea, permitindo a erupção do dente. Se isto não acontecer, uma simples incisão no teto do cisto geralmente permite a aceleração no processo de erupção do dente.

◆ CISTO PRIMORDIAL

O conceito e o significado do termo **cisto primordial** é considerado controverso e confuso. Na antiga classificação dos cistos, usada nos EUA, o cisto primordial foi considerado proveniente da degeneração cística do epitélio do órgão de esmalte, antes do desenvolvimento de tecido duro dentário. Portanto, o cisto primordial ocorreria no lugar de um dente.

Em meados da década de 1950, patologistas orais e maxilofaciais na Europa introduziram o termo **queratocisto** para definir um cisto com características histopatológicas e comportamento clínico específicos, que se acreditava ser proveniente da lâmina dentária (*i.e.*, dos primórdios do dente). Subsequentemente, esse conceito foi aceito e os termos *queratocisto* e *cisto primordial* foram usados como sinônimos. A classificação de 1972 da OMS usava o termo *cisto primordial* como termo preferencial para essa lesão. A classificação de 1992 da OMS, contudo, já trazia o *queratocisto* como a designação de preferência.

Praticamente quase todos os exemplos dos chamados cistos primordiais (ou seja, um cisto que se desenvolve no lugar de um dente) do ponto de vista microscópico será considerado um queratocisto (Figura 15.14). Se é ou não possível a existência de tal apresentação radiográfica que não é microscopicamente um queratocisto ainda é incerto. Se tal lesão existe, então ela deve ser de extrema raridade.

◆ QUERATOCISTO (TUMOR ODONTOGÊNICO QUERATOCÍSTICO)

O **queratocisto** é um cisto odontogênico de desenvolvimento distinto, que merece consideração especial devido às suas características histopatológicas específicas e pelo seu comportamento clínico potencialmente agressivo. Há um consenso generalizado de que o queratocisto surge dos restos celulares da lâmina dentária. Este cisto demonstra um diferente mecanismo de crescimento e de comportamento biológico comparado aos cistos mais comuns como o cisto dentígero e o cisto radicular.

Alguns pesquisadores têm sugerido que o queratocisto pode ser considerado mais como uma neoplasia cística benigna do que um cisto. De fato, em 2005, na classificação da OMS sobre os tumores de cabeça e pescoço, essa lesão foi classificada como **tumor odontogênico queratocístico**. Entretanto, edições subsequentes da classificação da OMS voltaram a utilizar queratocisto odontogênico como a designação preferida. Os argumentos para apoiar a classificação como um tumor em grande parte se baseiam em estudos que demonstraram certas alterações genéticas moleculares que também estão presentes em algumas neoplasias. Estudos recentes relataram que 93%

dos queratocistos esporádicos, bem como 90% dos queratocistos associados à síndrome do carcinoma basocelular nevoide, apresentam mutações inativadoras do gene *PTCH1*, um componente importante da via de sinalização Hedgehog. Quando comparado a outros cistos odontogênicos, os queratocistos mostram maior expressão de antígeno nuclear de proliferação celular (PCNA) e Ki-67, especialmente na camada suprabasal. Além disso, análises genéticas têm demonstrado perda de heterozigose em vários outros genes supressores de tumor (*p16*, *p53*, *MCC*, *TSLC1*, *LATS2* e *FHIT*) em muitos queratocistos.

Se tais descobertas moleculares justificam a reclassificação do queratocisto odontogênico como uma neoplasia (tumor odontogênico queratocístico) permanece um tópico de debate acalorado nos círculos de patologia oral e maxilofacial. Os autores atualmente preferem manter "queratocisto odontogênico" como o termo principal para essa lesão, embora ambos os termos sejam aceitáveis e devam ser considerados sinônimos. Independentemente de qual termo seja escolhido, essas lesões são importantes por três motivos:

1. Grande potencial de crescimento comparado à maioria dos cistos odontogênicos.
2. Alto índice de recidiva.
3. Possível associação com a síndrome do carcinoma basocelular nevoide.

A maioria dos estudos indica que os queratocistos são responsáveis por 3 a 11% de todos os cistos odontogênicos; entretanto, existem diversas variações da frequência de queratocisto documentada na literatura comparada à de outros tipos de cistos odontogênicos.

Características clínicas e radiográficas

Os queratocistos podem ser encontrados em pacientes com idade variável, desde a infância até a velhice, mas cerca de 60% de todos os casos são diagnosticados em pessoas entre 10 e 40 anos. Há uma leve preferência pelo sexo masculino. A mandíbula é acometida em 60 a 80% dos casos, com marcante tendência ao envolvimento do corpo posterior e do ramo da mandíbula (Figura 15.15).

Pequenos queratocistos geralmente são assintomáticos e descobertos somente durante um exame radiográfico de rotina. Queratocistos de grandes dimensões podem estar associados a dor, aumento de volume ou drenagem de secreção. Contudo, alguns cistos extremamente grandes podem ser assintomáticos.

Os queratocistos tendem a crescer em uma direção anteroposterior, dentro da cavidade medular do osso, sem causar expansão óssea. Essa característica pode ser útil para o diagnóstico diferencial clínico e radiográfico, pois os cistos dentígeros e radiculares de tamanho similar em geral estão associados à expansão óssea. Múltiplos queratocistos podem estar presentes e tais pacientes devem ser avaliados em busca de outras manifestações da **síndrome do carcinoma basocelular nevoide** (**Gorlin**) (ver adiante).

Os queratocistos exibem uma área radiolucente, com margens radiopacas regulares bem definidas. Lesões grandes, em particular no corpo posterior e no ramo da mandíbula, podem se apresentar multiloculadas (Figura 15.16). Um dente não erupcionado está envolvido na lesão em 25 a 40% dos casos; em tais circunstâncias, as características radiográficas sugerem o diagnóstico de um cisto dentígero (Figuras 15.17 e 15.18). Nesses casos, o cisto presumidamente surgiu dos restos da lâmina dentária próximos a um dente não erupcionado e cresceu de forma a envolvê-lo. A reabsorção das raízes dos dentes erupcionados adjacentes aos queratocistos é menos comum do que a notada com os cistos dentígero e radicular.

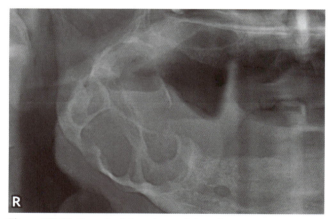

Figura 15.16 Queratocisto odontogênico. Grande cisto multilocular envolvendo a maior parte do ângulo e ramo da mandíbula direita. (Cortesia do Dr. Dan Cook.)

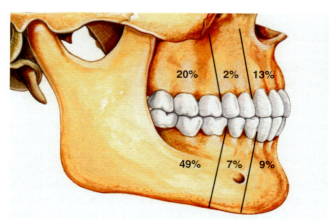

Figura 15.15 Queratocisto. Distribuição relativa dos queratocistos odontogênicos nos ossos gnáticos.

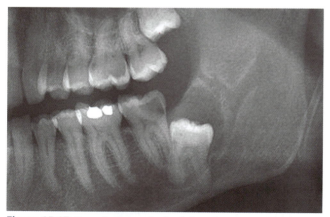

Figura 15.17 Queratocisto odontogênico. Pequena radiolucência ao redor da coroa do terceiro molar mandibular. Tais lesões destacam a importância do exame microscópico mesmo de pequenas áreas radiolucentes pericoronárias. (Cortesia do Dr. Chad Seubert.)

O diagnóstico de queratocisto se baseia nas características histopatológicas. Os achados radiográficos, apesar de serem altamente sugestivos, não são diagnósticos; queratocistos podem simular um cisto dentígero, um cisto radicular, um cisto residual, um cisto periodontal lateral (Figura 15.19) ou o denominado cisto globulomaxilar (que não é mais considerado como uma entidade verdadeira). Os queratocistos da região de linha média anterior da maxila podem mimetizar cistos do ducto nasopalatino (Figura 15.20). Por motivos desconhecidos, esse tipo particular de queratocisto na maioria das vezes ocorre em indivíduos mais velhos, com idade média de aproximadamente 70 anos. Raros exemplos de queratocistos periféricos nos tecidos moles gengivais já foram relatados.

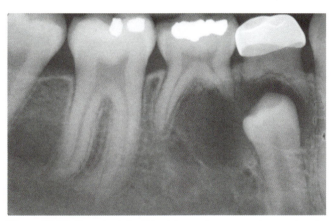

Figura 15.18 Queratocisto. Este cisto envolve a coroa de um pré-molar incluso. Radiograficamente, esta lesão não pode ser diferenciada de um cisto dentígero.

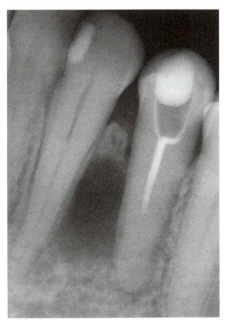

Figura 15.19 Queratocisto. Este cisto não pode ser radiograficamente diferenciado de um cisto periodontal lateral. (Cortesia do Dr. Keith Lemmerman.)

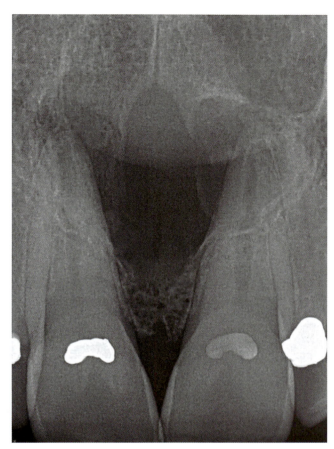

Figura 15.20 Queratocisto odontogênico. Esta radiolucência na região da linha média anterior da maxila mimetiza um cisto do ducto nasopalatino. (Cortesia do Dr. Trent Tucker.)

Características histopatológicas

O queratocisto exibe uma cápsula delgada, friável, que muitas vezes provoca dificuldades em ser enucleada do osso em uma peça única. O lúmen cístico pode conter um líquido claro semelhante a transudato seroso ou pode estar preenchido por um material caseoso que, ao exame microscópico, consiste em lâminas de queratina. Microscopicamente, a delgada parede fibrosa é desprovida de qualquer infiltrado inflamatório significativo. O revestimento epitelial é composto por uma camada uniforme de epitélio pavimentoso estratificado, em geral com quatro a oito células de espessura. O epitélio e a interface com o tecido conjuntivo costumam ser planos, e a formação de cristas epiteliais é imperceptível. O desprendimento de porções do revestimento epitelial da cápsula fibrosa do cisto pode ser comumente observado. A superfície luminal exibe células epiteliais paraqueratóticas achatadas, que exibem um aspecto ondulado ou corrugado (Figura 15.21). Em certas ocasiões, focos isolados de produção de ortoqueratina podem ser encontrados para além de paraqueratina. A camada basal epitelial é composta por uma camada em paliçada de células epiteliais cuboidais ou colunares, que frequentemente são hipercromáticas. Pequenos cistos, cordões ou ilhas satélites de epitélio odontogênico podem ser observados na cápsula. Foram descritos raros exemplos de uma chamada variante sólida do queratocisto odontogênico, caracterizada por uma combinação de ilhas sólidas de epitélio odontogênico e espaços císticos preenchidos por

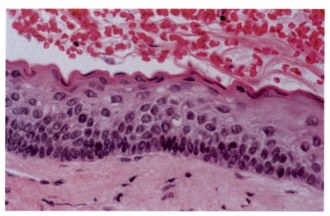

Figura 15.21 Queratocisto. O revestimento epitelial apresenta espessura de 6 a 8 células, com uma camada de células basais hipercromáticas e em paliçada. Note a superfície paraqueratinizada corrugada.

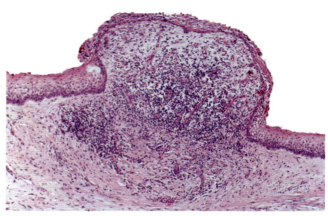

Figura 15.22 Queratocisto. Os aspectos microscópicos característicos foram perdidos na área central dessa região do revestimento cístico em decorrência do intenso infiltrado inflamatório crônico.

queratina. Em raras ocasiões, foi observada cartilagem na parede de um queratocisto.

Na presença de alterações inflamatórias, as características típicas do queratocisto podem exibir alterações. A superfície luminal paraqueratinizada pode desaparecer e o epitélio pode proliferar formando cristas epiteliais com perda da característica em paliçada da camada basal (Figura 15.22). Quando essas alterações envolvem a maioria do revestimento cístico, o diagnóstico de queratocisto não pode ser confirmado, a menos que outros cortes mostrem as características descritas antes.

Antigamente, alguns pesquisadores reconheciam uma variante microscópica ortoqueratinizada do queratocisto. Contudo, esses cistos não demonstram a camada basal hipercromática e em paliçada, que é tão característica dos verdadeiros queratocistos. Além disso, o comportamento clínico desses cistos ortoqueratinizados difere daquele dos típicos cistos paraqueratinizados descritos nesta seção. Portanto, esses cistos ortoqueratinizados devem ser classificados como uma entidade separada (ver seção seguinte).

Tratamento e prognóstico

Embora a presença de um queratocisto possa ser suspeitada nos aspectos clínicos e radiográficos, a confirmação histopatológica é necessária para confirmação do diagnóstico. Consequentemente, a maioria dos queratocistos é tratada de maneira similar aos outros cistos odontogênicos, ou seja, por meio de enucleação e curetagem. A remoção completa do cisto em uma peça única é geralmente difícil devido à natureza fina e friável da parede cística. Em contraste a outros cistos odontogênicos, os queratocistos têm tendência de recidiva após o tratamento. Se isto se deve a fragmentos do cisto original que não foram removidos no momento da cirurgia ou um "novo" cisto que se desenvolveu dos restos da lâmina dentária na região do cisto primário, não se pode determinar com certeza.

A frequência descrita de recidiva em vários estudos varia de 5 a 62%. Essa variação pode estar relacionada ao número total de casos estudados, à duração dos períodos de acompanhamento e à inclusão ou exclusão de cistos ortoqueratinizados no grupo de estudo. Diversos relatos que incluem um grande número de casos indicam que o índice de recidiva é de cerca de 21 a 30%. Ela é encontrada mais frequentemente em queratocistos da mandíbula, em particular aqueles no corpo posterior e ramo. Múltiplas recidivas não são incomuns. Apesar de muitos queratocistos recorrerem dentro do período de 5 anos após a cirurgia inicial, um número significativo de recidivas pode não se manifestar até 10 anos ou mais após o procedimento cirúrgico original. Portanto, o acompanhamento clínico e radiográfico é necessário a longo prazo.

Muitos cirurgiões recomendam a ostectomia periférica da cavidade óssea com uma broca esférica para osso a fim de reduzir a frequência de recidivas. Outros sugerem uma cauterização química da cavidade óssea com solução de Carnoy após a remoção do cisto. A injeção intraluminal de solução de Carnoy também tem sido usada para liberar o cisto de sua parede óssea, com isso, permitindo a remoção da lesão de forma mais fácil e com uma taxa menor de recidivas. Após a cistotomia e a biopsia incisional, alguns cirurgiões têm tratado grandes queratocistos mediante inserção de um dreno de polietileno para permitir a descompressão e a subsequente redução do tamanho da cavidade cística (Figura 15.23). Esse tratamento descompressivo resulta em espessamento do revestimento cístico, permitindo uma remoção mais fácil, com uma taxa de recidiva aparentemente mais baixa.

Apesar da tendência a recidivas, o prognóstico para a maioria dos queratocistos é bom. Por vezes, um queratocisto localmente agressivo não pode ser controlado sem a ressecção local seguida de enxerto ósseo. Em casos extraordinariamente raros, foi observada a extensão de queratocistos até a região da base do crânio. Poucos exemplos de carcinomas que surgem a partir de um queratocisto foram relatados, mas a propensão de um queratocisto para sofrer transformação maligna não é maior, e possivelmente é menor do que de outros tipos de cistos odontogênicos. Os pacientes com queratocistos devem ser avaliados para manifestações da síndrome do carcinoma basocelular nevoide (ver a seguir), em particular se o paciente estiver na primeira ou segunda décadas de vida ou se múltiplos queratocistos forem identificados.

◆ CISTO ODONTOGÊNICO ORTOQUERATINIZADO

A designação do **cisto odontogênico ortoqueratinizado** não significa um tipo específico de cisto odontogênico, porém se refere apenas a um cisto odontogênico que microscopicamente

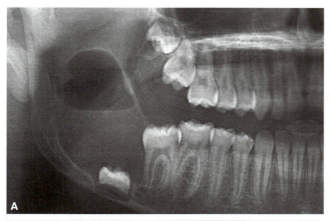
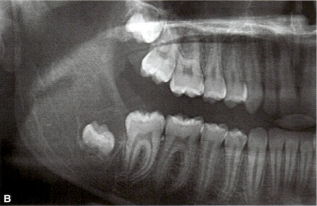

Figura 15.23 Descompressão de um queratocisto. A. Grande imagem radiolucente unilocular associada ao terceiro molar inferior direito. **B.** Seis meses após a inserção de um tubo de drenagem de polietileno para permitir a descompressão, o cisto reduziu e o terceiro molar migrou para baixo e para frente. (Cortesia do Dr. Brad Gregory.)

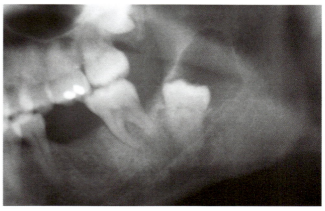

Figura 15.24 Cisto odontogênico ortoqueratinizado. Pequena lesão radiolucente unilocular associada a um terceiro molar inferior não erupcionado. (Cortesia do Dr. Tom McDonald.)

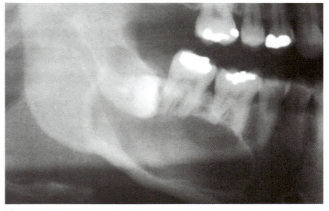

Figura 15.25 Cisto odontogênico ortoqueratinizado. Um extenso cisto envolvendo um terceiro molar inferior com impacção horizontal. (Cortesia do Dr. Carroll Gallagher.)

apresenta um revestimento epitelial ortoqueratinizado. Apesar de essas lesões terem sido originalmente denominadas como a *variante ortoqueratinizada do queratocisto*, é aceito que são entidades clinicopatológicas diferentes do queratocisto, que é mais comum, e devem ser colocadas em uma categoria diferente. Os cistos odontogênicos ortoqueratinizados representam de 7 a 17% de todos os cistos queratinizantes dos ossos gnáticos.

Características clínicas e radiográficas

Os cistos odontogênicos ortoqueratinizados ocorrem com predominância em adultos jovens e mostram uma proporção de 2,6:1 entre homens e mulheres. A lesão acomete mais frequentemente a mandíbula do que a maxila (proporção de 3:1), com uma tendência maior de envolver as regiões posteriores dos ossos gnáticos. Eles não apresentam características clínicas e radiográficas que os diferenciem de outros cistos de desenvolvimento ou inflamatórios. A lesão em geral surge como uma radiolucência unilocular, porém às vezes pode se apresentar multilocular. Cerca de dois terços dos cistos odontogênicos ortoqueratinizados são encontrados em lesões que aparentam clínica e radiologicamente representar um cisto dentígero; eles acometem com mais frequência o terceiro molar inferior incluso (Figuras 15.24 e 15.25). O tamanho pode variar de menos de 1 cm até lesões extensas maiores que 7 cm no seu maior diâmetro. Foram descritos exemplos ocasionais de múltiplos cistos odontogênicos ortoqueratinizados.

Características histopatológicas

O revestimento cístico é composto por epitélio pavimentoso estratificado, que mostra uma superfície ortoqueratinizada de espessura variada. Os grânulos de querato-hialina podem ser proeminentes na camada superficial do epitélio subjacente à ortoqueratina. Em casos raros, foi relatada diferenciação sebácea focal. O revestimento epitelial pode ser relativamente delgado, e não existe uma camada basal em paliçada proeminente, característica do queratocisto (Figura 15.26).

Tratamento e prognóstico

A enucleação seguida de curetagem é o tratamento usual para os cistos odontogênicos ortoqueratinizados. As recidivas raramente têm sido observadas, e a frequência relatada está em torno de 2%, o que contrasta com a taxa de recidiva de 30% ou mais associada aos queratocistos. Foi sugerido que os cistos com uma superfície ortoqueratinizada podem apresentar um risco levemente

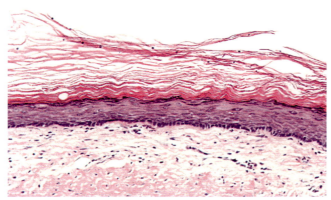

Figura 15.26 Cisto odontogênico ortoqueratinizado. Características microscópicas exibindo um delgado revestimento epitelial. A camada basal do epitélio não demonstra a paliçada. Os grânulos de querato-hialina estão presentes e uma espessa camada de ortoqueratina pode ser vista na superfície luminal.

aumentado para transformação maligna, mas as evidências para esse fato são escassas. Os cistos odontogênicos ortoqueratinizados não são normalmente associados à síndrome do carcinoma basocelular nevoide, mesmo em casos raros em que múltiplos cistos são identificados.

♦ SÍNDROME DO CARCINOMA BASOCELULAR NEVOIDE (SÍNDROME DE GORLIN)

A **síndrome do carcinoma basocelular nevoide (síndrome de Gorlin)** é um condição autossômica dominante que exibe alta penetrância e expressividade variável. A síndrome é normalmente causada por mutações no gene **patched** (*PTCH*), um gene supressor de tumor que foi mapeado no cromossomo 9q22.3-q31, que desempenha um papel importante na via de sinalização *sonic hedgehog* (SHH). Uma porcentagem muito menor de casos foi relacionada a mutações germinativas do gene *SUFU*, outro membro da via SHH. Aproximadamente 20 a 30% dos pacientes acometidos representam novas mutações. Uma das características clínicas mais comuns é o desenvolvimento do queratocisto, que pode conduzir a um diagnóstico precoce. A prevalência da síndrome de Gorlin é estimada de 1 em 19 mil a 1 em 164 mil, dependendo da população estudada.

Características clínicas e radiográficas

Há uma grande variabilidade na expressividade da síndrome do carcinoma basocelular nevoide e não há um único componente presente em todos os pacientes. As características mais comuns estão relacionadas no Boxe 15.2. O paciente apresenta uma face característica, com presença de bossa frontal e temporoparietal, o que resulta em um aumento da circunferência craniana (mais de 60 cm nos adultos). Os olhos podem se apresentar separados, e muitos pacientes têm verdadeiro hipertelorismo ocular leve. Prognatismo mandibular leve também costuma estar presente (Figura 15.27).

Boxe 15.2 Principais características clínicas da síndrome do carcinoma basocelular nevoide.

Frequência ≥ 50%
- Múltiplos carcinomas basocelulares
- Queratocistos
- Cistos epidermoides na pele
- Depressões palmoplantares
- Foice do cérebro calcificada
- Circunferência craniana aumentada
- Anomalias das costelas (chanfradas, fusionadas, parcialmente ausentes ou bífidas)
- Hipertelorismo ocular leve
- Espinha bífida oculta das vértebras cervicais ou torácicas

Frequência de 15 a 49%
- Fibromas ovarianos calcificados
- Encurtamento dos ossos metacarpais IV
- Cifoescoliose ou outras anomalias vertebrais
- *Pectus excavatum* ou *carinatum*
- Estrabismo (exotropia)

Frequência < 15% (mas não aleatória)
- Meduloblastoma
- Meningioma
- Cistos linfomesentéricos
- Fibroma cardíaco
- Rabdomioma fetal
- Constituição física marfanoide
- Fenda labial e/ou palatina
- Hipogonadismo em homens
- Déficit intelectual

De Gorlin RJ. Nevoid basal-cell carcinoma syndrome, *Medicine* 66:98-113, 1987.

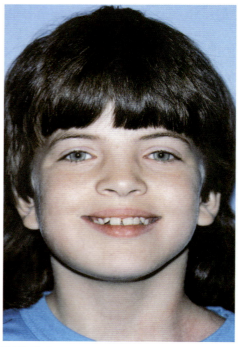

Figura 15.27 Síndrome do carcinoma nevoide basocelular. Essa menina de 11 anos mostra hipertelorismo e aumento de volume mandibular. (Cortesia do Dr. Richard DeChamplain.)

Os carcinomas basocelulares da pele são o componente principal da síndrome. Os carcinomas basocelulares geralmente começam a aparecer na puberdade ou na segunda à terceira década de vida, apesar de poderem aparecer em crianças jovens. As lesões podem variar desde pápulas avermelhadas até placas ulceradas. Eles frequentemente aparecem na pele que não está exposta à luz solar, mas a localização mais comum dá-se na região média da face (Figura 15.28). Tumores no pescoço e pálpebras frequentemente são pediculados e podem ser confundidos com marcas cutâneas (acrocórdons). O número de lesões da pele pode variar de poucas a centenas. Pacientes melanodermas com a síndrome tendem a desenvolver carcinomas basocelulares com menor frequência do que os leucodermas (40% *versus* 90%) e apresentam um número menor dessas lesões, provavelmente devido à pigmentação protetora da pele. Menos de 15% dos pacientes com tom da pele mais escuro desenvolvem mais de dois carcinomas basocelulares.

Depressões na palma da mão e planta do pé (Figura 15.29) estão presentes em cerca de 65 a 85% dos pacientes. Essas lesões puntiformes representam um retardo localizado na maturação das células basais epiteliais, resultando em uma área de depressão focal em consequência da marcante diminuição da camada de queratina. Os carcinomas basocelulares raramente se desenvolvem na base dessas depressões.

Fibromas do ovário foram descritos em 25 a 50% das mulheres com essa síndrome. Algumas outras neoplasias também foram relatadas, mas com menor frequência de ocorrência. Estes incluem o meduloblastoma desmoplásico nos primeiros 4 anos de vida, meningioma, fibroma cardíaco e rabdomioma fetal. O risco de meduloblastoma é de aproximadamente 2 a 5% para pacientes com mutações no gene *PTCH*, mas esse risco pode chegar a 33% para aqueles com mutações no gene *SUFU*.

As anomalias esqueléticas estão presentes em 60 a 75% dos pacientes com essa síndrome. A anomalia mais comum é a costela bífida ou chanfrada (Figura 15.30). Esta anomalia pode envolver diversas costelas e pode ser bilateral. A cifoescoliose tem sido observada em cerca de 30 a 40% dos pacientes, e diversas outras anomalias, tais como a espinha bífida oculta e os metacarpos encurtados, parecem ocorrer com menor frequência. Uma calcificação lamelar característica da foice do cérebro, evidenciada em radiografias do crânio com incidência anteroposterior ou em imagens de tomografia computadorizada (TC), é um achado comum e está presente na maioria dos pacientes acometidos (Figura 15.31).

Os cistos dos ossos gnáticos são uma das características mais constantes da síndrome e aparecem em 90% dos pacientes. Estes cistos são queratocistos, apesar de haver algumas diferenças entre os cistos em pacientes com a síndrome do carcinoma basocelular nevoide e naqueles com queratocistos isolados. Os cistos em geral são múltiplos; alguns pacientes apresentam até 10 cistos isolados. A idade do paciente quando se remove o primeiro queratocisto é significativamente menor nos indivíduos acometidos pela síndrome do que naqueles com queratocistos isolados. Para a maioria dos pacientes com essa síndrome, a remoção de seu primeiro queratocisto acontece antes dos 19 anos. Cerca de um terço dos pacientes com a síndrome do carcinoma basocelular nevoide apresenta somente um único cisto solitário no momento de sua consulta inicial; porém, na maioria dos casos, novos cistos se desenvolvem em períodos que variam de 1 a 20 anos. Curiosamente, queratocistos odontogênicos podem não ocorrer em indivíduos com a síndrome do carcinoma basocelular nevoide relacionada ao gene *SUFU*.

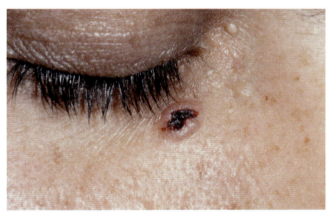

Figura 15.28 **Síndrome do carcinoma basocelular nevoide.** Um carcinoma basocelular ulcerado está presente na região superior da face.

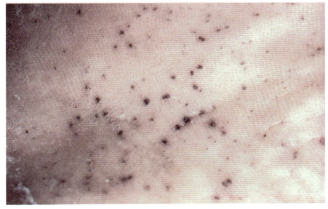

Figura 15.29 **Síndrome do carcinoma basocelular nevoide.** Depressões na planta do pé.

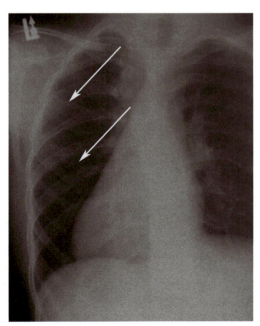

Figura 15.30 **Síndrome do carcinoma basocelular nevoide.** Radiografia de tórax mostrando a presença de costelas bífidas (*setas*).

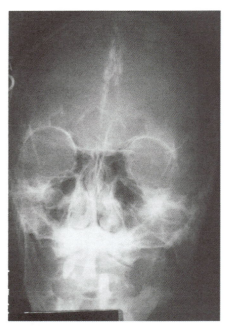

Figura 15.31 Síndrome do carcinoma basocelular nevoide. Radiografia anteroposterior de crânio mostrando a calcificação da foice cerebral. (Cortesia do Dr. Ramesh Narang.)

Radiograficamente, os cistos em pacientes com a síndrome do carcinoma basocelular nevoide não diferem dos queratocistos isolados. Os cistos em pacientes com essa síndrome estão com frequência associados a coroas de dentes não erupcionados, podendo mimetizar, nas radiografias, cistos dentígeros (Figura 15.32).

Critérios de diagnóstico para a síndrome do carcinoma basocelular nevoide estão disponíveis no Boxe 15.3.

Características histopatológicas

Os cistos na síndrome do carcinoma basocelular nevoide, ao exame histopatológico, revelam-se como queratocistos. Os queratocistos em pacientes com essa síndrome tendem a ter mais cistos satélites, ilhas sólidas de proliferação epitelial e restos epiteliais odontogênicos dentro da cápsula fibrosa do que nos queratocistos isolados (Figura 15.33). Focos de calcificação também parecem ser mais comuns. Entretanto, essas características não são diagnósticas da síndrome do carcinoma nevoide basocelular, pois podem ser observadas nos queratocistos isolados.

Os carcinomas basocelulares da pele não podem ser diferenciados dos carcinomas basocelulares comuns. Eles exibem um amplo espectro de achados histopatológicos, desde lesões basocelulares superficiais até carcinomas basocelulares nódulo-ulcerativos agressivos.

Tratamento e prognóstico

A maioria das anomalias na síndrome do carcinoma basocelular nevoide é menor e geralmente não oferece uma ameaça à vida. O prognóstico geralmente depende do comportamento das lesões epiteliais. Em alguns poucos casos, carcinomas basocelulares agressivos causaram a morte do paciente em consequência da invasão neoplásica no cérebro ou em outras estruturas vitais (Figuras 15.34 e 15.35). Como o desenvolvimento de carcinomas basocelulares parece ser desencadeado pela exposição à luz ultravioleta (UV), os pacientes devem tomar as precauções adequadas para evitar a luz solar. Pela mesma razão, a radioterapia deve ser evitada o tanto quanto possível. Os cistos dos ossos gnáticos são tratados da mesma maneira que os queratocistos isolados, porém, em muitos pacientes, cistos adicionais continuarão a se desenvolver. Vários graus de deformidade dos ossos gnáticos podem resultar das cirurgias de múltiplos cistos. A infecção dos cistos em pacientes com essa síndrome também é relativamente comum.

O recente desenvolvimento de inibidores da via SHH, como o vismodegibe, tem sido promissor no tratamento dos carcinomas basocelulares em pacientes com a síndrome do carcinoma basocelular nevoide. Além disso, o vismodegibe tem se mostrado eficaz na redução de cistos odontogênicos em alguns pacientes com a síndrome. Infelizmente, esse medicamento frequentemente está associado a efeitos colaterais intoleráveis que podem levar os pacientes a interromper o tratamento. No entanto, a pesquisa

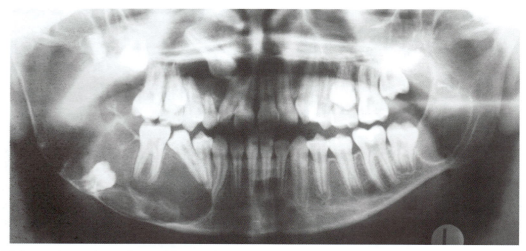

Figura 15.32 Síndrome do carcinoma basocelular nevoide. Grandes cistos estão presentes nas regiões dos molares inferiores direito e esquerdo, juntamente com um cisto menor envolvendo o canino superior direito na mesma paciente mostrada na Figura 15.27. (Cortesia do Dr. Richard DeChamplain.)

| Boxe 15.3 | Critérios diagnósticos para a síndrome do carcinoma basocelular nevoide. |

O diagnóstico pode ser feito se os pacientes apresentarem:
1. Dois critérios principais.
2. Um critério principal e dois critérios menores.
3. Um critério principal e confirmação genética.

Critérios principais

1. Calcificação lamelar da foice cerebral.
2. Queratocisto odontogênico.
3. Duas ou mais depressões palmares ou plantares.
4. Cinco ou mais carcinomas basocelulares ou um antes dos 30 anos.
5. Parente de primeiro grau com síndrome do carcinoma nevoide basocelular.

Critérios menores

1. Meduloblastoma na infância.
2. Cistos linfomesentéricos ou pleurais.
3. Macrocefalia.
4. Fenda labial ou palatina.
5. Anomalias das costelas ou vértebras: costelas extras, bífidas ou expandidas; vértebras bífidas.
6. Polidactilia pré-axial ou pós-axial.
7. Fibromas ovarianos ou cardíacos.
8. Anomalias oculares (p. ex., cataratas, defeitos de desenvolvimento e alterações pigmentares do epitélio retiniano).

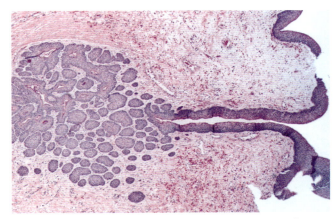

Figura 15.33 Síndrome do carcinoma basocelular nevoide. Queratocisto mostrando numerosos restos epiteliais odontogênicos na parede cística.

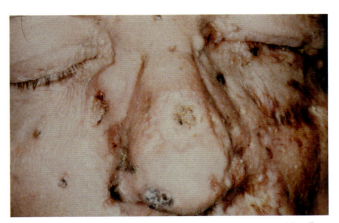

Figura 15.34 Síndrome do carcinoma basocelular nevoide. Esse homem de 52 anos teve mais de 100 carcinomas basocelulares removidos de sua face ao longo de um período de 30 anos. Diversos carcinomas basocelulares estão presentes nessa fotografia. A lesão no canto interno do olho esquerdo era profundamente invasiva e eventualmente teve curso fatal, como consequência da invasão no cérebro.

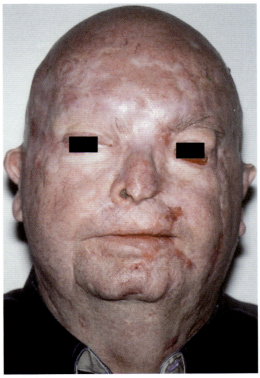

Figura 15.35 Síndrome do carcinoma basocelular nevoide. Deformidade facial secundária a múltiplos procedimentos cirúrgicos para remoção de carcinomas basocelulares.

contínua nessa classe de inibidores da via SHH pode resultar em medicamentos melhores para o tratamento dessas lesões.

Alguns pesquisadores sugeriram que crianças afetadas devem realizar estudos de ressonância magnética (RM) a cada 6 meses até os 7 anos para monitorar o desenvolvimento de meduloblastoma. Felizmente, essa malignidade parece ter um prognóstico melhor em pacientes com a síndrome do que em pacientes sem a síndrome. Aconselhamento genético é apropriado para indivíduos afetados.

◆ CISTO GENGIVAL (ALVEOLAR) DO RECÉM-NASCIDO

Cistos gengivais do recém-nascido são pequenos, superficiais, preenchidos de queratina, sendo encontrados na mucosa alveolar de crianças. Esses cistos se originam dos remanescentes da lâmina dentária. São lesões comuns, tendo sido descritas em 25 a 53% de todos os recém-nascidos. Todavia, como eles desaparecem de maneira espontânea através de sua ruptura dentro da cavidade

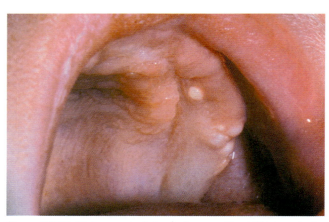

Figura 15.36 Cisto gengival do recém-nascido. Múltiplas pápulas esbranquiçadas na crista alveolar de uma criança recém-nascida.

oral, as lesões raramente são notadas ou submetidas à biopsia. Cistos de inclusão similares (p. ex., **pérolas de Epstein** ou os **nódulos de Bohn**) são encontrados na linha média palatina ou lateralmente nos palatos duro e mole (ver Capítulo 1).

Características clínicas

Os cistos gengivais do recém-nascido geralmente surgem como múltiplas pequenas pápulas esbranquiçadas, na mucosa que recobre o processo alveolar dos neonatos (Figura 15.36). Os cistos individualmente, em geral, medem não mais do que 2 a 3 mm de diâmetro. O rebordo alveolar superior é acometido de forma mais comum do que o inferior.

Características histopatológicas

O exame de um cisto gengival do recém-nascido exibe um revestimento epitelial delgado e achatado, com uma superfície luminal de paraqueratina. O lúmen contém restos de queratina.

Tratamento e prognóstico

Nenhum tratamento é indicado para os cistos gengivais do recém-nascido, pois as lesões tendem a regredir espontaneamente como consequência da ruptura dos cistos e resultante contato com a superfície da mucosa oral. As lesões raramente são observadas após os 3 meses.

◆ CISTO GENGIVAL DO ADULTO

O **cisto gengival do adulto** é uma lesão incomum. É considerado um representante da contraparte em tecidos moles do **cisto periodontal lateral** (ver próximo tópico), sendo derivado dos restos da lâmina dentária (restos de Serres). O diagnóstico do cisto gengival do adulto deveria ser restrito a lesões com as mesmas características histopatológicas que as do cisto periodontal lateral. Em raras ocasiões, um cisto pode se desenvolver na gengiva, no local de um enxerto gengival; contudo, tais lesões provavelmente representam *cistos de inclusão epitelial*, que são uma consequência do procedimento cirúrgico.

Características clínicas

Como o cisto periodontal lateral, o cisto gengival do adulto mostra uma predileção marcante pela ocorrência na região de canino e pré-molares inferiores (60 a 75% dos casos). Os cistos gengivais do adulto são mais comuns em pacientes na quinta e sétima décadas de vida. Eles estão, quase que invariavelmente, localizados na gengiva vestibular ou na mucosa alveolar. Os cistos gengivais da maxila em geral são encontrados nas regiões de incisivo, caninos e pré-molares.

Clinicamente, os cistos aparecem como um nódulo indolor, em forma de cúpula, com menos de 0,5 cm de diâmetro na maior parte das vezes, apesar de raramente poderem apresentar tamanho maior (Figura 15.37). Eles com frequência são de cor azulada ou cinza-azulada. Em alguns casos, o cisto pode causar uma "reabsorção em taça" superficial do osso alveolar, o que geralmente não se detecta na radiografia, mas se torna aparente quando o cisto é removido. Se houver ausência de maior quantidade de osso, pode-se argumentar que a lesão venha a ser um cisto periodontal lateral que erodiu a cortical óssea, em vez de um cisto gengival que se originou na mucosa.

Características histopatológicas

As características histopatológicas do cisto gengival do adulto são similares àquelas do cisto periodontal lateral, consistindo em um revestimento epitelial delgado e achatado, com ou sem placas focais que contêm células claras (Figuras 15.38 e 15.39).

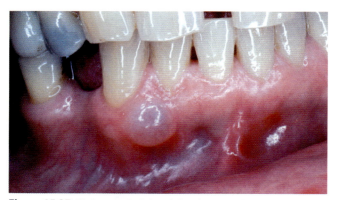

Figura 15.37 Cisto gengival do adulto. Aumento de volume com consistência firme, preenchido por líquido, na gengiva vestibular.

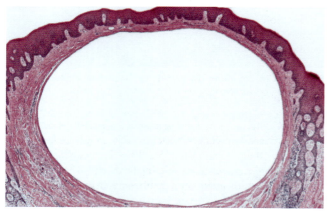

Figura 15.38 Cisto gengival do adulto. Fotomicrografia de pequeno aumento mostrando um cisto de paredes delgadas nos tecidos moles gengivais.

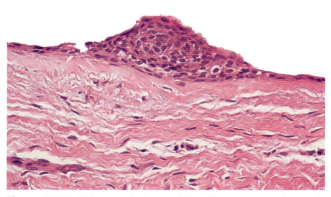

Figura 15.39 Cisto gengival do adulto. Fotomicrografia de grande aumento mostrando uma placa de acantose do revestimento epitelial.

Pequenos ninhos de células claras ricas em glicogênio, que representam restos de lâmina dentária, também podem ser observados no tecido conjuntivo circunjacente. Algumas vezes, o revestimento cístico é tão fino que é facilmente confundido com o revestimento endotelial de vasos sanguíneos dilatados.

Tratamento e prognóstico

O cisto gengival do adulto responde bem à simples excisão cirúrgica. O prognóstico é excelente.

◆ CISTO PERIODONTAL LATERAL (CISTO ODONTOGÊNICO BOTRIOIDE)

O **cisto periodontal lateral** é um tipo incomum de cisto odontogênico de desenvolvimento que ocorre ao longo da superfície radicular lateral de um dente. Acredita-se que surja dos restos da lâmina dentária e represente a contraparte intraóssea do cisto gengival do adulto. O cisto periodontal lateral é responsável por menos de 2% de todos os cistos dos ossos gnáticos revestidos por epitélio.

No passado, o termo *cisto periodontal lateral* era usado para descrever qualquer cisto que se desenvolvesse ao longo da superfície radicular lateral, incluindo os cistos radiculares laterais (ver Capítulo 3) e os queratocistos (ver anteriormente). Contudo, o cisto periodontal lateral apresenta características clínicas e microscópicas distintivas que o diferem de outras lesões que algumas vezes se desenvolvem na mesma localização.

Características clínicas e radiográficas

O cisto periodontal lateral é mais frequentemente uma lesão assintomática que é detectada apenas durante um exame radiográfico. Ocorre com maior frequência em pacientes da quinta à sétima década de vida, raramente acometendo pessoas com menos de 30 anos. Cerca de 75 a 80% dos casos ocorrem na região de pré-molares, canino e incisivo lateral inferiores. Os exemplos na maxila em geral também envolvem essa mesma região dentária (Figura 15.40).

Radiograficamente, o cisto aparece como uma área radiolucente bem circunscrita localizada de modo lateral à raiz ou raízes de dentes com vitalidade. A maioria desses cistos apresenta menos de 1,0 cm em seu maior diâmetro (Figuras 15.41 e 15.42). Em raras ocasiões, múltiplos cistos periodontais laterais foram descritos. Além disso, alguns exemplos podem se desenvolver em áreas edêntulas.

Por vezes, a lesão pode apresentar um aspecto policístico; tais exemplos foram denominados **cistos odontogênicos botrioides**. Macro e microscopicamente, exibem um aspecto de cachos de uva devido aos pequenos cistos individuais (Figura 15.43). Em geral, tais lesões são consideradas como representantes de uma variante do cisto periodontal lateral, possivelmente surgindo como resultado de degeneração cística e subsequente fusão de focos adjacentes de restos da lâmina dentária. A variante botrioide demonstra um aspecto radiográfico multilocular, mas também pode se mostrar unilocular.

As características radiográficas do cisto periodontal lateral não são suficientes para determinar o diagnóstico; um queratocisto que se desenvolve entre as raízes de dentes adjacentes pode exibir

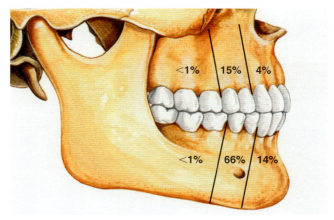

Figura 15.40 Cisto periodontal lateral. Distribuição relativa dos cistos periodontais laterais nos ossos gnáticos.

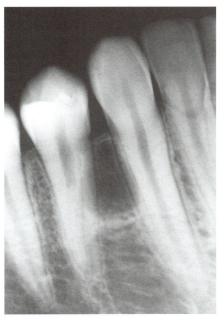

Figura 15.41 Cisto periodontal lateral. Lesão radiolucente entre as raízes de um canino e de um primeiro pré-molar inferiores com vitalidade.

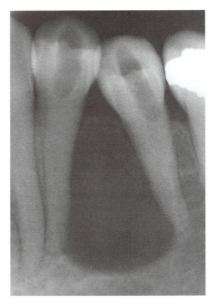

Figura 15.42 Cisto periodontal lateral. Uma lesão maior provocando divergência das raízes.

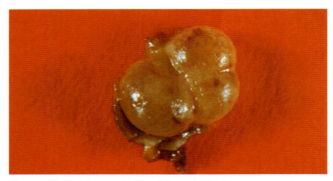

Figura 15.43 Cisto periodontal lateral. Espécime macroscópico de uma variante botrioide. Microscopicamente, esse agregado em forma de cacho de uva revelou três cavidades separadas.

achados radiográficos idênticos. Um cisto radicular inflamatório que ocorre lateralmente à raiz, em relação ao forame acessório, ou um cisto que surge a partir de uma inflamação periodontal também podem simular radiograficamente um cisto periodontal lateral (ver Capítulo 3). Em um estudo com 46 casos de lesões císticas em região periodontal lateral, somente 13 preencheram os critérios histopatológicos de cisto periodontal lateral; oito eram queratocistos; 20 eram cistos inflamatórios; e cinco, de origem indeterminada.

Características histopatológicas

O cisto periodontal lateral apresenta uma cápsula fibrosa delgada, geralmente sem inflamação, com um revestimento epitelial que apresenta, em sua maior parte, apenas uma a três camadas de espessura. Esse epitélio geralmente consiste em células pavimentosas achatadas, mas algumas vezes as células apresentam formato cuboidal. Focos de células claras ricas em glicogênio podem estar espalhados entre as células do revestimento epitelial. Alguns cistos apresentam espessamentos nodulares focais do epitélio de revestimento, que são compostos principalmente por células claras (Figura 15.44). Restos epiteliais dessas células

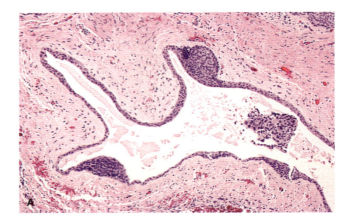

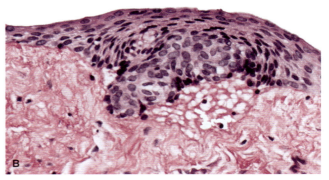

Figura 15.44 Cisto periodontal lateral. A. Essa fotomicrografia mostra um revestimento epitelial fino com espessamentos nodulares focais. **B.** Esses espessamentos frequentemente revelam um aspecto em redemoinho das células.

algumas vezes podem ser observados dentro da parede fibrosa. É raro os cistos odontogênicos botrioides exibirem áreas focais que são histopatologicamente sugestivas de um cisto odontogênico glandular (ver adiante).

Tratamento e prognóstico

A enucleação conservadora do cisto periodontal lateral é o tratamento de escolha. Na maioria das vezes, isso pode ser alcançado sem dano aos dentes adjacentes. A recidiva não é comum, apesar de ter sido relatada na variante botrioide, presumidamente devido à sua natureza policística. Um caso de raridade extraordinária de carcinoma espinocelular, que aparentemente se originou em um cisto periodontal lateral, também foi relatado.

◆ CISTO ODONTOGÊNICO CALCIFICANTE (CISTO DE GORLIN; TUMOR DENTINOGÊNICO DE CÉLULAS FANTASMA; CARCINOMA ODONTOGÊNICO DE CÉLULAS FANTASMA)

Descrito pela primeira vez em 1962 por Gorlin *et al.*, o **cisto odontogênico calcificante** faz parte de um espectro de lesões caracterizadas por epitélio odontogênico contendo "células fantasma", que depois podem sofrer calcificação. Na maioria dos casos, os exemplos crescem de maneira cística, embora algumas lesões ocorram como crescimentos sólidos semelhantes a tumores. Portanto, no sistema de classificação da OMS de 2022, as lesões de células fantasma foram agrupadas em três categorias distintas (com base na natureza cística, sólida ou maligna da lesão):

1. Cisto odontogênico calcificante.
2. Tumor dentinogênico de células fantasma.
3. Carcinoma odontogênico de células fantasma.

Neste ponto, é incerto se essas categorias são variações do mesmo processo patológico ou representam lesões distintas e separadas. Estudos moleculares têm mostrado que os cistos odontogênicos calcificantes apresentam mutações de *CTNNB1*, que codifica para a β-catenina. Mutações semelhantes também foram descritas no tumor dentinogênico de células fantasma e no carcinoma odontogênico de células fantasma.

A esmagadora maioria das lesões odontogênicas que apresentam células fantasma intraósseas cresce como lesões císticas, e menos de 5% dos casos podem ser classificados como tumores dentinogênicos de células fantasma sólidos ou carcinomas odontogênicos de células fantasma. Aproximadamente um terço das lesões periféricas serão de natureza sólida, embora essas lesões periféricas não sejam tão agressivas quanto a contraparte intraóssea.

O cisto odontogênico calcificante pode estar associado a outros tumores odontogênicos reconhecidos, mais comumente aos **odontomas**. Entretanto, os **tumores odontogênicos adenomatoides** e os **ameloblastomas** também se apresentam em associação com os cistos odontogênicos calcificantes.

Características clínicas e radiográficas

Os cistos odontogênicos calcificantes intraósseos ocorrem em frequência praticamente igual na maxila e mandíbula. Cerca de 65% dos casos são encontrados nas áreas dos caninos e incisivos (Figura 15.45). A idade média dos pacientes é 30 anos, e a maioria dos casos é diagnosticada na segunda à quarta década de vida. Cistos odontogênicos calcificantes que estão associados a odontomas tendem a acontecer em pacientes jovens, com a idade média de 17 anos.

O cisto odontogênico calcificante é normalmente uma lesão radiolucente bem definida, unilocular, embora em alguns momentos possa aparecer multilocular. Estruturas radiopacas no interior da lesão, ou calcificações irregulares ou densidades similares a dentes, estão presentes em cerca de um terço a metade dos casos (Figura 15.46). Em aproximadamente um terço dos casos, as lesões radiolucentes estão associadas a um dente não erupcionado, com mais frequência um canino. A maioria dos cistos odontogênicos calcificantes apresenta 2,0 a 4,0 cm em seu maior diâmetro, porém lesões maiores que 12,0 cm já foram relatadas. Reabsorção radicular ou divergência dos dentes adjacentes são vistas com certa frequência (Figura 15.47).

Os tumores dentinogênicos de células fantasma intraósseos são mais comuns entre a terceira e a quinta década de vida, ocorrendo com mais frequência nas áreas posteriores de ambas as mandíbulas. Esses tumores sólidos são capazes de apresentar um comportamento mais agressivo do que seus equivalentes císticos, às vezes resultando em reabsorção das raízes, perfuração da cortical ou destruição dos seios maxilares.

Lesões odontogênicas de células fantasma extraósseas compreendem desde 5 a 17% de todos os casos, aparecem como nódulos gengivais localizados, sésseis ou pediculados, com nenhuma característica clínica distinta (Figura 15.48). Eles podem se assemelhar a fibromas gengivais comuns, cistos gengivais, ou lesão periférica de células gigantes. A variante periférica tende a ocorrer mais tarde, com pico de prevalência durante a sexta e oitava décadas de vida.

Os carcinomas odontogênicos de células fantasma são neoplasias extremamente raras e agressivas que podem surgir *de novo* ou a partir da degeneração maligna de um cisto odontogênico calcificante ou tumor dentinogênico de células fantasma. Tais tumores têm sido relatados com mais frequência na maxila do que na mandíbula.

Características histopatológicas

O cisto odontogênico calcificante aparece como uma lesão cística bem definida com uma cápsula fibrosa e um epitélio odontogênico de revestimento de 4 a 10 células de espessura. As células basais do epitélio de revestimento podem ser cuboidais ou colunares e são similares aos ameloblastos. A camada sobreposta de epitélio frouxamente organizado pode se assemelhar ao retículo estrelado de um ameloblastoma.

A principal característica histopatológica do cisto odontogênico calcificante é a presença de diversas "células fantasma" dentro do componente epitelial. Essas células fantasma

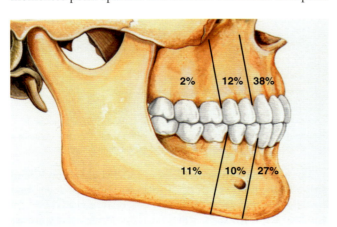

Figura 15.45 Cisto odontogênico calcificante. Distribuição relativa dos cistos odontogênicos calcificantes nos ossos gnáticos.

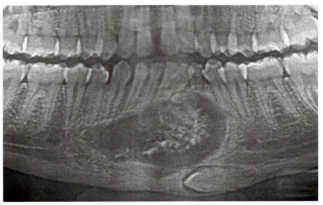

Figura 15.46 Cisto odontogênico calcificante. Lesão mista radiolucente/radiopaca bem circunscrita na região anterior da mandíbula. Este cisto estava associado a um odontoma. (Cortesia do Dr. Michael Border).

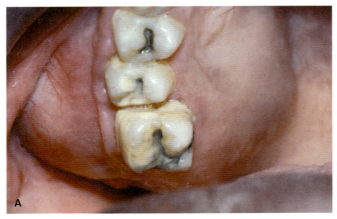
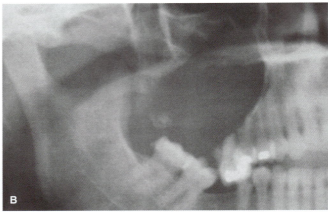

Figura 15.47 Cisto odontogênico calcificante. A. Expansão do rebordo alveolar posterior da maxila causada por um grande cisto odontogênico calcificante. **B.** Radiografia panorâmica do mesmo paciente demonstra uma grande lesão radiolucente na maxila posterior. Uma pequena estrutura calcificada pode ser observada na porção inferior do cisto. (Cortesia do Dr. Tom Brock.)

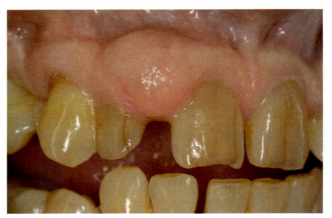

Figura 15.48 Cisto odontogênico calcificante periférico. Massa nodular da gengiva vestibular maxilar. (Cortesia do Dr. Kenneth Rasenberger).

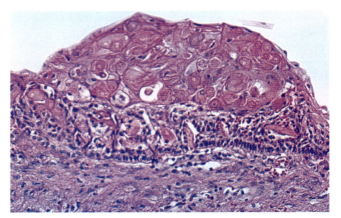

Figura 15.49 Cisto odontogênico calcificante. O revestimento da cavidade cística demonstra células epiteliais ameloblastomatosas, com uma camada basal colunar. Grandes células fantasma eosinofílicas estão presentes no revestimento epitelial.

eosinofílicas são células epiteliais alteradas que se caracterizam pela perda de núcleos com preservação do contorno básico da célula (Figura 15.49).

A natureza da mudança das células fantasma é controversa. Alguns acreditam que essa mudança represente necrose de coagulação ou acúmulo de proteína do esmalte; outros argumentam que é uma forma normal ou aberrante de queratinização do epitélio odontogênico. Massas de células fantasma podem se fundir para formar grandes placas de material amorfo e acelular. Calcificação no interior das células fantasma é comum. Isto aparece primeiramente como grânulos basofílicos finos que podem aumentar de tamanho e número para formarem massas extensas de material calcificado. Alguns autores consideram que áreas de material de matriz eosinofílica representam dentina displásica (dentinoide) e também podem existir adjacentes ao componente epitelial. Acredita-se que isto seja o resultado do efeito indutivo do epitélio odontogênico sobre o tecido mesenquimal adjacente (Figura 15.50).

Diversas variantes dos tipos císticos do cisto odontogênico calcificante são vistas. Em alguns casos, o epitélio de revestimento prolifera dentro do lúmen, com isso o lúmen é preenchido com massas de células fantasma e calcificações distróficas. Múltiplos cistos-filhos podem estar presentes na cápsula fibrosa, e uma reação de corpo estranho às células fantasma extravasadas pode ser notada.

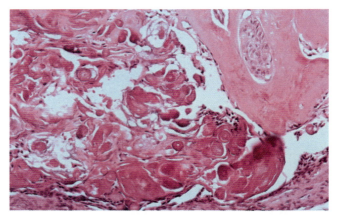

Figura 15.50 Cisto odontogênico calcificante. Material dentinoide eosinofílico presente, adjacente aos cordões de células fantasma.

Em outra variante, a proliferação epitelial uni ou multifocal do revestimento do cisto em direção ao lúmen pode lembrar o ameloblastoma. Essas proliferações são entremeadas por um número variado de células fantasma. Essas proliferações epiteliais se assemelham superficialmente, mas não preenchem o rigoroso critério histopatológico para o diagnóstico de ameloblastoma.

Cerca de 20% dos cistos odontogênicos calcificantes estão associados a odontomas. Essa variante em geral é uma lesão unicística, que mostra as características de um cisto odontogênico calcificante juntamente com as de um pequeno odontoma complexo ou composto.

Tumores dentinogênicos de células fantasma sólidos podem ser intraósseos ou extraósseos. A forma **extraóssea** parece ser mais comum. Eles apresentam ilhas de epitélio odontogênico com variação de tamanho no estroma fibroso. As ilhas epiteliais demonstram células colunares periféricas em paliçada e retículo estrelado central, que se assemelham ao ameloblastoma. Entretanto, ninhos de células fantasma estão presentes no interior do epitélio, e comumente há dentinoide justaepitelial. Essas características diferenciam estas lesões do ameloblastoma periférico.

O raro tumor dentinogênico de células fantasma **intraósseo** é uma neoplasia sólida que consiste em cordões e ilhas de epitélio odontogênico semelhantes ao ameloblastomas em um estroma fibroso de tecido conjuntivo maduro. Estão presentes, em número variável, células fantasma e material dentinoide em situação justaepitelial.

Os carcinomas odontogênicos de células fantasma crescem como tumores sólidos, mas também exibem características malignas, como pleomorfismo celular, aumento da atividade mitótica, necrose e invasão dos tecidos circundantes.

Tratamento e prognóstico

O prognóstico de um paciente com cisto odontogênico calcificante é favorável; apenas poucas recidivas após a enucleação simples foram relatadas. O cisto odontogênico calcificante periférico parece ter o mesmo prognóstico que o ameloblastoma periférico, com chance mínima de recidiva após a excisão cirúrgica simples.

No entanto, os tumores dentinogênicos de células fantasma intraósseos são neoplasias potencialmente agressivas. Um estudo relatou uma taxa de recorrência de 73% para lesões tratadas de forma conservadora (enucleação ou curetagem), enquanto a taxa de recorrência foi de 33% para lesões tratadas de forma mais agressiva (ressecção marginal ou segmentar). Embora poucos casos de carcinoma odontogênico de células fantasma tenham sido relatados, tais tumores apresentam um comportamento imprevisível. As recidivas são comuns, e alguns poucos pacientes morreram ou devido à doença local incontrolada, ou devido a metástases. Uma taxa de sobrevida total em 5 anos de 73% foi calculada com base nos casos relatados.

◆ CISTO ODONTOGÊNICO GLANDULAR (CISTO SIALO-ODONTOGÊNICO)

O **cisto odontogênico glandular** é um tipo raro de cisto odontogênico de desenvolvimento que pode apresentar um comportamento agressivo. Embora seja aceito como sendo de origem odontogênica, ele também exibe características glandulares ou salivares que, presumidamente, são uma indicação da pluripotencialidade do epitélio odontogênico.

Características clínicas e radiográficas

O cisto odontogênico glandular ocorre, mais comumente, em adultos de meia-idade, com média de idade de 46 a 48 anos no momento do diagnóstico; é raro acontecer antes dos 20 anos. Cerca de 68 a 75% dos casos relatados ocorreram na mandíbula. Este cisto apresenta uma forte predileção pela região anterior dos ossos gnáticos, e muitas lesões mandibulares atravessam a linha média.

O tamanho do cisto pode variar desde uma pequena lesão, com menos de 1 cm de diâmetro, até grandes lesões destrutivas que podem envolver a maior parte da maxila ou da mandíbula. Pequenos cistos podem ser assintomáticos; entretanto, grandes cistos geralmente produzem expansão clínica que, às vezes, pode estar associada a dor e parestesia (Figura 15.51).

Radiograficamente, a lesão se apresenta como uma imagem radiolucente unilocular ou multilocular. As margens da lesão radiolucente normalmente são bem definidas, apresentando margem cortical.

Características histopatológicas

O cisto odontogênico glandular é revestido por epitélio pavimentoso de espessura variada. A interface entre o epitélio e a cápsula de tecido conjuntivo fibroso geralmente é achatada.

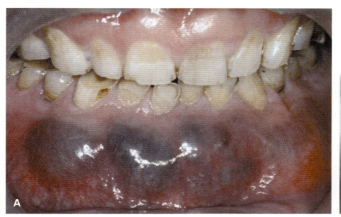 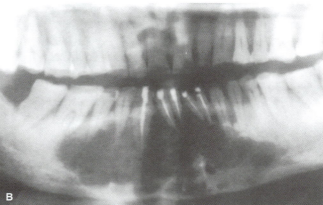

Figura 15.51 Cisto odontogênico glandular. **A.** Lesão expansiva da mandíbula anterior. **B.** A radiografia panorâmica demonstra uma grande lesão radiolucente multilocular. (Cortesia do Dr. Cheng-Chung Lin.)

A cápsula fibrosa do cisto costuma ser desprovida de qualquer infiltrado inflamatório. As células epiteliais superficiais que revestem a cavidade cística tendem a ser cúbicas a colunares, resultando em uma superfície irregular e, às vezes, papilar (Figura 15.52). Normalmente a camada superficial inclui a produção de mucina de células caliciformes, e por vezes com a presença de cílios. Outra característica encontrada são espaços glandulares, semelhantes a ductos no interior do revestimento epitelial. Esses espaços são organizados por células cuboidais e frequentemente contêm fluido mucicarmina-positivo. Em áreas focais, as células do revestimento epitelial podem formar nódulos esféricos, similares aos encontrados nos cistos periodontais laterais.

Há certo grau de sobreposição histopatológica entre as características do cisto odontogênico glandular e aquelas do carcinoma mucoepidermoide intraósseo de baixo grau, predominantemente cístico (ver Capítulo 11). Em campos microscópicos selecionados, as características microscópicas podem ser idênticas. O exame de múltiplos recortes, contudo, geralmente permite a diferenciação entre essas lesões. Além disso, cistos odontogênicos glandulares não apresentam rearranjos do gene *MAML2*, que em geral são encontrados em carcinomas mucoepidermoides centrais.

Tratamento e prognóstico

A maioria dos casos de cisto odontogênico glandular tem sido tratada mediante enucleação e curetagem. Contudo, esse cisto mostra uma propensão para recidiva, o que se observa em cerca de 22 a 30% dos casos. As recidivas parecem ser mais comuns dentre as lesões que apresentam aspecto multilocular. Devido a sua natureza potencialmente agressiva e tendência a recidivas, alguns autores preconizam o uso de ressecção em bloco, particularmente para lesões multiloculares. Marsupialização e descompressão podem ser realizadas em lesões extensas para promover a redução do tamanho da lesão antes da cirurgia de remoção. Um exemplo de carcinoma mucoepidermoide central aparentemente surgindo de um cisto odontogênico glandular recorrente foi relatado.

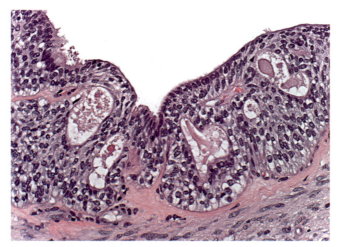

Figura 15.52 Cisto odontogênico glandular. O cisto apresenta revestimento de epitélio pavimentoso estratificado que apresenta células colunares superficiais com cílios. Numerosos microcistos contendo material mucinoso estão presentes.

♦ CISTO DA BIFURCAÇÃO VESTIBULAR (CISTO COLATERAL INFLAMATÓRIO)

O **cisto da bifurcação vestibular** é um cisto odontogênico inflamatório incomum, que se desenvolve na face vestibular do primeiro molar inferior permanente, embora alguns casos envolvam o segundo molar. A patogênese desse cisto é incerta. Uma teoria sugere que a erupção precoce dos dentes pode estar associada à inflamação do epitélio sulcular ou juncional vestibular, resultando em proliferação epitelial e formação de cistos. Além disso, algumas dessas lesões surgem em associação com dentes que demonstram extensões cervicais do esmalte, que se projetam na região da bifurcação (ver Capítulo 2). Tais extensões podem predispor esses dentes à formação de bolsa vestibular, que pode aumentar de forma a compor um cisto em resposta à pericoronarite.

O termo **cisto paradentário** algumas vezes tem sido utilizado como sinônimo do cisto da bifurcação vestibular. Essas lesões ocorrem na região distal ou vestibular de um terceiro molar inferior parcialmente erupcionado com uma história de pericoronarite. A patogênese do assim chamado cisto paradentário é incerta. Entretanto, em muitos casos, a distinção dos cistos paradentários em relação aos cistos dentígeros inflamados secundariamente é difícil, se não impossível (ver anteriormente).

Características clínicas e radiográficas

O cisto da bifurcação vestibular ocorre em crianças de 5 a 13 anos. O paciente apresenta sensibilidade leve a moderada na face vestibular do primeiro molar inferior, que pode estar em processo de erupção. O paciente nota com frequência um aumento de volume clínico associado à saída de secreção de gosto desagradável. A sondagem periodontal revela formação de bolsa na face vestibular do dente envolvido. Relata-se que aproximadamente um terço dos pacientes apresenta envolvimento bilateral dos primeiros molares.

As radiografias mostram uma lesão radiolucente unilocular bem circunscrita envolvendo a bifurcação vestibular e a região da raiz do dente em questão (Figura 15.53). O tamanho médio do defeito radiolucente é de 1,2 cm, mas a lesão pode atingir até 2,5 cm de diâmetro. Uma radiografia oclusal ou tomografia computadorizada de feixe cônico (TCFC) pode ser útil para demonstrar a localização vestibular da lesão. Os ápices radiculares dos molares estão voltados para a cortical lingual mandibular (Figura 15.54). Muitos casos apresentam associação com a periostite proliferativa (ver Capítulo 3) da cortical vestibular sobrejacente, que é caracterizada por camadas únicas ou múltiplas de formação de osso reacional.

Características histopatológicas

As características microscópicas não são específicas e mostram um cisto que é revestido por epitélio pavimentoso estratificado não queratinizado com áreas de hiperplasia. Há um infiltrado inflamatório crônico proeminente na cápsula de tecido conjuntivo circunjacente.

Tratamento e prognóstico

O cisto da bifurcação vestibular geralmente é tratado por meio de enucleação; não é necessária a extração do dente associado. Após 1 ano da cirurgia, geralmente há cicatrização completa

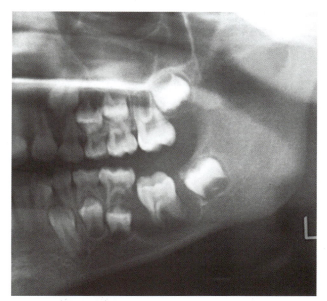

Figura 15.53 Cisto da bifurcação vestibular. Imagem radiolucente unilocular bem circunscrita superposta às raízes do primeiro molar inferior permanente. (Cortesia do Dr. Michael Pharoah.)

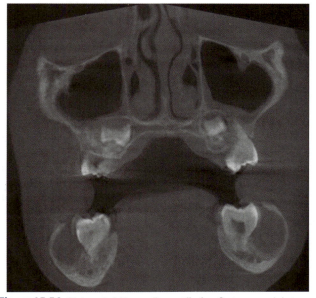

Figura 15.54 Cistos da bifurcação vestibular. Corte coronal de tomografia computadorizada (TC) mostrando cistos bilaterais vestibulares às raízes dos primeiros molares inferiores. (Cortesia do Dr. Brent Newby.)

com normalização da profundidade de sondagem periodontal e evidência radiográfica de reparo ósseo. Diversos relatos descreveram casos que se resolveram sem cirurgia – quer seja sem tratamento nenhum ou com irrigação diária da bolsa vestibular com solução salina e peróxido de hidrogênio.

◆ CARCINOMA QUE SE ORIGINA DE CISTOS ODONTOGÊNICOS

O carcinoma que surge dentro dos ossos é uma lesão rara que está limitada aos ossos gnáticos. Como se supõe que o epitélio que origina o carcinoma é o odontogênico, esses carcinomas intraósseos dos ossos gnáticos são conhecidos coletivamente como **carcinomas odontogênicos**. Os carcinomas odontogênicos podem surgir em ameloblastomas, raramente de outros tumores odontogênicos, *de novo* (sem evidência de uma lesão preexistente), ou do revestimento epitelial dos cistos odontogênicos. Alguns carcinomas mucoepidermoides intraósseos (ver Capítulo 11) também podem surgir das células mucosas que revestem um cisto dentígero.

A maioria dos carcinomas intraósseos pode se originar nos cistos odontogênicos. Embora não seja documentada com frequência na literatura, a transformação carcinomatosa do revestimento de um cisto odontogênico pode ser mais comum do que se imagina. Diversos estudos mostraram que 1 a 2% de todos os carcinomas da cavidade oral diagnosticados em alguns serviços de patologia oral e maxilofacial podem ter se originado de cistos odontogênicos. A patogênese dos carcinomas que surgem nos cistos odontogênicos é desconhecida. Por vezes, as áreas dentro do revestimento dos cistos odontogênicos demonstram histopatologicamente graus variados de displasia epitelial, com a probabilidade de tais alterações darem origem ao carcinoma.

Características clínicas e radiográficas

Apesar de os carcinomas que surgem nos cistos poderem ser observados em pacientes com uma grande variação de faixa etária, são encontrados com maior frequência em pacientes mais velhos. A idade média relatada é de 60 anos. Esta lesão é mais de duas vezes mais comum em homens do que em mulheres. Dor e aumento de volume são as duas queixas bem usuais. Entretanto, muitos pacientes não apresentam sintomas e o diagnóstico de carcinoma é feito somente após o exame microscópico de um suposto cisto odontogênico.

Os achados radiográficos podem mimetizar aqueles de qualquer cisto odontogênico, apesar de as margens do defeito radiolucente normalmente serem irregulares e mal definidas. A TC da lesão pode demonstrar um padrão destrutivo que não é observado nas radiografias tradicionais. Uma lesão considerada como um **cisto periapical residual** é aparentemente o tipo mais comum associado à transformação carcinomatosa, embora os cistos radiculares também exibam alteração maligna. Estes são responsáveis por 60% dos casos relatados. Em cerca de 16% dos casos relatados, o carcinoma parecia ter surgido em um **cisto dentígero** (Figura 15.55). Exemplos de transformação maligna de cistos odontogênicos calcificantes também foram relatados. Em um paciente, o carcinoma parecia surgir de um **cisto periodontal lateral**.

Alguns poucos exemplos de carcinoma que aparece em um queratocisto também foram documentados (Figura 15.56). Entretanto, alguns exemplos relatados não parecem surgir em queratocistos verdadeiros, mas sim em **cistos odontogênicos ortoqueratinizados**.

Características histopatológicas

A maioria dos carcinomas que surge em cistos se apresenta histopatologicamente como **carcinoma espinocelular bem diferenciado** ou **moderadamente diferenciado**. Algumas vezes é possível identificar a transição do revestimento do cisto de aspecto normal para o carcinoma espinocelular invasivo (Figuras 15.57 e 15.58).

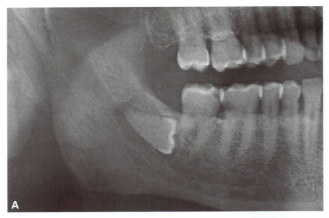
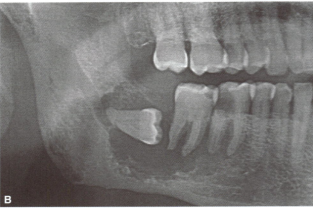

Figura 15.55 Carcinoma surgindo em um cisto dentígero. A. Terceiro molar mandibular impactado cercado por uma borda radiolucente estreita. **B.** Aparência radiográfica 5 anos depois, que mostra uma grande radiolucência destrutiva com bordas irregulares. (Cortesia do Dr. Matthew Lee).

Tratamento e prognóstico

O tratamento dos pacientes com carcinomas que se originam de cistos varia da excisão local em bloco até a ressecção radical, com ou sem radioterapia ou quimioterapia adjuvante. O prognóstico é difícil de avaliar, pois a maioria dos relatos consiste em casos isolados. Foram encontradas, em poucos casos, metástases para linfonodos regionais. Em um estudo foi demonstrada uma taxa de sobrevida de mais de 2 anos em 62% dos casos, porém em 5 anos o índice diminui para 38%.

Antes que uma dada lesão possa ser aceita como um exemplo de carcinoma primário intraósseo, a possibilidade de que essa neoplasia represente uma metástase de um sítio intra ou extraoral deve ser descartada por meio de estudos apropriados.

TUMORES ODONTOGÊNICOS

Os **tumores odontogênicos** compreendem um grupo complexo de lesões de diversos tipos histopatológicos e comportamentos clínicos. Algumas dessas lesões são neoplasias verdadeiras e raramente exibem comportamento maligno. Outras podem representar malformações (hamartomas).

Os tumores odontogênicos, assim como a odontogênese normal, demonstram variadas interações indutoras entre o epitélio odontogênico e o ectomesênquima odontogênico. Este

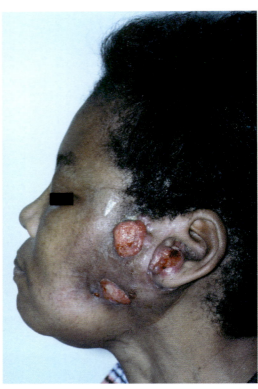

Figura 15.56 Carcinoma surgindo em um cisto. Há um grande carcinoma da mandíbula, com extensão para a glândula parótida, para a face e para a base do crânio. Há 19 anos, um grande queratocisto com áreas de displasia epitelial foi removido do ramo da mandíbula. A paciente sofreu múltiplas recidivas, com eventual transformação para carcinoma invasivo.

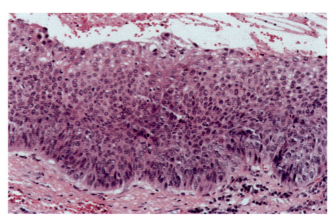

Figura 15.57 Carcinoma surgindo em um cisto. Visão em grande aumento de um cisto dentígero de um homem de 53 anos. O revestimento exibe displasia epitelial em toda a sua espessura.

ectomesênquima era conhecido anteriormente como *mesênquima*, porque se acreditava ser derivado da camada mesodérmica do embrião. Nos dias atuais, é aceito que esse tecido se diferencia da camada ectodérmica na porção cefálica do embrião. Os **tumores de epitélio odontogênico** são compostos somente por epitélio odontogênico, sem qualquer participação do ectomesênquima odontogênico.

Outras neoplasias odontogênicas, algumas vezes denominadas **tumores odontogênicos mistos**, são compostas por epitélio odontogênico e por elementos do ectomesênquima. O tecido dentário mineralizado pode ou não ser formado nessas lesões.

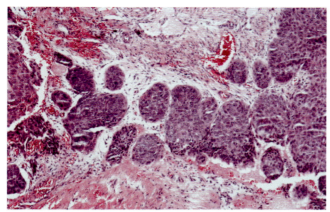

Figura 15.58 Carcinoma surgindo em um cisto. Mesmo caso da Figura 15.57 demonstrando ilhas de células epiteliais invasivas na parede cística.

Boxe 15.4 Classificação dos tumores odontogênicos.

I. Tumores de epitélio odontogênico
   A. Ameloblastoma e ameloblastoma unicístico
      1. Ameloblastoma metastático (maligno)
      2. Carcinoma ameloblástico
   B. Carcinoma odontogênico de células claras
   C. Tumor odontogênico adenomatoide
   D. Tumor odontogênico epitelial calcificante
   E. Tumor odontogênico escamoso
II. Tumores odontogênicos mistos
   A. Fibroma ameloblástico
   B. Fibro-odontoma ameloblástico
   C. Fibrossarcoma ameloblástico
   D. Odontoma composto
   E. Odontoma complexo
   F. Tumor odontogênico primordial
III. Tumores de ectomesênquima odontogênico
   A. Fibroma odontogênico
   B. Tumor odontogênico de células granulares
   C. Mixoma odontogênico
   D. Cementoblastoma

Um terceiro grupo, os **tumores de ectomesênquima odontogênico**, são compostos principalmente por elementos do ectomesênquima. Apesar de o epitélio odontogênico poder estar incluído nessas lesões, ele não parece ter um papel essencial em sua patogênese.

O Boxe 15.4 apresenta as categorias de tumores odontogênicos, listando os tumores odontogênicos mais comuns e importantes discutidos neste livro.

Por muitas dessas lesões serem bastante raras, algumas vezes é difícil avaliar determinadas características epidemiológicas com precisão, como também em relação às recomendações de tratamento. Deve-se ter em mente que os relatos na literatura podem ser tendenciosos, devido às variações político-econômicas em apresentação de biopsias ou a tendência de editores de revistas para publicar relatórios de lesões que são incomuns ou agressivas.

TUMORES DO EPITÉLIO ODONTOGÊNICO

Os tumores odontogênicos epiteliais são compostos por epitélio odontogênico sem a participação de ectomesênquima odontogênico. Diversos tumores são incluídos nesse grupo; o ameloblastoma é o mais importante e o mais comum deles.

◆ AMELOBLASTOMA

O **ameloblastoma** é o tumor odontogênico mais comum. Sua frequência relativa se iguala à frequência combinada de todos os outros tumores odontogênicos, excluindo os odontomas. Os ameloblastomas são tumores de origem no epitélio odontogênico. Teoricamente, eles podem surgir dos restos da lâmina dentária, de um órgão do esmalte em desenvolvimento, do revestimento epitelial de um cisto odontogênico, ou das células basais da mucosa oral. Até 80% dos ameloblastomas apresentarão mutações no *BRAF* p.V600E, um gene envolvido na via de sinalização celular da proteinoquinase ativada por mitógeno (MAP quinase).

Os ameloblastomas são tumores de crescimento lento, localmente invasivos, que apresentam um curso benigno na maior parte dos casos. Eles têm sido descritos como tendo três diferentes apresentações clínico-radiográficas, que merecem ser consideradas separadamente devido às particularidades terapêuticas potenciais e ao prognóstico diferentes.

1. Sólido convencional ou multicístico (cerca de 75 a 86% de todos os casos).
2. Unicístico (cerca de 13 a 21% de todos os casos).
3. Periférico (extraósseo) (cerca de 1 a 4% de todos os casos).

AMELOBLASTOMA INTRAÓSSEO SÓLIDO CONVENCIONAL OU MULTICÍSTICO

Características clínicas e radiográficas

O **ameloblastoma intraósseo sólido convencional** ou **multicístico** é encontrado em pacientes com ampla variação etária. É raro em crianças com menos de 10 anos e relativamente incomum no grupo de 10 a 19 anos. O tumor mostra prevalência aproximadamente igual na terceira e sétima décadas de vida. Não há predileção por sexo. Alguns estudos indicam maior frequência em negros; outros não mostram predileção racial. Cerca de 80 a 85% dos ameloblastomas convencionais ocorrem na mandíbula, com mais frequência na região de corpo e ramo. Cerca de 15 a 20% dos ameloblastomas ocorrem na maxila, geralmente nas regiões posteriores (Figura 15.59). O tumor costuma ser assintomático e lesões menores são detectadas somente durante o exame radiográfico. A apresentação clínica usual é de um aumento de volume indolor ou expansão dos ossos gnáticos (Figuras 15.60 e 15.61). Se não for tratada, a lesão pode crescer lentamente até atingir proporções grandes ou grotescas (Figura 15.62). Dor e parestesia são incomuns, mesmo nos tumores grandes.

A característica radiográfica mais típica é a de uma lesão radiolucente multilocular, apesar de um grande estudo internacional sugerir que uma apresentação unilocular tenha a mesma probabilidade de ocorrer. As lesões multiloculares são descritas como "bolhas de sabão" (quando as loculações radiolucentes são grandes) ou "favos de mel" (quando as loculações são pequenas) (Figuras 15.63 a 15.65). Há geralmente a expansão vestibular e lingual das corticais. A reabsorção das

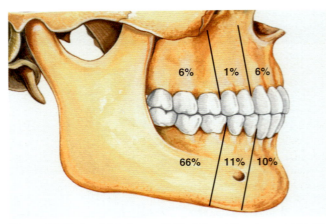

Figura 15.59 Ameloblastoma. Distribuição relativa dos ameloblastomas nos ossos gnáticos.

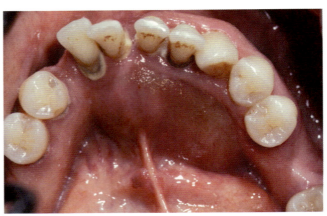

Figura 15.61 Ameloblastoma. Expansão proeminente do rebordo alveolar lingual causada por um extenso ameloblastoma da sínfise mandibular.

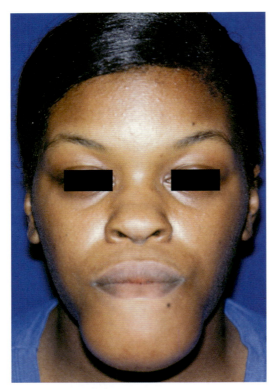

Figura 15.60 Ameloblastoma. Grande aumento de volume tumoral em região anterior da mandíbula. (Cortesia do Dr. Michael Tabor.)

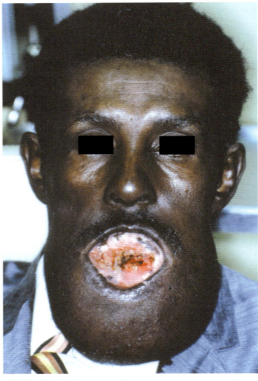

Figura 15.62 Ameloblastoma. Tumor exuberante em região anterior da mandíbula. (Cortesia do Dr. Ronald Baughman.)

raízes dos dentes adjacentes ao tumor é comum. Em muitos casos, um dente não erupcionado, sendo mais comum um terceiro molar inferior, está associado à área da lesão (Figura 15.66). Os ameloblastomas sólidos podem se apresentar, em imagens radiográficas, como defeitos radiolucentes uniloculares, o que pode se assemelhar a praticamente qualquer tipo de lesão cística (Figura 15.67). As margens dessas lesões radiolucentes mostram festonamento irregular. Apesar de as características radiográficas multiloculares serem altamente sugestivas do ameloblastoma, uma variedade de lesões odontogênicas e não odontogênicas pode mostrar características radiográficas similares (ver Apêndice).

Uma forma histopatológica do ameloblastoma que não apresenta tais aspectos característicos é o ameloblastoma desmoplásico, uma variante que Eversole *et al.* documentaram na literatura em 1984. O ameloblastoma desmoplásico apresenta uma predileção marcante pelo acometimento nas regiões anteriores dos ossos gnáticos, em distribuição equivalente entre a mandíbula e a maxila. Radiograficamente, esse tipo pode não sugerir o diagnóstico de ameloblastoma; a maioria dessas lesões lembra uma lesão fibro-óssea devido ao seu aspecto misto radiolucente e radiopaco (Figura 15.68). Esse aspecto radiográfico misto se deve à metaplasia óssea nos densos septos fibrosos que caracterizam a lesão, e não em decorrência da produção, pelo próprio tumor, de um produto mineralizado.

Características histopatológicas

O ameloblastoma, convencional sólido ou multicístico, mostra uma grande tendência a desenvolver alterações císticas; macroscopicamente, a maioria dos tumores apresenta combinações variadas de características císticas e sólidas. Os cistos podem ser observados apenas ao exame microscópico, ou podem estar presentes como cistos múltiplos grandes, que incluem a maior parte do tumor. Diversos subtipos microscópicos de ameloblastoma convencional são reconhecidos, mas esses padrões microscópicos em geral apresentam pouca relação com o comportamento do tumor. Grandes tumores frequentemente mostram uma combinação de padrões microscópicos.

Os padrões **folicular** e **plexiforme** são os mais comuns. Padrões histopatológicos menos comuns incluem os tipos **acantomatoso**, de **células granulares**, **desmoplásico** e de **células basais**.

Padrão folicular

O padrão histopatológico folicular é o mais comum e reconhecível. Ilhas de epitélio lembram o epitélio do órgão do esmalte em meio a um estroma maduro de tecido conjuntivo fibroso. Os ninhos epiteliais consistem em uma região central de células angulares arranjadas frouxamente, lembrando o retículo estrelado de um órgão do esmalte. Uma única camada de células colunares altas, semelhantes a ameloblastos, rodeia essa região central. O núcleo dessas células está localizado no polo oposto à membrana basal (**polaridade reversa**). Em outras áreas, as células da periferia podem se mostrar mais cuboides, assemelhando-se a células basais. A formação de cistos é comum e pode variar desde microcistos, que se formam dentro das ilhas de epitélio, até grandes cistos macroscópicos, que podem ter muitos centímetros de diâmetro (Figuras 15.69 e 15.70). Se uma biopsia incisional for realizada nesta última área, um diagnóstico inadequado de "ameloblastoma unicístico" pode ser feito pelo patologista.

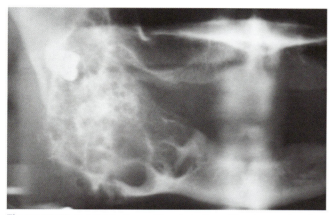

Figura 15.63 Ameloblastoma. Grande lesão multilocular envolvendo o ângulo e o ramo da mandíbula. As grandes loculações demonstram o aspecto de "bolhas de sabão". Um terceiro molar não erupcionado foi deslocado superiormente no ramo.

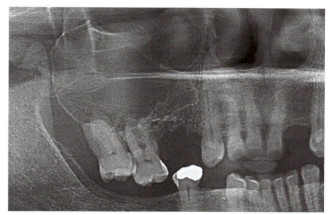

Figura 15.65 Ameloblastoma. Massa expansiva radiolucente na região posterior da maxila direita, que preenche o seio maxilar. (Cortesia do Dr. Doug Oliver.)

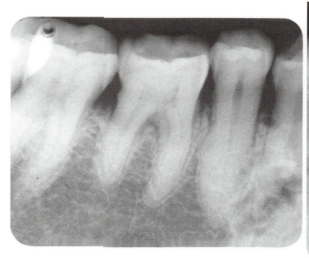 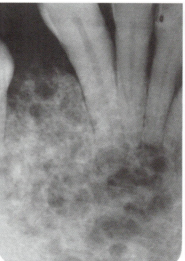 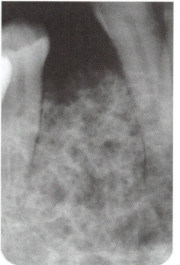

Figura 15.64 Ameloblastoma. Radiografias periapicais mostrando o aspecto em "favos de mel". (Cortesia do Dr. John Hann.)

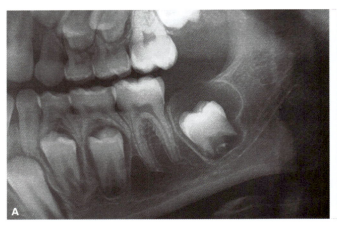 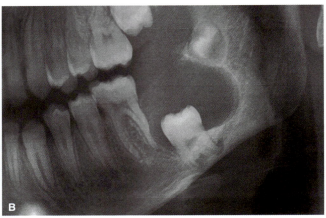

Figura 15.66 Ameloblastoma. A. Área radiolucente unilocular envolvendo a coroa do segundo molar mandibular esquerdo em desenvolvimento, que imita um pequeno cisto dentígero. **B.** Esta radiografia, tirada 3 anos depois, mostra o aumento da lesão, incluindo o deslocamento inferior do dente. (Cortesia do Dr. Patrick Scioscia.)

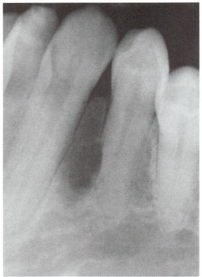

Figura 15.67 Ameloblastoma. Essa pequena lesão radiolucente unilocular poderia ser facilmente confundida com um cisto periodontal lateral. (Cortesia do Dr. Tony Traynham.)

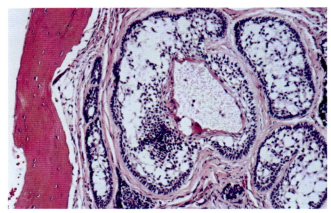

Figura 15.69 Ameloblastoma (padrão folicular). Múltiplas ilhas de epitélio odontogênico exibindo diferenciação colunar periférica com polarização invertida. As zonas centrais lembram o retículo estrelado do esmalte e exibem focos de degeneração cística.

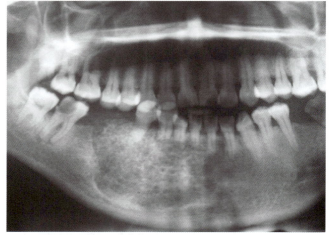

Figura 15.68 Ameloblastoma desmoplásico. Grande lesão mista radiolucente e radiopaca da região anterior e do corpo direito da mandíbula. (Cortesia do Dr. Román Carlos.)

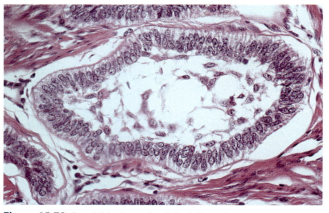

Figura 15.70 Ameloblastoma (padrão folicular). Essa fotomicrografia de grande aumento destaca o aspecto de polarização invertida das células colunares periféricas.

Padrão plexiforme

O tipo plexiforme de ameloblastoma consiste em cordões longos e anastomosados ou lençóis maiores de epitélio odontogênico. Os cordões ou lençóis de epitélio são delimitados por células colunares ou cúbicas, semelhantes a ameloblastos, circundando as células epiteliais arranjadas mais frouxamente. Ocasionalmente, as células cuboidais podem formar estruturas semelhantes a ductos, resultando no que tem sido chamado de padrão adenoide. Tais lesões podem ser diagnosticadas erroneamente como tumor odontogênico adenomatoide ou adenocarcinoma pelo patologista que não está familiarizado com esse padrão. O estroma de suporte no padrão plexiforme do ameloblastoma tende a ser disposto frouxamente e vascularizado. A formação de cistos é relativamente incomum nessa variante. Quando ela ocorre, está com mais frequência associada à degeneração do estroma, em vez de alterações císticas dentro do epitélio (Figura 15.71).

Se as estruturas semelhantes a ductos forem acompanhadas por deposição de dentinoide, então o diagnóstico de um tumor raro semelhante ao ameloblastoma, recentemente descrito, chamado ameloblastoma adenoide, pode ser apropriado. Um relato sugeriu que as mutações características do gene *BRAF* p.V600E não estão presentes nesta lesão.

Padrão acantomatoso

O termo **ameloblastoma acantomatoso** é aplicado quando ocorre metaplasia escamosa, frequentemente associada à formação de queratina, nas regiões centrais das ilhas epiteliais de um ameloblastoma folicular. Essas alterações não indicam um curso mais agressivo para a lesão; entretanto, ao exame histopatológico, tal lesão pode ser confundida com um carcinoma espinocelular ou com um tumor odontogênico escamoso (Figura 15.72).

Padrão de células granulares

Os ameloblastomas podem, às vezes, exibir transformação de grupos de células epiteliais lesionais em células granulares. Essas células apresentam citoplasma abundante preenchido por grânulos eosinofílicos, cujas características ultraestruturais e histoquímicas lembram lisossomos. Apesar de ser considerado originalmente como uma consequência do envelhecimento ou da alteração degenerativa em lesões de longa duração, essa variante já foi observada em pacientes jovens. Quando há grande quantidade de células granulares nos ameloblastomas, a designação apropriada é **ameloblastoma de células granulares** (Figura 15.73).

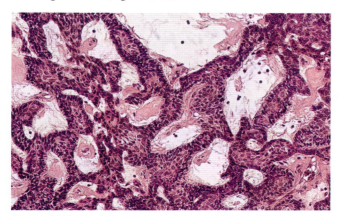

Figura 15.71 Ameloblastoma (padrão plexiforme). Cordões anastomosados de epitélio odontogênico.

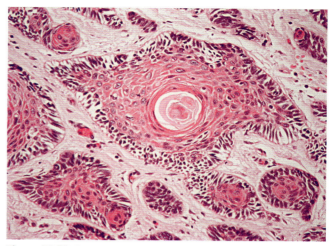

Figura 15.72 Ameloblastoma (padrão acantomatoso). Ilhas de ameloblastoma exibindo diferenciação escamosa central.

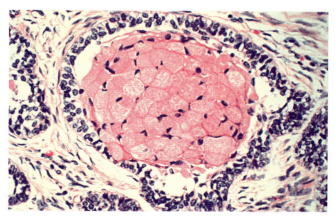

Figura 15.73 Ameloblastoma (variante de células granulares). Ilha tumoral exibindo células centrais com citoplasma granular proeminente.

Padrão desmoplásico

Esse tipo de ameloblastoma contém pequenas ilhas e cordões de epitélio odontogênico em um estroma densamente colagenizado. Estudos imuno-histoquímicos revelaram um aumento da produção da citocina conhecida como *fator de crescimento transformador*-β (TGF-β) associado a esta lesão, sugerindo que tal citocina possa ser responsável pela desmoplasia. Células periféricas colunares semelhantes a ameloblastos são inconspícuas nas ilhas epiteliais (Figura 15.74).

Padrão de células basais

A variante de células basais é o tipo menos comum de ameloblastoma. Essas lesões são compostas por ninhos de células basaloides uniformes, muito similares ao carcinoma basocelular da pele. Não há retículo estrelado na porção central dos ninhos. As células periféricas ao redor dos ninhos tendem a ser cúbicas em vez de colunares (Figura 15.75).

Tratamento e prognóstico

Os pacientes com ameloblastoma multicístico ou sólido têm sido tratados de diversas maneiras. O tratamento varia desde uma simples enucleação seguida por curetagem até a ressecção

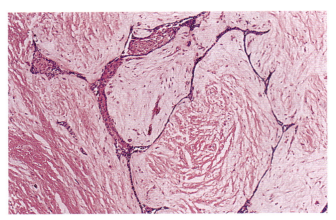

Figura 15.74 Ameloblastoma (variante desmoplásica). Finos cordões de epitélio ameloblástico em meio a um estroma de tecido conjuntivo fibroso denso.

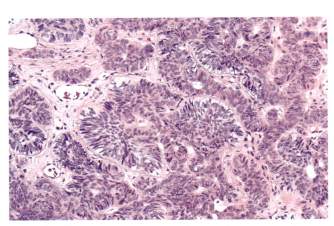

Figura 15.75 Ameloblastoma (variante de células basais). Ilhas de células basaloides hipercromáticas com paliçada periférica.

em bloco (Figura 15.76). O método de tratamento ideal tem sido objeto de controvérsia por muitos anos, principalmente porque este tumor é relativamente incomum, e projetar ensaios clínicos randomizados bem controlados com períodos de acompanhamento suficientes é um desafio logístico. O ameloblastoma convencional tende a se infiltrar entre as trabéculas do osso esponjoso na periferia da lesão, antes mesmo de a reabsorção óssea se tornar radiograficamente evidente. Portanto, a margem verdadeira do tumor frequentemente se estende além de sua aparente margem radiográfica ou clínica. Tentativas de remover o tumor por meio de curetagem na maioria das vezes deixam pequenas ilhas de tumor dentro do osso, o que mais tarde se manifesta como recidiva. Taxas de recidiva de 50 a 90% foram relatadas em vários estudos após a curetagem. A recidiva em geral demora muitos anos para se tornar clinicamente evidente, e os períodos de 5 anos livres de doença não indicam uma cura.

A ressecção marginal é o tratamento mais utilizado, porém taxas de recidivas de até 15% foram descritas após a ressecção marginal ou em bloco. Alguns cirurgiões optam por uma abordagem mais conservadora para o tratamento por meio do planejamento da cirurgia após avaliação cuidadosa, por TC. A remoção do tumor, seguida por ostectomia periférica, reduz com frequência a necessidade de cirurgia reconstrutiva extensa. Alguns tumores podem não ser responsivos a esse tratamento devido ao seu tamanho ou ao seu padrão de crescimento.

Outros cirurgiões defendem que a margem da ressecção deveria ser de pelo menos 1 a 2 cm além dos limites radiográficos do tumor. Os ameloblastomas localizados na região posterior da maxila são em particular perigosos devido à dificuldade de se obter margem cirúrgica adequada ao redor do tumor. A invasão por ameloblastomas maxilares na órbita tem sido ocasionalmente descrita. Apesar de alguns estudos sugerirem que o ameloblastoma possa ser radiossensível, a radioterapia raramente tem sido usada como modalidade terapêutica devido à localização intraóssea do tumor e ao potencial para desenvolver doença maligna secundária, induzida pela radiação, em uma população de pacientes relativamente jovens.

O ameloblastoma convencional é uma neoplasia persistente, infiltrativa, que muito raramente pode levar ao óbito devido à sua progressiva disseminação de modo a envolver estruturas vitais. Entretanto, a maioria desses tumores não são lesões que ameaçam a vida. É raro um ameloblastoma exibir comportamento francamente maligno. Eles serão discutidos em separado.

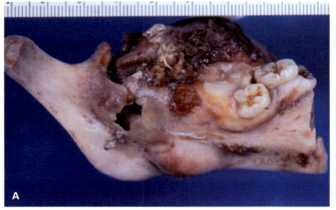
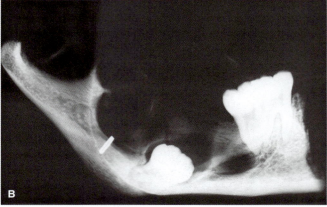

Figura 15.76 Ameloblastoma. A. Fotografia da macroscopia de um espécime de ressecção mandibular. **B.** A radiografia do espécime mostra uma grande imagem radiolucente associada a um terceiro molar deslocado para a região inferior. (Cortesia da Dra. Mary Richardson.)

AMELOBLASTOMA UNICÍSTICO

O **ameloblastoma unicístico**, durante muitas décadas, foi considerado separadamente com base em suas características clínicas, radiográficas e patológicas. Apesar de sua resposta ao tratamento em relatos dos anos 1970 e 1980 sugerir que essa lesão pode se comportar de maneira menos agressiva, relatos recentes contestaram esse conceito. Os ameloblastomas unicísticos são responsáveis por 10 a 46% de todos os ameloblastomas intraósseos em vários estudos. Quer tenha o ameloblastoma unicístico uma origem *de novo*, sob a forma de neoplasia, quer seja resultado da transformação neoplásica do epitélio de cistos não neoplásicos, o assunto tem sido tema de um longo debate. É provável haver a ocorrência de ambos os mecanismos, mas é praticamente impossível obter a prova de qual deles estaria envolvido em um paciente individualmente.

Características clínicas e radiográficas

Os ameloblastomas unicísticos são com mais frequência observados em pacientes mais jovens, com cerca de 50% de todos esses tumores diagnosticados durante a segunda década de vida. A média de idade em uma grande série de estudos foi de 23 anos. Mais de 90% dos ameloblastomas unicísticos são encontrados na mandíbula, em geral nas regiões posteriores. A lesão costuma ser assintomática, apesar de grandes lesões poderem causar um aumento de volume indolor nos ossos gnáticos.

Em muitos pacientes, essa lesão aparece como uma imagem radiolucente circunscrita que envolve a coroa de um terceiro molar inferior não erupcionado (Figuras 15.77 e 15.78), lembrando, clinicamente, um cisto dentígero. Outros tumores se apresentam como uma área radiolucente bem demarcada e em geral são considerados como um cisto primordial, radicular ou residual, dependendo da relação da lesão com os dentes na região. Em alguns casos, a área radiolucente pode apresentar margens festonadas, mas ainda assim é um ameloblastoma unicístico. É discutível se um ameloblastoma unicístico pode se apresentar radiograficamente como uma lesão verdadeiramente multilocular.

O aspecto cirúrgico pode também sugerir que a lesão em questão seja um cisto, e o diagnóstico de ameloblastoma somente será feito após estudo microscópico do espécime.

Características histopatológicas

Três variantes histopatológicas do ameloblastoma unicístico foram descritas. No primeiro tipo (**ameloblastoma unicístico luminal**), o tumor está confinado à superfície luminal do cisto. A lesão consiste em uma parede cística fibrosa com um revestimento composto total ou parcialmente por epitélio ameloblástico. Tal epitélio exibe uma camada basal de células colunares ou cúbicas com núcleo hipercromático, que apresenta polaridade reversa e vacuolização citoplasmática basilar (Figura 15.79). As células epiteliais sobrejacentes estão frouxamente coesas e lembram o retículo estrelado. Esse achado não parece estar relacionado ao edema inflamatório.

Na segunda variante microscópica, um ou mais nódulos de ameloblastomas se projetam do revestimento cístico em direção ao lúmen do cisto. Esse tipo é denominado **ameloblastoma unicístico intraluminal**. Esses nódulos podem ser relativamente pequenos ou preencher, em grande parte, o lúmen cístico. Em alguns casos, o nódulo tumoral que se projeta no lúmen demonstra um padrão edemaciado, plexiforme, que lembra o padrão plexiforme

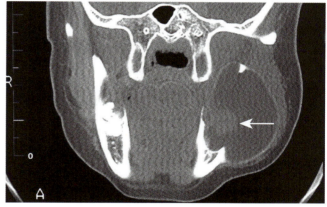

Figura 15.78 Ameloblastoma unicístico (tipo intraluminal plexiforme). Corte coronal de uma imagem de tomografia computadorizada (TC) que mostra uma grande lesão cística com aumento de volume intraluminal surgindo da parede cística (*seta*).

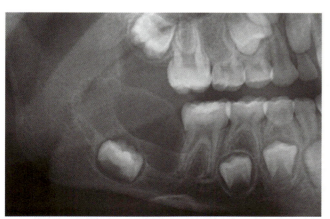

Figura 15.77 Ameloblastoma unicístico. Área radiolucente associada à coroa do segundo molar mandibular em desenvolvimento. (Cortesia do Dr. Joseph Van Sickels.)

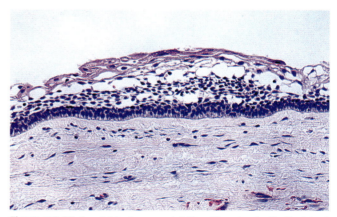

Figura 15.79 Ameloblastoma unicístico (tipo luminal). O cisto é revestido por epitélio ameloblástico que exibe uma camada basal hipercromática e polarizada. As células epiteliais sobrejacentes estão frouxamente conectadas e lembram o retículo estrelado.

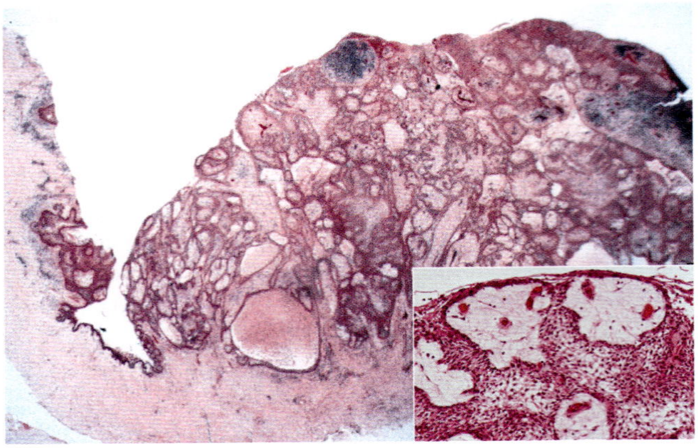

Figura 15.80 Ameloblastoma unicístico (tipo intraluminal plexiforme). Fotomicrografia do aumento de volume intraluminal que surge de sua parede cística. O *detalhe* mostra o aumento de volume intraluminal em maior aumento.

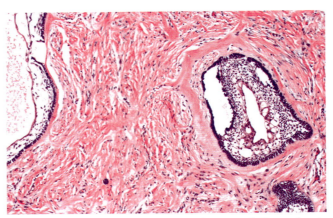

Figura 15.81 Ameloblastoma unicístico (tipo mural). O revestimento epitelial do componente cístico pode ser observado no canto esquerdo da fotomicrografia. As ilhas de ameloblastoma folicular infiltram a parede de tecido conjuntivo fibroso à direita.

visto nos ameloblastomas convencionais (Figura 15.80). Essas lesões são, às vezes, referidas como **ameloblastomas unicísticos plexiformes**. A proliferação celular intraluminal nem sempre preenche os rigorosos critérios histopatológicos para diagnóstico de ameloblastoma e isto pode ser secundário à inflamação que quase sempre acompanha esse padrão. O ameloblastoma típico, contudo, pode ser encontrado em outra região com menor componente inflamatório.

Na terceira variante, conhecida como **ameloblastoma unicístico mural**, a parede fibrosa do cisto está infiltrada por ameloblastoma típico folicular ou plexiforme. A extensão e a profundidade da infiltração por ameloblastoma podem variar consideravelmente. Em qualquer suposto ameloblastoma unicístico, múltiplos cortes em diferentes níveis do espécime são necessários para descartar a possibilidade de invasão mural pelas células tumorais (Figura 15.81).

Tratamento e prognóstico

Os achados clínicos e radiográficos na maioria dos casos de ameloblastoma unicístico sugerem a presença de um cisto odontogênico. Esses tumores em geral são tratados como cistos, por meio de enucleação. O diagnóstico de ameloblastoma é feito somente após a análise microscópica do suposto cisto. Se os elementos ameloblásticos estiverem confinados ao lúmen do cisto, com ou sem extensão tumoral intraluminal, então a enucleação do cisto provavelmente foi o tratamento adequado. O paciente, contudo, deve ser mantido sob acompanhamento por longo período. Se o espécime exibir extensão do tumor em direção à parede fibrosa do cisto, não importa em que distância, então há maior controvérsia a respeito do tratamento do paciente. Alguns cirurgiões acreditam que a ressecção local da área está indicada como medida profilática; outros preferem manter o paciente sob rígido controle radiográfico e adiar o tratamento adicional até que haja evidência de recidivas.

Taxas de recidiva de 10 a 20% foram descritas após a enucleação e curetagem dos ameloblastomas unicísticos em muitas das antigas séries de casos. Essas taxas são consideravelmente menores do que as taxas de recidiva de 50 a 90% observadas após a curetagem do ameloblastoma intraósseo sólido convencional ou multicístico. Uma revisão sistemática da literatura até 2018 determinou que 21% dessas lesões recidivaram após a enucleação, e apenas 3% recidivaram após ressecção radical. É possível que alguns desses tumores que são designados como "unicísticos" possam, de fato, apresentar um componente invasivo mais característico que não tenha sido detectado de forma histopatológica, uma vez que é essencialmente impossível examinar essas lesões em cada plano de 360°.

AMELOBLASTOMA PERIFÉRICO (EXTRAÓSSEO)

O **ameloblastoma periférico** é uma lesão incomum, sendo responsável por cerca de 1 a 4% de todos os ameloblastomas. É provável que este tumor surja dos restos da lâmina dentária sob a mucosa oral, ou das células basais do epitélio de superfície. Histopatologicamente, essas lesões apresentam as mesmas características que a variante intraóssea desse tumor.

Características clínicas

O ameloblastoma periférico geralmente é uma lesão indolor, não ulcerada, séssil ou pediculada, que acomete a mucosa gengival ou alveolar. As características clínicas não são específicas e a maioria das lesões é considerada clinicamente como um fibroma ou um granuloma piogênico. A maioria dos casos mede menos de 1,5 cm, mas já foram descritas lesões maiores (Figura 15.82). O tumor pode ser encontrado em pacientes com uma variada faixa etária, mas se observa a maioria deles em pessoas de meia-idade, com idade média descrita de 52 anos.

Os ameloblastomas periféricos são mais comumente encontrados na mucosa alveolar e gengival posterior e são mais comuns na mandíbula do que na maxila. Em alguns casos, o osso alveolar superficial se torna levemente erodido, mas não ocorre envolvimento ósseo. Alguns poucos exemplos de lesão microscopicamente idêntica ao ameloblastoma periférico foram relatados na mucosa jugal, estando de certo modo distantes dos tecidos moles alveolares ou gengivais.

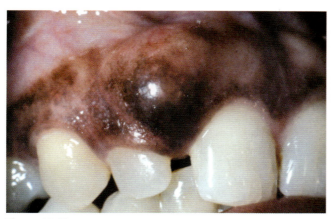

Figura 15.82 Ameloblastoma periférico. Aumento de volume de base séssil na gengiva. (Cortesia do Dr. Dean K. White.)

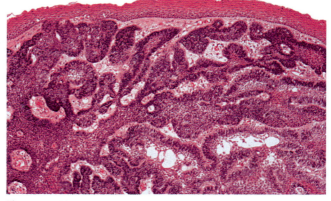

Figura 15.83 Ameloblastoma periférico. Cordões de epitélio ameloblástico que se interconectam ocupando a lâmina própria.

Características histopatológicas

Os ameloblastomas periféricos apresentam ilhas de epitélio ameloblástico que ocupam a lâmina própria sob o epitélio superficial (Figura 15.83). O epitélio em proliferação pode exibir qualquer uma das características descritas para o ameloblastoma intraósseo; os padrões plexiforme ou folicular são os mais comuns. Nota-se a conexão do tumor com a camada basal do epitélio de superfície em 50% dos casos. Isto pode representar a origem do tumor a partir da camada basal em alguns casos, porém em outros casos o tumor pode ter se desenvolvido no tecido conjuntivo gengival e se misturado com o epitélio de superfície.

Foram descritos **carcinomas de células basais** da mucosa oral, mas a maioria deles seria mais bem designada como ameloblastomas periféricos. Um **fibroma odontogênico periférico** pode ser microscopicamente confundido com um ameloblastoma periférico, em particular se houver um componente epitelial proeminente no último. A presença de dentina displásica ou de elementos semelhantes a cemento no fibroma odontogênico periférico e a ausência de células epiteliais colunares periféricas mostrando polaridade reversa do seu núcleo deveriam ser suficientes para distinguir as duas lesões.

Tratamento e prognóstico

Diferentemente do ameloblastoma intraósseo, o ameloblastoma periférico mostra um comportamento clínico inofensivo. Os pacientes respondem bem à excisão cirúrgica local. Apesar de a recidiva local ter sido observada em 15 a 20% dos casos, uma nova excisão local quase sempre resulta em cura. Diversos exemplos de transformação maligna em um ameloblastoma periférico foram descritos, mas isso é raro.

◆ AMELOBLASTOMA MALIGNO E CARCINOMA AMELOBLÁSTICO

Raramente, um ameloblastoma exibe comportamento maligno, com o desenvolvimento de metástases. A frequência do comportamento maligno nos ameloblastomas é difícil de ser determinada, mas é provável que ocorra em bem menos do que 1% dos ameloblastomas.

A terminologia para essas lesões é um pouco confusa, mas não deve ser considerada controversa. O termo *ameloblastoma maligno*, também conhecido como *ameloblastoma metastático*, deve ser usado para um tumor que mostra características histopatológicas de um ameloblastoma, tanto no tumor primário quanto nas metástases. Esta é uma neoplasia bastante rara, com menos de 30 casos bem documentados descritos na literatura. O termo *carcinoma ameloblástico* deve ser reservado para um ameloblastoma que apresenta características citológicas de malignidade no tumor primário, em uma recidiva ou nas metástases. Esta também é uma rara condição, apesar de, aproximadamente, 200 casos terem sido relatados. Essas lesões podem apresentar um curso local marcante e agressivo, porém as metástases não necessariamente ocorrem. Outros tumores malignos de diferenciação odontogênica que são bastante raros, mas merecem menção, incluem carcinoma odontogênico esclerosante, carcinoma intraósseo primário, carcinoma odontogênico de células fantasma, carcinossarcoma odontogênico, carcinoma odontogênico com dentinoide e sarcomas odontogênicos.

Características clínicas e radiográficas

Os ameloblastomas malignos foram observados em pacientes cujas idades variavam de 6 a 61 anos (com a média de 30 anos), e predileção por sexo não é observada. Para os pacientes com metástases documentadas, o intervalo entre o tratamento inicial do ameloblastoma e a primeira evidência de metástase varia de 3 a 45 anos. Em praticamente um terço dos casos, as metástases não se tornam aparentes até que seja atingido um período de 10 anos após o tratamento do tumor primário. Carcinomas ameloblásticos, por outro lado, tendem a se desenvolver em uma fase mais tardia da vida, com a idade média ao diagnóstico na sexta década de vida. Os homens são acometidos duas vezes com mais frequência que as mulheres.

As metástases dos ameloblastomas são em geral mais encontradas nos pulmões. Elas têm sido consideradas, em alguns casos, como metástases por aspiração ou implantação. Contudo, a localização periférica de algumas dessas metástases pulmonares sugere que elas devam ter ocorrido por vias sanguíneas ou linfáticas, em vez de por aspiração.

Os linfonodos cervicais são o segundo sítio mais comum para metástases de um ameloblastoma. A disseminação para as vértebras, outros ossos e vísceras tem também sido, por vezes, comprovada.

Os achados radiográficos dos ameloblastomas malignos podem ser essencialmente os mesmos daqueles encontrados nos ameloblastomas não metastáticos. Os carcinomas ameloblásticos são mais usuais como lesões agressivas, com margens mal definidas e destruição cortical (Figura 15.84).

Características histopatológicas

Nos ameloblastomas malignos, tanto o tumor primário dos ossos gnáticos quanto as metástases não exibem características diferentes dos ameloblastomas com um curso local benigno. Nos carcinomas ameloblásticos, tanto as metástases quanto o tumor primário mostram o padrão microscópico de um ameloblastoma, além das características citológicas de malignidade. Estas características incluem o aumento da razão núcleo-citoplasma, hipercromatismo nuclear e presença de mitoses (Figura 15.85). Também podem estar presentes necrose das ilhas tumorais e áreas de calcificação distrófica.

Tratamento e prognóstico

O prognóstico dos pacientes com ameloblastoma maligno parece ser desfavorável, mas a raridade de casos documentados com acompanhamento a longo prazo não permite que suposições sejam feitas. Cerca de 50% dos pacientes com metástases documentadas e acompanhamento a longo prazo faleceram devido à doença. As lesões designadas como *carcinomas ameloblásticos* têm demonstrado um curso clínico uniformemente agressivo, com perfuração da cortical óssea e extensão do tumor em direção aos tecidos moles adjacentes. Uma revisão da literatura identificou uma taxa média de sobrevida de 5 anos de quase 70% quando o carcinoma ameloblástico foi tratado por ressecção cirúrgica com margens livres de doença. A radioterapia tem sido usada raramente para tratar essa malignidade, embora relatos isolados indiquem algum benefício para pacientes que não são candidatos a procedimentos cirúrgicos extensos.

◆ CARCINOMA ODONTOGÊNICO DE CÉLULAS CLARAS (TUMOR ODONTOGÊNICO DE CÉLULAS CLARAS)

O **carcinoma odontogênico de células claras** é um tumor raro dos ossos gnáticos que foi primeiramente descrito em 1985. Hoje, cerca de 120 casos foram documentados. O tumor parece ser de origem odontogênica, mas sua histogênese é incerta. Estudos histoquímicos e ultraestruturais mostram que as células claras, que são o aspecto mais proeminente dessa neoplasia, apresentam similaridades com os ameloblastos pré-secretórios ricos em glicogênio. Estudos moleculares do carcinoma odontogênico de células claras, no entanto, identificaram a translocação do gene *EWSR1*, que frequentemente se funde com o gene *ATF1*. Esta alteração genética pode ser encontrada em diversos tumores, porém é geralmente visto em carcinoma hialinizante de células claras, uma rara neoplasia maligna de glândula salivar.

Características clínicas e radiográficas

O carcinoma odontogênico de células claras manifesta um variável padrão clínico. Uma ampla gama de idade (de 17 a 89 anos; idade média – 55 anos) foi descrita, e 65% dos casos são diagnosticados em mulheres. Pouco mais de 80% das lesões se desenvolvem na mandíbula. Aproximadamente 50% dos pacientes relatam dor ou parestesia nos lábios inferiores, e o aumento de volume ósseo foi descrito como um sinal de apresentação em 80% dos pacientes afetados. Outros se apresentam relativamente assintomáticos. Um número significativo de pacientes apresentarão evidências de envolvimento dos tecidos moles pelo tumor no momento do diagnóstico, pois a lesão costuma perfurar o osso.

Radiograficamente, as lesões aparecem como imagens radiolucente uniloculares ou multiloculares. As margens da lesão radiolucente em geral apresentam certo grau de indefinição ou são irregulares (Figura 15.86).

Características histopatológicas

Três padrões histopatológicos foram descritos para o carcinoma odontogênico de células claras. O padrão bifásico consiste em

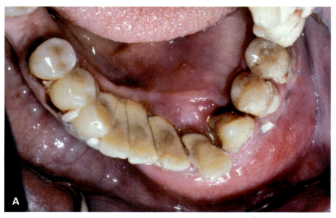
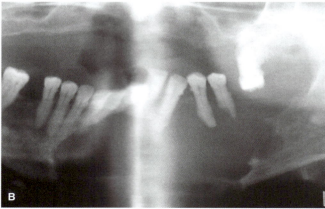

Figura 15.84 Carcinoma ameloblástico. A. Tumor de crescimento rápido mostrando expansão vestibular proeminente da mandíbula na região de incisivos e pré-molares. **B.** A radiografia panorâmica mostra a destruição irregular da mandíbula. (De Neville BW, Damm DD, White DK. *Color atlas of clinical oral pathology*, ed 2, Hamilton, 1999, BC Decker.)

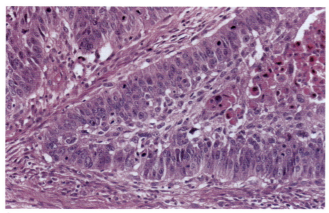

Figura 15.85 Carcinoma ameloblástico. Epitélio ameloblástico exibindo hipercromatismo, pleomorfismo e numerosas figuras mitóticas.

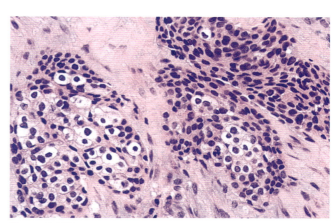

Figura 15.87 Carcinoma odontogênico de células claras. Ninhos epiteliais hipercromáticos incluindo agrupamentos de células com abundante citoplasma claro.

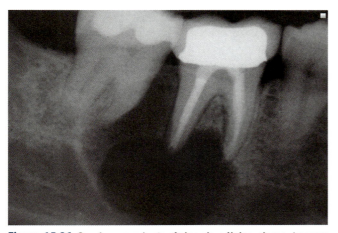

Figura 15.86 Carcinoma odontogênico de células claras. Imagem radiolucente no ápice do primeiro molar inferior. (Cortesia do Dr. John Werther.)

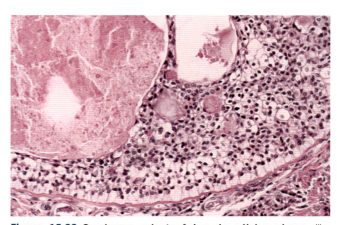

Figura 15.88 Carcinoma odontogênico de células claras. Ilha tumoral exibindo células com citoplasma claro. Note a diferenciação colunar periférica.

ninhos de variados tamanhos de células epiteliais, com um citoplasma claro ou fracamente eosinofílico, entremeado a células epiteliais poligonais mais eosinofílicas (Figura 15.87). O segundo padrão é mais monofásico, caracterizado pela presença de apenas células claras que são arranjadas em ninhos e cordões. Cordões delgados de tecido conjuntivo hialinizado se interpõem com frequência aos ninhos de células claras. O terceiro padrão apresenta semelhança com o ameloblastoma, uma vez que as células periféricas das ilhas de células claras podem, raramente, exibir disposição em paliçada (Figura 15.88). Na maioria das vezes, as células lesionais não exibem um grau acentuado de pleomorfismo nuclear ou citológico. Além disso, as mitoses geralmente são esparsas e a necrose não é um aspecto proeminente. As células claras contêm pequenas quantidades de glicogênio, mas as colorações para mucina são negativas. Em alguns casos, as ilhas mais típicas de ameloblastoma estão entremeadas entre os outros elementos tumorais.

O carcinoma hialinizante de células claras se assemelha ao carcinoma odontogênico de células claras, e, apesar de os tumores da glândula salivar se desenvolverem nos tecidos moles, para as lesões com grande destruição óssea pode ser difícil identificar o local de origem. Pode ser difícil de distinguir o carcinoma odontogênico de células claras do carcinoma mucoepidermoide intraósseo com um componente de células claras proeminente, apesar de as colorações negativas para mucina serem mais consistentes com o primeiro. A variante de células claras do tumor odontogênico epitelial calcificante também pode gerar dúvidas no diagnóstico diferencial, mas as colorações para amiloide deveriam ser negativas no caso de tumor odontogênico de células claras. Também pode ser necessário descartar uma neoplasia metastática de células claras, tal como o carcinoma renal, ou o carcinoma mamário de células claras, ou o melanoma de células claras, antes que o diagnóstico de carcinoma odontogênico de células claras possa ser estabelecido. Se o diagnóstico não for resolvido usando estudos de rotina, a análise molecular pode ser empregada para identificar a translocação característica do gene *EWSR1* e os produtos de fusão que foram descritos no carcinoma odontogênico de células claras.

Tratamento e prognóstico

Os carcinomas odontogênicos de células claras demonstram um curso clínico agressivo, com invasão de estruturas contíguas e tendência para recidiva. A maioria dos pacientes requer cirurgia bastante radical, que pode incluir hemimandibulectomia ou hemimaxilectomia. O envolvimento metastático dos linfonodos regionais foi documentado em cerca de 9% desses pacientes, e metástases pulmonares foram identificadas em aproximadamente 15%.

◆ TUMOR ODONTOGÊNICO ADENOMATOIDE

O **tumor odontogênico adenomatoide** representa 2 a 7% de todos os tumores odontogênicos, e mais de 1.500 casos foram descritos na literatura. Apesar de, antigamente, a lesão ter sido considerada como uma variante do ameloblastoma, sendo designada como "adenoameloblastoma", suas características clínicas e comportamento biológico indicam que ela é uma entidade à parte. Apesar de haver evidências de que as células tumorais são derivadas do epitélio do órgão do esmalte, do epitélio reduzido do esmalte e dos restos de Malassez, os pesquisadores também sugerem que as lesões surjam dos remanescentes da lâmina dentária associados a cordões gubernaculares. A falta de recorrência após a enucleação, combinada com o perfil imuno-histoquímico desta lesão, levou alguns a hipotetizarem que o tumor odontogênico adenomatoide talvez seja melhor considerado como um hamartoma, em vez de uma neoplasia.

Características clínicas e radiográficas

Os tumores odontogênicos adenomatoides são, em grande parte, limitados aos pacientes jovens, e dois terços de todos os casos são diagnosticados quando o paciente tem entre 10 e 19 anos. Este tumor é incomum em pacientes com mais de 30 anos. Há considerável evidência da ocorrência nas regiões anteriores dos ossos gnáticos, sendo encontrado duas vezes mais na maxila do que na mandíbula (Figura 15.89). As mulheres são acometidas cerca de duas vezes mais do que os homens.

Os tumores odontogênicos adenomatoides são relativamente pequenos. Eles raramente excedem 3 cm em seu maior diâmetro, embora algumas lesões maiores tenham sido descritas. As formas periféricas (extraósseas) do tumor também podem ser encontradas, mas são raras. Elas costumam aparecer como pequenos aumentos de volume sésseis na gengiva vestibular da maxila. Clinicamente, essas lesões não podem ser diferenciadas das lesões fibrosas comuns da gengiva.

Os tumores odontogênicos adenomatoides são em geral assintomáticos, sendo descobertos apenas durante o curso de um exame radiográfico de rotina, ou quando se solicitam radiografias para determinar a razão pela qual um dente ainda não erupcionou. As lesões maiores causam expansão indolor do osso.

Em cerca de 75% dos casos, o tumor aparece como uma lesão radiolucente circunscrita, unilocular, que envolve a coroa de um dente não erupcionado, sendo mais usual o canino. Pode ser impossível diferenciar radiograficamente o tipo folicular de tumor odontogênico adenomatoide do cisto dentígero, que é mais comum. A imagem radiolucente associada ao tipo folicular do tumor odontogênico adenomatoide às vezes se estende apicalmente ao longo da raiz, passando da junção amelocementária. Essa característica pode ser útil para distinção do cisto dentígero (Figura 15.90). Foram descritos raros exemplos de múltiplos tumores odontogênicos adenomatoides associados a dentes impactados na síndrome do nevo sebáceo (síndrome de Schimmelpenning).

O tumor odontogênico adenomatoide também pode se apresentar como uma lesão radiolucente unilocular bem definida que não está relacionada a um dente não erupcionado, mas, em vez disso, localiza-se entre as raízes de um dente erupcionado (tipo extrafolicular) (Figura 15.91), embora isso seja menos comum do que o tipo folicular.

A lesão pode se mostrar completamente radiolucente; contudo, ela contém calcificações delicadas (flocos de neve) (Figura 15.92). Essa característica pode ser útil na diferenciação dos tumores odontogênicos adenomatoides com um cisto dentígero.

Características histopatológicas

O tumor odontogênico adenomatoide é uma lesão bem definida que geralmente está envolvida por uma espessa cápsula fibrosa. Quando a lesão é seccionada, a região central do tumor pode ser sólida ou pode mostrar diversos graus de alteração cística (Figura 15.93).

Microscopicamente, o tumor é composto por células epiteliais fusiformes que formam lençóis, cordões ou aumentos de volume espiralados de células em um estroma fibroso escasso.

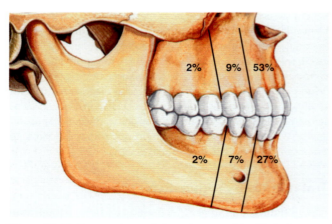

Figura 15.89 Tumor odontogênico adenomatoide. Distribuição relativa do tumor odontogênico adenomatoide nos ossos gnáticos.

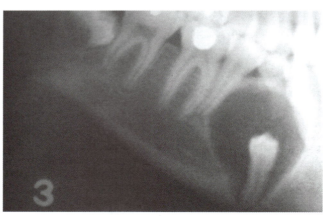

Figura 15.90 Tumor odontogênico adenomatoide. Lesão radiolucente envolvendo um primeiro pré-molar inferior impactado. Em contraste com o cisto dentígero normal, a lesão radiolucente se estende até aproximadamente o ápice do dente. (Cortesia do Dr. Tony Traynham.)

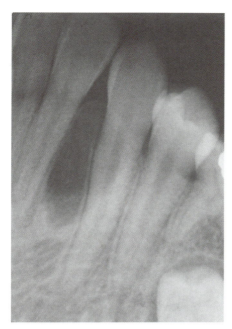

Figura 15.91 Tumor odontogênico adenomatoide. Uma pequena lesão radiolucente está presente entre as raízes do incisivo lateral e do canino. (Cortesia do Dr. Ramesh Narang.)

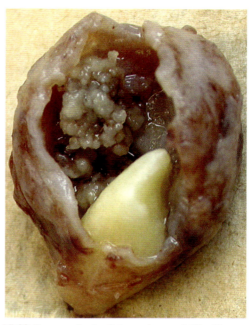

Figura 15.93 Tumor odontogênico adenomatoide. Um aumento de volume do tipo cístico bem circunscrito pode ser observado envolvendo a coroa de um canino superior. Note as vegetações intraluminais, que representam o crescimento nodular do tumor.

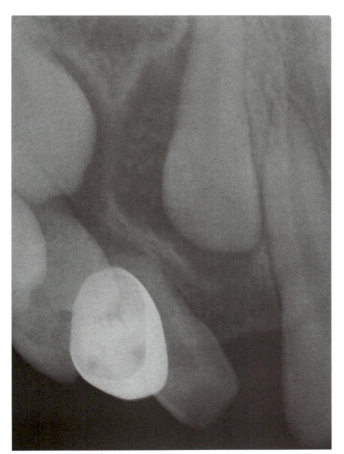

Figura 15.92 Tumor odontogênico adenomatoide. Lesão radiolucente pericoronária bem definida envolvendo um incisivo lateral superior direito em um paciente de 14 anos. Observe as calcificações sutis semelhantes a flocos de neves dentro da lesão. (Cortesia do Dr. Jason Barker.)

As células epiteliais podem formar estruturas semelhantes a rosetas ao redor de um espaço central, que pode estar vazio ou conter pequenas quantidades de material eosinofílico. Esse material pode corar para amiloide.

As estruturas tubulares ou ductiformes, que são o aspecto característico do tumor odontogênico adenomatoide, podem ser proeminentes, escassas ou até mesmo ausentes em determinada lesão. Elas consistem em um espaço central delimitado por uma camada de células epiteliais colunares ou cúbicas. Os núcleos dessas células tendem a ser polarizados em direção oposta ao espaço central. O mecanismo de formação dessas estruturas tubulares não está inteiramente claro, mas é provável que seja o resultado da atividade secretória das células tumorais, que parecem ser pré-ameloblastos. De qualquer forma, essas estruturas não são ductos verdadeiros, e não há elementos glandulares nesse tumor (Figura 15.94).

Pequenos focos de calcificação também podem estar dispersos por todo o tumor. Eles têm sido interpretados como uma formação abortiva do esmalte. Alguns tumores odontogênicos adenomatoides contêm áreas maiores de material de matriz ou de calcificação. Esse material tem sido interpretado como dentinoide ou cemento. Algumas lesões também parecem ter outro padrão, em particular na periferia do tumor, adjacente à cápsula. Esse padrão consiste em cordões delgados de epitélio, anastomosados, em matriz eosinofílica, frouxamente arranjada.

As características histopatológicas dessa lesão são distintas e não devem ser confundidas com qualquer outro tumor odontogênico. É interessante que alguns tumores odontogênicos adenomatoides tenham sido descritos por apresentarem áreas focais que lembram o tumor odontogênico epitelial calcificante, o odontoma ou o cisto odontogênico calcificante. Contudo, essas lesões parecem se comportar como o tumor odontogênico adenomatoide. O principal problema se relaciona com a confusão

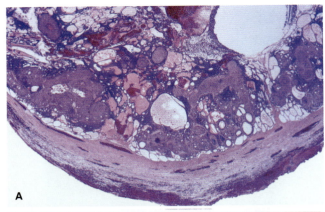

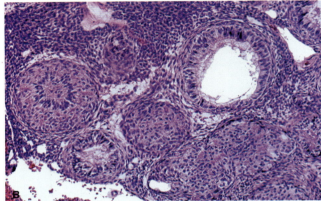

Figura 15.94 Tumor odontogênico adenomatoide. A. Vista em pequeno aumento demonstrando uma cápsula espessa envolvendo o tumor. **B.** Aumento maior mostrando as estruturas epiteliais semelhantes a ductos. Os núcleos das células colunares estão polarizados em direção oposta aos espaços centrais.

desse tumor com um ameloblastoma por um patologista que não está familiarizado com essa lesão. Esse erro pode levar à cirurgia radical desnecessária.

Tratamento e prognóstico

O tumor odontogênico adenomatoide é benigno por completo; devido à presença de sua cápsula, ele pode ser facilmente enucleado do osso. O comportamento agressivo não foi documentado e a recidiva após enucleação, se ocorrer, é muito rara.

◆ TUMOR ODONTOGÊNICO EPITELIAL CALCIFICANTE (TUMOR DE PINDBORG)

O **tumor odontogênico epitelial calcificante**, também conhecido como **tumor de Pindborg**, é uma lesão incomum que é responsável por menos de 1% de todos os tumores odontogênicos. Cerca de 360 casos foram relatados até hoje. Apesar de o tumor ser claramente de origem odontogênica, sua histogênese permanece incerta. As células tumorais apresentam semelhança morfológica com as células do estrato intermediário do órgão do esmalte; contudo, alguns pesquisadores recentemente sugeriram que o tumor se origina dos remanescentes da lâmina dentária, com base em sua distribuição anatômica nos ossos gnáticos.

Mutações no gene *PTCH1* foram identificadas em uma pequena série de estudos desta neoplasia. Este gene é associado à síndrome do carcinoma basocelular nevoide (ver anteriormente), porém o tumor odontogênico epitelial calcificante não é um componente desta condição.

Características clínicas e radiográficas

Apesar de o tumor odontogênico epitelial calcificante ter sido encontrado em pacientes com uma variada faixa etária e em muitas regiões dos ossos gnáticos, ele é mais encontrado em pacientes com idade entre 30 e 50 anos. Não há predileção por sexo. Em torno de dois terços de todos os casos descritos foram encontrados na mandíbula, mais comumente nas regiões posteriores (Figura 15.95). Um aumento de volume indolor de crescimento lento é o sinal mais comum de apresentação. Foram relatados também raros exemplos de múltiplos tumores odontogênicos epiteliais calcificantes, síncronos.

Por meio de radiografia, o tumor exibe uma imagem radiolucente uni ou multilocular (Figura 15.96), com um padrão unilocular encontrado mais comumente na maxila. As margens do defeito lítico com frequência são festonadas e em geral se apresentam bem definidas. Contudo, cerca de 20% dos casos apresentam

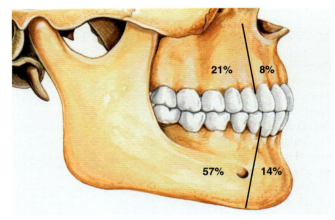

Figura 15.95 Tumor odontogênico epitelial calcificante. Distribuição relativa dos tumores odontogênicos epiteliais calcificantes nos ossos gnáticos.

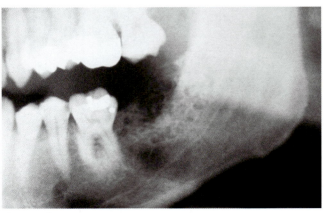

Figura 15.96 Tumor odontogênico epitelial calcificante. Lesão radiolucente multilocular com aspecto de "favos de mel" contendo calcificações delicadas.

uma periferia mal definida e outros 20% exibem margem cortical evidente. Na maior parte das vezes, o tumor está associado a um dente impactado, sendo mais usual um molar inferior. A lesão pode ser inteiramente radiolucente, porém o defeito das estruturas calcificadas de tamanhos e densidades variados em geral são encontradas. Embora alguns autores sugiram que elas são mais proeminentes ao redor da coroa de um dente impactado (Figura 15.97), uma revisão de literatura identificou essa característica em somente 12% dos casos publicados com adequada documentação radiográfica. Da mesma forma, a descrição de um padrão em "flocos de neve" das calcificações parece ser muito menos comum do que se acreditava anteriormente.

Poucos casos de tumor odontogênico epitelial calcificante periférico (extraósseo) foram relatados. Eles surgem como aumentos de volume gengivais sésseis não específicos, que acometem com maior frequência a gengiva anterior. Alguns deles estão associados a erosões do osso subjacente em forma de taça.

Características histopatológicas

O tumor odontogênico epitelial calcificante apresenta discretas ilhas, cordões ou lençóis de células epiteliais poliédricas em um estroma fibroso (Figura 15.98). Os contornos celulares das células epiteliais são distintos e é possível observar as pontes intercelulares. O núcleo mostra variação considerável e núcleos gigantes podem ser observados. Alguns tumores mostram pleomorfismo nuclear, mas essa característica não é considerada como uma indicação de malignidade. Grandes áreas de material extracelular amorfo, eosinofílico, hialinizado (semelhante a amiloide) também estão presentes com frequência. As ilhas tumorais comumente abrigam aumentos de volume desse material hialino, o que resulta em um aspecto cribriforme. As calcificações, que são uma característica distinta deste tumor, desenvolvem-se dentro do material amiloide, formando anéis concêntricos (*calcificações do tipo anéis de Liesegang*) (Figura 15.99), que tendem a se fundir e formar grandes massas complexas.

Diversas variações microscópicas podem ser encontradas. Alguns tumores consistem em grandes lençóis de células epiteliais com mínima produção de material amiloide e calcificações. Outros mostram grandes aumentos de volume difusos de material semelhante a amiloide que contém somente pequenos ninhos ou ilhas de epitélio. Foi descrita uma variante de células claras, na qual as células constituem uma porção significativa do componente epitelial; descreveu-se também que esse tumor apresenta um padrão de crescimento cístico. Um padrão microcístico também foi descrito em alguns tumores de Pindborg.

O material amiloide no tumor de Pindborg tem sido submetido à extensiva investigação por métodos histoquímicos, imuno-histoquímicos e bioquímicos, assim como mediante microscopia eletrônica. O material geralmente cora como amiloide

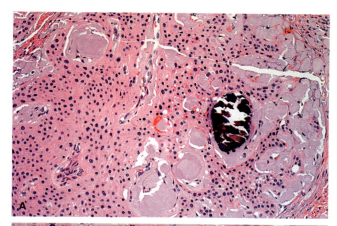
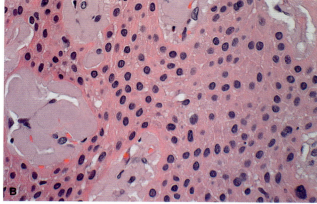

Figura 15.98 Tumor odontogênico epitelial calcificante. A. Lençóis de células tumorais epiteliais que circundam áreas de material amiloide amorfo eosinofílico com calcificação focal. **B.** Vista em maior aumento mostrando células poliédricas com citoplasma eosinofílico e ponte intercelular. Depósitos amiloides adjacentes podem ser vistos.

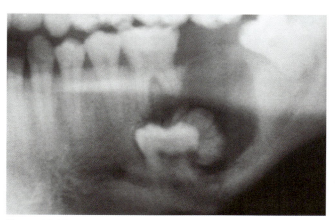

Figura 15.97 Tumor odontogênico epitelial calcificante. Calcificação proeminente ao redor da coroa de um segundo molar impactado que está envolvendo o tumor. (Cortesia do Dr. Harold Peacock.)

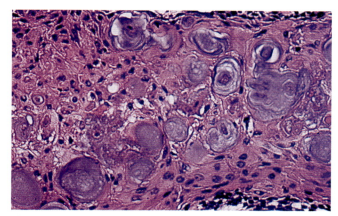

Figura 15.99 Tumor odontogênico epitelial calcificante. Múltiplas calcificações concêntricas do tipo anel de Liesegang.

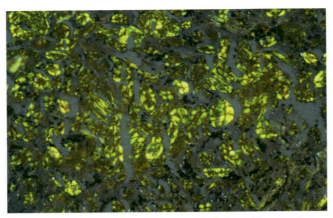

Figura 15.100 Tumor odontogênico epitelial calcificante. Com a coloração de vermelho Congo, os agrupados de amiloide exibem uma birrefringência maçã-verde quando visualizados sob luz polarizada.

(*i.e.*, resultados positivos para coloração com vermelho Congo). Após a coloração com vermelho Congo, o amiloide exibirá uma birrefringência maçã-verde quando visualizado sob luz polarizada (Figura 15.100). Pesquisadores identificaram este material com uma única proteína que é produzida por este tumor, como também pelo processo de odontogênese e outros tumores odontogênicos. Tanto a estrutura da proteína quanto a sequência do DNA responsável pelo gene foram descritas, e este material foi designado como proteína odontogênica associada a ameloblastos (ODAM).

Tratamento e prognóstico

Embora se acreditasse originalmente que o tumor odontogênico epitelial calcificante apresentasse o mesmo comportamento biológico que o ameloblastoma, a experiência acumulada indica que ele tende a ser menos agressivo. A ressecção local conservadora, de forma a incluir uma fina faixa do osso circunjacente, parece ser o tratamento de escolha, apesar de as lesões na maxila posterior provavelmente serem submetidas a um tratamento mais agressivo. Uma taxa de recidiva de cerca de 15% tem sido relatada; os tumores tratados por curetagem apresentam as maiores taxas de recidiva. O prognóstico geral parece ser bom, embora raros exemplos de tumor odontogênico epitelial calcificante maligno ou *boderline* tenham sido relatados, com metástases documentadas para os linfonodos regionais e para o pulmão.

◆ TUMOR ODONTOGÊNICO ESCAMOSO

O **tumor odontogênico escamoso** é uma neoplasia odontogênica benigna rara que foi primeiramente descrita em 1975 e agora é reconhecida como uma entidade distinta. Até o momento, aproximadamente 110 exemplos foram relatados, embora uma revisão recente da literatura tenha sugerido que alguns desses casos possam ter sido diagnosticados erroneamente, com base em fotomicrografias de acompanhamento, ou não tinham documentação microscópica. Portanto, uma situação mais precisa provavelmente esteja mais próxima de 50 casos. A maioria deles é intraóssea, apesar de alguns poucos casos periféricos terem sido relatados. Antes de 1975, acreditava-se que essa lesão provavelmente representasse um ameloblastoma acantomatoso atípico,

ou até mesmo um carcinoma espinocelular. O tumor odontogênico escamoso pode surgir devido à transformação neoplásica dos restos da lâmina dentária ou talvez dos restos epiteliais de Malassez. Em alguns casos, o tumor parece se originar a partir do ligamento periodontal que está associado à superfície radicular lateral de um dente erupcionado.

Características clínicas e radiográficas

Os tumores odontogênicos escamosos têm sido encontrados em pacientes cujas idades variam de 9 a 67 anos (média de 34 anos). São distribuídos de forma aleatória por todo o processo alveolar da maxila e da mandíbula, sem predileção por um sítio específico. Poucos pacientes apresentam múltiplos tumores odontogênicos escamosos que envolvem diversos quadrantes da boca; foi descrita uma família com três irmãos afetados, com cada um deles apresentando múltiplas lesões. Aparentemente não há predileção por sexo. Um aumento de volume indolor ou levemente dolorido na gengiva, com frequência associado à mobilidade do dente envolvido, é a queixa mais comum. Cerca de 10% dos pacientes descritos não apresentam sintomas e suas lesões foram detectadas durante o exame radiográfico de rotina.

Os achados radiográficos não são específicos ou diagnósticos e consistem em uma imagem radiolucente triangular lateral à raiz ou raízes de um dente (Figura 15.101). Em alguns casos, isto sugere perda óssea periodontal vertical. A área radiolucente pode ser algo mal definida ou exibir uma margem cortical bem definida. A maioria dos casos se apresenta como lesões relativamente pequenas que em casos raros excedem 1,5 cm em seu maior diâmetro.

Características histopatológicas

Os achados microscópicos de um tumor odontogênico escamoso são distintivos e consistem em ilhas de variados tamanhos de epitélio pavimentoso de aparência benigna em um estroma de tecido conjuntivo fibroso maduro. As células periféricas das ilhas epiteliais não exibem a característica polarização vista nos ameloblastomas (Figura 15.102). A vacuolização e a queratinização individual das células nas ilhas de epitélio são aspectos comuns. Pequenos microcistos são algumas vezes observados dentro das ilhas epiteliais. Corpos calcificados laminados e estruturas

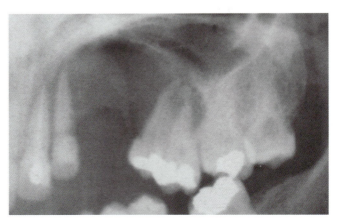

Figura 15.101 Tumor odontogênico escamoso. Imagem radiolucente estendendo-se ao longo das raízes do incisivo lateral e do primeiro pré-molar. (Cortesia do Dr. Ed McGaha.)

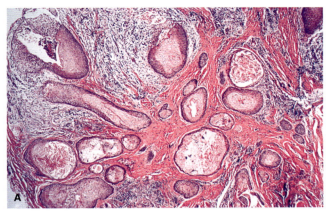
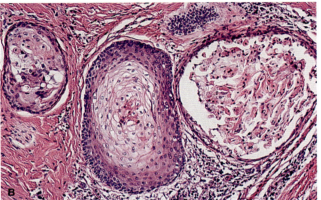

Figura 15.102 Tumor odontogênico escamoso. A. Fotomicrografia de pequeno aumento mostrando ilhas de epitélio pavimentoso de aparência benigna em um estroma fibroso. **B.** Fotomicrografia em grande aumento mostrando a aparência benigna do epitélio com a formação de microcistos.

eosinofílicas globulares estão presentes dentro do epitélio em alguns casos. O primeiro provavelmente representa calcificações distróficas; e a natureza do último é desconhecida.

Ilhas de epitélio que lembram muito aquelas do tumor odontogênico escamoso foram observadas nas cápsulas dos cistos dentígeros e radiculares. Nos cistos odontogênicos, elas foram designadas como *proliferações semelhantes a tumor odontogênico escamoso*. Essas ilhas não parecem ter qualquer significado relativo ao comportamento do cisto, e a avaliação das características clínicas, radiográficas e histopatológicas deve permitir a diferenciação de um tumor odontogênico escamoso.

Em casos publicados, alguns tumores odontogênicos escamosos foram inicialmente diagnosticados de forma errônea como ameloblastomas, resultando em cirurgias radicais desnecessárias.

Tratamento e prognóstico

A excisão local conservadora ou a curetagem parecem ser efetivas para os pacientes com tumor odontogênico escamoso, e a maioria dos casos relatados não apresentou recidivas após a excisão local. Poucos casos de recidiva foram relatados, mas eles respondem bem a uma nova excisão local. A taxa geral de recorrência após tratamento conservador é estimada em aproximadamente 19%. Os tumores odontogênicos escamosos da maxila podem ser um pouco mais agressivos do que as lesões da mandíbula, com maior tendência a invadir as estruturas adjacentes. Isto pode ser devido à natureza esponjosa e porosa do osso maxilar. As lesões multicêntricas apresentam um curso menos agressivo, quase um comportamento hamartomatoso, quando comparadas às lesões solitárias. Um exemplo bem documentado de aparente transformação maligna de um tumor odontogênico escamoso já foi relatado.

TUMORES ODONTOGÊNICOS MISTOS

O grupo dos tumores odontogênicos mistos, compostos por epitélio odontogênico em proliferação em um ectomesênquima que lembra a papila dentária, apresenta problemas em sua classificação. Algumas dessas lesões mostram variados graus de efeitos indutores por parte do epitélio no mesênquima, levando à formação de variadas quantidades de esmalte e dentina. Algumas dessas lesões (como os odontomas) são distúrbios de desenvolvimento não neoplásicos; outras parecem ser verdadeiras neoplasias. A natureza de outras é incerta.

Em alguns casos, os achados histopatológicos isoladamente não são suficientes para distinguir entre as lesões neoplásicas e os distúrbios de desenvolvimento. As características clínicas e radiográficas são em geral de considerável auxílio na realização de tal distinção.

♦ FIBROMA AMELOBLÁSTICO

O **fibroma ameloblástico** é considerado como um tumor misto verdadeiro, em que tanto o tecido epitelial quanto o mesenquimal são neoplásicos. Este é um tumor incomum, mas é difícil avaliar os dados a respeito de sua frequência, porque (particularmente em relatos mais antigos) algumas lesões que foram diagnosticadas como fibroma ameloblástico podem, na verdade, representar um estágio de desenvolvimento precoce de um odontoma.

Características clínicas e radiográficas

Os fibromas ameloblásticos tendem a ocorrer em pacientes mais jovens; a maioria das lesões é diagnosticada nas duas primeiras décadas de vida, com idade média de 15 anos. Esta lesão, contudo, é por vezes encontrada em pacientes de meia-idade. O tumor é ligeiramente mais comum em homens do que em mulheres. Os fibromas ameloblásticos pequenos são assintomáticos; tumores maiores estão associados a aumento de volume nos ossos gnáticos. A região posterior da mandíbula é o sítio mais comum; cerca de 70% de todos os casos estão localizados nessa região (Figura 15.103). Exemplos convincentes desse tumor surgindo nos tecidos moles gengivais foram descritos apenas recentemente, mas parecem representar um fenômeno raro.

Por meio de radiografias, observa-se uma lesão radiolucente uni ou multilocular, com as lesões menores tendendo a ser uniloculares. As margens radiográficas tendem a ser bem definidas e podem demonstrar halo radiopaco. Um dente não erupcionado está associado à lesão em cerca de 75% dos casos. O fibroma ameloblástico pode atingir grandes dimensões, e casos que envolvem uma considerável porção do corpo e do ramo da mandíbula ou na região posterior da maxila foram relatados (Figura 15.104).

Características histopatológicas

O fibroma ameloblástico surge como um aumento de volume sólido de tecido mole com uma superfície externa lisa. Pode ou não haver uma cápsula definida. Microscopicamente, o tumor é composto de um tecido mesenquimal rico em células, que lembra a papila dentária primitiva, misturado ao epitélio odontogênico em proliferação. O último pode apresentar um ou dois padrões, ambos em geral presentes em qualquer caso. O padrão epitelial mais comum consiste em cordões longos e delgados de epitélio odontogênico, com frequência anastomosados. Esses cordões em geral apresentam somente duas células de espessura e são compostos por células colunares ou cúbicas (Figura 15.105). No outro padrão, as células epiteliais formam pequenas e discretas ilhas que lembram o estágio folicular do desenvolvimento do órgão do esmalte. Estes mostram células colunares periféricas que circundam ilhotas de células epiteliais frouxamente dispostas que se assemelham ao retículo estrelado. Em contraste com o tipo folicular do ameloblastoma, essas ilhas no fibroma ameloblástico raramente apresentam a formação de microcistos.

A porção mesenquimal do fibroma ameloblástico consiste em células ovoides e estreladas volumosas em matriz frouxa, que lembra a papila dentária em desenvolvimento. A formação do colágeno é em geral imperceptível. A hialinização justaepitelial da porção mesenquimal do tumor pode, às vezes, ser observada, e ocasionalmente áreas difusas de tecido acelular hialinizado.

Alguns exemplos de fibroma ameloblástico ocorrendo em associação com o cisto odontogênico calcificante também foram descritos.

Tratamento e prognóstico

O tratamento apropriado do fibroma ameloblástico tem sido um tópico frequente de debate. Apesar de se acreditar, inicialmente, que o fibroma ameloblástico seja uma lesão inofensiva, que raramente recidiva após excisão local simples ou curetagem, relatos

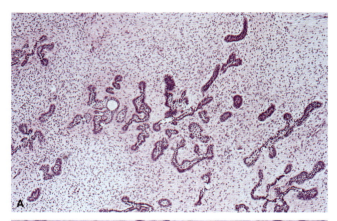
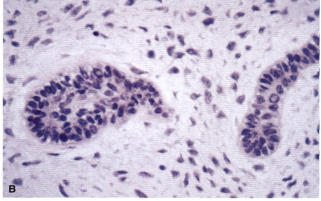

Figura 15.105 Fibroma ameloblástico. A. Cordões longos e estreitos de epitélio odontogênico em um estroma de tecido conjuntivo primitivo ricamente celularizado. **B.** Ilhas epiteliais basofílicas com núcleo periférico paliçado.

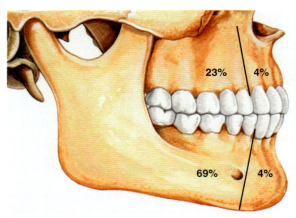

Figura 15.103 Fibroma ameloblástico. Distribuição relativa dos fibromas ameloblásticos nos ossos gnáticos.

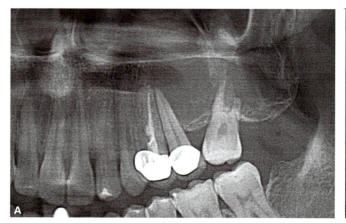
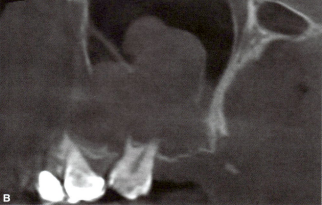

Figura 15.104 Fibroma ameloblástico. A. Radiografia panorâmica mostrando uma lesão radiolucente destrutiva da maxila posterior esquerda. **B.** Imagem de tomografia computadorizada de feixe cônico (TCFC) demonstrando a extensão do tumor para o seio maxilar. (Cortesia do Dr. Michael Menis.)

subsequentes indicaram um risco substancial de recidiva após a terapia conservadora. A taxa mais alta de recidivas (43,5%) foi apontada em uma série de casos do Armed Force Institute of Pathology (AFIP); poderia ser argumentado que essa amostra estava tendenciosa devido à presença de lesões de grandes dimensões, que são inerentemente mais difíceis de tratar. Na análise dos casos relatados na literatura, aproximadamente 19% dos fibromas ameloblásticos foram relatados como recorrentes após enucleação ou ressecção marginal e um período de acompanhamento adequado. Com base nesses dados, recomendações recentes têm enfatizado terapia inicial conservadora para fibroma ameloblástico, seguida de monitoramento a longo prazo. A excisão cirúrgica mais agressiva deveria ser reservada apenas às lesões recidivantes. Cerca de 26% dos casos do raro fibrossarcoma ameloblástico se desenvolvem no contexto de um fibroma ameloblástico recidivante.

◆ FIBRO-ODONTOMA AMELOBLÁSTICO

O **fibro-odontoma ameloblástico** é definido como um tumor com características gerais de um fibroma ameloblástico, mas que também contém esmalte e dentina. Alguns pesquisadores acreditam que o fibroma ameloblástico seja somente um estágio no desenvolvimento de um odontoma e não o consideram uma entidade separada. Decerto as características histopatológicas de um odontoma em desenvolvimento podem apresentar algum grau de sobreposição com aquelas do fibro-odontoma ameloblástico. Há exemplos bem documentados desse tumor exibindo crescimento progressivo e causando consideráveis deformidades e destruição óssea. Essas lesões parecem ser verdadeiras neoplasias. No entanto, distinguir entre um odontoma em formação e um fibro-odontoma ameloblástico pode ser difícil apenas com base em critérios histopatológicos, e é bastante provável que alguns exemplos de odontoma em formação tenham sido relatados na literatura como fibro-odontoma ameloblástico. Uma publicação recente que analisou casos relatados de odontoma e fibro-odontoma ameloblástico descobriu que lesões com 2,1 cm ou mais de tamanho e que se desenvolveram em pacientes com menos de 13,5 anos tinham mais probabilidade de apresentar características consistentes com uma neoplasia. A última classificação da OMS eliminou o fibro-odontoma ameloblástico de sua classificação de tumores odontogênicos, uma ação com a qual os autores deste livro-texto discordam, pelos motivos mencionados anteriormente. Se estudos genéticos moleculares que possam ser realizados em algum momento no futuro resolverão esse dilema, ainda está por ser visto.

Características clínicas e radiográficas

O fibro-odontoma ameloblástico é em geral encontrado em crianças com a idade média de 10 anos, sendo raro em adultos. Semelhante ao que ocorre no **fibroma ameloblástico**, os fibro-odontomas ameloblásticos são mais frequentes nas regiões posteriores dos ossos gnáticos e, na maioria dos casos, ocorrendo na mandíbula (Figura 15.106). Os homens são em geral mais acometidos do que as mulheres, com uma proporção de 3:2 relatada na literatura. A lesão é comumente assintomática e é descoberta quando são realizadas radiografias para determinar a razão pela falha de erupção de um dente. Grandes lesões podem estar associadas ao aumento de volume indolor do osso afetado.

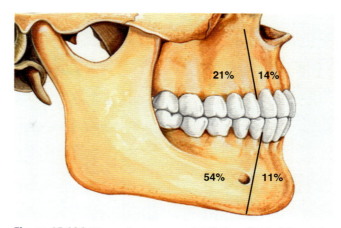

Figura 15.106 Fibro-odontoma ameloblástico. Distribuição relativa dos fibro-odontomas ameloblásticos nos ossos gnáticos.

Radiograficamente, o tumor mostra uma imagem radiolucente unilocular ou, raramente multilocular, bem-circunscrita, que contém uma quantidade variável de material calcificado, com radiodensidade compatível com a estrutura dentária. O material calcificado dentro da lesão pode se apresentar como múltiplas áreas radiopacas pequenas, ou como massa calcificada (Figura 15.107). Na maioria dos casos, um dente não erupcionado está presente na margem da lesão, ou então a coroa de um dente não erupcionado pode estar incluída. Aproximadamente 5% dos fibro-odontomas ameloblásticos contêm apenas uma quantidade mínima de matriz de dentina e esmalte calcificada e aparecem principalmente como lesões radiolucentes (Figura 15.108). Essas lesões não podem ser diferenciadas de uma ampla variedade de lesões radiolucentes uniloculares que podem acometer os ossos gnáticos. No outro extremo, alguns fibro-odontomas ameloblásticos aparecem como aumentos de volume amplamente calcificados mostrando apenas uma fina margem radiolucente na periferia da lesão, o que seria um padrão que certamente sugere um odontoma em formação.

Características histopatológicas

O componente de tecido mole do fibro-odontoma ameloblástico é microscopicamente idêntico ao **fibroma ameloblástico** e apresenta cordões delgados e ilhas pequenas de epitélio odontogênico em um tecido conjuntivo frouxo de aparência primitiva, que lembra a papila dentária. Os elementos calcificados consistem em focos de matriz de esmalte e dentina em formação em íntima relação com as estruturas epiteliais (Figura 15.109). As lesões mais calcificadas mostram estruturas dentárias maduras na forma de pequenos dentes ou um conglomerado de esmalte e dentina. Alguns pesquisadores designaram um tumor similar, em que o componente calcificado consiste somente em matriz dentinária e material dentinoide, como **fibro-dentinoma ameloblástico**. É questionável se essa lesão representa uma entidade separada, sendo provavelmente mais bem considerada como uma variante do fibro-odontoma ameloblástico.

Tratamento e prognóstico

Um paciente com um fibro-odontoma ameloblástico normalmente é tratado por curetagem conservadora, e essa lesão, em geral, destaca-se facilmente de seu leito ósseo. O tumor é bem-circunscrito e não invade o osso adjacente.

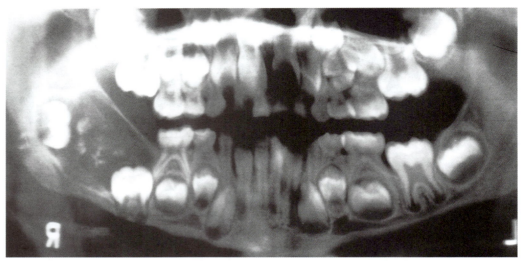

Figura 15.107 Fibro-odontoma ameloblástico. Imagem radiolucente no ramo contendo pequenas calcificações que apresentam a radiodensidade de estruturas dentárias.

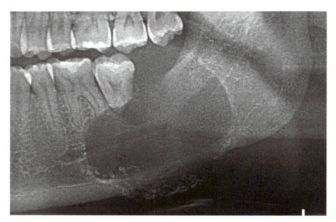

Figura 15.108 Fibro-odontoma ameloblástico. Grande defeito radiolucente expansivo que está associado com a reabsorção radicular dos molares sobrepostos. Fragmentos de material mineralizado estão presentes na periferia. (Cortesia do Dr. Mark Spinazze.)

O prognóstico é excelente, e a recidiva após a remoção conservadora é estimada em cerca de 7%. O desenvolvimento de um fibrossarcoma ameloblástico após a curetagem de um fibro-odontoma ameloblástico já foi descrito, mas isso é extraordinariamente raro.

◆ FIBROSSARCOMA AMELOBLÁSTICO (SARCOMA AMELOBLÁSTICO)

O raro **fibrossarcoma ameloblástico** é considerado como a contraparte maligna do fibroma ameloblástico, e aproximadamente 110 casos foram documentados na literatura. Na maioria dos casos, somente a porção mesenquimal da lesão mostra características de malignidade; o componente epitelial permanece benigno. Esses tumores podem aparentemente surgir *de novo*, embora em aproximadamente um quarto dos casos conhecidos, a lesão maligna represente uma recidiva de um tumor diagnosticado antes como um fibroma ameloblástico ou um fibro-odontoma ameloblástico. Análises moleculares recentes de uma pequena série desse tumor identificaram mutações de *BRAF* e, menos comumente, *NRAS*. Agentes bloqueadores farmacológicos para essas vias genéticas estão atualmente disponíveis, e a avaliação de sua eficácia em ensaios clínicos de tratamento pode determinar seu benefício terapêutico no futuro.

Características clínicas e radiográficas

Os fibrossarcomas ameloblásticos ocorrem um pouco mais frequentemente em homens do que em mulheres, de acordo com os casos relatados. A lesão tende a ocorrer em pacientes mais jovens (idade média relatada de aproximadamente 30 anos). Apesar de a maxila ou a mandíbula poderem ser acometidas, cerca de 80% dos casos ocorrem na mandíbula. Dor e aumento de volume associados a rápido crescimento clínico são as queixas comuns.

Radiograficamente, o fibrossarcoma ameloblástico mostra uma lesão radiolucente destrutiva mal definida que sugere um processo maligno (Figura 15.110).

Características histopatológicas

Os fibrossarcomas ameloblásticos contêm um componente epitelial similar ao observado no fibroma ameloblástico, apesar de ser em geral menos proeminente. O componente epitelial se mostra histopatologicamente benigno e não demonstra qualquer atipia citológica. Entretanto, a porção mesenquimal do tumor é bastante celularizada e mostra células hipercromáticas e na maioria das vezes com pleomorfismo bizarro (Figura 15.111). As mitoses costumam ser proeminentes. Em alguns casos com múltiplas recidivas, o componente epitelial se torna progressivamente menos evidente, de forma que o tumor por vezes mostra somente um fibrossarcoma pouco diferenciado.

Em alguns casos, dentina displásica ou pequenas quantidades de esmalte podem ser formadas. Alguns denominam essas lesões **dentinossarcomas ameloblásticos** ou **fibro-odontossarcomas ameloblásticos**. Contudo, essa subclassificação adicional parece ser desnecessária. Outro raro evento que na verdade pode estar representado em excesso na literatura é a transformação maligna concomitante, tanto do componente epitelial quanto do componente mesenquimal de um fibroma ameloblástico, resultando em um **carcinossarcoma ameloblástico** (ou **odontogênico**).

Tratamento e prognóstico

Uma vez que o diagnóstico de fibrossarcoma ameloblástico tenha sido confirmado, a excisão cirúrgica radical parece ser o tratamento de escolha. A curetagem ou a excisão local costuma ser seguida de rápida recidiva local. O tumor é localmente agressivo e infiltra o osso e os tecidos moles adjacentes.

O prognóstico a longo prazo é difícil de ser determinado devido aos poucos casos descritos com acompanhamento adequado, com as melhores estimativas sugerindo que 20% desses pacientes irão sucumbir ao seu tumor. A maioria das mortes resulta da falta de controle da doença local, sendo o tumor metastático documentado em apenas 4 de 54 casos avaliáveis.

◆ ODONTOAMELOBLASTOMA

O **odontoameloblastoma** é um tumor odontogênico extremamente raro que contém um componente ameloblastomatoso e elementos semelhantes ao odontoma. Menos de 20 casos foram relatados com documentação suficiente para confirmar seu diagnóstico e o odontoameloblastoma, como uma entidade, foi formalmente eliminado da Classificação da OMS de Tumores de Cabeça e Pescoço a partir de 2017.

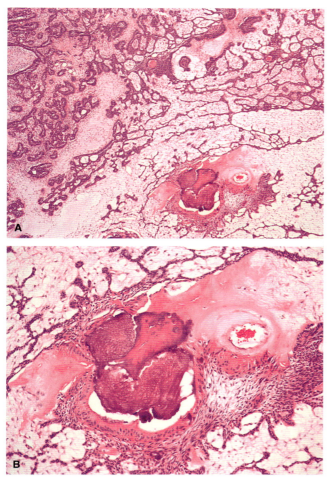

Figura 15.109 Fibro-odontoma ameloblástico. A. O componente de tecido mole do tumor é indistinguível de um fibroma ameloblástico. **B.** Formação de estruturas dentárias desorganizadas pode ser vista.

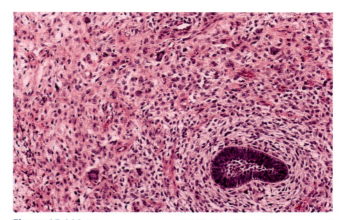

Figura 15.111 Fibrossarcoma ameloblástico. O tecido mesenquimal celular apresenta células hipercromáticas e atípicas. Uma pequena ilha de epitélio ameloblástico está presente.

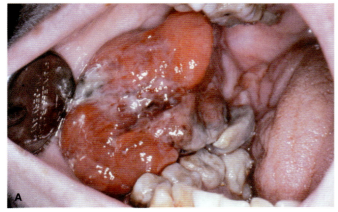
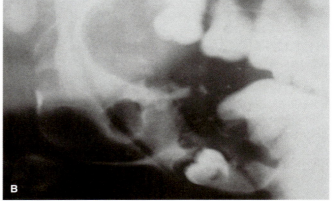

Figura 15.110 Fibrossarcoma ameloblástico. A. Uma mulher de 21 anos se queixou de assimetria facial e de recente aumento de tamanho de massa mandibular que já estava presente há alguns anos. **B.** A radiografia da mesma paciente. Note a destruição lítica da mandíbula na região posterior. (Cortesia do Dr. Sam McKenna.)

Esse tumor era antes conhecido como *odontoma ameloblástico* e era confundido com a lesão mais comum (apesar de ainda assim ser relativamente rara) atualmente designada como **fibro-odontoma ameloblástico**. Como o comportamento clínico desses dois tumores é bem diferente, eles devem ser diferenciados um do outro. Essa neoplasia também é em geral confundida com um odontoma que está em seus estágios iniciais de desenvolvimento. Alguns pesquisadores acreditam que essa lesão represente simplesmente um ameloblastoma que se desenvolveu em conjunto com um odontoma, sendo as duas lesões não relacionadas.

Características clínicas e radiográficas

Devido à raridade dos odontoameloblastomas, há pouca informação confiável disponível. A lesão parece ocorrer com mais frequência em pacientes jovens, e tanto a maxila quanto a mandíbula podem ser acometidas. Há possibilidade de dor, atraso na erupção dentária e expansão do osso afetado.

Radiograficamente, o tumor exibe uma imagem radiolucente que contém estruturas calcificadas. Elas podem apresentar a radiodensidade das estruturas dentárias e podem lembrar dentes em miniatura, ou ocorrer na forma de grandes aumentos de volume de material calcificado similar ao odontoma complexo.

Características histopatológicas

As características histopatológicas do odontoameloblastoma são complexas. A porção de epitélio tumoral em proliferação apresenta características de um **ameloblastoma**, mais frequentemente do padrão plexiforme ou folicular. O componente ameloblástico está entremeado com tecido dentário imaturo ou mais maduro, na forma de dentes rudimentares em desenvolvimento, o que é similar ao aspecto do **odontoma composto**, ou aumentos de volume compostos por conglomerados de esmalte, dentina e cemento, como observado no **odontoma complexo**.

Tratamento e prognóstico

Múltiplas recidivas do odontoameloblastoma foram descritas após curetagem local, e parece que esse tumor apresenta o mesmo potencial biológico que o ameloblastoma. Convém tratar os pacientes que apresentam essa lesão da mesma forma que aqueles que apresentam um ameloblastoma. Contudo, não há dados válidos sobre o prognóstico a longo prazo.

◆ ODONTOMA

Os **odontomas** são os tipos mais comuns de tumores odontogênicos. Sua prevalência excede a de todos os outros tumores odontogênicos combinados. Os odontomas são considerados como distúrbios de desenvolvimento (**hamartomas**), em vez de neoplasias verdadeiras. Quando totalmente desenvolvidos, os odontomas consistem principalmente em esmalte e dentina, com quantidades variáveis de polpa e cemento. Nos estágios iniciais do desenvolvimento, estão presentes quantidades variáveis de epitélio odontogênico em proliferação e mesênquima.

Os odontomas são ainda subdivididos em tipo composto e tipo complexo. O **odontoma composto** é formado por múltiplas estruturas pequenas, semelhantes a dentes. O **odontoma complexo** consiste em massa amorfa de esmalte e dentina, que não exibe qualquer semelhança anatômica com um dente. Na maioria dos casos, os odontomas compostos são diagnosticados com maior frequência que os odontomas complexos, e é possível que alguns odontomas compostos não sejam submetidos a exame microscópico, porque o clínico se sente confiante com o diagnóstico clínico e radiográfico. Ocasionalmente, essas lesões podem exibir características tanto do odontoma composto quanto do complexo.

Características clínicas e radiográficas

A maioria dos odontomas é detectada durante as duas primeiras décadas de vida e a idade média no momento do diagnóstico é de 14 anos. A maioria dessas lesões é completamente assintomática, sendo descobertas durante o exame radiográfico de rotina ou quando são realizadas radiografias para determinar o motivo pelo qual um dente ainda não erupcionou. Os odontomas são lesões relativamente pequenas, sendo raro excederem o tamanho de um dente da região onde eles estão localizados. Entretanto, odontomas maiores, de até 6 cm ou mais de diâmetro, são por vezes observados. Esse odontomas maiores podem levar à expansão dos ossos gnáticos.

Os odontomas ocorrem com mais frequência na maxila que na mandíbula. Apesar de os odontomas compostos e complexos poderem ser encontrados em qualquer sítio, o tipo composto é em geral mais observado na região anterior da maxila; odontomas complexos ocorrem mais na região de molares de qualquer um dos ossos gnáticos. Por vezes, um odontoma pode se desenvolver por completo dentro dos tecidos moles gengivais.

Radiograficamente, o **odontoma composto** aparece como uma coleção de estruturas semelhantes a dentes de variados tamanhos e formas, cercados por uma delgada zona radiolucente (Figuras 15.112 e 15.113). O **odontoma complexo** aparece como massa calcificada com a radiodensidade da estrutura dentária, que também está cercada por uma delgada margem radiolucente. Um dente não erupcionado em geral se mostra associado ao odontoma, evitando a erupção desse dente (Figura 15.114). Alguns odontomas pequenos podem estar presentes entre as raízes de um dente erupcionado e não estão associados a alterações na erupção. Os achados radiográficos costumam ser diagnósticos e o odontoma composto raramente é confundido com outra lesão.

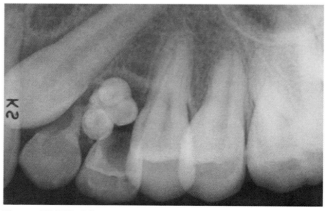

Figura 15.112 Odontoma composto. Um pequeno grupamento de estruturas semelhantes a dentes impede a erupção do canino superior. (Cortesia do Dr. Robert J. Powers.)

CAPÍTULO 15 Cistos e Tumores Odontogênicos 713

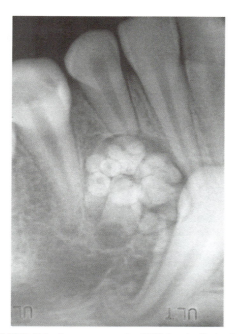

Figura 15.113 **Odontoma composto.** Múltiplos dentículos impedindo a erupção do canino inferior. (Cortesia do Dr. Brent Bernard.)

Um odontoma em formação pode mostrar pouca evidência de calcificação e aparecer com uma lesão radiolucente circunscrita. Um odontoma complexo, entretanto, pode ser confundido nas radiografias com um osteoma ou alguma outra lesão óssea altamente calcificada.

Características histopatológicas

O odontoma composto consiste em múltiplas estruturas lembrando pequenos dentes unirradiculares, contidos em matriz fibrosa frouxa (Figura 15.115). As estruturas representadas por esmalte maduro das estruturas semelhantes a dente se perdem durante a descalcificação para preparação dos cortes microscópicos, mas quantidades variáveis de matriz de esmalte estão em geral presentes. O tecido pulpar pode ser observado na porção coronal e radicular das estruturas semelhantes a dentes. Em pacientes que apresentam um odontoma em desenvolvimento, há estruturas que lembram os germes dentários.

Os odontomas complexos consistem, em grande parte, em dentina tubular madura. Essa dentina envolve fendas ou estruturas ocas circulares que costumam conter o esmalte maduro que foi removido durante a descalcificação. Os espaços podem conter quantidades pequenas de matriz de esmalte ou esmalte imaturo (Figura 15.116). Pequenas ilhas de células fantasma

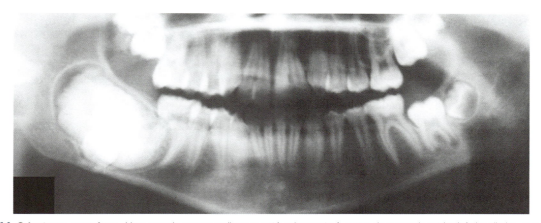

Figura 15.114 **Odontoma complexo.** Uma grande massa radiopaca está sobreposta à coroa do segundo molar inferior direito, que foi deslocado para a margem inferior da borda da mandíbula.

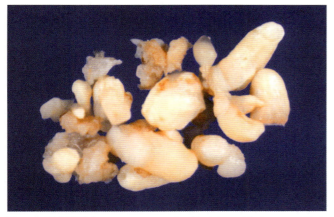

Figura 15.115 **Odontoma composto.** Espécime cirúrgico consistindo em mais de 20 estruturas semelhantes a dentes malformados.

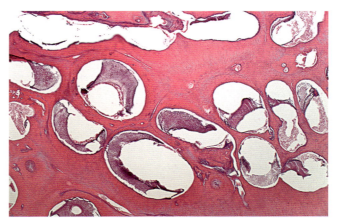

Figura 15.116 **Odontoma complexo.** Esse corte histológico descalcificado mostra massa desorganizada de dentina misturada com pequenos grupamentos de matriz de esmalte.

epiteliais eosinofílicas existem em cerca de 20% dos odontomas complexos. Elas podem representar remanescentes do epitélio odontogênico que sofreu queratinização e morte celular devido à anoxia local. Em geral, há uma delgada camada de cemento na periferia do aumento de volume. Ocasionalmente, um cisto dentígero pode surgir do revestimento epitelial da cápsula fibrosa de um odontoma complexo.

Tratamento e prognóstico

Os odontomas são tratados por excisão local simples e o prognóstico é excelente.

◆ TUMOR ODONTOGÊNICO PRIMORDIAL

O **tumor odontogênico primordial** é a adição mais recente ao espectro de neoplasias odontogênicas, sendo identificado pela primeira vez como uma entidade distinta em 2014. Anteriormente, essas lesões raras eram categorizadas como um exemplo incomum de fibroma ameloblástico, mixoma ou fibroma odontogênico central. À medida que mais casos foram documentados ao longo dos anos, ficou evidente que este tumor era único e merecia ser reconhecido por si próprio.

Características clínicas e radiográficas

O tumor odontogênico primordial geralmente afeta pacientes na primeira ou segunda década de vida, apresentando-se como um aumento de volume firme e indolor na região posterior da mandíbula, ou menos comumente, na maxila. Radiograficamente, a lesão aparece como uma área radiolucente expansiva, unilocular ou bilocular, bem delimitada, associada à coroa de um dente posterior (Figura 15.117), embora às vezes o dente pareça estar completamente contido dentro da lesão. Os terceiros molares e molares decíduos são afetados com mais frequência. Alguns desses tumores atingem tamanho significativo, com a maior dimensão variando de 1,5 a 9,0 cm.

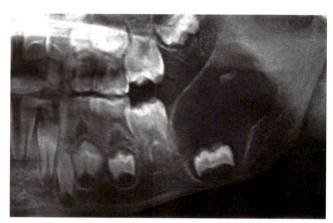

Figura 15.117 Tumor odontogênico primordial. Radiografia panorâmica mostrando uma grande área radiolucente bem delimitada envolvendo o ramo e a região posterior esquerda da mandíbula. O segundo molar em desenvolvimento está deslocado inferiormente, e uma opacidade tênue representa o terceiro molar em desenvolvimento, deslocado superiormente. (Cortesia da Dra. Amy Bogardus.)

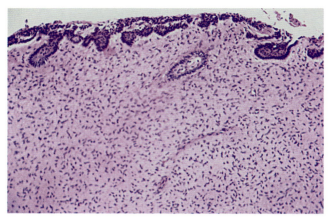

Figura 15.118 Tumor odontogênico primordial. Lençóis de células fusiformes uniformes, semelhantes à papila dental, são revestidos por uma fina camada de epitélio odontogênico que se assemelha ao epitélio interno do esmalte. (Cortesia da Dra. Amy Bogardus.)

Características histopatológicas

Microscopicamente, o tumor odontogênico primordial geralmente é encapsulado, e a maior parte da lesão consiste em lençóis de tecido ectomesenquimal de mixoide a celular que frequentemente têm uma periferia lobulada ou ondulada. A borda do tumor é revestida por uma fina camada de epitélio cuboidal a colunar que se assemelha ao epitélio interno do esmalte de um dente em desenvolvimento (Figura 15.118). A diferenciação semelhante a retículo estrelado adjacente ao epitélio colunar foi descrita em metade dos casos relatados. Em algumas instâncias, esse epitélio pode ser um pouco mais proeminente, mergulhando entre os lóbulos ectomesenquimais do tumor. Ocasionalmente, tecido mineralizado eosinofílico, descrito como "semelhante a esmalte" em aparência, é identificado na lesão, assim como calcificações basofílicas que se assemelham à matriz do esmalte.

Tratamento e prognóstico

A enucleação ou excisão conservadora, incluindo o dente envolvido, tem sido o tratamento de escolha, e isso parece ser curativo, apesar do tamanho relativamente grande de alguns tumores odontogênicos primordiais. Até o momento, dos 24 casos relatados deste tumor, apenas um apresentou recorrência.

TUMORES DO ECTOMESÊNQUIMA ODONTOGÊNICO

◆ FIBROMA ODONTOGÊNICO CENTRAL

O **fibroma odontogênico central** é uma lesão incomum e bastante controversa. Foram descritos cerca de 235 casos. Antigamente, alguns patologistas orais e maxilofaciais denominavam os aumentos de volume fibrosos sólidos, que quase sempre estavam associados à coroa de um dente não erupcionado, como *fibromas odontogênicos*. A maioria dos patologistas orais e maxilofaciais, hoje em dia, considera tais lesões como representando apenas folículos dentários hiperplásicos, sendo que não deveriam ser consideradas como neoplasias.

Características clínicas e radiográficas

Os fibromas odontogênicos foram relatados em pacientes cujas idades variavam de 3 a 77 anos (média de idade, 33 anos). Desses casos relatados na literatura, uma proporção de 1,35:1,0 entre mulheres e homens foi observada, indicando uma forte predileção pelo sexo feminino. A maxila e a mandíbula são acometidas quase igualmente, com a maioria das lesão maxilares localizadas em região anterior ao primeiro molar (Figura 15.119). Entretanto, na mandíbula, cerca de metade dos tumores se localizam posteriormente ao primeiro molar. Uma revisão sistemática de fibromas odontogênicos relatados na literatura descobriu que aproximadamente 5% estão associados a um dente não irrompido. Fibromas odontogênicos menores em geral são assintomáticos por completo; lesões maiores podem estar associadas à expansão óssea localizada ou à mobilidade dental. O curioso é que a mucosa palatina que recobre o tumor, às vezes, pode apresentar um defeito ou sulco.

Radiograficamente, os pequenos fibromas odontogênicos tendem a ser lesões bem definidas, uniloculares, radiolucente, em geral associadas à região perirradicular de dentes erupcionados (Figura 15.120). Lesões maiores tendem a apresentar imagens radiolucentes multiloculares. Muitas lesões apresentam margem cortical. A reabsorção radicular de um dente associado é comum e as lesões localizadas entre os dentes frequentemente causam divergência de suas raízes. Em torno de 12% dos fibromas odontogênicos centrais exibem flocos radiopacos dentro da lesão.

Características histopatológicas

As lesões descritas como fibroma odontogênico central mostram considerável diversidade histopatológica, o que, no passado, levou alguns autores a descreverem dois tipos distintos, apesar de esse conceito ter sido questionado. O chamado fibroma odontogênico do tipo simples é raro, sendo composto por fibroblastos estrelários, frequentemente arranjados em um padrão espiralado, com finas fibrilas colágenas e considerável substância amorfa (Figura 15.121). Pequenos focos de restos epiteliais odontogênicos podem estar presentes. Lesões colágenas de células fusiformes que não apresentam restos epiteliais podem representar outras entidades, tais como fibroma desmoplásico, miofibroma ou neurofibroma. Ocasionais focos de calcificação distrófica podem ser observados.

Os fibromas odontogênicos ricos em epitélio (às vezes chamados de fibromas odontogênicos tipo OMS) são mais comuns e têm um padrão mais complexo, que consiste em um tecido conjuntivo fibroso razoavelmente celular com fibras colágenas arranjadas em feixes entrelaçados. O epitélio odontogênico, na forma de longos cordões ou de ninhos isolados, está presente por toda a lesão e pode ser um componente proeminente (Figura 15.122). O componente fibroso pode variar de mixoide até densamente hialinizado.

As calcificações compostas de material semelhante a cemento ou dentinoide estão presentes em alguns casos. Depósitos focais de ODAM, que representam uma forma de amiloide, foram descritos em alguns fibromas odontogênicos centrais,

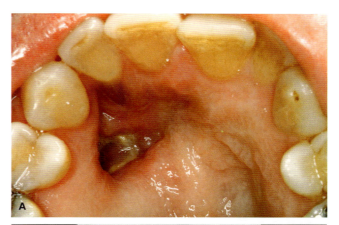

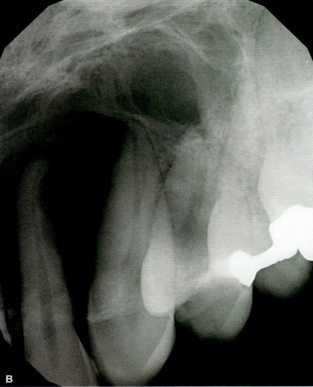

Figura 15.120 Fibroma odontogênico. A. Imagem clínica mostrando um sulco ou defeito na mucosa palatina, uma característica que tem sido descrita nas lesões maxilares. **B.** Radiografia deste paciente, demonstrando uma lesão radiolucente multilocular na região anterior da maxila. (Cortesia do Dr. Greg Adams.)

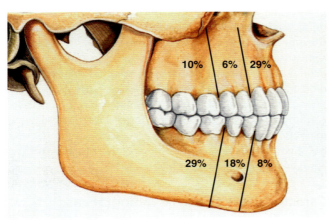

Figura 15.119 Fibroma odontogênico. Distribuição relativa do fibroma odontogênico nos ossos gnáticos.

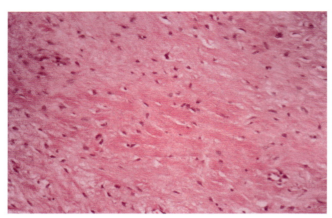

Figura 15.121 Fibroma odontogênico. Fibroma odontogênico tipo simples demonstrando fibroblastos dispersos dentro de um fundo colagenoso. Não foram encontrados restos epiteliais em múltiplas secções deste tumor.

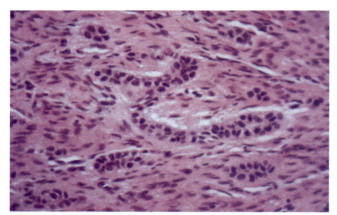

Figura 15.122 Fibroma odontogênico. Variante rica em epitélio mostrando uma proliferação fibroblástica celular contendo cordões estreitos de epitélio odontogênico.

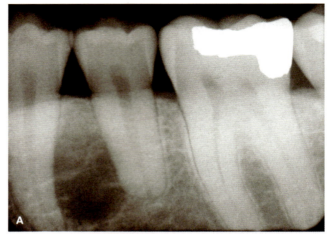

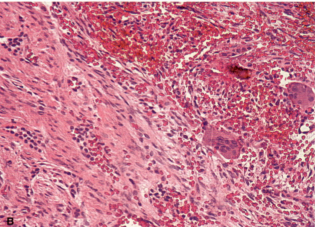

Figura 15.123 Fibroma odontogênico associado a lesão de células gigantes. A. Lesão radiolucente unilocular entre os pré-molares inferiores esquerdos. **B.** O exame microscópico revelou dois padrões distintos. À esquerda, podem ser observados cordões de epitélio odontogênico em meio a um fundo fibroso, condizente com o fibroma odontogênico. As características típicas da lesão central de células gigantes estão presentes no lado direito do campo.

e células de Langerhans são frequentemente identificadas nessas lesões também. Não se pode excluir a possibilidade de que algumas dessas lesões tenham sido relatadas como tumores odontogênicos epiteliais calcificantes ricos em células de Langerhans, não calcificantes. Aproximadamente 40 casos de fibroma odontogênico central associados a componente similar à **lesão de células gigantes** foram relatados desde 1992 (Figura 15.123). Parece ser improvável que esse processo represente um tumor de colisão com a ocorrência sincronizada de um fibroma odontogênico e uma lesão de células gigantes. Várias destas lesões recidivaram, e a recidiva exibe ambos os componentes. Permanece sem esclarecimento se o fibroma odontogênico de alguma maneira induz a formação de células gigantes nesses pacientes, uma lesão de células gigantes provoca a formação de um fibroma odontogênico ou trata-se de uma lesão distinta bifásica.

Tratamento e prognóstico

Os fibromas odontogênicos normalmente são tratados por enucleação e curetagem vigorosa. Apesar de o tumor não apresentar uma cápsula definida, parece exibir um potencial de crescimento limitado, principalmente nas regiões anteriores dos ossos gnáticos. Algumas recidivas foram documentadas, mas o prognóstico é muito bom.

◆ FIBROMA ODONTOGÊNICO PERIFÉRICO

O **fibroma odontogênico periférico** é relativamente incomum, sendo considerado a contraparte nos tecidos moles do **fibroma odontogênico central** (**intraósseo**). No passado, alguns autores denominaram lesões similares clínica e histopatologicamente como **hamartoma epitelial odontogênico** ou como **dentinoma fibroameloblástico periférico**. Parece provável que todos esses termos se refiram a uma mesma lesão, e o fibroma odontogênico periférico parece ser a designação mais apropriada. Algumas séries dessa lesão foram descritas nas duas últimas décadas, perfazendo um número total de aproximadamente 420 casos na literatura.

Características clínicas e radiográficas

O fibroma odontogênico periférico se apresenta como um aumento de volume gengival séssil, firme e de crescimento lento, recoberto

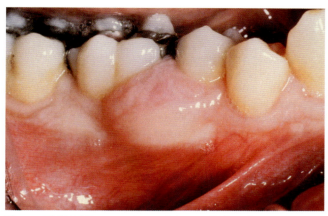

Figura 15.124 Fibroma odontogênico periférico. Este aumento de volume séssil não pode ser distinguido clinicamente do fibroma ossificante periférico comum. (Cortesia do Dr. Jerry Stovall.)

por mucosa de aparência normal (Figura 15.124). Raramente, lesões multifocais ou difusas têm sido descritas. Pelo aspecto clínico, o fibroma odontogênico periférico não pode ser distinguido de outras lesões gengivais fibrosas mais comuns (ver Capítulo 12). A lesão é com mais frequência encontrada na gengiva vestibular da mandíbula. A maioria das lesões mede de 0,5 a 1,5 cm de diâmetro e pode causar deslocamento dos dentes. Os fibromas odontogênicos periféricos foram relatados em pacientes com grande variação de idade, com a maioria sendo identificada da segunda à quarta década de vida.

Estudos radiográficos demonstram um aumento de volume de tecido mole que, em alguns casos, mostra áreas de calcificação. A lesão, contudo, não envolve o osso subjacente, embora por vezes o aspecto de reabsorção em "forma de taça" seja notado. Raramente a reabsorção causada pelo tumor, afetando tanto a raiz quanto a coroa do dente adjacente, pode ser observada radiograficamente.

Características histopatológicas

O fibroma odontogênico periférico mostra características histopatológicas similares ao fibroma odontogênico central (tipo OMS). O tumor consiste em fascículos entrelaçados de tecido conjuntivo fibroso celularizado, que podem estar entremeados com áreas de tecido conjuntivo mixoide, menos celularizado. Uma alteração de células granulares tem sido identificada raramente no componente de tecido conjuntivo, e regiões semelhantes a lesão de células gigantes foram descritas em algumas poucas lesões. Ilhas ou cordões de epitélio odontogênico estão dispersos por todo o tecido conjuntivo. Eles podem ser proeminentes ou escassos. As células epiteliais podem mostrar vacuolização. Dentina displásica, calcificações amorfas ovoides semelhantes a cemento e trabéculas de osteoide também podem estar presentes.

Tratamento e prognóstico

O fibroma odontogênico periférico é tratado por meio de excisão cirúrgica local e o prognóstico é bom. Contudo, a recidiva dessa lesão já foi documentada; portanto, o paciente e o clínico devem estar atentos a essa possibilidade.

◆ TUMOR ODONTOGÊNICO DE CÉLULAS GRANULARES (FIBROMA ODONTOGÊNICO DE CÉLULAS GRANULARES)

O raro **tumor odontogênico de células granulares** foi descrito inicialmente como "fibroma ameloblástico de células granulares". Posteriormente, foi designado como fibroma odontogênico de células granulares, embora os autores prefiram o termo mais neutro **tumor odontogênico de células granulares**. Aproximadamente 40 casos dessa neoplasia incomum foram relatados.

Características clínicas e radiográficas

Os pacientes com tumores odontogênicos de células granulares são todos adultos no momento do diagnóstico, com mais da metade deles com idade superior a 40 anos. Acima de 70% dos casos se desenvolveram em mulheres. O tumor ocorre particularmente na mandíbula e com mais frequência na região de molares e pré-molares. Algumas lesões são completamente assintomáticas; outras se apresentam como uma expansão indolor localizada na região afetada. Alguns casos de tumor odontogênico de células granulares também foram descritos nos tecidos moles gengivais.

Radiograficamente, a lesão se apresenta como uma imagem radiolucente bem delimitada, que pode ser unilocular ou multilocular e por vezes exibe pequenas calcificações (Figura 15.125).

Características histopatológicas

O tumor odontogênico de células granulares é composto por grandes células granulares eosinofílicas, que se assemelham muito às células granulares vistas no tumor de células granulares dos tecidos moles (ver Capítulo 12), ou ainda as células granulares vistas na variante de células granulares do ameloblastoma (ver anteriormente). Cordões delgados ou pequenas ilhas de epitélio odontogênico estão dispersos entre as células granulares (Figura 15.126). Pequenas calcificações semelhantes a cemento ou calcificações distróficas associadas às células granulares foram observadas em algumas lesões.

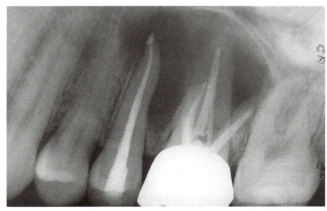

Figura 15.125 Fibroma odontogênico periférico. Lesão radiolucente envolvendo a região periapical de dentes superiores com tratamento endodôntico. (Cortesia do Dr. Steve Ferry.)

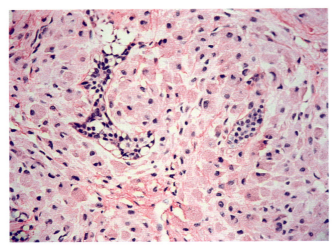

Figura 15.126 Fibroma odontogênico periférico. Lençóis de grandes células mesenquimais granulares com pequenos ninhos de epitélio odontogênico.

A natureza das células granulares é controversa. Estudos ultraestruturais revelaram características das células mesenquimais, e os corpúsculos compatíveis com as estruturas lisossômicas foram identificados dentro do citoplasma das células lesionais. À análise imuno-histoquímica, as células granulares do tumor odontogênico de células granulares não são reativas com anticorpos dirigidos contra a proteína S-100, em contraste com a reatividade positiva para S-100 do tumor de células granulares.

Tratamento e prognóstico

O fibroma odontogênico de células granulares parece ser completamente benigno na maioria dos casos e responde bem à curetagem. Somente uma recidiva foi documentada e apenas um único exemplo de fibroma odontogênico de células granulares maligno foi relatado.

◆ MIXOMA ODONTOGÊNICO

Acredita-se que os **mixomas** dos ossos gnáticos se originem do ectomesênquima odontogênico. Eles exibem uma grande semelhança microscópica com a porção mesenquimal de um dente em desenvolvimento. Antigamente, alguns pesquisadores costumavam fazer uma distinção entre os **mixomas odontogênicos** (derivados dos mesênquima odontogênico) e o **mixoma osteogênico** (presumidamente derivado de tecido ósseo primitivo). Contudo, a maioria das autoridades na prática da patologia ortopédica não aceita que os mixomas ocorram no esqueleto extragnático, e todos os mixomas dos ossos gnáticos são atualmente considerados como sendo de origem odontogênica.

Características clínicas e radiográficas

Os mixomas são predominantemente encontrados em adultos jovens, mas podem ocorrer em um grupo com ampla faixa etária. A idade média para os pacientes com mixoma é de 25 a 30 anos. Revisões sistemáticas recentes da literatura sugerem uma leve predileção pelo sexo feminino. O tumor pode ser encontrado em praticamente qualquer região dos ossos gnáticos, e a mandíbula é acometida de modo mais comum que a maxila (Figura 15.127). Lesões menores podem ser assintomáticas e são descobertas apenas durante um exame radiográfico de rotina. Lesões maiores estão associadas à expansão indolor do osso envolvido. Em alguns casos, o crescimento clínico do tumor pode ser rápido, o que provavelmente está relacionado ao acúmulo de substância fundamental mixoide no tumor.

Radiograficamente, o mixoma se apresenta como uma lesão radiolucente uni ou multilocular, que pode deslocar ou causar a reabsorção dos dentes na região do tumor (Figura 15.128). As margens da lesão são em geral irregulares ou festonadas. A imagem radiolucente pode conter trabéculas delgadas insignificantes de osso residual, que frequentemente se arranjam em ângulos retos umas com as outras (Figura 15.129). Grandes mixomas da mandíbula podem apresentar o padrão radiolucente em "bolhas de sabão", que é indistinguível daquele observado nos ameloblastomas (Figura 15.130). Além disso, alguns mixomas

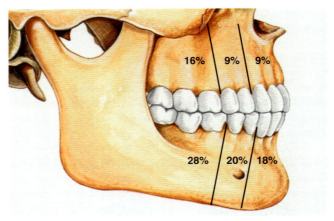

Figura 15.127 Mixoma odontogênico. Distribuição relativa do mixoma odontogênico nos ossos gnáticos.

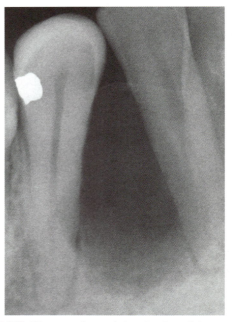

Figura 15.128 Mixoma odontogênico. Lesão radiolucente unilocular entre o incisivo lateral e o canino inferior.

odontogênicos grandes foram relatados como tendo uma aparência radiográfica de "raios de sol", que imita radiograficamente um osteossarcoma.

Características histopatológicas

No momento da cirurgia ou do exame macroscópico do espécime, a estrutura gelatinosa e frouxa do mixoma é óbvia (Figura 15.131). Microscopicamente, o tumor é composto por células casualmente arranjadas de formato estrelário, fusiforme ou arredondado, em um estroma abundante, frouxo e mixoide, que contém somente algumas fibrilas colágenas (Figura 15.132). Estudos histoquímicos mostram que a substância fundamental é composta por glicosaminoglicanos, principalmente o ácido hialurônico e o sulfato de condroitina. Ao exame imuno-histoquímico, as células do mixoma mostram imunorreatividade difusa para os anticorpos contra vimentina, e alguns casos têm reatividade focal para actina músculo-específica. Pequenas ilhas de restos epiteliais odontogênicos de aspecto inativo podem ser evidenciadas dispersas na substância fundamental mixoide. Esses restos epiteliais não são necessários para o diagnóstico e não são encontrados na maioria dos casos. Em alguns pacientes, o tumor pode apresentar uma tendência maior à formação de fibras colágenas; tais lesões são, por vezes, designadas como **fibromixomas** ou **mixofibromas**. Não há evidências de que as variantes mais colagenizadas mereçam consideração à parte, apesar de alguns estudiosos terem sugerido que elas possam representar parte de um espectro que inclui o fibroma odontogênico central em outro extremo. Os mixomas podem raramente exibir calcificações similares a cemento.

Um mixoma pode ser confundido microscopicamente com outras neoplasias mixoides dos ossos gnáticos, tais como o raro fibroma condromixoide (ver Capítulo 14) ou o neurofibroma mixoide (ver Capítulo 12). O fibroma condromixoide deve exibir áreas de diferenciação cartilaginosa, enquanto o neurofibroma mixoide tende a apresentar áreas nas quais a células neoplásicas estão dispostas em fascículos vagos, assim como células dispersas que são positivas para anticorpos contra a proteína S-100. Alterações mixoides em um folículo dentário aumentado ou a papila dentária de um dente em desenvolvimento podem ser microscopicamente semelhantes a um mixoma. Contudo, a avaliação das características clínicas e radiográficas prevenirá o diagnóstico exagerado dessas lesões como mixomas.

Outro tumor que deve ser considerado no diagnóstico diferencial histopatológico é o mixoma sinusal, uma lesão que foi reconhecida apenas nas últimas duas décadas. Esta lesão geralmente se desenvolve nos primeiros 2 anos de vida, apresentando-se como um aumento de volume da maxila. Uma radiolucência unilocular ou multilocular é vista nos estudos de imagem. Microscopicamente, o tumor parece muito semelhante ao mixoma odontogênico; no entanto, alguns mixomas sinusais foram relatados como positivos para anticorpos direcionados contra β-catenina na imuno-histoquímica, ao contrário do mixoma odontogênico. Também deve ser observado que os mixomas odontogênicos são extremamente raros na primeira década de vida.

Tratamento e prognóstico

Pequenos mixomas são tratados, geralmente, por meio de curetagem; no entanto, reavaliação cuidadosa deve ser feita periodicamente durante pelo menos 5 anos. Para lesões maiores, ressecções mais extensas podem ser necessárias, uma vez que os mixomas não são encapsulados e tendem a infiltrar o osso adjacente. A remoção completa de um tumor com grandes dimensões por meio de curetagem geralmente é difícil de se conseguir; em

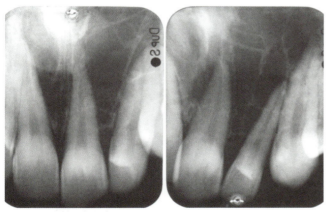

Figura 15.129 Mixoma odontogênico. Lesão radiolucente na maxila anterior mostrando finas trabéculas ósseas residuais formando ângulos retos umas com as outras (padrão em "degraus de escada").

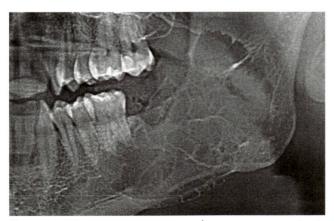

Figura 15.130 Mixoma odontogênico. Área radiolucente multilocular expansiva na região posterior da mandíbula. (Cortesia do Dr. Robert Pulliam).

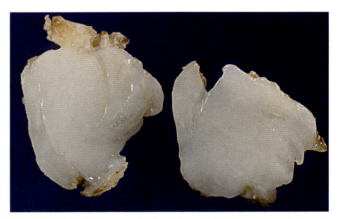

Figura 15.131 Mixoma odontogênico. Espécime macroscópico do caso mostrado na Figura 15.128, demonstrando uma massa branca gelatinosa.

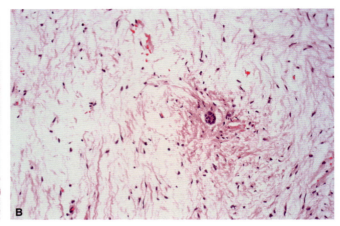

Figura 15.132 Mixoma odontogênico. A. Um tumor frouxo e mixomatoso pode ser visto preenchendo o espaço medular entre as trabéculas ósseas. **B.** Visão em maior aumento mostrando células fusiformes dispostas frouxamente e finas fibrilas de colágeno. Uma pequena ilhota de epitélio odontogênico é observada no centro da imagem.

particular, as lesões na região posterior da maxila deveriam ser tratadas mais agressivamente na maioria dos casos. Índices de recidiva em diversos estudos possuem média de aproximadamente 25%. A despeito das recorrências locais, o prognóstico no geral é bom, e metástases não ocorrem.

Em raros casos, o mixoma exibe, microscopicamente, marcante celularidade e atipia celular. Alguns autores têm designado estas lesões como *mixossarcomas* ou *mixomas odontogênicos malignos*. Estas lesões parecem ter um curso local mais agressivo que os mixomas comuns. Morte causada pelo envolvimento de estruturas vitais pelo tumor tem sido descrita, porém metástases a distância não foram relatadas.

◆ CEMENTOBLASTOMA ("CEMENTOMA VERDADEIRO")

Muitos patologistas orais e maxilofaciais consideram o **cementoblastoma** como um representante de tumor odontogênico. Contudo, outros patologistas afirmam que os aspectos histopatológicos dos cementoblastomas dos ossos gnáticos são idênticos àqueles do osteoblastoma, um tumor ósseo visto em ambos os esqueletos, extragnáticos e gnáticos. Os cementoblastomas são discutidos no Capítulo 14.

◆ BIBLIOGRAFIA

Cistos e tumores odontogênicos – referências gerais e classificação

Barnes L, Eveson JW, Reichart P, et al., editors: *World Health Organization classification of tumours: pathology and genetics of head and neck tumours*, Lyon, France, 2005, IARC Press.

El-Naggar AK, Chan JKC, Grandis JR, et al.: *WHO classification of head and neck tumours*, ed 4, Lyon, 2017, IARC, pp 204–260. Chapter 8.

WHO Classification of Tumours Editorial Board: Head and neck tumours [Internet; beta version ahead of print], In *WHO classification of tumours series*, ed 5, vol. 9, Lyon (France), 2022, International Agency for Research on Cancer. Available from: https://tumourclassification.iarc.who.int/chapters/52.

Johnson NR, Gannon OM, Savage NW, et al.: Frequency of odontogenic cysts and tumors: a systematic review, *J Investig Clin Dent* 5:9–14, 2014.

Jones AV, Craig GT, Franklin CD: Range and demographics of odontogenic cysts diagnosed in a UK population over a 30-year period, *J Oral Pathol Med* 35:500–507, 2006.

Philipsen HP, Reichart PA: The development and fate of epithelial residues after completion of the human odontogenesis with special reference to the origins of epithelial odontogenic neoplasms, hamartomas and cysts, *Oral Biosci Med* 1:171–179, 2004.

Sharifian MJ, Khalili M: Odontogenic cysts: a retrospective study of 1227 cases in an Iranian population from 1987 to 2007, *J Oral Sci* 53:361–367, 2011.

Shear M: Developmental odontogenic cysts: an update, *J Oral Pathol Med* 23:1–11, 1994.

Shear M, Speight P: *Cysts of the oral and maxillofacial regions*, ed 4, Oxford, 2007, Blackwell.

Cisto dentígero

Ackermann G, Cohen MA, Altini M: The paradental cyst: a clinicopathologic study of 50 cases, Oral Surg Oral Med Oral Pathol 64:308–312, 1987.

Austin RP, Nelson BL: Sine qua non: dentigerous cyst, *Head Neck Pathol* 15:1261–1264, 2021.

Benn A, Altini M: Dentigerous cysts of inflammatory origin: a clinicopathologic study, *Oral Surg Oral Med Oral Pathol Oral Radiol Endod* 81:203–209, 1996.

Craig GT: The paradental cyst: A specific inflammatory odontogenic cyst, *Br Dent J* 141:9–14, 1976.

Curran AE, Damm DD, Drummond JF: Pathologically significant pericoronal lesions in adults: histopathologic evaluation, *J Oral Maxillofac Surg* 60:613–617, 2002.

Daley TD, Wysocki GP: The small dentigerous cyst: a diagnostic dilemma, *Oral Surg Oral Med Oral Pathol Oral Radiol Endod* 79:77–81, 1995.

Delbem AC, Cunha RF, Afonso RL, et al.: Dentigerous cysts in primary dentition: report of 2 cases, *Pediatr Dent* 28:269–272, 2006.

Gorlin RJ: Potentialities of oral epithelium manifest by mandibular dentigerous cysts, *Oral Surg Oral Med Oral Pathol* 10:271–284, 1957.

Henien M, Sproat C, Kwok J, et al.: Coronectomy and dentigerous cysts: a review of 68 patients, *Oral Surg Oral Med Oral Pathol Oral Radiol* 123:670–674, 2017.

Lin HP, Wang YP, Chen HM, et al.: A clinicopathologic study of 338 dentigerous cysts, *J Oral Pathol Med* 42:462–467, 2013.

Lustmann L, Bodner L: Dentigerous cysts associated with supernumerary teeth, *Int J Oral Maxillofac Surg* 17:100–102, 1988.

Motamedi MHK, Talesh KT: Management of extensive dentigerouscysts, *Br Dent J* 198:203–206, 2005.

Narang RS, Manchanda AS, Arora P, et al.: Dentigerous cyst of inflammatory origin—a diagnostic dilemma, *Ann Diagn Pathol* 16:119–123, 2012.

Lin HP, Wang YP, Chen HM, et al.: A clinicopathologic study of 338 dentigerous cysts, *J Oral Pathol Med* 42:462–467, 2013.

Lustmann L, Bodner L: Dentigerous cysts associated with supernumerary teeth, *Int J Oral Maxillofac Surg* 17:100–102, 1988.

Motamedi MHK, Talesh KT: Management of extensive dentigerous cysts, *Br Dent J* 198:203–206, 2005.

Narang RS, Manchanda AS, Arora P, et al.: Dentigerous cyst of inflammatory origin—a diagnostic dilemma, *Ann Diagn Pathol* 16:119–123, 2012.

Qian WT, Ma ZG, Xie QY, et al.: Marsupialization facilitates eruption of dentigerous cyst-associated mandibular premolars in preadolescent patients, *J Oral Maxillofac Surg* 71:1825–1832, 2013.

Takeda Y, Oikawa Y, Furuya I, et al.: Mucous and ciliated cell metaplasia in epithelial linings of odontogenic inflammatory and developmental cysts, *J Oral Sci* 47:77–81, 2005.

Yao L, Xu X, Ren M, et al.: Inflammatory dentigerous cyst of mandibular first premolar associated with endodontically treated primary first molar: a rare case report, *Eur J Paediatr Dent* 16:201–204, 2015.

Zhang LL, Yang R, Zhang L, et al.: Dentigerous cyst: a retrospective clinicopathological analysis of 2082 dentigerous cysts in British Columbia, Canada, *Int J Oral Maxillofac Surg* 39:876–882, 2010.

Cisto de erupção

Aguiló L, Cibrián R, Bagán JV, et al.: Eruption cysts: retrospective clinical study of 36 cases, *ASDC J Dent Child* 65:102–106, 1998.

Bodner L, Goldstein J, Sarnat H: Eruption cysts: a clinical report of 24 new cases, *J Clin Pediatr Dent* 28:183–186, 2004.

Clark CA: A survey of eruption cysts in the newborn, *Oral Surg Oral Med Oral Pathol* 15:917, 1962.

Şen-Tunç E, Açikel H, Şaroglu-Sönmez I, et al.: Eruption cysts: a series of 66 cases with clinical features, *Med Oral Patol Oral Cir Bucal* 22:e228–e232, 2017.

Seward MH: Eruption cyst: an analysis of its clinical features, *J Oral Surg* 31:31–35, 1973.

Cisto primordial

Brannon RB: The odontogenic keratocyst—a clinicopathologic study of 312 cases. Part I: clinical features, *Oral Surg Oral Med Oral Pathol* 42:54–72, 1976.

Robinson HBG: Classification of cysts of the jaws, *Am J Orthod Oral Surg* 31:370–375, 1945.

Queratocisto

Ahlfors E, Larsson A, Sjögren S: The odontogenic keratocyst: a benign cystic tumor? *J Oral Maxillofac Surg* 42:10–19, 1984.

Agaram NP, Collins BM, Barnes L, et al.: Molecular analysis to demonstrate that odontogenic keratocysts are neoplastic, *Arch Pathol Lab Med* 128:313–317, 2004.

Barnes L, Eveson JW, Reichart P, et al, editors: *World Health Organization classification of tumours: pathology and genetics of head and neck tumours*, Lyon, France, 2005, IARC Press.

Brannon RB: The odontogenic keratocyst—a clinicopathologic study of 312 cases. Part I: clinical features, *Oral Surg Oral Med Oral Pathol* 42:54–72, 1976.

Brannon RB: The odontogenic keratocyst—a clinicopathologic study of 312 cases. Part II: histologic features, *Oral Surg Oral Med Oral Pathol* 43:233–255, 1977.

Brøndum N, Jensen VJ: Recurrence of keratocysts and decompression treatment: a long-term follow-up of forty-four cases, *Oral Surg Oral Med Oral Pathol* 72:265–269, 1991.

Chi AC, Owings JR, Muller S: Peripheral odontogenic keratocyst: report of two cases and review of the literature, *Oral Surg Oral Med Oral Pathol Oral Radiol Endod* 99:71–78, 2005.

Chrcanovic BR, Gomez RS: Recurrence probability for keratocystic odontogenic tumors: an analysis of 6247 cases, *J Craniomaxillofac Surg* 45:244–251, 2017.

Finkelstein MW, Hellstein JW, Lake KS, et al.: Keratocystic odontogenic tumor: a retrospective analysis of genetic, immunohistochemical and therapeutic features. Proposal of a multicenter clinical survey tool, *Oral Surg Oral Med Oral Pathol Oral Radiol* 116:75–83, 2013.

Fornatora ML, Reich RF, Chotkowski G, et al.: Odontogenic keratocyst with mural cartilaginous metaplasia: a case report and a review of the literature, *Oral Surg Oral Med Oral Pathol Oral Radiol Endod* 92:430–434, 2001.

Garlock JA, Pringle GA, Hicks ML: The odontogenic keratocyst: a potential endodontic misdiagnosis, *Oral Surg Oral Med Oral Pathol Oral Radiol Endod* 85:452–456, 1988.

Henley J, Summerlin D-J, Tomich C, et al.: Molecular evidence supporting the neoplastic nature of odontogenic keratocyst: a laser capture microdissection study of 15 cases, *Histopathology* 47:582–586, 2005.

Jackson IT, Potparic Z, Fasching M, et al.: Penetration of the skull base by dissecting keratocyst, *J Craniomaxillofac Surg* 21:319–325, 1993.

Kolokythas A, Fernandes RP, Pazoki A, et al.: Odontogenic keratocyst: to decompress or not to decompress? A comparative study of decompression and enucleation versus resection/peripheral ostectomy, *J Oral Maxillofac Surg* 65:640–644, 2007.

Kratochvil FJ, Brannon RB: Cartilage in the walls of odontogenic keratocysts, *J Oral Pathol Med* 22:282–285, 1993.

Kumchai H, Champion AF, Gates JC: Carcinomatous transformation of odontogenic keratocyst and primary intraosseous carcinoma: a systematic review and report of a case, *J Oral Maxillofac Surg* 79:1081.e1–1081.e9, 2021.

Li T-J: The odontogenic keratocyst: a cyst, or a cystic neoplasm? *J Dent Res* 90:133–142, 2011.

Meiselman F: Surgical management of the odontogenic keratocyst: conservative approach, *J Oral Maxillofac Surg* 52:960–963, 1994.

Morgan TA, Burton CC, Qian F: A retrospective review of treatment of the odontogenic keratocyst, *J Oral Maxillofac Surg* 63:635–639, 2005.

Neville BW, Damm DD, Brock TR: Odontogenic keratocysts of the midline maxillary region, *J Oral Maxillofac Surg* 55:340–344, 1997.

Pogrel MA, Jordan RCK: Marsupialization as a definitive treatment for the odontogenic keratocyst, *J Oral Maxillofac Surg* 62:651–655, 2004.

Preston RD, Narayana N: Peripheral odontogenic keratocyst, *J Periodontol* 76:2312–2315, 2005.

Rodu B, Tate AL, Martinez MG: The implications of inflammation in odontogenic keratocysts, *J Oral Pathol* 16:518–521, 1987.

Shear M: The aggressive nature of the odontogenic keratocyst: is it a benign cystic neoplasm? Part 1. Clinical and early experimental evidence of aggressive behavior, *Oral Oncol* 38:219–226, 2002.

Shear M: The aggressive nature of the odontogenic keratocyst: is it a benign cystic neoplasm? Part 2. Proliferation and genetic studies, *Oral Oncol* 38:323–331, 2002.

Shear M: The aggressive nature of the odontogenic keratocyst: is it a benign cystic neoplasm? Part 3. Immunocytochemistry of cytokeratin and other epithelial cell markers, *Oral Oncol* 38:407–415, 2002.

Slusarenko da Silva Y, Stoelinga PJW, Grillo R, et al.: Cyst or tumor? A systematic review and meta-analysis on the expression of p53 marker in odontogenic keratocysts, *J Craniomaxillofac Surg* 49:1101–1106, 2021.

Stojanov IJ, Schaefer IM, Menon RS, et al.: Biallelic PTCH1 inactivation is a dominant genomic change in sporadic keratocystic odontogenic tumors, *Am J Surg Pathol* 44:553–560, 2020.

Williams TP, Connor FA Jr: Surgical management of the odontogenic keratocyst: aggressive approach, *J Oral Maxillofac Surg* 52:964–966, 1994.

Zhang R, Yang J, Zhang J, et al.: Should the solid variant of odontogenic keratocyst and keratoameloblastoma be classified as the same entity? A clinicopathological analysis of nine cases and a review of the literature, *Pathology* 53:478–486, 2021.

Cisto odontogênico ortoqueratinizado

Chi AC, Neville BW, McDonald TA, et al.: Jaw cysts with sebaceous differentiation: report of 5 cases and a review of the literature, *J Oral Maxillofac Surg* 65:2568–2574, 2007.

Crane H, Da Forno P, Kyriakidou E, et al.: Multiple orthokeratinized odontogenic cysts: a report of two cases and review of the literature, *Head Neck Pathol* 14:381–385, 2020.

Dong Q, Pan S, Sun LS, et al.: Orthokeratinized odontogenic cyst: a clinicopathologic study of 61 cases, *Arch Pathol Lab Med* 134:271–275, 2010.

Li T-J, Kitano M, Chen X-M, et al.: Orthokeratinized odontogenic cyst: a clinicopathological and immunocytochemical study of 15 cases, *Histopathology* 32:242–251, 1998.

MacDonald-Jankowski DS: Orthokeratinized odontogenic cyst: a systemic review, *Dentomaxillofac Radiol* 39:455–467, 2010.

Oh KY, Kim JE, Cho SD, et al.: Orthokeratinized odontogenic cyst: a large series and comprehensive literature review with emphasis on synchronous multiple occurrence and neoplastic transformation, *Oral Surg Oral Med Oral Pathol Oral Radiol* 133:e72–e82, 2022.

Wright JM: The odontogenic keratocyst: orthokeratinized variant, *Oral Surg Oral Med Oral Pathol* 51:609–618, 1981.

Síndrome do carcinoma nevoide basocelular

Ally MS, Tang JY, Joseph T, et al.: The use of vismodegib to shrink keratocystic odontogenic tumors in patients with basal cell nevus syndrome, *JAMA Dermatol* 150:542–545, 2014.

Amlashi SFA, Riffaud L, Brassier G, et al.: Nevoid basal cell carcinoma syndrome: relation with desmoplastic medulloblastoma in infancy. A population-based study and review of the literature, *Cancer* 98:618–624, 2003.

Bree AF, Shah MR: BCNS Colloquium Group: consensus statement from the first international colloquium on basal cell nevus syndrome (BCNS), *Am J Med Genet A* 155:2091–2097, 2011.

Evans DG, Farndon PA, Adam MP, et al.: *Nevoid basal cell carcinoma syndrome*, In GeneReview® [Internet], Seattle (WA), 2002, University of Washington, Seattle. June 20 [Updated 2018 Mar 29], 1993–2022.

Goldstein AM, Pastakia B, DeGiovanna JJ, et al.: Clinical findings in two African-American families with the nevoid basal cell carcinoma syndrome (NBCC), *Am J Med Genet* 50:272–281, 1994.

Gorlin RJ: Nevoid basal cell carcinoma (Gorlin) syndrome, *Genet Med* 6:530–539, 2004.

Gorlin RJ, Goltz R: Multiple nevoid basal cell epithelioma, jaw cysts and bifid rib syndrome, *N Engl J Med* 262:908–914, 1960.

Gururangan S, Robinson G, Ellison DW, et al.: Gorlin syndrome and desmoplastic medulloblastoma: report of 3 cases with unfavorable clinical course and novel mutations, *Pediatr Blood Cancer* 62:1855–1858, 2015.

Karhade DS, Afshar S, Padwa BL: What is the prevalence of undiagnosed nevoid basal cell carcinoma syndrome in children with an odontogenic keratocyst? *J Oral Maxillofac Surg* 77:1389–1391, 2019.

Kimonis VE, Goldstein AM, Pastakia B, et al.: Clinical manifestations in 105 persons with nevoid basal cell carcinoma syndrome, *Am J Med Genet* 69:299–308, 1997.

Lam C, Ou JC, Billingsley EM: PTCH-ing it together: a basal cell nevus syndrome review, *Dermatol Surg* 39:1557–1572, 2013.

Lin MJ, Dubin DP, Khorasani H, et al.: Basal cell nevus syndrome: From DNA to therapeutics, *Clin Dermatol* 38:467–476, 2020.

Lo Muzio L, Staibano S, Pannone G, et al.: Expression of cell cycle and apoptosis-related proteins in sporadic odontogenic keratocysts and odontogenic keratocysts associated with the nevoid basal cell carcinoma syndrome, *J Dent Res* 78:1345–1353, 1999.

Shanley S, Ratcliffe J, Hockey A, et al.: Nevoid basal cell carcinoma syndrome: review of 118 affected individuals, *Am J Med Genet* 50:282–290, 1994.

Woolgar JA, Rippin JW, Browne RM: A comparative histologic study of odontogenic keratocysts in basal cell nevus syndrome and non-syndrome patients, *J Oral Pathol* 16:75–80, 1987.

Woolgar JA, Rippin JW, Browne RM: The odontogenic keratocyst and its occurrence in the nevoid basal cell carcinoma syndrome, *Oral Surg Oral Med Oral Pathol* 64:727–730, 1987.

Cisto gengival (alveolar) do recém-nascido

Bilodeau EA, Hunter KD: Odontogenic and developmental oral lesions in pediatric patients, *Head Neck Pathol* 15:71–84, 2021.

Cataldo E, Berkman M: Cysts of the oral mucosa in newborns, *Am J Dis Child* 116:44–48, 1968.

Fromm A: Epstein's pearls, Bohn's nodules and inclusion cysts of the oral cavity, *J Dent Child* 34:275–287, 1967.

Jorgenson RJ, Shapiro SD, Salinas CF, et al.: Intraoral findings and anomalies in neonates, *Pediatrics* 69:577–582, 1982.

Monteagudo B, Labandeira J, Cabanillas M, et al.: Prevalence of milia and palatal and gingival cysts in Spanish newborns, *Pediatr Dermatol* 29:301–305, 2012.

Paula JDR, Dezan CC, Frossard WTG, et al.: Oral and facial inclusion cysts in newborns, *J Clin Pediatr Dent* 31:127–129, 2006.

Cisto gengival do adulto

Bell RC, Chauvin PJ, Tyler MT: Gingival cyst of the adult: a review and report of eight cases, *J Can Dent Assoc* 63:533–535, 1997.

Breault LG, Billman MA, Lewis DM: Report of a gingival "surgical cyst" developing secondarily to a subepithelial connective tissue graft, *J Periodontol* 68:392–395, 1997.

Buchner A, Hansen LS: The histomorphologic spectrum of the gingival cyst in the adult, *Oral Surg Oral Med Oral Pathol* 48:532–539, 1979.

Chrcanovic BR, Gomez RS: Gingival cyst of the adult, lateral periodontal cyst, and botryoid odontogenic cyst: an updated systematic review, *Oral Dis* 25:26–33, 2019.

Giunta JL: Gingival cysts in the adult, *J Periodontol* 73:827–831, 2002.

Viveiros SK, Pinho RFC, Custódio M, et al.: A rare odontogenic cyst: gingival cyst of the adult. A series of 20 new cases from a single center, *J Craniomaxillofac Surg* 47:647–650, 2019.

Cisto periodontal lateral

Baker RD, D'Onofrio ED, Corio RL: Squamous-cell carcinoma arising in a lateral periodontal cyst, *Oral Surg Oral Med Oral Pathol* 47:495–499, 1979.

Carter LC, Carney YL, Perez-Pudlewski D: Lateral periodontal cyst: multifactorial analysis of a previously unreported series, *Oral Surg Oral Med Oral Pathol Oral Radiol Endod* 81:210–216, 1996.

Chrcanovic BR, Gomez RS: Gingival cyst of the adult, lateral periodontal cyst, and botryoid odontogenic cyst: an updated systematic review, *Oral Dis* 25:26–33, 2019.

Cohen D, Neville B, Damm D, et al.: The lateral periodontal cyst: a report of 37 cases, *J Periodontol* 55:230–234, 1984.

Deeb JG, Deeb GR, Schafer DR: Odontogenic keratocyst is frequently misdiagnosed for a lateral periodontal cyst in premolar and anterior tooth-bearing areas, *J Endod* 48:337–344, 2022.

Fantasia JE: Lateral periodontal cyst: an analysis of forty-six cases, *Oral Surg Oral Med Oral* Pathol 48:237–243, 1979.

Gurol M, Burkes EJ Jr, Jacoway J: Botryoid odontogenic cyst: analysis of 33 cases, *J Periodontol* 66:1069–1073, 1995.

Ramer M, Valauri D: Multicystic lateral periodontal cyst and botryoid odontogenic cyst: multifactorial analysis of previously unreported series and review of literature, *N Y State Dent J* 71:47–51, 2005.

Santos PP, Freitas VS, Freitas Rde A, et al.: Botryoid odontogenic cyst: a clinicopathologic study of 10 cases, *Ann Diagn Pathol* 15:221–224, 2011.

Siponen M, Neville BW, Damm DD, et al.: Multifocal lateral periodontal cysts: a report of 4 cases and review of the literature, *Oral Surg Oral Med Oral Pathol Oral Radiol Endod* 111:225–233, 2011.

Wysocki GP, Brannon RB, Gardner DG, et al.: Histogenesis of the lateral periodontal cyst and the gingival cyst of the adult, *Oral Surg Oral Med Oral Pathol* 50:327–334, 1980.

Cisto odontogênico calcificante

de Arruda JAA, Monteiro JLGC, Abreu LG, et al.: Calcifying odontogenic cyst, dentinogenic ghost cell tumor, and ghost cell odontogenic carcinoma: a systematic review, *J Oral Pathol Med* 47:721–730, 2018.

de Arruda JAA, Schuch LF, Abreu LG, et al.: A multicentre study of 268 cases of calcifying odontogenic cyst and a literature review, *Oral Dis* 24:1282–1293, 2018.

Buchner A, Akrish SJ, Vered M: Central dentinogenic ghost cell tumor: an update on a rare aggressive odontogenic tumor, *J Oral Maxillofac Surg* 74:307–314, 2016.

Ellis GL: Odontogenic ghost cell tumor, *Semin Diagn Pathol* 16:288–292, 1999.

Ellis GL, Shmookler BM: Aggressive (malignant?) epithelial odontogenic ghost cell tumor, *Oral Surg Oral Med Oral Pathol* 61:471–478, 1986.

Gomes CC, de Sousa SF, Gomez RS: Craniopharyngiomas and odontogenic tumors mimic normal odontogenesis and share genetic mutations, histopathologic features, and molecular pathways activation, *Oral Surg Oral Med Oral Pathol Oral Radiol* 127:231–236, 2019.

Gorlin RJ, Pindborg JJ, Clausen FP, et al.: The calcifying odontogenic cyst—a possible analogue to the cutaneous calcifying epithelioma of Malherbe: an analysis of fifteen cases, *Oral Surg Oral Med Oral Pathol* 15:1235–1243, 1962.

Hong SP, Ellis GL, Hartman KS: Calcifying odontogenic cyst: a review of ninety-two cases with reevaluation of their nature as cysts or neoplasms, the nature of the ghost cells and subclassification, *Oral Surg Oral Med Oral Pathol* 72:56–64, 1991.

Johnson A III, Fletcher M, Gold L, et al.: Calcifying odontogenic cyst: a clinicopathologic study of 57 cases with immunohistochemical evaluation for cytokeratin, *J Oral Maxillofac Surg* 55:679–683, 1997.

Ledesma-Montes C, Gorlin RJ, Shear M, et al.: International collaborative study on ghost cell odontogenic tumours: calcifying cystic odontogenic tumour, dentinogenic ghost cell tumour and ghost cell odontogenic carcinoma, *J Oral Pathol Med* 37:302–308, 2008.

Li T-J, Yu S-F: Clinicopathologic spectrum of the so-called calcifying odontogenic cysts: a study of 21 intraosseous cases with reconsideration of the terminology and classification, *Am J Surg Pathol* 27:372–384, 2003.

Lu Y, Mock D, Takata T, et al.: Odontogenic ghost cell carcinoma: report of four new cases and review of the literature, *J Oral Pathol Med* 28:323–329, 1999.

Ohata Y, Kayamori K, Yukimori A, et al.: A lesion categorized between ghost cell odontogenic carcinoma and dentinogenic ghost cell tumor with CTNNB1 mutation, *Pathol Int* 68:307–312, 2018.

Praetorius F, Hjørting-Hansen E, Gorlin RJ, et al.: Calcifying odontogenic cyst: range, variations and neoplastic potential, *Acta Odontol Scand* 39:227–240, 1981.

Sekine S, Sato S, Takata T, et al.: β-catenin mutations are frequent in calcifying odontogenic cysts, but rare in ameloblastomas, *Am J Surg Pathol* 163:1707–1712, 2003.

de Souza VG, de Pinho MP, Rozza-de-Menezes RE, et al.: Comparative analysis between dentinogenic ghost cell tumor and ghost cell odontogenic carcinoma: a systematic review, *Head Neck Pathol* 15:1265–1283, 2021.

Yoshida M, Kumamoto H, Ooya K, et al.: Histopathological and immunohistochemical analysis of calcifying odontogenic cysts, *J Oral Pathol Med* 30:582–588, 2001.

Cisto odontogênico glandular

Bishop JA, Yonescu R, Batista D, et al.: Glandular odontogenic cysts (GOCs) lack MAML2 rearrangements: a finding to discredit the putative nature of GOC as a precursor to central mucoepidermoid carcinoma, *Head Neck Pathol* 8:287–290, 2014.

Chrcanovic BR, Gomez RS: Glandular odontogenic cyst: an updated analysis of 169 cases reported in the literature, *Oral Dis* 24:717–724, 2018.

Fowler CB, Brannon RB, Kessler HP, et al.: Glandular odontogenic cyst: analysis of 46 cases with special emphasis on microscopic criteria for diagnosis, *Head Neck Pathol* 5:364–375, 2011.

Gardner DG, Kessler HP, Morency R, et al.: The glandular odontogenic cyst: an apparent entity, *J Oral Pathol* 17:359–366, 1988.

Kaplan I, Anavi Y, Hirshberg A: Glandular odontogenic cyst: a challenge in diagnosis and treatment, *Oral Dis* 14:575–581, 2008.

Kaplan I, Gal G, Anavi Y, et al.: Glandular odontogenic cyst: treatment and recurrence, *J Oral Maxillofac Surg* 63:435–441, 2005.

Nagasaki A, Ogawa I, Sato Y, et al.: Central mucoepidermoid carcinoma arising from glandular odontogenic cyst confirmed by analysis of MAML2 rearrangement: a case report, *Pathol Int* 68:31–35, 2018.

Nel C, Robinson L, RozaALOC, et al.: Clinical and radiologic spectrum of glandular odontogenic cysts: a multicenter study of 92 cases, *Oral Surg Oral Med Oral Pathol Oral Radiol* 133:593–603, 2022.

Shen J, Fan M, Chen X, et al.: Glandular odontogenic cyst in China: report of 12 cases and immunohistochemical study, *J Oral Pathol Med* 35:175–182, 2006.

Cisto da bifurcação vestibular

Ackermann G, Cohen MA, Altini M: The paradental cyst: a clinicopathologic study of 50 cases, *Oral Surg Oral Med Oral Pathol* 64:308–312, 1987.

David LA, Sàndor GKB, Stoneman DW: The buccal bifurcation cyst: is non-surgical treatment an option? *J Can Dent Assoc* 64:712–716, 1998.

Fowler CB, Brannon RB: The paradental cyst: a clinicopathologic study of six new cases and review of the literature, *J Oral Maxillofac Surg* 47:243–248, 1989.

Philipsen HP, Reichart PA, Ogawa I, et al.: The inflammatory paradental cyst: a critical review of 342 cases from a literature survey, including 17 new cases from the author's files, *J Oral Pathol Med* 33:147–155, 2004.

Pompura JR, Sàndor GKB, Stoneman DW: The buccal bifurcation cyst: a prospective study of treatment outcomes in 44 sites, *Oral Surg Oral Med Oral Pathol Oral Radiol Endod* 83:215–221, 1997.

Ruddocks LA, Fitzpatrick SG, Bhattacharyya I, et al.: Buccal bifurcation cyst: a case series and review of the literature, *JADA* 153:421–428, 2022.

Shohat I, Buchner A, Taicher S: Mandibular buccal bifurcation cyst: enucleation without extraction, *Int J Oral Maxillofac Surg* 32:610–613, 2003.

Stoneman DW, Worth HM: The mandibular infected buccal cyst-molar area, *Dent Radiogr Photogr* 56:1–14, 1983.

Carcinoma que se origina de cistos odontogênicos

Bodner L, Manor E, Shear M, et al.: Primary intraosseous squamous cell carcinoma arising in an odontogenic cyst—a clinicopathologic analysis of 116 reported cases, *J Oral Pathol Med* 40:733–738, 2011.

Chaisuparat R, Coletti D, Kolokythas A, et al.: Primary intraosseous odontogenic carcinoma arising in an odontogenic cyst or de novo: a clinicopathologic study of six new cases, *Oral Surg Oral Med Oral Pathol Oral Radiol Endod* 101:196–202, 2006.

Ghita I, Nagai MY, Lubek JE, et al.: Ghost cell odontogenic carcinoma arising in a previous calcifying odontogenic cyst: a case report and review of the literature, *Head Neck Pathol* 16:828–835, 2022. https://doi.org/10.1007/s12105-022-01445-6.

Hennis HL, Stewart WC, Neville B, et al.: Carcinoma arising in na odontogenic keratocyst with orbital invasion, *Doc Ophthalmol* 77:73–79, 1991.

Nel C, Robinson L, van Heerden WFP: Ghost cell odontogenic carcinoma arising in the background of a calcifying odontogenic cyst, *Oral Radiol* 37:537–542, 2021.

Stoelinga PJ, Bronkhorst FB: The incidence, multiple presentation and recurrence of aggressive cysts of the jaws, *J Craniomaxillofac Surg* 16:184–195, 1988.

van der Waal I, Rauhamaa R, van der Kwast WAM, et al.: Squamous cell carcinoma arising in the lining of odontogenic cysts: report of 5 cases, *Int J Oral Surg* 14:146–152, 1985.

Waldron CA, Mustoe TA: Primary intraosseous carcinoma of the mandible with probable origin in an odontogenic cyst, *Oral Surg Oral Med Oral Pathol* 67:716–724, 1989.

Ye P, Wei T, Gao Y, et al.: Primary intraosseous squamous cell carcinoma arising from an odontogenic keratocyst: case series and literature review, *Med Oral Patol Oral Cir Bucal* 26:e49–e55, 2021.

Ameloblastoma

Anand R, Sarode GS, Sarode SC, et al.: Clinicopathological characteristics of desmoplastic ameloblastoma: a systematic review, *J Investig Clin Dent* 9(1), 2018. https://doi.org/10.1111/jicd.12282.

Anpalagan A, Tzortzis A, Twigg J, et al.: Current practice in the management of peripheral ameloblastoma: a structured review, *Br J Oral Maxillofac Surg* 59:e1–e8, 2021.

Bilodeau EA, Seethala RR: Update on odontogenic tumors: proceedings of the North American Head and Neck Pathology Society, *Head Neck Pathol* 13:457–465, 2019.

Buchner A, Merrell PW, Carpenter WM: Relative frequency of central odontogenic tumors: a study of 1,088 cases from northern California and comparison to studies from other parts of the world, *J Oral Maxillofac Surg* 64:1343–1352, 2006.

de Arruda JAA, Noronha MS, Abreu LG, et al.: Adenoid ameloblastoma in the posterior maxilla: a case report and review of the literature, *Oral Maxillofac Surg* 24:243–249, 2020.

De Silva I, Rozen WM, Ramakrishnan A, et al.: Achieving adequate margins in ameloblastoma resection: the role for intra-operative specimen imaging. Clinical report and systematic review, *PLoS One* 7:e47897, 2012.

Eversole LR, Leider AS, Hansen LS: Ameloblastomas with pronounced desmoplasia, *J Oral Maxillofac Surg* 42:735–740, 1984.

Hendra FN, Natsir Kalla DS, Van Cann EM, et al.: Radical vs conservative treatment of intraosseous ameloblastoma: Systematic review and meta-analysis, *Oral Dis* 25:1683–1696, 2019.

Hong J, Yun P-Y, Chung I-H, et al.: Long-term follow up on recurrence of 305 ameloblastoma cases, *Int J Oral Maxillofac Surg* 36:283–288, 2007.

Jayasooriya PR, Abeyasinghe WAMUL, Liyanage REPR, et al.: Diagnostic enigma of adenoid ameloblastoma: literature review based evidence to consider it as a new sub type of ameloblastoma, *Head Neck Pathol* 16:344–352, 2022.

Kishino M, Murakami S, Fukuda Y, et al.: Pathology of the desmoplastic ameloblastoma, *J Oral Pathol Med* 30:35–40, 2001.

Kurppa KJ, Catón J, Morgan PR, et al.: High frequency of BRAF V600E mutations in ameloblastoma, *J Pathol* 232:492–498, 2014.

Leibovitch I, Schwarcz RM, Modjtahedi S, et al.: Orbital invasion by recurrent maxillary ameloblastoma, *Ophthalmology* 113:1227–1230, 2006.

Philipsen HP, Reichart PA: Classification of odontogenic tumours: a historical review, *J Oral Pathol Med* 35:525–529, 2006.

Philipsen HP, Reichart PA, Takata T: Desmoplastic ameloblastoma (including "hybrid" lesion of ameloblastoma): biological profile based on 100 cases from the literature and own files, *Oral Oncol* 37:455–460, 2001.

Pizziolo-Coura B, Nunes-Dos Santos J, Paiva-Fonseca F, et al.: Adenoid ameloblastoma with dentinoid is molecularly different from ameloblastomas and adenomatoid odontogenic tumors, *J Oral Pathol Med* 50:1067–1071, 2021.

Pogrel MA, Montes DM: Is there a role for enucleation in the management of ameloblastoma? *Int J Oral Maxillofac Surg* 38:807–812, 2009.

Raubenheimer EJ, van Heerden WFP, Noffke CEE: Infrequent clinicopathological findings in 108 ameloblastomas, *J Oral Pathol Med* 24:227–232, 1995.

Richard BM, Thyveetil M, Sharif H, et al.: Ameloblastoma with stromal multinucleated giant cells, *Histopathology* 25:497–499, 1994.

SantAna MSP, Dos Santos Costa SF, da Silva MP, et al.: BRAF p. V600E status in epithelial areas of ameloblastoma with different histological aspects: implications to the clinical practice, *J Oral Pathol Med* 50:478–484, 2021.

Sharma A, Ingole S, Deshpande M, et al.: Retrospective analysis of desmoplastic ameloblastoma: clinical review, *Med Oral Patol Oral Cir Bucal* 26:e246–e255, 2021.

Siriwardena BSMS, Crane H, O'Neill N, et al.: Odontogenic tumors and lesions treated in a single specialist oral and maxillofacial pathology unit in the United Kingdom in 1992-2016, *Oral Surg Oral Med Oral Pathol Oral Radiol* 127:151–166, 2019.

Sun Z-J, Wu Y-R, Cheng N, et al.: Desmoplastic ameloblastoma—a review, *Oral Oncol* 45:752–759, 2009.

Takata T, Miyauchi M, Ogawa I, et al.: Immunoexpression of transforming growth factor b in desmoplastic ameloblastoma, *Virchows Arch* 436:319–323, 2000.

Troiano G, Dioguardi M, Cocco A, et al.: Conservative vs radical approach for the treatment of solid/multicystic ameloblastoma: a systematic review and meta-analysis of the last decade, *Oral Health Prev Dent* 15:421–426, 2017.

Waldron CA, El-Mofty S: A histopathologic study of 116 ameloblastomas with special reference to the desmoplastic variant, *Oral Surg Oral Med Oral Pathol* 63:441–451, 1987.

Zhang J, Gu Z, Jiang L, et al.: Ameloblastoma in children and adolescents, *Br J Oral Maxillofac Surg* 48:549–554, 2010.

Ameloblastoma unicístico

Ackerman GL, Altini M, Shear M: The unicystic ameloblastoma: a clinicopathologic study of 57 cases, *J Oral Pathol* 17:541–546, 1988.

Antonoglou GN, Sándor GK: Recurrence rates of intraosseous ameloblastomas of the jaws: a systematic review of conservative versus aggressive treatment approaches and meta-analysis of nonrandomized studies, *J Craniomaxillofac Surg* 43:149–157, 2015.

Peacock ZS: Controversies in oral and maxillofacial pathology, *Oral Maxillofacial Surg Clin N Am* 29:475–486, 2017.

Philipsen HP, Reichart PA: Unicystic ameloblastoma: a review of 193 cases from the literature, *Oral Oncol* 34:317–325, 1998.

Robinson L, Martinez MG: Unicystic ameloblastoma: a prognostically distinct entity, *Cancer* 40:2278–2285, 1977.

Siriwardena BSMS, Tennakoon TMPB, Hunter KD, et al.: Unicystic ameloblastoma: analysis of 370 cases in a single center in Sri Lanka, *J Oral Pathol Med* 47:706–709, 2018.

Vickers RA, Gorlin RJ: Ameloblastoma: delineation of early histopathologic features of neoplasia, *Cancer* 26:699–710, 1970.

Ameloblastoma periférico (extraósseo)

Anpalagan A, Tzortzis A, Twigg J, et al.: Current practice in the management of peripheral ameloblastoma: a structured review, *Br J Oral Maxillofac Surg* 59:e1–e8, 2021.

Baden E, Doyle JL, Petriella V: Malignant transformation of peripheral ameloblastoma, *Oral Surg Oral Med Oral Pathol* 75:214–219, 1993.

Bologna-Molina R, Mosqueda-Taylor A, de Almeida-Oslei P, et al.: Peripheral desmoplastic ameloblastoma: histopathological and immunohistochemical profile of a case, *Med Oral Patol Oral Cir Bucal* 15:e846–e849, 2010.

Gardner DG: Peripheral ameloblastoma: a study of 21 cases including 5 reported as basal cell carcinoma of the gingiva, *Cancer* 39:1625–1633, 1977.

Ide F, Kusama K, Tanaka A, et al.: Peripheral ameloblastoma is not a hamartoma but rather more of a neoplasm, *Oral Oncol* 38:318–320, 2002.

Ide F, Mishima K, Miyazaki Y, et al.: Peripheral ameloblastoma in-situ: an evidential fact of surface epithelium origin, *Oral Surg Oral Med Oral Pathol Oral Radiol Endod* 108:763–767, 2009.

Philipsen HP, Reichart PA, Nikai H, et al.: Peripheral ameloblastoma: biological profile based on 160 cases from the literature, *Oral Oncol* 37:17–27, 2001.

Yamanishi T, Ando S, Aikawa T, et al.: A case of extragingival peripheral ameloblastoma in the buccal mucosa, *J Oral Pathol Med* 36:184–186, 2007.

Ameloblastoma maligno e carcinoma ameloblástico

Aoki T, Akiba T, Kondo Y, et al.: The use of radiation therapy in the definitive management of ameloblastic carcinoma: a case report, *Oral Surg Oral Med Oral Pathol Oral Radiol* 127:e56–e60, 2019.

Corio RL, Goldblatt LI, Edwards PA, et al.: Ameloblastic carcinoma: a clinicopathologic assessment of eight cases, *Oral Surg Oral Med Oral Pathol* 64:570–576, 1987.

Dissanayake RKG, Jayasooriya PR, Siriwardena DJL, et al.: Review of metastasizing (malignant) ameloblastoma (METAM): pattern of metastasis and treatment, *Oral Surg Oral Med Oral Pathol Oral Radiol Endod* 111:734–741, 2011.

Dos Santos JN, Servato JPS, Cardoso SV, et al.: Odontogenic carcinosarcoma: morphologic and immunohistochemical description of a case, *Oral Surg Oral Med Oral Pathol Oral Radiol* 126:e264–e270, 2018.

Giridhar P, Mallick S, Upadhyay AD, et al.: Pattern of care and impact of prognostic factors in the outcome of ameloblastic carcinoma: a systematic review and individual patient data analysis of 199 cases, *Eur Arch Otorhinolaryngol* 274:3803–3810, 2017.

Hall JM, Weathers DR, Unni KK: Ameloblastic carcinoma: an analysis of 14 cases, *Oral Surg Oral Med Oral Pathol Oral Radiol Endod* 103:799–807, 2007.

Huang J-W, Luo H-Y, Li Q, et al.: Primary intraosseous squamous cell carcinoma of the jaws. Clinicopathologic presentation and prognostic factors, *Arch Pathol Lab Med* 133:1834–1840, 2009.

Matsushita Y, Fujita S, Yanamoto S, et al.: Spindle cell variant of ameloblastic carcinoma: a case report and literature review, *Oral Surg Oral Med Oral Pathol Oral Radiol* 121:e54–e61, 2016.

McLean-Holden AC, Bishop JA, Kessler HP, et al.: Spindle-cell variant of ameloblastic carcinoma: a report of 3 cases and demonstration of epithelial-mesenchymal transition in tumor progression, *Oral Surg Oral Med Oral Pathol Oral Radiol* 128:e113–e121, 2019.

Sakuranaka H, Sekine A, Miyamoto I, et al.: Pulmonary malignant ameloblastoma without local recurrence 31 years after primary resection: a case report and literature review, *Intern Med* 59:1423–1426, 2020.

Van Dam S, Unni KK, Keller EE: Metastasizing (malignant) ameloblastoma: review of a unique histopathologic entity and report of Mayo Clinic experience, *J Oral Maxillofac Surg* 68:2962–2974, 2010.

Tumor odontogênico de células claras

Bilodeau EA, Weinreb I, Antonescu CR, et al.: Clear cell odontogenic carcinomas show EWSR1 rearrangements. A novel finding and a biological link to salivary clear cell carcinoma, *Am J Surg Pathol* 37:1001–1005, 2013.

Ebert CS, Dubin MG, Hart CF, et al.: Clear cell odontogenic carcinoma: a comprehensive analysis of treatment strategies, *Head Neck* 27:536–542, 2005.

Ginat DT, Villaflor V, Cipriani NA: Oral cavity clear cell odontogenic carcinoma, *Head Neck Pathol* 10:217–220, 2016.

Guastaldi FPS, Faquin WC, Gootkind F, et al.: Clear cell odontogenic carcinoma: a rare jaw tumor. A summary of 107 reported cases, *Int J Oral Maxillofac Surg* 48:1405–1410, 2019.

Hansen LS, Eversole LR, Green TL, et al.: Clear cell odontogenic tumor—a new histologic variant with aggressive potential, *Head Neck Surg* 8:115–123, 1985.

Labrador AJP, Marin NRG, Valdez LHM, et al.: Clear cell odontogenic carcinoma a systematic review, *Head Neck Pathol*, 2021. https://doi.org/10.1007/s12105-021-01383-9.

Santana T, de Andrade FL, de Sousa Melo MC, et al.: Clear cell odontogenic carcinoma harboring the EWSR1-ATF1 fusion gene: report of a rare case, *Head Neck Pathol* 14:847–851, 2020.

Vogels R, Baumhoer D, van Gorp J, et al.: Clear cell odontogenic carcinoma: occurrence of EWSR1-CREB1 as alternative fusion gene to EWSR1-ATF1, *Head Neck Pathol* 13:225–230, 2019.

Waldron CA, Small IA, Silverman H: Clear cell ameloblastoma—an odontogenic carcinoma, *J Oral Maxillofac Surg* 43:709–717, 1985.

Tumor odontogênico adenomatoide

Chaves RRM, Júnior AACP, Gomes CC, et al.: Multiple adenomatoid odontogenic tumors in a patient with Schimmelpenning syndrome, *Oral Surg Oral Med Oral Pathol Oral Radiol* 129:e12–e17, 2020.

Chrcanovic BR, Gomez RS: Adenomatoid odontogenic tumor: na updated analysis of the cases reported in the literature, *J Oral Pathol Med* 48:10–16, 2019.

Damm DD, White DK, Drummond JF, et al.: Combined epithelial odontogenic tumor: adenomatoid odontogenic tumor and calcifying epithelial odontogenic tumor, *Oral Surg Oral Med Oral Pathol* 55:487–496, 1983.

Ide F, Mishima K, Kikuchi K, et al.: Development and growth of adenomatoid odontogenic tumor related to formation and eruption of teeth, *Head Neck Pathol* 5:123–132, 2011.

Ide F, Matsumoto N, Miyazaki Y, et al.: Recurrence of adenomatoid odontogenic tumor, *J Oral Pathol Med* 48:96–97, 2019.

Martínez A, Mosqueda-Taylor A, Marchesani FJ, et al.: Adenomatoid odontogenic tumor concomitant with cystic complex odontoma: case report, *Oral Surg Oral Med Oral Pathol Oral Radiol Endod* 108:e25–e29, 2009.

Naidu A, Slater LJ, Hamao-Sakamoto A, et al.: Adenomatoid odontogenic tumor with peripheral cemento-osseous reactive proliferation: report of 2 cases and review of the literature, *Oral Surg Oral Med Oral Pathol Oral Radiol* 122:e86–e92, 2016.

Nel C, Uys A, Robinson L, et al.: Multiple adenomatoid odontogenic tumours associated with eight impacted teeth, *Oral Radiol* 37:321–327, 2021.

Reichart PA, Philipsen HP, Khongkhunthian P, et al.: Immunoprofile of the adenomatoid odontogenic tumor, *Oral Dis* 23:731–736, 2017.

Roza ALOC, Carlos R, van Heerden WFP, et al.: An international collaborative study of 105 new cases of adenomatoid odontogenic tumors, *Oral Surg Oral Med Oral Pathol Oral Radiol* 132:327–338, 2021.

Tumor odontogênico epitelial calcificante

Cheng Y-SL, Wright JM, Walstad WR, et al.: Calcifying epithelial odontogenic tumor showing microscopic features of potential malignant behavior, *Oral Surg Oral Med Oral Pathol Oral Radiol Endod* 93:287–295, 2002.

Chrcanovic BR, Gomez RS: Calcifying epithelial odontogenic tumor: an updated analysis of 339 cases reported in the literature, *J Craniomaxillofac Surg* 45:1117–1123, 2017.

de Arruda JAA, Abreu LG, Silva LVO, et al.: Calcifying epithelial odontogenic tumours: Collaborative study of 32 cases and review of literature, *Oral Dis* 25:192–205, 2019.

Demian N, Harris RJ, Abramovitch K, et al.: Malignant transformation of calcifying epithelial odontogenic tumor is associated with the loss of p53 transcriptional activity: a case report with review of the literature, *J Oral Maxillofac Surg* 68:1964–1973, 2010.

Franklin CD, Pindborg JJ: The calcifying epithelial odontogenic tumor: a review and analysis of 113 cases, *Oral Surg Oral Med Oral Pathol* 42:753–765, 1976.

Gaiger de Oliveira M, Moraes Chaves AC, Visioli F, et al.: Peripheral clear cell variant of calcifying epithelial odontogenic tumor affecting 2 sites: report of a case, *Oral Surg Oral Med Oral Pathol Oral Radiol Endod* 107:407–411, 2009.

Germanier Y, Bornstein MM, Stauffer E, et al.: Calcifying epithelial odontogenic (Pindborg) tumor of the mandible with clear cell component treated by conservative surgery: report of a case, *J Oral Maxillofac Surg* 63:1377–1382, 2005.

Gopalakrishnan R, Simonton S, Rohrer MD, et al.: Cystic variant of calcifying epithelial odontogenic tumor, *Oral Surg Oral Med Oral Pathol Oral Radiol Endod* 102:773–777, 2006.

Ide F, Matsumoto N, Miyazaki Y, et al.: What is the non-calcifying Langerhans cell-rich variant of calcifying epithelial odontogenic tumor? *Head Neck Pathol* 13:489–491, 2019.

Kaplan I, Buchner A, Calderon S, et al.: Radiological and clinical features of calcifying epithelial odontogenic tumour, *Dentomaxillofac Radiol* 30:22–28, 2001.

Kawano K, Ono K, Yada N, et al.: Malignant calcifying epithelial odontogenic tumor of the mandible: report of a case with pulmonary metastasis showing remarkable response to platinum derivatives, *Oral Surg Oral Med Oral Pathol Oral Radiol Endod* 104:76–81, 2007.

Kestler DP, Foster JS, Macy SD, et al.: Expression of odontogenic ameloblast-associated protein (ODAM) in dental and other epithelial neoplasms, *Mol Med* 14:318–326, 2008.

McCloy R, Bacaj P, Bouquot JE, et al.: Thirteen synchronous multifocal calcifying epithelial odontogenic tumors (CEOT): case report and review of the literature, *J Oral Maxillofac Surg* 79:2078–2085, 2021.

Murphy CL, Kestler DP, Foster JS, et al.: Odontogenic ameloblast-associated protein nature of the amyloid found in calcifying epithelial odontogenic tumors and unerupted tooth follicles, *Amyloid* 15:89–95, 2008.

Peacock ZS, Cox D, Schmidt BL: Involvement of *PTCH1* mutations in the calcifying epithelial odontogenic tumor, *Oral Oncol* 46:387–392, 2010.

Philipsen HP, Reichart PA: Calcifying epithelial odontogenic tumour: biological profile based on 181 cases from the literature, *Oral Oncol* 36:17–26, 2000.

Pindborg JJ: A calcifying epithelial odontogenic tumor, *Cancer* 11:838–843, 1958.

Ruddocks LA, Fitzpatrick SG, Bhattacharyya I, et al.: Calcifying epithelial odontogenic tumor: a case series spanning 25 years and review of the literature, *Oral Surg Oral Med Oral Pathol Oral Radiol* 131:684–693, 2021.

Rydin K, Sjöström M, Warfvinge G: Clear cell variant of intraosseous calcifying epithelial odontogenic tumor: a case report and review of the literature, *Oral Surg Oral Med Oral Pathol Oral Radiol* 122: e125–e130, 2016.

Sánchez-Romero C, Carlos R, de Almeida OP, et al.: Microcystic calcifying epithelial odontogenic tumor, *Head Neck Pathol* 12:598–603, 2018.

Santosh N, McNamara KK, Kalmar JR, et al.: Non-calcifying Langerhans cell-rich variant of calcifying epithelial odontogenic tumor: a distinct entity with predilection for anterior maxilla, *Head Neck Pathol* 13:718–721, 2019.

Sedghizadeh PP, Wong D, Shuler CF, et al.: Multifocal calcifying epithelial odontogenic tumor, *Oral Surg Oral Med Oral Pathol Oral Radiol Endod* 104:e30–e34, 2007.

Seim P, Regezi JA, O'Ryan F: Hybrid ameloblastoma and calcifying epithelial odontogenic tumor: case report, *J Oral Maxillofac Surg* 63:852–855, 2005.

Shetty SJ, Pereira T, Desai RS: Peripheral clear cell variant of calcifying epithelial odontogenic tumor: case report and review of the literature, *Head Neck Pathol* 10:481–485, 2016.

Só BB, Carrard VC, Hildebrand LC, et al.: Synchronous calcifying epithelial odontogenic tumor: case report and analysis of the 5 cases in the literature, *Head Neck Pathol* 14:435–441, 2020.

Tumor odontogênico escamoso

Baden E, Doyle J, Mesa M, et al.: Squamous odontogenic tumor: report of three cases including the first extraosseous case, *Oral Surg Oral Med Oral Pathol* 75:733–738, 1993.

Chrcanovic BR, Gomez RS: Squamous odontogenic tumor and squamous odontogenic tumor-like proliferations in odontogenic cysts: an updated analysis of 170 cases reported in the literature, *J Craniomaxillofac Surg* 46:504–510, 2018.

Elmuradi S, Mair Y, Suresh L, et al.: Multicentric squamous odontogenic tumor: a case report and review of the literature, *Head Neck Pathol* 11:168–174, 2017.

Goldblatt LI, Brannon RB, Ellis GL: Squamous odontogenic tumor: report of five cases and review of the literature, *Oral Surg Oral Med Oral Pathol* 54:187–196, 1982.

Ide F, Shimoyama T, Horie N, et al.: Intraosseous squamous cell carcinoma arising in association with a squamous odontogenic tumour of the mandible, *Oral Oncol* 35:431–434, 1999.

Leider AS, Jonker A, Cook HE: Multicentric familial squamous odontogenic tumor, *Oral Surg Oral Med Oral Pathol* 68:175–181, 1989.

Mills WP, Davilla MA, Beattenmuller EA, et al.: Squamous odontogenic tumor: report of a case with lesions in three quadrants, *Oral Surg Oral Med Oral Pathol* 61:557–563, 1986.

Parmar RM, Brannon RB, Fowler CB: Squamous odontogenic tumor-like proliferations in radicular cysts: a clinicopathologic study of forty-two cases, *J Endod* 37:623–626, 2011.

Philipsen HP, Reichart PA: Squamous odontogenic tumor (SOT): a benign neoplasm of the periodontium. A review of 36 reported cases, *J Clin Periodontol* 23:922–926, 1996.

Pullon PA, Shafer WG, Elzay RP, et al.: Squamous odontogenic tumor: report of six cases of a previously undescribed lesion, *Oral Surg Oral Med Oral Pathol* 40:616–630, 1975.

Upadhyaya JD, Banasser A, Cohen DM, et al.: Squamous odontogenic tumor: review of the literature and report of a new case, *J Oral Maxillofac Surg* 79:164–176, 2021.

Wright JM: Squamous odontogenic tumor-like proliferations in odontogenic cysts, *Oral Surg Oral Med Oral Pathol* 47:354–358, 1979.

Tumores odontogênicos mistos

Bilodeau EA, Collins BM: Odontogenic cysts and neoplasms, *Surg Pathol Clin* 10:177–222, 2017.

Bilodeau EA, Seethala RR: Update on odontogenic tumors: proceedings of the North American Head and Neck Pathology Society, *Head Neck Pathol* 13:457–465, 2019.

Hansen LS, Ficarra G: Mixed odontogenic tumors: an analysis of 23 new cases, *Head Neck Surg* 10:330–343, 1988.

Philipsen HP, Reichart PA: Classification of odontogenic tumors: a historical review, *J Oral Pathol Med* 35:525–529, 2006.

Philipsen HP, Reichart PA, Praetorius F: Mixed odontogenic tumours and odontomas. Considerations on interrelationship. Review of the literature and presentation of 134 new cases of odontomas, *Oral Oncol* 33:86–99, 1997.

Tomich CE: Benign mixed odontogenic tumors, *Semin Diagn Pathol* 16:308–316, 1999.

Fibroma ameloblástico

Chrcanovic BR, Brennan PA, Rahimi S, et al.: Ameloblastic fibroma and ameloblastic fibrosarcoma: a systematic review, *J Oral Pathol Med* 47:315–325, 2018.

Cohen DM, Bhattacharyya I: Ameloblastic fibroma, ameloblastic fibro-odontoma, and odontoma, *Oral Maxillofac Surg Clin North Am* 16:375–384, 2004.

Dallera P, Bertoni F, Marchetti C, et al.: Ameloblastic fibroma: a follow-up of six cases, *Int J Oral Maxillofac Surg* 25:199–202, 1996.

Darling MR, Daley TD: Peripheral ameloblastic fibroma, *J Oral Pathol Med* 35:190–192, 2006.

Lin C-C, Chen C-H, Lin L-M, et al.: Calcifying odontogenic cyst with ameloblastic fibroma: report of three cases, *Oral Surg Oral Med Oral Pathol Oral Radiol Endod* 98:451–460, 2004.

Mosby EL, Russell D, Noren S, et al.: Ameloblastic fibroma in a 7-week-old infant: a case report and review of the literature, *J Oral Maxillofac Surg* 56:368–372, 1998.

Nelson BL, Folk GS: Ameloblastic fibroma, *Head Neck Pathol* 3:51–53, 2009.

Pereira da Costa DO, Novellino Alves ATN, Calasans-Maia MD, et al.: Maxillary ameloblastic fibroma: a case report, *Braz Dent J* 22:171–174, 2011.

Trodahl JN: Ameloblastic fibroma: a survey of cases from the Armed Forces Institute of Pathology, *Oral Surg Oral Med Oral Pathol* 33:547–558, 1972.

Fibro-odontoma ameloblástico

Boxberger NR, Brannon RB, Fowler CB: Ameloblastic fibro-odontoma: a clinicopathologic study of 12 cases, *J Clin Pediatr Dent* 35:397–404, 2011.

Buchner A, Kaffe I, Vered M: Clinical and radiological profile of ameloblastic fibro-odontoma: an update on an uncommon odontogenic tumor based on a critical analysis of 114 cases, *Head Neck Pathol* 7:54–63, 2013.

Chrcanovic BR, Gomez RS: Ameloblastic fibrodentinoma and ameloblastic fibro-odontoma: an updated systematic review of cases reported in the literature, *J Oral Maxillofac Surg* 75:1425–1437, 2017.

Furst I, Pharoah M, Phillips J: Recurrence of an ameloblastic fibro-odontoma in a 9-year-old boy, *J Oral Maxillofac Surg* 57:620–623, 1999.

Howell RM, Burkes EJ: Malignant transformation of ameloblastic fibro-odontoma to ameloblastic fibrosarcoma, *Oral Surg Oral Med Oral Pathol* 43:391–401, 1977.

Miller AS, Lopez CF, Pullon PA, et al.: Ameloblastic fibro-odontoma, *Oral Surg Oral Med Oral Pathol* 41:354–365, 1976.

Peters SM, Bergen MS, Philipone EM, et al.: Ameloblastic fibroodontoma in an adolescent: a case report and review of literature, *J Clin Pediatr Dent* 42:458–460, 2018.

Soluk-Tekkesin M, Vered M: Ameloblastic fibro-odontoma: at the crossroad between "developing odontoma" and true odontogenic tumour, *Head Neck Pathol* 15:1202–1211, 2021.

Speight PM, Takata T: New tumour entities in the 4th edition of the World Health Organization Classification of Head and Neck tumours: odontogenic and maxillofacial bone tumours, *Virchows Arch* 472:331–339, 2018.

Van Wyk CW, Van der Vyver PC: Ameloblastic fibroma with dentinoid formation/immature dentinoma: a microscopic and ultrastructural study of the epithelial-connective tissue interface, *J Oral Pathol* 12:37–46, 1983.

Fibrossarcoma ameloblástico

Agaimy A, Skalova A, Franchi A, et al.: Ameloblastic fibrosarcoma: clinicopathological and molecular analysis of seven cases highlighting frequent BRAF and occasional NRAS mutations, *Histopathology* 76:814–821, 2020.

Al Shetawi H, Alpert EH, Buchbinder D, et al.: Ameloblastic fibrosarcoma of the mandible: a case report and a review of the literature, *J Oral Maxillofac Surg* 73:1661.e1–1661.e7, 2015.

Bertoni F, Del Corso G, Bacchini P, et al.: Ameloblastic fibrosarcoma of the mandible evolving from a prior ameloblastic fibroma after two years: an unusual finding, *Int J Surg Pathol* 24:656–659, 2016.

Carlos-Bregni R, Mosqueda-Taylor A, Meneses-Garcia A: Ameloblastic fibrosarcoma of the mandible: report of two cases and review of the literature, *J Oral Pathol Med* 30:316–320, 2001.

Chrcanovic BR, Brennan PA, Rahimi S, et al.: Ameloblastic fibroma and ameloblastic fibrosarcoma: a systematic review, *J Oral Pathol Med* 47:315–325, 2018.

DeLair D, Bejarano PA, Peleg M, et al.: Ameloblastic carcinosarcoma of the mandible arising in ameloblastic fibroma: a case report and review of the literature, *Oral Surg Oral Med Oral Pathol Oral Radiol Endod* 103:516–520, 2007.

Kobayashi K, Murakami R, Fujii T, et al.: Malignant transformation of ameloblastic fibroma to ameloblastic fibrosarcoma: case report and review of the literature, *J Craniomaxillofac Surg* 33:352–355, 2005.

Kousar A, Hosein MM, Ahmed Z, et al.: Rapid sarcomatous transformation of an ameloblastic fibroma of the mandible: case report and literature review, *Oral Surg Oral Med Oral Pathol Oral Radiol Endod* 108:e80–e85, 2009.

Lai J, Blanas N, Higgins K, et al.: Ameloblastic fibrosarcoma: report of a case, study of immunophenotype, and comprehensive review of the literature, *J Oral Maxillofac Surg* 70:2007–2012, 2012.

Servato JPS, Faria PR, Ribeiro CV, et al.: Ameloblastic fibrosarcoma: a case report and literature review, *Braz Dent J* 28:262–272, 2017.

Odontoameloblastoma

El-Naggar AK, Chan JKC, Grandis JR, et al.: *WHO classification of head and neck tumours*, ed 4, Lyon, 2017, IARC, pp 204–260. Chapter 8.

Kaugars GE: Ameloblastic odontoma (odonto-ameloblastoma), *Oral Surg Oral Med Oral Pathol* 71:371–373, 1991.

Mosca RC, Marques MM, Barbosa SC, et al.: Odontoameloblastoma: report of two cases, *Indian J Dent Res* 20:230–234, 2009.

Mosqueda-Taylor A, Carlos-Bregni R, Ramírez-Amador V, et al.: Odontoameloblastoma. Clinico-pathologic study of three cases and critical review of the literature, *Oral Oncol* 38:800–805, 2002.

Speight PM, Takata T: New tumour entities in the 4th edition of the World Health Organization Classification of Head and Neck tumours: odontogenic and maxillofacial bone tumours, *Virchows Arch* 472:331–339, 2018.

Odontoma

Ashkenazi M, Greenberg BP, Chodik G, et al.: Postoperative prognosis of unerupted teeth after removal of supernumerary teeth or odontomas, *Am J Orthod Dentofacial Orthop* 131:614–619, 2007.

Bilodeau EA, Collins BM: Odontogenic cysts and neoplasms, *Surg Pathol Clin* 10:177–222, 2017.

Cohen DM, Bhattacharyya I: Ameloblastic fibroma, ameloblastic fibro-odontoma, and odontoma, *Oral Maxillofac Surg Clin North Am* 16:375–384, 2004.

Ide F, Shimoyama T, Horie N: Gingival peripheral odontoma in an adult: case report, *J Periodontol* 71:830–832, 2000.

Maltagliati A, Ugolini A, Crippa R, et al.: Complex odontoma at the upper right maxilla: Surgical management and histomorphological profile, *Eur J Paediatr Dent* 21:199–202, 2020.

Sedano HO, Pindborg JJ: Ghost cell epithelium in odontomas, *J Oral Pathol* 4:27–30, 1975.

Servato JPS, de Souza MCR, Horta DC, et al.: Odontogenic tumours in children and adolescents: a collaborative study of 431 cases, *Int J Oral Maxillofac Surg* 41:768–773, 2012.

Tekkesin MS, Pehlivan S, Olgac V, et al.: Clinical and histopathological investigation of odontomas: review of the literature and presentation of 160 cases, *J Oral Maxillofac Surg* 70:1358–1361, 2012.

Tomizawa M, Otsuka Y, Noda T: Clinical observations of odontomas in Japanese children: 39 cases including one recurrent case, *Int J Paediatr Dent* 15:37–43, 2005.

Tumor odontogênico primordial

Almazyad A, Li C-C, Tapia ROC, et al.: Primordial odontogenic tumour: report of two cases, *Histopathology* 72:1221–1227, 2018.

Almazyad A, Collette D, Zhang D, et al.: Recurrent primordial odontogenic tumor: epithelium-rich variant, *Head Neck Pathol*, 2022. https://doi.org/10.1007/s12105-021-01354-0.

Ando T, Shrestha M, Nakamoto T, et al.: A case of primordial odontogenic tumor: a new entity in the latest WHO classification (2017), *Pathol Int* 67:365–369, 2017.

Azzi L, Tettamanti L, Di Francesco A, et al.: Primordial odontogenic tumour: a systematic review of the common but also unusual features of this novel entity, *J Stomatol Oral Maxillofac Surg* 121:408–417, 2020.

Bologna-Molina R, Mikami T, Pereira-Prado V, et al.: Primordial odontogenic tumor: an immunohistochemical profile, *Med Oral Patol Oral Cir Bucal* 22:e314–e323, 2017.

Bomfim BB, Prado R, Sampaio RK, et al.: Primordial odontogenic tumor: report of a new case and literature review, *Head Neck Pathol* 13:125–130, 2019.

Kayamori K, Tsuchiya M, Michi Y, et al.: Primordial odontogenic tumor occurred in the maxilla with unique calcifications and its crucial points for differential diagnosis, *Pathol Int* 71:80–87, 2021.

Mikami T, Ohashi Y, Bologna-Molina R, et al.: Primordial odontogenic tumor: a case report with histopathological analyses, *Pathol Int* 67:638–643, 2017.

Mikami T, Bologna-Molina R, Mosqueda-Taylor A, et al.: Pathogenesis of primordial odontogenic tumour based on tumourigenesis and odontogenesis, *Oral Dis* 24:1226–1234, 2018.

Mosqueda-Taylor A, Pires FR, Aguirre-Urízar JM, et al.: Primordial odontogenic tumour: clinicopathological analysis of six cases of a previously undescribed entity, *Histopathology* 65:606–612, 2014.

Slater LJ, Eftimie LF, Herford AS: Primordial odontogenic tumor: report of a case, *J Oral Maxillofac Surg* 74:547–551, 2016.

Fibroma odontogênico central

Allen CM, Hammond HL, Stimson PG: Central odontogenic fibroma WHO type: a report of 3 cases with an unusual associated giant cell reaction, *Oral Surg Oral Med Oral Pathol* 73:62–66, 1992.

Bilodeau EA, Collins BM: Odontogenic cysts and neoplasms, *Surg Pathol Clin* 10:177–222, 2017.

Correa Pontes FS, Lacerda de Souza L, Paula de Paula L, et al.: Central odontogenic fibroma: an updated systematic review of cases reported in the literature with emphasis on recurrence influencing factors, *J Craniomaxillofac Surg* 46:1753–1757, 2018.

Eversole LR: Odontogenic fibroma, including amyloid and ossifying variants, *Head Neck Pathol* 5:335–343, 2011.

Handlers JP, Abrams AM, Melrose RJ, et al.: Central odontogenic fibroma: clinicopathologic features of 19 cases and review of the literature, *J Oral Maxillofac Surg* 49:46–54, 1991.

Ide F, Sakashita H, Kusama K: Ameloblastomatoid, central odontogenic fibroma: an epithelium-rich variant, *J Oral Pathol Med* 31:612–614, 2002.

Kakuguchi W, Nakamichi Y, Kitamura T: Amyloid variant of central odontogenic fibroma in the mandible: a case report and literature review, *Am J Case Rep* 21:e925165, 2020.

Mosqueda-Taylor A, Martínez-Mata G, Carlos-Bregni R, et al.: Central odontogenic fibroma: new findings and report of a multicentric collaborative study, *Oral Surg Oral Med Oral Pathol Oral Radiol Endod* 112:349–358, 2011.

Odell EW, Lombardi T, Barrett AW, et al.: Hybrid central giant cell granuloma and central odontogenic fibroma-like lesions of the jaws, *Histopathology* 30:165–171, 1997.

Roza ALOC, Sousa EM, Leite AA, et al.: Central odontogenic fibroma: an international multicentric study of 62 cases, *Oral Surg Oral Med Oral Pathol Oral Radiol* 131:549–557, 2021.

Tosios KI, Gopalakrishnan R, Koutlas IG: So-called hybrid central odontogenic fibroma/central giant cell lesion of the jaws. A report on seven additional cases, including an example in a patient with cherubism, and hypotheses on the pathogenesis, *Head Neck Pathol* 2:333–338, 2008.

Upadhyaya JD, Cohen DM, Islam MN, et al.: Hybrid central odontogenic fibroma with giant cell granuloma like lesion: a report of three additional cases and review of the literature, *Head Neck Pathol* 12:166–174, 2018.

Zhou CX, Li TJ: A clinicopathologic study on central odontogenic fibroma: with special reference to amyloid variant, *Oral Surg Oral Med Oral Pathol Oral Radiol* 126:513–520, 2018.

Fibroma odontogênico periférico

Alaeddini M, Salehizadeh S, Baghaii F, et al.: A retrospective analysis of peripheral odontogenic fibroma in an Iranian population, *J Oral Maxillofac Surg* 68:2099–2103, 2010.

Baden E, Moskow BS, Moskow R: Odontogenic epithelial hamartoma, *J Oral Surg* 26:702–714, 1968.

Buchner A, Merrell PW, Carpenter WM: Relative frequency of peripheral odontogenic tumors: a study of 45 new cases and comparison with studies from the literature, *J Oral Pathol Med* 35:385–391, 2006.

Ficarra G, Sapp JP, Eversole LR: Multiple peripheral odontogenic fibroma, World Health Organization type, and central giant cell granuloma: a case report of an unusual association, *J Oral Maxillofac Surg* 51:325–328, 1993.

Heithersay GS, Musu D, Cotti E: External tooth resorption associated with a peripheral odontogenic fibroma: review and case report, *Aust Dent J* 62:516–522, 2017.

Ide F, Obara K, Mishima K, et al.: Peripheral odontogenic tumor: a clinicopathologic study of 30 cases. General features and hamartomatous lesions, *J Oral Pathol Med* 34:552–557, 2005.

Martelli-Junior H, Mesquita RA, de Paula AM, et al.: Peripheral odontogenic fibroma (WHO type) of the newborn: a case report, *Int J Paediatr Dent* 16:376–379, 2006.

Ritwik P, Brannon RB: Peripheral odontogenic fibroma: a clinicopathologic study of 151 cases and review of the literature with special emphasis on recurrence, *Oral Surg Oral Med Oral Pathol Oral Radiol Endod* 110:357–363, 2010.

Siar CH, Ng KH: Clinicopathological study of peripheral odontogenic fibromas (WHO-type) in Malaysians (1967-95), *Br J Oral Maxillofac Surg* 38:19–22, 2000.

Weber A, van Heerden WF, Ligthelm AJ, et al.: Diffuse peripheral odontogenic fibroma: report of 3 cases, *J Oral Pathol Med* 21:82–84, 1992.

Tumor odontogênico de células granulares

Brannon RB, Goode RK, Eversole LR, et al.: The central granular cell odontogenic tumor: report of 5 new cases, *Oral Surg Oral Med Oral Pathol Oral Radiol Endod* 94:614–621, 2002.

Chiang C-T, Hu K-Y, Tsai C-C: Central granular cell odontogenic tumor: the first reported case in Oriental people and literature review, *J Formos Med Assoc* 113:321 -325, 2014.

Mesquita AT, Santos CR, Gomez RS, et al.: Central granular cell odontogenic tumor: a histopathologic and immunohistochemical study, *Ann Diagn Pathol* 13:405–412, 2009.

Piattelli A, Rubini C, Goteri G, et al.: Central granular cell odontogenic tumour: report of the first malignant case and review of the literature, *Oral Oncol* 39:78–82, 2003.

Rinaggio J, Cleveland D, Koshy R, et al.: Peripheral granular cell odontogenic fibroma, *Oral Surg Oral Med Oral Pathol Oral Radiol Endod* 104:676–679, 2007.

Roza ALOC, Sousa EM, Leite AA, et al.: Central odontogenic fibroma: an international multicentric study of 62 cases, *Oral Surg Oral Med Oral Pathol Oral Radiol* 131:549–557, 2021.

Sarode SC, Sarode GS, Vaidya K: Central granular cell odontogenic tumor: a systematic review, *J Oral Pathol Med* 43:167–176, 2014.

Vincent SD, Hammond HL, Ellis GL, et al.: Central granular cell odontogenic fibroma, *Oral Surg Oral Med Oral Pathol* 63:715–721, 1987.

Waldron CA, Thompson CW, Conner WA: Granular cell ameloblastic fibroma, *Oral Surg Oral Med Oral Pathol* 16:1202–1213, 1963.

Mixoma

Alhousami T, Sabharwal A, Gupta S, et al.: Fibromyxoma of the jaw: case report and review of the literature, *Head Neck Pathol* 12:44–51, 2018.

Barker BF: Odontogenic myxoma, *Semin Diagn Pathol* 16:297–301, 1999.

Chrcanovic BR, Gomez RS: Odontogenic myxoma: an updated analysis of 1,692 cases reported in the literature, *Oral Dis* 25:676–683, 2019.

Dotta JH, Miotto LN, Spin-Neto R, et al.: Odontogenic myxoma: systematic review and bias analysis, *Eur J Clin Investig* 50:e13214, 2020.

Friedrich RE, Scheuer HA, Fuhrmann A, et al.: Radiographic findings of odontogenic myxomas on conventional radiographs, *Anticancer Res* 32:2173–2178, 2012.

Hammad HM, Hasen YM, Odat AA, et al.: Odontogenic myxoma with diffuse calcifications: a case report and review of a rare histologic feature, *Oral Surg Oral Med Oral Pathol Oral Radiol* 122: e116–e124, 2016.

Lahey E, Woo S-B, Park H-K: Odontogenic myxoma with diffuse calcifications: a case report and review of the literature, *Head Neck Pathol* 7:97–102, 2013.

Mewar P, González-Torres KE, Jacks TM, et al.: Sinonasal myxoma: a distinct lesion of infants, *Head Neck Pathol* 14:212–219, 2020.

Pahl S, Henn W, Binger T, et al.: Malignant odontogenic myxoma of the maxilla: case with cytogenetic confirmation, *J Laryngol Otol* 114:533–535, 2000.

Titinchi F, Hassan BA, Morkel JA, et al.: Odontogenic myxoma: a clinicopathological study in a South African population, *J Oral Pathol Med* 45:599–604, 2016.

Vasconcelos ACU, Silveira FM, Gomes APN, et al.: Odontogenic myxoma: a 63-year retrospective multicenter study of 85 cases in a Brazil population and a review of 999 cases from literature, *J Oral Pathol Med* 47:71–77, 2018.

White JA, Ramer N, Wentland TR, et al.: The rare radiographic sunburst appearance of odontogenic myxomas: a case report and review of the literature, *Head Neck Pathol* 14:1105–1110, 2020.

16
Doenças Dermatológicas

♦ DISPLASIA ECTODÉRMICA

A **displasia ectodérmica** representa um conjunto de condições hereditárias em que há falha no desenvolvimento de duas ou mais estruturas anatômicas derivadas do ectoderma. Desse modo, dependendo do tipo de displasia ectodérmica, pode-se observar a hipoplasia ou a aplasia de tecidos (p. ex., pele, cabelo, unhas, dentes e glândulas sudoríparas). Os vários tipos dessa desordem podem ser herdados por meio de qualquer um dos muitos padrões genéticos, incluindo padrões do tipo autossômico dominante, autossômico recessivo e ligado ao X. Embora, de acordo com alguns relatos, tenham sido definidos quase 200 tipos diferentes de displasia ectodérmica, essas desordens são consideradas relativamente raras, com uma frequência estimada de 7 casos para cada 10.000 nascimentos. As mutações genéticas específicas e as suas localizações cromossômicas foram identificadas em menos de 50% dessas condições. A classificação sistemática dessas desordens pode ser desafiadora devido à grande abrangência de características clínicas; no entanto, alguns pesquisadores sugeriram que um esquema de classificação apropriado poderia ser baseado na alteração genética molecular associada a cada tipo. Desse modo, os grupos de síndromes de displasia ectodérmica podem ser categorizados como sendo causados por mutações nos genes de sinalização célula-célula, ou genes que regulam a transcrição.

Características clínicas

Talvez a síndrome da displasia ectodérmica mais conhecida seja a **displasia ectodérmica hipoidrótica**. Na maioria das vezes, essa desordem parece mostrar um padrão de herança ligado ao X, com mapeamento no gene Xq12-q13.1; portanto, uma predominância masculina é geralmente observada. No entanto, algumas famílias foram identificadas mostrando padrões de herança autossômica recessiva ou autossômica dominante.

Os indivíduos afetados tipicamente exibem intolerância ao calor devido ao número reduzido de glândulas sudoríparas écrinas. Às vezes, o diagnóstico é realizado durante a infância, porque o bebê apresenta febre de causa indeterminada; no entanto, a criança simplesmente não consegue regular a temperatura do corpo de modo apropriado devido ao número reduzido de glândulas sudoríparas. É raro a temperatura corporal marcadamente elevada levar ao óbito, embora isso geralmente ocorra apenas quando a condição não é identificada. Às vezes, como auxílio diagnóstico, uma impressão especial pode ser feita das pontas dos dedos das mãos do paciente, sendo então examinadas microscopicamente para quantificar a densidade das glândulas sudoríparas. Esses achados devem ser interpretados em conjunto com os de controles, pareados por idade.

Outros sinais dessa desordem incluem cabelo fino e esparso, abarcando densidade diminuída dos pelos das sobrancelhas e dos cílios (Figura 16.1). A pele periocular pode apresentar rugas finas com hiperpigmentação (Figura 16.2), e a hipoplasia da face média é com frequência observada, comumente resultando em lábios protuberantes. Em função de as glândulas salivares serem derivadas de ectoderma, essas glândulas podem estar hipoplásicas ou ausentes, e os pacientes podem exibir graus variados de xerostomia. As unhas também podem se apresentar distróficas e quebradiças.

Os dentes costumam estar marcadamente reduzidos em número (**oligodontia** ou **hipodontia**), e as formas das coroas são caracteristicamente anormais (Figura 16.3). As coroas dos incisivos em geral são afuniladas, cônicas ou pontiagudas, e as coroas

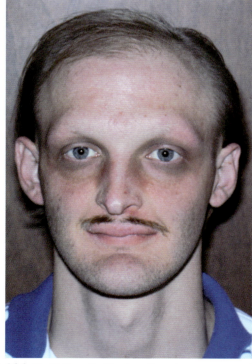

Figura 16.1 Displasia ectodérmica. Os pelos esparsos, a hiperpigmentação periocular e uma leve hipoplasia do terço médio da face são aspectos característicos evidentes neste paciente.

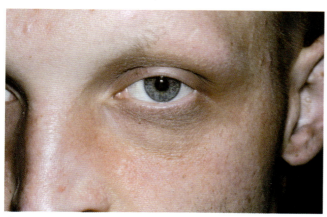

Figura 16.2 Displasia ectodérmica. Visão aproximada do mesmo paciente demonstrado na Figura 16.1. Pode ser observada região periocular fina e enrugada, bem como cílios e sobrancelhas esparsos.

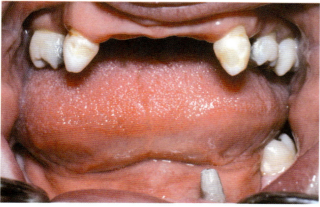

Figura 16.3 Displasia ectodérmica. Oligodontia e coroas cônicas são manifestações orais típicas. (Cortesia do Dr. Charles Hooke e do Dr. Bob Gellin.)

dos molares têm diâmetros reduzidos. A ausência completa de desenvolvimento dos dentes também já foi relatada (**anodontia**), mas isso parece ser incomum.

Os pacientes do sexo feminino podem apresentar expressão parcial do gene anômalo; isto é, os seus dentes podem ter tamanho reduzido ou exibir leves alterações estruturais. Essa apresentação incompleta pode ser explicada pela **hipótese de Lyon**, em que metade dos cromossomos X do paciente do sexo feminino expressa o gene normal e a outra metade expressa o gene defeituoso.

Características histopatológicas

O exame histopatológico da pele de um paciente com displasia ectodérmica hipoidrótica mostra número reduzido de glândulas sudoríparas e de folículos capilares. Os anexos cutâneos presentes são hipoplásicos e malformados.

Tratamento e prognóstico

O manejo da displasia ectodérmica hipoidrótica necessita de aconselhamento genético para os pais e para o paciente. Os problemas dentários são melhor conduzidos por uma equipe de dentistas especialistas, incluindo protesistas, ortodontistas e cirurgiões bucomaxilofaciais. As opções de tratamento incluem a substituição da dentição por próteses totais, próteses sobre implantes (*overdentures*), ou próteses fixas, dependendo do número e da localização dos dentes remanescentes. Com uma seleção cuidadosa do sítio, os implantes dentários osteointegrados podem ser considerados para facilitar o manejo protético de pacientes com mais de 6 anos. A cirurgia ortognática pode ser necessária para corrigir discrepâncias esqueléticas dos maxilares, e o movimento ortodôntico dos dentes existentes pode beneficiar o posicionamento e a função de próteses fixas ou removíveis.

◆ NEVO BRANCO ESPONJOSO (DOENÇA DE CANNON)

O **nevo branco esponjoso** é uma genodermatose relativamente rara (uma desordem cutânea determinada por via genética), sendo herdada como um traço autossômico dominante com alto grau de penetrância e expressividade variável. Essa condição ocorre em razão de um defeito na queratinização normal da mucosa oral. Na família de 30 membros dos filamentos de queratina, o par conhecido como *queratina 4* e *queratina 13* é especificamente expresso na camada de células espinhosas do epitélio da mucosa. Já foi verificado que mutações em qualquer um desses genes de queratina são responsáveis pelas manifestações clínicas do nevo branco esponjoso.

Características clínicas

As lesões do nevo branco esponjoso geralmente surgem ao nascimento ou na primeira infância, mas às vezes a condição se desenvolve durante a adolescência. Placas difusas simétricas, espessas, corrugadas e aveludadas afetam, na maioria das vezes, a mucosa jugal bilateralmente (Figura 16.4). Outros sítios intraorais comumente envolvidos incluem o ventre da língua, a mucosa labial, o palato mole, a mucosa alveolar e o assoalho de boca, embora a extensão do envolvimento possa variar de paciente para paciente. Sítios de mucosa extraorais, como a mucosa nasal, a esofágica, a laríngea e a anogenital parecem ser menos comumente afetados. Os pacientes em geral são assintomáticos.

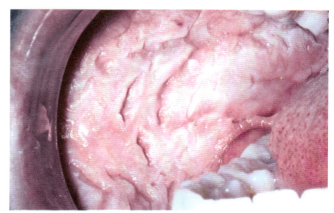

Figura 16.4 Nevo branco esponjoso. Placas brancas espessas e difusas na mucosa jugal.

Características histopatológicas

Os aspectos microscópicos do nevo branco esponjoso são característicos, mas não são necessariamente patognomônicos. Hiperqueratose proeminente, acantose acentuada e as células da camada espinhosa exibindo citoplasma claro são aspectos comuns (Figuras 16.5 e 16.6); no entanto, achados microscópicos similares podem estar associados ao leucoedema e à disqueratose intraepitelial benigna hereditária (DIBH). Em algumas situações, uma condensação eosinofílica pode ser notada na região perinuclear das células das camadas superficiais do epitélio, uma característica exclusiva do nevo branco esponjoso. Ultraestruturalmente, esse material condensado pode ser identificado como sendo massa entrelaçada de tonofilamentos de queratina.

Estudos de citopatologia esfoliativa podem oferecer informação diagnóstica mais definitiva. Um preparado citopatológico corado pelo método de Papanicolaou frequentemente mostra a condensação eosinofílica perinuclear do citoplasma da célula com maior facilidade, em comparação ao corte histopatológico (Figura 16.7).

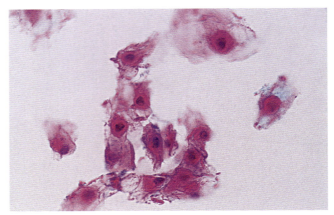

Figura 16.7 Nevo branco esponjoso. Esta fotomicrografia em maior aumento de um raspado citopatológico corado pela técnica de Papanicolaou exibe a condensação perinuclear patognomônica dos tonofilamentos de queratina.

Tratamento e prognóstico

Em função de essa condição ser benigna, nenhum tratamento é necessário. O prognóstico é bom.

◆ DISQUERATOSE INTRAEPITELIAL BENIGNA HEREDITÁRIA (SÍNDROME DE WITKOP-VON SALLMANN)

A **disqueratose intraepitelial benigna hereditária (DIBH)** é uma genodermatose autossômica dominante rara que afeta primariamente descendentes de um grupo populacional trirracial isolado (nativos americanos, negros e brancos) que originalmente moravam na Carolina do Norte. Exemplos de DIBH têm sido relatados esporadicamente em outras áreas dos EUA devido à migração de indivíduos afetados. Também surgiram na literatura descrições de pacientes afetados sem qualquer relação aparente com a Carolina do Norte.

Características clínicas

As lesões de DIBH geralmente se desenvolvem durante a infância, na maioria das vezes afetando a mucosa oral e a conjuntiva. As lesões orais são similares às do nevo branco esponjoso, com ambas as condições mostrando placas brancas espessas e corrugadas envolvendo a mucosa jugal e a mucosa labial (Figura 16.8). Casos mais leves podem exibir o aspecto opalescente do leucoedema. Outros sítios de mucosa, como o assoalho bucal e a superfície lateral da língua, também podem ser afetados. Essas lesões orais também podem exibir uma infecção por *Candida* superposta.

O aspecto mais interessante da DIBH são as lesões oculares, que começam a se desenvolver precocemente na vida. As lesões se apresentam como placas espessas opacas e gelatinosas, afetando a conjuntiva bulbar adjacente à córnea (Figura 16.9), e às vezes envolvendo a própria córnea. Quando as lesões são ativas, os pacientes experimentam lacrimejamento, fotofobia e coceira nos olhos. Em muitos pacientes, as placas são mais proeminentes na primavera e tendem a regredir durante o

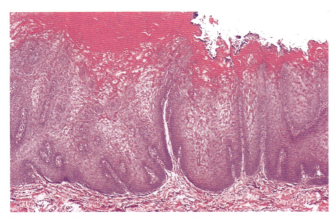

Figura 16.5 Nevo branco esponjoso. Esta fotomicrografia em menor aumento exibe acentuada hiperparaqueratose, marcante espessamento (acantose) e vacuolização da camada de células espinhosas.

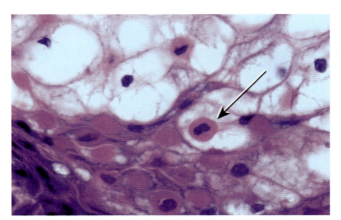

Figura 16.6 Nevo branco esponjoso. Esta fotomicrografia em maior aumento exibe vacuolização do citoplasma das células da camada espinhosa, sem evidência de atipia epitelial. Também pode ser observada, em algumas células, uma condensação perinuclear dos tonofilamentos de queratina.

verão ou outono. Às vezes, a cegueira pode resultar devido à indução de vascularidade da córnea secundária ao processo de descamação.

Características histopatológicas

As características histopatológicas da DIBH incluem produção proeminente de paraqueratina, em adição à marcada acantose. Um processo peculiar de disqueratose, similar ao da doença de Darier, distribui-se através da camada espinhosa superior do epitélio oral (Figura 16.10). Com esse processo de disqueratose, uma célula epitelial parece ser rodeada ou englobada por uma célula epitelial adjacente, resultando no chamado fenômeno *célula dentro de célula*.

Tratamento e prognóstico

Em função de a DIBH ser uma condição benigna, nenhum tratamento é em geral necessário ou indicado para as lesões orais. Caso ocorra superposição de candidíase, então a medicação antifúngica pode ser usada. Os pacientes com lesões oculares sintomáticas deverão ser encaminhados para um oftalmologista. Na maioria das vezes, as placas que obscurecem a visão devem

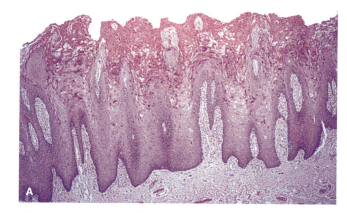
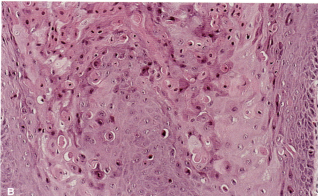

Figura 16.10 Disqueratose intraepitelial benigna hereditária (DIBH). **A.** Fotomicrografia em médio aumento exibindo hiperparaqueratose, acantose e disqueratose. **B.** Maior aumento mostrando as células disqueratóticas.

ser excisadas por cirurgia. Esse procedimento, no entanto, é reconhecido como medida temporária porque as lesões comumente recidivam.

♦ PAQUIONÍQUIA CONGÊNITA (TIPO JADASSOHN-LEWANDOWSKY; TIPO JACKSON-LAWLER)

Paquioníquia congênita é um grupo de genodermatoses raras que geralmente são herdadas como traço autossômico dominante, embora uma mutação *de novo* seja observada em aproximadamente 45% dos pacientes afetados. Mutações nos genes que codificam as queratinas 6a, 6b, 6c, 16 ou 17 são responsáveis por essa condição, com diferentes expressões fenotípica, dependendo da mutação em particular. As unhas, em especial dos dedos dos pés, são drasticamente afetadas na maioria dos pacientes. Observam-se as lesões orais com mais frequência nos pacientes que têm mutação no gene da queratina 6a (*KRT6A*), mas podem ser encontradas em percentagem reduzida nas mutações de outras queratinas. Em todo o mundo, acredita-se que cerca de 5.000 a 10.000 pessoas tenham essa condição. Historicamente, a paquioníquia congênita foi dividida em tipo Jadassohn-Lewandowksy (paquioníquia congênita, tipo 1) e tipo Jackson-Lawler (paquioníquia congênita, tipo 2). Talvez seja mais apropriado, no entanto, categorizar esse grupo de desordens com base na mutação específica da queratina que afeta um paciente em particular.

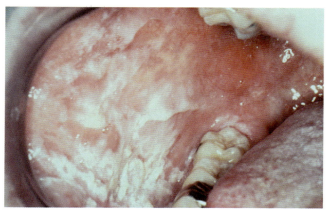

Figura 16.8 Disqueratose intraepitelial benigna hereditária (DIBH). As lesões orais aparecem como placas brancas corrugadas na mucosa jugal. (Cortesia do Dr. John McDonald.)

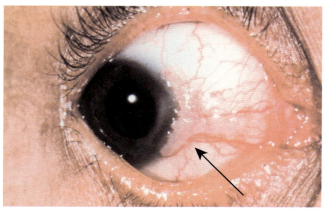

Figura 16.9 Disqueratose intraepitelial benigna hereditária (DIBH). As lesões oculares aparecem como placas gelatinosas (*seta*) da conjuntiva bulbar. (Cortesia do Dr. Carl Witkop.)

Características clínicas

Praticamente todos os pacientes com paquioníquia congênita exibem, ao nascimento ou no início do período neonatal, alterações características das unhas. As margens livres das unhas são levantadas devido ao acúmulo de queratina no leito ungueal. Isso resulta em uma configuração tubular, pinçada (Figura 16.11). Por fim, poderá ocorrer a perda da unha.

Outras alterações cutâneas que poderão ocorrer incluem intensa hiperqueratose das superfícies palmares e plantares, produzindo lesões espessas tipo calo (Figura 16.12). A hiperidrose das palmas das mãos e das solas dos pés também está comumente presente. O restante da pele apresenta pápulas puntiformes, que representam um acúmulo anormal de queratina nos folículos pilosos. Uma característica incapacitante da síndrome é a dor grave que ocorre durante a deambulação, que pode ser atribuída à formação de bolhas embaixo dos calos espessos das solas dos pés, embora estudos recentes tenham sugerido que a dor neuropática possa ser um fator contribuinte. Fissuras nos espessos calos plantares também podem causar dor durante a deambulação.

As lesões orais observadas na paquioníquia congênita consistem em placas brancas espessadas que envolvem as margens laterais e a superfície dorsal da língua. Outras regiões da mucosa oral que são frequentemente expostas a trauma leve, como o palato, a mucosa jugal e a mucosa alveolar, também podem ser afetadas (Figura 16.13). Dentes neonatais são observados na maioria dos pacientes com mutações no gene da queratina 17, mas apenas um terço desses indivíduos tem lesões orais brancas. A incidência aumentada de cáries dentárias identificadas nesses pacientes pode estar relacionada ao impacto que as proteínas anormais de queratina têm na estrutura do esmalte. Rouquidão e dispneia foram descritas em alguns pacientes como resultado do envolvimento da mucosa laríngea.

Características histopatológicas

O exame microscópico das lesões de mucosa oral mostra hiperqueratose marcante e acantose, com halo perinuclear nas células epiteliais.

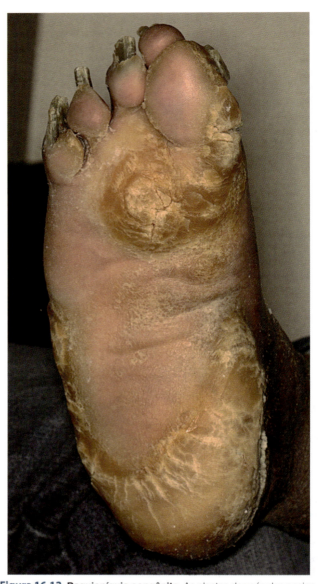

Figura 16.12 Paquioníquia congênita. As plantas dos pés dos pacientes afetados tipicamente exibem um acentuado espessamento semelhante a calo.

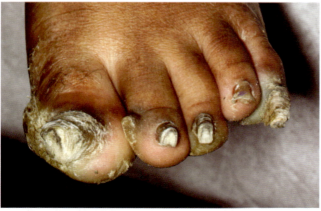

Figura 16.11 Paquioníquia congênita. As unhas comumente exibem configuração tubular devido ao acúmulo de queratina debaixo do leito ungueal.

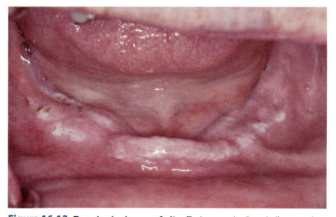

Figura 16.13 Paquioníquia congênita. Embora as lesões de língua sejam mais comuns nos pacientes com paquioníquia congênita, outros locais da mucosa oral expostos ao menor trauma, como a mucosa alveolar, podem desenvolver placas brancas espessas. (Cortesia do Dr. John Lenox.)

Tratamento e prognóstico

Já que as lesões orais da paquioníquia congênita não mostram tendência à transformação maligna, nenhum tratamento se faz necessário. As unhas são frequentemente perdidas, ou pode ser necessária a sua remoção cirúrgica devido à deformidade. Em adição, o acúmulo de queratina na palma das mãos e solas dos pés pode ser bastante desconfortável e angustiante para muitos dos indivíduos afetados. A maioria dos pacientes precisa dar atenção contínua para a remoção do excesso de queratina, e questões relativas à qualidade de vida podem surgir. Se o envolvimento laríngeo resultar em dispneia, a remoção a *laser* pode melhorar a função das vias respiratórias. Retinoides orais podem ter algum benefício, mas a dosagem deverá ser cuidadosamente monitorada a fim de minimizar os efeitos colaterais do medicamento. Os pacientes deverão receber aconselhamento genético, como auxílio no planejamento familiar. Amostras das vilosidades coriônicas podem ser usadas para identificar as várias mutações de queratina associadas a essas desordens, permitindo, desse modo, o diagnóstico perinatal.

◆ DISQUERATOSE CONGÊNITA (SÍNDROME DE COLE-ENGMAN; SÍNDROME DE ZINSSER-COLE-ENGMAN)

A **disqueratose congênita** é uma genodermatose rara que é geralmente herdada como um traço recessivo ligado ao X, resultando em predileção marcante pelo sexo masculino. As formas autossômica dominante e autossômica recessiva, embora menos comuns, também já foram relatadas. Mutações no gene *DKC1* foram determinadas inicialmente como sendo a causa da forma de disqueratose congênita ligada ao X. A mutação no gene parece prejudicar a manutenção normal da telomerase, uma enzima crítica na determinação da longevidade normal da célula. Posteriormente, foram identificadas mutações em 14 outros genes responsáveis pela manutenção da telomerase em outros padrões de herança da disqueratose congênita, e a condição agora é considerada parte de um espectro de distúrbios da biologia dos telômeros. O clínico deve estar atento a essa condição, porque as lesões orais podem sofrer transformação maligna, e os pacientes são suscetíveis à anemia aplásica.

Características clínicas

A disqueratose congênita em geral se torna evidente durante os 10 primeiros anos de vida. Um padrão reticular de hiperpigmentação da pele se desenvolve, afetando a face, o pescoço e o tronco superior. Em adição, alterações anormais displásicas das unhas se tornam evidentes nessa época (Figura 16.14).

Na cavidade oral, a língua e a mucosa jugal desenvolvem bolhas; isso é seguido de erosões e, eventualmente, de lesões leucoplásicas (Figura 16.15). As lesões leucoplásicas são consideradas pré-malignas, e aproximadamente um terço delas se torna maligna em um período de 10 a 30 anos. A taxa de transformação real pode ser mais alta, porém isso talvez não seja identificado devido ao curto tempo de vida desses pacientes. Esporadicamente, já foi relatada a presença de doença periodontal rapidamente progressiva.

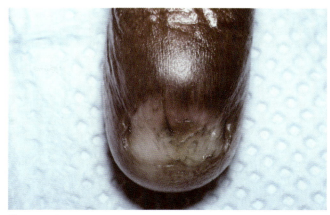

Figura 16.14 Disqueratose congênita. Alterações displásicas das unhas.

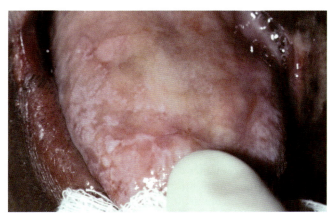

Figura 16.15 Disqueratose congênita. São visíveis atrofia e hiperqueratose da mucosa da superfície dorsal da língua.

A trombocitopenia é geralmente o primeiro problema hematológico que se desenvolve, tipicamente durante a segunda década de vida, seguida de anemia. Por fim, a anemia aplásica se desenvolve em aproximadamente 80% desses pacientes (ver Capítulo 13). Deficiência intelectual, de leve a moderada, também poderá estar presente. Em geral, a forma autossômica recessiva e a forma recessiva ligada ao X mostram padrões mais graves de expressão da doença.

Características histopatológicas

Espécimes de biopsia de lesões iniciais de mucosa oral mostraram hiperqueratose com atrofia epitelial. Conforme as lesões progridem, a displasia epitelial se desenvolve até surgir um carcinoma espinocelular francamente invasivo.

Tratamento e prognóstico

O manejo do desconforto das lesões orais é sintomático, e a avaliação periódica cuidadosa da mucosa oral deverá ser realizada para verificar evidências de transformação maligna. Faz-se necessária a realização de avaliações médicas de rotina para monitorar o desenvolvimento de anemia aplásica. Já foi demonstrado que determinados esteroides anabolizantes aumentam a atividade da telomerase, e o tratamento com esses fármacos pode resultar em melhora temporária da condição hematológica. Por fim, no entanto, a falência da medula óssea é dada como certa. Pacientes selecionados podem ser considerados para realização de transplante alogênico de células-tronco hematopoéticas, assim que a anemia aplásica for identificada.

Como resultado dessas complicações que ameaçam a vida, o prognóstico é reservado. O tempo de vida para os pacientes afetados mais gravemente é de 32 anos. Os pais e o paciente devem receber aconselhamento genético.

◆ XERODERMA PIGMENTOSO

O **xeroderma pigmentoso** é uma genodermatose rara, e numerosas neoplasias malignas cutâneas podem se desenvolver em idade muito precoce. A prevalência dessa condição nos EUA é estimada como sendo de 1 para cada 250.000 a 500.000. A condição é herdada como traço autossômico recessivo e é causada por um dos vários defeitos nos mecanismos de reparo do DNA por excisão e/ou por reparo de pós-replicação. Como resultado da inabilidade das células epiteliais em reparar danos causados pela luz ultravioleta (UV), ocorrem mutações nas células epiteliais, levando ao desenvolvimento de câncer de pele, do tipo não melanoma, em uma taxa 10.000 vezes a que seria normalmente esperada para pessoas com menos de 20 anos.

Características clínicas

Durante os primeiros anos de vida, os pacientes afetados pelo xeroderma pigmentoso mostram uma tendência marcante a apresentar queimaduras de sol. Logo em seguida, passam a exibir alterações cutâneas, como atrofia, sardas e despigmentação (Figura 16.16). **Queratoses actínicas** começam a se desenvolver logo na primeira infância, um processo que normalmente não começa a ocorrer até os 40 anos. As lesões progridem rapidamente para **carcinoma espinocelular**, e o **carcinoma basocelular** ocorre também; consequentemente, na maioria dos pacientes acontece o desenvolvimento de câncer de pele do tipo não melanoma durante a primeira década de vida. O melanoma ocorre em cerca de 5% dos pacientes com xeroderma pigmentoso, mas se desenvolve ligeiramente mais tarde. Como consequência da exposição solar, a região de cabeça e pescoço é o sítio mais comumente afetado por essas neoplasias malignas cutâneas. Alterações degenerativas neurológicas ocorrem em 20 a 30% dos pacientes afetados e incluem inteligência subnormal, ataxia, surdez neurossensorial e visão prejudicada. Nos dias atuais, a causa precisa dos problemas neurológicos não é esclarecida.

As manifestações orais que frequentemente ocorrem antes dos 20 anos, incluem o desenvolvimento de **carcinoma espinocelular** de lábio inferior e da ponta da língua. Este último sítio é muito pouco usual para o câncer oral, e o seu envolvimento está indubitavelmente relacionado ao aumento da exposição solar que essa área recebe, embora mínima, em contraste com o restante da mucosa oral.

O diagnóstico de xeroderma pigmentoso é em geral realizado quando as lesões cutâneas do paciente são avaliadas, porque é muito incomum para um paciente muito jovem ter câncer de pele. Em função de o xeroderma pigmentoso ser herdado como traço autossômico recessivo, provavelmente não haverá

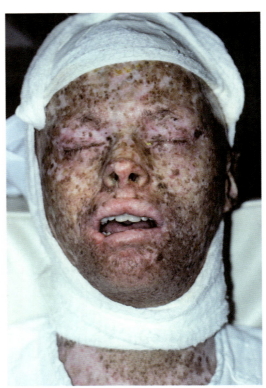

Figura 16.16 Xeroderma pigmentoso. As alterações atróficas e os distúrbios de pigmentação mostrados são característicos do xeroderma pigmentoso.

histórico familiar da desordem, mas deverá ser investigada a possibilidade de relacionamento consanguíneo dos pais da criança afetada.

Características histopatológicas

As características histopatológicas do xeroderma pigmentoso são relativamente inespecíficas, pois as lesões cutâneas pré-malignas e as neoplasias malignas que ocorrem são microscopicamente indistintas daquelas observadas em pacientes não afetados.

Tratamento e prognóstico

O tratamento do xeroderma pigmentoso é desafiador, porque na maioria dos casos os danos significativos causados pelo sol já terão ocorrido na época do diagnóstico. Os pacientes são avisados de maneira a evitarem a luz solar e a luz fluorescente não filtrada, além de usarem roupas protetoras apropriadas e filtros solares, caso não possam evitar a exposição à luz solar. Como a exposição ao sol é reduzida, esses pacientes frequentemente necessitam de suplementação de vitamina D. Antes de receber tratamento odontológico, um medidor calibrado de luz UV deverá ser usado para avaliar a quantidade de luz UV que está sendo emitida no consultório odontológico a partir de várias fontes, como a luz do refletor, do negatoscópio de visualização de radiografias, das telas dos computadores presentes, das luzes de fibra óptica, ou das luzes que são usadas para a polimerização de restaurações de resinas. Alguns autores têm sugerido que qualquer leitura maior que 0 nm/cm² é inaceitável. Um dermatologista deverá avaliar o paciente a cada 3 meses para monitorar o desenvolvimento das lesões cutâneas.

Agentes quimioterápicos tópicos (p. ex., 5-fluoruracila ou imiquimode) podem ser usados para tratar as queratoses actínicas. Cânceres de pele do tipo não melanoma deverão ser removidos conservadoramente, de preferência com excisão controlada por microscópio (cirurgia de Moh) para preservar o máximo possível de tecido normal. Os pacientes também deverão receber aconselhamento genético porque números elevados de casamentos consanguíneos já foram relatados, em algumas séries.

O prognóstico ainda é desfavorável. A maioria dos pacientes vem a óbito 30 anos antes da população normal, em função direta das neoplasias malignas cutâneas ou devido às complicações associadas ao tratamento de câncer. O cenário é consideravelmente melhor se os pacientes aderirem a um programa rígido para evitar exposição à luz UV ao longo da vida, mas isso pode ser difícil de alcançar.

◆ DISPLASIA MUCOEPITELIAL HEREDITÁRIA

A **displasia mucoepitelial hereditária** é uma desordem rara que pode ocorrer esporadicamente ou ser herdada como traço autossômico dominante; no entanto, a alteração genética precisa atualmente é desconhecida. Aproximadamente 60 casos foram relatados, embora pacientes afetados possam não ser reconhecidos devido à raridade da condição. A designação de *displasia* foi atribuída porque as células epiteliais das mucosas não se desenvolvem de modo normal, devido a motivos que não são inteiramente compreendidos. Entretanto, nessa condição, não há observação de risco aumentado de transformação maligna. Quando é realizada uma citologia esfoliativa cervical (exame de Papanicolaou), as células epiteliais que são coletadas podem ser interpretadas como tendo aspecto citológico anormal ou atípico; no passado, pacientes do sexo feminino eram aconselhadas a se submeter à histerectomia devido a esse erro de interpretação. Consequentemente, a identificação precisa dessa desordem é de extrema importância para essas pacientes.

Características clínicas

A displasia mucoepitelial hereditária é caracterizada tanto por anomalias cutâneas como de mucosas. Os pacientes tipicamente têm cabelo escasso, grosso, com alopecia não cicatricial. Os cílios e as sobrancelhas são geralmente afetados (Figura 16.17). Fotofobia grave se desenvolve em idade precoce e a maioria desses pacientes terá evidências de catarata que se inicia na infância ou no começo da idade adulta. Vascularização da córnea, queratite secundária a erosões da córnea, catarata e nistagmo são comumente descritos. Conforme seria esperado, a visão costuma ser muito prejudicada nesses pacientes. Outras manifestações cutâneas incluem um exantema perineal proeminente que surge na infância, assim como uma ampla queratose folicular de textura áspera e seca.

Complicações pulmonares relacionadas à displasia mucoepitelial podem variar em gravidade, presumivelmente devido ao grau de expressão gênica. Em uma família, foi relatada a formação de cavidades em bolha no parênquima pulmonar, e essas acarretaram surtos recorrentes de pneumonia, comumente levando a complicações com ameaça à vida.

As manifestações orais da displasia mucoepitelial hereditária costumam ser bastante marcantes, apresentando-se como um eritema vermelho-vivo bem demarcado no palato duro (Figura 16.18), geralmente com menor envolvimento da gengiva aderida e mucosa da língua. Essas alterações de mucosa são tipicamente assintomáticas, a despeito do notável aspecto clínico. As mucosas nasal, conjuntiva, vaginal, cervical, uretral e da bexiga podem ter o mesmo aspecto eritematoso incomum.

Características histopatológicas

Biopsias das lesões de mucosa da displasia mucoepitelial hereditária mostram epitélio com um mínimo de queratinização e padrão desorganizado de maturação. As células epiteliais escamosas têm uma proporção núcleo/citoplasma relativamente alta, mas pleomorfismo nuclear ou celular significativo não é observado. Vacúolos citoplasmáticos já foram descritos e podem se apresentar como inclusões acinzentadas (Figura 16.19). Esses vacúolos também podem ser observados em amostras de citologia esfoliativa. Ultraestruturalmente, as células das lesões foram descritas como tendo número reduzido de desmossomos e junções tipo *gap* (comunicantes) internalizadas.

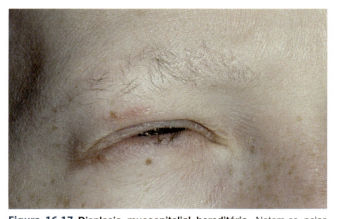

Figura 16.17 Displasia mucoepitelial hereditária. Notam-se pelos esparsos nos cílios e nas sobrancelhas.

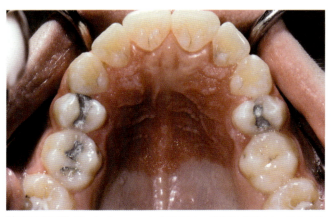

Figura 16.18 Displasia mucoepitelial hereditária. Eritema acentuado no palato duro anterior.

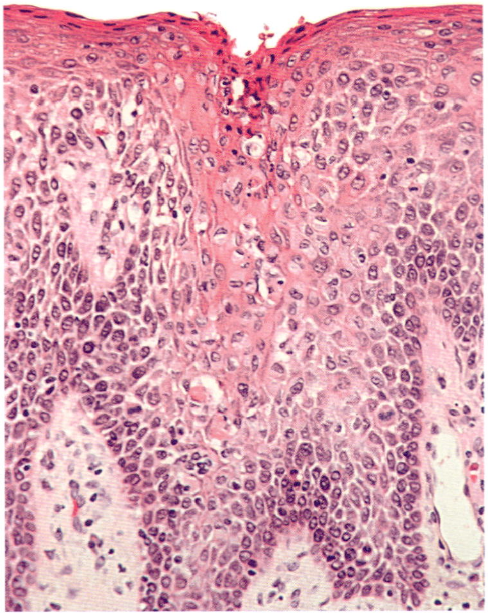

Figura 16.19 Displasia mucoepitelial hereditária. Epitélio desorganizado exibindo vacúolos intracitoplasmáticos disseminados.

Tratamento e prognóstico

Dada a natureza genética dessa doença, cuidados paliativos e aconselhamento genético são tipicamente oferecidos. Pacientes afetados deverão ser monitorados para o desenvolvimento de doenças pulmonares.

◆ INCONTINÊNCIA PIGMENTAR (SÍNDROME DE BLOCH-SULZBERGER)

A **incontinência pigmentar** é uma desordem hereditária relativamente rara, com cerca de 800 casos relatados em todo mundo. Tipicamente evolui ao longo de diversos estágios, em particular afetando a pele, os olhos e o sistema nervoso central (SNC), bem como as estruturas orais. Há marcada predileção pelo sexo feminino, com proporção relatada de sexo feminino:sexo masculino de 37:1. A condição é herdada como traço dominante ligado ao X, com o único gene não pareado danificado no cromossomo X, e sendo letal para a maioria dos homens. O gene mutado responsável pela produção dos aspectos fenotípicos da incontinência pigmentar pode ser mapeado no *locus* Xq28, onde o gene *IKBKG* (*inibidor da subunidade gama da quinase do fator nuclear kappa-B*, anteriormente conhecido como *NEMO*) é encontrado. Este gene está ativo no início da embriogênese e atua para proteger os tecidos do embrião em desenvolvimento da apoptose. A mutação deste gene em mulheres tem menos impacto, devido à presença de dois cromossomos X. Se esse gene mutado estiver presente em um embrião masculino, esse embrião não permanecerá viável. Dos poucos homens que sobrevivem, uma pequena percentagem tem síndrome de Klinefelter (cariótipo XXY), enquanto os demais em geral mostram mosaicismo para o gene *IKBKG*, sugerindo uma mutação pós-zigótica.

Características clínicas

As manifestações clínicas da incontinência pigmentar geralmente começam nas primeiras semanas da infância. Há quatro estágios clássicos associados às lesões cutâneas:

1. Estágio vesicular: lesões vesiculobolhosas surgem na pele do tronco e dos membros. Em geral, a resolução espontânea ocorre dentro de um período de 4 meses.
2. Estágio verrucoso: placas cutâneas verrucosas se desenvolvem, afetando os membros. Elas desaparecem até os 6 meses de vida, evoluindo para o terceiro estágio.
3. Estágio de hiperpigmentação: surgem lesões cutâneas maculares castanhas, caracterizadas por um estranho padrão em espiral (Figura 16.20), que têm tendência de esmaecer por volta da puberdade.
4. Estágio de atrofia e despigmentação: por fim, ocorrem atrofia e despigmentação da pele. No entanto, às vezes pode ocorrer considerável sobreposição entre os estágios.

Anomalias do SNC ocorrem em aproximadamente 30% dos pacientes afetados. Os problemas mais comuns são prejuízo intelectual, desordens convulsivas e dificuldades motoras. Problemas oculares (p. ex., estrabismo, nistagmo, catarata, anomalias vasculares da retina e atrofia do nervo óptico) podem ser identificados em quase 35% dos pacientes.

As manifestações orais da incontinência pigmentar, observadas em 70 a 95% dos casos, incluem **oligodontia** (**hipodontia**), erupção retardada, palato alto e arqueado, e hipoplasia ou malformação das coroas dos dentes (Figura 16.21). Os dentes muitas vezes são pequenos e conoides; ambas as dentições, primária e permanente, são afetadas.

Características histopatológicas

Os achados microscópicos da incontinência pigmentar variam, dependendo de quando a biopsia das lesões cutâneas tenha sido realizada.

No estágio vesicular inicial, fendas intraepiteliais preenchidas com eosinófilos podem ser observadas. Durante o estágio verrucoso, são notadas hiperqueratose, acantose e papilomatose. O estágio de hiperpigmentação mostra numerosos macrófagos contendo melanina (incontinência de melanina) no tecido conjuntivo subepitelial, característica que dá nome à condição.

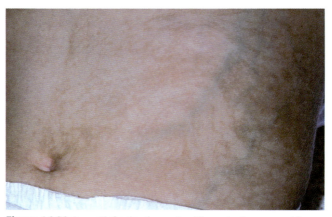

Figura 16.20 Incontinência pigmentar. Pigmentação com padrão em espiral no abdome de uma criança.

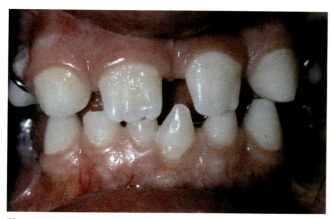

Figura 16.21 Incontinência pigmentar. Hipodontia e dentes conoides.

Tratamento e prognóstico

O tratamento da incontinência pigmentar é direcionado para as várias anomalias. O manejo odontológico inclui cuidados protéticos e restauradores apropriados, embora isso seja difícil, às vezes, caso os problemas do SNC sejam graves. Exame genético pré-natal pode ser realizado, mas atualmente isto não está amplamente disponível.

◆ DOENÇA DE DARIER (QUERATOSE FOLICULAR; DISQUERATOSE FOLICULAR; DOENÇA DE DARIER-WHITE)

A **doença de Darier** é uma genodermatose incomum, cujo envolvimento cutâneo é um tanto quanto marcante e as lesões de mucosa oral relativamente sutis. Em geral, a condição é herdada como traço autossômico dominante, com alto grau de penetrância e expressividade variável, embora até 40 a 50% dos casos possam representar novas mutações. A falta de coesão entre as células epiteliais de superfície caracteriza essa doença, e a mutação de um gene (identificado como *ATP2A2*), que codifica uma bomba de cálcio intracelular (SERCA2-isoforma 2 da enzima Ca^{2+}-ATPase do retículo sarco/endoplasmático), foi identificado como sendo a causa da desorganização anormal dos desmossomos nas células epiteliais afetadas. As estimativas da prevalência da doença de Darier nas populações norte-europeias variam de 1 em 36.000 a 1 em 100.000.

Características clínicas

Os pacientes com doença de Darier têm numerosas pápulas eritematosas, na pele do tronco e do escalpo, sendo frequentemente pruríticas, que se desenvolvem na primeira ou segunda décadas de vida (Figura 16.22). Um acúmulo de queratina, que produz uma textura áspera, pode ser observado em associação com as lesões, e um odor fétido pode estar presente como resultado de degradação bacteriana da queratina. Esse processo geralmente piora nos meses do verão, o que pode ser devido à sensibilidade de alguns pacientes à luz UV ou porque o aumento do calor resulta em sudorese que induz a maior número de fendas epiteliais. As palmas das mãos e solas dos pés frequentemente exibem fossetas e queratoses. As unhas mostram linhas longitudinais, bordas elevadas ou rachaduras dolorosas.

As lesões orais são tipicamente assintomáticas e descobertas no exame de rotina. A frequência da ocorrência de lesões orais varia de 15 a 50%. Elas consistem em múltiplas pápulas achatadas de coloração normal ou branca que, se numerosas o suficiente para serem confluentes, resultam em mucosa com aspecto pedregoso (Figura 16.23). Essas lesões afetam principalmente o palato duro e a mucosa alveolar, embora, ocasionalmente, a mucosa jugal ou a língua possam ser envolvidas. Caso as lesões de palato sejam proeminentes, a condição pode se assemelhar à hiperplasia papilar inflamatória ou à estomatite nicotínica. Alguns pacientes com esta condição também apresentam tumefação obstrutiva recorrente da parótida, secundária a anomalias de ductos.

Características histopatológicas

O exame microscópico de lesões cutâneas ou das mucosas mostra processo disqueratótico, caracterizado por um tampão de queratina que recobre um epitélio que exibe fenda suprabasilar (Figura 16.24). O fenômeno de fendas intraepiteliais, também conhecido como **acantólise**, não é exclusivo da doença de Darier e pode ser observado em condições como o pênfigo vulgar (ver mais adiante). Além disso, as cristas epiteliais associadas às lesões se mostram estreitas, alongadas e em formato de "tubo de ensaio". Uma inspeção

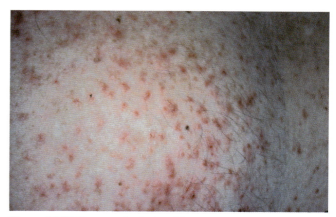

Figura 16.22 Doença de Darier. Pápulas cutâneas eritematosas no tórax.

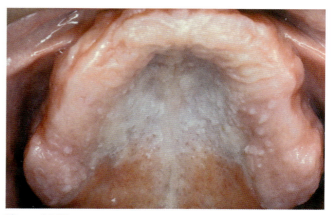

Figura 16.23 Doença de Darier. A mucosa oral pode apresentar múltiplas pápulas brancas. (Cortesia do Dr. George Blozis.)

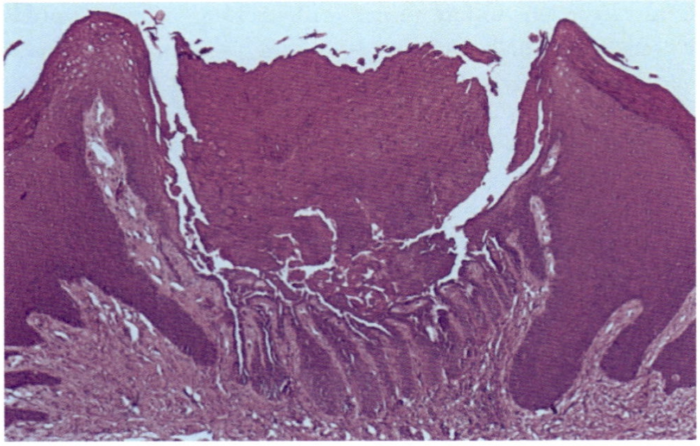

Figura 16.24 Doença de Darier. Fotomicrografia em menor aumento, exibindo um espesso tampão de queratina, fendas intraepiteliais e cristas epiteliais alongadas.

mais aproximada do epitélio revela números variados de dois tipos de células disqueratóticas, chamadas **corpos redondos** ou **grãos** (porque lembram grãos de cereais).

Tratamento e prognóstico

O tratamento da doença de Darier depende da gravidade do envolvimento. Pacientes fotossensíveis devem usar filtro solar, e todos os pacientes devem minimizar exposição desnecessária a ambientes quentes. Para os casos relativamente leves, agentes queratolíticos ou emolientes podem ser o único tratamento necessário. Para pacientes afetados mais gravemente, os retinoides sistêmicos são comumente benéficos, mas os efeitos colaterais desses medicamentos são bastante incômodos para o paciente e podem ser significativos; desse modo, o médico deverá monitorar o seu uso com cuidado. Embora a condição não seja pré-maligna e não ameace a vida, o aconselhamento genético é apropriado.

◆ DISQUERATOMA VERRUCOSO (DOENÇA DE DARIER ISOLADA; DISQUERATOSE FOLICULAR ISOLADA; DISQUERATOSE ACANTOLÍTICA FOCAL; DISQUERATOMA FOLICULAR)

O **disqueratoma verrucoso** é uma lesão solitária incomum distinta que pode ocorrer na pele ou na mucosa oral. Histopatologicamente, é idêntica à doença de Darier. Por esse motivo, a lesão foi denominada **doença de Darier isolada**. No entanto, a doença não é relacionada à doença de Darier e sua causa permanece desconhecida.

Características clínicas

O disqueratoma verrucoso cutâneo tipicamente se apresenta como uma pápula umbilicada solitária e assintomática, na pele da cabeça e do pescoço de um adulto de mais idade, embora múltiplas lesões cutâneas tenham sido relatadas. A lesão intraoral também se desenvolve em pacientes acima dos 40 anos, e uma ligeira predileção pelo sexo masculino foi identificada.

O disqueratoma verrucoso intraoral se apresenta como uma pápula umbilicada rósea ou branca, localizada na mucosa queratinizada, especialmente no palato duro e no rebordo alveolar (Figura 16.25). Uma superfície verrucosa ou áspera é observada em algumas lesões. A maioria dos disqueratomas verrucosos é menor que 0,5 cm em diâmetro.

Características histopatológicas

Histopatologicamente, o disqueratoma verrucoso se apresenta de modo muito similar à **queratose folicular**. Ambas as condições exibem disqueratose, hiperplasia basilar e uma fenda suprabasilar (Figura 16.26). O disqueratoma verrucoso é, no entanto, uma lesão solitária, e a formação de corpos redondos e de grãos não é uma característica proeminente.

Tratamento e prognóstico

O tratamento do disqueratoma verrucoso consiste na excisão conservadora. O prognóstico é excelente; não foram relatadas recorrências para essas lesões, e não têm, aparentemente, potencial maligno. A avaliação histopatológica cuidadosa dos tecidos deverá ser realizada, porque algumas displasias epiteliais podem mostrar ausência marcante de coesão celular, resultando em aspecto acantolítico microscópico similar.

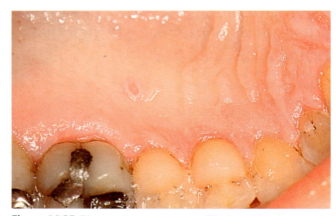

Figura 16.25 Disqueratoma verrucoso. Pápula umbilicada no palato duro. (Cortesia do Dr. Greg Adams.)

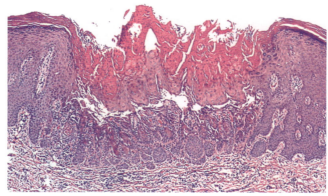

Figura 16.26 Disqueratoma verrucoso. Invaginação bem delimitada preenchida com um espesso tampão de queratina. Há hiperplasia de células basais com uma fenda suprabasilar.

◆ SÍNDROME DE PEUTZ-JEGHERS

A **síndrome de Peutz-Jeghers** é uma condição relativamente rara, mas bem reconhecida, tendo uma prevalência de aproximadamente 1 em 50.000 a 1 em 200.000 nascimentos. É caracterizada por lesões tipo sardas em mãos, pele peribucal e mucosa oral, em conjunto com polipose intestinal e predisposição dos pacientes afetados para desenvolver câncer. A síndrome é geralmente herdada como um traço autossômico dominante, embora 35% dos casos sejam representados por novas mutações. Mutação no gene supressor tumoral *STK11* (também conhecido como *LKB1*), é a responsável pela maioria dos casos da síndrome de Peutz-Jeghers. Esse gene, que codifica a serino/treoninoquinase, está localizado no cromossomo 19p13.3.

Características clínicas

As lesões de pele da síndrome de Peutz-Jeghers geralmente se desenvolvem precocemente na infância e envolvem as áreas periorofaciais (p. ex., boca, nariz, ânus e região genital). A pele das extremidades é afetada em 50% dos pacientes (Figura 16.27). As lesões se assemelham a sardas, mas não aumentam nem diminuem de acordo com a exposição ao sol, como ocorre com as sardas.

Os pólipos intestinais, geralmente considerados como crescimentos hamartomatosos, estão espalhados por todas as áreas produtoras de muco do trato gastrintestinal. O jejuno e o íleo são comumente afetados. Os pacientes em geral têm problemas com obstrução intestinal devido à intussuscepção telescópica (segmento proximal do intestino invaginando-se para dentro da porção distal), um problema que em geral se torna claro durante a terceira década de vida. A maioria desses episódios é autocorretiva, mas a intervenção cirúrgica é por vezes necessária para prevenir necrose isquêmica do intestino, com peritonite subsequente. Adenocarcinoma gastrintestinal se desenvolve em percentagem significativa de pacientes afetados, embora os pólipos por si sós não pareçam ser pré-malignos. Em uma grande série de casos, 9% dos pacientes desenvolveram neoplasias malignas gastrintestinais até os 40 anos, e 33% até os 60 anos. Isso se compara a 0,1% e 1,0% na população em geral, respectivamente. Outros tumores afetando pâncreas, trato genital masculino e feminino, mamas e ovários também podem se desenvolver. Nas mulheres, o risco de desenvolvimento de câncer de mama se aproxima de 50% até os 60 anos. Em geral, o aumento da frequência de neoplasias malignas nesses pacientes é estimado em aproximadamente 10 a 18 vezes maior do que o normal.

As lesões orais essencialmente representam uma extensão das sardas periorais. Essas máculas castanhas a azul-acinzentadas, de 1 a 4 mm, afetam principalmente a zona do vermelhão, as mucosas labial e jugal, e a língua; são observadas em mais de 90% dos pacientes (Figura 16.28). O número de lesões e a extensão de envolvimento podem variar de modo marcante de paciente para paciente. Um certo grau de esmaecimento das lesões pigmentadas pode ser notado durante a adolescência.

Características histopatológicas

Histopatologicamente, os pólipos gastrintestinais da síndrome de Peutz-Jeghers representam crescimentos benignos do epitélio glandular intestinal suportado por área central de músculo liso. A atipia epitelial geralmente não é um aspecto proeminente, diferentemente dos pólipos da síndrome de Gardner (ver Capítulo 14).

A avaliação microscópica das lesões cutâneas pigmentadas mostra ligeira acantose do epitélio com alongamento das cristas epiteliais. Por meio da microscopia eletrônica, não se detecta aumento aparente do número de melanócitos, mas os processos dentríticos dos melanócitos estão alongados. Além disso, o pigmento de melanina parece estar retido nos melanócitos em vez de ser transferido para os queratinócitos adjacentes.

Tratamento e prognóstico

Os pacientes com síndrome de Peutz-Jeghers deverão ser monitorados para o desenvolvimento de intussuscepção ou formação e tumor. O aconselhamento genético também é apropriado; além disso, testes genéticos pré-natais ou pré-implantação podem estar disponíveis em alguns centros de cuidados terciários.

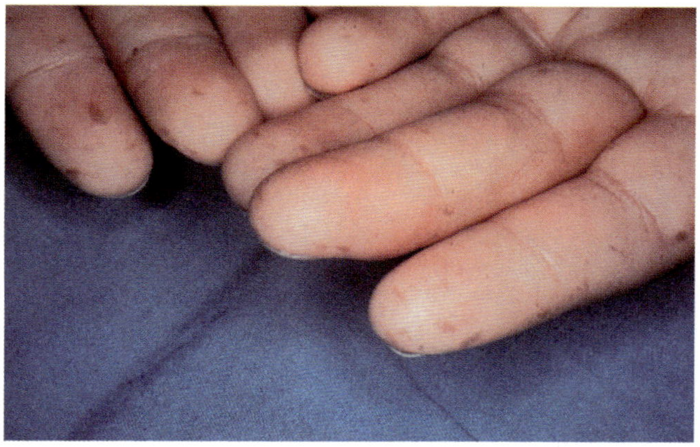

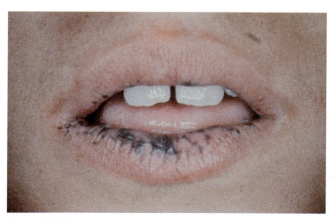

Figura 16.27 Síndrome de Peutz-Jeghers. As lesões cutâneas aparecem como áreas maculares castanhas, semelhantes a sardas, frequentemente concentradas ao redor da boca ou das mãos. (Cortesia do Dr. Ahmed Uthman.)

Figura 16.28 Síndrome de Peutz-Jeghers. As manifestações orais incluem múltiplas lesões escuras nos lábios, semelhantes a sardas. (Cortesia do Dr. Ahmed Uthman.)

♦ TELANGIECTASIA HEMORRÁGICA HEREDITÁRIA (SÍNDROME DE OSLER-WEBER-RENDU)

A **telangiectasia hemorrágica hereditária (THH)** é uma desordem mucocutânea incomum que é herdada como traço autossômico dominante, e estudos epidemiológicos sugerem uma prevalência de 1 em 5.000 a 18.000 pessoas, dependendo da região geográfica. Mutações ocorridas em qualquer um de dois genes diferentes, localizados em dois *loci* separados, são responsáveis pela condição. A THH1 é causada por mutação no gene *endoglina* (*ENG*) no cromossomo 9, enquanto a mutação na *quinase tipo receptor de ativina 1* (*ALK1; ACVRL1*), um gene localizado no cromossomo 12, produz a THH2. As proteínas produzidas por esses genes podem ter participação na integridade da membrana das paredes vasculares. Em ambos os tipos de THH, numerosos hamartomas vasculares se desenvolvem, afetando a pele e a mucosa; no entanto, outros problemas vasculares, como fístulas arteriovenosas, também podem ser observados. Os pacientes afetados com THH1 tendem a apresentar mais envolvimento pulmonar e cerebral, enquanto aqueles com THH2 geralmente têm manifestação mais tardia das suas telangiectasias e grau maior de envolvimento hepático. Uma mutação bem menos comum, envolvendo o gene *MADH4*, também já foi identificada, e esses pacientes exibem uma síndrome superposta caracterizada por THH e polipose juvenil. Os pólipos envolvem as partes superior e inferior do trato gastrintestinal, e esses pacientes têm risco aumentado para o desenvolvimento de carcinoma colorretal em idade precoce. Os clínicos devem estar familiarizados com a THH, porque nessa síndrome as lesões orais são comumente o componente mais dramático e o mais fácil de ser identificado.

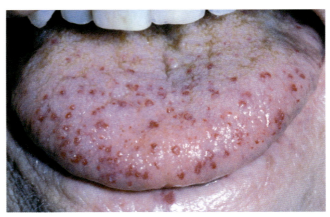

Figura 16.29 Telangiectasia hemorrágica hereditária (THH). A língua deste paciente exibe múltiplas pápulas vermelhas, que representam coleções superficiais de espaços capilares dilatados.

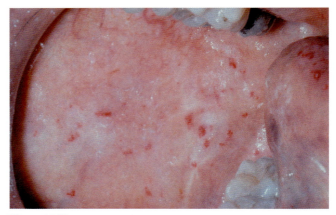

Figura 16.30 Telangiectasia hemorrágica hereditária (THH). São observadas máculas vermelhas semelhantes às lesões linguais na mucosa jugal.

Características clínicas

Pacientes com THH são comumente diagnosticados a princípio devido a episódios frequentes de epistaxe. No exame mais cuidadoso, a mucosa nasal e a mucosa orofaríngea exibem numerosas pápulas vermelhas espalhadas, com 1 a 2 mm, que esmaecem com a realização da diascopia. O esmaecer indica que a cor vermelha se deve ao sangue contido nos vasos sanguíneos (nesse caso, pequenas coleções de capilares dilatados [**telangiectasias**] que estão próximas da superfície da mucosa). Esses vasos telangectásicos são mais comumente encontrados na zona do vermelhão dos lábios, língua e mucosa jugal, embora qualquer sítio de mucosa possa ser afetado (Figuras 16.29 e 16.30). Com o avançar da idade, as telangiectasias tendem a se tornar mais numerosas e ligeiramente maiores.

Em muitos pacientes, as telangiectasias podem ser observadas nas mãos e nos pés. Essas lesões são comumente distribuídas por toda a mucosa gastrintestinal, mucosa geniturinária e mucosa conjuntival. As telangiectasias gastrintestinais têm tendência a romper, o que poderá causar perda sanguínea significativa. Anemia crônica por deficiência de ferro é frequentemente um problema para esses indivíduos. Fístulas arteriovenosas significativas podem se desenvolver nos pulmões (15 a 45% dos pacientes com THH), fígado (30%) ou cérebro (10 a 20%). As malformações arteriovenosas pulmonares parecem predispor esses pacientes ao desenvolvimento de abscessos cerebrais devido ao desvio (*shunt*) direita-esquerda de bactérias que podem ser introduzidas na corrente sanguínea. Ao menos em uma ocasião, malformações vasculares periodontais foram consideradas como sendo a causa de êmbolos pulmonares sépticos, que foram resolvidos somente após a extração de vários dentes com abscessos periodontais.

O diagnóstico de THH pode ser feito se o paciente tiver três dos quatro critérios a seguir:

1. Epistaxe espontânea recorrente.
2. Telangiectasias da mucosa e da pele.
3. Malformações arteriovenosas envolvendo os pulmões, o fígado, ou SNC.
4. História familiar de THH.

Em algumas situações, a síndrome CREST (**C**alcinose cutânea, fenômeno de **R**eynaud, disfunção **E**sofagiana, e**S**clerodactilia, e **T**elangiectasia) (ver mais adiante) deverá ser considerada no diagnóstico diferencial. Nesses casos, estudos sorológicos para a identificação de anticorpos anticentrômero comumente ajudam na distinção entre ambas as condições, porque esses anticorpos tipicamente estariam presentes apenas na síndrome CREST.

Características histopatológicas

Se uma das telangiectasias for submetida à biopsia, as características microscópicas mostram, essencialmente, uma coleção de espaços vasculares de paredes finas, localizados superficialmente e contendo eritrócitos (Figura 16.31).

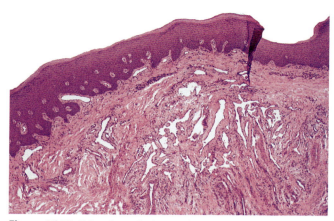

Figura 16.31 Telangiectasia hemorrágica hereditária (THH). Esta fotomicrografia em menor aumento mostra múltiplos espaços vasculares dilatados, localizados imediatamente abaixo do epitélio.

Tratamento e prognóstico

Para os casos leves de THH, pode não ser necessário qualquer tratamento. Os casos moderados podem ser manejados mediante criocirurgia ou eletrocauterização dos vasos telangectásicos mais incômodos. A laserterapia ablativa das lesões telangectásicas também já foi usada, embora essa abordagem pareça ser mais bem-sucedida em pacientes com doença leve a moderada. Pacientes afetados mais gravemente, em especial aqueles afligidos com episódios repetidos de epistaxe, podem requerer procedimento cirúrgico no septo nasal (dermoplastia septal). A mucosa nasal envolvida é removida e substituída por enxerto de pele; no entanto, alguns estudos de acompanhamento a longo prazo sugerem que os enxertos eventualmente se tornam revascularizados resultando na recorrência do problema. O fechamento nasal é outra técnica cirúrgica que já foi realizada em pacientes com epistaxe grave, e para os quais outros métodos falharam.

Terapia combinada de progesterona e estrogênio pode beneficiar alguns pacientes, mas devido aos efeitos colaterais potencialmente sérios isso deverá ser limitado aos indivíduos afetados mais gravemente. O bevacizumabe, um anticorpo dirigido contra o fator de crescimento do endotélio vascular, tem se mostrado promissor no controle da epistaxe, mas é um medicamento caro. A terapia de substituição do ferro é indicada para os pacientes com deficiência de ferro e, ocasionalmente, transfusões sanguíneas podem ser necessárias para compensar a perda de sangue.

Do ponto de vista odontológico, o uso de profilaxia antibiótica é indicado antes de procedimentos dentários que possam causar bacteriemia em pacientes com THH e histórico de malformação arteriovenosa pulmonar, tratada ou não tratada. Para os pacientes com história de THH, esses antibióticos são recomendados até que a malformação arteriovenosa pulmonar seja descartada, devido à prevalência de 1% de abscessos cerebrais nos pacientes afetados. Os pesquisadores acreditam que uma cobertura antibiótica semelhante à indicada para profilaxia da endocardite poderá prevenir essa grave complicação. Os pacientes com história de THH deverão ser rastreados para malformação arteriovenosa, que poderá ser eliminada por meio de embolização ou de outras técnicas vasodestrutivas usando métodos radiológicos intervencionistas. A decisão de tratar essa lesão frequentemente depende do sítio anatômico e da gravidade da malformação.

Recomenda-se monitorar pacientes tratados para malformação arteriovenosa pulmonar quanto à recorrência da condição e ao desenvolvimento de outras malformações arteriovenosas em outros sítios pulmonares.

O prognóstico geralmente é bom, embora estudos indiquem uma redução na expectativa de vida, que pode ser de 7 a 14 anos menor que a média. Pacientes com formas mais leves da doença podem ter uma diminuição mais modesta na longevidade. Uma taxa de mortalidade de 1 a 2% é relatada devido a complicações relacionadas à perda sanguínea. Para os pacientes com abscessos cerebrais, a taxa de mortalidade pode chegar a 40%, mesmo com diagnóstico precoce e terapia apropriada.

◆ SÍNDROMES DE EHLERS-DANLOS

As **síndromes de Ehlers-Danlos**, um grupo de desordens hereditárias do tecido conjuntivo, são relativamente heterogêneas. Pelo menos 13 tipos foram descritos ao longo dos anos, geralmente distinguindo-se com base em características clínicas e moleculares. O paciente afetado apresenta problemas geralmente atribuídos à produção de colágeno anormal, a proteína que constitui o principal componente estrutural do tecido conjuntivo. Em função de a produção do colágeno necessitar de vários passos bioquímicos que são controlados por múltiplos genes, há potencial para que qualquer um desses genes sofra mutações, produzindo defeitos seletivos na síntese de colágeno. As várias formas de colágeno anormal resultam em características clínicas superpostas para cada um dos tipos de síndrome de Ehlers-Danlos (Tabela 16.1). Essa discussão concentrar-se-á nas três formas mais significativas desse grupo de condições.

Os típicos achados clínicos incluem hipermobilidade das articulações, facilidade para se machucar e elasticidade marcante da pele. No passado, alguns indivíduos afetados trabalhavam no circo como "homens-elástico" e contorcionistas, devido a sua grande mobilidade articular e habilidade para esticar a pele.

Características clínicas

O padrão de hereditariedade e as manifestações clínicas variam de acordo com o tipo de síndrome de Ehlers-Danlos. Em torno de 80% dos pacientes têm o **tipo clássico** na forma **leve** ou **grave**. A síndrome de Ehlers-Danlos clássica é herdada como traço autossômico dominante, e mutações nos genes responsáveis pelo colágeno tipo V (*COL5A1* ou *COL5A2*) têm sido identificadas nesses pacientes. A hiperelasticidade da pele (Figura 16.32) e a fragilidade cutânea podem ser observadas como resultado. Uma resposta não usual de cicatrização que ocorre comumente após lesão relativamente leve da pele é denominada **cicatrização papirácea**, porque lembra papel de cigarro amassado (Figura 16.33).

Pacientes com a síndrome de Ehlers-Danlos tipo **hipermobilidade** exibem marcante hipermobilidade das articulações, mas sem evidências de cicatrização não usual. A dor musculoesquelética crônica frequentemente está presente em maior grau do que é observado com outros tipos de síndrome de Ehlers-Danlos.

O tipo **vascular** de Ehlers-Danlos era conhecido anteriormente como tipo **equimótico**, devido à extensa tendência a contusão em decorrência a traumas do dia a dia. Defeitos no colágeno tipo III foram identificados nessa desordem.

744 CAPÍTULO 16 | Doenças Dermatológicas

Tabela 16.1 | Síndromes de Ehlers-Danlos.

Tipos comuns	Características clínicas	Herança	Defeito
Clássica (grave)	Hiperextensibilidade da pele, facilidade para sofrer contusões, hipermobilidade das articulações, cicatrização papirácea da pele	AD	Mutações no colágeno tipo V
Clássica (leve)	Manifestações clássicas menos graves	AD	Mutações no colágeno tipo V
Hipermobilidade	Pele macia, ausência de cicatrizes, hiperextensibilidade articular acentuada	AD	Desconhecido
Vascular	Contusões graves, risco de ruptura arterial, intestinal e uterina	AD	Mutações no colágeno tipo III

Tipos raros	Características clínicas	Herança	Defeito
SED cifoescoliótica	Fragilidade do globo ocular, hiperextensibilidade da pele, hipermobilidade articular, escoliose	AR	Mutações de ponto na lisil-hidroxilase
SED artrocalasia	Deslocamento congênito do quadril. Hipermobilidade articular, cicatrização normal, hipoplasia mandibular	AD	Mutações no colágeno tipo I
SED *dermatosparaxis*	Fragilidade grave da pele, flacidez cutânea	AR	Deficiência na procolágeno peptidase
Semelhante à clássica	Pele hiperextensível, facilidade de hematomas e com gravidade, articulações hipermóveis, sem cicatrizes anormais na pele	AR	Deficiência da glicoproteína X tenascina
SED periodontal	Ampla gama de características relacionadas à pele e às articulações; início precoce de periodontite	AR	Mutação nos genes *C1R* e *C1S*
Síndrome da córnea frágil	Córnea fina (microcórnea); predisposição a ruptura corneana; início precoce de ceratocone e ceratoglobo; articulações hipermóveis	AR	Mutação dos genes *ZNF469* e *PRDM5*
SED musculocontrátil	Cifoescoliose; polegares aduzidos, pé torto congênito, aracnodactilia; articulações hipermóveis, pele hiperextensível e frágil; cicatrização deficiente de feridas	AR	Mutação nos genes *CHST14* e *DSE*, sendo *CHST14* mais grave
Miopática	Hipotonia muscular; contraturas articulares proximais; articulações distais hipermóveis	AD ou AR	Mutação do gene *COL12A1* causando anormalidades no colágeno tipo XII
Espondilodisplásica	Baixa estatura; hipotonia muscular; curvatura dos membros; pele hiperextensível	AR	Mutação dos genes *B4GALT7*, *B3GALT6* e *SLC39A13*

AD, autossômico dominante; AR, autossômico recessivo; SED, síndrome de Ehlers-Danlos; XLR, recessivo ligado ao X.

Essa forma é herdada como padrão autossômico dominante, e os pacientes jovens podem ser erroneamente considerados vítimas de abuso infantil. A expectativa de vida desses pacientes é comumente muito reduzida, devido à tendência de formação e ruptura de aneurisma da aorta.

A síndrome de Ehlers-Danlos periodontal é uma variante rara que tem manifestações odontológicas como característica marcante, com os pacientes mostrando grande atividade de doença periodontal em idade relativamente precoce, assim como gengiva inserida reduzida ou ausente. Embora esses pacientes possam ter características que se sobrepõem às formas clássica ou vascular da doença, a análise genética desta forma de síndrome de Ehlers-Danlos encontrou mutações específicas em dois genes, *C1R* e *C1S*.

As manifestações orais da síndrome de Ehlers-Danlos incluem a habilidade de 50% de esses pacientes tocarem seus narizes com a língua (**sinal de Gorlin**) (Figura 16.34), uma proeza realizada por menos de 10% da população em geral. Alguns autores notaram facilidade de contusão e de sangramento durante a realização de pequenas manipulações da mucosa oral; outros citam que está presente uma fragilidade da mucosa oral. A tendência à subluxação recorrente da articulação

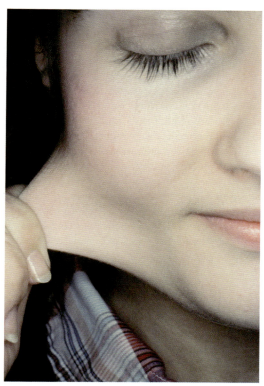

Figura 16.32 Síndrome de Ehlers-Danlos. A hiperelasticidade da pele é evidente nesta paciente afetada pela forma leve da síndrome de Ehlers-Danlos clássica.

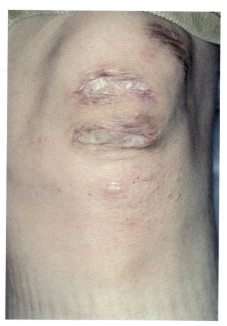

Figura 16.33 Síndrome de Ehlers-Danlos. Cicatrizes que se assemelham ao papel de cigarro amassado (cicatrizes papiráceas) são associadas a traumatismos mínimos nos pacientes com as síndromes de Ehlers-Danlos. Essas lesões envolvem a pele dos joelhos.

temporomandibular (ATM) e o desenvolvimento de outras desordens da ATM também já foram relatados.

A maioria dos pacientes com a síndrome de Ehlers-Danlos têm dentes relativamente normais, embora cúspides altas e fissuras de desenvolvimento profundas nos dentes posteriores tenham sido descritas. No entanto, uma variedade de anomalias dentárias tem sido descrita, incluindo raízes pequenas e malformadas, cálculos pulpares grandes e esmalte hipoplásico. Embora a maioria desses achados não tenha sido correlacionada consistentemente com qualquer tipo particular da síndrome, os cálculos pulpares parecem ocorrer mais comumente nos pacientes afetados pela síndrome de Ehlers-Danlos clássica.

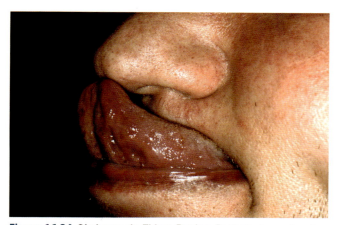

Figura 16.34 Síndrome de Ehlers-Danlos. Paciente demonstrando o sinal de Gorlin ao tocar a ponta do nariz com a língua.

Tratamento e prognóstico

O prognóstico para o paciente com a síndrome de Ehlers-Danlos depende do tipo. Algumas formas, como o tipo vascular, podem ser muito graves, com a possibilidade de ocorrência de morte súbita devido à ruptura da aorta, em função da presença de colágeno frágil e anormal na parede do vaso. O tipo clássico leve é geralmente compatível com um tempo de vida normal, embora as mulheres afetadas tenham problemas com ruptura da placenta e hemorragia durante a gestação. O manejo da dor em pacientes com síndrome de Ehlers-Danlos frequentemente requer fisioterapia e tratamento farmacológico.

O diagnóstico preciso é importante, porque afeta fortemente o prognóstico. De modo similar, como os vários tipos dessa síndrome mostram uma variedade de padrões de herança, um diagnóstico preciso é necessário para que o aconselhamento genético apropriado possa ser providenciado.

◆ ESCLEROSE TUBEROSA (EPILOIA; SÍNDROME DE BOURNEVILLE-PRINGLE)

A **esclerose tuberosa** é uma síndrome incomum, classicamente caracterizada por deficiência intelectual, crises convulsivas e angiofibromas da pele. A condição é herdada como traço autossômico dominante, mas dois terços dos casos são esporádicos e parecem representar novas mutações. Essas mutações envolvem um ou dois genes supressores de tumor: *TSC1* (encontrado no cromossomo 9) ou, mais comumente, *TSC2* (encontrado no cromossomo 16). Ambos são componentes da mesma via bioquímica intracelular conhecida como alvo mecanístico (anteriormente "mamífero") da rapamicina (mTOR), que é um dos reguladores do crescimento celular. Há o conceito de que os múltiplos crescimentos hamartomatosos, que são observados nessa desordem, possam surgir devido à falha na função regulatória normal desses genes. A esclerose tuberosa tem uma ampla abrangência de gravidade clínica, embora dois terços desses pacientes tenham a mutação *TSC2*, e esses pacientes apresentam uma expressão mais grave da doença do que aqueles que têm a mutação *TSC1*. Formas mais leves da esclerose tuberosa podem ser difíceis de diagnosticar.

A prevalência é de aproximadamente 1 em 10.000 na população geral, embora em algumas unidades de cuidados a longo prazo a esclerose tuberosa possa acometer até 1% dos pacientes com deficiência intelectual.

Características clínicas

Vários aspectos clínicos caracterizam a esclerose tuberosa. O primeiro deles, os **angiofibromas faciais**, eram anteriormente denominados *adenomas sebáceos*. Em função de essas lesões não serem nem adenomas nem sebáceas, o uso do termo deve ser descontinuado. Os angiofibromas faciais se apresentam como múltiplas pápulas de superfície lisa que ocorrem principalmente na área da prega nasolabial (Figura 16.35). Lesões similares, chamadas *fibromas ungueais* ou *periungueais*, são observadas ao redor ou sob as margens das unhas (Figura 16.36).

Duas outras lesões de pele características são os hamartomas de tecido conjuntivo, chamados **placas de chagrém**, e áreas ovoides de hipopigmentação denominadas **máculas em folhas de freixo**. Ainda que 5% da população geral tenha manchas em folhas de freixo, os estudos relatam que 90 a 98% das crianças com esclerose tuberosa exibem essas lesões. As placas de chagrém afetam a pele do tronco e são assim denominadas devido a sua semelhança com o tecido chagrém derivado de pele de tubarão. As máculas em folhas de freixo podem surgir em qualquer superfície cutânea e podem ser mais bem visualizadas com iluminação UV (lâmpada de Wood). Manchas em "confete" também podem ser vistas em pacientes com esclerose tuberosa, aparecendo como máculas pálidas de 1 a 3 mm, distribuídas simetricamente no tronco ou extremidades, lembrando um pouco confetes jogados sobre a pele.

As manifestações no SNC incluem crises convulsivas em 80 a 85% dos pacientes afetados e deficiência intelectual em aproximadamente 30%. Além disso, as proliferações hamartomatosas no SNC observadas na autopsia são tumorações que se assemelham a batatas ("tubérculos"), das quais deriva o termo *esclerose tuberosa* (Figura 16.37). Os hamartomas tuberosos podem ser mais bem visualizados com uso de imagem por ressonância magnética (RM) ponderada em T2 e estão presentes em 80 a 95% dos pacientes. Além disso, aproximadamente 10% dos pacientes com esclerose tuberosa desenvolverão um tipo de tumor cerebral conhecido como *astrocitoma subependimário de células gigantes*.

Um tumor relativamente raro do músculo cardíaco, chamado **rabdomioma cardíaco**, também está tipicamente associado a essa síndrome. Essa lesão, que provavelmente representa um hamartoma em vez de uma neoplasia verdadeira, ocorre em cerca de 30 a 50% dos pacientes afetados e é tipicamente identificada na infância precoce. Problemas com a função do miocárdio podem se desenvolver como resultado desse processo, mas muitos desses tumores sofrem regressão espontânea.

Outro tipo de crescimento hamartomatoso relacionado a essa desordem é o **angiomiolipoma**. Esta lesão é uma neoplasia benigna composta de tecido muscular liso e tecido adiposo, ocorrendo principalmente nos rins e apresentando-se tipicamente bilateral. Embora o angiomiolipoma seja benigno, os tumores estão comumente associados a grandes vasos sanguíneos dilatados e problemas clínicos significativos podem surgir caso esses vasos venham, espontaneamente, a se romper.

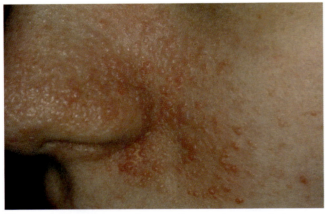

Figura 16.35 Esclerose tuberosa. Comumente, os pacientes apresentam múltiplas pápulas na face que microscopicamente são angiofibromas.

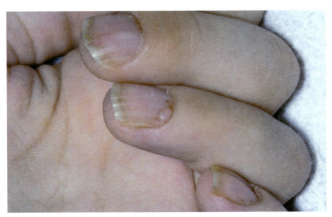

Figura 16.36 Esclerose tuberosa. O exame dos dedos geralmente exibe fibromas periungueais.

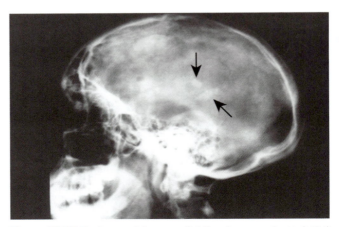

Figura 16.37 Esclerose tuberosa. Calcificações em placas (*setas*) associadas à formação de hamartomas intracranianos são observadas nesta radiografia lateral de crânio. (Cortesia do Dr. Reg Munden.)

As manifestações orais da esclerose tuberosa incluem alteração de desenvolvimento do esmalte dental, com a presença de fossetas no esmalte da superfície vestibular dos dentes anteriores permanentes, em 50 a 100% dos pacientes. Essas fossetas são mais bem observadas após a aplicação nos dentes de solução de evidenciação de placa dental. Múltiplas pápulas fibrosas afetam de 11 a 56% dos pacientes. As pápulas fibrosas são observadas predominantemente na região anterior da mucosa gengival (Figura 16.38), embora os lábios, a mucosa jugal, o palato e a língua possam estar envolvidos. Aumento de volume fibroso gengival difuso é relatado nos pacientes afetados, mesmo naqueles que não estão fazendo uso de fenitoína; no entanto, a maioria dos casos de hiperplasia gengival desses indivíduos está provavelmente relacionada aos medicamentos usados para controle das convulsões. Alguns pacientes com esclerose tuberosa também podem exibir áreas radiolucentes nos maxilares, que representam proliferações densas de tecido conjuntivo fibroso (Figura 16.39).

O diagnóstico de esclerose tuberosa pode ser baseado na identificação de pelo menos duas das características principais, a seguir:

- Angiofibromas faciais
- Fibromas ungueais ou periungueais
- Máculas hipomelanóticas (três ou mais)
- Placas de chagrém
- Hamartomas no SNC
- Nódulos subependimários
- Astrocitoma subependimário de células gigantes
- Rabdomioma cardíaco
- Angiomiolipoma renal
- Múltiplos hamartomas nodulares da retina
- Linfangioleiomiomatose do pulmão.

A presença de uma característica principal ou de duas menores também pode confirmar o diagnóstico. As características menores são as seguintes:

- Múltiplas fossetas no esmalte, distribuídas ao acaso
- Fibromas gengivais
- "Cistos" ósseos (na verdade, proliferações fibrosas)
- Lesões em "confete" na pele
- Múltiplos cistos renais
- Hamartomas não renais.

Características histopatológicas

O exame microscópico das pápulas fibrosas da mucosa oral ou da gengiva aumentada mostra uma hiperplasia fibrosa inespecífica. De modo similar, as imagens radiolucentes dos maxilares consistem em tecido conjuntivo fibroso denso, que lembra um fibroma desmoplásico ou um fibroma odontogênico central do tipo simples. O angiofibroma da pele é um agregado benigno de tecido conjuntivo fibroso delicado, caracterizado por fibroblastos grandes e arredondados distribuídos uniformemente, e entremeados por numerosos canais vasculares de paredes finas.

Tratamento e prognóstico

Para os pacientes com esclerose tuberosa, a maior parte do tratamento é direcionada para o manejo das crises convulsivas com agentes anticonvulsivantes. A RM periódica da cabeça pode ser realizada para rastrear possíveis lesões intracranianas, enquanto a avaliação por ultrassonografia é realizada para avaliar o envolvimento renal. Pacientes com deficiência intelectual podem ter problemas com os procedimentos de higiene bucal, e a higiene bucal deficiente contribui para a hiperplasia gengival induzida por fenitoína. Pesquisas sobre medicamentos (como o sirolimo e o everolimo) que bloqueiam a via mTOR, causadora da esclerose tuberosa, mostraram uma significativa redução de vários tipos de tumores associados a esse distúrbio, incluindo o angiomiolipoma renal, o angiofibroma facial e o astrocitoma subependimário de células gigantes. Também foi observada uma redução nas convulsões relacionadas à esclerose tuberosa com este tratamento. Os pacientes afetados pela esclerose tuberosa têm uma expectativa de vida ligeiramente reduzida em comparação à população geral, com o óbito geralmente relacionado à doença no SNC ou nos rins.

Aconselhamento genético também é apropriado para pacientes afetados, e uma avaliação clínica cuidadosa dos pais do paciente é recomendada para descartar uma expressão leve não

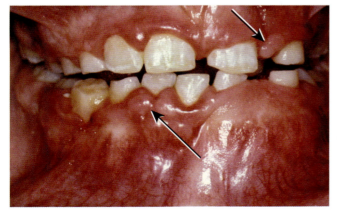

Figura 16.38 Esclerose tuberosa. Os pacientes geralmente apresentam hiperplasia gengival, que pode ser secundária ao uso de fenitoína utilizada para controlar as crises convulsivas em alguns casos. Pápulas fibrosas da gengiva (setas) também podem estar presentes.

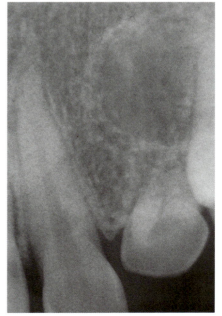

Figura 16.39 Esclerose tuberosa. Radiografia periapical exibindo uma área radiolucente bem delimitada na região apical do incisivo lateral superior esquerdo. A biopsia revelou uma proliferação fibrosa intraóssea.

diagnosticada de esclerose tuberosa em um deles. Testes genéticos estão disponíveis para as mutações nos genes *TSC1* e *TSC2*, caso haja o desejo de se fazer planejamento familiar perinatal ou peri-implantação.

◆ SÍNDROME DOS HAMARTOMAS MÚLTIPLOS (SÍNDROME DE COWDEN; SÍNDROME DO TUMOR HAMARTOMA [*PTEN*])

A **síndrome dos hamartomas múltiplos** é uma condição rara que tem importantes implicações para o paciente afetado, porque neoplasias malignas, em adição a crescimentos hamartomatosos benignos, desenvolvem-se em uma grande percentagem de indivíduos. Geralmente, a síndrome é herdada como traço autossômico dominante e mostra alto grau de penetrância e expressividade variável, embora mutações novas possam representar até 45% dos casos. O gene responsável por essa desordem foi mapeado no cromossomo 10, e uma mutação no gene *homólogo da fosfatase e tensina deletado no cromossomo 10 (PTEN)* tem sido implicada na sua patogênese. A prevalência estimada dessa condição é de aproximadamente 1 em 200.000, e mais de 300 pacientes afetados foram descritos na literatura. Nos últimos anos, foi observada uma superposição das características clínicas da síndrome dos hamartomas múltiplos com a **doença de Lhermitte-Duclos**, a **síndrome de Bannayan-Riley-Ruvalcaba** e a **síndrome tipo Protheus**. Mutações no gene *PTEN* têm sido demonstradas em todas essas desordens.

Características clínicas

As manifestações cutâneas estão presentes em quase todos os pacientes com a síndrome dos hamartomas múltiplos e geralmente se desenvolvem na segunda década de vida. A maioria das lesões de pele se apresenta como múltiplas pápulas pequenas (menores do que 1 mm), em especial na pele da face, atingindo, na maioria das vezes, ao redor da boca, nariz e orelhas (Figura 16.40). Microscopicamente, a maioria dessas pápulas representa folículos hamartomatosos denominados **triquilemomas**. Outras lesões de pele comumente observadas são a **queratose acral**, um crescimento de aspecto verrucoso que se desenvolve na superfície dorsal das mãos, e a **queratose palmoplantar**, uma lesão proeminente semelhante ao calo que ocorre nas palmas das mãos e nas solas dos pés. Também foram descritos **hemangiomas cutâneos**, **fibromas escleróticos**, **neuromas**, **xantomas** e **lipomas**.

Outros problemas também podem aparecer nesses pacientes. A doença da tireoide geralmente surge como um bócio ou adenoma tireoidiano, mas pode ocorrer o desenvolvimento de adenocarcinoma papilífero ou folicular. Em uma grande série, neoplasia maligna da tireoide foi identificada em 14% dos pacientes com essa condição. Nas mulheres, a doença fibrocística das mamas é observada na maioria das vezes. Infelizmente, nessas pacientes o câncer de mama ocorre com uma frequência relativamente alta (25 a 50%). A média de idade do diagnóstico do câncer de mama é 40 anos, o que é muito mais jovem do que o usual. No trato gastrintestinal, múltiplos pólipos hamartomatosos benignos podem ser observados. Em adição, vários tipos de tumores benignos e malignos ocorrem no trato geniturinário feminino com maior frequência em comparação à população em geral.

As lesões orais variam em gravidade de paciente para paciente e geralmente consistem em múltiplas pápulas afetando a gengiva, o dorso da língua e a mucosa jugal (Figuras 16.41 e 16.42). Essas lesões foram relatadas em mais de 80% dos pacientes e geralmente não produzem sintomas. Outros possíveis achados

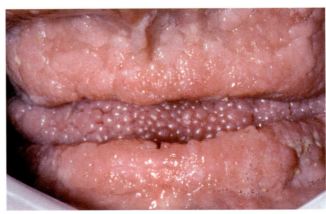

Figura 16.41 **Síndrome dos hamartomas múltiplos.** Múltiplas pápulas fibroepiteliais irregulares envolvem a língua (*centro*) e a mucosa do rebordo alveolar.

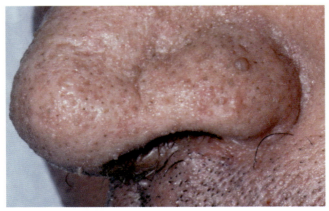

Figura 16.40 **Síndrome dos hamartomas múltiplos.** Essas pápulas cutâneas faciais representam hamartomas de folículos pilosos (triquilemomas).

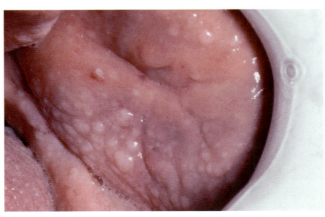

Figura 16.42 **Síndrome dos hamartomas múltiplos.** Múltiplas pápulas na mucosa jugal do lado esquerdo.

na cavidade oral incluem um palato profundo e arqueado, periodontite e cáries dentárias extensas, embora não esteja claro se as duas últimas condições estejam de fato relacionadas significativamente à síndrome.

Características histopatológicas

As características histopatológicas das lesões orais são um tanto quanto inespecíficas e essencialmente representam hiperplasia fibroepitelial. Outras lesões associadas a essa síndrome têm suas próprias características histopatológicas, sendo dependente da origem hamartomatosa ou neoplásica do tecido.

Diagnóstico

O diagnóstico pode se basear na identificação de dois de três sinais patognomônicos a seguir:

1. Multiplos triquilemomas na face.
2. Múltiplas pápulas orais.
3. Queratose acral.

Uma variedade de outros critérios maiores ou menores, assim como uma história familiar positiva, também são úteis para a confirmação do diagnóstico. Testes genéticos para mutações no gene *PTEN* estão disponíveis clinicamente, mas 20% dos pacientes que têm a síndrome dos hamartomas múltiplos de forma característica não apresentarão anomalias genéticas; desse modo, um teste negativo não descarta o diagnóstico da síndrome dos hamartomas múltiplos.

Tratamento e prognóstico

O tratamento da síndrome dos hamartomas múltiplos é controverso. Embora a maioria dos tumores que se desenvolvem seja benigna, a prevalência de neoplasias malignas é maior em comparação à população geral; no entanto, exames físicos anuais deverão ser realizados focando especificamente os sítios anatômicos de prevalência tumoral aumentada, principalmente a mama, o útero e a tireoide. Devido a estudos longitudinais que encontraram que 85% das mulheres com síndrome de hamartoma múltiplo desenvolverão câncer de mama, alguns investigadores recomendaram mastectomias profiláticas bilaterais tão cedo quanto na terceira década de vida para pacientes do sexo feminino.

◆ EPIDERMÓLISE BOLHOSA

O termo **epidermólise bolhosa** descreve um grupo heterogêneo de desordens mucocutâneas bolhosas hereditárias. Cada tipo tem um defeito específico nos mecanismos de adesão das células epiteliais, umas às outras ou ao tecido conjuntivo subjacente. Os avanços recentes na compreensão das características clínicas, epidemiologia, mapeamento por meio de imunofluorescência, e anomalias genéticas dessas condições levou à identificação de mais de 30 formas diferentes. Dependendo do mecanismo defeituoso da coesão celular, há quatro amplas categorias:

1. Simples.
2. Juncional.
3. Distrófica.
4. Síndrome de Kindler.

Cada categoria consiste em várias formas da doença. Uma variedade nos padrões de herança pode ser observada, dependendo do tipo de doença em particular. O grau de gravidade pode variar de uma forma relativamente leve, formas incômodas, como o tipo **simples**, até um espectro que inclui doença grave e fatal. Por exemplo, muitos casos de epidermólise bolhosa **juncional** resultam em morte durante o nascimento, devido à significativa escarificação da pele durante a passagem pelo canal do parto. Mutações específicas nos genes que codificam a queratina 5 e a queratina 14 foram identificadas como sendo responsáveis pela maioria dos casos do tipo **simples**, enquanto as mutações no código genético para as subunidades da laminina-332, colágeno tipo XVII, ou a integrina α6β4 foram descritas para o tipo **juncional**. A maioria dos casos do tipo **distrófico** pode ser causada por mutações nos genes responsáveis pela produção de colágeno tipo VII, com aproximadamente 300 mutações diferentes identificadas até hoje. A **síndrome de Kindler** é o padrão mais recentemente caracterizado nesse grupo de desordens, e mutações nos genes que codificam a proteína de adesão hemidesmossomal, klindina-1, são responsáveis por essa rara condição.

Alguns exemplos representativos dos tipos de epidermólise bolhosa estão resumidos na Tabela 16.2. Como as lesões orais são observadas com maior frequência nas formas distróficas, a discussão aqui apresentada será centrada nessa variedade. Anormalidades dentárias, como a anodontia, a hipoplasia do esmalte, as fossetas do esmalte, os dentes neonatais, a periodontite grave e a cárie dentária grave foram associadas aos vários tipos de epidermólise bolhosa, embora alguns estudos indiquem que a prevalência das anormalidades dentárias é significativamente maior somente no tipo **juncional**. Uma desordem denominada **epidermólise bolhosa adquirida** é mencionada por causa da similaridade do seu nome; no entanto, essa é uma condição não relacionada, apresentando uma origem autoimune (em vez de genética) (ver mais adiante).

Características clínicas

Tipos distróficos dominantes

As formas **distróficas** da epidermólise bolhosa são herdadas de forma autossômica dominante e geralmente não apresentam risco à vida, embora possam ser certamente desfigurantes e apresentar muitos problemas. As lesões iniciais são vesículas ou bolhas, que são observadas em fases iniciais da vida e se desenvolvem em áreas expostas a traumatismo crônico de baixa intensidade, como nas articulações dos dedos das mãos ou dos joelhos (Figura 16.43). As bolhas se rompem resultando em erosões ou ulcerações, que, por fim, desaparecem deixando cicatrizes. Neste processo, os apêndices dérmicos como as unhas podem ser perdidos.

As manifestações orais são tipicamente leves, com algum eritema e sensibilidade gengival. Podem ser observadas recessão gengival e redução da profundidade do vestíbulo bucal (Figura 16.44).

Tipos distróficos recessivos

A epidermólise bolhosa distrófica recessiva generalizada representa uma das formas mais debilitantes da doença. Vesículas e bolhas se formam ao menor trauma. As infecções secundárias são um problema frequente, devido ao envolvimento de grandes áreas de superfície. Caso o paciente consiga sobreviver até a

Tabela 16.2 Exemplos de epidermólise bolhosa.

Forma	Herança	Características clínicas	Defeito
EB simples	AD	Bolhas nas mãos e nos pés; o envolvimento da mucosa é incomum; as bolhas desaparecem sem deixar cicatrizes; o prognóstico é geralmente bom	Defeitos nos genes de queratina
EB juncional, variante generalizada grave	AR	Bolhas graves ao nascimento; tecido de granulação ao redor da boca; erosões orais são comuns; hipoplasia do esmalte com fossetas; frequentemente fatal (chamada anteriormente de EB letal)	Defeitos nos hemidesmossomos
EB distrófica, dominante, tipo Pasini	AD	Bolhas generalizadas, pápulas brancas	Defeito no colágeno tipo VII
EB distrófica, dominante, tipo Cockayne-Touraine	AD	Extremidades afetadas primariamente	Defeito no colágeno tipo VII
EB distrófica, recessiva, tipo generalizado grave	AR	Envolvimento grave da mucosa; cicatrizes semelhantes a "luvas de boxe"; deformidades das mãos e dos pés; os pacientes geralmente não sobrevivem além do início da vida adulta	Defeito no colágeno tipo VII
EB distrófica, recessiva, tipo inverso	AR	Envolvimento da virilha e da axila; lesões orais e esofágicas graves	Defeito no colágeno tipo VII

AD, autossômico dominante; AR, autossômico recessivo; EB, epidermólise bolhosa.

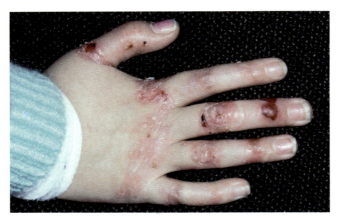

Figura 16.43 Epidermólise bolhosa. Uma menina jovem, afetada pela forma distrófica dominante da epidermólise bolhosa, exibe bolhas hemorrágicas características, cicatrizes e erosões associadas ao trauma mínimo das mãos.

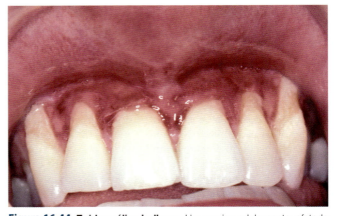

Figura 16.44 Epidermólise bolhosa. Um menino adolescente, afetado pela forma distrófica dominante da epidermólise bolhosa, exibe uma profundidade reduzida do vestíbulo labial causada por repetidas lacerações da mucosa com melhora e formação de cicatrizes.

segunda década de vida, a função das mãos é significativamente diminuída devido a episódios repetidos de lesões cutâneas que se curam com a formação de cicatrizes, resultando na fusão dos dedos em uma deformidade em forma de luvas de boxe (Figura 16.45).

Os problemas bucais não são menos graves. A formação de bolhas e vesículas é induzida quase por qualquer alimento um pouco mais consistente. Mesmo com uma dieta mole, repetidos ciclos de cicatrização frequentemente resultam em microstomia (Figura 16.46) e anquiloglossia. Lesões similares da mucosa e cicatrizes podem causar uma grave estenose do esôfago. Como uma dieta de alimentos macios costuma ser altamente cariogênica, a destruição da dentição pela cárie em idade precoce é um evento comum.

Características histopatológicas

As características histopatológicas da epidermólise bolhosa variam de acordo com o tipo que está sendo examinado. A forma **simples** exibe fendas intraepiteliais na microscopia de luz. As formas **juncional, distrófica** e de **Kindler** mostram fendas subepiteliais (Figura 16.47). O exame de microscopia eletrônica revela fendas na altura da lâmina lúcida da membrana basal na forma **juncional**, bem como abaixo da lâmina densa da membrana basal nas formas **distróficas**. Em contrapartida, a forma de **Kindler** exibe fendas somente abaixo da camada de células basais, na interface com a lâmina lúcida. A avaliação imuno-histoquímica do tecido perilesional é hoje tipicamente utilizada tanto para a identificação dos defeitos específicos quanto

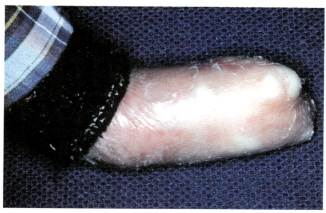

Figura 16.45 Epidermólise bolhosa. Um paciente do sexo masculino com 19 anos, afetado pela forma distrófica recessiva da epidermólise bolhosa, exibe a deformidade típica das mãos em forma de luva, causada pelas cicatrizes nos tecidos após trauma associado às atividades normais.

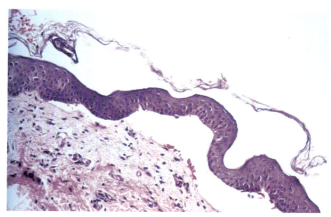

Figura 16.47 Epidermólise bolhosa. A separação completa entre o epitélio e o tecido conjuntivo é observada nesta fotomicrografia de um corte histológico de um paciente afetado pela forma juncional da epidermólise bolhosa.

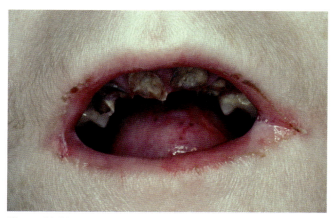

Figura 16.46 Epidermólise bolhosa. O mesmo paciente demonstrado na Figura 16.45. A microstomia foi causada por traumas repetidos e cura, com formação de cicatrizes. Observar as cáries dentárias graves associadas a uma dieta macia cariogênica.

para classificar e alocar a condição em subtipos de modo mais preciso. Em alguns casos, a avaliação da genética molecular pode ser útil na confirmação do diagnóstico.

Tratamento e prognóstico

O tratamento da epidermólise bolhosa varia de acordo com o tipo. Para os casos mais leves, nenhum tratamento além dos cuidados locais das lesões é necessário. A drenagem estéril das bolhas maiores e a utilização de antibióticos tópicos são frequentemente indicadas nestas situações. Para os casos mais graves, o tratamento intensivo com antibióticos por via oral pode ser necessário, caso se desenvolva uma celulite; apesar da intensa assistência médica, alguns pacientes morrem em decorrência das complicações infecciosas.

A deformidade das mãos em "luva de boxe", observada na epidermólise bolhosa distrófica recessiva, pode ser corrigida com cirurgia plástica, embora em geral o problema retorne após um período de tempo e a intervenção cirúrgica seja necessária a cada 2 anos em média. Com o envolvimento do esôfago, a disfagia pode ser um problema significativo, resultando em malnutrição e perda de peso. Algumas vezes, pode ser necessária a colocação de uma sonda de gastrostomia. Os pacientes com a forma distrófica recessiva também estão predispostos ao desenvolvimento de **carcinoma espinocelular**. Essa neoplasia maligna frequentemente se desenvolve em áreas de ulceração crônica durante a segunda e a terceira década de vida e representa uma importante causa de morte nesses pacientes. Com menor frequência, a mucosa da língua dos pacientes acometidos também pode apresentar transformação maligna.

O tratamento das manifestações bucais também depende do tipo da doença. Para os pacientes que são suscetíveis à formação de bolhas na mucosa, a manipulação odontológica deverá ser mínima. Para isto, deve-se administrar diariamente solução tópica de fluoreto de sódio neutro a 1% para prevenir a cárie dentária. Selantes oclusais também são recomendados. Uma dieta mole menos cariogênica possível, bem como procedimentos de higiene bucal atraumáticos devem ser incentivados. A manutenção da nutrição adequada para os pacientes afetados é fundamental para garantir uma ótima cicatrização das feridas. Os implantes dentários osteointegrados, seguidos por próteses dentárias fixas, têm sido empregados com sucesso em alguns pacientes com a epidermólise bolhosa recessiva.

Caso seja necessário um tratamento odontológico restaurador, os lábios devem ser lubrificados para minimizar o trauma. As injeções para a anestesia local, geralmente, podem ser realizadas depositando o anestésico lenta e profundamente nos tecidos. Para tratamentos odontológicos extensos, incluindo extrações, pode ser utilizada a anestesia endotraqueal sem significantes problemas na maioria dos casos.

Infelizmente, devido à natureza genética dessas doenças, não existe cura. O aconselhamento genético da família afetada é indicado. O diagnóstico pré-natal e pré-implantação está disponível como auxílio para o planejamento familiar.

DOENÇAS IMUNOMEDIADAS E SUAS AVALIAÇÕES

Várias condições discutidas neste capítulo são causadas pela produção inadequada de anticorpos pelo paciente (autoanticorpos). Esses autoanticorpos são direcionados contra vários constituintes do aparato molecular que mantém as células epiteliais aderidas ou que unem o epitélio de superfície ao tecido conjuntivo subjacente. O dano resultante da interação desses autoanticorpos com o tecido do hospedeiro é observado clinicamente como um processo de doença, frequentemente denominado doença **imune bolhosa**. Como cada uma dessas doenças é caracterizada pela produção de tipos específicos de autoanticorpos, a identificação desses anticorpos e dos tecidos-alvo pelos respectivos anticorpos é importante para o diagnóstico. As duas técnicas que são amplamente utilizadas para investigar as doenças imunes bolhosas são (1) a imunofluorescência direta e (2) a imunofluorescência indireta. A seguir, será apresentado um breve resumo de como funcionam.

A imunofluorescência direta é utilizada para detectar autoanticorpos que estão aderidos ao tecido do paciente. Antes dos testes, vários procedimentos devem ser realizados. A inoculação de imunoglobulinas humanas em uma cabra cria anticorpos dirigidos contra estas imunoglobulinas humanas. Os anticorpos produzidos em resposta às imunoglobulinas humanas são coletados do animal e marcados com fluoresceína, um corante que brilha quando estimulado por luz UV. Conforme ilustrado no lado esquerdo da Figura 16.48, um corte de tecido congelado do paciente é colocado em uma lâmina e este é incubado com anticorpos de cabra anti-humanos conjugados à fluoresceína. Esses anticorpos ligam-se aos tecidos nos locais onde as imunoglobulinas humanas estiverem presentes. O excesso da suspensão com os anticorpos é removido por lavagem e os cortes são visualizados em um microscópio com uma fonte de luz UV.

Com estudos de imunofluorescência indireta, o paciente é avaliado pela presença de anticorpos circulantes no sangue. Como mostra o lado direito da Figura 16.48, um corte de tecido congelado que é semelhante à mucosa oral (p. ex., esôfago de macaco do Velho Mundo) é colocado em uma lâmina e incubado com o soro do paciente. Caso existam autoanticorpos dirigidos contra as estruturas de adesão epitelial no soro do paciente, eles se ligarão às estruturas homólogas do esôfago do macaco. O excesso de soro é lavado e os cortes são incubados com o anticorpo de cabra anti-humano conjugado à fluoresceína. O excesso é lavado e o corte é examinado com luz UV para detectar a presença de autoanticorpos que possam estar presentes no soro.

Exemplos dos sítios moleculares de ataque dos autoanticorpos são observados esquematicamente na Figura 16.49. Cada sítio é distinto para determinada doença; no entanto, as complexidades dos mecanismos de aderência epitelial ainda estão sendo esclarecidas e, no futuro, um mapeamento mais preciso pode ser possível. Um resumo das características clínicas, microscópicas e imunopatológicas das principais doenças mucocutâneas imunomediadas é encontrado na Tabela 16.3.

◆ PÊNFIGO

A condição conhecida como pênfigo representa quatro doenças relacionadas de origem autoimune:

1. Pênfigo vulgar.
2. Pênfigo vegetante.
3. Pênfigo eritematoso.
4. Pênfigo foliáceo.

Somente as duas primeiras doenças afetam a mucosa oral, e a discussão aqui apresentada será limitada ao **pênfigo vulgar**. O **pênfigo vegetante** é raro e, atualmente, a maioria dos autores acredita que seja uma simples variante do pênfigo vulgar.

Dessas desordens, o pênfigo vulgar é o mais comum (*vulgaris* significa "comum" em latim). Mesmo assim, ele não é observado com muita frequência. Estima-se que a incidência seja de 1 a 5 casos por milhão de pessoas diagnosticadas por ano na população geral. No entanto, o pênfigo vulgar é uma condição importante porque, se não tratada, muitas vezes resulta na morte do paciente. Além disso, as lesões orais frequentemente são o primeiro sinal da doença, consideradas as mais difíceis de resolver com o tratamento. Isto tem motivado a descrição das lesões orais como "as primeiras a surgirem, e as últimas a desaparecerem".

As bolhas que caracterizam essa doença ocorrem devido a uma produção anormal, por motivos desconhecidos, de autoanticorpos que são dirigidos contra glicoproteínas de superfície da célula epidérmica, a desmogleína 3 e a desmogleína 1. Essas desmogleínas são componentes dos **desmossomos** (estruturas de adesão entre as células epiteliais), e os autoanticorpos aderem a esses componentes desmossomais, inibindo de modo eficaz a interação molecular que é responsável pela aderência. Como resultado desse ataque imunológico aos desmossomos, uma fenda se desenvolve dentro do epitélio, causando a formação de uma bolha intraepitelial. A desmogleína 3 é preferencialmente

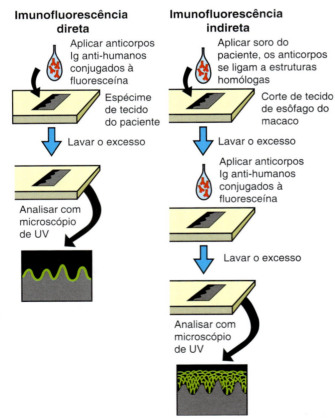

Figura 16.48 Técnicas de imunofluorescência. Comparação das técnicas de imunofluorescência direta e indireta. O lado esquerdo demonstra os aspectos na imunofluorescência direta no pengoide das membranas mucosas, uma doença que tem autoanticorpos dirigidos ao longo da zona da basal. O lado direito exibe os aspectos da imunofluorescência indireta para o pênfigo vulgar, uma doença que tem autoanticorpos dirigidos ao longo das áreas intercelulares entre as células espinhosas do epitélio. Ig, imunoglobulina; UV, ultravioleta.

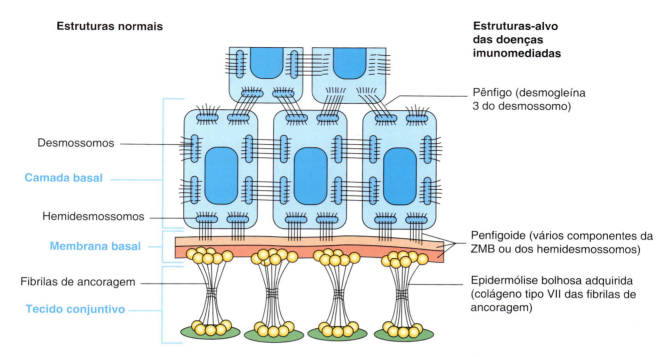

Figura 16.49 Aparato de adesão epitelial. Diagrama esquemático mostrando as estruturas-alvo em várias doenças imunomediadas. ZMB, zona de membrana basal.

expressa na camada parabasal da epiderme e do epitélio oral, enquanto a desmogleína 1 é encontrada principalmente na camada superficial da epiderme, com expressão mínima no epitélio oral. Os pacientes que desenvolvem autoanticorpos dirigidos contra a desmogleína 3, com ou sem desmogleína 1, podem exibir histopatologicamente uma fenda intraepitelial acima da camada basal e no aspecto clínico se formam bolhas de pênfigo vulgar na mucosa oral. Os pacientes que desenvolvem autoanticorpos dirigidos somente contra a desmogleína 1 exibirão, histopatologicamente, uma fenda intraepitelial superficial na epiderme, porém a mucosa oral não será afetada. Clinicamente, as lesões finas, avermelhadas e descamativas do pênfigo foliáceo ou do pênfigo eritematoso se tornarão evidentes.

Por vezes, erupções orais e cutâneas semelhantes ao pênfigo podem ocorrer em pacientes utilizando determinadas medicações (p. ex., penicilaminas, inibidores da enzima conversora de angiotensina [ECA], anti-inflamatórios não esteroides [AINEs]) (ver Capítulo 9) ou em pacientes com neoplasias malignas, especialmente as neoplasias malignas linforreticulares (também denominadas de **pênfigo paraneoplásico**; ver adiante). Da mesma forma, uma variedade de outras condições crônicas pode produzir lesões vesiculoulcerativas ou erosivas na mucosa oral, e estas frequentemente precisam ser consideradas no diagnóstico diferencial (ver Tabela 16.3). Além disso, uma condição genética rara denominada **pênfigo benigno crônico familiar** ou **doença de Hailey-Hailey** pode apresentar lesões cutâneas erosivas, mas o envolvimento oral nesse processo é incomum.

Características clínicas

As manifestações iniciais do pênfigo vulgar frequentemente envolvem a mucosa oral, e a doença costuma ocorrer em adultos. A idade média no diagnóstico é de 50 anos, embora casos raros possam ser observados na infância. É observada uma leve predileção por mulheres em alguns relatos, e a condição parece ser mais comum em pessoas do Mediterrâneo, sul da Ásia e/ou com descendência judaica.

Os pacientes normalmente queixam-se de dor na mucosa oral, e o exame clínico exibe erosões superficiais e irregulares e ulcerações distribuídas de forma aleatória na mucosa oral (Figuras 16.50 a 16.53). Essas lesões praticamente podem afetar quase qualquer local da mucosa oral, embora o palato, a mucosa labial, a mucosa jugal, o ventre da língua e a gengiva sejam envolvidos com maior frequência. Os pacientes dificilmente relatam a formação de vesículas ou bolhas intraorais, e essas lesões raramente são identificadas pelo clínico durante o exame, com a probabilidade de a razão ser a ruptura precoce do teto fino e friável das bolhas. Acima de 50% dos pacientes desenvolvem lesões orais antes do aparecimento das lesões cutâneas, algumas vezes em um tempo igual ou superior a 1 ano. Eventualmente, no entanto, quase todos os pacientes têm envolvimento intraoral. As lesões de pele surgem como vesículas e bolhas flácidas (Figura 16.54) que se rompem com rapidez, em geral dentro de algumas horas a poucos dias, deixando uma superfície desnuda e eritematosa. O envolvimento ocular é observado com menos frequência, normalmente apresentando-se como uma conjuntivite bilateral. Ao contrário do penfigoide das membranas mucosas, as lesões oculares do pênfigo não tendem a produzir cicatrizes e formar simbléfaro (ver adiante).

Sem tratamento adequado, as lesões orais e cutâneas tendem a persistir e progressivamente vão envolvendo maior área de superfície. Uma das características do pênfigo vulgar é que uma bolha pode ser induzida em pele de aparência normal, caso seja exercida uma pressão lateral firme. Isto é chamado **sinal de Nikolsky positivo**.

Tabela 16.3 Doenças vesiculoulcerativas crônicas.

Condição	Idade média	Predileção por sexo	Características clínicas	Características histopatológicas	Imunofluorescência direta	Imunofluorescência indireta
Pênfigo vulgar	Quarta a sexta décadas	Igual	Vesículas, erosões e ulcerações em qualquer superfície da pele ou da mucosa oral	Fenda intraepitelial	Positiva intercelular	Positiva
Pênfigo paraneoplásico	Sexta a sétima décadas	Igual	Vesículas, erosões e ulcerações em qualquer superfície da pele ou da mucosa oral	Fendas subepitelial e intraepitelial	Positiva, intercelular e na zona de membrana basal	Positiva (bexiga de rato)
Penfigoide das membranas mucosas	Sexta a sétima décadas	Feminino	Principalmente lesões mucosas	Fendas subepiteliais	Positiva, na zona de membrana basal	Negativa
Penfigoide bolhoso	Sétima a oitava décadas	Igual	Principalmente lesões de pele	Fenda subepitelial	Positiva, na zona de membrana basal	Positiva
Eritema multiforme	Terceira a quarta décadas	Masculino	Pele e mucosas envolvidas; lesões em alvo na pele	Edema subepitelial e inflamação perivascular	Não diagnóstica	Negativa
Líquen plano	Quinta a sexta décadas	Feminino	Lesões orais e/ou na pele; podem ou não ser erosivas	Hiperqueratose, cristas epiteliais em dentes de serra, infiltrado de linfócitos em banda	Fibrinogênio, zona de membrana basal (característico, mas não específico para líquen plano)	Negativa

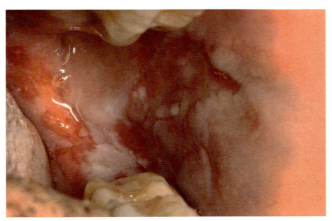

Figura 16.50 Pênfigo vulgar. Múltiplas erosões na mucosa jugal esquerda e palato mole.

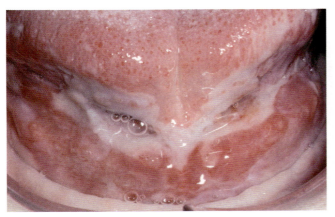

Figura 16.51 Pênfigo vulgar. Ulcerações irregulares e extensas envolvendo o assoalho bucal e o ventre da língua.

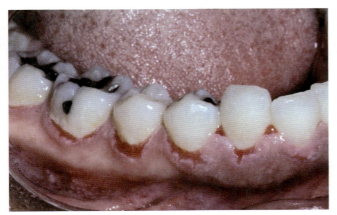

Figura 16.52 Pênfigo vulgar. Múltiplas erosões afetando a gengiva marginal.

Características histopatológicas

Os espécimes de biopsia do tecido perilesional mostram uma separação intraepitelial característica, que ocorre logo acima da camada basal do epitélio (Figura 16.55). Algumas vezes, todas as camadas superficiais do epitélio estão descamadas, deixando somente as células basais, que são descritas como semelhantes à

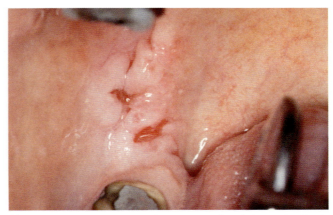

Figura 16.53 Pênfigo vulgar. Paciente com diagnóstico conhecido de pênfigo vulgar, tratado com medicamentos imunossupressores. As erosões orais mostradas aqui são as únicas manifestações persistentes da sua doença.

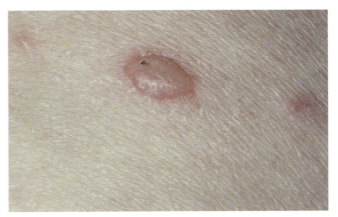

Figura 16.54 Pênfigo vulgar. Esta bolha cutânea flácida é característica do envolvimento da pele.

"fileira de pedras de sepulturas". As células da camada espinhosa do epitélio de superfície apresentam-se tipicamente separadas, uma característica que tem sido denominada **acantólise**, e as células soltas tendem a assumir uma forma arredondada (Figura 16.56). Essa característica do pênfigo vulgar pode ser utilizada para realizar o diagnóstico baseado na identificação dessas células arredondadas (**células de Tzanck**) no exame de citologia esfoliativa. Um infiltrado leve a moderado de células inflamatórias crônicas normalmente é observado no tecido conjuntivo subjacente.

O diagnóstico do pênfigo vulgar deve ser confirmado pelo exame de imunofluorescência direta do tecido perilesional fresco ou do tecido acondicionado em solução de Michel. Com este procedimento, anticorpos (normalmente IgG ou IgM) e componentes do sistema complemento (normalmente C3) podem ser demonstrados nos espaços intercelulares entre as células epiteliais (Figura 16.57) em quase todos os pacientes com essa doença. A imunofluorescência indireta é também tipicamente positiva em 80 a 90% dos casos, demonstrando a presença de autoanticorpos circulantes no soro do paciente. Da mesma forma, o ensaio de imunoabsorbância ligado à enzima (ELISA) pode ser utilizado para detectar autoanticorpos circulantes.

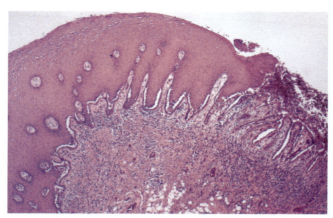

Figura 16.55 Pênfigo vulgar. Fotomicrografia em menor aumento da mucosa perilesional afetada pelo pênfigo vulgar. A fenda intraepitelial está localizada logo acima da camada de células basais.

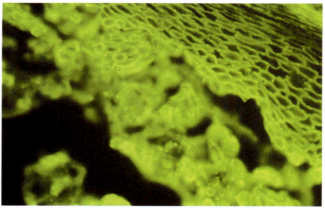

Figura 16.57 Pênfigo vulgar. Fotomicrografia demonstrando o padrão da imunofluorescência direta do pênfigo vulgar. Os imunorreagentes são depositados nas áreas intercelulares entre as células do epitélio de superfície, resultando em padrão de "tela de galinheiro".

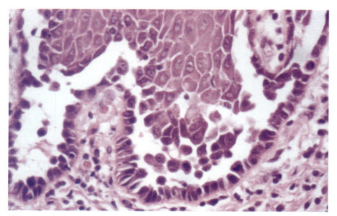

Figura 16.56 Pênfigo vulgar. Fotomicrografia em maior aumento exibindo células epiteliais acantolíticas e redondas localizadas no interior da fenda intraepitelial.

É importante que o tecido perilesional seja obtido tanto para microscopia de luz quanto para a imunofluorescência direta, de modo a aumentar a probabilidade de uma amostra para diagnóstico. Caso a mucosa ulcerada seja enviada para análise, os resultados são muitas vezes inconclusivos devido à falta da interface intacta entre o epitélio e o tecido conjuntivo, ou pela presença de um grande infiltrado inflamatório inespecífico.

Tratamento e prognóstico

O diagnóstico do pênfigo vulgar deve ser realizado em fase inicial do curso da doença, pois nessa fase o controle é geralmente alcançado com maior facilidade. O pênfigo é uma doença sistêmica; portanto, o tratamento requer uma abordagem sistêmica. No passado recente, o tratamento consistia principalmente em corticosteroides sistêmicos (geralmente prednisona ou prednisolona), muitas vezes em combinação com outros medicamentos imunossupressores (denominados agentes poupadores de esteroides), como o micofenolato de mofetila ou azatioprina. Atualmente, o uso de rituximabe, um anticorpo monoclonal que tem como alvo os linfócitos B, é frequentemente mencionado como abordagem de primeira linha para o manejo dessa doença, pois tem como alvo as células responsáveis pela produção dos autoanticorpos que causam o pênfigo. Geralmente, o rituximabe é utilizado em conjunto com uma dose mais baixa de corticosteroides sistêmicos, resultando em uma rápida melhora das lesões, além de remissão mais rápida e prolongada da doença. Novos anticorpos monoclonais antilinfócitos B mais eficazes estão sendo testados para determinar seu impacto no tratamento do pênfigo vulgar. Há interesse nessas novas abordagens terapêuticas devido aos potenciais efeitos colaterais associados ao uso prolongado de corticosteroides sistêmicos, que incluem o seguinte:

- Diabetes melito
- Supressão adrenal
- Ganho de peso
- Osteoporose
- Úlceras pépticas
- Intensas oscilações de humor
- Aumento na suscetibilidade a uma grande quantidade de infecções.

De forma ideal, um médico com experiência em terapia imunossupressora deve tratar o paciente. Com frequência, o clínico pode acompanhar o sucesso do tratamento pela mensuração dos títulos de autoanticorpos circulantes por meio de imunofluorescência indireta, pois a atividade da doença frequentemente se relaciona com os níveis anormais de anticorpos. Embora alguns clínicos recomendem o uso de corticosteroides tópicos no tratamento das lesões orais, a melhora observada é, sem dúvida, pela absorção dos agentes tópicos, resultando em maior dose sistêmica.

O pênfigo pode sofrer completa resolução, embora as remissões e as exacerbações sejam comuns. Um estudo sugeriu que acima de 75% dos pacientes terão resolução da doença após 10 anos de tratamento, embora a maioria dos centros tenha relatado, historicamente, uma taxa de remissão de aproximadamente 30%.

Antes do desenvolvimento da terapia com corticosteroides, cerca de 60 a 90% dos pacientes morriam, basicamente como resultado de infecções e desequilíbrios eletrolíticos. Atualmente, a taxa de mortalidade associada ao pênfigo vulgar está na faixa de 5 a 10%, devido às complicações do uso de corticosteroides sistêmicos a longo prazo. A taxa de mortalidade pode melhorar no futuro, à medida que abordagens terapêuticas antilinfócitos B se tornarem mais amplamente utilizadas.

◆ PÊNFIGO PARANEOPLÁSICO (PÊNFIGO INDUZIDO POR NEOPLASIAS; SÍNDROME PARANEOPLÁSICA AUTOIMUNE DE MÚLTIPLOS ÓRGÃOS)

O pênfigo paraneoplásico é uma doença vesiculobolhosa rara que afeta pacientes que têm uma neoplasia, geralmente **linfoma** ou **leucemia linfocítica crônica**. Cerca de 500 casos foram documentados. Embora os mecanismos patogenéticos precisos sejam desconhecidos, algumas evidências sugerem que níveis anormais da citocina interleucina 6 (IL-6) possam ser produzidos pelos linfócitos do hospedeiro em resposta ao tumor do paciente. A IL-6 pode então ser responsável por estimular a produção anormal de anticorpos dirigidos contra antígenos associados ao complexo desmossomal e a zona de membrana basal do epitélio. Além de uma variedade de diferentes anticorpos que atacam essas estruturas de aderência epitelial, alguns pesquisadores descreveram, em certos casos de pênfigo paraneoplásico, a ocorrência de danos à pele e à mucosa, que parecem ter sido mediados por linfócitos T citotóxicos. Como resultado desse multifacetado ataque imunológico, a doença se manifesta em uma variedade de características clínicas, achados histopatológicos e achados imunopatológicos que podem deixar o clínico perplexo caso não esteja familiarizado com esta condição. Alguns pesquisadores preferem o termo *síndrome multiórgãos autoimune paraneoplásica (PAMS)* devido à ampla gama de tecidos que são alvo de vários ataques imunológicos.

Características clínicas

Os pacientes geralmente apresentam um histórico de neoplasia maligna linforreticular, ou, menos comumente, uma doença linfoproliferativa benigna, como a hiperplasia linfoide angiofolicular (doença de Castleman). Em cerca de um terço dos casos relatados, o pênfigo paraneoplásico se desenvolveu antes que a neoplasia maligna tenha sido identificada, sinalizando a presença do tumor. A doença neoplásica pode estar ou não controlada no início da condição paraneoplásica. Os sinais e sintomas do pênfigo paraneoplásico normalmente começam de repente e podem ser polimórficos. Em alguns casos, múltiplas lesões vesiculobolhosas afetam a pele (Figura 16.58) e a mucosa oral. Bolhas nas superfícies palmares ou plantares podem ser evidentes, uma característica incomum no pênfigo vulgar. Para outros pacientes, as lesões cutâneas podem ter um aspecto mais papular e pruriginoso, semelhante ao líquen plano cutâneo. Os lábios com frequência exibem crostas hemorrágicas semelhantes ao eritema multiforme (Figura 16.59). O envolvimento da mucosa oral é uma característica consistente e precoce do pênfigo paraneoplásico, e os pacientes exibem múltiplas áreas de eritema e ulcerações irregulares difusas (Figura 16.60), que afetam qualquer superfície da mucosa oral. Caso as lesões não sejam tratadas, elas persistem e se agravam. Alguns pacientes podem desenvolver somente lesões orofaríngeas, sem envolvimento cutâneo.

Outras superfícies mucosas também são comumente afetadas, com 70% dos pacientes apresentando envolvimento da mucosa conjuntival. Nessa área ocorre o desenvolvimento de uma conjuntivite cicatricial (cicatrizante), semelhante à observada no penfigoide das membranas mucosas (Figura 16.61).

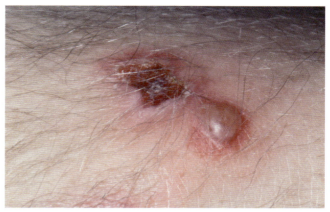

Figura 16.58 Pênfigo paraneoplásico. A bolha e a ulceração recoberta por crosta no braço do paciente são representativas das lesões cutâneas polimórficas.

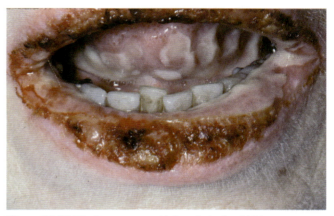

Figura 16.59 Pênfigo paraneoplásico. As lesões labiais com crostas hemorrágicas podem ser confundidas com o eritema multiforme ou com a infecção pelo herpes simples.

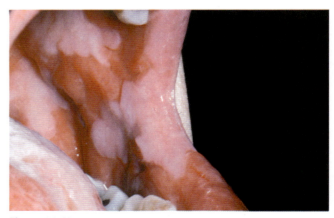

Figura 16.60 Pênfigo paraneoplásico. Essas ulcerações orais difusas são bastante dolorosas.

As mucosas dos tratos anogenital, nasofaríngeo, esofagiano e respiratório também podem ser acometidas. O envolvimento da mucosa bronquiolar é particularmente significativo, porque o revestimento epitelial descama-se e oclui o lúmen bronquiolar e o alvéolo pulmonar, resultando em uma condição conhecida como **bronquiolite obliterante**.

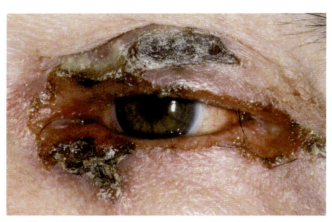

Figura 16.61 Pênfigo paraneoplásico. Envolvimento ocular.

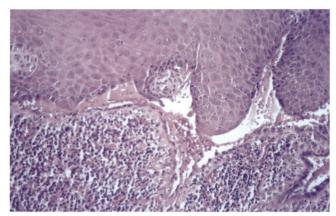

Figura 16.62 Pênfigo paraneoplásico. Fotomicrografia em médio aumento exibe fendas intraepitelial e subepitelial.

Características histopatológicas

As características do pênfigo paraneoplásico no exame de microscopia de luz podem ser tão diversas quanto as suas características clínicas. Na maioria dos casos, observa-se uma mucosite liquenoide, normalmente com uma fenda subepitelial (semelhante ao penfigoide) ou fenda intraepitelial (semelhante ao pênfigo) (Figura 16.62).

Os estudos com imunofluorescência direta exibem uma deposição fracamente positiva de imunorreagentes (IgG e complemento) nas zonas intercelulares do epitélio e/ou uma deposição linear de imunorreagentes na zona da membrana basal. Embora os anticorpos dirigidos contra as desmogleínas 1 e 3, assim como os antígenos do penfigoide bolhoso, sejam comumente produzidos, os anticorpos dirigidos contra os componentes desmossômicos da família das plaquinas são mais comumente identificados, sendo mais específicos para o pênfigo paraneoplásico. As técnicas de ELISA ou de *immunoblotting* são usadas para confirmar a presença de anticorpos dirigidos especificamente contra a periplaquina ou a envoplaquina. Caso esses testes não estejam disponíveis, então a imunofluorescência indireta poderá ser conduzida usando-se um epitélio de transição (p. ex., mucosa de bexiga urinária de rato) como substrato devido a sua riqueza em plaquinas. Essa técnica mostra um padrão relativamente específico de anticorpos localizados nas áreas intercelulares do epitélio. Mais raramente, têm sido descritos exemplos do pênfigo paraneoplásico que exibem somente uma reação liquenoide, sem demonstrar produção de autoanticorpos.

Tratamento e prognóstico

O pênfigo paraneoplásico é frequentemente uma condição muito grave, com elevada taxa de morbidade e mortalidade, com casos documentados na literatura apresentando uma taxa de mortalidade geral de 60%, embora algumas séries tenham relatado taxa de mortalidade de 90%. Para os casos infrequentes associados a uma doença linfoproliferativa benigna, a remoção cirúrgica do tumor pode resultar na regressão do pênfigo paraneoplásico. Para aqueles casos associados às neoplasias malignas, o tratamento consiste essencialmente em prednisona sistêmica, combinada com ciclosporina. A ciclofosfamida, outro agente imunossupressor, pode ser adicionada a esse regime, embora outros fármacos imunossupressores e imunorreguladores possam ser considerados. O rituximabe, anticorpo monoclonal antilinfócito B que tem mostrado resultados muito promissores no tratamento do pênfigo vulgar, não parece ter um impacto significativo no curso do pênfigo paraneoplásico. Assim como no pênfigo vulgar, as lesões cutâneas do pênfigo paraneoplásico em geral respondem de forma mais rápida ao tratamento que as lesões orais. Infelizmente, embora a terapia imunossupressora possa controlar a doença autoimune, esta imunossupressão muitas vezes pode ocasionar a reativação da neoplasia maligna. Assim, uma alta taxa de mortalidade é observada, com os pacientes sucumbindo às complicações provenientes de lesões vesiculobolhosas, complicações da terapia imunossupressora, falha respiratória devido à bronquiolite obliterante ou progressão da neoplasia maligna. Por vezes, são relatados pacientes com elevado tempo de sobrevida, mas estes casos parecem ser a minoria. Conforme maior número desses pacientes seja identificado, as estratégias terapêuticas poderão ser mais bem avaliadas e modificadas para que se obtenha um tratamento mais favorável no futuro.

◆ PENFIGOIDE DAS MEMBRANAS MUCOSAS (PENFIGOIDE CICATRICIAL; PENFIGOIDE BENIGNO DAS MEMBRANAS MUCOSAS)

As evidências acumuladas sugerem que o **penfigoide das membranas mucosas** represente um grupo de doenças autoimunes mucocutâneas bolhosas crônicas, no qual autoanticorpos ligados aos tecidos são dirigidos contra um ou mais componentes da membrana basal. Como tal, esta condição tem uma origem heterogênea, com autoanticorpos sendo produzidos contra qualquer um dos vários componentes da membrana basal, todos os quais produzindo manifestações clínicas semelhantes. A prevalência exata é desconhecida, mas a maioria dos autores acredita que seja duas vezes mais comum que o pênfigo vulgar.

O termo **penfigoide** é utilizado devido a sua frequente semelhança (este é o significado do sufixo *-oide*) clínica com o **pênfigo**. Contudo, o prognóstico e as características microscópicas do penfigoide são muito diferentes.

Apesar de uma variedade de termos para designar esta condição ter sido utilizada ao longo de décadas, um grupo de especialistas em medicina e em odontologia se reuniu em 1999, e chegou-se a um acordo de que **penfigoide das membranas mucosas** seria o nome mais adequado para essa doença. **Penfigoide cicatricial,** outro nome comumente utilizado para este processo, é derivado da palavra em latim *cicatrix,* que significa *cicatriz.* Quando a mucosa conjuntival é afetada, as cicatrizes resultantes representam o aspecto mais significativo desta doença, pois invariavelmente resultam em cegueira, a menos que sejam reconhecidas e tratadas. Curiosamente, as lesões orais raramente apresentam esta tendência para a formação de cicatrizes.

Características clínicas

O penfigoide das membranas mucosas geralmente afeta adultos, com média de 50 a 60 anos, no início da manifestação da doença. As mulheres são afetadas com mais frequência que os homens, em uma razão de 2:1. As lesões orais são observadas na maioria dos pacientes, mas outras localizações, como as mucosas conjuntival, nasal, esofágica, laríngea e vaginal, bem como a pele (Figura 16.63), podem estar envolvidas.

As lesões orais do penfigoide se iniciam como vesículas ou bolhas que muitas vezes podem ser identificadas clinicamente (Figura 16.64). Em contraste, os pacientes com pênfigo raramente exibirão essas bolhas. A explicação mais provável para essa diferença é que as bolhas no penfigoide se formam em localização subepitelial, produzindo um teto mais espesso e resistente do que a bolha intraepitelial acantolítica do pênfigo. Eventualmente as bolhas orais se rompem, deixando uma área extensa de ulceração superficial e áreas desnudas de mucosa (Figura 16.65). As lesões ulceradas costumam ser dolorosas e podem persistir por semanas ou meses, se não forem tratadas.

Em geral, este processo é observado de forma difusa na boca, mas pode estar limitado a certas localizações, em especial na gengiva (Figura 16.66). O envolvimento gengival produz um padrão de reação clínica denominado **gengivite descamativa** (ver Capítulo 4). Este padrão também pode ser observado em outras condições, como o **líquen plano erosivo** ou, menos frequentemente, no **pênfigo vulgar.**

A complicação mais significativa do penfigoide das membranas mucosas, no entanto, é o envolvimento ocular. Embora não

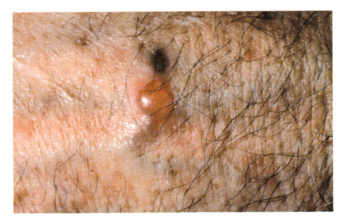

Figura 16.63 Penfigoide das membranas mucosas. Embora as lesões cutâneas não sejam comuns, bolhas tensas como esta podem se desenvolver na pele de 20% dos pacientes afetados. (Cortesia do Dr. Charles Camisa.)

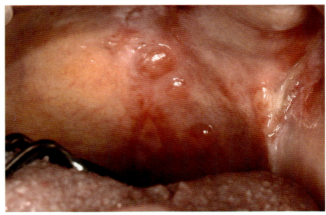

Figura 16.64 Penfigoide das membranas mucosas. Uma ou mais vesículas intraorais, como a observada no palato mole, podem ser detectadas nos pacientes com penfigoide das membranas mucosas. Geralmente, úlceras rasas na mucosa oral também estão presentes, como visto na região posterior do palato mole, na linha média, onde uma das vesículas se rompeu.

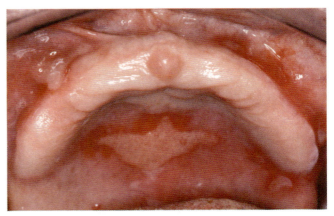

Figura 16.65 Penfigoide das membranas mucosas. Ulcerações orais extensas e irregulares caracterizam as lesões após a ruptura inicial das bolhas.

estejam disponíveis dados exatos, até 25% dos pacientes com lesões orais podem eventualmente desenvolver a doença ocular. Um olho pode ser afetado antes do outro. A alteração inicial é a fibrose subconjuntival, que em geral pode ser detectada por um oftalmologista realizando o exame com lâmpada de fenda ou biomicroscópio. Com a progressão da doença, a conjuntiva torna-se inflamada e erodida. As tentativas de cura levam à formação de uma cicatriz entre a conjuntiva bulbar (que reveste o globo ocular) e a conjuntiva palpebral (que reveste a superfície interna da pálpebra), resultando em aderências denominadas **simbléfaros** (Figura 16.67). Sem tratamento, as alterações inflamatórias tornam-se mais graves, embora a formação de vesículas na conjuntiva seja raramente observada. Por fim, a cicatrização pode fazer com que a pálpebra fique voltada para dentro (**entrópio**), permitindo que os cílios entrem em contato com a córnea e o globo ocular (**triquíase**) (Figura 16.68). A cicatrização pode obstruir a abertura da glândula lacrimal e, com a ausência de lágrimas, o olho torna-se extremamente seco. Em seguida, a córnea produz queratina como um mecanismo protetor; no entanto, a queratina é um material opaco e pode resultar em cegueira (Figura 16.69 A e B). O estágio final do envolvimento ocular pode também ser caracterizado pela aderência entre as pálpebras superiores e inferiores.

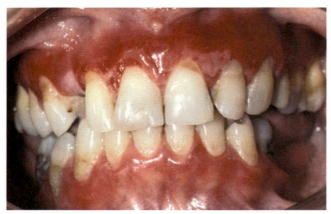

Figura 16.66 Penfigoide das membranas mucosas. Com frequência o tecido gengival é o único local afetado, resultando em um padrão clínico conhecido como *gengivite descamativa*. Este padrão também pode ser observado no líquen plano ou no pênfigo vulgar.

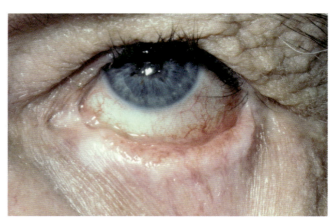

Figura 16.68 Penfigoide das membranas mucosas. A doença provocou uma inversão da pálpebra para dentro (entrópio), resultando no atrito dos cílios (triquíase) contra o próprio olho. Observe também a obliteração do fórnice inferior do olho.

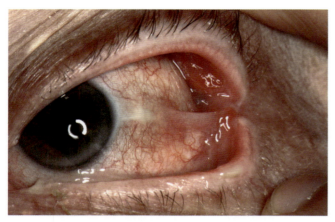

Figura 16.67 Penfigoide das membranas mucosas. Embora seja difícil detectar o início das alterações oculares, os pacientes com tal envolvimento podem apresentar adesão (simbléfaro) entre as conjuntivas bulbar e palpebral antes que ocorra um grave dano ocular.

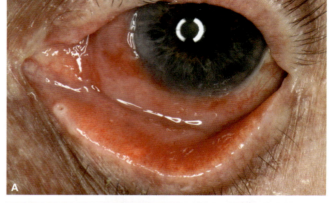
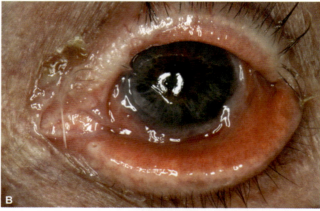

Figura 16.69 Penfigoide das membranas mucosas. A. Este paciente com envolvimento ocular apresenta inflamação grave da conjuntiva. **B.** Quatro meses depois, a progressão do seu envolvimento conjuntival é marcante, com aderências e cicatrizes envolvendo a córnea.

Outras mucosas também podem estar envolvidas e causar consideráveis dificuldades para o paciente. Nas mulheres, as lesões da mucosa vaginal podem causar dor considerável durante as relações sexuais (**dispareunia**).

As lesões laríngeas, que são bastante incomuns, podem ser especialmente significativas devido à possibilidade de obstrução das vias respiratórias pela formação das bolhas. Os pacientes que apresentem uma mudança inesperada na voz ou que tenham dificuldade respiratória deverão submeter-se a um exame de laringoscopia.

Características histopatológicas

A biopsia da mucosa perilesional exibe uma separação entre o epitélio de superfície e o tecido conjuntivo subjacente na região da membrana basal (Figura 16.70). Um leve infiltrado inflamatório crônico está presente na submucosa superficial.

Estudos com imunofluorescência direta da mucosa perilesional exibem uma banda linear contínua de imunorreagentes na zona da membrana basal em cerca de 90% dos pacientes afetados (Figura 16.71). Os depósitos imunes consistem principalmente em IgG e C3, embora IgA e IgM também possam ser identificadas.

Um estudo sugeriu que, quando depósitos de IgG e IgA são encontrados no mesmo paciente, a doença pode ser mais grave. Todos esses imunorreagentes podem desempenhar um papel na patogênese da formação da vesícula subepitelial pelo enfraquecimento da adesão da membrana basal, por meio de vários mecanismos, incluindo a ativação do complemento com recrutamento de células inflamatórias, particularmente neutrófilos.

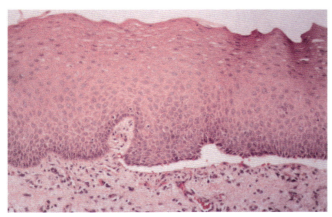

Figura 16.70 Penfigoide das membranas mucosas. Fotomicrografia em médio aumento do tecido perilesional exibindo a característica fenda subepitelial.

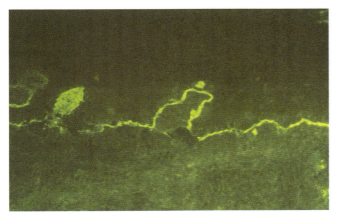

Figura 16.71 Penfigoide das membranas mucosas. Estudos com imunofluorescência direta exibindo deposição de imunorreagentes na zona da membrana basal do epitélio. (Cortesia do Dr. Ronald Grimwood.)

A imunofluorescência indireta é positiva somente de 5 a 25% desses pacientes, indicando uma ausência relativamente consistente de autoanticorpos circulantes prontamente detectáveis. Um tipo de penfigoide das membranas mucosas produz baixos níveis de anticorpos circulantes para epiligrina (laminina-5), um componente da membrana basal. Aproximadamente 30% dos pacientes com esta variante do penfigoide das membranas mucosas apresentavam uma neoplasia maligna sólida, e o penfigoide pode ser o sinal inicial de que o paciente tem câncer. O penfigoide das membranas mucosas antiepiligrina apresenta um envolvimento mais disseminado, quando comparado a outras formas de penfigoide das membranas mucosas, e afeta as mucosas oral, nasal, ocular e laríngea. Em contraste, outro grupo de pesquisadores demonstrou que pacientes com penfigoide acometendo somente a mucosa oral apresentam autoanticorpos circulantes para integrina α6, um dos componentes dos hemidesmossomos.

Para um diagnóstico preciso, deve ser obtido tecido perilesional, em vez da própria lesão ulcerada. Com frequência, o epitélio na área da lesão está tão solto, que se destaca quando o clínico realiza a biopsia. Este tecido não é geralmente suficiente para o diagnóstico, pois a interface entre o epitélio e o tecido conjuntivo não está intacta (embora alguns pesquisadores tenham mostrado positividade com a imunofluorescência nesse tecido).

Outras condições relativamente raras se assemelham histopatologicamente ao penfigoide. Estas incluem reações semelhantes ao penfigoide a vários medicamentos (ver Capítulo 9), a **dermatose bolhosa por IgA linear**, a **angina bolhosa hemorrágica** e a **epidermólise bolhosa adquirida**.

Dermatose bolhosa por IgA linear

A dermatose bolhosa por IgA linear, como o nome indica, é caracterizada pela deposição linear de apenas IgA ao longo da zona da membrana basal. Apesar de alguns casos de penfigoide das membranas mucosas apresentarem anticorpos IgA, a dermatose bolhosa por IgA linear afeta predominantemente a pele, por isso pode em geral ser diferenciada do penfigoide das membranas mucosas em uma avaliação clínica.

Angina bolhosa hemorrágica

A angina bolhosa hemorrágica é uma desordem rara e mal caracterizada da mucosa oral, que exibe vesículas ou bolhas cheias de sangue variavelmente dolorosas, afetando, em regra, o palato mole de adultos idosos ou de meia-idade (Figura 16.72). Em geral, as bolhas se rompem de maneira espontânea e se curam sem formar cicatriz. Microscopicamente, uma fenda subepitelial pode ser observada. Anormalidades hematológicas ou imunopatológicas não foram detectadas e, embora a sua causa seja desconhecida, muitos pacientes têm histórico de trauma ou utilizam corticosteroides inalatórios.

Epidermólise bolhosa adquirida

A epidermólise bolhosa adquirida é uma condição imunomediada, caracterizada por autoanticorpos dirigidos contra o colágeno tipo VII, o principal componente das fibrilas de ancoragem. As fibrilas de ancoragem desempenham um papel importante na adesão do epitélio ao tecido conjuntivo subjacente. Essa destruição imunológica leva à formação de lesões bolhosas na pele e na mucosa ao mínimo trauma. Essa doença foi denominada epidermólise bolhosa *acquisita* ("acquisita" significando "adquirida") devido a sua semelhança clínica com a epidermólise bolhosa distrófica, uma condição hereditária. Ao contrário da doença herdada, a epidermólise adquirida afeta tipicamente adultos de meia-idade ou idosos.

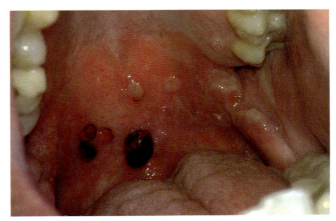

Figura 16.72 Angina bolhosa hemorrágica. Bolhas hemorrágicas no palato mole em um paciente que usava regularmente corticosteroide inalado. (Cortesia do Dr. Peter Lyu.)

As lesões orais estão presentes em até 50% dos casos, embora essas lesões sejam incomuns na ausência das lesões cutâneas. Para distinguir a epidermólise bolhosa adquirida de outras doenças imunobolhosas com fenda subepitelial, uma técnica especial pode ser realizada. Uma amostra da pele perilesional do paciente é incubada em uma solução salina concentrada; isto faz com que o epitélio se separe do tecido conjuntivo, induzindo à formação de uma bolha artificial. A avaliação imuno-histoquímica exibe deposição de autoanticorpos IgG na base da bolha (superfície do tecido conjuntivo) onde se localiza o colágeno tipo VII. Este achado contrasta com o da maioria das formas de penfigoide das membranas mucosas, em que os autoanticorpos estão geralmente localizados no teto da bolha induzida.

Tratamento e prognóstico

Uma vez estabelecido o diagnóstico de penfigoide das membranas mucosas por microscopia de luz e por imunofluorescência direta, o paciente deve ser encaminhado para um oftalmologista que esteja familiarizado com as lesões oculares dessa condição para um exame detalhado da mucosa conjuntiva. Isto deverá ser feito independentemente de o paciente apresentar ou não queixas oculares. Além disso, se o paciente apresentar sintomas em outras localizações anatômicas, o especialista adequado deve ser consultado.

Por ser uma condição caracterizada por mecanismos patogenéticos heterogêneos, não é surpreendente que o tratamento preconizado tenha variado ao longo dos anos. Na verdade, não existe um único tratamento eficaz para todos os pacientes; o tratamento deve ser individualizado, dependendo da distribuição das lesões, da atividade da doença e da resposta terapêutica. Como as diversas formas de penfigoide são mais bem definidas por meio da sua imunopatologia, talvez seja possível planejar uma terapia mais específica e direcionada. Além disso, a maioria das terapias é baseada em recomendações empíricas, principalmente porque o penfigoide das membranas mucosas é relativamente raro, e conseguir um número suficiente de pacientes para estudos de tratamento randomizados e controlados por placebo é bastante desafiador.

Agentes tópicos

Caso estejam presentes somente as lesões orais, algumas vezes a doença pode ser controlada com a administração de uma das preparações em gel de corticosteroide tópico mais potentes que podem ser aplicados nas lesões várias vezes ao dia. Uma vez que o controle seja conseguido, as aplicações podem ser interrompidas, embora certamente as lesões devam reaparecer. Algumas vezes a aplicação em dias alternados previne a exacerbação da atividade da doença.

Os pacientes que apresentam apenas lesões gengivais em geral se beneficiam da capacidade de ter uma higiene bucal adequada, o que pode ajudar a diminuir a gravidade das lesões e reduzir a quantidade de corticosteroides tópicos necessários. Uma ajuda adicional no tratamento das lesões gengivais é a utilização de uma placa bucal flexível para proteção da gengiva, que poderá ser fabricada para uso como um transportador de corticosteroides.

Agentes sistêmicos

Caso os corticosteroides tópicos não sejam bem-sucedidos, há disponibilidade de tratamentos sistêmicos. Para os pacientes com envolvimento de leve a moderado do penfigoide das membranas mucosas, uma terapia sistêmica que pode produzir efeitos colaterais menos graves é o uso de dapsona, um fármaco derivado da sulfa. O tratamento com dapsona tem menos efeitos colaterais graves quando comparado à terapia por corticosteroides sistêmicos.

Alguns centros relataram bons resultados com a dapsona, mas outros observam que apenas uma minoria dos pacientes responde de forma adequada. Contraindicações para a sua utilização incluem a deficiência da glicose-6 fosfato desidrogenase ou alergia à sulfa.

Outro tratamento sistêmico alternativo que pode ser utilizado nos pacientes com doença menos grave é a tetraciclina ou a minociclina e a niacinamida (nicotinamida). Doses diárias sistêmicas fracionadas de 0,5 a 2,0 g de cada fármaco foram relatadas como sendo eficazes no controle do penfigoide das membranas mucosas (em ensaios clínicos abertos). Contudo, estudos duplos-cegos controlados com placebo devem ser realizados em grandes grupos de pacientes para confirmar essa forma de terapia.

Os pacientes com penfigoide das membranas mucosas afetados de modo mais intenso podem ser tratados com corticosteroides associados a outros agentes imunossupressores/imunorreguladores (assim como rituximabe, micofenolato de mofetila, ou ciclofosfamida). Esse tipo de tratamento agressivo é comumente indicado na presença de doença ocular avançada, mas deve ser levado em conta que muitos desses pacientes são mais idosos e têm condições médicas preexistentes que podem inviabilizar uma imunossupressão agressiva. Alguns estudos sugeriram que o tratamento intravenoso (IV) com imunoglobulina humana (que tem custo muito elevado) poderá ser mais eficaz no manejo das lesões oculares do penfigoide, em comparação com a terapia sistêmica por corticosteroide. A tentativa de correção cirúrgica de qualquer simbléfaro que possa ter se formado deverá ser realizada quando a doença estiver controlada ou latente; caso contrário, a manipulação poderá induzir uma exacerbação aguda das lesões oculares.

◆ PENFIGOIDE BOLHOSO

O **penfigoide bolhoso** é a mais comum das condições autoimunes bolhosas, ocorrendo em uma frequência estimada de 10 casos por milhão de pessoas por ano, embora a incidência seja muito maior em pacientes com mais de 60 anos. A doença é caracterizada pela produção de autoanticorpos dirigidos contra componentes da membrana basal. Em muitos aspectos, o penfigoide bolhoso assemelha-se ao **penfigoide das membranas mucosas**, mas a maioria dos pesquisadores observa que existem diferenças suficientes para considerar essas doenças como entidades distintas, porém relacionadas. Uma diferença significativa é que o curso clínico nos pacientes com penfigoide bolhoso é geralmente caracterizado por períodos de remissão seguidos de recidiva, enquanto o curso nos pacientes com penfigoide benigno das mucosas costuma ser prolongado e progressivo.

Características clínicas

O penfigoide bolhoso geralmente se desenvolve em pessoas idosas; a maioria dos pacientes tem entre 75 e 80 anos. Em geral não é relatada predileção por sexo ou raça, embora um grupo de pesquisadores tenha observado que os homens estavam mais representados nessa doença com margem de 2:1, após a correção da distorção relativa ao envelhecimento da população em relação ao sexo feminino. O prurido pode ser um sintoma precoce, sendo seguido do desenvolvimento de múltiplas bolhas tensas na pele normal ou eritematosa (Figura 16.73). Estas lesões se rompem após vários dias, causando a formação de uma crosta superficial. Por fim, ocorre a cura sem cicatrizes.

O envolvimento da mucosa oral é incomum, acometendo aproximadamente de 10 a 20% dos pacientes. As lesões orais, bem como as lesões de pele, iniciam-se como bolhas, mas elas tendem a se romper com rapidez, como resultado talvez de constantes traumatismos de baixa intensidade aos quais a mucosa oral é submetida. Ulcerações rasas e extensas com bordas planas e distintas estão presentes após a ruptura das bolhas (Figura 16.74).

Características histopatológicas

O exame microscópico do tecido obtido da margem perilesional de uma bolha mostra a separação entre o epitélio e o tecido conjuntivo na zona da membrana basal, resultando em uma fenda subepitelial. Células inflamatórias agudas e crônicas, em uma intensidade leve, são observadas com frequência na área das lesões, e a presença de eosinófilos no interior da bolha é característica.

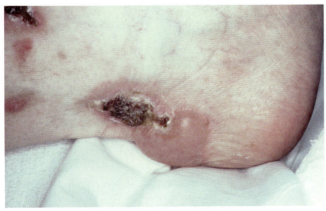

Figura 16.73 Penfigoide bolhoso. Lesões vesiculobolhosas cutâneas no calcanhar. A bolha por fim se rompe, levando a áreas de crostas hemorrágicas.

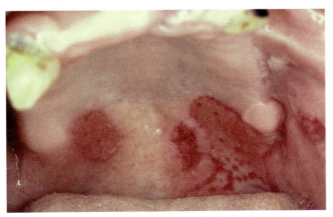

Figura 16.74 Penfigoide bolhoso. Essas lesões orais se apresentam como ulcerações extensas e rasas envolvendo o palato mole.

Estudos com imunofluorescência direta exibem uma banda linear contínua de imunorreagentes, geralmente IgG e C3, localizada na membrana basal em 90 a 100% dos pacientes afetados. Estes anticorpos podem se ligar a proteínas associadas aos **hemidesmossomos**, estruturas que ligam a camada de células basais do epitélio à membrana basal e ao tecido conjuntivo subjacente. Essas proteínas foram denominadas **antígenos do penfigoide bolhoso (BP180 e BP230)**, e a microscopia imunoeletrônica demonstrou a localização do BP180 na porção superior da lâmina lúcida da membrana basal.

Além dos autoanticorpos aderidos ao tecido, 50 a 90% dos pacientes também apresentam autoanticorpos circulantes no soro, produzindo um padrão na imunofluorescência indireta que é idêntico ao encontrado na imunofluorescência direta. Ao contrário do pênfigo vulgar, os títulos de anticorpos observados no penfigoide bolhoso não parecem se correlacionar com a atividade da doença. Os anticorpos por si sós não parecem ser capazes de induzir a formação de bolhas nessa doença. Em vez disso, a ligação dos anticorpos à membrana basal inicia a cascata do complemento, que, por sua vez, resulta em degranulação dos mastócitos com o recrutamento de neutrófilos e eosinófilos para a área. Acredita-se que o dano à membrana basal seja mediado pelas elastases e metaloproteinases da matriz liberadas por essas células inflamatórias.

Tratamento e prognóstico

O tratamento dos pacientes com penfigoide bolhoso leve ou moderado consiste na aplicação de um dos preparados mais fortes de corticosteroides tópicos. O manejo de pacientes com penfigoide bolhoso moderado a grave amplamente disseminado consiste na terapia imunossupressora sistêmica. Doses diárias moderadas de prednisona sistêmica geralmente controlam a condição, após as quais uma terapia em dias alternados poderá ser administrada para reduzir o risco de complicações pelos corticosteroides. Caso a lesão não responda à predisonona sozinha, então outro agente imunossupressor poupador de corticosteroides pode ser adicionado ao regime, incluindo azatioprina, metotrexato, micofenolato de mofetila ou um anticorpo monoclonal anti-CD20, como o rituximabe. A dapsona, um fármaco derivado da sulfa, poderá ser usada como agente terapêutico alternativo, e há relatos indicando que a tetraciclina e a niacinamida sejam eficazes para alguns pacientes. Os casos mais graves e resistentes requerem prednisona combinada com ciclofosfamida; no entanto, esse regime tem potencial para produzir efeitos colaterais significativos.

Em geral, o prognóstico é bom no que diz respeito ao controle das lesões de pele, com muitos pacientes apresentando remissão. Relatos recentes baseados em séries relativamente grandes de pacientes com penfigoide bolhoso têm sugerido que os problemas se desenvolvem frequentemente devido à terapia imunossupressora usada nesta população de pacientes de mais idade. São observadas taxas de mortalidade três vezes maiores em relação à população-controle, com a mesma idade e sexo; aproximadamente 20% dos pacientes vêm a óbito 1 ano após o diagnóstico.

◆ ERITEMA MULTIFORME

O **eritema multiforme** é uma condição mucocutânea bolhosa e ulcerativa de etiopatogenia incerta. Um ataque imunológico mediado por células (e não humoral) na mucosa oral e/ou epiderme é considerado desempenhar um papel significativo, embora a causa precisa seja pouco compreendida. Em cerca de 50 a 60% dos casos, o clínico pode identificar uma infecção precedente, como **herpes simples** ou por ***Mycoplasma pneumoniae***, ou, com menos frequência a exposição a várias substâncias e medicamentos, particularmente antibióticos ou analgésicos. Esses agentes desencadeiam uma reação imunológica que produz a doença. Técnicas sofisticadas de biologia molecular têm demonstrado a presença do DNA do herpes simples nos pacientes com eritema multiforme recorrente, apoiando assim o conceito de um evento imunológico precipitante. De forma interessante, os estudos de imunofluorescência direta e indireta são inespecíficos e não são muito úteis no diagnóstico, exceto para excluir outras doenças vesiculobolhosas.

Durante muitos anos, acreditava-se que o eritema multiforme exibisse um espectro de gravidade, variando de **eritema multiforme menor** a **eritema multiforme maior** (tradicionalmente tido como um sinônimo da **síndrome de Stevens-Johnson**) e **necrólise epidérmica tóxica** (**doença de Lyell**). Atualmente, a maioria das autoridades acredita que eritemas multiformes menor e maior possam representar um processo distinto das duas últimas condições. Desse modo, a síndrome de Stevens-Johnson e a necrólise epidérmica tóxica serão discutidas separadamente em outra seção.

Características clínicas

O eritema multiforme tipicamente tem um início agudo e, em geral, afeta adultos jovens entre 20 ou 30 anos, sem uma predileção sexual marcante. Os sinais prodrômicos são comuns, ocorrem aproximadamente 1 semana antes do início da condição e incluem febre, mal-estar, cefaleia, tosse e dor de garganta. Essa condição pode exibir graus variados de gravidade nos pacientes afetados. Os casos mais leves, conhecidos como **eritema multiforme menor**, em geral se iniciam com o desenvolvimento de placas ligeiramente elevadas, redondas e de cor vermelho-escura, localizadas na pele e nas extremidades. No entanto, essas lesões podem ter uma variedade de aspectos (*multiforme* significando *muitas formas*). Algumas lesões de pele desenvolvem aspectos que são muito característicos para essa doença. Essas lesões se apresentam como anéis eritematosos circulares e concêntricos, assemelhando-se a um alvo ou ao centro de um alvo (**lesões em alvo**) (Figura 16.75). Nos casos mais graves, as lesões podem evoluir para a formação de bolhas com centros necróticos.

A cavidade oral é o sítio de mucosa mais comumente afetado, embora as mucosas conjuntivais, geniturinária e respiratória também possam estar afetadas. O envolvimento de áreas extraorais está geralmente associado à forma mais grave dessa condição, o eritema multiforme maior.

É difícil determinar a frequência das lesões orais, e há relatos de que variam de 25 a 70%. As discrepâncias na prevalência podem ser ocasionadas por padrões de referência ou grau de detalhamento do exame da mucosa oral. As lesões orais iniciam-se como placas eritematosas que sofrem necrose epitelial e evoluem para grandes erosões rasas e ulcerações com bordas irregulares (Figura 16.76). As crostas hemorrágicas na região do vermelhão labial são comuns (Figura 16.77). Essas lesões orais, assim como as lesões da pele, aparecem rapidamente e são desconfortáveis. Algumas vezes, os pacientes estão desidratados

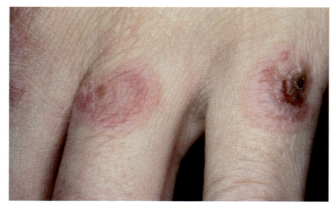

Figura 16.75 **Eritema multiforme.** O padrão eritematoso concêntrico das lesões cutâneas nos dedos se assemelha a um alvo ou centro de um alvo.

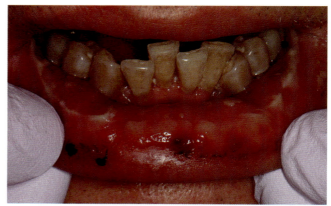

Figura 16.76 **Eritema multiforme.** Crostas hemorrágicas focais dos lábios podem ser observadas em conjunto com ulcerações e erosões rasas difusas envolvendo a mucosa labial inferior deste paciente.

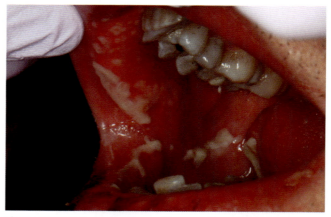

Figura 16.77 **Eritema multiforme.** Mesmo paciente da Figura 16.76. Ulcerações difusas rasas de vários tamanhos são notadas na mucosa jugal direita. O paciente havia terminado um regime de sulfametoxazol e trimetoprima devido à infecção do trato urinário, poucos dias antes do início das lesões.

devido à incapacidade de ingerir líquidos, como resultado da dor na boca. Com frequência, as ulcerações apresentam uma distribuição difusa. Os lábios, a mucosa labial, a mucosa jugal, a língua, o assoalho bucal e o palato mole são os locais mais comuns de envolvimento. Normalmente, a gengiva e o palato duro são relativamente preservados.

Eritema multiforme maior

O diagnóstico de *eritema multiforme maior* pode ser feito quando dois ou mais sítios da mucosa são afetados, em conjunto com lesões cutâneas amplamente distribuídas. Na maioria dos casos a mucosa oral está envolvida, assim como a ocular (Figura 16.78), ou a mucosa genital. Quando ocorre grave envolvimento ocular, podem ocorrer cicatrizes (formação de simbléfaro), de modo semelhante ao que ocorre no penfigoide das membranas mucosas (ver anteriormente).

Características histopatológicas

O exame histopatológico da mucosa perilesional do eritema multiforme exibe um padrão que é característico, mas não patognomônico. Vesículas subepiteliais ou intraepiteliais podem ser observadas em associação com queratinócitos basais necróticos (Figura 16.79). Um infiltrado inflamatório misto está presente, constituído por linfócitos, neutrófilos e frequentemente eosinófilos. Algumas vezes essas células estão dispostas em uma orientação perivascular (Figura 16.80). Como as características

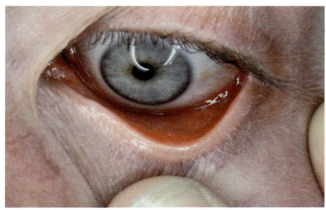

Figura 16.78 Eritema multiforme maior. Enquanto o envolvimento de outras superfícies mucosas é mais frequentemente observado na síndrome de Stevens-Johnson, a condição deste paciente foi precedida por infecção herpética oral. Esse achado, combinado com as manifestações cutâneas, resultou no diagnóstico de eritema multiforme maior, nesse caso provocando a conjuntivite grave exibida nesta fotografia.

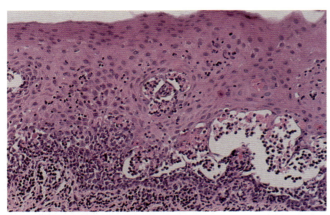

Figura 16.79 Eritema multiforme. Essa fotomicrografia em médio aumento exibe inflamação e formação de vesícula intraepitelial na porção basilar do epitélio. Numerosos queratinócitos necróticos e apoptóticos eosinofílicos estão presentes na área da bolha.

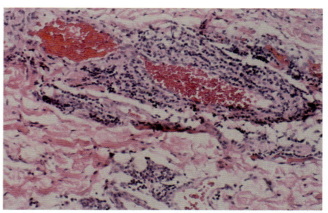

Figura 16.80 Eritema multiforme. Essa fotomicrografia de médio aumento exibe infiltrado inflamatório perivascular, geralmente observado no eritema multiforme.

imunopatológicas também são inespecíficas, o diagnóstico é com frequência fundamentado na apresentação clínica e exclusão de outras doenças vesiculobolhosas.

Tratamento e prognóstico

O tratamento do eritema multiforme em muitos aspectos permanece controverso. No passado, o uso de corticosteroides sistêmicos ou tópicos foi frequentemente recomendado, em especial nas fases iniciais da doença. Embora haja pouca evidência clínica favorável proveniente de ensaios clínicos de que essa forma de tratamento seja benéfica, é a tipicamente usada na maioria dos centros. Caso uma substância seja identificada ou suspeitada como fator causal, então ela deverá ser descontinuada de imediato.

Se o paciente estiver desidratado como resultado da incapacidade de se alimentar por causa da dor bucal, a reidratação IV associada a anestésicos tópicos poderá ser necessária para diminuir o desconforto.

Mesmo a doença sendo autolimitante, em geral durante de 2 a 6 semanas, em torno de 20% dos pacientes exibem episódios de recidiva, normalmente na primavera e no outono. Quando os episódios de recidiva de eritema multiforme constituem um problema, o fator iniciador, como a infecção recorrente pelo herpes-vírus ou a exposição a uma substância, deverá ser investigado. Se a doença for desencadeada pelo herpes simples, então a terapia oral contínua com aciclovir ou valaciclovir poderá prevenir recidivas. Com pouca frequência, os pacientes podem ter lesões contínuas de eritema multiforme. Na maioria dos casos, o eritema multiforme não apresenta risco à vida, exceto nas suas formas mais graves.

◆ SÍNDROME DE STEVENS-JOHNSON E NECRÓLISE EPIDÉRMICA TÓXICA

No passado, muitos dermatologistas consideravam a síndrome de Stevens-Johnson e a necrólise epidérmica tóxica como representantes da extremidade mais grave do espectro do eritema multiforme. A documentação cuidadosa dos aspectos clínicos dessas doenças incomuns foi compilada, tornando-se evidente que havia diferenças sutis, mas distintas, entre eritema multiforme e síndrome de Stevens-Johnson/necrólise epidérmica tóxica. Embora o evento iniciante do eritema multiforme seja geralmente uma infecção pelo herpes-vírus, a síndrome de Stevens-Johnson e a necrólise epidérmica toxica são quase sempre induzidas pela exposição a fármacos, com mais de 200 medicamentos diferentes tendo sido implicados. Estudos recentes têm mostrado que os danos ao epitélio ocorrem devido ao aumento da apoptose das células epiteliais, e vários mecanismos têm sido postulados como responsáveis por esse fenômeno.

Características clínicas

A diferença entre a síndrome de Stevens-Johnson e a necrólise epidérmica tóxica é o grau de envolvimento da pele, com a síndrome de Steven-Johnson tendo menos de 10% da superfície do corpo afetada pelas lesões, e a necrólise epidérmica tóxica tendo mais de 30% de envolvimento. Essas doenças bolhosas graves são raras. A síndrome de Stevens-Johnson ocorre em uma taxa média de 1 a 7 casos por milhão de pessoas por ano, enquanto a necrólise epidérmica tóxica ocorre em uma taxa aproximada de 1 caso por milhão por ano. Em contraste com a síndrome Stevens-Johnson, que é geralmente observada em pacientes mais jovens, a necrólise epidérmica tóxica tende a ocorrer em pessoas com mais de 60 anos. A predileção pelo sexo feminino é observada.

Esses pacientes costumam ter sinais e sintomas prodrômicos parecidos com a gripe, incluindo febre, mal-estar, dor de garganta, cefaleia e perda de apetite. Em poucos dias começam a surgir lesões de pele, mas de modo diferente do eritema multiforme, as lesões cutâneas da síndrome de Stevens-Johnson e da necrólise epidérmica tóxica incialmente surgem no tronco, apresentando-se como máculas eritematosas (completamente achatadas). Em 1 a 14 dias, no entanto, ocorrem descamação da pele e presença de bolhas flácidas. Praticamente todos os pacientes terão sítios de envolvimento de mucosa (Figura 16.81), em particular a mucosa oral. A descamação difusa de porção significativa da pele e das superfícies mucosas faz parecer que o paciente foi escaldado com gravidade (Figuras 16.82 e 16.83). Caso o paciente venha a sobreviver, então as lesões cutâneas se resolverão dentro de 3 a 5 semanas; no entanto, as lesões orais podem demorar mais para cicatrizar, e na metade dos pacientes é evidente o dano ocular residual significativo.

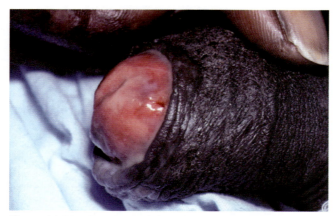

Figura 16.81 Síndrome de Stevens-Johnson. Ulcerações genitais, mostradas neste paciente pelo envolvimento da glande do pênis, também podem ser um componente da síndrome de Stevens-Johnson, que tende a ser mais grave que o eritema multiforme maior.

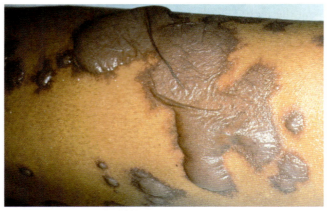

Figura 16.82 Necrólise epidérmica tóxica. Essa desordem mucocutânea grave é caracterizada por lesões bolhosas difusas na pele. (Cortesia do Dr. Peter Larsen.)

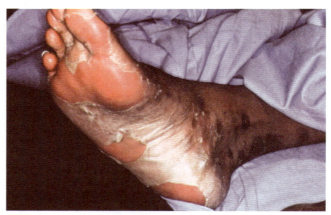

Figura 16.83 Necrólise epidérmica tóxica. A descamação da pele dos pés é característica das lesões cutâneas descamativas difusas. (Cortesia do Dr. Peter Larsen.)

Características histopatológicas

A biopsia de uma bolha em desenvolvimento na síndrome de Stevens-Johnson ou na necrólise epidérmica tóxica mostra tipicamente uma fenda subepitelial caracterizada por queratinócitos necróticos em degeneração. O tecido conjuntivo subjacente geralmente sustenta uma população um tanto quanto esparsa de células inflamatórias crônicas.

Tratamento e prognóstico

Um dos aspectos mais importantes no manejo dos pacientes com a síndrome de Stevens-Johnson e a necrólise epidérmica tóxica é a identificação e a suspensão imediata de qualquer substância que possa estar iniciando a condição. Em função de as lesões da necrólise epidérmica tóxica serem análogas às de pacientes queimados, recomenda-se o manejo desses pacientes na unidade para tratamento de queimados do hospital. Os corticosteroides devem ser evitados no manejo da necrólise epidérmica tóxica, porque alguns pesquisadores verificaram que esses fármacos podem ser prejudiciais. Em vários ensaios clínicos abertos, a administração IV de preparados de imunoglobulinas humanas foi vista como capaz de produzir resolução notável da necrólise epidérmica tóxica, possivelmente pelo bloqueio do ligante Fas, que se acredita ter papel na indução da apoptose de células epiteliais. Historicamente, a taxa de mortalidade dos pacientes com necrólise epidérmica tóxica tem sido de cerca de 25 a 30%; a taxa para os que apresentam a síndrome de Stevens-Johnson é de 1 a 5%.

◆ ERITEMA MIGRATÓRIO (LÍNGUA GEOGRÁFICA; GLOSSITE MIGRATÓRIA BENIGNA; EXANTEMA MIGRATÓRIO DA LÍNGUA; ERITEMA AREATA MIGRATÓRIO; ESTOMATITE AREATA MIGRATÓRIA)

O **eritema migratório** é uma condição benigna comum que afeta principalmente a língua. Em geral, é detectado no exame clínico de rotina da mucosa oral. As lesões ocorrem em 1 a 3% da população. Alguns estudos epidemiológicos mostraram que as mulheres são afetadas com maior frequência que os homens em uma razão de 2:1, enquanto outras séries não identificam predileção por sexo. Os pacientes podem ocasionalmente consultar um profissional de saúde, caso notem uma aparência incomum da sua língua ou quando a mucosa lingual se tornar sensível a alimentos quentes ou picantes, em decorrência do processo.

Apesar de o eritema migratório ser documentado há muitos anos, a sua etiopatogênese ainda é desconhecida. Alguns pesquisadores sugerem que o eritema migratório ocorre com maior frequência em indivíduos atópicos, embora um recente e grande estudo epidemiológico realizado nos EUA não tenha encontrado nenhuma associação estatisticamente significante entre o eritema migratório e uma variedade de condições que antes haviam sido postuladas como causa ou influência dessa condição. O eritema migratório não foi observado com maior frequência em pacientes fumantes, ao passo que não foi observada diferença significativa na frequência relacionada a idade, sexo, utilização de contraceptivos orais, presença de alergias, diabetes melito, condições psicológicas ou dermatológicas. Um estudo similar realizado na Turquia essencialmente concordou com esses achados, com exceção de associação com história de alergia ou de atopia.

Características clínicas

As características das lesões do eritema migratório são observadas nos dois terços anteriores da superfície dorsal da língua. Elas se apresentam como múltiplas zonas bem-demarcadas de eritema (Figuras 16.84 e 16.85) concentradas na ponta e nas bordas laterais da língua. Esse eritema é devido à atrofia das papilas filiformes e essas áreas atróficas são tipicamente circundadas, ao menos parcialmente, por bordas sinuosas ou festonadas, branco-amareladas, levemente elevadas (Figura 16.86). O paciente conhecedor da doença costuma ser capaz de descrever que as lesões surgem com rapidez em uma área e regridem dentro de poucos dias ou semanas, e então se desenvolvem em outras áreas diferentes. Em geral, a lesão se inicia como uma pequena placa branca, que em seguida desenvolve uma zona central atrófica eritematosa e aumenta centrifugamente. Cerca de um terço dos pacientes com **língua fissurada** (ver Capítulo 1) também são afetados pelo eritema migratório. Alguns pacientes podem ter somente uma lesão solitária, porém isto é incomum. As lesões geralmente são assintomáticas, embora possa ocorrer

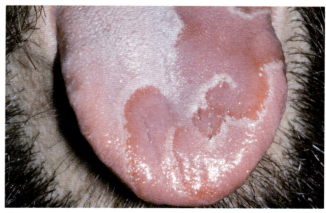

Figura 16.84 Eritema migratório. Áreas eritematosas bem demarcadas de atrofia papilar são características do eritema migratório afetando a língua (glossite migratória benigna). Observe a distribuição assimétrica e a tendência a envolver a borda da língua.

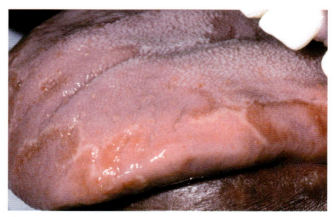

Figura 16.85 Eritema migratório. Mucosa da língua de um paciente diferente do mostrado na Figura 16.84. A distribuição lateral das lesões é observada.

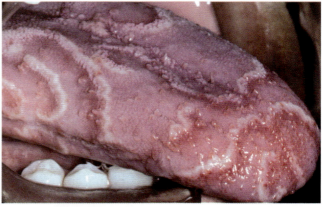

Figura 16.86 Eritema migratório. Envolvimento marcante das superfícies dorsal e lateral da língua.

uma sensação de ardência ou sensibilidade a alimentos quentes ou picantes quando as lesões estão ativas. Raramente a sensação de ardência é mais constante e intensa.

Com mais raridade, o eritema migratório ocorre em outras localizações da mucosa oral que não sejam a língua. Nesses casos, a língua é quase sempre afetada; no entanto, outras lesões podem se desenvolver na mucosa jugal, na mucosa labial e (com menos frequência) no palato mole ou assoalho bucal (Figuras 16.87 e 16.88). Essas lesões normalmente não produzem sintomas e podem ser identificadas como áreas eritematosas circundadas por uma borda branco-amarelada sinuosa ou festonada. Essas características podem evitar confusão com outras condições, como a candidíase ou a eritroplasia.

Características histopatológicas

Caso um espécime de biopsia da região periférica do eritema migratório seja examinado, nota-se um padrão histopatológico característico. São observados hiperparaqueratose, espongiose, acantose e alongamento das cristas epiteliais (Figura 16.89). Além disso, coleções de neutrófilos (**abscessos de Munro**) são observadas dentro do epitélio (Figura 16.90); linfócitos e neutrófilos envolvem a lâmina própria. O intenso infiltrado neutrofílico pode ser responsável pela destruição da porção superficial do epitélio, produzindo assim uma mucosa atrófica e avermelhada conforme a progressão da lesão. Pelo fato de essas características histopatológicas serem semelhantes à **psoríase**, elas são denominadas **mucosite psoriasiforme**. Apesar de alguns relatos mostrarem uma aparente falta de associação entre condições dermatológicas e o eritema migratório, ao menos um estudo de caso controle de pacientes com psoríase mostrou que o eritema migratório ocorreu em cerca de 10%; somente 2,5% da população pareada por idade e sexo foi afetada. Um estudo brasileiro demostrou que tanto pacientes com psoríase quanto os que apresentavam glossite migratória benigna eram mais propensos a ter o mesmo grupo de antígeno leucocitário humano (HLA), denominado HLA-Cw6. Além disso, um estudo croata descobriu que pacientes com eritema migratório, comparados a um grupo controle sem lesões orais, tinham uma probabilidade estatisticamente maior de ter doença celíaca, uma enteropatia sensível ao glúten. Se esses achados significam que o eritema migratório representa psoríase oral ou doença celíaca oral é debatível. Pode simplesmente refletir um ambiente imunológico que predispõe os pacientes a serem mais suscetíveis ao desenvolvimento de eritema migratório.

Tratamento e prognóstico

Em geral, nenhum tratamento é indicado para pacientes com eritema migratório. Comumente é apenas necessário assegurar ao paciente que a condição é benigna por completo. Com menos frequência, os pacientes podem queixar-se de sensibilidade ou de sensação de ardência que é tão intensa que chega a comprometer o seu estilo de vida. Nesses casos, o uso de corticosteroides tópicos, como géis de fluocinonida ou betametasona, pode proporcionar alívio quando aplicados como uma fina película várias vezes ao dia sobre as áreas lesionadas.

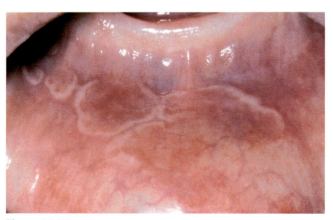

Figura 16.87 Eritema migratório. Lesões da mucosa labial inferior.

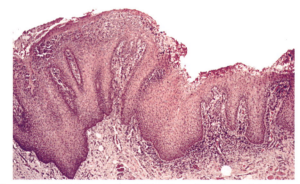

Figura 16.89 Eritema migratório. Essa fotomicrografia em menor aumento exibe alongamento das cristas epiteliais com paraqueratose e infiltração neutrofílica. Tais características também são comuns na psoríase, o que explica por que elas são conhecidas como *mucosite psoriasiforme*.

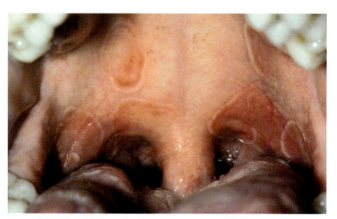

Figura 16.88 Eritema migratório. Essas lesões no palato exibem áreas eritematosas bem demarcadas circundadas por bordas brancas, semelhantes ao processo que envolve a língua.

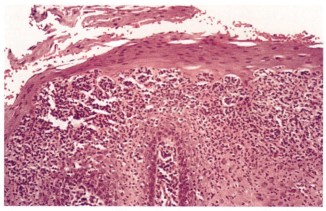

Figura 16.90 Eritema migratório. Essa fotomicrografia em médio aumento exibe coleção de neutrófilos na superfície da camada espinhosa do epitélio.

◆ ARTRITE REATIVA (SÍNDROME DE REITER)

A **artrite reativa** representa um grupo de doenças incomuns que provavelmente apresentam uma causa imunomediada. Evidências atuais sugerem que essas desordens podem ser desencadeadas por qualquer um dos vários agentes infecciosos em uma pessoa geneticamente suscetível. Em alguns casos, a artrite será acompanhada de características mucocutâneas, incluindo as lesões orais. Uma tríade clássica de sinais tem sido descrita:

1. Uretrite não gonocócica.
2. Artrite.
3. Conjuntivite.

No entanto, a maioria dos pacientes não apresenta todos esses três sinais. Embora a artrite reativa com um componente mucocutâneo seja também conhecida como **síndrome de Reiter**, alguns autores têm preconizado a remoção do epônimo *Reiter*, devido às atividades criminais do nazista Hans Reiter durante a II Guerra Mundial e por ele não ter sido o primeiro a descrever essa síndrome.

Um fato interessante é que a artrite reativa foi relatada com alguma frequência em pacientes infectados pelo vírus da imunodeficiência humana (HIV).

Características clínicas

A artrite reativa é em particular prevalente em adultos jovens do sexo masculino. De acordo com a maioria das séries, existe uma relação homem:mulher de até 9:1. A maioria (60 a 80%) desses pacientes é positiva para HLA-B27, um haplótipo presente em apenas 10% da população. A síndrome em geral se desenvolve de 1 a 4 semanas após quadro infeccioso disentérico ou de doença venérea; na verdade, dois médicos franceses publicaram uma descrição dessa entidade afetando quatro soldados com quadro pós-disentérico uma semana antes de os sinais da síndrome de Reiter aparecerem.

A uretrite costuma ser o primeiro sinal, sendo observada tanto em homens quanto em mulheres afetadas. Pacientes do sexo feminino também podem ter uma inflamação do colo uterino. Em geral, a conjuntivite aparece em associação com a uretrite e, após vários dias, a artrite se inicia. Normalmente, a artrite afeta as articulações dos membros inferiores, contudo o envolvimento da ATM tem sido identificado em um terço desses pacientes, em geral com erosão da cabeça do côndilo mandibular. As lesões de pele muitas vezes assumem a forma de uma lesão característica da glande do pênis (**balanite circinada**). Essas lesões se desenvolvem em cerca de 20 a 30% dos pacientes com artrite reativa e apresentam-se como erosões eritematosas bem-circunscritas com limites lineares esbranquiçados e circinadas.

As lesões orais, que ocorrem em menos de 20% dos pacientes com essa desordem, são descritas de diversas formas. Alguns relatos as descrevem como pápulas eritematosas assintomáticas distribuídas na mucosa jugal e no palato; outros relatos as descrevem como úlceras rasas assintomáticas que afetam a língua, a mucosa jugal, o palato e a gengiva. Alguns autores acreditam que a **língua geográfica** possa ser um componente da artrite reativa provavelmente pelo fato de a língua geográfica apresentar uma semelhança superficial com as lesões da balanite circinada.

A American Rheumatism Association definiu a artrite reativa baseando-se nas características clínicas de uma artrite periférica que permanece por mais de 1 mês associada à uretrite, à cervicite, ou a ambas.

Características histopatológicas

Os achados histopatológicos das lesões cutâneas nos pacientes com artrite reativa são geralmente semelhantes àqueles encontrados em pacientes com **psoríase**, em particular com relação à presença de microabscessos no interior das camadas superficiais do epitélio de superfície. Outras características em comum com a psoríase incluem a hiperparaqueratose com cristas epiteliais finas e alongadas.

Tratamento e prognóstico

Alguns pacientes com artrite reativa apresentam resolução espontânea da doença após 3 a 12 meses, porém muitos outros apresentam sintomas crônicos que podem melhorar e piorar. O tratamento pode não ser necessário para os casos leves. Inicialmente são utilizados AINEs no tratamento da artrite, e a sulfassalazina pode ser útil na resolução dos casos que não respondem. Os agentes imunossupressores e imunomoduladores, incluindo os corticosteroides, a azatioprina, o etanercepte e o metotrexato, são reservados para os casos mais resistentes, se esses não estiverem associados à infecção pelo vírus HIV.

A fisioterapia possivelmente contribui para a redução da fibrose articular associada à artrite. Cerca de 15 a 20% dos pacientes com essa doença apresentam deficiências graves, em geral devido à artrite.

◆ LÍQUEN PLANO

O **líquen plano** é uma doença dermatológica crônica relativamente comum, que afeta frequentemente a mucosa oral. O nome peculiar dessa condição foi dado pelo médico britânico Erasmus Wilson, que foi o primeiro a descrevê-la, em 1869. Os liquens são plantas primitivas compostas por algas simbióticas e fungos. O termo *planus*, em latim, significa *plano*. Provavelmente Wilson pensava que as lesões cutâneas se assemelhavam aos liquens que crescem sobre as rochas, para merecerem essa denominação. Embora o termo *líquen plano* sugira uma condição fúngica plana, evidências atuais indicam que essa é uma doença mucocutânea imunomediada.

Vários são os medicamentos que podem induzir lesões que se assemelham clinicamente à forma idiopática dessa condição; no entanto, o termo **mucosite liquenoide** (ou **dermatite liquenoide**, dependendo do local envolvido) é provavelmente uma denominação mais apropriada para as alterações relacionadas com o uso de medicamentos (ver Capítulo 9). Da mesma forma, materiais estranhos que são inadvertidamente incorporados à gengiva podem desencadear uma resposta do hospedeiro que é denominada **gengivite liquenoide de corpo estranho** (ver Capítulo 4). Alguns relatos de infecção por hepatite C associada ao líquen plano oral são descritos por vezes na literatura, em especial nos países do Mediterrâneo, mas esta não parece ter uma associação significativa nos EUA ou na Grã-Bretanha. Nos dias atuais, outros estudos epidemiológicos cuidadosamente controlados não parecem suportar uma associação entre líquen plano oral e hepatite C. Entretanto, a presumida influência genética pode ter um efeito na expressão de líquen plano em populações selecionadas.

A relação do estresse ou da ansiedade com o desenvolvimento de líquen plano é controversa, e a maioria dos casos relatados parece ser especulações ou não apresentam controles adequados. Os estudos que aplicaram questionários psicológicos frequentemente encontraram um aumento nos níveis de ansiedade nesses pacientes; todavia, muitos pacientes a quem foi dito ter líquen plano estão cientes de que a ansiedade tem sido relacionada à desordem. É questionável se essa consciência possa influenciar a maneira na qual os pacientes respondem aos questionários psicológicos. Em um estudo que utilizou este método para esclarecer esta questão, os pacientes com líquen plano oral não apresentavam grau maior de estresse nas suas vidas em comparação aos pacientes controles pareados por idade e sexo. Pode ser que o estresse não tenha influência na patogênese do líquen plano; no entanto, uma explicação alternativa parece ser que aqueles pacientes que têm líquen plano simplesmente respondem dessa forma a níveis de estresse que não são capazes de induzir lesões em outras pessoas.

Recentemente, alguns pesquisadores identificaram uma ligação entre hipotireoidismo e líquen plano oral, incluindo a associação de medicamentos para tireoide e líquen plano oral. Autoanticorpos direcionados contra o tecido tireoidiano também podem desempenhar um papel na patogênese do líquen plano oral em alguns pacientes.

Características clínicas

A maioria dos pacientes com líquen plano engloba adultos de meia-idade, sendo raro o acometimento em crianças. As mulheres são mais afetadas, normalmente em uma razão de 3:2 em relação aos homens na maioria das séries de casos. Em torno de 1% da população pode ter líquen plano cutâneo. A prevalência de líquen plano oral está entre 0,1 e 2,2%.

As lesões de pele do líquen plano são classicamente descritas como pápulas poligonais, purpúreas e pruriginosas (Figura 16.91). Em geral, afetam as superfícies flexoras das extremidades. As escoriações podem não ser visíveis, embora as lesões sejam pruriginosas, podendo ferir o paciente como resultado da coceira.

Um exame cuidadoso da superfície das pápulas da pele revela linhas brancas finas semelhantes a um rendilhado (**estrias de Wickham**) (Figura 16.92). Outros locais de envolvimento extraoral incluem a glande do pênis, a mucosa vulvar e as unhas. Basicamente, existem duas formas de lesões orais: a reticular e a erosiva.

Líquen plano reticular

O **líquen plano reticular** é muito mais comum do que a forma erosiva, porém a forma erosiva predomina em vários estudos. Isto provavelmente se deve a um viés estatístico (porque a forma erosiva é sintomática e, portanto, é mais provável que os pacientes sejam encaminhados a centros acadêmicos para avaliação). A forma reticular não costuma causar sintomas e envolve a região posterior da mucosa jugal bilateralmente (Figura 16.93). A melanose pós-inflamatória em geral acompanha

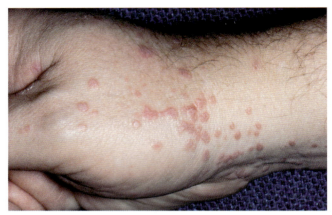

Figura 16.91 Líquen plano. As lesões cutâneas no punho aparecem como pápulas poligonais e purpúreas.

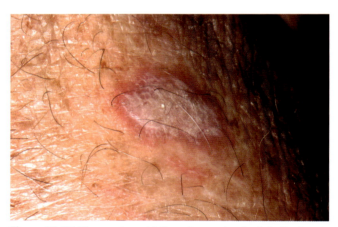

Figura 16.92 Líquen plano. Visão mais aproximada da lesão de pele do líquen plano. O exame cuidadoso exibe uma rede de linhas brancas (estrias de Wickham) na superfície das pápulas.

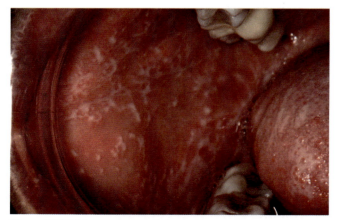

Figura 16.93 Líquen plano. As linhas brancas entrelaçadas e as pápulas são típicas do líquen plano reticular envolvendo a mucosa jugal, o local mais comum de envolvimento oral.

as estrias reticulares, principalmente em pessoas negras (Figura 16.94). Outras áreas da mucosa oral também podem estar envolvidas de forma concomitante, como a borda lateral e o dorso da língua, a gengiva, o palato e o vermelhão do lábio (Figura 16.95).

O líquen plano reticular é assim chamado por causa de seu padrão característico de linhas brancas entrelaçadas (também conhecido como *estrias de Wickham*); no entanto, as lesões brancas podem, em alguns casos, apresentar-se como pápulas. Estas lesões tipicamente não são estáticas, mas pioram e melhoram durante semanas ou meses (Figura 16.96). O padrão reticular pode não ser tão evidente em algumas localizações, como no dorso da língua, onde as lesões se apresentam como placas queratóticas com atrofia das papilas (Figura 16.97). Além disso, mucoceles superficiais podem se desenvolver no interior ou adjacentes às áreas de mucosa que estão envolvidas pelo líquen plano.

Líquen plano erosivo

O líquen plano erosivo, apesar de não ser tão comum quanto a forma reticular, é mais significativo para o paciente, porque as lesões em geral são sintomáticas. Clinicamente, observam-se áreas eritematosas, atróficas, com graus variáveis de ulceração central. A periferia das regiões atróficas costuma ser circundada por finas estrias brancas irradiadas (Figuras 16.98 e 16.99). Algumas vezes, a atrofia e ulceração estão confinadas à mucosa gengival, produzindo um padrão de reação denominado **gengivite descamativa** (ver Capítulo 4) (Figura 16.100). Nestes casos, um espécime de biopsia deve ser obtido para estudos de microscopia de luz e de imunofluorescência do tecido perilesional, pois o penfigoide das membranas mucosas (ver anteriormente) e o pênfigo vulgar (ver anteriormente) podem apresentar aspecto clínico semelhante.

Se o componente erosivo for grave, pode ocorrer separação entre o epitélio e o tecido conjuntivo subjacente, resultando na apresentação relativamente rara de **líquen plano bolhoso**.

Características histopatológicas

As características histopatológicas do líquen plano são típicas, porém não específicas, porque outras condições, como a **reação liquenoide a medicamentos**, a **reação liquenoide ao amálgama**, a **gengivite liquenoide de corpo estranho**, a **doença do enxerto contra o hospedeiro (GVHD) oral**, o **lúpus eritematoso (LE)**, a **estomatite ulcerativa crônica**, a **reação da mucosa oral à canela** e a **fase inicial da leucoplasia verrucosa proliferativa** também podem exibir um padrão histopatológico semelhante. Graus variáveis de ortoqueratose e de paraqueratose podem estar presentes na superfície do epitélio, dependendo de o espécime da biopsia ser obtido de uma lesão erosiva ou reticular.

A espessura da camada espinhosa também pode variar. As cristas epiteliais podem estar ausentes ou hiperplásicas, mas classicamente são pontiagudas ou têm forma de "dentes de serra" (Figura 16.101).

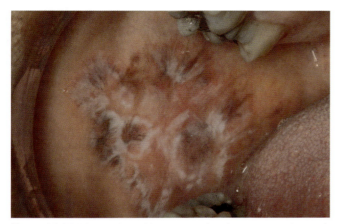

Figura 16.94 Líquen plano. Nas pessoas de pele escura que desenvolvem o líquen plano, não é incomum observar o desenvolvimento de placas de melanose reativa (benigna) nessas lesões, presumivelmente devido à estimulação dos melanócitos da área pelas células inflamatórias que causam essa condição.

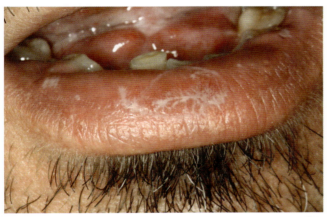

Figura 16.95 Líquen plano. Lesões reticulares no vermelhão do lábio inferior.

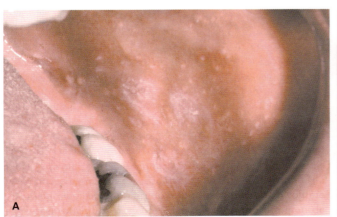
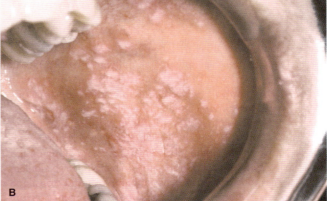

Figura 16.96 Líquen plano. A. Uma mulher de meia-idade com líquen plano reticular leve na mucosa jugal do lado esquerdo. **B.** A mesma paciente após 2 semanas, mostrando exacerbação das lesões. Períodos de remissão e de exacerbação são característicos do líquen plano.

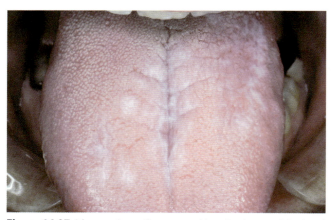

Figura 16.97 Líquen plano. Com o envolvimento da superfície dorsal da língua pelo líquen plano reticular, as características estrias entrelaçadas observadas na mucosa jugal em geral não estão presentes. Nesses casos, as placas brancas lisas são tipicamente observadas substituindo as superfícies das papilas normais da língua.

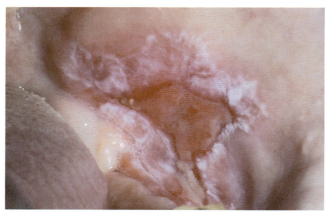

Figura 16.98 Líquen plano. A ulceração da mucosa jugal exibe estrias queratóticas periféricas radiadas, características do líquen plano erosivo oral.

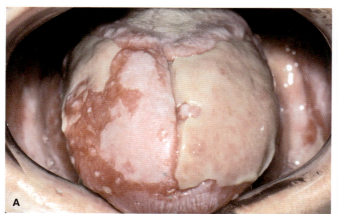
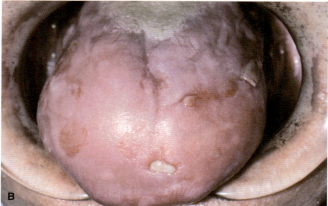

Figura 16.99 Líquen plano. A. A superfície dorsal da língua exibe uma ulceração extensa causada pelo líquen plano erosivo. Observe as estrias brancas finas na periferia das ulcerações. **B.** O mesmo paciente após terapia com corticosteroides sistêmicos. Na maior parte da mucosa houve reepitelização, deixando apenas ulcerações focais remanescentes.

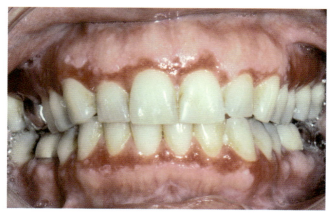

Figura 16.100 Líquen plano. O líquen plano erosivo geralmente aparece como gengivite descamativa, produzindo eritema gengival e sensibilidade.

A destruição da camada de células basais do epitélio (**degeneração hidrópica**) também é evidente, sendo acompanhada por um intenso infiltrado inflamatório semelhante a uma faixa, com o predomínio de linfócitos T logo abaixo do epitélio subjacente (Figura 16.102). Queratinócitos em degeneração podem ser observados em áreas do epitélio e na interface do tecido conjuntivo e têm sido denominados **corpos coloides, citoides, hialinos** ou **de Civatte**. Não é esperado um grau significativo de atipia epitelial no líquen plano oral, embora algumas lesões possam apresentar infecção por *Candida* sobreposta e ter uma aparência mais preocupante. Estas devem ser histopatologicamente reavaliadas após o tratamento da candidíase. Por vezes, a resposta inflamatória crônica do hospedeiro a células atípicas da **displasia epitelial** pode ser quase indistinguível histopatologicamente do líquen plano, em particular nos casos mais leves de displasia epitelial. Essa ambiguidade pode contribuir para a controvérsia relacionada ao potencial de transformação maligna do líquen plano.

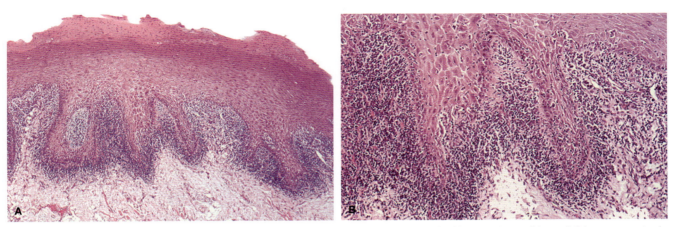

Figura 16.101 Líquen plano. A. Essa fotomicrografia em menor aumento de uma lesão oral exibe hiperqueratose, cristas epiteliais com aspecto de dentes de serra e um infiltrado inflamatório linfocitário semelhante a uma faixa imediatamente subjacente ao epitélio. **B.** Visão em maior aumento exibindo migração dos linfócitos em direção à porção inferior do epitélio com degeneração da interface da camada de células basais.

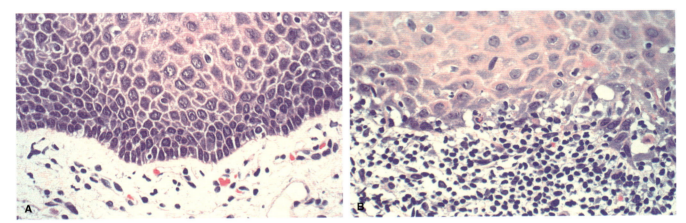

Figura 16.102 Líquen plano. A. Fotomicrografia em maior aumento do epitélio normal exibindo camada de células basais intacta e sem inflamação. **B.** Fotomicrografia em maior aumento do líquen plano exibindo degeneração da camada basal do epitélio e intenso infiltrado linfocitário na camada superficial da lâmina própria.

As características imunopatológicas do líquen plano são inespecíficas. A maioria das lesões mostra a deposição de uma banda desalinhada de fibrinogênio na zona da membrana da basal; no entanto, um padrão semelhante de deposição de fibrinogênio pode ser encontrado com displasia epitelial.

Diagnóstico

O diagnóstico do **líquen plano reticular** com frequência pode ser realizado apenas com os achados clínicos. As estrias brancas entrelaçadas que aparecem bilateralmente na região posterior da mucosa jugal são em especial patognomônicas; no entanto, se os recursos clínicos não forem completamente característicos, a biopsia seria apropriada. Além disso, dificuldades no diagnóstico podem surgir se a candidíase estiver sobreposta nas lesões, pois o microrganismo pode alterar o padrão reticular característico do líquen plano (Figura 16.103).

O **líquen plano erosivo** é algumas vezes mais difícil de ser diagnosticado (com base apenas nas características clínicas) do que a forma reticular. Caso as típicas estrias brancas irradiadas e áreas eritematosas da mucosa atrófica estejam presentes na periferia das ulcerações bem demarcadas na região posterior da mucosa jugal bilateral, então o clínico pode considerar definitivamente um diagnóstico de líquen plano erosivo. No entanto, uma biopsia pode ser necessária para descartar outras doenças ulcerativas ou erosivas, como o lúpus eritematoso ou a estomatite ulcerativa crônica. Se o diagnóstico ainda estiver em questão, estudos de imunofluorescência direta às vezes são úteis para a distinção entre essas doenças.

As lesões liquenoides erosivas isoladas, particularmente as localizadas no palato mole, na borda e no ventre da língua ou no assoalho bucal, devem ser submetidas à biopsia para afastar alterações pré-malignas ou malignas. Outra condição que pode ser semelhante a uma lesão de líquen plano, tanto clínica quanto histopatologicamente, é a reação **liquenoide ao amálgama dentário** (ver Capítulo 9).

Tratamento e prognóstico

O **líquen plano reticular** normalmente não produz sintomas e nenhum tratamento é necessário. Na maioria das vezes, os pacientes afetados podem ter uma candidíase sobreposta e, neste

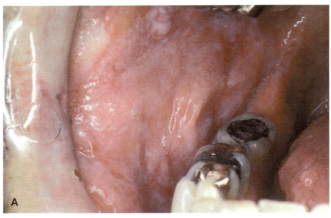 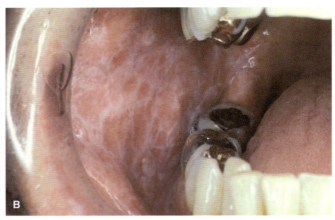

Figura 16.103 Líquen plano. A. Essas lesões brancas relativamente não características estavam presentes na mucosa jugal de um paciente que se queixava de ardência. A análise histopatológica da lesão revelou mucosite liquenoide com candidíase sobreposta. **B.** Mesmo paciente 2 semanas após a terapia antifúngica. Uma vez que a reação da mucosa à *Candida* foi eliminada, as estrias brancas características do líquen plano reticular foram identificadas.

caso, queixarem-se de uma sensação de ardência na mucosa oral no local da lesão. A terapia antifúngica é necessária nesses casos. Alguns pesquisadores recomendam a reavaliação anual das lesões reticulares do líquen plano oral.

O **líquen plano erosivo** com frequência é incômodo para o paciente, devido às feridas abertas presentes na cavidade oral. Por ser uma condição imunomediada, os corticosteroides são recomendados. As lesões respondem aos corticosteroides sistêmicos, mas essa terapia tão agressiva em geral não é necessária. Um corticosteroide tópico potente (p. ex., fluocinonida, betametasona, ou clobetasol em gel) aplicado várias vezes por dia nas áreas mais sintomáticas em geral é suficiente para induzir cicatrização dentro de 1 ou 2 semanas. Os pacientes devem ser avisados de que a condição irá recidivar, e que os corticosteroides deverão ser reaplicados. Além disso, a possibilidade de candidíase iatrogênica associada aos corticosteroides deve ser monitorada (Figura 16.104). Alguns pesquisadores recomendam o uso de pomadas compostas de corticosteroides com uma base adesiva de metilcelulose, mas a cooperação do paciente pode ser reduzida, pois este material é de difícil aplicação. Embora a utilização de outros agentes (como os retinoides tópicos, o tacrolimo, o micofenolato de mofetila e a ciclosporina) tenha sido ocasionalmente recomendada para os casos resistentes de líquen plano erosivo, os relatos de sua eficácia têm sido limitados a séries pequenas de casos, ou foram contraditórios. Além disso, os seus efeitos colaterais podem ser significativos e, no caso do tacrolimo e da ciclosporina, o custo dos fármacos pode ser proibitivo. Alguns pesquisadores sugerem que os pacientes com líquen plano oral erosivo devam ser reavaliados a cada 3 a 6 meses, especialmente se as lesões forem atípicas.

A questão do potencial de transformação maligna do líquen plano, em particular na forma erosiva, ainda não está resolvida. A maioria dos casos relatados de transformação maligna é mal documentada. Alguns desses poderiam não ser um líquen plano verdadeiro, mas sim leucoplasias displásicas com um infiltrado inflamatório liquenoide secundário, que se assemelha ao líquen plano, como a leucoplasia verrucosa proliferativa. Além disso, pode-se argumentar que, como o líquen plano e o carcinoma espinocelular não são raros,

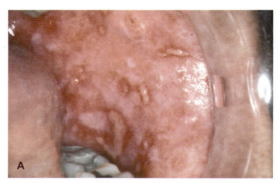
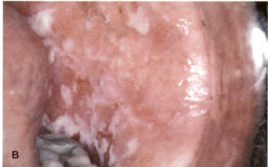
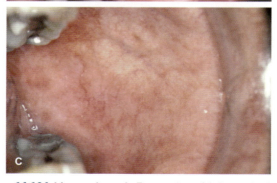

Figura 16.104 Líquen plano. A. Esse paciente foi diagnosticado com líquen plano erosivo afetando a mucosa jugal e foi tratado com corticosteroides tópicos. **B.** Mesmo paciente 2 semanas após. As placas brancas cremosas de candidíase pseudomembranosa se desenvolveram como resultado da terapia com corticosteroides. **C.** Mesmo paciente após a terapia antifúngica. Nesse momento ele estava assintomático.

algumas pessoas podem apresentar os dois problemas simultaneamente, e os dois processos podem não estar relacionados entre si. De maneira oposta, alguns pesquisadores dizem que o epitélio atrófico do líquen plano pode ser mais suscetível à ação de agentes carcinógenos, resultando em um aumento do risco de transformação maligna. Dois estudos analisaram as características moleculares do líquen plano reticular clássico, comparando a perda de heterozigosidade no *locus* do gene de supressão tumoral dessas lesões com a de lesões epiteliais displásicas orais em diferentes graus, carcinomas espinocelulares, mucosa oral normal e lesões orais reacionais. O perfil molecular do líquen plano oral foi mais semelhante ao da mucosa oral normal ou das lesões reacionais, uma constatação que oferece menos suporte para o conceito que aponta o líquen plano como sendo uma condição pré-maligna. Outro estudo avaliou a taxa de transformação maligna do líquen plano oral típico comparado a lesões "liquenoides" orais. As lesões liquenoides tinham algumas características do líquen plano, mas não eram representativas por completo dessa doença, nem clínica nem histopatologicamente. Esses pesquisadores verificaram que não houve transformação do líquen plano característico, embora várias lesões liquenoides evoluíssem para o carcinoma espinocelular. Estudos clínicos prospectivos adicionais, com critérios clínicos e histopatológicos rigorosos para a definição do líquen plano oral, serão necessários para definir esta questão. Se o potencial de transformação maligna existe, este parece ser pequeno. A maior parte dos casos relatados foi limitada aos pacientes com a forma do líquen plano erosivo ou a forma também conhecida como líquen plano em placa.

◆ ESTOMATITE ULCERATIVA CRÔNICA

A **estomatite ulcerativa crônica** é outra desordem imunomediada que afeta a mucosa oral. Esta condição foi inicialmente descrita em 1990, e mais de 70 casos foram relatados. Embora os mecanismos patogenéticos exatos sejam desconhecidos, esses pacientes desenvolvem autoanticorpos contra uma proteína nuclear de 70 kDa, a ΔNp63α, uma isoforma da p63, e estudos *in vitro* sugerem que esses autoanticorpos têm papel no desenvolvimento dessa doença ao interromper a manutenção normal da interface epitélio/tecido conjuntivo.

A prevalência dessa doença pode ser mais comum do que é imaginado. Devido a sua semelhança clínica com o líquen plano erosivo, é possível que um diagnóstico clínico somente seja realizado quando o paciente afetado é avaliado, e a biopsia não é realizada. Mesmo que a biopsia seja realizada, o tecido é frequentemente submetido apenas ao exame de microscopia de luz de rotina. Os estudos com a imunofluorescência direta, que são necessários para o seu diagnóstico, não são solicitados. A diferenciação do líquen plano deve ser realizada, já que a estomatite ulcerativa crônica normalmente não responde de forma eficaz ao uso de corticosteroides, e, assim como no caso do LE, foi relatado que a estomatite ulcerativa crônica melhora com o uso de medicamentos antimaláricos.

Características clínicas

A estomatite ulcerativa crônica geralmente afeta mulheres adultas, e a idade média no diagnóstico é tardia, na sexta década de vida. A condição pode aparecer como uma gengivite descamativa, embora ulcerações ou erosões da língua ou da mucosa jugal sejam também muito comuns (Figura 16.105). As úlceras geralmente são circundadas por áreas de eritema entremeadas a finas bandas de queratose que se assemelham um pouco ao líquen plano, ainda que a formação das estrias clássicas não seja evidente. As úlceras se curam sem deixar cicatrizes e muitas vezes migram ao redor da mucosa oral. Como é típico das condições imunomediadas, a gravidade das lesões orais tende a apresentar episódios de melhora e piora. Menos de 20% dos pacientes afetados desenvolverão lesões liquenoides recorrentes na pele.

Características histopatológicas

Embora as características histopatológicas da estomatite ulcerativa crônica sejam semelhantes às do líquen plano, o epitélio é geralmente mais atrófico e o infiltrado inflamatório em geral contém um número significativo de plasmócitos além dos usuais linfócitos (Figura 16.106). Uma separação artefatual entre o epitélio e o tecido conjuntivo subjacente não é incomum.

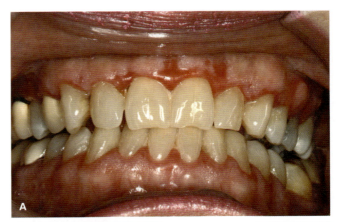

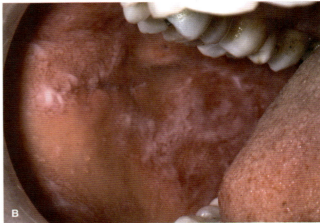

Figura 16.105 Estomatite ulcerativa crônica. A. Lesões gengivais que se apresentam como "gengivite descamativa" necessitam de biopsia com estudos de imunofluorescência direta para diagnóstico. **B.** Envolvimento da mucosa jugal. As lesões aparecem um tanto liquenoides, embora não apresentem estrias de Wickham clássicas evidentes.

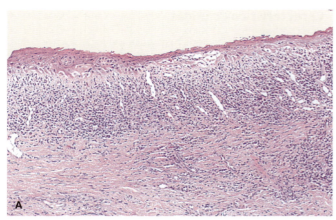 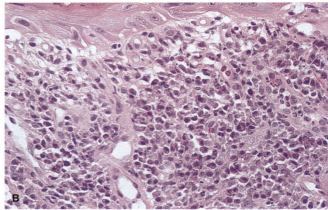

Figura 16.106 Estomatite ulcerativa crônica. A. Fotomicrografia em menor aumento exibindo atrofia epitelial com um intenso infiltrado de células inflamatórias crônicas na lâmina própria superficial. **B.** Fotomicrografia em maior aumento exibindo degeneração do epitélio basilar em associação com a inflamação. Diferentemente do líquen plano, o infiltrado inclui numerosos plasmócitos, bem como linfócitos.

Diagnóstico

O diagnóstico da estomatite ulcerativa crônica é por essência fundamentado no seu característico padrão imunopatológico. Embora não seja economicamente viável realizar testes imunológicos em todos os casos de líquen plano, esse procedimento deve ser considerado para as lesões liquenoides erosivas que não tenham uma aparência ou uma distribuição característica, bem como as lesões erosivas que não respondem à terapêutica com corticosteroides tópicos. Os estudos com imunofluorescência direta podem detectar autoanticorpos (em geral IgG) que são dirigidos contra os núcleos das células epiteliais pavimentosas estratificadas nas regiões basal e parabasal do epitélio (Figura 16.107). Os estudos com imunofluorescência indireta são também positivos para estes anticorpos antinucleares (ANAs) específicos do epitélio estratificado, e alguns pesquisadores acreditam que, para a confirmação do diagnóstico, é necessária a utilização de soro para a avaliação por meio de imunofluorescência indireta. Um teste ELISA foi desenvolvido, e caso este se torne comercialmente disponível, poderá fazer com que o rastreamento dessa condição tenha melhor custo-benefício. Outras condições imunomediadas (p. ex., esclerose sistêmica e LE) podem mostrar deposição de ANAs por imunofluorescência direta; entretanto, nessas doenças, os núcleos ao longo de toda a espessura do epitélio são positivos.

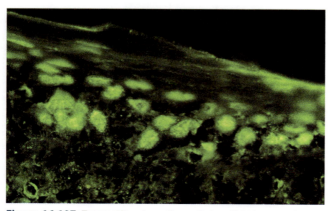

Figura 16.107 Estomatite ulcerativa crônica. Estudos com imunofluorescência direta exibem a presença de IgG no núcleo das células epiteliais nas camadas basais e parabasais.

Tratamento e prognóstico

Diferentemente das lesões de líquen plano erosivo, as lesões associadas à estomatite ulcerativa crônica podem não responder à terapia com corticosteroides tópicos ou sistêmicos. Caso as lesões não sejam adequadamente controladas com os corticosteroides, a terapia com a hidroxicloroquina, um fármaco antimalárico, deve ser considerada. Contudo, a terapia com hidroxicloroquina exige tanto avaliação periódica oftalmológica, para avaliar a retinopatia relacionada ao fármaco, quanto avaliação hematológica.

◆ DOENÇA DO ENXERTO CONTRA O HOSPEDEIRO

A doença do enxerto contra o hospedeiro (GVHD) ocorre principalmente em receptores de transplantes alogênicos de medula óssea, um procedimento realizado em cerca de 8.000 pacientes a cada ano nos EUA. Esses transplantes são realizados em grandes centros médicos para o tratamento de doenças do sangue ou da medula óssea que apresentam risco à vida, como a leucemia, os linfomas, o mieloma múltiplo, a anemia aplásica, a talassemia, a anemia falciforme ou a doença metastática disseminada. Os fármacos citotóxicos, as radiações, ou ambos, podem ser utilizados para destruir as células malignas, mas durante este processo as células hematopoéticas normais do paciente são também destruídas. Para proporcionar ao paciente um sistema imune, um doador HLA-compatível deverá ser encontrado. O doador fornece as células-tronco hematopoéticas, que são obtidas da medula óssea, do sangue periférico ou do cordão umbilical. Essas células são transfundidas para o paciente, cujas próprias células hematopoéticas e imunológicas foram destruídas. As células hematopoéticas transfundidas dirigem-se para a medula óssea do receptor e começam a restabelecer a função normal.

Infelizmente, a compatibilidade do HLA nem sempre é exata, e apesar do uso de fármacos imunomoduladores e imunossupressores (como a ciclosporina, o metotrexato e a prednisona), as células enxertadas frequentemente reconhecem que elas não estão em seu próprio ambiente. Quando isto ocorre, essas células começam a atacar o que reconhecem como um corpo estranho. O resultado deste ataque é a GVHD, e pode ser bastante devastador para o paciente.

Nos últimos anos, os oncologistas vêm se beneficiando deste tipo de ataque imunológico no tratamento de pacientes leucêmicos e, com frequência, um efeito benéfico do "enxerto contra a leucemia" é observado quando as células do doador reconhecem as células leucêmicas como corpo estranho. Para os pacientes mais idosos, que tendem a apresentar efeitos colaterais mais significativos com o transplante de medula óssea tradicional, foi desenvolvido o conceito de um "minialoenxerto". Nem todas as células brancas sanguíneas (CBS) do paciente são destruídas nesse procedimento, também conhecido como *transplante alogênico não mieloablativo de células hematopoéticas*, para permitir um ataque mais agressivo das células do doador às células leucêmicas do paciente.

O *transplante autólogo de células-tronco* também se tornou um método de tratamento cada vez mais popular para algumas dessas doenças potencialmente fatais. Como estas células são derivadas do paciente, não há risco, nesse cenário, de a GVHD se instalar.

Características clínicas

Os sinais sistêmicos da GVHD são variados, dependendo do órgão sistêmico envolvido e se o problema é agudo ou crônico. A gravidade da GVHD depende de vários fatores, com a doença mais leve sendo observada em pacientes que apresentam melhor correspondência na histocompatibilidade, são mais jovens, receberam sangue do cordão umbilical e são do sexo feminino. Além disso, é esperada uma ampla variação na porcentagem de pacientes que desenvolvem GVHD e suas manifestações orais, devido à variedade de distúrbios tratados com transplante de medula óssea e ao espectro de regimes de condicionamento utilizados.

A **GVHD aguda** é tipicamente observada nas primeiras semanas após o transplante de medula óssea. Apesar de a GVHD aguda ter sido arbitrariamente definida como ocorrendo dentro de 100 dias após o procedimento, a maioria dos pesquisadores obtém o diagnóstico baseados mais nas características clínicas do que em um tempo específico. A doença afeta cerca de 50% dos pacientes transplantados de medula óssea. As lesões de pele desenvolvidas podem variar, podendo ir de um leve exantema a uma descamação difusa e grave que se assemelha à necrólise epidérmica tóxica (ver anteriormente). Esses sinais podem ser acompanhados de diarreia, náuseas, vômitos, dor abdominal e disfunção hepática.

A **GVHD crônica** pode representar a continuação de um caso previamente diagnosticado de GVHD aguda, ou pode desenvolver-se 100 dias após o transplante de medula óssea, algumas vezes não aparecendo por vários anos após o procedimento. Estima-se que a GVHD crônica desenvolva-se em 30 a 70% dos pacientes com transplante de medula óssea, e frequentemente lembra uma das várias condições autoimunes como lúpus eritematoso sistêmico (LES), síndrome de Sjögren ou cirrose biliar primária. O envolvimento cutâneo, que é a manifestação mais comum, pode se assemelhar ao líquen plano ou até mesmo à esclerose sistêmica.

As manifestações de GVHD na mucosa oral também podem variar, dependendo da duração e da gravidade do ataque e dos tecidos bucais que tenham sido alvos. Dos pacientes com GVHD aguda, de 33 a 75% terão acometimento oral; dos pacientes com GVHD crônica, 80% ou mais terão lesões orais. Às vezes, as lesões orais da GVHD são o único sinal da doença. Na maioria dos pacientes com GVHD oral, existe uma área reticular fina de estrias brancas que se assemelha ao líquen plano oral, embora um padrão mais difuso de pápulas brancas puntiformes também tenha sido descrito (Figuras 16.108 a 16.110). A língua,

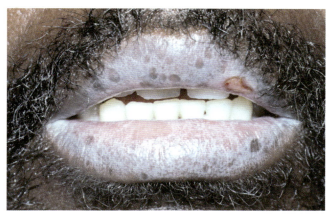

Figura 16.108 Doença do enxerto contra o hospedeiro (GVHD). Lesões lineares brancas entrelaçadas e confluentes na região do vermelhão do lábio, lembrando superficialmente o líquen plano oral.

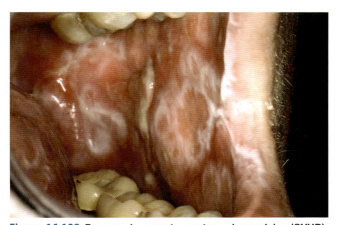

Figura 16.109 Doença do enxerto contra o hospedeiro (GVHD). Lesões liquenoides e erosivas na mucosa jugal esquerda.

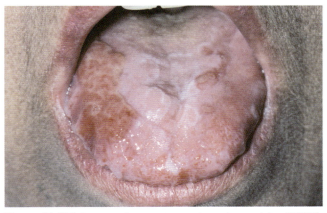

Figura 16.110 Doença do enxerto contra o hospedeiro (GVHD). Envolvimento da língua exibindo erosões e ulcerações que se assemelham ao líquen plano erosivo.

a gengiva, a mucosa labial e a mucosa jugal são as localizações da mucosa oral mais envolvidas. Os pacientes muitas vezes se queixam de uma sensação de ardência da mucosa oral, e cuidados devem ser tomados para não negligenciar uma possível candidíase sobreposta. A atrofia da mucosa oral pode estar presente, o que contribui para um desconforto na mucosa. As ulcerações que estão relacionadas ao condicionamento quimioterápico e ao estado neutropênico do paciente frequentemente se desenvolvem durante as duas primeiras semanas após o transplante da medula óssea. As úlceras que persistem por mais de 2 semanas podem representar a GVHD aguda, e essas devem ser diferenciadas da infecção pelo herpes-vírus intraoral ou de infecção bacteriana. Os pacientes transplantados de medula óssea apresentam um pequeno, porém aumentado, risco de desenvolver displasia epitelial e carcinoma espinocelular de boca e de pele. As placas demarcadas brancas ou vermelhas da mucosa oral que não apresentam aspectos liquenoides característicos devem ser submetidas à biopsia para afastar a possibilidade de alterações pré-malignas ou neoplásicas (Figura 16.111).

A xerostomia também é uma queixa comum. Caso o paciente não esteja utilizando medicações que levem à sensação de boca seca, é provável que a resposta imunológica esteja destruindo o tecido das glândulas salivares. Outras evidências do envolvimento da glândula salivar incluem o desenvolvimento de mucoceles pequenas e superficiais, particularmente no palato mole.

Características histopatológicas

As características histopatológicas da GVHD se assemelham até determinado grau ao líquen plano oral. Ambas as lesões exibem hiperortoqueratose, cristas epiteliais curtas e pontiagudas, além de degeneração das células da camada basal. A resposta inflamatória na GVHD geralmente não é tão intensa como no líquen plano. Em casos avançados, uma deposição anormal de colágeno está presente, semelhante ao padrão observado na esclerose sistêmica. O tecido das glândulas salivares menores geralmente exibe uma inflamação periductal em fases iniciais, com destruição acinar progressiva e extensa fibrose surgindo tardiamente.

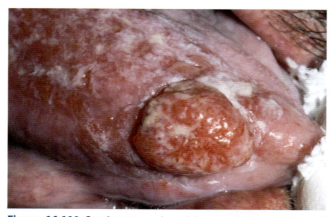

Figura 16.111 Carcinoma espinocelular surgindo associado à doença do enxerto contra o hospedeiro (GVHD). Massa ulcerada e eritematosa ocorrendo na borda lateral da língua. Observe as erosões circunjacentes na mucosa, que são representativas de GVHD.

Diagnóstico

O diagnóstico da GVHD pode ser difícil devido às várias manifestações clínicas. Esse diagnóstico é de grande significado clínico para o paciente, pois as complicações da doença e de seu tratamento podem ser fatais. Embora o diagnóstico da GVHD seja fundamentado nos achados clínicos e histopatológicos, cada paciente pode ter um grupo diferente de sinais e sintomas. As lesões orais parecem ter um grande valor prognóstico para a presença da GVHD.

Tratamento e prognóstico

A principal estratégia para a conduta com a GVHD é reduzir ou prevenir a sua ocorrência. Testes teciduais de histocompatibilidade cuidadosos são realizados, e o paciente recebe uma terapia profilática com fármacos imunomoduladores e imunossupressores, como a prednisona combinada com a ciclosporina ou com o tacrolimo. Caso a GVHD se desenvolva, então a dose desses medicamentos deve ser aumentada, ou agentes farmacológicos semelhantes podem ser adicionados, embora uma descrição detalhada do manejo médico da GVHD sistêmica esteja além do escopo deste texto. Basta dizer que uma ampla gama de modalidades de tratamento está disponível e a seleção e a frequência de uso variam entre os centros de cuidados terciários. Uma lista parcial incluiria micofenolato de mofetila, azatioprina, fotoférese extracorpórea, inibidores de mTOR (sirolimo e everolimo), inibidores de JAK (ruxolitinibe e tofacitinibe) e anticorpo monoclonal anti-CD20 (rituximabe).

Com relação às lesões orais, corticosteroides tópicos podem facilitar a cicatrização das ulcerações orais focais associadas à GVHD, e alguns relatos sugeriram que o tacrolimo tópico pode ser útil no manejo de úlceras resistentes aos corticosteroides. Os agentes anestésicos tópicos são administrados para proporcionar conforto ao paciente enquanto as lesões estiverem presentes, embora analgésicos narcóticos possam ser necessários em alguns casos. A utilização da terapia com **p**soralenos e **u**ltra**v**ioleta **A** (PUVA) também apresentou melhora nas lesões cutâneas e orais de pacientes com a forma liquenoide da GVHD. Caso uma xerostomia significativa esteja presente em um paciente com dentição natural, então fluoretos tópicos devem ser usados diariamente para prevenir as cáries associadas à xerostomia. O tratamento com cloridrato de pilocarpina ou com cloridrato de cevimelina pode melhorar o fluxo salivar se uma quantidade significativa de tecido glandular salivar acinar estiver presente. As recomendações atuais propõem a avaliação da condição bucal dos pacientes antes do transplante de medula óssea para eliminar qualquer fonte de infecção em potencial. Curiosamente, um estudo recente não verificou diferenças na presença de infecções pós-transplante ou na sobrevida entre grupos de pacientes que receberam ou não tratamento odontológico antes do transplante.

Em geral, algum grau de GVHD é esperado na maioria dos pacientes receptores de transplante alogênico de medula óssea. O prognóstico depende da extensão em que a condição progride, e se ela pode ou não ser controlada. O significado dessa complicação é refletido na sobrevida de mais de 70% dos pacientes com a GVHD relativamente leve em 6 anos de pós-transplante, comparada com cerca de 15% dos pacientes com GVHD grave.

◆ PSORÍASE

A **psoríase** é uma doença crônica comum da pele que afeta quase 3% da população dos EUA. De acordo com algumas estimativas, cerca de oito milhões de pessoas naquele país têm psoríase, e mais de 250.000 novos casos são diagnosticados a cada ano.

A psoríase é caracterizada por um aumento na atividade proliferativa dos queratinócitos cutâneos. Os recentes avanços na cinética celular, na imunologia e na biologia molecular aumentaram a compreensão da etiopatogenia da proliferação dos queratinócitos nessa doença. Apesar de o agente desencadeante ainda não ter sido identificado, os linfócitos T ativados parecem orquestrar um cenário complexo que inclui a produção anormal de citocinas, moléculas de adesão, polipeptídeos quimiotáticos e fatores de crescimento. Os fatores genéticos parecem também desempenhar um papel importante, uma vez que mais de um terço dos pacientes tem outros membros da família afetados. Atualmente, nove diferentes *loci* genéticos foram identificados, podendo ser relacionados com o desenvolvimento da psoríase. Caso um de dois gêmeos idênticos tenha psoríase, existe uma chance de 35 a 72% de que o outro gêmeo possa apresentar a doença. Isto sugere que os fatores genéticos não são inteiramente responsáveis pela condição, e que um ou mais agentes ambientais ainda não identificados devem influenciar a sua patogênese.

Características clínicas

A psoríase frequentemente tem início durante a segunda ou terceira décadas de vida e pode persistir por vários anos, com períodos de exacerbação e quiescência. Os pacientes relatam que as lesões melhoram durante o verão e pioram durante o inverno, uma observação que pode estar relacionada à exposição das lesões aos raios UV. Em geral as lesões são distribuídas simetricamente em certas localizações preferenciais, como o couro cabeludo, os cotovelos e os joelhos. A descrição clássica é de uma placa eritematosa bem demarcada, com uma escama prateada em sua superfície (Figura 16.112). As lesões são em geral assintomáticas, mas não é incomum que um paciente se queixe de prurido; de fato, o termo *psoríase* é uma palavra derivada do grego para coceira. Uma complicação infeliz que afeta aproximadamente 25 a 30% desses pacientes é a **artrite psoriática**, que pode envolver a ATM. Outras comorbidades que têm sido descritas em pacientes com psoríase incluem doença inflamatória intestinal, doença hepática não alcoólica, distúrbios de humor e doenças cardiovasculares. Um estudo recente também descobriu que a periodontite é mais prevalente entre pacientes psoriáticos.

Os pacientes com psoríase podem apresentar lesões orais, mas elas são distintamente incomuns. Como as descrições dessas lesões variam de placas brancas ou vermelhas a ulcerações, é difícil determinar a verdadeira natureza da psoríase intraoral (Figura 16.113). Para estabelecer um diagnóstico de psoríase intraoral, alguns pesquisadores afirmam que a atividade das lesões orais deverá ser paralela às lesões cutâneas. Alguns autores se referem ao **eritema migratório** (ver anteriormente) como *psoríase intraoral,* e a prevalência do eritema migratório nos pacientes com psoríase parece ser ligeiramente superior à observada no resto da população. No entanto, é difícil comprovar uma correlação direta dessa alteração comum da mucosa oral com a psoríase.

Características histopatológicas

Microscopicamente, a psoríase tem um padrão característico. O epitélio de superfície exibe acentuada produção de paraqueratina, e as cristas epiteliais são alongadas (Figura 16.114). As papilas do tecido conjuntivo, que contêm capilares dilatados, aproximam-se da superfície epitelial, e um infiltrado perivascular de células inflamatórias crônicas está presente. Além disso, coleções de neutrófilos (**abscessos de Munro**) são observadas no interior da camada de paraqueratina.

Com relação às lesões orais, uma boa correlação com a atividade da doença na pele deve ser observada além das características histopatológicas, já que outras lesões intraorais, como o eritema migratório e a reação da mucosa oral à canela (ver Capítulo 9), podem apresentar uma aparência microscópica psoriasiforme.

Tratamento e prognóstico

O tratamento da psoríase depende da gravidade da atividade da doença, bem como a presença ou ausência de artrite psoriática. Para lesões leves, o que geralmente significa que não mais do

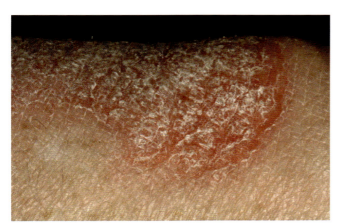

Figura 16.112 Psoríase. Lesões cutâneas características na pele do cotovelo. Observe as placas eritematosas associadas a escamas queratóticas prateadas.

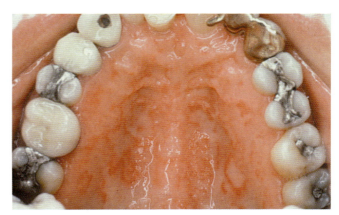

Figura 16.113 Psoríase. Este é um exemplo do envolvimento relativamente raro da mucosa oral pela psoríase. As placas eritematosas lineares tendem a se exacerbar com as lesões cutâneas do paciente. (Cortesia do Dr. George Blozis.)

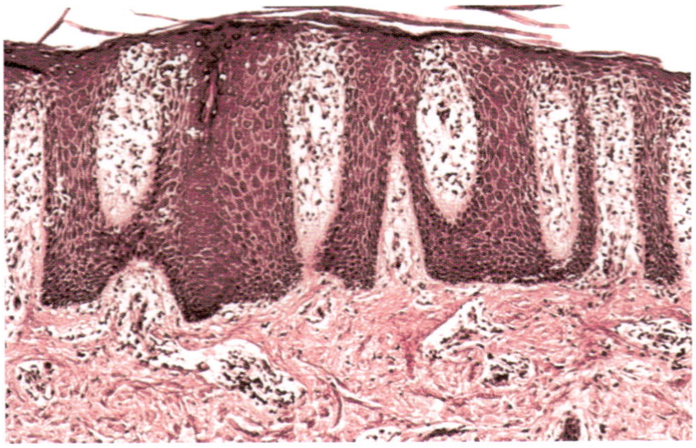

Doenças Dermatológicas

Figura 16.114 Psoríase. Fotomicrografia em menor aumento exibindo alongamento das cristas epiteliais, hiperqueratose e inflamação da derme papilar.

que 3 a 5% da superfície da pele é afetada, nenhum tratamento pode ser necessário.

Para pacientes com envolvimento moderado da pele (5 a 10% de envolvimento da superfície da pele) ou para lesões leves que sejam incômodas ou esteticamente inaceitáveis, corticosteroides tópicos são comumente prescritos nos EUA. Os derivados do alcatrão de hulha (coaltar) e os agentes queratolíticos também podem ser utilizados. Outras substâncias tópicas que se revelaram eficazes incluem os análogos da vitamina D_3 (calcipotrieno, calcipotriol e calcitriol), o tazaroteno, um composto retinoide (vitamina A). Recentes medicamentos biológicos tópicos incluem os agentes inibidores da calcineurina, o tacrolimo e o pimecrolimo, embora sejam normalmente reservados a lesões resistentes. A exposição à radiação UV pode ser útil nos casos de doença leve a moderada.

A abordagem de tratamento relacionada à psoríase moderada ou grave (envolvimento de mais de 10% da superfície corporal) mudou drasticamente nos últimos anos e continua a evoluir devido ao desenvolvimento de novos agentes biológicos sistêmicos que visam componentes específicos relacionados à doença nas vias fisiopatológicas psoriáticas. Uma lista breve incluiria certolizumabe, infliximabe, adalimumabe e etanercepte (direcionados contra o fator de necrose tumoral alfa [TNF-α]); alefacepte (direcionado contra receptores de células T); guselcumabe, tildracizumabe-asmn, risancizumabe-rzaa e miricizumabe (direcionados contra IL-23); secucinumabe, ixequizumabe, brodalumabe e bimequizumabe (direcionados contra IL-17); ou ustequinumabe (direcionado contra IL-12 e IL-23). Para casos graves, pode ser necessário o tratamento com PUVA ou terapia de ultravioleta B (UVB). Metotrexato ou ciclosporina também podem ser usados como tratamentos sistêmicos para doenças graves; no entanto, esses medicamentos têm efeitos colaterais significativos.

Embora a taxa de mortalidade não seja maior em pacientes com psoríase, a condição frequentemente persiste por anos, apesar do tratamento. Um estudo prospectivo de 30 anos mostrou aumento concreto do risco de desenvolvimento de carcinoma espinocelular de pele em pacientes com psoríase que receberam mais de 350 tratamentos com PUVA, embora aqueles que receberam menos de 150 tenham apresentado aumento muito modesto. De modo interessante, o risco de desenvolvimento de carcinoma basocelular não se mostrou significativamente elevado. O tratamento com UVB de banda larga tem muito menos potencial carcinogênico em comparação com o PUVA, e o tratamento com UVB de banda estreita apresenta o menor potencial carcinogênico dos três tipos de fototerapias.

◆ LÚPUS ERITEMATOSO

O **lúpus eritematoso (LE)** é um exemplo clássico de uma condição imunomediada, sendo a mais comum das denominadas doenças do colágeno vascular ou do tecido conjuntivo nos EUA, com mais de 1,5 milhão de pessoas afetadas. A condição pode exibir qualquer uma das diversas formas clinicopatológicas.

O **lúpus eritematoso sistêmico (LES)** é uma doença grave que envolve diversos sistemas, com uma variedade de manifestações cutâneas e orais. Existe um aumento na atividade do braço humoral (linfócitos B) do sistema imune em conjunto com função anormal dos linfócitos T. Embora fatores genéticos provavelmente desempenhem um papel na patogênese do LES, a causa precisa é desconhecida. Sem dúvida, ocorre uma inter-relação entre os fatores genéticos e ambientais, pois quando o LES se desenvolve em um gêmeo monozigoto (idêntico) o outro gêmeo tem 24% de chance de apresentar a doença. Em contrapartida, se um gêmeo dizigótico (fraterno) apresenta o LES, o outro tem somente 2% de chance de ser afetado.

O **lúpus eritematoso cutâneo crônico (LECC)** pode representar um processo diferente, mas relacionado. Afeta principalmente a pele e a mucosa oral e o prognóstico é bom.

O **lúpus eritematoso cutâneo subagudo (LECS)** é uma terceira forma da doença, que apresenta características clínicas intermediárias ao LES e ao LECC.

Características clínicas

Lúpus eritematoso sistêmico

O LES pode ser uma doença muito difícil de diagnosticar em estágios iniciais, porque muitas vezes se manifesta como um quadro vago inespecífico, frequentemente com períodos de remissão ou de inatividade da doença. As mulheres são acometidas cerca de 8 a 10 vezes mais comumente do que os homens. A idade média do diagnóstico é de 31 anos. Os achados comuns incluem febre, perda de peso, artrite, fadiga e mal-estar generalizado. Em 40 a 50% dos pacientes afetados, ocorre o desenvolvimento de um exantema característico, apresentando um padrão de borboleta sobre a região malar e nasal (Figura 16.115), tipicamente poupando os sulcos nasolabiais. Em geral, a luz solar faz com que as lesões se agravem.

Os rins são afetados em quase 40 a 50% dos pacientes com LES. Essa complicação pode levar, em última instância, à insuficiência renal; desse modo, é o aspecto mais significativo da doença.

O envolvimento cardíaco também é comum, com a pericardite sendo a complicação mais frequente. Na autópsia, cerca de 50% dos pacientes com LES exibem vegetações verrucosas afetando as valvas cardíacas (**endocardite de Libman-Sacks**). O seu significado é discutível, embora alguns pacientes possam desenvolver endocardite bacteriana subaguda sobreposta nessas áreas, que seriam, em outra situação, apenas crescimentos estéreis de material fibrinoide e células de tecido conjuntivo.

As lesões orais do LES se desenvolvem em 5 a 25% dos pacientes, embora alguns estudos demonstrem uma prevalência de 40%. Em geral as lesões afetam o palato, a mucosa jugal e a gengiva. Algumas vezes, elas aparecem como áreas liquenoides, mas também podem ser inespecíficas ou até mesmo granulomatosas (Figura 16.116). O envolvimento da região do vermelhão do lábio inferior (**queilite por lúpus**) é observado, ocasionalmente. Graus variáveis de ulceração, dor, eritema e hiperqueratose podem estar presentes. Outras queixas orais como a xerostomia, a síndrome da ardência bucal, a candidíase, a doença periodontal e a disgeusia têm sido descritas, mas a associação direta desses problemas com o LES ainda necessita ser comprovada. Em alguns casos, os problemas bucais podem estar relacionados direta ou indiretamente aos medicamentos utilizados para tratar o LES.

A confirmação do diagnóstico de LES pode ser difícil, principalmente nos estágios iniciais. Os critérios para realizar o diagnóstico de LES foram estabelecidos pelo American College of Rheumatology em 1997; no entanto, os *Systemic Lupus International Collaborating Clinic Criteria*, publicados em 2012, também têm sido frequentemente aplicados para o diagnóstico. Ambas abordagens diagnósticas para o LES apresentam considerável sobreposição, requerendo certos achados clínicos e laboratoriais específicos para confirmar o diagnóstico da doença (Tabela 16.4).

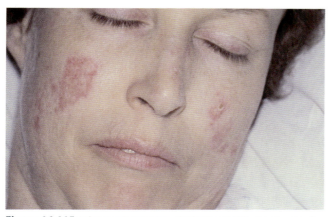

Figura 16.115 Lúpus eritematoso sistêmico (LES). As placas eritematosas observadas nas regiões malares são um sinal característico.

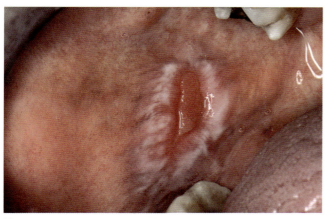

Figura 16.116 Lúpus eritematoso sistêmico (LES). Essas ulcerações irregulares na mucosa jugal exibem finas estriações brancas radiadas na periferia, clinicamente semelhantes ao líquen plano erosivo.

Lúpus eritematoso cutâneo crônico

Os pacientes com LECC geralmente apresentam poucos ou nenhum sinal ou sintoma sistêmico, com as lesões estando limitadas à superfície da pele ou das mucosas. As lesões cutâneas do LECC mais comumente se apresentam como **lúpus eritematoso discoide**. Elas se iniciam como placas eritematosas redondas (ou "discoides") que frequentemente estão distribuídas nas áreas

Tabela 16.4 Prevalência das manifestações clínicas e laboratoriais no lúpus eritematoso sistêmico.

Achados	Pacientes afetados (%)
Sinais e sintomas sistêmicos: fadiga, mal-estar, febre, anorexia, perda de peso	95%
SINTOMAS MUSCULOESQUELÉTICOS	95%
Artralgia/mialgia	95%
Poliartrite não erosiva	60%
SINAIS CUTÂNEOS	80%
Fotossensibilidade	70%
Exantema malar	50%
Úlceras orais	40%
Exantema discoide	20%
SINAIS HEMATOLÓGICOS	85%
Anemia (doença crônica)	70%
Leucopenia (< 4.000/µℓ)	65%
Linfopenia (< 1.500/µℓ)	50%
Trombocitopenia < 100.000/µℓ	15%
Anemia hemolítica	10%
SINAIS E SINTOMAS NEUROLÓGICOS	60%
Desordem cognitiva	50%
Dor de cabeça	25%
Convulsões	20%
SINAIS CARDIOPULMONARES	60%
Pleurisia, pericardite, efusões	30 a 50%
Endocardite, miocardite	10%
SINAIS RENAIS	30 a 50%
Proteinúria > 500 mg/24 horas, cilindros celulares	30 a 50%
Síndrome nefrótica	25%
Doença renal em estágio terminal	5 a 10%

Adaptada de Hahn BH: Systemic lupus erythematosus. In Jameson JL, Fauci AS, Kasper DL, et al., editors: *Harrison's principles of internal medicine*, ed 20, New York, 2018, McGraw-Hill, pp 2515–2526. Reproduzida com permissão de The McGraw-Hill Companies.

da pele expostas ao sol, em especial na região da cabeça e do pescoço (Figura 16.117). Os pacientes podem relatar que as lesões se exacerbam pela exposição ao sol. Com o tempo, elas podem cicatrizar de forma espontânea em uma área e surgir em outras. O processo de cicatrização normalmente resulta na atrofia cutânea com formação de cicatrizes e hipopigmentação ou hiperpigmentação da lesão em processo de resolução. No LECC, é raro o envolvimento da conjuntiva causar uma conjuntivite cicatricial, clinicamente semelhante ao que ocorre no penfigoide das membranas mucosas.

Na maioria dos casos, as manifestações orais do LECC se apresentam clinicamente idênticas às lesões do líquen plano erosivo. No entanto, ao contrário das lesões orais do líquen plano, as lesões do LECC raramente ocorrem na ausência de lesões cutâneas. Uma área central eritematosa ulcerada ou atrófica, circundada por estrias brancas finas e irradiadas, caracteriza as lesões orais do LECC (Figuras 16.118 e 16.119). Algumas vezes, a área central atrófica e eritematosa pode exibir um padrão pontilhado delicado de pontos brancos. De modo semelhante ao líquen plano erosivo, as lesões orais atróficas e ulcerativas do LECC podem ser dolorosas, especialmente quando expostas a alimentos ácidos ou salgados.

Lúpus eritematoso cutâneo subagudo

Os pacientes com LECS apresentam manifestações clínicas intermediárias entre o LES e o LECC. As lesões de pele são os aspectos mais evidentes dessa variante, sendo caracterizadas por fotossensibilidade e, portanto, geralmente presentes em áreas expostas ao sol. Essas lesões não exibem o endurecimento e as cicatrizes observadas nas lesões cutâneas do LECC. Lesões orais similares às do LECC também já foram descritas nessa variante de lúpus. Em geral, as alterações renais ou neurológicas associadas ao LES não estão presentes, com a maioria dos pacientes apresentando artrite ou problemas musculoesqueléticos. O LECS pode ser desencadeado por qualquer um de uma variedade de medicamentos (ver Capítulo 9).

Características histopatológicas

As características histopatológicas das lesões cutâneas e orais das várias formas de LE exibem alguns aspectos em comum, mas são diferentes o bastante para justificar uma discussão separada.

As lesões da pele do LECC são caracterizadas por hiperqueratose, em geral exibindo um tampão de queratina nas aberturas dos folículos pilosos ("tampão folicular"). Em todas as formas de LE, a degeneração das células da camada basal é frequentemente observada, e o tecido conjuntivo subjacente suporta um denso agregado de células inflamatórias crônicas (Figuras 16.120 e 16.121). No tecido conjuntivo mais profundo, o infiltrado inflamatório frequentemente envolve pequenos vasos sanguíneos.

As lesões orais demonstram hiperqueratose, alternando atrofia e espessamento da camada de células espinhosas, degeneração das células da camada basal e infiltrado linfocitário subepitelial. Essas características também podem ser observadas no líquen plano oral; no entanto, as duas condições podem ser diferenciadas pela presença, no LE, de um depósito em placas de material positivo para o ácido periódico Schiff (PAS), localizado na zona de membrana basal, de edema subepitelial (algumas vezes formando vesículas) e um infiltrado inflamatório mais difuso e profundo, geralmente com orientação perivascular. No entanto, alguns especialistas acreditam que a diferenciação entre o líquen plano e o LE é mais bem realizada por estudos com imunofluorescência direta ou pelo exame histopatológico das lesões de pele.

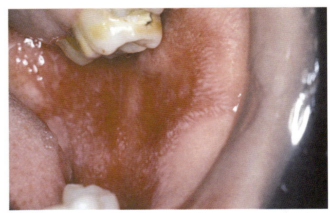

Figura 16.118 Lúpus eritematoso cutâneo crônico (LECC). Áreas eritematosas na mucosa jugal, circundadas por estrias queratóticas radiadas. Essas características são semelhantes às observadas no líquen plano erosivo.

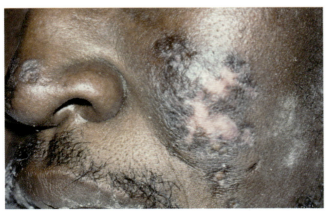

Figura 16.117 Lúpus eritematoso cutâneo crônico (LECC). As lesões da pele são caracterizadas por descamação, atrofia e distúrbios na pigmentação, mais evidentes na pele exposta ao sol.

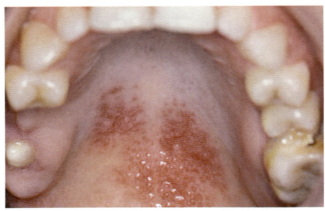

Figura 16.119 Lúpus eritematoso cutâneo crônico (LECC). O envolvimento oral pode também incluir placas eritematosas relativamente não características, como se observa no palato.

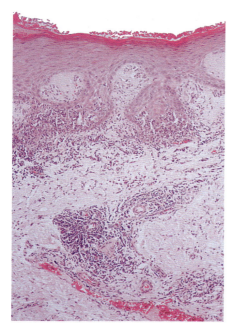

Figura 16.120 Lúpus eritematoso (LE). Fotomicrografia em menor aumento exibindo hiperparaqueratose com mucosite de interface e inflamação perivascular.

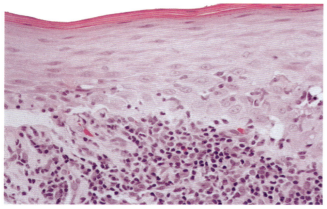

Figura 16.121 Lúpus eritematoso (LE). Fotomicrografia em maior aumento da mucosite de interface.

Diagnóstico

Além das características clínicas e microscópicas, vários estudos imunológicos podem auxiliar no estabelecimento do diagnóstico do LE.

Os testes de imunofluorescência direta do tecido lesionado exibem a deposição de um ou mais imunorreagentes (geralmente IgM, IgG ou C3) em uma banda áspera ou granular na zona da membrana basal. Além disso, os testes de imunofluorescência direta da pele clinicamente normal de pacientes com LES exibem com frequência um padrão semelhante de deposição de IgG ou IgM ou de componentes do complemento. Esses achados são conhecidos como **teste de banda positivo para lúpus**. Embora o teste de banda positivo para lúpus seja condizente com o diagnóstico de LE, é hoje sabido que outras condições, como a artrite reumatoide, a síndrome de Sjögren e a esclerose sistêmica, também podem ter características semelhantes de positividade. Além disso, alguns pacientes com LE podem não apresentar positividade para o teste de banda por lúpus, por isso esse estudo deve sempre ser interpretado em associação com outros sinais clínicos.

A avaliação de soro obtido de um paciente com LES exibe várias anormalidades imunológicas. Aproximadamente 95% desses pacientes têm anticorpos dirigidos contra múltiplos antígenos nucleares (p. ex., anticorpos antinucleares [ANA]). Embora este seja um achado inespecífico que pode ser encontrado em outras doenças autoimunes, bem como em indivíduos idosos saudáveis, ele é, no entanto, útil como um estudo de triagem. Ademais, se os resultados forem negativos em múltiplas ocasiões, então o diagnóstico do LES provavelmente deve ser contestado. Os anticorpos dirigidos contra a dupla fita do DNA são observados em 70% dos pacientes com LES, e estes são mais específicos para a doença. Outros 30% dos pacientes apresentam anticorpos dirigidos contra Sm, uma proteína que forma um complexo com um RNA nuclear de pequeno peso molecular. Esse achado é muito específico para o LES.

Um resumo dos achados imunológicos encontrados no LE está apresentado na Tabela 16.5.

Tratamento e prognóstico

Os pacientes com LES devem evitar a exposição excessiva à luz solar, pois as radiações UV podem precipitar a atividade da doença. A doença ativa leve pode ser efetivamente tratada com o uso de AINEs associados a medicações antimaláricas, como a hidroxicloroquina. Para os casos mais graves, com episódios agudos que envolvem artrite, pericardite, trombocitopenia ou nefrite, os corticosteroides sistêmicos são geralmente indicados, e estes podem ser associados a outros agentes imunossupressores. Caso as lesões orais estejam presentes, em geral elas respondem ao tratamento sistêmico.

Assim como no LES, os pacientes com LECC devem evitar a exposição solar excessiva. Como a maioria das manifestações do LECC é cutânea, os corticosteroides tópicos geralmente são bastante eficazes. Para os casos resistentes à terapia tópica, as medicações antimaláricas sistêmicas ou baixas doses de talidomida podem produzir uma boa resposta. Os inibidores de calcineurina tópicos (tacrolimo ou pimecrolimo) podem ser usados, embora essas medicações tenham custo relativamente alto. Para os casos resistentes à terapia tópica, as medicações antimaláricas sistêmicas, os fármacos imunossupressores ou a talidomida de baixa dosagem podem produzir resposta. Os corticosteroides tópicos também são úteis no tratamento das lesões orais do LECC.

O prognóstico para o paciente com LES é variável. Para os pacientes que estão sendo tratados no presente, o índice de sobrevida em 5 anos é de aproximadamente 95%; contudo, em 20 anos o índice de sobrevida diminui para 78%. Em última análise, o prognóstico depende de quais órgãos foram afetados e da frequência de reativação da doença. A causa mais comum de morte é a insuficiência renal; no entanto, a imunossupressão crônica também predispõe esses pacientes a um aumento de mortalidade devido à infecção e ao desenvolvimento de neoplasias malignas. Por motivos que são pouco conhecidos, o prognóstico é pior para os homens que para as mulheres. Além disso, os pacientes negros tendem a ter uma resposta inferior quando comparados aos brancos.

Tabela 16.5 Achados imunológicos anormais encontrados no lúpus eritematoso.

Achados	Frequência	Significado
Imunofluorescência direta, pele lesional	LECC: 90% LES: 95%	Pode ajudar a distinguir entre os vários tipos de LE
Imunofluorescência direta, pele normal	LECC: 0% LES: 25 a 60%	Teste da banda do lúpus
Anticorpos antinucleares (ANAs)	LECC: 0 a 10% LES: 98%	Muito sensível para LES, mas não muito específico; não é útil para o diagnóstico de LECC
Anticorpos anti-DNA de dupla fita	LECC: 0% LES: 70%	Específico para LES; pode indicar atividade de doença ou envolvimento renal
Anticorpos anti-Sm	LECC: 0% LES: 25%	Específico para LES

LECC, lúpus eritematosos cutâneo crônico; LE, lúpus eritematoso; LES, lúpus eritematoso sistêmico.

O prognóstico dos pacientes com LECC é consideravelmente melhor que o dos pacientes com LES, embora a transformação para LES possa ocorrer em cerca de 5 a 15% dos pacientes com LECC. Normalmente, o LECC permanece confinado à pele, porém ele pode persistir e ser bastante incômodo. Para cerca de 50% dos pacientes com LECC, o problema eventualmente se resolve após vários anos.

♦ ESCLEROSE SISTÊMICA (ESCLEROSE SISTÊMICA PROGRESSIVA; ESCLERODERMA; ESCLEROSE SISTÊMICA CUTÂNEA DIFUSA; DOENÇA DE HIDE-BOUND)

A **esclerose sistêmica** é uma condição relativamente rara, que provavelmente tem uma patogênese imunomediada envolvendo interações anormais no tecido vascular, no tecido conjuntivo e em células imunológicas, em pacientes geneticamente predispostos. Por motivos que não são compreendidos, o colágeno denso é depositado nos tecidos do corpo em quantidades extraordinárias. Embora os efeitos mais graves sejam observados na pele, com frequência a doença é muito grave, com muitos órgãos sendo afetados.

Características clínicas e radiográficas

A esclerose sistêmica afeta aproximadamente de 10 a 40 pessoas por milhão da população a cada ano. As mulheres são de três a cinco vezes mais acometidas do que os homens. A maioria dos pacientes é adulta. O início da doença é geralmente insidioso, com as alterações cutâneas sendo as responsáveis por chamar a atenção do paciente ao problema.

Com frequência, um dos primeiros sinais da doença é o **fenômeno de Raynaud**, um evento vasoconstritor desencadeado por alterações emocionais ou pela exposição ao frio. O fenômeno de Raynaud (ver síndrome CREST, a seguir) não é específico da esclerose sistêmica, já que ele pode estar presente em outras doenças imunomediadas ou em pessoas saudáveis. A reabsorção das falanges terminais (**acro-osteólise**) e a flexão por contraturas produzem dedos encurtados, semelhantes a garras (Figura 16.122). Os eventos vasculares e a deposição anormal de colágeno contribuem para a formação de úlceras nas pontas dos dedos (Figura 16.123).

A pele desenvolve uma textura dura e difusa (*esclero* = duro; *derma* = pele), e em geral sua superfície é lisa. O envolvimento da pele facial pela deposição de colágeno subcutâneo resulta em uma face esticada e lisa, semelhante a uma máscara, bastante característica (Figura 16.124). De forma similar, a região alar do

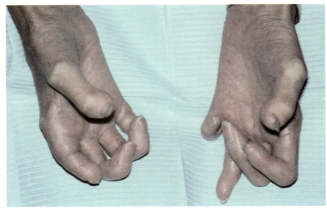

Figura 16.122 Esclerose sistêmica. A aparência tensa e fina da pele é evidente. Observe que os dedos estão fixos em posição semelhante a garras, com alguns deles exibindo encurtamento devido à acro-osteólise.

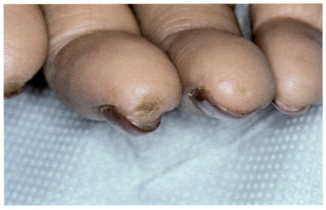

Figura 16.123 Esclerose sistêmica. Ulcerações das pontas dos dedos das mãos.

nariz torna-se atrofiada, levando a uma aparência comprimida do nariz, chamada *fácies de camundongo*. Quando as alterações de pele estão confinadas a mãos, face, pés e porções inferiores dos membros, aplica-se a designação *esclerose sistêmica cutânea limitada*. Caso essas alterações progridam rapidamente para envolver a pele do tronco e dos membros proximais, ou caso as alterações comecem nessas áreas, o processo é denominado *esclerose sistêmica cutânea difusa*. Essas duas apresentações parecem ter prognósticos diferentes.

O envolvimento de outros órgãos pode ser sutil no início, mas os resultados são mais graves. A fibrose dos pulmões, do coração, dos rins e do aparelho gastrintestinal é observada principalmente nos pacientes com esclerose sistêmica cutânea difusa, e a deposição anormal de colágeno leva à falência de órgãos, normalmente dentro dos 3 primeiros anos após a realização do diagnóstico. A fibrose pulmonar é em particular significativa, levando à hipertensão pulmonar e à insuficiência cardíaca, as principais causas de morte nesses pacientes. Os pacientes com esclerose sistêmica cutânea limitada tendem a desenvolver hipertensão pulmonar mais tardiamente em relação àqueles com a apresentação difusa.

As manifestações orais ocorrem em graus variáveis. A **microstomia** comumente se desenvolve devido à deposição de colágeno nos tecidos peribucais, causando limitação na abertura da boca em cerca de 70% desses pacientes (Figura 16.125). Sulcos característicos que irradiam da boca produzem uma aparência de "alça de bolsa". Em alguns pacientes pode ocorrer perda da gengiva inserida e múltiplas áreas de recessão gengival. Em geral, ocorre disfagia devido à deposição de colágeno na submucosa da língua e do esôfago, levando a uma língua firme com hipomobilidade (semelhante a uma tábua), além de um esôfago sem elasticidade, resultando em dificuldade de deglutição. A xerostomia é identificada com frequência nesses pacientes, podendo nesses casos considerar a associação da síndrome de Sjögren, secundária ao processo.

As radiografias dentárias revelam um alargamento difuso do espaço do ligamento periodontal, que com frequência acomete toda a dentição. A extensão desse alargamento pode variar, com alguns casos sendo sutis e outros bastante dramáticos (Figura 16.126). Graus variáveis de reabsorção da região posterior do ramo da mandíbula, do processo coronoide, do mento e do côndilo podem ser detectados em radiografias panorâmicas, afetando aproximadamente 10 a 20% dos pacientes (Figura 16.127). Na teoria, essas áreas são reabsorvidas por causa da pressão aumentada associada à produção anormal do colágeno. A reabsorção individual de dentes foi relatada ocorrendo com frequência aumentada nesses pacientes.

Uma variante leve dessa condição, denominada **escleroderma localizado** ou **morfeia**, afeta em geral uma única área da pele. Como essas lesões frequentemente se assemelham a cicatrizes, o termo *en coupe de sabre* (golpe de espada) é usado para descrevê-las (Figura 16.128). Este problema é em particular estético, e ao contrário da esclerose sistêmica, raramente apresenta risco à vida. Por esse motivo, muitos autores agora acreditam que essa doença possa não estar relacionada à esclerose sistêmica.

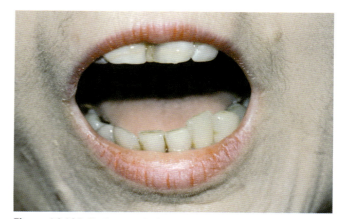

Figura 16.125 Esclerose sistêmica. A mesma paciente demonstrada na Figura 16.124. Devido à microstomia associada, esta é a abertura máxima da boca da paciente.

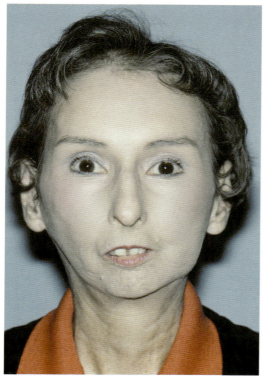

Figura 16.124 Esclerose sistêmica. O envolvimento da pele da face com deposição anormal de colágeno provoca face semelhante a uma máscara. Observe também a perda da asa do nariz.

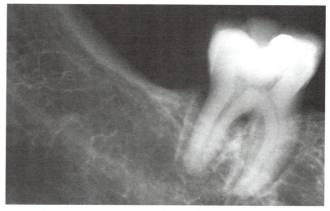

Figura 16.126 Esclerose sistêmica. O alargamento difuso do espaço do ligamento periodontal é com frequência identificado na avaliação das radiografias periapicais.

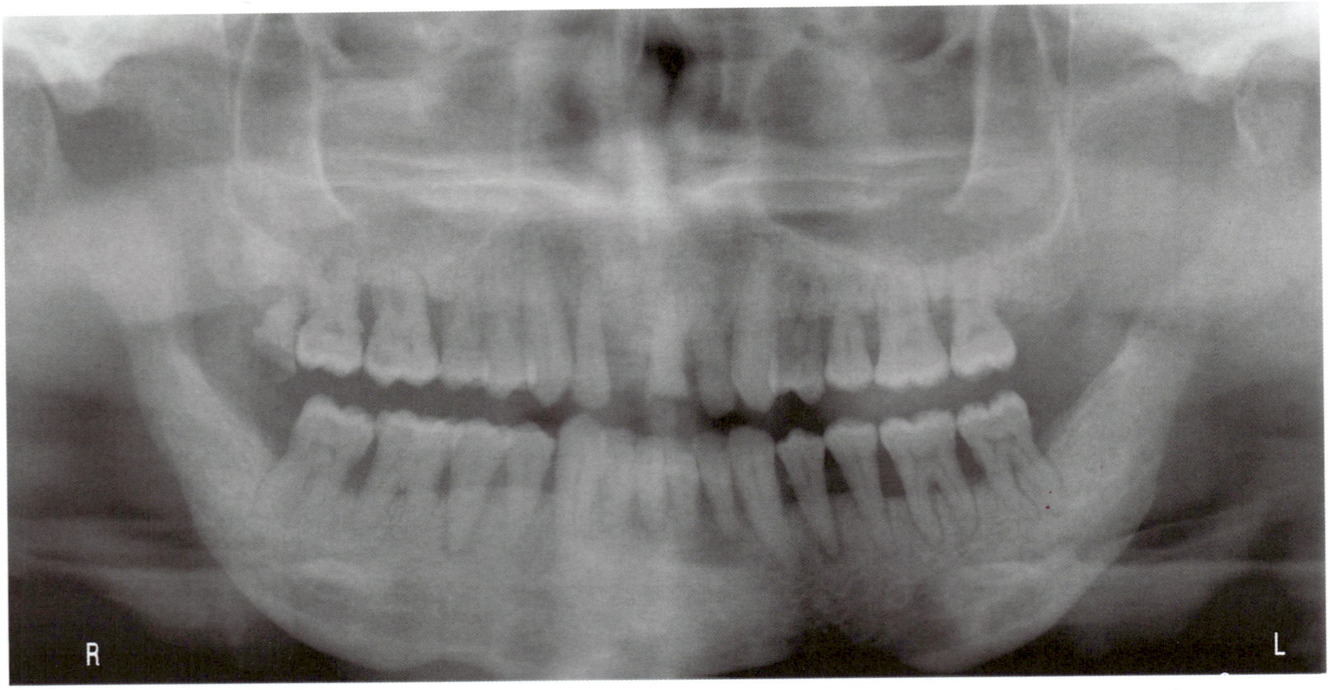

![Radiografia panorâmica]

Figura 16.127 Esclerose sistêmica. A avaliação da radiografia panorâmica pode revelar uma reabsorção característica do ramo, do processo coronoide ou do côndilo.

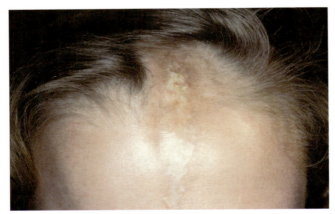

Figura 16.128 Escleroderma localizado (morfeia). As alterações cutâneas da região frontal do paciente representam uma forma limitada do escleroderma chamada em golpe de sabre, já que as lesões se assemelham a uma cicatriz produzida pelo corte com uma espada.

Características histopatológicas

O exame microscópico dos tecidos sistêmicos envolvidos pela esclerose exibe deposição difusa de colágeno denso no interior e ao redor de estruturas normais (Figura 16.129). Este colágeno anormal substitui e destrói os tecidos normais, levando à perda de sua função normal.

Diagnóstico

Durante as fases iniciais, o diagnóstico da esclerose sistêmica pode ser difícil de ser estabelecido. Em geral os sinais clínicos de enrijecimento da pele associado ao fenômeno de Raynaud são sugestivos para o diagnóstico. Uma biopsia da pele pode

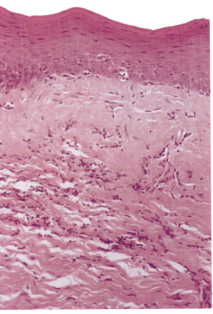

Figura 16.129 Esclerose sistêmica. Fotomicrografia em médio aumento de um espécime de biopsia bucal. A deposição difusa de colágeno é aparente na lâmina própria.

confirmar a suspeita, caso seja observada microscopicamente uma deposição abundante de colágeno.

Os exames laboratoriais podem ser úteis no processo do diagnóstico caso anticorpos anticentrômeros, anticorpos anti-RNA polimerase III ou anticorpos anti-Scl 70 (topoisomerase I) sejam detectados. Os anticorpos antitopoisomerase I e os anticorpos anti-RNA polimerase III são observados com mais frequência na esclerose sistêmica cutânea difusa e no desenvolvimento de fibrose pulmonar; os anticorpos anticentrômeros são geralmente associados à esclerose sistêmica cutânea limitada (incluindo a **síndrome CREST** (ver próximo tópico), assim como desenvolvimento de hipertensão pulmonar de início tardio.

Tratamento e prognóstico

O tratamento da esclerose sistêmica é difícil. Infelizmente, muitas das terapias recomendadas não têm sido analisadas em estudos controlados, e o curso natural de evolução da doença, com períodos de piora e de melhora, torna difícil avaliar a eficácia do tratamento em um ensaio clínico aberto não controlado. As medicações sistêmicas, como a penicilamina, são prescritas com o objetivo de inibir a produção de colágeno. No entanto, um recente estudo duplo-cego não evidenciou diferenças na resposta ao tratamento entre os pacientes recebendo altas doses e aqueles que receberam baixas doses de penicilamina, sugerindo que talvez esta terapia tenha eficácia limitada. De forma surpreendente, a utilização de corticosteroides é de pouco benefício, e alguns estudos sugeriram que o seu uso pode aumentar o risco de doença renal. Para pacientes nos estágios iniciais da esclerose sistêmica cutânea difusa, o tratamento com doses relativamente baixas de metotrexato tem demonstrado melhorar as alterações na pele. A fotoférese extracorpórea também tem mostrado algum efeito benéfico sobre as lesões na pele.

Outras estratégias de tratamento são direcionadas para o controle dos sintomas. As técnicas de dilatação do esôfago são utilizadas, por exemplo, para corrigir temporariamente estruturas esofágicas. Inibidores da bomba de prótons podem reduzir a produção de ácido gástrico e melhorar os sintomas da doença do refluxo gastroesofágico. Agentes bloqueadores dos canais de cálcio ou inibidores da fosfodiesterase tipo 5 ajudam a aumentar o fluxo sanguíneo periférico e diminuir os sintomas do fenômeno de Raynaud, porém muitos pacientes podem reduzir esses episódios mantendo-se aquecidos (especialmente as mãos e os pés), ou por interromper o tabagismo. Os inibidores da enzima conversora de angiotensina (ECA) frequentemente controlam de forma efetiva a hipertensão, se o envolvimento renal for significativo.

Do ponto de vista odontológico, podem ocorrer problemas para os pacientes que usam próteses devido à microstomia e pela falta de elasticidade da boca. Próteses dentárias dobráveis com dobradiças especiais podem ser confeccionadas para facilitar sua colocação e remoção. A microstomia e a falta de elasticidade dos tecidos moles também podem prejudicar a manutenção de uma boa higiene bucal, e os pacientes afetados podem apresentar dificuldade de manusear a escova de dentes devido às alterações escleróticas nos dedos e nas mãos. Em tais situações, considera-se o uso de uma escova de dentes elétrica para otimizar o controle do biofilme. A redução do fluxo salivar não é incomum nesses pacientes, e a aplicação diária de gel neutro de fluoreto de sódio a 1% ajudará a prevenir cáries dentárias cervicais. A correção cirúrgica da mordida aberta associada à reabsorção condilar tem sido descrita. Em situações raras, a reabsorção da mandíbula pode tornar-se tão grande que é possível acabar provocando uma fratura patológica.

O prognóstico é ruim, embora a perspectiva seja melhor para os pacientes com envolvimento cutâneo limitado em relação àqueles com envolvimento difuso da doença. Caso o coração seja afetado, o prognóstico é particularmente obscuro, porém a maioria dos pacientes morre devido ao envolvimento pulmonar. O índice de sobrevida total é difícil de ser definido, devido a vários fatores, incluindo a raridade da doença, a variabilidade inerente do seu curso natural e a variação nos tratamentos médicos prestados nos centros de avaliação em todo o mundo. Estima-se, com os regimes de tratamento atuais, que o índice de sobrevida em 10 anos dos pacientes com esclerodermia sistêmica cutânea limitada se aproxime de 75 a 80%, enquanto esse índice de sobrevida diminui para 55 a 60% nos pacientes com esclerose sistêmica cutânea difusa.

◆ SÍNDROME CREST (ACROESCLEROSE; ESCLERODERMA LIMITADO; ESCLEROSE SISTÊMICA CUTÂNEA LIMITADA)

A **síndrome CREST** é uma condição incomum que pode ser uma variante relativamente leve da esclerose sistêmica. O termo *CREST* é um acrônimo para **C**alcinose cutânea, fenômeno de **R**aynaud, disfunção **E**sofágica, e**S**clerodactilia e **T**elangiectasia.

Características clínicas

Assim como ocorre na esclerose sistêmica, a maioria dos pacientes com a síndrome CREST é do sexo feminino na sexta ou sétima década de vida. Os sinais característicos podem não aparecer sincronicamente, podendo desenvolver-se em sequência ao longo de meses a anos.

A **calcinose cutânea** se apresenta como nódulos subcutâneos móveis e indolores, medindo de 0,5 a 2,0 cm de diâmetro, e em geral são múltiplos (Figura 16.130). As calcificações superficiais maiores e mais numerosas podem, eventualmente, tornar-se incômodas e necessitar de remoção.

O **fenômeno de Raynaud** pode ser observado quando as mãos ou os pés das pessoas são expostos a temperaturas frias. O sinal clínico inicial é uma intensa palidez dos dedos, que se assemelha à cor branca dos mortos, devido a um grave vasospasmo. Alguns minutos mais tarde, as extremidades afetadas se tornam azuladas devido à estase venosa. Após o aquecimento,

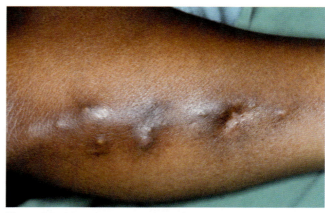

Figura 16.130 Síndrome CREST. Os nódulos subcutâneos no braço desse paciente representam a deposição de sais de cálcio (calcinose cutânea). (Cortesia do Dr. Román Carlos.)

ocorre um aumento no fluxo sanguíneo, resultando em uma cor vermelho-escura devido à hiperemia. Isto pode ser acompanhado de uma dor latejante com intensidade variável.

A **disfunção esofágica**, causada por deposição anormal de colágeno na submucosa do esôfago, pode não ser perceptível nas fases iniciais da síndrome CREST. Com frequência os discretos sinais iniciais desse problema devem ser demonstrados por estudos radiográficos contrastados pela ingestão de bário.

A **esclerodactilia** da síndrome CREST é bastante notável. Os dedos tornam-se rígidos e a pele lisa com aparência brilhante. Com frequência os dedos sofrem flexão permanente, resultando em uma deformidade "em garra" característica (Figura 16.131). Assim como na esclerose sistêmica, essas alterações se devem à deposição anormal de colágeno no interior da derme nessas áreas.

As **telangiectasias** nesta síndrome são semelhantes àquelas observadas na THH (ver anteriormente). Assim como nessa condição, pode ocorrer hemorragia importante dos capilares superficiais dilatados. A pele da face e a região do vermelhão labial são frequentemente afetadas (Figura 16.132).

Características histopatológicas

As características histopatológicas da síndrome CREST são semelhantes, embora mais sutis, em comparação com as observadas na esclerose sistêmica. Capilares superficiais dilatados podem ser vistos se um vaso telangectásico for incluído no espécime da biopsia.

Diagnóstico

Algumas vezes, a THH pode ser considerada no diagnóstico diferencial, quando o histórico não é claro ou outros sinais da síndrome de CREST não são evidentes. Nesses casos, estudos laboratoriais direcionados para identificação de anticorpos anticentrômeros podem ser úteis, pois esses testes são relativamente específicos para a síndrome CREST e outros tipos de esclerose sistêmica cutânea limitada.

Tratamento e prognóstico

O tratamento dos pacientes com a síndrome CREST é essencialmente o mesmo daqueles portadores de esclerose sistêmica. Como a síndrome CREST geralmente não é tão grave, o tratamento não precisa ser tão agressivo. Apesar de o prognóstico para esta condição ser muito melhor que para a esclerose sistêmica, os pacientes devem ser monitorados para avaliar risco aumentado de desenvolver hipertensão pulmonar ou cirrose biliar primária, que geralmente ocorre no período de mais de 10 anos após o diagnóstico inicial.

♦ ACANTOSE *NIGRICANS*

A **acantose *nigricans*** é uma condição dermatológica adquirida caracterizada pelo desenvolvimento de uma alteração acastanhada e aveludada na pele. Em raras circunstâncias, essa desordem se desenvolve associada ao câncer gastrintestinal, sendo denominada **acantose *nigricans* maligna**. A lesão cutânea em si é benigna, ainda que significante, pois ela representa um marcador cutâneo para as neoplasias malignas internas. A causa da acantose *nigricans* maligna é desconhecida, embora um peptídeo semelhante à citocina capaz de afetar as células epidérmicas possa ser produzido pelas neoplasias malignas.

Estima-se que 5% dos adultos afetados não apresentem neoplasias malignas associadas, e esses casos são denominados **acantose *nigricans* benigna**. Uma forma clinicamente semelhante, a **pseudoacantose *nigricans***, pode ocorrer em algumas pessoas obesas. Algumas das formas benignas de acantose *nigricans* podem ser hereditárias ou ocorrer em associação com várias endocrinopatias, como o diabetes melito, a doença de Addison, o hipotireoidismo e a acromegalia. Além disso, a acantose *nigricans* benigna pode ocorrer associada a algumas síndromes (p. ex., síndrome de Crouzon) ou pelo uso de medicamentos (p. ex., contraceptivos orais ou corticosteroides). Essas formas da condição estão tipicamente associadas à resistência dos tecidos aos efeitos da insulina, de modo semelhante à resistência à insulina que é observada na diabetes melito não dependente de insulina (DMNID). Apesar de os indivíduos afetados não terem diabetes melito, frequentemente apresentam níveis aumentados de insulina ou uma resposta anormal a sua administração exógena.

Características clínicas

A forma maligna da acantose *nigricans* se desenvolve em associação com uma neoplasia maligna interna, particularmente o adenocarcinoma do trato gastrintestinal. Cerca de 20% dos

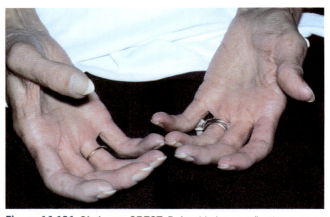

Figura 16.131 Síndrome CREST. Deformidades semelhantes a garras afetando as mãos (esclerodactilia).

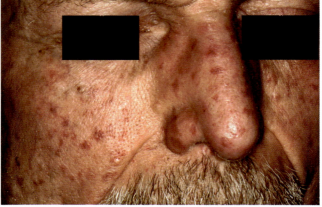

Figura 16.132 Síndrome CREST. O paciente apresenta múltiplas máculas na face, que representam vasos sanguíneos telangiectásicos.

casos de acantose *nigricans* maligna são identificados antes de a neoplasia maligna ser encontrada, mas na maioria das vezes surgem ao mesmo tempo ou depois da descoberta do tumor gastrintestinal.

Ambas as formas de acantose *nigricans* afetam predominantemente as áreas intertriginosas e flexoras da pele, aparecendo como placas acastanhadas, hiperqueratóticas, com finas projeções papilares, que são em geral assintomáticas (Figura 16.133). A textura das lesões é variavelmente descrita como aveludada ou resistente.

As lesões orais de acantose *nigricans* também têm sido relatadas e podem ocorrer em 25 a 50% dos pacientes afetados, em especial aqueles com a forma maligna. Essas lesões aparecem como áreas papilares finas e difusas de mucosa alterada que, com frequência, envolvem a língua ou os lábios, particularmente o lábio superior (Figuras 16.134 e 16.135). A mucosa jugal também pode ser afetada. A pigmentação acastanhada associada às lesões cutâneas não é comumente observada nas lesões orais de acantose *nigricans*.

Características histopatológicas

As características histopatológicas das diversas formas de acantose *nigricans* são essencialmente idênticas. A epiderme exibe hiperortoqueratose e papilomatose. Normalmente, algum grau de deposição aumentada de melanina é observado, mas o grau de acantose (espessamento da camada espinhosa) é realmente mais leve. As lesões orais apresentam acantose mais acentuada, porém demonstram quantidade mínima de aumento na deposição de melanina (Figura 16.136).

Tratamento e prognóstico

Embora a acantose *nigricans* seja um processo inofensivo, o paciente deve ser avaliado a fim de se saber qual forma da doença está presente. O início abrupto de acantose *nigricans* em um adulto que não apresenta nenhum dos fatores predisponentes benignos relacionados a essa condição deve acionar uma avaliação médica para descartar uma neoplasia maligna interna. A identificação e o tratamento das neoplasias malignas subjacentes são obviamente

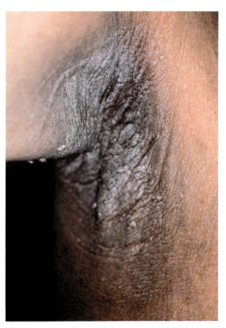

Figura 16.133 Acantose *nigricans*. As lesões são caracterizadas por pápulas confluentes finas, quase aveludadas. As lesões afetam principalmente as áreas flexoras, como a axila demonstrada nesta fotografia. (De Hall JM, Moreland A, Cox GJ, et al: Oral acanthosis nigricans: report of a case and comparison of oral and cutaneous pathology. *Am J Dermatopathol* 10:68-73, 1988.)

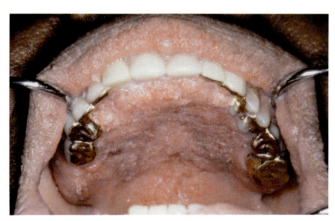

Figura 16.135 Acantose *nigricans*. O mesmo paciente demonstrado na Figura 16.134. Observe o envolvimento da mucosa do palato. (Cortesia do Dr. George Blozis.)

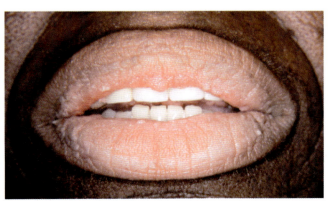

Figura 16.134 Acantose *nigricans*. A região do vermelhão do lábio é afetada. (Cortesia do Dr. George Blozis.)

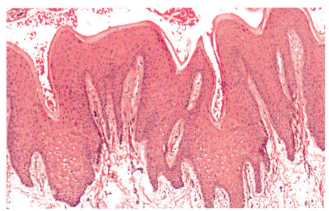

Figura 16.136 Acantose *nigricans*. Fotomicrografia em médio aumento de uma lesão oral exibindo papilomatose, hiperqueratose leve e acantose do epitélio.

importantes para os pacientes com o tipo maligno; infelizmente, o prognóstico para esses indivíduos é muito ruim. É interessante que a acantose *nigricans* maligna pode se resolver quando o câncer é tratado. Agentes queratolíticos podem melhorar a aparência das formas benignas.

◆ BIBLIOGRAFIA

Displasia ectodérmica

Anbouba GM, Carmany EP, Natoli JL: The characterization of hypodontia, hypohidrosis, and hypotrichosis associated with X-linked hypohidrotic ectodermal dysplasia: a systematic review, *Am J Med Genet* 182A:831–841, 2020.

Aswegan AL, Josephson KD, Mowbray R, et al.: Autosomal dominant hypohidrotic ectodermal dysplasia in a large family, *Am J Med Genet* 72:462–467, 1997.

Clauss F, Manière M-C, Obry F, et al.: Dento-craniofacial phenotypes and underlying molecular mechanisms in hypohidrotic ectodermal dysplasia (HED): a review, *J Dent Res* 87:1089–1099, 2008.

Ho L, Williams MS, Spritz RA: A gene for autosomal dominant hypohidrotic ectodermal dysplasia (EDA3) maps to chromosome 2q11-q13, *Am J Hum Genet* 62:1102–1106, 1998.

Itin PH, Fistarol SK: Ectodermal dysplasias, *Am J Med Genet* 131C:45–51, 2004.

Jorgenson RJ, Salinas CF, Dowben JS, et al.: A population study on the density of palmar sweat pores, *Birth Defects Orig Artic Ser* 24:51–63, 1988.

Kantaputra PN, Hamada T, Kumchai T, et al.: Heterozygous mutation in the SAM domain of p63 underlies Rapp-Hodgkin ectodermal dysplasia, *J Dent Res* 82:433–437, 2003.

Knaudt B, Volz T, Krug M, et al.: Skin symptoms in four ectodermal dysplasia syndromes including two case reports of Rapp-Hodgkin syndrome, *Eur J Dermatol* 22:605–613, 2012.

Knobloch LA, Larsen PE, Saponaro PC, et al.: Early implant placement for a patient with ectodermal dysplasia: thirteen years of clinical care, *J Prosthet Dent* 119:702–709, 2018.

Liu G, Wang X, Qin M, et al.: A novel splicing mutation of ectodysplasin A gene responsible for hypohidrotic ectodermal dysplasia, *Oral Dis* 24:1101–1106, 2018.

Munoz F, Lestringant G, Sybert V, et al.: Definitive evidence for an autosomal recessive form of hypohidrotic ectodermal dysplasia clinically indistinguishable from the more common X-linked disorder, *Am J Hum Genet* 61:94–100, 1997.

Reyes-Reali J, Mendoza-Ramos MI, Garrido-Guerrero E, et al.: Hypohidrotic ectodermal dysplasia: clinical and molecular review, *Int J Dermatol* 57:965–972, 2018.

Schnabl D, Grunert I, Schmuth M, et al.: Prosthetic rehabilitation of patients with hypohidrotic ectodermal dysplasia: A systematic review, *J Oral Rehabil* 45:555–570, 2018.

Singh P, Warnakulasuriya S: Aplasia of submandibular salivary glands associated with ectodermal dysplasia, *J Oral Pathol Med* 33:634–636, 2004.

Wohlfart S, Meiller R, Johanna Hammersen J, et al.: Natural history of X-linked hypohidrotic ectodermal dysplasia: a 5-year follow-up study, *Orphanet J Rare Dis* 15:7, 2020.

Wright T, Fete M, Schneider H, et al.: Ectodermal dysplasias: classification and organization by phenotype, genotype and molecular pathway, *Am J Med Genet A* 179:442–447, 2019.

Nevo branco esponjoso

Bezerra KT, Leite TC, Roza ALOC, et al.: White sponge nevus: a condition not always clinically suspected, *J Cutan Pathol* 47:22–26, 2020.

Cutlan JE, Saunders N, Olsen SH, et al.: White sponge nevus presenting as genital lesions in a 28-year-old female, *J Cutan Pathol* 37:386–389, 2010.

Kimura M, Nagao T, Machida J, et al.: Mutation of keratin 4 gene causing white sponge nevus in a Japanese family, *Int J Oral Maxillofac Surg* 42:615–618, 2013.

Kürklü E, Öztürk S, Cassidy AJ, et al.: Clinical features and molecular genetic analysis in a Turkish family with oral white sponge nevus, *Med Oral Patol Oral Cir Bucal* 23:e144–e150, 2018.

Martins-Filho PRS, Ferreira-Brasileiro B, Luciano-Trento C, et al.: Familial case of oral white sponge nevus—a rare hereditary condition, *An Bras Dermatol* 86(4Supl1):S39–S41, 2011.

Müller S: Frictional keratosis, contact keratosis and smokeless tobacco keratosis: features of reactive white lesions of the oral mucosa, *Head Neck Pathol* 13:16–24, 2019.

Pinna R, Cocco F, Campus G, et al.: Genetic and developmental disorders of the oral mucosa: epidemiology; molecular mechanisms; diagnostic criteria; management, *Periodontol* 2000(80):12–27, 2019.

Rugg EL, McLean WHI, Allison WE, et al.: A mutation in the mucosal keratin K4 is associated with oral white sponge nevus, *Nat Genet* 11:450–452, 1995.

Sobhan M, Alirezaei P, Farshchian M, et al.: White sponge nevus: report of a case and review of the literature, *Acta Medica Iranica* 55:533–535, 2017.

Westin M, Rekabdar E, Blomstrand L, et al.: Mutations in the genes for keratin-4 and keratin-13 in Swedish patients with white sponge nevus, *J Oral Pathol Med* 47:152–157, 2018.

Zhang JM, Yang ZW, Chen RY, et al.: Two new mutations in the keratin 4 gene causing oral white sponge nevus in Chinese family, *Oral Dis* 15:100–105, 2009.

Disqueratose intraepitelial benigna hereditária

Bui T, Young JW, Frausto RF, et al.: Hereditary benign intraepithelial dyskeratosis: report of a case and re-examination of the evidence for locus heterogeneity, *Ophthalmic Genet* 37:76–80, 2016.

Haisley-Royster CA, Allingham RR, Klintworth GK, et al.: Hereditary benign intraepithelial dyskeratosis: report of two cases with prominent oral lesions, *J Am Acad Dermatol* 45:634–636, 2001.

McLean IW, Riddle PJ, Scruggs JH, et al.: Hereditary benign intraepithelial dyskeratosis: a report of two cases from Texas, *J Ophthalmol* 88:164–168, 1981.

Sadeghi EM, Witkop CJ: The presence of *Candida albicans* in hereditary benign intraepithelial dyskeratosis: an ultrastructural observation, *Oral Surg Oral Med Oral Pathol* 48:342–346, 1979.

Shields CL, Shields JA, Eagle RC: Hereditary benign intraepithelial dyskeratosis, *Arch Ophthalmol* 105:422–423, 1987.

Paquioníquia congênita

Brill S, Sprecher E, Smith FJD, et al.: Chronic pain in pachyonychia congenita: evidence for neuropathic origin, *Br J Dermatol* 179:154–162, 2018.

Dabbagh B, Cukier O, Yeganeh M, et al.: Pachyonychia congenita associated with a novel variant of KRT17 presenting unusual oral manifestations, *J Dent Child* 86:61–63, 2019.

Duverger O, Carlson JC, Karacz CM, et al.: Genetic variants in pachyonychia congenital-associated keratins increase susceptibility to tooth decay, *PLoS Genet* 14:e1007168, 2018.

Eliason MJ, Leachman SA, Feng B-J, et al.: A review of the clinical phenotype of 254 patients with genetically confirmed pachyonychia congenita, *J Am Acad Dermatol* 67:680–686, 2012.

Forrest CE, Casey G, Mordaunt DA, et al.: Pachyonychia congenita: a spectrum of KRT6a mutations in Australian patients, *Pediatr Dermatol* 33:337–342, 2016.

Gruber R, Edlinger M, Kaspar RL, et al.: An appraisal of oral retinoids in the treatment of pachyonychia congenita, *J Am Acad Dermatol* 66:e193–e199, 2012.

Liu J, Zhong W, Yu B, et al.: Generalized bullae in a young girl with KRT6A-related pachyonychia congenita, *Pediatr Dermatol* 37:974–976, 2020.

McLean WHI, Hansen CD, Eliason MJ, et al.: The phenotypic and molecular genetic features of pachyonychia congenita, *J Invest Dermatol* 131:1015–1017, 2011.

O'Kane AM, Jackson CP, Mahadevan M, et al.: Laryngeal manifestations of pachyonychia congenita: a clinical case and discussion on management for the otolaryngologist, *J Laryngol Otol* 131(Suppl. S2):S53–S56, 2017.

Wilson NJ, Leachman SA, Hansen CD, et al.: A large mutational study in pachyonychia congenita, *J Invest Dermatol* 131:1018–1024, 2011.

Zieman AG, Coulombe PA: Pathophysiology of pachyonychia congenita-associated palmoplantar keratoderma: new insight into skin epithelial homeostasis and avenues for treatment, *Br J Dermatol* 182:564–573, 2020.

Disqueratose congênita

Abdel-Karim A, Frezzini C, Viggor S, et al.: Dyskeratosis congenita: a case report, *Oral Surg Oral Med Oral Pathol Oral Radiol Endod* 108:e20–e24, 2009.

Agarwal S: Evaluation and management of hematopoietic failure in dyskeratosis congenita, *Hematol Oncol Clin North Am* 32:669–685, 2018.

Bongiorno M, Rivard S, Hammer D, et al.: Malignant transformation of oral leukoplakia in a patient with dyskeratosis congenita, *Oral Surg Oral Med Oral Pathol Oral Radiol* 124:e239–e242, 2017.

Calado RT, Young NS: Telomere diseases, *N Engl J Med* 361:2353–2365, 2009.

Davidovitch E, Eimerl D, Aker M, et al.: Dyskeratosis congenita: dental management of a medically complex child, *Pediatr Dent* 27:244–248, 2005.

Elliot AM, Graham GE, Bernstein M, et al.: Dyskeratosis congenita: an autosomal recessive variant, *Am J Med Genet* 83:178–182, 1999.

Jyonouchi S, Forbes L, Ruchelli E, et al.: Dyskeratosis congenita: a combined immunodeficiency with broad clinical spectrum—a single-center pediatric experience, *Pediatr Allergy Immunol* 22:313–319, 2011.

Kanegane H, Kasahara Y, Okamura J, et al.: Identification of DKC1 gene mutations in Japanese patients with X-linked dyskeratosis congenita, *Br J Haematol* 129:432–434, 2005.

Knight SW, Heiss NS, Vulliamy TJ, et al.: X-linked dyskeratosis congenita is predominantly caused by missense mutations in the DKC1 gene, *Am J Hum Genet* 65:50–58, 1999.

Li F, Li W, Qiao X, et al.: Clinical features of dyskeratosis congenita in mainland China: case reports and literature review, *Int J Hematol* 109:328–335, 2019.

Lourenço SV, Boggio PA, Fezzi FA, et al.: Dyskeratosis congenita—report of a case with emphasis on gingival aspects, *Pediatr Dermatol* 26:176–179, 2009.

Niewisch MR, Savage SA: An update on the biology and management of dyskeratosis congenita and related telomere biology disorders, *Expert Rev Hematol* 12(12):1037–1052, 2019. https://doi.org/10.1080/17474086.2019.1662720.

Stoopler ET, Shanti RM: Dyskeratosis congenital, *Mayo Clin Proc* 94:1668–1669, 2019.

Trott KE, Briddell JW, Corao-Uribe D, et al.: Dyskeratosis congenita and oral cavity squamous cell carcinoma: report of a case and literature review, *J Pediatr Hematol Oncol* 41:501–503, 2019.

Xeroderma pigmentoso

Alwatban L, Binamer Y: Xeroderma pigmentosum at a tertiary care center in Saudi Arabia, *Ann Saudi Med* 37:240–244, 2017.

Black JO: Xeroderma pigmentosum, *Head and Neck Pathol* 10:139–144, 2016.

Carneiro MC, de Carvalho KT, de Souza TE, et al.: Unusual intraoral cancer with unexpected outcome in a patient with xeroderma pigmentosum: an alert for antineoplastic treatment, *Oral Surg Oral Med Oral Pathol Oral Radiol* 129:e1–e11, 2020.

DiGiovanna JJ, Kraemer KH: Shining a light on xeroderma pigmentosum, *J Invest Dermatol* 132:785–796, 2012.

Kraemer KH, Lee MM, Scotto J: Xeroderma pigmentosum: cutaneous, ocular, and neurologic abnormalities in 830 published cases, *Arch Dermatol* 123:241–250, 1987.

Lehmann A, Seebode C, Martens MC, et al.: Xeroderma pigmentosum—facts and perspectives, *Anticancer Res* 38:1159–1164, 2018.

Park S, Dock M: Xeroderma pigmentosum: a case report, *Pediatr Dent* 25:397–400, 2003.

Zghal M, Fazaaa B, Abdelhak S, et al.: Xeroderma pigmentosum, *Ann Dermatol Venereol* 145:706–722, 2018.

Displasia mucoepitelial hereditária

Avadhanam VS, Khaw PT, Martin KR: Long-term ocular follow-up in a case with hereditary mucoepithelial dysplasia, *J Pediatr Ophthalmol Strabismus* 47:e1–e4, 2010.

Boralevi F, Haftek M, Vabres P, et al.: Hereditary mucoepithelial dysplasia: clinical, ultrastructural and genetic study of eight patients and literature review, *Br J Dermatol* 153:310–318, 2005.

Chacon-Camacho OF, Arce-Gonzalez R, Ordaz-Robles T, et al.: Exome sequencing identifies a SREBF1 recurrent ARG557CYS mutation as the cause of hereditary mucoepithelial dysplasia in a family with high clinical variability, *Am J Med Genet A* 182:2773–2777, 2020.

Hernández-Martin A, Colmenero I, Torrelo A: Hereditary mucoepithelial dysplasia: report of two sporadic cases, *Pediatr Dermatol* 29:311–315, 2012.

Kulkarni T, de Andrade J, Zhou Y, et al.: Alveolar epithelial disintegrity in pulmonary fibrosis, *Am J Physiol Lung Cell Mol Physiol* 311:L185–L191, 2016.

Leithauser LA, Mutasim DF: Hereditary mucoepithelial dysplasia: unique histopathological findings in skin lesions, *J Cutan Pathol* 39:431–439, 2012.

Scheman AJ, Ray DJ, Witkop CJ, et al.: Hereditary mucoepithelial dysplasia: case report and review of the literature, *J Am Acad Dermatol* 21:351–357, 1989.

Witkop CJ, White JG, Sauk JJ, et al.: Clinical, histologic, cytologic and ultrastructural characteristics of the oral lesions from hereditary mucoepithelial dysplasia, *Oral Surg Oral Med Oral Pathol* 46:645–657, 1978.

Incontinência pigmentar

Cammarata-Scalisi F, Fusco F, Ursini MV: Incontinentia pigmenti, *Actas Dermosifiliogr* 110:273–278, 2019.

Greene-Roethke C: Incontinentia pigmenti: a summary review of this rare ectodermal dysplasia with neurologic manifestations, including treatment protocols, *J Pediatr Health Care* 31:e45–e52, 2017.

Hsiao P-F, Lin S-P, Chiang S-S, et al.: *NEMO* gene mutations in Chinese patients with incontinentia pigmenti, *J Formos Med Assoc* 109:192–200, 2010.

O'Doherty M, McCreery K, Green AJ, et al.: Incontinentia pigmenti—ophthalmological observation of a series of cases and review of the literature, *Br J Ophthalmol* 95:11–16, 2011.

Phan TA, Wargon O, Turner AM: Incontinentia pigmenti case series: clinical spectrum of incontinentia pigmenti in 53 female patients and their relatives, *Clin Exp Dermatol* 30:474–480, 2005.

Rosser T: Neurocutaneous disorders, *Continuum (Minneap Minn)* 24(1):96–129, 2018. Child Neurology.

Santa-Maria FD, Monteavaro Mariath L, Poziomczyk CS, et al.: Dental anomalies in 14 patients with IP: clinical and radiological analysis and review, *Clin Oral Investig* 21:1845–1852, 2017.

Scheuerle AE: Incontinentia pigmenti in adults, *Am J Med Genet* 179A:1415–1419, 2019.

Sun S, Li F, Liu Y, et al.: A novel inhibitor of nuclear factor kappa-B kinase subunit gamma mutation identified in an incontinentia pigmenti patient with syndromic tooth agenesis, *Arch Oral Biol* 101:100–107, 2019.

Wang R, Lara-Corrales I, Kannu P, et al.: Unraveling incontinentia pigmenti: a comparison of phenotype and genotype variants, *J Am Acad Dermatol* 81:1142–1149, 2019.

Doença de Darier

Adams AM, Macleod RI, Munro CS: Symptomatic and asymptomatic salivary duct abnormalities in Darier's disease: a sialographic study, *Dentomaxillofac Radiol* 23:25–28, 1994.

Burge SM, Wilkinson JD: Darier-White disease: a review of the clinical features in 163 patients, *J Am Acad Dermatol* 27:40–50, 1992.

Frezzini C, Cedro M, Leao JC, et al.: Darier disease affecting the gingival and oral mucosal surfaces, *Oral Surg Oral Med Oral Pathol Oral Radiol Endod* 102:e29–e33, 2006.

Letulé V, Herzinger T, Ruzicka T, et al.: Treatment of Darier disease with oral alitretinoin, *Clin Exp Dermatol* 38:523–525, 2013.

Macleod RI, Munro CS: The incidence and distribution of oral lesions in patients with Darier's disease, *Br Dent J* 171:133–136, 1991.

Nellen RGL, Steijlen PM, van Steensel MAM, et al.: Mendelian disorders of cornification caused by defects in intracellular calcium pumps: mutation update and database for variants in ATP2A2 and ATP2C1 associated with Darier disease and Hailey–Hailey disease, *Hum Mutat* 38:343–356, 2017.

Savignac M, Edir A, Simon M, et al.: Darier disease: a disease model of impaired calcium homeostasis in the skin, *Biochim Biophys Acta* 1813:1111–1117, 2011.

Schwartz JL, Clinton TS: Darier's disease misdiagnosed as severe seborrheic dermatitis, *Mil Med* 176:1457–1459, 2011.

Sehgal VN, Srivastava G: Darier's (Darier-White) disease/keratosis follicularis, *Int J Dermatol* 44:184–192, 2005.

Shi B-J, Xue M, Zhong G-S, et al.: The *ATP2A2* gene in patients with Darier's disease: one novel splicing mutation, *Int J Dermatol* 51:1074–1077, 2012.

Takagi A, Kamijo M, Ikeda S: Darier disease, *J Dermatol* 43:275–279, 2016.

Disqueratoma verrucoso

Allon I, Buchner A: Warty dyskeratoma/focal acantholytic dyskeratosis — an update on a rare oral lesion, *J Oral Pathol Med* 41:261–267, 2012.

Chau MNY, Radden BG: Oral warty dyskeratoma, *J Oral Pathol* 13:546–556, 1984.

Kaddu S, Dong H, Mayer G, et al.: Warty dyskeratoma — "follicular dyskeratoma": analysis of clinicopathologic features of a distinctive follicular adnexal neoplasm, *J Am Acad Dermatol* 47:423–428, 2002.

Kaugars GE, Lieb RJ, Abbey LM: Focal oral warty dyskeratoma, *Int J Dermatol* 23:123–130, 1984.

Laskaris G, Sklavounou A: Warty dyskeratoma of the oral mucosa, *Br J Oral Maxillofac Surg* 23:371–375, 1985.

Xie Y, Zhang Q, Wang L: Multiple warty dyskeratomas with severe pruritus: a case report and literature review, *Am J Dermatopathol* 40:e44–e45, 2018.

Síndrome de Peutz-Jeghers

Arber N, Moshkowitz M: Small bowel polyposis syndromes, *Curr Gastroenterol Rep* 13:435–441, 2011.

Beggs AD, Latchford AR, Vasen HFA, et al.: Peutz-Jeghers syndrome: a systematic review and recommendations for management, *Gut* 59:975–986, 2010.

Chen H-Y, Jin XW, Li B-R, et al.: Cancer risk in patients with Peutz–Jeghers syndrome: a retrospective cohort study of 336 cases, *Tumor Biol* 1–7, 2017.

Jelsig AM, Qvist N, Sunde L: Disease pattern in Danish patients with Peutz-Jeghers syndrome, *Int J Colorectal Dis* 31:997–1004, 2016.

Jenne DE, Reimann H, Nezu J-I, et al.: Peutz-Jeghers syndrome is caused by mutations in a novel serine threonine kinase, *Nat Genet* 18:38–43, 1998.

Korsse SE, van Leerdam ME, Dekker E: Gastrointestinal diseases and their oro-dental manifestations: Part 4: Peutz-Jeghers syndrome, *Br Dent J* 222:214–217, 2017.

Kumar S, Arora P, Goswami P: Recurrent intestinal obstruction in a patient of Peutz–Jeghers syndrome, *J Cancer Res Ther* 15:252–254, 2019.

Latchford A, Cohen S, Auth M, et al.: Management of Peutz-Jeghers syndrome in children and adolescents: a position paper from the ESPGHAN Polyposis Working Group, *J Pediatr Gastroenterol Nutr* 68:442–452, 2019.

Meserve EEK, Nucci MR: Peutz-Jeghers syndrome - pathobiology, pathologic manifestations, and suggestions for recommending genetic testing in pathology reports, *Surg Pathol* 9:243–268, 2016.

van Lier MGF, Westerman AM, Wagner A, et al.: High cancer risk and increased mortality in patients with Peutz-Jeghers syndrome, *Gut* 60:141–147, 2011.

Wang Z, Liu S, Liu S, et al.: Prenatal diagnosis in a hereditary Peutz-Jeghers syndrome family with high cancer, *BMC Med Genet* 19:66, 2018.

Westerman AM, Entius MM, de Baar E, et al.: Peutz-Jeghers syndrome: 78-year follow-up of the original family, *Lancet* 353:1211–1215, 1999.

Telangiectasia hemorrágica hereditária

Bowers EMR, Lee S: Treatment of tongue telangiectasia in a patient with hereditary haemorrhagic telangiectasia, *BMJ Case Rep* 13:e238485, 2020.

Corre P, Perret C, Isidor B, et al.: A brain abscess following dental extractions in a patient with hereditary hemorrhagic telangiectasia, *Br J Oral Maxillofac Surg* 49:e9–e11, 2011.

Da Silva Santos PS, Fernandes KS, Magalhães MH: Osler-Weber-Rendu syndrome—dental implications, *J Can Dent Assoc* 75:527–530, 2009.

Droege F, Thangavelu K, Stuck BA, et al.: Life expectancy and comorbidities in patients with hereditary hemorrhagic telangiectasia, *Vasc Med* 23:377–383, 2018.

Faughnan ME, Mager JJ, Hetts SW, et al.: Second International Guidelines for the diagnosis and management of hereditary hemorrhagic telangiectasia, *Ann Intern Med* 173:989–1001, 2020.

Favia G, Tempesta A, Limongelli L, et al.: Diode laser treatment and clinical management of multiple oral lesions in patients with hereditary haemorrhagic telangiectasia, *Br J Oral Maxillofac Surg* 54:379–383, 2016.

Fiorella ML, Ross D, Henderson KJ, et al.: Outcome of septal dermoplasty in patients with hereditary hemorrhagic telangiectasia, *Laryngoscope* 115:301–305, 2005.

Kjeldsen AD, Vase P, Green A: Hereditary haemorrhagic telangiectasia: a population-based study of prevalence and mortality in Danish patients, *J Intern Med* 245:31–39, 1999.

Koubaa M, Lahiani D, Mâaloul I, et al.: Actinomycotic brain abscess as the first clinical manifestation of hereditary hemorrhagic telangiectasia—case report and review of the literature, *Ann Hematol* 92:1141–1143, 2013.

Kritharis A, Al-Samkari H, Kuter DJ: Hereditary hemorrhagic telangiectasia: diagnosis and management from the hematologist's perspective, *Haematologica* 103:1433–1443, 2018.

Kühnel T, Wirsching K, Wohlgemuth W, et al.: Hereditary hemorrhagic telangiectasia, *Otolaryngol Clin N Am* 51:237–254, 2018.

Russi EW, Dazzi H, Gäumann N: Septic pulmonary embolism due to periodontal disease in a patient with hereditary hemorrhagic telangiectasia, *Respiration* 63:117–119, 1996.

Schwenter F, Faughnen ME, Gradinger AB, et al.: Juvenile polyposis, hereditary hemorrhagic telangiectasia, and early onset colorectal cancer in patients with *SMAD4* mutation, *J Gastroenterol* 47:795–804, 2012.

Shovlin C, Bamford K, Carlo Sabbà C, et al.: Prevention of serious infections in hereditary hemorrhagic telangiectasia: roles for prophylactic antibiotics, the pulmonary capillaries—but not vaccination, *Haematologica* 104:e85, 2019.

Síndromes de Ehlers-Danlos

Bowen JM, Sobey GJ, Burrows NP, et al.: Ehlers–Danlos syndrome, classical type, *Am J Med Genet Part C (Semin Med Genet)* 175C:27–39, 2017.

Byers PH, Belmont J, Black J, et al.: Diagnosis, natural history, and management in vascular Ehlers–Danlos syndrome, *Am J Med Genet Part C (Semin Med Genet)* 175C:40–47, 2017.

Chopra P, Tinkle B, Hamonet C, et al.: Pain management in the Ehlers–Danlos syndromes, *Am J Med Genet Part C (Semin Med Genet)* 175C:212–219, 2017

De Coster PJ, Martens LC, De Paepe A: Oral health in prevalent types of Ehlers-Danlos syndromes, *J Oral Pathol Med* 34:298–307, 2005.

Fridrich KL, Fridrich HH, Kempf KK, et al.: Dental implications in Ehlers-Danlos syndrome: a case report, *Oral Surg Oral Med Oral Pathol* 69:431–435, 1990.

Ghali N, Sobey G, Burrows N: Ehlers-Danlos syndromes, *BMJ* 366:l4966, 2019.

Jesudas R, Chaudhury A, Laukaitis CM: An update on the new classification of Ehlers-Danlos syndrome and review of the causes of bleeding in this population, *Haemophilia* 25:558–566, 2019.

Kapferer-Seebacher I, Lundberg P, Malfait F, et al.: Periodontal manifestations of Ehlers–Danlos syndromes: a systematic review, *J Clin Periodontol* 44:1088–1100, 2017.

Kapferer-Seebacher I, Pepin M, Werner R, et al.: Periodontal Ehlers-Danlos syndrome is caused by mutations in C1R and C1S, which encode subcomponents C1r and C1s of complement, *Am J Hum Genet* 99:1005–1014, 2016.

Kapferer-Seebacher I, Schnabl D, Zschocke J, et al.: Dental manifestations of Ehlers-Danlos syndromes: a systematic review, *Acta Derm Venereol* 100:adv00092, 2020.

Malfait F, De Coster P, Hausser I, et al.: The natural history, including orofacial features of three patients with Ehlers-Danlos syndrome, dermatosparaxis type (EDS type VIIC), *Am J Med Genet* 131A:18–28, 2004.

Malfait F, Francomano C, Byers P, et al.: The 2017 international classification of the Ehlers–Danlos syndromes, *Am J Med Genet Part C (Semin Med Genet)* 175C:8–26, 2017.

Mitakides J, Tinkle BT: Oral and mandibular manifestations in the Ehlers–Danlos syndromes, *Am J Med Genet Part C (Semin Med Genet)* 175C:220–225, 2017.

Norton LA, Assael LA: Orthodontic and temporomandibular joint considerations in treatment of patients with Ehlers-Danlos syndrome, *Am J Orthod Dentofac Orthop* 111:75–84, 1997.

Riley B: The many facets of hypermobile Ehlers-Danlos syndrome, *J Am Osteopath Assoc* 120:30–32, 2020.

Tinkle B, Castori M, Berglund B, et al.: Hypermobile Ehlers–Danlos syndrome (a.k.a. Ehlers–Danlos syndrome type III and Ehlers–Danlos syndrome hypermobility type): clinical description and natural history, *Am J Med Genet Part C (Semin Med Genet)* 175C:48–69, 2017.

Yassin OM, Rihani FB: Multiple developmental dental anomalies and hypermobility type Ehlers-Danlos syndrome, *J Clin Pediatr Dent* 30:337–341, 2006.

Esclerose tuberosa

de Araujo LJ, Lima LS, Alvarenga TM, et al.: Oral and neurocutaneous phenotypes of familial tuberous sclerosis, *Oral Surg Oral Med Oral Pathol Oral Radiol Endod* 111:87–94, 2011.

Cardis MA, DeKlotz CMC: Cutaneous manifestations of tuberous sclerosis complex and the paediatrician's role, *Arch Dis Child* 102:858–863, 2017.

Cross NJ, Fung DE: Tuberous sclerosis: a case report, *Spec Care Dentist* 30:157–159, 2010.

Damm DD, Tomich CE, White DK, et al.: Intraosseous fibrous lesions of the jaws: A manifestation of tuberous sclerosis, *Oral Surg Oral Med Oral Pathol Oral Radiol Endod* 87:334–340, 1999.

Ebrahimi-Fakhari D, Mann LL, Poryo M, et al.: Incidence of tuberous sclerosis and age at first diagnosis: new data and emerging trends from a national, prospective surveillance study, *Orphanet J Rare Dis* 13:117, 2018.

Fahmy MD, Gupta A, Padilla RJ, et al.: Desmoplastic fibroma associated with tuberous sclerosis: case report and literature review, *Oral Surg Oral Med Oral Pathol Oral Radiol* 128:e92–e99, 2019.

Franz DN, Belousova E, Sparagana S, et al.: Long-term use of everolimus in patients with tuberous sclerosis complex: final results from the EXIST-1 study, *PLoS One* 11(6):e0158476, 2016. https://doi.org/10.1371/journal.pone.0158476.

Li M, Zhou Y, Chen C-Y, et al.: Efficacy and safety of mTOR inhibitors (rapamycin and its analogues) for tuberous sclerosis complex: a meta-analysis, *Orphanet J Rare Dis* 14(1):39, 2019. https://doi.org/10.1186/s13023-019-1012-x.

Nguyen Q-BD, DarConte MD, Hebert AA: The cutaneous manifestations of tuberous sclerosis complex, *Am J Med Genet* 178C:321–325, 2018.

Peron A, Au KS, Northrup H: Genetics, genomics, and genotype–phenotype correlations of TSC: insights for clinical practice, *Am J Med Genet* 178C:281–290, 2018.

Peron A, Northrup H: Tuberous sclerosis complex, *Am J Med Genet* 178C:274–277, 2018.

Portocarrero LKL, Quental KN, Samorano LP, et al.: Tuberous sclerosis complex: review based on new diagnostic criteria, *An Bras Dermatol* 93:323–331, 2018.

Salussolia CL, Klonowska K, Kwiatkowski DJ, et al.: Genetic etiologies, diagnosis, and treatment of tuberous sclerosis complex, *Annu Rev Genomics Hum Genet* 20:217–240, 2019.

Sampson JR, Attwood D, Al Mughery AS, et al.: Pitted enamel hypoplasia in tuberous sclerosis, *Clin Genet* 42:50–52, 1992.

Thomas D, Rapley J, Strathman R, et al.: Tuberous sclerosis with gingival overgrowth, *J Periodontol* 63:713–717, 1992.

Síndrome dos hamartmoas múltiplos

Alexander EK, Chan-Smutko G, Saksena MA: Case 19-2013: A 35-year-old woman with recurrent goiter and ductal carcinoma of the breast, *N Engl J Med* 368:2416–2424, 2013.

Assis Machado R, Ribeiro Parana LM, Martins L, et al.: Variable expressivity and novel PTEN mutations in Cowden syndrome, *Oral Surg Oral Med Oral Pathol Oral Radiol* 127:55–61, 2019.

Bagán JV, Penarrocha M, Vera-Sempere F: Cowden syndrome: clinical and pathological considerations in two new cases, *J Oral Maxillofac Surg* 47:291–294, 1989.

Elo JA, Sun H-H, Laudenbach JM, et al.: Multiple oral mucosal hamartomas in a 34-year old female, *Head Neck Pathol* 11:393–398, 2017.

Glavina A, Bradamante M, Durdov MG, et al.: Gingival papillomatosis as the oral sign of Cowden syndrome: a case report, *Acta Dermatovenerol Croat* 27:260–264, 2019.

Hammerschmidt M, Lourenc SV, Simonsen Nico MM: A clinicopathological study of the oral lesions of Cowden disease, *J Oral Pathol Med* 46:637–643, 2017.

Kieselova K, Santiago F, Henrique M, et al.: Multiple sclerotic fibromas of the skin: an important clue for the diagnosis of Cowden syndrome, *BMJ Case Rep*, 2017. https://doi.org/10.1136/bcr-2017-221695.

Lin SI, Mort JR, Hinchey PM, et al.: Clinical pathologic conference: diffuse papillomatous lesions of the gingiva with posterolateral neck skin tags, *Oral Surg Oral Med Oral Pathol Oral Radiol* 125:209–214, 2018.

Macken WL, Tischkowitz M, Lachlan KL: PTEN Hamartoma tumor syndrome in childhood: a review of the clinical literature, *Am J Med Genet* 181C:591–610, 2019.

Perića M, Tomab S, Lasserre JF, et al.: Cowden syndrome associated with severe periodontal disease: a short literature review and a case report, *Oral Health Prev Dent* 16:225–232, 2018.

Pilarski R, Eng C: Will the real Cowden syndrome please stand up (again)? Expanding mutational and clinical spectra of the PTEN hamartoma tumour syndrome, *J Med Genet* 41:323–326, 2004.

Porter S, Cawson R, Scully C, et al.: Multiple hamartoma syndrome presenting with oral lesions, *Oral Surg Oral Med Oral Pathol Oral Radiol Endod* 82:295–301, 1996.

Epidermólise bolhosa

Azrak B, Kaevel K, Hofmann L, et al.: Dystrophic epidermolysis bullosa: oral findings and problems, *Spec Care Dentist* 26:111–115, 2006.

Bello YM, Falabella AF, Schachner LA: Management of epidermolysis bullosa in infants and children, *Clin Dermatol* 21:278–282, 2003.

Brain JH, Paul BF, Assad DA: Periodontal plastic surgery in a dystrophic epidermolysis bullosa patient: review and case report, *J Periodontol* 70:1392–1396, 1999.

Çagirankaya LB, Hatipoglu MG, Hatipoglu H: Localized epidermolysis bullosa simplex with generalized enamel hypoplasia in a child, *Pediatr Dermatol* 23:167–168, 2006.

De Benedittis M, Petruzzi M, Favia G, et al.: Oro-dental manifestations in Hallopeau-Siemens type recessive dystrophic epidermolysis bullosa, *Clin Exp Dermatol* 29:128–132, 2004.

Delebarre H, Chiaverini C, Vandersteen C, et al.: Orofacial management for epidermolysis bullosa during wisdom tooth removal surgery: a technical note, *J Stomatol Oral Maxillofac Surg* 120:467–470, 2019.

Has C, Nyströma A, Saeidian AH, et al.: Epidermolysis bullosa: molecular pathology of connective tissue components in the cutaneous basement membrane zone, *Matrix Biol* 71-72:313–329, 2018.

Has C, Liu L, Bolling MC, et al.: Clinical practice guidelines for laboratory diagnosis of epidermolysis bullosa, *Br J Dermatol* 182:574–592, 2020.

Has C, Bauer JW, Bodemer C, et al.: Consensus reclassification of inherited epidermolysis bullosa and other disorders with skin fragility, *Br J Dermatol* 183:614–627, 2020.

Krämer S, Lucas J, Gamboa F, et al.: Clinical practice guidelines: oral health care for children and adults living with epidermolysis bullosa, *Spec Care Dentist* 40:3–81, 2020.

Li AW, Prindaville B, Bateman ST, et al.: Inpatient management of children with recessive dystrophic epidermolysis bullosa: a review, *Pediatr Dermatol* 34:647–655, 2017.

McGrath JA, O'Grady A, Mayou BJ, et al.: Mitten deformity in severe generalized recessive dystrophic epidermolysis bullosa: histological, immunofluorescence, and ultrastructural study, *J Cutan Pathol* 19:385–389, 1992.

Momeni A, Pieper K: Junctional epidermolysis bullosa: a case report, *Int J Paediatr Dent* 15:146–150, 2005.

Pekiner FN, Yücelten D, Özbayrak S, et al.: Oral-clinical findings and management of epidermolysis bullosa, *J Clin Pediatr Dent* 30:59–66, 2005.

Peñarrocha-Oltra D, Aloy-Prósper A, Ata-Ali J, et al.: Implants placed simultaneously with particulated bone graft in patients diagnosed with recessive dystrophic epidermolysis bullosa, *J Oral Maxillofac Surg* 70:e51–e57, 2012.

Serrano-Martínez MC, Bagán JV, Silvestre FJ, et al.: Oral lesions in recessive dystrophic epidermolysis bullosa, *Oral Dis* 9:264–268, 2003.

Silva LC, Cruz RA, Abou-Id LR, et al.: Clinical evaluation of patients with epidermolysis bullosa: review of the literature and case reports, *Spec Care Dentist* 24:22–27, 2004.

Wright JT: Oral manifestations in the epidermolysis bullosa spectrum, *Dermatol Clin* 28:159–164, 2010.

Pênfigo

Arduino PG, Broccoletti R, Carbone M, et al.: The prompt use of rituximab could decrease adverse effects in patient with pemphigus vulgaris: a preliminary evaluation, *J Oral Pathol Med* 49:177–180, 2020.

Beissert S, Mimouni D, Kanwar A, et al.: Treating pemphigus vulgaris with prednisone and mycophenolate mofetil: a multicenter, randomized, placebo-controlled trial, *J Invest Dermatol* 130:2041–2048, 2010.

Black M, Mignogna MD, Scully C: Pemphigus vulgaris, *Oral Dis* 11:119–130, 2005.

Brenner S, Bialy-Golan A, Ruocco V: Drug-induced pemphigus, *Clin Dermatol* 16:393–397, 1998.

Eisenberg E, Ballow M, Wolfe SH, et al.: Pemphigus-like mucosal lesions: a side effect of penicillamine therapy, *Oral Surg Oral Med Oral Pathol* 51:409–414, 1981.

Fortuna G, Calabria E, Ruoppo E, et al.: The use of rituximab as an adjuvant in the treatment of oral pemphigus vulgaris, *J Oral Pathol Med* 49:91–95, 2020.

Harman KE, Seed PT, Gratian MJ, et al.: The severity of cutaneous and oral pemphigus is related to desmoglein 1 and 3 antibody levels, *Br J Dermatol* 144:775–780, 2001.

Kridin K, Ahn C, Huang WC, et al.: Treatment update of autoimmune blistering diseases, *Dermatol Clin* 37:215–228, 2019.

Laskaris G, Stoufi E: Oral pemphigus vulgaris in a 6-year-old girl, *Oral Surg Oral Med Oral Pathol* 69:609–613, 1990.

Leshem YA, Hodak E, David M, et al.: Successful treatment of pemphigus with biweekly 1-g infusions of rituximab: a retrospective study of 47 patients, *J Am Acad Dermatol* 68:404–411, 2013.

Mays JW, Carey BP, Posey R, et al.: World Workshop of Oral Medicine VII: a systematic review of immunobiologic therapy for oral manifestations of pemphigoid and pemphigus, *Oral Dis* 25(Suppl.1):111–121, 2019.

Mignogna MD, Fortuna G, Leuci S, et al.: Oropharyngeal pemphigus vulgaris and clinical remission. A long-term, longitudinal study, *Am J Clin Dermatol* 11:137–145, 2010.

Mignogna MD, Lo Muzio L, Bucci E: Clinical features of gingival pemphigus vulgaris, *J Clin Periodontol* 28:489–493, 2001.

Rashid H, Lamberts A, Diercks GFH, et al.: Oral lesions in autoimmune bullous diseases: an overview of clinical characteristics and diagnostic algorithm, *Am J Clin Dermatol* 20:847–861, 2019.

Schmidt E, Kasperkiewicz M, Joly P: Pemphigus, *Lancet* 394:882–894, 2019.

Sultan AS, Villa A, Saavedra AP, et al.: Oral mucous membrane pemphigoid and pemphigus vulgaris—a retrospective two-center cohort study, *Oral Dis* 23:498–504, 2017.

Temel AB, Murrell DF: Pharmacological advances in pemphigus, *Curr Opin Pharmacol* 46:44–49, 2019.

Venugopal SS, Murrell DF: Diagnosis and clinical features of pemphigus vulgaris, *Immunol Allergy Clin N Am* 32:233–243, 2012.

Pênfigo paraneoplásico

Allen CM, Camisa C: Paraneoplastic pemphigus: a review of the literature, *Oral Dis* 6:208–214, 2000.

Amber KT, Valdebrana M, Grando DA: Paraneoplastic autoimmune multiorgan syndrome (PAMS): beyond the single phenotype of paraneoplastic pemphigus, *Autoimmun Rev* 17:1002–1010, 2018.

Anhalt GJ, Kim SC, Stanley JR, et al.: Paraneoplastic pemphigus: an autoimmune mucocutaneous disease associated with neoplasia, *N Engl J Med* 323:1729–1735, 1990.

Cummins DL, Mimouni D, Tzu J, et al.: Lichenoid paraneoplastic pemphigus in the absence of detectable antibodies, *J Am Acad Dermatol* 56:153–159, 2007.

Didona D, Fania L, Didona B, et al.: Paraneoplastic dermatoses: a brief general review and an extensive analysis of paraneoplastic pemphigus and paraneoplastic dermatomyositis, *Int J Mol Sci* 21:2178, 2020. https://doi.org/10.3390/ijms21062178.

Frew JW, Murrell DF: Paraneoplastic pemphigus (paraneoplastic autoimmune multiorgan syndrome): clinical presentations and pathogenesis, *Dermatol Clin* 29:419–425, 2011.

Helm TN, Camisa C, Valenzuela R, et al.: Paraneoplastic pemphigus: a distinct autoimmune vesiculobullous disorder associated with neoplasia, *Oral Surg Oral Med Oral Pathol* 75:209–213, 1993.

Kim J-H, Kim S-C: Paraneoplastic pemphigus: paraneoplastic autoimmune disease of the skin and mucosa, *Front Immunol*, 2019. https://doi.org/10.3389/fimmu.2019.01259.

Maruta CW, Miyamoto D, Aoki V, et al.: Paraneoplastic pemphigus: a clinical, laboratorial, and therapeutic overview, *An Bras Dermatol* 94:388–398, 2019.

Mimouni D, Anhalt GJ, Lazarova Z, et al.: Paraneoplastic pemphigus in children and adolescents, *Br J Dermatol* 147:725–732, 2002.

Nousari HC, Deterding R, Wojtczack H, et al.: The mechanism of respiratory failure in paraneoplastic pemphigus, *N Engl J Med* 340:1406–1410, 1999.

Ouedraogo E, Gottlieb J, de Masson A, et al.: Risk factors for death and survival in paraneoplastic pemphigus associated with hematologic malignancies in adults, *J Am Acad Dermatol* 80:1544–1549, 2019.

Paolino G, Didona D, Magliulo G, et al.: Paraneoplastic pemphigus: insight into the autoimmune pathogenesis, clinical features and therapy, *Int J Mol Sci* 18:2532, 2017. https://doi.org/10.3390/ijms18122532.

Schmidt E, Kasperkiewicz M, Joly P: Pemphigus, *Lancet* 394:882–894, 2019.

Wang D, Chen Z: Paraneoplastic pemphigus associated with small lymphocytic lymphoma: a case report, *Medicine* 100(2):e24039, 2021.

Yokokura H, Demitsu T, Kakurai M, et al.: Paraneoplastic pemphigus mimicking erosive mucosal lichen planus associated with primary hepatocellular carcinoma, *J Dermatol* 33:842–845, 2006.

Penfigoide das membranas mucosas

Bagan J, Muzio LL, Scully C: Mucous membrane pemphigoid, *Oral Dis* 11:197–218, 2005.

Bhol KC, Goss L, Kumari S, et al.: Autoantibodies to human α6 integrin in patients with oral pemphigoid, *J Dent Res* 80:1711–1715, 2001.

Carey B, Setterfield J: Mucous membrane pemphigoid and oral blistering diseases, *Clin Exp Dermatol* 44:732–739, 2019.

Chaidemenos G: Tetracycline and niacinamide in the treatment of blistering skin diseases, *Clin Dermatol* 19:781–785, 2001.

Chan LS: Ocular and oral mucous membrane pemphigoid (cicatricial pemphigoid), *Clin Dermatol* 30:34–37, 2012.

Daniel BS, Murrell DF: Review of autoimmune blistering diseases: the pemphigoid diseases, *J Eur Acad Dermatol Venereol* 33:1685–1694, 2019.

Egan CA, Lazarova Z, Darling TN, et al.: Anti-epiligrin cicatricial pemphigoid: clinical findings, immunopathogenesis and significant associations, *Medicine* 82:177–186, 2003.

Fatahzadeh M, Radfar L, Sirois DA: Dental care of patients with autoimmune vesiculobullous diseases: case reports and literature review, *Quintessence Int* 37:777–787, 2006.

Finn DJ, Graham C, Holt DJ, et al.: Management of mucous membrane pemphigoid in a joint oral medicine–dermatology clinic, *Clin Exp Dermatol* 45:685–690, 2020.

Fortuna G, Marinkovich MP: Linear immunoglobulin A bullous dermatosis, *Clin Dermatol* 30:38–50, 2012.

Guiliani M, Favia GF, Lajolo C, et al.: Angina bullosa haemorrhagica: presentation of eight new cases and review of the literature, *Oral Dis* 8:54–58, 2002.

Gupta R, Woodley DT, Chen M: Epidermolysis bullosa acquisita, *Clin Dermatol* 30:60–69, 2012.

Hansen MS, Klefter ON, Julian HO, et al.: Management of patients with ocular manifestations in vesiculobullous disorders affecting the mouth, *Oral Dis* 23:849–853, 2017.

Horie N, Kawano R, Inaba J, et al.: Angina bullosa hemorrhagica of the soft palate: a clinical study of 16 cases, *J Oral Sci* 50:33–36, 2008.

Jalil BA, Abdou YG, Rosen SA, et al.: Mucous membrane pemphigoid causing central airway obstruction, *J Bronchol Intervent Pulmonol* 24:334–338, 2017.

Kridina K, Kneiberb D, Kowalski EH, et al.: Epidermolysis bullosa acquisita: a comprehensive review, *Autoimmun Rev* 18:786–795, 2019.

Kulkarni R, Payne AS, Werth VP, et al.: Custom dental trays with topical corticosteroids for management of gingival lesions of mucous membrane pemphigoid, *Int J Dermatol* 59:e195–e224, 2020.

Lambiel S, Dulguerov P, Laffitte E, et al.: Paraneoplastic mucous membrane pemphigoid with ocular and laryngeal involvement, *BMJ Case Rep*, 2017. https://doi.org/10.1136/bcr-2017-220887.

Letko E, Miserocchi E, Daoud YJ, et al.: A nonrandomized comparison of the clinical outcome of ocular involvement in patients with mucous membrane (cicatricial) pemphigoid between conventional immunosuppressive and intravenous immunoglobulin therapies, *Clin Immunol* 111:303–310, 2004.

Mays JW, Carey BP, Posey R, et al.: WWOMVII: a systematic review of immunobiologic therapy for oral manifestations of pemphigoid and pemphigus, *Oral Dis* 25(Suppl 1):111–121, 2019.

O'Regan E, Bane A, Flint S, et al.: Linear IgA disease presenting as desquamative gingivitis, *Arch Otolaryngol Head Neck Surg* 130:469–472, 2004.

Rashid KA, Gürcan HM, Ahmed AR: Antigen specificity in subsets of mucous membrane pemphigoid, *J Invest Dermatol* 126:2631–2636, 2006.

Sami N, Bhol KC, Ahmed AR: Intravenous immunoglobulin therapy in patients with multiple mucosal involvement in mucous membrane pemphigoid, *Clin Immunol* 102:59–67, 2002.

Santi CG, Gripp AC, Roselino AM, et al.: Consensus on the treatment of autoimmune bullous dermatoses: bullous pemphigoid, mucous membrane pemphigoid and epidermolysis bullosa acquisita—Brazilian Society of Dermatology, *An Bras Dermatol* 94(2 Suppl 1):S33–S47, 2019.

Setterfield J, Shirlaw PJ, Kerr-Muir M, et al.: Mucous membrane pemphigoid: a dual circulating antibody response with IgG and IgA signifies a more severe and persistent disease, *Br J Dermatol* 138:602–610, 1998.

Staines K, Hampton PJ: Treatment of mucous membrane pemphigoid with the combination of mycophenolate mofetil, dapsone, and prednisolone: a case series, *Oral Surg Oral Med Oral Pathol Oral Radiol* 114:e49–e56, 2012.

Stephenson P, Lamey P-J, Scully C, et al.: Angina bullosa haemorrhagica: clinical and laboratory features in 30 patients, *Oral Surg Oral Med Oral Pathol* 63:560–565, 1987.

Sultan A, Stojanov IJ, Lerman MA, et al.: Oral lichen planus pemphigoides: a series of four cases, *Oral Surg Oral Med Oral Pathol Oral Radiol* 120:58–68, 2015.

Taylor J, McMillan R, Shephard M, et al.: World Workshop on Oral Medicine VI: a systematic review of the treatment of mucous membrane pemphigoid, *Oral Surg Oral Med Oral Pathol Oral Radiol* 120:161–171, 2015.

Walton R, Robinson M, Carrozzo M: A service evaluation of the diagnostic testing for mucous membrane pemphigoid in a UK oral medicine unit, *J Oral Pathol Med* 49:687–692, 2020.

Wang K, Seitzman G, Gonzales JA: Ocular cicatricial pemphigoid, *Curr Opin Ophthalmol* 29:543–551, 2018.

Yamamoto K, Fujimoto M, Inoue M, et al.: Angina bullosa hemorrhagica of the soft palate: report of 11 cases and literature review, *J Oral Maxillofac Surg* 64:1433–1436, 2006.

Penfigoide bolhoso

Bağcı IS, Horváth ON, Ruzicka T, et al.: Bullous pemphigoid, *Autoimmun Rev* 16:445–455, 2017.

Genovese G, Di Zenzo G, Cozzani E, et al.: New insights into the pathogenesis of bullous pemphigoid: 2019 update, *Front Immunol*, 2019. https://doi.org/10.3389/fimmu.2019.01506.

Kridin K, Ahn C, Huang WC, et al.: Treatment update of autoimmune blistering diseases, *Dermatol Clin* 37:215–228, 2019.

Kridin K, Bergman R: Assessment of the prevalence of mucosal involvement in bullous pemphigoid, *JAMA Dermatol* 155:166–171, 2019.

Maglie R, Hertl M: Pharmacological advances in pemphigoid, *Curr Opin Pharmacol* 46:34–43, 2019.

Miyamoto D, Santi CG, Aoki V, et al.: Bullous pemphigoid, *An Bras Dermatol* 94:133–146, 2019.

Santi CG, Gripp AC, Roselino AM, et al.: Consensus on the treatment of autoimmune bullous dermatoses: bullous pemphigoid, mucous membrane pemphigoid and epidermolysis bullosa acquisita—Brazilian Society of Dermatology, *An Bras Dermatol* 94(2 Suppl 1):S33–S47, 2019.

Thomas RM, Colon A, Motaparthi K: Rituximab in autoimmune pemphigoid diseases: indications, optimized regimens, and practice gaps, *Clin Dermatol* 38:384–396, 2020.

Eritema multiforme

Celentano A, Tovaru S, Yap T, et al.: Oral erythema multiforme: trends and clinical findings of a large retrospective European case series, *Oral Surg Oral Med Oral Pathol Oral Radiol* 120:707–716, 2015.

Du Y, Wang F, Liu T, et al.: Recurrent oral erythema multiforme: a case series report and review of the literature, *Oral Surg Oral Med Oral Pathol Oral Radiol* 129:e224–e229, 2020.

Hao M, Zang P, Miller M, et al.: Herpes associated erythema multiforme: a retrospective study, *Am J Emerg Med* 38:2761.e1–2761.e3, 2020.

Langley A, Anooshiravani N, Kwan S, et al.: Erythema multiforme in children and Mycoplasma pneumoniae aetiology, *J Cutan Med Surg* 20:453–457, 2016.

Samim F, Auluck A, Zed C, et al.: Erythema multiforme: a review of the epidemiology, pathogenesis, clinical features, and treatment, *Dent Clin N Am* 57:583–596, 2013.

Sanchis JM, Bagán JV, Gavaldá C, et al.: Erythema multiforme: diagnosis, clinical manifestations and treatment in a retrospective study of 22 patients, *J Oral Pathol Med* 39:747–752, 2010.

Spencer S, Buhary T, Coulson I, et al.: Mucosal erosions as the presenting symptom in erythema multiforme: a case report, *Br J Gen Pract*, 2016. https://doi.org/10.3399/bjgp16X684205.

Trayes KP, Love G, Studdiford JS: Erythema multiforme: recognition and management, *Am Fam Physician* 100:82–88, 2019.

Williams PM, Conklin RJ: Erythema multiforme: a review and contrast from Stevens-Johnson syndrome/toxic epidermal necrolysis, *Dent Clin N Am* 49:67–76, 2005.

Zoghaib S, Kechichian E, Souaid K, et al.: Triggers, clinical manifestations, and management of pediatric erythema multiforme: a systematic review, *J Am Acad Dermatol* 81:813–822, 2019.

Síndrome de Stevens-Johnson/necrólise epidérmica tóxica

Barea-Jiménez N, Calero J, Molina-Negrón D, et al.: Treatment for oral lesions in pediatric patients with Stevens-Johnson's syndrome: A case report and literature, *Int J Paediatr Dent* 30:489–496, 2020.

Coelho Mendes B, de Souza Santos AM, da Cunha Cervantes LC, et al.: Lip synechia resulting from toxic epidermal necrolysis: a rare condition, *J Craniofac Surg* 31:e593–e595, 2020.

Lee HY, Walsh SA, Creamer D: Long-term complications of Stevens–Johnson syndrome/toxic epidermal necrolysis (SJS/TEN): the spectrum of chronic problems in patients who survive an episode of SJS/TEN necessitates multidisciplinary follow-up, *Br J Dermatol* 177:924–935, 2017.

Lyell A: Toxic epidermal necrolysis: an eruption resembling scalding of the skin, *Br J Dermatol* 68:355–361, 1956.

Nowsheen S, Lehman JS, el-Azhary RA: Differences between Stevens-Johnson syndrome versus toxic epidermal necrolysis, *Int J Dermatol* 60:53–59, 2021.

Papp A, Sikora S, Evans M, et al.: Treatment of toxic epidermal necrolysis by a multidisciplinary team. A review of literature and treatment results, *Burns* 44:807–815, 2018.

Schwartz RA, McDonough PH, Lee BW: Toxic epidermal necrolysis. Part I. Introduction, history, classification, clinical features, systemic manifestations, etiology, and immunopathogenesis, *J Am Acad Dermatol* 69:173.e1–173.e13, 2013.

Schwartz RA, McDonough PH, Lee BW: Toxic epidermal necrolysis. Part II. Prognosis, sequelae, diagnosis, differential diagnosis, prevention, and treatment, *J Am Acad Dermatol* 69:187.e1–187.e16, 2013.

Seminario-Vidal L, Kroshinsky D, Malachowski SJ, et al.: Society of Dermatology Hospitalists supportive care guidelines for the management of Stevens-Johnson syndrome/toxic epidermal necrolysis in adults, *J Am Acad Dermatol* 82:1553–1567, 2020.

Sharma N, Venugopal R, Maharana PK, et al.: Multistep grading system for evaluation of chronic ocular sequelae in patients with Stevens-Johnson syndrome, *Am J Ophthalmol* 203:69–77, 2019.

Wang F, Ma Z, Wu X, et al.: Allopurinol-induced toxic epidermal necrolysis featuring almost 60% skin detachment, *Medicine* 98(25):e16078, 2019.

Wolf B, Sadoff R, Nannini V: Toxic epidermal necrolysis: a dermatologic emergency and the role of the oral and maxillofacial surgeon, *J Oral Maxillofac Surg* 76:1688–1694, 2018.

Eritema migratório

Cigic L, Galic T, Kero D, et al.: The prevalence of celiac disease in patients with geographic tongue, *J Oral Pathol Med* 45:791–796, 2016.

Darling MR, Su N, Masen S, et al.: Geographic tongue: assessment of peripheral nerve status, Langerhans cell, and HLA-DR expression, *Oral Surg Oral Med Oral Pathol, Oral Radiol* 124:371–377, 2017.

Gonzaga HFS, Torres EA, Alchorne MMA, et al.: Both psoriasis and benign migratory glossitis are associated with HLA-Cw6, *Br J Dermatol* 135:368–370, 1996.

González-Álvarez L, García-Martín JM, García-Pola MJ: Association between geographic tongue and psoriasis: a systematic review and meta-analyses, *J Oral Pathol Med* 48:365–372, 2019.

McNamara KK, Kalmar JR: Erythematous and vascular oral mucosal lesions: a clinicopathologic review of red entities, *Head Neck Pathol* 13:4–15, 2019.

Miloğlu Ö, Göregen M, Akgül HM, et al.: The prevalence and risk factors associated with benign migratory glossitis lesions in 7619 Turkish dental outpatients, *Oral Surg Oral Med Oral Pathol Oral Radiol Endod* 107:e29–e33, 2009.

Morris LF, Phillips CM, Binnie WH, et al.: Oral lesions in patients with psoriasis: a controlled study, *Cutis* 49:339–344, 1992.

Ogueta IC, Ramírez MP, Jiménez CO, et al.: Geographic tongue: what a dermatologist should know, *Actas Dermosifiliogr* 110:341–346, 2019.

Picciani BLS, Domingos TA, Teixeira-Souza T, et al.: Geographic tongue and psoriasis: clinical, histopathological, immunohisto-chemical and genetic correlation—a literature review, *An Bras Dermatol* 91:410–421, 2016.

Shulman JD, Carpenter WM: Prevalence and risk factors associated with geographic tongue among US adults, *Oral Dis* 12:381–386, 2006.

Zagari O: The prevalence and significance of fissured tongue and geographical tongue in psoriatic patients, *Clin Exp Dermatol* 31:192–195, 2006.

Artrite reativa

García-Kutzbach A, Chacón-Súchite J, García-Ferrer H, et al.: Reactive arthritis: update 2018, *Clin Rheumatol* 37:869–874, 2018.

Kataria RK, Brent LH: Spondyloarthropathies, *Am Fam Physician* 69:2853–2860, 2004.

Könönen M, Kovero O, Wenneberg B, et al.: Radiographic signs in the temporomandibular joint in Reiter's disease, *J Orofac Pain* 16:143–147, 2002.

Panush RS, Wallace DJ, Dorff EN, et al.: Retraction of the suggestion to use the term "Reiter's syndrome" sixty-five years later: the legacy of Reiter, a war criminal, should not be eponymic honor but rather condemnation (letter), *Arthritis Rheum* 56:693–694, 2007.

Schempp CM, Schauer F, Huhn CK, et al.: Skin inflammation associated with arthritis, synovitis and enthesitis. Part 2: rheumatoid arthritis, reactive arthritis, Reiter's syndrome, Lyme borreliosis, dermatomyositis and lupus erythematosus, *J Dtsch Dermatol Ges*, 2019. https://doi.org/10.1111/ddg.13761.

Wu IB, Schwartz RA: Reiter's syndrome: the classic triad and more, *J Am Acad Dermatol* 59:113–121, 2008.

Líquen plano

Accurso BT, Warner BM, Knobloch TJ, et al.: Allelic imbalance in oral lichen planus and assessment of its classification as a premalignant condition, *Oral Surg Oral Med Oral Pathol Oral Radiol Endod* 112:359–366, 2011.

Arduino PG, Campolongo MG, Sciannameo V, et al.: Randomized, placebo-controlled, double-blind trial of clobetasol propionate 0.05% in the treatment of oral lichen planus, *Oral Dis* 24:772–777, 2018.

Belfiore P, Di Fede O, Cabibi D, et al.: Prevalence of vulval lichen planus in a cohort of women with oral lichen planus: an interdisciplinary study, *Br J Dermatol* 155:994–998, 2006.

Campisi G, Di Fede O, Craxì A, et al.: Oral lichen planus, hepatitis C virus, and HIV: no association in a cohort study from an area of high hepatitis C virus endemicity, *J Am Acad Dermatol* 51:364–370, 2004.

Carrozzo M, Francia di Celle P, Gandolfo S, et al.: Increased frequency of HLA-DR6 allele in Italian patients with hepatitis C virus-associated oral lichen planus, *Br J Dermatol* 144:803–808, 2001.

Carrozzo M, Porter S, Mercadante V, et al.: Oral lichen planus: a disease or a spectrum of tissue reactions? Types, causes, diagnostic algorhythms, prognosis, management strategies, *Periodontology* 2000(80):105–125, 2019.

Cheng Y-S L, Gould A, Kurago Z, et al.: Diagnosis of oral lichen planus: a position paper of the American Academy of Oral and Maxillofacial Pathology, *Oral Surg Oral Med Oral Pathol Oral Radiol* 122:332–354, 2016.

Davidova LA, Fitzpatrick SG, Bhattacharyya I, et al.: Lichenoid characteristics in premalignant verrucous lesions and verrucous carcinoma of the oral cavity, *Head Neck Pathol* 13:573–579, 2019.

Eisenberg E: Oral lichen planus: a benign lesion, *J Oral Maxillofac Surg* 58:1278–1285, 2000.

Giuliani M, Troiano G, Cordaro M, et al.: Rate of malignant transformation of oral lichen planus: a systematic review, *Oral Dis* 25:693–709, 2019.

González-García A, Diniz-Freitas M, Gándara-Vila P, et al.: Triamcinolone acetonide mouth rinses for treatment of erosive oral lichen planus: efficacy and risk of fungal over-infection, *Oral Dis* 12:559–565, 2006.

Guan G, Mei L, Polonowita A, et al.: Malignant transformation in oral lichen planus and lichenoid lesions: a 14-year longitudinal retrospective cohort study of 829 patients in New Zealand, *Oral Surg Oral Med Oral Pathol Oral Radiol* 130:411–418, 2020.

Harden D, Skelton H, Smith KJ: Lichen planus associated with hepatitis C virus: no viral transcripts are found in the lichen planus, and effective therapy for hepatitis C virus does not clear lichen planus, *J Am Acad Dermatol* 49:847–852, 2003.

Ingafou M, Leao JC, Porter SR, et al.: Oral lichen planus: a retrospective study of 690 British patients, *Oral Dis* 12:463–468, 2006.

Jainkittivong A, Kuvatanasuchati J, Pipattanagovit P, et al.: *Candida* in oral lichen planus patients undergoing topical steroid therapy, *Oral Surg Oral Med Oral Pathol Oral Radiol Endod* 104:61–66, 2007.

Laeijendecker R, Tank B, Dekker SK, et al.: A comparison of treatment of oral lichen planus with topical tacrolimus and triamcinolone acetonide ointment, *Acta Derm Venereol* 86:227–229, 2006.

Le Cleach L, Chosidow O: Lichen planus, *N Engl J Med* 366:723–732, 2012.

Leao JC, Ingafou M, Khan A, et al.: Desquamative gingivitis: retrospective analysis of disease associations of a large cohort, *Oral Dis* 14:556–560, 2008.

Lv K, Liu J, Ye W, et al.: Multiple superficial mucoceles concomitant with oral lichen planus: a case series, *Oral Surg Oral Med Oral Pathol Oral Radiol* 127:e95–e101, 2019.

Mattsson U, Jontell M, Holmstrup P: Oral lichen planus and malignant transformation: is a recall of patients justified? *Crit Rev Oral Biol Med* 13:390–396, 2002.

Patel S, Yeoman CM, Murphy R: Oral lichen planus in childhood: a report of three cases, *Int J Paediatr Dent* 15:118–122, 2005.

Montague LJ, Bhattacharyya I, Islam MN, et al.: Direct immunofluorescence testing results in cases of premalignant and malignant oral lesions, *Oral Surg Oral Med Oral Pathol Oral Radiol* 119:675–683, 2015.

Robledo-Sierra J, Landin-Wilhelmsen K, Filipsson Nyström H, et al.: A mechanistic linkage between oral lichen planus and autoimmune thyroid disease, *Oral Dis* 24:1001–1011, 2018.

Roosaar A, Yin L, Sandborgh-Englund G, et al.: On the natural course of oral lichen lesions in a Swedish population-based sample, *J Oral Pathol Med* 35:257–261, 2006.

Setterfield JF, Neill S, Shirlaw PJ, et al.: The vulvovaginal gingival syndrome: a severe subgroup of lichen planus with characteristic clinical features and a novel association with the class II HLA DQB1*0201 allele, *J Am Acad Dermatol* 55:98–113, 2006.

Shearston K, Fateh B, Tai S, et al.: Oral lichenoid dysplasia and not oral lichen planus undergoes malignant transformation at high rates, *J Oral Pathol Med* 48:538–545, 2019.

Shen Z-Y, Liu W, Feng J-Q, et al.: Squamous cell carcinoma development in previously diagnosed oral lichen planus: de novo or transformation? *Oral Surg Oral Med Oral Pathol Oral Radiol Endod* 112:592–596, 2011.

Siponen M, Huuskonen L, Kallio-Pulkkinen S, et al.: Topical tacrolimus, triamcinolone acetonide, and placebo in oral lichen planus: a pilot randomized controlled trial, *Oral Dis* 23:660–668, 2017.

Thorne JE, Jabs DA, Nikolskaia OV, et al.: Lichen planus and cicatrizing conjunctivitis: characterization of five cases, *Am J Ophthalmol* 136:239–243, 2003.

Thornhill MH, Sankar V, Xu X-J, et al.: The role of histopathological characteristics in distinguishing amalgam-associated oral lichenoid reactions and oral lichen planus, *J Oral Pathol Med* 35:233–240, 2006.

Tucker SC, Coulson IH: Lichen planus is not associated with hepatitis C infection in patients from North West England, *Acta Derm Venereol* 79:378–379, 1999.

Van der Meij EH, Mast H, van der Waal I: The possible premalignant character of oral lichen planus and oral lichenoid lesions: a prospective follow-up study of 192 patients, *Oral Oncol* 43:742–748, 2007.

Van der Meij EH, Slootweg PJ, van der Wal JE, et al.: Interobserver and intraobserver variability in the histologic assessment of oral lichen planus, *J Oral Pathol Med* 28:274–277, 1999.

Van der Meij EH, van der Waal I: Lack of clinicopathologic correlation in the diagnosis of oral lichen planus based on the presently available diagnostic criteria and suggestions for modifications, *J Oral Pathol Med* 32:507–512, 2003.

Vilar-Villanueva M, Gándara-Vila P, Blanco-Aguilera E, et al.: Psychological disorders and quality of life in oral lichen planus patients and a control group, *Oral Dis* 25:1645–1651, 2019.

Voûte ABE, Schulten EAJM, Langendijk PNJ, et al.: Fluocinonide in an adhesive base for treatment of oral lichen planus: a double-blind, placebo-controlled clinical study, *Oral Surg Oral Med Oral Pathol* 75:181–185, 1993.

Wee JS, Shirlaw PJ, Challacombe SJ, et al.: Efficacy of mycophenolate mofetil in severe mucocutaneous lichen planus: a retrospective review of 10 patients, *Br J Dermatol* 167:36–43, 2012.

Zhang LW, Michelsen C, Cheng X, et al.: Molecular analysis of oral lichen planus: a premalignant lesion? *Am J Pathol* 151:323–327, 1997.

Estomatite ulcerativa crônica

Azzi L, Cerati M, Lombardo M, et al.: Chronic ulcerative stomatitis: a comprehensive review and proposal for diagnostic criteria, *Oral Dis* 25:1465–1491, 2019.

Carlson MW, Garlick JA, Solomon LW: Chronic ulcerative stomatitis: evidence of autoimmune pathogenesis, *Oral Surg Oral Med Oral Pathol Oral Radiol Endod* 111:742–748, 2011.

Jaremko WM, Beutner EH, Kumar V, et al.: Chronic ulcerative stomatitis associated with a specific immunologic marker, *J Am Acad Dermatol* 22:2115–2120, 1990.

Ko EM, Danciu TE, Fullen DR, et al.: Chronic ulcerative stomatitis: case series of an under-recognized entity, *J Cutan Pathol* 45:927–932, 2018.

Lee LA, Walsh P, Prater CA, et al.: Characterization of an autoantigen associated with chronic ulcerative stomatitis: the CUSP autoantigen is a member of the p53 family, *J Invest Dermatol* 113:146–151, 1999.

Qari H, Villasante C, Richert J, et al.: The diagnostic challenges of separating chronic ulcerative stomatitis from oral lichen planus, *Oral Surg Oral Med Oral Pathol Oral Radiol* 120:622–627, 2015.

Reddy R, Fitzpatrick SG, Bhattacharyya I, et al.: Seventeen new cases of chronic ulcerative stomatitis with literature review, *Head Neck Pathol* 13:386–396, 2019.

Solomon LW, Aguirre A, Neiders M, et al.: Chronic ulcerative stomatitis: clinical, histopathologic, and immunopathologic findings, *Oral Surg Oral Med Oral Pathol Oral Radiol Endod* 96:718–726, 2003.

Solomon LW, Stark PC, Winter L, et al.: ELISA test for p63 antibodies in chronic ulcerative stomatitis, *Oral Dis* 16:151–155, 2010.

Doença do enxerto contra o hospedeiro

Abdelsayed RA, Sumner T, Allen CM, et al.: Oral precancerous and malignant lesions associated with graft-versus-host disease: report of 2 cases, *Oral Surg Oral Med Oral Pathol Oral Radiol Endod* 93:75–80, 2002.

Brand HS, Bots CP, Raber-Durlacher JE: Xerostomia and chronic oral complications among patients treated with haematopoietic stem cell transplantation, *Br Dent J* 207:(E17):1–4, 2009.

Brown RS, Edwards D, Walsh-Chocolaad T, et al.: Topical tacrolimus with custom trays in the treatment of severe oral chronic graft-versus-host disease refractory to a potent topical steroid therapy, *Oral Surg Oral Med Oral Pathol Oral Radiol* 115:e26–e30, 2013.

Csanadi M, Agh T, Tordai A, et al.: (2019) A systematic literature review of incidence, mortality, and relapse of patients diagnosed with chronic graft versus host disease, *Expert Rev Hematol* 12(5):311–323, 2019. https://doi.org/10.1080/17474086.2019.1605288.

Eckardt A, Starke O, Stadler M, et al.: Severe oral chronic graft-versus-host disease following allogeneic bone marrow transplantation: highly effective treatment with topical tacrolimus, *Oral Oncol* 40:811–814, 2004.

Fall-Dickson JM, Pavletic SZ, Mays JW, et al.: Oral complications of chronic graft-versus-host disease, *J Natl Cancer Inst Monogr* 2019 (53):54–62, 2019.

García-F-Villalta MJ, Pascual-López M, Elices M, et al.: Superficial mucoceles and lichenoid graft versus host disease: report of three cases, *Acta Derm Venereol* 82:453–455, 2002.

Haverman TM, Raber-Durlacher JE, Raghoebar II, et al.: Oral chronic graft-versus-host disease. What the general dental practitioner needs to know, *JADA* 151:846–856, 2020.

Imanguli MM, Atkinson JC, Mitchell SA, et al.: Salivary gland involvement in chronic graft-versus-host disease: prevalence, clinical significance, and recommendations for evaluation, *Biol Blood Marrow Transplant* 16:1362–1369, 2010.

Ion D, Stevenson K, Woo S-B, et al.: Characterization of oral involvement in acute graft-versus-host disease, *Biol Blood Marrow Transplant* 20:1717–1721, 2014.

Mawardi H, Hashmi SK, Elad S, et al.: Chronic graft-versus-host disease: current management paradigm and future perspectives, *Oral Dis* 25:931–948, 2019.

Melkos AB, Massenkeil G, Arnold R, et al.: Dental treatment prior to stem cell transplantation and its influence on the posttransplantation outcome, *Clin Oral Investig* 7:113–115, 2003.

Nygaard M, Wichert S, Berlin G, et al.: Extracorporeal photopheresis for graft-vs-host disease: a literature review and treatment guidelines proposed by the Nordic ECP Quality Group, *Eur J Haematol* 104:361–375, 2020.

Ramachandran V, Kolli SS, Strowd LC: Review of graft-versus-host disease, *Dermatol Clin* 37:569–582, 2019.

Rocha V, Wagner JE, Sobocinski KA, et al.: Graft-versus-host disease in children who have received a cord-blood or bone marrow transplant from an HLA-identical sibling, *N Engl J Med* 342:1846–1854, 2000.

Sánchez AR, Sheridan PJ, Rogers RS: Successful treatment of oral lichen planus-like chronic graft-versus-host disease with topical tacrolimus: a case report, *J Periodontol* 75:613–619, 2004.

Sarantopoulos S, Cardones AR, Sullivan KM: How I treat refractory chronic graft-versus-host disease, *Blood* 133:1191–1200, 2019.

Sedghizadeh PP, Allen CM, Anderson KE, et al.: Oral graft-versus-host disease and programmed cell death: pathogenetic and clinical correlates, *Oral Surg Oral Med Oral Pathol Oral Radiol Endod* 97:491–498, 2004.

Soares AB, Faria PR, Magna LA, et al.: Chronic GVHD in minor salivary glands and oral mucosa: histopathological and immuno-histochemical evaluation of 25 patients, *J Oral Pathol Med* 34:368–373, 2005.

Treister N, Li S, Kim H, et al.: An open-label Phase II randomized trial of topical dexamethasone and tacrolimus solutions for the treatment of oral chronic graft-versus-host disease, *Biol Blood Marrow Transplant* 22:2084–2091, 2016.

Weng X, Xing Y, Cheng B: Multiple and recurrent squamous cell carcinoma of the oral cavity after graft-versus-host disease, *J Oral Maxillofac Surg* 75:1899–1905, 2017.

Woo S-B, Lee SJ, Schubert MM: Graft-vs-host disease, *Crit Rev Oral Biol Med* 8:201–216, 1997.

Psoríase

Armstrong AW, Read C: Pathophysiology, clinical presentation, and treatment of psoriasis: a review, *JAMA* 323:1945–1960, 2020.

Brooks JK: Psoriasis: a review of systemic comorbidities and dental management considerations, *Quintessence Int* 49:209–217, 2018.

Bruce AJ, Rogers RS: Oral psoriasis, *Dermatol Clin* 21:99–104, 2003.

Costa SC, Hirota SK, Takahashi MDF, et al.: Oral lesions in 166 patients with cutaneous psoriasis: a controlled study, *Med Oral Patol Oral Cir Bucal* 14:e371–e375, 2009.

Doffy DL, Spelman LS, Martin NG: Psoriasis in Australian twins, *J Am Acad Dermatol* 29:428–434, 1993.

Mattsson U, Warfvinge G, Jontell M: Oral psoriasis - a diagnostic dilemma: a report of two cases and a review of the literature, *Oral Surg Oral Med Oral Pathol Oral Radiol* 120:e183–e189, 2015.

Mendes LS, Cota LOM, Costa AA, et al.: Periodontitis as another comorbidity associated with psoriasis: a case-control study, *J Periodontol* 90:358–366, 2019.

Myers WA, Gottlieb AB, Mease P: Psoriasis and psoriatic arthritis: clinical features and disease mechanisms, *Clin Dermatol* 24:438–447, 2006.

Picciani BLS, Domingos TA, Teixeira-Souza T, et al.: Geographic tongue and psoriasis: clinical, histopathological, immunohisto-chemical and genetic correlation—a literature review, *An Bras Dermatol* 91:410–421, 2016.

Pietrzak D, Pietrzak A, Krasowska D, et al.: Digestive system in psoriasis: an update, *Arch Dermatol Res* 309:679–693, 2017.

Reid C, Griffiths CEM: Psoriasis and treatment: past, present and future aspects, *Acta Derm Venereol* 100:adv00032, 2020.

Stern RS: The risk of squamous cell and basal cell cancer associated with psoralen and ultraviolet A therapy: a 30-year prospective study, *J Am Acad Dermatol* 66:553–562, 2012.

von Csiky-Sessoms S, Lebwohl M: What's new in psoriasis, *Dermatol Clin* 37:129–136, 2019.

Lúpus eritematoso

Aringer M, Johnson SR: Classifying and diagnosing systemic lupus erythematosus in the 21st century, *Rheumatology* 59:v4–v11, 2020.

Arvanitidou I-E, Nikitakis NG, Georgaki M, et al.: Multiple primary squamous cell carcinomas of the lower lip and tongue arising in discoid lupus erythematosus: a case report, *Oral Surg Oral Med Oral Pathol Oral Radiol* 125:e22–e30, 2018.

Benli N, Batool F, Stutz C, et al.: Orofacial manifestations and dental management of systemic lupus erythematosus: a review, *Oral Dis* 27:151–167, 2021.

Brennan MT, Valerin MA, Napeñas JJ, et al.: Oral manifestations of patients with lupus erythematosus, *Dent Clin N Am* 49:127–141, 2005.

Chang AY, Werth VP: Treatment of cutaneous lupus, *Curr Rheumatol Rep* 13:300–307, 2011.

Deapen D, Escalante A, Weinrib L, et al.: A revised estimate of twin concordance in systemic lupus erythematosus, *Arthritis Rheum* 35:311–318, 1992.

Del Barrio-Díaz P, Reyes-Vivanco C, Cifuentes-Mutinelli M, et al.: Association between oral lesions and disease activity in lupus erythematosus, *J Eur Acad Dermatol Venereol* 34:349–356, 2020.

Doria A, Iaccarino L, Ghirardello A, et al.: Long-term prognosis and causes of death in systemic lupus erythematosus, *Am J Med* 119:700–706, 2006.

Fava A, Petri M: Systemic lupus erythematosus: diagnosis and clinical management, *J Autoimmun* 96:1–13, 2019.

Filotico R, Mastrandrea V: Cutaneous lupus erythematosus: clinico-pathologic correlation, *G Ital Dermatol Venereol* 153:216–229, 2018.

Gagari E, De Villiers P, Antoniou C: Clinico-pathologic conference: case 5, *Head Neck Pathol* 3:295–298, 2009.

Hahn BH: Systemic lupus erythematosus, In Jameson JL, Fauci AS, Kasper DL, et al., editors: *Harrison's principles of internal medicine*, ed 20, New York, 2018, McGraw-Hill, pp 2515–2526.

Lam N-CV, Ghetu MV, Bieniek ML: Systemic lupus erythematosus: primary care approach to diagnosis and management, *Am Fam Physician* 94:284–294, 2016.

Menzies S, O'Shea F, Galvin S, et al.: Oral manifestations of lupus, *Ir J Med Sci* 187:91–93, 2018.

Nico MMS, Romiti R, Lourenço SV: Oral lesions in four cases of subacute cutaneous lupus erythematosus, *Acta Derm Venereol* 91:436–439, 2011.

Ribero S, Sciascia S, Borradori L, et al.: The cutaneous spectrum of lupus erythematosus, *Clinic Rev Allerg Immunol* 53:291–305, 2017.

Rhodus NL, Johnson DK: The prevalence of oral manifestations of systemic lupus erythematosus, *Quintessence Int* 21:461–465, 1990.

Rodsaward P, Prueksrisakul T, Deekajorndech T, et al.: Oral ulcers in juvenile-onset systemic lupus erythematosus: a review of the literature, *Am J Clin Dermatol* 18:755–762, 2017.

Stojan G, Petri M: Epidemiology of systemic lupus erythematosus: an update, *Curr Opin Rheumatol* 30:144–150, 2018.

Tanaka Y: State-of-the-art treatment of systemic lupus erythematosus, *Int J Rheum Dis* 23:465–471, 2020.

Thorne JE, Jabs DA, Nikolskaia O, et al.: Discoid lupus erythematosus and cicatrizing conjunctivitis: clinicopathologic study of two cases, *Ocul Immunol Inflamm* 10:287–292, 2002.

Esclerose sistêmica

Alhendi FJ, Werth VP, Sollecito TP, et al.: Systemic sclerosis: update for oral health care providers, *Spec Care Dentist* 40:418–430, 2020.

Anbiaee N, Tafakhori Z: Early diagnosis of progressive systemic sclerosis (scleroderma) from a panoramic view: report of three cases, *Dentomaxillofac Radiol* 40:457–462, 2011.

Burchfield C, Vorrasi J: Maxillofacial implications of scleroderma and systemic sclerosis: a case report and literature review, *J Oral Maxillofac Surg* 77:1203–1208, 2019.

Dagenais M, MacDonald D, Baron M, et al.: The Canadian Systemic Sclerosis Oral Health Study IV: oral radiographic manifestations in systemic sclerosis compared with the general population, *Oral Surg Oral Med Oral Pathol Oral Radiol* 120:104–111, 2015.

Demir Y, Karaaslan T, Aktepe F, et al.: Linear scleroderma "en coup de sabre" of the cheek, *J Oral Maxillofac Surg* 61:1091–1094, 2003.

Denton CP, Khanna D: Systemic sclerosis, *Lancet* 390:1685–1699, 2017.

Eversole LR, Jacobsen PL, Stone CE: Oral and gingival changes in systemic sclerosis (scleroderma), *J Periodontol* 55:175–178, 1984.

Gomes da Silva GS, Maymone de Melo ML, Leão JC, et al.: Oral features of systemic sclerosis: a case–control study, *Oral Dis* 25:1995–2002, 2019.

Haers PE, Sailer HF: Mandibular resorption due to systemic sclerosis: case report of surgical correction of a secondary open bite deformity, *Int J Oral Maxillofac Surg* 24:261–267, 1995.

Ioannidis JPA, Vlachoyiannopoulos PG, Haidich A-B, et al.: Mortality in systemic sclerosis: an international meta-analysis of individual patient data, *Am J Med* 118:2–10, 2005.

Isola G, Williams RC, Lo Gullo A, et al.: Risk association between scleroderma disease characteristics, periodontitis, and tooth loss, *Clin Rheumatol* 36:2733–2741, 2017.

Jung S, Martin T, Schmittbuhl M, et al.: The spectrum of orofacial manifestations in systemic sclerosis: a challenging management, *Oral Dis* 23:424–439, 2017.

Kirby DF, Chatterjee S: Evaluation and management of gastrointestinal manifestations in scleroderma, *Curr Opin Rheumatol* 26:621–629, 2014.

Knobler RM, French LE, Kim Y, et al.: A randomized, double-blind, placebo-controlled trial of photopheresis in systemic sclerosis, *J Am Acad Dermatol* 54:793–799, 2006.

Leung WK, Chu CH, Mok MY, et al.: Periodontal status of adults with systemic sclerosis: case-control study, *J Periodontol* 82:1140–1145, 2011.

Medsger TA: Natural history of systemic sclerosis and the assessment of disease activity, severity, functional status, and psychologic well-being, *Rheum Dis Clin N Am* 29:255–273, 2003.

Pearson DR, Werth VP, Pappas-Taffer L: Systemic sclerosis: current concepts of skin and systemic manifestations, *Clin Dermatol* 36:459–474, 2018.

Rout PGJ, Hamburger J, Potts AJC: Orofacial radiological manifestations of systemic sclerosis, *Dentomaxillofac Radiol* 25:193–196, 1996.

Sticherling M: Systemic sclerosis—dermatological aspects. Part 1: Pathogenesis, epidemiology, clinical findings, *J Dtsch Dermatol Ges* 10:705–716, 2012.

van den Hoogen F, Khanna D, Fransen J, et al.: 2013 classification criteria for systemic sclerosis: an American college of rheumatology/European league against rheumatism collaborative initiative, *Ann Rheum Dis* 72:1747–1755, 2013.

Varga J: Systemic sclerosis (scleroderma) and related disorders, In Jameson JL, Fauci AS, Kasper DL, et al., editors: *Harrison's principles of internal medicine*, ed 20, New York, 2018, McGraw-Hill, pp 2546–2560.

Yenisey M, Külünk T, Kurt S, et al.: A prosthodontics management alternative for scleroderma patients, *J Oral Rehabil* 32:696–700, 2005.

Síndrome CREST

Chamberlain AJ, Walker NPJ: Successful palliation and significant remission of cutaneous calcinosis in CREST syndrome with carbon dioxide laser, *Dermatol Surg* 968–970, 2003.

Daoussis D, Antonopoulos I, Liossis S-NC, et al.: Treatment of systemic sclerosis-associated calcinosis: a case report of rituximab-induced regression of CREST-related calcinosis and review of the literature, *Semin Arthritis Rheum* 41:822–829, 2012.

Ferreli C, Gasparini G, Parodi A, et al.: Cutaneous manifestations of scleroderma and scleroderma-like disorders: a comprehensive review, *Clinic Rev Allerg Immunol* 53:306–336, 2017.

Frantza C, Huscherb D, Avouac J, et al.: Outcomes of limited cutaneous systemic sclerosis patients: results on more than 12,000 patients from the EUSTAR database, *Autoimmun Rev* 19:102452, 2020.

Pearson DR, Werth VP, Pappas-Taffer L: Systemic sclerosis: current concepts of skin and systemic manifestations, *Clin Dermatol* 36:459–474, 2018.

Sparsa A, Lesaux N, Kessler E, et al.: Treatment of cutaneous calcinosis in CREST syndrome by extracorporeal shock wave lithotripsy, *J Am Acad Dermatol* 53:S263–S265, 2005.

Acantose nigricans

Abu-Safieh Y, Khelfa S: Acanthosis nigricans: a presentation of gastric adenocarcinoma, *Arab J Gastroenterol* 12:156–157, 2011.

Cairo F, Rubino I, Rotundo R, et al.: Oral acanthosis nigricans as a marker of internal malignancy, *A case report, J Periodontol* 72:1271–1275, 2001.

Hall JM, Moreland A, Cox GJ, et al.: Oral acanthosis nigricans: report of a case and comparison of oral and cutaneous pathology, *Am J Dermatopathol* 10:68–73, 1988.

Karadağ AS, You Y, Danarti R, et al.: Acanthosis nigricans and the metabolic syndrome, *Clin Dermatol* 36:48–53, 2018.

Mignogna MD, Fortuna G, Falleti J, et al.: Gastric diffuse large B-cell lymphoma (DLBCL) exhibiting oral acanthosis nigricans and tripe palms, *Dig Liver Dis* 41:766–768, 2009.

Mostofi RS, Hayden NP, Soltani K: Oral malignant acanthosis nigricans, *Oral Surg Oral Med Oral Pathol* 56:372–374, 1983.

Ramirez-Amador V, Esquivel-Pedraza L, Caballero-Mendoza E, et al.: Oral manifestations as a hallmark of malignant acanthosis nigricans, *J Oral Pathol Med* 28:278–281, 1999.

Rizwan M, Iftikhar N, Sarfraz T, et al.: Malignant acanthosis nigricans: an indicator of internal malignancy, *J Coll Physicians Surg Pak* 29:888–890, 2019.

Schwartz RA: Acanthosis nigricans, *J Am Acad Dermatol* 31:1–19, 1994.

Scully C, Barrett WA, Gilkes J, et al.: Oral acanthosis nigricans, the sign of Leser-Trélat and cholangiocarcinoma, *Br J Dermatol* 145:505–526, 2001.

Shah KR, Boland CR, Patel M, et al.: Cutaneous manifestations of gastrintestinal disease: part I, *J Am Acad Dermatol* 68:189e1–189e21, 2013.

Wick MR, Patterson JW: Cutaneous paraneoplastic syndromes, *Semin Diagn Pathol* 36:211–228, 2019.

Yu Q, Li X-L, Ji G, et al.: Malignant acanthosis nigricans: an early diagnostic clue for gastric adenocarcinoma, *World J Surg Oncol* 15:208, 2017.

17

Manifestações Orais de Doenças Sistêmicas

◆ MUCOPOLISSACARIDOSES

As **mucopolissacaridoses** consistem em um grupo heterogêneo de doenças metabólicas que geralmente são herdadas de modo autossômico recessivo. Essas doenças são caracterizadas pela falta de qualquer uma das diversas enzimas normais necessárias para processar as importantes substâncias intercelulares conhecidas como *glicosaminoglicanos*. Essas substâncias são conhecidas normalmente como *mucopolissacarídeos*, daí o termo *mucopolissacaridoses*. Alguns exemplos de glicosaminoglicanos incluem os seguintes:

- Heparan sulfato
- Dermatan sulfato
- Queratan sulfato
- Sulfato de condroitina.

O tipo de mucopolissacaridose observada clinicamente depende de qual enzima em particular está faltando para cada um desses substratos. As mucopolissacaridoses, como um grupo, ocorrem com uma frequência de aproximadamente 1 em 15.000 a 29.000 nascidos vivos, apesar de alguns tipos serem bem menos comuns.

Características clínicas e radiográficas

As características clínicas das mucopolissacaridoses variam, dependendo da síndrome em particular que está sendo examinada (Tabela 17.1). Além disso, os pacientes afetados com um tipo específico de doença exibem uma grande variação da gravidade do envolvimento. A maioria dos tipos de mucopolissacaridoses mostra algum grau de deficiência mental. Com frequência, as características faciais dos pacientes afetados são levemente grosseiras, com arco superciliar alargado (Figura 17.1), e também há outras alterações esqueléticas, como enrijecimento das articulações. A degeneração turva das córneas, um problema que costuma levar à cegueira, é observada em diversas formas de mucopolissacaridoses.

As manifestações orais variam de acordo com o tipo particular de mucopolissacaridose. A maioria dos tipos mostra algum grau de macroglossia. A hiperplasia gengival pode estar presente, em particular nas regiões anteriores, como consequência dos efeitos ressecantes e irritativos da respiração bucal. As alterações dentárias incluem adelgaçamento do esmalte, com cúspides pontiagudas nos dentes posteriores, apesar de parecer ser uma característica única das mucopolissacaridoses do tipo IVA. Outras manifestações dentárias incluem numerosos dentes impactados com folículos dentários proeminentes (Figura 17.2), possivelmente em decorrência do acúmulo de glicosaminoglicanos no tecido conjuntivo folicular. Alguns pesquisadores relataram a ocorrência de múltiplos dentes impactados que se agregam em um único folículo, formando, radiograficamente, um padrão de roseta. Dentes com taurodontismo (ver Capítulo 2) são vistos com maior frequência em indivíduos afetados, e deformidades na cabeça do côndilo, descritas como achatamento ou distorção, foram identificadas nesses pacientes.

Embora os achados clínicos possam sugerir que um paciente esteja acometido por uma das mucopolissacaridoses, o diagnóstico é confirmado pelo achado laboratorial de níveis elevados de glicosaminoglicanos na urina, bem como pela deficiência de enzimas específicas nos leucócitos e fibroblastos do paciente.

Tratamento e prognóstico

Atualmente não há tratamento sistêmico satisfatório para as mucopolissacaridoses. Diversas formas de mucopolissacaridoses estão associadas a marcante redução na expectativa de vida e deficiência mental. O uso de transplantes alogênicos de medula óssea tem sido usado com algum sucesso na melhora da sobrevida e qualidade de vida destes pacientes.

Infelizmente, nem todos os aspectos da doença são corrigidos e as complicações associadas ao transplante devem ser consideradas. Tais complicações estão associadas a uma taxa de 15 a 20% de mortalidade. A terapia de reposição enzimática está disponível para a mucopolissacaridose tipos I, II e VI. A administração da enzima laronidase, idursulfase e galsulfase precocemente na vida do paciente parece melhorar muitos dos aspectos da doença, apesar de não ocorrer resolução completa. Devido à raridade dessas condições e às despesas do desenvolvimento de tratamento, o custo anual dessa terapia pode ir de US$176,000 para laronidase até US$657,000 para idursulfase, que atualmente tem a dúbia distinção de ser o mais caro medicamento prescrito. O aconselhamento genético é indicado para os pais e irmãos do paciente afetado por uma das síndromes da mucopolissacaridose. O diagnóstico pré-natal também está disponível para o planejamento familiar.

Tabela 17.1 Características de síndromes de mucopolissacaridoses selecionadas.

Tipo	Epônimo	Hereditariedade	Deficiência enzimática	Substrato armazenado	Características clínicas
I-H	Hurler	AR	α-L-Iduronidase	HS e DS	Manifestação na infância; córneas turvas, retardo do crescimento, inteligência reduzida, doença coronariana; raramente vive por 10 anos
I-S	Scheie	AR	α-L-Iduronidase	HS e DS	Manifestação ao final da infância; córneas turvas, inteligência normal, regurgitação da aorta; sobrevive até a idade adulta
II	Hunter	Ligada ao X R	Iduronato-2-sulfatase	HS e DS	Manifestação com início de 1 a 2 anos; córneas claras, inteligência reduzida, retardo do crescimento, articulações rígidas
III-A	Sanfilippo-A	AR	Heparan N-sulfatase	HS	Manifestação com início dos 4 aos 6 anos; córneas claras, inteligência reduzida, alterações esqueléticas leves; morte na adolescência
III-B	Sanfilippo-B	AR	α-N-acetilglico-saminidase	HS	Geralmente as mesmas da Sanfilippo-A
IV-A	Morquio-A	AR	Galactosamina-6-sulfatase	QS e CS	Manifestação com início com 1 a 2 anos; córneas turvas, inteligência normal, articulações frouxas; pode sobreviver até a meia-idade
IV-B	Morquio-B	AR	β-galactosidase	QS	Geralmente similares às da Morquio-A
VI	Maroteaux-Lamy	AR	Arilsulfatase B	DS e CS	Manifestação com início aos 2 a 6 anos; córneas turvas, inteligência normal, retardo do crescimento, articulações rígidas; pode sobreviver até a idade adulta

AR, autossômica recessiva; CS, sulfato de condroitina; DS, dermatan sulfato; HS, heparan sulfato; QS, queratan sulfato; R, recessiva.

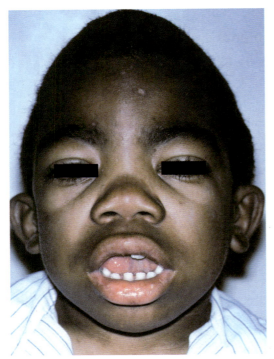

Figura 17.1 Mucopolissacaridose. Esse paciente afetado pela síndrome de Hunter exibe os aspectos faciais característicos dessa doença.

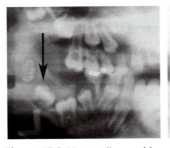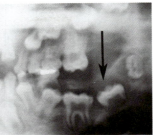

Figura 17.2 Mucopolissacaridose. O exame radiográfico da dentição de uma criança afetada pela síndrome de Hunter mostra áreas radiolucentes (*setas*) associadas às coroas de dentes não erupcionados.

O tratamento dos problemas dentários desses pacientes não difere do de outros pacientes. Entretanto, diversos fatores devem ser considerados, tais como:

- Grau de deficiência intelectual (se houver)
- Presença ou ausência de uma doença convulsiva
- Grau de enrijecimento articular
- Gravidade de outros problemas médicos relacionados.

Dependendo de qual desses fatores esteja presente e da extensão de envolvimento, os cuidados odontológicos podem requerer sedação, hospitalização ou anestesia geral do paciente para se atingirem resultados satisfatórios. Contudo, a anestesia geral e a sedação podem ser um desafio, devido à quantidade excessiva

CAPÍTULO 17 Manifestações Orais de Doenças Sistêmicas

de tecidos faríngeos que frequentemente resultam em uma via respiratória menor do que a normal. Em pacientes afetados com gravidade, a anestesia geral deve ser reservada somente para situações com risco à vida.

◆ RETICULOENDOTELIOSES LIPÍDICAS

As **reticuloendotelioses lipídicas** são um grupo relativamente raro de doenças hereditárias. Elas incluem as seguintes condições:

- Doença de Gaucher
- Doença de Niemann-Pick
- Doença de Tay-Sachs.

Essas condições são observadas com frequência em pacientes da linhagem hereditária dos judeus asquenazes. Os pacientes afetados não apresentam algumas das enzimas necessárias para o processamento de lipídios específicos, e isso resulta no acúmulo de lipídios em uma variedade de células. Devido a esse acúmulo, parecia haver um armazenamento dessas substâncias pelas células; portanto, o termo *doença de armazenamento* foi usado para se referir a essas doenças.

Na **doença de Gaucher** (a mais comum das reticuloendotelioses), a falta de glicocerebrosidase resulta no acúmulo de glicosilceramida, em particular nos lisossomos das células da linhagem dos macrófagos e dos monócitos. Três tipos de doença de Gaucher são atualmente reconhecidos: tipo 1 (não neuropática) observada principalmente na população de judeus asquenazes, e os tipos 2 e 3 (neuropática), cuja distribuição é pan-étnica.

A **doença de Niemann-Pick** é caracterizada pela deficiência de esfingomielinase ácida, resultando no acúmulo de esfingomielina, também nos lisossomos dos macrófagos.

A **doença de Tay-Sachs** é causada pela falta de β-hexosaminidase A, o que leva ao acúmulo de um gangliosídeo, em especial nos lisossomos dos neurônios.

Todas essas doenças são herdadas com traços autossômicos recessivos. Quando uma mutação genética conhecida por causar a doença de Gaucher foi avaliada na população de judeus asquenazes, os pesquisadores observaram que aproximadamente 1 em 12 até 17 pessoas portavam o gene mutado. A maioria das pessoas identificadas como portadores do gene era heterozigota; portanto, assintomáticas.

Características clínicas e radiográficas

Doença de Gaucher

As características clínicas da doença de Gaucher são uma consequência dos efeitos do armazenamento anormal de glicosilceramida. Macrófagos carregados com esse glicocerebrosídeo são não funcionais e tendem a se acumular em fígado, baço e medula óssea do paciente afetado. Esse acúmulo na medula óssea desloca as células hematopoéticas normais, produzindo anemia e trombocitopenia. Além disso, esses pacientes são suscetíveis a infartos ósseos. A dor óssea resultante é a queixa principal. São identificadas deformidades características do tipo *frasco de Erlenmeyer* nos ossos longos, particularmente no fêmur. O acúmulo de macrófagos no baço e no fígado resulta em aumento do volume das vísceras. Muitos pacientes afetados mostram um grau de retardo no crescimento. A deterioração neurológica ocorre em pacientes com os tipos 2 e 3, menos comuns, da doença. Lesões

nos maxilares aparecem como radiolucências mal definidas que normalmente afetam a mandíbula, produzindo afinamento do osso cortical, sem causar desvitalização dos dentes ou reabsorção da lâmina dura. As paredes do canal mandibular também podem ser destruídas pelo processo da doença. A diminuição do fluxo salivar foi documentada em pacientes com doença de Gaucher quando comparados com uma população pareada por sexo e idade, embora essa diminuição possa não ser clinicamente representativa.

Doença de Niemann-Pick

A doença de Niemann-Pick ocorre sob três diferentes formas, cada uma associada a uma expressão clínica e prognóstico diferentes. Os tipos A e B são causados pela deficiência de *esfingomielinase* ácida, enquanto o tipo C ocorre principalmente como consequência da mutação no *NPC-1* ou *NPC-2,* genes envolvidos no processamento do colesterol. Os tipos A e C apresentam aspectos **neuronopáticos**, caracterizados por enfraquecimento psicomotor, demência, espasticidade e hepatoesplenomegalia, resultando em morte durante a primeira ou segunda décadas de vida. Os pacientes do tipo B em geral sobrevivem até a idade adulta e exibem **sinais viscerais**, primariamente a hepatomegalia, e algumas vezes envolvimento pulmonar.

Doença de Tay-Sachs

A doença de Tay-Sachs pode apresentar uma grande variação de manifestações clínicas, pois é geneticamente heterogênea. Algumas formas são leves, com os pacientes sobrevivendo até a idade adulta. Na forma infantil grave, contudo, a degeneração neuronal rapidamente progressiva se desenvolve logo após o nascimento. Os sinais e sintomas incluem cegueira, retardo no desenvolvimento e convulsões intratáveis. A morte geralmente ocorre dos 3 aos 5 anos.

Características histopatológicas

O exame histopatológico de uma lesão óssea da doença de Gaucher mostra lençóis de macrófagos ingurgitados com lipídios (células de Gaucher) exibindo abundante citoplasma azulado, cuja textura é delicada, lembrando a seda amassada. Na doença de Niemann-Pick, a célula característica observada ao exame do aspirado de medula óssea é o histiócito "azul-marinho".

Tratamento e prognóstico

Doença de Gaucher

Para os pacientes com a expressão leve da doença de Gaucher, pode não ser necessário nenhum tratamento. Para as formas mais graves, a terapia de reposição enzimática com glicocerebrosidase dirigida a macrófagos (injeção de imiglucerase), incluindo imiglucerase, velaglucerase alfa e taliglucerase alfa, é usada; todos estes medicamentos necessitam de infusão intravenosa (IV) e são bastante caros, muitas vezes custando mais de US$ 150.000 por ano por tratamento. Após 9 a 12 meses de terapia, os pacientes exibem melhora da condição da anemia, diminuição dos níveis plasmáticos de glicocerebrosídeo e diminuição da hepatoesplenomegalia. A resolução das alterações ósseas ocorre após um período maior de tempo. As crianças tratadas com esse esquema terapêutico podem exibir ganho de peso. Infelizmente, a terapia de reposição enzimática mostrou efeitos mínimos na doença de Gaucher neuronopática tipos 2 e 3. O transplante de medula óssea também foi tentado; contudo, os problemas inerentes à doença do enxerto contra o hospedeiro (GVHD) ainda estão presentes nessa forma de terapia e, portanto, não deve ser recomendada. Um estudo caso-controle mostrou que os adultos com a doença de Gaucher apresentam risco aumentado para doenças malignas hematológicas, particularmente o linfoma e o mieloma múltiplo. O aconselhamento genético deve ser realizado para todos os pacientes afetados.

Doença de Niemann-Pick e doença de Tay-Sachs

As formas neuronopáticas da doença de Niemann-Pick e a forma infantil da doença de Tay-Sachs estão associadas a um prognóstico sombrio. O aconselhamento genético deve ser oferecido às famílias afetadas. Marcadores moleculares dessas doenças foram desenvolvidos para identificar os portadores. Tal identificação permite a intervenção precoce em termos de aconselhamento, e a triagem da população-alvo em busca do gene que causa a doença de Tay-Sachs resultou, nas últimas três décadas, em uma grande diminuição dos pacientes afetados.

◆ PROTEINOSE LIPOIDE (HIALINOSE CUTÂNEA E MUCOSA; SÍNDROME DE URBACH-WIETHE)

Uma rara condição, a **proteinose lipoide** é herdada sob a forma de um traço autossômico recessivo. Ela se caracteriza pela deposição de material hialino na derme e no tecido conjuntivo submucoso dos pacientes afetados. A descrição completa mais antiga da proteinose lipoide foi feita por Urbach e Wiethe em 1929 e mais de 300 pacientes, a maioria deles de ascendência europeia, foram descritos até hoje. As mutações do gene *ECM1*, que codifica uma glicoproteína conhecida como *proteína de matriz extracelular I*, foram recentemente identificadas como a causa dessa doença.

Características clínicas

A mucosa da laringe e as cordas vocais são os locais inicialmente afetados pela proteinose lipoide. Portanto, o primeiro sinal da doença pode ser um dos seguintes:

- Incapacidade do bebê em emitir som ao chorar
- Um choro rouco na infância
- O desenvolvimento de voz rouca precocemente na infância.

As cordas vocais se tornam espessadas à medida que um material amorfo começa a afetar a mucosa da laringe. Esse processo infiltrativo da mucosa também pode envolver a faringe, o esôfago, as amígdalas, a vulva e o reto. As lesões cutâneas também se desenvolvem precocemente na vida, surgindo como pápulas; placas; ou nódulos espessos, amarelados, cerosos, que frequentemente afetam a face, principalmente os lábios e as bordas das pálpebras (Figura 17.3). Algumas lesões podem começar como vesículas com crostas escuras que cicatrizam tais quais manchas atróficas hiperpigmentadas.

Por fim, a maioria dos pacientes exibe pele com aspecto espessado e enrugado. Outras áreas da pele que podem estar envolvidas incluem o pescoço, as palmas das mãos, as axilas, os cotovelos, o escroto, os joelhos e os dedos. Nas áreas sujeitas a trauma crônico pode-se desenvolver uma superfície hiperqueratótica e verrucosa. Além das manifestações cutâneas, foram identificadas calcificações intracranianas simétricas dos lobos temporais mediais em quase 70% dos pacientes afetados. Essas lesões são em geral assintomáticas, apesar de ter sido descrito que alguns pacientes com tais calcificações apresentam doenças convulsivas.

As anormalidades da mucosa oral se tornam evidentes na segunda década de vida. A língua, a mucosa labial e a mucosa jugal se tornam nodulares, difusamente aumentadas e espessadas devido à infiltração por placas e nódulos cerosos branco-amarelados (Figura 17.4). As papilas do dorso da língua por fim são destruídas e a língua desenvolve uma superfície lisa. O acúmulo de material amorfo na língua pode resultar em sua adesão ao assoalho bucal. Portanto, o paciente pode-se tornar incapaz de protrair a língua e a falta de mobilidade dos tecidos moles da boca pode dificultar o cuidado odontológico em alguns casos. Hiperplasia gengival parece ser um achado infrequente.

Características histopatológicas

Um espécime de biopsia de uma lesão inicial de proteinose lipoide revela a deposição de material lamelar ao redor dos vasos sanguíneos, nervos, folículos pilosos e glândulas sudoríparas. O material cora positivamente com a técnica do ácido periódico

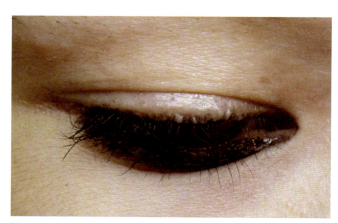

Figura 17.3 Proteinose lipoide. Pápulas espessadas estão presentes ao longo da margem da pálpebra. (Cortesia da Dra. Maria Copete.)

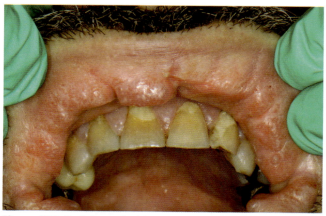

Figura 17.4 Proteinose lipoide. O vermelhão do lábio superior apresenta espessamentos nodulares amarelo-esbranquiçados.

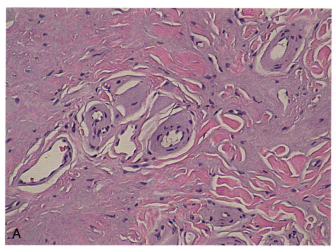 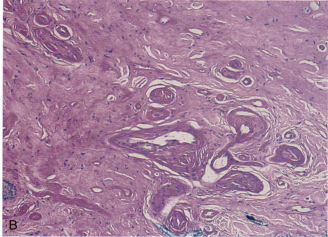

Figura 17.5 Proteinose lipoide. A. Essa fotomicrografia de médio aumento mostra deposição perivascular de material lamelar, acelular. **B.** A coloração com ácido periódico de Schiff é usada para marcar e realçar os depósitos perivasculares. (Cortesia da Dra. Maria Copete.)

de Schiff (PAS) e não é digerido pela diastase. A localização desse material, suas propriedades de coloração e a presença de laminina, colágeno tipo IV e colágeno tipo V sugerem a origem da membrana basal.

Um espécime de biopsia de uma lesão em seus estágios tardios mostra não apenas o material lamelar, mas também a deposição de substância amorfa dentro do tecido conjuntivo da derme (Figura 17.5).

Tratamento e prognóstico

Geralmente, não há disponibilidade de um tratamento específico para a proteinose lipoide, a não ser o aconselhamento genético. Em raras ocasiões, a infiltração da mucosa da laringe pode produzir dificuldade de respirar para alguns bebês; nesse caso, pode ser necessário o desbridamento das lesões da mucosa. A maioria dos pacientes com proteinose lipoide apresenta um padrão de vida normal. A rouquidão da voz e o aspecto da pele podem influenciar a qualidade de vida dos pacientes afetados. Como é o caso com várias outras genodermatoses hiperqueratóticas, as lesões de pele áspera e escamosa podem responder à terapêutica sistêmica à base de retinoide, mas os depósitos de material anormal na derme e submucosa, não.

♦ ICTERÍCIA

A **icterícia** é uma condição caracterizada pelo excesso de bilirrubina na corrente sanguínea. A bilirrubina se acumula nos tecidos, resultando em uma coloração amarelada da pele e das mucosas. Para entender a icterícia, é importante conhecer um pouco o metabolismo da bilirrubina. A maioria da bilirrubina é derivada da quebra da hemoglobina, o pigmento carregador de oxigênio dos eritrócitos (hemácia). O ciclo de vida médio de um eritrócito na circulação é de 120 dias. Após esse tempo, ele sofre uma degradação fisiológica. A hemoglobina é degradada e processada pelas células do sistema reticuloendotelial e a bilirrubina é liberada na corrente sanguínea, no estado não conjugado. No fígado, a bilirrubina é capturada pelos hepatócitos e conjugada com ácido glicurônico, que produz a bilirrubina conjugada, um produto solúvel, que pode ser excretado na bile.

Há várias causas para os níveis elevados de bilirrubina; algumas são fisiológicas e muitas são patológicas. Portanto, a presença de icterícia não é um sinal específico e geralmente exige exame físico e estudos laboratoriais para determinar a causa precisa. As doenças básicas associadas a um aumento nos níveis de bilirrubina incluem produção aumentada de bilirrubina. Isso ocorre quando as hemácias são degradadas em uma velocidade tão rápida que o fígado não consegue acompanhar o processamento. Essa degradação é observada em condições como a **anemia hemolítica autoimune** ou na **anemia falciforme**.

Além disso, o fígado pode não estar com sua função normal, o que resulta em diminuição da retirada de bilirrubina da circulação, ou diminuição da conjugação da bilirrubina nas células hepáticas. A icterícia frequentemente está presente ao nascimento como resultado dos baixos níveis de atividade do sistema de enzimas que conjuga a bilirrubina. Os defeitos nesse sistema enzimático também podem ser observados em problemas hereditários, um dos mais comuns deles é a **síndrome de Gilbert**. Essa condição inócua é frequentemente detectada no exame de rotina e estima-se que afete até 5% das pessoas nos EUA. Como a maioria desses exemplos de icterícia ocorre devido ao processamento deficiente de bilirrubina, os estudos laboratoriais geralmente revelam a presença de bilirrubina não conjugada no soro.

A presença da bilirrubinemia conjugada na icterícia pode ser explicada pela redução da excreção de bilirrubina pelos ductos biliares. Isso pode ser a consequência do edema dos hepatócitos (resultando na oclusão do canalículo biliar) ou da necrose dos hepatócitos, com ruptura do canalículo biliar e liberação da bilirrubina conjugada. Portanto, a função hepática pode estar alterada devido a qualquer dentre uma variedade de infecções (p. ex., vírus) ou toxinas (p. ex., álcool). A oclusão do ducto biliar devido à presença de cálculo biliar, estenose ou câncer também pode forçar a bilirrubina conjugada para a corrente sanguínea.

Características clínicas

O paciente afetado pela icterícia exibe uma coloração amarelada difusa e uniforme da pele e da mucosa. A cor varia em intensidade, dependendo do nível sérico de bilirrubina e do sítio anatômico. Como as fibras elásticas apresentam afinidade pela

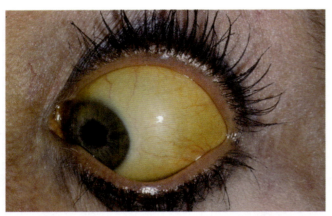

Figura 17.6 Icterícia. A coloração amarela da esclera representa um achado comum.

bilirrubina, os tecidos que apresentam um alto conteúdo de elastina, incluindo a esclera, o freio lingual e o palato mole, são mais afetados. A esclera é em geral o primeiro lugar em que a cor amarela pode ser notada (Figura 17.6). A coloração amarela causada pela **hipercarotenemia** (resultante da ingestão excessiva de caroteno, um precursor da vitamina A encontrado em vegetais e frutas amarelos) pode ser confundida com a icterícia, porém a esclera não está envolvida nessa condição.

Outros sinais e sintomas associados à icterícia variam de acordo com a causa da hiperbilirrubinemia. Por exemplo, pacientes com hepatite viral geralmente apresentam febre, dor abdominal, anorexia e fadiga. O paciente com icterícia requer uma avaliação médica completa para determinar a causa precisa da condição para que a terapia apropriada possa ser instituída.

Tratamento e prognóstico

O tratamento e o prognóstico do paciente com icterícia variam de acordo com a causa. A icterícia que é notada após o nascimento com frequência se resolve espontaneamente; contudo, se o lactente for colocado sob luzes especiais, haverá uma resolução mais rápida, pois a conjugação da molécula de bilirrubina é ativada pela exposição à luz azul. Se o episódio de icterícia se dever a danos ao fígado, como pode ser observado na hepatite B viral ou na lesão por substâncias químicas hepatotóxicas, então o prognóstico irá variar, dependendo da extensão do dano hepático. O prognóstico para os pacientes com icterícia secundária a metástases hepáticas é ruim.

◆ AMILOIDOSE

A **amiloidose** representa um grupo de condições heterogêneas caracterizadas pela deposição de substâncias proteináceas extracelulares denominadas **amiloide**. Virchow cunhou o termo *amiloide* no meio do século XIX, pois acreditava ser essa substância um material semelhante a amido (*amil* = amido; *oide* = semelhante). Atualmente se sabe que o amiloide pode ser formado em uma variedade de lugares, cada um com seu próprio tipo de proteína amiloide. Muitas dessas proteínas amiloides foram identificadas precisamente em relação à sua composição bioquímica, e idealmente, deveria ser feita uma tentativa para categorizar o tipo específico de amiloide quando o diagnóstico de amiloidose for estabelecido. As várias proteínas amiloides são designadas pela letra *A*, para indicar amiloide, seguida por uma abreviação indicativa da proteína amiloide específica. Por exemplo, *AL* identificaria o amiloide composto por uma molécula de cadeia leve (L) da imunoglobulina. Apesar de o amiloide poder apresentar diversas fontes, todos os tipos de amiloide apresentam a característica em comum de ter uma folha β-preguada em sua configuração molecular, o que pode ser observado pela análise por cristalografia de difração de raios X. Devido a essa similaridade de estrutura molecular, os diferentes tipos de amiloide apresentam padrões de marcação similares com as colorações especiais.

A amiloidose pode produzir uma variedade de efeitos, dependendo do órgão de envolvimento e da extensão em que o amiloide se deposita. Nas formas cutâneas limitadas, praticamente nenhum efeito na sobrevida é visto. Em algumas formas de amiloidose sistêmica, contudo, o paciente pode vir a falecer dentro de poucos anos após o diagnóstico, como consequência de uma falência cardíaca ou renal. Além disso, a presença de amiloide pode estar associada a outras doenças, como o mieloma múltiplo ou infecções crônicas.

Características clínicas

Diversas classificações da amiloidose foram propostas na última década, cada uma delas evoluindo conforme o conhecimento sobre essa condição incomum aumenta. Nenhuma das classificações é completamente satisfatória, apesar de, nos últimos anos, a constituição bioquímica dessas proteínas ter se tornado mais importante na maioria das classificações. A discussão aqui descrita tenta ser tão concisa e direta quanto possível. Essencialmente, sob o ponto de vista clínico, a amiloidose pode ser dividida em duas formas: **limitada a órgão** ou **sistêmica**.

Amiloidose limitada a órgão

Embora a amiloidose limitada a órgão possa ocorrer em uma variedade de órgãos, raramente foi descrita nos tecidos moles da boca. Um exemplo de uma forma limitada de amiloidose é o nódulo amiloide, que aparece como um depósito solitário, assintomático e submucoso. A maioria das formas limitadas a órgão da amiloidose consiste em agregados de cadeias leves de imunoglobulinas, produzidas por uma coleção focal de plasmócitos monoclonais. Por definição, esses depósitos amiloides não estão associados a qualquer alteração sistêmica.

Amiloidose sistêmica

A amiloidose sistêmica pode ocorrer sob diversas formas:

- Primária
- Associada ao mieloma
- Secundária
- Associada à hemodiálise
- Heredofamiliar.

Amiloidose primária e associada a mieloma

A forma primária e a forma associada ao mieloma da amiloidose geralmente afetam adultos mais velhos (idade média de 65 anos) e há uma discreta predileção pelo sexo masculino. Esses tipos de amiloidose são causados pela deposição de moléculas de cadeia leve (daí a designação *AL*), sendo a maioria deles idiopática, apesar de cerca de 15 a 20% estarem associados ao mieloma múltiplo. Os sinais e sintomas iniciais podem ser inespecíficos, na maioria das vezes resultando em atraso no diagnóstico. A fadiga, a perda de peso, a parestesia, a rouquidão, o edema e a hipotensão ortostática estão entre os primeiros sinais indicadores da doença. Por fim, síndrome do túnel do carpo, lesões mucocutâneas, hepatomegalia e macroglossia se desenvolvem como consequência da deposição da proteína amiloide. As lesões cutâneas aparecem como pápulas e placas de superfície lisa, firmes e cerosas. Elas afetam mais preferentemente a região das pálpebras (Figura 17.7), a região retroauricular, o pescoço e os lábios. Essas lesões estão com frequência associadas a petéquias e equimoses. A macroglossia foi descrita em 10 a 40% desses pacientes e pode se apresentar como um aumento difuso ou nodular da língua (Figura 17.8). Algumas vezes, os nódulos orais de amiloide mostram ulceração e hemorragia submucosa cobrindo as lesões. Raramente, os pacientes podem relatar xerostomia ou xeroftalmia, o que é secundário à infiltração pelo amiloide com consequente destruição das glândulas salivares e lacrimais. Quando há infiltração dos vasos sanguíneos, a claudicação da musculatura dos maxilares pode ser notada.

Amiloidose secundária

A amiloidose secundária é assim denominada porque se desenvolve como consequência de um processo inflamatório crônico, tal como a osteomielite de longa duração, a tuberculose ou a sarcoidose. Fragmentos de clivagem de uma proteína de reação de fase aguda sérica parecem compreender esse tipo de amiloidose designada *AA*. O coração geralmente não é afetado como em outras formas da amiloidose. Contudo, o fígado, os rins, o baço e a glândula suprarrenal são acometidos. Com o advento da terapia antibiótica moderna, essa forma de amiloidose se tornou muito menos comum nos EUA.

Amiloidose associada à hemodiálise

Os pacientes submetidos à diálise renal por muito tempo também são suscetíveis à amiloidose; nesse caso, a proteína amiloide é identificada como uma β_2-microbloburina, e esse tipo de amiloidose é designado como *Aβ_2M*. A β_2-microbloburina é uma proteína de ocorrência normal que não pode ser removida pelo procedimento de diálise e acumula-se no plasma. Eventualmente, forma depósitos, em particular nos ossos e articulações. Com frequência, ocorre a síndrome do túnel do carpo, assim como a dor e a disfunção da coluna cervical. O envolvimento da língua também foi descrito.

Este tipo de amiloidose pode se tornar um problema menor no futuro em razão do aumento do uso de dialisadores com poros maiores que permitem a remoção da grande molécula de β_2-microglobulina.

Amiloidose herodofamiliar

A amiloidose heredofamiliar é uma forma incomum, mas importante da doença. Diversos parentes foram identificados nas populações suíça, portuguesa e japonesa e a maioria dos tipos é herdada como traços autossômicos dominantes. A amiloidose hereditária por transtirretina é um exemplo deste tipo de amiloidose, e esta forma de deposição de amiloide é caracterizada pelo início gradual de polineuropatia sensitiva e motora. Pacientes afetados desenvolvem uma variedade de sinais e sintomas, incluindo dificuldade para andar, síndrome do túnel do carpo bilateral, dor intensa paroxística afetando as extremidades, cardiomiopatia e distúrbios gastrintestinais. A forma autossômica recessiva, conhecida como *febre familiar do Mediterrâneo*, também foi descrita. Outras formas hereditárias de amiloidose também podem apresentar polineuropatias e outras manifestações, como a arritmia cardíaca, a insuficiência cardíaca congestiva e a falência renal, por fim ocorrem à medida que continua a deposição de amiloide.

Características histopatológicas

A biopsia da mucosa do reto tem sido rotineiramente usada para confirmar o diagnóstico de amiloidose primária ou associada ao mieloma com mais de 80% dessas amostras apresentando resultados positivos. Entretanto, a biopsia por aspiração da gordura abdominal subcutânea é um procedimento mais simples e é relatada uma sensibilidade dessa técnica variando de 55 a 75%. Fontes alternativas de tecido, como a gengiva e as glândulas salivares labiais, podem ser usadas. O exame histopatológico do tecido gengival que foi afetado pela amiloidose mostra deposição extracelular, no tecido conjuntivo submucoso, de um material eosinofílico amorfo, que pode estar arranjado em uma orientação perivascular ou pode estar presente de maneira difusa por todo o tecido (Figura 17.9). Uma sensibilidade relativamente baixa tem sido relatada para as biopsias gengivais, enquanto a glândula salivar labial mostra a deposição do amiloide em uma localização periductal e perivascular em mais de 80% dos casos.

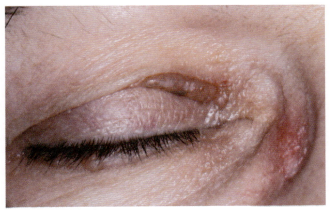

Figura 17.7 Amiloidose. Esse paciente exibe uma lesão nodular firme e cerosa na região periocular, um achado que é característico dessa condição.

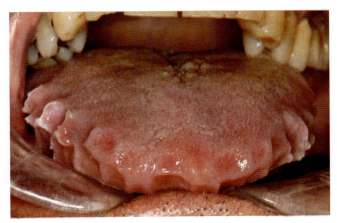

Figura 17.8 Amiloidose. O paciente exibe língua crenada e aumentada. (Cortesia do Dr. Gregory Erena.)

Se o material eosinofílico amorfo representar amiloide, deverá ser corado pelo vermelho Congo, que tem afinidade por proteínas anormais. Em cortes de tecido corado com vermelho Congo, o amiloide aparece vermelho. Quando o tecido é observado sob luz polarizada, ele exibe uma birrefringência verde-maçã (Figura 17.10). A técnica de coloração vermelho Congo é considerada o "padrão-ouro" para identificar a presença do amiloide. Outras técnicas têm sido usadas, mas são menos sensíveis ou específicas. Cortes microscópicos corados com cristal violeta revelam metacromasia característica; esse corante, que normalmente é de cor púrpura, aparece mais avermelhado quando reage com o amiloide. A coloração com a tioflavina T, um corante fluorescente, também fornece resultados positivos se o amiloide estiver presente. Em sua ultraestrutura, o amiloide é visto como uma coleção de fibrilas lineares não ramificadas de 7,5 a 10 nm de diâmetro.

Diagnóstico

Uma vez que o diagnóstico histopatológico da amiloidose tiver sido estabelecido, o paciente deve ser avaliado clinicamente para determinar qual tipo de amiloidose ele apresenta. Isso requer uma bateria de exames que inclui a imunoeletroforese do soro para determinar uma gamopatia monoclonal, de forma que o mieloma múltiplo possa ser descartado. Estudos imuno-histoquímicos têm demonstrado ser muito úteis na distinção do tipo específico de proteína amiloide. O histórico familiar e os achados do exame físico também são importantes.

Tratamento e prognóstico

Na maioria dos casos, não há uma terapia efetiva disponível para a amiloidose. O desbridamento cirúrgico dos depósitos de amiloide na língua tem sucesso limitado. Formas específicas de amiloidose podem responder ao tratamento, ou pelo menos sua progressão pode ser diminuída, dependendo da causa primária. Em casos de amiloidose secundária associada a um agente infeccioso, o tratamento da infecção e a redução da inflamação resultam em melhora clínica. O transplante renal pode deter a progressão das lesões ósseas na amiloidose associada à hemodiálise, mas esse procedimento aparentemente não reverte o processo. O transplante de fígado demonstrou melhorar o prognóstico de diversas formas da amiloidose hereditária, particularmente a variante transtirretina. Os tratamentos recentemente aprovados para a amiloidose por transtirretina incluem inotersena e patisirana, que interrompem a síntese molecular intracelular do amiloide de transtirretina, resultando na redução dos sintomas e melhorando significativamente o prognóstico desta condição. A febre familiar do Mediterrâneo pode responder à terapia sistêmica com colchicina. O aconselhamento genético também é apropriado para pacientes afetados pelas formas hereditárias da amiloidose. O tratamento da amiloidose primária (AL) com colchicina, prednisona e melfalana parece melhorar o prognóstico dos pacientes que não apresentam envolvimento cardíaco ou renal, apesar de o prognóstico ser de reservado a ruim na maioria dos casos. O transplante autólogo de células-tronco tem mostrado melhorar as taxas de sobrevida, mas infelizmente apenas de 20 a 25% dos pacientes com AL preenchem os critérios para se submeter a esta forma rigorosa de terapia. A maioria dos pacientes morre de falência cardíaca, arritmia ou doença renal dentro de meses a poucos anos após o diagnóstico.

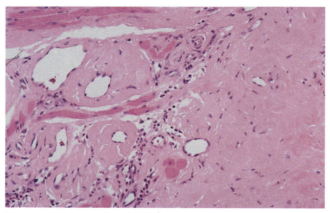

Figura 17.9 Amiloidose. Essa fotomicrografia de médio aumento mostra um depósito eosinofílico, acelular, que é característico da deposição de amiloide.

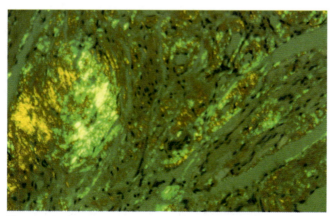

Figura 17.10 Amiloidose. Fotomicrografia em maior aumento de um corte corado com vermelho Congo, demonstrando birrefringência verde-maçã característica quando observada sob luz polarizada. (Cortesia do Dr. John Kalmar.)

◆ XANTELASMA (XANTELASMA PALPEBRAL)

Xantelasma é o mais comum dos xantomas cutâneos, ocorrendo em cerca de 4% da população adulta. A condição é mencionada, porque estas lesões são similares aos depósitos amiloides cutâneos. Além disso, a presença do xantelasma tem sido relacionada a um aumento do risco de aterosclerose, bem como à elevação dos lípidios séricos.

Características clínicas

Xantelasma é identificado em adultos de meia-idade ou mais velhos, apresentando uma ou mais placas moles amareladas associadas à pele periocular (Figura 17.11). As lesões tendem a se desenvolver na face medial da pálpebra superior. Clinicamente, a sua consistência mole e de cor amarela deve ajudar a diferenciar o xantelasma de depósitos amiloides.

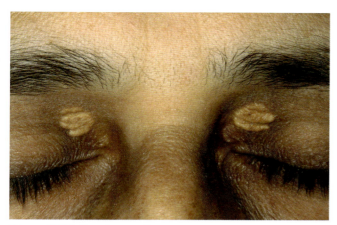

Figura 17.11 Xantelasma. Essas placas amareladas moles na face medial da pele da pálpebra superior são características de xantelasma.

Características histopatológicas

A biopsia de xantelasma mostra uma coleção de histiócitos carregados de lipídios na superfície do tecido conjuntivo dérmico.

Tratamento e prognóstico

O tratamento do xantelasma não é necessário e é geralmente considerado um procedimento cosmético. Se o paciente não foi avaliado recentemente em relação aos seus níveis de colesterol, o encaminhamento a um clínico para a avaliação dos lipídios séricos seria prudente. As lesões podem ser removidas cirurgicamente ou podem ser removidas por ablação a *laser*. Ambas as técnicas apresentam resultados estéticos similares e aceitáveis, embora a recorrência não seja incomum, mesmo se os lipídios séricos estiverem controlados.

◆ DEFICIÊNCIA VITAMÍNICA

Nos EUA, atualmente, as deficiências vitamínicas não são comuns. Os pacientes com as síndromes de má-absorção ou com distúrbios alimentares, pessoas que seguem "dietas da moda" e alcoólatras são os grupos mais afetados.

A vitamina A (retinol) é essencial para a manutenção da visão e também tem participação no crescimento e na diferenciação tecidual. A vitamina A pode ser obtida diretamente de diversas fontes na dieta, tais como carnes de vísceras (principalmente o fígado), ou o próprio organismo pode sintetizá-la do β-caroteno, que é abundante nos vegetais verde-escuros, vermelhos ou amarelos.

A vitamina B_1 (tiamina) age como uma coenzima para diversas reações metabólicas e acredita-se que mantenha o funcionamento apropriado dos neurônios. A tiamina é encontrada em muitas fontes de alimentos de origem animal ou vegetal.

A vitamina B_2 (riboflavina) é necessária para as reações de oxirredução celulares. Os alimentos que contém grandes quantidades de riboflavina incluem leite, vegetais verdes, carnes magras, peixes, legumes e ovos.

A vitamina B_3 (niacina) age como uma coenzima para as reações de oxirredução. Fontes ricas em niacina incluem os alimentos de origem animal, especialmente carnes magras e fígado, leite, ovos, grãos integrais, amendoins, levedo e grãos ou farelos de cereais.

A vitamina B_6 (piridoxina) atua como um cofator associado a enzimas que participam na síntese de aminoácidos. Ela é encontrada em muitas fontes de alimentos de origem animal ou vegetal.

A vitamina C (ácido ascórbico) é necessária para a síntese apropriada de colágeno. Essa vitamina está presente em uma grande variedade de vegetais e frutas, sendo abundante em frutas cítricas.

A vitamina D, atualmente considerada um hormônio, pode ser sintetizada em quantidades adequadas na epiderme da pele exposta a um grau moderado de luz solar. Contudo, atualmente nos EUA a maioria dos leites e cereais processados é enriquecida com vitamina D. Níveis apropriados de vitamina D e de seus metabólitos ativos são necessários para a absorção do cálcio presente no intestino.

A vitamina E (α-tocoferol) é uma vitamina lipossolúvel amplamente armazenada em todo o organismo. Ela provavelmente atua como um antioxidante. Óleos vegetais, carnes, castanhas, grãos de cereais, verduras e vegetais frescos são boas fontes de vitamina E.

A vitamina K é uma vitamina lipossolúvel encontrada em uma grande variedade de vegetais verdes, assim como no leite, na manteiga e no fígado; as bactérias intestinais também produzem essa vitamina. Ela é necessária para a síntese adequada de várias proteínas, incluindo os fatores de coagulação II, VII, IX e X.

Características clínicas

Vitamina A

Uma grave deficiência de vitamina A durante a infância pode resultar em cegueira e é considerada uma das principais causas de cegueira infantil em partes subdesenvolvidas do mundo. As alterações iniciais associadas à falta dessa vitamina em uma fase mais tardia do desenvolvimento incluem a incapacidade do olho em se adaptar à redução nas condições de luz (p. ex., cegueira noturna). Com uma deficiência mais grave e prolongada, há o desenvolvimento de ressecamento da pele e da conjuntiva e as alterações oculares podem progredir para ulceração da córnea, levando à cegueira.

Tiamina

A deficiência de tiamina resulta em uma condição denominada **beribéri**, um problema relativamente incomum no mundo ocidental, exceto em etilistas e outros indivíduos que não usufruem de uma dieta balanceada. A deficiência de tiamina também foi documentada em pacientes submetidos à cirurgia de desvio gástrico para controle de peso, provavelmente porque a quantidade adequada de vitamina não pode ser obtida dos alimentos. A condição se tornou prevalente no Sudeste Asiático quando foi introduzida a prática de remoção mecanizada dos folhetos externos dos grãos de arroz. Como a casca continha praticamente toda a tiamina, as pessoas que se alimentavam do arroz "polido" passaram a apresentar deficiência desta vitamina. A doença se manifesta por problemas cardiovasculares (p. ex., vasodilatação periférica, falência cardíaca e edema) e problemas neurológicos (incluindo neuropatia periférica e encefalopatia de Wernicke). Pacientes com encefalopatia de Wernicke apresentam vômitos, nistagmo e deterioração mental progressiva, o que pode levar a coma e morte.

Riboflavina

Uma dieta que apresenta deficiência crônica em riboflavina causa diversas manifestações orais, incluindo glossite, queilite angular, dor de garganta, edema e eritema da mucosa oral. A anemia normocítica e normocrômica pode estar presente e haver comprometimento cutâneo por dermatite seborreica.

Niacina

A deficiência de niacina causa uma condição conhecida como **pelagra**, um termo derivado das palavras italianas *pelle agra*, que significam *pele áspera*. Essa condição pode ocorrer em populações que usam o milho como o principal componente de suas dietas, uma vez que o milho é deficiente em niacina. A pelagra já foi muito comum no sudeste dos EUA e ainda pode ser encontrada em algumas partes do mundo. Os sinais e sintomas sistêmicos clássicos incluem a tríade de dermatite, demência e diarreia. A dermatite é simetricamente distribuída; as áreas expostas ao sol, tais como o rosto, o pescoço e o antebraço, são mais gravemente afetadas (Figura 17.12). Foram descritas manifestações orais como estomatite e glossite, com a língua apresentando um aspecto vermelho, liso e inflamado. Se a deficiência de niacina não for corrigida, a doença pode evoluir e persistir por um longo período de anos, por fim levando à morte.

Piridoxina

A deficiência de piridoxina não é comum devido à sua presença generalizada em uma variedade de alimentos. Uma variedade de fármacos, tal como o medicamento contra tuberculose isoniazida, age como antagonista da piridoxina; portanto, os pacientes que tomam esses medicamentos podem apresentar um estado de deficiência desta vitamina. Como a vitamina tem participação na função neuronal, os pacientes podem apresentar fraqueza, tonturas ou convulsões. A queilite e a glossite, referidas em indivíduos com pelagra, também são descritas em pacientes com deficiência de piridoxina.

Vitamina C

A deficiência de vitamina C é conhecida como **escorbuto** e sua ocorrência nos EUA geralmente se limita a indivíduos cujas dietas são desprovidas de frutas frescas e vegetais. Grupos afetados incluem os lactentes dos subúrbios e áreas pobres da cidade (cujas dietas com frequência consistem inteiramente em leite), crianças afetadas por autismo ou outros transtornos do neurodesenvolvimento (devido à dieta limitada que é escolhida), receptores de transplante de medula óssea (devido à mucosite oral relacionada à GVHD), crianças com sobrecarga de ferro relacionada a múltiplas transfusões (devido à anemia falciforme e à talassemia), e homens mais velhos edêntulos, em particular os que moram sozinhos.

Os sinais clínicos do escorbuto estão relacionados à síntese inadequada de colágeno. Por exemplo, paredes vasculares enfraquecidas podem resultar em hemorragia sob a forma de petéquias disseminadas e equimose. De maneira similar, há retardo na cicatrização de feridas, e feridas recentemente cicatrizadas podem se abrir. Na infância, hemorragias subperiosteais dolorosas podem ocorrer.

As manifestações orais são bem documentadas e incluem edema gengival generalizado, com hemorragia espontânea, ulceração, mobilidade dentária e aumento da gravidade da infecção periodontal e perda óssea. As lesões gengivais foram denominadas **gengivite por escorbuto** (Figura 17.13). Se não for tratado, o escorbuto pode levar, em última instância, à morte, em geral como consequência de hemorragia intracraniana.

Vitamina D

A deficiência de vitamina D durante a infância resulta em uma condição denominada **raquitismo**; os adultos que apresentam deficiência dessa vitamina desenvolvem a **osteomalacia**. Com a suplementação de vitamina D no leite e nos cereais, o raquitismo se tornou uma doença relativamente incomum nos EUA. Contudo, nos séculos passados, o raquitismo era comumente observado, em particular nas zonas temperadas do mundo, que não recebem luz solar adequada para assegurar níveis fisiológicos de vitamina D. Mesmo hoje em dia nos EUA, as crianças que apresentam a pele escura e não recebem adequada exposição solar, assim como as crianças que se alimentam apenas do leite materno, permanecem em risco de desenvolver o raquitismo. O raquitismo nutricional permanece sendo um problema em

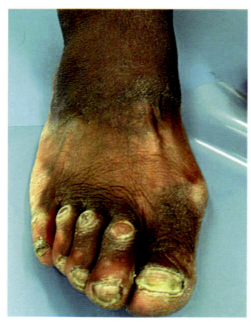

Figura 17.12 Pelagra. A pele do pé se revela áspera e hiperpigmentada, exceto por uma faixa central que estava protegida da luz solar por uma tira de sandália. (Cortesia da Dra. Sylvie Brener.)

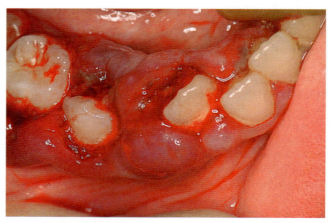

Figura 17.13 Escorbuto. Edema gengival hemorrágico (gengivite do escorbuto) devido à fragilidade capilar. (Cortesia do Dr. James Hargan.)

muitos países em desenvolvimento, apesar de se acreditar que essa condição esteja associada mais à deficiência de cálcio do que de vitamina D.

As manifestações clínicas do raquitismo incluem irritabilidade, retardo do crescimento e proeminência das junções costocondrais (*rosário raquítico*). À medida que a criança envelhece e começa a ganhar peso, acontece um arqueamento nos ossos longos das pernas devido à pouca mineralização do esqueleto. A deficiência de vitamina D ocorrendo durante o período de desenvolvimento do dente resultará em hipomineralização (Figura 17.14).

Um padrão similar de mineralização óssea deficiente pode ser observado na osteomalacia em adultos. O osso normalmente é submetido a contínuos remodelamento e renovação e o osteoide produzido durante esse processo não tem cálcio suficiente para sua completa mineralização, resultando em uma estrutura óssea enfraquecida e frágil. Os pacientes afetados pela osteomalacia com frequência se queixam de dor esquelética difusa, e seus ossos são suscetíveis à fratura quando submetidos a lesões relativamente pequenas.

Vitamina E

A deficiência de vitamina E é rara e ocorre principalmente em crianças que sofrem de doença hepática colestática crônica. Esses pacientes apresentam intensa má-absorção de todas as vitaminas lipossolúveis, em especial da vitamina E. Múltiplos sinais neurológicos se desenvolvem como consequência das anomalias no sistema nervoso central (SNC) e no sistema nervoso periférico.

Vitamina K

A deficiência de vitamina K pode ser observada em pacientes com síndromes de má-absorção ou naqueles cuja microbiota intestinal foi eliminada por uso de antibióticos de largo espectro por um longo período. Anticoagulantes orais da família do dicumarol também inibem a atividade enzimática normal da vitamina K. A deficiência ou a inibição da síntese de vitamina K leva à coagulopatia devido à síntese inadequada de protrombina e de outros fatores de coagulação. Intraoralmente, essa coagulopatia se manifesta sob a forma de sangramento gengival. Se a coagulopatia não for corrigida, uma hemorragia sistêmica incontrolável pode resultar em óbito.

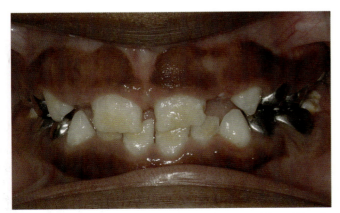

Figura 17.14 Deficiência de vitamina D. Observa-se hipocalcificação dos dentes nessa criança que tinha deficiência de vitamina D relacionada a uma dieta exclusiva de leite materno e à falta de exposição à luz solar adequada. (Cortesia da Dra. Pamela McDonald.)

Tratamento e prognóstico

A terapia de reposição é indicada para deficiências vitamínicas. Contudo, tais deficiências são incomuns em países mais desenvolvidos, exceto nas situações descritas antes. De fato, o excesso de vitamina talvez tenha maior probabilidade de ser atualmente encontrado nos EUA, porque muitas pessoas se submetem à automedicação com suplementos vitamínicos desnecessários e potencialmente nocivos. Por exemplo, o excesso de vitamina A pode causar dor abdominal, vômitos, dores de cabeça, dores nas articulações e exostoses, enquanto vitamina C em excesso pode induzir à formação de cálculos renais em indivíduos com histórico de nefrolitíase. Do mesmo modo, um aumento da prevalência de cálculos renais pode ser visto com excesso de ingestão oral de vitamina D.

◆ ANEMIA FERROPRIVA

A **anemia por deficiência de ferro** é a causa mais comum de anemia nos EUA e em todo o mundo. Essa forma de anemia se desenvolve quando a quantidade de ferro disponível para o organismo não acompanha a necessidade de ferro para a produção de hemácias. Esse tipo de anemia se desenvolve sob quatro condições:

1. Perda excessiva de sangue.
2. Aumento da demanda por hemácias.
3. Diminuição da ingestão de ferro.
4. Diminuição da absorção de ferro.

Estima-se que 11% das mulheres em idade reprodutiva nos EUA apresentem deficiência de ferro como consequência de perda de sangue crônica associada ao fluxo menstrual excessivo (**menorragia**). De maneira similar, 1 a 2% dos homens adultos apresentam deficiência de ferro devido à perda crônica de sangue, geralmente associada à doença gastrintestinal, como úlcera péptica, diverticulose, hérnia de hiato, ou neoplasias malignas.

Um aumento da demanda pela produção de eritrócitos ocorre durante o surto de crescimento da infância e durante a gravidez. A diminuição da ingestão de ferro pode ser verificada na infância quando a dieta consiste em alimentos relativamente pobres em ferro, como cereais e leite. Da mesma forma, as dietas das pessoas mais velhas podem ser deficientes se sua condição dentária impedi-las de se alimentar com alimentos apropriados, ou se elas não tiverem recursos para comprar alimentos ricos em ferro, como carnes e vegetais. Nos países em desenvolvimento, parasitas intestinais (especialmente o ancilóstomo) são uma causa comum de deficiência de ferro em crianças e mulheres grávidas.

A diminuição da absorção é um problema muito menos comum; contudo, pode ser observada em pacientes que foram submetidos à gastrectomia ou com **doença celíaca**, uma condição que resulta em diarreia crônica grave devido à sensibilidade ao glúten, uma proteína vegetal. A doença inflamatória intestinal, especialmente a doença de Crohn, também pode resultar em diminuição da absorção de ferro.

Características clínicas

Se a anemia ferropriva for grave o suficiente para produzir sintomas, os pacientes podem se queixar de fadiga, cansaço fácil, palpitações, sensação de desfalecimento ou desmaio iminente e falta de energia. Alguns pacientes podem desenvolver desejos por substâncias não alimentares, como argila ou gelo, condição conhecida como *pica*. As manifestações orais incluem a queilite angular e a glossite atrófica, ou atrofia generalizada da mucosa oral. A glossite é descrita como uma atrofia difusa ou irregular das papilas do dorso da língua, frequentemente acompanhada por sensibilidade ou por uma sensação de queimação. Tais achados também são evidentes na candidíase oral, e alguns pesquisadores sugeriram que a deficiência de ferro predispõe o paciente à infecção por *Candida*, o que resulta nessas alterações observadas nas comissuras labiais e na língua. Tais lesões são raramente observadas nos EUA, talvez porque a anemia costuma ser detectada de forma precoce no curso da doença, antes que as alterações da mucosa oral se desenvolvam.

Achados laboratoriais

O diagnóstico deve ser estabelecido por meio de uma contagem sanguínea completa incluindo as hemácias, pois outras condições tais como hipotireoidismo, outras anemias ou depressão crônica podem gerar queixas similares. A avaliação laboratorial mostra hemácias microcíticas hipocrômicas associadas à redução no seu número. Outras evidências que apoiam o diagnóstico de deficiência de ferro incluem os achados de baixos níveis séricos de ferro e da concentração de ferritina, juntamente com o aumento da capacidade de ligação ao ferro total.

Tratamento e prognóstico

A terapia para a maioria dos casos de anemia ferropriva consiste na suplementação do ferro da dieta por meio de sulfato ferroso oral. Para pacientes com problemas de má-absorção, a administração parenteral de ferro pode ser feita periodicamente. A resposta à terapia geralmente é imediata, com os parâmetros de células vermelhas voltando ao normal dentro de 1 a 2 meses. A causa de base da anemia deve ser identificada, de modo que, se possível, seja corrigida.

◆ SÍNDROME DE PLUMMER-VINSON (SÍNDROME DE PATERSON-KELLY; DISFAGIA SIDEROPÊNICA)

A **síndrome de Plummer-Vinson** é uma condição rara, caracterizada por anemia ferropriva, observada em associação com glossite e disfagia. Sua incidência em países desenvolvidos tem diminuído, provavelmente em consequência da melhora do estado nutricional da população. A condição apresenta significância no sentido de que tem sido associada a uma alta frequência de carcinomas epidermoides da boca e do esôfago, sendo, portanto, considerada como um processo pré-maligno.

Características clínicas e radiográficas

A maioria dos pacientes descritos com a síndrome de Plummer-Vinson são mulheres de ascendência escandinava ou do norte da Europa, na faixa etária entre 30 e 50 anos. Os pacientes reclamam de uma sensação de queimação na língua ou na mucosa oral. Algumas vezes esse desconforto é tão intenso que os pacientes não conseguem usar as próteses. A queilite angular está presente com frequência e pode ser grave (Figura 17.15). Clinicamente, pode ser verificada a marcante atrofia das papilas linguais, o que produz uma aparência lisa e avermelhada do dorso da língua (Figura 17.16).

Os pacientes também se queixam de dificuldade de engolir (**disfagia**), ou de dor ao engolir. Uma avaliação por endoscopia, ou com estudos radiográficos esofágicos, utilizando contraste de bário, revela a presença de bandas anormais de tecido no esôfago, denominadas **redes esofágicas**. Outro sinal é uma alteração do padrão de crescimento das unhas, o que resulta em uma configuração em forma de colher (**coiloníquia**) (Figura 17.17). As unhas podem também se tornar frágeis.

Os sintomas da anemia pode levar pacientes com síndrome Plummer-Vinson a procurar cuidados médicos. Fadiga, falta de ar e fraqueza são sintomas característicos.

Achados laboratoriais

Estudos hematológicos mostram anemia microcítica hipocrômica que é condizente com anemia por deficiência de ferro.

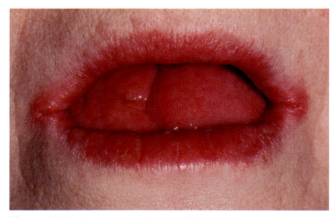

Figura 17.15 Síndrome de Plummer-Vinson. Os pacientes frequentemente exibem queilite angular.

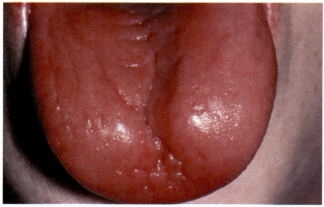

Figura 17.16 Síndrome de Plummer-Vinson. A atrofia papilar difusa do dorso da língua é um aspecto típico das alterações orais. (De Neville BW, Damm DD, White DK: *Color atlas of clinical oral pathology*, ed. 2, Philadelphia, 1999, Lippincott Williams & Wilkins.)

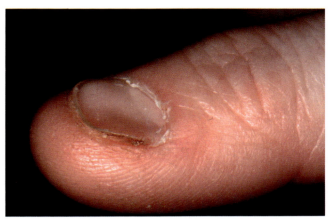

Figura 17.17 Síndrome de Plummer-Vinson. A aparência côncava e em formato de "colher" das unhas deste paciente é uma característica típica de deficiência crônica de ferro. (Cortesia da Dra. Ashleigh Briody.)

Características histopatológicas

Uma amostra da biopsia da mucosa envolvida de um paciente com síndrome de Plummer-Vinson mostra a atrofia epitelial com graus variados de inflamação crônica da submucosa. Em casos avançados, evidências de atipia ou displasia epitelial são observadas.

Tratamento e prognóstico

O tratamento da síndrome de Plummer-Vinson é voltado primariamente para a correção da anemia ferropriva pela suplementação de ferro na dieta. Essa terapia em geral cura a anemia, alivia a glossodinia e pode reduzir a gravidade dos sintomas esofágicos. Por vezes, a dilatação esofágica é necessária para ajudar a melhorar os sintomas da disfagia. Os pacientes com a síndrome de Plummer-Vinson devem ser avaliados periodicamente para detecção do câncer de boca, hipofaringe e esôfago, devido a uma prevalência de 5 a 50% de neoplasias malignas no trato aerodigestivo superior descrita nas pessoas afetadas.

◆ ANEMIA PERNICIOSA

A **anemia perniciosa** é uma condição incomum que ocorre com maior frequência entre pacientes idosos com ascendência do norte europeu, apesar de estudos recentes também terem identificado a doença em negros e populações hispânicas. As populações asiáticas parecem ser afetadas com frequência muito menor. A doença é uma anemia megaloblástica causada pela má-absorção de cobalamina (vitamina B_{12}, fator extrínseco). O fator intrínseco, que é produzido pelas células parietais do revestimento estomacal, é necessário para a absorção da vitamina B_{12}. Normalmente, quando a cobalamina é ingerida, ela se liga ao fator intrínseco no duodeno. Como as células do revestimento do intestino absorvem preferencialmente o complexo cobalamina-fator intrínseco, grandes quantidades de vitamina não podem ser absorvidas, a menos que ambos os componentes estejam presentes.

No caso da anemia perniciosa, a maioria dos pacientes não tem o fator intrínseco devido a uma destruição autoimune das células parietais do estômago, o que resulta em diminuição da absorção de cobalamina. Anticorpos direcionados contra o fator intrínseco também são encontrados no soro desses pacientes.

A deficiência de vitamina B_{12} pode ocorrer por outros motivos e, apesar de os sinais e sintomas resultantes serem idênticos aos da anemia perniciosa, esses devem ser considerados como doenças de deficiência distintas. Por exemplo, a diminuição da habilidade de absorver a cobalamina também pode ocorrer após cirurgias de desvio gastrintestinal. Além disso, como a cobalamina é derivada de fontes animais, alguns vegetarianos estritos (que não consomem nenhum alimento animal ou derivados) podem desenvolver a deficiência de vitamina B_{12}.

Como a cobalamina é necessária para a síntese de ácido nucleico, qualquer fator que interrompa a absorção desta vitamina causa problemas, especialmente para as células que estão se multiplicando com rapidez e, portanto, sintetizando grandes quantidades de ácido nucleico. As células com maior atividade mitótica são afetadas em maior grau, especialmente as células hematopoéticas e as células epiteliais do revestimento gastrintestinal.

Características clínicas

Em relação às queixas sistêmicas, os pacientes com anemia perniciosa relatam fadiga, fraqueza, dificuldade de respirar, dores de cabeça e sensação de desmaio. Tais sintomas estão associados à maioria das anemias e refletem a redução na capacidade do sangue em transportar o oxigênio. A vitamina B_{12} também tem a função de manter a mielina ao longo do sistema nervoso; portanto, com níveis reduzidos da vitamina, muitos pacientes relatam parestesia, formigamento ou dormência das extremidades. Dificuldade de caminhar e diminuição da sensibilidade vibratória e da noção de posição podem estar presentes. Sintomas psiquiátricos como perda de memória, irritabilidade, depressão e demência também foram descritos.

Os sintomas orais frequentemente consistem na sensação de queimação da língua, dos lábios e da mucosa jugal, ou de outros sítios. O exame clínico pode mostrar áreas focais irregulares de eritema e atrofia na mucosa oral (Figura 17.18), ou o processo pode ser mais difuso, dependendo da gravidade e da duração da condição. A língua pode ser afetada em até 50 a 60% dos pacientes com anemia perniciosa, mas, em alguns casos, pode não mostrar tanto envolvimento quanto outras áreas da mucosa oral. Contudo, a atrofia e o eritema podem ser mais facilmente observados no dorso da língua que em outros sítios.

Características histopatológicas

O exame histopatológico de uma porção eritematosa da mucosa oral mostra marcante atrofia epitelial com perda das cristas epiteliais, aumento da razão núcleo-citoplasma e nucléolos proeminentes (Figura 17.19). Esse padrão pode ser interpretado erroneamente como displasia epitelial em alguns casos, apesar de o núcleo na anemia perniciosa ser pálido em sua coloração e mostrar o acúmulo de cromatina periférica. Um infiltrado inflamatório crônico difuso e irregular em geral pode ser observado no tecido conjuntivo.

Achados laboratoriais

A avaliação hematológica da deficiência de vitamina B_{12} mostra anemia macrocítica e redução dos níveis séricos de cobalamina. O teste de Schilling para a anemia perniciosa tem sido usado

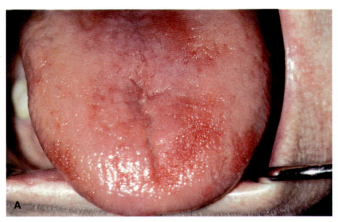
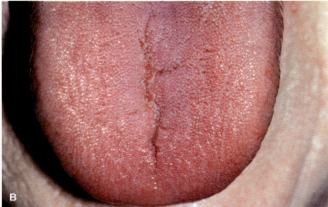

Figura 17.18 Anemia perniciosa. A. O dorso da língua mostra eritema e atrofia. **B.** Após a terapia com vitamina B$_{12}$, houve resolução da alteração da mucosa.

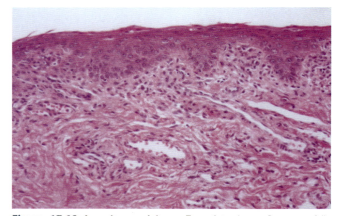

Figura 17.19 Anemia perniciosa. Essa fotomicrografia em médio aumento mostra atrofia e atipia epitelial, com inflamação crônica no tecido conjuntivo subjacente. Essas características são típicas da anemia megaloblástica, tal como a anemia perniciosa.

para determinar a patogênese da deficiência de cobalamina pela comparação das taxas de absorção e de excreção da cobalamina radiomarcada. Contudo, o estudo é complicado de ser realizado e considerado obsoleto. A presença de anticorpos séricos contra o fator intrínseco é específica para a anemia perniciosa.

Tratamento e prognóstico

Uma vez estabelecido o diagnóstico de anemia perniciosa, o tratamento tradicionalmente usado tem sido a administração de injeções intramusculares mensais de cianocobalamina. A condição responde com rapidez, uma vez iniciada a terapia, com relatos de resolução das lesões orais em 5 dias. Também há estudos demonstrando a terapia com altas doses de cobalamina oral como um tratamento igualmente efetivo, tendo como vantagens o custo-benefício e a eliminação das injeções dolorosas. Uma revisão sistemática da literatura identificou o que parece haver um risco aumentado em sete vezes de acometimento de carcinoma gástrico em pacientes com anemia perniciosa em comparação com a população em geral. A deficiência de ambos, vitamina B$_{12}$ e folato, causará anemia megaloblástica. A deficiência de folato é muito menos comum hoje em dia porque muitos alimentos são enriquecidos com folato. No entanto, é importante distinguir entre as duas condições. O tratamento da deficiência de vitamina B$_{12}$ com folato vai resolver a anemia e a atrofia da mucosa oral, porém a redução na produção de mielina continuará, resultando em dano futuro ao SNC.

◆ NANISMO HIPOFISÁRIO

O **nanismo hipofisário** é uma condição relativamente rara que resulta ou da produção diminuída do hormônio do crescimento pela adeno-hipófise, anormalidades da molécula do hormônio do crescimento ou pela redução da capacidade dos tecidos de responderam ao hormônio do crescimento. Os pacientes afetados são mais baixos que os indivíduos normais, apesar de terem proporções corpóreas geralmente adequadas.

Diversas condições podem causar baixa estatura e uma avaliação cuidadosa do paciente deve ser feita para descartar outras causas possíveis, tais como as seguintes:

1. Defeitos intrínsecos nos tecidos dos pacientes (p. ex., algumas displasias esqueléticas, anormalidades cromossômicas e baixa estatura idiopática).
2. Alterações no ambiente dos tecidos em crescimento (como a má nutrição, o hipotireoidismo e o diabetes melito).

Se for detectada a ausência do hormônio do crescimento, a causa deve ser determinada. Algumas vezes a ausência se deve à própria glândula hipófise (p. ex., aplasia ou hipoplasia). Em outros casos, o problema pode estar relacionado à destruição da hipófise ou do hipotálamo por neoplasias, radioterapia ou infecções.

Se o hipotálamo é afetado, uma deficiência no hormônio liberador do hormônio do crescimento, que é produzido pelo hipotálamo, resultará na deficiência do hormônio do crescimento. Frequentemente, as deficiências em outros hormônios, como o hormônio da tireoide e o cortisol, também são detectadas em pacientes com doenças primárias da hipófise ou do hipotálamo.

Alguns pacientes exibem níveis normais ou elevados do hormônio do crescimento, e ainda assim mostram pouca evidência de crescimento. Esses indivíduos geralmente apresentam um traço autossômico recessivo hereditário, resultando em receptores do hormônio do crescimento anormais e reduzidos nas células dos pacientes. Assim sendo, o crescimento normal não pode prosseguir.

Características clínicas

Talvez a característica mais marcante do nanismo hipofisário seja a notável baixa estatura dos pacientes afetados. Algumas vezes esta não é observada até os primeiros anos da infância, mas uma revisão do histórico de crescimento do paciente deve mostrar um padrão consistente de falha em atingir a altura mínima em uma escala de crescimento padrão. Com frequência, a altura do paciente pode estar até três desvios padrão abaixo do normal para determinada idade. Diferentemente das proporções corpóreas em muitas síndromes dismórficas e displasias esqueléticas, as proporções corpóreas do paciente afetado pela falta do hormônio de crescimento são em geral normais. Uma possível exceção é o tamanho do crânio, que costuma estar dentro dos limites normais; contudo, como o esqueleto facial não acompanha o crânio, a face de um paciente afetado pode parecer menor do que deveria ser. O estado mental em geral está dentro dos limites da normalidade.

A mandíbula e a maxila dos pacientes afetados são menores que o normal e os dentes mostram um padrão de atraso na erupção. O atraso varia de 1 a 3 anos para os dentes que normalmente erupcionam durante a primeira década de vida, e de 3 a 10 anos para os dentes que erupcionam na segunda década de vida. Na maioria das vezes, a esfoliação dos dentes decíduos atrasa durante vários anos e o desenvolvimento das raízes dos dentes permanentes também parece estar retardado. A ausência de desenvolvimento dos terceiros molares parece ser um achado comum. O tamanho dos dentes geralmente é reduzido em relação a outras estruturas anatômicas. Um estudo recente sugere que pacientes com deficiência no hormônio do crescimento podem apresentar doença periodontal mais grave em comparação com uma população de controle correspondente.

Achados laboratoriais

O radioimunoensaio para o hormônio do crescimento humano mostra níveis que estão abaixo do normal.

Tratamento e prognóstico

A terapia de reposição com o hormônio do crescimento humano é o tratamento de escolha para os pacientes com nanismo hipofisário, se a doença for detectada antes do fechamento das placas de crescimento epifisário. No passado, o hormônio do crescimento era extraído da hipófise de cadáveres, o que carregava o sério potencial de doença de Creutzfeldt-Jakob relacionada a príons; desde 1985, o hormônio de crescimento humano geneticamente modificado tem sido produzido com tecnologia de DNA recombinante. Para os pacientes com deficiência do hormônio do crescimento causada por defeito no hipotálamo, o tratamento com hormônio liberador de hormônio do crescimento é adequado.

Se os pacientes são identificados e tratados em uma idade precoce, pode-se esperar que atinjam uma altura relativamente normal. A estrutura óssea craniofacial também assume um padrão menos infantil. A avaliação de uma série de pacientes que foram tratados por longos períodos com hormônio do crescimento revelou que cerca da metade deles desenvolve características acromegálicas, incluindo pés e mandíbulas maiores. Para os pacientes que não apresentam receptores para o hormônio do crescimento, ainda não há tratamento disponível.

◆ GIGANTISMO

O **gigantismo** é uma condição rara causada por aumento na produção do hormônio do crescimento, geralmente relacionada a um adenoma hipofisário funcional. Aproximadamente 3 pessoas por milhão de habitantes são diagnosticadas a cada ano. A produção aumentada de hormônio do crescimento ocorre antes do fechamento das placas epifisárias, e a pessoa afetada cresce em um ritmo muito mais rápido, se tornando muito alta. Apesar de a altura média da população dos EUA estar gradualmente aumentando ao longo das últimas décadas, os indivíduos que excedem a altura média por mais de três desvios padrão podem ser considerados candidatos à avaliação endocrinológica. Exemplos familiares de gigantismo também foram descritos.

Características clínicas e radiográficas

Os pacientes com gigantismo mostram crescimento acelerado durante a infância, independentemente dos surtos de crescimento normais. A avaliação radiográfica do crânio mostra uma sela turca aumentada em consequência da presença do adenoma hipofisário. Se o tecido glandular hipofisário normal remanescente for comprimido e destruído, o adenoma pode resultar em deficiências hormonais, tais como o hipotireoidismo e o hipoadrenocorticismo. A **síndrome de McCune-Albright** (displasia fibrosa poliostótica e pigmentação café com leite associadas a doenças endocrinológicas) (ver Capítulo 14) pode ser responsável por até 20% dos casos de gigantismo.

Se a doença permanecer sem tratamento por um período prolongado, será atingida uma altura extrema (mais de 2 metros de altura) e o aumento dos tecidos moles faciais, da mandíbula, das mãos e dos pés se tornará aparente. Essas mudanças com frequência lembram as observadas na **acromegalia** (discutida a seguir). Outro achado oral é a macrodontia generalizada verdadeira.

Tratamento e prognóstico

A conduta adequada do gigantismo envolve a remoção cirúrgica do adenoma hipofisário funcionante, geralmente pela abordagem transesfenoidal. A radioterapia também pode ser usada, bem como um dos análogos de somatostatina e de um antagonista do receptor do hormônio do crescimento (discutido a seguir em **acromegalia**).

Em geral, a expectativa de vida dos pacientes com gigantismo é reduzida. As complicações associadas a hipertensão, neuropatia periférica, osteoporose e doença pulmonar contribuem para o aumento da morbidade e da mortalidade.

◆ ACROMEGALIA

A **acromegalia** é uma condição incomum caracterizada pela produção excessiva do hormônio do crescimento após o fechamento da cartilagem epifisial no paciente afetado. Em geral, o aumento no hormônio do crescimento se deve a um adenoma hipofisário funcional.

Estima-se que a incidência seja de aproximadamente 2 a 11 novos casos diagnosticados por milhão de pessoas por ano, baseado em dados europeus recentes. Acredita-se que a prevalência seja entre 30 e 140 pacientes afetados por milhão.

Características clínicas e radiográficas

Como a maioria dos pacientes com acromegalia apresenta um adenoma hipofisário, os sintomas relacionados diretamente à ocupação do espaço pela neoplasia podem estar presentes. Esses sintomas incluem dores de cabeça, distúrbios visuais e outros sinais de neoplasias cerebrais. Algumas vezes, a atrofia por pressão da glândula hipófise residual normal pelo adenoma leva à produção diminuída de outros hormônios hipofisários e provoca outros problemas endócrinos indiretos. Os efeitos diretos dos níveis aumentados de hormônio do crescimento incluem uma variedade de problemas, tais como hipertensão, doenças cardíacas, hiperidrose, artrite e neuropatia periférica.

É observada a renovação do crescimento dos pequenos ossos das mãos e dos pés (Figura 17.20) e dos ossos membranosos do crânio e da mandíbula. Os pacientes podem se queixar de que suas luvas ou chapéus estão ficando "muito pequenos". O tecido mole também é afetado, produzindo um aspecto facial grosseiro (Figura 17.21). A hipertrofia dos tecidos moles palatinos pode causar ou agravar a apneia do sono. Como esses sinais e sintomas se desenvolvem lentamente e são vagos no início, um tempo médio de 6 a 10 anos decorre desde o início até o diagnóstico da doença. A idade média ao diagnóstico é de 42 anos e não há predileção por sexo.

Do ponto de vista odontológico, esses pacientes apresentam prognatismo mandibular como consequência do crescimento aumentado da mandíbula (Figura 17.22), o que pode causar mordida aberta anterior. O crescimento dos ossos gnáticos também pode provocar o espaçamento dos dentes, resultando na formação de diastemas. O crescimento dos tecidos moles frequentemente gera macroglossia uniforme nos pacientes afetados.

Achados laboratoriais e diagnóstico

Se houver suspeita de acromegalia, a mensuração dos níveis de hormônio do crescimento no soro deve ser realizada após administrar ao paciente determinada quantidade de glicose por via oral. Normalmente, esse teste de desafio da glicose reduzirá a produção do hormônio do crescimento, mas se o paciente apresentar acromegalia, não haverá supressão do hormônio. Em geral, o exame de ressonância magnética (RM) é capaz de identificar o adenoma hipofisário, que é responsável pela secreção inadequada de hormônio do crescimento.

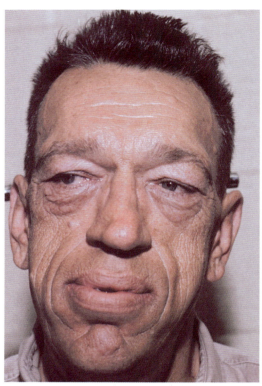

Figura 17.21 Acromegalia. Esse paciente apresenta as características faciais grosseiras típicas da doença. (Cortesia do Dr. William Bruce.)

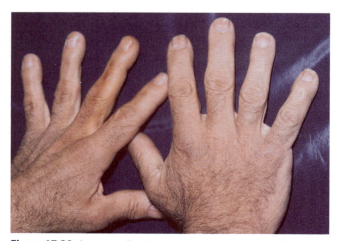

Figura 17.20 Acromegalia. Aumento dos ossos das mãos. (Cortesia do Dr. William Bruce.)

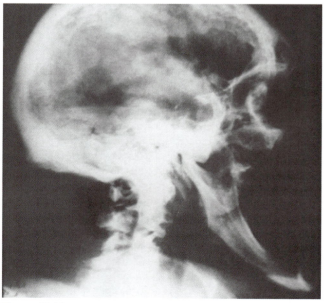

Figura 17.22 Acromegalia. Essa tomada radiográfica lateral mostra o nível dramático de aumento mandibular que pode ocorrer.

Tratamento e prognóstico

O tratamento do paciente com acromegalia gira em torno da remoção da neoplasia hipofisária e no retorno aos níveis normais do hormônio do crescimento. O tratamento mais efetivo com menor morbidade associada é a excisão cirúrgica pela abordagem transesfenoidal. O prognóstico de tal procedimento é bom, apesar de ainda ser prevista uma taxa de mortalidade em torno de 1%. A condição pode ser controlada com esse procedimento, mas nos pacientes com neoplasias maiores e níveis de hormônio do crescimento aumentados há menor probabilidade de controle.

A radioterapia tem sido usada em alguns casos, mas o retorno dos níveis de hormônio do crescimento ao normal não é tão rápido e previsível quanto com a cirurgia. Como alguns pacientes também apresentam hipopituitarismo, causado pelos efeitos da radiação no remanescente da glândula, alguns centros indicam a radioterapia como tratamento somente quando há insucesso com a cirurgia ou quando o procedimento cirúrgico for muito arriscado. A farmacoterapia com os análogos da somatostatina (p. ex., octreotida, lanreotida, pasireotida) ajuda a controlar a acromegalia se o tratamento cirúrgico falhar ou se a cirurgia for contraindicada. Um agente bloqueador do receptor do hormônio do crescimento, o pegvisomanto, também foi desenvolvido e pode ser usado em associação com um dos análogos da somatostatina ou isoladamente, caso o paciente não tolere o análogo da somatostatina. São feitas injeções diárias de pegvisomanto; este exerce ação nos tecidos periféricos, inibindo a ação do hormônio do crescimento. Esses fármacos são também usados como adjuvantes à radioterapia durante um período prolongado, algumas vezes necessário, para que o tratamento tenha efeito.

O prognóstico para os pacientes não tratados é reservado, com um aumento na taxa de mortalidade comparado ao da população não acometida. A hipertensão, o diabetes, a doença coronariana, a insuficiência cardíaca congestiva, a doença respiratória e o câncer de cólon intestinal são observados com maior frequência em pacientes acromegálicos e cada um deles contribui para o aumento da taxa de mortalidade. Apesar de o tratamento do paciente com acromegalia ajudar a controlar muitos dos outros problemas citados e a melhorar o prognóstico, ainda assim há uma redução da expectativa de vida desses pacientes, especialmente aqueles com persistentes níveis elevados de hormônio do crescimento, cardiomiopatia ou hipertensão.

◆ HIPOTIREOIDISMO (CRETINISMO; MIXEDEMA)

O **hipotireoidismo** é uma doença caracterizada pela diminuição dos níveis do hormônio da tireoide. Quando essa diminuição ocorre na infância, o manifestação clínica é conhecida como **cretinismo**. Se um adulto apresenta marcante diminuição dos níveis dos hormônios da tireoide por um período prolongado, a deposição de substância amorfa composta por glicosaminoglicanos é observada nos tecidos subcutâneos, produzindo um edema não compressivo. Alguns denominam essa forma grave de hipotireoidismo de **mixedema**; outros usam os termos *mixedema* e *hipotireoidismo* como sinônimos.

O hipotireoidismo pode ser classificado como **primário** ou **secundário**. No hipotireoidismo primário, a própria glândula tireoide apresenta algum grau de anormalidade; no hipotireoidismo secundário, a glândula hipófise não produz a quantidade adequada do hormônio estimulante da tireoide (TSH), que é necessário para a liberação apropriada do hormônio da tireoide. O hipotireoidismo secundário, por exemplo, desenvolve-se com frequência após a radioterapia para neoplasias cerebrais, resultando em danos à glândula hipófise pela radiação. Contudo, a maioria dos casos representa a forma primária da doença.

A triagem para essa doença geralmente é realizada ao nascimento e a prevalência do hipotireoidismo congênito na América do Norte é de aproximadamente 1 em 4.000 nascimentos. Geralmente, isso se deve a hipoplasia ou agenesia da glândula tireoide. Em outras regiões do mundo, o hipotireoidismo na infância na maioria das vezes se deve à falta de iodo na dieta. Em adultos, o hipotireoidismo, com frequência, resulta da destruição autoimune da glândula tireoide (conhecida como **tireoidite de Hashimoto**) ou a fatores iatrogênicos, tais como a terapia com iodo radioativo ou a cirurgia para o tratamento do hipertireoidismo. Como o hormônio da tireoide é necessário para o metabolismo celular, muitos dos sinais e sintomas clínicos do hipotireoidismo podem estar relacionados com a taxa de metabolismo diminuída nesses pacientes.

Características clínicas

As características mais comuns do hipotireoidismo incluem sinais e sintomas como a letargia, pele seca e áspera, edema da face (Figura 17.23) e das extremidades, rouquidão, constipação, fraqueza e fadiga. Em geral há diminuição da frequência cardíaca (**bradicardia**). Pode haver redução da temperatura do corpo (**hipotermia**) e a pele com frequência se apresenta fria e seca ao toque. Na criança, é possível que esses sinais não sejam aparentes de imediato e a deficiência no crescimento pode ser a primeira indicação da doença.

Em relação aos achados orais, os lábios podem parecer espessados devido ao acúmulo de glicosaminoglicanas. O aumento difuso da língua ocorre pela mesma razão (Figura 17.24). Se a condição se desenvolver durante a infância, pode não haver a erupção dos dentes, apesar de sua formação não ser prejudicada (Figuras 17.25 e 17.26).

Achados laboratoriais

O diagnóstico é feito pela avaliação dos níveis de tiroxina (T_4) livre. Se esses níveis forem baixos, então os níveis de TSH são mensurados para determinar se o hipotireoidismo primário ou secundário está presente. Na doença da tireoide primária, os níveis de TSH estão elevados. Na doença secundária causada pela disfunção hipofisária, os níveis de TSH são normais ou limítrofes.

Tratamento e prognóstico

A terapia de reposição do hormônio da tireoide, geralmente com a levotiroxina, é indicada para os casos confirmados de hipotireoidismo. O prognóstico geralmente é favorável para os pacientes adultos. Se a condição for diagnosticada dentro de um período razoável, o prognóstico também é favorável para as crianças. Porém, se a condição não for identificada a tempo, podem ocorrer danos permanentes ao SNC, resultando em deficiência intelectual. Para as crianças afetadas, a terapia de reposição com hormônio da tireoide frequentemente resulta em uma importante resolução da condição (ver Figura 17.23).

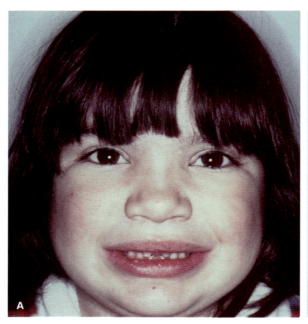
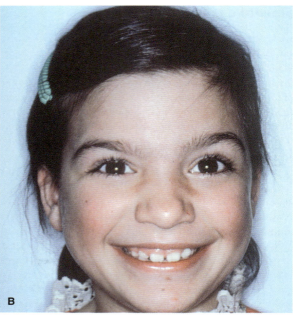

Figura 17.23 Hipotireoidismo. A. A aparência facial dessa criança de 9 anos se deve ao acúmulo de edema tecidual em decorrência do hipotireoidismo grave. **B.** A mesma paciente 1 ano após a terapia de reposição com hormônio da tireoide. Note a erupção dos dentes permanentes superiores.

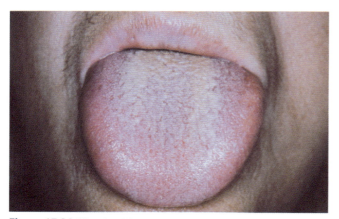

Figura 17.24 Hipotireoidismo. A língua aumentada (macroglossia) se deve ao edema associado ao hipotireoidismo do adulto (mixedema). (Cortesia do Dr. George Blozis.)

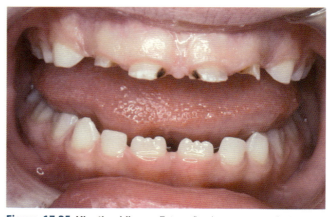

Figura 17.25 Hipotireoidismo. Fotografia da mesma paciente mostrada na Figura 17.23 antes da terapia de reposição com hormônio da tireoide. Note os dentes decíduos retidos, motivo pelo qual a paciente foi inicialmente encaminhada para avaliação.

◆ HIPERTIREOIDISMO (TIREOTOXICOSE; DOENÇA DE GRAVES)

O **hipertireoidismo** é uma doença causada pelo excesso de produção do hormônio da tireoide. Essa produção excessiva resulta em um estado de marcante aumento do metabolismo no paciente. A maioria dos casos (60 a 90%) se deve à **doença de Graves**, uma condição que foi inicialmente descrita no início do século XIX. Acredita-se que seja provocada por autoanticorpos que são dirigidos contra os receptores do TSH na superfície das células da glândula. Quando os autoanticorpos se ligam a esses receptores, eles parecem estimular as células da tireoide a liberar hormônio tireoidiano de forma inadequada.

Outras causas do hipertireoidismo incluem a hiperplasia do tecido tireoidiano e a presença de neoplasias da tireoide, tanto benignas quanto malignas, que secretam hormônios da tireoide inadequadamente. De modo similar, o adenoma da hipófise pode produzir TSH, que pode então estimular a tireoide a secretar hormônio tireoidiano em excesso.

Características clínicas

A doença de Graves é de 5 a 10 vezes mais comum em mulheres que em homens, sendo verificada com certa frequência. A prevalência geral dessa condição é de 1,2% na população dos EUA, afetando quase 2% da população feminina adulta. A doença de Graves é mais diagnosticada em pacientes durante a terceira e quarta décadas de vida.

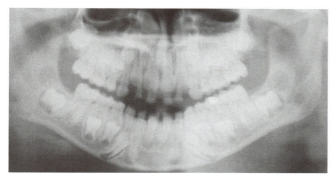

Figura 17.26 Hipotireoidismo. Radiografia panorâmica da mesma paciente das Figuras 17.23 e 17.25. Note a dentição permanente totalmente desenvolvida, mas não erupcionada.

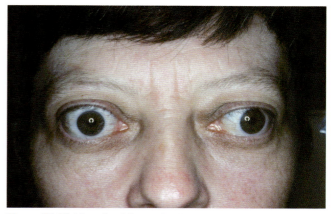

Figura 17.27 Hipertireoidismo. Os olhos proeminentes são característicos da exoftalmia associada à doença de Graves.

A maioria dos pacientes com a doença de Graves exibe um aumento difuso da tireoide. Muitos dos sinais e sintomas do hipertireoidismo podem ser atribuídos a um aumento da taxa metabólica causado pelo excesso de hormônio da tireoide. Os pacientes em geral reclamam de irritabilidade, palpitações cardíacas, intolerância ao calor, labilidade emocional e fraqueza muscular. Frequentemente, durante a avaliação clínica, são notados:

- Perda de peso, apesar do aumento de apetite
- Taquicardia
- Transpiração excessiva
- Aumento da pressão do pulso (aumento da pressão sistólica e diminuição da diastólica)
- Pele quente e lisa
- Tremor.

O envolvimento ocular (também conhecido como orbitopatia de Graves ou doença ocular da tireoide), que se desenvolve em 20 a 40% dos pacientes afetados, talvez seja a característica mais marcante da doença. Nos estágios precoces do hipertireoidismo, os pacientes apresentam um olhar fixo característico, com retração da pálpebra e retardo na movimentação. Em algumas formas da doença de Graves, desenvolve-se a protrusão dos olhos (**exoftalmia** ou **proptose**) (Figura 17.27). Essa protuberância dos olhos se deve ao acúmulo de glicosaminoglicanos no tecido conjuntivo retro-orbital, e os pacientes que fumam cigarros são afetados com maior frequência. Diplopia (visão dupla), olhos secos e compressão do nervo óptico podem resultar em comprometimento visual significativo.

Achados laboratoriais

O diagnóstico de hipertireoidismo é feito pela avaliação dos níveis de T_4 livre (tiroxina) e de TSH no soro. Nos pacientes afetados, os níveis de T_4 devem estar elevados e a concentração de TSH está diminuída.

Características histopatológicas

O aumento difuso e a hipercelularidade da glândula tireoide são observados nos pacientes com a doença de Graves, com hiperplasia do epitélio da tireoide e pouca produção aparente de coloide. O infiltrado linfocitário do parênquima glandular também pode ser frequentemente observado.

Tratamento e prognóstico

O tratamento inicial do hipertireoidismo frequentemente consiste em um dos medicamentos betabloqueadores, como atenolol ou propranolol, que ajudam a reduzir sintomas desconfortáveis como ansiedade, nervosismo, sudorese excessiva, palpitações cardíacas e taquicardia. Posteriormente, a causa subjacente do excesso de hormônio tireoidiano circulante deve ser abordada.

Nos EUA, o iodo radioativo (I^{131}) é a forma de tratamento mais utilizada nos pacientes adultos com a doença de Graves, embora não possa ser administrado se a paciente estiver grávida. A glândula tireoide normalmente capta o iodo da corrente sanguínea, porque esse elemento é um componente crítico do hormônio tireoidiano. Quando se administra iodo radioativo a um paciente com a doença de Graves, a glândula tireoide rapidamente o remove da corrente sanguínea e sequestra o material radioativo para dentro do tecido glandular. A radioatividade destrói o tecido hiperativo da tireoide, trazendo os níveis de hormônio de tireoide novamente para o normal. A maioria da radiação é recebida durante as primeiras semanas, porque o I^{131} apresenta meia-vida curta.

Outras técnicas incluem a terapia com fármacos que bloqueiam o uso normal do iodo pela glândula tireoide, e essa forma de tratamento é inicialmente a terapia de primeira escolha na maioria dos centros europeus. As duas medicações mais utilizadas são a propiltiouracila (PTU) e o metimazol. O PTU tem sido associado à toxicidade hepática em alguns pacientes, e a U.S. Food and Drug Administration (FDA) recomendou que o seu uso deve ser limitado a circunstâncias específicas, tais como alergia ao metimazol ou durante o primeiro trimestre da gravidez. Metimazol não deve ser administrado a uma paciente que esteja no primeiro trimestre de gravidez porque pode causar anomalias fetais. Às vezes, o metimazol pode ser administrado cronicamente na expectativa de que uma remissão possa ser induzida. Além disso, a glândula tireoide ou uma grande porção dela pode ser removida cirurgicamente, reduzindo assim a produção de hormônios da tireoide. O metimazol é muitas vezes prescrito antes de qualquer remoção cirúrgica da tireoide ou tratamento com iodo radioativo, a fim de reduzir os níveis de hormônio da tireoide para os níveis normais.

A terapia isolada com medicamentos pode não apresentar sucesso no controle do hipertireoidismo, e cerca de metade dos pacientes tratados dessa forma terão recorrência. Infelizmente, com iodo radioativo e cirurgia, o risco de hipotireoidismo é relativamente grande, apesar de poder ser instituída a terapia de reposição do hormônio da tireoide, se necessário.

O tratamento da doença ocular da tireoide tem sido um desafio, com terapia sistêmica de corticosteroides frequentemente utilizada para reduzir a inflamação e intervenção cirúrgica empregada para descomprimir a órbita e restaurar a função das pálpebras. Nenhuma dessas abordagens proporcionou benefícios significativos para pacientes com doença ocular grave. Em 2020, um anticorpo monoclonal humano, teprotumumabe, foi aprovado pela FDA para tratar a doença ocular da tireoide. Este medicamento bloqueia a interação dos receptores de tireotropina e dos receptores de fator de crescimento semelhante à insulina tipo I, que estão implicados na causa da doença ocular da tireoide. Os resultados do tratamento são impressionantes, embora atualmente um curso de tratamento de 6 meses tenha estimativa de custar US$ 200.000.

Em um paciente com hipertireoidismo não controlado, existe um risco quanto à liberação inadequada de grandes quantidades de hormônio da tireoide de uma só vez, resultando em uma condição relativamente rara, mas muito grave denominada **tempestade tireoidiana**. Essa condição pode ser precipitada por infecção, trauma psicológico ou estresse. Clinicamente, os pacientes podem ter delírios, convulsões, temperatura elevada (até 41°C) e taquicardia (algumas vezes mais que 140 batimentos/minuto). Esses indivíduos devem ser hospitalizados imediatamente, pois a taxa de mortalidade associada à tempestade tireoidiana relatada varia de 8 a 25%. O clínico deve estar ciente da possibilidade de ocorrência desse problema e os pacientes com hipertireoidismo devem apresentar a condição sob controle previamente ao tratamento odontológico.

◆ HIPOPARATIREOIDISMO

Os níveis de cálcio nos tecidos extracelulares normalmente são regulados pelo hormônio paratireoidiano (PTH) (paratormônio), em conjunção com a vitamina D. Se os níveis de cálcio caírem abaixo de certo ponto, a liberação do PTH será estimulada. O hormônio age diretamente nos rins e nos osteoclastos para restaurar os níveis normais de cálcio. Nos rins, a reabsorção de cálcio é promovida, a excreção de fosfato é aumentada e a produção de vitamina D é estimulada, o que aumenta a absorção de cálcio do intestino. Os osteoclastos são ativados para reabsorver o osso e, assim, liberar o cálcio.

Se for produzida uma quantidade reduzida de PTH, ocorre uma condição relativamente rara, conhecida como **hipoparatireoidismo**. Nos EUA e na Europa, aproximadamente 75% dos casos de hipoparatireoidismo são devidos à remoção cirúrgica inadvertida das glândulas paratireoides quando se excisa a glândula tireoide por outros motivos, mas algumas vezes ele pode surgir como consequência da destruição autoimune do tecido da paratireoide. Síndromes raras, como a **síndrome de DiGeorge** e a **síndrome da poliendocrinopatia autoimune-candidíase-distrofia ectodérmica (síndrome da candidíase endócrina, síndrome poliglandular autoimune)** (ver Capítulo 6), também podem estar associadas ao hipoparatireoidismo.

Características clínicas

Com a perda da função da paratireoide, os níveis séricos de cálcio caem, resultando em hipocalcemia. Com frequência o paciente com hipoparatireoidismo crônico se adapta à presença de hipocalcemia e torna-se assintomático, a menos que situações que reduzam ainda mais os níveis de cálcio sejam encontradas. Tais situações incluem a alcalose metabólica, como observada durante a hiperventilação, quando um estado de tetania pode se tornar evidente.

O **sinal de Chvostek** é um achado oral significativo, caracterizado por contração muscular do lábio superior quando o nervo facial for tocado logo abaixo do processo zigomático. Uma resposta positiva sugere um grau latente de tetania. Se houver o desenvolvimento do hipoparatireoidismo precocemente na vida, durante a odontogênese, então pode ocorrer a hipoplasia do esmalte em fossetas e falhas na erupção dentária (Figura 17.28). A presença de candidíase oral persistente em um paciente jovem pode sinalizar o estabelecimento da síndrome da poliendocrinopatia autoimune-candidíase-distrofia ectodérmica. O hipoparatireoidismo pode ser apenas uma das diversas deficiências endócrinas associadas a essa condição.

Achados laboratoriais

O PTH pode ser mensurado por meio de radioimunoensaio. Se os níveis séricos de PTH estiverem diminuídos, em associação com a diminuição da concentração de cálcio no soro, aumento dos níveis séricos de fosfato e função renal normal, então o diagnóstico de hipoparatireoidismo pode ser estabelecido.

Tratamento e prognóstico

Os pacientes com hipoparatireoidismo em geral são tratados com doses orais de um precursor da vitamina D, calcitriol (1,25-di-hidroxicolecalciferol, vitamina D_3). Suplementos adicionais para o cálcio obtido com a dieta também podem ser necessários para manter níveis adequados de cálcio sérico. Com esse protocolo, os pacientes podem ter uma vida relativamente normal; no entanto, problemas com cálculos renais e calcificações de tecidos moles frequentemente se desenvolvem.

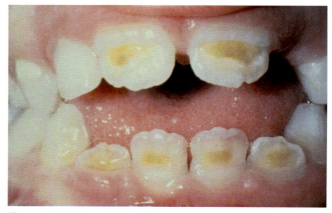

Figura 17.28 Hipoparatireoidismo. A hipoplasia do esmalte afetou a dentição desse paciente, que teve hipoparatireoidismo no período em que os dentes estavam sendo formados.

A busca por melhores opções de tratamento para esse distúrbio tem continuado, com foco em soluções moleculares. O PTH é uma proteína linear composta por uma cadeia de 84 aminoácidos e, recentemente, um PTH recombinante composto por todos os 84 aminoácidos foi desenvolvido. Este PTH recombinante foi aprovado pela FDA para injeção subcutânea diária no tratamento de pacientes com hipoparatireoidismo que não responderam ao tratamento padrão.

◆ PSEUDO-HIPOPARATIREOIDISMO (OSTEODISTROFIA HEREDITÁRIA DE ALBRIGHT; ACRODISOSTOSE)

A condição rara conhecida como **pseudo-hipoparatireoidismo** representa pelo menos duas doenças em que o hormônio paratireoidiano (PTH) normal está presente em quantidades adequadas, mas as vias bioquímicas responsáveis pela ativação das células-alvo não estão funcionando apropriadamente. O resultado clínico é um paciente que parece ter hipoparatireoidismo.

No caso de pseudo-hipoparatireoidismo tipo I, duas subcategorias foram definidas. Para o tipo Ia, um defeito molecular de uma proteína de ligação intracelular específica, conhecida como $G_s\alpha$, parece evitar a formação da adenosina monofosfato cíclico (AMPc), um componente fundamental na ativação do metabolismo celular. Como outros hormônios também requerem ligação ao $G_s\alpha$ para realizar suas funções, os pacientes apresentam múltiplos problemas com outros órgãos e funções endócrinas. Essa condição é geralmente herdada como um traço autossômico dominante.

Em relação ao pseudo-hipoparatireoidismo tipo Ib, acredita-se que o problema seja causado por receptores defeituosos para o PTH na superfície das células-alvo (os túbulos renais proximais). Por essa razão, nenhum outro tecido ou função endócrina é afetado. Um modo autossômico dominante de herança foi sugerido para as poucas famílias afetadas pelo tipo Ib do pseudo-hipoparatireoidismo, mas a maioria dos casos é, aparentemente, esporádica.

O pseudo-hipoparatireoidismo tipo II é caracterizado pela indução do AMPc pelo PTH em células-alvo; contudo, uma resposta funcional por parte das células não é desencadeada. Todos os casos relatados dessa forma da doença parecem ser esporádicos.

Características clínicas

O pseudo-hipoparatireoidismo aparece, mais comumente, como uma doença do tipo Ia. Os pacientes afetados do tipo Ia apresentam uma variedade de aspectos característicos que incluem deficiência intelectual leve, obesidade de início precoce, face arredondada, pescoço curto e estatura baixa. A hipoplasia do terço médio da face também pode ser observada. Os metacarpos e metatarsos são, em geral, encurtados e os dedos parecem curtos e grossos. As calcificações subcutâneas (**osteoma cutâneo**) podem ser identificadas em alguns pacientes. Outras anormalidades endócrinas que são encontradas incluem o hipogonadismo e o hipotireoidismo.

Os pacientes com a doença dos tipos Ib e II parecem clinicamente normais, exceto por seus sintomas relacionados à hipocalcemia.

As manifestações dentárias do pseudo-hipoparatireoidismo incluem a hipoplasia generalizada do esmalte, câmaras pulpares aumentadas com calcificações intrapulpares, oligodontia, atraso na erupção, raízes encurtadas e arredondamento dos ápices dos dentes. As calcificações pulpares são, com frequência, descritas como em forma de "adaga". Uma relação de classe III oclusal é frequentemente identificada nesses pacientes, possivelmente relacionada à hipoplasia maxilar.

O diagnóstico do pseudo-hipoparatireoidismo é feito com base nos níveis séricos elevados de PTH, observados concomitantemente com hipocalcemia, hiperfosfatemia e função normal do rim. Estudos mais sofisticados são necessários para delinear os vários subtipos.

Tratamento e prognóstico

O pseudo-hipoparatireoidismo é tratado com a administração de vitamina D e cálcio. Os níveis de cálcio sérico e de excreção de cálcio pela urina são cuidadosamente monitorados. Devido às diferenças individuais dos pacientes, o medicamento pode precisar ser cuidadosamente ajustado; contudo, o prognóstico é considerado favorável. Exames odontológicos de rotina anuais ou semestrais, especialmente durante a infância, geralmente são aconselhados para esses pacientes.

◆ HIPERPARATIREOIDISMO

A produção excessiva do PTH resulta na condição conhecida como **hiperparatireoidismo**. O PTH é produzido pelas glândulas paratireoides em resposta à diminuição nos níveis séricos de cálcio.

O **hiperparatireoidismo primário** representa a produção descontrolada de PTH, normalmente devido a um adenoma da paratireoide (80 a 90%) ou hiperplasia das paratireoides (10 a 15% dos casos). Raramente (cerca de 1% dos casos), um carcinoma da paratireoide pode ser a causa do hiperparatireoidismo primário. Com menor frequência, esse distúrbio endócrino é causado por qualquer uma de diversas síndromes hereditárias, incluindo a **neoplasia endócrina múltipla tipo 1** ou **tipo 2a**, ou a **síndrome do hiperparatireoidismo-tumor de mandíbula**. Nesta última condição, os pacientes afetados desenvolvem múltiplas lesões na mandíbula que são compatíveis, ao exame histopatológico, com o fibroma cemento-ossificante (ver Capítulo 14). Na maioria dos casos, os pacientes afetados desenvolvem um único adenoma paratireoidiano que produz excesso de PTH. Também parece haver maior risco do aparecimento de um carcinoma de paratireoide.

O **hiperparatireoidismo secundário** se desenvolve quando o PTH é continuamente produzido em resposta a níveis cronicamente baixos de cálcio sérico, uma situação associada à doença renal crônica. O rim processa a vitamina D, que é necessária para absorção intestinal do cálcio. Portanto, em um paciente com doença renal crônica, a vitamina D ativa não é produzida e menos cálcio poderá ser absorvido pelo intestino, resultando na diminuição dos níveis de cálcio sérico.

Características clínicas e radiográficas

A maioria dos pacientes com hiperparatireoidismo tem mais de 60 anos. As mulheres apresentam essa condição duas a quatro vezes mais do que os homens. Nos países desenvolvidos, o hiperparatireoidismo pode ser identificado durante os exames sorológicos de rotina e a maioria dos pacientes é relativamente assintomática.

Pacientes com a tríade clássica de sinais e sintomas do hiperparatireoidismo apresentam "pedras, ossos e roncos abdominais". Os indivíduos afetados são mais propensos a apresentar estes sinais e sintomas em países menos desenvolvidos economicamente, onde a avaliação sorológica não é realizada rotineiramente.

As **"pedras"** se referem ao fato de esses pacientes, particularmente aqueles com hiperparatireoidismo primário, apresentarem uma tendência marcante para o desenvolvimento de cálculos renais (pedras nos rins, nefrolitíase) devido aos níveis aumentados de cálcio sérico. As calcificações metastáticas também são observadas, envolvendo outros tecidos moles, como as paredes dos vasos sanguíneos, os tecidos moles subcutâneos, a esclera, a dura e as regiões em torno das articulações.

Os **"ossos"** se referem a uma variedade de alterações ósseas que podem ocorrer em associação com o hiperparatireoidismo. Um dos primeiros sinais clínicos dessa doença é observado radiograficamente como reabsorção subperiosteal das falanges dos dedos indicador e médio. A perda generalizada da lâmina dura que circunda as raízes dos dentes também pode ser observada como manifestação precoce da doença (Figura 17.29). Alterações no padrão trabecular se desenvolvem a seguir. Uma diminuição na densidade trabecular e borramento do padrão trabecular normal ocorrem, resultando em um aspecto de "vidro fosco".

Com a persistência da doença, outras lesões ósseas se desenvolvem, tais como o **tumor marrom** do hiperparatireoidismo. Essa lesão tem seu nome derivado da cor do espécime tecidual, que geralmente varia de vermelho-escuro a marrom devido à hemorragia abundante e à deposição de hemossiderina no parênquima da lesão. Essas lesões aparecem radiograficamente como imagens radiolucentes bem delimitadas uni ou multiloculadas (Figura 17.30). Elas afetam mandíbula, clavículas, costelas e pelve. Podem ser solitárias, mas frequentemente são múltiplas, e lesões de longa duração podem produzir expansão cortical. Outras alterações ósseas são observadas se os tumores marrons estiverem presentes. A manifestação esquelética mais grave do hiperparatireoidismo crônico foi denominada **osteíte fibrosa cística**, uma condição que se desenvolve da degeneração central e fibrose dos tumores marrons de longa duração. Em pacientes com hiperparatireoidismo secundário, causado por doença renal em fase terminal (**osteodistrofia renal; doença renal crônica – desordem mineral e óssea**), é sabido que ocorre um aumento marcante dos ossos gnáticos (Figura 17.31), produzindo um padrão radiográfico em "vidro fosco" (ver Figura 17.29).

"Roncos abdominais" se referem à tendência ao desenvolvimento de úlceras duodenais. Além disso, mudanças no estado mental são frequentemente observadas, variando de letargia e fraqueza a confusão ou demência.

Características histopatológicas

O tumor marrom do hiperparatireoidismo é histopatologicamente idêntico à **lesão central de células gigantes** dos ossos gnáticos, uma lesão benigna que costuma afetar adolescentes e adultos jovens (ver Capítulo 14). Ambas as lesões são

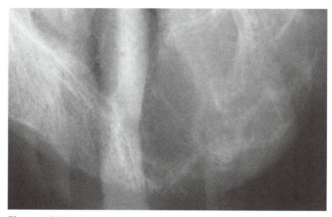

Figura 17.30 Hiperparatireoidismo. Essa radiografia oclusal da região anterior da maxila edêntula mostra uma imagem radiolucente multilocular característica do tumor marrom do hiperparatireoidismo primário. (Cortesia do Dr. Brian Blocher.)

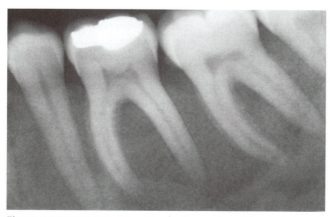

Figura 17.29 Hiperparatireoidismo. Essa radiografia periapical revela a aparência de "vidro fosco" das trabéculas e a perda da lâmina dura em um paciente com hiperparatireoidismo secundário. (Cortesia do Dr. Randy Anderson.)

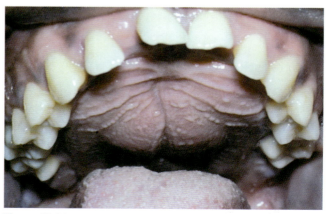

Figura 17.31 Hiperparatireoidismo. O aumento de volume do palato é uma característica da osteodistrofia renal associada ao hiperparatireoidismo secundário.

caracterizadas por proliferação excessiva de tecido de granulação, que serve como pano de fundo para numerosas células gigantes multinucleadas do tipo osteoclasto (Figura 17.32). Algumas lesões podem também mostrar uma resposta proliferativa caracterizada por um arranjo paralelo das espículas de osso imaturo dispostas em um estroma fibroblástico celular, com quantidade variável de células gigantes multinucleadas (Figura 17.33). Esse padrão está frequentemente associado ao hiperparatireoidismo secundário, relacionado à doença renal crônica (osteodistrofia renal).

Tratamento e prognóstico

No **hiperparatireoidismo primário**, o tecido da paratireoide hiperplásico, ou a neoplasia funcional, devem ser removidos cirurgicamente para diminuir os níveis de PTH até atingir a normalidade. A localização do adenoma da paratireoide é frequentemente facilitada por uma técnica de medicina nuclear por varredura que se chama sestamibi; esta técnica usa uma pequena proteína de tecnécio-99 marcada, que é absorvida pela neoplasia. A ultrassonografia é outra técnica frequentemente utilizada para identificar glândulas paratireoides hiperplásicas ou adenomas paratireoidianos. Tais lesões são frequentemente removidas por meio de uma técnica cirúrgica minimamente invasiva e a avaliação intraoperatória da adequação da excisão pode ser determinada observando-se uma queda nos níveis de paratormônio dentro de 10 minutos da remoção do adenoma.

O **hiperparatireoidismo secundário** pode evoluir, produzindo sinais e sintomas relacionados ao cálculo renal ou à osteodistrofia renal. A restrição do fosfato na dieta, o uso de agentes de ligação de fosfato e o tratamento farmacológico com um metabólito ativo de vitamina D (p. ex., o calcitriol) e um agente calcimimético, tal como o cinacalcete, pode evitar problemas. O cinacalcete sensibiliza os receptores de cálcio das células da paratireoide ao cálcio extracelular, fazendo com que as células reduzam a produção de paratormônio. A exposição a sais de alumínio, que inibem a mineralização óssea, também deve ser eliminada. Os pacientes que não respondem à terapia clínica podem necessitar de paratireoidectomia. O transplante renal pode restaurar o processamento fisiológico normal de vitamina D, assim como a reabsorção e a excreção de fósforo e cálcio; contudo, isso não acontece em todos os casos.

◆ HIPERCORTISOLISMO (SÍNDROME DE CUSHING)

O hipercortisolismo é uma condição clínica que resulta de um aumento continuado nos níveis de glicocorticoide. Na maioria dos casos, esse aumento se deve à terapia com corticosteroide, prescrita com outros propósitos médicos. O aumento advém menos comumente de uma causa endógena, como a produção de hormônio adrenocorticotrópico (ACTH) por uma neoplasia adrenal ou adenoma de hipófise. Se o adenoma de hipófise for o responsável, então o termo **doença de Cushing** é aplicado. Essa doença é bastante rara e geralmente afeta mulheres adultas jovens.

Características clínicas

Os sinais da síndrome de Cushing em geral se desenvolvem de modo lento. A observação clínica mais consistente é o ganho de peso, em particular nas áreas centrais do corpo. O acúmulo de gordura na região dorsocervical da coluna cervical resulta em um aspecto de "giba de búfalo"; a deposição de tecido adiposo na região facial resulta no aspecto característico de face arredondada, conhecido como *cara de lua* (Figura 17.34). Outros achados comuns incluem os seguintes:

- Estrias abdominais de cor púrpura
- Hirsutismo
- Cicatrização inadequada
- Osteoporose
- Hipertensão
- Alterações de humor (particularmente depressão)
- Hiperglicemia com sede e poliúria
- Atrofia muscular com fraqueza

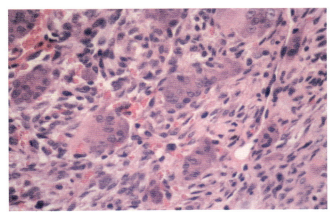

Figura 17.32 Hiperparatireoidismo. Essa fotomicrografia em grande aumento de um tumor marrom do hiperparatireoidismo mostra células gigantes multinucleadas dispersas em um estroma vascular com proliferação de fibroblastos.

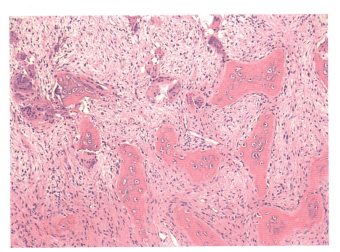

Figura 17.33 Hiperparatireoidismo. Essa fotomicrografia de médio aumento mostra as trabéculas de osso celular imaturo e agrupamentos de células gigantes multinucleadas em um estroma de tecido conjuntivo fibroso celular. Esses aspectos são característicos das alterações teciduais observadas na osteodistrofia renal.

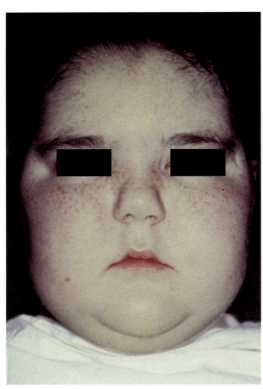

Figura 17.34 Síndrome de Cushing. As características faciais arredondadas ("cara de lua") dessa paciente se devem à deposição anormal de gordura, induzida pelo excesso de hormônio corticosteroide. (Cortesia do Dr. George Blozis.)

Diagnóstico

Se o paciente tem feito uso de grandes quantidades de corticosteroides (mais que o equivalente a 20 mg de prednisona) por dia, durante muitos meses, então o diagnóstico é óbvio, tendo em vista os sinais e sintomas clássicos descritos previamente. O diagnóstico pode ser mais difícil de ser estabelecido em pacientes com uma neoplasia funcionante na cortical da glândula suprarrenal, ou com um adenoma na hipófise secretor de ACTH. A avaliação desses pacientes deve incluir a mensuração do cortisol livre na urina e um ensaio do efeito da dexametasona (um potente corticosteroide artificial) nos níveis séricos de ACTH e do cortisol. Em um paciente não afetado, os níveis de cortisol livre deveriam estar dentro dos limites normais, e a administração de corticosteroide exógeno, tal como a dexametasona, deveria suprimir os níveis normais de ACTH, com uma diminuição concomitante nos níveis de cortisol. Como as neoplasias funcionantes não respondem aos mecanismos normais de retroalimentação (*feedback*), a diminuição esperada do ACTH e do cortisol não seria observada em um paciente com tal neoplasia.

Tratamento e prognóstico

O clínico deve estar atento aos sinais e sintomas do hipercortisolismo, para encaminhar os pacientes afetados para avaliação e diagnóstico endocrinológicos apropriados. Uma vez estabelecido o diagnóstico e a causa determinada for uma neoplasia da glândula suprarrenal ou da hipófise, a remoção cirúrgica da lesão é o tratamento de escolha. A radioterapia também pode ser efetiva, particularmente em pacientes mais jovens; no entanto, a redução na produção de ACTH pelo tumor pode levar vários meses para alcançar níveis normais. Para pacientes tratados com radioterapia ou que têm tumores irressecáveis, são utilizados medicamentos que inibem a síntese de cortisol (como o cetoconazol ou metirapona) para auxiliar no controle do excesso de produção do cortisol.

A maioria dos casos de hipercortisolismo, contudo, é causada pela terapia sistêmica com corticosteroide, administrada devido a uma variedade de motivos imunológicos, inclusive para o tratamento de doenças autoimunes e dos receptores de transplantes alogênicos. Certas estratégias, tais como o uso de agentes poupadores de corticosteroide, ou a terapia em dias alternados, podem minimizar a dose necessária de corticosteroide. O objetivo deveria ser que os pacientes usassem a mínima dose possível para controlar a doença imunológica.

Em situações normais, o cortisol é essencial para o funcionamento do corpo, particularmente ao lidar com o estresse. À medida que o hormônio é metabolizado e os níveis séricos caem, o mecanismo de retroalimentação sinaliza para a glândula hipófise para que ela produza ACTH, que por sua vez estimula a glândula suprarrenal a produzir mais cortisol. Infelizmente, o corticosteroide terapêutico inibe a produção de ACTH pela glândula hipófise, até o ponto em que a glândula hipófise não seja mais capaz de produzir ACTH em resposta ao estresse e um episódio agudo de hipoadrenocorticismo (*crise addisoniana*) possa ser precipitado. Portanto, o clínico deve estar ciente dos possíveis efeitos colaterais do uso crônico de altas doses de corticosteroide e ser capaz de ajustar o tratamento do paciente. Em especial para procedimentos odontológicos e cirúrgicos estressantes, com frequência se faz necessário aumentar a dose de corticosteroide devido à maior necessidade de cortisol requerida pelo organismo. Indica-se uma consulta com o médico que está administrando a terapia com corticosteroide para determinar em que grau a dose deve ser ajustada.

◆ DOENÇA DE ADDISON (HIPOADRENOCORTICISMO)

A produção insuficiente de hormônios corticosteroides pela suprarrenal provocada pela destruição do córtex da suprarrenal resulta na condição conhecida como **doença de Addison** ou **hipoadrenocorticismo primário**. A incidência de novos casos diagnosticados no hemisfério Ocidental é de 6 por milhão da população por ano, enquanto a prevalência é aproximadamente 140 casos por milhão de pessoas. Existem diversas causas, dentre elas as seguintes:

- Destruição autoimune (causa mais comum em sociedades ocidentais)
- Infecções (p. ex., tuberculose e doenças fúngicas sistêmicas, em particular nos pacientes com a síndrome da imunodeficiência adquirida [AIDS])
- Raramente, neoplasias metastáticas, sarcoidose, hemocromatose ou amiloidose.

Se a glândula hipófise não estiver funcionando adequadamente, o **hipoadrenocorticismo secundário** pode se desenvolver devido à diminuição da produção de ACTH, o hormônio responsável pela manutenção dos níveis séricos de cortisol.

Características clínicas

As características clínicas do hipoadrenocorticismo não começam verdadeiramente a aparecer até que pelo menos 90% do tecido glandular tenha sido destruído. Com a destruição gradual do córtex da suprarrenal, um início insidioso de fadiga, irritabilidade, depressão, fraqueza e hipotensão pode ser notado, durante um período de meses. Ocorre uma hiperpigmentação generalizada da pele, descrita como *bronzeamento*. A hiperpigmentação em geral é mais proeminente na pele exposta ao sol e nos pontos sob pressão, como os cotovelos e joelhos; ela é causada por níveis aumentados de betalipotropina ou ACTH, ambos capazes de estimular os melanócitos. O paciente se queixa de distúrbios gastrintestinais, com anorexia, náusea, vômitos, diarreia, perda de peso e um peculiar desejo de comer sal, devido à hiponatremia causada pela falta do mineralocorticoide aldosterona. Quando o hipoadrenocorticismo for acompanhado por hipoparatireoidismo e candidíase mucocutânea, deve ser considerada a possibilidade da presença da síndrome da poliendocrinopatia autoimune-candidíase-distrofia ectodérmica (ver Capítulo 6).

As manifestações orais incluem pigmentação macular marrom difusa ou em placas na mucosa oral (particularmente em lábios, língua, palato e gengiva inserida), provocada pelo excesso de produção de melanina (Figura 17.35). Com frequência, as alterações na mucosa oral são a primeira manifestação da doença, com a hiperpigmentação da pele ocorrendo posteriormente. Algumas vezes, a hipermelanose oral pode ser difícil de distinguir da pigmentação racial fisiológica, mas um histórico de início recente da pigmentação oral deve sugerir a possibilidade de doença de Addison.

Achados laboratoriais

O diagnóstico do hipoadrenocorticismo é confirmado por um teste rápido de estimulação do ACTH e pela mensuração dos níveis séricos de cortisol e dos níveis plasmáticos de ACTH. Se os níveis séricos de cortisol estiverem abaixo de 16 a 18 μg/dℓ, então o paciente apresenta insuficiência suprarrenal. No hipoadrenocorticismo primário, os níveis plasmáticos de ACTH são mais altos (>100 ng/ℓ). No hipoadrenocorticismo secundário, os níveis são normais (9 a 52 ng/ℓ) ou baixos, como seria esperado, uma vez que a condição resulta de uma produção diminuída de ACTH pela glândula hipófise.

Tratamento e prognóstico

A doença de Addison é tratada com a terapia de reposição tanto de glicocorticoide (como a hidrocortisona) como de mineralocorticoide (como a fludrocortisona). A dose fisiológica de corticosteroide é de aproximadamente entre 15 a 25 mg de hidrocortisona ou seu equivalente por dia, em geral administrada em doses fracionadas. Como a necessidade do organismo por hormônios corticosteroides aumenta durante eventos estressantes, o paciente deve levar isso em consideração e aumentar a dose, caso necessário. Esse ajuste geralmente não é requerido para procedimentos odontológicos realizados com uso de anestesia local e com duração inferior a 1 hora, mas uma dose maior pode ser necessária para certos procedimentos dentários e de cirurgia oral que são mais longos ou realizados sob anestesia geral.

Antes da disponibilidade dos corticosteroides, o prognóstico dos pacientes com hipoadrenocorticismo era ruim, com a maioria dos pacientes sobrevivendo menos de 2 anos. Mesmo hoje, se a condição não for reconhecida prontamente, a morte pode advir em um período relativamente curto. Com diagnóstico e tratamento apropriados, a expectativa de vida da maioria dos pacientes com hipoadrenocorticismo pode ser normal, embora um recente estudo de base populacional sugira um aumento da relação de mortalidade relacionada a malignidades e doenças vasculares.

◆ DIABETES MELITO

O **diabetes melito** é uma doença comum do metabolismo de carboidratos que se acredita ter muitas causas, apesar de o problema básico ser ou a produção diminuída de insulina, ou a resistência tecidual aos efeitos da insulina. O resultado final desse estado anormal é um aumento nos níveis de glicose no sangue (**hiperglicemia**).

O diabetes melito geralmente é dividido em duas apresentações:

1. Tipo I – caracterizado por completa ou quase completa falta de produção de insulina.
2. Tipo II – caracterizado por inadequada produção de insulina ou resistência dos tecidos-alvo aos efeitos da insulina.

O **diabetes melito tipo I** era anteriormente conhecido como diabetes melito insulinodependente ou diabetes de início juvenil, mas esses termos não são considerados corretos. Os diabéticos tipo II frequentemente necessitam de injeções de insulina para tratar sua doença, e de 5 a 10% dos diabéticos tipo I desenvolvem sua doença após os 30 anos. Pacientes com diabetes melito tipo I exibem hiperglicemia grave e cetoacidose sem tratamento, e necessitam insulina exógena para sobreviver.

O **diabetes melito tipo II** às vezes é mais difícil de diagnosticar. Geralmente ocorre em adultos mais velhos e obesos, mas pode ser encontrado em adolescentes obesos. Por essa razão, o termo "diabetes de início em adultos" foi abandonado. Apesar de haver hiperglicemia, a cetoacidose raramente se desenvolve. Além disso, os pacientes podem ser capazes de produzir certa quantidade de insulina endógena. Alguns pacientes podem

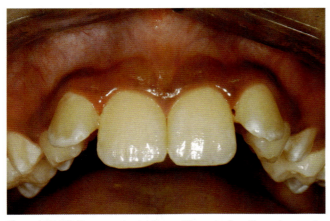

Figura 17.35 Doença de Addison. Pigmentação difusa da gengiva vestibular da maxila em um paciente com doença de Addison. (Cortesia do Dr. John Kalmar.)

fazer uso de insulina para auxiliar no controle da doença; as injeções de insulina, contudo, em geral não são necessárias para a sobrevida do paciente.

Com relação à epidemiologia, nos EUA o diabetes melito afeta aproximadamente 7 a 11% da população, ou pouco mais de 30 milhões de pessoas, apesar de quase 8 milhões de casos permanecerem sem diagnóstico. Mais de 1,5 milhão de novos casos são identificados a cada ano nos EUA. Dos pacientes afetados, a maioria apresenta diabetes tipo II; somente 5 a 10% apresentam o tipo I.

O diabetes é uma doença importante quando se consideram as muitas complicações associadas a essa condição e o impacto econômico na sociedade. Uma das principais complicações do diabetes é a **doença vascular periférica**, um problema que resulta em falência renal, assim como em isquemia e envolvimento dos membros por gangrena. Em algumas estimativas, 25% de todos os novos casos de falência renal ocorrem em pacientes com diabetes. Portanto, o diabetes é a causa principal de falência renal nos EUA. A cada ano, mais de 50.000 amputações são realizadas devido a complicações gangrenosas do diabetes. Essa doença é a causa principal de amputações dos membros inferiores nos EUA. O envolvimento da retina frequentemente resulta em cegueira; portanto, a causa principal de novos casos de cegueira em adultos em idade produtiva nos EUA é o diabetes, com mais de 12.000 pessoas afetadas anualmente. Estima-se que as complicações em decorrência do diabetes contribuam para o óbito de mais de 200.000 americanos por ano.

A causa do diabetes melito é desconhecida, apesar de a maioria dos casos de diabetes tipo I parecer ser causada pela destruição autoimune das células da ilhota pancreática, e o ataque imunológico pode ser precipitado por uma infecção viral em um indivíduo geneticamente suscetível. Contudo, o diabetes tipo II não parece ter uma causa autoimune, porque nenhuma destruição das células da ilhota pode ser observada microscopicamente. Em vez disso, anormalidades genéticas foram detectadas em pacientes com certos tipos de diabetes tipo II, o que poderia explicar o motivo de a condição ocorrer tão frequentemente nas famílias. Se um progenitor for afetado pelo diabetes tipo II, então a chance de um dos filhos apresentarem a desordem é de cerca de 40%. De modo similar, se um gêmeo idêntico tem diabetes tipo II, há chances de 90% de a doença também se desenvolver no outro gêmeo.

Características clínicas

Apesar de uma revisão completa da fisiopatologia do diabetes melito estar além do escopo deste texto, os sinais e sintomas clínicos do paciente com essa doença são mais fáceis de entender com algum conhecimento básico do processo. O hormônio insulina, produzido pelas células beta das ilhotas de Langherans do pâncreas, é necessário para a captação de glicose pelas células do corpo. Quando a insulina se liga ao seu receptor de superfície celular específico, desencadeia uma cascata de eventos moleculares intracelulares que causam o recrutamento de proteínas intracelulares de ligação à glicose, o que facilita a captação de glicose por cada célula.

Diabetes melito tipo I

Como os pacientes com diabetes tipo I apresentam uma deficiência na quantidade de insulina, as células do organismo não podem absorver a glicose, que permanece no sangue. Os níveis normais

de glicose no sangue estão entre 70 e 120 mg/dℓ; nos pacientes com diabetes, esses níveis frequentemente se encontram entre 200 e 400 mg/dℓ. Acima de 300 mg/dℓ, os rins não são mais capazes de reabsorver a glicose; portanto, ela extravasa para a urina. Como a glicose é a principal fonte de energia para o corpo, e porque nenhuma parte dessa energia pode ser usada, já que a glicose não está sendo absorvida, o paciente se sente cansado e letárgico. O corpo começa a usar outras fontes de energia, tais como gordura e proteínas, resultando na produção de cetonas como um subproduto dessas vias de consumo de energia. O paciente com frequência perde peso, independente do aumento do consumo de alimentos (**polifagia**). Com a hiperglicemia, aumenta a osmolaridade do sangue e da urina. A osmolaridade aumentada resulta em maior frequência de diurese (**poliúria**) e em sede, o que leva a aumento da ingestão de água (**polidipsia**). Clinicamente, a maioria dos pacientes com diabetes tipo I é de jovens (idade média ao diagnóstico de 14 anos) e eles apresentam constituição corpórea delgada.

Diabetes melito tipo II

Em contraste, os pacientes com diabetes tipo II em geral têm mais de 40 anos ao diagnóstico e 80 a 90% deles são obesos. Nessa situação, acredita-se que uma diminuição no número de receptores de insulina ou eventos moleculares anormais pós-ligação, relacionados à captação de glicose, que ocorrem após sua ligação resultem na não absorção da glicose pelas células do corpo. Assim, se diz que os pacientes apresentam "resistência à insulina", porque os níveis séricos de insulina em geral estão dentro dos limites normais ou até elevados. Se a hiperglicemia for levada em consideração, contudo, a quantidade de insulina circulante não é igual à que estaria presente em uma pessoa normal com níveis similares de glicose no sangue. Portanto, muitos desses pacientes apresentam uma ausência relativa de insulina.

Os sintomas associados ao diabetes tipo II são muito mais sutis em comparação com aqueles observados no tipo I. Frequentemente, o primeiro sinal do diabetes tipo II é detectado ao exame hematológico de rotina e não como uma consequência de qualquer queixa específica do paciente. Praticamente nunca se observa a cetoacidose em pacientes com diabetes tipo II. Não obstante, muitas das outras complicações do diabetes também estão associadas a essa forma da doença.

O monitoramento de ambos os tipos de diabetes inclui não apenas a medição da glicose sanguínea (que mostra os níveis imediatos de glicose no sangue), mas também a avaliação da porcentagem de hemoglobina glicada, que reflete o controle geral dos níveis de glicose no sangue nos últimos 2 a 3 meses. A hemoglobina glicada, comumente conhecida como HbA$_{1c}$, se desenvolve com a exposição contínua à glicose sanguínea. Como os eritrócitos (que contêm hemoglobina) sobrevivem cerca de 120 dias na corrente sanguínea, a glicação não enzimática que ocorre durante o período de 2 a 3 meses imediatamente anterior à coleta de sangue se correlaciona com a concentração média de glicose no sangue durante esse tempo. Por exemplo, uma leitura de HbA$_{1c}$ de 6% seria consistente com um nível médio de glicose no sangue de 126 mg/dℓ nos últimos 2 a 3 meses.

Complicações

Muitas complicações do diabetes melito estão diretamente relacionadas à **microangiopatia** causada pela doença. A microangiopatia resulta na oclusão de pequenos vasos sanguíneos, gerando uma doença vascular periférica. A resultante diminuição da perfusão tecidual leva à isquemia. A isquemia predispõe o paciente à infecção, em particular a infecções graves, como a gangrena. Outro fator contribuinte é a diminuição da capacidade funcional dos neutrófilos, principalmente de sua quimiotaxia.

A amputação das extremidades inferiores frequentemente se torna necessária devido à falta de perfusão tecidual e à incapacidade do paciente em combater a infecção. Oclusão vascular similar pode afetar as artérias coronárias (o que coloca o paciente em risco para um infarto do miocárdio) ou as artérias carótidas e seus ramos (predispondo o paciente a um acidente vascular cerebral ou apoplexia). Quando a oclusão microvascular afeta os vasos da retina, com frequência ocorre a cegueira. A falência renal é o desfecho do envolvimento dos vasos sanguíneos renais. Se a cetoacidose não for corrigida no diabetes tipo I, o paciente pode ficar em coma diabético.

As manifestações orais do diabetes melito são em geral limitadas aos pacientes com diabetes tipo I. Os problemas incluem a doença periodontal, que ocorre mais e progride mais rápido do que nos pacientes sem diabetes. A cicatrização após a cirurgia pode ser demorada e a probabilidade de infecção provavelmente aumenta. O aumento difuso, indolor e bilateral das glândulas parótidas, denominado **sialodenose diabética** (ver Capítulo 11), pode ser observado em pacientes com qualquer uma das formas de diabetes. Em pacientes diabéticos não controlados ou descontrolados, têm sido descritos aumento e eritema da gengiva inserida (Figura 17.36). Além disso, esses pacientes parecem ser mais suscetíveis à candidíase oral, em suas variadas formas clínicas (ver Capítulo 6). A candidíase eritematosa, que se apresenta como uma atrofia central das papilas do dorso da língua, é relatada em até 30% dos pacientes. A **mucormicose** (ver Capítulo 6) pode ocorrer em pacientes com diabetes tipo I descontrolado. Alguns pesquisadores identificaram um aumento da prevalência de **glossite migratória benigna** (ver Capítulo 16) em pacientes com diabetes tipo I; contudo, outros relatos não puderam confirmar tal achado. A **xerostomia**, uma sensação subjetiva de secura na mucosa oral, foi relatada como queixa em um terço dos pacientes com diabetes. Infelizmente, os estudos que tentaram confirmar um decréscimo real na taxa de fluxo salivar nesses pacientes geraram resultados conflitantes. Alguns estudos mostram uma diminuição no fluxo salivar; outros não revelam diferenças do normal; enquanto alguns mostram uma taxa de fluxo salivar aumentada.

Tratamento e prognóstico

Para os pacientes com diabetes tipo II, a modificação na dieta associada a exercícios físicos pode ser o único tratamento necessário, tendo como objetivo a diminuição de peso. Pode haver necessidade de associar as mudanças dietéticas e o estilo de vida aos hipoglicemiantes orais. Esses fármacos são produzidos para alterar diferentes aspectos fisiopatológicos da doença. Por exemplo, os secretagogos aumentam o suprimento de insulina. Estes incluem a segunda geração de medicamentos tipo sulfanilureia, tais como o glipizida ou gliburida e não sulfonilureias, como mitiglinida e nateglinida. A metformina é uma biguanida que aumenta a utilização da glicose e diminui a resistência à insulina e a produção de glicose hepática. Os tiazolinedionas, tais como rosiglitazona e pioglitazona, também reduzem a resistência à

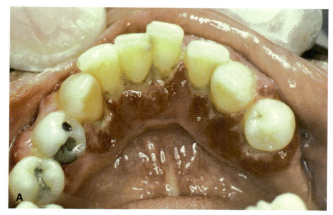
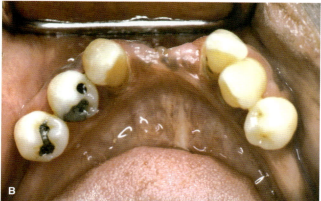

Figura 17.36 Diabetes melito. A. Esse aumento difuso e eritematoso dos tecidos gengivais foi observado em um paciente com diabetes que descontinuou o uso da insulina. **B.** Os tecidos gengivais com melhora importante após a retomada das injeções regulares do medicamento. Alguns incisivos foram extraídos devido à gravidade da perda óssea periodontal.

insulina. A acarbose e o miglitol são inibidores da α-glicosidase que diminuem a absorção de glicose do trato gastrintestinal pela inibição da degradação enzimática dos açúcares mais complexos. Os inibidores do cotransportador de sódio e glicose tipo 2, incluindo canagliflozina e dapagliflozina, aumentam a excreção de glicose pelos rins. Agentes mais recentes incluem também os agonistas do receptor do peptídeo 1 semelhante ao glucagon (GLP-1), como dulaglutida, semaglutida e liraglutida, que são administrados por via parenteral e podem contribuir para a perda de peso. Se essas modalidades não controlarem os níveis de glicose no sangue, então o tratamento com insulina se torna necessário.

Para os pacientes com diabetes tipo I, as injeções de insulina são necessárias para controlar os níveis sanguíneos de glicose. Diferentes tipos de insulina são comercializados, cada um deles apresentando diversos graus de duração e períodos com diferentes picos de atividade. Antes, a insulina era extraída primariamente do pâncreas bovino e suíno. Em alguns pacientes, contudo, os anticorpos desenvolvidos contra essa proteína estranha tornaram a insulina inútil. Para contornar esse problema, as companhias farmacêuticas desenvolveram marcas de insulina com estrutura molecular da insulina humana. Os laboratórios produzem essa insulina humana com bactérias geradas por engenharia genética com a tecnologia do DNA recombinante.

O horário do paciente para aplicação das injeções de insulina deve ser cuidadosamente estruturado e monitorado para que se obtenha o controle ideal dos níveis de glicose no sangue. Esse horário deve ser formulado com critério pelo médico do paciente considerando fatores como o nível de atividade do paciente e a gravidade da deficiência de insulina. É imperativo que sejam ingeridos carboidratos em quantidades adequadas na refeição após a administração da insulina; senão, uma condição conhecida como **choque insulínico** pode ocorrer. Se os carboidratos não forem consumidos após a injeção de insulina, os níveis de glicose sanguínea podem diminuir até atingir quantidades perigosamente baixas. O cérebro é potencialmente dependente de glicose sanguínea como fonte de energia. Se o nível de glicose cair abaixo de 40 mg/dℓ, o paciente pode entrar em choque. Essa condição pode ser tratada com a administração de uma pasta sublingual de dextrose, infusão IV de solução de dextrose ou da injeção de glucagon.

Resumindo, o diabetes melito é um problema médico comum e complexo, com muitas complicações. O prognóstico é reservado. Os estudos sugerem que o controle rígido dos níveis de glicose no sangue resulta no retardo do desenvolvimento de complicações tardias do diabetes tipo I (p. ex., cegueira, dano aos rins, neuropatia) e reduz a frequência dessas complicações. Os profissionais da saúde devem estar conscientes dos problemas que esses pacientes podem apresentar e devem estar preparados para lidar com eles. Pode ser necessário consultar o médico do paciente, particularmente no caso de pacientes com diabetes tipo I que apresentam pouco controle dos níveis de glicose no sangue, apresentam infecções ativas, ou necessitam de procedimentos de cirurgia oral extensos.

◆ HIPOFOSFATASIA

A **hipofosfatasia** é uma rara doença óssea metabólica que é caracterizada por deficiência de fosfatase alcalina tecidual inespecífica. Cerca de 300 mutações distintas do gene responsável pela produção de fosfatase alcalina foram descritas. Um dos primeiros sinais da apresentação da hipofosfatasia pode ser a perda prematura dos dentes decíduos, provavelmente provocada pela ausência de cemento nas superfícies radiculares. Na forma autossômica recessiva homozigota, há manifestações graves e muitos dos pacientes são identificados na infância. As formas mais brandas da doença são herdadas de acordo com um padrão autossômico dominante ou recessivo, aparecendo na infância ou mesmo na idade adulta, com graus variados de expressão. Em geral, quanto menor a idade ao início, mais grave a expressão da doença. Os fatores comuns a todos os tipos incluem os seguintes:

- Níveis reduzidos da isoenzima fosfatase alcalina óssea, hepática e renal
- Níveis aumentados da fosfoetanolamina sanguínea e urinária
- Anomalias ósseas que lembram o raquitismo.

A maioria dos especialistas acredita que os níveis diminuídos de fosfatase alcalina são, provavelmente, responsáveis pelas anomalias clinicamente observadas. Acredita-se que a fosfatase alcalina tenha uma função na produção do osso, mas seu mecanismo de ação exato ainda é desconhecido.

Características clínicas e radiográficas

Seis tipos de hipofosfatasia são reconhecidos atualmente, dependendo da gravidade e da idade do início dos sintomas:

1. Perinatal letal.
2. Perinatal benigna.
3. Lactante.
4. Da infância.
5. Do adulto.
6. Odonto-hipofosfatasia.

Hipofosfatasia perinatal letal

A forma **perinatal letal** apresenta as manifestações mais graves. Em geral, é diagnosticada ao nascimento e o bebê raramente sobrevive mais do que poucas horas. A morte se deve à falência respiratória. A hipocalcificação marcante das estruturas esqueléticas é observada.

Hipofosfatasia perinatal benigna

A forma **benigna perinatal** de hipofosfatasia aparece semelhante à forma letal, porém essas crianças têm um curso clínico semelhante à hipofosfatasia infantil. Alguns pesquisadores notaram que a calcificação óssea pode ser detectada em alguns desses fetos durante o terceiro trimestre da gravidez, em contraste com a forma letal.

Hipofosfatasia infantil

Os bebês afetados pela hipofosfatasia **infantil** podem parecer normais até os 6 meses; após esse período, eles começam a exibir deficiência de crescimento. Também podem ser observados vômitos e hipotonia. As malformações esqueléticas que sugerem o raquitismo são observadas; essas malformações incluem membros encurtados e arqueados. As deformidades das costelas predispõem esses pacientes à pneumonia, e as deformidades no crânio provocam o aumento da pressão intracraniana. A nefrocalcinose e a nefrolitíase também geram problemas para esses bebês. As radiografias mostram um grau de ossificação reduzido, com predominância de osteoides hipomineralizados. Se essas crianças sobreviverem, a esfoliação prematura dos dentes decíduos com frequência é observada.

Hipofosfatasia da infância

A forma **da infância** normalmente é detectada em uma idade mais avançada e apresenta uma ampla variedade de expressões clínicas. Uma das características mais consistentes é a perda prematura dos dentes decíduos, sem evidência de uma resposta inflamatória (Figuras 17.37 e 17.38). Os dentes incisivos decíduos em geral são afetados primeiro e podem ser os únicos dentes envolvidos. Em alguns pacientes, essa pode ser a única expressão da doença. Os dentes podem apresentar câmaras pulpares aumentadas em alguns casos e um grau significativo de perda óssea alveolar. Pacientes mais gravemente afetados podem apresentar fontanelas abertas com fusão prematura das suturas cranianas. Essa fusão precoce ocasionalmente leva ao aumento da pressão intracraniana, com subsequente dano ao cérebro. Os pacientes afetados apresentam baixa estatura, pernas arqueadas e um gingado ao caminhar. O desenvolvimento de habilidades motoras em geral é retardado.

Radiograficamente, o crânio de indivíduos afetados com mais gravidade podem mostrar imagens radiolucentes pequenas, pouco definidas, uniformemente espaçadas, em um padrão que tem sido descrito como "cobre batido". Esse padrão pode ser consequência das áreas de adelgaçamento da lâmina cortical interna, produzidas pelo giro cerebral.

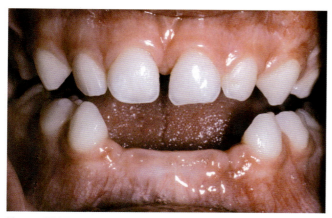

Figura 17.37 Hipofosfatasia. Perda prematura dos dentes mandibulares inferiores anteriores. (Cortesia da Dr. Jackie Banahan.)

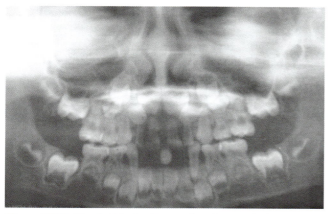

Figura 17.38 Hipofosfatasia. Essa radiografia panorâmica mostra a ausência dos dentes anteroinferiores. (Cortesia da Dra. Jackie Banahan.)

Hipofosfatasia do adulto

A forma **do adulto** é leve. Os pacientes, com frequência, apresentam um histórico de perda prematura de sua dentição decídua ou permanente e muitos desses pacientes são edêntulos. As fraturas por estresse que envolvem os ossos do metatarso dos pés podem ser o sinal atual da condição, ou um número aumentado de fraturas associadas a um trauma relativamente pequeno pode alertar o clínico para a presença dessa doença.

Odonto-hipofosfatasia

Esta forma de hipofosfatasia é talvez a mais controversa. Os pacientes afetados apresentam perda prematura dos dentes incisivos como o único sinal clínico de doença, embora os estudos sorológicos sejam consistentes com hipofosfatasia. Alguns pesquisadores têm sugerido que esta característica possa representar simplesmente uma expressão moderada da doença.

Diagnóstico

O diagnóstico da hipofosfatasia se baseia nas manifestações clínicas e nos achados de níveis diminuídos de fosfatase alcalina sérica e de aumento de fosfoetanolamina na urina e no sangue. O interessante é que, à medida que alguns pacientes envelhecem, os níveis de fosfatase alcalina podem se aproximar do normal.

Características histopatológicas

A avaliação histopatológica de uma amostra de osso de um paciente afetado pela forma hipofosfatasia **infantil** mostra uma produção abundante de osteoide pouco mineralizado. Nas formas **da infância** e **do adulto**, o osso pode se mostrar relativamente normal, ou pode exibir uma quantidade aumentada de osso não lamelar, que é uma forma imatura de tecido ósseo.

O exame histopatológico, tanto dos dentes decíduos quanto dos permanentes que esfoliaram de um paciente afetado, podem apresentar ausência ou marcante redução do cemento que recobre a superfície radicular (Figura 17.39). Acredita-se que essa quantidade reduzida de cemento predisponha à perda dentária devido à incapacidade de as fibras do ligamento periodontal se ligarem ao dente para mantê-lo em sua posição normal.

Tratamento e prognóstico

No passado, o tratamento da hipofosfatasia consistia essencialmente em cuidados sintomáticos, pois a falta de fosfatase alcalina não podia ser corrigida. Tentativas de tratar esta condição por infusão de fosfatase alcalina foram malsucedidas, presumivelmente porque a enzima funciona dentro da célula e não no ambiente extracelular. No entanto, em 2015, a FDA aprovou uma enzima recombinante conhecida como alfa-asfotase para o tratamento da hipofosfatasia perinatal, infantil e da infância. O medicamento é composto por três elementos: a porção catalítica da fosfatase alcalina não específica de tecido; a porção Fc da IgG; e uma configuração molecular que aumenta a ligação à hidroxiapatita, um importante componente do osso contendo cálcio. Os resultados deste tratamento são impressionantes, sendo capazes de interromper ou reverter a maioria das manifestações da hipofosfatasia; no entanto, o tratamento é bastante caro.

Para os pacientes sem acesso à alfa-asfotase, as abordagens tradicionais de tratamento continuam sendo uma opção. Basicamente, as fraturas são tratadas com cirurgias ortopédicas, seguidas por reabilitação. As próteses são indicadas para substituir os dentes ausentes, mas resultados satisfatórios nem sempre são possíveis, porque o osso alveolar se apresenta hipoplásico. Em pacientes que estão esqueleticamente maduros, implantes dentários também têm sido utilizados com sucesso na gestão dos espaços desdentados. Como a análise de mutação do DNA pode identificar os portadores do gene defeituoso, os pacientes e seus pais devem receber o aconselhamento genético.

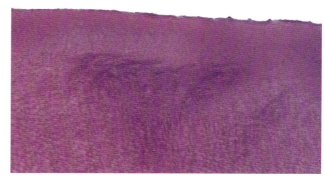

Figura 17.39 Hipofosfatasia. A fotomicrografia de médio aumento de um dente esfoliado mostra a ausência de cemento na superfície radicular.

Como mencionado, o prognóstico varia de acordo com o início dos sintomas; os tipos perinatal e infantil estão associados a um prognóstico ruim. As formas da infância e do adulto geralmente são compatíveis com um ciclo de vida normal.

◆ RAQUITISMO RESISTENTE À VITAMINA D (HIPOFOSFATEMIA HEREDITÁRIA; RAQUITISMO HIPOFOSFATÊMICO FAMILIAR)

Depois que o uso de vitamina D para o tratamento do raquitismo se tornou disseminado, observou-se que alguns indivíduos com aspectos clínicos característicos de raquitismo pareciam não responder às doses terapêuticas dessa vitamina. Por essa razão, a condição nesses pacientes foi denominada **raquitismo resistente à vitamina D**. A maioria dos casos dessa rara condição parece ser herdada como um traço dominante ligado ao X; portanto, os homens em geral são afetados mais gravemente que as mulheres, que, provavelmente, apresentam características atenuadas devido à lionização. Nos EUA, essa condição ocorre com uma frequência de 1 em 20.000 nascimentos. Além das alterações do raquitismo, esses pacientes também são hipofosfatêmicos e mostram diminuição na capacidade de reabsorção do fosfato dos túbulos renais. Essa doença é provocada por mutações em um gene conhecido como *PHEX (gene regulador de fosfato com atividade de endopeptidase no cromossomo X)*. Apesar de o mecanismo de ação exato desse gene não estar totalmente esclarecido, parece que ele atua no metabolismo da vitamina D.

Por sua vez, os pacientes afetados pela rara condição autossômica recessiva conhecida como **raquitismo dependente de vitamina D** exibem a hipocalcificação dos dentes, diferentemente daqueles com raquitismo resistente à vitamina D. Sob os demais aspectos, as duas doenças apresentam características clínicas similares. O raquitismo dependente de vitamina D é provocado pela falta de 1α-hidroxilase, a enzima responsável por converter o precursor da vitamina D relativamente inativo, 25-hidroxicolecalciferol (calcifediol), no metabólito ativo 1,25-di-hidroxicolecalciferol (calcitriol) no rim. Portanto, esses pacientes respondem à terapia de reposição com vitamina D ativa (calcitriol).

Características clínicas

Os pacientes com raquitismo resistente à vitamina D apresentam baixa estatura. O segmento superior do corpo tem aspecto de normalidade, mas o segmento inferior do corpo fica encurtado. Os membros inferiores geralmente são curtos e arqueados.

A investigação laboratorial revela hipofosfatemia com diminuição da reabsorção renal de fosfato e da absorção intestinal de cálcio, o que tipicamente resulta em alterações raquíticas que não respondem à vitamina D (calciferol). Com o passar dos anos, a anquilose da coluna vertebral com frequência se desenvolve.

Do ponto de vista odontológico, os dentes apresentam câmaras pulpares aumentadas, com cornos pulpares se estendendo praticamente até a junção amelodentinária (Figuras 17.40 e 17.41). Em alguns casos, a cúspide de esmalte pode estar tão desgastada pelo atrito que atinge o nível do corno pulpar, provocando a exposição e a necrose da polpa. A exposição pode ser tão pequena que o

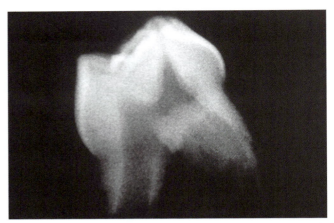

Figura 17.40 Raquitismo resistente à vitamina D. Essa radiografia de um dente extraído mostra uma câmara pulpar proeminente com cornos pulpares que se estendem em direção à junção amelodentinária.

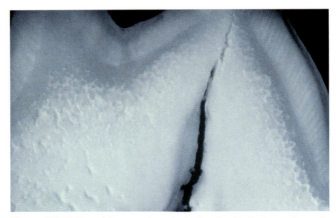

Figura 17.41 Raquitismo resistente à vitamina D. Corte por desgaste do mesmo dente ilustrado na Figura 17.40. O corno pulpar se estende até a junção amelodentinária. (Cortesia do Dr. Carl Witkop.)

abscesso periapical e as fístulas gengivais resultantes parecem afetar um dente normal (Figura 17.42). Estudos também demonstraram que microfissuras podem se desenvolver no esmalte, permitindo que a microbiota oral tenha acesso aos túbulos dentinários e, subsequentemente, à polpa. Um estudo examinou uma série de crianças afetadas e encontrou que 25% dos pacientes apresentavam múltiplos abscessos envolvendo a dentição primária. Outro relatório descreveu 24 crianças afetadas com idade média de 6 anos, e 67% delas tinham histórico de formação de abscesso periapical. Há um aumento da frequência de problemas endodônticos em adultos afetados em grupos com mais de 40 anos, em que se observa uma média de cerca de sete dentes tratados endodonticamente por pessoa, em comparação com apenas dois dentes tratados endodonticamente por pessoa em um grupo-controle pareado. Além disso, pacientes com raquitismo resistente à vitamina D mostraram ter um aumento no risco de doença periodontal.

Características histopatológicas

O exame microscópico de um dente erupcionado de um paciente com raquitismo resistente à vitamina D mostra marcante aumento dos cornos pulpares. A dentina parece ser anormal e é caracterizada pela deposição de dentina globular, com frequência exibindo fissuras.

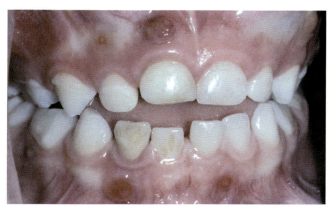

Figura 17.42 Raquitismo resistente à vitamina D. Esse paciente exibe múltiplos dentes desvitalizados, com parúlides associadas. As parúlides surgiram apesar da ausência de cáries ou de trauma.

As fissuras podem se estender da câmara pulpar até a junção amelodentinária. Microfissuras também são observadas dentro do esmalte. A polpa em geral não apresenta vitalidade, provavelmente devido à contaminação bacteriana associada a fendas no esmalte e dentina.

Tratamento e prognóstico

Para que os pacientes com raquitismo resistente à vitamina D desenvolvam uma estatura normal, em geral há necessidade de tratamento precoce com calcitriol e múltiplas doses diárias de fosfato. Em 2018, no entanto, um anticorpo monoclonal, burosumabe, foi aprovado para o tratamento desta condição. Este anticorpo tem como alvo o fator de crescimento fibroblástico 23 (FGF23), uma citocina que normalmente é regulada por *PHEX*. O FGF23 ajuda a regular o grau em que o fosfato é reabsorvido pelo rim, e níveis excessivos de FGF23 diminuem a reabsorção de fosfato, permitindo que seja eliminado na urina, portanto diminuindo a quantidade no sangue. Além disso, o FGF23 parece inativar enzimas que normalmente convertem precursores de vitamina D em vitamina D ativa, reduzindo assim a absorção de cálcio pelo intestino.

Com relação aos aspectos dentários do raquitismo resistente à vitamina D, o tratamento endodôntico se faz necessário nos dentes com envolvimento pulpar. O início da terapia com um composto sintético de vitamina D (1α-hidroxicolecalciferol) na fase precoce da infância parece reduzir os problemas dentários em pacientes afetados quando comparados a controles históricos não tratados. O interessante é que as anormalidades dentárias observadas nas radiografias não parecem melhorar. O tratamento sistêmico padrão com suplementação oral de vitamina D e fosfato parece reduzir a gravidade da periodontite.

Embora os níveis de cálcio sérico e da urina devam ser monitorados cuidadosamente para evitar a nefrocalcinose, que pode provocar dano renal, os pacientes, em geral, têm um tempo de vida normal.

◆ DOENÇA DE CROHN (ILEÍTE REGIONAL; ENTERITE REGIONAL)

A **doença de Crohn** é uma condição inflamatória, provavelmente mediada de forma imunológica, de causa desconhecida, que afeta em particular a porção distal do intestino delgado e do colo proximal. Nos dias atuais, já está bem estabelecido que as manifestações da doença de Crohn podem ser observadas em qualquer região do trato gastrintestinal, desde a boca até o ânus. Além disso, também foram identificados outros sítios extraintestinais de envolvimento pela doença, tais como a pele, os olhos e as articulações. As lesões orais são significativas e podem preceder as lesões gastrintestinais em até 30% dos casos que apresentam tanto envolvimento oral quanto gastrintestinal. Curiosamente, a prevalência da doença de Crohn parece estar aumentando, mas os motivos para esse aumento ainda não foram determinados. A prevalência da doença de Crohn nos EUA é estimada em 214 casos por 100.000 pessoas. Casos em grupos de familiares sugerem que os fatores genéticos desempenham um papel na patogênese desta doença.

Características clínicas

A maioria dos pacientes com doença de Crohn está na adolescência quando a doença se torna evidente pela primeira vez, apesar de haver outro pico diagnóstico da atividade da doença em pacientes com mais de 60 anos. Os sinais e sintomas gastrintestinais na maioria das vezes incluem cólicas abdominais, com dor, náuseas e diarreia, ocasionalmente acompanhadas por febre. Perda de peso e subnutrição podem ocorrer, o que pode levar à anemia, diminuição do crescimento e baixa estatura.

Uma grande variedade de lesões orais tem sido relatada na doença de Crohn; contudo, muitas das anormalidades descritas são relativamente não específicas e podem estar associadas a outras condições que causam a *granulomatose orofacial* (ver Capítulo 9). Dentre os achados se destacam o edema difuso e nodular dos tecidos orais e periorais, e um aspecto da mucosa oral semelhante a pedras arredondadas usadas para pavimentação, bem como úlceras profundas de aspecto granulomatoso. As úlceras são, com frequência, lineares e desenvolvem-se no vestíbulo bucal (Figura 17.43). Máculas e placas eritematosas difusas envolvendo a gengiva inserida e a mucosa alveolar foram denominadas *mucogengivite* e podem representar uma das lesões mais comumente relacionadas à doença de Crohn. Tumefações dos tecidos moles que lembram a hiperplasia fibrosa relacionada ao uso de próteses podem ser observadas, assim como pequenas pregas de tecido hiperplásico na mucosa. Foram descritas linfangiectasias adquiridas em mucosa

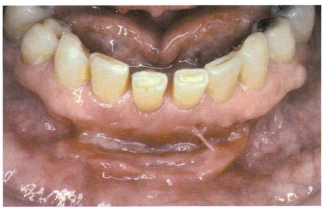

Figura 17.43 Doença de Crohn. Esse paciente apresenta uma ulceração linear no vestíbulo inferior. Uma adesão entre a mucosa alveolar e a mucosa labial foi provocada por repetidas ulcerações e cicatrizações da mucosa nesse sítio.

jugal, vestíbulo bucal e mucosa labial, que se assemelham aos linfangiomas, geralmente observados na infância precoce. Outra manifestação relatada é a presença de ulcerações orais semelhantes à afta, apesar de o significado desse achado ser incerto, porque as ulcerações aftosas são encontradas com grande frequência na população em geral, incluindo o grupo com a mesma faixa etária que é afetado pela doença de Crohn. Um grande estudo não mostrou diferenças na prevalência de úlceras aftosas em pacientes com doença de Crohn quando comparados a uma população-controle. Menos de 1% dos pacientes com doença de Crohn estão sob risco de desenvolver a estomatite difusa, com alguns casos aparentemente causados por *Staphyloccocus aureus* e outros não sendo específicos. Em pelo menos um caso, infecções recorrentes graves da cavidade bucal resultaram na formação de fístula salivar cutânea. Raras vezes, a pioestomatite vegetante (ver próximo tópico) tem sido associada à doença de Crohn.

Características histopatológicas

O exame microscópico do tecido obtido do intestino ou da mucosa oral deve mostrar inflamação granulomatosa não necrosante do tecido conjuntivo submucoso (Figura 17.44). A gravidade da inflamação granulomatosa pode variar extremamente de um paciente para outro e entre os vários sítios do mesmo paciente. Portanto, um resultado de biopsia negativo em um sítio e em determinado momento não pode, necessariamente, descartar o diagnóstico de doença de Crohn. Assim como ocorre com as lesões clínicas, o padrão histopatológico é relativamente inespecífico, lembrando a granulomatose orofacial. Colorações especiais devem ser feitas para descartar a possibilidade de infecção fúngica profunda, sífilis terciária ou infecção por micobactérias.

Tratamento e prognóstico

A maioria dos pacientes com doença de Crohn moderada são tratados inicialmente com o medicamento mesalazina (ácido 5-aminossalicílico) ou sulfassalazina, um fármaco que é quebrado enzimaticamente por bactérias no cólon para formar sulfapiridina e ácido 5-aminossalicílico. Alguns pacientes respondem bem à medicação quando combinada com metronidazol. Com o envolvimento moderado a grave, a prednisona sistêmica pode ser usada e frequentemente é eficaz, em particular se combinada com um fármaco imunomodulador como azatioprina, metotrexato ou 6-mercaptopurina. Para casos mais graves ou refratários da doença de Crohn, pode ser utilizado um dos inibidores do fator de necrose tumoral-α (TNF-α), tais como infliximabe, adalimumabe, golimumabe ou certolizumabe pegol. O ustequinumabe, um anticorpo monoclonal que inibe IL-12/IL-23, também tem se mostrado um medicamento eficaz no manejo da doença de Crohn. Se esses medicamentos falharem em controlar a condição, um anticorpo monoclonal antiadesão conhecido como vedolizumabe pode ser utilizado para ajudar a bloquear a migração de células inflamatórias especificamente para as áreas lesadas do revestimento intestinal. Algumas vezes, não se pode manter a doença em remissão somente com o uso da terapia medicamentosa, e as complicações que ocorrem podem necessitar de intervenção cirúrgica. Essas complicações podem incluir a obstrução intestinal, ou a formação de fístulas ou abscessos. Se um grande segmento do íleo terminal tiver sido removido cirurgicamente ou estiver envolvido pela doença, poderão ser necessárias injeções periódicas de vitamina B_{12} para evitar a anemia megaloblástica secundária à incapacidade de absorção dessa vitamina. Suplementação similar de magnésio, ferro, vitaminas lipossolúveis e folato também podem ser requeridas devido à sua má-absorção. O tabagismo é conhecido por agravar a doença de Crohn, e os pacientes devem ser advertidos a parar esse hábito.

Tem sido relatado que, em muitos casos, as lesões orais desaparecem com o tratamento do processo gastrintestinal. Ocasionalmente, ulcerações orais persistentes se desenvolvem e pode ser necessário o tratamento com corticosteroides tópicos ou intralesionais. A talidomida sistêmica e o infliximabe têm sido usados com sucesso no tratamento de úlceras orais na doença de Crohn refratárias ao tratamento.

◆ PIOESTOMATITE VEGETANTE

A pioestomatite vegetante é uma condição relativamente rara que apresenta uma história controversa. No passado, ela foi associada a doenças como o pênfigo ou a piodermite vegetante. A maioria dos pesquisadores hoje, contudo, acredita que a pioestomatite vegetante é uma expressão incomum da doença intestinal inflamatória, principalmente da **colite ulcerativa** ou da **doença de Crohn**. A patogênese da condição, como em outras doenças intestinais inflamatórias, é pouco compreendida. Também foi observado que alguns pacientes com pioestomatite vegetante apresentam pelo menos uma de diversas anormalidades hepáticas concomitantes.

Características clínicas

Os pacientes com pioestomatite vegetante exibem caracteristicamente pústulas amareladas, pouco elevadas, lineares ou tortuosas, arranjadas sobre uma mucosa oral eritematosa. As lesões afetam principalmente a mucosa jugal ou labial, o palato mole e o ventre da língua (Figura 17.45). Essas lesões foram denominadas ulcerações em "pegadas de caracol", apesar de, em muitos casos, as lesões não serem verdadeiramente ulceradas. O desconforto oral é variável, mas pode ser surpreendentemente pequeno em alguns pacientes. Essa variação dos sintomas pode

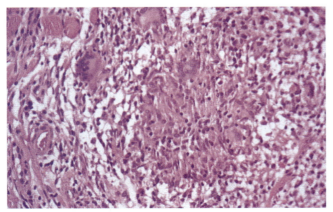

Figura 17.44 Doença de Crohn. Essa fotomicrografia de médio aumento de uma lesão oral mostra um granuloma não necrosante no tecido conjuntivo submucoso.

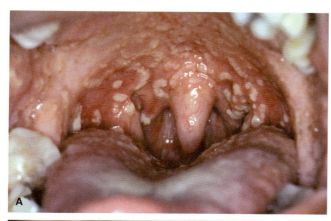
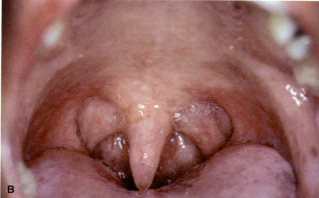

Figura 17.45 Pioestomatite vegetante. A. Lesões características em "pegadas de caracol" envolvem o palato mole. **B.** O mesmo paciente após 5 dias de terapia com prednisona. (De Neville BW, Laden AS, Smith SE, et al: Pyostomatitis vegetans, *Am J Dermatopathol* 7:69-77, 1985.)

estar relacionada ao número de pústulas que se romperam, formando, em consequência, ulcerações. As lesões orais podem surgir concomitantemente com os sintomas intestinais, ou podem preceder o envolvimento intestinal.

Características histopatológicas

Um espécime de biopsia de uma lesão oral da pioestomatite vegetante mostra edema acentuado, produzindo um aspecto acantolítico do epitélio acometido. Isso pode surgir como consequência do acúmulo de numerosos eosinófilos na camada espinhosa, formando abscessos intraepiteliais (Figura 17.46). Abscessos eosinofílicos subepiteliais foram descritos em alguns casos. O tecido conjuntivo subjacente geralmente exibe um denso infiltrado inflamatório misto, que consiste em eosinófilos, neutrófilos e linfócitos. A inflamação perivascular também pode estar presente.

Tratamento e prognóstico

Em geral, os sinais e sintomas intestinais da doença inflamatória intestinal provocam maior preocupação para os pacientes com pioestomatite vegetante. O tratamento medicamentoso da doença intestinal com sulfassalazina ou com corticosteroides sistêmicos também leva à eliminação das lesões orais (ver Figura 17.45). Com frequência, as lesões orais desaparecem em poucos dias após o início da terapia com corticosteroides

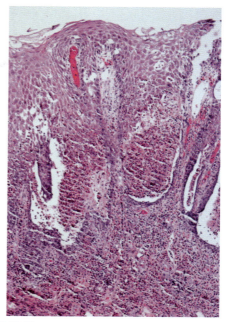

Figura 17.46 Pioestomatite vegetante. Fotomicrografia de médio aumento mostrando um abscesso intraepitelial composto por eosinófilos.

sistêmicos; contudo, as lesões podem recorrer se a medicação for suspensa. Foi descrito que, se os sintomas intestinais forem relativamente leves, então as lesões orais respondem à terapia tópica com algumas das preparações mais potentes de corticosteroide.

◆ ESTOMATITE URÊMICA

Os pacientes que apresentam falência renal aguda ou crônica exibem níveis marcadamente elevados de ureia e outros resíduos nitrogenados na corrente sanguínea. A **estomatite urêmica** representa uma complicação relativamente incomum da falência renal. Em duas séries que incluíram 562 pacientes com falência renal, somente oito exemplos dessa condição da mucosa oral foram documentados. Entretanto, naqueles pacientes em que a estomatite urêmica se desenvolve, essa alteração pode ser bem dolorosa. A causa das lesões orais não está esclarecida, mas alguns pesquisadores sugerem que a urease, uma enzima produzida pela microbiota oral, pode degradar a ureia secretada na saliva. Essa degradação resulta na liberação de amônia livre, o que, provavelmente, danifica a mucosa oral.

Características clínicas

A maioria dos casos de estomatite urêmica foi relatada em pacientes com falência renal aguda. O início dos sintomas pode ser abrupto, com placas brancas distribuídas predominantemente em mucosa jugal, língua e assoalho bucal (Figura 17.47). Os pacientes podem se queixar de gosto desagradável, de dor na boca, ou de uma sensação de ardência nessas lesões, e o clínico pode detectar um odor de amônia ou urina no hálito dos pacientes. Sabe-se que o aspecto clínico ocasionalmente pode simular a leucoplasia pilosa oral.

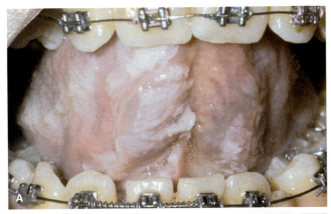

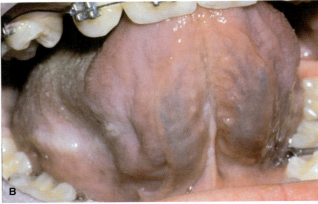

Figura 17.47 Estomatite urêmica. A. Placas brancas irregulares afetam o ventre da língua e o assoalho bucal. **B.** O mesmo paciente após a diálise renal. (De Ross WF, Salisbury PL: Uremic stomatitis associated with undiagnosed renal failure, *Gen Dent* 42:410-412, 1994.)

Tratamento e prognóstico

Em alguns casos, a estomatite urêmica pode desaparecer dentro de poucos dias após a diálise renal, embora a resolução da condição possa ocorrer em 2 a 3 semanas. Em outros casos, o tratamento com um colutório bucal levemente ácido, tal como peróxido de hidrogênio diluído, pode eliminar as lesões orais. Para o controle da dor, enquanto as lesões cicatrizam, pode ser administrada aos pacientes a terapia paliativa, com o uso de cubos de gelo ou de anestésicos tópicos, como a lidocaína viscosa ou hidrocloreto de diclonina. Apesar de a falência renal por si oferecer risco de morte, foi relatado pelo menos um exemplo de placa urêmica que levou ao óbito do paciente. Acredita-se que esse evento tenha sido causado pelo deslocamento da placa com subsequente obstrução das vias respiratórias do paciente.

Bibliografia

Mucopolissacaridoses

Alpöz AR, Çoker M, Çelen E, et al.: The oral manifestations of Maroteaux-Lamy syndrome (mucopolysaccharidosis VI): a case report, *Oral Surg Oral Med Oral Pathol Oral Radiol Endod* 101:632–637, 2006.

Benetó N, Vilageliu L, Grinberg D, et al.: Sanfilippo syndrome: molecular basis, disease models and therapeutic approaches, *Int J Mol Sci* 21:7819, 2020.

Bianchi PM, Gaini R, Vitale S: ENT and mucopolysaccharidoses, *Ital J Pediatr* 44(Suppl 2):127, 2018.

Downs AT, Crisp T, Ferretti G: Hunter's syndrome and oral manifestations: a review, *Pediatr Dent* 17:98–100, 1995.

Harmatz PR, Shediac R: Mucopolysaccharidosis VI: pathophysiology, diagnosis and treatment, *Front Biosci (Landmark Ed)* 22:385–406, 2017.

Kinirons MJ, Nelson J: Dental findings in mucopolysaccharidosis type IV A (Morquio's disease type A), *Oral Surg Oral Med Oral Pathol* 70:176–179, 1990.

Kubaski F, Vairo F, Baldo G, et al.: Therapeutic options for mucopolysaccharidosis II (Hunter disease), *Curr Pharm Des* 26:5100–5109, 2020.

McGovern E, Owens L, Nunn J, et al.: Oral features and dental health in Hurler Syndrome following hematopoietic stem cell transplantation, *Int J Paediatr Dent* 20:322–329, 2010.

Muenzer J: Overview of the mucopolysaccharidoses, *Rheumatology* 50:v4–v12, 2011.

Nakamura T, Miwa K, Kanda S, et al.: Rosette formation of impacted molar teeth in mucopolysaccharidoses and related disorders, *Dentomaxillofac Radiol* 21:45–49, 1992.

Oliveira-Torres R, Braga-Pintor AV, Ribeiro-Guedes F, et al.: Three-dimensional dental and craniofacial manifestations in patients with late diagnosis of mucopolysaccharidosis type II: report of 2 cases, *Oral Surg Oral Med Oral Pathol Oral Radiol* 126:e35–e39, 2018.

Oussoren E, Brands MMMG, Ruijter GJG, et al.: Bone, joint and tooth development in mucopolysaccharidoses: relevance to therapeutic options, *Biochim Biophys Acta* 1812:1542–1556, 2011.

Santana-Sarmento DJ, Gonçalves de Carvalho SH, Sousa-Melo SL, et al.: Mucopolysaccharidosis: radiographic findings in a series of 16 cases, *Oral Surg Oral Med Oral Pathol Oral Radiol* 120:e240–e246, 2015.

Sawamoto K, Álvarez-González JV, Piechnik M, et al.: Mucopolysaccharidosis IVA: diagnosis, treatment, and management, *Int J Mol Sci* 21:1517, 2020.

Sifuentes M, Doroshow R, Hoft R, et al.: A follow-up study of MPS I patients treated with laronidase enzyme replacement therapy for 6 years, *Mol Genet Metab* 90:171–180, 2007.

Smith KS, Hallett KB, Hall RK, et al.: Mucopolysaccharidosis: MPS VI and associated delayed tooth eruption, *Int J Oral Maxillofac Surg* 24:176–180, 1995.

Staba SL, Escolar ML, Poe M, et al.: Cord-blood transplants from unrelated donors in patients with Hurler's syndrome, *N Engl J Med* 350:1960–1969, 2004.

Stapleton M, Hoshina H, Sawamoto K, et al.: Critical review of current MPS guidelines and management, *Mol Genet Metab* 126:238–245, 2019.

Reticuloendotelioses lipídicas

Anderson LJ, Henley W, Wyatt KM, et al.: Long-term effectiveness of enzyme replacement therapy in adults with Gaucher disease: results from the NCS-LSD cohort study, *J Inherit Metab Dis* 37:953–960, 2014.

Bender CV, da Silveira HLD, dos Santos NS, et al.: Oral, dental, and craniofacial features in chronic acid sphingomyelinase deficiency, *Am J Med Genet* 182A:2891–2901, 2020.

Beutler E: Lysosomal storage diseases: natural history and ethical and economic aspects, *Mol Genet Metab* 88:208–215, 2006.

Bley AE, Giannikopoulos OA, Hayden D, et al.: Natural history of infantile GM2 gangliosidosis, *Pediatrics* 128:e1233–e1241, 2011.

Cachón-González MB, Zaccariotto E, Cox TM: Genetics and therapies for GM2 gangliosidosis, *Curr Gene Ther* 18:68–89, 2018.

Dayan B, Elstein D, Zimran A, et al.: Decreased salivary output in patients with Gaucher disease, *Q J Med* 96:53–56, 2003.

Fernandes-Filho JA, Shapiro BE: Tay-Sachs disease, *Arch Neurol* 61:1466–1468, 2004.

Imrie J, Dasgupta S, Besley GTN, et al.: The natural history of Niemann-Pick disease type C in the UK, *J Inherit Metab Dis* 30:51–59, 2007.

Kolodny EH: Niemann-Pick disease, *Curr Opin Hematol* 7:48–52, 2000.

Levran O, Desnick RJ, Schuchman EH: Niemann-Pick disease: a frequent missense mutation in the acid sphingomyelinase gene of Ashkenazi Jewish type A and B patients, *Proc Natl Acad Sci U S A* 88:3748–3752, 1991.

McGovern MM, Aron A, Brodie SE, et al.: Natural history of type A Niemann-Pick disease: possible endpoints for therapeutic trials, *Neurology* 66:228–232, 2006.

Nobre RM, Ribeiro ALR, Alves-Junior SM, et al.: Dentomaxillofacial manifestations of Gaucher's disease: preliminary clinical and radiographic findings, *Dentomaxillofac Radiol* 41:541–547, 2012.

Revel-Vilk S, Szer J, Mehta A, et al.: How we manage Gaucher Disease in the era of choices, *Br J Haematol* 182:467–480, 2018.

Sam R, Ryan E, Daykin E, et al.: Current and emerging pharmacotherapy for Gaucher disease in pediatric populations, *Expert Opin Pharmacother* 22:1489–1503, 2021.

Saranjam HR, Sidransky E, Levine WZ, et al.: Mandibular and dental manifestations of Gaucher disease, *Oral Dis* 18:421–429, 2012.

Schultze H, Sandhoff K: Lysosomal lipid storage diseases, *Cold Spring Harb Perspect Biol* 3:a004804, 2011.

Sévin M, Lesca G, Baumann N, et al.: The adult form of Niemann-Pick disease type C, *Brain* 130:120–133, 2007.

Shiran A, Brenner B, Laor A, et al.: Increased risk of cancer in patients with Gaucher disease, *Cancer* 72:219–224, 1993.

Stirnemann J, Belmatoug N, Camou F, et al.: A review of Gaucher disease pathophysiology, clinical presentation and treatments, *Int J Mol Sci* 18:441, 2017.

Tamura H, Takahashi T, Ban N, et al.: Niemann-Pick type C disease: Novel *NPC1* mutations and characterization of the concomitant acid sphingomyelinase deficiency, *Mol Genet Metab* 87:113–121, 2006.

Vanier MT: Prenatal diagnosis of Niemann-Pick diseases types A, B and C, *Prenat Diagn* 22:630–632, 2002.

Zeevi I, Anavi Y, Kaplan I, et al.: Jaws features in type 1 Gaucher disease, *J Oral Maxillofac Surg* 71:694–701, 2013.

Proteinose lipoide

Akoglu G, Karaduman A, Ergin S, et al.: Clinical and histopathological response to acitretin therapy in lipoid proteinosis, *J Dermatolog Treat* 22:178–183, 2011.

Bahadir S, Çobanoğlu Ü, Kapicioğlu Z, et al.: Lipoid proteinosis: a case with ophthalmological and psychiatric findings, *J Dermatol* 3:215–218, 2006.

Bazopoulou-Kyrkanidou E, Tosios KI, Zabelis G, et al.: Hyalinosis cutis et mucosae: gingival involvement, *J Oral Pathol Med* 27:233–237, 1998.

Callizo M, Ibáñez-Flores N, Laue J, et al.: Eyelid lesions in lipoid proteinosis or Urbach-Wiethe disease: case report and review of the literature, *Orbit* 30:242–244, 2011.

Frenkel B, Vered M, Taicher S, et al.: Lipoid proteinosis unveiled by oral mucosal lesions: a comprehensive analysis of 137 cases, *Clin Oral Investig* 21:2245–2251, 2017.

Hamada T: Lipoid proteinosis, *Clin Exp Dermatol* 27:624–629, 2002.

Hamada T, Wessagowit V, South AP, et al.: Extracellular matrix protein 1 gene *(ECM1)* mutations in lipoid proteinosis and genotype-phenotype correlation, *J Invest Dermatol* 120:345–350, 2003.

Lee KC, Peters SM, Ko YCK, et al.: Oral manifestations of lipoid proteinosis in a 10-year-old female: A case report and literature update, *Oral Surg Oral Med Oral Pathol Oral Radiol* 126:e228–e232, 2018.

Loos E, Kerkhofs L, Laureyns G: Lipoid proteinosis: a rare cause of hoarseness, *J Voice* 33:155–158, 2019.

Nasir M, Latif A, Ajmal M, et al.: Molecular analysis of lipoid proteinosis: identification of a novel nonsense mutation in the *ECM1* gene in a Pakistani family, *Diagn Pathol* 6:69, 2011.

Xu W, Wang L, Zhang L, et al.: Otolaryngological manifestations and genetic characteristics of lipoid proteinosis, *Ann Otol Rhinol Laryngol* 119:767–771, 2010.

Icterícia

Cohen SM: Jaundice in the full-term newborn, *Pediatr Nurs* 32:202–208, 2006.

Fargo MV, Grogan SP, Saguil A: Evaluation of jaundice in adults, *Am Fam Physician* 95:164–168, 2017.

Hass PL: Differentiation and diagnosis of jaundice, *AACN Clin Issues* 10:433–441, 1999.

John S, Pratt DS: Jaundice, In Jameson JL, Fauci AS, Kasper DL, et al., editors: *Harrison's principles of internal medicine*, ed 20, New York, 2018, McGraw-Hill, pp 276–281.

Sullivan JI, Rockey DC: Diagnosis and evaluation of hyperbilirubinemia, *Curr Opin Gastroenterol* 33:164–170, 2017.

Winger J, Michelfelder A: Diagnostic approach to the patient with jaundice, *Prim Care* 38:469–482, 2011.

Amiloidose

Adamo D, Gasparro R, Marenzi G, et al.: Amyloidoma of the tongue: case report, surgical management, and review of the literature, *J Oral Maxillofac Surg* 78:1572–1582, 2020.

Elad S, Czerninski R, Fischman S, et al.: Exceptional oral manifestations of amyloid light chain protein (AL) systemic amyloidosis, *Amyloid* 17:27–31, 2010.

Gertz MA: Immunoglobulin light chain amyloidosis: 2020 update on diagnosis, prognosis, and treatment, *Am J Hematol* 95:848–860, 2020.

Gertz MA, Dispenzieri A: Systemic amyloidosis recognition, prognosis, and therapy – a systematic review, *JAMA* 324:79–89, 2020.

Gertz MA, Mauermann ML, Grogan M, et al.: Advances in the treatment of hereditary transthyretin amyloidosis: a review, *Brain Behav* 9:e01371, 2019.

Hachulla E, Janin A, Flipo RM, et al.: Labial salivary gland biopsy as a reliable test for the diagnosis of primary and secondary amyloidosis: a prospective clinical and immunohistologic study in 59 patients, *Arthritis Rheum* 36:691–697, 1993.

Johansson I, Ryberg M, Steen L, et al.: Salivary hypofunction in patients with familial amyloidotic polyneuropathy, *Oral Surg Oral Med Oral Pathol* 74:742–748, 1992.

Leiba M, Jarjoura S, Abboud W, et al.: Role of oral examination in newly diagnosed multiple myeloma patients: A safe and simple way to detect light chain amyloidosis, *Oral Dis* 24:1343–1348, 2018.

Muchtar E, Gertz MA, Lacy MQ, et al.: Ten-year survivors in AL amyloidosis: characteristics and treatment pattern, *Br J Haematol* 187:588–594, 2019.

Papa R, Lachmann HJ, Secondary AA: Amyloidosis, *Rheum Dis Clin N Am* 44:585–603, 2018.

Pau M, Reinbacher KE, Feichtinger M, et al.: Surgical treatment of macroglossia caused by systemic primary amyloidosis, *Int J Oral Maxillofac Surg* 42:294–297, 2013.

Penner CR, Müller S: Head and neck amyloidosis: a clinicopathologic study of 15 cases, *Oral Oncol* 42:421–429, 2006.

Picken MM: The pathology of amyloidosis in classification: a review, *Acta Haematol* 143:322–334, 2020.

Rebelo Pontes HA, Lacerda de Souza L, Rodrigues-Fernandes CI, et al.: A nodule in the palatal mucosa, *Oral Surg Oral Med Oral Pathol Oral Radiol* 130:473–477, 2020.

Sharpley FA, Petrie A, Mahmood S, et al.: A 24-year experience of autologous stem cell transplantation for light chain amyloidosis patients in the United Kingdom, *Br J Haematol* 187:642–652, 2019.

Skinner M, Anderson JJ, Simms R, et al.: Treatment of 100 patients with primary amyloidosis: a randomized trial of melphalan, prednisone, and colchicine versus colchicine only, *Am J Med* 100:290–298, 1996.

Stoopler ET, Alawi F, Laudenbach JM, et al.: Bullous amyloidosis of the oral cavity: a rare clinical presentation and review, *Oral Surg Oral Med Oral Pathol Oral Radiol Endod* 101:734–740, 2006.

Xantelasma

Baykal C, Ekinci AP, Yazganoglu KD, et al.: The clinical spectrum of xanthomatous lesions of the eyelids, *Int J Dermatol* 56:981–992, 2017.

Karsai S, Czarnecka A, Raulin C: Treatment of xanthelasma palpebrarum using a pulsed dye laser: a prospective clinical trial in 38 cases, *Dermatol Surg* 36:610–617, 2010.

Nguyen AH, Vaudreuil AM, Huerter CJ: Systematic review of laser therapy in xanthelasma palpebrarum, *Int J Dermatol* 56:e47–e55, 2017.

Nöel B: Premature atherosclerosis in patients with xanthelasma, *J Eur Acad Dermatol Venereol* 21:1244–1248, 2007.

Özdöl S, Şahin S, Tokgözoğlu L: Xanthelasma palpebrarum and its relation to atherosclerotic risk factors and lipoprotein (a), *Int J Dermatol* 47:785–789, 2008.

Pandhi D, Gupta P, Singal A, et al.: Xanthelasma palpebrarum: a marker of premature atherosclerosis (risk of atherosclerosis in xanthelasma), *Postgrad Med J* 88:198–204, 2012.

Deficiência vitamínica

Antonucci R, Locci C, Clemente MG, et al.: Vitamin D deficiency in childhood: old lessons and current challenges, *J Pediatr Endocrinol Metab* 31:247–260, 2018.

Ben-Zvi GT, Tidman MJ: Be vigilant for scurvy in high-risk groups, *Practitioner* 256:23–25, 2012.

Blanck HM, Bowman BA, Serdula MK, et al.: Angular stomatitis and riboflavin status among adolescent Bhutanese refugees living in southeastern Nepal, *Am J Clin Nutr* 76:430–435, 2002.

Campos-Outcalt D: Vitamin D: when it helps, when it hurts, *J Fam Pract* 62:368–370, 2013.

Carazo A, Macáková K, Matoušová K, et al.: Vitamin A update: forms, sources, kinetics, detection, function, deficiency, therapeutic use and toxicity, *Nutrients* 13:1703, 2021.

Golriz F, Donnelly LF, Devaraj S, et al.: Modern American scurvy — experience with vitamin C deficiency at a large children's hospital, *Pediatr Radiol* 47:214–220, 2017.

Gorey S, Canavan M, Robinson S, et al.: A review of vitamin D insufficiency and its management: a lack of evidence and consensus persists, *QJM* 112:165–167, 2019.

Heath ML, Sidbury R: Cutaneous manifestations of nutritional deficiency, *Curr Opin Pediatr* 18:417–422, 2006.

Kothari P, Tate A, Adewumi A, et al.: The risk for scurvy in children with neurodevelopmental disorders, *Spec Care Dentist* 40:251–259, 2020.

Polegato BF, Pereira AG, Azevedo PS, et al.: Role of thiamin in health and disease, *Nutr Clin Pract* 34:558–564, 2019.

Popovich D, McAlhany A, Adewumi AO, et al.: Scurvy: forgotten but definitely not gone, *J Pediatr Health Care* 23:405–415, 2009.

Powers HJ: Riboflavin (vitamin B_2) and health, *Am J Clin Nutr* 77:1352–1360, 2003.

Rivadeneira A, Moyer P, Salciccioli JD: Pellagra in the USA: unusual manifestations of a rare entity, *BMJ Case Rep* 12:e230972, 2019.

Suter PM, Russell RM: Vitamin and trace mineral deficiency and excess, In Jameson JL, Fauci AS, Kasper DL, et al., editors:

Harrison's principles of internal medicine, ed 20, New York, 2018, McGraw-Hill, pp 2309–2319.

Smith A, DiPrimio G, Humphrey-Murto S: Scurvy in the developed world, *Can Med Assoc J* 183:e752–e755, 2011.

Thacher TD, Fischer PR, Pettifor JM, et al.: A comparison of calcium, vitamin D, or both for nutritional rickets in Nigerian children, *N Engl J Med* 341:563–568, 1999.

Touyz LZG: Oral scurvy and periodontal disease, *J Can Dent Assoc* 63:837–845, 1997.

Van der Velden U: Vitamin C and its role in periodontal diseases – the past and the present: a narrative review, *Oral Health Prev Dent* 18:115–124, 2020.

Wilson RB: Pathophysiology, prevention, and treatment of beriberi after gastric surgery, *Nutr Rev* 78:1015–1029, 2020.

Anemia ferropriva

Camaschella C: Iron deficiency, *Blood* 133:30–39, 2019.

Cappellini MD, Musallam KM, Taher AT: Iron deficiency anaemia revisited, *J Intern Med* 287:153–170, 2020.

DeLoughery TG: Iron deficiency anemia, *Med Clin N Am* 101:319–332, 2017.

Goodnough LT: Iron deficiency syndromes and iron-restricted erythropoiesis, *Transfusion* 1584–1592, 2012.

Mirza FG, Abdul-Kadir R, Breymann C, et al.: Impact and management of iron deficiency and iron deficiency anemia in women's health, *Expert Rev Hematol* 11:727–736, 2018.

Osaki T, Ueta E, Arisawa K, et al.: The pathophysiology of glossal pain in patients with iron deficiency anemia, *Am J Med Sci* 318:324–329, 1999.

Pasricha S-R, Tye-Din J, Muckenthaler MU, et al.: Iron deficiency, *Lancet* 397:233–248, 2021.

Síndrome de Plummer-Vinson

Bredenkamp JK, Castro DJ, Mickel RA: Importance of iron repletion in the management of Plummer-Vinson syndrome, *Ann Otol Rhinol Laryngol* 99:51–54, 1990.

Chen TSN, Chen PSY: Rise and fall of the Plummer-Vinson syndrome, *J Gastroenterol Hepatol* 9:654–658, 1994.

Dantas RO, Villanova MG: Esophageal motility impairment in Plummer-Vinson syndrome: correction by iron treatment, *Dig Dis Sci* 38:968–971, 1993.

Köklü S, Bulut M, Çakal B, et al.: Gastric cancer presenting with Plummer-Vinson syndrome, *J Am Geriatr Soc* 57:933–934, 2009.

Novacek G: Plummer-Vinson syndrome, *Orphanet J Rare Dis* 1:36, 2006.

Phatak S, Redkar N, Patil MA, et al.: Plummer-Vinson syndrome, *BMJ Case Rep*, 2012.

Seitz ML, Sabatino D: Plummer-Vinson syndrome in an adolescent, *J Adolesc Health* 12:279–281, 1991.

Wahlberg PCG, Andersson KEH, Biörklund AT, et al.: Carcinoma of the hypopharynx: analysis of incidence and survival in Sweden in over a 30-year period, *Head Neck* 20:714–719, 1998.

Walker J, Baran R, Velez N, et al.: Koilonychia: an update on pathophysiology, differential diagnosis and clinical relevance, *J Eur Acad Dermatol Venereol* 30:1985–1991, 2016.

Yukselen V, Karaoglu AO, Yasa MH: Plummer-Vinson syndrome: a report of three cases, *Int J Clin Pract* 57:646–648, 2003.

Anemia perniciosa

Drummond JF, White DK, Damm DD: Megaloblastic anemia with oral lesions: a consequence of gastric bypass surgery, *Oral Surg Oral Med Oral Pathol* 59:149–153, 1985.

Field EA, Speechley JA, Rugman FR, et al.: Oral signs and symptoms in patients with undiagnosed vitamin B_{12} deficiency, *J Oral Pathol Med* 24:468–470, 1995.

Green R: Vitamin B12 deficiency from the perspective of a practicing hematologist, *Blood* 129:2603–2611, 2017.

Green R, Mitra AD: Megaloblastic anemias – nutritional and other causes, *Med Clin N Am* 101:297–317, 2017.

Greenberg M: Clinical and histologic changes of the oral mucosa in pernicious anemia, *Oral Surg Oral Med Oral Pathol* 52:38–42, 1981.

Hall SN, Appelman HD: Autoimmune gastritis, *Arch Pathol Lab Med* 143:1327–1331, 2019.

Lehman JS, Bruce AJ, Rogers RS: Atrophic glossitis from vitamin B_{12} deficiency: a case misdiagnosed as burning mouth disorder, *J Periodontol* 77:2090–2092, 2006.

Rebelo Pontes HA, Conte Neto N, Bechara Ferreira K, et al.: Oral manifestations of vitamin B_{12} deficiency: a case report, *J Can Dent Assoc* 75:533–537, 2009.

Robinson AN, Loh JSP: Atrophic glossitis, *N Engl J Med* 381:1568, 2019.

Toh B-H: Pathophysiology and laboratory diagnosis of pernicious anemia, *Immunol Res* 65:326–330, 2017.

Vannella L, Lahner E, Osborn J, et al.: Systematic review: gastric cancer incidence in pernicious anaemia, *Aliment Pharmacol Ther* 37:375–382, 2013.

Nanismo pituitário

Britto IMPA, Aguiar-Oliveira MH, Oliveira-Neto LA, et al.: Periodontal disease in adults with untreated congenital growth hormone deficiency: a case-control study, *J Clin Periodontol* 38:525–531, 2011.

Buduneli N, Alpoz AR, Candan U, et al.: Dental management of isolated growth hormone deficiency: a case report, *J Clin Pediatr Dent* 29:263–266, 2005.

Carvalho LR, Justamante de Faria ME, Farah-Osorio MG, et al.: Acromegalic features in growth hormone (GH)-deficient patients after long-term GH therapy, *Clin Endocrinol (Oxf)* 59:788–792, 2003.

Funatsu M, Sato K, Mitani H: Effects of growth hormone on craniofacial growth, *Angle Orthod* 76:970–977, 2006.

Hodax JK, DiVall SA: Update on methods to enhance growth, *Curr Opin Endocrinol Diabetes Obes* 27:82–86, 2020.

Kosowicz J, Rzymski K: Abnormalities of tooth development in pituitary dwarfism, *Oral Surg Oral Med Oral Pathol* 44:853–863, 1977.

Mullis PE: Genetics of isolated growth hormone deficiency, *J Clin Res Pediatr Endocrinol* 2:52–62, 2010.

Richmond E, Rogol AD: Treatment of growth hormone deficiency in children, adolescents and at the transitional age, *Best Pract Res Clin Endocrinol Metab* 30:749–755, 2016.

Gigantismo

Bendor-Samuel OM, Pal A, Cudlip S, et al.: Pituitary gigantism: a rare learning opportunity, *Arch Dis Child Educ Pract Ed* 105:111–116, 2020.

Creo AL, Lteif AN: Pituitary gigantism: a retrospective case series, *J Pediatr Endocrinol Metab* 29:597–602, 2016.

Daniel A, d'Emden M, Duncan E: Pituitary gigantism treated successfully with the growth hormone receptor antagonist, pegvisomant, *Intern Med J* 43:345–347, 2013.

Eugster EA, Pescovitz OH: Gigantism, *J Clin Endocrinol Metab* 84:4379–4384, 1999.

Marino AC, Taylor DG, Desai B, et al.: Surgery for pediatric pituitary adenomas, *Neurosurg Clin N Am* 30:465–471, 2019.

Shimatsu A, Teramoto A, Hizuka N, et al.: Efficacy, safety, and pharmacokinetics of sustained-release lanreotide (lanreotide Autogel) in Japanese patients with acromegaly or pituitary gigantism, *Endocr J* 60:651–663, 2013.

Tourtelot JB, Vesely DL: Pituitary tumor with gigantism, acromegaly and preclinical Cushing's disease diagnosed from the 10th row, *Am J Med Sci* 346:169–171, 2013.

Acromegalia

Anagnostis P, Efstathiadou ZA, Polyzos SA, et al.: Acromegaly: presentation, morbidity and treatment outcomes at a single centre, *Int J Clin Pract* 65:896–902, 2011.

Ben-Shlomo A, Melmed S: Skin manifestations in acromegaly, *Clin Dermatol* 24:256–259, 2006.

Cohen RB, Wilcox CW: A case of acromegaly identified after patient complaint of apertognathia, *Oral Surg Oral Med Oral Pathol* 75:583–586, 1993.

Dineen R, Stewart PM, Sherlock M: Acromegaly, *QJM* 110:411–420, 2017.

Farinazzo-Vitral RW, Motohiro-Tanaka O, Reis-Fraga M, et al.: Acromegaly in an orthodontic patient, *Am J Orthod Dentofacial Orthop* 130:388–390, 2006.

Gadelha MR, Kasuki L, Lim DST, et al.: Systemic complications of acromegaly and the impact of the current treatment landscape: an update, *Endocr Rev* 40:268–332, 2019.

Kernen FR, Bidra AS: Dental implant therapy in a patient with acromegaly: a clinical report, *J Prosthodont* 28:355–360, 2019.

Kreitschmann-Andermahr I, Kohlmann J, Kleist B, et al.: Oro-dental pathologies in acromegaly, *Endocrine* 60:323–328, 2018.

Lavrentaki A, Paluzzi A, Wass JAH, et al.: Epidemiology of acromegaly: review of population studies, *Pituitary* 20:4–9, 2017.

Leonart LP, Ferreira VL, Tonin FS, et al.: Medical treatments for acromegaly: a systematic review and network meta-analysis, *Value Health* 21:874–880, 2018.

Pai F-Y, Chen C-J, Wang W-H, et al.: Low-dose gamma knife radiosurgery for acromegaly, *Neurosurgery* 85:e20–e30, 2019.

Hipotireoidismo

Bauer AJ, Wassner AJ: Thyroid hormone therapy in congenital hypothyroidism and pediatric hypothyroidism, *Endocrine* 66:51–62, 2019.

Burman KD, McKinley-Grant L: Dermatologic aspects of thyroid disease, *Clin Dermatol* 24:247–255, 2006.

Chaker L, Bianco AC, Jonklaas J, et al.: Hypothyroidism, *Lancet* 390:1550–1562, 2017.

Duntas LH, Yen PM: Diagnosis and treatment of hypothyroidism in the elderly, *Endocrine* 66:63–69, 2019.

Mg'ang'a PM, Chindia ML: Dental and skeletal changes in juvenile hypothyroidism following treatment: case report, *Odontostomatol Trop* 13:25–27, 1990.

Rallia M, Angelettia D, Fiore M, et al.: Hashimoto's thyroiditis: An update on pathogenic mechanisms, diagnostic protocols, therapeutic strategies, and potential malignant transformation, *Autoimmun Rev* 19:102649, 2020.

Hipertireoidismo

De Leo S, Lee SY, Braverman LE: Hyperthyroidism, *Lancet* 388:906–918, 2016.

Douglas RS, Kahaly GJ, Patel A, et al.: Teprotumumab for the treatment of active thyroid eye disease, *N Engl J Med* 382:341–352, 2020.

Kravets I: Hyperthyroidism: diagnosis and treatment, *Am Fam Physician* 93:363–370, 2016.

McDermott MT: Hyperthyroidism, *Ann Intern Med* 157(1), 2012. ITC1–ITC16.

Pérusse R, Goulet J-P, Turcotte J-Y: Contraindications to vasoconstrictors in dentistry. Part II: hyperthyroidism, diabetes, sulfite sensitivity, cortico-dependent asthma, and pheochromocytoma, *Oral Surg Oral Med Oral Pathol* 74:687–691, 1992.

Sharma A, Stan MN: Thyrotoxicosis: diagnosis and management, *Mayo Clin Proc* 94:1048–1064, 2019.

Sundaresh V, Brito JP, Wang Z, et al.: Comparative effectiveness of therapies for Graves' hyperthyroidism: a systematic review and network meta-analysis, *J Clin Endocrinol Metab* 98:3671–3677, 2013.

Yeatts RP: Graves' ophthalmopathy, *Med Clin North Am* 79:195–209, 1995.

Hipoparatireoidismo

Ahonen P, Myllärniemi S, Sipilä I, et al.: Clinical variation of autoimmune polyendocrinopathy-candidiasis-ectodermal dystrophy (APECED) in a series of 68 patients, *N Engl J Med* 322:1829–1836, 1990.

Bilezikian J: Hypoparathyroidism, *J Clin Endocrinol Metab* 105:1722–1736, 2020.

Cusano NE, Bilezikian JP: Signs and symptoms of hypoparathyroidism, *Endocrinol Metab Clin North Am* 47:759–770, 2018.

Gafni RI, Collins MT: Hypoparathyroidism, *N Engl J Med* 380:1738–1747, 2019.

Kelly A, Pomarico L, Pomarico Ribeiro de Souza I: Cessation of dental development in a child with idiopathic hypoparathyroidism: a 5-year follow-up, *Oral Surg Oral Med Oral Pathol Oral Radiol Endod* 107:673–677, 2009.

Lankisch TO, Jaeckel E, Strassburg CP: The autoimmune polyendocrinopathy-candidiasis-ectodermal dystrophy or autoimmune polyglandular syndrome, type 1, *Semin Liver Dis* 29:307–314, 2009.

Siraj N, Hakami Y, Khan A: Medical hypoparathyroidism, *Endocrinol Metab Clin North Am* 47:797–808, 2018.

Walls AWG, Soames JV: Dental manifestations of autoimmune hypoparathyroidism, *Oral Surg Oral Med Oral Pathol* 75:452–454, 1993.

Pseudo-hipoparatireoidismo

Gelfand IM, Eugster EA, DiMeglio LA: Presentation and clinical progression of pseudohypoparathyroidism with multi-hormone resistance and Albright hereditary osteodystrophy: a case series, *J Pediatr* 149:877–880, 2006.

Goeteyn V, De Potter CR, Naeyaert JM: Osteoma cutis in pseudohypoparathyroidism, *Dermatology* 198:209–211, 1999.

Hejlesen J, Underbjerg L, Gjørup H, et al.: Dental anomalies and orthodontic characteristics in patients with pseudohypoparathyroidism, *BMC Oral Health* 20:2, 2020.

Jüppner H, Linglart A, Fröhlich LF, et al.: Autosomal-dominant pseudohypoparathyroidism type Ib is caused by different microdeletions within or upstream of the GNAS locus, *Ann N Y Acad Sci* 1068:250–255, 2006.

Le Norcy E, Reggio-Paquet C, de Kerdanet M, et al.: Dental and craniofacial features associated with GNAS loss of function mutations, *Eur J Orthod* 42:525–533, 2020.

Mantovani G, Bastepe M, Monk D, et al.: Recommendations for diagnosis and treatment of pseudohypoparathyroidism and related disorders: an updated practical tool for physicians and patients, *Horm Res Paediatr* 93:182–196, 2020.

Potts JT, Jüppner H: Disorders of the parathyroid gland and calcium homeostasis, In Jameson JL, Fauci AS, Kasper DL, et al., editors: *Harrison's principles of internal medicine*, ed 20, New York, 2018, McGraw-Hill, pp 2921–2942.

Schlund M, Depeyre A, Kohler F, et al.: Cranio-maxillofacial and dental findings in Albright's hereditary osteodystrophy and pseudohypoparathyroidism, *Cleft Palate Craniofac J* 56:831–836, 2019.

Hiperparatireoidismo

Aggunlu L, Akpek S, Coskun B: Leontiasis ossea in a patient with hyperparathyroidism secondary to chronic renal failure, *Pediatr Radiol* 34:630–632, 2004.

Gavaldá C, Bagán JV, Scully C, et al.: Renal hemodialysis patients: oral, salivary, dental and periodontal findings in 105 adult cases, *Oral Dis* 5:299–302, 1999.

Hata T, Irei I, Tanaka K, et al.: Macrognathia secondary to dialysis-related renal osteodystrophy treated successfully by parathyroidectomy, *Int J Oral Maxillofac Surg* 35:378–382, 2006.

Insogna KL: Primary hyperparathyroidism, *N Engl J Med* 379:1050–1059, 2018.

Lajolo C, Patini R, Limongelli L, et al.: Brown tumors of the oral cavity: presentation of 4 new cases and a systematic literature

review, *Oral Surg Oral Med Oral Pathol Oral Radiol* 129:575–584, 2020.

Leal Rocha A, Mendes Nunes LF, Vieira Travassos D, et al.: A sessile nodule in the dorsum of the tongue, *Oral Surg Oral Med Oral Pathol Oral Radiol* 128:449–455, 2019.

Lerman MA, Do C, Gunaratnam L, et al.: Localized mandibular enlargement in end-stage renal disease: two case reports and a review of the literature, *Oral Surg Oral Med Oral Pathol Oral Radiol* 113:384–390, 2012.

Machado NN, Wilhelm SM: Diagnosis and evaluation of primary hyperparathyroidism, *Surg Clin N Am* 99:649–666, 2019.

Mainville G, Furchtgott N, Ing SW, et al.: A rapidly growing mandibular swelling, *J Am Dent Assoc* 144:45–48, 2013.

Palla B, Burian E, Fliefel R, et al.: Systematic review of oral manifestations related to hyperparathyroidism, *Clin Oral Investig* 22:1–27, 2018.

Silverman S Jr, Gordon G, Grant T, et al.: The dental structures in primary hyperparathyroidism. Studies in forty-two consecutive patients, *Oral Surg Oral Med Oral Pathol* 15:426–436, 1962.

Wasserman JD, Tomlinson GE, Druker H, et al.: Multiple endocrine neoplasia and hyperparathyroid-jaw tumor syndromes: clinical features, genetics and surveillance recommendations in childhood, *Clin Cancer Res* 23:e123–e132, 2017.

You M, Tang B, Wang Z-J, et al.: Radiological manifestations of renal osteodystrophy in the orofacial region: a case report and literature review, *Oral Radiol* 34:262–266, 2018.

Zhu CY, Sturgeon C, Yeh MW: Diagnosis and management of primary hyperparathyroidism, *JAMA* 323:1186–1187, 2020.

Hipercortisolismo

Broersen LHA, Jha M, Biermasz NR, et al.: Effectiveness of medical treatment for Cushing's syndrome: a systematic review and meta-analysis, *Pituitary* 21:631–641, 2018.

Castinetti F, Morange I, Conte-Devolx B, et al.: Cushing's disease, *Orphanet J Rare Dis* 7:41, 2012.

Ferriere A, Tabarin A: Cushing's syndrome: treatment and new therapeutic approaches, *Best Pract Res Clin Endocrinol Metab* 34:101381, 2020.

Miller BS, Auchus RJ: Evaluation and treatment of patients with hypercortisolism—a review, *JAMA Surg* 155:1152–1159, 2020.

Molitch ME: Diagnosis and treatment of pituitary adenomas—a review, *JAMA* 317:516–524, 2017.

Nieman LK: Diagnosis of Cushing's syndrome in the modern era, *Endocrinol Metab Clin North Am* 47:259–273, 2018.

Tempark T, Phatarakijnirund V, Chatproedprai S, et al.: Exogenous Cushing's syndrome due to topical corticosteroid application: case report and review literature, *Endocrine* 38:328–334, 2010.

Doença de Addison

Arlt W: Disorders of the adrenal cortex, In Jameson JL, Fauci AS, Kasper DL, et al., editors: *Harrison's principles of internal medicine*, ed 20, New York, 2018, McGraw-Hill, pp 2719–2739.

Barthel A, Benker G, Berens K, et al.: An update on Addison's disease, *Exp Clin Endocrinol Diabetes* 127:165–170, 2019.

Bergthorsdottir R, Leonsson-Zachrisson M, Odén A, et al.: Premature mortality in patients with Addison's disease: a population-based study, *J Clin Endocrinol Metab* 91:4849–4853, 2006.

Betterle C, Presotto F, Furmaniak J: Epidemiology, pathogenesis, and diagnosis of Addison's disease in adults, *J Endocrinol Invest* 42:1407–1433, 2019.

Chakera AJ, Vaidya B: Addison disease in adults: diagnosis and management, *Am J Med* 123:409–413, 2010.

Milenkovic A, Markovic D, Zdravkovic D, et al.: Adrenal crisis provoked by dental infection: case report and review of the literature, *Oral Surg Oral Med Oral Pathol Oral Radiol Endod* 110:325–329, 2010.

Porter SR, Haria S, Scully C, et al.: Chronic candidiasis, enamel hypoplasia, and pigmentary anomalies, *Oral Surg Oral Med Oral Pathol* 74:312–314, 1992.

Saverino S, Falorn A: Autoimmune Addison's disease, *Best Pract Res Clin Endocrinol Metab* 34:101379, 2020.

Seeker P, Osswald S: Tongue discoloration, *N Engl J Med* 384:e102, 2021.

Shah SS, Oh CH, Coffin SE, et al.: Addisonian pigmentation of the oral mucosa, *Cutis* 76:97–99, 2005.

Diabetes melito

D'Aiuto F, Gable D, Syed Z, et al.: Evidence summary: the relationship between oral diseases and diabetes, *Br Dent J* 222:944–948, 2017.

American Diabetes Association: 2. Classification and diagnosis of diabetes: Standards of Medical Care in Diabetes-2019, *Diabetes Care* 42(Suppl. 1):S13–S28, 2019.

Belazi M, Velegraki A, Fleva A, et al.: Candidal overgrowth in diabetic patients: potential predisposing factors, *Mycoses* 48:192–196, 2005.

Costa FO, Miranda Cota LO, Pereira Lages EJ, et al.: Progression of periodontitis and tooth loss associated with glycemic control in individuals undergoing periodontal maintenance therapy: a 5-year-follow-up study, *J Periodontol* 84:595–605, 2013.

Demmer RT, Holtfreter B, Desvarieux M, et al.: The influence of type 1 and type 2 diabetes on periodontal disease progression, *Diabetes Care* 35:2036–2042, 2012.

Franco OH, Steyerberg EW, Hu FB, et al.: Associations of diabetes mellitus with total life expectancy and life expectancy with and without cardiovascular disease, *Arch Intern Med* 167:1145–1151, 2007.

Genco RJ, Borgnakke WS: Diabetes as a potential risk for periodontitis: association studies, *Periodontology* 2000(83):40–45, 2020.

Guggenheimer J, Moore PA, Rossie K, et al.: Insulin-dependent diabetes mellitus and oral soft tissue pathologies: I. Prevalence and characteristics of non-candidal lesions, *Oral Surg Oral Med Oral Pathol Oral Radiol Endod* 89:563–569, 2000.

Guggenheimer J, Moore PA, Rossie K, et al.: Insulin-dependent diabetes mellitus and oral soft tissue pathologies: II. Prevalence and characteristics of *Candida* and candidal lesions, *Oral Surg Oral Med Oral Pathol Oral Radiol Endod* 89:570–576, 2000.

Mauri-Obradors E, Estrugo-Devesa A, Jané-Salas E, et al.: Oral manifestations of Diabetes Mellitus. A systematic review, *Med Oral Patol Oral Cir Bucal* 22:e586–e594, 2017.

Patel MH, Kumar JV, Moss ME: Diabetes and tooth loss: an analysis of data from the National Health and Nutrition Examination Survey, 2003-2004, *J Am Dent Assoc* 144:478–485, 2013.

Powers AC, Niswender KD, Evans-Molina C: Diabetes mellitus: diagnosis, classification, and pathophysiology, In Jameson JL, Fauci AS, Kasper DL, et al., editors: *Harrison's principles of internal medicine*, ed 20, New York, 2018, McGraw-Hill, pp 2850–2883.

Wysocki GP, Daley T: Benign migratory glossitis in patients with juvenile diabetes, *Oral Surg Oral Med Oral Pathol* 63:68–70, 1987.

Hipofosfatasia

Bangura A, Wright L, Shuler T: Hypophosphatasia: current literature for pathophysiology, clinical manifestations, diagnosis, and treatment, *Cureus* 12(6):e8594, 2020.

Bianchi ML, Bishop NJ, Guañabens N, et al.: Hypophosphatasia in adolescents and adults: overview of diagnosis and treatment, *Osteoporos Int* 31:1445–1460, 2020.

Biosse Duplan M, Coyac BR, Bardet C, et al.: Phosphate and vitamin D prevent periodontitis in X-linked hypophosphatemia, *J Dent Res* 96:388–395, 2017.

Bloch-Zupan A, Vaysse F: Hypophosphatasia: oral cavity and dental disorders, *Arch Pédiatr* 24:5S80–5S84, 2017.

Fenn JS, Lorde N, Ward JM, et al.: Hypophosphatasia, *J Clin Pathol* 74:635–640, 2021.

Khan AA, Josse R, Kannu P, et al.: Hypophosphatasia: Canadian update on diagnosis and management, *Osteoporos Int* 30:1713–1722, 2019.

Lynch CD, Ziada HM, Buckley LA, et al.: Prosthodontic rehabilitation of hypophosphatasia using dental implants: a review of the literature and two case reports, *J Oral Rehabil* 36:462–468, 2009.

Okawa R, Kadota T, Matayoshi S, et al.: Dental manifestations leading to the diagnosis of hypophosphatasia in two children, *J Dent Child* 87:179–183, 2020.

Okawa R, Kokomoto K, Nakano K: Dental effects of enzyme replacement therapy in case of childhood-type hypophosphatasia, *BMC Oral Health* 21:323, 2021.

Rush ET: Childhood hypophosphatasia: to treat or not to treat, *Orphanet J Rare Dis* 13:116, 2018.

Salles JP: Hypophosphatasia: biological and clinical aspects, avenues for therapy, *Clin Biochem Rev* 41:13–27, 2020.

Schroth RJ, Long C, Lee VHK, et al.: Dental outcomes for children receiving asfotase alfa for hypophosphatasia, *Bone* 152:116089, 2021.

Simon S, Resch H, Klaushofer K, et al.: Hypophosphatasia: from diagnosis to treatment, *Curr Rheumatol Rep* 20:69, 2018.

Van den Bos T, Handoko G, Niehof A, et al.: Cementum and dentin in hypophosphatasia, *J Dent Res* 84:1021–1025, 2005.

Villa-Suárez JM, García-Fontana C, Andújar-Vera F, et al.: Hypophosphatasia: a unique disorder of bone mineralization, *Int J Mol Sci* 22:4303, 2021.

Raquitismo resistente à vitamina D

Andersen MG, Beck-Nielsen SS, Haubek D, et al.: Periapical and endodontic status of permanent teeth in patients with hypophosphatemic rickets, *J Oral Rehabil* 39:144–150, 2012.

Archard HO, Witkop CJ: Hereditary hypophosphatemia (vitamin D-resistant rickets) presenting primary dental manifestations, *Oral Surg Oral Med Oral Pathol* 22:184–193, 1966.

Baroncelli GI, Zampollo E, Manca M, et al.: Pulp chamber features, prevalence of abscesses, disease severity, and PHEX mutation in X-linked hypophosphatemic rickets, *J Bone Miner Metab* 39:212–223, 2021.

Batra P, Tejani Z, Mars M: X-linked hypophosphatemia: dental and histologic findings, *J Can Dent Assoc* 72:69–72, 2006.

Beltes C, Zachou E: Endodontic management in a patient with vitamin D-resistant rickets, *J Endod* 38:255–258, 2012.

Bradley H, Dutta A, Philpott R: Presentation and non-surgical endodontic treatment of two patients with X-linked hypophosphatemia: a case report, *Int Endod J* 54:1403–1414, 2021.

Chaussin-Miller C, Sinding C, Wolikow M, et al.: Dental abnormalities in patients with familial hypophosphatemic vitamin D-resistant rickets: prevention by early treatment with 1-hydroxyvitamin D, *J Pediatr* 142:324–331, 2003.

Douyere D, Joseph C, Gaucher C, et al.: Familial hypophosphatemic vitamin D-resistant rickets—prevention of spontaneous dental abscesses on primary teeth: a case report, *Oral Surg Oral Med Oral Pathol Oral Radiol Endod* 107:525–530, 2009.

Haffner D, Emma F, Eastwood DM, et al.: Clinical practice recommendations for the diagnosis and management of X-linked hypophosphataemia, *Nat Rev Nephrol* 15:435–455, 2019.

McWhorter AG, Seale NS: Prevalence of dental abscess in a population of children with vitamin D-resistant rickets, *Pediatr Dent* 13:91–96, 1991.

Murayama T, Iwatsubo R, Akiyama S, et al.: Familial hypophosphatemic vitamin D-resistant rickets: dental findings and histologic study of teeth, *Oral Surg Oral Med Oral Pathol Oral Radiol Endod* 90:310–316, 2000.

Robinson M-E, AlQuorain H, Murshed M, et al.: Mineralized tissues in hypophosphatemic rickets, *Pediatr Nephrol* 35:1843–1854, 2020.

Saraff V, Nadar R, Högler W: New developments in the treatment of X-Linked hypophosphataemia: implications for clinical management, *Pediatr Drugs* 22:113–121, 2020.

Seow WK, Needleman HL, Holm IA: Effect of familial hypophosphatemic rickets on dental development: a controlled, longitudinal study, *Pediatr Dent* 17:346–350, 1995.

Yacarini Paredes SE, Bezerra Segato RA, Daher Moreira L, et al.: Dentoalveolar abscesses not associated with caries or trauma: a diagnostic hallmark of hypophosphatemic rickets initially misdiagnosed as hypochondroplasia, *Head Neck Pathol* 12:604–609, 2018.

Doença de Crohn

Brunner B, Hirschi C, Weimann R, et al.: Treatment-resistant lingual Crohn's disease disappears after infliximab, *Scand J Gastroenterol* 40:1255–1259, 2005.

Cushing K, Higgins PDR: Management of Crohn disease - a review, *JAMA* 325:69–80, 2021.

Feuerstein JD, Cheifetz AS: Crohn disease: epidemiology, diagnosis, and management, *Mayo Clin Proc* 92:1088–1103, 2017.

Friedman S, Blumberg RS: Inflammatory bowel disease, In Jameson JL, Fauci AS, Kasper DL, et al., editors: *Harrison's principles of internal medicine*, ed 20, New York, 2018, McGraw-Hill, pp 2258–2276.

Gajendran M, Loganathan P, Catinella AP, et al.: A comprehensive review and update on Crohn's disease, *Dis Mon* 64:20–57, 2018.

Galvin S, Flint SR, Toner ME, et al.: Oral lymphangiectasias and Crohn's disease: two case reports, *Oral Surg Oral Med Oral Pathol Oral Radiol* 126:e31–e34, 2018.

Harty S, Fleming P, Rowland M, et al.: A prospective study of the oral manifestations of Crohn's disease, *Clin Gastroenterol Hepatol* 3:886–891, 2005.

Hegarty A, Hodgson T, Porter S: Thalidomide for the treatment of recalcitrant oral Crohn's disease and orofacial granulomatosis, *Oral Surg Oral Med Oral Pathol Oral Radiol Endod* 95:576–585, 2003.

Laube R, Liu K, Schifter M, et al.: Oral and upper gastrointestinal Crohn's disease, *J Gastroenterol Hepatol* 33:355–364, 2018.

Mills CC, Amin M, Manisali M: Salivary duct fistula and recurrent buccal space infection: a complication of Crohn's disease, *J Oral Maxillofac Surg* 61:1485–1487, 2003.

Müller S: Non-infectious granulomatous lesions of the orofacial region, *Head Neck Pathol* 13:449–456, 2019.

Plauth M, Jenss H, Meyle J: Oral manifestations of Crohn's disease: an analysis of 79 cases, *J Clin Gastroenterol* 13:29–37, 1991.

Sánchez AR, Rogers RS, Sheridan PJ: Oral ulcerations are associated with the loss of response to infliximab in Crohn's disease, *J Oral Pathol Med* 34:53–55, 2005.

Scully C, Cochran KM, Russell RI, et al.: Crohn's disease of the mouth: an indicator of intestinal involvement, *Gut* 23:198–201, 1982.

Tan CXW, Brand HS, de Boer NKH, et al.: Gastrointestinal diseases and their oro-dental manifestations: Part 1: Crohn's disease, *Br Dent J* 221:794–799, 2016.

Torres J, Mehandru S, Colombel J-F, et al.: Crohn's disease, *Lancet* 389:1741–1755, 2017.

Van de Scheur MR, van der Waal RIF, Völker-Dieben HJ, et al.: Orofacial granulomatosis in a patient with Crohn's disease, *J Am Acad Dermatol* 49:952–954, 2003.

Veauthier B, Hornecker JR: Crohn's disease: diagnosis and management, *Am Fam Physician* 98:661–669, 2018.

Pioestomatite vegetante

Ballo FS, Camisa C, Allen CM: Pyostomatitis vegetans: report of a case and review of the literature, *J Am Acad Dermatol* 21:381–387, 1989.

Chaudhry SI, Philpot NS, Odell EW, et al.: Pyostomatitis vegetans associated with asymptomatic ulcerative colitis: a case report, *Oral Surg Oral Med Oral Pathol Oral Radiol Endod* 87:327–330, 1999.

Clark LG, Tolkachjov SN, Bridges AG, et al.: Pyostomatitis vegetans (PSV)-pyodermatitis vegetans (PDV): A clinicopathologic study of 7 cases at a tertiary referral center, *J Am Acad Dermatol* 75:578–584, 2016.

Diaconescu S, Strat S, Balan GG, et al.: Dermatological manifestations in pediatric inflammatory bowel disease, *Medicina* 56:425, 2020.

Ficarra G, Baroni G, Massi D: Pyostomatitis vegetans: cellular profile and expression of IL-6, IL-8 and TNF-α, *Head Neck Pathol* 4:1–9, 2010.

Healy CM, Farthing PM, Williams DM, et al.: Pyostomatitis vegetans and associated systemic disease: a review and two case reports, *Oral Surg Oral Med Oral Pathol* 78:323–328, 1994.

Hegarty AM, Barrett AW, Scully C: Pyostomatitis vegetans, *Clin Exp Dermatol* 29:1–7, 2004.

Magliocca KR, Fitzpatrick SG: Autoimmune disease manifestations in the oral cavity, *Surg Pathol* 10:57–88, 2017.

Markiewicz M, Suresh L, Margarone J, et al.: Pyostomatitis vegetans: a clinical marker of silent ulcerative colitis, *J Oral Maxillofac Surg* 65:346–348, 2007.

Neville BW, Laden SA, Smith SE, et al.: Pyostomatitis vegetans, *Am J Dermatopathol* 7:69–77, 1985.

Tan CXW, Brand HS, de Boer NKH, et al.: Gastrointestinal diseases and their oro-dental manifestations: Part 2: Ulcerative colitis, *Br Dent J* 222:53–57, 2017.

Thornhill MH, Zakrzewska JM, Gilkes JJH: Pyostomatitis vegetans: report of three cases and review of the literature, *J Oral Pathol Med* 21:128–133, 1992.

Estomatite urêmica

Halazonetis J, Harley A: Uremic stomatitis: report of a case, *Oral Surg Oral Med Oral Pathol* 23:573–577, 1967.

Hovinga J, Roodvoets AP, Gailliard J: Some findings in patients with uraemic stomatitis, *J Maxillofac Surg* 3:124–127, 1975.

Leão JC, Gueiros LAM, Segundo AVL, et al.: Uremic stomatitis in chronic renal failure, *Clinics* 60:259–262, 2005.

McCreary CE, Flint SR, McCartan BE, et al.: Uremic stomatitis mimicking oral hairy leukoplakia. Report of a case, *Oral Surg Oral Med Oral Pathol Oral Radiol Endod* 83:350–353, 1997.

Proctor R, Kumar N, Stein A, et al.: Oral and dental aspects of chronic renal failure, *J Dent Res* 84:199–208, 2005.

Ross WF, Salisbury PL: Uremic stomatitis associated with undiagnosed renal failure, *Gen Dent* 42:410–412, 1994.

Talish M, DiLorenzo AM: Uremic stomatitis, *N Engl J Med* 382:2556, 2020.

Yano H, Kinjo M: Uraemic stomatitis, *BMJ Case Rep* 12:e231948, 2019. https://doi.org/10.1136/bcr-2019-231948.

18
Dor Facial e Doenças Neuromusculares

REVISADO POR N. LYN WILSON WESTMARK

◆ PARALISIA DE BELL (PARALISIA DO SÉTIMO NERVO IDIOPÁTICO; PARALISIA FACIAL IDIOPÁTICA)

A **paralisia de Bell** é uma debilidade ou paralisia aguda do nervo facial sem uma causa identificável. É a causa mais comum de paralisia ou paresia facial, mas é um diagnóstico clínico de exclusão limitado a casos idiopáticos com início agudo. Embora a etiologia seja incerta, evidências sugerem que a condição pode estar relacionada a uma infecção viral (herpes simples, varicela-zóster ou vírus Epstein-Barr) ou uma reação autoimune mediada por células que resulta em desmielinização do nervo. Outras etiologias propostas incluem fatores anatômicos, isquemia e exposição ao frio. A infecção pelo coronavírus (SARS-CoV-2) também tem sido sugerida por aumentar a prevalência da paralisia de Bell, mas dados epidemiológicos limitados e conflitantes estão disponíveis. Em última análise, o mecanismo está relacionado à inflamação ou à compressão do nervo facial, resultando em fraqueza ou paralisia. De acordo com Baugh et al., uma variedade de fatores podem aumentar o risco para o desenvolvimento da paralisia de Bell, incluindo:

- Gravidez (especialmente no terceiro trimestre)
- Pré-eclâmpsia
- Diabetes
- Hipertensão
- Obesidade
- Infecções do trato respiratório superior.

A paralisia de Bell pode ocorrer em qualquer idade, mas se desenvolve mais frequentemente em indivíduos com idade entre 15 e 45 anos. Dependendo da população analisada, o índice anual de paralisia de Bell varia de 11,5 a 53,3 a cada 100.000 pessoas. Ao longo da vida, o risco de desenvolver essa condição é de 1 caso a cada 60 indivíduos. Outras condições específicas podem causar a paralisia do nervo facial, o que deve ser excluído por meio de história clínica ou exame físico incluindo neoplasias, sarcoidose, granulomatose orofacial (síndrome de Melkersson-Rosenthal), doença de Lyme, malformações congênitas, administração inadequada de anestesia local, trauma e danos pós-cirúrgicos.

Características clínicas

A paralisia de Bell se apresenta como uma perda unilateral abrupta do controle dos músculos faciais, resultando na incapacidade de sorrir, fechar o olho ou levantar a sobrancelha (Figura 18.1).

Babar, fala arrastada e alteração do paladar também podem ocorrer. A gravidade completa frequentemente é alcançada dentro de 72 horas, e os pacientes em geral podem acordar de manhã com todos os sintomas. Em pacientes nos quais o olho não pode fechar, a secura ou ulceração conjuntival pode causar danos oculares permanentes. Alguns pacientes experimentam uma sensação prodrômica de dor ou desconforto no lado afetado antes do início da paralisia.

Raramente observa-se envolvimento bilateral. No entanto, o início rápido de uma debilidade facial bilateral deve alertar o médico para a possibilidade de outras doenças, como a **síndrome de Guillain-Barré** ou uma forma de sarcoidose conhecida como *febre uveoparotídea* (ver síndrome de Heerfordt, Capítulo 9). Quando o déficit múltiplo do nervo craniano acompanhar a debilidade facial observada, doenças infecciosas do sistema nervoso central (SNC) e neoplasias da base do crânio devem ser consideradas no diagnóstico diferencial. Se o paciente apresentar sintomas de vertigem, zumbido ou uma erupção na aurícula, deve-se suspeitar da síndrome de Ramsay Hunt para o diagnóstico (ver Capítulo 7).

Tratamento e prognóstico

A paralisia de Bell é uma condição autolimitante, e a maioria dos pacientes se recupera em um período de 3 a 4 meses. Sem tratamento, a função completa do nervo facial será restabelecida em aproximadamente três quartos dos pacientes com paralisia completa e em cerca de 90% daqueles com paralisia parcial. No entanto, pelo menos 20 a 30% dos pacientes não se recuperam totalmente. O tratamento mais eficaz e consistente é a terapia sistêmica com corticosteroides, que tem demonstrado melhorar as taxas de recuperação e deve ser iniciado dentro de 72 horas do início dos sintomas. Em geral, prescreve-se um período de 10 dias para a redução gradativa da prednisona, iniciando-se com uma dosagem de 60 mg/dia. A terapia antiviral (aciclovir, fanciclovir ou valaciclovir) pode ser associada a uma discreta melhora na recuperação e potencialmente evitar algumas sequelas a longo prazo (lacrimação anormal, contratura muscular), quando administrada em combinação com corticosteroides. Entretanto, não se recomenda a terapia antiviral isolada. A descompressão cirúrgica do nervo facial tem sido usada, porém não existem evidências acerca da eficácia dessa abordagem. Testes eletrodiagnósticos podem ser úteis para avaliar a probabilidade de recuperação em pacientes com paralisia completa.

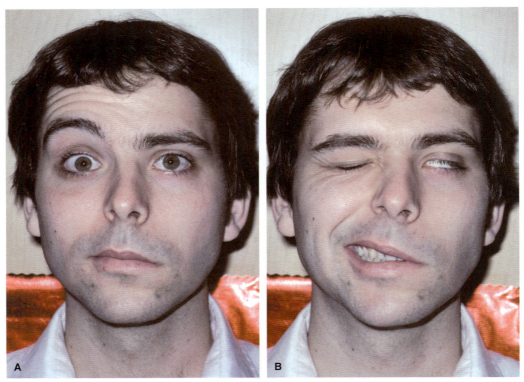

Figura 18.1 Paralisia de Bell. Paralisia dos músculos faciais do lado esquerdo do paciente. **A.** O paciente tenta levantar as sobrancelhas. **B.** O paciente tenta fechar os olhos e sorrir. (Cortesia do Dr. Bruce B. Brehm.)

A proteção do olho é fundamental para os pacientes com fechamento do olho prejudicado. Antibióticos oculares tópicos e lágrimas artificiais podem ser necessários para prevenir a ulceração da córnea, com a eventual necessidade de se fechar a pálpebra com fita adesiva. Pacientes sem melhora ou piora dos sintomas, apesar da terapia convencional, devem passar por uma investigação adicional para outras causas de paralisia facial.

◆ SÍNDROME DE FREY (SÍNDROME AURICULOTEMPORAL; SUDORESE GUSTATIVA E RUBORIZAÇÃO)

Nomeada pela neurologista Łucja Frey, a **síndrome de Frey** tipicamente é unilateral e caracterizada por rubor facial e sudorese ao longo da distribuição do nervo auriculotemporal em resposta a estímulos gustativos. Esta síndrome ocorre após lesão do nervo, e os sinais começam a se desenvolver após a regeneração nervosa. O mecanismo mais amplamente aceito da síndrome de Frey é a regeneração neuronal aberrante.

O nervo auriculotemporal, além de fornecer fibras sensoriais às regiões pré-auricular e temporal, transporta fibras parassimpáticas para a glândula parótida e fibras vasomotoras e sudomotoras (estimulantes da transpiração) para a pele pré-auricular. Após abscesso da parótida, trauma, cirurgia, dissecção cervical ou parotidectomia, as fibras do nervo parassimpático podem ser rompidas. Na tentativa de restabelecer a inervação, essas fibras ocasionalmente tornam-se mal orientadas e se regeneram ao longo da via do nervo simpático, estabelecendo comunicação com as fibras nervosas simpáticas das glândulas sudoríparas e os vasos sanguíneos da pele da face.

Posteriormente a essas conexões neuronais aberrantes, quando ocorre estímulo à salivação, as glândulas sudoríparas, inadvertidamente, são ativadas e a bochecha do paciente torna-se ruborizada e úmida.

As parotidectomias são a causa precedente mais comum, com 30 a 60% dos pacientes relatando o desenvolvimento subjetivo da síndrome de Frey 6 a 18 meses após a cirurgia, embora se documente uma frequência muito maior (70 a 100%) na realização de testes objetivos (teste do amido-iodo de Minor ou termografia infravermelha). A condição é rara na infância, mas tem sido observada após partos a fórceps. Casos neonatais não ocorrem de forma específica até a criança começar a ingerir alimentos sólidos, período em que esse processo é interpretado como alergia. Sudorese gustativa bilateral no rosto e no pescoço pode ser observada em pacientes diabéticos, especialmente naqueles com neuropatia ou nefropatia.

Fenômenos semelhantes incluem sudorese e rubor no queixo após cirurgia ou lesão da glândula submandibular (síndrome do nervo corda do tímpano) ou lacrimação gustativa (lágrimas de crocodilo) após lesão do nervo facial proximal ao gânglio geniculado.

Características clínicas

Os sinais e sintomas observados na síndrome de Frey incluem transpiração, rubor, calor e, ocasionalmente, dor ou coceira nas regiões pré-auricular e temporal durante a mastigação ou exposição a estímulos gustativos. A sudorese e o rubor tornam-se evidentes em 2 meses a 2 anos (média de 9 meses) após a lesão do nervo e podem se intensificar ao longo de vários meses antes de se estabilizarem. Em crianças, a síndrome de Frey pode ser distinguida da alergia por um padrão repetido de rubor, frequentemente unilateral, que se resolve rapidamente após comer sem intervenção. Quando ocorre ruborização, a temperatura local pode elevar-se em até 2°C. Isso pode ocorrer sem a transpiração, especialmente em mulheres. A dor, quando presente, normalmente é leve, e hipoestesia ou hiperestesia são características comuns.

Para detectar a transpiração, pode-se utilizar o teste do amido-iodo de Minor. Uma solução de iodo a 1% é aplicada na área da pele afetada. Depois de deixar a solução secar, a área é coberta por uma camada de amido. Quando se oferece ao paciente algo para comer, a umidade do suor que é produzido será misturada com o iodo da pele. Isso permite ao iodo reagir com o amido e produzir uma coloração azul (Figura 18.2). Também se pode utilizar o papel sublimado de iodo, que altera a cor quando molhado, e termografia ou termômetros de superfície também irão registrar eventual alteração de temperatura da pele.

Tratamento e prognóstico

O risco inicial de desenvolver a síndrome de Frey é grandemente diminuído ao posicionar um retalho musculofascial ou aloenxerto entre a glândula e a pele sobrejacente da bochecha no momento da cirurgia, especialmente durante a parotidectomia. O uso da fáscia temporoparietal e da matriz dérmica acelular demonstrou reduzir, respectivamente, a síndrome de Frey subjetiva e objetiva. A maioria dos casos é tão leve que o paciente pode decidir que o tratamento não é necessário, embora alguns pacientes possam relatar uma diminuição na qualidade de vida. Além disso, alguns pacientes adultos podem relatar resolução espontânea, mas isso é muito mais comum na síndrome de Frey infantil, que tem uma taxa de resolução observada de 69%.

Se um tratamento for desejado, injeções intracutâneas de toxina botulínica tipo A oferecem alívio a longo prazo, embora, algumas vezes, seja necessário repetir as injeções. Medicamentos aplicados topicamente, como o cloreto de alumínio ou anticolinérgicos (p. ex., escopolamina e glicopirrolato), também têm sido utilizados para controle a curto prazo. O tratamento cirúrgico pode incluir a inserção de várias barreiras teciduais ou neurectomia timpânica, mas isso raramente é indicado devido ao risco de lesão ao nervo facial ou um defeito estético. Portanto, a cirurgia deve ser reservada para casos graves refratários ao tratamento médico.

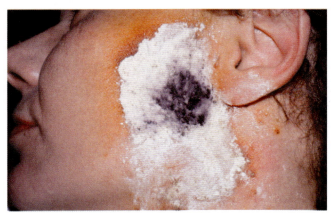

Figura 18.2 Síndrome de Frey. Nessa paciente, o nervo auriculotemporal sofreu lesão durante uma cirurgia ortognática realizada há 3 anos. Notar a região de sudorese detectada durante a mastigação por meio da mudança de cor do amido após a aplicação do teste amido-iodo de Minor.

DOR DE CABEÇA E NO PESCOÇO

A dor é uma experiência universal e muitas vezes é um mecanismo de proteção que alerta os organismos para a possibilidade de dano. Considerando que o tema dor é a motivação primária para a maioria das conferências de cuidados da saúde em nossa cultura, é prudente considerá-la em um contexto mais amplo antes de discutir as entidades específicas de dor comuns nas regiões da cabeça e do pescoço. A dor pode ser caracterizada amplamente como aguda ou crônica. Tipicamente, a dor aguda está associada a uma lesão tecidual de início súbito e tem um desfecho mais previsível. A dor crônica é contínua e pode se tornar uma entidade de doença por si só, exigindo gerenciamento contínuo, e pode afetar os estados físico, social e psicológico de um indivíduo. As estimativas apontam que cerca de 17 a 26% da população em geral apresentam dor orofacial, e que, para 7 a 12%, pode tornar-se crônica. Na prática odontológica, a maioria das manifestações de dor aguda está associada aos dentes e às suas estruturas de sustentação, e os cirurgiões-dentistas geralmente fazem o diagnóstico e tratam essas condições com relativa facilidade. No entanto, o diagnóstico e o tratamento da dor de cabeça e pescoço não odontogênica frequentemente apresentam um desafio mesmo para os profissionais mais habilidosos devido à complexidade das redes neurais e vasculares da região orofacial.

As fibras de dor da região orofacial viajam para o núcleo espinal do nervo trigêmeo em um processo conhecido como *convergência trigeminal*. Vale ressaltar que as fibras nociceptivas da região cervical também convergem nesta área, adicionando uma complexidade adicional. Em geral, essa convergência torna praticamente impossível para os pacientes a definição, de forma confiável, do local da dor a partir de sua origem. Por esse motivo, é importante que os profissionais da saúde tenham conhecimento das inúmeras possibilidades de diagnóstico para aqueles pacientes com dor orofacial crônica. Embora esteja muito além do escopo deste capítulo discutir cada uma dessas entidades, as considerações diferenciadas referentes à dor orofacial crônica estão resumidas no Boxe 18.1. Em geral, se a dor for considerada de origem não odontogênica, justifica-se uma avaliação abrangente, complementada por anestesia diagnóstica e exames laboratoriais adequados.

◆ NEVRALGIA DO TRIGÊMEO (TIQUE DOLOROSO; TIQUE)

A região da cabeça e do pescoço é um local comum para nevralgias (a dor se estende ao longo da via de um nervo). Considerando que as nevralgias faciais produzem dor que muitas vezes se assemelha à dor de origem odontogênica, com frequência o cirurgião-dentista é chamado para definir e eliminar as causas inflamatórias ou odontogênicas. A **nevralgia do trigêmeo**, a mais grave e a mais comum das nevralgias faciais, caracteriza-se por uma dor paroxística, extremamente intensa, semelhante a choque elétrico ou aguda, em forma de pontada restrita a um ou mais ramos do nervo trigêmeo. Ressalta-se a importância desse distúrbio por apresentar um dos índices mais elevados de suicídio em relação a qualquer outra doença, e essa condição é considerada uma das mais dolorosas entre todas as conhecidas. A patogênese da nevralgia do trigêmeo *clássica* não é bem compreendida, mas é pensada como secundária à compressão vascular da raiz do nervo trigêmeo, resultando em desmielinização. A nevralgia

Boxe 18.1 — Transtornos associados à dor orofacial crônica.

Transtornos da articulação temporomandibular

Dor articular
  Artralgia
  Artrite
Transtornos articulares
  Transtornos do complexo côndilo-disco
    Deslocamento do disco com redução
    Deslocamento do disco sem redução
  Transtornos de hipomobilidade
    Adesões
    Anquilose
  Transtornos de hipermobilidade
    Subluxação
    Luxação
Doenças articulares
  Doença articular degenerativa (osteoartrite/osteoartrose)
  Condilise (reabsorção condilar idiopática)
  Osteocondrite dissecante
  Osteonecrose
  Condromatose sinovial
Transtornos congênitos e de desenvolvimento do côndilo
  Aplasia
  Hipoplasia
  Hiperplasia

Transtornos dos músculos mastigatórios

Dor muscular restrita à região orofacial
  Mialgia
  Miosite
  Espasmo
Dor no músculo mastigatório atribuída aos transtornos centrais/
    sistêmicos
  Fibromialgia
  Mialgia mediada centralmente
Transtornos do movimento que afetam os músculos mastigatórios
  Discinisia orofacial
  Distonia oromandibular

Transtornos de cefaleia primária

Enxaqueca
Cefaleia do tipo tensional (CTT ou TTH)
Cefalalgias autonômicas do trigêmeo (CATs ou TACS)
  Cefaleia em salvas
  Hemicrânia paroxística
  Ataques de cefaleia neuralgiforme unilateral em curta duração
    com hiperemia conjuntival e lacrimejamento (SUNCT)
  Ataques de cefaleia neuralgiforme unilateral de curta duração
    com sintomas autonômicos cranianos (SUNA)
  Hemicrania contínua

Outras cefaleias primárias
  Cefaleia por esforço primário
  Cefaleia em trovoada primária
  Cefaleia hípnica

Transtornos de dores neuropáticas

Nevralgia do trigêmeo
Nevralgia pré-trigeminal
Nevralgia glossofaríngea
Nevralgia do nervo intermédio
Nevralgia do nervo laríngeo superior
Nevralgia occipital
Oftalmoplegia dolorosa
Dor neuropática idiopática (trigêmeo)
Neuropatia trigeminal pós-traumática
Neuropatia pós-herpética (trigêmeo)
Anestesia dolorosa
Dor facial idiopática persistente
Síndrome da dor complexa regional
Síndrome da ardência bucal
Disestesia oclusal
Dor neuropática central
  Dor neuropática central devido a esclerose múltipla
  Dor neuropática central pós-acidente vascular cerebral (AVC)

Transtornos de dores cervicais

Cervicalgia
Entorse e distensão da coluna cervical
Osteoartrite cervical
Radiculopatia
Distonia cervical (torcicolo espasmódico)
Cefaleia cervicogênica
Síndrome pescoço-língua
Dor secundária à inflamação do ligamento estilo-hióideo
    (síndrome de Eagle)

Causas sistêmicas de dor orofacial

Diabetes melito
Doença de Lyme
Esclerose múltipla
Doenças neurodegenerativas
  Doença de Parkinson
Doenças do tecido conjuntivo
  Lúpus eritematoso sistêmico
  Artrite reumatoide (AR)
  Síndrome de Sjögren
  Esclerose sistêmica
Artrite de células gigantes
Malignidades primárias

Modificado de Leeuw R, Klasser GD, editores: *Orofacial pain — guidelines for assessment, diagnosis and management,* ed 6, Chicago, 2018, Quintessence Publishing.

---

do trigêmeo *secundária* ocorre subsequentemente a um processo de doença distinta, como esclerose múltipla ou compressão do nervo por tumores ou malformações arteriovenosas. A condição pode ser chamada de *idiopática* se nenhum processo de doença identificável for encontrado. Técnicas de imagem avançadas, como ressonância magnética (RM), tornaram possível a subclassificação da nevralgia do trigêmeo diagnosticada clinicamente.

A incidência anual de nevralgia do trigêmeo na população em geral é de 4 a 29 por 100.000 pessoas. A condição é aproximadamente 20 vezes mais prevalente em pacientes com esclerose múltipla.

Características clínicas

A nevralgia do trigêmeo afeta especificamente indivíduos com mais de 50 anos (início médio: 53 a 57 anos), embora esse processo possa desenvolver-se em qualquer idade, incluindo a puberdade. As mulheres são acometidas com maior frequência do que os homens, em uma razão de 3:1. Um ou mais ramos do nervo trigêmeo podem estar envolvidos, com a maioria dos casos afetando o ramo maxilar (V2) ou mandibular (V3) do nervo. O ramo oftálmico é relatado como sendo afetado em aproximadamente 1 a 4% dos casos. O lado direito é mais comumente afetado, e o envolvimento bilateral é incomum (3 a 5% dos casos). O envolvimento bilateral pode indicar a possibilidade de esclerose múltipla subjacente. A nevralgia do trigêmeo associada à esclerose múltipla também apresenta tendência a se desenvolver em uma idade mais precoce e pode ser um sintoma inicial. A esclerose múltipla deve ser descartada quando o diagnóstico de nevralgia do trigêmeo é feito em uma pessoa com menos de 40 anos.

Nos estágios iniciais, a dor da nevralgia do trigêmeo pode apresentar-se de forma mais branda e, em geral, é descrita pelo paciente como pontada, dor contínua e imprecisa ou sensação de queimação. Essas evidências clínicas podem ser equivocadamente atribuídas a distúrbios nos dentes, maxilares e seios paranasais, conduzindo a um tratamento inadequado. Com o passar do tempo, os ataques ocorrem em intervalos mais frequentes, e a dor torna-se progressivamente mais intensa, algumas vezes sendo descrita como sensações semelhantes a "choque elétrico", "descarga de um raio" ou "estar sendo golpeado por um quebrador de gelo". Nessa fase, os pacientes podem agarrar o rosto e experimentar contrações espasmódicas dos músculos faciais durante os ataques, uma característica que, no passado remoto, levou ao uso da expressão *tic douloureux* (ou seja, espasmo doloroso) para essa doença.

Para a maioria dos pacientes, a dor é provocada pela estimulação de uma zona específica de desencadeamento ao longo da distribuição do nervo trigêmeo, embora episódios espontâneos de dor possam ocorrer. Uma dor contínua, latejante ou queimação entre os episódios é relatada por 24 a 49% dos pacientes. As zonas de gatilho extraorais e intraorais são comuns, e as áreas mais frequentemente relatadas são gengiva, queixo, bochecha, lábios e sulco nasolabial. A estimulação das áreas de gatilho, mesmo por sensações leves, pode desencadear um ataque. Ações de gatilho comumente relatadas incluem escovar os dentes, lavar o rosto, fazer a barba, comer ou até mesmo exposição a uma brisa.

Em geral, cada episódio doloroso não dura mais de 2 minutos, seguido por um período refratário em que a estimulação da zona de desencadeamento não causará outro ataque. Esse período refratário pode ser clinicamente útil para diferenciar a nevralgia do trigêmeo da dor odontogênica provocada por estímulo. Raramente, sinais autonômicos podem estar presentes. Se houver déficits motores, perda sensorial ou ataxia, então um tumor do SNC deve ser descartado.

Existem variações nos critérios de diagnóstico, com alguns especialistas incluindo critérios clínicos e outros incorporando achados de imagem, para distinguir entre nevralgia do trigêmeo clássica, secundária e idiopática. Um resumo das características clínicas distintivas da nevralgia do trigêmeo pode ser encontrado no Boxe 18.2. Se o padrão de dor não atender a esses critérios, então um diagnóstico diferente deve ser considerado, como dor facial idiopática persistente ou uma das cefaleias trigeminais autonômicas.

Tratamento e prognóstico

Existem raros relatos de remissões espontâneas permanentes e intermitentes da nevralgia do trigêmeo. No entanto, com frequência, essa doença se caracteriza por evolução clínica prolongada, com aumento da frequência e da gravidade nas exacerbações. O tratamento inicial para a nevralgia do trigêmeo é medicamentoso, tendo

a carbamazepina (anticonvulsivante) como o primeiro fármaco de escolha, seguido por oxcarbazepina. Mais de 80% dos pacientes experimentam um controle significativo da dor com esse regime, mas os efeitos colaterais são frequentes e podem ser intoleráveis. Além disso, a resposta ao tratamento pode diminuir ao longo do tempo, necessitando de terapia combinada. Outros medicamentos (fenitoína, gabapentina, lamotrigina, pregabalina, duloxetina, ácido valproico, topiramato e baclofeno) também podem ser usados em adição à terapia de primeira linha, em combinação, ou como monoterapia. Efeitos colaterais ainda podem ocorrer, e o tratamento pode precisar ser modificado. Injeções de toxina botulínica tipo A nas zonas de gatilho podem ser usadas como terapia adjuvante e podem levar a um alívio duradouro (> 1 ano) dos sintomas em alguns pacientes. Medicamentos opioides são especificamente ineficazes no tratamento da dor de nevralgia do trigêmeo.

Se o tratamento medicamentoso não for bem-sucedido, diversos tratamentos cirúrgicos podem ser considerados (Boxe 18.3). A descompressão microvascular é uma técnica cirúrgica invasiva, mas não destrutiva, que tem como objetivo abordar a compressão do nervo por vasos sanguíneos adjacentes. A taxa de mortalidade deste procedimento é de aproximadamente 0,3%, mas essa abordagem é preferida em casos com compressão vascular comprovada, pois o alívio da dor é alcançado em 62 a 89% dos pacientes no acompanhamento a longo prazo (3 a 11 anos). As potenciais complicações a longo prazo incluem dormência facial e perda da audição ipsilateral.

Boxe 18.2 Características clínicas da nevralgia do trigêmeo.

- Início abrupto da dor frequentemente iniciado pelo toque leve em um ponto de gatilho consistente e específico
- A dor é descrita como paroxística, grave e em natureza de choque ou disparo
- A duração de um único episódio é inferior a 2 minutos, mas o ataque global pode consistir em episódios repetidos de curta duração
- A dor é limitada à distribuição de um ou mais ramos do nervo trigêmeo e não há déficits motores presentes
- Um período refratário está presente após um ataque, durante o qual outro episódio geralmente não pode ser desencadeado
- Episódios graves podem ser acompanhados por contração muscular ipsilateral
- Características menos comuns
    - Dor contínua e surda, entre os episódios, pode estar presente
    - Hipoestesia leve pode estar presente

Boxe 18.3 Tratamentos neurocirúrgicos para a nevralgia do trigêmeo.

- Reposicionamento dos vasos sanguíneos localizados sobre o nervo trigêmeo (descompressão microvascular)
- Injeção de material cáustico próximo a nervos que entram no gânglio gasseriano (rizotomia por glicerol) ou saem dele
- Remoção das irregularidades ósseas na base do crânio localizadas sobre o nervo trigêmeo (descompressão)
- Microcompressão do gânglio gasseriano com balão
- Destruição seletiva das fibras sensoriais do nervo por esmagamento ou por aplicação de calor (rizotomia percutânea por radiofrequência)
- Remoção das raízes sensoriais do trigêmeo (neurectomia)

Uma técnica não invasiva, mas destrutiva, é a radiocirurgia estereotáxica (Gamma Knife®), na qual uma porção do nervo trigêmeo é tratada com um feixe de radiação focalizada. Outros procedimentos ablativos que são menos invasivos, mas também envolvem a destruição de porções afetadas do nervo trigêmeo por meios mecânicos, térmicos e químicos, incluem microcompressão com balão, termocoagulação por radiofrequência e rizotomia com glicerol, respectivamente. Terapias ablativas são recomendadas quando a compressão vascular não é detectada e, dependendo da técnica utilizada, muitos pacientes podem experimentar alívio a longo prazo (4 a 11 anos). Como esses procedimentos são ablativos por natureza, procedimentos repetidos podem ser necessários, e há uma chance maior de complicações sensoriais, como sensações distorcidas da pele do rosto (**disestesia facial**) ou uma combinação de anestesia e dor espontânea (**anestesia dolorosa**). A anestesia dolorosa é uma temida forma de dor central, que pode ocorrer depois de qualquer procedimento neurocirúrgico que cause uma quantidade variável de perda sensitiva, mas essa complicação ocorre mais comumente em procedimentos que promovem a denervação total de uma região.

◆ NEVRALGIA GLOSSOFARÍNGEA (NEVRALGIA VAGOGLOSSOFARÍNGEA)

A nevralgia do nono nervo craniano, ou **nevralgia glossofaríngea**, é semelhante à nevralgia do trigêmeo (ver tópico anterior), exceto pela localização anatômica da dor. Na nevralgia glossofaríngea, a dor encontra-se centrada nas amígdalas e na orelha. Em geral, a dor é irradiada a partir da garganta, na direção da orelha, devido ao envolvimento do ramo timpânico do nervo glossofaríngeo. Alguns indivíduos menos afortunados apresentam uma combinação de nevralgia glossofaríngea e nevralgia do trigêmeo (aproximadamente 10 a 12%).

A nevralgia glossofaríngea é rara, representando apenas 0,2 a 1,3% das síndromes de dor facial, com uma incidência anual de cerca de 0,7 por 100.000. A dor também pode afetar as áreas inervadas pelos ramos faríngeos e auriculares do nervo vago. Como na nevralgia do trigêmeo, subtipos de nevralgia glossofaríngea são reconhecidos: *clássica*, *secundária* e *idiopática*. A nevralgia glossofaríngea clássica é atribuída à compressão arterial do nervo, geralmente da artéria cerebelar posteroinferior. A nevralgia glossofaríngea secundária ocorre devido à compressão arterial do nervo, considerando seu percurso através do espaço subaracnóideo para o forame jugular. A nevralgia glossofaríngea sintomática ocorre após a compressão do nervo por uma lesão específica, como tumores intracranianos ou da base do crânio, tumores orofaríngeos, osso pagetoide ou ligamento estilo-hióideo calcificado (síndrome de Eagle, ver Capítulo 1). A nevralgia glossofaríngea idiopática não está associada a qualquer distúrbio subjacente identificável. Ao contrário da nevralgia do trigêmeo, é rara a associação da nevralgia glossofaríngea com a esclerose múltipla.

Características clínicas

Em geral, a nevralgia glossofaríngea acomete adultos de meia-idade e idosos. Não há predileção por sexo, e o envolvimento bilateral é raro. A dor paroxística pode ser sentida na orelha (**nevralgia do plexo timpânico**), na região infra-auricular, nas tonsilas, na base da língua, na região posterior da mandíbula ou na parede lateral da faringe. No entanto, com frequência o paciente apresenta dificuldade para localizar a dor na orofaringe.

A dor episódica nessa nevralgia unilateral é aguda, lancinante (com pontadas) e intensa. Os ataques surgem de forma repentina e têm curta duração (segundos a minutos). A dor é irradiada especificamente para cima, a partir da orofaringe em direção à orelha ipsilateral, mas também foram relatadas dores referidas a nariz, olho, queixo e ombro. A dor pode ser precipitada por fonação, mastigação, deglutição, bocejo ou pelo toque de um instrumento rombo na tonsila palatina do lado afetado, mas dificilmente identifica-se a região específica que desencadeia esse processo. Como a dor está relacionada ao movimento da mandíbula, pode ser difícil diferenciá-la da dor intensa causada pela **disfunção da articulação temporomandibular** (DTM).

Com frequência, os pacientes apontam o pescoço imediatamente abaixo do ângulo da mandíbula como o local de maior dor, mas os pontos específicos que desencadeiam o processo não são encontrados na pele externa, exceto no interior do canal auditivo. Efeitos vagais excessivos poderão ocorrer em aproximadamente 10% dos pacientes, resultando em tosse, síncope, hipotensão, convulsões, bradicardia ou parada cardíaca (**nevralgia vagoglossofaríngea**).

Tratamento e prognóstico

Como na nevralgia do trigêmeo, a nevralgia glossofaríngea está sujeita a remissões e recidivas imprevisíveis. Não é raro, nos estágios iniciais, que as remissões durem mais de 6 meses. Os episódios dolorosos apresentam gravidade variável, porém, em geral, tornam-se mais graves e frequentes com o tempo. Alguns pacientes podem relatar dor quase contínua, mas isso é raro.

Muitos pacientes manifestam alívio da dor quando um agente anestésico tópico é aplicado na tonsila palatina e na faringe no lado da dor. Considerando que esse alívio dura apenas 60 a 90 minutos, costuma-se recorrer a esse procedimento com mais frequência como uma forma complementar de diagnóstico e medida de emergência do que como um tratamento a longo prazo. Repetidas aplicações na região desencadeadora do processo por 2 ou 3 dias podem estender os episódios sem dor suficiente para que o paciente possa repousar e se alimentar.

Para a maioria dos pacientes com nevralgia glossofaríngea clássica ou idiopática, a terapia de primeira linha é a medicamentosa, semelhante à nevralgia do trigêmeo (discutida anteriormente). Para os indivíduos com nevralgia vagoglossofaríngea, a atropina pode ser usada para evitar os eventos cardíacos relacionados. Caso o paciente com nevralgia glossofaríngea não apresente resultados responsivos à terapia com medicamentos, devem-se considerar as opções cirúrgicas. De preferência, os tratamentos neurocirúrgicos são a descompressão microvascular ou a ressecção cirúrgica do nervo glossofaríngeo e das duas raízes superiores do nervo vago. Ambos têm demonstrado fornecer alívio a longo prazo. Outros procedimentos possíveis incluem ablação do nervo por radiofrequência, compressão por balão e radiocirurgia estereotáxica (ablação com Gamma Knife®). Se a dor decorrer de outra condição (p. ex., neoplasia ou síndrome de Eagle), o tratamento deve ser direcionado para a lesão subjacente.

ARTERITE DE CÉLULAS GIGANTES (ARTERITE TEMPORAL; ARTERITE GRANULOMATOSA)

A **arterite de células gigantes** é uma vasculite imunomediada que afeta as artérias médias e grandes, causando oclusão vascular e isquemia. Como a artéria temporal superficial é geralmente o local mais afetado, esse processo também é conhecido como **arterite temporal**. Embora a arterite de células gigantes atinja com maior frequência os vasos da cabeça e do pescoço, essa arterite é considerada uma condição sistêmica que pode envolver múltiplos vasos, incluindo a artéria aorta e seus ramos proximais. Embora a causa exata permaneça desconhecida, parece haver acentuada predisposição genética, com frequência mais elevada da doença em pacientes que manifestam certos tipos de antígeno leucocitário humano (HLA), especificamente o alelo HLA-DRB1*0. Como foram observadas variações geográficas e sazonais, também se propôs uma etiologia infecciosa ou de gatilho.

A arterite de células gigantes ocorre principalmente em indivíduos idosos (idade média de 70 anos); essa condição clínica demonstra uma taxa de incidência anual de 20 casos em uma população de 100.000 indivíduos com mais de 50 anos. Há uma incidência aumentada associada ao avanço da idade, com a taxa mais alta observada na oitava década (idade média, 70 anos). A doença evidencia predileção pelos indivíduos escandinavos e de descendência do norte da Europa. As mulheres são afetadas com mais frequência do que os homens (razão de 2:1 a 3:1).

Características clínicas

A doença envolve mais frequentemente a artéria temporal, apresentando-se com sintomas de dor de cabeça nova e intensa e sensibilidade no couro cabeludo. A artéria temporal superficial frequentemente é extremamente sensível à palpação e eventualmente aparece eritematosa, edemaciada, tortuosa ou às vezes ulcerada. Uma característica altamente típica é a claudicação mandibular, que é descrita como dor em cólica devido à isquemia dos músculos masseter e temporal, que aumenta com o uso (mastigação ou fala) mas é aliviada pelo repouso. A claudicação mandibular e o envolvimento ocular frequentemente coexistem.

A complicação mais importante nas regiões da cabeça e do pescoço é a perda da visão, que, em geral, é causada por vasculite da artéria ciliar posterior e neuropatia óptica isquêmica. A perda permanente da visão acomete 15% dos pacientes. Os distúrbios visuais (visão turva com exercício, diplopia, perda transitória da visão) são muitas vezes uma manifestação precoce da arterite de células gigantes, ocorrendo, algumas vezes, antes do início de outros sintomas.

Sinais e sintomas sistêmicos incluem febre, mal-estar, fadiga, anorexia e perda de peso. Muitos pacientes (40%) desenvolvem **polimialgia reumática**, que se caracteriza por dor intermitente e rigidez matinal no pescoço, ombros e cintura pélvica. A arterite de células gigantes pode afetar a aorta e outros grandes vasos em pelo menos 30 a 70% dos casos, embora esse envolvimento seja frequentemente assintomático. No entanto, eventualmente a inflamação aórtica não detectada pode estar associada a aneurisma e ruptura da aorta. Os pacientes têm um risco aumentado de acidentes vasculares cerebrais, infarto do miocárdio, claudicação e vasculite dos membros.

Características histopatológicas e laboratoriais

As alterações microscópicas tendem a ser segmentares e podem ser omitidas se as amostras forem muito pequenas. Desse modo, ao menos 1 cm do vaso afetado deve ser examinado para uma avaliação adequada.

A doença se caracteriza por inflamação crônica da túnica íntima e da túnica média da artéria envolvida, com estreitamento do lúmen a partir do edema e proliferação da túnica íntima. A necrose da musculatura lisa e da lâmina elástica é frequente. Quantidades variáveis de células gigantes multinucleadas estão misturadas com macrófagos e linfócitos. Trombose ou oclusão completa do lúmen não são ocorrências raras.

As características clínicas laboratoriais incluem frequentemente alta taxa de sedimentação de eritrócitos, aumento dos níveis da proteína C reativa (PCR) e contagem elevada de plaquetas.

Diagnóstico

Devido ao custo mais baixo e ao procedimento menos invasivo, a ultrassonografia da artéria temporal está demonstrando um papel maior no diagnóstico precoce da arterite temporal, mas essa modalidade é altamente sensível ao operador. As características de imagem incluem espessamento da parede do vaso, oclusão, estenose e artérias não compressíveis. Outros exames de imagem (RM) podem ser recomendados para avaliar o envolvimento de grandes vasos. Apesar dos avanços em imagens, a biopsia da artéria temporal permanece o teste confirmatório preferido nos EUA.

Tratamento e prognóstico

Considerando o risco para a perda repentina ou permanente da visão, o tratamento imediato da arterite de células gigantes é fundamental. Se os exames de imagem ou a biopsia não puderem ser concluídos de forma oportuna, o tratamento pode precisar ser iniciado. O tratamento inicial com corticosteroides sistêmicos em alta dose e tocilizumabe (anticorpo monoclonal contra interleucina 6) é recomendado. A doença apresenta especificamente uma boa resposta à terapia com corticosteroides sistêmicos em altas doses, e os sintomas, em geral, são reduzidos em poucos dias. No entanto, muitos casos são crônicos e exigem tratamento durante anos. Outros medicamentos adicionais poupadores de corticosteroides podem incluir metotrexato ou azatioprina.

TRANSTORNO DA ARDÊNCIA BUCAL (SÍNDROME DA ARDÊNCIA BUCAL; DISESTESIA ORAL; NEUROPATIA SENSORIAL ORAL; ESTOMATOPIROSE; ESTOMATODINIA; GLOSSOPIROSE; GLOSSODINIA; SÍNDROME DA ARDÊNCIA NA LÍNGUA)

O transtorno da ardência bucal (TAB) é uma das dores orofaciais não dentárias mais comumente encontradas na prática clínica e provavelmente representa uma dor neuropática, potencialmente com componentes do sistema nervoso periférico e central. Como distúrbios do paladar (redução da capacidade de saborear; sabor alterado; sabores "fantasmas") e percepção alterada da textura da mucosa oral (xerostomia; edema; sensação de areia; sensação de viscosidade) frequentemente acompanham o início da sensação de queimação, essa condição tem sido chamada *síndrome da ardência bucal*. Se a presença desses achados clínicos adicionais realmente constitui uma síndrome é motivo de muito debate. Termos mais inclusivos dos vários sintomas apresentados são "*neuropatia sensorial oral*" ou "*disestesia oral*".

A sensação de queimação oral pode ser atribuída a vários fatores locais ou sistêmicos (Boxe 18.4) e, se uma causa local ou sistêmica for encontrada, o diagnóstico de TAB secundário é aplicado. O TAB primário é limitado à presença de queimação oral na ausência de achados clínicos e laboratoriais anormais, o que significa que o paciente terá uma aparência oral clinicamente normal.

A etiologia e a patogênese do TAB primário não estão bem estabelecidas e provavelmente são complexas. Apesar de numerosas investigações, nenhum agente causador claro foi identificado. As teorias propostas incluem danos nos nervos, alterações hormonais, fatores psicológicos e alteração do sistema nervoso periférico e central. Mecanismos específicos propostos incluem danos ao nervo corda do tímpano resultando na perda da inibição central ou desregulação dos sistemas gustativos e sensoriais. Embora pacientes com disestesias orais frequentemente apresentem disfunção psicológica como depressão, ansiedade ou irritabilidade, esses achados são comuns em pacientes com condições de dor crônica, e não há correlação entre duração e intensidade da sensação de queimação e quantidade de disfunção psicológica. Potencialmente, o desenvolvimento de angústia psicológica em alguns indivíduos afetados pode ser causado ou exacerbado pela presença de desconforto oral crônico sentido pelo paciente.

Embora o TAB seja frequentemente relatado como afetando muito mais mulheres do que homens, a maioria desses relatos é baseada no sexo dos pacientes que procuram um centro específico para tratamento. No entanto, essa discrepância na predileção de sexo pode ser explicada pela tendência aumentada das mulheres de procurarem cuidados médicos. A *National Health Interview Survey* de 1989, que entrevistou milhares de adultos com mais de 35 anos, não encontrou diferença significativa no número de homens *versus* mulheres com queixa de queimação bucal. Este achado foi replicado em uma pesquisa com idosos na Flórida, com aproximadamente 1,7% de homens e mulheres afetados. Parece haver uma prevalência crescente com o avanço da idade, especialmente após os 55 anos. A síndrome é rara antes dos 30 anos.

Características clínicas

O TAB geralmente é descrito pelo paciente como uma sensação de queimação da mucosa oral. Quando questionados, os pacientes frequentemente dirão que "parece que eu queimei a boca com uma xícara quente de café". Embora a parte anterior do dorso da língua seja o local mais comumente afetado (**glossopirose**), outras superfícies mucosas também podem ser sintomáticas (**estomatopirose**). O palato duro anterior, assim como a mucosa labial maxilar e mandibular, frequentemente estão envolvidos, e a dor geralmente é bilateral e simétrica. Muito raramente, o envolvimento unilateral pode ocorrer.

Aproximadamente 70% dos pacientes também relatam distúrbios do paladar, que podem incluir diminuição do paladar, distorção do paladar, denominada *disgeusia*, ou desenvolvimento de paladar "fantasma", em que um gosto metálico, salgado, doce, "podre" ou amargo pode estar presente. Os pacientes são conhecidos por procurar atendimento odontológico para remoção de suas restaurações de amálgama na tentativa (sem sucesso) de aliviar o fantasma do gosto metálico.

Pelo menos 25% desses pacientes relatam ter uma textura alterada da mucosa oral, tipicamente boca seca, embora outras texturas (áspera, viscosa, edemaciada) também tenham sido relatadas. A sensação de boca seca imita a verdadeira *xerostomia* (ver Capítulo 11); no entanto, um grau normal de umidade estará presente. Nenhum dos sinais típicos de diminuição da saliva será evidente. Em outras palavras, saliva clara e copiosa pode ser obtida dos ductos das principais glândulas salivares. Não haverá acúmulo significativo de placa e não haverá cáries dentárias de classe V. A redução real do fluxo salivar, como visto em pacientes com síndrome de Sjögren (ver Capítulo 11) ou pacientes cujas glândulas salivares maiores estavam localizadas no campo de radiação terapêutica usada para tratar uma neoplasia maligna oral/cervical (ver Capítulo 8) resultaria em acúmulo extremo de placa dental e cáries dentárias cervicais difusas.

Tipicamente, esse distúrbio tem um início abrupto, embora muito menos frequentemente o início seja bastante gradual. Não há gatilhos etiológicos comprovados, mas é da natureza humana querer encontrar uma "causa e efeito". Por esse motivo, muitos pacientes podem querer atribuir seus sintomas a qualquer coisa nova ou diferente que tenha ocorrido no início da sensação de queimação, mas nenhum evento precipitante unificador foi identificado. Os vários fatores "causais" na verdade são coincidentes e não relacionados ao TAB.

O relato de irritação com alimentos é variável: alguns pacientes relatam alívio dos sintomas ao comer ou beber, enquanto outros relatam exacerbação, especialmente com alimentos quentes ou apimentados. As alterações da mucosa raramente são visíveis, embora alguns pacientes apresentem eritema na região anterior da língua porque a sensação anormal do TAB faz com que eles

---

Boxe 18.4	Fatores locais e sistêmicos associados com a ardência bucal.

Fatores locais

- Hipossalivação observada clinicamente
- Trauma mecânico crônico
- Infecção viral, bacteriana ou fúngica
- Estomatite de contato
- Língua geográfica
- Manifestação local de doença imunomediada ou autoimune

Fatores sistêmicos

- Deficiência de vitamina B
  - Deficiência de vitaminas B_1 ou B_2
  - Anemia perniciosa (B_{12})
  - Pelagra (deficiência de niacina)
  - Deficiência de ácido fólico
- Deficiência de ferro
- Diabetes melito
- Gastrite crônica ou regurgitação

queiram esfregar a língua nos dentes, resultando na remoção da queratina (que é branca) associada às papilas filiformes. Se o dorso lingual estiver difusamente eritematoso e liso, deve-se considerar a possibilidade de um processo infeccioso local ou sistêmico, como anemia ou candidíase eritematosa.

Os sintomas do TAB frequentemente variam em intensidade. Um padrão frequentemente descrito é aquele de leve desconforto ao despertar, com aumento de intensidade no transcorrer do dia. Outros pacientes afetados descrevem um padrão crescente e decrescente dos sintomas durante vários dias ou semanas, e os sintomas de queimação oral, alterações no paladar ou textura, e xerostomia, podem mudar a intensidade independentemente um do outro ao longo do tempo. Uma minoria descreve grau de desconforto constante. Alguns indivíduos com o transtorno da ardência bucal relatam que seus sintomas se exacerbam na presença de estressores pessoais, como ocorre, de forma típica, em muitas condições de dores crônicas. Normalmente, a condição não interfere no sono.

Tratamento e prognóstico

Se uma causa local ou sistêmica subjacente for identificada e corrigida, os sintomas de ardência provavelmente vão desaparecer. Praticamente dois terços dos pacientes com doença idiopática demonstram alguma melhora dos sintomas com terapias farmacológicas que incluem: ansiolíticos, antioxidantes, antidepressivos e/ou anticonvulsivantes isolados ou em combinação com outros medicamentos. Alguma parte dessa aparente resposta pode ser atribuída ao efeito placebo. Como a maioria dos pacientes procura um profissional da saúde quando os sintomas estão no auge, é realista supor que qualquer tratamento fornecido nesse momento parecerá eficaz porque os sintomas diminuirão após o pico. Esse cenário poderia facilmente explicar a ampla variedade de "tratamentos" supostos, que muitas vezes têm eficácia relatada semelhante, mas mecanismos de ação totalmente não relacionados. Além disso, um número significativo de pacientes terá resolução espontânea de seus sintomas, e pode parecer que um tratamento específico foi "eficaz", quando na verdade, o TAB teria se resolvido por si só. Por esses motivos, ensaios randomizados duplos-cegos controlados por placebo são necessários para identificar tratamentos que realmente sejam eficazes para essa condição. Muitos dos tratamentos supostos têm efeitos colaterais significativos ou são caros, o que não são características positivas para um placebo.

Revisões sistemáticas mostraram a maior evidência para o uso de benzodiazepínicos sistêmicos ou tópicos, especificamente clonazepam, tanto para alívio a curto quanto a longo prazo. O ácido alfalipoico pode proporcionar algum benefício quando usado em conjunto com outras terapias, especialmente a gabapentina, mas a eficácia do ácido alfalipoico isolado em relação ao placebo não foi confirmada. O enxaguante tópico com capsaicina pode oferecer algum benefício, mas os efeitos colaterais (aumento transitório da queimação oral, irritação gástrica) podem ser intoleráveis.

Abordagens não farmacológicas incluem terapia cognitivo-comportamental sozinha ou em combinação com o manejo farmacológico baseado em evidências descrito anteriormente, e manejo do estresse, que pode ser útil em pacientes com fatores psicológicos existentes que afetam sua experiência de dor.

O prognóstico a longo prazo para o TAB é variável. Existem relatos de que um terço ou a metade dos pacientes apresentam remissão espontânea ou gradual meses ou anos após o início dos sintomas. No entanto, outros pacientes podem mostrar-se refratários às intervenções terapêuticas e continuar a apresentar os sintomas pelo resto da vida. Ainda que esse processo seja crônico e nem sempre se mostre responsivo ao tratamento, os pacientes devem ser tranquilizados de que o TAB é benigno, e não uma indicação de doença grave.

◆ DISGEUSIA E HIPOGEUSIA (PALADAR FANTASMA; PALADAR DISTORCIDO)

A **disgeusia** é definida como um paladar anormal persistente, e essa condição foi mencionada superficialmente na seção anterior, quando da abordagem do TAB. No entanto, a disgeusia ocorre de forma independente dessa associação e merece uma discussão complementar neste capítulo. É importante salientar que, na realidade, a maioria dos supostos transtornos do paladar consiste em alterações do olfato, e deficiências em um ou nesses dois sentidos apresentam impacto potencialmente significativo na qualidade de vida do paciente. As funções gustativas e olfativas alteradas ou fantasmas são menos toleradas do que a hiposmia ou hipogeusia, e esses sintomas podem ser bastante angustiantes. A pandemia de covid-19 trouxe nova atenção para a experiência de alterações no paladar e no olfato, pois muitos indivíduos infectados relatam mudanças quimiossensoriais que variam desde uma diminuição na sensação (hiposmia, anosmia, hipogeusia, ageusia) até uma percepção alterada (parosmia, fantosmia, disgeusia). Antes disso, a prevalência estimada de distúrbios do paladar era de 5 a 20% e de distúrbios do olfato era de aproximadamente 20 a 30% na população geral. Taxas mais altas de disfunção são relatadas em indivíduos com mais de 70 anos. Em geral, com o avanço da idade, o paladar e o olfato apresentam redução em sua capacidade discriminatória.

Embora a disgeusia possa estar associada a medicamentos, fatores locais, uma doença sistêmica subjacente, ou após radioterapia na região da cabeça e pescoço (Boxe 18.5), muitos casos são idiopáticos. Trauma, tumores ou inflamação dos nervos periféricos do sistema gustativo geralmente produzem hipogeusia transitória, e não disgeusia. Por outro lado, infecções relativamente comuns do trato respiratório superior produzem disgeusia leve e temporária em praticamente um terço dos casos, embora raramente acarretem hipogeusia. Vários mecanismos foram propostos na covid-19, incluindo tanto neurotropismo periférico quanto infecção com inflamação de células não neuronais associadas, mas nenhuma etiologia clara foi identificada. Neoplasias do SNC produzem predominantemente disgeusia, e não hipogeusia ou ageusia, e ilusões do paladar são razoavelmente comuns durante enxaquecas, paralisia de Bell ou herpes-zóster do gânglio geniculado. Isquemia e infarto do tronco encefálico podem levar à ageusia de apenas metade da língua **(hemiageusia)**, no mesmo lado da lesão do tronco encefálico.

A percepção de determinado sabor depende de sua concentração em um meio líquido; em consequência, pessoas com acentuada secura da boca podem sofrer tanto de hipogeusia como de disgeusia. Além disso, mais de 200 substâncias são

| Boxe 18.5 | Fatores locais e sistêmicos associados a sensações alteradas do paladar (disgeusia) ou sensações diminuídas do paladar (hipogeusia). |

Fatores locais

Candidíase oral
Galvanismo oral
Periodontite ou gengivite
Bochechos com clorexidina
Xerostomia

Fatores sistêmicos

Deficiência de vitamina A
Deficiência de vitamina B_{12}
Deficiência de zinco
Deficiência de ferro
Dose excessiva de nutrientes (zinco, vitamina A ou piridoxina)
Sensibilidade a alimentos ou alergia
Síndrome de Sjögren
Dano ao nervo corda do tímpano
Anorexia, caquexia ou bulimia
Vômitos intensos durante a gravidez
Disfunção do fígado
Doença de Crohn

Fibrose cística
Disautonomia familiar
Doença de Addison
Síndrome de Turner
Alcoolismo
Medicamentos (200 tipos)
Psicose ou depressão
Ingestão de pesticidas
Envenenamento por chumbo, cobre ou mercúrio
Arterite temporal
Isquemia ou infarto do tronco encefálico
Cefaleias migrâneas
Tumor do lobo temporal do sistema nervoso central (SNC)
Trauma de nervos gustativos
Herpes-zóster, gânglio geniculado
Infecção do trato respiratório superior
Gastrite crônica ou regurgitação
Paralisia de Bell
Covid-19
Radioterapia de cabeça e pescoço

conhecidas por produzirem alterações no paladar (Tabela 18.1), e mais de 500 medicamentos são associados a hipofunção salivar ou xerostomia. A disgeusia também é uma queixa comum em pacientes submetidos à quimioterapia com regimes quimioterápicos padrão, o que pode afetar não apenas a qualidade de vida, mas também os resultados do tratamento devido à aversão alimentar e à perda de peso. O clínico deve ser especialmente cuidadoso na avaliação do local do distúrbio, das causas intraorais da disgeusia, abscessos dentários ou periodontais, candidíase oral e gengivite ou periodontite.

Características clínicas

Em contraste com a hipogeusia, a disgeusia é percebida, de forma imediata e com ansiedade, pelos indivíduos afetados. O clínico deve estar certo de que a alteração apresentada pelo paciente consiste, de fato, em um distúrbio do paladar, e não do olfato, considerando que 75% das informações de "sabor" (p. ex., gosto, aroma, textura, temperatura e propriedades irritativas) derivam do olfato. A função anormal do paladar deve ser verificada por meio do teste convencional do paladar, com o uso de sabores padronizados, que são representativos de cada um dos quatro sabores básicos (doce, ácido, salgado e amargo), em uma solução inodora. O teste de paladar é mais sensível à técnica do que o teste olfativo, e análises elétricas e químicas adicionais da função dos botões gustativos são frequentemente solicitadas. Levando-se em conta que esses exames costumam estar fora da área de atuação da maioria dos clínicos gerais, os pacientes, em geral, são encaminhados para um *centro de paladar e olfato*.

Os pacientes afetados podem descrever seus paladares alterados como um dos principais sintomas, mas muitos descrevem um paladar novo como metálico, desagradável, de comida estragada ou rançoso. Os dois últimos são, em geral, mais associados à percepção aberrante do odor (**parosmia**) do que à disgeusia e esta apresentação é mais comum na covid-19. O paladar alterado pode requerer um estímulo, como, por exemplo, certos alimentos ou líquidos, em que o paladar é considerado distorcido. Se não houver necessidade de estímulo, a disgeusia é classificada como um *paladar fantasma*, como descrito anteriormente na discussão sobre o TAB.

Tratamento e prognóstico

Se uma doença ou um processo subjacente são identificados e tratados com sucesso, a função do paladar deve retornar ao normal. Em casos relacionados à covid-19, dois terços dos afetados relatam recuperação completa, aproximadamente 20% relatam recuperação parcial, e a maioria da melhora ocorre dentro de 2 semanas após o início. Para os casos idiopáticos, não há tratamento farmacológico efetivo. A disgeusia tende a afetar, d forma significativa, o estilo de vida e as relações interpessoais, levando, em alguns casos, a depressão, ansiedade ou deficiências nutricionais oriundas dos hábitos alimentares alterados. Felizmente, dois terços dos pacientes com disgeusia apresentam resolução espontânea (duração média de 10 meses). A hipogeusia idiopática é um problema menor para o paciente, mas tende a se tornar pior com o decorrer do tempo. Felizmente, a resolução espontânea ainda é uma possibilidade para a hipogeusia idiopática.

◆ OSTEOARTRITE (ARTRITE DEGENERATIVA; DOENÇA ARTICULAR DEGENERATIVA)

A **osteoartrite** é uma alteração degenerativa e destrutiva comum das articulações, e, tradicionalmente, era tida como o resultado inevitável do simples uso e desgaste do envelhecimento das estruturas anatômicas, já que quase todas as pessoas com mais de 50 anos são afetadas em algum grau. Essa condição envolve

Tabela 18.1	Exemplos de agentes farmacêuticos que podem estar associados à alteração do paladar.
Ação farmacêutica	**Exemplos**
Agente antiparkinsoniano	Baclofeno, clormezanona, levodopa
Agente antireoidiano	Carbimazol, metimazol e tiouracila
Anticoagulante	Fenindiona
Anti-histamínico	Maleato de clorfeniramina
Anti-hipertensivo ou diurético	Captopril, diazóxido e ácido etacrínico
Antimicrobiano	Anfotericina B, ampicilina, griseofulvina, idoxuridina, lincomicina, metronidazol, estreptomicina, tetraciclina e tirotricina
Antineoplásico ou imunossupressor	Doxorrubicina, metotrexato, vincristina, azatioprina e carmustina
Antipsicótico ou anticonvulsivante	Carbamazepina, lítio e fenitoína
Antirreumático	Alopurinol, colchicina, ouro, levamisol, penicilamina e fenilbutazona
Antisséptico	Hexetidina e clorexidina
Hipoglicêmico	Glipizida e fenformina
Opiáceo	Codeína e morfina
Simpaticomimético	Anfetaminas e fenmetrazina
Vasodilatador	Oxifedrina e bamifilina

perda de cartilagem articular, deterioração do osso subcondral, e também afeta estruturas afiliadas como ligamentos, músculos, sinóvia e cápsula articular. A iniciação e a progressão da doença são influenciadas por processos mecânicos, inflamatórios e metabólicos. A cartilagem articular enfraquece com a sobrecarga ou uso excessivo, alterações metabólicas, ou ao longo do tempo devido ao envelhecimento dos condroblastos e condrócitos. À medida que o tecido articular é danificado, o osso subjacente pode ficar exposto. Tentativas de reparo tanto da cartilagem quanto do osso também produzem fatores pró-inflamatórios que contribuem para a remodelação anormal, resultando em um processo dual de destruição e proliferação degenerativas.

O joelho, o quadril e as mãos são os locais mais comuns de osteoartrite, mas essa condição também afeta a articulação temporomandibular (ATM). Pacientes com osteoartrite da ATM tendem a ser mais jovens do que aqueles com a doença nas grandes articulações, que são responsáveis pela maior sustentação do peso corporal. A prevalência da osteoartrite da ATM é difícil de ser avaliada devido à variabilidade nos critérios de diagnóstico e avaliação clínica, mas aproximadamente 8 a 16% da população exibem sinais clínicos.

Características clínicas e radiográficas

A osteoartrite geralmente envolve múltiplas articulações, tipicamente as grandes articulações de carga mencionadas anteriormente. Os sinais e sintomas clínicos incluem dor, restrição do movimento articular e ruídos articulares. A doença se caracteriza pela gradual intensificação da dor contínua e profunda, geralmente sendo pior à noite que pela manhã. Em 80% dos casos, está presente algum grau de enrijecimento das articulações pela manhã e após inatividade. A articulação afetada pode tornar-se intumescida e quente ao toque, raramente com eritema

da pele sobrejacente. A restrição de movimento pode ser devido à inflamação ou deformação da articulação devido a mudanças degenerativas. Sons articulares, como crepitação (ou seja, ruído crepitante durante o movimento), são um sinal tardio da doença e estão associados a danos mais pronunciados.

Também se observam essas alterações quando a ATM é afetada, à exceção do fato de que os pacientes raramente experimentarem enrijecimento da ATM. Além disso, com frequência os músculos da mastigação exibem sensibilidade por causa de superativação e fadiga associada com a "guarda muscular" (ou seja, o reflexo de manter imóvel a articulação dolorida).

Sob o aspecto radiográfico, as articulações afetadas pela osteoartrite demonstram precocemente alterações leves na evolução da doença. No entanto, à medida que a doença progride, a apresentação radiográfica se torna mais característica de articulações artríticas em geral com alguma combinação dos seguintes aspectos: erosão do contorno cortical, estreitamento ou obliteração do espaço cortical, irregularidades de superfície e protuberâncias (**exostoses**, **osteófitos**), nivelamento da superfície articular, osteosclerose e osteólise do osso abaixo da cartilagem, **cistos subcondrais** radiolucentes e ossificação no interior da membrana sinovial (**ossículos**). Técnicas diagnósticas mais sensíveis, como tomografia computadorizada (TC), tomografia computadorizada de feixe cônico (TCFC), imagem por IRM e artroscopia, revelam as mesmas características, embora com muito mais detalhes, motivo pelo qual são capazes de identificar alterações precoces. A RM é particularmente útil na avaliação do derrame articular e do disco articular. Achados significativos de imagem óssea são frequentemente complicações tardias da degeneração articular, e evidências iniciais do processo da doença muitas vezes podem ser detectadas com artroscopia antes que as alterações da superfície da cartilagem e do osso sejam radiograficamente demonstráveis. Vale ressaltar que o grau de experiência de dor não está diretamente correlacionado com a gravidade das alterações ósseas radiograficamente evidentes.

Características histopatológicas

O disco articular de uma articulação afetada pela osteoartrite pode apresentar alterações escleróticas, calcificações, número diminuído de condroblastos e alteração da matriz de colágeno. Em algumas áreas, a superfície é proliferativa e, em outras, degenerativa. O osso abaixo da cartilagem revela perda de osteócitos, atividade osteoblástica e osteoclástica reduzida, degeneração gordurosa, necrose ou fibrose da medula, inflamação crônica e, algumas vezes, a formação de um grande espaço degenerativo abaixo da cartilagem articular (**cisto subcondral**). Observam-se inflamação e espessamento da membrana sinovial, algumas vezes com a formação de metaplasia óssea (**ossículos**) ou grânulos de cartilagem hialina (**corpos condrais**), que podem chegar a centenas no interior de uma única articulação. Tipicamente, o fluido sinovial da articulação contém moléculas inflamatórias e de degradação, cujo nível tem significado diagnóstico.

A ATM é única por sua cobertura fibrocartilaginosa e seu menisco. O disco pode ser destruído centralmente, com uma pequena fenda vertical na superfície articular. Todas as outras características de osteoartrite da ATM, contudo, são semelhantes àquelas observadas em outras articulações e são irreversíveis.

Tratamento e prognóstico

Em geral, o tratamento da osteoartrite é paliativo e consiste em analgésicos e anti-inflamatórios não esteroides (AINEs) para reduzir a dor e a inflamação. Os *splints* oclusais podem reduzir os sintomas pelo alívio da pressão sobre as superfícies articulares, e fisioterapia orofacial e compressas quentes e frias podem ajudar no relaxamento dos músculos envolvidos. Suplementos orais de sulfato de glicosamina e condroitina, terapias comuns para artrite de grandes articulações, podem oferecer algum benefício.

Uma terapia agressiva pode não ser indicada para essa doença, exceto em sua forma mais grave. Uma pesquisa com acompanhamento de 30 anos encontrou evidências radiográficas de destruição articular contínua, mas os sinais clínicos e os sintomas não eram mais graves do que foram inicialmente. Em geral, não se recomenda o tratamento cirúrgico de osteoartrite da ATM, exceto na hipótese de todas as abordagens não cirúrgicas e conservadoras terem falhado e os sintomas do paciente justificarem a intensificação de terapia. Intervenções cirúrgicas estão disponíveis, como artrocentese, artroscopia e cirurgia aberta da articulação ou substituição total da articulação. A artrocentese é minimamente invasiva e envolve lavagem da articulação afetada com solução fisiológica, com ou sem ácido hialurônico ou corticosteroides. A artroscopia é uma técnica mais invasiva que permite a visualização e a manipulação dos tecidos articulares, bem como a lavagem. A cirurgia aberta da articulação e a substituição total da articulação são reservadas para pacientes com destruição significativa que afete a função.

◆ ARTRITE REUMATOIDE

A **artrite reumatoide (AR)** é uma doença autoimune crônica, caracterizada pela destruição inflamatória não supurativa da sinóvia e a posterior destruição das articulações afetadas devido à formação de autoanticorpos para imunoglobulina G (IgG). Os anticorpos específicos incluem anticorpos antiproteína citrulinada (APCA) e fator reumatoide (FR), embora indivíduos possam ter AR e serem soronegativos para APCA. A apresentação e o curso clínico são variáveis, semelhantes a muitas doenças autoimunes. A prevalência da AR nos EUA é estimada em cerca de 0,6 a 1%, ou 1,3 milhão de indivíduos. Uma prevalência mais alta (5 a 6%) em indivíduos de descendência nativa americana foi relatada.

A etiologia é multifatorial, e a susceptibilidade aumentada está associada ao sexo feminino, genética e certos fatores ambientais. Componentes genéticos estão fortemente associados à AR, especificamente o *locus* do antígeno leucocitário humano (HLA) DRβ1. No entanto, outras associações genéticas também existem e variam, especialmente entre indivíduos soropositivos e soronegativos para APCA, embora algumas variações sejam encontradas em ambos os grupos. Fatores ambientais, como tabagismo e exposição à sílica, assim como infecção viral (vírus Epstein-Barr) também foram demonstrados como contribuintes para o desenvolvimento da AR em indivíduos susceptíveis. De interesse para os profissionais de saúde bucal, a doença periodontal também está associada ao risco de desenvolver AR; no entanto, pesquisas atuais não provam a causalidade. Os mecanismos propostos são mediados pela microbiota oral, especificamente pela indução de citrulinização e formação de APCAs por *P. gingivalis* e *A. actinomycetemcomitans*.

A AR demonstra características intra-articulares e extra-articulares. As manifestações sistêmicas são relativamente comuns na AR e incluem: vasculite, doenças pulmonares intersticiais, doenças cardiovasculares, anemia, osteoporose e envolvimento ocular (esclerite, ceratoconjuntivite e uveíte).

Ao contrário da osteoartrite (ver tópico anterior), a artrite reumatoide começa como uma agressão contra as estruturas periarticulares, como, por exemplo, a membrana sinovial (**sinovite**). Uma reação macrofágica, que causa proliferação fibroblástica (**pano**) a partir da sinóvia, atinge e deforma a superfície articular. Esse processo libera colagenases e outras proteases, que destroem a cartilagem e o osso subjacente. Tentativas de remodelação do osso danificado resultam na deformação característica da articulação.

Características clínicas e radiográficas

A AR afeta as mulheres duas a três vezes mais frequentemente do que os homens. As mulheres geralmente apresentam sintomas na meia-idade (40 a 60 anos), enquanto os homens muitas vezes têm um início de doença mais tardio. O início e o curso da doença são extremamente variáveis, e a sorologia às vezes pode ser detectável até 10 anos antes das manifestações clínicas da doença. Para muitos pacientes, apenas uma ou duas articulações estão envolvidas, e nunca há desenvolvimento de dor significativa ou limitação dos movimentos. Em outras, a doença progride rapidamente para a debilitante **poliartralgia**.

Tipicamente, os sinais e sintomas se tornam mais graves com o passar do tempo e incluem edema, enrijecimento, dor, deformação das articulações e incapacidade, com possível fusão fibrosa ou óssea tardia das superfícies articulares opostas (**anquilose**). A rigidez matinal e o edema das articulações são particularmente comuns, mesmo no início da doença. Períodos de remissão frequentemente são intercalados com períodos de exacerbação. O envolvimento poliarticular simétrico das pequenas articulações das mãos e dos pés quase sempre está presente, mas não é incomum que cotovelos, pulsos e joelhos sejam afetados. O envolvimento das articulações centrais (quadris, ombros) e axiais é menos frequente, mas ainda pode ocorrer. Com frequência, as mãos exibem um clássico desvio ulnar, com deformidades em pescoço de cisne dos dedos. Os **nódulos reumatoides** são crescimentos firmes, parcialmente móveis e indolores que ocorrem sob a pele perto da articulação afetada. Embora sejam menos comuns agora devido à intervenção precoce na doença, são considerados patognomônicos.

Preferencialmente, os pacientes são identificados e tratados antes de desenvolverem uma doença articular radiograficamente evidente, pois as manifestações podem ocorrer nos primeiros 2 anos após o início dos sintomas. Radiografias simples são comumente utilizadas para monitoramento e diagnóstico de rotina, mas a ultrassonografia e a RM também são úteis. Os achados radiográficos iniciais incluem edema tecidual e osteopenia periarticular, enquanto achados posteriores incluem erosão óssea e redução dos espaços articulares. Até 86% dos pacientes com AR são relatados como tendo algum nível de envolvimento da ATM, embora isso muitas vezes seja subclínico. Quando presente, o envolvimento da ATM costuma ser bilateral e ocorre de forma tardia na evolução clínica da doença. Os sinais e sintomas incluem enrijecimento, crepitação, dor contínua, sensibilidade ao toque ou limitação da abertura de boca. A gravidade é variável, mas o edema é menos óbvio do que em outras articulações. Um estalo na articulação ao abrir frequentemente é relatado.

Com frequência, a dor da artrite reumatoide na ATM não está relacionada ao movimento, mas à pressão sobre a articulação. Apertar os dentes de um lado produz dor na articulação contralateral. A subluxação, ou anquilose, é menos frequente na ATM que em outras articulações, mas a destruição generalizada da cabeça do côndilo pode ser tão intensa que se desenvolvem má oclusão classe II progressiva e mordida aberta anterior. Tem-se relatado a permanente subluxação da ATM.

Radiograficamente, as ATMs envolvidas demonstram a cabeça do côndilo achatada, com características de superfície irregular, a superfície irregular da fossa temporal, talvez com remodelação da própria fossa, e o deslocamento anterior do côndilo. Diversas técnicas de diagnóstico estão disponíveis, além das radiografias da ATM de rotina. TC, RM e artroscopia são excelentes ferramentas para a avaliação do dano à ATM. A ultrassonografia é valiosa no caso de grandes articulações, mas tem sido pouco empregada no caso da doença da ATM e tem poucos estudos para demonstrar sua utilidade e confiabilidade neste momento. Exames de medicina nuclear que usam cintilografia foram em grande parte substituídos por RM devido à capacidade de produzir imagens das estruturas articulares, tanto moles quanto duras, bem como os tecidos associados, como a musculatura.

Valores laboratoriais

A artrite reumatoide pode ser soropositiva ou soronegativa, e os estudos laboratoriais podem ser normais em cerca de 30% dos pacientes. Como resultado, a sorologia negativa não exclui a AR.

Estudos de particular interesse na AR incluem APCA, FR e reagentes de fase aguda, como PCR e taxa de sedimentação de eritrócitos (ESR). Os APCA foram identificados como marcadores sorológicos específicos de AR. A presença desses anticorpos conduz à formação de complexos imunes e à inflamação subsequente do tipo observado na AR. Complementando, 70 a 80% dos pacientes com AR apresentam elevação significativa do FR, um autoanticorpo direcionado contra um anticorpo hospedeiro IgG alterado, que não é mais reconhecido como "próprio". Durante as fases ativas da doença, elevações da ESR e da PCR são comuns. Esses testes não são específicos para AR, mas são úteis para distinguir entre condições inflamatórias e não inflamatórias, além de monitorar o curso clínico da AR. Além disso, os anticorpos antinucleares (ANAs) podem ser detectados em muitos pacientes com AR, mas isso não é específico para o diagnóstico, pois também podem estar associados a outras doenças autoimunes.

Características histopatológicas

A biopsia por agulha usando técnicas guiadas ou artroscopia é a técnica mais popular para obter material sinovial diagnóstico, e a técnica artroscópica oferece a capacidade de visualizar diretamente uma amostra de tecido. A aspiração e a análise do fluido sinovial da articulação afetada frequentemente são realizadas para descartar outras formas de artrite, mas essas técnicas são mais comumente usadas para grandes articulações.

Microscopicamente, casos iniciais de AR demonstram hiperplasia das células do revestimento sinovial, com porções mais profundas da membrana demonstrando hiperemia, edema e infiltração de linfócitos, macrófagos e eventuais neutrófilos. Lesões mais antigas apresentam, continuamente, proliferação sinovial pronunciada e edema, com a presença de cristais de colesterol e poucas células inflamatórias. Tipicamente, a membrana se projeta, invadindo o espaço articular, como vilosidades ou projeções digitiformes. Essas projeções, ocasionalmente, sofrem necrose, produzindo **corpos de arroz**, pequenos fragmentos esbranquiçados de vilosidades formados por debris celulares misturados à fibrina e ao colágeno. Quando a ATM é gravemente envolvida, em geral o menisco é perfurado ou completamente substituído por uma cicatriz fibrosa.

O nódulo reumatoide é representado por uma área moderadamente bem demarcada de necrose amorfa eosinofílica, circundada por uma espessa camada de células mononucleares. As células mononucleares próximas ao centro necrótico são tipicamente grandes e em paliçada.

Tratamento e prognóstico

Não existe cura para a AR e o tratamento é ao longo da vida, focando em estratégias para suprimir o processo da doença e prevenir a degeneração das articulações. Educação do paciente, fisioterapia, modificação do estilo de vida e exercício são terapias complementares importantes, mas o pilar do tratamento para muitos pacientes é o uso de medicamentos antirreumáticos modificadores da doença (DMARDs). Esses medicamentos agora são recomendados para serem iniciados assim que o diagnóstico é feito. Existem numerosos agentes disponíveis com perfis de efeitos colaterais variados que podem necessitar de mudanças no tratamento. O DMARD clássico e de primeira linha é o metotrexato, um antagonista do ácido fólico. Outros DMARDs incluem sulfassalazina, leflunomida, biológicos (especificamente inibidores do fator de necrose tumoral) e biológicos direcionados, como os inibidores da janus quinase (JAK). O tratamento com glicocorticoides às vezes é necessário para fornecer alívio sintomático ou terapia de transição, mas o uso prolongado de corticosteroides não é ideal. Outras terapias complementares incluem AINEs, possivelmente auxiliados por ocasionais injeções intra-articulares de corticosteroides. No entanto, essas injeções são empregadas com parcimônia, porque o uso frequente está associado a alterações degenerativas adicionais e anquilose.

Com o advento dos DMARDs biológicos e direcionados, medicamentos imunossupressores (como azatioprina, ciclosporina e ciclofosfamida) raramente são recomendados hoje devido ao risco de seus efeitos colaterais e ao aumento do risco de infecções graves e potencial de indução de neoplasias malignas. No entanto, a terapia imunossupressora pode ser indicada aos pacientes que falharem em todos os outros esforços de modulação da doença.

As articulações gravemente danificadas podem demandar substituição cirúrgica, e os objetivos da terapia consistem no alívio da dor e na redução da perda da função. As substituições completas das articulações dos quadris, joelhos e ombros são relatadas por apresentarem alto índice de satisfação associado ao manejo cirúrgico desses pacientes. Devido à natureza complexa dos distúrbios da ATM, como discutido na próxima seção, a substituição da ATM pode aumentar a função, mas não necessariamente resultar na resolução da dor.

◆ DISFUNÇÕES TEMPOROMANDIBULARES

As **disfunções temporomandibulares (DTMs)** são um grupo de condições musculoesqueléticas ou neuromusculares que afetam a ATM, os músculos mastigatórios e estruturas associadas. São a causa mais frequente de dor orofacial não odontogênica. As DTMs são geralmente miogênicas (afetando o músculo) ou artrogênicas (afetando a articulação), mas pelo menos metade delas é considerada de natureza muscular.

Na população em geral, a prevalência de DTM dolorosa é relatada como sendo cerca de 9%, e estima-se que 3,6 a 7% precisarão de intervenção para sua condição. O estudo OPPERA (*Orofacial Pain: Prospective Evaluation and Risk Assessment*), um grande estudo prospectivo de coorte multicêntrico baseado nos EUA, relatou uma incidência anual de 4% de DTM, mas as variáveis desses casos foram "ligeiramente irritantes" e "leves", então esse número não representa necessariamente a incidência de casos clinicamente significativos buscando tratamento. A incidência é mais alta na faixa etária de 20 a 40 anos. As DTM são mais comuns em mulheres jovens e de meia-idade, mas isso pode ser devido a uma utilização mais frequente dos serviços de saúde por esse grupo. A prevalência é maior na faixa etária de 20 a 40 anos. No entanto, vale ressaltar que o estudo OPPERA relatou uma distribuição igual de DTM entre participantes dos sexos masculino e feminino.

As DTMs não são uma dor facial isolada, e estudos multicêntricos mostraram que há mecanismos neurofisiológicos subjacentes comuns a muitas condições de dor crônica. Além disso, indivíduos com distúrbios respiratórios do sono têm um risco aumentado de 40% de desenvolvimento de DTM.

Embora a etiologia da DTM não seja conhecida, é de consenso geral que uma variedade de condições pode reduzir a capacidade adaptativa fisiológica e orgânica do sistema mastigatório e resultar em DTMs. Condições contribuintes implicadas incluem trauma, doenças sistêmicas, morfologia esquelética, lassidez articular e alterações no sistema nervoso periférico e central (sensibilização). A classificação das DTMs (Boxe 18.6) permanece como um desafio, considerando o entendimento limitado sobre a etiologia dessas disfunções e a ausência de critérios no caso de diagnósticos universalmente aceitos para a multiplicidade de condições apresentadas como DTMs. A classificação das DTMs continua a evoluir, embora vários sistemas de classificação, como o *Research Diagnostic Criteria for Temporomandibular Disorders* (RDC/TMD) e a *International Classification of Orofacial Pain*, continuem a ser desenvolvidos e validados para orientar futuras pesquisas científicas e melhorar os resultados dos pacientes. Nosso entendimento das DTMs evoluiu à medida que nossa compreensão da natureza biopsicossocial complexa da dor crônica se desenvolveu, e o desenvolvimento de novos algoritmos de diagnóstico e tratamento tem melhorado o manejo da dor crônica de forma geral. Esforços de pesquisa multicêntrica, como o estudo clínico OPPERA em curso há muito tempo, confirmam o conceito de que a DTM é uma doença multifatorial complexa, com implicações genéticas, fisiológicas e psicológicas.

Características clínicas e radiográficas

Dor é a motivação primordial na procura de tratamento, mas as limitações no movimento mandibular durante as excursões funcionais e o movimento articular restrito, com ou sem ruídos articulares associados, são queixas frequentes. Em geral, a dor é localizada na região pré-auricular, mas também pode

---

Boxe 18.6 | **Classificação das disfunções temporomandibulares.**

Transtornos musculares
- Hiperatividade, espasmo e trismo
- Inflamação (miosite)
- Trauma
- Dor miofascial e fibromialgia
- Atrofia e hipertrofia

Transtornos articulares
- Deslocamento do disco (desorganização interna)
- Hipomobilidade do disco (aderências ou cicatrizes)
- Deslocamento e subluxação
- Artrite
- Infecções
- Doença metabólica (gota, condrocalcinose)
- Capsulite, sinovite
- Anquilose (fibrose, óssea)
- Fratura
- Hiperplasia condilar, hipoplasia ou aplasia
- Neoplasia

CAPÍTULO 18 Dor Facial e Doenças Neuromusculares

irradiar-se para as regiões temporal, frontal ou occipital. Pode apresentar-se como uma dor de cabeça (**cefaleia**), um zumbido nas orelhas (**tinido**), uma dor de ouvido (**otalgia**), uma dor de dente (**odontalgia**) ou qualquer combinação desses sintomas. Normalmente, a dor está mais associada à musculatura e aos tecidos moles circundantes do que à ATM propriamente dita. A imobilização muscular, um mecanismo de proteção caracterizado pelo encurtamento e endurecimento das fibras musculares, destinado a proteger contra lesões adicionais, pode levar a contrações musculares involuntárias induzidas pelo SNC (**miospasmo**) ou as próprias fibras musculares podem tornar-se inflamadas (**miosite**).

A dor miofascial estimulada por um gatilho é comum na DTM, mas raramente é notada em outras disfunções da ATM. Esse processo se caracteriza por regiões circunscritas, com frequência designadas como bandas tensas no interior do músculo ("pontos de gatilho"), que desencadeiam dor local ou referida à palpação e podem ser fonte de dor profunda e constante. Em muitas circunstâncias, os pacientes estão cientes apenas da dor referida, e não dos próprios pontos de gatilho. A exata natureza dos pontos de gatilho é desconhecida, mas sabe-se que se assemelham a pequenas áreas de miospasmo e podem, por meio de sua natureza crônica, induzir efeitos excitatórios do SNC. Essa hiperexcitabilidade do SNC produz as evidências clínicas de hiperalgesia (resposta exagerada a um estímulo doloroso) e alodinia (resposta dolorosa a um estímulo que normalmente não causa dor), que são características das dores crônicas.

As disfunções inflamatórias não artríticas da ATM se caracterizam por dor profunda e contínua. A dor é desencadeada pela palpação da articulação afetada ou por um movimento mandibular, especialmente mastigação e apertamento. Ambas as ATMs podem estar envolvidas, ao mesmo tempo ou em períodos distintos.

Os desarranjos do côndilo e do complexo meniscal estão mais frequentemente associados à disfunção (**artropatia**) do que à dor articular (**artralgia**). Deslocamentos dos discos articulares podem ocorrer em uma direção anterior, posterior e mediolateral, caracterizando-se por uma variedade de ruídos articulares e limitações na abertura da mandíbula. A lassidez e o alongamento dos ligamentos são considerados fatores principais que contribuem para os distúrbios de deslocamento disco-côndilo, e a má lubrificação da articulação e a osteoartrite também são implicadas. Os distúrbios disco-condilares incluem tanto o deslocamento do disco sem redução quanto o deslocamento do disco com redução, sendo este último mais comum. A RM do complexo da ATM revela que cerca de 35% de indivíduos assintomáticos parecem apresentar deslocamentos de discos.

Muitas condições sistêmicas são consideradas contribuintes para o desenvolvimento de DTMs, devendo ser incluídas no diagnóstico diferencial de dor orofacial crônica. Condições inflamatórias do sistema musculoesquelético e transtornos do tecido conjuntivo mediados por doenças autoimunes (como lúpus eritematoso, AR e esclerose sistêmica progressiva) são comorbidades frequentes com as DTMs. Como em outras condições de dor crônica, pacientes com DTM podem relatar aumento do estresse, ansiedade ou depressão. Isso não é a causa, mas pode estar associado à exacerbação dos sintomas.

A seleção da técnica de imagens do complexo da ATM depende do tipo de informação necessária a partir desse exame adjuvante e de como essa informação poderá afetar o tratamento do paciente. As radiografias panorâmicas são usadas, de forma rotineira, como triagem no caso de pacientes que se apresentam com dor pré-auricular, e a interpretação dessas imagens poderá influenciar a decisão acerca do uso de modalidades por imagens avançadas como TC e RM. É preferível fazer a RM, pois pode avaliar não apenas os componentes ósseos, mas também o disco e outras estruturas associadas.

Tratamento e prognóstico

A evolução clínica natural das DTMs não é bem compreendida e, dessa forma, não é possível determinar, de forma confiável, quais condições evoluirão para consequências mais significativas a longo prazo como disfunção crônica e dor crônica. Muitas DTMs são transitórias e autolimitantes, com resolução relatada na maioria dos casos em 6 a 15 meses. Os estudos de coorte variam, com 51% dos pacientes relatando resolução em 6 meses e até 90% tendo resolução ou redução sustentável dos sintomas em 12 a 15 meses após o tratamento. Portanto, terapias reversíveis e conservadoras são encorajadas. As intervenções conservadoras incluem educação do paciente, simples repouso ou imobilização da articulação, dieta macia, aplicação de frio (geralmente reservada para lesões agudas) ou calor, placas oclusais, fisioterapia e eliminação de hábitos parafuncionais, se presentes. O manejo adequado de estressores psicológicos e sociais concomitantes pode ser benéfico, semelhante a outras condições de dor crônica. Vários medicamentos também têm sido usados para DTM com algum sucesso (Boxe 18.7), e outras terapias incluem agulhamento seco ou injeção de anestésico local em pontos de gatilho musculares para aliviar a dor, bem como injeção de toxina botulínica A nos músculos temporal e masseter para alívio da dor e redução da atividade muscular. No entanto, poucos tratamentos para DTM foram examinados de forma cega e controlada.

Boxe 18.7 — **Medicamentos utilizados para tratamento dos sintomas das disfunções temporomandibulares.**

Medicamentos orais

- Paracetamol (com ou sem codeína)
- Medicamentos anti-inflamatórios não esteroides (AINEs)
  - Ibuprofeno, naproxeno, diclofenaco (também disponível em formulação tópica)
- Relaxantes musculares
  - Metocarbamol, ciclobenzaprina, metaxalona
- Derivados de benzodiazepina
  - Diazepam
- Glicocorticoides
  - Prednisona

Injetáveis

- Glicocorticoides
  - Triancinolona
- Toxina botulínica tipo A
- Anestésicos locais

A intervenção cirúrgica pode ser necessária no caso de haver articulações comprometidas de forma mais grave, especialmente com lesão do menisco, deslocamento ou fratura condilar, anquilose e deformidades degenerativas ou de desenvolvimento. Em geral, a DTM é tratada de forma conservadora por muitos anos, sem que se observe melhora antes da tentativa cirúrgica, embora haja evidências emergentes, mas limitadas, para procedimentos artroscópicos minimamente invasivos no tratamento precoce. Devido às influências multifatoriais na DTM e à alta prevalência de disfunção muscular, a cirurgia articular pode não resolver completamente a DTM sintomática.

Bibliografia

Paralisia de Bell

Baugh RF, Basura GJ, Ishii LE, et al.: Clinical practice guideline: Bell's palsy executive summary, *Otolaryngol Head Neck Surg* 149:656–663, 2013.

de Almeida JR, Al Khabori M, Guyatt GH, et al.: Combined corticosteroid and antiviral treatment for Bell palsy: a systematic review and meta-analysis, *JAMA* 302:985–993, 2009.

de Almeida JR, Guyatt GH, Sud S, et al.: Management of Bell palsy: clinical practice guideline, *CMAJ* 186:917–922, 2014.

Gagyor I, Madhok VB, Daly F, et al.: Antiviral treatment for Bell's palsy (idiopathic facial paralysis), *Cochrane Database Syst Rev 9*: CD001869, 2019.

Kafle DR, Thakur SK: Evaluation of prognostic factors in patients with Bell's palsy, *Brain Behav* 11:e2385, 2021.

Kim TH, Yeo SG, Byun JY: Role of biomarkers as prognostic factors in acute peripheral facial palsy, *Int J Mol Sci* 23:307, 2021. https://doi.org/10.3390/ijms23010307.

Lee SY, Seong J, Kim YH: Clinical implication of facial nerve decompression in complete Bell's palsy: a systematic review and meta-analysis, *Clin Exp Otorhinolaryngol* 12:348–359, 2019.

Luu NN, Chorath KT, May BR, et al.: Clinical practice guidelines in idiopathic facial paralysis: systematic review using the appraisal of guidelines for research and evaluation (AGREE II) instrument, *J Neurol* 268:1847–1856, 2021.

Madhok VB, Gagyor I, Daly F, et al.: Corticosteroids for Bell's palsy (idiopathic facial paralysis), *Cochrane Database Syst Rev 7*: CD001942, 2016.

Menchetti I, McAllister K, Walker D, et al.: Surgical interventions for the early management of Bell's palsy, *Cochrane Database Syst Rev 1*:CD007468, 2021.

Mutlu A, Kalcioglu MT, Gunduz AY, et al.: Does the SARS-CoV-2 pandemic really increase the frequency of peripheral facial palsy? *Am J Otolaryngol* 42:103032, 2021.

TM O: Medical management of acute facial paralysis, *Otolaryngol Clin North Am* 51:1051–1075, 2018.

Peitersen E: Bell's palsy: the spontaneous course of 2,500 peripheral facial nerve palsies of different etiologies, *Acta Oto-Laryngologica Suppl* 549:4–30, 2002.

Schwartz SR, Jones SL, Getchius TS, et al.: Reconciling the clinical practice guidelines on Bell's palsy from the AAO-HNSF and the AAN, *Neurology* 82:1927–1929, 2014.

Tamaki A, Cabrera CI, Li S, et al.: Incidence of Bell palsy in patients with COVID-19, *JAMA Otolaryngol Head Neck Surg* 147:767–768, 2021.

Zhang W, Xu L, Luo T, et al.: The etiology of Bell's palsy: a review, *J Neurol* 267:1896–1905, 2020.

Zhao H, Zhang X, Tang YD, et al.: Bell's palsy: clinical analysis of 372 cases and review of related literature, *Eur Neurol* 77:168–172, 2017.

Síndrome de Frey

Blanc S, Bourrier T, Boralevi F, et al.: Frey syndrome, *J Pediatr* 174:211–217, 2016.

Choi HG, Kwon SY, Won JY, et al.: Comparisons of three indicators for Frey's syndrome: subjective symptoms, minor's starch iodine test, and infrared thermography, *Clin Exp Otorhinolaryngol* 6:249–253, 2013.

Dizon MV, Fischer GJ, McKay A, et al.: Localized facial flushing in infancy. Auriculotemporal nerve (Frey) syndrome, *Arch Dermatol* 133:1143–1145, 1997.

Dulguerov P, Quinodoz D, Cosendai G, et al.: Prevention of Frey syndrome during parotidectomy, *Arch Otolaryngol Head Neck Surg* 125:833–839, 1999.

Guntinas-Lichius O, Gabriel B, Klussmann JP: Risk of facial palsy and severe Frey's syndrome after conservative parotidectomy for benign disease: analysis of 610 operations, *Acta Otolaryngol* 126: 1104–1109, 2006.

Klarskov C, Kvon Rohden E, Thorsteinsson B, et al.: Gustatory sweating in people with type 1 and type 2 diabetes mellitus: prevalence and risk factors, *Endocrinol Diabetes Metab* 4:e00290, 2021.

Mantelakis A, Lafford G, Lee CW, et al.: Frey's syndrome: a review of aetiology and treatment, *Cureus* 13:e20107, 2021.

Mashrah MA, Aldhohrah T, Abdelrehem A, et al.: What is the best method for prevention of postparotidectomy Frey syndrome? Network meta-analysis, *Head Neck* 43:1345–1358, 2021.

Motz KM, Kim YJ: Auriculotemporal syndrome (Frey syndrome), *Otolaryngol Clin North Am* 49:501–509, 2016.

Shaw JE, Parker R, Hollis S, et al.: Gustatory sweating in diabetes mellitus, *Diabet Med* 13:1033–1037, 1996.

Tillman BN, Lesperance MM, Brinkmeier JV: Infantile Frey's syndrome, *Int J Pediatr Otorhinolaryngol* 79:929–931, 2015.

Xie S, Wang K, Xu T, et al.: Efficacy and safety of botulinum toxin type A for treatment of Frey's syndrome: evidence from 22 published articles, *Cancer Med* 4:1639–1650, 2015.

Nevralgia do trigêmeo

Bendtsen L, Zakrzewska JM, Abbott J, et al.: European Academy of Neurology guideline on trigeminal neuralgia, *Eur J Neurol* 26:831–849, 2019.

Bendtsen L, Zakrzewska JM, Heinskou TB, et al.: Advances in diagnosis, classification, pathophysiology, and management of trigeminal neuralgia, *Lancet Neurol* 19:784–796, 2020.

Cruccu G, Di Stefano G, Truini A: Trigeminal neuralgia, *N Engl J Med* 383:754–762, 2020.

De Toledo IP, Conti Réus J, Fernandes M, et al.: Prevalence of trigeminal neuralgia: a systematic review, *J Am Dent Assoc* 147:570–576, 2016.

Di Stefano G, Maarbjerg S, Nurmikko T, et al.: Triggering trigeminal neuralgia, *Cephalalgia* 38:1049–1056, 2018.

Hall GC, Carroll D, Parry D, et al.: Epidemiology and treatment of neuropathic pain: the UK primary care perspective, *Pain* 122:156–162, 2006.

Headache Classification Committee of the International Headache Society (IHS): The International Classification of Headache Disorders, 3rd edition, *Cephalalgia* 38:1–211, 2018.

Heinskou TB, Rochat P, Maarbjerg S, et al.: Prognostic factors for outcome of microvascular decompression in trigeminal neuralgia: a prospective systematic study using independent assessors, *Cephalalgia* 39:197–208, 2019.

Holste K, Chan AY, Rolston JD, et al.: Pain outcomes following microvascular decompression for drug-resistant trigeminal neuralgia: a systematic review and meta-analysis, *Neurosurgery* 86:182–190, 2020.

International Classification of Orofacial Pain, 1st edition (ICOP), *Cephalalgia* 40:129–221, 2020.

Lambru G, Zakrzewska J, Matharu M: Trigeminal neuralgia: a practical guide, *Pract Neurol* 21:392–402, 2021.

Maarbjerg S, Gozalov A, Olesen J, et al.: Concomitant persistent pain in classical trigeminal neuralgia—evidence for different subtypes, *Headache* 54:1173–1183, 2014.

Maarbjerg S, Gozalov A, Olesen J, et al.: Trigeminal neuralgia—a prospective systematic study of clinical characteristics in 158 patients, *Headache* 54:1574–1582, 2014.

Maarbjerg S, Wolfram F, Gozalov A, et al.: Association between neurovascular contact and clinical characteristics in classical trigeminal neuralgia: a prospective clinical study using 3.0 Tesla MRI, *Cephalalgia* 35:1077–1084, 2015.

Mueller D, Obermann M, Yoon MS, et al.: Prevalence of trigeminal neuralgia and persistent idiopathic facial pain: a population-based study, *Cephalalgia* 31:1542–1548, 2011.

Noory N, Smilkov EA, Frederiksen JL, et al.: Neurovascular contact plays no role in trigeminal neuralgia secondary to multiple sclerosis, *Cephalalgia* 41:593–603, 2021.

O'Connor AB, Schwid SR, Herrmann DN, et al.: Pain associated with multiple sclerosis: systematic review and proposed classification, *Pain* 137:96–111, 2008.

Zakrzewska JM, Wu J, Mon-Williams M, et al.: Evaluating the impact of trigeminal neuralgia, *Pain* 158:1166–1174, 2017.

Nevralgia glossofaríngea

Blumenfeld A, Nikolskaya G: Glossopharyngeal neuralgia, *Curr Pain Headache Rep* 17:343, 2013.

Franzini A, Moosa S, D'Ammando A, et al.: The neurosurgical treatment of craniofacial pain syndromes: current surgical indications and techniques, *Neurol Sci* 40:159–168, 2019.

Headache Classification Committee of the International Headache Society (IHS): The International Classification of Headache Disorders, 3rd edition, *Cephalalgia* 38:1–211, 2018.

International Classification of Orofacial Pain, 1st edition (ICOP), *Cephalalgia* 40:129–221, 2020.

Katusic S, Williams DB, Beard CM, et al.: Incidence and clinical features of glossopharyngeal neuralgia, Rochester, Minnesota, 1945-1984, *Neuroepidemiology* 10:266–275, 1991.

Lu VM, Goyal A, Graffeo CS, et al.: Glossopharyngeal neuralgia treatment outcomes after nerve section, microvascular decompression, or stereotactic radiosurgery: a systematic review and meta-analysis, *World Neurosurg* 120:572–582, 2018.

Manzoni GC, Torelli P: Epidemiology of typical and atypical craniofacial neuralgias, *Neurol Sci* 26(Suppl. 2):s65–s67, 2005.

Teton ZE, Holste KG, Hardaway FA, et al.: Pain-free survival after vagoglossopharyngeal complex sectioning with or without microvascular decompression in glossopharyngeal neuralgia, *J Neurosurg* 132:232–238, 2019.

Arterite de células gigantes

Cockey G, Shah SR, Hampton T: Giant cell arteritis presenting with a tongue lesion, *Am J Med* 132:576–578, 2019.

De Smit E, O'Sullivan E, Mackey DA, et al.: Giant cell arteritis: ophthalmic manifestations of a systemic disease, *Graefes Arch Clin Exp Ophthalmol* 254:2291–2306, 2016.

Dejaco C, Ramiro S, Duftner C, et al.: EULAR recommendations for the use of imaging in large vessel vasculitis in clinical practice, *Ann Rheum Dis* 77:636–643, 2018.

Fongaufier C, Guffroy A, Lutz JC: Tongue and scalp necrosis: simultaneous initial complications revealing giant cell arteritis, *J Rheumatol* 45:873–874, 2018.

Greigert H, Ramon A, Tarris G, et al.: Temporal artery vascular diseases, *J Clin Med* 11:275, 2022. https://doi.org/10.3390/jcm11010275.

Maz M, Chung SA, Abril A, et al.: 2021 American College of Rheumatology/Vasculitis Foundation Guideline for the Management of Giant Cell Arteritis and Takayasu Arteritis, *Arthritis Rheumatol* 73:1349–1365, 2021.

Prieto-Peña D, Castañeda S, Martínez-Rodríguez I, et al.: Imaging tests in the early diagnosis of giant cell arteritis, *J Clin Med* 10:3704, 2021. https://doi.org/10.3390/jcm10163704.

Soulages A, Sibon I, Vallat JM, et al.: Neurologic manifestations of giant cell arteritis, *J Neurol* 269:3430–3442, 2022.

Younger DS: Giant cell arteritis, *Neurol Clin* 37:335–344, 2019.

Transtorno da ardência bucal

Bergdahl M, Bergdahl J: Burning mouth syndrome: prevalence and associated factors, *J Oral Pathol Med* 28:350–354, 1999.

de Souza FT, Teixeira AL, Amaral TM, et al.: Psychiatric disorders in burning mouth syndrome, *J Psychosom Res* 72:142–146, 2012.

Eliav E, Kamran B, Schaham R, et al.: Evidence of chorda tympani dysfunction in patients with burning mouth syndrome, *J Am Dent Assoc* 138:628–633, 2007.

Hartmann A, Seeberger R, Bittner M, et al.: Profiling intraoral neuropathic disturbances following lingual nerve injury and in burning mouth syndrome, *BMC Oral Health* 17:68, 2017.

Heckman SM, Kirchner E, Grushka M, et al.: A double-blind study on clonazepam in patients with burning mouth syndrome, *Laryngoscope* 122:813–816, 2012.

Imura H, Shimada M, Yamazaki Y, et al.: Characteristic changes of saliva and taste in burning mouth syndrome patients, *J Oral Pathol Med* 45:231–236, 2016.

Klasser GD, Grushka M, Su N: Burning mouth syndrome, *Oral Maxillofac Surg Clin North Am* 28:381–396, 2016.

Kohorst JJ, Bruce AJ, Torgerson RR, et al.: A population-based study of the incidence of burning mouth syndrome, *Mayo Clin Proc* 89:1545–1552, 2014.

Kohorst JJ, Bruce AJ, Torgerson RR, et al.: The prevalence of burning mouth syndrome: a population-based study, *Br J Dermatol* 172:1654–1656, 2015.

Kolkka-Palomaa M, Jääskeläinen SK, Laine MA, et al.: Pathophysiology of primary burning mouth syndrome with special focus on taste dysfunction: a review, *Oral Dis* 21:937–948, 2015.

Liu YF, Kim Y, Yoo T, et al.: Burning mouth syndrome: a systematic review of treatments, *Oral Dis* 24:325–334, 2018.

López-Jornet P, Collado Y, Zambudio A, et al.: Chemosensory function in burning mouth syndrome a comparative cross-sectional study, *Nutrients* 13:722, 2021. https://doi.org/10.3390/nu13030722.

Lopez-Jornet P, Felipe CC, Pardo-Marin L, et al.: Salivary biomarkers and their correlation with pain and stress in patients with burning mouth syndrome, *J Clin Med* 9:929, 2020. https://doi.org/10.3390/jcm9040929.

McMillan R, Forssell H, Buchanan JA, et al.: Interventions for treating burning mouth syndrome, *Cochrane Database Syst Rev* 11: CD002779, 2016.

Orliaguet M, Misery L: Neuropathic and psychogenic components of burning mouth syndrome: a systematic review, *Biomolecules* 11:1237, 2021. https://doi.org/10.3390/biom11081237.

Poon R, Su N, Ching V, et al.: Reduction in unstimulated salivary flow rate in burning mouth syndrome, *Br Dent J* 217:E14, 2014.

Riley JL, Gilbert GH, Heft MW: Orofacial pain symptom prevalence: selective sex differences in the elderly? *Pain* 76:97–104, 1998.

Su N, Poon R, Liu C, et al.: Pain reduction in burning mouth syndrome (BMS) may be associated with selective improvement of taste: a retrospective study, *Oral Surg Oral Med Oral Pathol Oral Radiol* 129:461–467, 2020.

Disgeusia e hipogeusia

Brandão Neto D, Fornazieri MA, Dib C, et al.: Chemosensory dysfunction in COVID-19: prevalences, recovery rates, and clinical associations on a large Brazilian sample, *Otolaryngol Head Neck Surg* 164:512–518, 2021.

DeVere R: Disorders of taste and smell, *Continuum (Minneap Minn)* 23:421–446, 2017.

Doty RL: Epidemiology of smell and taste dysfunction, *Handb Clin Neurol* 164:3–13, 2019.

Doty RL: Treatments for smell and taste disorders: a critical review, *Handb Clin Neurol* 164:455–479, 2019.

Epstein JB, de Andrade E, Silva SM, et al.: Taste disorders following cancer treatment: report of a case series, *Support Care Cancer* 27:4587–4595, 2019.

Fornazieri MA, Garcia ECD, Lopes NMD, et al.: Adherence and efficacy of olfactory training as a treatment for persistent olfactory loss, *Am J Rhinol Allergy* 34:238–248, 2020.

Liu G, Zong G, Doty RL, et al.: Prevalence and risk factors of taste and smell impairment in a nationwide representative sample of the US population: a cross-sectional study, *BMJ Open* 6:e013246, 2016.

Lozada-Nur F, Chainani-Wu N, Fortuna G, et al.: Dysgeusia in COVID-19: possible mechanisms and implications, *Oral Surg Oral Med Oral Pathol Oral Radiol* 130:344–346, 2020.

Mahmoud MM, Abuohashish HM, Khairy DA, et al.: Pathogenesis of dysgeusia in COVID-19 patients: a scoping review, *Eur Rev Med Pharmacol Sci* 25:1114–1134, 2021.

Mastrangelo A, Bonato M, Cinque P: Smell and taste disorders in COVID-19: from pathogenesis to clinical features and outcomes, *Neurosci Lett* 748:135694, 2021.

Teaima AA, Salem OM, Teama MAEM, et al.: Patterns and clinical outcomes of olfactory and gustatory disorders in six months: prospective study of 1031 COVID-19 patients, *Am J Otolaryngol* 43:103259, 2022.

Osteoartrite

Arayasantiparb R, Mitrirattanakul S, Kunasarapun P, et al.: Association of radiographic and clinical findings in patients with temporomandibular joints osseous alteration, *Clin Oral Investig* 24:221–227, 2020.

Bergstrand S, Ingstad HK, Møystad A, et al.: Long-term effectiveness of arthrocentesis with and without hyaluronic acid injection for treatment of temporomandibular joint osteoarthritis, *J Oral Sci* 61:82–88, 2019.

de Leeuw R, Boering G, van der Kuijl B, et al.: Hard and soft tissue imaging of the temporomandibular joint 30 years after diagnosis of osteoarthrosis and internal derangement, *J Oral Maxillofac Surg* 54:1270–1280, 1996: discussion 1280–1271.

Derwich M, Mitus-Kenig M, Pawlowska E: Interdisciplinary approach to the temporomandibular joint osteoarthritis-review of the literature, *Medicina (Kaunas)* 56:225, 2020. https://doi.org/10.3390/medicina56050225.

Derwich M, Mitus-Kenig M, Pawlowska E: Morphology of the temporomandibular joints regarding the presence of osteoarthritic changes, *Int J Environ Res Public Health* 17:2923, 2020. https://doi.org/10.3390/ijerph17082923.

Dijkgraaf LC, de Bont LG, Boering G, et al.: The structure, biochemistry, and metabolism of osteoarthritic cartilage: a review of the literature, *J Oral Maxillofac Surg* 53:1182–1192, 1995.

Dijkgraaf LC, Spijkervet FK, de Bont LG: Arthroscopic findings in osteoarthritic temporomandibular joints, *J Oral Maxillofac Surg* 57:255–268, 1999; discussion 269–270.

Guarda Nardini L, Meneghini M, Guido M, et al.: Histopathology of the temporomandibular joint disc: findings in 30 samples from joints with degenerative disease, *J Oral Rehabil* 48:1025–1034, 2021.

Hunter DJ, Bierma-Zeinstra S: Osteoarthritis, *Lancet* 393:1745–1759, 2019.

Jeon KJ, Lee C, Choi YJ, et al.: Analysis of three-dimensional imaging findings and clinical symptoms in patients with temporomandibular joint disorders, *Quant Imaging Med Surg* 11:1921–1931, 2021.

Kalladka M, Quek S, Heir G, et al.: Temporomandibular joint osteoarthritis: diagnosis and long-term conservative management: a topic review, *J Indian Prosthodont Soc* 14:6–15, 2014.

Ong TK, Franklin CD: A clinical and histopathological study of osteoarthrosis of the temporomandibular joint, *Br J Oral Maxillofac Surg* 34:186–192, 1996.

Pantoja LLQ, de Toledo IP, Pupo YM, et al.: Prevalence of degenerative joint disease of the temporomandibular joint: a systematic review, *Clin Oral Investig* 23:2475–2488, 2019.

Roberts WE, Stocum DL: Part II: temporomandibular joint (TMJ)-regeneration, degeneration, and adaptation, *Curr Osteoporos Rep* 16:369–379, 2018.

Artrite reumatoide

Alamanos Y, Voulgari PV, Drosos AA: Incidence and prevalence of rheumatoid arthritis, based on the 1987 American College of Rheumatology criteria: a systematic review, *Semin Arthritis Rheum* 36:182–188, 2006.

Burmester GR, Pope JE: Novel treatment strategies in rheumatoid arthritis, *Lancet* 389:2338–2348, 2017.

Covert L, Mater HV, Hechler BL: Comprehensive management of rheumatic diseases affecting the temporomandibular joint, *Diagnostics (Basel)* 11:409, 2021. https://doi.org/10.3390/diagnostics 11030409.

Hajishengallis G: Periodontitis: from microbial immune subversion to systemic inflammation, *Nat Rev Immunol* 15:30–44, 2015.

Hiz O, Ediz L, Ozkan Y, et al.: Clinical and magnetic resonance imaging findings of the temporomandibular joint in patients with rheumatoid arthritis, *J Clin Med Res* 4:323–331, 2012.

Hunter TM, Boytsov NN, Zhang X, et al.: Prevalence of rheumatoid arthritis in the United States adult population in healthcare claims databases, 2004-2014, *Rheumatol Int* 37:1551–1557, 2017.

Ishikawa Y, Hashimoto M, Ito H, et al.: Anti-nuclear antibody development is associated with poor treatment response to biological disease-modifying anti-rheumatic drugs in patients with rheumatoid arthritis, *Semin Arthritis Rheum* 49:204–210, 2019.

Ozcan I, Ozcan KM, Keskin D, et al.: Temporomandibular joint involvement in rheumatoid arthritis: correlation of clinical, laboratory and magnetic resonance imaging findings, *B-ENT* 4:19–24, 2008.

Salaffi F, Carotti M, Beci G, et al.: Radiographic scoring methods in rheumatoid arthritis and psoriatic arthritis, *Radiol Med* 124:1071–1086, 2019.

Smolen JS, Aletaha D, Barton A, et al.: Rheumatoid arthritis, *Nat Rev Dis Primers* 4:18001, 2018.

Smolen JS, Landewé RBM, Bijlsma JWJ, et al.: EULAR recommendations for the management of rheumatoid arthritis with synthetic and biological disease-modifying antirheumatic drugs: 2019 update, *Ann Rheum Dis* 79:685–699, 2020.

Sokka T, Pincus T: Erythrocyte sedimentation rate, C-reactive protein, or rheumatoid factor are normal at presentation in 35%-45% of patients with rheumatoid arthritis seen between 1980 and 2004: analyses from Finland and the United States, *J Rheumatol* 36:1387–1390, 2009.

Wechalekar MD, Najm A, Veale DJ, et al.: The 2018 OMERACT Synovial Tissue Biopsy Special Interest Group Report on Standardization of Synovial Biopsy Analysis, *J Rheumatol* 46:1365–1368, 2019.

Wechalekar MD, Smith MD: Arthroscopic guided synovial biopsy in rheumatology: current perspectives, *Int J Rheum Dis* 20:141–144, 2017.

Xu Y, Wu Q: Prevalence trend and disparities in rheumatoid arthritis among US adults, 2005–2018, *J Clin Med* 10(15):3289, 2021 July 26. https://doi.org/10.3390/jcm10153289.

Disfunções temporomandibulares

Ahmad M, Schiffman EL: Temporomandibular joint disorders and orofacial pain, *Dent Clin N Am* 60:105–124, 2016.

Al-Moraissi EA, Alradom J, Aladashi O, et al.: Needling therapies in the management of myofascial pain of the masticatory muscles: a network meta-analysis of randomised clinical trials, *J Oral Rehabil* 47:910–922, 2020.

Al-Moraissi EA, Conti PCR, Alyahya A, et al.: The hierarchy of different treatments for myogenous temporomandibular disorders: a systematic review and network meta-analysis of randomized clinical trials, *Oral Maxillofac Surg* 26:519–533, 2022. https://doi.org/10.3390/jcm10153289.

Al-Moraissi EA, Farea R, Qasem KA, et al.: Effectiveness of occlusal splint therapy in the management of temporomandibular disorders: network meta-analysis of randomized controlled trials, *Int J Oral Maxillofac Surg* 49:1042–1056, 2020.

Bueno CH, Pereira DD, Pattussi MP, et al.: Gender differences in temporomandibular disorders in adult populational studies: a systematic review and meta-analysis, *J Oral Rehabil* 45:720–729, 2018.

De Kanter RJ, Truin GJ, Burgersdijk RC, et al.: Prevalence in the Dutch adult population and a meta-analysis of signs and symptoms of temporomandibular disorder, *J Dent Res* 72:1509–1518, 1993.

De Rossi SS, Greenberg MS, Liu F, et al.: Temporomandibular disorders: evaluation and management, *Med Clin North Am* 98:1353–1384, 2014.

Fillingim RB, Ohrbach R, Greenspan JD, et al.: Associations of psychologic factors with multiple chronic overlapping pain conditions, *J Oral Facial Pain Headache* 34:s85–s100, 2020.

Fillingim RB, Slade GD, Greenspan JD, et al.: Long-term changes in biopsychosocial characteristics related to temporomandibular disorder: findings from the OPPERA study, *Pain* 159:2403–2413, 2018.

Guarda-Nardini L, De Almeida AM, Manfredini D: Arthrocentesis of the temporomandibular joint: systematic review and clinical implications of research findings, *J Oral Facial Pain Headache* 35:17–29, 2021.

International Classification of Orofacial Pain, 1st edition (ICOP), *Cephalalgia* 40:129–221, 2020.

Jung W, Lee KE, Suh BJ: Influence of psychological factors on the prognosis of temporomandibular disorders pain, *J Dent Sci* 16:349–355, 2021.

Kapos FP, Exposto FG, Oyarzo JF, et al.: Temporomandibular disorders: a review of current concepts in aetiology, diagnosis and management, *Oral Surg* 13:321–334, 2020.

Klasser GD, Manfredini D, Goulet JP, et al.: Oro-facial pain and temporomandibular disorders classification systems: a critical appraisal and future directions, *J Oral Rehabil* 45:258–268, 2018.

Larheim TA, Westesson P, Sano T: Temporomandibular joint disk displacement: comparison in asymptomatic volunteers and patients, *Radiology* 218:428–432, 2001.

Liu F, Steinkeler A: Epidemiology, diagnosis, and treatment of temporomandibular disorders, *Dent Clin N Am* 57:465–479, 2013.

Manfredini D: Occlusal equilibration for the management of temporomandibular disorders, *Oral Maxillofac Surg Clin North Am* 30:257–264, 2018.

Manfredini D, Favero L, Cocilovo F, et al.: A comparison trial between three treatment modalities for the management of myofascial pain of jaw muscles: a preliminary study, *Cranio* 36:327–331, 2018.

Manfredini D, Guarda-Nardini L, Winocur E, et al.: Research diagnostic criteria for temporomandibular disorders: a systematic review of axis I epidemiologic findings, *Oral Surg Oral Med Oral Pathol Oral Radiol Endod* 112:453–462, 2011.

Manfredini D, Lombardo L, Siciliani G: Temporomandibular disorders and dental occlusion. A systematic review of association studies: end of an era? *J Oral Rehabil* 44:908–923, 2017.

Meloto CB, Slade GD, Lichtenwalter RN, et al.: Clinical predictors of persistent temporomandibular disorder in people with first-onset temporomandibular disorder: a prospective case-control study, *J Am Dent Assoc* 150:572–581, 2019.

Monaco A, Cattaneo R, Marci MC, et al.: Central sensitization-based classification for temporomandibular disorders: a pathogenetic hypothesis, *Pain Res Manag* 2017:5957076, 2017.

Patel J, Cardoso JA, Mehta S: A systematic review of botulinum toxin in the management of patients with temporomandibular disorders and bruxism, *Br Dent J* 226:667–672, 2019.

Schiffman E, Ohrbach R: Executive summary of the Diagnostic Criteria for Temporomandibular Disorders for clinical and research applications, *J Am Dent Assoc* 147:438–445, 2016.

Schiffman E, Ohrbach R, Truelove E, et al.: Diagnostic criteria for temporomandibular disorders (DC/TMD) for clinical and research applications: recommendations of the International RDC/TMD Consortium Network* and Orofacial Pain Special Interest Group†, *J Oral Facial Pain Headache* 28:6–27, 2014.

Shaffer SM, Brismée JM, Sizer PS, et al.: Temporomandibular disorders. Part 1: anatomy and examination/diagnosis, *J Man Manip Ther* 22:2–12, 2014.

Shaffer SM, Brismée JM, Sizer PS, et al.: Temporomandibular disorders. Part 2: conservative management, *J Man Manip Ther* 22:13–23, 2014.

Valesan LF, Da-Cas CD, Réus JC, et al.: Prevalence of temporomandibular joint disorders: a systematic review and meta-analysis, *Clin Oral Investig* 25:441–453, 2021.

19
Odontologia Forense

EDWARD E. HERSCHAFT

A **odontologia forense**, que também é denominada *odontologia legal*, consiste na área da odontologia que se refere ao manejo, exame, avaliação e apresentação correta de provas dentárias nos procedimentos legais criminais ou cíveis, de interesse da justiça. Portanto, o dentista forense precisa ter conhecimentos tanto de odontologia quanto de leis.

Classicamente, a odontologia forense pode ser considerada uma subespecialidade da patologia oral e maxilofacial. Isto é semelhante à relação entre a patologia e a patologia forense na medicina. Os requisitos no campo da odontologia forense, no entanto, frequentemente demandam um conhecimento interdisciplinar da ciência odontológica. Isto tem resultado na união de outros especialistas e clínicos gerais aos patologistas orais e maxilofaciais para fornecer às autoridades legais a sua experiência em odontologia.

Independente da sua prática, o dentista forense auxilia as autoridades legais preparando as evidências dentárias nas seguintes situações:

- Administração e manutenção dos registros odontológicos que estão em conformidade com a *Health Insurance Portability and Accessibility (HIPAA) Act* do US Department of Health and Human Services (HHS) de 1996 e com as diretrizes estabelecidas pela HHS Occupational Safety and Health Administration (OSHA). As regulamentações da HIPAA protegem a privacidade das informações de saúde de um indivíduo obtidas por meio de trocas eletrônicas, escritas ou verbais de registros. As diretrizes da OSHA delineiam os requisitos legais necessários para documentar todas as informações dentárias únicas e garantir que esses dados sejam a base para obtenção da identificação do paciente e redução do potencial para um litígio por imperícia
- Identificação de restos humanos, por meio da comparação da informação dentária *ante mortem* e *post mortem*, em casos que envolvem a morte de um indivíduo ou várias mortes em situações como incidentes com múltiplas fatalidades (IMF). A coleta e a análise das marcas padrão (marca de mordidas) em um material inanimado ou em um tecido lesado que possa ser analisado e potencialmente comparado com uma dentição humana específica ou de animal
- Reconhecimento dos sinais e sintomas de abuso humano (inclusive violência pelo parceiro íntimo [VPI], abuso de idosos e abuso infantil) e os direitos e responsabilidades do profissional dentista quando relata tais abusos

- A apresentação de evidência odontológica como testemunha perita na identificação, nas marcas por mordidas, no abuso por humanos, nos casos de imperícia, de fraude e em casos de danos pessoais.

◆ ADMINISTRAÇÃO DOS REGISTROS

O prontuário odontológico é um documento legal, de posse do dentista ou de uma clínica odontológica, que contém todas as informações subjetivas e objetivas sobre o paciente. Nos EUA, a Regra da Privacidade que governa o uso da informação protegida sobre saúde (IPS) é regulamentada sob a lei federal HIPAA de 1996. Sob esta legislação, o paciente tem o direito de ver os documentos originais e obter cópias deles.

Apesar do estabelecimento da Regra de Privacidade, a capacidade e a necessidade do odontologista forense, dos membros da equipe de polícia, dos médicos-legistas (ML) e dos legistas de obter os prontuários odontológicos e médicos *ante mortem* para propósitos médico-legais, sem que fosse necessária a permissão do parente mais próximo ou de um guardião, foi reconhecida e salvaguardada pela legislação HIPAA — Código 45 das regulações federais § 164.512(g)(1).

Inicialmente, as informações demográficas são asseguradas quando se obtém a história médica e dentária do paciente. Os resultados do exame físico da dentição e das estruturas de suporte oral e paraorais são registrados.

Além disso, os resultados dos testes laboratoriais clínicos, os modelos de estudo, as fotografias e as radiografias tornaram-se componentes do prontuário. Com esses dados, o dentista pode desenvolver uma avaliação detalhada de todos os problemas médicos e dentários do paciente. A documentação subsequente desta "lista de problemas" facilita o desenvolvimento de um plano de tratamento e de um prognóstico para o paciente.

Esse plano aborda o tratamento tanto de problemas sistêmicos quanto orais. Ele pode, então, ser periodicamente revisto e atualizado conforme os problemas são solucionados ou novos problemas se desenvolvem. O material suplementar, como as autorizações do laboratório de prótese, as cartas de referência de outros profissionais, as declarações de consentimento informado, as prescrições escritas e as declarações de seguro e de finanças também são incluídos e armazenados no prontuário.

As notas de evolução (*i. e.*, um registro diário do tratamento de fato realizado) devem conter informações sobre procedimentos de restauração e terapêuticos executados. Esta informação deve incluir a documentação da marca específica do material dentário utilizado nos procedimentos de restauração. Este conceito tem importância forense, pois cada produto dentário de restauração contém materiais inorgânicos, oligoelementos e excipientes que são exclusivos daquele produto e podem ser detectados pela tecnologia de fluorescência de **raios X (FRX)** mesmo após a incineração. O oligoelemento FRX e a análise dos principais elementos dos restos mortais dentários podem ser úteis como coadjuvantes à avaliação tradicional da informação dentária em alguns casos forenses, incluindo a cremação e os casos de desmembramento (Figura 19.1). A técnica foi usada pela primeira vez em um caso real para identificar três vítimas do acidente do voo 3402 da Colgan Air em Buffalo, Nova York, em 2009.

Reações fisiológicas e psicológicas incomuns, além dos comentários do paciente concernentes à terapia, são registrados no prontuário. Os resumos de conversas telefônicas com os pacientes, os consultores, os representantes das companhias de seguro ou as autoridades legais devem ser anotados. Todas as anotações devem ser assinadas ou rubricadas pela pessoa que faz o registro. Alterações no registro não devem ser apagadas, mas corrigidas por uma única linha traçada sobre o material incorreto. Este método permite que o registro original permaneça legível e remove qualquer dúvida quanto à intenção fraudulenta de alteração das informações registradas.

Em 2015, os registros médicos e dentários nos EUA foram requeridos a serem mantidos em formato eletrônico, e inúmeros programas de *software* comercial concebidos individualmente têm sido comercializados para ajudar médicos, dentistas, instalações de cuidados de saúde, hospitais e companhias de seguro na coleta e na preservação da informação médica e dentária dos pacientes. A vantagem óbvia do registro eletrônico médico, de saúde ou dentário (RME, RSE, RDE) é a facilitação de uma rede de informações e a troca de prontuários entre os diferentes formatos ("interoperabilidade") para a consulta profissional de rotina ou uso em casos de identificação forense que precisem de registros médicos e dentários para comparação.

No entanto, o uso crescente de RMEs e RDEs também criou questões legais, financeiras e éticas concernentes à privacidade do paciente, conforme observado nas regulamentações da HIPAA. Além disso, pode haver um potencial para fraudes em seguros, associadas à intensificação das lesões dentárias feitas no computador ou de restaurações geradas eletronicamente nas radiografias dentárias.

A acusação potencial de fraude no sistema de seguro, em asssociação com a intensificação de lesões dentárias ou das restaurações geradas pelo computador ou em **radiografias digitais escaneadas (RDs)**, é possível de se evitar se o clínico armazenar e mantiver imagens inalteradas. Isto é obtido usando-se programas com extensão de arquivos imutáveis, com bloqueio de segurança nos seus formatos de arquivo nativo. Quando são solicitadas duplicatas ou cópias, devem ser geradas imagens de trabalho.

A tecnologia de gerenciamento com auxílio do computador (p. ex., *software* de comparação odontológica WinID3, com o programa Dexis RD para radiografia digital), tem sido um avanço para acelerar a comparação das informações dos prontuários odontológicos *ante mortem* e *post mortem* em eventos IMF, como o ataque terrorista ao World Trade Center, o desastre com o tsunâmi no Oceano Índico, os esforços de recuperação do furacão Katrina e as mortes causadas por incêndios florestais no oeste dos EUA. Além disso, o Win ID3 é usado para manter bancos de dados de pessoas desaparecidas e está disponível para *download* gratuito em seis idiomas diferentes. Outros *softwares* como o Adobe Photoshop e o Mideo Systems CASE-WORKSeis facilitam a superposição das radiografias e das fotografias escaneadas digitalmente para comparação.

Preservado em formato escrito ou pelo uso de um banco de dados computadorizado, os princípios da administração do prontuário descreve um mecanismo que assegura que a informação dentária, a qual pode ser necessária para resolver um problema forense, seja mantida e acessada apropriadamente. Inclusive, os registros preservados desta maneira são materiais de evidências confiáveis se forem solicitados por intimação, na revisão por outros dentistas ou nos procedimentos de litígio por imperícia.

Os limites de tempo concernentes ao período em que os registros precisam ser retidos variam entre os estados norte-americanos. Como regra, os estados norte-americanos ordenam que os registros sejam mantidos por 7 a 10 anos. A legislação federal relacionada

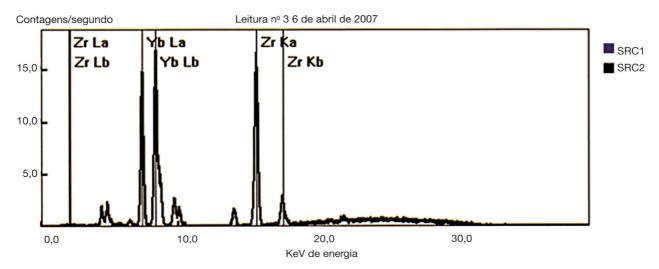

Figura 19.1 O espectro de fluorescência dos raios X (XRF) de uma partícula recuperada de uma retorta crematória. O espectro faz um pareamento com a resina de restauração Four Seasons ou Tetric Ceram (Ivoclar Vivadent, Amherst, NY). (Cortesia da Dra. Mary A. Bush e Peter J. Bush.)

862 CAPÍTULO 19 Odontologia Forense

ao problema de pessoas desaparecidas nos EUA requer que os prontuários odontológicos de pacientes pediátricos sejam mantidos até que o paciente atinja a maioridade legal (idade adulta). Dependendo da jurisdição isto pode variar de 18 até 21 anos.

O período de manutenção dos dados de pacientes em RSE e RDE excede o dos registros em papel e pode variar de 20 a 100 anos. Provisões para a segurança e a integridade da informação armazenada em arquivos nos RSEs e RDEs precisam manter os princípios éticos e legais concernentes à privacidade, pois a tecnologia usada para a entrada das informações não estará disponível para aqueles que possam precisar examinar estes dados no futuro.

◆ IDENTIFICAÇÃO

As situações legais frequentemente giram em torno do estabelecimento da identidade própria de uma pessoa. Qualquer morte não certificada pelo próprio médico do paciente precisa ser referida ao ML ou ao legista para revisão. No entanto, casos que precisam de uma **autópsia** para determinar o tempo, a causa e a maneira da morte representam uma pequena percentagem de casos. Quando necessário, estas tarefas são da responsabilidade de um legista ou de um ML. Eles são responsáveis por estabelecer a identificação, determinando a causa, o mecanismo e o modo ou maneira da morte e fornecer um atestado de óbito. Além da identificação do cadáver, estas questões-chave da investigação da morte para o legista ou ML são definidas de acordo com o seguinte:

- **Causa da morte.** A doença, lesão ou agente químico ou físico responsável pelo início da sequência de eventos letais (p. ex., infarto do miocárdio, câncer, projétil de arma de fogo, ferimento por arma branca, veneno, garrote, relâmpago e agentes infecciosos)
- **Mecanismo da morte.** O processo patológico que resultou na morte (p. ex., insuficiência cardíaca congestiva, arritmias cardíacas, asfixia, sepse, exsanguinação, insuficiência renal e insuficiência hepática)
- **Modo ou maneira da morte.** De acordo com a classificação NASH, o modo ou a maneira da morte é considerado como **N**atural, **A**cidental, **S**uicídio ou **H**omicídio. As mortes naturais são causadas exclusivamente pelas doenças. As mortes acidentais resultam de uma tragédia ambiental ou humana (p. ex., ser atingido por um relâmpago ou um acidente envolvendo um veículo)
- **Morte indeterminada.** Apesar de a causa e o mecanismo da morte poderem ser resolvidos, a maneira e o modo podem não ser estabelecidos devido à decomposição, ao desmembramento ou à destruição *post mortem* dos restos mortais por insetos ou animais selvagens.

Nos EUA, legista é um oficial eleito e, dependendo das leis de cada estado, não necessariamente precisa ser um médico ou ter um treinamento avançado em investigação da morte. Um ML é um patologista nomeado oficialmente e especificamente treinado em medicina legal. Muitas jurisdições usam patologistas forenses e esta tendência tem contribuído para a profissionalização de uma posição cada vez mais envolvida com a interpretação de técnicas científicas avançadas, que precisam do conhecimento de toxicologia, balística, antropologia, farmacologia e técnicas criminalísticas, assim como de patologia.

Um atestado de óbito, identificando o cadáver, é necessário antes da leitura de um testamento, da liberação de uma solicitação de um seguro de vida, ou para a resolução de outros negócios associados à liquidação de um patrimônio. Os casos criminais envolvendo homicídio, suicídio e identificação errônea fraudulenta podem também precisar da experiência de dentistas forenses e outros cientistas forenses treinados em técnicas de identificação. Esses profissionais agem como consultores do legista ou do ML e auxiliam nesse aspecto da investigação da morte.

Além da análise da dentição, os métodos mais comuns de identificação incluem o reconhecimento pessoal, a análises das impressões digitais (análise das marcas deixadas pelas papilas dos dedos – dermatoglifia), exame antropológico físico dos ossos e técnicas de comparação sorológicas e genéticas (DNA).

Além disso, o uso de técnicas de superposição facial (quando os dentes estão visíveis) e as técnicas de reconstrução facial também podem permitir comparações corroboradas cientificamente para a identificação. Cada método tem as suas vantagens e desvantagens. No entanto, todos se apoiam no princípio de que a identificação é a correlação positiva obtida pela comparação das informações conhecidas sobre um suspeito ou uma vítima com fatores exclusivos que são recuperados pelo exame físico do suspeito ou da vítima.

Independente do método empregado para identificar um cadáver, os resultados da comparação dos dados *ante mortem* e *post mortem* levam a uma das seguintes quatro situações:

1. **Identificação positiva.** Existe singularidade suficiente entre os itens comparáveis nos dados *ante mortem* e *post mortem*, e não se observam diferenças importantes.
2. **Identificação presuntiva (possível).** Existem pontos em comum entre os itens comparáveis nos dados *ante mortem* e *post mortem*; no entanto, podem estar faltando informações de ambas as fontes, o que impede o estabelecimento de uma identificação positiva.
3. **Identificação com evidências insuficientes.** As evidências corroborativas disponíveis são insuficientes para a comparação e para se chegar a uma conclusão com base nos princípios científicos.
4. **Exclusão de evidências de identificação.** Existem discrepâncias explicáveis ou inexplicáveis entre itens comparáveis nos dados *ante mortem* e *post mortem*. Isto resulta em inconsistências que impedem o estabelecimento de qualquer identificação. A exclusão pode ser tão importante quanto a determinação de uma identificação positiva.

Reconhecimento pessoal

O reconhecimento pessoal é o método menos confiável usado para se identificar um indivíduo. Frequentemente se baseia na identificação visual de um cadáver por um membro da família, um amigo ou um conhecido. Este processo avalia artefatos como roupas, joias, chaves, o conteúdo de carteiras, a bagagem, outros objetos pessoais, cicatrizes e tatuagens para determinar a identificação. A evidência nesse tipo de identificação pode ser trocada acidental ou propositadamente entre os corpos. Isto pode ocorrer em situações de IMF ou quando há uma intenção criminosa em se criar uma identificação errônea em casos de roubo de identidade ou nomes falsos associados a atividades criminosas.

Mesmo quando um corpo é visto logo depois da morte, os parentes perturbados podem inadvertidamente identificar de maneira errônea o cadáver. Após a ocorrência das alterações *post mortem* associadas à decomposição do tecido mole, marcas feitas por insetos, artefatos de queimaduras, esqueletização ou mutilações, este método de identificação pode ser excluído (Figuras 19.2 a 19.5).

Impressões digitais e outros meios morfométricos de identificação

A **antropometria** foi o primeiro sistema "científico" utilizado pela polícia para identificar os criminosos. O oficial da polícia francesa Alphonse Bertillon desenvolveu esse sistema na segunda metade do século XIX. O método não era confiável e era imperfeito, pois ele se baseava em medidas físicas biométricas da cabeça e do corpo; as marcas individuais incluíam cicatrizes e tatuagens e outras características pessoais. O processo de identificação antropométrica de Bertillon foi eventualmente substituído pela análise dos sulcos epidérmicos de contato dos dedos, palmas e pés, únicos nos coalas e todos os primatas, comumente referidos como **impressões digitais**. Outras técnicas de identificação morfométrica não dentárias incluem:

- Rugoscopia: análise das rugas palatinas por superposição fotográfica assistida por computador
- Quiloscopia: comparação de impressões labiais
- Avaliação do padrão da íris para identificação de similaridades únicas.

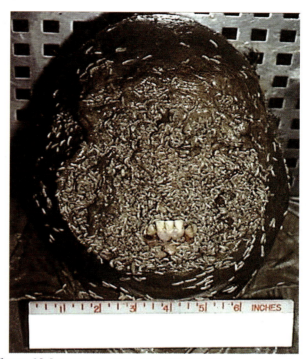

Figura 19.4 Restos humanos em decomposição com infestação de larvas de mosca azul (*Calliphora vomitoria*) cobrindo o rosto. Essas larvas de insetos são importantes do ponto de vista forense, e a entomologia forense pode ser usada para estimar a hora da morte com base no tempo de eclosão de seus ovos e oviposição. Observe a prótese parcial removível inferior substituindo três incisivos.

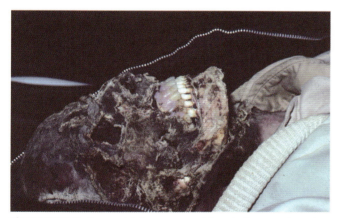

Figura 19.2 Restos mortais humanos parcialmente decompostos e irreconhecíveis com uma prótese parcial removível maxilar em posição. Note que o tecido da pele do pescoço, que foi protegido pela jaqueta com capuz, não atingiu o estágio de decomposição dos tecidos expostos da face. (Cortesia do Dr. Raymond D. Rawson.)

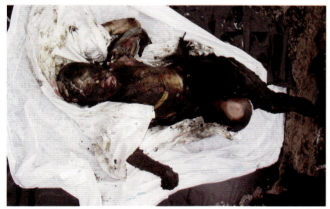

Figura 19.3 Uma vítima de queimadura que precisa de identificação pela metodologia dentária, pelo DNA ou por impressões digitais, em vez de reconhecimento pessoal. (Cortesia do Dr. Raymond D. Rawson.)

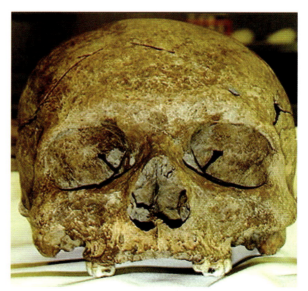

Figura 19.5 Vista frontal de um crânio humano esqueletizado. A forma das órbitas e das bordas nasais pode ser útil para determinar a qual grupo étnico os restos mortais devem ser atribuídos.

Esses métodos de comparação morfométrica, além da comparação dos contornos radiográficos dos seios maxilares e frontais, são agora considerados únicos e tornaram-se meios adicionais de identificação. No início do século XX, a ciência forense havia reconhecido que os padrões em forma de sulcos na ponta dos dedos e nas palmas das mãos eram exclusivos de cada pessoa (dermatoglifia). O padrão dos sulcos é determinado geneticamente, e nem mesmo gêmeos homozigóticos têm os mesmos padrões de alças, arcos e espirais. A variação principal das impressões digitais dos gêmeos é que elas aparecem como imagens em espelho umas das outras. A variação morfométrica nas combinações de alças, arcos e espirais permitem uma comparação científica dos registros de impressões digitais com as impressões digitais de um cadáver não identificado.

Pelo fato de o padrão de impressões digitais ser herdado, ele é uma característica estática e permanece inalterado durante toda a vida. No entanto, os contatos das papilas associados à impressão digital podem estar ausentes devido à aplicação de ácido ou outro material cáustico com intenção criminosa. Várias doenças dermatológicas também podem resultar na alteração desses marcadores morfométricos identificadores. Uma mutação genética muito rara no gene *SMARCAD1*, que codifica apenas uma proteína encontrada na pele, resulta na ausência de padrões de impressão digital (adermatoglifia).

A herança dos dermatóglifos estáticos é vantajosa quando se compara a identificação por impressão digital com as características fluidas associadas aos dentes e suas estruturas de suporte. Os padrões dentários mudam conforme os dentes erupcionam, esfoliam-se, apresentam cáries, são restaurados e, talvez, eventualmente sejam extraídos e substituídos por implantes ou outros dispositivos protéticos.

Diferente dos prontuários odontológicos, que são principalmente retidos em consultórios dentários particulares nas Américas e na Europa Ocidental, a informação das impressões digitais é mantida pelas agências governamentais. Vários estados norte-americanos mantêm registros de pessoas idôneas que trabalham em ocupações confidenciais. No que concerne a isto, Nevada tem um banco de dados para os empregados na indústria do jogo. A divisão do Criminal Justice Information Services (CJIS) do Federal Bureau of Investigation (FBI) contém o maior banco de dados biométrico do mundo, com mais de 130 milhões de registros de impressões digitais incluídas nos formatos criminais, civis e de terroristas conhecidos e suspeitos.

Atualmente esses registros são retidos dentro do Integrated Automated Fingerprint Identification System (IAFIS). O IAFIS permite o registro, o pareamento e a recuperação de até mesmo uma única imagem de uma impressão digital para a identificação. A tecnologia de *Next Generation Identification* (NGI) está sendo desenvolvida para o FBI expandir a informação morfométrica contida no IAFIS a fim de incluir a impressão das palmas das mãos, da íris e dados de identificação facial.

O estabelecimento dos arquivos da divisão CJIS do IAFIS permite a entrada de dados computadorizados automatizados e a capacidade de busca para o pareamento e a recuperação de imagens de impressões digitais. Esta informação está disponível para busca eletrônica entre as agências policiais para propósitos de identificação. Incluídos no banco de dados do IAFIS estão os registros de 10 impressões digitais para cada indivíduo, com o propósito de investigação civil ou criminal, serviços de impressões digitais latentes (ainda não completamente identificadas) e capacidade para pesquisar a história pessoal e criminal do indivíduo. Informações deste repositório de impressões digitais são compartilhadas com agências legais internacionais como a Interpol e a Polícia Canadense (Royal Canadian Mounted Police).

A nomenclatura das impressões digitais é padronizada no IAFIS e todos os peritos em impressões digitais usam a mesma terminologia em todo o mundo. Esta vantagem não é observada na identificação dentária, na qual numerosos sistemas de gráficos e de numeração dos dentes são usados. Devido ao fato de que os tecidos moles se decompõem logo depois da morte, os padrões das papilas de contato na epiderme e a perda de outras estruturas morfométricas nos tecidos moles podem não ser recuperáveis para comparação. Essa é a principal desvantagem da análise de impressões digitais, impressões labiais, rugas palatinas e padrões de íris para identificação.

Exame antropológico e físico dos ossos e dos dentes

Os antropólogos e os dentistas forenses frequentemente trabalham juntos para solucionar problemas associados à identificação. Ambas as disciplinas estão preocupadas com a análise das estruturas calcificadas do corpo — ossos e dentes. Historicamente, este material anatômico tem auxiliado os antropólogos e os dentistas forenses a determinar a etnia, a idade e o sexo de uma pessoa (Tabela 19.1). Estas características se tornaram menos distintas em algumas populações, conforme indivíduos de culturas e origens étnicas diferentes têm se casado entre si, mesclando essas características geneticamente determinadas nos seus descendentes.

Além do estudo do material ósseo e apesar das variações no desenvolvimento da coroa e da raiz dentro da dentição, os dentes podem ser estudados clínica, radiológica, histológica e bioquimicamente para determinar a idade de um indivíduo vivo ou do cadáver.

Do ponto de vista forense, esta informação é essencial no trabalho do caso envolvendo a necessidade de se estabelecer a idade legal da maioridade (idade adulta), idade médico-legal no momento da morte, esclarecimento da idade dos imigrantes sem documentação, estimativa da idade dos restos mortais humanos não identificados e a separação de restos mortais humanos misturados em um incidente com múltiplas fatalidades, entre outros.

Desde o desenvolvimento fetal até a adolescência o intervalo de amadurecimento dos dentes é o principal método de avaliação da idade dentária. Lewis e Senn enfatizam que a estimativa da idade dentária de crianças torna-se mais precisa quando os dentes que têm menos variação são usados nessas análises e os dados derivados de múltiplos dentes são considerados. Além disso, estudos foram realizados para avaliar diferenças na formação da coroa e da raiz e a sequência da erupção entre as crianças de ambos os sexos e várias populações étnicas. Em 2010, AlQahtani et al. desenvolveram o *London Atlas of Human Tooth Development and Eruption*. Isso fornece ao dentista forense "um atlas abrangente baseado em evidências para estimar a idade usando tanto o desenvolvimento dos dentes quanto a erupção alveolar para indivíduos humanos entre 28 semanas de vida intrauterina e 23 anos" (Figura 19.6). Conforme se chega à idade adulta, a estimativa da idade adquirida pela análise da dentição pode ser

CAPÍTULO 19 Odontologia Forense

Tabela 19.1	Variações antropológicas esqueléticas associadas a características étnicas e sexuais do crânio.		
	Características étnicas		
	Europeus	**Africanos**	**Asiáticos/ nativos americanos**
Largura	Estreito	Estreito	Amplo
Altura	Alto	Baixo	Intermediário
Perfil	Reto	Prognático	Intermediário
Órbita	Triangular/em formato de gota de lágrima	Quadrada	Circular
Abertura nasal	Afilada	Larga	Arredondada
Palato	Estreito	Largo	Intermediário
	Características sexuais		
	Homem	**Mulher**	
Tamanho	Grande	Pequeno	
Crista glabelar (supraorbital)	Pronunciada	Não desenvolvida	
Processo mastoide	Grande	Pequeno	
Área occipital	Linhas musculares pronunciadas	Linhas musculares mínimas	
Mandíbula	Maior, ramo mais amplo	Menor	
Testa	Acentuada, com inclinação posterior	Arredondada, mais vertical	

suplementada com dados radiológicos obtidos dos centros de calcificação da mão e do punho, costelas, das clavículas e de outros ossos para determinar a idade precisa de uma pessoa com menos de 20 anos.

Procedimentos laboratoriais bioquímicos ou a avaliação das alterações dentárias pós-formação são usados para determinar a idade dos indivíduos adultos. Historicamente, as alterações dentárias pós-formação dos dentes dos adultos incluíram o estudo das suas seções de base para variações nos padrões de:

- Atrição
- Ligamento periodontal
- Dentina secundária
- Aposição do cemento
- Reabsorção radicular
- Transparência da dentina radicular.

Esta abordagem, desenvolvida por Gustafson em 1947, foi modificada para determinar quais desses fatores são os mais significativos – a dentina secundária e a transparência da dentina radicular. Além disso, os métodos contemporâneos de análise dentária pós-formação foram suplementados por aqueles que se baseiam nas seguintes técnicas:

- Avaliação da taxa de racemização dos níveis de enantiômeros do ácido aspártico metabolicamente estável no esmalte e na dentina para determinar a idade exata
- Desgaste dental oclusal, que pode fornecer estimativas confiáveis da idade em torno de 3 a 5 anos. Frequentemente, a análise antropológica é útil para se chegar a uma identificação presuntiva com base nesses critérios.

Há variações nos padrões de calcificação e de erupção entre os diversos grupos étnicos e culturais e foram realizados estudos para delinear essas diferenças ainda melhor. Após os terceiros molares, os ossos longos e os ossos do punho e da mão estarem completamente desenvolvidos, a avaliação dos componentes bioquímicos das estruturas calcificadas e do colágeno é o método mais preciso para determinar a idade cronológica.

Os métodos que se baseiam na análise da taxa da racemização dos estereoisômeros do ácido aspártico do esmalte e da dentina podem ser usados para determinar uma idade cronológica precisa. Isto está relacionado ao fato de que a alteração da forma levogira (L) deste aminoácido para a sua imagem em espelho, a forma dextrogira (D), ocorre com o passar do tempo. Portanto, a proporção entre as formas levogira e dextrogira de ácido aspártico na dentição está diretamente relacionada com a idade do indivíduo. Frequentemente a análise antropológica e da idade dentária é útil para se chegar a uma identificação presuntiva com base nos critérios anteriormente notados.

Em 2022, após uma revisão rigorosa, a Organization of Scientific Area Committees for Forensic Science (OSAC) Registry, administrada pelo National Institute of Standards and Technology (NIST), aceitou o *ADA Technical Report No. 1077* para Avaliação da Idade Humana por Análise Dental.

A identificação positiva pode ser obtida quando o crânio e os ossos faciais são usados como fundamento para reconstruir os tecidos moles faciais (Figuras 19.7 a 19.9). As imagens computadorizadas tridimensionais (3D), as imagens de tomografia computadorizada (TC) e as radiografias foram usadas na replicação da face do humano mumificado mais velho da Europa, um homem chamado Ötzi, cujos restos mortais de 5.300 anos foram removidos do gelo glacial nos Alpes Ötzal na fronteira entre a Áustria e a Itália.

Conhecendo-se as relações anatômicas entre o crânio e a face, as fotografias faciais ou as radiografias *ante mortem* podem ser superpostas para comparação com o crânio de um desconhecido. A superposição com vídeo com duas câmeras de televisão e um dispositivo de mixagem eletrônica tem sido usada com sucesso para superpor a fotografia de uma face humana em uma imagem de um crânio para identificação. O desenvolvimento de programas de *software* computadorizados capazes de superposição de imagens facilitou ainda mais o processo.

A dentição anterior do crânio pode ser sobreposta e comparada com uma fotografia *ante mortem* da pessoa sorrindo. Os formatos e as posições dos dentes individuais e as suas relações uns com os outros têm sido considerados características distintas o suficiente sobre as quais basear a identificação, assim como certos pontos de referência cranianos significativos, como as órbitas, as aberturas das narinas, a eminência malar e o queixo. As substituições articulares protéticas, os implantes intraósseos e dentários, além de sinais radiológicos de fratura óssea prévia são outros achados antropológicos que podem ser usados para facilitar a identificação.

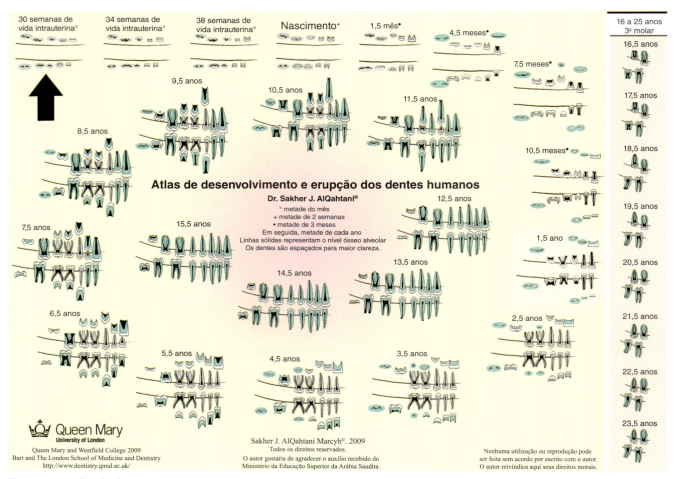

Figura 19.6 Atlas de desenvolvimento e erupção dos dentes humanos. A *seta* indica o ponto de partida. A dentina é apresentada em cinza para os dentes decíduos e em verde para os dentes permanentes. (Cortesia do Dr. Sakher J. AlQahtani.)

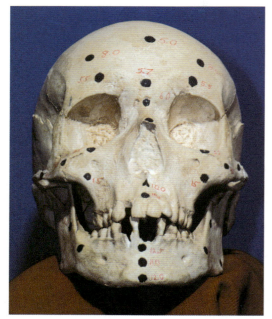

Figura 19.7 A reconstrução do tecido mole facial usa medidas de espessura antropológicas predeterminadas padronizadas para pontos específicos da face. Essas medidas baseiam-se em variáveis relacionadas com as características étnicas e sexuais. (Cortesia do Dr. Cleve Smith.)

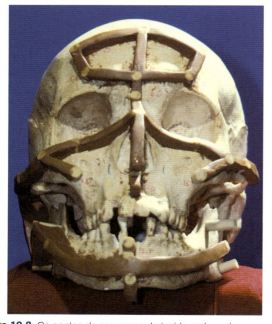

Figura 19.8 Os pontos de espessura do tecido mole podem ser conectados com argila de escultura ou digitalizados para uma tela de computador. O resultado final dessas técnicas é a reconstrução do contorno das características do tecido mole, o que permite uma identificação visual. (Cortesia do Dr. Cleve Smith.)

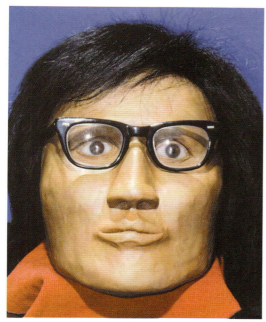

Figura 19.9 A largura da boca está relacionada com a distância interpupilar. O comprimento e o formato do nariz são determinados pela relação entre as espinhas nasal inferior e superior. O acréscimo de um estilo específico de cabelo, óculos e a cor dos olhos pode individualizar ainda mais a reconstrução facial. (Cortesia do Dr. Cleve Smith.)

Adicionalmente, os dispositivos protéticos, os desfibriladores e os marca-passos implantáveis e os implantes ósseos, com exceção de implantes dentários, são projetados com números de códigos de identificação individuais fornecidos pelos seus fabricantes. Esses códigos podem ser visualizados nos diversos dispositivos e são úteis na identificação de indivíduos em cenários de cremação e mutilações quando os dentes e as impressões digitais não estão disponíveis para avaliação.

Comparação sorológica e genética (DNA)

Cada indivíduo é único em virtude do seu DNA cromossômico – um polímero estruturado como uma dupla-hélice e composto de quatro nucleotídeos diferentes. O sequenciamento polimórfico desses nucleotídeos ao longo dos dois filamentos da molécula de DNA é responsável pela diversidade genética de todas as coisas vivas. Este "material de identificação definitivo" foi a princípio empregado judicialmente para obter a condenação em um caso criminal em 1986, e a comparação do DNA tem desde então se tornado um método forense aceito para resolver problemas de identificação.

Antes de 1986, a comparação dos marcadores antigênicos encontrados nas hemácias e nos fluidos corporais de secretores desses marcadores entre a população humana tradicionalmente era usada com meio de evidência para *exclusão* (*exculpatória*). Pelo fato de os marcadores de superfície antigênicos ABH das hemácias não serem discriminatórios, esse tipo de evidência era primariamente empregado para excluir um suspeito ou uma vítima quando se obtinham resultados comparativos negativos. As comparações positivas eram justificadas apenas para colocar o suspeito ou a vítima em uma população de indivíduos que tinham antígenos sorológicos similares.

Embora o DNA tenha se tornado a principal substância biológica usada para se efetuar uma identificação positiva, os marcadores de superfície antigênicos A, B e H do grupo sanguíneo ABO, assim como os diversos componentes dos sistemas rhesus (Rh) e de Lewis, continuam a ser aceitos para comparação médico-legal. A capacidade de secretar os antígenos ABH na saliva e em outros fluidos corporais é geneticamente determinada, e mais de 80% dos indivíduos são secretores. Com testes laboratoriais apropriados, mesmo amostras secas do fluido e do sangue podem ser analisadas pesquisando-se estes marcadores.

O DNA encontrado nas células humanas é composto de DNA cromossômico e mitocondrial (mtDNA). Duas cópias do DNA cromossômico são incorporadas dentro dos núcleos das células de uma pessoa pelo DNA fornecido pelo pai e pela mãe. No entanto, centenas de cópias de mtDNA estão contidas no citoplasma dessas células. Esse DNA é transferido apenas pela mãe e pode ser isolado de células sem núcleos, como as hemácias. Diferentemente do DNA nuclear, o mtDNA é de filamento único e circular. Pelo fato de não haver nenhuma mistura dos tipos de sequência de geração para geração no mtDNA transferido pela linhagem materna, ele pode ser comparado com o de parentes maternos distantes para efetuar a identificação efetiva quando outras fontes de referência não estiverem disponíveis.

As análises do polimorfismo do comprimento do fragmento de restrição (RFLP) e da reação em cadeia da polimerase (PCR) são as principais técnicas laboratoriais usadas para comparar e avaliar fragmentos do material do DNA de espécimes biológicos forenses de um suspeito ou de uma vítima (p. ex., sêmen, fluido vaginal, dentes, tecidos moles, saliva). Ambos são extremamente acurados, precisos e reprodutíveis; esses métodos são usados quando as condições do DNA na amostra apresentada dita a necessidade das suas respectivas vantagens.

Os métodos RFLP resultam na separação do DNA original em milhares de fragmentos usando "tesouras biológicas" conhecidas como *enzimas de restrição*. O tamanho do fragmento varia entre indivíduos e relaciona-se ao número variável de séries repetidas de bases pareadas (VNTR). Esses segmentos pequenos de DNA contêm um número de unidades repetidas que diferem entre os indivíduos. Após a separação dos fragmentos em gel e transferência para uma malha de náilon, fragmentos específicos de DNA são identificados usando-se oligonucleotídeos marcados com radioisótopos. A análise de uma série de diferentes *loci* de VNTRs permite a geração de um perfil individual de DNA.

Um pareamento de quatro ou mais *loci* de VNTR é consistente com um pareamento positivo entre a evidência de DNA coletado de um suspeito, da vítima ou da evidência da cena do crime. O método RFLP requer grandes quantidades de DNA de alto peso molecular, uma grande desvantagem. Pequenas amostras de DNA (< 100 ng), ou uma evidência degradada, na qual o DNA tornou-se desnaturado devido ao calor extremo ou variações no pH requerem um método analítico diferente do RFLP.

A avaliação de quantidades diminutas de DNA ou de um DNA que sofreu degradação pode ser obtida com o teste PCR altamente sensível. Usando esta técnica laboratorial, pequenos *loci* VNTR de uma sequência de DNA específica podem ser amplificados em cópias suficientes para uma análise. Devido ao seu alto grau de sensibilidade, a análise por PCR tem sido usada para avaliar pequenas quantidades de DNA das roupas de um suspeito deixadas na cena de um crime, assim como de fragmentos de ossos da Guerra do Vietnã. A amplificação do DNA dos *loci* microssatélites (denominados *STRs*) e *loci* minissatélites (ou *LTRs*) usando a PCR é denominada *análise AmpFLP*.

Os tecidos duros e moles da cavidade oral e da saliva são frequentemente boas fontes de material de DNA. No entanto, se os dentes ou outras estruturas duras da boca precisarem ser usados para a coleta de uma evidência de DNA, então o valor da identificação dessas estruturas deve ser considerado (além da sua capacidade de fornecer uma coleta de DNA). Um dente ou um fragmento dos maxilares bem destruídos podem resultar na perda de fontes valiosas radiográficas e anatômicas para uma eventual identificação dentária. Além da fonte óbvia do DNA dos tecidos humanos, o dentista forense frequentemente considera a avaliação do chiclete mastigado, dos restos de cigarros, dos envelopes lambidos, dos selos ou de objetos inanimados similares como fontes em potencial da evidência de DNA, usando a análise por PCR descrita previamente.

Independentemente da superfície de onde a evidência de DNA pode ser colhida, o protocolo de dois *swabs* desenvolvido pelo Dr. David Sweet e outros no Bureau of Legal Dentistry, University of British Columbia, é o método de recuperação de escolha:

- Um *swab* de algodão estéril é umedecido com água destilada e rolado sobre a superfície da pele ou do objeto usando-se uma pressão moderada e um movimento circular
- Este *swab* é seco ao ar livre
- Um segundo *swab* de algodão *seco* é rolado sobre a *mesma* superfície da pele ou do objeto usando uma pressão moderada e um movimento circular *para absorver toda a umidade deixada pelo primeiro swab*
- Este *swab* também é seco ao ar livre
- Ambos os *swabs* são colocados em contêineres de armazenamento propriamente rotulados e submetidos ao laboratório para armazenamento sob congelamento a −20°C.

Amostras controles podem ser coletadas do sangue total, de amostras de tecido de autópsia ou de *swabs* bucais de um indivíduo vivo.

A aprovação da *DNA Identification Act* (Lei de identificação do DNA) de 1994 e o estabelecimento do banco de dados do FBI National DNA Index System (NDIS) em 1998 facilitaram a troca e a comparação dos perfis de DNA entre os laboratórios de criminalística federais, estaduais e locais nos EUA. Isto é obtido eletronicamente por meio do FBI Laboratory's Combined DNA Index System (CODIS). Mediante o programa de computador forense CODIS e dos registros criminais, a evidência biológica de cenas do crime pode ser ligada aos perfis de DNA de indivíduos condenados por crimes sexuais e outros crimes.

Até abril de 2021, o número total de perfis de DNA contidos nos bancos de dados CODIS do FBI alcançou 20 milhões. Desde o início, aproximadamente 550 mil comparações bem-sucedidas ("acertos") foram feitas entre os casos nos quais o sistema CODIS foi ativado. Isto representa uma taxa de sucesso de 98% ligando o DNA de uma cena do crime com um material similar de perfis de criminosos condenados. O *software* CODIS também tem sido útil na identificação de pessoas desaparecidas e não identificadas.

O Departamento de Defesa dos EUA iniciou uma política de obter amostras de DNA de todos os militares. Esta "impressão digital" de DNA reduziu significativamente a possibilidade de um soldado não identificado entre as futuras baixas militares. Apesar dos efeitos positivos da evidência do DNA na resolução das questões de identidade, a técnica não deixa de ter controvérsias. Esta técnica foi contestada pelos geneticistas populacionais, concernentes ao pareamento aleatório e às variações entre os subgrupos étnicos.

Avaliação dentária

Princípios básicos

Em um caso de identificação, a principal vantagem da evidência dentária é que, como os outros tecidos duros, ele com frequência é preservado indefinidamente após a morte. Apesar de o estado dos dentes de uma pessoa mudar ao longo da sua vida, a combinação de dentes cariados, ausentes e dos dentes que foram obturados é mensurável, reprodutível e comparável em qualquer ponto fixo no tempo. Portanto, assim como a comparação de padrões únicos em uma impressão digital e outras estruturas morfométricas de tecidos moles, uma análise científica e objetiva das variáveis dentárias *ante mortem* e *post mortem* é alcançável por meio da avaliação da presença e posição dos dentes individuais. Portanto, esses componentes dentários anatômicos, restaurados e patológicos, respectivamente, fornecem a base para a comparação *ante mortem* e *post mortem* das estruturas dentárias (Figura 19.10). Por exemplo, uma restauração dentária única, como visto na Figura 19.11, pode fornecer uma pista importante para fazer uma identificação. Além disso, a comunidade jurídica aceita o fato de que dentistas podem reconhecer procedimentos que realizaram. Padrões morfométricos de tecidos moles e contorno dos seios maxilares e frontais também são considerados únicos e podem apoiar a justificativa para a comparação de radiografias *ante mortem* e *post mortem* da cabeça (Figura 19.12).

Problemas associados à identificação dentária frequentemente estão relacionados com a aquisição e a interpretação dos registros *ante mortem*. A maioria dos prontuários odontológicos *ante mortem* é recuperada dos profissionais dentistas no setor privado. No entanto, os prontuários odontológicos podem ser recuperados das seguradoras de saúde, das escolas de odontologia, dos hospitais, das clínicas, das prisões estaduais e federais, dos registros militares e dos bancos de dados do FBI National Crime Information (NCIC).

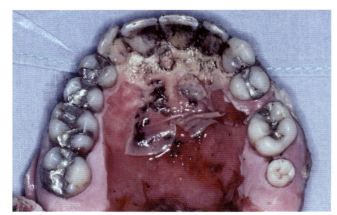

Figura 19.10 A combinação dos dentes cariados, ausentes e que foram restaurados, conjuntamente com os achados anatômicos e patológicos exclusivos, fornecem os dados para a comparação em uma identificação dentária. Note a microdontia no quadrante superior esquerdo.

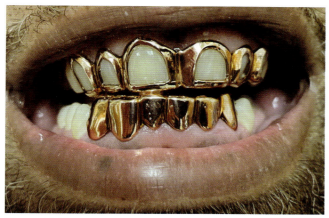

Figura 19.11 Restaurações dentárias ou próteses únicas podem fornecer informações importantes para a identificação de um indivíduo.

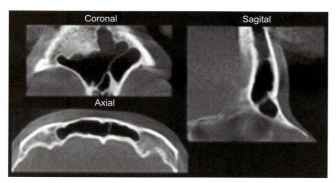

Figura 19.12 O formato do contorno do seio frontal é um fator morfométrico exclusivo, que pode ser usado na identificação humana, quando se comparam a tomografia computadorizada por feixe cônico (TCFC) e a radiografia anterior posterior de um indivíduo conhecido com aquelas de uma pessoa desconhecida ou falecida. (Cortesia do Dr. Robert Danforth.)

Para iniciar uma solicitação para os registros *ante mortem*, é necessária uma identificação hipotética (suspeita). Relatos de pessoas desaparecidas e não identificadas, obtidos dos agentes policiais, são a principal fonte desse material. Milhares de vítimas que não podem ser identificadas pelo método das impressões digitais permanecem sem identificação, porque uma identificação plausível não foi estabelecida.

O registro computadorizado do FBI-NCIC de pessoas desaparecidas e não identificadas foi estabelecido para ajudar a retificar esse problema. Esse sistema computadorizado mantém informações demográficas, dentárias e médicas sobre pessoas desaparecidas. Ele tenta parear esses dados com fatos similares obtidos de corpos não identificados. Esta última informação é submetida por diversas agências de investigação e legais. Potencialmente, as vítimas de violência aleatória, homicídios em série, atos terroristas e sequestros infantis, de outro modo não identificadas, podem agora ser feitos sem a necessidade de se determinar uma identificação hipotética. Uma desvantagem do sistema de identificação computadorizada do NCIC é que ele não tem a capacidade de identificar possíveis cadáveres apenas com base nas informações dentárias.

O National Dental Image Repository (NDIR) foi estabelecido para abordar este problema. As agências policiais podem postar voluntariamente imagens dentárias suplementares relacionadas aos registros NCIC de Pessoas Desaparecidas, Não Identificadas ou Procuradas no *website* seguro do NDIR. Portanto, o acesso, a recuperação e a revisão da informação dentária por odontologistas forenses qualificados, que são membros do painel de revisão do NDIR, podem facilitar as comparações dentárias. O *website* do NDIR está localizado no *Law Enforcement Online* (LEO) [Polícia Online] em http://cgate.leo.gov. Este repositório permite que as autoridades policiais, de justiça criminal e de segurança pública mantenham métodos nacional e internacional de comunicação eletrônica, educação e compartilhamento de informações dentárias.

Nos EUA, as Forças Armadas, o Veterans Affairs Department e muitos estados exigem que marcas de identificação sejam colocadas nas próteses dentárias removíveis (Figura 19.13). A American Dental Association (ADA) e a National Association of Dental Laboratories (NADL) também apoiam a identificação de próteses dentárias (DPid). A DPid também está associada aos requisitos *Unique Device Identification* (UDI) da Food and Drug Administration (FDA) dos EUA. Ela é uma tentativa de se fornecer uma base para a identificação entre uma população considerável de indivíduos completa ou parcialmente edêntulos nos EUA e internacionalmente.

Identificar marcadores nas próteses dentárias é importante, pois, mesmo que os prontuários odontológicos de uma pessoa edêntula possam ser obtidos, eles podem não refletir o estado atual dos rebordos e do osso alveolar. As informações comumente usadas para identificar próteses dentárias removíveis devem incluir os seguintes requisitos de documentação UDI:

- Um número de identificação único
- País de origem
- Informações de contato do dentista/laboratório odontológico
- Identificação do paciente
- Data de fabricação e alterações subsequentes
- Nomes das marcas dos componentes.

Essas informações são vinculadas a um banco de dados seguro por meio de um código 2D (Matriz de Dados) para comparação.

Mesmo quando se obtém uma suposta identificação, ainda pode ser difícil conseguir os prontuários odontológicos *ante mortem*. A família ou os conhecidos da vítima podem não saber onde foi realizado o tratamento dentário. A revisão dos cheques bancários descontados ou das deduções de despesas médicas e

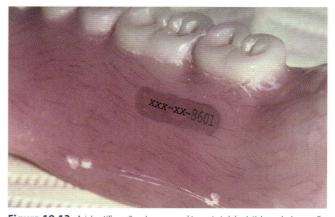

Figura 19.13 A identificação de uma prótese total é obtida pela inserção de um número ou um código numérico (p. ex., número do Seguro Social ou número do prontuário hospitalar do paciente) em uma área da prótese total que não interfira na estética da prótese. Este procedimento é realizado no laboratório durante a acrilização final. A informação também pode ser gravada na estrutura de todas as próteses metálicas.

odontológicas das declarações de imposto de renda da suposta vítima pode ser útil para se localizarem os prontuários odontológicos *ante mortem* em tais casos.

Apesar de os registros obtidos de clínicas dentárias institucionais ou governamentais rotineiramente indicarem todos os dentes restaurados, isto não é verdadeiro nos prontuários encaminhados dos dentistas particulares. Nessas instâncias, os dentes previamente restaurados em geral não são registrados no prontuário, a menos que o atual dentista tenha a intenção de trá-los de novo. Portanto, nesses registros, as radiografias *ante mortem* e as notas de evolução se tornam a principal fonte de informação dentária.

Infelizmente, a nomenclatura associada aos sistemas de gráficos dentários não é padronizada (Tabela 19.2). Em 1984, a American Dental Association adotou o Sistema de Numeração Dentário Universal. Todas as companhias de seguro, as Forças Armadas, as escolas de odontologia e a maioria dos dentistas nos EUA agora usam este sistema. Ele deve ser empregado em todos os casos de odontologia forense.

Tabela 19.2 Sistemas de numeração dentários.

Dentes permanentes

Superiores direitos	Superiores esquerdos
Inferiores direitos	Inferiores esquerdos

Sistema de Numeração Universal

1	2	3	4	5	6	7	8	9	10	11	12	13	14	15	16
32	31	30	29	28	27	26	25	24	23	22	21	20	19	18	17

Sistema Zsigmondy/Palmer

8	7	6	5	4	3	2	1	1	2	3	4	5	6	7	8
8	7	6	5	4	3	2	1	1	2	3	4	5	6	7	8

Sistema de dois dígitos da Fédération Dentaire Internationale

18	17	16	15	14	13	12	11	21	22	23	24	25	26	27	28
48	47	46	45	44	43	42	41	31	32	33	34	35	36	37	38

Dentição decídua

Sistema de Numeração Universal

A	B	C	D	E	F	G	H	I	J
T	S	R	Q	P	O	N	M	L	K

Sistema de Numeração Universal Alternativo

4D	5D	6D	7D	8D	9D	10D	11D	12D	13D
29D	28D	27D	26D	25D	24D	23D	22D	21D	20D

Sistema Zsigmondy/Palmer

E	D	C	B	A	A	B	C	D	E
E	D	C	B	A	A	B	C	D	E

Sistema de dois dígitos da Fédération Dentaire Internationale

55	54	53	52	51	61	62	63	64	65
85	84	83	82	81	71	72	73	74	75

No Sistema de Numeração Universal, um número consecutivo de 1 a 32 é designado à dentição do adulto. Ele começa com o terceiro molar superior direito e termina com o terceiro molar inferior direito. A dentição decídua é identificada pelas letras de A a T, começando pelo segundo molar decíduo superior direito e terminando com o segundo molar decíduo inferior direito. Portanto, os quadrantes são identificados no sentido horário, começando-se com o superior direito.

Outros sistemas de numeração dos dentes incluem o sistema Zsigmondy/Palmer e o sistema de dois dígitos da Fédération Dentaire Internationale (FDI). Cada um deles usa uma técnica de codificação diferente para identificar os quadrantes dentários e os dentes específicos.

O sistema Zsigmondy/Palmer frisa a semelhança anatômica dos oitos tipos de dentes em cada quadrante dentário identificados por símbolos. Os dentes permanentes homólogos são designados pelo mesmo número de 1 a 8. Os dentes decíduos são designados pelas letras *A a E*.

O sistema de dois dígitos da FDI é endossado pela Organização Mundial da Saúde (OMS) e usado na maioria dos países desenvolvidos, exceto nos EUA. O primeiro dígito representa o quadrante. Os quadrantes 1 a 4 são designados para os dentes permanentes; 5 a 8 representam quadrantes para a dentição decídua. Como no Sistema de Numeração Universal, os quadrantes são identificados em sentido horário, começando com o superior direito. O segundo dígito designa o tipo de dente permanente de 1 a 8, ou tipo de dente decíduo de 1 a 5.

Portanto, no Sistema de Numeração Universal, o dente 12 é o primeiro pré-molar esquerdo superior. No sistema de dois dígitos da FDI o dente 12 (um-dois) é o incisivo lateral superior direito. No sistema Zsigmondy/Palmer, todos os incisivos laterais são designados pelo número de código 2. A posição de um dente nº 2 específico é esquematicamente indicada pelo símbolo do quadrante.

A menos que o dentista forense saiba qual foi o sistema usado para codificar o dente no registro *ante mortem*, todos os dentes devem ser denominados pelos seus nomes reais. Este método evitará erros, pois todos os dentistas usam a mesma nomenclatura quando se referem a dentes individuais.

Os problemas de identificação dentária podem ser ainda mais complicados, pois é possível que as radiografias dentárias sejam montadas e visualizadas da direita para a esquerda ou vice-versa. O filme radiográfico intraoral duplicado não contém um ponto em alto-relevo a fim de ajudar o dentista na orientação do filme para a montagem. A falta desse dispositivo de orientação pode levar à transposição das evidências dentárias e a uma identificação errônea em potencial com base em uma comparação incorreta. Além da falta de um ponto em alto-relevo, o filme de duplicação da radiografia panorâmica pode ser detectado devido a sua emulsão em um único lado e uma série de chanfraduras em uma borda para indicar que a imagem não é um original (Figura 19.14 A).

Além disso, quando se usam sensores digitais intraorais, o operador deve ter o cuidado de não expor inadvertidamente o dispositivo do lado errado. Esse erro na orientação pode permanecer não detectado, pois o "a" colocado sobre o sensor (que serve à mesma função do ponto em alto-relevo no filme radiográfico) sempre aparece na mesma posição após o processamento, independentemente de que lado o sensor foi exposto (Figura 19.14 B).

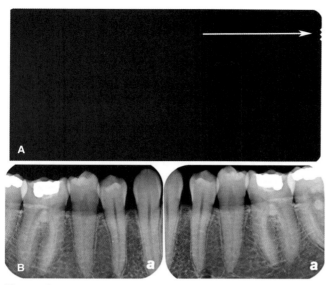

Figura 19.14 A. Filme panorâmico duplicado tem uma série de chanfraduras (*seta*) em uma borda para indicar que a imagem não é a original. **B.** Quando as placas digitais de fósforo são inadvertidamente expostas do lado errado, o erro pode não ser detectado porque o "a" do marcador da posição sempre aparece na mesma localização após o processamento, independentemente de qual lado do sensor foi exposto. Este problema pode ser prevenido colocando-se um indicador metálico no lado do dispositivo que não deve ser exposto. (Cortesia do Dr. Richard A. Weems.)

Com o advento de materiais estéticos para as restaurações posteriores e a redução da prevalência de cáries, pode ser difícil para o dentista forense determinar se as restaurações estão presentes pela simples avaliação visual dos dentes. Além disso, a avaliação dentária *post mortem* costuma ser realizada em uma sala de autópsia, necrotério temporário ou casa funerária. Nessas localizações, a iluminação apropriada e o acesso a instrumentos dentários, suprimentos e equipamentos que possam facilitar a análise das estruturas orais não estão prontamente disponíveis para um exame detalhado.

Na maioria das vezes, existem demandas adicionais para a urgência em fornecer a um legista, ML ou outro agente policial os resultados de uma identificação dentária. Essas demandas prejudicam ainda mais os problemas técnicos e relacionados ao estresse do dentista forense, enquanto realiza as tarefas no que tange a esta disciplina. Devido aos imprevistos, o dentista forense deve preparar um *kit* de equipamento (Boxe 19.1). O *kit* deve ser portátil, contendo instrumentos, suprimentos e equipamentos especificamente necessários para o desempenho de procedimentos dentários em um ambiente como uma sala de autópsia.

Diretrizes para a identificação dentária

Apesar de a informação dentária poder corroborar a identificação de um corpo visualmente reconhecível, a identificação dos remanescentes dentários é especialmente útil quando o cadáver está esqueletizado, em decomposição, queimado ou mutilado. Pelo fato de que cada uma dessas situações forenses apresenta problemas técnicos diferentes ao dentista, as Diretrizes de Identificação Corporal foram estabelecidas pelo American Board of Forensic Odontology (ABFO). O propósito de delinear esses critérios é auxiliar os dentistas na comparação das informações

---

Boxe 19.1 *Kit* **de instrumentos sugeridos para a identificação forense.**

Sondas exploradoras
Espelhos dentais
Sondas periodontais
Blocos de mordidas
Tesoura para tecidos
Osteótomo
Seringa de borracha para ar/água
Swabs de algodão
Gaze
Lanterna ou frontoscópio
Potes para os espécimes
Bisturis e lâminas
Retratores de bochechas
Régua nº 2 do ABFO
Martelo para osso
Espelhos para fotografias
Câmera fotográfica SLR
Câmera digital
Filme fotográfico, cartão de memória digital
Filme radiográfico e sensores para radiografias digitais
Luvas de borracha, látex ou nitrila
Fórceps para tecidos
Pinça para tecidos
Afastador de língua
Solução reveladora
Serra de Stryker
Instrumentos para escrita
Etiquetas para os casos
Diagramas apropriados
Máscaras e filtro HEPA
Dispositivo portátil para medir emissão de radiação

ABFO, American Board of Forensic Odontology; HEPA, ar particulado de alta eficiência; SLR, reflexo de uma única lente.

---

dentárias *ante mortem* e *post mortem*. Além do mais, reduz-se a possibilidade de uma identificação errônea nos casos de rotina e nos desastres coletivos.

Nas Diretrizes de Identificação Corporal são feitas provisões para o seguinte:

- Exame dos restos dentários *post mortem* de acordo com as exigências para o controle infeccioso e da OSHA
- Exame dos prontuários odontológicos *ante mortem*
- Comparação de todas as informações dentárias e paradentárias dos dois bancos de dados
- Desenvolvimento de um relatório por escrito listando as conclusões e uma opinião concernente à eficácia da identificação, por exemplo, positiva, presuntiva, insuficiente ou por especulação. (Evidência por especulação é favorável ao réu em um julgamento criminal, absolvendo o réu de culpa.)

Exame *post mortem*

A evidência dentária *post mortem* é coletada pelas técnicas fotográficas, radiográficas e mapeamento (odontograma). Todos os registros devem incluir o número do caso, a data, as informações demográficas e antropológicas, o nome da autoridade que está solicitando o exame dentário, o local do exame e o nome do dentista examinador.

Devem ser tiradas fotografias nas incidências de toda a cabeça e da face. As imagens dos planos oclusais de ambas as arcadas dentárias e as imagens individuais de achados patológicos incomuns e de restaurações também são obtidas. Uma câmera digital com uma lente única reflexiva (DSLR) de 35 mm e *flashes* eletrônicos e sistemas de lentes apropriados para fotografias de perto (*close-up*) devem ser usadas. As imagens digitais básicas precisam incluir exposições coloridas que possam ser convertidas em imagens em preto e branco para análise.

A ressecção dos maxilares não é mais um método aceito comumente empregado para facilitar o acesso à dentição *post mortem*. Esta alteração na prática resultou de desafios éticos e médico-legais e preocupações concernentes ao seu uso. No entanto, no exame *post mortem*, as impressões dentárias e as radiografias podem ser obtidas pela liberação das inserções musculares mandibulares e aquelas da articulação temporomandibular (ATM). Este procedimento permite o acesso a estruturas orais pela reflexão de 180° da mandíbula. Se for solicitado pelo legista ou ML, então os espécimes dentários da autópsia podem ser retidos e preservados em uma solução de formol a 10%.

As diretrizes para a identificação de um corpo reconhecem que o dentista e a equipe dentária auxiliar envolvida no desempenho dos procedimentos dentários forenses o fazem por solicitação e sob a direção de uma autoridade legal, como o legista ou o ML. Portanto, é apenas com a permissão desses indivíduos que técnicas que envolvem a dissecção facial *post mortem* ou a ressecção dos maxilares são realizadas pelo dentista forense para se conseguir um acesso completo aos tecidos dentários.

Essas medidas são usadas mais frequentemente nos corpos decompostos, desmembrados ou incinerados para tornar mais fácil a composição de um odontograma e um exame radiológico. A reflexão mandibular ou a dissecção do tecido mole podem ser necessárias em corpos visualmente reconhecíveis (visualizáveis), quando a cavidade oral está inacessível devido à rigidez cadavérica. Nesta situação, o procedimento é realizado a partir de uma abordagem inframandibular.

Nas raras circunstâncias em que o dentista forense é autorizado a remover os maxilares, esta tarefa é feita com uma serra de reciprocidade (Stryker) ou com um osteótomo e martelo, causando uma fratura Le Fort I da maxila. Os instrumentos de dissecção são colocados acima da espinha nasal inferior e dos processos zigomáticos para assegurar que os ápices dos dentes superiores não sejam seccionados. Similarmente, se a mandíbula não for removida pela desarticulação, então cortes dentro dos ramos mandibulares devem ser altos o suficiente para prevenir danos aos terceiros molares impactados.

Enquanto se obtêm evidências radiológicas *post mortem*, o dentista forense pode encontrar obstáculos técnicos que precisam ser contornados. Frequentemente é difícil posicionar o filme radiográfico intraoral ou os sensores radiográficos digitais contra a mandíbula ou o maxilar de um cadáver. Um posicionador radiográfico Rinn XCP modificado, que não precisa da participação ativa do examinador, foi desenvolvido para a identificação *post mortem*. Como todas as evidências dentárias podem eventualmente ser requeridas para serem apresentadas em tribunal, o uso de radiografias intraorais duplicadas permite que o dentista forense retenha uma cópia dos filmes. A exposição e o armazenamento das imagens das radiografias digitais evitam este problema.

Quando os maxilares não podem ser ressecados, as alterações *post mortem* nos casos de rigidez cadavérica e nos corpos que estão parcialmente decompostos podem impedir o posicionamento de filmes radiográficos ou de sensores digitais para radiografias periapicais intraorais. Os filmes oclusais, os chassis laterais 5X7 e as radiografias panorâmicas frequentemente são utilizados nessas situações. Além disso, a identificação em um gráfico das evidências dentárias em casos de queimaduras de quarto grau, quando a carbonização dos tecidos moles resulta na contração dos músculos da mastigação, pode impedir a colocação desses dispositivos. Com a permissão do legista ou do ML, todo o crânio pode ser removido dos restos mortais e colocado em um aparelho de radiografia panorâmica.

Os casos de queimaduras de quinto grau resultam em cremação (algumas vezes chamados **resíduos de cremação**). A evidência dentária pode ser perdida ou comprometida nesses casos, pois as temperaturas variam entre 870°C e 980°C. A maior parte dos restos esqueléticos e dentários cremados é estruturalmente reconhecível, e apenas o processamento dessas estruturas nos crematórios comerciais é que cria as cinzas associadas a este processo. A composição dos ossos e dentes é principalmente hidroxiapatita de cálcio inorgânica. Assim, essas estruturas podem se tornar muito frágeis, fragmentar-se facilmente e exigir cuidado extremo ao serem manuseadas em restos intensamente queimados.

São necessárias alterações nos ajustes de exposição radiográfica rotineira quando se constata fragmentação das estruturas dentárias em casos de desmembramento e de perda total de tecidos moles nos restos do esqueleto. Geralmente quando as radiografias desse tipo de material são realizadas, usam-se ajustes de 10 mA e 65 kVp. Pelo fato de haver pouco ou nenhum tecido mole, os tempos padrão de exposição ou os ajustes dos impulsos são reduzidos pela metade para não causar a hiperexposição da radiografia.

A maxila pode ser dividida ao longo da sutura mesiossagital, e cada metade pode ser posicionada horizontalmente sobre um filme oclusal. Esta incidência pode ser usada para simular as radiografias panorâmicas ou interproximais (*bite-wing*) *ante mortem*. Exposições semelhantes podem ser obtidas a partir da mandíbula, montando-se a mandíbula na borda de uma mesa ou em uma bandeja com um suporte e colocando-se um filme oclusal sob a metade do osso. As exposições do lado oposto do arco são feitas simplesmente virando-se a mandíbula e repetindo-se o procedimento.

Foram criados bancos de dados para a análise elementar ou a caracterização química dos diversos materiais dentários de restauração e endodônticos, usando-se a espectroscopia com rastreamento pelo microscópio eletrônico/espectroscopia com raios X e energia dispersiva (SEM/EDS) e técnicas de fluorescência de raios X (XRF). A referência a esses recursos pode ajudar o odontologista forense na análise *post mortem* das restaurações dentárias quando a destruição intensa da dentição ou a cremação impedem a eficácia do uso de métodos analíticos mais tradicionais.

O mapeamento (odontograma) da dentição *post mortem* deve oferecer informações sobre situações nas quais os dentes estão faltando após a morte. Se tal discrepância permanecer sem explicação, então ela pode impedir a identificação positiva do corpo. Os animais predadores ou a investigação deficiente da cena de um crime ou de um desastre podem causar a perda *post mortem* de dentes. As condições ambientais no momento ou por volta da hora da morte, como a ação das marés no afogamento em água salgada, também podem contribuir para a perda perimorte dos dentes. Quando os dentes são perdidos desta maneira, a crista do osso alveolar permanece intacta. Além disso, não há nenhuma reossificação do alvéolo (Figura 19.15). Este padrão não condiz com o que é observado após a extração de um dente.

A perda de um dente *post mortem* está associada à decomposição do ligamento periodontal. Portanto, o dente simplesmente cai quando o corpo é movido por animais ferozes ou selvagens ou durante os esforços de recuperação em uma cena do crime.

Exame do prontuário *ante mortem*

Os prontuários *ante mortem* são geralmente obtidos diretamente da polícia, do legista ou do ML. Antes de aceitar esta evidência, o dentista forense deve conferir se os prontuários indicam o nome da pessoa a ser identificada e o nome e o endereço do dentista que submete a evidência. Além disso, a maioria das jurisdições requer que um documento de transferência de evidência seja assinado. Este formulário indica que a integridade da evidência foi mantida ao especificar onde e quando a evidência foi obtida, quem garantiu a segurança da evidência e quem estava no controle ou atualmente em posse deste material.

Vários prontuários *ante mortem* da mesma pessoa podem ser submetidos provenientes de diferentes dentistas para comparação com a evidência dentária *post mortem*. Não é raro que as evidências dentárias gerais de um cadáver e as obtidas de um cirurgião oral ou maxilofacial, endodontista, ortodontista e de outras especialidades odontológicas sejam encaminhadas para análise forense. Mesmo que apenas um prontuário *ante mortem* seja enviado, o dentista forense deve fazer novo diagrama de todas as informações obtidas das radiografias, das notas de evolução, e odontogramas em um formulário padronizado ou em um gráfico dentário gerado por um computador. Este registro deve ser idêntico àquele no qual a informação *post mortem* foi documentada. Todo este material deve ser apropriadamente etiquetado como registro *ante mortem*.

O uso de um *software* computadorizado, como o programa WinID3, nas situações de IMF obtém este mesmo princípio pelo registro de todas as informações *ante mortem* e *post mortem* nos respectivos programas de identificação. Além de tornar a comparação de registros mais fácil de manusear, a criação de um material analítico *ante mortem* e *post mortem* similar os torna mais fáceis de serem apresentados em um tribunal.

Comparação de registros *ante mortem* e *post mortem* e conclusões por escrito

Após todas as informações dentárias terem sido coletadas dos bancos de dados *ante mortem* e *post mortem*, eles são comparados quanto a similaridades e discrepâncias. A comparação da evidência dentária é única entre as técnicas usadas para a identificação de um cadáver. Uma identificação positiva ainda pode ser estabelecida, mesmo quando algumas discrepâncias reconciliáveis são observadas.

Vários códigos e símbolos têm sido usados para fazer um gráfico do *status ante mortem* e *post mortem* dos maxilares. Atualmente, nos EUA, os programas de *software* de identificação dentária WinID3 e Unified Victim Identification System/UVIS Dental Identification Module (UVIS/UDIM) são os mais comumente empregados para comparar os prontuários odontológicos de indivíduos desaparecidos com aqueles de restos humanos desconhecidos e têm sido usados da mesma maneira em situações de IMF. Os códigos de catalogação do odontograma empregados no WinID3 são apresentados na Tabela 19.3.

O *software* UVIS/UDIM e o *software Plass Data DVI System International* têm sido empregados pelos odontologistas forenses no escritório do médico-legista de Nova York e pelo International Organization (INTERPOL) National Central Bureau, respectivamente. Apesar de estes programas de computador poderem facilitar o processo de comparação entre os numerosos prontuários odontológicos *ante mortem* e *post mortem* apresentados em IMF, ou casos de identificação individual de pessoa desconhecida/desaparecida, a decisão final referente à concordância das informações entre os registros *ante mortem* e *post mortem* cabe ao odontologista forense, e não ao programa de computador.

Além do mais, o dentista forense precisa confiar de maneira habitual na crença de que os registros *ante mortem* são verdadeiramente aqueles da pessoa que por suposição eles representam. Este último problema é mais bem exemplificado pela controvérsia associada aos prontuários odontológicos *ante mortem* usados para

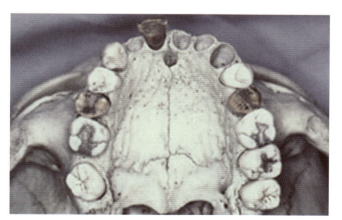

Figura 19.15 A perda *post mortem* do dente resulta em um alvéolo com margens não fraturadas e nenhuma remineralização. Neste exemplo, os dentes nºs 7, 9, 10 e 11 foram perdidos *post mortem*. O dente nº 2 é o resultado de uma perda *ante mortem*. Os dentes nºs 4, 8 e 13 foram encontrados próximo ao corpo e reinseridos nos seus respectivos alvéolos.

Tabela 19.3	Códigos de registros no WinID3.
Códigos primários	**Códigos secundários**
M – Mesial	A – Anotação
O – Oclusal	B – Decíduo
D – Distal	C – Coroa
F – Vestibular	E – Resina
L – Lingual	G – Ouro
I – Incisal	H – Porcelana
U – Não erupcionado	N – Não precioso
V – Hígido	P – Pôntico
X – Perdido	R – Canal radicular
J – Coroa perdida	S – Amálgama de prata
I – Sem dados	T – prótese dentária
	Z – Provisório

a identificação dos corpos de Adolph Hitler e Eva Braun. Até há pouco tempo, havia uma incerteza concernente à confiabilidade destes registros. Esta incerteza se baseava na possibilidade de que os registros haviam sido falsificados para encorajar a identificação errônea de Hitler e de sua esposa. No entanto, entre outras evidências dentárias comparáveis, foi observada a presença de uma prótese fixa de metal sólido incomum e facilmente reconhecível substituindo os dentes canino direito e segundo pré-molar mandibulares nos registros dentários *ante mortem* obtidos do dentista de Hitler, Dr. Hugo Blaschke. Esta ponte, semelhante a um receptor de telefone, também foi encontrada nas mandíbulas *post mortem* recuperadas dos restos humanos parcialmente queimados (Hitler) no jardim das ruínas da Chancelaria do Reich (Figura 19.16).

O caso demonstrado na Figura 19.17 mostra que todos os dentes, restaurações e estruturas anatômicas são idênticas, exceto que o dente K decíduo ainda está presente na radiografia *ante mortem*. O dente nº 20 está erupcionado no filme *post mortem*. Esta diferença não poderia corroborar uma identificação positiva se ela fosse um componente de uma impressão digital ou uma evidência de DNA. O fato de que o dente decíduo havia esfoliado e que o dente permanente erupcionou antes da morte são discrepâncias aceitáveis na comparação da evidência dentária.

As comparações da evidência dentária frequentemente são complicadas pela qualidade da evidência submetida. O estado físico do material dentário *post mortem* pode ser comprometido quando os dentes foram fraturados ou avulsionaram secundariamente a um trauma. Com frequência, apenas fragmentos dos maxilares podem ser apresentados para comparação, e pode haver perda *post mortem* dos dentes.

As restaurações dentárias podem ser separadas dos dentes ou derretidas pelo fogo. O material acrílico de restauração derrete em temperaturas menores do que 540°C, o ouro e o amálgama derretem a 870°C e a porcelana pode suportar temperaturas acima de 1.100°C. Além disso, a temperatura extrema, como em um incêndio, pode levar os dentes a explodirem ou parecerem encolhidos. Mesmo que o principal papel da dentição de uma vítima de um incêndio seja fornecer dados para a identificação, estudos indicam que as alterações morfológicas e microscópicas do tecido dos dentes podem ajudar os cientistas forenses, assim como os investigadores de incêndios a determinar a temperatura e a duração da exposição ao fogo.

Os problemas associados aos registros *ante mortem* incompletos agravam-se quando as radiografias são de baixa qualidade, como resultado de erros na exposição e no preparo das radiografias. A informação erroneamente documentada nos registros *ante mortem* também pode ser considerada discrepância ajustável. Este erro em geral ocorre quando os dentes foram extraídos e os dentes adjacentes moveram-se para a posição do local de extração. As restaurações podem ser inadvertidamente indicadas no dente errado quando o clínico está elaborando o odontograma ou registrando a informação no prontuário de evolução.

Apesar das dificuldades encontradas quando a evidência dentária é comparada, as conclusões finais precisam se basear em uma análise objetiva dos dados apresentados. As conclusões necessitam ser sustentáveis e defensíveis quando elas são apresentadas sob juramento em um tribunal.

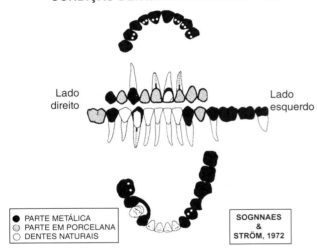

Figura 19.16 Registro odontológico *ante mortem* de Adolf Hitler obtido de seu dentista, Dr. Hugo Blaschke, pelos Aliados no final da Segunda Guerra Mundial. Observe a "ponte telefônica". (Adaptada de Sognnaes RF, Ström F. The odontological identification of Adolf Hitler. Definitive documentation by X-rays, interrogations and autopsy findings, *Acta Odont Scand* 31:43–69, 1973.)

Papel do dentista na identificação de incidente com múltiplas fatalidades (catástrofes)

O termo *incidente com múltiplas fatalidades (IMF) (catástrofes)* evoca imagens de um evento caótico, iniciado por uma força destrutiva, que resulta em numerosas mortes que precisam de identificação. Esses eventos de desastres catastróficos que resultam em IMFs podem ser classificados em uma de três maneiras:

1. Naturais.
2. Acidentais.
3. Criminosos (p. ex., homicídios em série, suicídios em massa e atos de terrorismo).

Cada tipo de evento IMF resulta na morte de numerosas vítimas. No entanto, os problemas que a equipe dentária forense responsável pela identificação dos cadáveres enfrenta podem variar, dependendo do tipo de IMF encontrado.

Desastres naturais

Os IMFs naturais incluem os terremotos, os tornados, os furacões, as erupções vulcânicas, as tempestades de fogo, os tsunâmis e as inundações. Estes podem ocorrer durante períodos de tempo relativamente curtos ou prolongar-se por dias ou semanas.

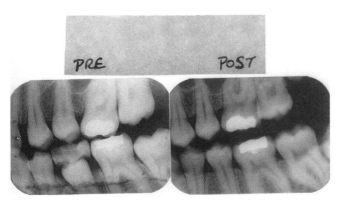

Figura 19.17 Radiografias *ante mortem* e *post mortem* demonstrando a natureza fluida e mutável da informação dentária.

As vítimas podem estar espalhadas por áreas amplas, estendendo-se por quilômetros. Além disso, muitas vítimas nas situações de IMFs naturais podem ser desconhecidas, não havendo possibilidade de uma presumível identificação. Os transeuntes, os sem-teto e os turistas que estejam visitando uma área envolvida em um IMF natural são frequentemente difíceis de serem identificados. Vários países ou estados podem ser afetados, como ocorreu no evento do tsunâmi de 2004 no Oceano Índico e os incêndios florestais no oeste dos EUA em 2021.

Em um desastre natural envolvendo múltiplas fatalidades, o principal problema para a equipe de identificação dentária é que a infraestrutura ambiental costuma estar comprometida. Por exemplo, após o furacão de Categoria 5 Katrina, em 2005, os consultórios médicos e dentários e as instalações hospitalares contendo os registros *ante mortem* foram destruídos pela atividade do tornado e pela inundação. Além disso, as linhas de comunicação e as estradas foram danificadas, impedindo a recuperação da maioria dos registros *ante mortem* disponíveis. Simultaneamente, muitos corpos de cemitérios nas áreas afetadas foram desenterrados pela tempestade. Todos esses fatores se somaram, retardaram ou impediram a identificação imediata de muitas vítimas.

Acidentes

Os eventos IMF acidentais mais frequentemente estão associados a acidentes com meios de transportes, incêndios em prédios, acidentes industriais e de mineração e acidentes militares. Estas situações em geral ocorrem durante períodos curtos de tempo e estão associados a populações definidas (p. ex., passageiros em aeronaves, ônibus, ou trens; trabalhadores de minas, fábricas ou indústrias; residentes em uma estrutura afetada).

As empresas aéreas mantêm dados de todos os passageiros que estão registrados em voos específicos. No entanto, estima-se que, em determinado momento, até 10% dos passageiros em linhas aéreas podem comprar o seu bilhete de avião usando uma identidade falsa. Isto ocorreu entre os passageiros do voo Malaysia Airlines MH370 quando se determinou que duas das vítimas desse acidente estavam viajando com passaportes roubados.

A companhia mineradora, a usina ou a planta industrial podem documentar aqueles que bateram o ponto para trabalhar. Nesses exemplos, as vítimas dos acidentes logicamente seriam provenientes da população dos empregados daquele turno de trabalho. Portanto, os registros *ante mortem* são a princípio solicitados a suas famílias e aos profissionais da saúde desses indivíduos. Outra fonte de registros médicos e dentários nesses casos são os registros de saúde ocupacional dos trabalhadores, que são mantidos pelo empregador.

Problemas podem ser associados à identificação de vítimas de acidentes industriais e militares, pois estas populações podem ser de idade, sexo e etnia semelhantes. Comumente os indivíduos que trabalham em uma indústria ou em serviços militares usam roupas semelhantes. Portanto, os uniformes militares e a roupa industrial protetora diminuem o uso em potencial do reconhecimento pessoal como um auxiliar na identificação nesses casos.

Desastres criminosos

Diferentemente dos IMFs naturais e acidentais, as situações criminosas que resultam em múltiplas mortes podem ocorrer durante períodos de tempo extremamente longos (anos) e em amplas extensões territoriais (p. ex., cidades, estados ou países diferentes). Este era o padrão dos estupros e assassinatos cometidos por Ted Bundy, cujas vítimas incluíam mulheres jovens que residiam em estados desde Washington até a Flórida de 1974 a 1978. Os restos mortais das vítimas de assassinos em série podem ser escondidos, como nos homicídios de Green River no Noroeste Pacífico dos EUA e os assassinatos de homens jovens cometidos por John Wayne Gacy em Chicago. O desmembramento e a mutilação das vítimas são exemplificados pelo caso Jeffrey Dahmer. As estruturas dentárias nessas situações podem nem sempre estar disponíveis para a revisão *post mortem*.

Os departamentos policiais frequentemente não têm consciência das vítimas de assassinos em série de outras jurisdições. Cada agência pode estar investigando um homicídio individual sem reconhecer um padrão de envolvimento criminal mais amplo. Até o desenvolvimento do registro computadorizado do FBI-NCIC, os esforços para coordenar a identificação eram muito difíceis.

A elevação do grau de terrorismo nacional e internacional no século XXI mudou o paradigma associado à participação tradicional da profissão odontológica em um contexto de IMF. Até recentemente, os dentistas forenses e outros profissionais de odontologia tinham a simples tarefa de serem peritos em identificar os cadáveres. Nos dias atuais, há esforços em andamento dentro da odontologia organizada para desenvolver respostas eficazes a atos de bioterrorismo. Esses esforços são exemplificados pelo encorajamento da legislação da profissão que autoriza os profissionais dentistas, em uma emergência declarada federal, a realizarem diversos procedimentos que rotineiramente não estão na prática da profissão. Sob essas disposições, os dentistas registrados e treinados em doenças médicas emergentes, bioterrorismo e cuidados médicos emergenciais seriam indenizados por medidas tomadas na realização desses serviços humanitários.

Atos de terrorismo podem incluir a exposição a agentes biológicos, toxinas químicas e a eclosão de dispositivos nucleares. Portanto, o dentista envolvido na recuperação e identificação em uma IMF após um ato terrorista poderia adicionalmente ser solicitado a auxiliar os médicos a fornecer cuidados aos feridos. Nesses cenários, os dentistas precisam considerar a sua segurança pessoal e a de suas famílias. A Defesa Civil e os planos organizacionais de preparo emergencial estão começando a incluir dentistas entre aqueles encarregados da triagem das vítimas. Papéis adicionais para a profissão odontológica em futuros atos de bioterrorismo e ataques nucleares ou químicos incluem fornecer cuidados de primeiros socorros e imunizações aos sobreviventes feridos e expostos.

Responsabilidades

Nos EUA, a National Response Framework (NRF) fornece um plano de gestão de emergência abrangente, com base nos riscos, para responder a qualquer evento prejudicial. A NRF estabelece diretrizes para gerenciar a resposta doméstica a incidentes radiológicos, técnicos, naturais ou terroristas pelo desenvolvimento de 15 funções de suporte de emergência e estabelecendo as agências que têm como incumbência desempenhar tarefas específicas (Tabela 19.4).

Como parte da diretiva presidencial que criou o US Department of Homeland Security, após os ataques terroristas de 11 de setembro de 2001, o National Incident Management System (NIMS) também foi desenvolvido. O objetivo global desse

Tabela 19.4 Organização da US National Response Framework.

US National Response Framework (NRF)		
Funções de apoio emergencial		
Transporte	Assistência em massa, ajuda de emergência, alojamento e serviços humanos	Agricultura e Recursos Naturais
Comunicação	Logística	Energia
Obras públicas e engenharia	Saúde pública e serviços médicos*	Segurança Pública
Combate a incêndios	Busca e resgate	Negócios e Infraestrutura Interseccionais
Informação e planejamento	Resposta a materiais perigosos e óleo	Assuntos Externos

*Os serviços odontológicos (incluindo forenses) estão incluídos nesta seção da NRF.

sistema é a coordenação das agências governamentais, as organizações não governamentais e o setor privado na resolução de incidentes nacionalmente significativos.

Independentemente do tipo de IMF, o legista ou ML local é, por fim, o responsável pela realização das autópsias e pela identificação das vítimas. Nos acidentes que envolvem meios de transporte público, o National Transportation Safety Board (NTSB) tem o poder de investigar e de determinar a causa da colisão. Outras agências com jurisdição em uma cena de desastre podem representar a polícia local, a equipe de segurança pública e a equipe de uma casa funerária. Além disso, pode haver representantes da Federal Emergency Management Agency (FEMA), membros da equipe de impressões digitais do FBI, representantes do United States Department of Health and Human Services (DHHS), National Disaster Medical System (NDMS), pessoas das divisões mobilizadas com uma equipe federal do Disaster Mortuary Operational Response Team (DMORT) ou Disaster Medical Assistance Team (DMAT), membros do clero e organizações de voluntários da comunidade.

Apesar de as unidades DMORT e DMAT incluírem equipes dentárias, estas equipes podem não ser mobilizadas em todos os IMFs. Em tais situações, os dentistas forenses e as equipes de apoio responsáveis pela identificação ou cuidados dos feridos também devem ser organizados em equipes. Várias associações dentárias estaduais (inclusive de Califórnia, Washington, Michigan, Nova York, Carolina do Sul, Nevada e Iowa) desenvolveram, supriram e treinaram tais grupos em preparação para emergências que precisassem das suas experiências. As sessões de treinamento incluem exercícios de IMF simulados. Esses exercícios podem preparar os membros da equipe dentária para lidar com os problemas técnicos de casos que envolvem múltiplas fatalidades.

Além disso, as sessões de treinamento podem ser usadas para aconselhamento da equipe dentária e para informar os membros do estresse pós-traumático frequentemente associado a este tipo de trabalho forense. Tal estresse retardado é um resultado dos traumas encontrados pelo dentista, técnicos em higiene bucal ou assistentes dentários que estejam lidando com a morte de seres humanos em uma grande escala.

Durante um IMF, o NDMS, sob as suas funções de suporte emergencial, é autorizado e tem a responsabilidade de auxiliar as autoridades locais pelo estabelecimento de necrotérios temporários; identificando vítimas usando técnicas científicas; e processando, preparando e liberando os restos mortais das vítimas para as famílias, casas funerárias ou representantes legais

apropriados. Esta missão tem sido cumprida por meio do desenvolvimento de 10 DMORTs regionais administrados pelo DHHS. Cada DMORT é composto por diretores funerários, MLs, legistas, patologistas, antropólogos forenses, técnicos de prontuários médicos e escrivães, peritos em impressões digitais, dentistas forenses, técnicos em higiene dentária, assistentes dentários, técnicos em radiologia, especialistas em saúde mental, profissionais de informática, equipe de apoio administrativo e equipe de segurança e de investigação.

Esses indivíduos são profissionais da iniciativa privada, cada um com um campo específico de experiência, que são mobilizados durante um desastre. O licenciamento e a certificação dos membros do DMORT são reconhecidos por todos os estados, pois eles são considerados como empregados federais temporários durante a resposta emergencial.

Trabalhando com a autorização do legista local ou médico-legista, uma equipe local de desastres odontológicos ou dentista componente de um DMORT federal é responsável pela coleta e interpretação dos prontuários *ante mortem*, pelo exame físico e radiológico dentário *post mortem* e pela comparação final das informações dentárias. Estes são os mesmos princípios usados para o estabelecimento de uma identificação individual. Ainda assim, quando numerosas vítimas precisam ser identificadas em um período curto de tempo, os problemas de identificação são piorados exponencialmente.

Nenhum resto mortal foi encontrado para um terço das 3.000 vítimas que morreram no ataque terrorista ao World Trade Center em 2001. Menos de 300 vítimas foram encontradas intactas, embora dezenas de milhares de restos mortais humanos fragmentários e objetos pessoais tenham sido recuperados e processados por intermédio do aterro de Staten Island, que foi usado como instalação de triagem temporária. Muitos desses restos mortais ainda precisam ser ligados a uma vítima.

Dividindo-se a equipe de odontologia forense em subseções responsáveis por cada um dos três domínios de identificação (*ante mortem*, *post mortem* e comparação de prontuários), permite-se uma divisão de trabalho entre os membros da equipe. Esta divisão reduz os erros na identificação, pois tarefas específicas no processo de identificação são designadas para subseções separadas. Uma cadeia de comando deve ser estabelecida e o líder da equipe de cada turno deve ser indicado diretamente pelo legista local ou o ML. Esta pessoa é o único membro da equipe autorizado a liberar os resultados do processo de identificação dentária às agências investigativas apropriadas.

Auxílios tecnológicos na análise de incidentes com múltiplas fatalidades

Avanços na tecnologia da fotografia, da radiologia e da computação proporcionaram à equipe dentária forense recursos adicionais para possibilitar a recuperação, a documentação, o armazenamento e a comparação das evidências dentárias forenses em IMFs, assim como em outras situações que requerem experiência dentária forense (p. ex., análise de marcas de mordidas e documentação de abuso de humanos). Entre esses avanços encontram-se os seguintes:

- **Fotografia digital.** A câmera digital básica usada para a documentação das evidências forenses deve incluir um medidor de luz através da lente (TTL), um corpo de câmera digital de 35 mm, com lentes intercambiáveis ou ajustáveis para uma distância focal normal (30 a 50 mm) e macro (90 a 100 mm). Um cartão de memória removível com capacidade adequada de armazenamento é também necessário. As diretrizes para coleta de imagens do Scientific Working Group on Imaging Tecnology (SWGIT) fornece ao odontologista forense informações concernentes às limitações e aos parâmetros impostos pelo sistema judicial relacionado à manipulação e à apresentação da evidência fotográfica digital
- **Equipamento de radiografia digital (RD).** As imagens geradas eletronicamente e armazenadas radiograficamente podem ser obtidas pelo seguinte:
  - O escaneamento de uma radiografia processada na maioria das vezes em um computador
  - Utilizando um chassi de substrato de fósforo como um filme radiológico para expor e escanear a informação radiográfica no computador com um dispositivo de propriedades especiais
  - Uso de um sensor de tamanho e formato semelhante a um filme radiográfico que é feito de uma tela de cintilação e um dispositivo carregado e acoplado (CCD) ou um semicondutor de óxido metálico complementar (CMOS)
- **Radiografia digital direta (RDD).** Quando energizado pela radiação este dispositivo cria uma imagem direta nos *pixels* do seu CCD ou CMOS. Esta imagem radiográfica é então enviada para um computador por fio ou por uma técnica sem fio (*wireless*). Portanto, devido a sua capacidade de economizar tempo, a tecnologia RDD é recomendada para os casos clínicos e forenses. Além disso, os procedimentos RDD reduzem os tempos de exposição, pois precisam de 90% menos radiação do que a necessária para expor um filme radiográfico tipo D padrão e 50% menos radiação do que a necessária na exposição dos filmes radiográficos tipo E. Os parâmetros pelos quais a qualidade de uma radiografia é avaliada incluem a resolução e a sensibilidade do contraste. A resolução da imagem descreve o detalhe conforme a imagem é mantida. Em radiografias com películas, isto é expresso como uma função de quão próximas as linhas podem estar umas das outras e ainda assim serem visivelmente distinguidas. As medidas de resolução para imagens digitais são a contagem de *pixels*. A sensibilidade do contraste é uma medida da alteração da menor percentagem em uma espessura de um objeto de base (densidade) que pode ser detectado em uma radiografia. A alta resolução da imagem produzida pelo sensor DDR é uma das suas propriedades mais vantajosas

- **Tomografia computadorizada por feixe cônico (TCFC).** A TCFC fornece uma modalidade de imagem 3D para a coleta de dados anatômicos volumétricos completos do complexo maxilomandibular-facial. O *software* do computador pode ser usado para analisar a imagem obtida e a interpretação diagnóstica fornecida pode ser usada para o planejamento do tratamento, a avaliação das condições patológicas e a avaliação dos implantes dentários. A aplicação da TCFC em situações dentárias forenses pode superar os problemas de acesso intraoral com alguns espécimes (p. ex., casos de queimadura em quarto grau)
- **Dispositivos de geração de raios X portáteis e compactos** (p. ex., Sistema de Raios X Intraoral Kavo Nomad™ Pro 2, Unidade Portátil de Raios X Dental Genoray, Gerador de Raios X Portátil Rextar X e Unidade Portátil de Raios X MinXray HF 120/60HPPWV PowerPlus™, entre outros). Com esses dispositivos, o dentista forense é capaz de expor películas radiográficas ou as radiografias digitais rapidamente e sem esforços com uma unidade a baterias que pode ser carregada até o corpo em uma maca no necrotério. Aplicações adicionais para o uso desses dispositivos em ambientes odontológicos de cuidados especiais incluem a exposição de radiografias em pacientes pediátricos ou sedados, aqueles submetidos a terapia endodôntica ou indivíduos recebendo tratamento odontológico em ambiente hospitalar. Esses dispositivos têm sido utilizados na identificação de vítimas em múltiplos desastres em todo o mundo. No entanto, ainda não receberam licença para uso pelos Radiation Safety Boards em todos os estados dos EUA
- **Metodologia de fluorescência de raios X (XRF).** Conforme discutido previamente, a análise dos materiais dentários na cremação e em outros casos de difícil identificação forense pode ser facilitada pela análise dos espécimes com esta tecnologia
- **Tecnologia de *software* computadorizado.** O advento de programas de computador tem auxiliado as equipes de identificação dentária em casos de IMF no arquivamento, armazenamento, separação e pareamento de partes das informações *ante mortem* e *post mortem*. A assistência computadorizada se mostrou benéfica em desastres envolvendo centenas de vítimas. Programas comumente empregados incluem os seguintes:
  - O programa FBI-NCIC, baseado no California Dental Identification System, desenvolvido pelo Dr. Norman Sperber e pelo Dr. Robert Siegel (San Diego, CA)
  - CAPMI-4 (*Computer-Assisted Postmortem Identification* – versão 4.0), desenvolvido pelo Dr. Lewis Lorton do US Army Institute of Dental Research (ele foi primeiramente usado em 1985 como suporte no acidente do voo fretado militar US-Arrow Air em Gander, Newfoundland)
  - O *software* de comparação dentária do WinID3 desenvolvido pelo Dr. James McGivney (St. Louis, MO) (fazendo uma ponte com o programa Dexis DR, WinID3 facilitou a comparação dos prontuários odontológicos *ante mortem* e *post mortem* nos esforços de recuperação do furacão Katrina e em vários eventos de IMF de transporte e industriais)
  - UDIM (*UVIS Dental Identification Module*), o componente de registro/pesquisa dentária do sistema UVIS desenvolvido pelo Dr. Kenneth Aschheim (Nova York, NY).

Cada um desses sistemas de *software* computadorizados é simples para o usuário, pode ser executado em um *hardware* prontamente disponível e acessível, é automatizado e capaz de conectar-se a redes da internet e baseia-se na entrada de dados objetivos e no armazenamento de prontuários odontológicos *ante mortem* e *post mortem*, radiografias digitais e imagens digitais. O uso desses programas de *software* de computador em situações de IMF reduz o tempo e o esforço que seria gasto nos eventos passados. Antes do seu uso, um examinador na equipe de identificação dentária andava entre as mesas com um registro *post mortem* comparando os dados dentários e as radiografias em cada estação que continha o registro *ante mortem*.

Apesar do fato de esses avanços tecnológicos terem facilitado a carga de casos forenses, a dificuldade para o dentista forense inclui que a identificação é o resultado dos processos do pensamento humano e não dos procedimentos de suporte altamente tecnológicos que fornecem o material que está sendo avaliado. Para chegar a conclusões comparativas corretas com base na evidência, os membros individuais da equipe dentária precisam avaliar os pareamentos gerados pelo computador para uma identificação definitiva.

◆ EVIDÊNCIA DO PADRÃO DE MORDIDA

Princípios básicos

Uma marca de mordida é uma lesão com um padrão ou um distúrbio superficial produzido pelos dentes sobre a pele de um indivíduo ou de um objeto inanimado. Historicamente, a análise desse tipo de evidência presume que a dentição do mordedor (seja animal ou humano) é única (sendo a única de seu tipo) e pode ser comparada cientificamente e relacionada ao padrão resultante na superfície de uma vítima ou objeto inanimado. Estudos iniciais indicaram a singularidade da dentição humana. No entanto, devido ao tamanho e forma semelhantes das estruturas dentárias entre os seres humanos, surgiu um debate entre dentistas forenses e profissionais jurídicos sobre a capacidade de essas características "únicas" serem transferidas para a pele, que é reconhecida como um material de impressão ruim.

Pelo fato de que é razoável considerar os dentes como instrumentos cortantes ou de maceração, a base em se aceitar a evidência do padrão da mordida pode ser corroborada pelos mesmos princípios científicos usados para avaliar as marcas dos instrumentos. No entanto, agora se acredita que, apesar de as dentições humanas individuais poderem ter características distintas, as marcas e os padrões deixados pelos dentes podem não ser exclusivos para cada pessoa, como antes se supunha. Variações no tamanho dos dentes, desgaste, fraturas e posição no arco dentário, diastemas e superfícies que foram restauradas contribuem para o princípio da distinção dentro de uma dentição individual, mas não da singularidade entre as dentições humanas.

Portanto, questões concernentes a validade, confiabilidade e admissibilidade de evidências de marcas de mordidas continuam a residir com o sistema judiciário e as suas diversas regras relativas à introdução da evidência científica na corte legal. O *Innocence Project*, fundado em 1992, tem promovido significativos recursos legais relacionados à evidência de marcas de mordida, o que resultou na anulação dessa evidência em várias jurisdições. Devido à frequentemente questionável natureza da análise de padrões de marcas de mordida, até 2020, 26 indivíduos encarcerados haviam sido libertados quando análises de DNA revelaram condenações errôneas baseadas nessa análise de marcas de mordida.

Com base nessas decisões legais e em um relato de 2009 das National Academy of Sciences criticando o uso desta evidência, a marca de mordida tornou-se o componente mais controvertido na disciplina da odontologia forense. Isto resultou na atual filosofia a respeito da importância da evidência da marca de mordida, baseando-se em seu poder *exculpatório* em vez de *incriminatório*, quando se compara a dentição de um suspeito em potencial com a marca de uma mordida em um objeto inanimado ou uma lesão com o padrão de marca de mordida (LPMM) na maioria dos casos.

Vítimas de mordidas de animais mamíferos são responsáveis pela maioria das lesões por mordidas relatadas anualmente. As lesões relacionadas a mordidas representam aproximadamente 1% de todas as visitas hospitalares emergenciais que precisam de atenção médica. Destas, mais de 1,6 milhão de mordidas de cachorro foram registradas pela National Emergency Department Sample (NEDS) entre 2010 e 2014. Isso representou 26% de todas as admissões relacionadas a mordidas nos serviços de emergência nos EUA. Os segundos e terceiros mordedores mamíferos mais prováveis são, respectivamente, os gatos e os humanos. Cada um destes representa de 5 a 20% dos casos relatados nas salas de emergências urbanas.

Como os hábitats dos animais selvagens na América do Norte continuam se reduzindo, os seres humanos estão mais propensos ao contato com esses carnívoros perigosos. Isto se reflete no aumento dos ataques aos humanos pelos pumas e ursos-pardos, negros e cinzentos, resultando em lesões por mordidas ou mortes por mordidas e lesões por ferimentos com garras. Em 2020, o International Shark Attack File (ISAF) do Florida Museum of Natural History relatou 57 mordidas de tubarão não provocadas em humanos e 39 mordidas provocadas em todo o mundo.

As mordidas de animais podem ser observadas *post mortem* quando um corpo não foi enterrado ou é descoberto rapidamente. Em geral, as mordidas de insetos são produzidas por formigas e baratas, que deixam lesões em padrão que podem ser erroneamente interpretadas como LPMMs por humanos ou trauma. Mordidas *post mortem* por ratos, cães e gatos selvagens e ferais que se alimentam de carniça com frequência são de caráter avulsivo e de diâmetro mais estreito ou menor que as mordidas humanas.

As lesões causadas pelas mordidas de humanos rotineiramente estão relacionadas a um comportamento agressivo ou sexual. Ironicamente, não é incomum que o perpetrador de um ato agressivo seja mordido pela vítima (como meio de autodefesa). Em crianças, morder é uma forma de expressão que ocorre quando a comunicação verbal falha. As lesões por mordidas em crianças podem resultar de desentendimentos nos *playgrounds* ou em competições desportivas e são especialmente comuns entre crianças de 13 a 30 meses que frequentam creches. As lesões resultantes nesta população geralmente são leves, requerendo apenas lavagem, compressas frias e conforto para a vítima.

As mordidas autoinfligidas são observadas na **síndrome de Lesch-Nyhan**. Esta síndrome é uma doença ligada ao X, transmitida recessivamente, manifestando insensibilidade à dor e automutilação (entre outros sinais), como a mordida dos lábios. A doença é rara e as mordidas autoinfligidas são mais comumente observadas em adultos e crianças que são vítimas de abuso físico ou agressão sexual. Esses indivíduos podem morder seus próprios antebraços ou mãos por angústia ou para impedir seus próprios gritos enquanto são traumatizados.

As lesões resultantes das mordeduras de animais ou de humanos podem se tornar sépticas ou progredir para uma infecção sistêmica. As infecções bacterianas secundárias são mais comumente associadas às mordeduras de humanos do que às mordeduras dos animais, apesar de 80% das mordidas dos gatos domésticos poderem infeccionar, pois as bactérias são injetadas dentro de ferimentos profundos infligidos pelos dentes carniçais semelhante a agulhas. As complicações infecciosas incluem o tétano, a tuberculose, a sífilis, a actinomicose, a doença da arranhadura do gato (causada pela *Bartonella henselae*) e aquelas complicações infecciosas relacionadas aos organismos estreptocócicos e estafilocócicos. Os organismos anaeróbicos associados às lesões por mordeduras eventualmente podem resultar em complicações como osteomielite, artrite séptica, tenossinovite, meningite e infecções do sistema linfático.

As complicações virais, incluindo o vírus da hepatite B, o vírus do herpes simples e o citomegalovírus, resultaram da transmissão por meios de mordeduras de humanos. O vírus da imunodeficiência humana (HIV) também pode ser potencialmente transmitido pela troca de sangue e de saliva em uma lesão tipo mordedura. No entanto, acredita-se que o risco de soroconversão por este modo de transmissão de HIV seja extremamente baixo. Um indivíduo imunocomprometido, que já está infectado pelo HIV, está sob um risco aumentado de uma infecção secundária quando mordido por um gato.

A **raiva** é a complicação infecciosa mais grave que resulta das mordidas dos animais mamíferos. Cães raivosos respondem por aproximadamente 90% dos casos no mundo todo, enquanto nos EUA os morcegos se tornaram a principal causa de fatalidades humanas relacionadas à raiva. Frequentemente é necessário identificar o animal ofensor específico para o controle da raiva ou um litígio em potencial. Esta identificação não é rotineiramente feita pareando-se os dentes do animal com a lesão padrão. No entanto, quando os humanos mordem, as marcas deixadas no tecido lesado ou em objetos inanimados frequentemente são analisadas e comparadas com a dentição do provável agressor.

Questões históricas e legais

Referências a mordidas durante atos passionais ou de agressão podem ser encontradas na *Bíblia*, no *Kama Sutra* e na antiga Lei Inglesa. Na América colonial, o Reverendo George Burroughs foi acusado pelo crime de morder uma das mulheres acusadas de feitiçaria durante os incidentes de caça às bruxas em Salem, Massachusetts em 1692. Ele foi enforcado por este delito. A evidência de uma marca de mordida foi fornecida em um testemunho de um perito dentário no julgamento de Ansil L. Robinson em 1870, em Ohio, que foi acusado de ter assassinado a sua amante. Apesar de o acusado eventualmente ter sido absolvido, a apresentação odontológica especializada do Dr. Jonathan Taft sobre a lesão em padrão no braço da vítima tornou-se um ponto de referência para os futuros peritos na disciplina.

O conceito de se aceitarem evidências relacionadas à análise dos padrões criados pela dentição foi primeiramente aceito nos níveis das cortes de apelação no sistema judiciário dos EUA em 1954. Nesta época, *Doyle vs. Estado do Texas* tornou-se o primeiro caso moderno no qual uma condenação criminosa foi baseada nas evidências relacionando a dentição de um suspeito às marcas de um padrão em um objeto inanimado (um pedaço de queijo). Devido ao caso *Doyle*, mais de 260 decisões envolvendo evidências com mordeduras entraram nos registros dos casos legais das cortes de apelação dos EUA.

A comunidade legal reconheceu a marca do instrumento e a análise do padrão das impressões digitais como disciplinas forenses cientificamente aceitáveis há algum tempo. A evidência apresentada por peritos nessas áreas foi aceita em 20% das cortes estaduais sob o padrão *Frye* (*Frye vs. EUA*), e os restantes 80% das cortes estaduais e todas as cortes federais sob as *Federal Rules of Evidence* (Leis de Evidências Federais 702-705). Estas são regras especiais que lidam com a admissibilidade da evidência científica no sistema judicial americano. Portanto, elas também são aplicáveis à informação da marca de mordida.

O teste *Frye* tem sido o padrão para a admissibilidade ou aceitação científica na maioria das cortes estaduais e federais americanas desde 1923. Os três componentes da admissibilidade da evidência científica que são consideradas sob o teste *Frye* incluem os seguintes:

1. O princípio científico deve ser reconhecível.
2. O princípio científico precisa ser suficientemente estabelecido.
3. O princípio científico precisa ter obtido aceitação geral dentro da disciplina científica à qual ela pertence.

Entre os três requisitos, apenas o conceito de "aceitação geral" precisa ser satisfeito para o teste *Frye* de admissibilidade.

Evidência do uso do perfil genômico de DNA minou a aceitação geral da evidência de marcas de mordida, embora de acordo com a *Forensic Science Reform*, haja "uma resistência desmedida (pela comunidade jurídica) em criar caminhos justos para a exoneração devido à sua estrutura sistêmica de '*Stare Decisis*' e sua resistência em corrigir erros tanto em seu próprio sistema quanto nas comunidades de ciência forense". *Stare Decisis* é a doutrina legal que baseia decisões judiciais atuais sobre um assunto em decisões anteriores sobre o mesmo assunto. Portanto, os tribunais nos EUA têm sido hesitantes em contestar a "aceitação geral" da evidência de marcas de mordida como científica em decisões legais recentes.

Em 2013, legisladores do Texas aprovaram a *Forensic Science Reform* (SB 344). Esta legislação concede aos prisioneiros o direito de contestar sua condenação devido a qualquer incerteza relacionada à evidência de ciência forense usada para obter a condenação (p. ex., impressões digitais, marcas de mordida, respingos de sangue, padrões de impressão de sapato, padrões de marcas de pneu etc.).

Em 1993, a Suprema Corte dos EUA decidiu quanto à admissibilidade da evidência científica em *Daubert vs. Merrell Dow Pharmaceuticals*. Foi a decisão da Corte neste caso que salientou que o aspecto de aceitação geral do teste *Frye* não deve mais ser o único fator determinante usado na consideração da admissibilidade da evidência científica. Essencialmente, a Corte substituiu este princípio por um que avalia a validade científica. Esta decisão remove a responsabilidade de determinar a evidência científica sólida da comunidade científica na qual ela obteve uma aceitação geral.

Em vez disso, a regulação *Daubert* dá grande amplitude ao juiz que julga o caso em considerar a admissibilidade da evidência científica. Os juízes do tribunal frequentemente têm um conhecimento limitado de metodologia científica; no entanto, sob a regulação *Daubert* é requerido que eles determinem que o peso e a admissibilidade do testemunho dos peritos não apenas sejam cientificamente válidos, mas também relevantes e pertinentes às questões dos casos individuais. Portanto, os resultados da decisão da Suprema Corte em *Daubert* tornaram o juiz um "guardião" da garantia de que a testemunha pericial esteja fornecendo evidências cientificamente válidas.

O conceito da "aceitação geral" não é mais o único determinante de admissibilidade em *Daubert*. Torna-se um dos vários fatores que precisam ser satisfeitos para que a evidência científica seja admissível. Esses fatores incluem os seguintes:

- As técnicas usadas precisam ser testáveis e testadas
  - A revisão de outros membros peritos e a publicação dos resultados não é necessária, mas podem persuadir o juiz a admitir a evidência
  - Devem ser estabelecidos os padrões para a avaliação dos métodos científicos e as taxas de erro associadas às técnicas usadas
  - Deve-se considerar a aceitação dos princípios científicos que obtiveram aceitação geral dentro da disciplina científica à qual eles pertencem.

A evidência da marca de mordida é atualmente admissível sob o padrão *Frye* e as *Federal Rules of Evidence*, conforme determinado pela decisão *Daubert*. Apesar de alguns peritos em leis acreditarem que as *Federal Rules of Evidence* fornecem melhores diretrizes para as decisões de admissibilidade, os desafios com relação às bases científicas da evidência da marca de mordedura podem ser evitados sob um grupo de padrões. Atualmente, esta evidência é usada de maneira mais rotineira de forma *exculpatória* para excluir, em vez de incluir, um suspeito como perpetrador.

Características das marcas de mordida

Para avaliar uma marca com um padrão, as suas características precisam ser reconhecíveis e distinguíveis. É razoável que a marca seja compatível com a face do instrumento a partir do qual ela foi gerada. Dentes específicos podem criar padrões representativos que são reconhecíveis. Estes são descritos como características individuais de toda marca de mordedura. Os incisivos humanos fazem marcas retangulares. Dependendo do grau de atrição observada nas bordas incisais (ou oclusais) das cúspides, estas superfícies podem estar associadas a padrões puntiformes ou triangulares. Diferentemente dos pré-molares inferiores, que têm uma diminuta cúspide lingual, os pré-molares superiores frequentemente marcam em um padrão que se assemelha à "figura de um oito".

As características de categorias de uma marca de mordida humana estão relacionadas com os formatos que são criados quando grupos de dentes de ambas as arcadas dentárias fazem uma impressão na superfície mordida. Geralmente se observam padrões semicirculares, ovoides ou elípticos, mas variações podem estar associadas a arcos cônicos, quadrados e em formato de U. Tipicamente as marcas de mordidas são compostas de duas áreas em formato de arcos correspondendo aos arcos maxilar e mandibular e aos seus respectivos dentes. Quando apenas um dos arcos faz contato com uma superfície, pode ser formado um padrão em crescente. As maiores dimensões de uma marca de mordida de um humano adulto geralmente não excedem 4 cm (Figura 19.18).

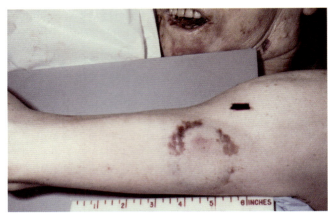

Figura 19.18 Um padrão de marca de mordida infligido antes da morte demonstrando as características individuais e de classe associadas à impressão feita pela dentição humana. Uma área de equimose no centro do padrão ovoide é observada, o que nem sempre está relacionado à ação de sucção de uma mordida sexual. Portanto, este achado não deve ser excessivamente interpretado como uma implicação da intenção sexual do mordedor. As impressões feitas pelos dentes inferiores são mais delicadas.

As características individuais e de classe dos padrões de mordida são geradas por grupos de dentes específicos. As dinâmicas da oclusão e da função muscular também devem ser levadas em conta quando se consideram variações nas características individuais e de classe de uma marca de mordida. Tais variações podem ser causadas por maloclusão, mobilidade dentária individual associada à doença periodontal e movimento dos músculos faciais durante a mordida. A maloclusão classe II pode fazer as superfícies palatinas dos dentes anterossuperiores estabelecerem o contato com o material que está sendo mordido, em vez das faces incisais. Impressões semelhantes a um escudo das superfícies palatinas são produzidas na marca de mordida, no lugar dos padrões retangulares rotineiramente associados a esses dentes.

As forças musculares aberrantes associadas à pressão da língua podem alterar o modo como os dentes fazem contato com uma superfície mordida. A disfunção da ATM também pode contribuir para as variações nos padrões da mordida. Ela pode estar associada a desvios da linha média ou à incapacidade de obter uma abertura máxima enquanto se morde. A doença periodontal pode resultar em mobilidade dentária individual, o que pode afetar o padrão da marca da mordida.

Quando mordidos, muitos objetos inanimados tendem a agir como um material de impressão dentária, retendo as marcas dos dentes. Tais casos envolveram marcas de mordida em alimentos, gomas de mascar, toalhas de papel e um rolo de fita adesiva. Diferentemente dos materiais inanimados, a pele é um tecido dinâmico que pode mudar após ter sido lesado. O edema, causado pela resposta inflamatória aguda do tecido, pode distorcer e afetar a interpretação do padrão. O sangramento dentro da área da mordida pode mascarar o padrão.

A idade da lesão é o tempo decorrido desde que foi infligida até a análise do tecido danificado. Uma determinação confiável da idade das lesões cutâneas *ante mortem* precisa de uma análise histopatológica e histoquímica para relacionar a lesão ao momento do incidente alegado (Tabela 19.5). Alterações de coloração no tecido mordido, associadas à degradação da hemoglobina pela lise das hemácias, podem ser usadas apenas

CAPÍTULO 19 Odontologia Forense — 881

| Tabela 19.5 | Alterações clínicas e histopatológicas usadas para monitorar o tempo decorrido (idade) nas lesões cutâneas associadas às marcas de mordidas. |

Tempo	Infiltrado celular predominante e depósitos	Cicatrização	Variação da coloração clínica
Horas			
4 a 8	Leucócitos polimorfonucleares com uma frente periférica		Vermelho-azul-púrpura
12	Leucócitos polimorfonucleares		
16 a 24	Pico de macrófagos		Preto-azulado
24 a 36	Pico de leucócitos polimorfonucleares	Fibroblastos periféricos	
Dias			
1 a 3	Necrose central		Verde-azulado
3+	Hemossiderina		
4		Fibras de colágeno	
4 a 5		Crescimento capilar	Marrom-amarelo-esverdeado
6		Pico de linfócitos na periferia	
10 a 14		Tecido de granulação	Castanho-claro-amarelado

de modo geral para estimar a idade da ocorrência e qualificar a idade de uma contusão como recente ou antiga. Fatores ambientais, incluindo a temperatura sazonal, a localização do corpo e a presença ou ausência de roupas podem inclusive agir como variáveis importantes que precisam ser consideradas quando se tenta determinar a idade da lesão.

As contusões e as áreas de equimoses são comuns nas marcas de mordidas feitas no tecido vivo. A ausência de sangramento dentro da lesão pode implicar que ela foi infligida após a morte. Alterações adicionais do tecido mole *post mortem*, que podem afetar a qualidade do padrão de lesão de uma mordida e o seu peso eventual como evidência, incluem artefatos criados por lividez (causada pela sedimentação dos pigmentos sanguíneos nas áreas dependentes do corpo), decomposição e embalsamento.

As marcas de mordida por ataques sexuais comumente são encontradas em pescoço, mamas, braços, nádegas, genitália e coxas. As marcas de mordidas nas axilas e os padrões de mordida nas costas, nos ombros, no pênis e no escroto frequentemente estão associadas à atividade homossexual. As crianças submetidas a abuso podem ser mordidas nas áreas da face, nas orelhas e no nariz. Os agressores também podem ser mordidos. A análise desses padrões de lesão de mordida pode ser tão incriminadora quanto aquelas encontradas na vítima de um ato violento.

Uma revisão de 778 lesões de marcas de mordida concernentes às localizações anatômicas mordidas com mais frequência, as características demográficas da vítima e do agressor, o tipo dos crimes nos quais ocorreu a mordedura e a disposição legal dos casos revelou as seguintes informações:

- As mulheres foram mordidas mais frequentemente do que os homens
- Os agressores eram mais frequentemente homens do que mulheres
- Os locais mais comuns para as mordidas foram os braços. As mordidas nessas localizações ocorreram mais comumente entre os homens

- As mulheres foram mordidas nas mamas com mais frequência do que os homens. Esta localização foi responsável pela segunda área mais comumente mordida no corpo
- O tipo de crime e a idade da vítima estavam relacionados com os padrões de localização, distribuição e número de mordidas.

Diretrizes para a análise das marcas de mordida

Em 1984 o American Board of Forensic Odontology (ABFO) estabeleceu Diretrizes para a Análise das Marcas de Mordida. Seminários adicionais do ABFO forneceram uma percepção adicional sobre as técnicas disponíveis para a recuperação, o armazenamento e a avaliação da evidência das marcas de mordidas com base nas Diretrizes. O desenvolvimento das Diretrizes também criou uma abordagem científica para a descrição da marca de mordida, a coleta de evidências do suspeito e da vítima e uma análise subsequente da evidência.

As Diretrizes não ordenam métodos analíticos específicos para a comparação. No entanto, pelo seu uso cuidadoso, a qualidade da investigação e das conclusões baseadas na evidência da marca da mordida seguem os procedimentos costumeiros. Portanto, com estas diretrizes, deve ser possível determinar o peso da evidência da marca da mordida requerida para estabelecimento da validade da comparação da marca da mordida. De acordo com as atuais Diretrizes, *marcas de mordida, sugestivo de marca de mordida* e *não é marca de mordida* são os termos usados para indicar o nível de confiança do odontologista no que se refere a uma marca com determinado padrão representando a marca de uma mordida.

Descrição da marca de mordida

Informações demográficas (*i. e.*, idade, etnia, sexo e nome da vítima; data do exame; agência de referência; número do caso) são obtidas nos casos envolvendo vítimas vivas ou falecidas.

Os nomes do examinador dentista forense e da pessoa de contato na agência de referência devem também ser incluídos.

A localização da mordida é então descrita. A atenção é direcionada a localização anatômica, contorno superficial e características do tecido da área mordida. As estruturas subjacentes, como o osso ou a gordura, podem influenciar a qualidade analítica do padrão da lesão. A mobilidade relativa da pele também é avaliada.

O formato, a cor, o tamanho e o tipo de lesão são registrados. As medidas métricas das dimensões horizontais e verticais da marca da mordida são determinadas. As irregularidades e as variações do padrão semicircular, ovoide e formato em crescente associados às marcas de mordidas humanas são notadas. Os tipos de lesão incluem a abrasão, a laceração, a hemorragia equimótica e petequial, a incisão e a avulsão. As lesões artefatuais, como a proximidade com o ferimento por esfaqueamento ou lesão por projéteis de armas de fogo, devem ser registradas, pois estas podem distorcer o padrão pela separação das linhas de clivagem anatômica da pele (**linhas de Langer**).

Coleta da evidência

Exame da vítima e do suspeito

Tanto a vítima quanto o suspeito são examinados e evidências de cada um deles são coletadas para estudo e avaliação comparativa. A coleta das evidências deve ser realizada de maneira que proteja os direitos da pessoa que está fornecendo as evidências e que permita a aceitação eventual da evidência no tribunal. Portanto, para assegurar uma análise objetiva, recomenda-se que impressões dentárias, fotografias e informações demográficas obtidas do suposto suspeito sejam coletadas por um dentista que não seja o odontologista que está fazendo a comparação.

Uma história médica padrão e um consentimento informado são obtidos antes que qualquer procedimento de recuperação da evidência concernente ao suspeito seja realizado. Um exame intraoral e um extraoral do suspeito são completados, o que inclui o odontograma, a avaliação dos tecidos moles e da língua, além de sondagem periodontal. Portanto, o conhecimento da história clínica do suspeito relativa a problemas sistêmicos associados a doença cardiovascular, alergias, doença convulsiva, diabetes e doença respiratória ou requisitos para profilaxia antibiótica tem uma importância médico-legal no caso forense, assim como na avaliação tradicional do paciente.

Um mandado de busca, uma ordem do tribunal ou um consentimento legal podem ser necessários antes que a evidência seja coletada de um suspeito. Uma lista específica de evidências desejadas relacionadas aos dentes requer registro no documento legal. Esta lista geralmente inclui fotografias faciais e orais, impressões dos dentes, registros oclusais e exemplares da mordida e amostras da saliva. Esses documentos protegem os direitos do suspeito contra busca e apreensão indevidas e são fornecidos para processamento legal correto, conforme garantido pelas Quarta e Décima Quarta Emendas da Constituição dos EUA.

As marcas de mordida são consideradas semelhantes a evidências físicas como as impressões digitais, o cabelo, as amostras de sangue e de sêmen, assim como os testes de sobriedade. Portanto, esse material não é protegido sob as provisões da Quinta Emenda, que lida com a autoincriminação.

A coleta de evidências da vítima envolve técnicas não invasivas e invasivas. As primeiras incluem a fotografia, a coleta de evidência de traços de saliva, a fabricação de moldes de estudo da marca da mordida e a estereolitografia (ELA) para criar modelos 3D da LPMM. Esta última pode envolver a incisão, a excisão e a preservação do tecido de uma LPMM em um cadáver. A preservação deste tecido permite a análise da lesão pela transiluminação e observação da área do lado oposto à fonte de luz.

Fotografia

Pelo fato de a evidência associada a marcas de mordida, abuso humano e agressão sexual e física ser transitória, há certa pressa relacionada com a coleta de evidências físicas nesses casos. As fotografias iniciais do padrão da marca devem ser tiradas antes de qualquer procedimento investigativo que possa alterar a evidência primária da marca de mordida (p. ex., toque, remoção, impressão, *swab* e limpeza).

Idealmente, as técnicas fotográficas com luz visível padrão incluem o uso de uma câmera DSLR de 35 mm com uma lente macro e um *flash* eletrônico dedicado. Devem ser obtidas numerosas imagens usando diferentes câmeras e posição de iluminação, ajustes de exposição e filmes a cores e em preto e branco. Considerações e protocolos legais adicionais relacionados à documentação da ampliação da imagem, à restauração, à compressão e à análise foram estabelecidas para as imagens digitais das marcas de mordida.

As posições de orientação e as visões de *close-up* com uma escala de referência são requeridas. Uma escala de referência permite que as imagens da marca de mordida sejam medidas e preparadas como em representações em tamanho real (*i. e.*, 1:1) do padrão da lesão. Por fim, essas imagens podem então ser comparadas com os moldes e outras amostras obtidos do suspeito. A escala deve ser estabilizada e posicionada próximo e no mesmo plano da marca de mordida, para eliminar potenciais artefatos de distorção nas imagens resultantes. Ela nunca deve ser segurada com as mãos. A escala precisa ser omitida em pelo menos uma imagem para documentar que nenhuma marca ou outra lesão foi intencionalmente ocultada por ela.

A escala de referência fotomacrográfica ABFO nº 2 (Lightning Powder Company, Inc.; Salem, OR), foi desenvolvida pelo ABFO para uso na fotografia da marca de mordida (Figura 19.19). Esta escala padronizada, rígida e precisa, em formato de L, tornou-se o padrão-ouro na análise fotográfica da marca de mordida. Variações dela eventualmente foram usadas em todas as diversidades de casos forenses que precisem de medidas precisas da evidência nas cenas do crime ou no laboratório (p. ex., análise de padrões de impressão de sapato, marcas de pneu e respingos de sangue).

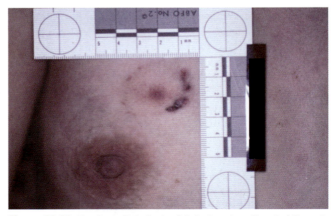

Figura 19.19 Escala de Referência nº 2 do American Board of Forensic Odontology (ABFO).

Esse instrumento não flexível contém duas escalas métricas, uma escala de cor cinzenta de 18%, três símbolos circulares e grades de retificação. Cada um desses componentes é usado para dar conta das distorções fotográficas, que podem anular o valor da evidência fotográfica. As técnicas que usam os *softwares* computadorizados Adobe Photoshop e Mideo Systems CASEWORKSeis têm sido usadas para corrigir as distorções observadas na escala de referência nº 2 ABFO e, por fim, eliminá-las da imagem de uma marca de mordida que esteja sendo analisada.

Nas vítimas vivas, fotos seriadas da LPMM são tiradas ao longo de vários dias. Esta série fornece uma documentação da mudança de coloração associada à cicatrização e à idade da ferida. Além disso, técnicas fotográficas avançadas especiais usando fontes de energia não visíveis nos extremos do espectro eletromagnético e fontes alternativas de luz fluorescente podem ser usadas para identificar imagens latentes dos dentes que podem ter permanecido após a marca de mordida ter clinicamente desaparecido. Essas técnicas precisam de filmes e fontes de iluminação especiais, ajustes da abertura de exposição (*f-stop*), variações nas velocidades do obturador e/ou filtros de lentes para funcionarem dentro dos comprimentos de ondas desejados, incluindo os seguintes (Tabela 19.6):

- **Fotografia ultravioleta (UV) refletiva.** Esta técnica intensifica a imagem da marca da mordida seletivamente identificando os **cromóforos** proativos, como a melanina e o pigmento da hemoglobina nas camadas superficiais do tecido lesado. Variações na quantidade desses pigmentos orgânicos naturais, que absorvem a luz no tecido traumatizado, são observáveis nas imagens expostas com esta fonte energética. Isto se baseia na fluorescência criada quando a pele é exposta à luz UV na variação do comprimento de onda de 200 a 400 nm. Apesar

de poder haver problemas no foco associados à fotografia UV e as exposições *precisarem* ser feitas com uma câmera montada em um tripé, o fato de esta técnica poder permitir a recuperação de evidências latentes, apesar de meses após todos os sinais clínicos de uma lesão por marca de mordida terem desaparecido, faz com que o esforço valha a pena

- **Fotografia infravermelha (IV)** As lâmpadas de tungstênio e as lâmpadas de quartzo-halogênio são boas fontes de radiação IV quando se tenta expor as imagens IV das fontes de luz não filtradas. Para expor as imagens especificamente dentro do comprimento de onda IV de 750 a 1.000 nm, precisa ser colocado um filtro na frente da lente para absorver a luz visível. O filtro de gel Kodak 87 executa esta tarefa pela limitação de toda transmissão da luz exceto nos comprimentos de onda designados. Além disso, a fotografia IV requer que a lente da câmera seja refocalizada (mudança de foco) após o foco inicial sob a luz visível e antes da exposição da imagem. Tal qual a fotografia com uma fonte de luz alternativa, o plano focal para a fotografia IV reside abaixo da superfície da pele. A profundidade focal mais intensa permite a visualização de tatuagens desbotadas e danos de feridas dentro de uma mancha de sangue. Esta técnica não é a melhor para identificação das características individuais nas lesões por marcas de mordidas

- **Fotografia com uma fonte de luz alternada (imagem com luz alternada [ILA]).** Esta técnica também é denominada *fotografia fluorescente*. Ela é vantajosa em auxiliar os investigadores a localizar e documentar evidências que envolvam a presença de resíduos de tinta, padrões de impressões digitais e os cromóforos previamente indicados. A ILA intensifica a visualização dos pigmentos derivados dos cromóforos, que podem ser encontrados dentro da evidência, envolvendo

Tabela 19.6	**Comparações das fontes de energia do espectro eletromagnético fotográfico e sua capacidade para produzir imagens forenses.**			
	Luz visível	**Luz ultravioleta**	**Luz infravermelha**	**Imagens fluorescentes com alternância de luzes**
Comprimento de onda da luz	400 a 700 nm	200 a 400 nm	700 a 1.000 nm	450 nm
Filtro	Nenhum	Kodak Wratten Filtro nº 18A gel (filtro de vidro visivelmente opaco)	Kodak gel 87	Kodak gel 15
Pigmento ou material-alvo				
Hemoglobina em lesões padrão e vasos	+	+	+	+
Melanina	+	+		+
Tatuagens	+	+	+	+
Variações da tinta em documentos forjados			+	+
Resíduos de pólvora de armas de fogo			+	+
Impressões digitais latentes				+
Fluidos corporais (saliva, sêmen e sangue)				+
Fibras residuais				+

fluidos sorológicos latentes e contusões subdérmicas ou padrões de lesão de vítimas de crimes violentos ou sexuais. As técnicas ILA iluminam tecidos-alvo em profundidade usando predominantemente uma banda de luz monocromática entre os comprimentos de onda entre 430 e 460 nm. Para obter a visualização de uma luz fluorescente fraca a partir dos pigmentos desejados, a fotografia ILA deve ser realizada eliminando-se todas as outras fontes de luz na superfície de imagem (sensor de filme ou digital). Isto requer que as técnicas ILA sejam realizadas em completa escuridão com filtros amarelos, como a gelatina Kodak nº 15. Pelo fato de que tempos de exposição mais longos também são necessários, as imagens expostas usando ILA *precisam* ser feitas com uma câmera montada em um tripé.

Conforme mencionado previamente, as fotografias dos suspeitos devem envolver a mesma atenção quanto ao controle da qualidade técnica. São realizadas fotografias extraorais, intraorais e oclusais. Imagens adicionais de testes de mordidas em cera ou acrílico e medidas da abertura máxima interincisal também são registradas.

Evidência de saliva

Apesar de o dentista forense estar preocupado principalmente com a análise da evidência física associada a uma marca de mordida, a evidência biológica sob a forma de material sorológico e DNA também tem importância probatória. Para garantir que a amostra de DNA não tenha sido contaminada, a coleta da evidência de traços de saliva da superfície da lesão de mordida da vítima é realizada antes de outras manipulações de coleta de evidências da lesão. Há um aumento no rendimento do DNA recuperado para análise quando este procedimento é executado de acordo com o protocolo de dois *swabs* descrito previamente.

Usando esta técnica, uma amostra da saliva é coletada esfregando-se primeiramente a área mordida com um *swab* de algodão que foi umedecido em água estéril destilada. O *swab* não deve conter conservantes. A marca de mordida é subsequentemente rolada com um segundo *swab* de algodão seco. Ambas as amostras podem ser consideradas uma única evidência, pois elas foram coletadas do centro da lesão padrão. Elas são dispostas em uma caixa de evidências e permite-se que elas sequem ao ar livre antes de serem submetidas a um laboratório. Não são necessários *swabs* de controle de áreas adjacentes da pele da vítima.

O DNA da vítima de uma LPMM deve ser obtido das amostras de sangue total ou *swabs* bucais. Além disso, as amostras de tecidos de autópsia podem ser obtidas de vítimas falecidas. Todas as amostras podem ser usadas para comparação do DNA com os líquidos corporais ou amostras de tecidos obtidos do suspeito.

Pelo fato de que uma vítima pode ter sido mordida através da roupa, áreas da vestimenta nas proximidades de uma LPMM também devem ser guardadas e avaliadas quanto à presença de saliva. Muitas vítimas de abuso sexual lavam a área da marca de mordida antes de procurarem tratamento. Isto é ruim, pois a evidência biológica associada à recuperação do DNA pode ser perdida. No que diz respeito a isso, a equipe da sala de emergência deve ser treinada para reconhecer a LPMM em potencial e ser instruída a não lavar ou desinfetar estas áreas até que a evidência da saliva possa ser obtida.

Impressões e estudos de moldes

Quando uma lesão por mordida exibe marcas que podem ser relacionadas à dentição de um possível agressor, exemplares precisos, 3D, em tamanho real (moldes) podem ser obtidos a partir de moldes da área. Materiais de impressão dentária são usados para criar os moldes que então são reforçados para impedir alterações dimensionais e distorções.

As Diretrizes para Análise da Marca de Mordida deliberadamente não ditam que materiais de impressão devem ser usados para criar exemplares de uma marca de mordida. Os materiais de impressão com polissiloxanos de vinil (VPS) de baixa e média viscosidade são dimensionalmente estáveis, satisfazem as especificações da American Dental Association e são todos aceitáveis. Os materiais hidrocoloides, polissulfeto, poliéter e alginato não são recomendados devido a problemas com a estabilidade a longo prazo.

Os materiais ortopédicos, os materiais VPS de alta viscosidade e as resinas não exotérmicas têm sido usados para criar as bandejas rígidas e estáveis para as impressões das marcas de mordida. Todas as bandejas de impressão e os moldes de estudo devem ser rotulados apropriadamente com informações demográficas para o caso específico. Além disso, os marcadores de direção anatômica devem ser adicionados à bandeja de impressão antes da sua remoção da superfície da pele. Isto assegurará que a impressão esteja corretamente orientada em relação ao padrão real da lesão.

As bandejas originais de impressão e os moldes de estudo são retidos para uma eventual apresentação no tribunal. Moldes e modelos de trabalho devem ser duplicados a partir da impressão original ou modelos originais. Recomenda-se que os moldes mestres sejam vazados em gesso tipo IV, de acordo com as especificações, e que estes moldes permaneçam imaculados.

Amostras de tecido

Amostras de tecido de uma marca de mordida podem ser obtidas dos cadáveres. Com a permissão do ML ou do legista, a epiderme, a derme e o músculo e tecido adiposo subjacentes podem ser removidos para análise por transiluminação. Antes da excisão, um anel ou um *stent* de acrílico devem ser colocados a 1 polegada (2,5 cm) das bordas da amostra de tecido lesado. O anel ou o *stent* impedem o encolhimento e a distorção do espécime quando ele é colocado em uma solução de formol a 4% para fixação. O material de acrílico é ligado à superfície da pele com cianoacrilato e suturas (Figura 19.20). Estas amostras de tecido podem ser transiluminadas pela iluminação por trás do tecido. Este processo permite a observação do padrão da lesão na pele machucada de uma maneira que não é possível quando o tecido está *in situ*.

Análise e comparação da evidência

A responsabilidade da comparação das fotografias da lesão com padrão de mordida com a dentição do suspeito cabe ao dentista forense. Como um perito na análise destes padrões, esse profissional objetivamente avalia a evidência. O dentista forense primeiro determina se o padrão é verdadeiramente o resultado de uma mordida ou se ele é um artefato. Padrões de borrifos de sangue ao redor de uma ferida, marcas de outros instrumentos ou artefatos de insetos não relacionados com dentes podem ser confundidos com marcas de mordidas nas

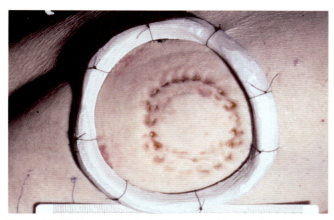

Figura 19.20 Um padrão de lesão por mordida experimental em um cadáver. Esta marca de mordida teve um *stent* de acrílico colado e suturado ao redor da sua circunferência antes da dissecção e fixação em formol a 4%. (Cortesia do Dr. E. Steven Smith.)

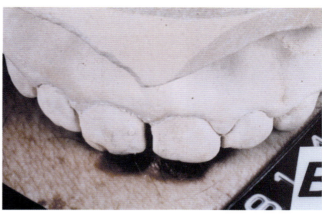

Figura 19.21 Superposição do modelo superior da dentição de um suspeito sobre a fotografia de uma lesão com padrão de mordida. Note o diastema entre os incisivos centrais. As superfícies incisais distais dos dentes incisivos laterais não estão no plano de oclusão.

fotografias fornecidas para avaliação pelos investigadores da cena do crime, pela polícia e pela equipe da sala de emergência ou de autópsia.

Uma vez que tenha sido estabelecido que o padrão esteja relacionado a dentes, ele pode ser comparado com a dentição do suspeito para propósitos de *inclusão* ou de *exclusão*. Uma opinião do perito então é emitida de acordo com os resultados do padrão da mordida e dos dentes do suspeito. Consoante as Diretrizes do ABFO para os Relatos Investigativos e Finais sobre Marcas de Mordida, *mordedor, provável mordedor, não excluído como mordedor, excluído como o mordedor* e *inconclusivo* são os termos usados para indicar o nível de confiança do odontologista de que a dentição do suposto suspeito é concordante com um padrão de marca de mordida observado em um objeto inanimado ou vítima.

Para alcançar esses objetivos, o dentista usa numerosos métodos que têm sido aceitos nos tribunais. Imagens da marca da mordida e dos dentes podem ser digitalizadas em um computador. Esta informação pode então ser ampliada e subsequentemente superposta para propósitos de pareamento.

Historicamente uma superposição clara das superfícies mastigatórias dos dentes era feita de forma simples, fazendo-se um tracejado dessas superfícies em uma folha de acetato transparente. Colocando-se as bordas incisais dos moldes de estudo no vidro de uma fotocopiadora de escritório e duplicando-se em um papel especial, chegava-se à mesma finalidade. Um efeito similar foi obtido colocando-se um pó opaco, como o sulfato de bário, em mordidas de teste de cera ou de acrílico e obtendo-se radiografias desses exemplares. Todos os revestimentos eram então superpostos sobre a marca da mordida para comparação.

Estudos indicam que existem limitações para a precisão dessas técnicas de superposição potencialmente subjetivas e tendenciosas, e têm sugerido que os métodos de superposição traçados manualmente sejam deixados de lado. Adicionalmente, um exemplar de modelo de gesso da dentição do suspeito foi colocada sobre uma imagem 1:1 de uma LPMM para comparação (Figuras 19.21 e 19.22). Este método de comparação pode ter limitações também considerando-se que a tecnologia atual baseada em computador,

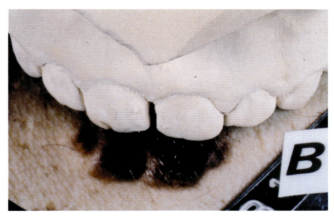

Figura 19.22 Superposição reposicionada de um molde maxilar da dentição de um suspeito em uma fotografia de uma lesão com padrão de mordida (mesmo caso mostrado na Figura 19.21). As marcas de arrasto, o espaço dos diastemas e os pontos de contato mesial do dente incisivo lateral tornam-se aparentes no padrão. (De Nuckles DB, Herschaff EE, Whatmough LN: Forensic odontology in solving crimes: dental techniques and bite-mark evidence, *Gen Dent* 42: 210-214, 1994. Publicada com a permissão da Academy of General Dentistry. © 1994 by the Academy of General Dentistry. Todos os direitos reservados.)

destinada a auxiliar o dentista de forma mais objetiva no trabalho com marcas de mordida, também pode apresentar restrições fundamentais.

Nos dias de hoje, as imagens da marca de mordida e as bordas incisais dos dentes do suspeito são rotineiramente digitalizadas e são montadas superposições volumétricas ocas geradas pelo computador usando-se o Adobe Photoshop ou outros programas de edição gráfica (Figura 19.23).

No tribunal, a evidência da marca de mordida precisa ser capaz de resistir aos desafios legais com base na sua validade científica e credibilidade do perito que apresenta a evidência. Isto é verdadeiro, independentemente das técnicas usadas para recuperar, comparar e determinar uma conclusão com base na evidência. Quando as Diretrizes para a Análise da Marca da Mordida são usadas, tais desafios podem ser minimizados.

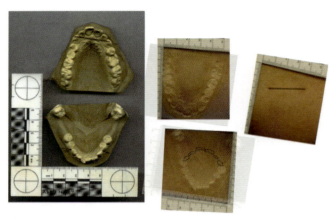

Figura 19.23 Do lado esquerdo, modelos dentários do suposto suspeito estão sendo escaneados e em escala de 1:1 antes da digitalização da sua imagem. A metade direita da ilustração mostra três fotografias de marcas de mordida na vítima. As superposições transparentes dos dentes do suposto suspeito foram digitalmente sobrepostas nas imagens digitais 1:1 da marca de mordida da vítima usando um programa de *software* desenvolvido por Mideo Systems Inc. (Huntington Beach, CA). (Cortesia do Dr. David K. Ord.)

◆ ABUSO HUMANO

Epidemiologia e classificação

Os profissionais de odontologia têm a possibilidade de encontrar mais vítimas de abuso físico, negligência, abuso sexual e psicológico, conforme os problemas associados ao comportamento humano violento tornam-se cada vez mais reconhecidos e discutidos. Atualmente as estatísticas revelam mais de 3,5 milhões de casos de abuso infantil nos EUA. Destes, quase 700.000 foram confirmados como vítimas de abuso ou negligência. Este número representa aproximadamente 1% de todas as crianças no país. Além disso, 1.809 casos de abuso infantil em 2019 resultaram em morte.

Um relatório de 2017 indicou que, em todo o mundo, aproximadamente 1 em cada 6 pessoas (16%) com 60 anos ou mais tiveram seus direitos humanos violados por meio das seguintes formas de abuso:

- Físico
- Sexual
- Psicológico e emocional
- Financeiro e material
- Abandono
- Negligência
- Séria perda de dignidade e respeito.

Nos EUA, mais de 10 milhões de adultos são vítimas de violência doméstica anualmente. Isso representa um incidente de violência doméstica ocorrendo a cada 3 segundos.

O abuso infantil é o trauma não acidental físico, mental, emocional ou sexual; a exploração ou a negligência sofrida por uma criança com menos de 18 anos que está sob os cuidados de uma pessoa responsável, como pais, irmãos, babás, professores ou outra pessoa agindo *in loco parentis*. O termo anterior refere-se à "responsabilidade legal de uma pessoa ou organização assumir algumas das funções e responsabilidades de um genitor."

Abuso de idosos e abuso de pessoas com deficiência são semelhantes em todos os aspectos ao abuso infantil, exceto que eles lidam com vítimas geriátricas ou indivíduos que estão física e/ou mentalmente incapacitados ou inválidos. Estas populações em geral precisam de cuidados especiais ou foram institucionalizadas. Os membros da equipe em instalações onde esses pacientes residem podem perpetrar esse tipo de abuso humano nos ocupantes.

As vítimas de VPI são singulares e diferem dos casos de abuso na criança, no idoso ou no inválido, porque elas frequentemente têm a autonomia de escolher as suas circunstâncias. Estima-se que 1 em cada 4 mulheres e 1 em cada 10 homens tenham experienciado violência sexual, física e/ou perseguição por um parceiro íntimo. No entanto, ao contrário da criança vítima de abuso, do residente geriátrico ou deficiente em um lar de idosos, um parceiro íntimo que sofre o abuso pode fazer escolhas para sair do ambiente traumático e violento. No entanto, muitos não o fazem e permanecem comprometidos com o relacionamento!

O National Child Abuse and Neglect Data System (NCANDS) é um programa patrocinado pelo governo federal dirigido pelo Department of Health and Human Services para coletar e analisar os dados anuais sobre o abuso e a negligência em crianças. Reconhecendo o problema global, em 2020 a OMS lançou o *Global Status Report on Preventing Violence Against Children* (Relatório do *Status* Global sobre Prevenção da Violência contra Crianças). Este documento aborda a violência contra crianças no lar, na escola, no local de trabalho, na comunidade e em outros ambientes. O projeto é um estudo abrangente e global realizado pela OMS sobre todas as formas de violência contra crianças (Boxe 19.2).

Mais de 200 milhões de meninas desde a infância até os 15 anos, assim como mulheres, foram submetidas a alguma forma de mutilação genital feminina, que não traz benefícios para a saúde. O corte e a remoção parcial ou total dos órgãos genitais externos femininos ou outras lesões nos órgãos genitais femininos ocorrem principalmente em países da África, do Oriente Médio e da Ásia.

Estima-se que 218 milhões de crianças entre 5 e 17 anos estejam trabalhando. Dentre essas, 160 milhões são vítimas de trabalho infantil ou condição análoga à escravidão, obrigadas a realizar trabalhos perigosos. Isso representa um aumento de 8,4 milhões de vítimas de trabalho infantil desde 2016. Meninos têm maior probabilidade de estar envolvidos e, mundialmente, a produção agrícola representa o maior número de crianças trabalhando. Mais de 40 milhões de indivíduos foram forçados à prostituição e à pornografia, e 10 milhões de crianças foram vítimas de tráfico humano.

As vítimas e os agressores provêm de todos os grupos étnicos, religiosos, socioeconômicos e educacionais. Relatos concernentes à distribuição dos casos entre os diferentes tipos de abuso variam bastante. Mais de 70% dos casos de abuso infantil podem resultar em um trauma físico. Alguns estudos relatam 15 a 25% dos casos com abuso sexual e 50% com a negligência. O abuso por negligência é subclassificado pela negligência da pessoa responsável em relação às necessidades médicas, dentárias e de segurança da criança; bem-estar físico; ou educação.

A administração intencional de drogas ou de veneno e a incapacidade de ganhar peso são tipos adicionais de maus-tratos classificados como abusivos. A síndrome de Munchausen por procuração é uma forma de abuso infantil na qual o cuidador

| Boxe 19.2 | Organização Mundial da Saúde: Relatório do *Status* Global sobre Prevenção da Violência contra Crianças 2020. |

- Internacionalmente, 1 bilhão de crianças (1 em cada 2) são afetadas por alguma forma de violência anualmente
- Em todo o mundo, mais de 40.000 crianças com idades entre menos de 1 ano a 17 anos morreram como resultado de abuso
- Quase 3 em cada 4 crianças com idades entre 2 e 4 anos são regularmente submetidas a violência física ou psicológica por um pai ou cuidador
- Cento e vinte milhões de meninas e jovens mulheres com menos de 20 anos sofreram relação sexual forçada ou outras formas de violência sexual
- Os homens têm menos probabilidade de relatar abuso sexual; no entanto, aqueles que experimentaram esse trauma na infância têm maior risco de transtorno de estresse pós-traumático (TEPT) e depressão, alcoolismo e abuso de drogas, e inclinações suicidas
- Vinte e cinco por cento das crianças com menos de 5 anos têm mãe vítima de violência doméstica
- Trinta e três por cento dos estudantes de 11 a 15 anos foram vítimas de *bullying* e 13% dessas crianças têm menos probabilidade de se formar
- Homens adultos que experimentaram múltiplos abusos na infância têm 14 vezes mais chances de cometer atos de violência física e/ou sexual íntima
- Mulheres adultas que experimentaram múltiplos abusos na infância têm 16 vezes mais chances de serem vítimas de violência física e/ou sexual íntima

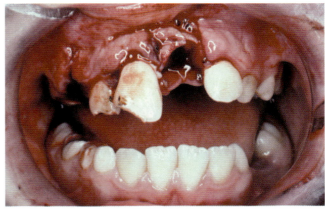

Figura 19.24 Um dente avulsionado, um dente fraturado e a laceração do freio labial associado a lesões orais e faciais em um abuso físico infantil.

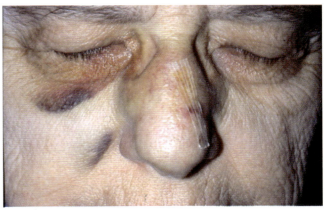

Figura 19.25 Equimoses periorbitárias bilaterais (máscara de guaxinim) e osso nasal fraturado em uma mulher branca de 77 anos vítima de abuso físico em idoso. (Cortesia do Dr. John D. McDowell.)

intencionalmente exagera, inventa e/ou cria um problema físico, emocional ou comportamental na criança. Faz-se com que a vítima pareça doente ou ferida de alguma forma para enganar o profissional da saúde e outras pessoas, de modo a obter a atenção e a simpatia para o cuidador.

Deve-se lembrar que existem numerosas doenças metabólicas, cutâneas e congênitas que podem imitar os sinais e sintomas associados ao abuso infantil. Estas incluem hemofilia, diversas deficiências de vitaminas, síndrome de Ehlers-Danlos, incontinência pigmentar, síndrome de Fanconi e osteogênese imperfeita, entre outras.

Muitos indivíduos que cometem abusos foram vítimas de abusos quando crianças. As acusações criminais frequentemente são feitas contra um cuidador abusivo. No entanto, reconhece-se que o aconselhamento e o apoio psicológico e emocional também podem ajudar a estabilizar uma unidade familiar violenta e disfuncional.

Sinais e sintomas

Independentemente das variações estatísticas globais na subclassificação do problema do abuso, o dentista apresenta grande probabilidade de encontrar abuso físico e sexual, assim como negligência nos cuidados de saúde e na segurança entre os pacientes odontológicos pediátricos, adultos idosos e incapacitados. Das crianças e adultos mais idosos que sofrem abuso físico, 50% manifestam lesões orofaciais e no escalpo (Figuras 19.24 e 19.25). Estas lesões inexplicadas são relatadas inapropriadamente pelo cuidador ou são incompatíveis com a história fornecida. O trauma abusivo para face, boca e crânio incluem os seguintes:

- Laceração dos lábios ou do freio lingual, que resulta de uma pancada ao lábio ou alimentação forçada
- Fraturas ou avulsões repetidas dos dentes
- Fraturas nasal e do arco zigomático
- Contusões bilaterais das comissuras labiais pela colocação de uma mordaça
- Equimoses periorbitais bilaterais (máscara de guaxinim)
- Equimoses mastoides (sinal de Battle) indicando a fratura da fossa craniana média e lesão cerebral traumática relacionada (Figura 19.26)
- Alopecia traumática secundária ao se agarrar o cabelo da vítima enquanto a arremessa.

As lesões padrão podem estar associadas a um formato semicircular ou em crescente de marcas de mordida. Outros instrumentos que fazem contato com a pele podem deixar padrões lineares em paralelo; estes incluem as lesões feitas por um cabide, correia, cinto ou régua. Múltiplas linhas paralelas estão associadas a marcas dos dedos após um tapa com a mão aberta. Múltiplas áreas circulares, perfuradas ou ulceradas são causadas pelas queimaduras intencionais com um cigarro ou charuto. Padrões em espiral são criados por fios elétricos, cordas e arame (Figuras 19.27 e 19.28).

Outras características das lesões de abuso infantil ou no idoso estão relacionadas com a sua multiplicidade e natureza repetitiva. Elas frequentemente aparecem em vários estágios de resolução. Algumas lesões são agudas; outras estão em estágio de cura ou até mesmo como cicatrizes. Portanto, o dentista deve examinar a pele do paciente odontológico pediátrico, geriátrico ou inválido.

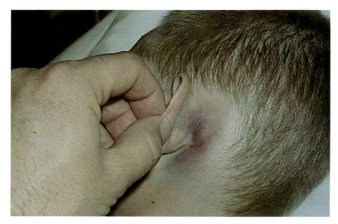

Figura 19.26 Sinal de Battle – equimose na região mastoidea.

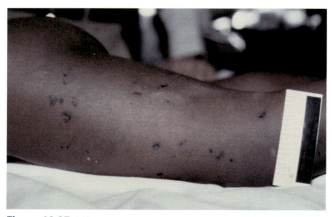

Figura 19.27 Múltiplas lesões circulares ulceradas estão associadas a queimaduras intencionais provocadas por cigarro. Quando uma criança é acidentalmente queimada com um cigarro, observa-se apenas uma úlcera elíptica.

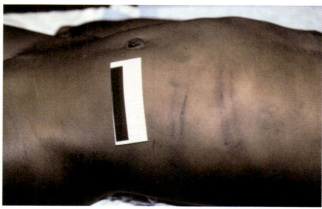

Figura 19.28 Marcas lineares em paralelo ("trilho de ferrovia") estão associadas a pancadas na pele com objetos com pontas retas como um cinto, um cabide, um fio elétrico e uma régua.

Uma suspeita de abuso aumenta quando a criança ou o idoso aparece vestido com roupas em excesso para a estação do ano; o uso de roupas em excesso pode ser uma tentativa de mascarar ou esconder os sinais físicos do abuso.

Na idade adulta, 10% dos homens e 25% das mulheres são vítimas de abuso sexual. As infecções orais associadas às doenças sexualmente transmissíveis (DSTs) são obviamente sinais de abuso sexual quando elas são observadas em um menor de idade. As lesões eritematosas ou petequiais no palato ou a ulceração da área sublingual devem ser notadas, pois esses achados podem resultar do trauma físico associado à realização de felação ou cunilíngua (ver Capítulo 8).

Entre os irmãos, a presença de "cárie de mamadeira" é um sinal de abuso por negligência e indica a desatenção do cuidador com as necessidades dentárias das crianças. Quando os bebês e as crianças ainda em fase de amamentação são colocados na cama com uma mamadeira cheia com soluções cariogênicas (p. ex., leite, refrigerantes e sucos doces), os incisivos superiores são banhados na solução açucarada e podem manifestar cáries graves. Os dentes inferiores protegidos do material cariogênico pela posição da língua e do mamilo durante a sucção são poupados dos seus efeitos destrutivos, e a criança assume a aparência de um pseudoprognatismo ou pseudomaloclusão de classe III (Figura 19.29).

O dentista deve prestar atenção a outros comportamentos abusivos direcionados à criança ou paciente idoso pelo cuidador responsável. O comportamento abusivo pode envolver a recusa ou o retardo em buscar tratamento para problemas médicos ou dentários graves, abandono, recusa em cooperar com o tratamento planejado e não retorno ao mesmo médico ou dentista para tratamento.

Papel do dentista no reconhecimento e no relato do abuso humano

A percepção dos sinais e dos sintomas de abuso entre os indivíduos de todas as idades deve ser um objetivo de todos os dentistas. Como um componente do processo de relicenciamento dentário, o estado de Nova York requer a documentação de créditos de educação continuada na área de reconhecimento de abuso infantil e da responsabilidade do profissional em relatar tais casos.

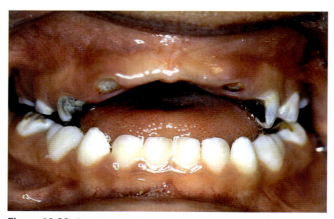

Figura 19.29 Pseudoprognatismo ou pseudomaloclusão classe III observada em uma criança negligenciada com cárie dentária associada à mamadeira (cárie de mamadeira) (Cortesia da Dra. Cynthia Hipp.)

Pelo estatuto, todos os estados norte-americanos exigem que a equipe odontológica, outros profissionais da saúde, professores e funcionários de creches e casas de repouso relatem casos suspeitos de abuso infantil e no idoso. Infelizmente, o relato da VPI é limitado na maioria das jurisdições a casos envolvendo o uso de uma arma enquanto se comete um ato de violência. Ao contrário da exigência para profissionais da odontologia reportarem casos de abuso infantil e contra idosos, o dentista não tem obrigação legal de relatar VPI porque essas vítimas são autônomas. No entanto, os Princípios de Ética e Código de Conduta Profissional da American Dental Association indicam uma responsabilidade em nome dos profissionais dentistas de interceder em casos envolvendo violência familiar.

A agência para a qual o relato é feito varia entre as diferentes jurisdições. Comumente, a polícia, o serviço social, os serviços de bem-estar infantil, as agências de serviço aos idosos ou as varas de família são os órgãos governamentais designados para aceitar esses relatos. Quando a denúncia é feita de boa-fé, o dentista fica isento de qualquer processo ou litígio civil que possa proceder de uma denúncia falsa. A omissão em relatar é considerada um delito na maioria dos estados norte-americanos. Além disso, o dentista pode estar sujeito à revogação da sua licença ou litígio por imperícia por não fazer uma denúncia.

Quando um dentista determina que o relato de um abuso infantil ou de um idoso deve ser feito, a documentação da evidência física para corroborar a acusação é mandatória. Todas as evidências são coletadas de acordo com os princípios descritos para a identificação dos casos de marcas de mordidas. As descrições das lesões e sua localização, fotografias e radiografias de suporte, além de informação declarando a base para a suspeita de abuso, são incluídas no relatório. Quando se considera o abuso, o dentista deve examinar o paciente e avaliar o problema separadamente do cuidador abusivo. O consentimento parental não é necessário para obter evidências físicas apropriadas de vítimas abaixo da idade da maioridade.

Portanto, todos os pais e irmãos acompanhantes devem ser orientados a permanecer na área de espera do consultório enquanto um paciente menor está sendo tratado. Esta política deve ser mantida, seja ou não suspeitado abuso, para que o dentista, atuando *in loco parentis*, possa examinar cada paciente em busca de sinais e sintomas de abuso e obter o relato da criança sobre os achados sem influência ou pressão do cuidador.

◆ DENTISTAS COMO TESTEMUNHAS PERICIAIS

As testemunhas de observação ou leigas depõem apenas a respeito de fatos conhecidos por elas. Elas são referidas como *testemunhas de fatos*. Tais testemunhas têm a permissão de fazer inferências sobre fatos físicos com base na experiência do dia a dia. A testemunha de fatos não tem autorização para apresentar evidências do que ouviu dizer ou boatos sobre outra pessoa.

O sistema judicial reconhece que pessoas com uma experiência científica ou um campo de estudo especializado que seja admissível sob a regra *Frye* ou pelas *Federal Rules of Evidence* podem fornecer aos tribunais análises ou explicações relativas a esta disciplina. Os fatos e opiniões oferecidos por tal testemunha estão além do escopo de informação que poderia ser esperado que fosse fornecido por um leigo ou uma testemunha dos fatos. Uma testemunha que é qualificada para depor sob este padrão é reconhecida como um "perito".

Membros da profissão odontológica são peritos. Eles são qualificados para testemunharem perante o juiz, que baseia a sua opinião na sua experiência educativa, na experiência dentária e forense, publicações e outras qualificações profissionais. Os dentistas que receberam treinamento adicional em uma das especialidades dentárias podem ser chamados para apresentar informações específicas sobre esta disciplina.

Os peritos odontológicos auxiliam os advogados e, por fim, aqueles que avaliam os fatos (juízes e jurados) a compreenderem o escopo e as complexidades da ciência dentária e da prática em relação a questões legais. O dentista não deve se tornar um advogado de qualquer um dos lados de um caso, mas deve perseverar em ser um educador e um amigo do tribunal.

Além de sua *expertise* em julgamentos criminais envolvendo marcas de mordida, abuso humano e/ou identificação de vítimas de homicídio, dentistas podem ser requisitados a testemunhar como especialistas em casos de litígio civil que envolvem as seguintes situações:

- **Imperícia com base em negligência.** Esta categoria inclui danos corporais (p. ex., a extração do dente errado), erro de diagnóstico, falha em diagnosticar, referir ou informar. Todas estas ações estão fora do padrão de cuidados para a profissão
- **Danos pessoais.** O dano da ATM ou o trauma dentário sofrido em acidentes envolvendo veículos, acidentes domésticos, esportivos, recreativos ou relacionados ao trabalho se enquadram nesta categoria
- **Fraude odontológica.** Cobrança por materiais e procedimentos que não foram usados ou realizados são exemplos de fraude
- **Identificação de vítimas de incidentes com múltiplas fatalidades.** Isso pode incluir vítimas de desastres naturais e acidentes que são julgados civil ou criminalmente, nos quais um infrator é levado ao sistema judicial criminal.

Os dentistas frequentemente estão pouco familiarizados e podem ficar intimidados pela natureza hostil dos procedimentos e protocolos das salas de tribunal. Quando apresenta a evidência, o perito odontológico deve lembrar que o seu papel no processo legal é ajudar o juiz e os jurados a compreenderem as questões dentárias no caso. Para esta finalidade, e como um cientista, a testemunha perita dentista deve apresentar a evidência com confiança, precisão e objetividade, relatando as informações em termos leigos.

Quando interrogado pelo advogado do oponente, a testemunha perita dentista deve manter-se tranquila e confiante. Como um perito, o dentista tem o direito de fazer referência aos registros e exemplares preparados para o caso. O dentista tem a autorização de ler e rever qualquer livro ou artigo oferecido pelo advogado opositor com a intenção de desacreditar o testemunho.

A preparação antes do julgamento é necessária se o perito dentista e o advogado que solicitou os seus serviços necessitam desenvolver a evidência a ser apresentada no tribunal. Ambos precisam estar cientes quanto aos pontos fortes e os pontos fracos do material e decidirem como melhor fornecer ao júri esta informação. Deve ser permitido um tempo adequado para o preparo das provas para o tribunal. Também é vantajoso tentar determinar a posição que será tomada pelos peritos dentistas chamados pelo advogado opositor.

◆ RESUMO

Todos os profissionais têm a responsabilidade de compreender as implicações forenses associadas à prática da sua profissão. Esse entendimento deve incluir mais do que ética e jurisprudência, que eram tradicionalmente os únicos aspectos do conhecimento da lei adquiridos pelos profissionais dentistas. A apreciação dos problemas odontológicos forenses envolvendo a identificação de corpos, métodos de estimativa da idade dentária, reconhecimento e relato de abuso humano e análise de marcas de mordida permite aos clínicos manter registros legalmente aceitáveis e auxiliar as autoridades legais na identificação de vítimas de incidentes com uma ou várias fatalidades e atos criminosos.

A busca por justiça em casos de estupro, homicídio e abuso humano com frequência se baseia no testemunho odontológico para interpretar as marcas de mordidas ou as LPMMs. O desenvolvimento de técnicas e equipamentos fotográficos com comprimentos de onda UV e IV proporcionou aos dentistas forenses a oportunidade de fornecerem evidências científicas objetivas nesses tipos de casos. A evidência recolhida usando tais recursos pode ser analisada e avaliada com *software* computadorizado, laboratório e procedimentos clínicos que também intensificam a capacidade do odontologista forense de interpretar os resultados.

A confiança da comunidade legal no profissional de odontologia para continuar a fornecer a experiência em procedimentos civis e criminais assegura que a odontologia forense permanecerá um componente viável das ciências forenses e da prática da odontologia.

◆ BIBLIOGRAFIA

Al-Amad SH, Clement JG, McCullough MJ, et al.: Evaluation of two dental identification computer systems: DAVID and WinID3, *J Forensic Odontostomatol* 25(1):23–29, 2007.

AlQahtani SJ, Hector MP, Liversidge HM: Brief communication: the London atlas of human tooth development and eruption, *Am J Phys Anthropol* 142(3):481–490, 2010.

American Board of Forensic Odontology: Bite mark methodology guidelines, In *ABFO diplomates reference manual (revised 01/22/13), section III: policies, procedures, guidelines & standards*, 2013, pp 109–121. PDF available online: http://www.abfo.org/resources/abfo-manual/. (Accessed 8 August 2013.)

American Board of Forensic Odontology: Body identification guidelines, In *ABFO diplomates reference manual (revised 01/22/13), section III: policies, procedures, guidelines & standards*, 2013, pp 122–174. PDF available online: http://www.abfo.org/rsources/abfo-manual/. (Accessed 8 August 2013.)

American Dental Association: *American Dental Association technical report no. 1077 for human age assessment by dental analysis*, 2020, Organization of Scientific Area Committees for Forensic Science (OSAC) Registry. https://www.ada.org/publications/ada-news. (Accessed 7 March 2022.)

American Dental Association, Department of Informatics: *Electronic health records (EHRs)*, 2014 http://www.ada.org/en/member-center/member-benefits/practice-resources/dental-informatics/electronic-health-records. (Accessed 21 October 2014.)

Anon: Guidelines for bite mark analysis. American Board of Forensic Odontology, Inc., *J Am Dent Assoc* 112(3):383–386, 1986.

Arany S, Ohtani S, Yoshioka N, et al.: Age estimation from aspartic racemization of root dentin by internal standard method, *Forensic Sci Int* 141:127–130, 2004.

Aschheim KW, Adams B: Computerized dental coding and sorting algorithms: is there a best? *J Forensic Odontostomatol* 31(Suppl 1):113–114, 2013.

Austin-Smith D, Maples WR: The reliability of skull/photograph superimposition individual identification, *J Forensic Sci* 39:446–455, 1994.

Bang G, Ramm E: Determination of age in humans from root dentin transparency, *Acta Odontol Scand* 56:238–244, 1970.

Barsley RE: Forensic and legal issues in oral diagnosis, *Dent Clin North Am* 37:143–144, 1993.

Berger MA: Evidentiary framework. In Cecil JS, et al, editors: *Shepard's reference manual on scientific evidence*, New York, 1994, McGraw-Hill, pp 39–117.

Blankenship JA, Mincer HH, Anderson KM, et al.: Third molar development in the estimation of chronologic age in American blacks as compared with whites, *J Forensic Sci* 52:428–433, 2007.

Bowers CM, Johansen RJ: Photographic evidence protocol: the use of digital imaging methods to rectify angular distortion and create life size reproductions of bite mark evidence, *J Forensic Sci* 47:179–186, 2002.

Bush MA, Bush PJ, Miller RG: Detection and classification of composite resins in incinerated teeth for forensic purposes, *J Forensic Sci* 51:636–642, 2006.

Bush MA, Miller RG: The crash of Colgan Air flight 3407: advanced techniques in victim identification, *J Am Dent Assoc* 142:1325–1356, 2011.

Bush MA, Miller RG, Norrlander AL, et al.: Analytical survey of restorative resins by SEM/EDS and XRF: Databases for forensic purposes, *J Forensic Sci* 53:419–425, 2008.

Bush MA, Miller RG, Prutsman-Pfeiffer J, et al.: Identification through XRF analysis of dental restorative resin materials: a comprehensive study of non-cremated, and processed cremated individuals, *J Forensic Sci* 52:157–165, 2007.

Calliphora vomitoria. https://en.wikipedia.org/wiki/Calliphora_vomitoria. (Accessed 12 August 2021.)

Child Abuse Prevention and Treatment Act of 1974 (PL93-247), DHEW Pub No 78-30137, 42 USCS Section 5106 g (4), Washington, DC, 1988.

Child Liberation Foundation n.d.: Child trafficking statistics. https://liberatechildren.org/child-trafficking-statistics.

Chiodo GT, Tolle SW, Tilden VP: The dentist and family violence, *Gen Dent* 46:20–25, 1998.

Christian CW: *Metabolic and genetic mimics of child abuse*, 2014 https://champprogram.com/pdf/Metabolic-Mimickers-feb-12-2014-handout.pdf. (Accessed 12 December 2020.)

Cottone JA, Standish SM: *Outline of forensic dentistry*, Chicago, 1982, Year Book Medical Publishers.

Covell K. The rights of the child part three: child sexual exploitation and the age of consent, *aboutkidshealth: Trusted answers from The Hospital for Sick Children*: http://www.aboutkidshealth.ca/en/news/series/rightsofchildren/pages/the-rights-of-children-part-three-child-sexual-exploitation-and-the-age-of-consent.aspx. (Accessed 21 October 2014.)

da Fonseca MA, Feigal RJ, ten Bensel RW: Dental aspects of 1248 cases of child maltreatment on file at a major county hospital, *Pediatr Dent* 14:152–157, 1992.

Danforth RA, Herschaft EE, Weems RA: Dental, oral, and maxillofacial radiographic features of forensic interest, In Senn DR, Weems RA, editors: *American society of forensic odontology manual of forensic odontology*, ed 5, Boca Raton, FL, 2013, CRC Press, pp 131–160.

Daubert v. Merrell Dow Pharmaceuticals, Inc., 113 S. Ct. 2786 (1993). http://law.harvard.edu/publications/evidenceiii/cases/daubert.htm. (Accessed 21 October 2014.)

Dental prosthetics identification: http://www.denture-id.com/Regulations.

De Valck E: Major incident response: collecting *ante mortem* data, *Forensic Sci Int* 159:15–19, 2006.

DiMaio DJ, DiMaio VJM: *Forensic pathology*, Boca Raton, FL, 1993, CRC Press.

Dorion RBJ, editor: *Bitemark evidence: a color atlas and text*, Boca Raton, FL, 2011, CRC Press.

Doyle v. State, 159 Texas, C.R. 310, 263 S.W. 2d 779 (January 20, 1954). https://forensicdentis.wpengine.com/doyle-v-state/. (Accessed 21 October 2014.)

Epstein JB, Scully C: Mammalian bites: risk and management, *Am J Dent* 5:167–172, 1992.

Federal Bureau of Investigation: *FBI announces contract award for Next Generation Identification system*, Washington, DC, 2008, FBI National Press Office. (website): http://www.fbi.gov/news/pressrel/press-releases/fbi-announces-contract-award-for-next-generation-identification-system. (Accessed 21 October 2014.)

Federal Bureau of Investigation: *Integrated automated fingerprint identification system*. www.fbi.gov/hq/cjisd/iafis.htm#main. (Accessed 21 October 2014.)

Federal Bureau of Investigation: *Laboratory services, Combined DNA Index System (CODIS)*. http://www.fbi.gov/about-us/lab/biometric-analysis/codis. (Accessed October 21, 2014.)

Federal Bureau of Investigation National Press Office: *The FBI's Combined DNA Index System (CODIS) hits major milestone*, 2021 https://www.fbi.gov/news/pressrel/press-releases/the-fbis-combineddna-index-system-codis-hits-major-milestone.

Florida Museum. Yearly worldwide shark attack summary: the ISAF 2020 shark attack report. https://www.floridamuseum.ufl.edu/shark-attacks/yearly-worldwide-summary/.

Forrester JD, et al.:Mortality, hospital admission, and healthcare cost due to injury from venomous and non-venomous animal encounters in the USA: 5-year analysis of the National Emergency Department sample, *Trauma Surg Acute Care Open* 3(1): e0000250, 2018. https://doi.org/10.1136/tsaco-2018-000250. eCollection 2018.

Frair J, West MH: Ultraviolet forensic photography, *Kodak Tech Bits* 2:311, 1989.

Freeman AJ, Senn DR, Arendt DM: Seven hundred seventy eight bite marks: analysis by anatomical location, victim and biter demographics, type of crime, and legal disposition, *J Forensic Sci* 50:1436–1443, 2005.

Frye v. United States, 293 F. 1013 (D.C. Cir 1923). http://www.law.ufl.edu/_pdf/faculty/little/topic8.pdf. (Accessed 21 October 2014).

Golden GS: Lessons learned from the WTC disaster: a first-person account, *J Can Dent Assoc* 32:675–680, 2004.

Golden GS: Use of alternative light source illumination in bite mark photography, *J Forensic Sci* 39:815–823, 1994.

Gorlin RJ, Cohen MM, Levin LS: *Syndromes of the head and neck*, ed 3, New York, 1990, Oxford University Press.

Gustafson G: Age determination on teeth, *J Am Dent Assoc* 41:445–454, 1950.

Health Information Privacy, U.S. Department of Health and Human Services. https://www.hhs.gov/hipaa/for-professionals/privacy/laws-regulations/index.html.

Herschaft EE, Alder ME, Ord DK, et al, editors: *American Society of Forensic Odontology—manual of forensic odontology*, ed 4, Albany, NY, 2007, ImPress Printing.

Hopper J: Child abuse: statistics, research, and resources, 1998. www.jimhopper.com. www.jimhopper.com/abstats/. (Accessed 21 October 2014.)

Hyzer WG, Krauss TC: The bite mark standard reference scale ABFO no. 2, *J Forensic Sci* 33:498–506, 1988.

Institute of Medicine: *The computer-based patient record: an essential technology for health care*, Revised Edition, Washington, DC, 1997, The National Academies Press. https://doi.org/10.17226/5306.

International Labour Organization: *Child labour*, 2020. https://www.ilo.org/global/topics/child-labour/lang- -en/index.htm.

Jakush J: Forensic dentistry, *J Am Dent Assoc* 119:355–368, 1989.

Johansen R, Bowers CM: *Digital analysis of bite mark evidence using Adobe Photoshop*, 2000, Forensic Imaging Institute.

Kim YK, Kho HS, Lee KH: Age estimation by occlusal wear, *J Forensic Sci* 45:303–309, 2000.

Koen WJ, Bowers CMC: *Forensic science reform: protecting the innocent*, ed 1, St. Louis, MO, 2012, Elsevier. https://www.sciencedirect.com/science/article/pii/B9780128027196000054.

Koen WJ, Bowers CM, editors: Bite mark evidence, In *Forensic science reform*, 2017, Academic Press, pp 137–165. https://www. sciencedirect.com/science/article/pii/B9780128027196000054.

Laser-Maira J.A., Hounmenou C.E., Peach D.: Global commercial and sexual exploitation of children. Oxford encyclopedia of criminology and criminal justice. https://oxfordre.com/criminology/view/10.1093/acrefore/9780190264079.001.0001/acrefore-9780190264079-e-592.

Lewis JM, Senn DR: Dental age estimation, In Senn DR, Weems RA, editors: *American Society of Forensic Odontology manual of forensic odontology*, ed 5, Boca Raton, FL, 2013, CRC Press, pp 211–255.

Lewis LM, Levine MD: Dribben WH: Bites and stings. In Dale DC, Federman DD, editors: *Interdisciplinary medicine*, New York, 2000, WebMD Inc.

Lorton L, Rethman M, Friedman R: The computer-assisted postmortem identification (CAPMI) system: a computer-based identification program, *J Forensic Sci* 33(4):977–984, 1988.

Maples WR: An improved technique using dental histology for estimation of adult age, *J Forensic Sci* 23:764–770, 1978.

Miller RG, Bush PJ, Dorion RB, et al.: Uniqueness of the dentition as impressed in human skin: a cadaver model, *J Forensic Sci* 54:909–914, 2009.

Mincer HH, Harris EF, Berryman HE: The ABFO study of third molar development and its use as an estimator of chronological age, *J Forensic Sci* 38:379–390, 1993.

Moenssens AA, Inbau FE, Slam JE: *Scientific evidence in criminal cases*, ed 3, Mineola, NY, 1986, Foundation Press.

Mohammed RB, et al.: Rugoscopy: human identification by computer-assisted photographic superimposition technique, *J Forensic Dent Sci* 5(2):90–95, 2013. https://doi.org/10.4103/0975-1475.119771.

Moorrees CF, Fanning EA, Hunt EE: Age variations of formation stages for ten permanent teeth, *J Dent Res* 42:1490, 1963.

Myers SL, Williams JM, Hodges JS: Effects of extreme heat on teeth with implications for histologic processing, *J Forensic Sci* 44:805–809, 1999.

National Academy of Sciences: *Strengthening forensic sciences in the United States: a path forward*, Washington, DC, 2009, The National Academies Press.

National Statistics: Domestic violence fact sheet, National Coalition Against Domestic Violence. https://assets.speakcdn.com/assets/2497/domestic_violence-2020080709350855.pdf?1596828650457.

National Statistics on Child Abuse, National Children's Alliance. https://www.nationalchildrensalliance.org/media-room/nationalstatistics-on-child-abuse/.

Oeschger MP, Hubar JS: Modified intraoral film holders for postmortem identification, *J Forensic Sci* 44:846–848, 1999.

Ohtani S, Yamamoto T: Strategy for the estimation of chronological age using the aspartic acid racemization method with special reference to coefficient of correlation between D/L ratios and ages, *J Forensic Sci* 50:1020–1027, 2005.

Pear R: Standards issued for electronic health records, *The New York Times*, 2010. http://www.nytimes.com/2010/07/14/health/policy/14health.html?_r=0. (Accessed 21 October 2014.)

Pierce L: Early history of bitemarks, In Averill D, editor: *Manual of forensic odontology*, ed 2, Colorado Springs, 1991, American Society of Forensic Odontology, pp 127–128.

Pinheiro PS: *World report on violence against children*, Geneva, Switzerland, 2006, United Nations Publishing Services.

Pitluck HM, Barsley RE: 364 bitemark case citations, In Herschaft EE, Alder ME, Ord DK, et al., editors: *American Society of Forensic Odontology manual of forensic odontology*, ed 4, Albany, NY, 2007, ImPress Printing.

Pretty IA: A web-based survey of odontologists' opinions concerning bitemark analysis, *J Forensic Sci* 48:1117–1120, 2003.

Pretty IA: The use of dental aging techniques in forensic odontological practice, *J Forensic Sci* 48:1127–1132, 2003.

Pretty IA, Sweet DJ: A look at forensic dentistry—Part 1: The role of teeth in the determination of human identity, *Br Dent J* 190:359–366, 2001.

Pretty IA, Sweet DJ: The scientific basis for human bitemark analysis—a critical review, *Sci Justice* 41:85–92, 2001.

Quarterehomme G, Is,can MY: Gunshot wounds to the skull: comparison of entries and exits, *Forensic Sci Int* 94(1–2):141–146, 1998.

Ramsland K: *The C.S.I. effect*, New York, 2006, Berkley Publishing Group.

Regan JD, Parrish JA: *The science of photomedicine*, New York, 1982, Plenum Press.

Rextar Portable X-Ray Generator: GoodDrs. https://www.gooddrs.us/radiography/rextar-x-portable-x-ray-generator/.

Roberts D: The iceman: lone voyager from the copper age, *Natl Geogr Mag* 183:36–67, 1993.

Sanger RG, Bross DC: *Clinical management of child abuse and neglect: a guide for the professional*, Chicago, 1984, Quintessence Publishing.

Schrader BA, Senn DR: Dental identification of human remains from orthopedic metallic fixation devices, In *Proceedings of the American Academy of Forensic Sciences*, vol 7, 2006, p 198.

Siderits R, Birkenstamm J, Khani F, et al.: Three-dimensional laser scanning of "Crime Scene Gum" as a forensic method demonstrating the creation of virtual tooth surface contour and web-based rapid model fabrication, *Forensic Sci Commun* 12:1–6, 2010.

Sinclair K, McKechnie VM: DNA extraction from stamps and envelope flaps using QIA amp and QIA shredder, *J Forensic Sci* 45:229–230, 2000.

Sittig DF, Singh H: Legal, ethical, and financial dilemmas in electronic health record adoption and use, *Pediatrics* 127(4):e1042–e1047, 2011.

Smith ES, Rawson RD: *Proceedings of the First National Symposium on Dentistry's Role and Responsibility in Mass Disaster Identification*, Chicago, 1988, American Dental Association.

Sognnaes RF, Ström F: The odontological identification of Adolph Hitler. Definitive documentation by x-rays, interrogation and autopsy findings, *Acta Odont Scand* 31:43–69, 1973.

Solomons HC, Elardo R: Biting in day care centers: incidence, prevention, and intervention, *J Pediatr Health Care* 5(4):191–196, 1991. https://doi.org/10.1016/0891-5245(91)90060-4.

Soomer H, Ranta H, Lincoln MJ, et al.: Reliability and validity of eight dental age estimation methods for adults, *J Forensic Sci* 48:149–152, 2003.

Spitz WU, Spitz DJ: *Spitz and Fischer's medicolegal investigation of death: guidelines for the application of pathology to criminal investigation*, ed 4, Springfield, IL, 2006, Charles C Thomas.

Standish SM, Stimson PG, editors: Forensic dentistry: legal obligations and methods of identification for the practitioner, *Dent Clin North Am* 21:1–196, 1977.

Stirling J Jr, American Academy of Pediatrics Committee on Child Abuse Neglect: Beyond Munchausen syndrome by proxy: identification and treatment of child abuse in a medical setting, *Pediatrics* 119:1026–1030, 2007.

Sweet DJ, Bowers CM: Accuracy of bite mark overlays: a comparison of five common methods to produce exemplars from a suspect's dentition, *J Forensic Sci* 43:362–367, 1998.

Sweet DJ, Hildebrand D: Recovery of DNA from human teeth by cryogenic grinding, *J Forensic Sci* 43(6):1199–1202, 1998.

Sweet DJ, Lorente M, Lorente JA, et al.: An improved method to recover saliva from human skin: the double swab technique, *J Forensic Sci* 42:320–322, 1997.

Talon DA, Citron DM, Abrahamian FM, et al.: Bacteriologic analysis of infected dog and cat bites: Emergency Medicine Animal Bite Infection Study Group, *N Engl J Med* 340:85–92, 1999.

Texas Junk Science Law (SB 346): https://www.shanephelpslaw.com/the-atticus-files/2019/february/texas-junk-science-law/.

The Innocence Project. Description of bite mark exonerations. https://www.innocenceproject.org/wp-content/uploads/2020/04/Description-of-bite-mark-exonerations-and-statistical-analysis_UPDATED-04.09.2020.pdf.

US Department of Health and Human Services Centers for Medicare & Medicaid Services: 42 CFR Parts 412, 413, and 495, Medicare and Medicaid Programs; Electronic Health Record Incentive Program—Stage 2: Final Rule. http://www.gpo.gov/fdsys/pkg/FR-2012-09-04/pdf/2012-21050.pdf. (Accessed 21 October 2014.)

US Federal Emergency Management Agency (FEMA): National Response Framework. 2021. https://www.fema.gov/emergency-managers/national-preparedness/frameworks/response. (Accessed 5 February 2023.)

Vale GL: Identification by dental evidence: basic and beyond, *J Can Dent Assoc* 32:665–672, 2004.

Vale GL: History of bitemark evidence, In Dorion RBJ, editor: *Bitemark evidence*, New York, 2005, Marcel Dekker.

Villacorta N: The mystery of the missing fingerprints, *Science*, 2011. https://www.sciencemag.org/news/2011/08/mystery-missing-fingerprints.

Warnick AJ: *Forensic dental identification team manual*, Detroit, 1989, Detroit Dental Association.

Willems G: A review of the most commonly used dental age estimation techniques, *J Forensic Odontostomatol* 19:9–17, 2001.

Word CJ, Sawosik TM, Bing DH: Summary of validation studies from twenty-six forensic laboratories in the United States and Canada on the use of the AmpliType PM PCR amplification and typing kit, *J Forensic Sci* 42:39–48, 1997.

World Health Organization: *Global status report on preventing violence against children 2020*, 2020. https://www.who.int/publications/i/item/9789240004191.

World Health Organization: Female genital mutilation. https://www.who.int/news-room/fact-sheets/detail/female-genital-mutilation.

World Health Organization Rabies. https://www.who.int/news-room/fact-sheets/detail/rabies.

Wright FD, Golden G: Forensic photography, In Stimson P, Mertz C, editors: *Forensic dentistry*, Boca Raton, FL, 1997, CRC Press.

Yon Y, Mikton CR, Gassoumis ZD, Wilber KH: Elder abuse prevalence in community settings: a systematic review and meta-analysis, *Lancet Glob Health* 5(2):e147–e156, 2017. https://www.ncbi.nlm.nih.gov/pubmed/28104184.

Zarkowski P: Bite mark evidence: its worth in the eyes of the expert, *J Law Ethics Dent* 1:47–57, 1988.

Zelditch ML, Swiderski DL, Sheets HD: *Geometric morphometrics for biologists: a primer*, ed 2, St. Louis, MO, 2012, Elsevier.

APÊNDICE

Diagnóstico Diferencial das Doenças Orais e Maxilofaciais

O aspecto mais importante no cuidado do paciente é o diagnóstico preciso de sua doença. Infelizmente, a apresentação clínica de muitos processos patológicos pode ser muito similar, apesar de grandes diferenças nas suas etiologias e patogêneses. Como o tratamento e, principalmente, o prognóstico estão baseados no diagnóstico, o processo diagnóstico é fundamental no tratamento adequado do paciente. Este apêndice proporciona algumas orientações para executar e facilitar o processo de diagnóstico sob uma perspectiva clínica.

O primeiro passo na aquisição das informações é a obtenção do histórico completo da doença. Essa etapa tipicamente inclui itens como início, gravidade, localização, duração, caráter e progressão dos sinais e sintomas apresentados pelo paciente. Além disso, informações adicionais sobre o histórico médico, social e familiar do paciente podem ser necessárias. Com essas informações, o profissional pode, muitas vezes, iniciar o processo de formulação da lista de possíveis diagnósticos, mesmo antes de realizar o exame.

As informações obtidas durante o exame clínico também são muito importantes, pois muitas lesões apresentam manifestações típicas. Pela avaliação dessas características juntamente com o histórico do paciente, frequentemente o clínico pode estreitar a lista de possibilidades diagnósticas. Esta lista, conhecida como *diagnóstico diferencial*, inclui essencialmente as possíveis condições patológicas, em geral ordenadas da mais provável para a menos provável.

◆ DEFINIÇÕES

Para melhor descrever os aspectos das lesões e informar essas características aos demais profissionais, o clínico deve estar familiarizado com os seguintes termos:

Mácula. Área focal de alteração de coloração, que não é elevada ou deprimida em relação aos tecidos circunjacentes.

Pápula. Lesão sólida e elevada, com menos de 5 mm de diâmetro.

Nódulo. Lesão sólida e elevada, com mais de 5 mm de diâmetro.

Séssil. Descrição de um tumor ou crescimento no qual a base é a região mais larga da lesão.

Pediculado. Descrição de um tumor ou crescimento no qual a base é mais estreita que a parte mais larga da lesão.

Papilar. Descrição de um tumor ou crescimento exibindo numerosas projeções de superfície.

Verrucoso. Descrição de um tumor ou crescimento que exibe uma superfície rugosa e verrucosa.

Vesícula. Bolha superficial, com 5 mm ou menos de diâmetro, frequentemente preenchida por um líquido claro.

Bolha. Vesícula grande, com mais de 5 mm de diâmetro.

Pústula. Vesícula ou bolha preenchida por exsudato purulento.

Úlcera. Lesão caracterizada pela perda do epitélio de superfície e frequentemente parte do tecido conjuntivo subjacente. Em geral, aparece deprimida ou escavada.

Erosão. Lesão superficial, muitas vezes originando-se secundariamente à ruptura de uma vesícula ou bolha, que é caracterizada por perda parcial ou total do epitélio de superfície.

Fissura. Ulceração estreita, semelhante a uma fenda ou sulco.

Placa. Lesão ligeiramente elevada que apresenta superfície plana.

Petéquia. Área de hemorragia puntiforme e circular.

Equimose. Área de hemorragia não elevada, maior que uma petéquia.

Telangiectasia. Lesão vascular causada pela dilatação de pequenos vasos sanguíneos superficiais.

Cisto. Cavidade patológica revestida por epitélio, muitas vezes preenchida por material líquido ou semissólido.

Unilocular. Descrição de uma lesão radiolucente contendo apenas um compartimento.

Multilocular. Descrição de uma lesão radiolucente contendo diversos ou muitos compartimentos.

Utilizando-se destes termos, o clínico pode descrever as características das lesões de maneira eficiente e uniforme. Aplicar estas descrições clínicas às lesões também ajuda a categorizá-las em relação ao diagnóstico diferencial. Acrescentando características adicionais, como prevalência, etnia ou nacionalidade do paciente, idade no diagnóstico, sexo e locais de predileção, o clínico pode aprimorar consideravelmente a lista de diagnósticos diferenciais.

◆ COMO USAR ESTE APÊNDICE

Este apêndice foi desenvolvido para ajudar o clínico a formular o diagnóstico diferencial pela organização e categorização das entidades patológicas de acordo com as características clínicas identificáveis e mais eminentes. Abaixo de cada cabeçalho apresentando uma "característica clínica" estará uma lista das lesões que apresentam essa característica clínica como um componente proeminente. As doenças estão listadas de acordo com a frequência relativa estimada para as doenças ou lesões semelhantes.

As lesões mais comuns são marcadas com três asteriscos (***), as lesões menos comuns são marcadas com dois asteriscos (**), as lesões raras são marcadas com um asterisco (*). Tais indicadores de frequência estimada não devem ser comparados entre listas; eles são referentes apenas à lista de diagnóstico diferencial a que pertencem.

As características clínicas que distinguem mais prontamente as lesões são listadas com cada doença, a fim de auxiliar a pesquisa do clínico para o diagnóstico mais preciso. Finalmente, o número da página correspondente é fornecido no livro para cada doença, de maneira que o leitor possa se dirigir ao texto para uma discussão mais detalhada.

SUMÁRIO DO APÊNDICE: LISTA DE DIAGNÓSTICOS DIFERENCIAIS

Parte 1: Patologia da Mucosa e de Tecidos Moles: Alterações de Coloração

A. Lesões Brancas: Podem ser Removidas por Raspagem ... 896
B. Lesões Brancas: Não Podem Ser Removidas por Raspagem ... 896
C. Lesões Brancas e Vermelhas ... 897
D. Lesões Vermelhas ... 897
E. Lesões Telangiectásicas, Petéquias e Equimoses ... 898
F. Lesões Azuis e/ou Purpúra ... 898
G. Lesões Castanhas, Cinza e/ou Negras ... 899
H. Lesões Amarelas ... 899

Parte 2: Patologia da Mucosa e de Tecidos Moles: Alterações de Superfície

A. Lesões Vesiculoerosivas e Ulceradas: Agudas (de Curta Duração e Início Súbito) ... 900
B. Lesões Vesiculoerosivas e Ulceradas: Crônicas (de Longa Duração) ... 900
C. Crescimentos Papilares: Focal ou Difuso ... 901

Parte 3: Patologia da Mucosa e de Tecidos Moles: Aumento de Volume e Crescimentos

A. Aumento de Volume de Tecidos Moles (Elevações e Tumefações): Lábio Inferior ... 902
B. Aumento de Volume de Tecidos Moles (Elevações e Tumefações): Lábio Superior ... 902
C. Aumento de Volume de Tecidos Moles (Elevações e Tumefações): Mucosa Jugal ... 902
D. Aumento de Volume de Tecidos Moles (Elevações e Tumefações): Gengiva/Mucosa Alveolar ... 902
E. Aumento de Volume de Tecidos Moles (Elevações e Tumefações): Assoalho da Boca ... 903
F. Aumento de Volume de Tecidos Moles (Elevações e Tumefações): Língua ... 903
G. Aumento de Volume de Tecidos Moles (Elevações e Tumefações): Palatos Duro e Mole ... 904
H. Aumento de Volume de Tecidos Moles (Elevações e Tumefações): Lesões Múltiplas ... 904
I. Aumento de Volume de Tecidos Moles (Elevações e Tumefações): Lesões da Linha Média do Pescoço ... 905
J. Aumento de Volume de Tecidos Moles (Elevações e Tumefações): Lesões Laterais do Pescoço ... 905
K. Aumento Gengival Generalizado ... 906

Parte 4: Patologia Radiográfica

A. Radiolucências Uniloculares: Localização Pericoronária ... 907
B. Radiolucências Uniloculares: Localização Periapical ... 907
C. Radiolucências Uniloculares: Outras Localizações ... 907
D. Radiolucências Multiloculares ... 908
E. Radiolucências: Bordas Mal Definidas ou Irregulares ... 909
F. Radiolucências: Multifocais ou Generalizadas ... 909
G. Radiopacidades: Bordas Bem Definidas ... 909
H. Radiopacidades: Bordas Mal Definidas ... 910
I. Radiopacidades: Multifocais ou Generalizadas ... 910
J. Lesões Mistas Radiotransparentes/Radiopacas: Bordas Bem Definidas ... 911
K. Lesões Mistas Radiotransparentes/Radiopacas: Bordas Mal Definidas ... 911
L. Lesões Mistas Radiotransparentes/Radiopacas: Multifocais ou Generalizadas ... 911
M. Aspecto Radiográfico Único: Radiopacidades em "Vidro Fosco" (Vidro Despolido) ... 912
N. Aspecto Radiográfico Único: Radiopacidades em "Flocos de Algodão" ... 912
O. Aspecto Radiográfico Único: Radiopacidades em "Raios de Sol" ... 912
P. Aspecto Radiográfico Único: Radiopacidades em "Casca de Cebola" ... 912
Q. Radiopacidades em Tecidos Moles ... 912

Parte 5: Patologia Dentária

A. Hiperdontia (Dentes Supranumerários) ... 913
B. Hipodontia (Dentes Ausentes) ... 913
C. Macrodontia (Dentes Maiores do que o Normal) ... 913
D. Microdontia (Dentes Menores do que o Normal) ... 913
E. Coroas Malformadas ... 913
F. Perda de Esmalte após a Formação do Dente ... 914
G. Pigmentação Dentária Extrínseca ... 914
H. Pigmentação Dentária Intrínseca ... 914
I. Anomalias na Forma das Raízes ... 915
J. Canal ou Câmara Pulpar Aumentados ... 915
K. Calcificação Pulpar ... 915
L. Espessamento do Ligamento Periodontal ... 916
M. Perda Generalizada da Lâmina Dura ... 916
N. Exfoliação Prematura dos Dentes ... 916

APÊNDICE · Diagnóstico Diferencial das Doenças Orais e Maxilofaciais

PARTE 1: PATOLOGIA DA MUCOSA E DE TECIDOS MOLES: ALTERAÇÕES DE COLORAÇÃO

Frequência de ocorrência	Lesão ou condição	Comentários ou características especiais	Página/ Capítulo
A. LESÕES BRANCAS: Podem ser removidas por raspagem			
***	Língua saburrosa	Pode ser removida com pouca dificuldade	12
***	Candidíase pseudomembranosa	Aspecto em "nata de leite" ou "queijo *cottage*"; pode deixar uma base avermelhada quando removida por raspagem	196
***	*Morsicatio*	Superfície pode aparentar estar descamando	265
***	Reação a enxaguatórios bucais ou dentifrícios	Membrana esbranquiçada; deixa a mucosa com aspecto normal quando removida por raspagem	335
**	Queimadura térmica	Exemplo: queimadura por *pizza*	269
**	Descamação tecidual por lesão traumática	Exemplo: "queimadura" por rolo de algodão	271
**	Queimadura química	Exemplo: queimadura por ácido acetilsalicílico, secundária à aplicação direta devido à dor de dente	271
*	Sífilis secundária	Placa mucosa; pode ser apenas parcialmente removida por raspagem	174
*	Difteria	Pseudomembrana branco-acinzentada na orofaringe	172
B. LESÕES BRANCAS: Não podem ser removidas por raspagem			
***	Linha alba	Mucosa jugal ao longo do plano oclusal	265
***	Leucoedema	Principalmente em negros; alteração branco-leitosa da mucosa jugal bilateralmente; desaparece quando distendida a mucosa	7
***	Leucoplasia	Pode demonstrar hiperqueratose benigna, displasia epitelial ou carcinoma invasivo	371
***	Queratose por tabaco inalado ou mascado	Geralmente no fundo de vestíbulo mandibular; associada ao uso de rapé ou de tabaco para mascar	380
***	Língua saburrosa	Envolvimento difuso do dorso da língua	12
**	Líquen plano	Estrias de Wickham; tipicamente bilateral na mucosa jugal	769
**	*Morsicatio*	Mais comum na região anterior da mucosa jugal, na mucosa labial e nas bordas laterais de língua; exibe superfície corrugada	265
**	Queilite actínica	Alteração escamosa do lábio inferior, pálida, branco-acinzentada; geralmente em homens adultos com histórico de exposição crônica ao sol; lesão potencialmente maligna	384
*	Estomatite nicotínica	Geralmente associada ao fumo de cachimbo; ocorre no palato duro	387
*	Leucoplasia pilosa	Geralmente na borda lateral da língua; superfície rugosa com fissuras verticais; geralmente associada à infecção pelo HIV	246
*	Candidíase hiperplásica	Afeta mais comumente a região anterior da mucosa jugal	200
*	Lúpus eritematoso	Mais comum na mucosa jugal; pode mimetizar o líquen plano e a leucoplasia; lesões cutâneas associadas estão geralmente presentes	780
*	Enxerto cutâneo	Histórico de cirurgia prévia	—
*	Fibrose submucosa	Mais comum no sul da Ásia; associada ao hábito de mascar bétel	383
*	Nevo branco esponjoso	Hereditário; início na infância; lesões generalizadas, especialmente na mucosa jugal	731
*	Disqueratose intraepitelial benigna hereditária	Hereditária; início na infância; lesões generalizadas, especialmente na mucosa jugal; possível envolvimento ocular	732

(continua)

APÊNDICE Diagnóstico Diferencial das Doenças Orais e Maxilofaciais 897

PARTE 1: PATOLOGIA DA MUCOSA E DE TECIDOS MOLES: ALTERAÇÕES DE COLORAÇÃO (*Continuação*)

Frequência de ocorrência	Lesão ou condição	Comentários ou características especiais	Página/ Capítulo
*	Paquioníquia congênita	Hereditária; início na infância; mais comum no dorso de língua e áreas de trauma; alterações palmares, plantares e nas unhas também estão presentes	733
*	Disqueratose congênita	Hereditária; início na infância; alterações distróficas nas unhas	735
*	Estomatite urêmica	Insuficiência renal	833
C. LESÕES BRANCAS E VERMELHAS			
***	Eritema migratório	Língua geográfica; padrão continuamente mutável; raramente envolve outros locais da mucosa oral	767
***	Candidíase	Componente branco pode ser removido por raspagem	196
**	Líquen plano	Forma erosiva ou atrófica; estrias de Wickham; tipicamente bilateral na mucosa jugal	769
**	Queimaduras	Exemplos: queimadura por *pizza*, queimadura por ácido acetilsalicílico, outras queimaduras químicas; o componente branco pode ser removido por raspagem	269
**	Queilite actínica	Alteração pálida branco-acinzentada e vermelha no lábio inferior; geralmente em homens adultos com histórico de exposição crônica ao sol	384
**	Eritroleucoplasia	Geralmente apresenta displasia epitelial ou carcinoma	371
**	Reação à canela	Relacionada com goma de mascar com aroma de canela; tipicamente na mucosa jugal e bordas laterais de língua	335
*	Estomatite nicotínica	Geralmente associada ao fumo de cachimbo; ocorre no palato duro	387
*	Lúpus eritematoso	Mais comum na mucosa jugal; pode mimetizar o líquen plano e a leucoplasia; lesões cutâneas associadas estão geralmente presentes	780
*	Escarlatina	Secundária à infecção por estreptococos β-hemolíticos; língua em morango/framboesa	170
*	Xantoma verruciforme	Mais comum na gengiva e no palato duro; superfície pode ser papilar	355
D. LESÕES VERMELHAS			
***	Faringite	Exemplos: faringite estreptocócica, faringite viral	169
***	Eritema traumático	Causado por irritação local	—
***	Estomatite por dentadura	Mucosa do palato em contato com a base da prótese	199
***	Candidíase eritematosa	Exemplo: atrofia central das papilas linguais (glossite romboidal mediana)	198
***	Eritema migratório	Língua geográfica (casos com ausência da periferia esbranquiçada); padrão de mudança contínuo; raramente envolve outros sítios da mucosa	767
***	Queilite angular	Eritema e fissuras nas comissuras labiais	199
**	Queimaduras térmicas	Exemplo: causadas por líquidos quentes	269
**	Eritroplasia	Geralmente apresenta displasia epitelial ou carcinoma	379
**	Estomatite granulomatosa e liquenoide	Mais comum no lábio superior	328
*	Anemia	Língua vermelha, atrófica; pode decorrer de anemia perniciosa, anemia por deficiência de ferro, hipovitaminose B	568
*	Hemangioma	Desenvolve-se em pacientes mais jovens; pode empalidecer; pode apresentar coloração azulada	533

(*continua*)

PARTE 1: PATOLOGIA DA MUCOSA E DE TECIDOS MOLES: ALTERAÇÕES DE COLORAÇÃO (*Continuação*)

Frequência de ocorrência	Lesão ou condição	Comentários ou características especiais	Página/ Capítulo
*	Lúpus eritematoso	Geralmente associado a lesões cutâneas	780
*	Escarlatina	Secundária à infecção por estreptococos β-hemolíticos; língua em morango/framboesa	170
*	Gengivite plasmocitária	Reação alérgica geralmente relacionada com agentes aromatizantes	148
*	Mucosite por radiação	Pacientes que fazem radioterapia	274

E. LESÕES TELANGIECTÁSICAS, PETÉQUIAS E EQUIMOSES

***	Trauma inespecífico	Histórico de lesão no local da lesão	Capítulo 8
**	Infecções das vias respiratórias superiores	Petéquias no palato mole	Capítulo 7
*	Mononucleose infecciosa	Petéquias no palato mole: amigdalite e faringite podem estar presentes	234
*	Púrpura trombocitopênica idiopática	Áreas de trauma; sangramento gengival possivelmente presente	577
*	Trauma por felação	Petéquias ou equimose na região posterior do palato	290
*	Hemofilia	Hereditária; início na infância; sangramento gengival pode estar presente	565
*	Leucemia	Causada por trombocitopenia secundária; sangramento gengival pode estar presente	578
*	Telangiectasia hemorrágica hereditária	Múltiplas telangiectasias pontuais; possível histórico de sangramentos nasais ou hemorragia gastrintestinal	742
*	Síndrome CREST	Múltiplas telangiectasias pontuais; **C**alcinose cutânea, fenômeno de **R**aynaud, defeito na motilidade **E**sofagiana, E**s**clerodactilia (do inglês, *Sclerodactyly*), **T**elangiectasias	787

F. LESÕES AZUIS OU PÚRPURA

***	Varicosidades	Especialmente após os 45 anos; mais comum no ventre de língua e nos lábios	13
***	Hemorragia submucosa	Ver também a lista do Apêndice, Parte 1, E. (tópico anterior) Lesões Telangiectásicas, Petéquias e Equimoses	289
***	Tatuagem por amálgama	Mais comum em gengiva; azul-acinzentada; as partículas radiopacas do amálgama são descobertas algumas vezes nas radiografias	290
***	Mucocele	Especialmente na mucosa labial inferior; tipicamente azul-pálida; muitas vezes exibe ciclos de tumefação e rompimento	448
**	Cisto de erupção	Recobrindo um dente em erupção	672
**	Cisto do ducto salivar	Normalmente azul-pálido	451
**	Hemangioma	Geralmente vermelho-purpúreo; pode esmaecer quando submetido à pressão; início em pacientes mais jovens	533
**	Rânula	Tumefação flutuante, azul-pálida, na região lateral de assoalho bucal	450
*	Sarcoma de Kaposi	Especialmente em pacientes com AIDS; em geral púrpura; mais comum no palato e gengiva superior	549
*	Cisto do ducto nasopalatino	Na linha média da região anterior do palato	27
*	Tumores de glândulas salivares	Especialmente o carcinoma mucoepidermoide e o adenoma pleomórfico; geralmente azul-pálidos; mais comuns na região posterolateral do palato	Capítulo 11
*	Cisto gengival do adulto	Mais comuns na região de pré-molares e caninos inferiores	682
*	Nevo azul	Mais comum no palato duro	367
*	Melanoma	Mais comum no palato duro e na gengiva superior; pode apresentar uma mistura de azul-escuro, marrom, preto e outras cores	422

(continua)

APÊNDICE Diagnóstico Diferencial das Doenças Orais e Maxilofaciais

PARTE 1: PATOLOGIA DA MUCOSA E DE TECIDOS MOLES: ALTERAÇÕES DE COLORAÇÃO (*Continuação*)

Frequência de ocorrência	Lesão ou condição	Comentários ou características especiais	Página/ Capítulo
G. LESÕES CASTANHAS, CINZA OU NEGRAS			
***	Pigmentação racial	Mais comum na gengiva inserida em pacientes de pele mais escura	—
***	Tatuagem por amálgama	Mais comum em gengiva; geralmente do cinza levemente azulado ao negro; fragmentos opacos de amálgama podem ser encontrados nas radiografias	290
***	Língua pilosa marrom/ negra	Pigmentação e alongamento das papilas filiformes	12
***	Mácula melanocítica	Marrom; mais comum em lábio inferior	361
**	Melanose do fumante	Mais comum na gengiva vestibular anterior	299
**	Tatuagens não relacionadas ao amálgama	Exemplo: grafite de lápis	291
*	Nevo melanocítico	Mais comum no palato duro; pode ser plana ou elevada	363
*	Melanoma	Mais comum no palato duro e na gengiva superior; pode demonstrar mistura de azul-escuro, marrom, preto e outras cores	422
*	Melanoacantoma oral	Lesões pigmentadas de crescimento rápido; geralmente ocorre em afrodescendentes	363
*	Ingestão de medicamentos	Exemplos: cloroquina, clorpromazida, minociclina; especialmente no palato duro	300
*	Síndrome de Peutz-Jeghers	Lesões semelhantes a sardas no vermelhão dos lábios e na pele perioral; pólipos intestinais; hereditária	741
*	Doença de Addison	Insuficiência renal crônica; associada a bronzeamento da pele	824
*	Neurofibromatose tipo I	Pigmentação café com leite; neurofibromas cutâneos	523
*	Síndrome de McCune-Albright	Pigmentação café com leite; displasia fibrosa poliostótica; desordens endócrinas	627
*	Intoxicação por metais pesados	Tipicamente ao longo da gengiva marginal (p. ex., chumbo, bismuto, prata)	296
*	Tumor neuroectodérmico melanocítico da infância	Região anterior da maxila; destrói o osso subjacente	528
H. LESÕES AMARELAS			
***	Grânulos de Fordyce	Glândulas sebáceas; geralmente múltiplas pápulas submucosas na mucosa jugal ou vermelhão do lábio superior	6
**	Abscesso superficial	Exemplo; parúlide de um dente desvitalizado	126
**	Agregado linfoide acessório	Mais comum na orofaringe e assoalho bucal; pode exibir coloração alaranjada	564
**	Cisto linfoepitelial	Mais comum nas amígdalas palatinas e linguais e no assoalho bucal; pode ser branco-amarelado	34
**	Lipoma	Mais comum na mucosa jugal; mole à palpação	517
*	Icterícia	Pigmentação generalizada, especialmente envolvendo o palato mole e o assoalho bucal; a esclera geralmente também é afetada	805
*	Xantoma verruciforme	Mais comum na gengiva e no palato duro; a superfície pode ser rugosa ou papilar	355
*	Pioestomatite vegetante	Pústulas em "rastro de caracol"; associadas à doença inflamatória intestinal	832

PARTE 2: PATOLOGIA DA MUCOSA E DE TECIDOS MOLES: ALTERAÇÕES DE SUPERFÍCIE

Frequência de ocorrência	Lesão ou condição	Comentários ou características especiais	Página/ Capítulo
A. LESÕES VESICULOEROSIVAS E ULCERADAS: Agudas (de curta duração e início súbito)			
***	Úlcera traumática	Dor leve a moderada; histórico de trauma local	266
***	Estomatite aftosa	Muito dolorosa; pode ser única ou múltipla; mucosa móvel não queratinizada; recorre com frequência	314
***	Herpes labial recorrente	Pele e vermelhão do lábio; começa como múltiplas vesículas; recorre com frequência	223
**	Gengivoestomatite herpética primária	Febre e mal-estar; crianças e adultos jovens; múltiplas vesículas; a gengiva é consistentemente afetada	223
**	Gengivite necrosante	Destruição dolorosa das papilas gengivais; odor fétido; mais comum em adolescentes e adultos jovens	147
**	Queimaduras da mucosa	Químicas ou térmicas	269
**	Herpes simples intraoral recorrente	Gengiva ou palato duro (exceto em imunocomprometidos); vesículas e úlceras rasas agrupadas focalmente	223
**	Reações alérgicas	Exemplo: causado por medicamentos tópicos ou materiais dentários; eritema e vesículas	329
**	Eritema multiforme/ síndrome de Stevens-Johnson	Predominantemente em crianças e adultos jovens; múltiplas bolhas e úlceras; presença de crosta; lesões hemorrágicas nos lábios; pode estar frequentemente associado a lesões em "alvo" na pele ou envolvimento das mucosas genitais e oculares	765
**	Herpangina	Especialmente em crianças; múltiplas úlceras pequenas no palato mole e pilares amigdalianos	238
*	Varicela (catapora)	Associada a erupções cutâneas; poucas vesículas e úlceras orais; geralmente em crianças	229
*	Herpes-zóster	Envolvimento unilateral ao longo do trajeto do nervo; geralmente na meia-idade e em idosos; vesículas e úlceras dolorosas	231
*	Doença mão-pé-boca	Especialmente em crianças; múltiplas vesículas e úlceras; associada a vesículas nos pés e nas mãos	238
*	Sialometaplasia necrosante	Geralmente no palato duro posterolateral; edema prévio pode estar presente; úlcera crateriforme profunda; pode apresentar apenas dor mínima	465
*	Necrose anestésica	Geralmente no local de uma injeção no palato	286
*	Sífilis primária	Cancro no local da inoculação; geralmente indolor com leito ulcerado claro	173
*	Síndrome de Behçet	Úlceras semelhantes a aftas; úlceras genitais e inflamação ocular	318
B. LESÕES VESICULOEROSIVAS E ULCERADAS: Crônicas (de longa duração)			
***	Líquen plano erosivo	Associado a estrias brancas; geralmente na meia-idade ou em idosos; mais comum nas mucosas jugal e gengival ("gengivite descamativa")	771
**	Granuloma traumático	Úlcera não cicatrizante, solitária	266
**	Carcinoma espinocelular	Geralmente na meia-idade ou em idosos; geralmente endurecido e pode apresentar bordas elevadas; pode ser indolor	390
**	Penfigoide das membranas mucosas	Mais comum na meia-idade ou em mulheres idosas; apresenta-se comumente como "gengivite descamativa"; pode envolver as mucosas ocular e genital	758
*	Lúpus eritematoso	Pode ter alterações vermelhas ou brancas associadas; geralmente com envolvimento de pele	780
*	Pênfigo vulgar	Geralmente na meia-idade ou em idosos; múltiplas bolhas e úlceras orais geralmente precedem as lesões cutâneas	752
*	Infecções fúngicas profundas	Exemplos: histoplasmose, blastomicose; podem ser indolores	Capítulo 6
*	Tuberculose	Pode estar presente aumento de volume; pode ser indolor	180

(continua)

APÊNDICE   Diagnóstico Diferencial das Doenças Orais e Maxilofaciais   **901**

PARTE 2: PATOLOGIA DA MUCOSA E DE TECIDOS MOLES: ALTERAÇÕES DE SUPERFÍCIE (*Continuação*)

Frequência de ocorrência	Lesão ou condição	Comentários ou características especiais	Página/ Capítulo
*	Sarcoidose	Pode estar associada a máculas ou placas eritematosas; pode ser indolor	320
*	Epidermólise bolhosa	Hereditária (exceto a epidermólise bolhosa adquirida); início na infância; lesões múltiplas em pele e bolhas orais ou úlceras nas áreas de trauma; pode resultar em cicatrizes extensas	749
*	Pioestomatite vegetante	Pústulas amareladas em "rastro de caracol"; associadas à doença inflamatória intestinal	832
*	Granulomatose com poliangiite (granulomatose de Wegener)	Geralmente ulceração e destruição do palato; envolvimento renal e pulmonar pode estar associado; pode apresentar "gengivite moriforme"	325
*	Linfoma de células T/ linfoma extranodal de células NK, tipo nasal (granuloma letal mediano)	Linfoma no palato com ulceração e destruição de osso subjacente; pode ser indolor	592
*	Noma	Necrose gangrenosa, secundária à gengivite ulcerativa necrosante; geralmente em crianças desnutridas ou indivíduos imunossuprimidos	185
*	Sífilis terciária	Goma; pode haver aumento de volume; pode ser indolor; pode perfurar o palato	173
C. CRESCIMENTOS PAPILARES: Focal ou difuso			
***	Língua pilosa	Geralmente pigmentação acastanhada ou enegrecida; alongamento hiperqueratótico das papilas filiformes na parte posterior do dorso de língua	12
***	Papiloma	Pode ser branco ou róseo; mais comum no palato mole e língua; geralmente pediculado	346
***	Hiperplasia papilar inflamatória	Geralmente envolve a porção média do palato duro, sob uma prótese dentária	506
**	Leucoplasia (algumas variantes)	Exemplos: leucoplasia verrucosa proliferativa, leucoplasia granular ou nodular	371
**	Carcinoma espinocelular	Exemplos com alterações papilares de superfície	390
**	Fibroma de células gigantes	Geralmente em crianças e adultos jovens; mais comum em gengiva	503
*	Hiperplasia gengival espongiótica	Geralmente ocorre em crianças; alguns exemplos apresentam-se de forma papilar	146
*	Verruga vulgar	Verruga comum; especialmente em pacientes mais jovens; mais comum na mucosa labial	347
*	Leucoplasia pilosa	Geralmente em margem lateral de língua; superfície rugosa com fissuras verticais; geralmente associada à infecção pelo HIV	246
*	Xantoma verruciforme	Mais comum em gengiva e no palato duro	355
*	Carcinoma verrucoso	Especialmente em pacientes mais velhos com longa história de uso de rapé ou de mascar tabaco; especialmente no fundo de vestíbulo mandibular e na mucosa jugal; pode ser branco ou vermelho	410
*	Condiloma acuminado	Verruga venérea; lesões de bases largas com projeções rombas; frequentemente múltiplas	348
*	Hiperplasia epitelial focal	Geralmente múltiplas; lesões papulares com superfícies planas; usual em crianças; mais comum em nativos americanos e esquimós; a cor pode variar do normal ao branco	350
*	Doença de Darier	Geralmente surge como uma aparência pedregosa do palato; associada a lesões cutâneas crostosas e gordurosas; hereditária	739
*	Acantose *nigricans* (tipo maligno)	Geralmente aparece como uma alteração granular generalizada do lábio superior; alterações cutâneas granulares e pigmentadas em regiões flexoras; associada a alterações malignas gastrintestinais	788

PARTE 3: PATOLOGIA DA MUCOSA E DE TECIDOS MOLES: AUMENTO DE VOLUME E CRESCIMENTOS

Frequência de ocorrência	Lesão ou condição	Comentários ou características especiais	Página/ Capítulo
A. AUMENTO DE VOLUME DE TECIDOS MOLES (ELEVAÇÕES E TUMEFAÇÕES): Lábio inferior			
***	Mucocele	Tipicamente azulada; ciclos de tumefação e rompimento; apenas na mucosa labial	448
***	Fibroma	Geralmente normocrômico	501
**	Granuloma piogênico	Vermelho, ulcerado, facilmente sangrante; geralmente na borda do vermelhão do lábio	512
**	Carcinoma espinocelular	Tumor com superfície rugosa, granular, irregular; geralmente nas bordas do vermelhão do lábio	390
*	Outros tumores mesenquimais	Exemplos: hemangioma, neurofibroma, lipoma	Capítulo 12
*	Cisto do ducto salivar	Pode ser azulado; na mucosa labial	451
*	Tumor de glândula salivar	Geralmente carcinoma mucoepidermoide	Capítulo 11
*	Queratoacantoma	Elevação em forma de vulcão, com um tampão central de queratina; desenvolvimento rápido; somente no vermelhão dos lábios	388
B. AUMENTO DE VOLUME DE TECIDOS MOLES (ELEVAÇÕES E TUMEFAÇÕES): Lábio superior			
**	Fibroma	Geralmente normocrômico	501
**	Sialólito de glândula salivar menor	Pequeno aumento de volume, duro e submucoso: pode ser doloroso	453
**	Tumor de glândula salivar	Geralmente o adenoma canalicular (acima dos 40 anos) ou o adenoma pleomórfico (abaixo dos 40 anos)	Capítulo 11
*	Cisto do ducto salivar	Pode ser azulado	451
*	Outros tumores mesenquimais	Exemplos: hemangioma, neurofibroma, neurilemoma	Capítulo 12
*	Cisto nasolabial	Tumefação flutuante na região lateral do vestíbulo labial	26
C. AUMENTO DE VOLUME DE TECIDOS MOLES (ELEVAÇÕES E TUMEFAÇÕES): Mucosa jugal			
***	Fibroma	Geralmente normocrômico; ao longo do plano oclusal	501
**	Lipoma	Pode ser amarelado; consistência amolecida à palpação	517
**	Mucocele	Caracteristicamente azulada; ciclos de aumento de volume e de rompimento	448
*	Linfonodo hiperplásico	Geralmente no linfonodo da região do músculo bucinador; massa móvel submucosa	564
*	Outros tumores mesenquimais	Exemplos: hemangioma, neurofibroma	Capítulo 12
*	Carcinoma espinocelular	Tumor com superfície rugosa, granular, irregular	390
*	Tumor de glândula salivar	Adenoma pleomórfico e carcinoma mucoepidermoide são os mais comuns	Capítulo 11
D. AUMENTO DE VOLUME DE TECIDOS MOLES (ELEVAÇÕES E TUMEFAÇÕES): Gengiva/Mucosa alveolar			
***	Parúlide	Fístula proveniente de dente desvitalizado	127
***	Epúlide fissurada	Prótese mal adaptada	504
***	Granuloma piogênico	Geralmente vermelho, ulcerado e de sangramento fácil; frequência aumentada em gestantes	512

(continua)

APÊNDICE   Diagnóstico Diferencial das Doenças Orais e Maxilofaciais   903

PARTE 3: PATOLOGIA DA MUCOSA E DE TECIDOS MOLES: AUMENTO DE VOLUME E CRESCIMENTO (*Continuação*)

Frequência de ocorrência	Lesão ou condição	Comentários ou características especiais	Página/ Capítulo
***	Fibroma ossificante periférico	Pode ser vermelho ou normocrômico; pode estar ulcerado	515
***	Fibroma	Geralmente normocrômico	501
***	Lesão periférica de células gigantes	Purpúreo-avermelhado; frequentemente ulcerado	514
**	Hiperplasia gengival espongiótica	Geralmente em crianças; mais comum na gengiva facial anterior maxilar	146
**	Carcinoma espinocelular	Tumor com superfície rugosa, granular, irregular	390
*	Tumores metastáticos	Podem ser dolorosos e destruir o osso	486
*	Cisto gengival do adulto	Mais comum na região de pré-molares e caninos inferiores; pode ser azulado	682
*	Neuroma traumático	Na mandíbula edentada, na região do forame mentual; frequentemente doloroso à palpação	518
*	Sarcoma de Kaposi	Especialmente em pacientes com AIDS; geralmente púrpura	549
*	Tumores odontogênicos periféricos	Exemplo: ameloblastoma periférico	698
*	Epúlide congênita	Geralmente em mulheres; especialmente na região anterior da maxila	532
*	Tumor neuroectodérmico melanocítico da infância	Região anterior da maxila; destrói o osso subjacente; pode ser pigmentado	528
*	Outros tumores mesenquimais	Exemplos: hemangioma, neurofibroma	Capítulo 12

E. AUMENTO DE VOLUME DE TECIDOS MOLES (ELEVAÇÕES E TUMEFAÇÕES): Assoalho da boca

***	Rânula/mucocele	Tipicamente uma tumefação flutuante azulada	450
**	Sialólito	Geralmente massa endurecida no ducto submandibular; pode estar associado a aumento de volume sensível da glândula afetada; massa radiopaca	453
**	Cisto linfoepitelial	Pequena lesão submucosa branco-amarelada	34
**	Carcinoma espinocelular	Tumor com superfície irregular, granular, rugosa	390
*	Cisto epidermoide ou dermoide	Lesão submucosa branco-amarelada na linha média	32
*	Tumores de glândula salivar	Especialmente carcinoma mucoepidermoide	Capítulo 11
*	Tumores mesenquimais	Exemplos: lipoma, neurofibroma, hemangioma	Capítulo 12

F. AUMENTO DE VOLUME DE TECIDOS MOLES (ELEVAÇÕES E TUMEFAÇÕES): Língua

***	Fibroma	Geralmente normocrômico; mais comum nas margens laterais da língua	501
**	Carcinoma espinocelular	Tumor com superfície rugosa, granular e irregular; geralmente nas bordas ventral e lateral da língua	390
**	Mucocele	Geralmente na superfície ventral anterior; geralmente com coloração azulada ou clara	450
**	Granuloma piogênico	Geralmente vermelho, ulcerado e apresentando sangramento com facilidade	512

(continua)

PARTE 3: PATOLOGIA DA MUCOSA E DE TECIDOS MOLES: AUMENTO DE VOLUME E CRESCIMENTOS (*Continuação*)

Frequência de ocorrência	Lesão ou condição	Comentários ou características especiais	Página/ Capítulo
*	Tumor de células granulares	Forma de cúpula; geralmente no dorso lingual	531
*	Outros tumores mesenquimais	Exemplos: linfangioma, hemangioma, neurofibroma, coristoma ósseo	Capítulo 12
*	Tumor de glândulas salivares	Especialmente o carcinoma mucoepidermoide e o carcinoma adenoide cístico	Capítulo 11
*	Tireoide lingual	Geralmente na superfície dorsal da linha média posteriormente; em geral nas mulheres	10

G. AUMENTO DE VOLUME DE TECIDOS MOLES (ELEVAÇÕES E TUMEFAÇÕES): Palatos duro e mole

***	Abscesso palatino	Associado a dente desvitalizado	126
***	Fibroma semelhante a folha associado à prótese	Proliferação hiperplásica pediculada sob uma prótese mal adaptada	504
**	Tumores de glândulas salivares	Especialmente o adenoma pleomórfico, carcinoma mucoepidermoide, carcinoma adenoide cístico, adenocarcinoma polimorfo; pode apresentar coloração azulada	Capítulo 11
**	Cisto do ducto nasopalatino	Tumefação flutuante da região mediana anterior do palato	27
*	Linfoma	Muitas vezes apresentando tumefação e de consistência esponjosa; pode apresentar coloração azulada; pode ser bilateral	583, 586
*	Sarcoma de Kaposi	Geralmente púrpura; pode ser múltiplo; comumente associado à AIDS	549
*	Outros tumores mesenquimais	Exemplos: fibroma, hemangioma, neurofibroma	Capítulo 12
*	Carcinoma espinocelular	Tumor com superfície rugosa, granular e irregular; ocasionalmente se origina no seio maxilar	390
*	Mucocele/cisto do ducto salivar	Geralmente apresenta coloração azulada	448, 451
*	Nevo melanocítico/ melanoma	Geralmente pigmentado	363, 422
*	Sialometaplasia necrosante	Lesão em estágio inicial; geralmente associada a dor e parestesia	465
*	Hiperplasia adenomatoide de glândulas salivares menores	Assintomática, crescimento indolor	454

H. AUMENTO DE VOLUME DE TECIDOS MOLES (ELEVAÇÕES E TUMEFAÇÕES): Lesões múltiplas

**	Múltiplos fibromas	Alguns pacientes podem desenvolver mais de um fibroma na mucosa bucal	501
*	Sarcoma de Kaposi	Em geral, lesões púrpura no palato e na gengiva superior; geralmente associados à AIDS	549
*	Neurofibromatose tipo I	Neurofibromas orais e cutâneos; pigmentações cutâneas café com leite	523
*	Hiperplasia epitelial multifocal	Geralmente lesões papulares de superfície plana; usualmente em crianças; mais comum em nativos americanos e esquimós; coloração pode variar de normal a branca	350

(continua)

APÊNDICE   Diagnóstico Diferencial das Doenças Orais e Maxilofaciais   **905**

PARTE 3: PATOLOGIA DA MUCOSA E DE TECIDOS MOLES: AUMENTO DE VOLUME E CRESCIMENTOS (*Continuação*)

Frequência de ocorrência	Lesão ou condição	Comentários ou características especiais	Página/ Capítulo
*	Amiloidose	Depósitos firmes e pálidos, especialmente na língua; lesões cutâneas perioculares frequentemente presentes; mais associada ao mieloma múltiplo	806
*	Doenças granulomatosas	Exemplos: sarcoidose, doença de Crohn, hanseníase	320
*	Neoplasia endócrina múltipla tipo 2B	Neuromas na mucosa labial e língua; feocromocitomas adrenais; carcinoma medular da tireoide; formação de corpos marfanoides	526
*	Esclerose tuberosa	Proliferações gengivais semelhantes ao fibroma; angiofibromas na face; epilepsia; retardo mental	745
*	Síndrome dos hamartomas múltiplos	Síndrome de Cowden; proliferações gengivais semelhantes ao fibroma; múltiplos hamartomas em vários tecidos; câncer de mama nas mulheres acometidas	748

I. AUMENTO DE VOLUME DE TECIDOS MOLES (ELEVAÇÕES E TUMEFAÇÕES): Lesões da linha média do pescoço

**	Aumento de volume da glândula tireoide	Exemplos: bócio, tumor tireoidiano	—
*	Cisto do ducto tireoglosso	Pode mover-se para cima e para baixo com a movimentação da língua	33
*	Cisto dermoide	Consistência mole e flutuante	32
*	Rânula mergulhante	Consistência mole e compressível	450

J. AUMENTO DE VOLUME DE TECIDOS MOLES (ELEVAÇÕES E TUMEFAÇÕES): Lesões laterais do pescoço

***	Linfadenopatia reacional	Secundária a uma infecção oral e maxilofacial; muitas vezes sensível à palpação	—
**	Cisto epidermoide	Móvel e de consistência amolecida	30
**	Lipoma	Massa de consistência amolecida	517
**	Carcinoma metastático	Depósitos de carcinomas oral e faríngeo; geralmente endurecidos e indolores; podem ser fixos	421
**	Linfoma	Pode ser unilateral ou bilateral; geralmente indolor; tipos Hodgkin e não Hodgkin	583, 586
*	Mononucleose infecciosa	Fadiga; dor de garganta; linfonodos sensíveis	234
*	Tumores de glândulas salivares	Originando-se da glândula submandibular ou extremidade final da glândula parótida	Capítulo 11
*	Sialadenite submandibular	Exemplo: secundária à sialolitíase	455
*	Cisto da fenda branquial (cisto linfoepitelial cervical)	Consistência amolecida e flutuante; mais comum em adultos jovens	34
*	Doenças granulomatosas	Exemplos: tuberculose e sarcoidose	180, 320
*	Doença por arranhadura de gato	Histórico de contato com gato	189
*	Higroma cístico	Crianças de pouca idade; flutuante e de consistência amolecida	539
*	Rânula mergulhante	Compressível e de consistência amolecida	450
*	Outros tumores mesenquimais	Exemplos: neurofibroma e tumor do corpo carotídeo	Capítulo 12

(*continua*)

PARTE 3: PATOLOGIA DA MUCOSA E DE TECIDOS MOLES: AUMENTO DE VOLUME E CRESCIMENTOS (*Continuação*)

Frequência de ocorrência	Lesão ou condição	Comentários ou características especiais	Página/ Capítulo
K. AUMENTO GENGIVAL GENERALIZADO			
***	Gengivite hiperplásica	Exemplos: associada a puberdade, gravidez, diabetes	143
**	Hiperplasia gengival medicamentosa	Exemplos: fenitoína, bloqueadores dos canais de cálcio, ciclosporina; pode ser fibrosada	151
*	Fibromatose gengival	Pode ser hereditária; início na infância	154
*	Infiltrado leucêmico	Geralmente hemorrágico e de consistência esponjosa	378
*	Granulomatose com poliangiite (granulomatose de Wegener)	Gengivite "moriforme"; pode apresentar ulcerações e destruição do palato; envolvimento renal e pulmonar	—
*	Escorbuto	Deficiência de vitamina C	810

APÊNDICE   Diagnóstico Diferencial das Doenças Orais e Maxilofaciais   907

PARTE 4: PATOLOGIA RADIOGRÁFICA

Frequência de ocorrência	Lesão ou condição	Comentários ou características especiais	Página/ Capítulo
A. RADIOLUCÊNCIAS UNILOCULARES: Localização pericoronária			
***	Folículo dentário hiperplásico	< 5 mm de espessura	669
***	Cisto dentígero	> 5 mm de espessura	669
**	Cisto de erupção	Tumefação azulada recobrindo dente em erupção	672
**	Queratocisto odontogênico	—	673
*	Cisto odontogênico ortoqueratinizado	—	676
*	Ameloblastoma	Especialmente o tipo unicístico	691
*	Fibroma ameloblástico	Geralmente em pacientes mais jovens	707
*	Tumor odontogênico adenomatoide	Geralmente na região anterior dos ossos gnáticos; mais comum em caninos superiores; geralmente em adolescentes	702
*	Cisto odontogênico calcificante	Cisto de Gorlin	684
*	Carcinoma originando-se em um cisto dentígeno	Mais comumente em pacientes adultos mais velhos	689
*	Carcinoma mucoepidermoide intraósseo	Mais comumente em mandíbula posterior	480
*	Outras lesões odontogênicas	Exemplos: tumor odontogênico epitelial calcificante, mixoma odontogênico, fibroma odontogênico central	Capítulo 15
B. RADIOLUCÊNCIAS UNILOCULARES: Localização periapical			
***	Granuloma periapical	Dente desvitalizado	120
***	Cisto periapical	Dente desvitalizado	122
**	Displasia cemento-óssea periapical (inicial)	Especialmente em mulheres melanodermas; em geral relacionada aos ápices dos dentes anteroinferiores; dentes vitais	630
*	Cicatriz periapical	Geralmente em dentes tratados endodonticamente com destruição da cortical	122
*	Displasia dentinária radicular (displasia dentinária tipo I)	Múltiplos granulomas ou cistos periapicais; raízes curtas e mal formadas	105
C. RADIOLUCÊNCIAS UNILOCULARES: Outras localizações			
***	Germe dentário em desenvolvimento	No interior do osso alveolar	—
**	Cisto radicular lateral	Dente desvitalizado; canal lateral	122
**	Cisto do ducto nasopalatino	Entre e no ápice dos incisivos centrais superiores; pode ocorrer aumento de volume do palato	27
**	Cisto periodontal lateral	Especialmente na região de caninos e pré-molares inferiores	683
**	Cisto residual (periapical)	Área edêntula	122
**	Queratocisto odontogênico	—	676
**	Lesão central de células gigantes	Especialmente em mandíbula anterior	615

(continua)

PARTE 4: PATOLOGIA RADIOGRÁFICA (*Continuação*)

Frequência de ocorrência	Lesão ou condição	Comentários ou características especiais	Página/ Capítulo
**	Defeito ósseo de Stafne	No ângulo da mandíbula abaixo do canal mandibular	23
*	Displasia cemento-óssea	Estágio inicial; geralmente em mulheres melanodermas jovens e de meia-idade; comumente na mandíbula	630
*	Fibroma cemento-ossificante	Lesão em estágio inicial	636
*	Ameloblastoma	Especialmente tipo unicístico	691
*	Cisto da bifurcação vestibular	Face vestibular do primeiro e segundo molares mandibulares em erupção	688
*	Outros cistos e tumores odontogênicos	Exemplos: fibroma ameloblástico, fibroma odontogênico central, cisto odontogênico calcificante	Capítulo 15
*	Histiocitose de células de Langerhans	"Histiocitose X"; geralmente em crianças ou adultos jovens	581
*	Tumor neuroectodérmico melanótico da infância	Região anterior da maxila; pode ser pigmentado	528
*	Cisto palatino mediano	Tumefação na linha média no palato duro	29
*	Schwannoma/ neurofibroma	Geralmente associado ao nervo mandibular	520

D. RADIOLUCÊNCIAS MULTILOCULARES

***	Queratocisto odontogênico	—	673
***	Ameloblastoma	Especialmente na mandíbula posterior; em geral associado a dentes impactados	691
**	Lesão central de células gigantes	Especialmente em mandíbula anterior	615
*	Fibroma ameloblástico	Especialmente em pacientes mais jovens	707
*	Mixoma odontogênico	Trabeculado em "teia de aranha"	718
*	Fibroma odontogênico central	—	714
*	Tumor odontogênico epitelial calcificante	Muitas vezes associado a dentes impactados	684
*	Cisto odontogênico ortoqueratinizado	Muitas vezes associado a dentes impactados	676
*	Cisto periodontal lateral (tipo botrioide)	Especialmente em região de caninos e pré-molares inferiores	683
*	Cisto odontogênico calcificante	Especialmente em casos com mínima ou nenhuma calcificação; muitas vezes associado a um dente impactado	684
*	Hemangioma central/ malformação anteriovenosa	Especialmente em pacientes mais jovens; pode apresentar uma aparência radiográfica "em favos de mel"; pode ser pulsátil	533
*	Cisto ósseo aneurismático	Especialmente em pacientes mais jovens	623
*	Querubismo	Hereditário; início na infância; múltiplos quadrantes envolvidos	618
*	Hiperparatireoidismo (tumor marrom)	Níveis séricos de cálcio geralmente elevados	821

(continua)

APÊNDICE   Diagnóstico Diferencial das Doenças Orais e Maxilofaciais   909

PARTE 4: PATOLOGIA RADIOGRÁFICA (*Continuação*)

Frequência de ocorrência	Lesão ou condição	Comentários ou características especiais	Página/ Capítulo
*	Carcinoma mucoepidermoide intraósseo	Geralmente na região posterior da mandíbula	480
*	Displasia fibrosa	Muito raramente em radiografias panorâmicas de lesões mandibulares	626
E. RADIOLUCÊNCIAS: Bordas mal definidas ou irregulares			
***	Granuloma ou cisto periapical	Dente desvitalizado	120
***	Defeito medular osteoporótico focal	Especialmente em áreas edêntulas posteriores de mandíbula; mais comum em mulheres	610
**	Osteomielite	Geralmente dolorosa ou sensível	131
**	Osteonecrose dos maxilares relacionada a medicamentos (MRONJ)	Osso necrótico exposto; mais frequentemente associado ao uso de bisfosfonatos	278
*	Cisto ósseo simples	Lesão mandibular entremeada às raízes dos dentes; geralmente em pacientes mais jovens	621
*	Tumores metastáticos	Doloroso; parestesia; geralmente em idosos	657
*	Osteorradionecrose	Histórico de radioterapia; dolorosa	276
*	Mieloma múltiplo	Pode ser doloroso; mais frequente em idosos	594
*	Carcinomas intraósseos primários	Odontogênicos ou de origem de glândula salivar	699
*	Osteossarcoma	Muitas vezes doloroso; geralmente em adultos jovens	649
*	Condrossarcoma	—	693
*	Sarcoma de Ewing	Geralmente em crianças	655
*	Outros tumores malignos ósseos primários	Exemplos: fibrossarcoma, linfoma	—
*	Fibroma desmoplásico do osso	Especialmente em pacientes jovens	648
*	Osteólise maciça	Doenças dos ossos fantasmas (ossos que desaparecem)	612
F. RADIOLUCÊNCIAS: Multifocais ou generalizadas			
***	Displasia cemento-óssea	Lesões em estágio inicial; geralmente em mulheres melanodermas; comum em mandíbula	630
**	Síndrome do carcinoma nevoide basocelular	Queratocisto odontogênico	678
**	Mieloma múltiplo	Doloroso; pacientes idosos; lesões "em saca-bocados"	594
*	Querubismo	Geralmente multilocular; início na infância; hereditário	618
*	Hiperparatireoidismo	Múltiplos tumores marrons	821
*	Histiocitose de células de Langerhans	"Histiocitose X"; em crianças e adultos jovens; dentes "flutuando no ar"	581
G. RADIOPACIDADES: Bordas bem definidas			
***	Tórus ou exostoses	Associados a massas ósseas superficiais	20
***	Raiz residual retida	Geralmente podem ser observados remanescentes do ligamento periodontal	—

(continua)

PARTE 4: PATOLOGIA RADIOGRÁFICA (*Continuação*)

Frequência de ocorrência	Lesão ou condição	Comentários ou características especiais	Página/ Capítulo
***	Osteoesclerose idiopática	Mais comumente associada a raízes dos dentes posteriores; sem etiologia inflamatória aparente	610
***	Pseudocisto do seio maxilar	Radiopacidade relativa, homogênea, de forma cupular, originando-se acima do assoalho ósseo do seio maxilar	303
**	Osteíte condensante	Geralmente no ápice de um dente desvitalizado	137
**	Odontoma composto	Estruturas semelhantes a dentes, com um halo radiolucente fino na junção com o osso circunjacente; pode impedir a erupção dos dentes; mais comum nos segmentos anteriores dos ossos gnáticos	712
**	Odontoma complexo	Massa amorfa com halo radiolucente na junção com o osso circunjacente; pode impedir a erupção dos dentes; mais comum nos segmentos posteriores dos ossos gnáticos	712
**	Displasia cemento-óssea	Lesões em estágio tardio; especialmente em mulheres melanodermas de meia-idade ou mais idosas; geralmente em mandíbula	630
**	Radiopacidades de tecidos moles sobrepostas ao osso	Exemplos: sialólitos, linfonodos calcificados, flebólitos, fragmentos de balas, projéteis de armas de fogo, tatuagens por amálgama (*ver também* Apêndice, Parte 4, Q)	—
*	Corpo estranho intraósseo	—	—
*	Osteoma	Associado a crescimentos ósseos superficiais	639
*	Pérola de esmalte	Região de furca nos molares	88
*	Osteoblastoma/osteoma osteoide/ cementoblastoma	Lesões em estágio tardio	642

H. RADIOPACIDADES: Bordas mal definidas

**	Displasia cemento-óssea	Lesões em estágio tardio; especialmente em mulheres melanodermas, de meia-idade ou idosas; geralmente em mandíbula	630
**	Osteonecrose dos maxilares relacionada a medicamentos (MRONJ)	Esclerose da crista óssea alveolar; osso necrótico exposto	278
**	Osteíte condensante	Geralmente no ápice de dentes desvitalizados	137
**	Osteomielite esclerosante	Pode ser dolorosa	134
*	Displasia fibrosa	Aparência de "vidro fosco"; início geralmente em pacientes jovens	626
*	Doença de Paget do osso	Aspecto de "flocos de algodão"; lesões em estágio tardio; em pacientes idosos	613
*	Periostite proliferativa	Alteração cortical em "casca de cebola"; em pacientes jovens; muitas vezes associada a dentes desvitalizados	138
*	Osteossarcoma	Pode apresentar alteração cortical em "raio de sol"; frequentemente doloroso; geralmente em adultos jovens	649
*	Condrossarcoma	—	653

I. RADIOPACIDADES: Multifocais ou generalizadas

**	Displasia cemento-óssea florida	Lesões em estágio tardio; especialmente em mulheres melanodermas, na meia-idade ou mais idosas; geralmente na mandíbula	630

(continua)

APÊNDICE Diagnóstico Diferencial das Doenças Orais e Maxilofaciais

PARTE 4: PATOLOGIA RADIOGRÁFICA (*Continuação*)

Frequência de ocorrência	Lesão ou condição	Comentários ou características especiais	Página/ Capítulo
**	Osteonecrose dos maxilares relacionada a medicamentos (MRONJ)	Múltiplos focos de envolvimento; esclerose da crista óssea alveolar; osso necrótico exposto; geralmente associado ao uso de bisfosfonatos	278
*	Osteosclerose idiopática	Ocasionalmente pode ser multifocal	610
*	Doença de Paget do osso	Aspecto de "flocos de algodão"; lesões em estágio tardio; em pacientes idosos	613
*	Síndrome de Gardner	Múltiplos osteomas; cistos epidermoides; pólipos gastrintestinais com alta tendência a sofrer transformação maligna; hereditária	641
*	Displasia fibrosa poliostótica	Aspecto de "vidro fosco"; início geralmente em pacientes jovens; pode estar associada a pigmentações cutâneas café com leite e alterações endócrinas (síndrome de McCune-Albright)	626
*	Osteopetrose	Hereditária; forma recessiva pode estar associada à osteomielite secundária; deficiência visual e auditiva	605
J. LESÕES MISTAS RADIOTRANSPARENTES/RADIOPACAS: Bordas bem definidas			
***	Dente em desenvolvimento	—	—
***	Displasia cemento-óssea	Lesões em estágio intermediário; especialmente em mulheres melanodermas, na meia-idade; geralmente em mandíbula	630
**	Odontoma	Tipo composto ou complexo; em pacientes mais jovens; pode impedir a erupção dos dentes	712
*	Fibroma cemento-ossificante	—	636
*	Fibro-odontoma ameloblástico	Geralmente em crianças	708
*	Tumor odontogênico adenomatoide	Geralmente na região anterior dos ossos gnáticos; mais comum nos caninos superiores; geralmente em adolescentes	702
*	Tumor odontogênico epitelial calcificante	Tumor de Pindborg; muitas vezes associado a dentes impactados; pode apresentar radiopacidades em "flocos de neve"	704
*	Cisto odontogênico calcificante	Cisto de Gorlin; pode estar associado a um odontoma	684
*	Osteoblastoma/osteoma osteoide	Lesões em estágio intermediário; geralmente em pacientes jovens; muitas vezes doloroso	642
*	Cementoblastoma	Lesão em estágio intermediário; aderido à raiz do dente	644
K. LESÕES MISTAS RADIOTRANSPARENTES/RADIOPACAS: Bordas mal definidas			
**	Osteonecrose dos maxilares relacionada a medicamentos (MRONJ)	Exposição de osso necrótico; mais frequentemente associada ao uso de bisfosfonatos	278
**	Osteomielite	Com formação de sequestro ou tipo esclerosante; muitas vezes dolorosa	131
*	Neoplasias metastáticas	Especialmente em carcinomas de próstata e mamas; pode ser dolorosa	657
*	Osteossarcoma/ condrossarcoma	Pode ser doloroso	649
L. LESÕES MISTAS RADIOTRANSPARENTES/RADIOPACAS: Multifocais ou generalizadas			
**	Displasia cemento-óssea florida	Lesão em estágio intermediário; especialmente em mulheres melanodermas, na meia-idade; geralmente em mandíbula	630

(continua)

PARTE 4: PATOLOGIA RADIOGRÁFICA (*Continuação*)

Frequência de ocorrência	Lesão ou condição	Comentários ou características especiais	Página/ Capítulo
**	Osteonecrose dos maxilares relacionada a medicamentos (MRONJ)	Exposição de osso necrótico; mais frequentemente associada ao uso de bisfosfonatos	278
*	Doença de Paget do osso	Em pacientes idosos; mais comum em maxila	613

M. ASPECTO RADIOGRÁFICO ÚNICO: Radiopacidades em "vidro fosco" (vidro despolido)

*	Displasia fibrosa	Início geralmente em pacientes jovens	626
*	Hiperparatireoidismo	Pode causar a perda da lâmina dura	821

N. ASPECTO RADIOGRÁFICO ÚNICO: Radiopacidades em "flocos de algodão"

**	Displasia cemento-óssea fibrosa	Especialmente em mulheres melanodermas, na meia-idade; geralmente em mandíbula	630
*	Doença de Paget do osso	Em pacientes idosos; comum em maxila	613
*	Síndrome de Gardner	Osteomas múltiplos; cistos epidermoides; pólipos gastrintestinais com maior tendência à transformação maligna; hereditária	641
*	Cementoma gigante familiar	Hereditário; aumento de volume facial pode estar presente	635

O. ASPECTO RADIOGRÁFICO ÚNICO: Radiopacidades em "raios de sol"

*	Osteossarcoma	Comumente doloroso; geralmente em pacientes jovens	649
*	Hemangioma intraósseo	Especialmente em pacientes jovens	535

P. ASPECTO RADIOGRÁFICO ÚNICO: Radiopacidades em "casca de cebola"

*	Periostite proliferativa	Em pacientes jovens; muitas vezes associada a dentes desvitalizados; mais bem observada em radiografias oclusais	138
*	Sarcoma de Ewing	Em crianças pequenas	655
*	Histiocitose de células de Langerhans	"Histiocitose X"; geralmente em crianças e adultos jovens	581

Q. RADIOPACIDADES EM TECIDOS MOLES

***	Tatuagem por amálgama	Acentuadamente radiopaca; associada à pigmentação de superfície	290
**	Outros corpos estranhos	Exemplos: fragmentos de balas, projéteis de armas de fogo	—
**	Sialólito	Dor glandular pode estar presente quando o paciente está se alimentando	453
**	Tonsilolitíase	Superposta ao ramo da mandíbula	171
*	Flebólito	Pode ocorrer em varicosidades ou hemangiomas	14
*	Linfonodos calcificados	Exemplo: tuberculose	180
*	Coristoma ósseo e cartilaginoso	Mais comum na língua	545
*	Calcinose cutânea	Pode ser observada com a esclerose sistêmica (especialmente síndrome CREST)	787
*	Miosite ossificante	Calcificação reacional no músculo	—

APÊNDICE Diagnóstico Diferencial das Doenças Orais e Maxilofaciais

PARTE 5: PATOLOGIA DENTÁRIA

Frequência de ocorrência	Lesão ou condição	Comentários ou características especiais	Página/ Capítulo
A. HIPERDONTIA (DENTES SUPRANUMERÁRIOS)			
***	Dentes supranumerários idiopáticos	Mesiodente, paramolar, distomolar	76
**	Fendas labial e palatina	Incisivo lateral ou canino supranumerários	2
*	Síndrome de Gardner	Osteomas e pólipos gastrintestinais	641
*	Displasia cleidocraniana	Hipoplasia ou agenesia das clavículas; dentes não erupcionados	608
B. HIPODONTIA (DENTES AUSENTES)			
***	Hipodontia idiopática	Ausência dos terceiros molares; incisivos laterais	73
**	Fendas labial e palatina	Ausência do incisivo lateral ou canino	1
*	Displasia ectodérmica hipo-hidrótica hereditária	Dentes conoides	730
*	Incontinência pigmentar	Dentes conoides	738
*	Radioterapia durante a infância	Interrupção do desenvolvimento dentário	55
C. MACRODONTIA (DENTES MAIORES DO QUE O NORMAL)			
**	Fusão	União de dois germes dentários	80
**	Geminação	Divisão incompleta de um germe dentário	80
*	Macrodontia idiopática	—	79
*	Hiperplasia hemifacial	Somente no lado afetado; os demais tecidos também se apresentam aumentados	36
*	Gigantismo	Estatura anormalmente alta	815
D. MICRODONTIA (DENTES MENORES DO QUE O NORMAL)			
***	Dentes supranumerários	Mesiodente; quartos molares	76
***	Incisivos laterais em forma de pá	Dentes conoides	83
**	Dente invaginado	Dentes conoides; tendência a necrose pulpar e patologias periapicais	85
*	Microdontia idiopática	Geralmente generalizada	79
*	Displasia ectodérmica hipo-hidrótica hereditária	Dentes conoides, cabelos esparsos e loiros; diminuição da sudorese	730
*	Radioterapia durante a infância	Interrupção do desenvolvimento dentário	55
*	Sífilis congênita	Incisivos de Hutchinson	176
*	Hipopituitarismo	Associado ao nanismo	817
E. COROAS MALFORMADAS			
***	Mesiodente e outros supranumerários	Dentes conoides ou microdontia	76
**	Hipoplasia do esmalte de causa ambiental	Exemplo: febre elevada durante o desenvolvimento dos dentes	50
**	Incisivos laterais em forma de pá	Dentes conoides	83

(continua)

PARTE 5: PATOLOGIA DENTÁRIA (*Continuação*)

Frequência de ocorrência	Lesão ou condição	Comentários ou características especiais	Página/ Capítulo
**	Dente invaginado	Dentes conoides; tendência a necrose pulpar e patologias periapicais	85
**	Hipoplasia de Turner	Infecção ou trauma associado a um dente decíduo	52
**	Fusão ou geminação	Dente "duplo"	80
*	Cúspide em garra	Cúspide extra na lingual de um dente anterior	83
*	Dente evaginado	Cúspide extra na oclusal de um pré-molar	84
*	Amelogênese imperfeita	Defeito hereditário na formação do esmalte	95
*	Dentinogênese imperfeita	Fratura do esmalte em decorrência de defeito na formação da dentina; dentes opalescentes amarelo-acinzentados; câmaras pulpares calcificadas	105
*	Odontodisplasia regional	Malformação dentária em uma área focal; "dentes fantasmas"	107
*	Sífilis congênita	Incisivos de Hutchinson; molares em amora	176
*	Raquitismo resistente à vitamina D	Condição hereditária; cornos pulpares altos	830
*	Osteodistrofia renal	Metabolismo anormal de cálcio e fosfato	822
*	Hipoparatireoidismo	Possivelmente associado à síndrome da candidíase-endocrinopatia	820
*	Pseudo-hipoparatireoidismo	—	821
*	Epidermólise bolhosa	Doença cutânea bolhosa hereditária	749
*	Radioterapia durante a infância	Interrupção do desenvolvimento dentário	55
*	Globodontia	Associada à síndrome otodental	93
*	Lobodontia	Anatomia das cúspides semelhante à dos carnívoros	94

F. PERDA DE ESMALTE APÓS A FORMAÇÃO DO DENTE

Frequência de ocorrência	Lesão ou condição	Comentários ou características especiais	Página/ Capítulo
***	Cáries	—	—
***	Trauma	Dente fraturado	—
***	Atrição	Perda fisiológica de estrutura dentária	57
***	Abrasão	Perda patológica de estrutura dentária	57
**	Erosão	Perda química de estrutura dentária	57
*	Dentinogênese imperfeita	Defeito hereditário na formação da dentina; junção deficiente entre o esmalte e a dentina	101
*	Amelogênese imperfeita	Defeito hereditário na formação do esmalte; especialmente nos tipos hipocalcificados	95

G. PIGMENTAÇÃO DENTÁRIA EXTRÍNSECA

Frequência de ocorrência	Lesão ou condição	Comentários ou características especiais	Página/ Capítulo
***	Tabaco	Negra ou marrom	66
***	Café, chá e bebidas à base de cola	Marrom ou negra	66
**	Bactérias cromogênicas	Marrom, negra, verde ou laranja	66
**	Clorexidina	Amarelo-acastanhada	66

H. PIGMENTAÇÃO DENTÁRIA INTRÍNSECA

Frequência de ocorrência	Lesão ou condição	Comentários ou características especiais	Página/ Capítulo
***	Envelhecimento	Amarelo-acastanhada; perda da translucidez	—
***	Necrose pulpar	Cinza-negra; perda da translucidez	84
**	Fluorose	Branca; amarelo-acastanhada; marrom; mosqueada	55

(continua)

APÊNDICE Diagnóstico Diferencial das Doenças Orais e Maxilofaciais

PARTE 5: PATOLOGIA DENTÁRIA (*Continuação*)

Frequência de ocorrência	Lesão ou condição	Comentários ou características especiais	Página/Capítulo
**	Tetraciclina	Amarelo-acastanhada; fluorescência amarela	68
**	Reabsorção interna	"Dente róseo de Mummery"	60
*	Metamorfose cálcica	Amarela	117
*	Dentinogênese imperfeita	Azul-acinzentada; translúcida	101
*	Amelogênese imperfeita	Amarelo-acastanhada	95
*	Porfiria eritropoiética congênita	Amarela; castanho-avermelhada; fluorescência vermelha	67
*	Eritroblastose fetal	Amarela; verde	67
I. ANOMALIAS NA FORMA DAS RAÍZES			
***	Reabsorção externa	Secundária a infecções, cistos, tumores	60
***	Dilaceração	Curvatura anormal	92
**	Hipercementose	Produção excessiva de cemento	90
**	Raízes supranumerárias	—	93
**	Concrescência	União de dentes pelo cemento	80
**	Taurodontia	Câmaras pulpares aumentadas; canais radiculares encurtados	89
**	Pérola de esmalte	Esmalte ectópico na região de furca	88
*	Cementoblastoma benigno	Tumor aderido à raiz	655
*	Radioterapia durante a infância	Interrupção do desenvolvimento dentário	55
*	Dentinogênese imperfeita	Raízes curtas; obliteração das câmaras pulpares	101
*	Displasia dentinária radicular (displasia dentinária tipo I)	Raízes puntiformes, encurtadas ("dentes sem raízes"); polpas obliteradas; alterações patológicas periapicais	105
J. CANAL OU CÂMARA PULPAR AUMENTADOS			
**	Reabsorção interna	Secundária a cáries ou trauma	60
**	Taurodontia	Câmaras pulpares aumentadas; canais radiculares encurtados	89
*	Forma grave da dentinogênese imperfeita	"Dentes em concha"	101
*	Odontodisplasia regional	"Dentes fantasmas"	107
*	Raquitismo resistente à vitamina D	Cornos pulpares altos	830
*	Hipofosfatasia	—	828
*	Forma leve de dentinogênese imperfeita ("displasia dentinária tipo II")	Polpas em formato de "tubo de cardo" com formação de cálculos pulpares na dentição permanente	104
K. CALCIFICAÇÃO PULPAR			
***	Cálculos pulpares	Achado radiográfico assintomático	118
***	Dentina secundária	Em resposta à cárie	116
**	Metamorfose cálcica	Obliteração pulpar secundária à idade ou a trauma	117
*	Dentinogênese imperfeita (forma moderada)	Obliteração pulpar por excesso de dentina	102

(continua)

PARTE 5: PATOLOGIA DENTÁRIA (*Continuação*)

Frequência de ocorrência	Lesão ou condição	Comentários ou características especiais	Página/ Capítulo
*	Displasia dentinária radicular (displasia dentinária tipo I)	Obliteração pulpar por excesso de dentina; câmara pulpar em forma de "V"	105
*	Forma leve de dentinogênese imperfeita ("displasia dentinária tipo II")	Obliteração pulpar dos dentes decíduos; cálculos pulpares nos dentes permanentes	104
L. ESPESSAMENTO DO LIGAMENTO PERIODONTAL			
***	Abscesso periapical	Espessamento focal no ápice de um dente desvitalizado; doloroso, especialmente à percussão do dente envolvido	126
***	Tratamento ortodôntico presente	—	—
**	Aumento da função oclusal	—	—
*	Esclerose sistêmica (esclerodermia)	Espessamento generalizado	784
*	Infiltração de carcinoma ou sarcoma	Especialmente osteossarcoma; localizado nos dentes presentes na área do tumor	649
M. PERDA GENERALIZADA DA LÂMINA DURA			
*	Hiperparatireoidismo	Cálcio removido dos ossos; osso pode apresentar aspecto de "vidro fosco"	821
*	Osteomalacia	Deficiência de vitamina D em adultos	810
*	Doença de Paget do osso	Aspecto de "flocos de algodão" oculta a lâmina dura	613
*	Displasia fibrosa	Aspectos de "vidro fosco" ocultam a lâmina dura	616
N. EXFOLIAÇÃO PREMATURA DOS DENTES			
***	Trauma	Dente avulsionado	—
**	Periodontite agressiva	Perda prematura do osso alveolar	156
**	Estados de imunossupressão	AIDS, leucemia, quimioterapia	244, 578
**	Diabetes melito	Aumento da suscetibilidade a infecções e periodontite grave	825
*	Osteomielite	Destruição óssea levando à perda de dentes	131
*	Neutropenia cíclica ou crônica	Aumento da suscetibilidade a infecções; perda óssea alveolar prematura	575
*	Histiocitose de células de Langerhans	"Histiocitose X"; granuloma eosinofílico; perda óssea alveolar prematura	581
*	Displasia dentinária radicular (displasia dentinária tipo I)	"Dentes sem raízes"	105
*	Odontodisplasia regional	"Dentes fantasmas"	107
*	Síndrome de Papillon-Lefèvre	Hiperceratose palmar e plantar; periodontite prematura	162
*	Síndrome de Down	Periodontite prematura	—
*	Hipofosfatasia	Ausência da produção de cemento nos dentes decíduos	828
*	Escorbuto	Deficiência de vitamina C	810

Índice Alfabético

A

Abfração, 57, 60
Abrasão, 57, 58
Abscesso(s)
- de Munro, 768, 779
- fênix, 120
- gengival, 159
- periapicais, 120, 126
- periodontal, 159-161
Acantólise, 739
Acantose, 374
- *nigricans*, 788, 789
Aciclovir sistêmico, 228
Ácido
- ascórbico, 809
- vanilmandélico, 528
Aconselhamento genético, 747
Acrobraquicefalia, 40
Acrocefalossindactilia, 40
Acrodinia, 298
Acrodisostose, 821
Acroesclerose, 787
Acromegalia, 815, 816
Actinomicose, 187, 188
Adenocarcinoma
- cribriforme, 491, 492
- de células
- - acinares, 484
- - basais, 479
- de cólon metastático, 556
- polimorfo, 490, 491
- - de baixo grau, 490
- salivar não especificado, 492
Adenolinfoma, 475
Adenoma(s)
- canalicular, 477, 478
- de células basais, 477
- - membranoso, 478
- monomórfico, 477
- oxifílico, 474
- pleomórfico, 470-474
- sebáceos, 746
Aftas
- complexas, 316
- simples, 316
Agenesia
- dentária, 73, 75
- do esmalte, lisa e áspera, 97

Agentes
- antiangiogênicos, 279
- antifúngicos, 206
- antirreabsortivos e modificadores
  do metabolismo, 279
- imidazólicos, 204
- poliênicos, 203
Aglossia, 8
Agranulocitose, 574
- congênita, 574
Alcaptonúria, 67
Álcool, 371, 392
Alteração(ões)
- de desenvolvimento
- - da forma dos dentes, 80
- - do número de dentes, 73
- - do tamanho de dentes, 79
- - na estrutura dos dentes, 95
- dentárias
- - causadas por fatores ambientais, 51
- - de desenvolvimento, 73
- - por fatores ambientais, 50
Alveolite fibrinolítica, 139
Alvéolo seco, 139, 140
Ameloblastoma, 528, 685
- de células granulares, 695
- intraósseo sólido convencional
  ou multicístico, 691
- maligno, 699
- metastático, 699
- padrão
- - acantomatoso, 695
- - de células
- - - basais, 695
- - - granulares, 695
- - desmoplásico, 695
- - folicular, 693, 694
- - plexiforme, 695
- periférico, 698, 699
- pigmentado, 528
- unicístico, 697, 698
Amelogênese imperfeita, 50, 66, 95-100
- com taurodontia, 100
- hipocalcificada, 95, 99, 100
- hipomaturada, 95, 99, 100
- hipomineralizada, 95, 99
- hipoplásica, 95-98, 100
Amiloide, 806

Amiloidose, 9, 806, 807
- associada à hemodiálise, 807
- herodofamiliar, 807
- limitada a órgão, 806
- primária e associada a mieloma, 806
- secundária, 807
- sistêmica, 806
Anel de Waldeyer, 35, 416
Anemia(s), 568
- aplásica, 572, 573
- associada a doenças crônicas, 569
- associadas a distúrbios no metabolismo
  do ferro, 569
- de Cooley, 571
- de Diamond-Blackfan, 649
- de Fanconi, 572
- do Mediterrâneo, 571
- falciforme, 569, 805
- ferropriva, 811
- hemolítica(s), 569
- - autoimune, 805
- megaloblásticas, 569
- mieloftísica, 579
- perniciosa, 813
Anfotericina B, 204
Angiite granulomatosa, 233
Angina
- bolhosa hemorrágica, 761
- de Ludwig, 129, 130
Angioedema, 339, 340
- hereditário
- - com C1-INH normal
    (HAE-NC1-INH), 339
- - tipo I (HAE I), 339
- - tipo II (HAE II), 339
- vibratório, 339
Angiofibroma(s)
- faciais, 746
- nasofaríngeo, 538, 539
- - juvenil, 538
Angiogênese, 405
Angiolipoma, 518
Angiomatose
- bacilar, 189
- de Sturge-Weber, 537
- encefalotrigeminal, 537
Angiomiolipoma, 746

Angiomiomas, 542
Angiopatia hialina de célula gigante, 125
Angiossarcoma, 549
Anodontia, 73, 731
- parcial, 73
Anomalias
- dentárias, 50
- do desenvolvimento, 36
- vasculares, 533
Anormalidades do desenvolvimento, 277
Anquiloglossia, 10
Anquilose, 71, 72, 853
Anticorpo citoplasmático da célula
  basal, 331
Antígenos do penfigoide bolhoso, 763
Antrólito, 191, 215
Aplasia
- condilar, 17
- da glândula salivar, 448, 449
Argiria, 298
Arsênico, 297, 299
Artéria de calibre persistente, 14, 15
Arterite, 847
Artralgia, 855
Artrite
- degenerativa, 850
- psoriática, 779
- reativa, 769
- reumatoide, 852
Artropatia, 855
Aspergiloma, 215
Aspergilose, 215, 216
Astrocitoma subependimário de
  células gigantes, 746
Atresia biliar, 67
Atrição, 57, 58
Atrofia
- hemifacial progressiva, 38
- papilar central, 198

B

Bactérias, 393
Balanite circinada, 769
Banda de Simonart, 2
Benzidamina, 277
Beribéri, 809
Bevacizumabe, 280
Biofilme, 156
Biopsia
- das glândulas salivares labiais, 463
- incisional da glândula parótida, 463
Bisfosfonatos, 280
Bismuto, 297, 298
Blastomicose, 208-210
- aguda, 208
- crônica, 209
- sul-americana, 210
Blastomyces
- *dermatitidis*, 208
- *gilchristii*, 208
Bloqueadores do receptor de
  angiotensina II, 339

Boca de trincheira, 147
Bola fúngica, 215
Bolsa
- de rapé, 380, 381
- de tabaco, 381
Botriomicose, 187
Braquicefalia, 40
Braquiterapia, 408
Bronquiolite obliterante, 757

C

Café, 66
Calazar, 218
Calcificações
- do tipo anéis de Liesegang, 705
- lineares difusas, 119
- pulpares, 118, 120
- - lineares difusas, 120
Calcinose cutânea, 787
Cálculo(s)
- pulpares, 119
- salivar, 453
Canais
- de Scarpa, 27
- incisivos, 27
Cancerização de campo, 409
Cancro, 174
Cancrum oris, 147, 148, 185
Cândida, 393
Candida albicans, 196
Candidíase, 245
- associada ao HIV, 246
- atrófica, 198, 199
- eritematosa, 198, 199, 246
- hiperplásica, 200, 201, 246, 393
- mucocutânea, 201
- multifocal crônica, 199
- oral, 197
- pseudomembranosa, 196-198, 246
Candidose, 196
Caninos decíduos hipomineralizados, 53
Carcinoma(s)
- adenoescamoso, 413
- adenoide cístico, 488
- - padrão
- - - cribriforme, 489
- - - tubular, 490
- - variante sólida, 490
- ameloblástico, 699
- análogo ao carcinoma secretor
    mamário, 485
- basaloide escamoso, 413, 414, 418
- basocelular, 418
- - da pele, 679
- - esclerosante, 419
- - nodular, 419
- - pigmentado, 419
- - superficial, 419
- basoescamoso, 420
- *cuniculatum*, 411
- da cavidade oral, 395
- de células

- - acinares, 485
- - de Merkel, 421
- - escamosas, 390
- - fusiformes, 412
- de orofaringe, 408
- de pequenas células da pele, 421
- de pulmão metastático, 556
- do seio maxilar, 414, 415
- do vermelhão do lábio, 391, 396
- epidermoide, 390
- espinocelular, 256, 751
- - associado ao HIV, 256
- - bem diferenciado, 406, 689
- - indiferenciado, 406
- - intraoral, 407
- - moderadamente diferenciado, 406, 689
- - não queratinizante, 417
- - oral e de orofaringe, 256
- - queratinizante, 417
- ex-adenoma pleomórfico, 474, 486,
    487, 488
- - intracapsular, 487
- - invasivo, 487
- ex-tumor misto, 486
- gengivais e alveolares, 398
- *in situ*, 377, 487
- - ex-tumor misto, 487
- indiferenciado nasossinusal, 415
- intraoral, 397
- linfoepitelial, 417
- medular de tireoide familiar, 522
- metastático, 657
- - dos ossos gnáticos, 658
- mucoepidermoide, 467, 480-482, 672
- - central, 483
- - intraósseo, 483, 484, 672
- - múltiplos, 409
- nasofaríngeo, 416
- neuroendócrino da pele, 421
- odontogênico, 689
- - de células
- - - claras, 700, 701
- - - fantasma, 684
- - orofaríngeo, 399
- polipoide, 412
- que se origina de cistos odontogênicos, 689
- renal metastático, 555
- sarcomatoide, 412
- secretor, 485
- surgindo em um cisto dentígero, 690
- trabecular de pele, 421
- verrucoso, 374, 382, 410
Carcinossarcoma, 412, 486-488, 711
- ameloblástico (ou odontogênico), 711
Cáries
- associadas à xerostomia, 458
- de radiação, 458
- rampantes, 286
- relacionadas à
- - hipossalivação, 275
- - metanfetamina, 286
- - radiação, 275

Cáseo
- amigdaliano, 171
- tonsilar, 171
Catapora, 229
- infecção atenuada, 229
Causas sistêmicas de dor orofacial, 844
Cavidade óssea idiopática, 621
Caxumba, 242, 243, 455
- cirúrgica, 455
Cefaleia, 855
Célula(s)
- da hanseníase, 184
- de Merkel, 421
- de micose, 590
- de Reed-Sternberg, 583-585
- de Sézary, 590
- de Tzanck, 227, 755
- espumosas, 624
- gigantes
- - de Langhans, 182
- - de Warthin-Finkeldey, 241
- lacunares, 585
- mitosoide, 351
- xantomatosas, 356, 624
Celulite, 126, 129, 130
Cementoblastoma, 644, 720
Cementoma
- gigante familiar, 635
- gigantiforme, 635
- periapical, 631
- verdadeiro, 644, 720
Centros germinativos, 565
Cetoconazol, 204, 205
Chá, 66
Chifre de queratina, 386
Chlamydia trachomatis, 180
Choque insulínico, 828
Chumbo, 296, 298
Cicatriz
- fibrosa periapical, 122
- óssea, 610
Cicatrização papirácea, 743
Cilindroma(s), 478, 488
- dérmicos, 478
Cirurgia micrográfica de Mohs, 420
Cisto(s)
- ciliado traumático, 305
- cirúrgico ciliado, 303-306
- colateral inflamatório, 688
- córneos, 357
- da bifurcação vestibular, 670, 688
- da fenda branquial, 34, 35
- da papila incisiva, 28, 29
- de desenvolvimento, 669
- de duplicação entérica, 32
- de erupção, 672, 673
- de Gorlin, 684
- de implantações epidérmicas, 31
- de inclusão epitelial, 682
- de Klestadt, 26
- de retenção, 303-305, 448, 451, 452
- - de muco, 452

- - do seio maxilar, 303
- - mucoso, 448, 451
- dentígero, 669-671, 689
- dermoide, 32
- disontogênicos, 32
- do canal incisivo, 27
- do desenvolvimento, 25
- do ducto
- - nasopalatino, 27-29
- - salivar, 451, 452
- - tireoglosso, 33, 34
- do istmo catagênico, 30
- do trato tireoglosso, 33
- dos ossos gnáticos, 679
- ductal mucoso, 451
- em bolsa periapical, 122
- epidérmicos de inclusão, 31
- epidermoide, 30-32
- folicular, 30, 669
- gastrintestinais orais heterotópicos, 32
- gengival(is), 681, 682
- globulomaxilar, 26, 27
- inflamatórios, 669
- infundibular, 30
- linfoepitelial
- - cervical, 34
- - oral, 35, 36
- mandibular mediano, 30
- maxilar pós-operatório, 304, 305
- nasoalveolar, 26
- nasolabial, 26, 27
- odontogênico
- - botrioide, 683
- - calcificante, 684-686
- - - intraósseo, 685
- - - periférico, 686
- - glandular, 687
- - ortoqueratinizado, 676, 677, 689
- odontogênicos, 669
- ósseo
- - aneurismático, 623, 624
- - de Stafne, 23
- - estático, 23, 24
- - hemorrágico, 621
- - latente, 23
- - simples, 621, 622
- - solitário, 621
- - traumático, 621
- palatino
- - do recém-nascido, 25
- - mediano, 29, 30
- paradentário, 670, 688
- periapical, 120, 124
- - residual, 123, 125, 689
- - verdadeiro, 122
- periodontal
- - apical, 122
- - lateral, 26, 123, 682-684, 689
- pilar, 30, 31
- primordial, 673
- radicular, 26, 122-124
- - lateral, 123, 124

- sebáceo, 30
- sialo-odontogênico, 687
- subcondrais, 851
- teratoide, 32
- traumático ciliado, 304
- triquilemal, 30
- verdadeiros do seio maxilar, 304
- vestibulares de bifurcação, 89
Cistoadenoma papilar, 452
- linfomatoso, 475, 476
Citomegalovírus, 223, 236
Cloasma, 361
Clorexidina, 66
Clorodontia, 67
Clotrimazol, 204
Cobre, 383
Cocaína, 284
Cocci, 211
Coccidioidomicose, 211, 212
- disseminada, 212
- pulmonar progressiva crônica, 212
Coilócitos, 347
Coiloníquia, 812
Colágeno do tipo I, 603
Colar de pérolas, 331
Colite ulcerativa, 832
Coloboma, 42
Complicações
- orais não infecciosas da terapia
  antineoplásica, 273
- orofaciais pelo abuso de drogas, 284
Concreção tonsilar, 171
Concrescência, 80, 82
Côndilo bífido, 18
Condiloma
- acuminado, 348, 349
- lata, 175
Condromas, 645
- de tecido mole, 545
- intraósseos, 645
- periosteais, 645
Condromatose, 645-647
- sinovial, 646, 647
Condrometaplasia sinovial, 646
Condrossarcoma, 653-655
- de células claras, 654
- mesenquimal, 654, 655
- mixoide, 654
- não diferenciado, 654
- primário, 653
- secundário, 653
Conglomerados enameloides, 108
Conjuntivite lenhosa, 567
Consumação, 181
Coristoma(s)
- cartilaginosos, 545
- ósseo, 545
Corno cutâneo, 348, 386
- central, 386
Corno de queratina, 348
Corpos
- asteroides, 321

Índice Alfabético

- coloides, citoides, hialinos ou de Civatte, 772
- de arroz, 853
- de Henderson-Paterson, 354
- de molusco, 354
- de Schaumann, 321
- de Verocay, 521
- hialinos, 125
- tingíveis, 565
Corpúsculos
- de pironina, 121
- de Rushton, 125
- de Russell, 121
Corynebacterium diphtheriae, 172
Covid-19, 257, 258
Coxa vara, 628
Cretinismo, 817
Crioterapia, 277
Criptococose, 212
Crise falciforme, 569
Cromossomo Filadélfia, 578
Cryptococcus neoformans, 212
Cúspide(s)
- acessórias, 83
- de Carabelli, 83
- em garra, 83, 84

D

Dano mecânico, 114
Defeito(s)
- da cortical lingual mandibular, 23
- da dentina associados à sialofosfoproteína dentinária, 102
- de Stafne, 23, 24
- do desenvolvimento da região oral e maxilofacial, 1
- do esmalte, 51
- ósseo estático, 23
- osteoporótico focal da medula, 610
Deficiência(s)
- de ferro, 393
- de plasminogênio, 567, 568
- de vitamina A, 393
- de vitaminas/minerais e fatores dietéticos, 393
- do fator VIII, 565
- vitamínica, 809
Deformidade
- das mãos em "luva de boxe", 751
- de nariz em sela relacionada à oxicodona, 285
- em bastão de hóquei, 628
- em cajado de pastor, 628
Degeneração
- balonizante, 227
- hidrópica, 772
Demastigação, 57
Denosumabe, 280
Dens in dente, 85, 87
Dente(s)
- de Turner, 52
- em concha, 103

- evaginado, 83, 84
- fantasma, 107
- invaginado, 85-87
- natais, 77, 78
- neonatais, 77
- opalescentes, 603
- róseo de Mummery, 61, 62
- sem raízes, 105
Dentículos, 119
Dentina
- de interface, 117
- primária, 116
- reacional, 117
- reparadora, 117
- secundária, 116-118
- terciária, 117
Dentinogênese imperfeita, 66, 101, 102, 603
- forma grave, 103
- forma leve, 104
- forma moderada, 103
Dentinoma fibroameloblástico periférico, 716
Depressão mandibular lingual da glândula salivar, 23
Dermatan sulfato, 801
Dermatite, 274
- circum-oral, 287, 288
- de radiação, 275
- impetignizada, 167
- liquenoide, 769
- perioral, 334, 335
- periorofacial, 334, 335
Dermatofibroma, 507
Dermatose
- bolhosa por IgA linear, 761
- papulosa nigra, 356
Descompressão de um queratocisto, 677
Desenvolvimento do esmalte, 50
Desferroxamina, 572
Desgaste dentário, 57
Desmoplasia, 405
Desordem(ns)
- mineral e óssea, 822
- orais potencialmente malignas, 370
Destruição plaquetária aumentada, 576
Diabetes melito, 825, 826
- tipo I, 825, 826
- tipo II, 825, 826
Difteria, 172
Dilaceração, 53, 92
Disceratose congênita, 572, 573
Disestesia oral, 847
Disfagia, 399, 413, 812
- sideropênica, 812
Disfunção(ões)
- da articulação temporomandibular, 846
- esofágica, 788
- temporomandibulares, 854
Disgeusia, 276, 849
Disostose
- cleidocraniana, 608
- craniofacial, 40
- mandibulofacial, 17, 42

Dispareunia, 760
Displasia
- cementária periapical, 631
- cemento-óssea, 137, 622, 634
- - florida, 631-633
- - focal, 137, 630
- - periapical, 631
- cleidocraniana, 608, 609
- de alto grau, 370
- dentinária
- - coronária, 104
- - radicular, 105, 106
- - tipo I, 104, 105
- - tipo II, 104
- ductal, 376
- ectodérmica, 730
- - hipoidrótica, 730
- epitelial, 375, 376, 772
- - intensa, 376
- - leve, 376
- - moderada, 376
- - oral, 375
- fibrosa
- - craniofacial, 626
- - dentinária, 106
- - familiar, 619
- - monostótica, 626
- - poliostótica, 627
- gnatodiafisária, 604, 635
- hemimaxilofacial, 38
- mucoepitelial hereditária, 737
- odontomaxilar segmentar, 38, 39
- óssea, 630, 631, 634, 635
- osteoglofônica, 616
- pulpar, 104
Disqueratoma, 740
Disqueratose
- acantolítica focal, 740
- congênita, 735
- folicular, 739
- - isolada, 740
- intraepitelial benigna hereditária, 732
Disseminação pagetoide, 425
Distodente, 77
Distomolar, 77
Distúrbio(s)
- da hemoglobina, 569
- da via Ras-MAPK, 616
- do paladar, 276, 278
- hemorrágico, 566
- hereditários da dentina, 101
- localizados da erupção, 69
- sistêmicos com perda de inserção prematura, 157
Divergência clonal, 409
Doença(s)
- alérgicas e imunológicas, 313
- articular degenerativa, 850
- causadas por fungos e protozoários, 196
- da hemoglobina H, 572
- da rota da seda, 318
- das células de Langerhans, 581

Índice Alfabético 921

- das glândulas salivares associada ao HIV, 252
- de Addison, 207, 824, 825
- de Albers-Schönberg, 605
- de Behçet, 318, 319
- de Cannon, 731
- de Christmas, 565
- de Crohn, 831, 832
- de Darier, 739, 740
- - isolada, 740
- de Darier-White, 739
- de Gaucher, 803
- de Gorham, 612
- de Graves, 818
- de Günther, 67
- de Hailey-Hailey, 753
- de Hand-Schüller-Christian, 581
- de Hansen, 183
- de Heck, 350
- de Hide-Bound, 784
- de Hodgkin, 583
- de Letterer-Siwe, 581
- de Lhermitte-Duclos, 748
- de Lyell, 764
- de Marie-Sainton, 608
- de Mikulicz, 459
- de Niemann-Pick, 803
- de Ollier, 645
- de Paget
- - de pele, 425
- - do osso, 91, 613
- de Quincke, 339
- de Riga-Fede, 79, 267, 268
- de Swift-Feer, 298
- de Tay-Sachs, 803
- de von Recklinghausen da pele, 523, 524
- de von Willebrand, 565
- dermatológicas, 730
- do beijo, 234
- do enxerto contra o hospedeiro, 771, 776
- - aguda, 777
- - crônica, 777
- do osso
- - de mármore, 605
- - desaparecido, 612
- - fantasma, 612
- - quebradiço, 603
- falciforme, 569
- hematológicas, 564
- imune bolhosa, 752
- imunomediadas, 751
- inflamatória pélvica, 178
- linfoproliferativa(s)
- - associadas ao EBV, 586
- - cutânea primária CD30+, 267
- mão-pé-boca, 237-239
- neuromusculares, 841
- óssea de Paget, 649
- peri-implantares, 161
- periodontal(is), 143
- - associada ao HIV, 250
- por arranhadura de gato, 189, 190
- pulpar e periapical, 114

- relacionada à IgG4, 459
- renal crônica, 822
- rósea, 298
- vascular periférica, 826
Dor
- de cabeça e no pescoço, 843
- facial, 841
Ducto
- de Bartholin, 451
- de Wharton, 451
- nasopalatino, 27

E

Eburnação óssea, 610
Eczema herpético, 227
Edema angioneurótico, 339
Efeito(s)
- ambientais no desenvolvimento das estruturas dentárias, 50
- bacterianos, 114
- Tyndall, 367
Efélides, 359
Elastose solar, 386, 420
Elefantíase gengival, 154
Endocardite de Libman-Sacks, 780
Enfisema cervicofacial, 306
Enostose, 610
Enterite regional, 831
Enterocistomas, 32
Enteroviroses, 237
Entrópio, 759
Epidermólise bolhosa, 749, 751, 761
- adquirida, 761
- tipos distróficos
- - dominantes, 749
- - recessivos, 749
Epidermotropismo, 589
Epiloia, 745
Epúlide
- congênita, 504, 532
- de células gigantes, 504
- fibrosa ossificante, 504, 515
- fissurada, 504
- granulomatosa, 513, 514
- por dentadura, 504
Equimose, 289, 576
Equinocandinas, 206
Erisipela, 168
Eritema
- areata migratório, 767
- linear gengival, 250
- migratório, 767, 779
- multiforme, 224, 754, 763
- - maior, 764, 765
- - menor, 764
- nodoso, 320
Eritroblastose fetal, 67
Eritrocitose primária adquirida, 577
Eritroleucoplasia, 371, 373, 374
Eritromelalgia, 578
Eritroplasia, 370, 374, 379
Erosão, 57-59

- nas mucosas devido à administração de metotrexato, 332
Erupção(ões), 69
- fixas por medicamentos nas mucosas, 330
- liquenoides, 330
- retardada, 70
- semelhantes ao
- - lúpus eritematoso, 331
- - pênfigo, 331
- - penfigoide das membranas mucosas, 331
- variceliforme de Kaposi, 227
Escafocefalia, 40
Escarlatina, 170
Esclerodactilia, 788
Escleroderma, 784
- limitado, 787
- localizado, 785, 786
Esclerodermia, 38
- linear, 38
Esclerose
- sistêmica
- - cutânea difusa, 784, 785
- - cutânea limitada, 785, 787
- - progressiva, 784
- tuberosa, 745, 746
Escrófula, 181
Esmalte
- dentário, 50
- ectópico, 88
- mosqueado, 56
Estadiamento
- clínico, 401
- patológico, 401
- resumido (ou SEER), 402
Estesioneuroblastoma, 548
Estilalgia, 22
Estomatite
- aftosa, 255
- - herpetiforme, 316
- - maior, 316, 317
- - menor, 315
- - recorrente, 314
- alérgica de contato, 333
- - a cloreto de alumínio, 334
- - a dentifrício, 334
- anafilática, 329, 330
- areata migratória, 767
- de contato por aromatizante de canela, 335-337
- gangrenosa, 185
- granulomatosa e liquenoide, 328
- herpética recorrente, 226
- liquenoide
- - de contato a materiais odontológicos restauradores, 337
- - e granulomatosa, 329
- medicamentosa, 329
- necrosante, 147, 185
- - associada ao HIV, 251
- nicotínica, 387
- por rolo de algodão, 273
- protética, 199-201

Índice Alfabético

- ulcerativa crônica, 771, 775, 776
- urêmica, 266, 833
- venenata, 333
Estomatodinia, 847
Estomatopirose, 383, 847, 848
Estrias de Wickham, 770, 771
Esvaziamento cervical
- radical, 407
- seletivo, 407
Etiologia do câncer oral, 391
Exantema
- migratório da língua, 767
- súbito, sexta doença, 223
Exostoses, 18-20
Exposições ocupacionais, 392
Extensão(ões)
- cervicais de esmalte, 88
- extranodal, 400

F

Fácies
- de camundongo, 785
- leprosa, 184
Falha primária na erupção, 70
Faringite
- e tonsilite estreptocócica, 169
- linfonodular aguda, 237, 239
Faringotonsilites, 225
Fase
- de transição, 50
- secretora, 50
Fator
- de crescimento de fibroblastos 10, 448
- de von Willebrand, 565
Febre
- do San Joaquin Valley, 211
- do vale, 211
- escarlate, 170
- familiar do Mediterrâneo, 807
- glandular, 234
- negra, 218
- uveoparotídea, 321, 841
Fenda(s)
- de paraqueratina, 411
- facial, 2
- labial, 1, 2
- mediana do lábio superior, 2
- não sindrômicas, 1
- orofaciais, 1
- palatina, 1, 2, 3
Fenol, 272
Fenolftaleína, 300
Fenômeno
- célula dentro de célula, 733
- de extravasamento de muco, 448
- de Kasabach-Merritt, 534
- de Raynaud, 787
Fenótipo intermediário, 146
Feocromocitomas das glândulas
    adrenais, 527
Fibrodentina, 117
Fibro-dentinoma ameloblástico, 709

Fibro-histiocitoma, 507, 546
- maligno, 546
Fibrolipoma, 518
Fibroma(s)
- ameloblástico, 707-709
- cementificante, 636
- cemento-ossificante(s), 636, 637
- - múltiplos, 635
- condromixoide, 646
- de células gigantes, 503
- de irritação, 501
- desmoplásico, 510, 648
- odontogênico
- - central, 714
- - - intraósseo, 716
- - de células granulares, 717
- - periférico, 516, 716, 717
- ossificante(s)
- - agressivo, 638
- - - juvenil, 638
- - ativo juvenil, 638
- - bilaterais, 635
- - convencional, 636
- - juvenil, 638
- - - psamomatoide, 638
- - - trabecular, 638
- - periférico, 504, 515-517
- periférico com calcificação, 515
- por dentadura semelhante à folha, 505
- traumático, 501
- ungueais ou periungueais, 746
Fibromatose(s)
- gengival, 154, 155
- juvenil(is), 510
- - agressivas, 509
- tipo desmoide, 509, 510
Fibromixomas, 719
Fibro-odontoma ameloblástico, 709, 712
Fibro-odontossarcomas ameloblásticos, 710
Fibrose
- nodular subepidérmica, 507
- submucosa oral, 383
Fibrossarcoma, 545, 546, 710
- ameloblástico, 710
- do tipo adulto, 546
- epitelioide esclerosante, 546
- juvenil/infantil, 546
Fibroxantoma, 507, 624
- do osso, 624
Ficomicose, 213
Fissura labial, 288
Fístula(s)
- congênitas do lábio inferior, 4
- cutânea, 127, 128
- lateral(is), 15
Fluconazol, 204, 205
Fluoreto estanhoso, 66
Fluorose dentária, 55, 56
Fogo de Santo Antônio, 168
Forma
- grave da dentinogênese imperfeita, 103
- leve da dentinogênese imperfeita, 104

- moderada da dentinogênese imperfeita, 102
Formação de matriz, 50
Formigamento, 286
Fossetas, 4
Fotoquimioterapia, 590
Fumo de tabaco, 391
Furúnculo gengival, 127
Fusão, 80-82

G

Gangrena orofacial, 185
Geminação, 80, 81
Gene(s)
- *CTNNB1*, 478
- do adenoma pleomórfico 1 (PLAG1), 470
- *HMGA*, 470
- receptor da melanocortina 1 (MC1R), 359
- supressores de tumor, 395
Gengiva fibromatosa, 154
Gengivite
- crônica, 145
- da puberdade, 143
- descamativa, 151, 759, 771
- espongiótica, 146
- hiperplásica
- - com granuloma piogênico, 145
- - crônica, 144, 145
- liquenoide de corpo estranho, 769, 771
- marginal, 144
- medicamentosa, 143
- moriforme, 326
- necrosante, 143, 147, 179, 235
- papilar, 144
- plasmocitária, 143, 148, 149
- por corpo estranho, 149, 150
- por escorbuto, 810
- ulcerativa necrosante, 147
- - associada ao HIV, 250
Gengivoestomatite
- alérgica, 148
- atípica, 148
- herpética aguda, 224, 225
- necrosante, 148
Gigantismo, 815
Glândula(s)
- parótida, 467
- salivares, 467
- sublingual, 451
- submandibular, 467
Glicosaminoglicanos, 801
Globodontia, 93, 94
Globus faríngeo, 399
Glomangiopericitoma, 508
Glossite
- intersticial, 176
- luética, 176
- migratória benigna, 767, 827
- romboidal mediana, 198
Glossodinia, 847
Glossopirose, 847, 848
Goma, 176
Gonorreia, 178

Gradação histopatológica do carcinoma espinocelular, 406

Granuloma
- das células de Langerhans, 581
- de células gigantes, 615
- eosinofílico, 266, 581
- letal da linha média, 592, 593
- periapical, 120, 121
- piogênico, 144, 512-514
- traumático, 266, 267
- ulcerativo traumático com eosinofilia estromal, 266

Granulomatose
- com poliangiite, 325, 327
- de Wegener, 325, 326
- linfomatoide, 593
- orofacial, 151, 322-324

Grânulos
- de Birbeck, 582
- de Fordyce, 6, 7
- sulfúricos, 187

H

Halter, 293
Hamartoma(s), 712
- epitelial odontogênico, 716
- leiomiomatosos orais, 542
Hanseníase, 68, 183-185
- lepromatosa, 68, 183-185
- tuberculoide, 183-185
Hemangioendotelioma(s), 549
- juvenis, 535
- kaposiforme, 534
Hemangioma(s), 536
- capilar, 512, 513, 536
- - lobular, 512, 513
- congênitos, 533, 534
- cutâneos múltiplos, 534
- em morango, 534
- em tufos, 534
- esclerosante, 507
- faciais, 534
- infantis, 533, 534
- intraósseos, 535
- juvenil, 536
- no pescoço, 534
- perioculares, 534
Hemangiopericitoma, 508
- do tipo sinonasal, 508
Hemartrose, 566
Hematoma, 289, 576, 672
- de erupção, 672
Hematopoese cíclica, 575
Hemiageusia, 849
Hemiatrofia facial progressiva, 38
Hemidesmossomos, 763
Hemi-hiperplasia, 36, 37
Hemi-hipertrofia, 36
Hemofilia, 565, 566
Hemoglobinopatias, 569
Hemólise, 571

Hemorragia, 66, 273, 274, 289
- gengival, 66
- submucosa, 289
Heparan sulfato, 801
Herpangina, 237, 238
Herpes
- *barbae*, 227
- *gladiatorum*, 227
- intraoral recorrente, 226
- labial, 225, 226, 228
- primário, 224
- simples, 228, 764
Herpes-vírus
- do sarcoma de Kaposi (KSHV), 223
- humano(s), 223
- - 6 (HHV-6) e 7 (HHV-7), 223
- - 8, 223, 550, 587
Herpes-zóster, 231-233, 253
Herpetoviridae, 223
Hialinose cutânea e mucosa, 804
Hidrocloreto de minociclina, 68
Hidropisia fetal, 572
Hidroxicloroquina, 300
Higroma cístico, 539
Hiperbilirrubinemia, 67
Hipercementose, 90-92
Hipercortisolismo, 823
Hiperdontia, 73, 76
Hiperortoqueratose, 375, 376
Hiperostose esternocostoclavicular, 134
Hiperparaqueratose, 375
Hiperparatireoidismo, 821
- primário, 821
- secundário, 821, 823
Hiperpigmentação, 252
Hiperplasia
- adenomatoide das glândulas salivares menores, 464
- cementária, 90
- condilar, 16-18
- de freio labial, 502
- do processo coronoide, 15, 16
- epitelial, 350, 351
- fibrosa
- - focal, 501
- - inflamatória, 504-506
- - por cunilíngua repetida, 290
- gengival
- - espongiótica, 146
- - medicamentosa, 151
- - relacionada
- - - à fenitoína, 153
- - - ao nifedipino, 152
- hemifacial, 9, 16
- linfoide, 564
- não gengival por ciclosporina, 153
- oncocítica
- - multinodular, 474
- - nodular, 475
- óssea subpôntica, 19
- papilar inflamatória, 506
- pseudoepiteliomatosa, 210
- sebácea, 358

Hiperplasia-hemifacial, 37
Hiperqueratose, 374
Hipertaurodontia, 89
Hipertireoidismo, 818, 819
Hipertricose associada à fibromatose gengival, 154
Hipertrofia congênita do epitélio pigmentar da retina, 641
Hipoadrenocorticismo, 824
Hipodactilia, 8
Hipodontia, 73, 75, 738
Hipofosfatasia, 828, 829
Hipofosfatemia hereditária, 830
Hipogeusia, 276, 849
Hipoglossia, 8
Hipo-hiperdontia, 77
Hipomelia, 8
Hipomineralização molar-incisivo, 53, 54
Hipoparatireoidismo, 820
Hipoplasia
- causada por terapia antineoplásica, 55
- condilar, 17, 19
- da glândula salivar, 448
- de esmalte, 50
- - por fatores ambientais, 51, 52
- de Turner, 52, 53
- do esmalte, 50
- sifilítica, 56
Hipoplasminogenemia, 567
Hipossalivação, 275, 278
Hipotaurodontia, 89
Hipótese de Lyon, 731
Hipotireoidismo, 9, 817
Histiocitose, 581
Histoplasma capsulatum, 206, 254
Histoplasmose, 206, 254
- aguda, 207
- associada ao HIV, 255
- crônica, 207
- disseminada, 207
HPV, 344, 394
HSV, 223

I

Icterícia, 805
Ileíte regional, 831
Ilha óssea densa, 610
Impactação, 70
Impetigo, 167
- bolhoso, 167
- estafilocócico, 167
- não bolhoso, 167
Implantação de amálgama
- por fio dental, 291
- relacionada a tratamento endodôntico, 291
Imunofluorescência direta, 752
Imunossupressão, 395
Incisivos
- de Hutchinson, 56, 176
- em forma de pá, 84, 85
Incontinência pigmentar, 738, 739

Índice Alfabético

Infecção(ões)
- bacterianas, 167
- de Vincent, 147
- herpética
- - crônica, 227
- - recorrente associada ao HIV, 253
- - recorrente intraoral, 226
- micobacteriana, 251
- - atípica, 180
- nosocomial, 215
- pelo HSV-1 secundária, 224
- pelo papilomavírus humano (HPV) associado ao HIV, 254
- primária do herpes-vírus, 223
- secundárias recorrentes pelo herpes simples, 225
- virais, 223
Inflamação das glândulas salivares, 455
Infraoclusão, 72
Inibidores da enzima conversora da angiotensina (IECA), 339
Intoxicação metálica sistêmica, 296
Invasão
- perineural, 405
- vascular, 405
Invólucro, 132
Iodoquinol, 206
Irradiação X, 393
Irritação química, 114
Isavuconazol, 206
Itraconazol, 204, 206

J

Junção amelodentinária, 103

L

Lábio
- de agricultor, 384
- de marinheiro, 384
- duplo, 5
Labret, 293
Laserterapia de baixa intensidade, 277
Leiomioma(s), 541, 542
- sólidos, 542
Leiomiossarcoma, 551
Leishmania, 218
Leishmaniose, 218
- cutânea, 218
- mucocutânea, 218
- visceral, 218
Lentigo(s)
- actínico, 356, 359
- maligno, 424
- senil, 359
- simples, 360
- solar, 359
Leontíase óssea, 614
Lesão(ões)
- angiocêntrica imunoproliferativa, 592
- central de células gigantes, 514, 615-617
- de células

- - gigantes, 618
- - granulares congênita, 532
- de Cutright, 302
- dentinossarcomas ameloblásticos, 710
- destrutiva da linha média induzida por cocaína (CIMDL), 285
- do usuário de rapé, 380
- epiteliais benignas associadas ao papilomavírus humano, 344
- fibro-ósseas dos ossos gnáticos, 625
- físicas e químicas, 265
- hiperqueratóticas corrugadas, 377
- linfoepitelial benigna, 462
- - na síndrome de Sjögren, 463
- liquenoides associadas ao *betel quid*, 383
- orais por substâncias de preenchimento estético, 295
- periférica de células gigantes, 504, 514, 515, 616
- por tatame, 227
- químicas da mucosa oral, 271
- reabsortivas odontoclásticas felinas, 63
- térmica, 114
Leucemia(s)
- agudas, 578
- crônicas, 578
- linfoblástica, 578, 579, 581
- - aguda, 579, 581
- linfocítica, 578, 579, 581, 757
- - crônica, 579, 581, 757
- mieloide
- - aguda, 579, 581
- - crônica, 578, 579, 581
Leucoedema, 7
Leucoplasia, 200, 383, 393
- delgada e homogênea, 373
- espessa homogênea, 373
- homogênea, 373
- não homogênea, 373, 374
- ou queratose da bolsa de tabaco, 410
- pilosa oral, 13, 234, 246, 247, 266
- - associada ao HIV, 247
- por *Candida*, 200, 393
- por cândida e hiperplasia por cândida, 371
- salpicada, 373
- verrucosa proliferativa, 151, 374, 375, 377, 771
Leucoqueratose, 371
Linfadenopatia generalizada persistente, 249
Linfangioma(s), 9
- cervicais, 540
- de cabeça e pescoço, 541
- macrocístico, 539
- microcístico, 539
- misto, 539
- orais, 540
Linfoepitelioma, 417
Linfoma(s)
- de alto grau, 589
- de baixo grau, 589
- de Burkitt, 591, 592
- de células T

- - angiocêntrico, 592
- - cutâneo, 589
- - T/*natural killer* (NK), 593
- - - extranodal tipo nasal, 592
- de células B extranodais de zona marginal, 464
- de Hodgkin, 583-585
- de tecido linfoide associado à mucosa, 587
- intraósseo, 587
- MALT, 463
- não Hodgkin, 249, 586, 588
Língua
- bífida, 293, 294
- bifurcada, 293
- dupla, 130
- em morango
- - branca, 170
- - vermelha, 170
- escrotal, 11
- fissurada, 11, 767
- geográfica, 11, 767, 769
- lenhosa, 130
- partida, 293
- pilosa, 12, 13
- - negra, 12
- presa, 10
- saburrosa, 12, 13
Linha(s)
- alba, 265, 266
- de Burton, 298
- de Pastia, 171
Lipoma(s), 517, 518
- de células fusiformes, 518
- intramusculares, 518
- pleomórficos, 518
Lipossarcoma(s), 547
- de células redondas, 547
- desdiferenciados, 547
- mixoides, 547
- pleomórficos, 547
Líquen plano, 151, 754, 769
- bolhoso, 771
- erosivo, 759, 771, 773, 774
- reticular, 770, 773
Lobodontia, 94
Lues, 173
Lúpus
- eritematoso, 771, 783
- - cutâneo crônico, 780, 781
- - cutâneo subagudo, 780, 782
- - discoide, 781
- - sistêmico, 780
- pérnio, 320
- vulgar, 181

M

Macrodontia, 79, 80
- relativa, 79
Macroglossia, 8, 37
- unilateral, 37
Macrognatia, 79

Mácula(s)
- em folhas de freixo, 746
- melanótica, 361, 362
Mal de Meleda, 162
Maleato de timolol, 537
Malformação(ões)
- arteriovenosas, 535
- linfáticas, 539
- molar-incisivo, 54
- raiz-molar-incisivo, 54, 55
- vasculares, 533, 535
- venosa, 535, 536
Mancha(s)
- de Koplik, 240
- em "vinho do Porto", 537
- intrínsecas, 67
- senil, 359
- tipo "vinho do Porto", 535
Manifestações orais de doenças sistêmicas, 801
Máscara da gravidez, 361
Mastigação crônica da bochecha, 265
Material(is)
- de preenchimento estético, 295, 296
- odontológicos restauradores, 68
Maturação, 50
Medicações antifúngicas, 204
Medicamentos, 68, 300
- antimaláricos, 300
Megadontia, 79
Megalodontia, 79
Melanoacantoma oral, 363, 364
Melanocarcinoma, 422
Melanoma, 555
- acral, 425
- da mucosa, 425
- de disseminação superficial, 424, 426
- de Spitz, 368
- *in situ*, 424
- lentiginoso
- - acral, 425
- - da mucosa, 426
- da mucosa, 425
- lentigo maligno, 424
- maligno, 422
- metastático, 555
- nodular, 424, 426
Melanose
- do fumante, 299, 300
- focal, 361
- neurocutânea, 369
Melasma, 361
Mercúrio, 297, 298
Mesiodente, 76, 77
Mesotaurodontia, 89
Metamorfose cálcica, 68, 117, 118
Metanfetamina, 285
Metaplasia reacional condromatosa e óssea, 302, 506
Metástase, 399
- para os tecidos moles orais, 555
Micetoma, 215

Micose fungoide, 589
- estágio de placa, 590
- estágio de tumor, 590
- estágio eczematoso, 590
Microabscessos de Pautrier, 590
Microangiopatia, 826
Microdontia, 79
- relativa, 79
Microglossia, 8
Microrganismos, 371
Microssomia hemifacial, 17
Microstomia, 785
Mieloma múltiplo, 594, 595
Miliáceas, 31
Milium, 31
Mineralização, 50
Minociclina, 300
Mioepiteliomas, 473
Mioesferulose, 307, 308
Miofibroma, 510, 511
Miofibromatose, 510, 511
Miopericitoma, 508
Miosite, 855
Miospasmo, 855
Mixedema, 817
Mixofibromas, 719
Mixofibrossarcoma, 546
Mixoma
- odontogênico, 718, 720
- - maligno, 720
- osteogênico, 718
Mixossarcomas, 720
Modificações do corpo, 293
Molares
- de Fournier, 176
- de Moon, 176
- em amora, 56, 176
- - da sífilis congênita, 177
- piramidais, 89
Molusco contagioso, 255, 354
- associado ao HIV, 256
Mononucleose infecciosa, 234, 235
Morfeia, 785, 786
Morsicatio buccarum, 265, 266
MRMI, 54, 55
Mucinose oral focal, 511, 512
Mucocele, 449
- de retenção, 448
- de seio, 303-305
- superficial, 450
Mucopolissacarídeos, 801
Mucopolissacaridoses, 801, 802
Mucormicose, 213, 214, 827
Mucosa dos mastigadores de betel, 266, 383
Mucosite, 148, 273, 274, 277
- liquenoide, 769
- necrosante, 147, 186
- peri-implantar, 143, 162
- por radiação, 275
- psoriasiforme, 768
- ulcerativa necrosante, 148

Mycobacterium
- *bovis*, 180
- *leprae*, 183
Mycobacterium tuberculosis, 180
Mycoplasma pneumoniae, 764

N

Nanismo hipofisário, 814
Necrólise epidérmica tóxica, 764-766
Necrose
- anestésica, 286
- epitelial relacionada à quimioterapia, 274
- pulpar, 115
Neisseria gonorrhoeae, 178
Neoplasia(s)
- da glândula submandibular, 467
- de alto grau, 482
- de baixo grau, 482
- de glândulas salivares, 466, 467
- de grau intermediário, 482
- de tecidos moles, 501
- endócrina múltipla, 9, 821
- - tipo 1 (NEM1), 522
- - tipo 2A (NEM2A), 522
- - tipo 2B (NEM2B), 9, 522, 526-528
- metastáticas dos ossos gnáticos, 657
Neuralgia pós-herpética, 233
Neurilemoma(s), 520, 521
- anciãos, 521
Neuroblastoma olfatório, 548, 549
Neurofibroma, 521, 524
Neurofibromatose, 9
- tipo 1 (NF1), 522-526
- tipo 2 (NF2), 520, 522
Neurofibrossarcoma, 525, 547
Neuroma
- circunscrito solitário, 519
- de amputação, 518
- encapsulado em paliçada, 519
- traumático, 518, 519
Neuropatia sensorial oral, 847
Neutropenia, 573-575
- cíclica, 575
- congênita grave, 573
- étnica benigna, 573
Nevo(s)
- adquirido comum, 364
- azul, 367, 368
- branco esponjoso, 731, 732
- composto, 365, 366
- de Spitz, 367
- em calção de banho, 369
- em vestimenta, 369
- em "vinho do Porto", 538
- flâmeo, 537
- halo, 368, 369
- intradérmico, 365, 366
- intramucoso, 366
- juncional, 365, 366
- melanocítico, 363-366, 369
Nevralgia
- do plexo timpânico, 846

- do trigêmeo, 843, 845
- glossofaríngea, 846
- vagoglossofaríngea, 846
Niacina, 810
Nistatina, 203, 204
Nitrato de prata, 272
Nódulo(s)
- de Bohn, 25
- de Lisch, 525
- fibroso, 501
- reumatoides, 853
Noma, 147, 185
Núcleo cerebriforme, 590

O

Ocronose, 67
Odinofagia, 399
Odontalgia, 855
Odontoameloblastoma, 711
Odontodisplasia regional, 107, 108
Odonto-hipofosfatasia, 829
Odontoma(s), 87, 685, 712, 713
Oftalmia gonocócica neonatal, 179
Oligodontia, 73, 75, 738
Oncocitoma, 474
Oncócitos, 474
Oncocitose, 474, 475
- hiperplásica difusa, 475
Oncogenes, 395
Opacidades
- de esmalte, 50
- demarcadas, 50, 51
- difusas, 50
Órgão de Jacobson, 27
Osteíte
- alveolar, 139
- condensante, 137, 611
- deformante, 613
- fibrosa cística, 822
Ostenecrose relacionada a medicamentos, 283
Osteoartrite, 850
Osteoblastoma(s), 642-644
- agressivos, 643
- multinodular epitelioide, 644
Osteocondromatose sinovial, 646
Osteodistrofia
- hereditária de Albright, 821
- renal, 822
Osteoesclerose idiopática, 610, 611
Osteogênese imperfeita, 101
- tipo 1, 603, 604
- tipo 2, 603, 604
- tipo 3, 604
- tipo 4, 604
- tipo 5, 604
Osteólise maciça, 612, 613
Osteoma(s)
- central, 639
- compactos, 640
- cutâneo, 639, 821
- de tecido mole, 545

- endosteal, 639
- esponjosos, 640
- exofítico, 639
- extraesqueléticos, 639
- osteoide, 642, 643
- periférico, 639
- periosteal, 639
Osteomalacia, 810
Osteomielite, 126, 137, 611
- aguda com sequestro ósseo, 132
- bacteriana, 131
- com periostite proliferativa, 138
- crônica não bacteriana, 134, 135, 136
- de Garrè, 138
- esclerosante
- - difusa, 131, 134
- - focal, 137
- - - crônica, 611
- multifocal recorrente crônica, 134
- primária crônica, 131
- secundária, 131
- supurativa, 131-133
Osteonecrose
- associada à terapia antirreabsortiva para osteoporose, 284
- dos maxilares relacionada a medicamentos, 278
- relacionada a
- - antirreabsorção, 278
- - bisfosfonatos, 278
- - medicamentos, 281, 282
Osteopetrose
- adulta autossômica dominante, 607
- infantil autossômica recessiva, 605
- intermediária autossômica recessiva, 606
- periapical focal, 610
Osteoporose circunscrita, 614
Osteorradionecrose, 276, 278
Osteosclerose idiopática, 137
Osteossarcoma, 650
- de alto grau periférico, 653
- extragnático, 649
- parosteal, 652
- periférico (justacortical), 652
- periosteal, 653
Otalgia, 855
Ouro, 297, 299

P

Padrão
- de crescimento endofítico, 396
- hipomaturado, 99
- hipomaturado-hipoplásico, 100
- hipoplásico-hipomaturado, 100
Paladar
- distorcido, 849
- fantasma, 849
Palato, 467, 472
- do fumante invertido, 387
- primário, 1, 27
- secundário, 1, 27

Palifermina, 277
Panarício herpético, 226
Pan-encefalite esclerosante subaguda (PEES), 240
Papila retrocanina, 503, 504
Papilite lingual transitória, 313, 314
Papiloma(s), 346
- de células cilíndricas, 353
- ductal(is), 479, 480
- intraductal, 479
- nasossinusal, 351-353
- queratinizado, 351
- schneideriano(s), 351-353
Papilomatose, 346, 410, 506
- oral florida, 410
- por dentadura, 506
- respiratória recorrente, 346
Papilomavírus humano, 253, 344, 345
Pápula dividida, 174
Paquioníquia congênita, 733, 734
- tipo Jackson-Lawler, 733
- tipo Jadassohn-Lewandowksy, 733
Paracoccidioides
- *brasiliensis*, 210
- *lutzii*, 210
Paracoccidioidomicose, 210
Paraganglioma(s), 529, 530
- da orelha média, 529
- do corpo carotídeo, 529, 530
- laríngeos, 529
- vagais, 529
Paralisia
- de Bell, 841, 842
- do sétimo nervo idiopático, 841
- facial idiopática, 841
Paramolar, 77
Parasitose, 286
Paroníquia herpética, 226
Parosmia, 850
Parotidite
- epidêmica, 242
- juvenil recorrente, 455
Parúlide, 127, 128
Patologia
- das glândulas salivares, 448
- epitelial, 344
- óssea, 603
Pedras salivares, 453
Pelagra, 810
Peliose hepática bacilar, 189
Pênfigo
- benigno crônico familiar, 753
- eritematoso, 752
- foliáceo, 752
- induzido por neoplasias, 757
- paraneoplásico, 753, 754, 757
- vegetante, 752
- vulgar, 752, 754-756, 759
Penfigoide
- bolhoso, 754, 762
- cicatricial, 758, 759

- das membranas mucosas, 754, 758, 759, 762

Perda
- da superfície dos dentes, 57
- de estrutura dentária pós-desenvolvimento, 57

Perfuração palatina relacionada à oxicodona, 285

Pericoronarite, 160, 161

Peri-implantite, 162

Perimólise, 57

Periodontite
- agressiva localizada, 158
- apical
- - aguda, 126
- - crônica, 120
- associada
- - à doença sistêmica, 156
- - ao HIV, 251
- e estomatite necrosante associada ao HIV, 251
- necrosante, 147, 156, 159, 161, 250
- ulcerativa necrosante, 159

Periostite
- ossificante, 138
- proliferativa, 138, 139

Perleche, 199

Pérolas
- compostas, 88
- de Epstein, 25
- de esmalte, 87
- - verdadeiras, 88
- de queratina, 405

Peróxido de hidrogênio, 271

Pescoço de touro, 130

Petéquias, 289, 576

Pica, 812

Piercing(s)
- labial, 294
- lingual, 294
- orais, 293

Pigmentação(ões)
- associada à minociclina, 301
- café com leite (*café au lait*), 524
- da coroa, 67
- da mucosa oral relacionadas a medicamentos, 300
- dentária
- - por fatores ambientais, 65
- - relacionada à porfiria eritropoiética, 67
- hiperbilirrubinemia, 67
- minociclina, 69
- tetraciclina, 68
- dentárias, 66
- exógenas localizadas, 290
- por amálgama, 68
- por bismuto, 13
- por hidroxicloroquina, 301
- por imatinibe, 301
- por tabaco, 66

Pioestomatite vegetante, 832

Piridoxina, 809, 810

Placas
- de chagrém, 746
- mucosas, 174

Plasmocitoma, 595, 596
- extramedular, 595

Plasmodium falciparum, 591

Plumbismo, 296

Policitemia
- primária, 577
- rubra vera, 577
- vera, 577

Polidipsia, 826

Poliendocrinopatia autoimune candidíase-distrofia ectodérmica, 202

Polifagia, 826

Polimialgia reumática, 847

Pólipo
- fibroepitelial, 505
- pulpar, 115

Polipose adenomatosa familiar, 641
- atenuada, 641

Poliúria, 826

Polpa clinicamente normal, 114

Poluentes ambientais, 392

Porfiria eritropoiética congênita, 67

Posaconazol, 206

Potencial de transformação maligna, 370

PR3-ANCA, 327

Prata, 297, 298

Produção plaquetária reduzida, 576

Progeria, 117

Progonoma melanótico, 528

Projeções cervicais de esmalte, 88

Proliferação(ões)
- epitelial hiperqueratótica volumosa, 377
- óssea subpôntica, 19
- semelhantes a tumor odontogênico escamoso, 707

Prosoplasia, 125

Proteínas de Bence Jones, 594

Proteinose lipoide, 804

Pseudoacantose *nigricans*, 788

Pseudocarcinomatosa, hiperplasia pseudoepiteliomatosa, 210

Pseudocisto(s)
- antral, 303, 304
- córneos, 357

Pseudo-hipoparatireoidismo, 821

Pseudoqueilite por pomada, 287, 288

Pseudossarcoma, 412

Pseudossinal de Leser-Trélat, 356

Pseudotumor de hemofilia, 566

Psoríase, 769, 779

Pterígios poplíteos, 5

Ptialismo, 457

Pulpite
- hiperplásica crônica, 115
- irreversível, 114-116
- reversível, 114

Pulse granuloma, 125

Púrpura, 289, 576, 577
- trombocitopênica, 577, 576

Q

Queilite
- actínica, 384, 397
- angular, 199, 200, 246, 287
- esfoliativa, 287, 288
- facticial, 287
- glandular, 456, 457
- granulomatosa (de Miescher), 323
- por lúpus, 781

Queilocandidíase, 199, 200, 287

Queimadura(s)
- da mucosa por tiras de clareamento dental, 271
- elétricas, 269
- por ácido acetilsalicílico, 271
- por cachimbo de *crack*, 285
- por fenol, 272
- por formocresol, 272
- por peróxido de hidrogênio, 271
- por rolo de algodão, 273
- térmica, 269
- - de cigarro eletrônico, 270
- - por alimentos, 270

Quemodectoma, 529

Queratan sulfato, 801

Queratoacantoma(s), 388, 389

Queratocisto, 673
- odontogênico, 26, 674, 675
- variante ortoqueratinizada do, 677

Queratoconjuntivite *sicca*, 460

Queratose
- actínica, 385, 386
- associada à sanguinária, 371
- da bolsa de tabaco, 380, 382
- do rebordo alveolar, 372
- do tabaco
- - de cuspir, 380
- - sem fumaça, 371, 380, 381
- folicular, 739
- - invertida de Helwig, 357
- friccional, 372
- palmoplantar, 748
- seborreica, 356, 357
- solar, 385

Querubismo, 618-620

Quimioterapia
- de indução, 408, 580
- de manutenção, 580
- neoadjuvante, 408

R

Rabdomioma(s), 543, 544, 746
- adulto, 544
- cardíaco, 746
- do tipo adulto, 543
- fetais, 543, 544

Rabdomiossarcoma, 552, 553
- tipo alveolar, 553
- tipo embrionário, 553

Radiação, 371, 393
- ultravioleta, 371

Radiculomegalia, 80

928 Índice Alfabético

Radioterapia de intensidade modulada (IMRT), 408
Raiz supranumerária, 93
Rânula, 450, 451
- cervical ou mergulhante, 451
Raquitismo, 810, 830, 831
- dependente de vitamina D, 830
- hipofosfatêmico familiar, 830
- resistente à vitamina D, 830, 831
Rasopatias, 616
Reabsorção
- apical transitória, 62
- cervical invasiva, 63, 64
- de dentes por impactação, 71
- externa, 60, 62, 63, 65
- inflamatória, 61
- interna, 60-62, 65
- metaplásica, 61
- por substituição, 61
- radicular, 63, 123
Reação(ões)
- alérgicas da mucosa à administração sistêmica de medicamentos, 329, 332
- da mucosa oral à canela, 771
- de contato da mucosa oral ao amálgama dentário, 338
- de Jarisch-Herxheimer, 178
- liquenoide
- - a medicamentos, 771
- - ao amálgama, 771, 773
- - de contato, 337
- - medicamentosa ao alopurinol, 332
- medicamentosa ao ipilimumabe-nivolumabe – semelhante ao penfigoide, 332
Redemoinho(s)
- escamosos, 357
- ósseo, 610
Redes esofágicas, 812
Regime
- ABVD, 585
- BEACOPP, 585
- MOPP, 585
Reimpactação, 72
Reinclusão, 72
Remanescentes do ducto tireoglosso, 33
Retardo na erupção, 69
Retenção secundária, 72
Reticuloendotelioses lipídicas, 803
Reticulose polimórfica, 592
Retinoblastoma hereditário, 649
Riboflavina, 810
Rinossinusite, 191, 192
- crônica, 191, 192
Risco relativo, 370
Romosozumabe, 280
Roncos abdominais, 822
Rosário raquítico, 811
Roséola, 223
Rubéola, 241
Ruborização, 842
Ruído de Hamman, 307
Ruptura cementária, 159

S

Sarampo, 239-241
Sarcoidose, 320, 321
Sarcoma(s)
- alveolar de partes moles, 554, 555
- ameloblástico, 710
- de Ewing, 655, 656
- de Kaposi, 223, 247, 248, 549, 550
- de tecidos moles, 545
- fibromixoide de baixo grau, 546
- granulocítico, 579
- mieloide, 579
- neurogênico, 547
- ósseo pós-irradiação, 653
- osteogênico, 649
- pleomórfico indiferenciado, 546
- sinovial, 553, 554
Sarda(s), 359
- de Hutchinson, 424
Schwannoma, 520
- maligno, 525, 547
- /neurofibroma de células granulares, 531
Schwannomatose, 520, 522
Segundos molares decíduos hipomineralizados, 53
Seios paranasais, 191
Sensibilidade dentinária, 114
Sequência de Pierre Robin, 3
Sequestro, 132
- de erupção, 71
- espontâneo, 302, 303
- no baço, 576
- traumático, 302
Sialoadenite, 455
- crônica esclerosante, 456
- mioepitelial, 462
- necrosante subaguda, 455
Sialoadenoma papilífero, 479, 480
Sialoadenose, 464
Sialocisto, 451
Sialodenose diabética, 827
Sialolipoma, 518
Sialolitíase, 453, 454
Sialólitos, 453
Sialometaplasia necrosante, 465, 466
Sialorreia, 457
Sialose, 464
Sífilis, 173
- congênita, 174, 176
- latente, 175
- primária, 174, 178
- secundária, 174, 177
- terciária, 175, 371
Simbléfaros, 759
Sinal
- de Crowe, 524
- de Forchheimer, 242
- de Garrington, 651
- de Gorlin, 744
- de Leser-Trélat, 356
- de Nikolsky positivo, 753
Síndrome(s)
- APECED, 202

- associadas à
- - agenesia dentária, 74
- - hiperdontia, 75
- auriculotemporal, 842
- CREST, 787
- da ardência
- - bucal, 847
- - na língua, 847
- da candidíase endócrina, 820
- da cartilagem capilar, 573
- da córnea frágil, 744
- da fadiga crônica, 235
- da imunodeficiência adquirida (AIDS), 207, 244
- da poliendocrinopatia autoimune-candidíase-distrofia ectodérmica, 820
- da rubéola congênita, 241
- das neoplasias endócrinas múltiplas (NEM), 526
- de Adamantiades, 318
- de Apert, 40, 41
- de Ascher, 5, 6
- de Bannayan-Riley-Ruvalcaba, 748
- de Beckwith-Wiedemann, 9
- de Behçet, 318
- de Bloch-Sulzberger, 738
- de Bloom, 649
- de Bourneville-Pringle, 745
- de Brooke-Spiegler, 478
- de Cole-Engman, 735
- de Cowden, 748
- de Crouzon, 40
- de Cushing, 823
- de DiGeorge, 820
- de Down, 9
- de Eagle, 22, 23
- de Ehlers-Danlos, 604, 743, 744
- de Ferguson-Smith, 388
- de Franceschetti-Zwahlen-Klein, 42
- de Frey, 842
- de Gamborg Nielsen, 162
- de Gardner, 31, 641
- de Gilbert, 805
- de Goldenhar, 17
- de Gorham-Stout, 612
- de Gorlin, 678
- de Grinspan, 329
- de Grzybowski, 389
- de Guillain-Barr, 841
- de Haim-Munk, 162
- de Heerfordt, 321
- de hipogênese oromandibular e de membros, 8
- de Howell-Evans, 162
- de Jaffe-Lichtenstein, 628
- de Kabuki, 5
- de Kindler, 749
- de Kostmann, 574
- de Li-Fraumeni, 649
- de Löfgren, 321
- de Maffucci, 645

- de malformação associadas à hemi-hiperplasia, 37
- de Mazabraud, 628
- de McCune-Albright, 627-629
- de Melkersson-Rosenthal, 12, 323, 324
- de Mikulicz, 459
- de Muir-Torre, 358, 388
- de Osler-Weber-Rendu, 742
- de Papillon-Lefèvre, 162, 163
- de Parry-Romberg, 38
- de Paterson-Kelly, 393, 812
- de Peutz-Jeghers, 741
- de Plummer-Vinson, 393, 812, 813
- de Proteus, 526
- de Ramsay Hunt, 233
- de Reiter, 769
- de Reye, 230
- de Romberg, 38
- de Rothmund-Thompson, 649
- de Scheuthauer-Marie-Sainton, 608
- de Schwachman-Diamond, 573
- de Sézary, 589, 591
- de Sjögren, 57, 460-462
- de Stevens-Johnson, 764, 765, 766
- de Stickler, 604
- de Sturge-Weber, 535, 537
- de Treacher-Collins, 42
- de Unna-Thost, 162
- de Urbach-Wiethe, 804
- de van Der Woude, 5
- de Vohwinkel, 162
- de Werner, 649
- de Witkop-Von Sallmann, 732
- de Witten-Zak, 389
- de Zinsser-Cole-Engman, 735
- do carcinoma basocelular nevoide, 674, 678, 680, 681
- do hiperparatireoidismo-tumor de mandíbula, 821
- do hiperpatireoidismo, 636
- do pterígio poplíteo, 5
- do queixo dormente, 657
- do tumor hamartoma (PTEN), 748
- dos hamartomas múltiplos, 748
- endócrinas associadas à candidíase, 202
- estilocarotídea, 22, 23
- estiloide, 22
- hereditárias neurais e neuroendócrinas, 522
- inflamatória de reconstituição imunológica, 257
- lacrimo-aurículo-dento-digital, 448
- mielodisplásicas, 578
- multiórgãos autoimune paraneoplásica, 757
- oculoauriculovertebral, 17
- oculofácio-cardiodental, 80
- otodental, 93
- paraneoplásica autoimune de múltiplos órgãos, 757
- PHACE(S), 534
- poliendócrina autoimune, tipo 1, 202
- poliglandular autoimune, 820
- retroviral aguda, 245

- SAPHO, 134, 135
- tipo Protheus, 748
- torácica aguda, 569
- trico-dento-óssea, 100
Singnafia, 5
Sinovite, 852
Sinusite, 191
- fúngica alérgica, 215
- odontogênica, 192
Sistema tumor-linfonodo-metástase, 400
Subemergência, 72
Substâncias endodônticas, 272
Sudorese gustativa, 842
Sulfato de condroitina, 801
Supranumerários, dentes, 73, 80
- rudimentares, 77
- suplementares, 77
Suscetibilidade à gengivite relacionada ao biofilme, 143
Susuk (agulhas encantadas), 295

T

Tabaco, 66, 371, 392
- sem fumaça, 392
Talassemia, 570, 571
α-talassemia, 572
β-talassemia, 571
Tatuagem
- intraoral intencional, 292
- por amálgama, 290-292
Taurodontia, 89, 90
Taxa de risco, 370
Tecido linfoide, 564
Telangiectasia, 421, 742, 743, 788
- hemorrágica hereditária, 742, 743
Tendoperiostite crônica, 134-137
Teoria de trauma-hemorragia, 621
Terapia antirretroviral, 244
Teratoma, 32
Teste
- de banda positivo para lúpus, 783
- de Kveim, 322
- de Schirmer, 461
Tetraciclina, 68
Tiamina, 809
Tinido, 855
Tique, 843
- doloroso, 843
Tireoide lingual, 10, 11
Tireoidite de Hashimoto, 817
Tireotoxicose, 818
Tonsilas, 564
Tonsilite, 169
Tonsilolitíase, 171
Tonsilólitos, 171, 172
Tórus
- alongado, 20
- lobular, 21
- mandibular, 18, 21, 22
- nodular, 20
- palatino, 18, 20, 21
- plano, 20

Toxoplasma gondii, 217
Toxoplasmose, 217
- congênita, 217
Traço
- de α-talassemia, 572
- falcêmico, 569
Transformação blástica, 581
Transplante
- alogênico não mieloablativo de células hematopoéticas, 777
- autólogo de células-tronco, 777
Transposição dentária, 77, 78
Transtorno(s)
- associados à dor orofacial crônica, 844
- da ardência bucal, 847
- da articulação temporomandibular, 844
- de cefaleia primária, 844
- de dores
- - cervicais, 844
- - neuropáticas, 844
- dos músculos mastigatórios, 844
Trauma
- oral por práticas sexuais, 290
- ou irritação crônica, 372, 395
Treponema pallidum, 173, 371
Tríade de Hutchinson, 176
Triângulo de Codman, 651
Triazóis, 205
Tricoepiteliomas, 478
Trigonocefalia, 40
Triquíase, 759
Trismo, 277
Trombocitopenia, 252, 576, 577, 579
Trombose do seio cavernoso, 129-131
Tubérculo(s), 182
- palatinos, 19
Tuberculose, 180-182, 251
- miliar, 180
- primária, 180
- secundária, 180
Tumor(es)
- análogo(s)
- - da retina, 528
- - dérmicos, 478
- condromixoide ectomesenquimal, 544, 545
- de Ackerman, 410
- de células
- - acinares, 484
- - de Merckel, 421
- - gigantes, 615, 616, 618
- - granulares, 531
- - - gengival do recém-nascido, 532
- de ectomesênquima odontogênico, 691
- de epitélio odontogênico, 690
- de Küttner, 460
- de Pindborg, 704, 705
- de Spitz, 367, 368
- de Toker, 421
- de Triton, 548
- de Warthin, 467, 475-477
- dentinogênico de células fantasma, 684, 687
- do corpo carotídeo, 529, 530

Índice Alfabético

- do ectomesênquima odontogênico, 714
- do epitélio odontogênico, 691
- do glomo
- - jugular, 529
- - timpânico, 529
- fibroso solitário, 507-509
- maligno da bainha do nervo periférico, 525, 526, 547
- marrom do hiperparatireoidismo, 616, 822
- maxilomandibulares, 636
- mieloide extramedular, 579
- misto(s)
- - benigno, 470
- - metastatizante, 486, 487, 488
- - malignos, 486
- mucoepidermoide, 480
- neuroectodérmico melanocítico da infância, 528, 529
- odontogênico(s), 669, 690
- - adenomatoide, 685, 702, 703
- - de células
- - - claras, 700
- - - granulares, 717
- - epitelial calcificante, 704, 705
- - escamoso, 706
- - mistos, 690, 707
- - primordial, 714
- - queratocístico, 673
- por trauma de dentadura, 504

U

Úlcera
- eosinofílica, 266, 268
- mucocutânea EBV-positiva, 234
- relacionada à quimioterapia, 274
- roedora, 419
Ulceração(ões)
- aftosas recorrentes, 314
- - associada ao HIV, 255
- oral com sequestro ósseo, 302
- traumática, 266, 267
Unidade básica multicelular (BMU), 280
Uso
- crônico de tabaco sem fumaça, 382
- do tabaco sem fumaça, 380
Úvula
- bífida, 2
- fendida, 2

V

Vacina bacilo Calmette-Guérin, 180
Variantes generalizadas finas, 97
Varicela, 229-231
Varicosidade, 13, 14
Variz(es), 13
- sublingual, 14
Verdadeiro tumor de células gigantes, 618
Verruga
- comum, 347
- venérea, 348
- vulgar, 347, 348
Vincristina, 537
Vírus
- da imunodeficiência humana (HIV), 244, 266
- do herpes simples, 223, 253
- do linfoma/leucemia de células T humano tipo 1 (HTLV-1), 579
- Epstein-Barr, 223, 586
- oncogênicos, 394
- varicela-zóster, 223, 253
Vitamina
- A, 809
- B$_1$, 809
- B$_2$, 809
- B$_3$, 809
- B$_6$, 809
- C, 809, 810
- D, 809, 810
- E, 809, 811
- K, 809, 811

X

Xantelasma, 808
- palpebral, 808
Xantoma
- central dos maxilares, 624, 625
- fibroso do osso, 624
- intraósseo primário, 624
- primário do osso, 624
- verruciforme, 355, 356
Xeroderma pigmentoso, 388, 736
Xerostomia, 458, 827

Z

Zellballen, 530
Zigomicose, 213
Zinco, 277
Zóster sem erupção cutânea, 232
Zoster sine herpete, 232